Referenz Gastroenterologie

Herausgegeben von
Jürgen F. Riemann
Wolfgang Fischbach
Peter R. Galle
Joachim Mössner

Mit Beiträgen von

Hans-Dieter Allescher
Oliver Al-Taie
Olympia Anasthasiou
Viola Andresen
Beate Appenrodt
Christoph Auernhammer
Heike Bantel
Georg Beyer
Stephan C. Bischoff
Stephan Böhm
Gudrun Borte
Hermann Brenner
Matthias Büchter
Karel Caca
Ali Canbay
Severin Daum
Ulrike W. Denzer
Christoph Frank Dietrich
Axel Dignaß
Matthias Dollinger
Arno J. Dormann
Matthias Eck
Axel Eickhoff
Stephan Eisenmann
Volker Ellenrieder
Hans-Jörg Epple
Gabriela Equihua Martinez
Philip Esters
Thomas Jens Ettrich
Siegbert Faiss
Karima Farrag
Montserrat Fraga
Alexander L. Gerbes
Guido Gerken
André Gessner
Tobias Goeser
Martin Götz

Veit Gülberg
Dirk Hartmann
Dieter Häussinger
Alexander Herold
Andreas Hiergeist
Jürgen Hochberger
Albrecht Hoffmeister
Thomas Höhler
Marcus Hollenbach
Stephan Hollerbach
Dominik Huster
Ralf Jakobs
Thomas Junghanss
Christian Jürgensen
Lili Kazemi-Shirazi
Jutta Keller
Ralf Kiesslich
Jens M. Kittner
Johannes Köbberling
Bernd M. Kohler
Heiner Krammer
Tassilo Kruis
Joachim Labenz
Frank Lammert
Georg Lamprecht
Peter Layer
Markus M. Lerch
Andreas Lindner
Ansgar W. Lohse
Florian Lordick
Christoph Lübbert
Vanessa Ludwig
Klaus-Peter Maier
Nisar P. Malek
Peter Malfertheiner
Hendrik Manner
Michael P. Manns

Julia Mayerle
Benjamin Meier
Daniela Menge
Uta Merle
Volker Meves
Patrick Michl
Stephan Miehlke
Markus Möhler
Verena Moos
Darius Moradpour
Marion Muche
Klaus Muehlenberg
Albrecht Neeße
Helmut Neumann
Oliver Pech
Kai-Henrik Peiffer
Jürgen Pohl
Christian Peter Pox
Peter Reichardt
Philipp Reuken
Joachim Richter
Felix Rockmann
Jürgen Rockstroh
Elke Roeb
Jonas Rosendahl
Martin Rössle
Tilman Sauerbruch
Jörn M. Schattenberg
Michael Schepke
Ingolf Schiefke
Dieter Schilling
Roland M. Schmid
Thomas Schneider
Christoph Schramm
Mathias Schreckenberger
Andreas G. Schreyer
Emanuel Schulz

Petra-Maria Schumm-Draeger
Rainer Seemann
Hans Seifert
Helmut Karl Seitz
Thomas Seufferlein
Britta Siegmund
Stephan Spahn
Martin Sprinzl
Andreas Stallmach
Jürgen-Michael Stein
Ingo Steinbrück
Marija Stojković
Christian P. Strassburg
Fabian Straulino
Konrad Streetz
Wolfgang Stremmel
Patrick Stumpp
Andrea Tannapfel
Robert Thimme
Michael Trauner
Christian Trautwein
Henning Trawinski
Korinna Ulbricht
Marino Venerito
Ulrike von Arnim
Tim Frederik Weber
Thilo Wedel
Heiner Wedemeyer
Thomas Weinke
Matthias Wettstein
Heiko Witt
Marcus-Alexander Wörns
Stefan Zeuzem
Henning Wolfgang Zimmermann
Alexander Zipprich

591 Abbildungen

Georg Thieme Verlag
Stuttgart · New York

Bibliografische Information der Deutschen Nationalbibliothek
Die Deutsche Nationalbibliothek verzeichnet diese Publikation in der Deutschen Nationalbibliografie; detaillierte bibliografische Daten sind im Internet über http://dnb.d-nb.de abrufbar.

Ihre Meinung ist uns wichtig! Bitte schreiben Sie uns unter:
www.thieme.de/service/feedback.html

Wichtiger Hinweis: Wie jede Wissenschaft ist die Medizin ständigen Entwicklungen unterworfen. Forschung und klinische Erfahrung erweitern unsere Erkenntnisse, insbesondere was Behandlung und medikamentöse Therapie anbelangt. Soweit in diesem Werk eine Dosierung oder eine Applikation erwähnt wird, darf der Leser zwar darauf vertrauen, dass Autoren, Herausgeber und Verlag große Sorgfalt darauf verwandt haben, dass diese Angabe **dem Wissensstand bei Fertigstellung des Werkes** entspricht.

Für Angaben über Dosierungsanweisungen und Applikationsformen kann vom Verlag jedoch keine Gewähr übernommen werden. **Jeder Benutzer ist angehalten**, durch sorgfältige Prüfung der Beipackzettel der verwendeten Präparate und gegebenenfalls nach Konsultation eines Spezialisten festzustellen, ob die dort gegebene Empfehlung für Dosierungen oder die Beachtung von Kontraindikationen gegenüber der Angabe in diesem Buch abweicht. Eine solche Prüfung ist besonders wichtig bei selten verwendeten Präparaten oder solchen, die neu auf den Markt gebracht worden sind. **Jede Dosierung oder Applikation erfolgt auf eigene Gefahr des Benutzers.** Autoren und Verlag appellieren an jeden Benutzer, ihm etwa auffallende Ungenauigkeiten dem Verlag mitzuteilen.

© 2019 Georg Thieme Verlag KG
Rüdigerstr. 14
70469 Stuttgart
www.thieme.de

Printed in Germany

Umschlaggestaltung: Thieme Gruppe
Umschlagabbildung: R. Kiesslich, Kap. 1.25 Chromoendoskopie, S. 112
Projektmanagement und Redaktion: Vanessa Keinert, Neckargemünd
Zeichnungen: Christiane und Dr. Michael von Solodkoff, Neckargemünd
Satz: Ziegler und Müller, text form files, Kirchentellinsfurt
gesetzt in APP/3B2, V. 9
Druck: Aprinta Druck GmbH, Wemding

DOI 10.1055/b-006-163297

ISBN 978-3-13-240500-4   1 2 3 4 5 6

Auch erhältlich als E-Book:
eISBN (PDF) 978-3-13-240526-4
eISBN (epub) 978-3-13-240527-1

Geschützte Warennamen (Warenzeichen ®) werden nicht immer besonders kenntlich gemacht. Aus dem Fehlen eines solchen Hinweises kann also nicht geschlossen werden, dass es sich um einen freien Warennamen handelt.

Das Werk, einschließlich aller seiner Teile, ist urheberrechtlich geschützt. Jede Verwendung außerhalb der engen Grenzen des Urheberrechtsgesetzes ist ohne Zustimmung des Verlages unzulässig und strafbar. Das gilt insbesondere für Vervielfältigungen, Übersetzungen, Mikroverfilmungen oder die Einspeicherung und Verarbeitung in elektronischen Systemen.

Wo datenschutzrechtlich erforderlich, wurden die Namen und weitere Daten von Personen redaktionell verändert (Tarnnamen). Dies ist grundsätzlich der Fall bei Patienten, ihren Angehörigen und Freunden, z. T. auch bei weiteren Personen, die z. B. in die Behandlung von Patienten eingebunden sind.

Vorwort

„Die Gastroenterologie ist unverändert eine der tragenden Säulen der Inneren Medizin". So lautete der erste Satz des Vorworts zur ersten Ausgabe der Gastroenterologie, die seinerzeit als Referenzwerk für Klinik und Praxis in zwei Bänden erschienen ist. Dieser Satz hat heute mehr denn je Gültigkeit. Das Lehrbuch war eine Weiterentwicklung der 1972 von Ludwig Demling erstmals herausgegebenen Klinischen Gastroenterologie, die viele Jahre als Standardlehrbuch unseres Fachs diente. Seit dieser Zeit hat sich die Gastroenterologie dank eines ungeheuren Wissenszuwachses ganz erheblich fortentwickelt. Immer mehr neue und präzisere diagnostische sowie vielfach grundlagenwissenschaftlich entwickelte therapeutische Verfahren bestimmen den Fortschritt. Gastroenterologen und Viszeralchirurgen haben ihre Kooperation entscheidend vertieft und tagen nun auch gemeinsam beim jährlichen Kongress Viszeralmedizin. Neue Leitlinien unterstreichen den Anspruch des Fachs, gerade in der Versorgung evidenzbasiert unterwegs zu sein. Diese Entwicklung hat das Herausgeber-Quartett dazu veranlasst, nach 2008 dieses erfolgreiche Nachschlagewerk neu zu konzipieren. Wir haben uns dabei – in enger Zusammenarbeit mit dem Thieme Verlag – von dem Gedanken leiten lassen, den Lesern fachspezifische und, wo immer nötig, fachübergreifende medizinische Referenzinformationen zur Verfügung zu stellen, die vollständig, qualitätsgesichert, übersichtlich und aktuell sind. Im Zeitalter neuer Medien, der Konkurrenz mit Audio- und Videoclips, mit Hörbüchern und Ähnlichem, bleibt die Rolle des Buchs als wichtiges und grundlegendes Nachschlagewerk erhalten. Ohne langwieriges Recherchieren kann der Leser das Werk nutzen und erhält garantiert die Ad-hoc-Information für eine sichere und effiziente Patientenversorgung, sei es in digitaler oder in gedruckter Form.

Dieses Werk trägt jetzt den Titel **Referenz Gastroenterologie** und wurde gegenüber der vorherigen zweibändigen Auflage in einem Band völlig neu strukturiert. Dabei ist die gleiche Struktur in allen Kapiteln wiederzufinden. Wir haben zum einen dafür Sorge getragen, dass Fachwissen auf höchstem Niveau von dazu qualifizierten Autoren zur Verfügung gestellt wird. Die neue, einheitliche Strukturierung aller einzelnen Kapitel bedeutet für alle Leser hohe Übersichtlichkeit, erleichtert den Zugriff auf Daten und Fakten und fördert daher die maximale Praxisrelevanz. Uns war ebenso wichtig, dass Textpassagen in den einzelnen Kapiteln kurz und bündig sind. Alle Autoren haben – wo notwendig – lehrreiches Bildmaterial und Skizzen sowie übersichtliche Tabellen und ggf. klinische Algorithmen eingebaut.

Das Herausgeber-Quartett hat sich nach 2008 nicht nur dazu entschlossen, dieses neue und aktuelle **Referenzwerk Gastroenterologie** herauszugeben, sondern gleichzeitig auch dafür Sorge zu tragen, dass die Kapitel in regelmäßigen Abständen auf ihre Aktualität überprüft und, wenn nötig, von den Autoren aktualisiert werden können. So ist für die eRef-Kunden immer hochgradige Aktualität gewährleistet, da neue bzw. geänderte Informationen in der Online-Version des Werks für die Leser unmittelbar zugängig sind. Wir als Herausgeber danken allen Mitwirkenden ganz herzlich für diese sicher mitunter schwierige und zeitraubende Arbeit. Wir wissen und schätzen daher sehr, welches Engagement dazu notwendig war und auch bleiben wird. Wir wollen den zukünftigen Nutzern einen idealen Begleiter für Klinik und Praxis anbieten, der ihnen neuestes Wissen über Diagnostik und Therapie gastrointestinaler Erkrankungen anbietet und sie in die Lage versetzt, ihre Patienten immer nach dem neuesten Stand zu behandeln. Wir wünschen Ihnen einen umfassenden und detaillierten Erkenntnisgewinn und gleichzeitig viel Freude beim Lesen und Nachschlagen, wenn Sie dieses Buch in die Hand nehmen.

Im Herbst 2019

Jürgen F. Riemann
Wolfgang Fischbach
Peter R. Galle
Joachim Mössner

Inhaltsverzeichnis

1 Diagnostische Methoden ... 25

1.1 Anamnese ... 25
J. F. Riemann

1.2 Körperliche Untersuchung ... 27
J. F. Riemann

1.3 Abdomensonografie ... 31
C. F. Dietrich

1.4 Sonografie des Darms ... 38
C. F. Dietrich

1.5 Diagnostische Endosonografie ... 44
S. Hollerbach, C. Jürgensen

1.6 Abdomenleeraufnahme ... 52
P. Stumpp, G. Borte

1.7 Abdomen-CT ... 53
P. Stumpp, G. Borte

1.8 Abdomen-MRT ... 57
A. Schreyer

1.9 PET und PET/CT ... 60
M. Schreckenberger

1.10 Magnetresonanz-Cholangiopankreatikografie ... 63
A. Schreyer

1.11 Ösophagusbreischluck ... 65
P. Stumpp, G. Borte

1.12 Dünndarm-MRT ... 66
A. Schreyer

1.13 CT-/MR-Kolonografie ... 68
A. Schreyer

1.14 Doppelkontrastaufnahme ... 69
P. Stumpp, G. Borte

1.15 Szintigrafie ... 72
M. Schreckenberger

1.16 CT-Angiografie ... 76
P. Stumpp, G. Borte

1.17 MR-Angiografie ... 78
A. Schreyer

1.18 Ösophago-Gastro-Duodenoskopie ... 80
F. Straulino, A. Eickhoff

1.19 Enteroskopie ... 83
A. Eickhoff

1.20 Kapselendoskopie ... 87
A. Eickhoff

1.21 Koloskopie ... 91
R. Jakobs

1.22 Proktoskopie ... 98
R. Jakobs

1.23 (Starre) Rektoskopie ... 100
R. Jakobs

1.24 Endoskopische retrograde Cholangiopankreatikografie ... 102
B. Kohler

1.25 Chromoendoskopie ... 108
R. Kiesslich

1.26 Endomikroskopie ... 113
R. Kiesslich

1.27 Laparoskopie ... 117
U. W. Denzer

1.28 Leberbiopsie ... 121
U. W. Denzer

1.29 H_2-Atemtest ... 126
U. von Arnim

1.30 ^{13}C-Atemtest ... 129
U. von Arnim

1.31 Leberfunktionstests ... 132
G. Gerken, M. Büchter

1.32 Tests auf okkultes Blut im Stuhl ... 136
H. Brenner

1.33 Stuhlkultur ... 138
C. Lübbert

1.34 Mikrobiom-Diagnostik ... 139
A. Gessner, A. Hiergeist

1.35 Ösophagusmanometrie ... 143
J. Keller

1.36 24-h-pH-Metrie ... 147
J. Keller

1.37 Impedanzmessung ... 150
J. Keller

1.38 Gendiagnostik ... 153
J. Rosendahl, H. Witt

2 Leitsymptome und -befunde ... 160

2.1	Ikterus ... 160 L. Kazemi-Shirazi, M. Trauner	
2.2	Akute Bauchschmerzen ... 165 I. Schiefke	
2.3	Chronische Bauchschmerzen ... 171 I. Schiefke	
2.4	Akutes Abdomen ... 176 O. Al-Taie	
2.5	Ileus ... 180 O. Al-Taie	
2.6	Dysphagie und Odynophagie ... 184 M. Hollenbach	
2.7	Sodbrennen ... 190 W. Fischbach	
2.8	Malassimilationssyndrome ... 192 G. Lamprecht	
2.9	Übelkeit und Erbrechen ... 198 M. Hollenbach, A. Hoffmeister	
2.10	Teerstuhl, Hämatemesis und Kaffeesatzerbrechen ... 203 D. Schilling	
2.11	Blut im Stuhl ... 207 D. Schilling	
2.12	Hämatochezie ... 210 D. Schilling	
2.13	Diarrhö ... 214 V. Andresen, K. Ulbricht, P. Layer	
2.14	Obstipation ... 218 V. Andresen, D. Menge	
2.15	Meteorismus ... 224 V. Andresen	
2.16	Stuhlinkontinenz ... 227 V. Andresen, D. Menge	
2.17	Aszites ... 232 A. L. Gerbes	
2.18	Halitosis ... 235 R. Seemann	

3 Krankheitsbilder – Ösophagus, Magen und Duodenum ... 241

3.1	Gastroösophageale Refluxkrankheit ... 241 J. Labenz, C. Labenz	
3.2	Barrett-Ösophagus ... 248 O. Pech	
3.3	Säure- und Laugenverätzungen ... 253 K. Muehlenberg, O. Pech	
3.4	Ösophagusdivertikel ... 257 J. Pohl, I. Steinbrück	
3.5	Achalasie ... 262 H.-D. Allescher	
3.6	Diffuser Ösophagospasmus ... 269 H.-D. Allescher	
3.7	Hyperkontraktiler Ösophagus ... 275 H.-D. Allescher	
3.8	Sekundäre Motilitätsstörungen der Speiseröhre ... 278 H.-D. Allescher	
3.9	Eosinophile Ösophagitis ... 281 S. Miehlke	
3.10	Infektiöse Ösophagitis: Pilzösophagitis ... 287 S. Miehlke	
3.11	Infektiöse Ösophagitis: Virusösophagitis ... 289 S. Miehlke	
3.12	Infektiöse Ösophagitis: Bakterielle Ösophagitis ... 291 S. Miehlke	
3.13	Infektiöse Ösophagitis: Parasitäre Ösophagitis ... 292 S. Miehlke	
3.14	Lymphozytäre Ösophagitis ... 293 S. Miehlke	
3.15	Ösophaguskarzinom ... 295 O. Pech, F. Lordick	
3.16	Funktionelle Dyspepsie ... 301 J. Keller, P. Layer, V. Andresen	
3.17	Bakterielle Gastritis ... 305 W. Fischbach, M. Eck	

3.18	**Autoimmungastritis**.................. 313 *W. Fischbach*			3.23	**Magenkarzinom** .... 326 *M. Möhler, V. Ludwig, H. Neumann*
3.19	**Typ-C-Gastritis und Sonderformen der Gastritis** .... 315 *W. Fischbach, M. Eck*			3.24	**Magenlymphome** .... 339 *W. Fischbach*
3.20	**Akute Gastritis**...................... 317 *W. Fischbach*			3.25	**Gastrointestinale Stromatumoren**..... 344 *P. Reichardt*
3.21	**Eosinophile Gastroenteritis** .... 319 *S. Miehlke*			3.26	**Gastroduodenale Ulkuskrankheit** ..... 354 *M. Venerito, P. Malfertheiner*
3.22	**Polypen und Adenome des Magens und Duodenums** .... 320 *S. Faiss*				

4 Krankheitsbilder – Dünn- und Dickdarm 361

4.1	**Zöliakie** .... 361 *K. Farrag, J. Stein*		4.14	**Escherichia-coli-Enteritis** .... 433 *E. Schulz, H.-J. Epple*
4.2	**Nicht-Zöliakie-Nicht-Weizenallergie-Weizensensitivität** .... 369 *K. Farrag, J. Stein*		4.15	**Cholera** .... 435 *H.-J. Epple*
4.3	**Laktoseintoleranz**.................... 372 *S. C. Bischoff*		4.16	**Campylobacter-Enteritis**.............. 439 *M. Muche, H.-J. Epple*
4.4	**Fruktoseintoleranz**................... 376 *S. C. Bischoff*		4.17	**Salmonellose** .... 442 *M. Muche, H.-J. Epple*
4.5	**Sonstige Kohlenhydratintoleranzen** ... 379 *S. C. Bischoff*		4.18	**Typhus abdominalis** .... 445 *A. Stallmach, P. Reuken*
4.6	**Morbus Crohn** .... 383 *B. Siegmund*		4.19	**Paratyphus** .... 449 *A. Stallmach, P. Reuken*
4.7	**Colitis ulcerosa** .... 392 *A. Dignaß, P. Esters*		4.20	**Clostridium-difficile-Infektion**......... 452 *V. Moos, T. Schneider*
4.8	**Reizdarmsyndrom** .... 405 *V. Andresen, P. Layer, J. Keller*		4.21	**MRGN-Kolonisation und -Infektion** .... 458 *T. Kruis, H.-J. Epple*
4.9	**Kurzdarmsyndrom und Darmversagen** 409 *G. Lamprecht*		4.22	**Morbus Whipple**..................... 462 *V. Moos, T. Schneider*
4.10	**Kolorektale Innervationsstörungen** ... 414 *T. Wedel, H. Krammer*		4.23	**Yersiniose** .... 466 *M. Muche, H.-J. Epple*
4.11	**Chronische intestinale Pseudoobstruktion und akute kolonische Pseudoobstruktion**.................. 418 *J. Keller*		4.24	**Shigellose** .... 470 *H.-J. Epple*
			4.25	**Lambliasis**.......................... 473 *J. Richter, A. Lindner, C. Lübbert, G. Equihua-Martinez*
4.12	**Infektiöse Gastroenteritis und Enterokolitis** .... 423 *H.-J. Epple*		4.26	**Amöbiasis** .... 477 *G. Equihua Martinez, A. Lindner, J. Richter*
4.13	**Norovirusinfektion**................... 430 *V. Moos, T. Schneider*		4.27	**Kryptosporidiose** .... 481 *V. Moos, T. Schneider*

4.28	Zestodeninfektionen .... 484 *C. Lübbert*			4.44	Adenokarzinome des Dünndarms ..... 545 *S. Daum*	
4.29	Askariasis .... 489 *H. Trawinski*			4.45	Lymphome des Darms................ 549 *W. Fischbach*	
4.30	Trichuriasis .... 493 *H. Trawinski*			4.46	Peutz-Jeghers-Syndrom .... 553 *R. Kiesslich, A. Tannapfel*	
4.31	HPV-assoziierte Infektionen .... 496 *J. M. Kittner*			4.47	Familiäre adenomatöse Polyposis ..... 557 *R. Kiesslich, A. Tannapfel*	
4.32	Reisediarrhö .... 499 *C. Lübbert, T. Weinke*			4.48	Juveniles Polyposis-Syndrom.......... 564 *R. Kiesslich, A. Tannapfel*	
4.33	Lebensmittelvergiftungen .... 503 *J. M. Kittner*			4.49	Hereditäres nicht polypöses kolorektales Karzinom .... 567 *R. Kiesslich, A. Tannapfel*	
4.34	Hämangiome und Angiodysplasien.... 505 *D. Hartmann*			4.50	Kolorektale Karzinome .... 571 *T. J. Ettrich, T. Seufferlein*	
4.35	Akuter mesenterialer Arterienverschluss .... 510 *F. Rockmann*			4.51	Hämorrhoidalleiden................. 581 *A. Herold, H. Krammer*	
4.36	Akuter mesenterialer Venenverschluss 517 *F. Rockmann*			4.52	Perianalthrombose................... 586 *H. Krammer, A. Herold*	
4.37	Nicht okklusive mesenteriale Ischämie 520 *F. Rockmann*			4.53	Analfissur .... 587 *H. Krammer, A. Herold*	
4.38	Chronische mesenteriale Ischämie .... 523 *F. Rockmann*			4.54	Analfistel und -abszess .... 589 *A. Herold, H. Krammer*	
4.39	Colitis cystica profunda............... 525 *S. Daum*			4.55	Rektumprolaps und Ulcus simplex recti .... 594 *H. Krammer, A. Herold*	
4.40	Pneumatosis cystoides intestinalis .... 526 *S. Daum*			4.56	Anale Kondylome .... 596 *A. Herold, H. Krammer*	
4.41	Mikroskopische Kolitis .... 529 *S. Miehlke*			4.57	Analkarzinom....................... 598 *C. Pox*	
4.42	Divertikelkrankheit .... 532 *S. Böhm*					
4.43	Benigne Dünndarmtumoren .... 542 *S. Daum*					

5 Krankheitsbilder – Leber und Gallenwege 605

5.1	**Hepatitis A** .... 605 *G. Gerken, O. Anastasiou*			5.4	**Hepatitis C** .... 618 *K.-H. Peiffer, S. Zeuzem*	
5.2	**Hepatitis B** .... 607 *M. Sprinzl*			5.5	**Hepatitis E**......................... 623 *H. Wedemeyer*	
5.3	**Hepatitis D** .... 614 *M. Sprinzl*			5.6	**Non-A-E-Hepatitis**.................. 627 *T. Goeser*	

5.7	**Zystische Echinokokkose** .... 634 *M. Stojkovic, T. Junghanns, T. Weber*		5.27	**Sinusoidales Obstruktionssyndrom**.... 733 *E. Roeb*	
5.8	**Alveoläre Echinokokkose** .... 640 *M. Stojkovic, T. Junghanns, T. Weber*		5.28	**Stauungsleber** .... 739 *K.-P. Maier*	
5.9	**Schistosomiasis** .... 645 *M. Stojkovic, T. Junghanns, T. Weber*		5.29	**Akutes Leberversagen** .... 742 *A. Canbay*	
5.10	**Viszerale Leishmaniose** .... 650 *M. Stojkovic, T. Junghanns, T. Weber*		5.30	**Leberzirrhose** .... 750 *C. Trautwein, H. W. Zimmermann*	
5.11	**Fasziolose** .... 654 *M. Stojkovic, T. Junghanns, T. Weber*		5.31	**Portale Hypertension** .... 762 *M. Rössle*	
5.12	**Clonorchiasis und Opisthorchiasis** ... 657 *M. Stojkovic, T. Junghanns, T. Weber*		5.32	**Pfortaderthrombose** .... 768 *M. Rössle*	
5.13	**Hepatische Candidiasis und Aspergillose** .... 660 *B. Appenrodt*		5.33	**Hepatorenales Syndrom** .... 773 *V. Gülberg, A. Gerbes*	
			5.34	**Hepatopulmonales Syndrom und portopulmonale Hypertonie** ...... 776 *M. Dollinger*	
5.14	**Leptospirose** .... 663 *B. Appenrodt*		5.35	**Hepatische Enzephalopathie** .... 782 *M. Wettstein, D. Häussinger*	
5.15	**Leberabszess** .... 666 *B. Appenrodt*		5.36	**Schwangerschaftsassoziierte Lebererkrankungen** .... 787 *M. Fraga, D. Moradpour*	
5.16	**Morbus Wilson** .... 670 *D. Huster*				
5.17	**Genetische Hämochromatose und Eisenüberladungssyndrome** ..... 679 *T. Höhler*		5.37	**Cholelithiasis** .... 794 *F. Lammert*	
5.18	**Proteinaseinhibitormangel** .... 686 *W. Stremmel, U. Merle*		5.38	**Hepatozelluläres Karzinom** .... 803 *R. Thimme*	
5.19	**Glykogenosen** .... 688 *W. Stremmel, U. Merle*		5.39	**Cholangiokarzinom** .... 809 *N. Malek, S. Spahn*	
5.20	**Medikamentös-toxische Leberschädigung** .... 691 *K. L. Streetz*		5.40	**Papillentumor** .... 818 *S. Faiss*	
			5.41	**Benigne Leberraumforderungen: Leberhämangiom** .... 822 *M. A. Wörns*	
5.21	**Alkoholische Lebererkrankung** ...... 696 *H. K. Seitz*		5.42	**Benigne Leberraumforderungen: Fokal noduläre Hyperplasie** .... 823 *M. A. Wörns*	
5.22	**Nicht alkoholische Fettlebererkrankung** .... 702 *J. M. Schattenberg*				
5.23	**Autoimmune Hepatitis** .... 712 *A. Lohse*		5.43	**Benigne Leberraumforderungen: Leberzelladenom** .... 826 *M. A. Wörns*	
5.24	**Primär sklerosierende Cholangitis** ... 719 *C. Schramm*		5.44	**Spontan bakterielle Peritonitis** .... 829 *A. Zipprich, A. L. Gerbes*	
5.25	**Primär biliäre Cholangitis** .... 725 *M. P. Manns, H. Bantel*				
5.26	**Budd-Chiari-Syndrom** .... 730 *R. Thimme*				

6 Krankheitsbilder – Pankreas 834

6.1	**Akute Pankreatitis** .... 834 *G. Beyer, J. Mayerle*	
6.2	**Chronische Pankreatitis** .... 844 *J. Mössner*	
6.3	**Autoimmunpankreatitis** .... 859 *J. Mössner*	
6.4	**Maligne Erkrankungen des exokrinen Pankreas** .... 861 *R. Schmid*	
6.5	**Prämaligne Erkrankungen des exokrinen Pankreas** .... 865 *R. Schmid*	
6.6	**Zystische Tumoren des Pankreas** ...... 868 *A. Neeße, V. Ellenrieder*	
6.7	**Seltene Pankreastumoren** .... 874 *P. Michl*	
6.8	**Shwachman-Bodian-Diamond-Syndrom** .... 878 *M. M. Lerch*	
6.9	**Mukoviszidose** .... 880 *J. Rosendahl, S. Eisenmann*	

7 Sonstige Krankheitsbilder mit Befall des Gastrointestinaltrakts 888

7.1	**Neuroendokrine Neoplasien** .... 888 *C. J. Auernhammer*
7.2	**HIV** .... 903 *J. K. Rockstroh*
7.3	**Diabetes mellitus Typ 2** .... 912 *P.-M. Schumm-Draeger*

8 Therapeutische Verfahren 923

8.1	**Endoskopische Mukosaresektion** ...... 923 *H. Neumann*
8.2	**Endoskopische Submukosadissektion** . 925 *J. Hochberger, V. Meves*
8.3	**Endoskopische Vollwandresektion** .... 933 *B. Meier, K. Caca*
8.4	**Barrett-Ablation** .... 937 *O. Pech*
8.5	**Endoskopische Varizentherapie** .... 939 *T. Sauerbruch, M. Schepke*
8.6	**Ballondilatation bei Ösophagusstenosen** .... 943 *R. Jakobs*
8.7	**Argon-Plasma-Koagulation** .... 946 *H. Manner, O. Pech*
8.8	**Stentimplantation im oberen Gastrointestinaltrakt** .... 947 *R. Jakobs*
8.9	**Perkutane endoskopische Gastrostomie und Jejunostomie** .... 950 *A. Dormann*
8.10	**Dilatation von Kolonstenosen** .... 959 *R. Jakobs*
8.11	**Papillotomie** .... 961 *S. Faiss*
8.12	**Lithotripsie** .... 964 *S. Faiss*
8.13	**Perkutane transhepatische Cholangiodrainage** .... 967 *M. Götz*
8.14	**Therapeutische Endosonografie** .... 970 *S. Hollerbach, C. Jürgensen*
8.15	**Photodynamische Therapie** .... 975 *M. Hollenbach, A. Hoffmeister*
8.16	**Polypektomie** .... 979 *J. Hochberger, V. Meves*

- 8.17 **Ansätze zur Unterstützung der Leberfunktion**.................... 985
  A. Canbay
- 8.18 **Lebertransplantation**.................. 989
  C. P. Strassburg
- 8.19 **Chemotherapie**...................... 1000
  F. Lordick
- 8.20 **Anlage eines transjugulären intrahepatischen portosystemischen Shunts**........................... 1006
  M. Rössle
- 8.21 **Transarterielle Chemoembolisation**... 1012
  R. Thimme
- 8.22 **Selektive interne Radiotherapie**....... 1015
  R. Thimme
- 8.23 **Radiofrequenzablation**................ 1017
  R. Thimme
- 8.24 **Endoskopisches Debridement retroperitonealer Nekrosen**........... 1019
  H. Seifert
- 8.25 **Implantation von Pankreasgangstents**. 1025
  M. Hollenbach, A. Hoffmeister

9 Sonstiges 1030

- 9.1 **Behandlungsfehler und Arzthaftung**... 1030
  J. Köbberling

Sachverzeichnis 1040

Anschriften

Herausgeber

Prof. Dr. med. Jürgen F. **Riemann**
Stiftung Lebensblicke
Schuckertstr. 37
67063 Ludwigshafen

Prof. Dr. med. Wolfgang **Fischbach**
Klinikum Aschaffenburg
Medizinische Klinik II, Gastro, Onko
Am Hasenkopf 1
63739 Aschaffenburg

Prof. Dr. med. Peter R. **Galle**
Universitätsmedizin Mainz
I. Medizinische Klinik und Poliklinik
Gebäude 605
Langenbeckstr. 1
55131 Mainz

Prof. em. Dr. med. Joachim **Mössner**
Universitätsklinikum Leipzig
Medizinische Klinik II
Gastroenterologie/Hepatologie, Pneumologie,
Infektions-/Tropenmedizin
Liebigstr. 20
04103 Leipzig

Mitarbeiter

Prof. Dr. med. Hans-Dieter **Allescher**
Klinikum Garmisch-Partenkirchen
Zentrum für Innere Medizin
Auenstr. 6
82467 Garmisch-Partenkirchen

PD Dr. med. Oliver **Al-Taie**
St. Elisabeth Hospital
Medizinische Klinik
Stadtring Kattenstroth 130
33332 Gütersloh

Dr. med. Olympia **Anasthasiou**
Universitätsklinikum Essen AöR
Klinik für Gastroenterologie und Hepatologie
Hufelandstr. 55
45147 Essen

PD Dr. med. Viola **Andresen**
Israelitisches Krankenhaus
Medizinische Klinik
Orchideenstieg 14
22297 Hamburg

PD Dr. med. Beate **Appenrodt**
St. Elisabeth-Krankenhaus GmbH
Medizinische Klinik
Werthmannstr. 1
50935 Köln

Prof. Dr. med. Christoph **Auernhammer**
Klinikum der Universität München
Medizinische Klinik und Poliklinik IV
Campus Großhadern
Marchioninistr. 15
81377 München

Prof. Dr. med. Heike **Bantel**
Medizinische Hochschule Hannover
Klinik für Gastroenterologie, Hepatologie
und Endokrinologie
Carl-Neuberg-Str. 1
30625 Hannover

Dr. med. Georg **Beyer**
Klinikum der Universität München
Campus Großhadern
Medizinische Klinik II
Marchionini Str. 15
81377 München

Prof. Dr. med. Stephan C. **Bischoff**
Universität Hohenheim
Institut für Ernährungsmedizin
Fruwirthstr. 12
70599 Stuttgart

PD Dr. med. Stephan **Böhm**
Spital Bülach AG
Klinik Innere Medizin
Gastroenterologie & Hepatologie
Spitalstrasse 24
8180 Bülach
Schweiz

Dr. med. Gudrun **Borte**
Universitätsklinikum Leipzig
Klinik und Poliklinik für Diagnostische
und Interventionelle Radiologie
Liebigstr. 20
04103 Leipzig

Prof. Dr. med. Hermann **Brenner**
Deutsches Krebsforschungszentrum
Im Neuenheimer Feld 581
69120 Heidelberg

Dr. med. Matthias **Büchter**
St. Nikolaus-Stiftshospital GmbH
Abteilung für Innere Medizin
Ernestus-Platz 1
56626 Andernach

Prof. Dr. med. Karel **Caca**
Klinikum Ludwigsburg
Klinik für Innere Medizin, Gastroenterologie,
Hämato-Onkologie, Pneumologie, Diabetologie
und Infektiologie
Posilipostr. 4
71640 Ludwigsburg

Prof. Dr. med. Ali **Canbay**
Universitätsklinikum Magdeburg A.ö.R.
Klinik für Gastroenterologie, Hepatologie
und Infektiologie
Leipziger Str. 44
39120 Magdeburg

PD Dr. med. Severin **Daum**
Charité – Universitätsmedizin Berlin
Medizinische Klinik für Gastroenterologie,
Infektiologie und Rheumatologie
Hindenburgdamm 30
12203 Berlin

Prof. Dr. med. Ulrike W. **Denzer**
Universitätsklinikum Giessen
und Marburg GmbH, Standort Marburg
Klinik für Gastroenterologie, Endokrinologie,
Stoffwechsel und klinische Infektiologie
Baldingerstraße
35043 Marburg

Prof. Dr. med. Christoph Frank **Dietrich**
MBA
Caritas-Krankenhaus
Medizinische Klinik 2
Uhlandstr. 7
97980 Bad Mergentheim

Prof. Dr. med. Axel **Dignaß**
Agaplesion Markus Krankenhaus
Medizinische Klinik I
Wilhelm-Epstein-Str. 4
60431 Frankfurt

Prof. Dr. med. Matthias **Dollinger**
Klinikum Landshut gGmbH
Medizinische Klinik I
Robert-Koch-Str. 1
84034 Landshut

Prof. Dr. med. Arno J. **Dormann**
Kliniken der Stadt Köln gGmbH
Gastroenterologie der Kliniken Köln
Standorte Merheim und Holweide
Neufelder Str. 32
51067 Köln

Prof. Dr. med. Matthias **Eck**
Klinikum Aschaffenburg-Alzenau
Institut für Pathologie
Am Hasenkopf 1
63739 Aschaffenburg

PD Dr. med. Axel **Eickhoff**
Klinikum Hanau GmbH
Medizinische Klinik II
Leimenstr. 20
63450 Hanau

Dr. med. Stephan **Eisenmann**
Universitätsklinikum Halle
Klinik für Innere Medizin I
Ernst-Grube-Str. 40
06120 Halle

Prof. Dr. med. Volker **Ellenrieder**
Universitätsmedizin Göttingen
Klinik für Gastroenterologie
und Gastrointestinale Onkologie
Robert-Koch-Str. 40
37075 Göttingen

PD Dr. med. Hans-Jörg **Epple**
Charité – Universitätsmedizin Berlin
Medizinische Klinik für Gastroenterologie,
Infektiologie und Rheumatologie
Hindenburgdamm 30
12203 Berlin

Gabriela **Equihua Martinez**
Charité – Universitätsmedizin Berlin
Institut für Tropenmedizin
und Internationale Gesundheit
Augustenburger Platz 1
13353 Berlin

Dr. med. Philip **Esters**
Agaplesion Markus Krankenhaus
Medizinische Klinik I
Wilhelm-Epstein-Str. 4
60431 Frankfurt

Anschriften

Dr. med. Thomas Jens **Ettrich**
Universitätsklinikum Ulm
Klinik für Innere Medizin I
Albert-Einstein-Allee 23
89081 Ulm

Prof. Dr. med. Siegbert **Faiss**
Sana Klinikum Lichtenberg
Klinik für Innere Medizin I
Schwerpunkt Gastroenterologie
Fanningerstr. 32
10365 Berlin

Dr. med. Karima **Farrag**
Kliniken Frankfurt-Sachsenhausen
Gastroenterologie und Ernährungsmedizin
Schulstr. 31
60594 Frankfurt

Dr. med. Montserrat **Fraga**
Universitätsklinik Lausanne
Abt. Gastroenterologie und Hepatologie
Rue du Bugnon 46
1011 Lausanne
Schweiz

Prof. Dr. med. Alexander L. **Gerbes**
Klinikum der Universität München
Medizinische Klinik und Poliklinik II
Leber Centrum München
Marchioninistr. 15
81377 München

Prof. Dr. med. Guido **Gerken**
Alte Eichen 8
45134 Essen

Prof. Dr. med. Dr. rer. nat. André **Gessner**
Universitätsklinikum Regensburg
Institut für Klinische Mikrobiologie und Hygiene
Franz-Josef-Strauß-Allee 11
93053 Regensburg

Prof. Dr. med. Tobias **Goeser**
Universitätsklinikum Köln AöR
Gastroenterologie und Hepatologie
Kerpener Str. 62
50937 Köln

Prof. Dr. med. Martin **Götz**
Klinikum Sindelfingen-Böblingen
Kliniken Böblingen
Bunsenstr. 120
71032 Böblingen

PD Dr. med. Veit **Gülberg**
Sana Kliniken des Landkreises Cham GmbH
August-Holz-Str. 1
93413 Cham

PD Dr. med. habil. Dirk **Hartmann**
Katholisches Klinikum Mainz
Innere Medizin II
An der Goldgrube 11
55131 Mainz

Prof. Dr. med. Dieter **Häussinger**
Universitätsklinikum Düsseldorf
Klinik für Gastroenterologie, Hepatologie
und Infektiologie
Moorenstr. 5
40225 Düsseldorf

Prof. Dr. med. Alexander **Herold**
End-und Dickdarm-Zentrum Mannheim
Bismarckplatz 1
68165 Mannheim

Dr. rer. nat. Andreas **Hiergeist**
Universitätsklinikum Regensburg
Institut für Klinische Mikrobiologie und Hygiene
Franz-Josef-Strauß-Allee 11
93053 Regensburg

Prof. Dr. med. Jürgen **Hochberger**
Vivantes Klinikum im Friedrichshain
Klinik für Innere Medizin— Gastroenterologie
Landsberger Allee 49
10249 Berlin

Prof. Dr. med. Albrecht **Hoffmeister**
Universitätsklinikum Leipzig
Klinik und Poliklinik für Gastroenterologie
und Rheumatologie
Liebigstr. 20
04103 Leipzig

Prof. Dr. med. Thomas **Höhler**
Prosper-Hospital
Medizinische Klinik I
Mühlenstr. 27
45659 Recklinghausen

Dr. med. Marcus **Hollenbach**
Universitätsklinikum Leipzig
Klinik für Gastroenterologie, Hepatologie,
Infektionskrankheiten, Pulmologie
Department für Innere Medizin, Neurologie
und Dermatologie
Liebigstr. 20
04103 Leipzig

Prof. Dr. med. Stephan **Hollerbach**
Allgemeines Krankenhaus Celle
Klinik für Gastroenterologie
Siemensplatz 4
29223 Celle

Prof. Dr. med. habil. Dominik **Huster**
Medizinische Klinik
Städtisches Klinikum Görlitz gGmbH
Girbigsdorfer Straße 1–3
02828 Görlitz

Prof. Dr. med. Ralf **Jakobs**
Klinikum Ludwigshafen
Medizinische Klinik C
Bremserstr. 79
67063 Ludwigshafen

Prof. Dr. med. Thomas **Junghanss**
UniversitätsKlinikum Heidelberg
Department für Infektiologie
Sektion Klinische Tropenmedizin
Im Neuenheimer Feld 324
69120 Heidelberg

Dr. med. Christian **Jürgensen**
Charité Universitätsmedizin Berlin
Medizinische Klinik
Klinik für Hepatologie und Gastroenterologie
Charitéplatz 1
10117 Berlin

Prof. Dr. Lili **Kazemi-Shirazi**
Medizinische Universität Wien
Klinik für Innere Medizin III
Währinger Gürtel 18–20
1090 Wien
Österreich

PD Dr. med. Jutta **Keller**
Israelitisches Krankenhaus
Medizinische Klinik
Orchideenstieg 14
22297 Hamburg

Prof. Dr. med. Ralf **Kiesslich**
HELIOS Kliniken Wiesbaden
Klinik für Innere Medizin II
Ludwig-Erhard-Str. 100
65199 Wiesbaden

PD Dr. med. Jens M. **Kittner**
Klinikum Darmstadt
Medizinische Klinik II
Grafenstr. 9
64283 Darmstadt

Prof. Dr. med. Johannes **Köbberling**
Am Freudenberg 85
42119 Wuppertal

Prof. Dr. med. Bernd M. **Kohler**
Kurpfalzstr. 36
69493 Hirschberg

Prof. Dr. med. Heiner **Krammer**
Gastroenterologie und Ernährungsmedizin
am Deutschen End- und Dickdarmzentrum Mannheim
Bismarckplatz 1
68165 Mannheim

Dr. med. Tassilo **Kruis**
Labor Berlin
Abteilung für Mikrobiologie
Sylter Str. 2
13353 Berlin

Prof. Dr. med. Joachim **Labenz**
Diakonie Klinikum Jung-Stilling
Innere Medizin
Wichernstr. 40
57074 Siegen

Prof. Dr. med. Dipl.-Kfm. Frank **Lammert**
Universität des Saarlandes
Klinik für Innere Medizin II
Kirrberger Str. 100
66421 Homburg

Prof. Dr. med. Georg **Lamprecht**
Universitätsmedizin Rostock
Zentrum für Innere Medizin
Abteilung Gastroenterologie und Endokrinologie
Ernst-Heydemann-Str. 6
18057 Rostock

Prof. Dr. med. Peter **Layer**
Israelitisches Krankenhaus
Medizinische Klinik
Orchideenstieg 14
22297 Hamburg

Prof. Dr. med. Markus M. **Lerch**
Universitätsmedizin Greifswald
Klinik für Innere Medizin A
Ferdinand-Sauerbruch-Str.
17489 Greifswald

Dr. med. Andreas **Lindner**, MSc
Charité - Universitätsmedizin Berlin
Institut für Tropenmedizin
und Internationale Gesundheit
Augustenburger Platz 1
13353 Berlin

Prof. Dr. med. Ansgar W. **Lohse**
Universitätsklinikum Hamburg-Eppendorf
I. Medizinische Klinik
Martinistr. 52
20246 Hamburg

Prof. Dr. med. Florian **Lordick**
Universitätsklinikum Leipzig
Medizinische Klinik I
Universitäres Krebszentrum (UCCL)
Liebigstr. 20
04103 Leipzig

Prof. Dr. med. Christoph **Lübbert**, DTM&H
Universitätsklinikum Leipzig
Klinik und Poliklinik für Gastroenterologie
Bereich Infektions- und Tropenmedizin
Liebigstr. 20
04103 Leipzig

Cand. med. Vanessa **Ludwig**
Universitätsmedizin Mainz
I. Medizinische Klinik und Poliklinik
Langenbeckstr. 1
55131 Mainz

Prof. Dr. med. Dr. h. c. Klaus-Peter **Maier**
Praxis für Hepatologie
Gerokstr. 27
70184 Stuttgart

Prof. Dr. med. Nisar P. **Malek**
Universitätsklinikum Tübingen
Innere Medizin I
Otfried-Müller-Str. 10
72076 Tübingen

Prof. Dr. med. Peter **Malfertheiner**
Klinikum der Universität München
Medizinische Klinik II
Marchionini Str. 15
81377 München

Prof. Dr. med. Hendrik **Manner**
Klinikum Frankfurt-Höchst
Klinik für Innere Medizin 2
Gotenstr. 6–8
65929 Frankfurt

Prof. Dr. med. Michael P. **Manns**
Medizinische Hochschule Hannover
Klinik für Gastroenterologie, Hepatologie
und Endokrinologie
Carl-Neuberg-Str. 1
30625 Hannover

Prof. Dr. med. Julia **Mayerle**
Klinikum der Universität München
Medizinische Klinik II
Marchionini Str. 15
81377 München

Dr. med. Benjamin **Meier**
Klinikum Ludwigsburg
Klinik für Innere Medizin, Gastroenterologie,
Hämato-Onkologie, Pneumologie, Diabetologie
und Infektologie
Posilipostr. 4
71640 Ludwigsburg

Daniela **Menge**
Israelitisches Krankenhaus
Medizinische Klinik
Orchideenstieg 14
22297 Hamburg

Prof. Dr. med. Uta **Merle**
UniversitätsKlinikum Heidelberg
Klinik für Innere Medizin IV
Im Neuenheimer Feld 410
69120 Heidelberg

Volker **Meves**
Vivantes Klinikum im Friedrichshain
Klinik für Innere Medizin – Gastroenterologie
Landsberger Allee 49
10249 Berlin

Prof. Dr. med. Patrick **Michl**
Universitätsklinikum Halle
Klinik für Innere Medizin I
Ernst-Grube-Str. 40
06120 Halle

Prof. Dr. med. Stephan **Miehlke**
Facharztzentrum Eppendorf
Magen-Darm-Zentrum
Eppendorfer Landstr. 42
20249 Hamburg

Prof. Dr. med. Markus **Möhler**
Universitätsmedizin Mainz
I. Medizinische Klinik und Poliklinik
Langenbeckstr. 1
55131 Mainz

Dr. Verena **Moos**
Charité – Universitätsmedizin Berlin
Medizinische Klinik für Gastroenterologie,
Infektiologie und Rheumatologie
Hindenburgdamm 30
12203 Berlin

Prof. Dr. med. Dr. h. c. Darius **Moradpour**
Universitätsklinik Lausanne
Abt. Gastroenterologie und Hepatologie
Rue du Bugnon 46
1011 Lausanne
Schweiz

Dr. med. Marion **Muche**
Charité – Universitätsmedizin Berlin
Medizinische Klinik für Gastroenterologie,
Infektiologie und Rheumatologie
Hindenburgdamm 30
12203 Berlin

Dr. med. Klaus **Muehlenberg**
Krankenhaus Barmherzige Brüder
Klinik für Gastroenterologie
und Interventionelle Endoskopie
Prüfeninger Str. 86
93049 Regensburg

PD Dr. Dr. med. Albrecht **Neeße**
Universitätsmedizin Göttingen
Klinik für Gastroenterologie
und Gastrointestinale Onkologie
Robert-Koch-Str. 40
37075 Göttingen

Prof. Dr. med. Helmut **Neumann**
Universitätsmedizin Mainz
I. Medizinische Klinik und Poliklinik
Langenbeckstr. 1
55131 Mainz

Prof. Dr. med. Oliver **Pech**
Krankenhaus Barmherzige Brüder
Klinik für Gastroenterologie
und Interventionelle Endoskopie
Prüfeninger Str. 86
93049 Regensburg

Dr. med. Kai-Henrik **Peiffer**
Universitätsklinikum Frankfurt
Medizinische Klinik I
Theodor-Stern-Kai 7
60596 Frankfurt

Prof. Dr. med. Jürgen **Pohl**
Asklepios Klinik Altona
I. Medizinische Abteilung
Paul-Ehrlich-Str. 1
22763 Hamburg

PD Dr. med. Christian Peter **Pox**
Krankenhaus St. Joseph-Stift GmbH
Medizinische Klinik
Schwachhauser Heerstr. 54
28209 Bremen

PD Dr. med. Peter **Reichardt**
HELIOS Klinikum Berlin-Buch
Klinik für Onkologie und Palliativmedizin
Schwanebecker Chaussee 50
13125 Berlin

Dr. med. Philipp **Reuken**
Universitätsklinikum Jena
Klinik für Innere Medizin IV
Am Klinikum 1
07747 Jena

Prof. Dr. med. Joachim **Richter**
Charité – Universitätsmedizin Berlin
Institut für Tropenmedizin
und Internationale Gesundheit
Augustenburger Platz 1
13353 Berlin

Dr. med. Felix **Rockmann**
Krankenhaus Barmherzige Brüder
Notfallzentrum
Prüfeninger Str. 86
93049 Regensburg

Prof. Dr. med. Jürgen **Rockstroh**
Universitätsklinikum Bonn
Medizinische Klinik und Poliklinik I
Sigmund-Freud-Str. 25
53127 Bonn

Prof. Dr. med. Elke **Roeb**
Justus-Liebig-Universität Gießen
Medizinische Klinik und Poliklinik II
Gastroenterologie
Klinikstr. 33
35392 Gießen

Prof. Dr. med. Jonas **Rosendahl**
Universitätsklinikum Halle
Klinik für Innere Medizin I
Ernst-Grube-Str. 40
06120 Halle

Prof. Dr. med. Martin **Rössle**
Bertoldstr. 48
79098 Freiburg

Prof. Dr. med. Tilman **Sauerbruch**
Universitätsklinikum Bonn
Medizinische Klinik und Poliklinik I
Sigmund-Freud-Str. 25
53127 Bonn

PD Dr. med. Jörn M. **Schattenberg**
Universitätsmedizin Mainz
I. Medizinische Klinik und Poliklinik
Langenbeckstr. 1
55131 Mainz

Prof. Dr. med. Michael **Schepke**
Helios Klinikum Siegburg
Gastroenterologie, Hepatologie
Ringstr. 49
53721 Siegburg

Prof. Dr. med. Ingolf **Schiefke**
Klinikum St. Georg gGmbH
Gastroenterologie, Hepatologie, Diabetologie
und Endokrinologie
Delitzscher Str. 141
04129 Leipzig

Prof. Dr. med. Dieter **Schilling**
Diakonissenkrankenhaus Mannheim
Darmkrebs-Zentrum
Medizinische Klinik II
Speyerer Str. 91–93
68163 Mannheim

Prof. Dr. med. Roland M. **Schmid**
Klinikum rechts der Isar
Technische Universität München
Klinik und Poliklinik für Innere Medizin II
Ismaninger Str. 22
81675 München

Prof. Dr. med. Dr. rer. nat. Thomas **Schneider**
Charité – Universitätsmedizin Berlin
Medizinische Klinik für Gastroenterologie,
Infektiologie und Rheumatologie
Hindenburgdamm 30
12203 Berlin

Prof. Dr. med. Christoph **Schramm**
Universitätsklinikum Hamburg-Eppendorf
I. Medizinische Klinik
Martinistr. 52
20251 Hamburg

Prof. Dr. med. Mathias **Schreckenberger**
Universitätsmedizin Mainz
Klinik für Nuklearmedizin
Langenbeckstr. 1
55131 Mainz

Prof. Dr. med. Andreas G. **Schreyer**, MHBA
Medizinische Hochschule Brandenburg
Klinikum Brandenburg
Institut für diagnostische und interventionelle Radiologie
Hochstr. 29
14770 Brandenburg an der Havel

Dr. med. Emanuel **Schulz**
Charité – Universitätsmedizin Berlin
Medizinische Klinik für Gastroenterologie,
Infektiologie und Rheumatologie
Hindenburgdamm 30
12203 Berlin

Prof. Dr. med. Petra-Maria **Schumm-Draeger**
ZENTRUM / INNERE MEDIZIN / FÜNF HÖFE
Theatinerstr. 15
80333 München

Prof. Dr. med. dent. Rainer **Seemann**
Universitätsklinikum Bern
Klinik für Zahnerhaltung, Präventiv-
und Kinderzahnmedizin
Freiburgstrasse 7
3010 Bern
Schweiz

Prof. Dr. med. Hans **Seifert**
Klinikum Oldenburg
Universitätsklinik für Innere Medizin – Gastroenterologie
Rahel-Straus-Str. 10
26133 Oldenburg

Prof. Dr. med. Helmut Karl **Seitz**
UniversitätsKlinikum Heidelberg
Salem Medical Centre
Zeppelinstr. 11–33
69121 Heidelberg

Prof. Dr. med. Thomas **Seufferlein**
Universitätsklinikum Ulm
Klinik für Innere Medizin I
Albert-Einstein-Allee 23
89081 Ulm

Prof. Dr. med. Britta **Siegmund**
Charité – Universitätsmedizin Berlin
Medizinische Klinik für Gastroenterologie,
Infektiologie und Rheumatologie
Hindenburgdamm 30
12203 Berlin

Dr. med. Stephan **Spahn**
Universitätsklinikum Tübingen
Innere Medizin I
Otfried-Müller-Str. 10
72076 Tübingen

PD Dr. med. Martin **Sprinzl**
Universitätsmedizin Mainz
I. Medizinische Klinik und Poliklinik
Langenbeckstr. 1
55131 Mainz

Prof. Dr. med. Andreas **Stallmach**
Universitätsklinikum Jena
Klinik für Innere Medizin IV
Am Klinikum 1
07747 Jena

Prof. Dr. med. Dr. oec.troph. Jürgen-Michael **Stein**
Kliniken Frankfurt-Sachsenhausen
Gastroenterologie und Ernährungsmedizin
Schulstr. 31
60594 Frankfurt

Dr. med. Ingo **Steinbrück**
Asklepios Klinik Barmbek
III. Medizinische Abteilung
Rübenkamp 220
22307 Hamburg

PD Dr. med. Marija **Stojković**
UniversitätsKlinikum Heidelberg
Department für Infektiologie
Sektion Klinische Tropenmedizin
Im Neuenheimer Feld 324
69120 Heidelberg

Prof. Dr. med. Christian P. **Strassburg**
Universitätsklinikum Bonn
Medizinische Klinik und Poliklinik I
Sigmund-Freud-Str. 25
53127 Bonn

Dr. med. Fabian **Straulino**
Klinikum Hanau GmbH
Medizinische Klinik II
Leimenstr. 20
63450 Hanau

Prof. Dr. med. Konrad **Streetz**
Evangelisches Krankenhaus Kalk
Gastroenterologie, Pulmologie
und Allgemeine Innere Medizin
Buchforststr. 2
51103 Köln

Prof. Dr. Dr. h.c. Wolfgang **Stremmel**
Medical Center Baden-Baden
Praxis für Gastroenterologie & Hepatologie
Beethovenstr. 2
76530 Baden-Baden

PD Dr. med. Patrick **Stumpp**
BAG Dr. Richter & Dr. Stumpp
Praxis für Radiologie
Kutusowstr. 70
04808 Wurzen

Prof. Dr. med. Andrea **Tannapfel**
Ruhr-Universität Bochum
Institut für Pathologie
Bürkle de la Camp-Platz 1
44789 Bochum

Prof. Dr. med. Robert **Thimme**
Universitätsklinikum Freiburg
Klinik für Innere Medizin II
Hugstetter Str. 55
79106 Freiburg

Prof. Dr. med. Michael **Trauner**
Medizinische Universität Wien
Klinik für Innere Medizin III
Klinische Abteilung für Gastroenterologie
und Hepatologie
Währinger Gürtel 18–20
1090 Wien
Österreich

Prof. Dr. med. Christian **Trautwein**
Universitätsklinik RWTH Aachen
Medizinische Klinik III
Pauwelsstr. 30
52074 Aachen

Dr. med. Henning **Trawinski**
Universitätsklinikum Leipzig
Klinik und Poliklinik für Gastroenterologie
Bereich Infektions- und Tropenmedizin
Liebigstr. 20
04103 Leipzig

Dr. Korinna **Ulbricht**
Israelitisches Krankenhaus
Medizinische Klinik
Orchideenstieg 14
22297 Hamburg

PD Dr. med. habil. Marino **Venerito**
Universitätsklinikum Magdeburg, A.ö.R.
Klinik für Gastroenterologie, Hepatologie
und Infektiologie
Leipziger Str. 44
39120 Magdeburg

PD Dr. med. Ulrike **von Arnim**
Universitätsklinikum Magdeburg A.ö.R.
Klinik für Gastroenterologie, Hepatologie
und Infektiologie
Leipziger Str. 44
39120 Magdeburg

PD Dr. med. Tim Frederik **Weber**
UniversitätsKlinikum Heidelberg
Diagnostische und Interventionelle Radiologie
Im Neuenheimer Feld 410
69120 Heidelberg

Prof. Dr. med. Thilo **Wedel**
Universität Kiel
Zentrum für Klinische Anatomie
Otto-Hahn-Platz 8
24118 Kiel

Prof. Dr. med. Heiner **Wedemeyer**
Universitätsklinikum Essen AöR
Klinik für Gastroenterologie und Hepatologie
Hufelandstr. 55
45147 Essen

Prof. Dr. med. Thomas **Weinke**
Klinikum Ernst von Bergmann
Klinik für Gastroenterologie und Infektiologie
Charlottenstr. 72
14467 Potsdam

Prof. Dr. med. Matthias **Wettstein**
Klinikum Passau
I. Medizinische Klinik
Innstr. 76
94032 Passau

Prof. Dr. med. Heiko **Witt**
Technische Universität München
Else Kröner-Fresenius-Zentrum für Ernährungsmedizin
Gregor-Mendel-Str. 2
85354 Freising

PD Dr. med. Marcus-Alexander **Wörns**
Universitätsmedizin Mainz
I. Medizinische Klinik und Poliklinik
Langenbeckstr. 1
55131 Mainz

Prof. Dr. med. Stefan **Zeuzem**
Universitätsklinikum Frankfurt
Medizinische Klinik I
Theodor-Stern-Kai 7
60596 Frankfurt

Dr. med. Henning Wolfgang **Zimmermann**
Universitätsklinik RWTH Aachen
Medizinische Klinik III
Pauwelsstr. 30
52074 Aachen

Prof. Dr. med. Alexander **Zipprich**
Universitätsklinikum Halle
Klinik für Innere Medizin I
Ernst-Grube-Str. 40
06120 Halle

Kapitel 1
Diagnostische Methoden

1.1	Anamnese	25
1.2	Körperliche Untersuchung	27
1.3	Abdomensonografie	31
1.4	Sonografie des Darms	38
1.5	Diagnostische Endosonografie	44
1.6	Abdomenleeraufnahme	52
1.7	Abdomen-CT	53
1.8	Abdomen-MRT	57
1.9	PET und PET/CT	60
1.10	Magnetresonanz-Cholangiopankreatikografie	63
1.11	Ösophagusbreischluck	65
1.12	Dünndarm-MRT	66
1.13	CT-/MR-Kolonografie	68
1.14	Doppelkontrastaufnahme	69
1.15	Szintigrafie	72
1.16	CT-Angiografie	76
1.17	MR-Angiografie	78
1.18	Ösophago-Gastro-Duodenoskopie	80
1.19	Enteroskopie	83
1.20	Kapselendoskopie	87

1.21	Koloskopie	91
1.22	Proktoskopie	98
1.23	(Starre) Rektoskopie	100
1.24	Endoskopische retrograde Cholangiopankreatikografie	102
1.25	Chromoendoskopie	108
1.26	Endomikroskopie	113
1.27	Laparoskopie	117
1.28	Leberbiopsie	121
1.29	H_2-Atemtest	126
1.30	^{13}C- Atemtest	129
1.31	Leberfunktionstests	132
1.32	Tests auf okkultes Blut im Stuhl	136
1.33	Stuhlkultur	138
1.34	Mikrobiom-Diagnostik	139
1.35	Ösophagusmanometrie	143
1.36	24-h-pH-Metrie	147
1.37	Impedanzmessung	150
1.38	Gendiagnostik	153

1 Diagnostische Methoden

1.1 Anamnese

J. F. Riemann

1.1.1 Steckbrief

Die persönliche Vorgeschichte ist, ebenso wie die Familienanamnese, unverändert Voraussetzung dafür, dass das ärztliche Handeln zielgerichtet und strukturiert geplant werden kann. Die Anamneseerhebung durch den Arzt steht am Anfang jeder Arzt-Patienten-Beziehung. Das gilt gerade vor dem Hintergrund immer präziserer diagnostischer Möglichkeiten, die einer korrekten Indikation bedürfen. Die Anamnese kann Unter- wie Überdiagnostik eingrenzen. Aufgrund der Multikulturalität ist im Zweifelsfall ein Dolmetscher hinzuzuziehen.

1.1.2 Aktuelles

- Die strukturierte Anamnese ist das Fundament jedes initialen Arzt-Patienten-Kontakts [3].
- Die Erhebung sollte umfassend, gründlich und vorurteilsfrei sein und empathisch geführt werden.
- **Professionelle Kommunikation** ist eine der Grundlagen.
- Zu einer guten Anamnese gehört entscheidend auch die Fähigkeit, zuhören zu können.
- Kommunikation war bisher ein Stiefkind in der ärztlichen Ausbildung.
  - Mit der Umsetzung des **Masterplans Medizinstudium 2020** wird gerade der Fähigkeit zu kommunizieren ein besonderer Platz eingeräumt.
  - Kommunikation muss qualifiziert gelehrt und gelernt werden und benötigt ein kontinuierliches Training über das ganze Berufsspektrum [1], [2].

1.1.3 Synonyme

- Krankengeschichte
- Fallaufnahme

1.1.4 Keywords

- Eigenanamnese
- Fremdanamnese
- Familienanamnese
- Sozialanamnese
- Compliance

1.1.5 Definition

- Die Anamnese ist die systematische **Befragung zum Gesundheitszustand** einer Person.
- Sie hat je nach Anlass (Erst- oder Folgeanamnese) unterschiedliche Inhalte:
  - biografische Daten
  - medizinisches Vorgeschichte
  - aktuelle körperliche Beschwerden
  - Besonderheiten in der Familie
  - Ernährungsgewohnheiten
  - Medikamenteneinnahmen
  - suchterzeugende Substanzen (Wahrheitsgehalt der Beantwortung von Fragen nach Suchtverhalten immer offen)
  - eigener psychosozialen Status
  - psychosozialer Status des Umfelds

1.1.6 Indikationen

- Die Anamnese ist der erste Schritt jeder Arzt-Patienten-Beziehung.

1.1.7 Aufklärung und spezielle Risiken

- Für die Anamnese ist keine besondere Aufklärung nötig.

1.1.8 Material

- Anamneseformular zur Dokumentation

1.1.9 Durchführung

- Bereits beim ersten Gespräch mit dem Patienten über seine persönlichen Belange kann sich der weitere Verlauf einer unbedingt notwendigen guten Arzt-Patienten-Beziehung entscheiden.
- Beim Anamnesegespräch entstehen die Grundlagen für ein gutes „Arbeitsbündnis", eine wichtige Voraussetzung für die Mitarbeit des Patienten beim weiteren Vorgehen (Compliance).
- Die Compliance entscheidet nachhaltig auch über den Erfolg der Diagnostik, über die Therapie und über die spätere Adhärenz an Empfehlungen [4].
- Die Anamneseerhebung sollte
  - einfach,
  - klar im Ausdruck,
  - verständlich in der Sprache sein und
  - Anteilnahme erkennen lassen.
- Sie gehört zur Echtheit im Umgang mit dem Patienten und führt zu wirklichem Vertrauen [3].

- Eine spezielle Anamnesetechnik kann nicht vorgeschrieben werden.
- Jeder Arzt wird im Laufe seines Berufslebens seinen eigenen Stil entwickeln, dennoch gelten einige Grundprinzipien.
- Generell empfiehlt es sich, bei der Anamneseerhebung systematisch vorzugehen.
- Sie kann z. B. vorzugsweise mit Hilfe eines vorgefertigten Anamneseformulars erfolgen, wie es viele Kliniken gemäß ihrem Schwerpunkt vorhalten.
- Ein solches Vorgehen dient auch der sicheren Dokumentation, die ein Grundpfeiler jeder Arzt-Patienten-Beziehung und jeder persönlichen Betreuung ist.
- Die Dokumentation dient auch als Schutz bei einem späteren Vorwurf einer Falschbehandlung durch einen Patienten.

Eigenanamnese

- Im Vordergrund steht zunächst das Erfragen der **aktuellen Beschwerden**.
- Dabei gilt das Augenmerk den Hauptsymptomen mit gezielten Fragenstellungen nach
  - Qualität,
  - Lokalisation,
  - Dauer und
  - zeitlichem Verlauf.
- Mögliche Auslöser können genauso wichtig sein wie Begleitsymptome.
- Es ist hilfreich, den Patienten seine Beschwerden in eigenen Worten schildern und ihn ausreden zu lassen.
- Die Erstanamnese umfasst immer auch die **Krankengeschichte**:
  - systematische Frage nach Organkomplexen: kardiovaskulär, pulmonal, gastrointestinal, renal, urogenital, gynäkologisch, dermatologisch, endokrinologisch, hämatologisch, neurologisch, chronische Infektionen (z. B. HIV, Hepatitis)
  - Operationen, v. a. im Bauchraum
  - Unfälle, Verletzungen, Auslandsaufenthalte
  - Allergien, medikamenteninduziert durch Antibiotika, Lokalanästhetika etc.
  - Genussmittel (v. a. Nikotin, Alkohol)
  - Größe, Gewicht, Gewichtsveränderungen
  - vegetative Symptome (Nachtschweiß, Herzrasen etc.)
  - aktuelles psychisches Befinden
  - Stuhlgang (Häufigkeit, Konsistenz, Farbe, Blut)
  - Urin (Häufigkeit, nachts, Schmerzen, Brennen etc.)
  - bei Frauen Frage nach möglicher Schwangerschaft
  - Medikamente

Familienanamnese

- Wie die Eigenanamnese gehört auch die Familienanamnese zum essenziellen Bestandteil des Arzt-Patienten-Gesprächs.
- Vor dem Hintergrund familiärer Krebsbelastungen, z. B. durch Brustkrebs, Darmkrebs oder Prostatakrebs, ist die Familienanamnese zwingend notwendig.
- Die Frage gilt unter anderem
  - erblichen Besonderheiten,
  - Karzinomen,
  - kardiovaskulären Erkrankungen,
  - Stoffwechselerkrankungen, z. B. Diabetes.

Sozialanamnese

- Für Menschen, die unter funktionellen Störungen des Verdauungstrakts leiden, kann die Sozialanamnese außerordentlich hilfreich sein, mit der Frage nach
  - Beruf,
  - Tagesaktivitäten,
  - Freizeitgestaltung und
  - möglicher sportlicher Betätigungen.
- Bewegungsmangel durch zu viel Sitzen ist ein moderner, zunehmend wichtigerer Risikofaktor (TV, PC am Arbeitsplatz etc.)

Anamnese mit gastroenterologischem Schwerpunkt

- Die allgemeininternistische Anamnese lenkt in der Regel bei einigen Beschwerden den Verdacht auf Erkrankungen mit gastroenterologischem Hintergrund.
- Zu trennen sind dabei objektivierbare und nicht objektivierbare Symptome.
- **objektivierbare Beschwerden**:
  - Erbrechen
  - Diarrhö
  - Obstipation
  - Blutungen
  - Ikterus
  - Gewichtsveränderungen
  - Bauchumfangszunahme
- Die **Darmentleerung** variiert naturgemäß in weiten Grenzen.
- Wichtig ist daher, einen akzeptierten Rahmen für die Normalfrequenz des Stuhlgangs zu kennen [5].
  - 2–3 Darmentleerungen pro Woche und bis zu 3 pro Tag gelten in weitem Umfang als normal.
  - Deutlich abweichende Entleerungen werden als pathologisch gewertet.
- **nicht** immer **objektivierbare Beschwerden**:
  - diffuse abdominelle Schmerzen
  - Schluckstörungen (Abklärung durch ÖGD und ggf. Funktionsuntersuchungen erforderlich)
  - dyspeptische Beschwerden und Sodbrennen
  - Übelkeit
  - Meteorismus
  - Juckreiz

- Bei **akuten Bauchschmerzen** ist häufig ein interdisziplinäres Vorgehen in enger Kooperation mit Chirurgen und ggf. Gynäkologen und Urologen erforderlich.
- Die **Schmerzbeurteilung** sollte analog einer Schmerzskala erfolgen, die der Patient am besten selber nach Intensität seiner Schmerzen von 1 bis 10 einordnet.
- Diese Skalierung ist vielfach validiert und gibt vor allem Aufschluss über den individuellen Verlauf der Schmerzstärke nach Einleitung einer Therapie.
- Die Beschwerden können zu Leitsymptomen werden, die die nachfolgende Diagnostik prägen.
- Auf ausgewählte Leitsymptome mit gastrointestinalem Hintergrund wird im Teil „Leitsymptome und -befunde" eingegangen.

1.1.10 Mögliche Komplikationen

- Die wichtigste Komplikation bei der Anamnese ist die Non-Compliance des Patienten.

1.1.11 Quellenangaben

[1] Arnold D. Hausärztliche Versorgung schon im Studium lernen. Dtsch med Wochenschr 2017;1 42: 1321–1323
[2] Bundesministerium für Bildung und Forschung. Masterplan Medizinstudium 2020 (31.03.2017). Im Internet: https://www.bmbf.de/de/masterplan-medizinstudium-2020-4024.html; Stand: 07.11.2018
[3] Füeßl HS, Middeke M, Hrsg. Anamnese und klinische Untersuchung, 2. Aufl. Stuttgart: Thieme; 2002
[4] Huy C, Thiel A, Diehm C et al. Adhärenz-Defizite auf allen Ebenen. Aktueller Interventionsbedarf in der Primär-, Sekundär- und Tertiärprävention kardiovaskulärer Erkrankungen. Dtsch med Wochenschr 2010; 135: 2119–2124
[5] Riemann JF, Fischbach W, Galle PR, Mössner, Hrsg. Gastroenterologie in Klinik und Praxis. Stuttgart: Thieme; 2017

1.2 Körperliche Untersuchung

J. F. Riemann

1.2.1 Steckbrief

Die körperliche Untersuchung verfolgt das Ziel, die in der Anamnese erhobenen Informationen zu ergänzen, die vorformulierten Verdachtsdiagnosen zu überprüfen und ggf. in Beziehung zu setzen. Die gründliche körperliche Untersuchung, die zumindest beim Erstkontakt immer notwendig ist, kann zusätzliche Auffälligkeiten zu Tage bringen, der der Patient in der Anamnese unerwähnt ließ. Deshalb gilt bei der körperlichen Untersuchung besondere Aufmerksamkeit Narben (z.B. Appendektomie) oder Leberhautzeichen, z.B. Spider nävi. Für die weitere Diagnostik ist die Lokalisation der Bauchbeschwerden im Sinne einer topografischen Darstellung von Nutzen (▶ Abb. 1.1).

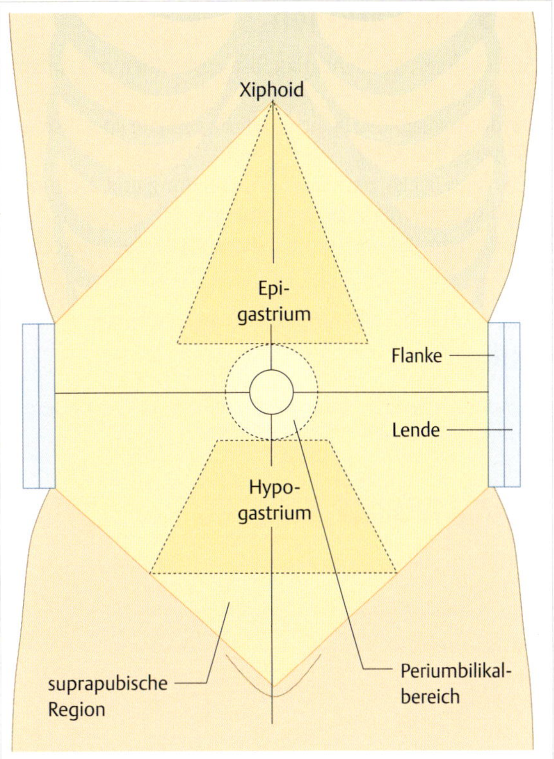

Abb. 1.1 Unterteilung des Bauchraums. (Quelle: Riemann J, Rosenbaum A. Anamnese und körperliche Untersuchung. In: Riemann J, Fischbach W, Galle P, Mössner J, Hrsg. Gastroenterologie in Klinik und Praxis. Stuttgart: Thieme; 2007)

1.2.2 Synonyme

- klinische Untersuchung

1.2.3 Keywords

- Spider nävi
- Dupuytren-Kontraktur
- Gynäkomastie
- Inspektion
- Palpation
- Auskultation

1.2.4 Definition

- mithilfe der 5 Sinne des Arztes durchgeführte Untersuchung des Patienten
- ggf. unter der Verwendung einfacher Hilfsmittel

1.2.5 Indikationen

- Stellen einer Verdachtsdiagnose zusammen mit Anamnese
- Verdachtsdiagnose beeinflusst die gezielte spezifische weitere Diagnostik
- Präzision bei körperlicher Untersuchung und Anamnese
  - erhöht die Treffsicherheit und
  - trägt zum Unterlassen unnötiger Untersuchungen bei

1.2.6 Aufklärung und spezielle Risiken

- Für die körperliche Untersuchung ist keine besondere Aufklärung nötig.

1.2.7 Material

- Lampe
- Spatel
- Blutdruckmessgerät
- Pulsmessgerät
- Waage
- Stethoskop

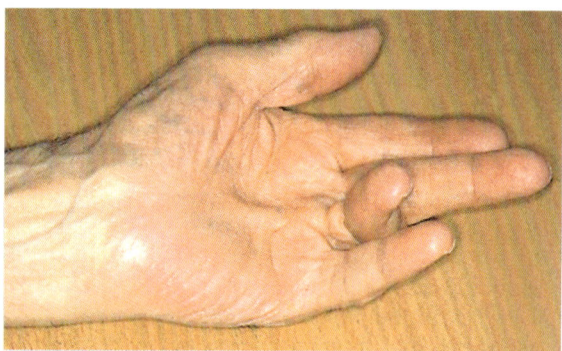

Abb. 1.2 Dupuytren-Kontraktur. (Quelle: Wurzinger L. Palmaraponeurose (Aponeurosis palmaris). In: Aumüller G, Aust G, Engele J et al., Hrsg. Duale Reihe Anatomie. 3. Aufl. Stuttgart: Thieme; 2014)

1.2.8 Durchführung

- Die Untersuchung ist abhängig vom Zustand des Patienten.
- Ein mobiler Patient ist anders zu untersuchen als ein sitzender oder liegender Patient.
- Darüber hinaus bestimmen die
  - Dringlichkeit der Symptome (akuter Bauchschmerz) und
  - das Leitsymptom die sinnvolle Abfolge der klinischen Untersuchung.

Inspektion im Stehen oder Sitzen

- Im Vordergrund steht der **Allgemeinzustand**.
  - Wie betritt der Patient das Zimmer, fallen beim Gangbild Unsicherheiten oder Störungen auf?
  - Wie sind Habitus, Ernährungszustand und Hydratation?
  - Ist die Atmung auffällig?
  - Lässt bereits die klinische Untersuchung einen charakteristischen Foetor ex ore erkennen?
  - Sind Motorik und Mimik altersentsprechend?
- Die **Tumorkachexie** kann z. B. ein wesentliches Merkmal einer fortgeschrittenen Erkrankung sein.
- Es empfiehlt sich daher, im Einzelfall eine **Beurteilung nach Karnofsky** (▶ Tab. 1.1) oder der **ECOG-Skala** (▶ Tab. 1.2, [1]) vorzunehmen.
- Im Zuge der zunehmenden Fettleibigkeit in der Bevölkerung ist auch die Konstitution wichtig, vor allem die **Fettverteilung** (Stammfettsucht ist ein weiterer wichtiger Risikofaktor).
- Eine auffallende **Hautblässe** spricht für eine Anämie, **Gelbfärbung** der Haut und der Skleren sind Hinweise auf eine Leber- oder hämatologische Erkrankung.
- Charakteristische **periphere Ödeme** an den Knöcheln oder Unterschenkeln oder überhaupt Anasarka beim liegenden Patienten sind Hinweise auf eine hydropische Dekompensation (Herzinsuffizienz, Leberzirrhose?).
- Es empfiehlt sich, die **Hände** ausgestreckt zeigen zu lassen, um
  - einen Tremor,
  - ein Palmarerythem,
  - eine Dupuytren-Kontraktur (▶ Abb. 1.2) u. a. zu erkennen.
- Naturgemäß gehören **Körpergröße und Körpergewicht** zu Messparametern, die nach Möglichkeit nicht erfragt, sondern objektiviert werden sollten.
  - Der Body-Mass-Index (**BMI**, wichtige Richtgröße zur Einordnung des Gewichts) wird errechnet oder per Schieber bestimmt (BMI = Körpergewicht [kg]/Körpergröße [m^2]).
  - Informativ ist auch die Messung des **Bauchumfangs** in Höhe des Nabels.
    – Für Frauen gelten Werte > 88 cm und
    – für Männer > 102 cm als pathologisch.

Tab. 1.1 Karnofsky-Index. (Quelle: Riemann J, Rosenbaum A. Anamnese und körperliche Untersuchung. In: Riemann J, Fischbach W, Galle P, Mössner J, Hrsg. Gastroenterologie in Klinik und Praxis. Stuttgart: Thieme; 2007)

Zustand des Patienten	Karnofsky-Index
Normalzustand, keine Beschwerden, keine manifeste Erkrankung	100 %
normale Leistungsfähigkeit, minimale Krankheitssymptome	90 %
normale Leistungsfähigkeit mit Anstrengung, geringe Krankheitssymptome	80 %
eingeschränkte Leistungsfähigkeit, arbeitsunfähig, kann sich selbst versorgen	70 %
eingeschränkte Leistungsfähigkeit, braucht gelegentlich fremde Hilfe	60 %
eingeschränkte Leistungsfähigkeit, braucht krankenpflegerische und ärztliche Betreuung, nicht dauernd bettlägerig	50 %
Patient ist bettlägerig, braucht spezielle Pflege	40 %
Patient ist schwerkrank, Krankenhauspflege notwendig	30 %
Patient ist schwerkrank, Krankenhauspflege und supportive Maßnahmen erforderlich	20 %
Patient ist moribund, Krankheit schreitet rasch fort	10 %

Tab. 1.2 ECOG-Skala/WHO.

Grad	Aktivitätsstatus
0	normale uneingeschränkte Aktivität wie vor der Erkrankung
1	Einschränkung bei körperlicher Anstrengung, aber gehfähig; leichte körperliche Arbeit bzw. Arbeit im Sitzen (z. B. leichte Hausarbeit oder Büroarbeit) möglich
2	gehfähig, Selbstversorgung möglich, aber nicht arbeitsfähig; kann mehr als 50 % der Wachzeit aufstehen
3	nur begrenzte Selbstversorgung möglich; 50 % oder mehr der Wachzeit an Bett oder Stuhl gebunden
4	völlig pflegebedürftig, keinerlei Selbstversorgung möglich; völlig an Bett oder Stuhl gebunden
5	Tod

Inspektion und Palpation von Kopf und Hals (mit Lampe und Spatel)

- Zu achten ist auf
  - **Kornealringe** (Kayser-Fleischer-Kornealring als Hinweis auf einen Morbus Wilson) oder
  - **Xanthelasmen** der Haut, die eine Stoffwechsel- oder Speicherkrankheit anzeigen können.
- Aus gastroenterologischer Sicht können auch Veränderungen von
  - Lippen (Pigmentflecken beim Peutz-Jeghers-Syndrom),
  - Mundschleimhaut,
  - Rachen und
  - Zunge relevant sein.
- Die **Palpation des Halses** konzentriert sich auf
  - vergrößerte Lymphknoten und
  - Veränderungen der Schilddrüse.

Inspektion, Perkussion und Auskultation von Herz und Lunge sowie Pulsstatus

- Auch im Rahmen einer gastroenterologischen Untersuchung ist es sinnvoll, **kardiovaskuläre und pulmonale Auffälligkeiten** abzuklären.
- Sie könnten differenzialdiagnostische Hinweise für die nachfolgende Diagnostik und Therapie liefern, z. B.
  - Herzrhythmusstörungen,
  - Klappen- oder Strömungsgeräusche,
  - Rasselgeräusche der Lunge und
  - Nachweis eines Pleuraergusses.
- Auch hier sind **Hautzeichen** Hinweise auf Lebererkrankungen, z. B. Spider nävi (▶ Abb. 1.3) oder eine Gynäkomastie (▶ Abb. 1.4).
- **Blutdruck und Puls** sollten in jedem Fall gemessen werden, ggf. auch die **Körpertemperatur** (häusliche Angaben können unzuverlässig sein).

Inspektion des Abdomens im Liegen

- Die **Position** des Patienten kann bereits Hinweise auf die Genese geben.
  - Ist der Patient entspannt oder unruhig, gibt es Erleichterung beim Anziehen der Beine?
  - Suche nach
    - spontanen Vorwölbungen des Abdomens,
    - Listung von Fett,
    - Meteorismus und
    - Aszites
- Bei **Druckerhöhung im Abdomen** ist eine Rektusdiastase ebenso auszuschließen wie Hernien nach Operationen.
- Sind **Kollateralkreisläufe** als Hinweise auf eine portale Hypertension erkennbar? (z. B. Caput medusae periumbilical)
- Der **Behaarungstyp** kann Hinweise auf hormonelle Veränderungen geben, z. B. beim Mann
  - der Verlust der suprapubischen Behaarung (Bauchglatze) und
  - die Gynäkomastie.

Palpation des Abdomens

- bimanuelle, möglichst tiefe **Palpation beim Ein- und Ausatmen**
- am besten dort anfangen, wo keine Schmerzen angegeben werden

Diagnostische Methoden

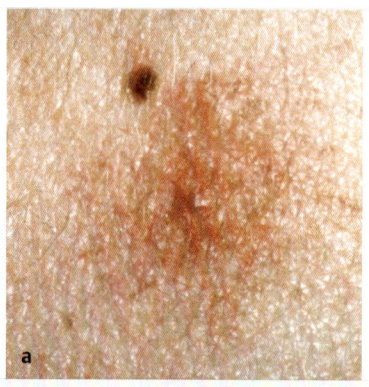 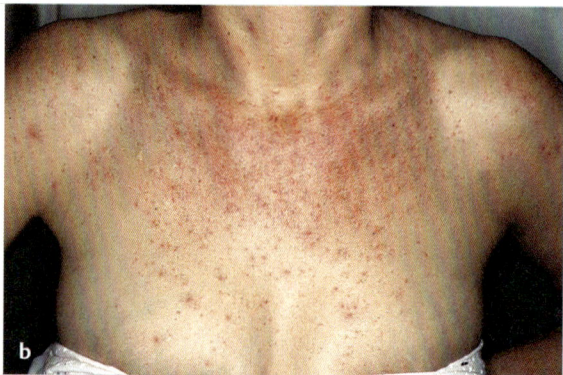

Abb. 1.3 Spider nävi. (Quelle: Schölmerich J. Leberzirrhose. In: Riemann J, Fischbach W, Galle P, Mössner J, Hrsg. Gastroenterologie in Klinik und Praxis. Thieme; 2007)
a Einzelner Spider nävus aus der Nähe.
b Zahlreiche Spider nävi bei Leberzirrhose.

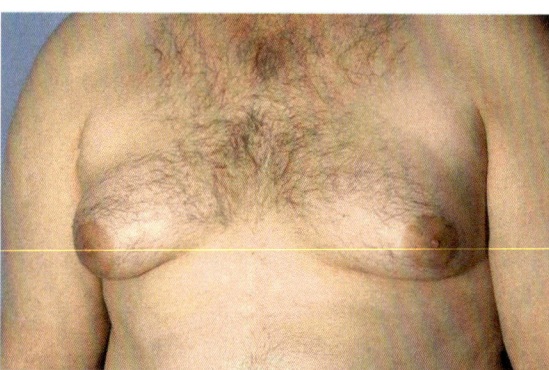

Abb. 1.4 Beidseitige Gynäkomastie bei einem 28-jährigen gesunden Mann (idiopathische Form). (Quelle: Schreiber G, Köhn F, Schanz S. Gynäkomastie. In: Krause W, Weidner W, Sperling H, Diemer T, Hrsg. Andrologie. 4. Aufl. Stuttgart: Thieme; 2011)

Perkussion und Auskultation des Abdomens

- differenzialdiagnostische Abgrenzung von
  - Meteorismus
  - Flüssigkeit
  - Tumor
  - Harnblase bei Stau
- Erfassung der **Qualität der Darmgeräusche**:
  - klingend?
  - abgeschwächt oder komplett fehlend?
  - Gefäßgeräusche im Bereich der Aorta (Aneurysma)?

Orientierende Untersuchung des Bewegungsapparats

- Prüfung auf Auffälligkeiten an den **Extremitäten** und der **Wirbelsäule**:
  - Finger-Boden-Abstand
  - Schober-Zeichen
- Untersuchung des **Ileosakralgelenks** (Mennell-Handgriff) zum Ausschluss einer Sakroileitis: Hinweise auf
  - reaktive und enteropathische Artritiden oder
  - ankylosierende Spondylitis bei
  - chronisch entzündlichen Darmerkrankungen oder
  - anderen Enteropathien
- orientierende Untersuchung **peripherer Nerven**, Suche nach Hinweisen für eine Polyneuropathie (z. B. alkoholtoxisch)

Rektal-digitale Untersuchung

- Inspektion der Analregion (z. B. Genitalwarzen, prolabierende Hämorrhoiden)
- sorgfältige Palpation zur Funktion des Analsphinkters (pressen lassen!)

- Der Blick auf das Gesicht des Patienten kann hilfreich sein, nonverbale Äußerungen von Unwohlsein oder Schmerz zu erkennen.
- **Druckschmerzen** in bestimmten Regionen gemäß der Quadrantenverteilung sind zu registrieren und zu dokumentieren.
  - Liegt Abwehrspannung vor?
  - Sind Resistenzen tastbar?
- Daran schließt sich die gezielte **Organuntersuchung** an:
  - Palpation der Leber
  - ggf. Palpation der Milz
  - Überprüfen der Nierenlager beidseits auf Klopfempfindlichkeit
  - Palpation der Leisten nach Hernien

- Untersuchung
  - der Mukosaoberfläche,
  - der Prostata und
  - ggf. des Uterus (tiefsitzendes Rektumkarzinom!)

1.2.9 Mögliche Komplikationen

- Die wichtigste Komplikation bei der körperlichen Untersuchung ist die Non-Compliance des Patienten.

1.2.10 Quellenangaben

[1] Oken MM, Creech RH, Tormey DC et al. Toxicity and response criteria of the Eastern Cooperative Oncology Group. Am J Clin Oncol 1982; 5: 649–655

1.3 Abdomensonografie

C. F. Dietrich

1.3.1 Steckbrief

Die Bedeutung der Sonografie als erweiterte körperliche Untersuchung und als bildgebendes Verfahren mit der höchsten Ortsauflösung hat sich in vielen Bereichen und Leitlinien etabliert. Die Vorteile der Sonografie liegen in der prompten Verfügbarkeit, patientennahen Durchführung, hohen Auflösung, fehlenden Strahlenbelastung und sofortigen Aussagekraft. Nachteilig ist, dass die Sonografie eine intensive Ausbildung und klinische Erfahrung erfordert.

1.3.2 Aktuelles

- In enger Kooperation mit der Deutschen Gesellschaft für Ultraschall in der Medizin (DEGUM) und der Europäischen Ultraschallgesellschaft (EFSUMB: European Federation of Societies for Ultrasound in Medicine and Biology) wurden Leitlinien zu sonografischen Themen publiziert.
- Die Leitlinien sind auf der EFSUMB-Website frei verfügbar (www.efsumb.org).

1.3.3 Synonyme

- Abdomen-Ultraschall

1.3.4 Keywords

- Kontrastmittelsonografie
- Elastografie
- Leitlinien
- Point of Care
- klinischer Ultraschall

1.3.5 Definition

- bildgebendes Verfahren zur Untersuchung des Abdomens mittels Ultraschall
- Konventionelle Ultraschallmethoden beinhalten
  - die B-Bild-Sonografie mit Darstellung der Organe und des Weichteilgewebes durch Grauwerte sowie
  - dopplersonografische Verfahren (Farbdopplersonografie mit oder ohne Spektralanalyse) zur Darstellung makroskopischer Gefäße.

Kontrastmittelsonografie

- Die Kontrastmittelsonografie hat sich zur Darstellung auch kleinster Gefäße und der Parenchymdurchblutung etabliert.

Elastografie

- Die Elastografie erlaubt die Beurteilung von Gewebeeigenschaften und dient somit zur besseren Abgrenzung umschriebener Veränderungen sowie zur Evaluierung der Lebersteifigkeit.
- Sie hat sich zur Evaluierung des Fibrosestadiums bei diffusen Lebererkrankungen im Alltag und auch in Leitlinien etabliert [4], [5].
- Sie ist insbesondere bei der chronischen Virushepatitis C für die Dauer der Therapie und den zusätzlichen Einsatz von Ribavirin mitentscheidend.

3D-Sonografie

- Während die 3D-Sonografie in der Geburtshilfe Einzug gehalten hat, wurden nur wenige Anwendungsbeispiele im Bereich des Abdomens publiziert.
- Erst durch die Fortschritte in der Computertechnologie wurde durch neu entwickelte Systeme mit Bewegungserkennungsverfahren und Bildregistrierungsalgorithmen eine 3D-Datenerfassung ohne Positionssensoren ermöglicht [3].
- Die 3D-Sonografie kann vor und nach der Applikation von Signalverstärkern und Elastografie eingesetzt werden.
- Anwendungsbeispiele für die Leber beinhalten die topografische Zuordnung von Raumforderungen in Beziehung zu den Lebervenen und Pfortaderästen, z. B. vor operativen Eingriffen (Segmentzuordnung).
- Eine besondere Bedeutung könnte die 3D-Darstellung und Charakterisierung von Lebertumoren nach Applikation von Signalverstärkern erhalten [2].

Fusion

- Die Fusion von Ultraschallbildern mit anderen bildgebenden Verfahren (z. B. Computertomografie, Magnetresonanztomografie, szintigrafischen Verfahren und Positronenemissionstomografie) ermöglicht

- den Vergleich der Methoden sowie
- die Beurteilung vor und nach therapeutischen Maßnahmen.
- Bisher fehlt das standardisierte Einsatzgebiet, doch die Methodik ist vielversprechend.

Endosonografie, endoskopischer Ultraschall

- Der endoskopische Ultraschall als Königsdisziplin der Endoskopie hat sich in den letzten 20 Jahren etabliert und wird in Kap. 1.5 abgehandelt.

1.3.6 Indikationen

Leber

Diffuse Leberveränderungen

- Die transabdominelle Sonografie ist häufig das erste bildgebende Verfahren zur Evaluierung von Lebererkrankungen.
- Die sonografische Diagnostik diffuser Lebererkrankungen ist schwierig.
  - Dies liegt auch an den häufig nicht oder nur unspezifisch nachweisbaren Veränderungen der Leber.
- Erfassbare Veränderungen beinhalten die
  - Lebergröße,
  - Leberform,
  - Echogenität,
  - Analyse von intrahepatischen Gefäßen sowie
  - die Beurteilung von perihepatischen Strukturen und Lymphknoten im Ligamentum hepatoduodenale.
- Die Bedeutung der Sonografie zur ätiologischen Einordnung diffuser Lebererkrankungen ist insgesamt gering.
- Komplikationen, insbesondere der Leberzirrhose, können aber sehr sensitiv detektiert werden.
- Portosystemische Shunts und typische Gefäßveränderungen werden mittels Farbdopplersonografie auch als indirekte Zeichen eines fortgeschrittenen Leberparenchymschadens erkannt.
- Die Sonografie der Leber ist vorrangig indiziert und sensitiv
  - bei der Abklärung erhöhter Leberwerte,
  - zur Differenzialdiagnose des Ikterus (Detektion erweiterter Gallenwege, Nachweis von Zirrhose, Kongestion),
  - im Monitoring der Komplikationen einer Leberzirrhose (Aszites, portale Hypertension, HCC),
  - zum Tumorausschluss (allgemeine Tumorsuche und Tumorstaging).

Entzündliche Lebererkrankungen

- Entzündliche Lebererkrankungen können durch die nachweisbare perihepatische Lymphadenopathie in zirka 90 % vermutet werden.
- Krankheiten mit vergrößerten perihepatischen Lymphknoten sind beispielsweise
  - chronische Virushepatitis C,
  - chronische Virushepatitis B,
  - primär biliäre Zirrhose,
  - primär sklerosierende Cholangitis,
  - Sarkoidose mit Leberbeteiligung.
- Stoffwechselerkrankungen haben diese Veränderungen nicht.

Fettleber

- Die Fettleber ist charakterisiert durch
  - ein stärkeres Echomuster (im Vergleich zum normalen Leberparenchym),
  - Schallabschwächung,
  - Areale schwächerer Echogenität in der Leberpforte und an anderen gefäßbedingten Lokalisationen,
  - ein monophasisches Flussprofil in den Lebervenen.
- Der normalerweise undulierende Pfortaderfluss ist häufig ebenfalls monophasisch verändert und liegt niedriger als bei gesunden nüchternen Probanden (12–24 cm/s) [7], [9], [10].
- Das sonografisch diagnostizierte Fettleberbild kommt neben der alkoholischen und nicht alkoholischen Fettleber auch bei den entzündlichen Lebererkrankungen vor und bedarf deshalb zumindest bei pathologischen Leberwerten einer weiteren Abklärung.

Besonderheiten: Fokale Minderverfettungen

- Fokal in der Leberpforte gelegene Minderverfettungszonen werden bei fast allen Patienten mit Fettleber gefunden und sind nur selten eine diagnostische Herausforderung.
- Farbduplexsonografisch verhalten sich die fokale Verfettung und die fokale Nichtverfettung per se unauffällig; weder eine Mehr- noch eine Minderdurchblutung ist erkennbar, da es sich im Prinzip um normales Lebergewebe handelt.
- Typisch sind die zentral gelegenen zuführenden arteriellen und drainierenden venösen Gefäße.

Leberzirrhose

- Die konventionelle B-Bild-Sonografie hat bei der richtigen Erkennung einer Leberzirrhose eine Genauigkeit von zirka 90 % [8].
- Sonografische Zeichen der Leberzirrhose sind
  - die höckrige Oberfläche,
  - ein ungleichmäßiges Echomuster,
  - fehlende Kompressibilität des Leberparenchyms,
  - eine durch Gefäßbesonderheiten bedingte und disproportionierte Vergrößerung des Lobus caudatus.
- Zeichen der fortgeschrittenen Leberzirrhose sind auch die Zeichen der portalen Hypertension mit
  - Umgehungskreisläufen,
  - Aszites und
  - vergrößerter Milz.

Fokale Leberläsionen

- Die Abklärung von fokalen Leberläsionen (FLL) erfolgt
  - unter klinischen Gesichtspunkten,
  - durch Beurteilung von sonografisch determinierten Größen-, Form- und Musterkriterien,
  - durch den eventuellen (individuellen) Einsatz von anderweitigen bildgebenden Verfahren [6].
- Echogenität und Sonomorphologie grenzen neben dem klinisch-anamnestischen Kontext das vielfältige differenzialdiagnostische Spektrum fokaler Leberläsionen ein.
- Für die Dignitätsbeurteilung ist die Spätphase der kontrastverstärkten Sonografie entscheidend, während die artdiagnostische Charakterisierung in besonderer Weise auf der Beurteilung spezifischer Vaskularisationsmuster in der arteriellen Anflutungsphase beruht [6].
- Mittels der Kontrastmittelsonografie ist die Beurteilung der Dignität von fast allen Lebertumoren durch die Analyse der portalvenösen und späteren Phasen möglich.
- Unter onkologischen Gesichtspunkten erfolgt bei Patienten mit Minderanreicherung in den portalvenösen und späteren Phasen die Biopsie, falls durch Kenntnis der Histologie eine klinisch relevante Konsequenz resultiert [6].
- Die Empfehlungen basieren auf nationalen und internationalen Leitlinien, der multizentrischen prospektiven DEGUM-Studie mit mehr als 1000 histologisch gesicherten Tumoren [11] sowie auf weiteren prospektiven Studien.
- Inzwischen liegen auch mehrere Metaanalysen vor, die die Gleichwertigkeit von Kontrastmittelsonografie und kontrastverstärkter Magnetresonanztomografie in der Diagnostik von FLL beweisen.
- Die Computertomografie hat bei der Charakterisierung von Lebertumoren nur noch eine geringe Bedeutung und wird hauptsächlich zum Staging eingesetzt.
- FLL sind als Zufallsbefund häufig. Eine rationale, möglichst nicht invasive Abklärungsstrategie muss der Tatsache Rechnung tragen, dass es sich bei asymptomatischen Personen ganz überwiegend um gutartige Befunde handelt [6].
- Die Abklärung zufällig entdeckter FLL richtet sich nach dem klinisch-anamnestischen Kontext, aus dem sich die relative Wahrscheinlichkeit maligner und klinisch relevanter benigner Läsionen, das differenzialdiagnostische Spektrum und der Stellenwert der histologischen Sicherung ergeben.
- Im Falle einer benignen Läsion ist die weitere differenzialdiagnostische Charakterisierung (Artdiagnose) wünschenswert, jedoch in den meisten Fällen nicht zwingend erforderlich.
- Bestehen Merkmale einer malignen Läsion, hängen dagegen im Regelfall die therapeutischen Optionen von der korrekten Artdiagnose ab.
- Die Vorgehensweise bei inzidentellen Leberraumforderungen unterscheidet sich ganz erheblich zu derjenigen bei Patienten mit
  - wegweisender klinischer Symptomatik,
  - Risikofaktoren oder
  - maligner Vorgeschichte.
- Bei Patienten mit einer Tumoranamnese ist die Wahrscheinlichkeit wesentlich größer, dass es sich bei einer FLL um eine Metastase handelt [6].
- Die häufigen benignen FLL beinhalten
  - Zysten,
  - Verkalkungen,
  - fokal noduläre Hyperplasien (FNH),
  - noduläre regenerative Hyperplasien (NRH),
  - biliäre Hamartome (von-Meyenburg-Komplexe),
  - regionale Mehr- und Minderverfettungen
  - echte Neoplasien (Hämangiome und – wesentlich seltener aber prognostisch relevant – hepatozelluläre Adenome).
- Seltener sind
  - entzündliche Infiltrate,
  - inflammatorische Pseudotumoren,
  - Abszesse,
  - extramedulläre Blutbildungsherde.
- Raritäten sind
  - Angiomyolipom,
  - andere benigne mesenchymale Tumoren,
  - (infantiles) benignes Hämangioendotheliom.
- Häufige maligne FLL sind
  - primäre Neoplasien (hepatozelluläres und cholangiozelluläres Karzinom) und
  - sekundäre Neoplasien (Metastasen).
- ▶ Tab. 1.3 zeigt die Charakteristika der häufigsten Lebertumoren.
- Im Anschluss an die Detektion einer Leberraumforderung stellt sich die Frage der Dignität und Prognose.
- Durch die Anwendung von Ultraschallkontrastmitteln ist eine sichere Einordnung maligner Tumoren möglich.
- Ein Lebertumor ist (nach Ausschluss von Zysten und Verkalkungen) dann als gutartig einzustufen, wenn eine zum übrigen Leberparenchym ähnliche Anreicherung oder Mehrkontrastierung nach 2 Minuten nachzuweisen ist [6].
- Faktoren, die in die initiale Bewertung eingehen sollten (▶ Abb. 1.5):
  - Anamnese
  - körperlicher Untersuchungsbefund
  - Anzahl der FLL
  - Größe der FLL
  - (Sono-)Morphologie der FLL
  - sonografische Kriterien für das Vorliegen einer Leberparenchymerkrankung
- Bei einem symptomatischen Patienten wird die FLL aufgrund einer Indikation (Symptomatik oder Vorgeschichte) zu einem bildgebenden Verfahren erkannt.

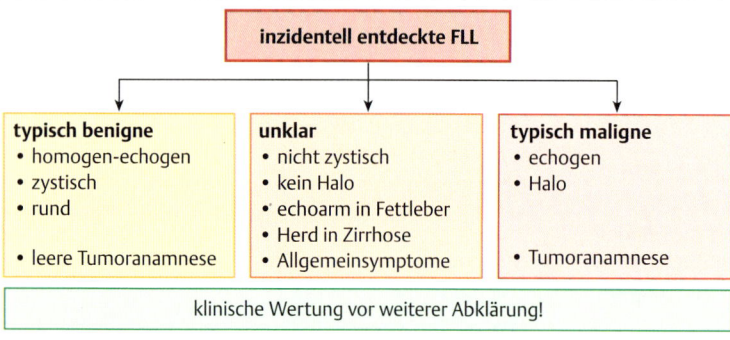

Abb. 1.5 Abklärungsalgorithmus inzidentell detektierter fokaler Leberläsionen (FLL). (Quelle: Dietrich CF, Jenssen C. Der zufällig entdeckte Leberrundherd. Dtsch Med Wochenschr 2012; 137: 2099–2116)

Tab. 1.3 Charakteristika der häufigsten Lebertumoren. (Quelle: Dietrich CF, Jenssen C. Der zufällig entdeckte Leberrundherd. Dtsch Med Wochenschr 2012; 137: 2099–2116)

Raumforderung	arteriell	portalvenös	Besonderheiten
fokale noduläre Hyperplasie	hyper	hyper	zentrale oder parazentrale Arterie, Narbe, Radspeichenmuster
hepatozelluläres Adenom	hyper	hypo	keine Pfortaderäste oder Gallengänge
Hämangiom	peripher-noduläres Anreicherungsmuster, Irisblendenphänomen		Thrombosen, Verkalkungen
fokal unterschiedliche Verfettung	arterielles Gefäß	iso	typische Lokalisation und Durchblutung
Abszess	echofrei	echofrei	hypervaskularisierte Umgebungsreaktion
Metastasen	hypo > iso > hyper	hypo	hypervaskularisierte Peripherie (rim sign) als Ausdruck der Neovaskularisation
hepatozelluläres Karzinom	meist hyper (90 %)	hypo (iso in der Leberzirrhose)	angioinvasiv
cholangiozelluläres Karzinom	eher hypo	hypo	

hyper: hypervaskularisiert (mehranreichernd) im Vergleich zum umgebenden Lebergewebe; hypo: hypovaskularisiert (minderanreichernd) im Vergleich zum umgebenden Lebergewebe; iso: isovaskularisiert (gleichanreichernd) im Vergleich zum umgebenden Lebergewebe

- Die Indikation zur bioptischen Histologiegewinnung und Sicherung der Diagnose wird in dieser klinischen Situation häufiger gestellt werden, sofern sie eine therapeutische (diagnostische, prognostische) Konsequenz beinhaltet.
- Unterschieden werden können:
  - Patienten mit Oberbauchsymptomen, Gewichtsabnahme, Anämie oder anderen Symptomen
  - Patienten mit zugrunde liegender maligner Erkrankung (Staging, Follow-up)
  - Patienten mit einer chronischen Lebererkrankung, insbesondere einer Leberzirrhose
  - Patienten mit zugrunde liegender entzündlicher Erkrankung
  - Patienten mit anderweitig prädisponierenden Erkrankungen, beispielsweise einer genetischen Prädisposition
- Das Vorliegen einer chronischen Lebererkrankung, insbesondere einer Leberzirrhose, macht jede FLL verdächtig auf das Vorliegen eines hepatozellulären Karzinoms (HCC).
- Mehr als 80 % aller in einer zirrhotischen Leber detektierten FLL mit einem Durchmesser von ≥ 20 mm sind HCC. Für FLL < 20 mm ist der Anteil von HCC geringer, liegt aber immer noch deutlich über 50 % [1].

Echoreiche Leberläsion

- Die häufigste echoreiche (oder besser: stärker echogene) FLL ist das Hämangiom (> 95 %).
- Ultraschallkriterien sog. typischer Hämangiome (B-Mode-Kriterien) [6]:
  - Größendiameter < (20–)30 mm
  - echoreich
  - gleichmäßiges Echomuster
  - rund oder oval
  - scharf begrenzt
  - kein Halo-Zeichen
  - farbdopplersonografisch darstellbare zu- und abführende Gefäße
  - Fehlen einer Gefäßinfiltration oder anderweitig destruktives Wachstum
  - relative Schallverstärkung

- Atypische Hämangiome erfüllen eines (oder mehrere) der genannten Kriterien nicht.
- Die hämangiomtypischen Zeichen der Kontrastmittelanreicherung sind das peripher-noduläre Anreicherungsmuster und das Irisblendenphänomen mit zentripetal fortschreitender (partieller) Füllung des Hämangioms.

Isoechogene Leberläsion

- Die häufigsten isoechogenen Leberläsionen sind die FNH und das hepatozelluläre Adenom (HCA).
- Die FNH zeigt typischerweise eine arterielle Mehranreicherung, welche gerade in den ersten Sekunden sehr ausgeprägt ist.
  - Wegweisend sind die zentrifugale (70%) oder exzentrische (30%) Anreicherung durch eine (oder bei größeren Tumoren auch mehrere) zuführende entsprechend gelegene Arterien.
- Die Differenzierung der FNH und des HCA ist durch die echosignalverstärkte Sonografie möglich geworden.
  - Das HCA enthält im Unterschied zur FNH keine Pfortaderäste und Gallengänge.
  - Eine Differenzierung gelingt somit durch Analyse der portalvenösen Phase, die eine typische Minderanreicherung für das HCA aufweist.

Echoarme Leberläsion

- Die Genese echoarmer Läsionen ist wesentlich vielfältiger und verwirrender.
- Alle hypoechogenen Läsionen (mit Ausnahme sicher einzuordnender regional unterschiedlicher Verfettungszonen) sollten mittels einer kontrastverstärkten bildgebenden Technik untersucht werden.
- Die Beurteilung mittels kontrastverstärkter Ultraschalluntersuchung (CEUS: contrast-enhanced ultrasound) in der portalvenösen und den späteren Phasen ist hierbei wegweisend.
  - Die Kontrastmittelminderanreicherung in der Spätphase ist für die Indikation zur Leberbiopsie entscheidend.

Hepatozelluläres Karzinom

- Die Aussagekraft von CEUS und anderen bildgebenden Verfahren ist eingeschränkt für die zirrhotisch umgebaute Leber.
- Hepatozelluläre Karzinome zeigen eine Mehranreicherung in der arteriellen Phase gegenüber dem umgebenden Leberparenchym und ein spätes und mildes Washout.
- Die Angioinvasion ist für HCC typisch und der Nachweis beispielsweise einer Pfortaderthrombose wegweisend.
- Für die Unterscheidung von blanden Pfortaderthrombosen und Tumorthrombosen ist die Farbduplexsonografie wichtig und die CEUS entscheidend.

Gallenwege

- Die Sonografie hat sich in der Diagnostik von Gallenblasenerkrankungen praktisch uneingeschränkt durchgesetzt.
- Die Sensitivität liegt bei der Cholezystolithiasis annähernd bei 100%.
- Die Sonografie ist die Methode der Wahl zur Diagnose einer akuten Cholezystitis und ihrer Komplikationen. Die Beurteilung erfolgt im Zusammenhang mit der typischen klinischen Symptomatik, der umschriebenen Druckschmerzhaftigkeit und dem Nachweis der verbreiterten und geschichteten Gallenblasenwand.
- Die Sonografie zeigt sensitiv eine Erweiterung der Gallenwege bzw. kann diese ausschließen.
- Eine Obstruktion der Gallenwege ist leicht zu erkennen und die Lokalisation gut herauszuarbeiten. Die Abklärung der Genese ist allerdings schwieriger.
- Die Sensitivität in der Erkennung der Choledocholithiasis ist von der Erfahrung des Untersuchers abhängig und schwankt zwischen 25–100%. Die Endosonografie ist hier effizienter (94–100%).
- Gallenblasenpolypen sind gut zu detektieren.
- Gallenblasenkarzinome werden als maligne Erkrankung des hohen Alters ohne Vorboten meist zu spät diagnostiziert, wenn bereits eine ausgiebige Leberinfiltration vorliegt.
- In der Abklärung von biliären Tumoren erweisen sich Ultraschallkontrastmittel (Echosignalverstärker) als hilfreich.
- Die primär sklerosierende Cholangitis (PSC) geht mit perlschnurartigen Gallenwegserweiterungen (70%) und typischen perihepatischen Lymphknotenvergrößerungen (annähernd 100%) einher. Die Differenzierung der PSC zum frühen cholangiozellulären Karzinom fällt schwer.

Pankreas

- In der Pankreasdiagnostik steht die transabdominelle Sonografie am Anfang der bildgebenden Kaskade.
- Die Aussagekraft ist allerdings deutlich von der Erfahrung des Untersuchers abhängig.
- In der Praxis wird eine Computertomografie dann ergänzend durchgeführt, wenn die Ultraschalluntersuchung z. B. durch unzureichende Untersuchungsbedingungen unvollständig war oder Zweifel an der diagnostischen Zuverlässigkeit bestehen.
- Bei der akuten Pankreatitis ist insbesondere die Beurteilung und die Verlaufskontrolle der pankreatitischen Komplikationen (Exsudation, Nekrosebildung, Pseudozysten, Gefäßkomplikationen, Obstruktionseffekte) wertvoll.
- Die Kontrastmittelsonografie hat sich auch bei der Differenzialdiagnose von Pankreastumoren etabliert. Mittels Kontrastmittelsonografie lassen sich ohne Applikation nephrotoxischer Kontrastmittel Nekrosen frühzeitig und richtig erkennen.

- Wesentliche therapierelevante Zeichen der chronischen Pankreatitis sind die irreguläre Gangerweiterung und schollige Verkalkungen. Ein im mittleren Lebensalter plötzlich auftretender Diabetes mellitus mit Pankreasgangerweiterung ist auf die Entwicklung eines duktalen Adenokarzinoms des Pankreases verdächtig.

Milz

- Die Milzgröße wird im Interkostalschnitt mit dem größten Polabstand unabhängig zum Hilus gemessen.
- Die Bestimmung des Querdurchmessers erfolgt senkrecht dazu im Milzhilus.
- Die Milzlänge beträgt im Mittel 10,9±1,4 cm (7,0–14,3 cm), die Milzbreite 4,0±0,45 cm (3,0–5,1 cm).
- Die Milzgröße nimmt mit dem Alter ab.
- Die Splenomegalie hat viele Ursachen, u. a.
  - akute und chronische Infektionskrankheiten,
  - hämatologisch-onkologische Krankheitsbilder,
  - Speicher- und Stoffwechselerkrankungen,
  - portale Hypertension und
  - kardiale Dekompensation.
- Die vergrößerte Milz bei portaler Hypertension ist durch Kollateralgefäße im portalvenösen Stromgebiet identifizierbar.
- Die kleine Milz ist häufiger durch Konstitution und höheres Lebensalter bedingt, wird aber auch bei der Zöliakie, Sichelzellenanämie und nach Milzbestrahlung beobachtet.
- Milzformvarianten sind häufig und vielfältig.
- Das Echomuster der normalen Milz ähnelt dem der Leber, ist aber etwas stärker echogen.
- Die Architektur der Milz wird durch den Verlauf der Arterien und -venen geprägt.
- Nebenmilzen sind häufig und werden bei zirka 5 % detektiert.
- Typisch ist die Isoechogenität zur Milz und ein Gefäßstiel.
- Differenzialdiagnostisch sind Lymphknoten, Nebennierentumoren und Pankreasschwanzprozesse abzugrenzen.
- Die Beurteilung der Milz und der versorgenden Gefäße erfolgt regelhaft bei diffusen Leberparenchymschäden unter der Frage einer portalen Hypertension.
- Fokale Milzläsionen sind insbesondere im Zusammenhang mit Lymphomerkrankungen (Lymphominfiltrate) und anderen Knochenmarkserkrankungen zu beobachten. Durch die Anwendung der Kontrastmittelsonografie werden auch die Vaskularisationsstörungen (Infarkte) sichtbar und traumatische Läsionen sind besser diagnostizierbar.
- Die Sonografie der Milz ist häufig die erste Bildgebung. Sie ist vorrangig indiziert und sensitiv bei:
  - der Größenbeurteilung (Frage der Splenomegalie) und Verlaufsbeurteilung
  - dem Lymphomstaging (Suche nach Infiltraten)
  - der allgemeinen Abszesssuche
  - der Suche nach einer Milzverletzung beim stumpfen Bauchtrauma
- Eine normalgroße Milz schließt einen Pfortaderhochdruck nicht aus.
- Der Einsatz von Ultraschallkontrastmitteln verbessert die Diagnostik von Tumorinfiltrationen und von Infarkten.

Niere

- Die Sonografie der Nieren ist essenzieller Bestandteil der Ultraschalluntersuchung des Abdomens.
- Sowohl die vergrößerte als auch die geschrumpfte Niere können sicher eingeordnet werden.
- Nierenerkrankungszeichen mit regressiven Veränderungen (Verkalkungen und Zysten) müssen beachtet werden.
- Unkomplizierte Zysten in der normalen Niere werden relativ häufig beobachtet (bei ca. 70 % der 70-Jährigen) und können als harmloser Nebenbefund sicher gewertet werden.
- Für die Abklärung komplexer zystischer Veränderungen hat sich die Kontrastmittelsonografie etabliert.
- Die Charakterisierung von soliden Nierentumoren gelingt häufig anhand der Echogenität.
- So kann das echoreiche Angiomyolipom (scharf berandet, stärker echogen als der Sinus renalis) weitgehend sicher diagnostiziert werden.
- Alle isoechogenen und schwächer echogenen Raumforderungen bedürfen einer Kontrastmittelgabe, sei es im Rahmen der Kontrastmittelsonografie, Computertomografie oder Magnetresonanztomografie.
- Die Diagnose des Niereninfarktes, beispielsweise bei embolischen Ereignissen, ist eine Domäne der Kontrastmittelsonografie ohne nephrotoxische (jodhaltige) Kontrastmittel.

Urogenitaltrakt

- Die sonografische Untersuchung des Urogenitaltrakts ist ebenfalls Bestandteil der Abdomensonografie.
- Insbesondere wird
  - hinter der Harnblase nach Aszites gesucht,
  - die Größe und Füllungszustände der Harnblase und
  - die Echogenität des Inhalts (normaler Urin ist echofrei) beurteilt.
- Die Sonografie hat sich bei Biopsien im Abdomen und Katheterdrainagen etabliert (beispielsweise Abszessdrainage oder auch bei der perkutanen transhepatischen Cholangiografie und Drainage bzw. Nephrostomie).

Gastrointestinaltrakt

- siehe Kap. 1.4

Abdominalgefäße

- Die Abdominalgefäße werden im Rahmen der standardisierten Abdomensonografie im konventionellen B-Bild als echofreie Gefäßstrukturen dargestellt.
- Sie werden durch die Farbdopplersonografie und mittels der gepulsten Spektral-Dopplersonografie weiter charakterisiert.
- Hierzu stehen geschwindigkeits- und amplitudenkodierte Verfahren zur Verfügung (Farbduplex- bzw. die Powerdopplersonografie).
- Die Farbdopplersonografie dient der Orientierung und erlaubt die Beurteilung der Flussverhältnisse sowie quantitative Aussagen über die Flussrichtungen in den dargestellten Gefäßen sowie der Beurteilung der Vaskularisation der Bauchorgane und von Tumoren.
- Anatomische Varianten der Bauchgefäße sind häufig.
- Beurteilt werden diffuse und umschriebene Erweiterungen, Einengungen sowie Sklerosezeichen.
- Im Rahmen der routinemäßigen Sonografie können regelhaft dargestellt werden:
  - der Truncus coeliacus
  - die Arteria mesenterica superior
  - die Nierengefäße
  - die Arteria mesenterica inferior
- Die Vena cava inferior wird bezüglich der Lokalisation, des Führungszustandes und zum Nachweis bzw. Ausschluss einer Thrombose evaluiert.

1.3.7 Aufklärung und spezielle Risiken

- Die Sonografie entspricht einer erweiterten körperlichen Untersuchung, was den Patienten auch erläutert werden sollte.
- Eine spezifische Aufklärung ist bei der Kontrastmittelsonografie notwendig.

1.3.8 Material

- Ultraschallgerät
- Schallköpfe

1.3.9 Durchführung

- Die sonografische Untersuchung erfolgt allgemein gesprochen in organadaptierten Längs-, Quer- und Sagittalschichten.
- Leitstrukturen sind die großen Blutgefäße.
- Gemessen werden Organgrößen, Gangstrukturen sowie Gefäßdiameter.
- Pathologische Befunde werden zumindest in 2 Ebenen dargestellt und dokumentiert.
- Der Einsatz spezieller sonografischer Techniken (beispielsweise Farbdopplersonografie, Elastografie und Kontrastmittelsonografie) erfolgt zielgerichtet gemäß Indikation und Fragestellungen.
- Verwiesen wird auf die EFSUMB-Website mit Videos zur Erläuterung der Untersuchungstechnik (www.efsumb.org).

Schnittführung

- Die Schnittführung erfolgt organadaptiert.

1.3.10 Mögliche Komplikationen

- Die konventionelle Sonografie hat bei sachgerechter Anwendung keine Komplikationen.

1.3.11 Quellenangaben

[1] Claudon M, Dietrich CF, Choi BI et al. Guidelines and good clinical practice recommendations for Contrast Enhanced Ultrasound (CEUS) in the liver – Update 2012: A WFUMB-EFSUMB initiative in cooperation with representatives of AFSUMB, AIUM, ASUM, FLAUS and ICUS. Ultrasound Med Biol 2013; 39: 187–210

[2] Dietrich CF. [3D real time contrast enhanced ultrasonography, a new technique]. Rofo 2002; 174: 160–163

[3] Dietrich CF. 3D-Sonographie im Abdomen. Electromedica 2001; 69: 23–29

[4] Dietrich CF, Bamber J, Berzigotti A et al. EFSUMB Guidelines and Recommendations on the Clinical Use of Liver Ultrasound Elastography, Update 2017 (Long Version). Ultrasound Med 2017; 38: e16–e47

[5] Dietrich CF, Bamber J, Berzigotti A et al. EFSUMB Guidelines and Recommendations on the Clinical Use of Liver Ultrasound Elastography, Update 2017 (Short Version). Ultraschall Med 2017; 38: 377–394

[6] Dietrich CF, Jenssen C. Der zufällig entdeckte Leberrundherd. Dtsch Med Wochenschr 2012; 137: 2099–2116

[7] Dietrich CF, Lee JH, Gottschalk R et al. Hepatic and portal vein flow pattern in correlation with intrahepatic fat deposition and liver histology in patients with chronic hepatitis C. AJR Am J Roentgenol 1998; 171: 437–443

[8] Dietrich CF, Wehrmann T, Zeuzem S et al. Analyse des Echomusters der Leber bei chronischer Hepatitis C. Ultraschall Med 1999; 20: 9–14

[9] Ignee A, Boerner N, Bruening A et al. Duplex sonography of the mesenteric vessels – a critical evaluation of inter-observer variability. Z Gastroenterol 2016; 54: 304–311

[10] Ignee A, Gebel M, Caspary WF et al. Duplexsonographie der Lebergefäße – eine Übersicht. Z.Gastroenterol 2002; 40: 21–32

[11] Jenssen C, Moller K, Wagner S et al Endosonografisch gestützte Biopsie: diagnostischer Ertrag, Fallstricke, Qualitätssicherung. Z Gastroenterol 2008; 46: 897–908

1.3.12 Wichtige Internetadressen

- www.efsumb.org
- www.degum.de
- www.wfumb.org

1.4 Sonografie des Darms

C. F. Dietrich

1.4.1 Steckbrief

Die transabdominelle Sonografie erlaubt am Gastrointestinaltrakt die Beurteilung der Wand und des Lumens sowie die Analyse funktioneller Abläufe. Die Sonografie ist das bildgebende Verfahren der Wahl in der Notfallsituation bei der Appendizitis, Peridivertikulitis und bei der Abklärung des Ileus, insbesondere wenn eine drohende Perforation Kontrastmitteluntersuchungen und die Endoskopie verbieten. Im Gegensatz zur Endoskopie und Röntgenkontrast-Darstellung des Darms, die nur mukosale und luminale Aspekte beurteilen können, macht die Sonografie den transmuralen und mesenterialen Aspekt eines entzündlichen oder tumorösen Krankheitsgeschehens und seine Beziehungen zu den umgebenden Strukturen transparent. Da die Sonografie die Schleimhautoberfläche nicht erfasst, kann sie allerdings die Endoskopie und auch das Röntgen nicht ersetzen.

1.4.2 Aktuelles

- In enger Kooperation mit der Deutschen Gesellschaft für Ultraschall in der Medizin (DEGUM) und der Europäischen Ultraschallgesellschaft (European Federation of Societies for Ultrasound in Medicine and Biology, EFSUMB) wurden erstmalig Leitlinien zur gastrointestinalen Sonografie publiziert [4], [5], [20], [21].

1.4.3 Synonyme

- Darmultraschall
- Darmsonografie
- gastrointestinaler Ultraschall

1.4.4 Keywords

- Kontrastmittelsonografie
- Elastografie
- Leitlinien
- Point of Care
- klinischer Ultraschall

1.4.5 Definition

- bildgebendes Verfahren zur Untersuchung des Darms mittels Ultraschall
- weiterführende Definition siehe Kap. 1.3

1.4.6 Indikationen

- Der Gastrointestinaltrakt war lange als nicht schallbar angesehen, jedoch können mit Ultraschall viele Aussagen über den Magendarmtrakt gewonnen werden.
- Insbesondere bei der Differenzialdiagnose des links- und rechtsseitigen Unterbauchschmerzes mit seinen Differenzialdiagnosen hat der Ultraschall eine hohe Aussagekraft.
- Sowohl die akute Appendizitis als auch die Divertikulitis sind häufige und gut diagnostizierbare Krankheitsbilder.
- Aufgrund der Verteilung der Darmwandverdickung lassen sich aber auch erste Verdachtsdiagnosen bei chronisch entzündlichen Darmerkrankungen oder ischämischen wie infektiösen Darmerkrankungen treffen.
- Aufgrund der Echtzeit-Darstellung ist auch eine Differenzialdiagnose des mechanischen und paralytischen Ileus möglich.

1.4.7 Aufklärung und spezielle Risiken

- Die Sonografie entspricht einer erweiterten körperlichen Untersuchung, was den Patienten auch erläutert werden sollte.
- Eine spezifische Aufklärung ist bei der Kontrastmittelsonografie notwendig.

1.4.8 Material

- Ultraschallgerät
- Schallköpfe

1.4.9 Durchführung

- Voraussetzungen für die B-Bild-sonografische Darstellung des Magen-Darm-Trakts sind höherfrequente (5–10 MHz) Schallköpfe, Erfahrung sowie ausreichend Zeit.
- Für eine standardisierte Betrachtung sollte der Patient nüchtern sein, da der Füllungszustand des Darms – insbesondere bei der Beurteilung der Motilität – zu Fehlinterpretationen führen kann.
- An den Hohlorganen des Gastrointestinaltrakts werden sonografisch die Wand und das Lumen sowie die Länge des betroffenen Bereichs und funktionelle Abläufe analysiert.
- angegeben werden bei pathologischen Befunden:
  - Wanddicke
  - Länge des betroffenen Segments
  - Lumenweite
- Bei der „Sonopalpation" wird die Anamnese und der klinische Untersuchungsbefund miteinbezogen und der

Untersucher so vom Patienten an den pathologischen Befund herangeführt.
- Die Abschnitte des Gastrointestinaltrakts werden an topografischen Landmarken gesucht.
- Die retroperitoneal fixierten Darmabschnitte sind durch ihre Lagekonstanz regelmäßig auffindbar, andere nicht fixierte Magen- und Darmsegmente sind aber oft nur inkomplett einsehbar.
- Auf der EFSUMB-Website (www.efsumb.org) finden sich Videos zur Erläuterung der Untersuchungstechnik.

Schnittführung

- Die Ileozoekalregion (Leitstruktur: Arteria und Vena iliaca rechts) und das Colon sigmoideum (Leitstruktur: Arteria und Vena iliaca links) sind sonografisch sicher darstellbar.
- Der übrige Kolonrahmen lässt sich in der Regel durch eine kontinuierliche Schallkopfführung ebenfalls ausreichend untersuchen.
- Leitstrukturen des Kolons sind die mit Gas gefüllten Haustren.
- Der proximal des terminalen Ileums gelegene Dünndarm kann nur mit einer gewissen Systematik (durch eine kontinuierliche Schallkopfführung und Orientierung am schräg verlaufenden Mesenterium) abgesucht werden, wobei die Schlingen niemals in ihrer Kontinuität durchgehend darstellbar sind.
- Die sonografisch erkennbare Wandschichtung ist am gesamten Gastrointestinaltrakt ähnlich aufgebaut; gewisse Unterschiede bestehen in der Anordnung einzelner Schichten zueinander (▶ Abb. 1.6).
  ○ Auf die Serosa folgt eine unterschiedlich starke Muskularis mit äußerer Längsmuskulatur und innerer Ringmuskulatur.
  ○ Die anschließende Lamina submukosa ist eine bindegewebige (vaskularisierte) Verschiebeschicht.
  ○ Die Mukosa besteht aus 3 Schichten: Schleimhautepithel, Schleimhautbindegewebe, Muscularis mucosae [5].
- Normwerte sind für die Beurteilung von pathologischen Veränderungen von Bedeutung [23], [24], [25].
- Messungen der Wanddicke sind vom Kontraktionszustand abhängig.
  ○ Am normalen Magen treten präpylorisch Werte bis 8 mm auf,
  ○ am Kolon bei Kontraktion bis etwa 5 mm,
  ○ die Sigmadivertikulose mit prominenter Muscularis führt zu Messwerten auch bis zu 5 mm im kontrahierten Zustand.
  ○ Bei dosierter Kompression misst die Darmwand aber nicht mehr als 2 mm (Dünndarm, Kolon). Somit sollte die Darmwand mit dosierter Kompression untersucht werden, um eine reproduzierbare Messung zu erreichen.
- Verschiedene Typen von Darmwandverdickungen wurden beschrieben und bestimmten Krankheitsabläufen zugeordnet:
  ○ Beim akzentuierten Typ (typischerweise als Begleitreaktion bei Appendizitis) sind die physiologischen Schichten erhalten und verbreitert als Ausdruck einer unspezifischen Reaktion auf Entzündungen. Der akzentuierte Typ kann gehirnfurchenartig imponieren (gyriformer Typ) und findet sich insbesondere bei der Enterokolitis.
  ○ Beim echoreichen Typ ist vor allem die Lamina submukosa verdickt (Morbus Crohn, Bestrahlungsfolge).
  ○ Beim echoarmen Typ (akute Entzündung bei Morbus Crohn und Colitis ulcerosa, aber auch bei der ischämischen Kolitis) ist die Wandschichtung echoarm und je nach Aktivität auch verwaschen [7], [8], [22].
  ○ Die Destruktion der Wandschichten findet sich beim Karzinom und beim Lymphom, verwirrenderweise aber auch bei Tuberkulose und Morbus Crohn.
- Neben der Analyse der Darmwandverdickung ist die richtige Einordnung der betroffenen Lokalisationen differenzialdiagnostisch von Bedeutung [11], [15], [16].

1.4.10 Mögliche Komplikationen

- Die konventionelle Sonografie hat bei sachgerechter Anwendung keine Komplikationen.

1.4.11 Ergebnisse

Ileus

- Beim **mechanischen Dünndarmileus** (▶ Abb. 1.7) sind die Darmschlingen durch die Obstruktion dilatiert und ausgedünnt und werden somit im Querschnitt rund.

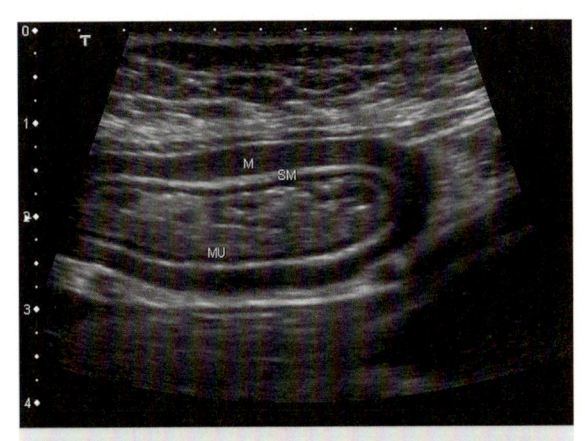

Abb. 1.6 Sonografische Schichten der normalen Darmwand. Bezeichnet sind die echoarme Mukosa (MU), echoreiche Lamina submukosa (SM) und die echoarme Muscularis propria (M). (Quelle: Dietrich CF. B-Bild-Sonographie. In: Riemann J, Fischbach W, Galle P, Mössner J, Hrsg. Gastroenterologie in Klinik und Praxis. Stuttgart: Thieme; 2007: 265–279)

Diagnostische Methoden

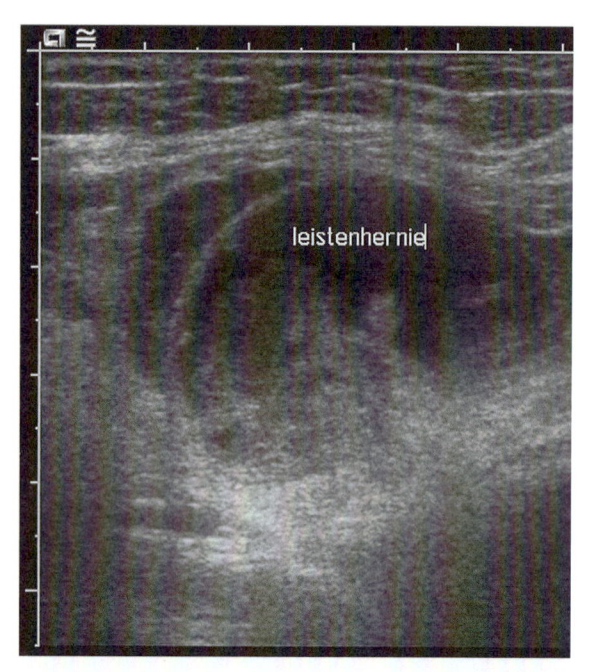

Abb. 1.7 Inkarzerierte Leistenhernie als Ursache eines mechanischen Ileus. (Quelle: Dietrich CF. B-Bild-Sonographie. In: Riemann J, Fischbach W, Galle P, Mössner J, Hrsg. Gastroenterologie in Klinik und Praxis. Stuttgart: Thieme; 2007: 265–279)

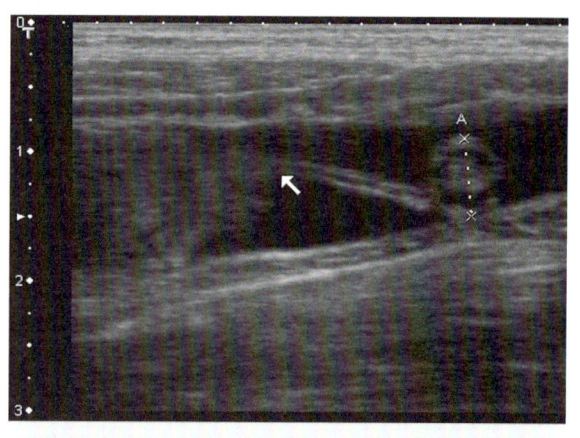

Abb. 1.8 Die normale Appendix (hier bei einem gesunden 12-jährigen Mädchen) lässt sich regelhaft darstellen. Als hilfreich hat sich die Identifizierung der Mesoappendix erwiesen (Pfeil). (Quelle: Dietrich CF. B-Bild-Sonographie. In: Riemann J, Fischbach W, Galle P, Mössner J, Hrsg. Gastroenterologie in Klinik und Praxis. Stuttgart: Thieme; 2007: 265–279)

- In späteren Stadien imponiert die Darmwand verdickt, aperistaltisch und mit der Zeit ödematös.
- Hyperperistaltik, Pendelperistaltik und bei längerer Dauer Darmatonie sind vom Stadium abhängig.
- Der distal der Stenose gelegene entleerte Darm („Hungerdarm") muss gezielt gesucht werden, wobei das terminale Ileum und das Colon sigmoideum an typischer Stelle zu finden sind.
- Häufige Ursachen sind Briden, die aber nur selten direkt dargestellt werden können [1], [9], [11], [16], [18], [19].
* Beim **paralytischen Ileus** ist auch das Kolon weit gestellt und die Dünndarmschlingen sind aperistaltisch.
- Typisch ist die postoperative Darmatonie.
- Eine kleine Auswahl weiterer Ursachen sind die Paralyse bei Pankreatitis, Peritonitis und mesenterialen Gefäßverschlüsse.
- Gefürchtet ist die Peritonitis als Komplikation des Ileus.

Appendizitis

* Das Zökum am Beginn des Dickdarms ist ausgebuchtet und hilfreich bei der Darstellung der Appendix.
* Die komprimierbare rundlich-ovale Appendix kann regelhaft (zumindest 70%) auch beim Gesunden in typischer Lokalisation am Zökalpol am Zusammentreffen der Längsmuskulatur (Taenien, die Längsmuskulatur des Kolons ist in den 3 Taenien zusammengefasst) abgegrenzt werden.
* Das Zökum wird von kranial nach kaudal eingestellt und der Appendixabgangsbereich am Scheitelpunkt des Zökalpols identifiziert.
* Als hilfreich hat sich das „Melken" der Appendix von lateral nach medial erwiesen, um sie als blind endende tubuläre Struktur nach mediokaudal vom terminalen Ileum abgegrenzt darstellen zu können. Dieses Melken führt auch zur Darstellung physiologischer freier Flüssigkeitsmengen in diesem Bereich (▶ Abb. 1.8) [11], [16], [18], [19].
* Seltener liegt die Appendix nicht mobilisierbar retrozökal oder lateral hochgeschlagen.
* Eine akute Appendizitis kann sonografisch dann ausgeschlossen werden, wenn sie in ganzer Länge unauffällig darstellbar ist. Bei guter Sicht ist auch die mesenteriale Aufhängung (Mesappendix) darzustellen.
* Die akut entzündete (ödematöse) Appendix ist verdickt (in der Literatur werden als Grenzwert 6 mm angegeben) und im Querschnitt rund, wenn das Lumen durch einen Kotstein (bogiger Reflex mit Schallschatten) und/oder Sekretstau aufgetrieben wird.
- Das Lumen kann auch durch entzündliche Reaktionen und Wandverdickung verschwollen sein und enthält dann keine Luft.
- Typisch ist der umschriebene Druckschmerz.
- Im Krankheitsverlauf bleibt die Wandarchitektur zunächst erhalten, bei Ausbildung von Nekrosen und später Abszessen geht die Schichtung verloren.
- Die perforierte Appendix mit perityphlitischem Abszess ist dann nur noch partiell oder oft nicht mehr abgrenzbar.

- Abszesse kommen als bizarre Raumforderungen unterschiedlicher Echogenität in unmittelbarer Umgebung des Zökums zur Darstellung.
- Je ausgeprägter der Entzündungsprozess, umso besser kontrastieren echoarme Entzündungsstraßen in der Umgebung.

Peridivertikulitis

- Voraussetzung der Peridivertikulitis ist die Divertikulose.
- Sonografisch zeigt die Divertikelerkrankung einen typischen Ablauf:
  - Die erhöhte Wandspannung ist durch eine Ziehharmonika-ähnliche Morphologie der primär nicht verdickten Darmwand gekennzeichnet.
  - In der Folge kommt es zur gut erkennbaren Verdickung der Muscularis propria, wobei die innere Ringmuskulatur von der longitudinal angeordneten äußeren Schicht durch ein echogenes Septum differenziert werden kann.
  - Reizlose Divertikel können als transmural und bewegliche Luftechos identifiziert werden.
  - Farbduplexsonografisch lassen sich die hier penetrierenden Gefäße visualisieren.
  - Eine Umgebungsreaktion zeigt die abgelaufene Entzündungsreaktion an.
- Die vor allem im gut einsehbaren Colon sigmoideum auftretende Peridivertikulitis zeigt neben der für die Divertikulose typischen Verdickung der Muskularis und den echoreichen Divertikeln
  - eine echoarme, akzentuierte segmentale Verdickung der Kolonwand,
  - perikolische Umgebungsreaktionen (vorwiegend echoreich, bei ausgeprägter Entzündung auch echoarm) sowie
  - das entzündete echoarme Divertikel zentral im Fettgewebe mit echoarmem Halo (▶ Abb. 1.9) [11], [16], [18], [19], [20], [21].
- Die Veränderungen reichen von lokalen Entzündungen um das Divertikel (Peridivertikulitis) bis zu ausgedehnten entzündlichen Tumoren.
- Die häufigsten Komplikationen sind echoarme Abszesse (bei Gaseinschlüssen können sie auch echoreich sein) und Fisteln, seltener die freie Perforation in die Bauchhöhle.
  - Fisteln entwickeln sich intramural, ins Mesokolon oder Retroperitoneum, in die Blase und in die Vagina.
  - Sie erscheinen als gashaltige, echoreiche Straße in einem echoarmen Infiltrat.
- Wichtige Differenzialdiagnosen sind die Torsion einer Appendix epiploica und Adnexprozesse.

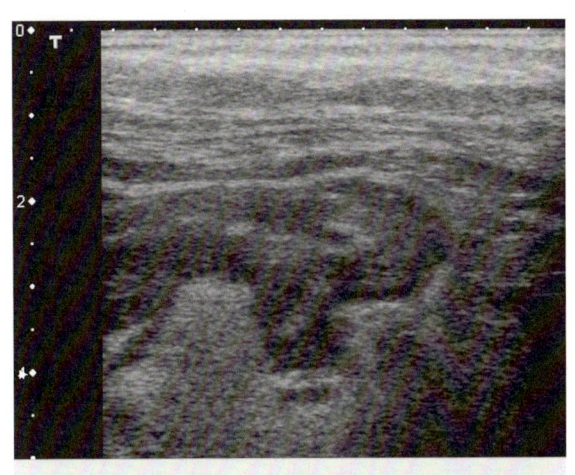

Abb. 1.9 Peridivertikulitis mit schwächer echogener abszedierender Entzündung. Typisch ist die druckschmerzhafte schwächer echogene Auftreibung des Divertikels mit stärker echogener Umgebungsreaktion. (Quelle: Dietrich CF. B-Bild-Sonographie. In: Riemann J, Fischbach W, Galle P, Mössner J, Hrsg. Gastroenterologie in Klinik und Praxis. Stuttgart: Thieme; 2007: 265–279)

Chronisch entzündliche Darmerkrankungen

- Der **Morbus Crohn** ist eine murale und im Krankheitsverlauf über die Darmwand hinausgehende Entzündung mit entzündlicher Reaktion des Mesenteriums, Fistelbildung sowie Neigung zur Abszessbildung, wenn das Fistelsekret nicht ablaufen kann und Umgebungsreaktion.
- Die bevorzugte Lokalisation ist das terminale Ileum, alle anderen Darmabschnitte können (diskontinuierlich) betroffen sein.
- Prognostisch bedeutsam ist insbesondere der Rektumbefall mit Fistel- und Abszessbildung. Die verschiedenen Typen der Darmwandverdickung sind oben beschrieben.
- Die sonografischen Erscheinungsbilder sind vielfältig (Chamäleon):
  - Die entzündliche Aktivität des Morbus Crohn wird einerseits an der Wanddicke des betroffenen Darmabschnitts und andererseits durch die Längsausdehnung und insbesondere am Auftreten oder Verschwinden der entzündlichen Umgebungsreaktionen und Komplikationen bestimmt.
  - Typisch sind teils echoarme und teils echoreiche Veränderungen der Darmwand und ihrer Umgebung (mit Fistelgängen und Abszessen in Serosa, Mesenterium, Omentum, Retroperitoneum, Haut) [1], [3], [6], [7], [8], [9], [10], [13], [14], [17], [22].
- Akute und chronische Ileuszustände können Folge einer narbigen Stenose oder eines akuten Entzündungsschubs sein. Im ersten Fall wird eher die operative

Diagnostische Methoden

Sanierung, im zweiten Fall eher die medikamentöse Therapie zum Ziel führen.
- Im Unterschied zum Morbus Crohn ist die **Colitis ulcerosa** eine primär mukosale Entzündung, die in der Regel auf die Darmwand beschränkt ist.
  ○ Sie breitet sich kontinuierlich vom Rektum unterschiedlich weit aufsteigend aus.
  ○ Sonografisch imponieren aktive Krankheitsbilder bei erhaltener Wandschichtung mukosal echoarm, wogegen die Mucosa und Lamina submukosa im subakuten Stadium eher akzentuiert verbreitert imponieren.
  ○ Normalisierungen der sonografisch erkennbaren Darmwandveränderungen sind häufig, manchmal ist eine geringe (akzentuierte) Verbreiterung insbesondere der Mucosa und Lamina submukosa auch in der Remissionsphase erkennbar.
  ○ Gefürchtet sind die Komplikationen des toxischen Megakolons, die sonografisch regelhaft unterschätzt werden, da die Darmwand ausgespannt und dünn imponiert.
  ○ Wegweisend ist die klinische Symptomatik.

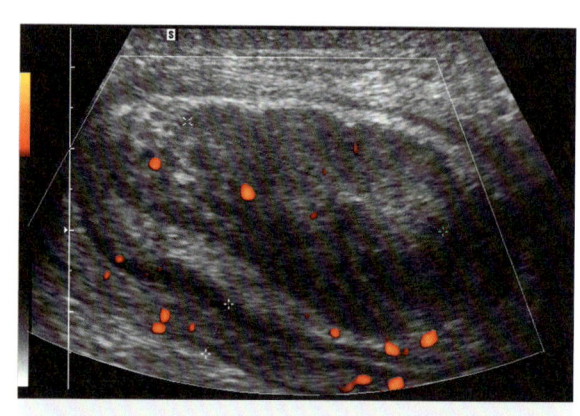

Abb. 1.10 T-Zell-Lymphom des Darms. Gefürchtete Komplikation der Zöliakie ist das T-Zell-Lymphom. Bei manchen Patienten wird die Zöliakie erst retrospektiv nach Auftreten des Malignoms diagnostiziert. (Quelle: Dietrich CF. B-Bild-Sonographie. In: Riemann J, Fischbach W, Galle P, Mössner J, Hrsg. Gastroenterologie in Klinik und Praxis. Stuttgart: Thieme; 2007: 265–279)

Zöliakie

- Die sonografisch fassbaren Befunde bei der Zöliakie betreffen die Kerckring-Falten, das Darmlumen und die Motilität.
- Ähnlich den radiologischen Befunden kann eine vermehrte Distanzierung und Höhenminderung der Kerckring-Falten im Jejunum bei relativer Zunahme im distalen Ileum nachgewiesen werden.
- Neben einer leichten Dilatation der betroffenen Jejunalschlingen mit ungleichmäßigen, nur noch angedeuteten und „aufgelockert" wirkenden Kerckring-Falten zeigt sich eine allerdings nur im Nüchternzustand diagnostisch verwertbare auffällige Flüssigkeitsvermehrung mit lebhafter Peristaltik.
- Luminale Luft und Chymus werden dabei als relativ grobe echoreiche Reflexe wie Wäschestücke in einer Waschtrommel mit unterschiedlich großer Geschwindigkeit hin- und hergewirbelt („Waschmaschinenphänomen"), wobei sonografisch kaum ein scharfes Bild vom Darminhalt zu erhalten ist.
- Ein ähnliches Motilitätsbild findet sich bei anderen Erkrankungen mit ausgeprägter sekretorischer Diarrhö. Die Mikrosporidien-Infektion bei AIDS-assoziierter Diarrhö mit ausgeprägter Zottenatrophie kann zu einem der Zöliakie analogen Bild führen [2], [11], [12], [16].
- Gefürchtet sind die Komplikationen der diätetisch nicht ausreichend behandelten Zöliakie, das T-Zell-Lymphom (▶ Abb. 1.10) und das Dünndarmkarzinom.

1.4.12 Differenzialdiagnosen

- Die Differenzialdiagnosen sonografischer Darmbefunde sind in ▶ Tab. 1.4 zusammengefasst.

Tab. 1.4 Differenzialdiagnose sonografischer Befunde am Darm. Mischbilder können auch in Abhängigkeit von der Entzündungsaktivität vorkommen. (Quelle: Dietrich CF, Brunner V, Lembcke B. Intestinale Sonographie bei seltenen Dünn- und Dickdarmerkrankungen. Z Gastroenterol 1998; 36: 955–970)

sonografischer Befund	Differenzialdiagnose
erhaltene (symmetrische) Wandschichtung	Colitis ulcerosa (mukosabetont) bakterielle Kolitiden (mukosabetont) pseudomembranöse Kolitis (mukosabetont) zystische Fibrose (submukosabetont) Strahlenenteritis (submukosabetont) Divertikulose (muskularisbetont) Amyloidose
erhaltene (asymmetrische) Wandschichtung	Morbus Crohn Yersiniose Darmtuberkulose atypische Mykobakteriose

Tab. 1.4 Fortsetzung

sonografischer Befund	Differenzialdiagnose
verwaschene Darmwandschichtung	Morbus Crohn (entzündlicher Schub) Yersiniose CMV-Kolitis ischämische Kolitis hämorrhagisch segmentäre Kolitis neutropene Kolitis Darmwandödem (z. B. Vaskulitis, Eiweißmangel)
(pseudo-)tumoröse umschriebene (destruierende) Wandverdickung	Abszedierung (z. B. Appendizitis, Divertikulitis) Karzinom Lymphom ischämische Kolitis neutropene Kolitis pseudomembranöse Kolitis Darmtuberkulose atypische Mykobakteriose
mesenteriale Lymphadenopathie	bakterielle Kolitis (z. B. Yersiniose, Salmonellose) pseudomembranöse Kolitis Darmtuberkulose atypische Mykobakteriose Frühformen des Morbus Crohn Lymphom Karzinom
„Waschmaschinenphänomen"	Zöliakie HIV-assoziierte Enteropathie

1.4.13 Quellenangaben

[1] Allgayer H, Braden B, Dietrich CF. Transabdominal ultrasound in inflammatory bowel disease. Conventional and recently developed techniques–update. Med Ultrason 2011; 13: 302–313
[2] Allgayer H, Dietrich CF. [Celiac sprue and malignancies: analysis of risks and prevention strategies]. Med Klein (Munich) 2008; 103: 561–568
[3] Allgayer H, Holtmeier W, Dietrich CF. [Crohn's disease and cancer risk. Incidence/prevalence, clinical characteristics, and potential prevention strategies]. Med Klin (Munich) 2007; 102: 727–733
[4] Atkinson NS, Bryant RV, Dong Y et al. How to perform gastrointestinal ultrasound: Anatomy and normal findings. World J Gastroenterol 2017; 23: 6931–6941
[5] Atkinson NS, Bryant RV, Dong Y et al. WFUMB Position Paper. Learning Gastrointestinal Ultrasound: Theory and Practice. Ultrasound Med Biol 2016; 42: 2732–2742
[6] Braden B, Ignee A, Hocke M et al. Diagnostic value and clinical utility of contrast enhanced ultrasound in intestinal diseases. Dig Liver Dis 2010; 42: 667–674
[7] Chiorean L, Schreiber-Dietrich D, Braden B et al. Transabdominal ultrasound for standardized measurement of bowel wall thickness in normal children and those with Crohn's disease. Med Ultrason 2014; 16: 319–324
[8] Chiorean L, Schreiber-Dietrich D, Braden B et al. Ultrasonographic imaging of inflammatory bowel disease in pediatric patients. World J Gastroenterol 2015; 21: 5231–5241
[9] Dietrich CF. Significance of abdominal ultrasound in inflammatory bowel disease. Dig.Dis. 2009;27:482–493
[10] Dietrich CF. Ultraschalldiagnostik (Sonographie) bei chronisch entzündlichen Darmerkrankungen. In: Deutsche M. Crohn/Colitis ulcerosa Vereinigung – DCCV e.V., Hrsg. Chronisch entzündliche Darmerkrankungen: M. Crohn/Colitis ulcerosa. Stuttgart: S. Hirzel; 2006: 61–70
[11] Dietrich CF, Brunner V, Lembcke B. [Intestinal ultrasound in rare small and large intestinal diseases]. Z Gastroenterol 1998; 36: 955–970
[12] Dietrich CF, Brunner V, Seifert H et al. [Intestinal B-mode sonography in patients with endemic sprue. Intestinal sonography in endemic sprue]. Ultraschall Med 1999; 20: 242–247
[13] Dietrich CF, Caspary WF. Das medizinische Krankheitsbild des M. Crohn. In: Deutsche M. Crohn/Colitis ulcerosa Vereinigung – DCCV e.V., Hrsg. Chronisch entzündliche Darmerkrankungen: M. Crohn/Colitis ulcerosa. Stuttgart: S. Hirzel; 2006: 19–28
[14] Dietrich CF, Jedrzejczyk M, Ignee A. Sonographic assessment of splanchnic arteries and the bowel wall. Eur J Radiol 2007; 64: 202–212
[15] Dietrich CF, Lembcke B, Jenssen C et al. Intestinal Ultrasound in Rare Gastrointestinal Diseases, Update Part 1. Ultraschall Med 2014; 35: 400–421
[16] Dietrich CF, Lembcke B, Jenssen C et al. Intestinal Ultrasound in Rare Gastrointestinal Diseases, Update, Part 2. Ultraschall Med 2015; 36: 428–456
[17] Hirche TO, Russler J, Schroder O et al. The value of routinely performed ultrasonography in patients with Crohn disease. Scand J Gastroenterol 2002; 37: 1178–1183
[18] Nuernberg D, Ignee A, Dietrich CF. [Current status of ultrasound in gastroenterology–bowel and upper gastrointestinal tract–part 1]. Z Gastroenterol 2007; 45: 629–640
[19] Nuernberg D, Ignee A, Dietrich CF. [Current status of ultrasound in gastroenterology–bowel and upper gastrointestinal tract–part 2]. Z Gastroenterol 2008; 46: 355–366
[20] Nylund K, Maconi G, Hollerweger A et al. EFSUMB Recommendations and Guidelines for Gastrointestinal Ultrasound – Part 1: Examination Techniques and Normal Findings (Long version). Ultraschall Med 2017; 38: e1–15
[21] Nylund K, Maconi G, Hollerweger A et al. EFSUMB Recommendations and Guidelines for Gastrointestinal Ultrasound – Part 1: Examination Techniques and Normal Findings (Short version). Ultraschall Med 2017; 38: 273–284
[22] Schreiber-Dietrich D, Chiorean L, Cui XW et al. Particularities of Crohn's disease in pediatric patients: current status and perspectives regarding imaging modalities. Expert Rev Gastroenterol Hepatol 2015; 9: 1313–1325

[23] Sienz M, Ignee A, Dietrich CF. [Reference values in abdominal ultrasound – biliopancreatic system and spleen]. Z Gastroenterol 2011; 49: 845–870
[24] Sienz M, Ignee A, Dietrich CF. [Reference values in abdominal ultrasound – liver and liver vessels]. Z Gastroenterol 2010; 48: 1141–1152
[25] Sienz M, Ignee A, Dietrich CF. [Sonography today: reference values in abdominal ultrasound: aorta, inferior vena cava, kidneys]. Z Gastroenterol 2012; 50: 293–315

1.4.14 Wichtige Internetadressen

- www.efsumb.org
- www.degum.de
- www.wfumb.org

1.5 Diagnostische Endosonografie

S. Hollerbach, C. Jürgensen

1.5.1 Steckbrief

Die Endosonografie (EUS) hat sich aufgrund ihrer geringen Invasivität und vielseitigen Möglichkeiten weltweit durchgesetzt. Sie ist eine logische Folge der Kombination von Ultraschall und Videoendoskopie. Flexible, digitale, radiale und longitudinale Echoendoskope haben die Diagnostik gastrointestinaler Wandprozesse und extraintestinaler Tumoren deutlich vereinfacht. Im Zuge der Entwicklung von Longitudinalscannern wurde die Sonografie so mit der Endoskopie verknüpft, dass eine Reihe von Interventionen (Feinnadelpunktionen [FNP], Drainagetechniken, Injektionen, Metallstentanlagen) unter direkter Sicht durchgeführt werden können. Diese Methode ist bis heute einzigartig, da durch EUS-FNP auch bisher unzugängliche und sehr kleine pathologische Prozesse (≥ 5 mm) im hinteren Mediastinum, der Kardiaregion, dem Retroperitonealraum, der linken Nebenniere, dem Leberhilus, der Pankreasregion und dem Rektum und seiner Umgebung untersucht werden können.

1.5.2 Aktuelles

- Derzeit beschäftigen sich die meisten Forschungsarbeiten mit Verbesserungen bestehender Technologien, z. B. mit
  - noch besserer EUS-Bildauflösung,
  - Duplexverfahren, 3D-Techniken,
  - Elastografie (Strain Ratio) und
  - der optimalen Nadeltechnik zur besseren histologischen Diagnostik.

1.5.3 Synonyme

- endoskopischer Ultraschall
- endoskopische Ultraschalluntersuchung

1.5.4 Keywords

- Feinnadelpunktion (FNP)
- Tumorstaging
- Tumordiagnostik
- Zytohistologie
- Elastografie
- Kontrastmittel-Endosonografie
- transrektaler endoskopischer Ultraschall (TRUS)

1.5.5 Definition

- Die EUS ist die Kombination von Ultraschall und Videoendoskopie.
- Sie kann über den Arbeitskanal mit diagnostischen Feinnadelpunktionen (EUS-FNP) und EUS-Therapien wie Stents und Drainagen kombiniert werden.

1.5.6 Indikationen

Indikationen für die EUS(-FNP) im oberen Gastrointestinaltrakt

- Primärdiagnostik von
  - Tumoren,
  - Metastasen,
  - Lymphknoten und
  - Abszessen im hinteren Mediastinum,
  - v. a. Bronchialkarzinom, Morbus Hodgkin, Non-Hodgkin-Lymphom (NHL), Thymom, Keimzelltumoren, Ösophaguskarzinom, Sarkoidose, Tuberkulose
- lokales N- und M-Staging des
  - Ösophagus-,
  - Kardia-,
  - Magen-,
  - Gallenwegs- und
  - Pankreaskarzinoms (▶ Abb. 1.11) sowie
  - der jeweiligen umgebenden Lymphknotenregionen
- submuköse/intramurale Tumoren im
  - Ösophagus,
  - Magen,
  - Duodenum und
  - Rektum,
  - z. B. gastrointestinale Stromatumoren (GIST, ▶ Abb. 1.12), Leiomyom, Neurinom, Lipom, Abrikosoff-Tumor, Schwannomen, Zysten
- Diagnostik und lokales Staging von
  - Tumoren,
  - Metastasen,
  - Lymphknoten,
  - Abszessen und
  - Flüssigkeitsansammlungen
  - im Peritoneum und Retroperitoneum zwischen Zwerchfell und (maximal) Treitz-Band (▶ Abb. 1.13)
- Diagnostik von Läsionen der Nebennieren (links > rechts)

1.5 Diagnostische Endosonografie

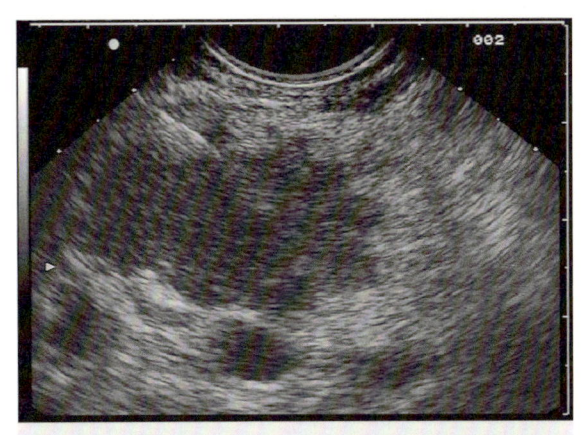

Abb. 1.11 EUS-gesteuerte Punktion eines Pankreaskopftumors (2,5 cm). Histologisch fand sich ein duktales Adenokarzinom. (Quelle: Hollerbach S, Burmester E. Interventionelle Endosonographie (EUS/EUS-FNP) in Diagnostik und Therapie. In: Riemann J, Fischbach W, Galle P, Mössner J, Hrsg. Gastroenterologie in Klinik und Praxis. Stuttgart: Thieme; 2007: 285–304)

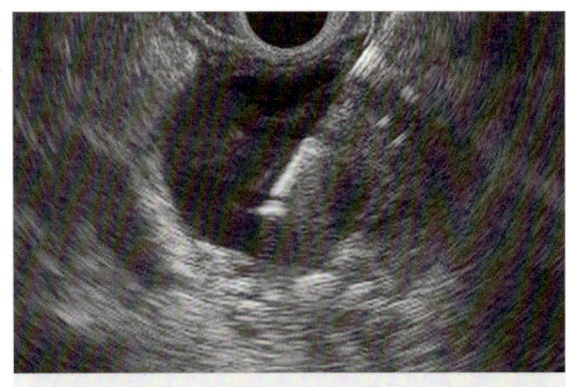

Abb. 1.12 FNP eines echoarmen Tumors der 4. Schicht (= Muscularis propria) des Magens mit 2 cm Größe. Morphologisch ist dieser Befund typisch für einen GIST (gastrointestinaler Stromatumor). Zur Artdiagnostik und Dignitätsbestimmung erfolgte die FNP des Tumors. (Quelle: Hollerbach S, Burmester E. Interventionelle Endosonographie (EUS/EUS-FNP) in Diagnostik und Therapie. In: Riemann J, Fischbach W, Galle P, Mössner J, Hrsg. Gastroenterologie in Klinik und Praxis. Stuttgart: Thieme; 2007: 285–304)

- Primärdiagnostik und lokales Staging von Prozessen im Bereich
  - der Papilla Vateri sowie
  - der extrahepatischen Gallenwege,
  - z. B. Papillenadenom, Adenomyomatose, Papillenkarzinom, Choledocholithiasis, lokale Lymphknoten, Fehlbildungen (▶ Abb. 1.14, ▶ Abb. 1.15)
- Diagnostik pathologischer Läsionen in
  - zugänglichen Leberlappen einschließlich
  - den zentralen Leberabschnitten sowie
  - der Hilusregion,
  - z. B. Metastasen, hepatozelluläres Karzinom (HCC), Cholangiokarzinom (CCA)
- umschriebene Läsionen der Milz (NHL, Morbus Hodgkin, Metastasen)

EUS-Indikationen im unteren Gastrointestinaltrakt

- lokales Lymphknotenstaging beim Rektumkarzinom
- submuköse Tumoren im Rektum
- Abszesse und unklare Prozesse im kleinen Becken
- Prostataläsionen und Läsionen der Samenblasen (Sonderfälle)
- unklare Flüssigkeitsansammlungen im kleinen Becken

Hauptindikationen zum transrektalen endoskopischen Ultraschall (TRUS)

- Staging des Rektum- und Anal-Karzinoms
- Lokal- oder Lymphknotenrezidiv
- extramurale Tumoren
- Sphinkterdefekte
- perianale, -rektale Abszesse
- Fisteln

1.5.7 Kontraindikationen

- fehlende Einwilligung des Patienten
- im Punktionsweg liegende größere Gefäße
- fehlende Darstellbarkeit der Nadelspitze
- schwere Gerinnungsstörungen (Quick < 40 %, Thrombozyten < 50 000)

1.5.8 Anästhesie

- Unter normalen Bedingungen werden
  - topische pharyngeale Anästhetika (z. B. Xylocain-Spray) und
  - intravenös verabreichte Sedativa benötigt (wie bei konventioneller Endoskopie).
- Dazu zählt vor allem das Disoprivan (Propofol) im Perfusor.
- Selten wird noch Low-Dose-Midazolam (Dormicum) zusätzlich nötig sein.
- Die Gabe von N-Butylscopolamin (Buscopan) ist weitgehend obsolet, da sie durch fehlenden Lufttransport die Bildqualität verschlechtern kann.
- Die Untersuchungen sollten nur noch unter CO_2-Insufflation verlaufen.
- Ein Pulsoxymeter und RR-Messgerät sind für eine ausreichende Patientenüberwachung unerlässlicher S 3-Leitlinien-Standard.
  - Risikopatienten: ggf. zusätzlich ein transportabler oder stationärer EKG- und Blutdruckmonitor
- Ein O_2-Wandanschluss mit Nasensonden muss jederzeit sofort verfügbar sein.

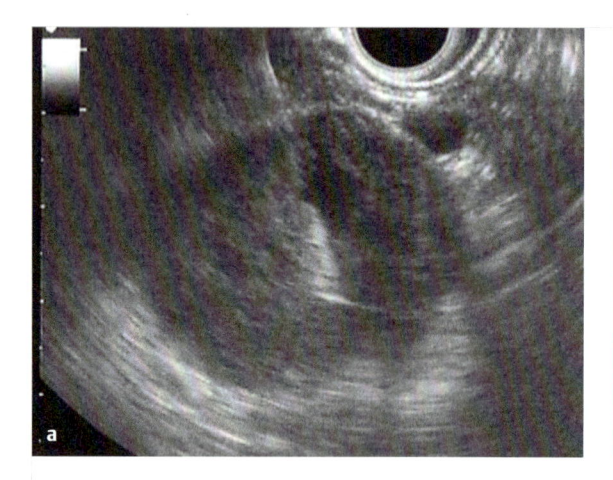

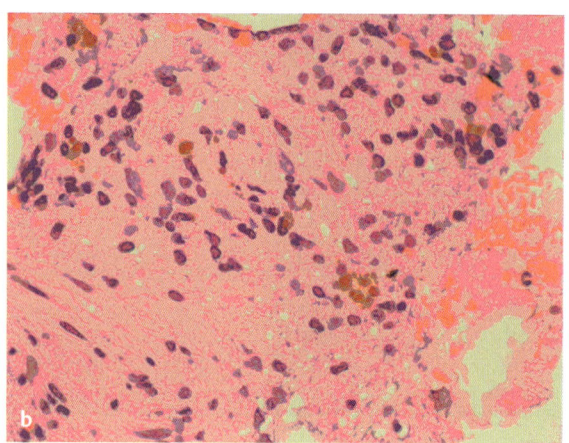

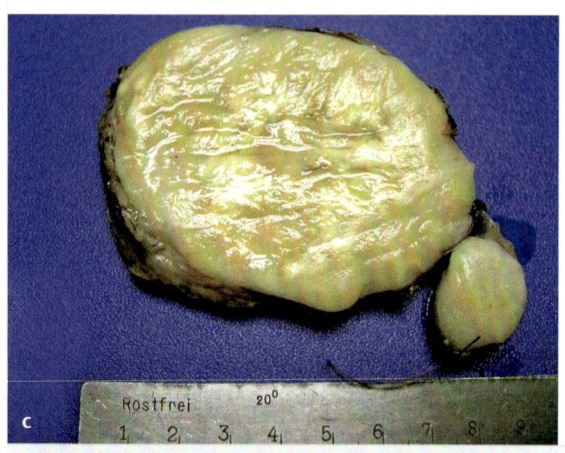

Abb. 1.13 „Pigmentiertes Schwannom". (Quelle: Hollerbach S, Burmester E. Interventionelle Endosonographie (EUS/EUS-FNP) in Diagnostik und Therapie. In: Riemann J, Fischbach W, Galle P, Mössner J, Hrsg. Gastroenterologie in Klinik und Praxis. Stuttgart: Thieme; 2007: 285–304)

a Kleiner (2 cm), echoreduzierter und zentral zystischer Tumor im Retroperitoneum, der bei einem 38-jährigen Mann mit unspzifischen Abdominalbeschwerden sonografisch aufgefallen war. Dieser konnte problemlos transgastrisch punktiert werden (s. Punktionsnadel im Zentrum).

b Histologisch zeigte sich ein seltener und ungewöhnlicher Befund unklarer Dignität, ein „pigmentiertes Schwannom". Neben den lichtmikroskopischen Zellverbänden lassen sich deutlich bräunliche Pigmentflecken darstellen, die für diesen sehr seltenen, aber zumeist gutartig verlaufenden Tumor typisch sind.

c Operationspräparat eines ähnlichen Schwannoms (deutlich größer, s. Maßstab), welches in toto operativ entfernt werden konnte. Die Histologie ergab keine Malignitätszeichen.

- Bei der Sedierung ist auf eine gute Oxygenierung bei minimaler Agitation des Patienten zu achten, um das Echoendoskop mit Seitblickoptik problemlos und sicher entlang des Pharynx in den Ösophagus einzuführen.
- Als Standardmedikation werden in der Regel nur 60–150 mg Disoprivan (Propofol) benötigt, die dann mittels Perfusor gesteuert verabreicht werden.
  - In seltenen Fällen kann die Bolusgabe von 2,5–10 mg Midazolam (Dormicum) indiziert bzw. vorteilhaft sein.
- Bei Patienten mit hohem Risiko von systemischen Infektionen (Kunstklappe, Klappenvitium, Shunt) und bei geplanter Punktion zystischer Prozesse muss eine Antibiotikaprophylaxe anhand der aktuellen Endokarditis-Prophylaxe-Schemata vor dem Eingriff diskutiert werden bzw. erfolgen.

1.5.9 Aufklärung und spezielle Risiken

- Die Aufklärung erfolgt analog zu den standardisierten Verfahren der gastroenterologischen Endoskopie.
- Eine korrekte Aufklärung enthält zeitgerecht genaue Angaben zur Art und möglichen Komplikationen
  - der Sedierung,
  - der Lagerung und
  - des geplanten Eingriffs.
- Je nach Fallschwere ist über die individuellen bzw. speziellen Risiken aufzuklären.
  - Dabei sind v. a. die häufigeren Ereignisse und deren Behandlung in patientenverständlicher Sprache zu dokumentieren.

1.5 Diagnostische Endosonografie

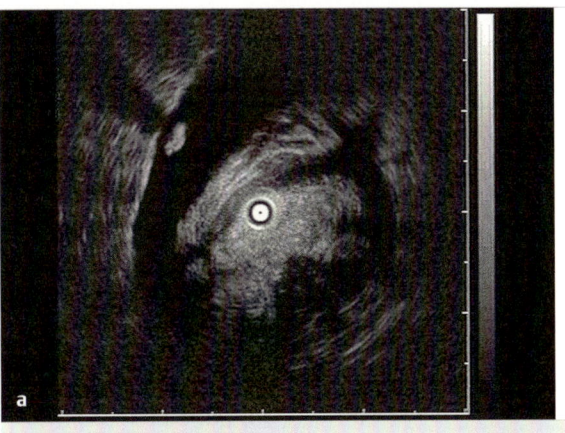

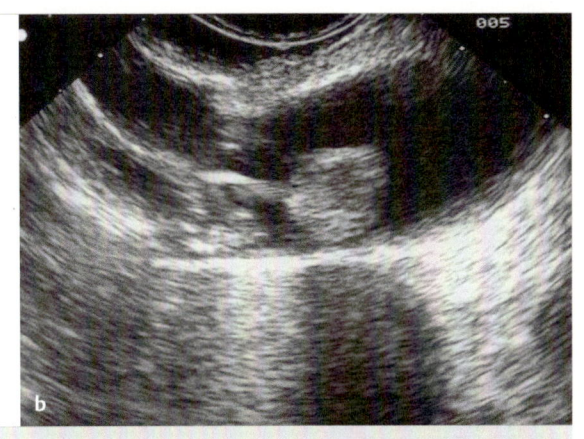

Abb. 1.14 Gallengangssteine. (Quelle: Hollerbach S, Burmester E. Interventionelle Endosonographie (EUS/EUS-FNP) in Diagnostik und Therapie. In: Riemann J, Fischbach W, Galle P, Mössner J, Hrsg. Gastroenterologie in Klinik und Praxis. Stuttgart: Thieme; 2007: 285–304)
a Darstellung eines kleinen Gallengangssteins (5 mm) mittels einer EUS-Minisonde, die, durch das ERCP-Gerät geführt, einfach dem Gallengang benachbart der Duodenalwand aufgelegt wurde (extraduktaler Sondenultraschall, EDUS). Dieser Stein war in der ERC beim KM-Anfluten primär nicht sichtbar, da überspritzt wurde (was bei kleinen Steinen häufiger der Fall ist).
b Darstellung eines 6 mm großen Gallengangssteins mit Schallschatten im „konventionellen" EUS von transduodenal. Der Schallkopf (longitudinal) liegt der Duodenalwand direkt an, sodass der distale DHC gut mit wenigen Millimetern Abstand eingesehen werden kann. In gleicher Sitzung erfolgte eine ERC mit Entfernung des Konkrements.

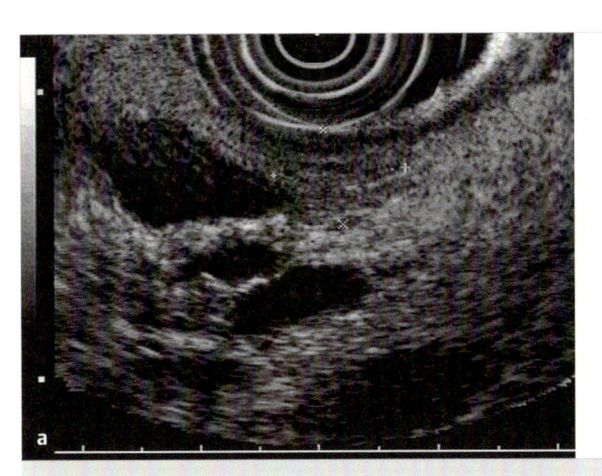

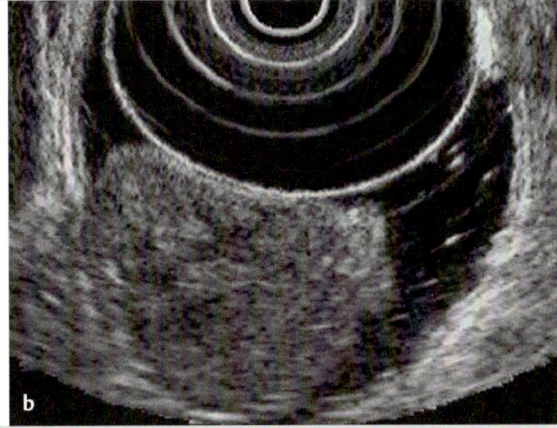

Abb. 1.15 EUS der Papillenregion. (Quelle: Hollerbach S, Burmester E. Interventionelle Endosonographie (EUS/EUS-FNP) in Diagnostik und Therapie. In: Riemann J, Fischbach W, Galle P, Mössner J, Hrsg. Gastroenterologie in Klinik und Praxis. Stuttgart: Thieme; 2007: 285–304)
a Fragliche Adenomyomatose der Papille mit zentral trichterförmigem Einlaufen des Ductus hepatocholedochus. Da der DHC leicht erweitert ist, muss hierbei von einer funktionellen Wirksamkeit ausgegangen werden. Eine „Papillitis stenosans" kann hier ebenfalls vorliegen, ein Tumor ist aber nicht zu erkennen. Die Darstellung erfolgt mittels eines Radial-Scanners (mechanisch).
b Neuroendokriner Tumor (NET) der Papille (homogene Struktur, Wandschichtung aber vollständig erhalten). Die Darstellung erfolgt mittels eines Radial-Scanners (mechanisch).

- Der Patient sollte den Durchschlag der Dokumentation erhalten.
- Bei Hochrisikoeingriffen oder anderen speziellen Umständen sollte der Operateur selbst mit aufklären bzw. unterschreiben.

1.5.10 Präoperative/präinterventionelle Diagnostik

- Die meisten EUS-Untersuchungen werden zur weiteren Abklärung von zuvor bereits durch andere bildgebende Verfahren oder Endoskopien erkannten Prozesse und Läsionen durchgeführt.

- Daher richten sich weitere präinterventionelle Untersuchungen nach der individuellen klinischen Fragestellung.
- Laboruntersuchungen sollten nach genauer Anamnese rechtzeitig geplant und durchgeführt werden.
- So ist beispielsweise ein Gerinnungslabor nur bei blutungswirksamen Medikamenten und/oder dem Vorliegen anamnestischer Umstände zu fordern.

1.5.11 Material

EUS(-FNP)

- **Echoendoskope:**
  - Derzeit existieren von 3 Gerätefirmen spezielle Echoendoskope, die diagnostische und therapeutische Interventionen ermöglichen.
  - Spezielle Echoendoskope zur EUS werden von den Firmen Olympus (Hamburg), Hitachi-Pentax (Wiesbaden-Hamburg) und von der Firma Fuji angeboten.
  - Das Angebot reicht von
    - Rundumblickgeräten (Radialscanner, digital) über
    - videooptische Longitudinalscanner (häufigster Typ, Punktionsgeräte, therapeutische Interventionen) bis hin zu
    - EUS-Minisonden.
  - Eine Übersicht über die Gerätetypen bietet ▶ Tab. 1.5.
- **Punktionsnadelsysteme:**
  - Verschiedene Nadelsysteme sind auf dem Markt erhältlich.
  - Prinzipiell kann mit allen verfügbaren Nadeln erfolgreich gearbeitet werden, jedoch muss sich jeder Anwender von den mitunter sehr subjektiven „Vor- und Nachteilen" einzelner Produktlinien sein Bild machen.
  - ▶ Tab. 1.6 gibt einen Überblick.

Tab. 1.5 EUS-Gerätetypen. (Quelle: Hollerbach S, Burmester E. Interventionelle Endosonographie (EUS/EUS-FNP) in Diagnostik und Therapie. In: Riemann J, Fischbach W, Galle P, Mössner J, Hrsg. Gastroenterologie in Klinik und Praxis. Stuttgart: Thieme; 2007: 285–304)

Typ	Imaging	Vorteil	Nachteil
Radialscanner: mechanisch digital	360° 240°, 360° 5–12,5 mHz	gute Umsicht hohe Auflösung Anatomie klarer neu: mit Duplex	keine FNP relativ starr (mechanische Sonde)
Longitudinalscanner	120°, Sektor Curved Array 5–10 mHz	FNP unter Sicht therapeutisch direkt einsetzbar oft mit Albarran-Hebel und Powerdoppler-Möglichkeit	schwierigere Anatomie
EUS-Minisonden	360° 12,5–30 mHz	Benutzung „through the scope", kein Extragerät notwendig flexibel höchste Auflösung	Haltbarkeit Kosten kein Doppler/keine FNP limitierte Tiefe

EUS: Endosonografie; FNP: Feinnadelpunktion

Tab. 1.6 Verschiedene Nadeltypen für die EUS-FNP.

Größe	Indikation	Vorteil	Nachteil
25-G-Aspirationsnadel	rein diagnostisch	schwierige Punktion geringstes Trauma Zytologie	keine Therapie Kosten
22-G-Aspirationsnadel	Standardnadel diagnostisch	alle Punktionen gut möglich Histologiezylinder möglich Flüssigkeitsaspiration	Kosten geringe therapeutische Potenz
19-G-Aspirationsnadel	EUS-Therapie	Drahtführung gut möglich Flüssigkeitsaspiration in größeren Volumina Sichtbarkeit gut	potenziell traumatischer keine höhere Gewebeausbeute bei der Diagnostik Kosten
„Shark-Core"-Stanznadel	Histologie – „Core Biopsies"	möglicherweise besser bei der Pankreas-FNP, gute Sichtbarkeit	hohe Kosten etwas traumatischer keine Flüssigkeiten aspirierbar
Beveled-Level-Schneidenadeln „Pro-Core"-Nadel	etwas mehr Histologie – „Core Biopsies" (?)	möglicherweise besser bei intramuralen Prozessen, autoimmuner Pankreatitis	Kosten keine Flüssigkeiten aspirierbar

EUS: Endosonografie; FNP: Feinnadelpunktion

Probensicherung

- Zur sofortigen Aufbereitung des aspirierten bzw. gestanzten Gewebsmaterials für die Zytologie und Zytohistologie werden (pro Patient) benötigt:
  - mindestens 5 gläserne Objektträger für die Zytologie und/oder
  - formalingefüllte Standardprobengefäße für histologische Gewebeanalysen.
- Auch in der Vakuumspritze gewonnene Flüssigkeiten und Gewebereste sollten nicht verworfen, sondern sorgsam auf Objektträgern ausgestrichen werden.
- Lässt sich nur flüssiges Material gewinnen (z. B. bei Pseudozysten oder zystischen Tumoren, sollte diese Flüssigkeit in Standardgefäßen zentrifugiert werden
  - zur klinisch-chemischen Untersuchung (Zelldifferenzierung, Tumormarker, Mikrobiologie etc.) und
  - für die Zytologie (Zytospins).
- Für Flow-Zytometrie-Analysen bei malignen Lymphomen (FACS) und für mikrobiologische Untersuchungen schließlich sollte immer ein Röhrchen mit steriler hypotoner NaCl-Lösung (0,9 %) bereitgestellt werden.

1.5.12 Durchführung

Lagerung

- Die Lagerung des Patienten erfolgt in der Regel in Linksseitenlage, wie bei der konventionellen Ösophago-Gastro-Duodenoskopie (ÖGD).
- Die Bauchlage kann manchmal bei Prozessen im Papillenbereich vorteilhaft sein.

Interventionsschritte

Diagnostische EUS mit Punktion solider Prozesse im oberen Gastrointestinaltrakt

- Das Endoskop mit dem longitudinalen (oder radialen) Schallkopf wird peroral unter endoskopischer Sicht in den Gastrointestinaltrakt eingeführt und die suspekte Läsion gezielt unter Sicht angesteuert.
- Bei intramuralen Prozessen oder submukösen Raumforderungen geschieht dies am besten unter endoskopischer Sicht durch die Seitblickoptik.
- Bei pathologischen Prozessen, welche die gastrointestinalen Hohlorgane umgeben, werden zur Orientierung bzw. Navigation die anatomisch vorgegebenen „Landmarken" in Form der großen Gefäße bzw. Organe genutzt.
- Nach Auffinden des zu untersuchenden Prozesses wird der EUS-Transducer unter Sicht so nahe wie möglich herangeführt.
  - Dabei ist vor allem auf eine störungsfreie Schallankopplung ohne Luftartefakte zu achten.
- Dies erreicht man zumeist, indem der Schallkopf unter leichtem Druck an die gastrointestinale Wand angelegt wird.
- Anschließend wird unter Einsatz der EUS-Duplex-Sonografie nach relevanten Gefäßen im Punktionsweg „gefahndet" und ggf. ausgewichen.
- Die Biopsienadel wird
  - durch den Arbeitskanal vorgeschoben,
  - unter EUS-Sicht so nahe wie möglich (und mit ausreichendem Sicherheitsabstand zum Transducer) an den pathologischen Prozess herangebracht und
  - vorsichtig auf die Mukosa gehalten (▶ Abb. 1.16a).
- Anschließend erfolgt das Zurückziehen des Mandrins um ca. 5–10 mm bei festgehaltener Nadel, wodurch
  - die scharfe Spitze frei wird und
  - zumeist problemlos unter Sicht durch die Wandschichten in den Prozess gleitet (▶ Abb. 1.16b).
- Auf diese Weise sind Prozesse (Tumoren, Lymphknoten, Abszesse u. a.) mit einem Abstand bis etwa 5 cm vom Schallkopf entfernt gut zu erreichen.
- Ist die Nadel unter Sicht erfolgreich in die Zielläsion eingeführt worden, empfiehlt sich zunächst das Vorschieben und danach das vollständige Entfernen des Mandrins.
  - Dadurch wird die Kontamination des Punktats durch Wandepithelien reduziert.
- Durch mehrfaches Vor- und Zurückschieben der Punktionsnadel in der Zielläsion unter ständiger EUS-Sicht (mindestens 5 ×) werden zunächst zusammenhängende Zellverbände aus der Läsion „ausgestanzt".
- Danach kann durch Aufsetzen einer 10-ml-Spritze mit Sog (z. B. HepaFix) weiteres Gewebsmaterial zusätzlich aspiriert werden (8–10 Nadelbewegungen in der Läsion).
- Alternative Techniken sind die „Wet-Suction-FNA" und die „Slow-Pull-FNA".
- Nach Beendigung der Punktion wird die Nadel
  - zügig unter Sicht zuerst in die Hülse eingezogen und
  - danach samt Hülse und Griff aus dem Arbeitskanal entfernt.
- Eine weitere Person übernimmt das Echoendoskop, während Untersucher und Assistenz die Nadel vorsichtig auf einem Labortisch (oder sauberer Spüle) strecken.
- Anschließend wird der Mandrin von der Assistenz wieder durch den Griff in die Nadel eingeführt und langsam vorgeführt, bis sich erste Gewebezylinder auf dem unter die Nadelspitze gehaltenen Objektträger darstellen lassen.
- Mit einem zweiten Objektträger werden dann jeweils etwa 0,5 cm lange Zylinder ausgestrichen und die Objektträger luftgetrocknet.
- Danach stehen sie zur zytologischen Untersuchung zur Verfügung, wobei die Proben häufig mittels spezieller Versandröhrchen eingeschickt werden müssen.
- Es sollten mindestens 8–10 derartig beschickte Objektträger eingeschickt werden.

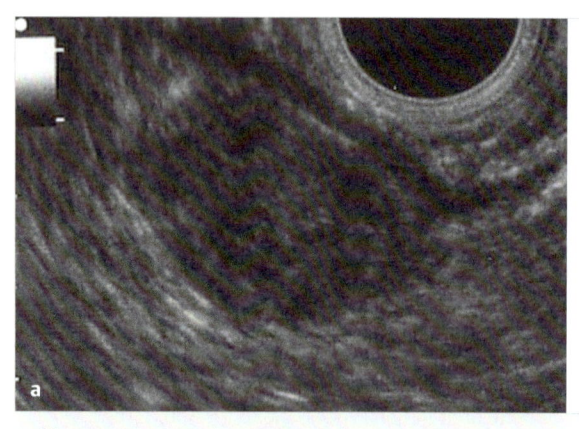

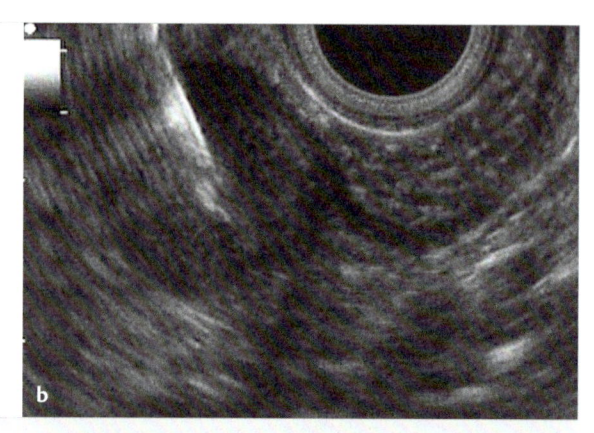

Abb. 1.16 Diagnostische EUS mit Punktion. (Quelle: Hollerbach S, Burmester E. Interventionelle Endosonographie (EUS/EUS-FNP) in Diagnostik und Therapie. In: Riemann J, Fischbach W, Galle P, Mössner J, Hrsg. Gastroenterologie in Klinik und Praxis. Stuttgart: Thieme; 2007: 285–304)
a Auflegen des EUS-Schallkopfs auf die Zielläsion, die hier einem echoarmen Tumor der Magenwand (4. Schicht, Muscularis propria) entspricht.
b Anschließend wird bei gutem Kontakt die 22G-Punktionsnadel unter EUS-Sicht in die Läsion eingeführt (helle längliche Struktur).

- Reicht das Material der ersten Punktion dazu nicht aus, sollten weitere Punktionen durchgeführt werden, bis genügend Gewebsmaterial vorliegt.
- Bei Blutresten oder Wechsel des Punktionsorts ist die verwendete Nadel zwischen den Punktionsgängen mehrfach mit steriler Kochsalzlösung durchzuspülen.
- Alle Proben sind gut zu kennzeichnen.
- Zusätzlich sollten alle zusammenhängende Gewebsproben zur Histologie eingesandt werden.
- Dies ist vor allem bei malignen Lymphomen (NHL, Morbus Hodgkin) sowie zur genauer Klassifizierung solider Tumoren im Pankreas und Mediastinum von großem Vorteil.
- Dazu sollten fadenförmige Gewebeverbände (keine Flüssigkeit!) ausgewählt und in ein Formalinröhrchen für die Pathologie eingebracht werden.
- Alle Proben sind gut zu kennzeichnen.
- Bei entsprechender klinischer Fragestellung (z. B. GIST-Tumor, NHL) sollten spezielle Verfahren wie die FACS-Analyse und immunhistochemische Analysen (z. B. Leichtketten-Restriktion, CD34, c-kit-Bestimmung) dem Zytologen oder Pathologen direkt mitgeteilt werden.

Diagnostische Punktion zystischer, flüssiger und abszedierender Prozesse

- Nach intravenöser Antibiotikaprophylaxe wird die EUS-Feinnadel in gleicher Weise wie oben beschrieben an die Läsion herangeführt.
- Die Identifikation gefährlicher Gefäße im Stichkanal mittels EUS-Farbdoppler sowie in/um die Zyste ist von besonderer Wichtigkeit.
- Die Punktion selbst erfolgt ebenfalls wie oben beschrieben.

- Ist die Nadel in die Zystenflüssigkeit eingetaucht, erfolgt das Aufsetzen der ersten Spritze, die nach Füllung mit Flüssigkeitsaspirat entfernt wird.
- Danach werden mehrere weitere Spritzen aufgesetzt.
- Für diagnostische Zwecke sollten stets je 10 ml Zysteninhalt aspiriert und asserviert werden für
  - mikrobiologische Untersuchungen (Bakteriologie, ggf. PCR),
  - klinisch-chemische Untersuchungen (Zellgehalt, Differenzierung, Eiweiß, LDH, Amylase, CEA) und
  - zytologische Untersuchungen (Zytospins).
- Bei soliden Inhalten in der Zyste sollte in einer weiteren gezielten Punktion vorsichtig versucht werden, Zellen aus diesem „soliden" Anteil zu stanzen bzw. zu aspirieren.
  - Hier muss stets die Möglichkeit zystischer Pankreastumoren einkalkuliert werden.
- Bei der Analyse des flüssigen Materials aus zystischen Pankreasläsionen sollte daher stets der Gehalt an Amylase und CEA laborchemisch mitbestimmt werden, um den Vorhersagewert des Eingriffs zu erhöhen.
  - CEA-Werte > 200 ng/ml sind immer verdächtig auf das Vorliegen eines zystischen Malignoms und sollten immer operiert werden.

TRUS

- Der transanale und -rektale Ultraschall wird im Gegensatz zum endoskopischen Ultraschall (EUS) des oberen Gastrointestinaltrakts vorwiegend mit starren Sonden durchgeführt.
- Die früher üblichen mechanischen Transducer sind weitgehend durch elektronische Scanner abgelöst, wobei sowohl Radial- als auch Lineargeräte zum Einsatz kommen.

1.5 Diagnostische Endosonografie

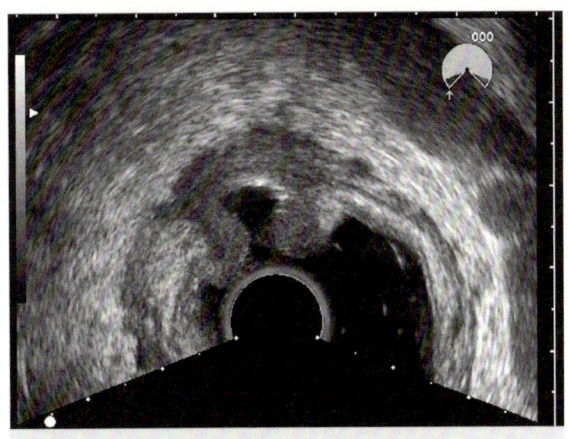

Abb. 1.17 Transrektaler endoskopischer Ultraschall eines tief sitzenden Rektumkarzinoms. Die Untersuchung wurde mit einem 180°-Scanner vorgenommen. Das Karzinom ist bei 12 Uhr in Bildmitte gut zu erkennen. Die echoarme Wandläsion mit Aufhebung der Wandschichtung und tiefer zentraler Ulzeration lässt sich sehr gut abgrenzen, wobei eine Wasservorlaufstrecke genutzt wurde. Es liegt ein lokales uT 3-Stadium mit Überschreitung der Muscularis propria vor, Lymphknoten sind nicht zu erkennen (uN0). (Quelle: Hollerbach S, Burmester E. Interventionelle Endosonographie (EUS/EUS-FNP) in Diagnostik und Therapie. In: Riemann J, Fischbach W, Galle P, Mössner J, Hrsg. Gastroenterologie in Klinik und Praxis. Stuttgart: Thieme; 2007: 285–304)

- Die Sonden zeichnen sich durch ein hohes Auflösungsvermögen unter Verwendung von Ultraschallfrequenzen zwischen 5,0 und 12,0 MHz aus.
  - Dadurch ist eine komplette Wanddarstellung des Anorektums möglich, die bisher kein anderes bildgebendes Verfahren erreicht.
- Neben der anatomischen Wiedergabe der umgebenden Organe kann der TRUS das „Kontinenzorgan" Anorektum in seiner anatomischen Besonderheit mit dem Übergang von Rektumwandanteilen in den Sphinkterapparat und dessen dazugehörigen Muskeln exakt darstellen.
- Dabei imponiert
  - der interne anale Sphinkter als echoarmer Ring, der in die Ringmuskulatur der Rektumwand übergeht und
  - der externe anale Sphinkter als echokomplexer Trichter, der in die äußere Längsmuskulatur und in den M. levator ani greift.
- ▶ Abb. 1.17 zeigt ein longitudinales EUS-Staging eines gerade wandüberschreitenden Rektumkarzinoms.

1.5.13 Mögliche Komplikationen

- Prinzipiell können nahezu alle EUS-Interventionen auch ambulant durchgeführt werden, wenn anamnestisch/klinisch kein erhöhtes Komplikationsrisiko beim Patienten zu vermuten ist.
- Aufgrund der hohen Sicherheit der EUS-FNP sind bei korrekter Anwendung schwere Komplikationen außerordentlich selten.
- Die Rate zervikaler Perforationen liegt in Studien insgesamt etwas höher als bei der diagnostischen ÖGD, was am wahrscheinlichsten zurückgeführt werden kann auf
  - die starrere Endoskopspitze (Schallkopf) und
  - den höheren Lernaufwand dieser sehr anspruchsvollen Untersuchungsmethode.
- Durch Bakteriämie verursachte systemische Infektionen sind bei der Punktion solider Prozesse bisher nicht eindeutig nachgewiesen worden.
  - Bei der Punktion zystischer Strukturen und bei erhöhtem Endokarditisrisiko muss eine Antibiotikaprophylaxe vor dem Eingriff erfolgen.

1.5.14 OP-Bericht

- Ein korrekter Eingriffsbericht der EUS(-FNP) sollte obligat folgende Informationen enthalten:
  - genaue Angaben über die Sedierung und verwendeten Geräte,
  - Ergebnisse der O_2- und Kreislauf-Überwachung,
  - Komplikationen,
  - Zahl, Ort und Art der Biopsien,
  - Beschreibung aller erreichten und gesehenen Organ- und Gefäßsysteme und
  - ggf. alle nicht gesehenen Regionen.

1.5.15 Postoperatives Management

- Im Regelfall entspricht die Nachsorge den einfachen Maßnahmen bzw. Empfehlungen der diagnostischen ÖGD.
- Mindestens bis 1 h nach dem Eingriff sollte keine feste Nahrung oral aufgenommen werden.
- Je nach Sedierungstiefe ist eine adäquate klinische Patientenüberwachung (Beobachtung, RR, Puls, Oximetrie) sicherzustellen.
- Bei Verwendung von Sedativa/Narkotika darf der Patient am Untersuchungstag (24h!) kein Auto selbst steuern.
- Bei Hochrisikopatienten und therapeutischen Manövern sollte eine stationäre klinische Überwachung bei jedem Patienten erfolgen.

1.6 Abdomenleeraufnahme

P. Stumpp, G. Borte

1.6.1 Steckbrief

Die Röntgenaufnahme des Abdomens ohne Kontrastmittelgabe ist eine der ältesten Anwendungen der Röntgentechnik. Sie ermöglicht auch heute noch einen raschen Überblick über das Vorliegen von röntgendichten Fremdkörpern, freier intraabdomineller Luft (als Hinweis auf eine Hohlorganperforation) oder Zeichen eines Ileus (Spiegelbildungen und sog. „stehende Schlingen"). Grundsätzlich lassen sich auch die Grenzen der Parenchymorgane und diskretere, indirekte Zeichen bei entzündlichen Darmveränderungen beurteilen. Allerdings stehen für die bildgebende Beurteilung der Organe und der Darmstrukturen die Schnittbildtechniken inzwischen deutlich im Vordergrund (in der Akutsituation vor allem Ultraschall und CT).

1.6.2 Synonyme

- Röntgen-Abdomen

1.6.3 Keywords

- Perforation
- freie Luft
- mechanischer Ileus
- paralytischer Ileus
- Dickdarmileus
- Dünndarmileus

1.6.4 Definition

- Röntgenaufnahme des Abdomens ohne zusätzliche Kontrastmittelgabe

1.6.5 Indikationen

- Einsatz bei akutem Abdomen zum Nachweis von [1], [2]:
  - freier Luft
  - Ileuszeichen (Spiegelbildungen, „stehende Schlingen", dilatierte Darmanteile)
  - Uretersteinen
  - (röntgendichten) Fremdkörpern

1.6.6 Kontraindikationen

- keine absoluten Kontraindikationen
- relative Kontraindikation: (Früh-)Schwangerschaft

1.6.7 Aufklärung und spezielle Risiken

- keine speziellen Risiken
- stochastische Strahlenschäden bedenken, vor allem bei Schwangeren
  - ggf. auch spezielle Aufklärung

1.6.8 Material

- Röntgeneinheit, inzwischen typischerweise digital

1.6.9 Durchführung

- Anfertigung der Röntgenaufnahme des gesamten Bauchraums von Zwerchfell bis Symphyse im Stehen (wenn möglich)
  - Röhrenspannung typischerweise 80 kV
- Kann der Patient nicht stehen, sollte
  - eine Aufnahme in Rückenlage angefertigt werden (zur Analyse der Darmgasverteilung) und
  - eine Aufnahme in Linksseitenlage (Nachweis freier Luft zwischen Leber und Bauchwand sowie Nachweis von Spiegelbildungen).
- Die Aufnahme in Linksseitenlage gilt als die sensitivste für den Nachweis freier Luft.
  - Hier muss der Patient vor Anfertigung der Röntgenaufnahme für mindestens 5 min auf der Seite gelegen haben, damit sich die Luft an der Bauchwand sammeln kann.

1.6.10 Mögliche Komplikationen

- keine

1.6.11 Ergebnisse

- Spiegelbildungen lassen sich sehr sensitiv im Röntgen nachweisen.
- Mehr als zwei Spiegel im Dünndarm sind als auffällig anzusehen.
- Freie Luft ist in Linksseitenlage schon in geringen Mengen detektierbar (▶ Abb. 1.18).

1.6.12 Quellenangaben

[1] Smith JE, Hall EJ. The use of plain abdominal x rays in the emergency department. Emerg Med J 2009; 26: 160–163
[2] Stoker J, van Randen A, Laméris W et al. Imaging patients with acute abdominal pain. Radiology 2009; 253: 31–46

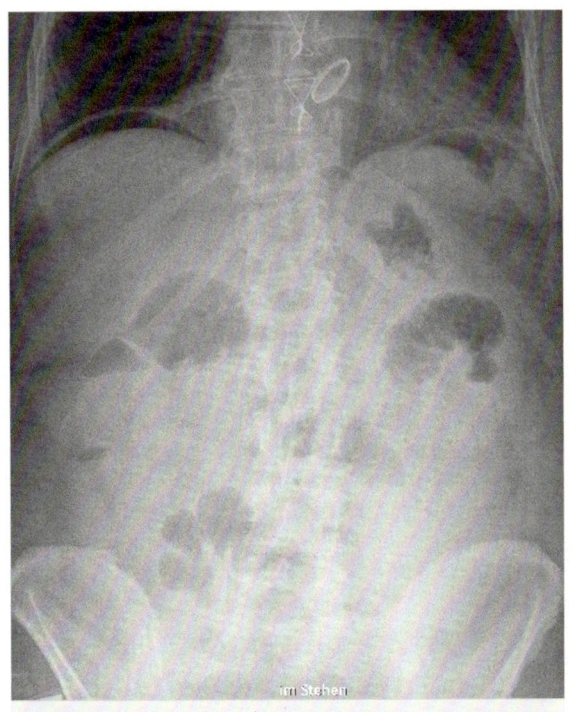

Abb. 1.18 Röntgen des Abdomens im Stehen mit Nachweis von freier Luft unter dem rechten Zwerchfell bei Perforation eines Ulcus ventriculi. Nebenbefundlich Z. n. Aortenklappenersatz mit Darstellung der Klappe und zweier sternaler Drahtcerclagen.

1.7 Abdomen-CT

P. Stumpp, G. Borte

1.7.1 Steckbrief

Die Computertomografie (CT) des Abdomens ermöglicht die überlagerungsfreie Darstellung aller Organe des Bauchraums. Sie ist aufgrund ihrer breiten Verfügbarkeit in den Industrieländern, ihrer sehr guten örtlichen Auflösung und der Geschwindigkeit der Untersuchung für viele Fragestellungen die bildgebende Methode der Wahl [10]. Für die Wahl der Untersuchungsstrategie ist die klinische Fragestellung von besonderer Bedeutung. Es muss abgewogen werden, ob die Untersuchung mit oder ohne Kontrastmittel (oral und/oder intravenös) erfolgen soll und ob es sich um eine einphasige oder eine mehrphasige Untersuchung handelt.

1.7.2 Aktuelles

- Noch zu Beginn des Jahrtausends stand bei der CT die Steigerung der Detektoranzahl im Rahmen der Einführung der Mehrzeilen-CT im Vordergrund, mit
  - einer immer geringeren Schichtdicke der Einzelschichten und
  - einer höheren Geschwindigkeit des eigentlichen Scans.
- Aktuell richtet sich der Fokus auf eine Reduktion der Strahlenexposition für die Patienten.
  - Diese wird u. a. erreicht durch neue modellbasierte, iterative Bildrekonstruktionstechniken zur Rauschreduktion in Verbindung mit niedrigeren Spannungen und Strömen der Röntgenröhren [9].

1.7.3 Synonyme

- Oberbauch- und Becken-CT
- Abdominal-CT

1.7.4 Keywords

- bildgebende Diagnostik des Bauchraums
- Darmerkrankung
- Lebererkrankung
- Pankreaserkrankung
- Tumoren des Bauchraums
- akutes Abdomen
- interventionelle Radiologie
- interventionelle CT

1.7.5 Definition

- bildgebende Diagnostik der Organe des Bauchraums
  - unter Nutzung von Röntgenstrahlen mittels eines Computertomografens
  - mit oder ohne Kontrastmittel

1.7.6 Indikationen

- Gemäß geltender Röntgenverordnung und dem ab 2019 gültigen Strahlenschutzgesetz [5] muss die Indikationsstellung zur Anwendung von Röntgenstrahlen von einem fachkundigen Arzt vorgenommen werden.
- In Abwägung von Alter, Akuität der Erkrankung, Strahlenrisiko und Risiko einer versäumten Diagnose/Fehldiagnose sind bei zahlreichen Fragestellungen CT-Untersuchungen indiziert:
  - Abklärung eines akuten Abdomens
  - Tumorsuche/-staging/-restaging aller Bauchorgane
  - Differenzialdiagnostik fokaler Organläsionen (häufig von Leberläsionen)
  - Nachweis von Komplikationen einer Pankreatitis
  - Nachweis und Stadieneinteilung der Divertikulitis und anderer akuter entzündlicher Darmerkrankungen
  - Differenzialdiagnostik bei Nebennierenraumforderungen
  - Nachweis postoperativer Komplikationen (insbesondere Abszesse)
  - Bildgebung zur CT-gestützten Intervention (Biopsie, Abszessdrainage, Tumorbehandlung mit Radiofrequenzablation, Mikrowellenablation, etc.)

Diagnostische Methoden

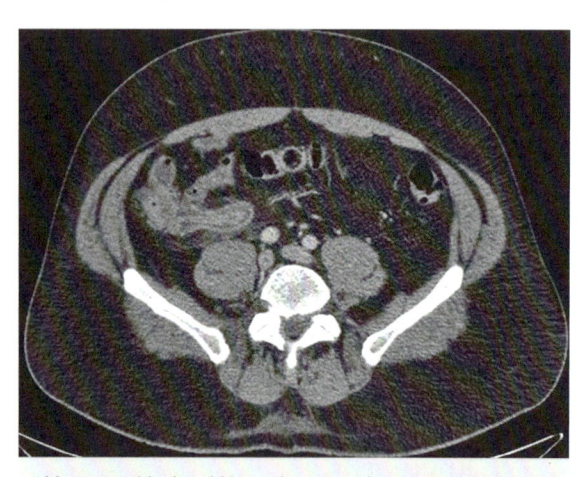

Abb. 1.19 Bildgebend klassische Appendizitis. CT-Abdomen in einer portalvenösen Kontrastmittelphase bei einem Patienten mit Unterbauchschmerzen und erhöhten Entzündungswerten. Klinik bei Adipositas nicht eindeutig, daher Abklärung mittels CT. Hier deutlich verdickte Appendix mit entzündlicher Umgebungsreaktion des Fettgewebes (besonders deutlich ventral des rechten M. psoas).

1.7.7 Kontraindikationen

- keine absoluten Kontraindikationen
- relative Kontraindikation:
  - Schwangerschaft
  - junges Alter
- Kontraindikationen gegen intravenöse Kontrastmittel sind zu beachten, v. a.
  - Niereninsuffizienz mit GFR < 30 ml/min,
  - (manifeste) Hyperthyreose und
  - bekannte (schwere) allergische Reaktionen [3].

1.7.8 Anästhesie

- nur im Rahmen von Interventionen erforderlich
- meist jedoch adäquate Schmerzmedikation ausreichend
- lokal und systemisch, z. B. mit 10–20 ml Lidocain 1 % lokal und 2–15 ml Piritramid intravenös

1.7.9 Aufklärung und spezielle Risiken

- Aufklärung zu stochastischen Strahlenschäden
  - Die Abdomen-CT verursacht mit die höchste Strahlenexposition in der medizinischen Diagnostik [8].
- weitere Aufklärung vorwiegend zu Nebenwirkungen des intravenösen Kontrastmittels:
  - Einschränkungen der Nierenfunktion bis hin zum akuten Nierenversagen (aktuell allerdings zunehmend kontrovers diskutiert [4], [7], [11], [12])
  - Induktion einer Hyperthyreose durch den Jodgehalt des Kontrastmittels bis hin zur thyreotoxischen Krise
  - allergische bzw. allergoide Reaktionen bis hin zum Herz-Kreislauf-Stillstand, insbesondere bei allergischer Diathese

1.7.10 Präoperative/präinterventionelle Diagnostik

- Bestimmung von Nieren- und Schilddrüsenwerten (Kreatinin/GFR bzw. TSH)
  - Insbesondere bei älteren und stationären Patienten, bei denen eine höhere Inzidenz bzw. Vortestwahrscheinlichkeit für Nieren- und Schilddrüsenerkrankungen besteht, ist eine generelle Abklärung der beiden Werte anzuraten.

1.7.11 Material

- Für viele Fragestellungen ist die Anwendung **intravenöser Kontrastmittel** erforderlich.
  - Diese sind jodbasiert und werden heutzutage meist körpergewichtsadaptiert als nicht ionische Kontrastmittel in einer Konzentration von 300–400 mg Jod/ml mittels eines Power-Injektors mit Injektionsraten von 2–6 ml/s über eine Antekubitalvene verabreicht.

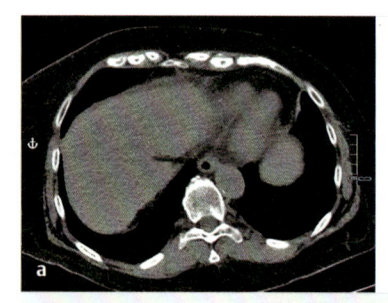

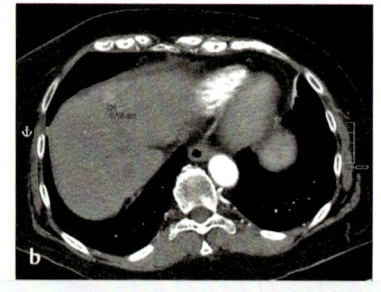

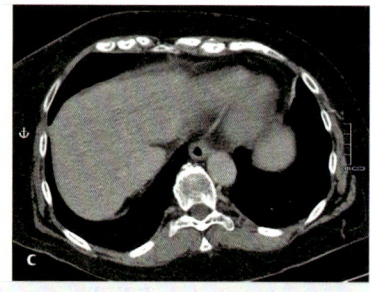

Abb. 1.20 74-jährige Patientin mit bekanntem hepatozellulären Karzinom (HCC) und aktuellem Rezidiv im Segment VIII. In der nativen Phase (**a**) kaum abgrenzbar, deutliches Kontrastmittelenhancement in der arteriellen Phase (**b**) und Washout in der venösen Phase (**c**). Insgesamt klassische Kontrastmitteldynamik eines HCC.
a Native Phase.
b Arterielle Phase.
c Venöse Phase, hypointense Darstellung des Herds.

1.7 Abdomen-CT

Tab. 1.7 Orientierungshilfe zur Anwendung oraler und intravenöser Kontrastmittel (KM) und Nutzung verschiedener Kontrastmittelphasen bei diversen Fragestellungen in der abdominellen Bildgebung.

Fragestellung	nativ	arteriell	portalvenös	spätvenös	spät (15 min)	orales KM
Appendizitis			x			nein
Cholezystitis			x			nein
Divertikulitis			x			nein
Pankreatitis			x			nein
Ileus			x			nein
Mesenterialischämie		x	x			nein
Perforation			x			nein
Ureterkolik	x		x			nein
Blutung	x	x	x			nein
Fokussuche			x			nein
Tumorsuche	x	x	x			ja
Tumorstaging (falls nicht separat genannt)			x			ja
Differenzierung Leberherd	x	x	x	x		nein
HCC	x	x	x	x		nein
Nierentumor	x	x	x		x	ja
Nebennierentumor	x	x	x		x (nur über Nebenniere)	nein
neuroendokriner Tumor		x	x			ja
Pankreastumor		x	x			ja

> **Cave**
>
> Bei Applikation des Kontrastmittels über zentrale Venenkatheter und Portsysteme ist deren Eignung für die hohen Injektionsdrücke vorher abzuklären.

1.7.12 Durchführung

Vor Beginn der Untersuchung

- Nieren- und Schilddrüsenfunktion geklärt (Kreatinin/GFR und TSH)?
- sicherer intravenöser Zugang, typischerweise antekubital?

Zu untersuchende Anatomie

- angepasst an die Fragestellung
  - Leber: gesamte Leber, abhängig von der Fragestellung in 1–4 Kontrastmittelphasen
  - Bei den meisten anderen Fragestellungen ist typischerweise der gesamte Bauchraum (Zwerchfellkuppel bis Symphyse) zu untersuchen.
    - Abhängig von der Fragestellung werden auch hier ggf. mehrere Kontrastmittelphasen benötigt.
    - Die genaue Anwendung der verschiedenen Kontrastmittel und der Kontrastmittelphasen unterscheidet sich im Detail in vielen Einrichtungen und obliegt teils ortspezifischen Präferenzen und Fragestellungen.
  - ▶ Tab. 1.7 zeigt häufig angewendete Strategien an der Universität Leipzig und kann als Orientierungshilfe dienen (an dieser Stelle vielen Dank an Frau Dr. Anne Frölich für das Zusammenstellen der Tabelle).

Lagerung

- üblicherweise Rückenlage
- bei spezifischen Fragen nach Duodenal- oder Pankreasprozessen ggf. leicht schräge Lagerung (links angehoben) zur besseren Füllung des Duodenums mit oralem Kontrastmittel

Schnittführung

- Akquisition dünnschichtiger axialer Aufnahmen (0,5–2 mm)
  - daraus Rekonstruktion dickerer (2–5 mm) axialer Schichten sowie sagittaler und koronarer Schichten
  - jeweils mit Rekonstruktion in einem weichen Faltungskern für das Weichteilfenster

1.7.13 Mögliche Komplikationen

- Insgesamt sind Komplikationen selten und hängen nahezu ausschließlich mit der Kontrastmittelapplikation zusammen:
  - **Paravasat**, sehr selten mit Entwicklung eines Kompartmentsyndroms und OP-Indikation
    - Kühlung, Armhochlagerung, ggf. chirurgische Vorstellung
    - Reduktion solcher Fälle durch Testinjektion vor der eigentlich KM-Gabe

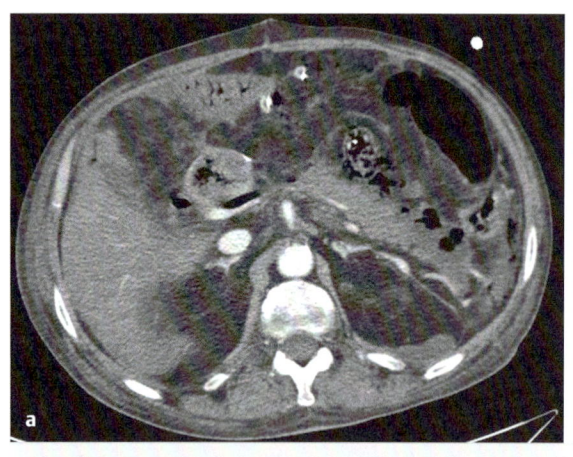

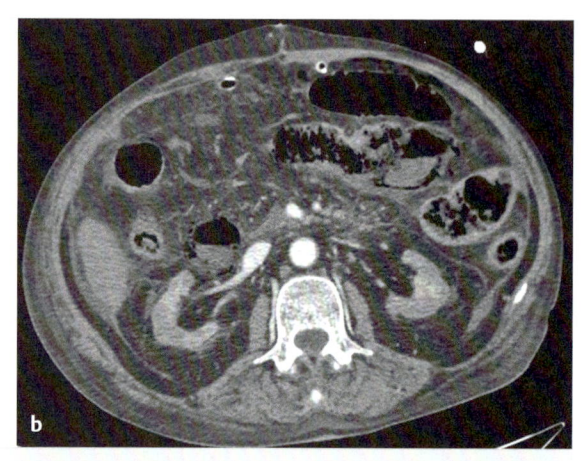

Abb. 1.21 Mesenterialischämie. Patient mit Z. n. Darmoperation und jetzt wieder auftretenden Bauchschmerzen bei steigendem Laktat. Bei Verdacht auf mesenteriale Ischämie CT-Diagnostik erbeten. Die Abbildungen zeigen in der arteriellen Kontrastmittelphase eine fortgeschrittene, nicht obstruktive mesenteriale Ischämie: Arteria mesenterica superior frei perfundiert (**a, b**), jedoch Gaseinschlüsse intrahepatisch in den linken Pfortaderästen (**a**), in der Vena mesenterica superior (**a**) und intramural in Dünndarmabschnitten (**b**). Nebenbefundlich postoperativ einliegende abdominelle Drainagen mit angrenzender geringer freier intraabdomineller Luft sowie Minderperfusion beider Nieren.
a Gaseinschlüsse intrahepatisch in den linken Pfortaderästen und in der Vena mesenterica superior.
b Gaseinschlüsse intramural in Dünndarmabschnitten (hier besonders deutlich vor der rechten Nierenvene).

- **allergische Reaktionen** (gelegentlich, 1:100–1:1000) bis hin zum allergischen Schock mit Reanimationspflicht (sehr selten, Häufigkeit nicht sicher anzugeben)
  – Kortisongabe intravenös (500–1000 mg), ggf. Reanimation nach aktuellen Leitlinien
  – bei bekannten Allergien ggf. Prämedikation (Kortison 200 mg, ggf. auch H1- und H2-Blocker gewichtsadaptiert)
  – bei bekannter schwerer allergischer Reaktion auf jodhaltiges Kontrastmittel: alternative Bildgebung (Ultraschall, MRT) oder native Untersuchung

1.7.14 Ergebnisse

- Aufgrund der Vielzahl von Erkrankungen und Fragestellungen an die Bildgebung ist es an dieser Stelle nicht möglich, eine komplette Auflistung der Ergebnisse aller computertomografischen Untersuchungen zu erstellen.
- Es sei jedoch auf ausgewählte Literaturstellen verwiesen, die den Nutzen der CT belegen beim
  - akuten Abdomen [10],
  - bei Leber- und Nierenpathologien [2],
  - bei der akuten Appendizitis [6] oder
  - bei stumpfen Darmverletzungen [1].

1.7.15 Quellenangaben

[1] Abdel-Aziz H, Dunham CM. Effectiveness of computed tomography scanning to detect blunt bowel and mesenteric injuries requiring surgical intervention: A systematic literature review. Am J Surg 2018; doi:10.1016/j.amjsurg.2018.08.018

[2] Attenberger UI, Morelli J, Budjan J et al. Fifty Years of Technological Innovation: Potential and Limitations of Current Technologies in Abdominal Magnetic Resonance Imaging and Computed Tomography. Invest Radiol 2015; 50: 584–593

[3] Contrast Media Safety Committee. ESUR-Guidelines: 10.0 Contrast Media Safety Guidelines (2018). Im Internet: http://www.esur-cm.org/index.php/en/; Stand: 10.01.2019

[4] Ewing MJ, Eidt JF. Con: Contrast-induced nephropathy-should we try to avoid contrast media in patients with chronic kidney disease? Nephrol Dial Transplant 2018; 33: 1320–1322

[5] Gesetz zur Neuordnung des Rechts zum Schutz vor der schädlichen Wirkung ionisierender Strahlung – Strahlenschutzgesetz. Bundesgesetzblatt Teil I Nr. 42; 2017

[6] Hwang ME. Sonography and Computed Tomography in Diagnosing Acute Appendicitis. Radiol Technol 2018; 89: 224–237

[7] McDonald RJ, McDonald JS, Carter RE et al. Intravenous contrast material exposure is not an independent risk factor for dialysis or mortality. Radiology 2014; 273: 714–725

[8] Nekolla EA, Schegerer AA, Griebel J et al. Häufigkeit und Dosis diagnostischer und interventioneller Röntgenanwendungen: Trends zwischen 2007 und 2014. Radiologe 2017; 57: 555–562

[9] Padole A, Ali Khawaja RD, Kalra MK et al. CT radiation dose and iterative reconstruction techniques. Am J Roentgenol 2015; 204: W384–W392

[10] Stoker J, van Randen A, Laméris W et al. Imaging patients with acute abdominal pain. Radiology 2009; 253: 31–46

[11] Tao SM, Kong X, Schoepf UJ et al. Acute kidney injury in patients with nephrotic syndrome undergoing contrast-enhanced CT for suspected venous thromboembolism: A propensity score-matched retrospective cohort study. Eur Radiol 2018; 28: 1585–1593

[12] Windpessl M, Kronbichler A. Pro: Contrast-induced nephropathy-should we try to avoid contrast media in patients with chronic kidney disease? Nephrol Dial Transplant 2018; 33: 1317–1319

1.7.16 Wichtige Internetadressen

- www.ctisus.com
- www.radiologyassistant.nl

1.8 Abdomen-MRT

A. Schreyer

1.8.1 Steckbrief

Bereits 1945 wurde von unabhängigen Arbeitsgruppen (Bloch, Purcell) die magnetische Resonanz von Atomkernen als Verfahren zur Aufschlüsselung von Molekülstrukturen in der physikalischen Chemie beforscht. Das Prinzip der MRT-Bildgebung wurde 1972 von Lauterbur entwickelt und vorgestellt. Mitte der 1980er Jahre wurden die ersten medizinischen MRT-Geräte installiert. Aktuell sind in Deutschland weit über 5000 MRT-Installationen vorhanden. Dabei repräsentiert die MRT-Untersuchung ein Verfahren, das ohne schädliche ionisierende Strahlen auskommt und lediglich auf starken Magnetfeldern beruht. Üblicherweise werden diagnostisch Geräte mit 1,5 Tesla bzw. 3 Tesla (Feldstärke des stationären Magneten) eingesetzt. Zur besseren Differenzierung von Entzündungen bzw. pathologischen (z. B. tumorösen) Veränderungen der Weichteile wird zusätzlich häufig ein sog. T1-verkürzendes intravenöses Kontrastmittel gegeben. Gegenwärtig basieren diese Kontrastmittel i. d. R. auf in Chelat gebundenem Gadolinium.

1.8.2 Aktuelles

- Im Jahr 2013 wurde basierend auf mehreren Publikationen die Hypothese aufgestellt, dass sich **Gadolinium** aus den Chelat-Verbindungen lösen und sich ggf. in Spuren im Hirn ablagern kann.
  - Obwohl aktuell der Eindruck besteht, dass vor allem makrozyklische MR-Kontrastmittel sich nicht im Hirn nachweisen lassen, hat sich die Einstellung gegenüber MR-Kontrastmitteln dennoch in den letzten Jahren verändert.
  - So sollte die Indikationsstellung zur intravenösen Gabe von gadoliniumhaltigem Kontrastmittel sehr streng gewählt werden.
- Als Alternative zur Darstellung funktioneller Veränderungen wird derzeit gerade bei abdomineller MRT die sog. **diffusionsgewichtete Bildgebung** (DWI: Diffusion-weighted Imaging) evaluiert.
  - Es liegen große Hoffnungen darin, dass hier ohne Kontrastmittel durch die Darstellung der Diffusionsrestriktion im Extrazellularraum indirekt entzündliche und tumoröse Veränderungen im Abdominalraum hoch sensitiv dargestellt werden können.

1.8.3 Synonyme

- Abdomen-MRI (Magnetic Resonance Imaging)
- Kernspintomografie des Abdomens
- Abdomen-NMR (Nuclear Magnetic Resonance)

1.8.4 Keywords

- diffusionsgewichtete Bildgebung
- Gadolinium
- metallischer Fremdkörper
- nephrogene systemische Fibrose (NSF)
- Platzangst

1.8.5 Definition

- Untersuchung entweder des gesamten Abdomens oder ggf. einzelner Regionen
- mit ggf. zusätzlicher intravenöser bzw. oraler oder rektaler Kontrastmittelapplikation

1.8.6 Indikationen

- Der Begriff Abdomen-MRT wird insgesamt eher als Überbegriff für die MR-gestützte Darstellung des gesamten Abdominalbereichs benutzt.
- Die MRT sollte insgesamt **nicht als allgemeine Suchmethode** verwendet werden, sondern durch speziell maßgeschneiderte Protokolle auf spezialisierte Fragestellungen ausgelegt sein.
- So sollte die Untersuchung z. B. als MRT der Leber, MRT des Pankreas oder MRT der Gallenwege angefordert werden.
- Ebenso sollte eine dedizierte Fragestellung nach Darstellung der abdominellen Gefäße als MR-Angiografie durchgeführt werden.
- Bei der Fragestellung nach entzündlichen oder tumorösen Veränderungen des Dünndarms sollte eine MR-Enterografie bzw. ein MR-Enteroklysma angefertigt werden.
- Bei der Fragestellung nach Polypen oder Tumoren im Dickdarm kann eine (virtuelle) MR-Kolonografie durchgeführt werden.
- Zur allgemeinen Fragestellung nach Ileus bzw. Ursachen eines Ileus oder der Fokussuche im Abdomen sollte nach der Sonografie primär eine Computertomografie angefordert werden, da sie schneller durchzuführen ist und weniger anfällig für Artefakte erscheint als die MRT.
- Bei **speziellen Fragestellungen und Indikationen**, wie etwa sehr jungen Patienten bzw. Patientinnen in der Schwangerschaft kann ggf. auch eine allgemeine Abdomen-MRT angefertigt werden.
  - Diese wird, ähnlich wie eine Abdomen-CT-Untersuchung, zur allgemeinen Fokussuche bzw. Darstellung pathologischer Veränderungen ohne genauen Fokus der Untersuchung durchgeführt.

1.8.7 Kontraindikationen

- Kontraindiziert ist die Untersuchung i. d. R. bei Patienten mit **metallischen, nicht kernspinkompatiblen Implantaten bzw. Fremdkörpern**.
  - So sollte bei Patienten mit entsprechendem Alter oder entsprechender Anamnese die Möglichkeit von residualen Granatsplittern oder Arbeitsunfällen mit residuellen metallischen Strukturen evaluiert werden.
- Da ein Zusammenhang mit einem erhöhten Auftreten einer nephrogenen systemischen Fibrose (NSF) beschrieben wurde, ist die Gabe von intravenösem gadoliniumhaltigen Kontrastmittel sehr kritisch zu sehen bei
  - Patienten unter **Dialyse** bzw. mit **Nierenversagen** und
  - Patienten nach **größeren abdominellen Operationen** unmittelbar nach der Operation.
- Eine relative Kontraindikation ist eine **ausgeprägte Platzangst**, da die Untersuchung ohne Analgosedierung oder Sedation nicht adäquat durchgeführt werden kann.
  - Ggf. müssen diese Untersuchungen in Allgemeinanästhesie durchgeführt werden, was eine zusätzliche Patientenbelastung darstellt.

1.8.8 Aufklärung und spezielle Risiken

- Patienten müssen bezüglich der **relativen Enge der Röhre** (Platzangst) aufgeklärt werden.
- Weiterhin muss anamnestisch evaluiert werden, ob iatrogen oder akzidentiell **metallische Fremdkörper** im Patienten vorhanden sind (Z. n. zerebralen Operationen mit älteren Clips, Cochleaimplantate).
  - Auch implantierte spinale Schmerzpumpen bzw. Schrittmacher-Aggregate oder Kardiodefibrillatoren (ICD) müssen evaluiert werden.
  - Bei sog. MR-sicheren Geräten liegt keine generelle MR-Zulassung dieser Implantate vor.
  - Diese Schrittmacher- bzw. ICD-Systeme sind i. d. R. nicht uneingeschränkt zugelassen, sondern werden lediglich als „MR-conditional"-Geräte bezeichnet.
  - Diverse Bedingungen müssen dabei erfüllt sein, die vor einer MR-Untersuchung von einem Radiologen und ggf. MR-Physiker sorgfältig abgeklärt werden sollten.
- Für die Durchführung der Untersuchung ist die Anwesenheit eines **Kardiologen** erforderlich.
- Vor und nach der MRT-Untersuchung muss sich der Patient bei einem Kardiologen vorstellen.

1.8.9 Material

- Ein **MR-Tomograf** mit 1,5 bzw. 3 Tesla ist ein medizinisches Großgerät, das in einem HF-abgeschirmten Raum untergebracht werden muss.
  - Das Magnetfeld wird in supraleitenden Spulen erzeugt, die in flüssigem Helium gekühlt werden.
  - Diagnostisch verwendete MR-Tomografen sind i. d. R. Geräte mit mehreren Tonnen Gewicht.

1.8.10 Durchführung

Vor Beginn der Untersuchung

- Bei einer allgemeinen MRT des Abdomens ist keine spezielle Anforderung an den Patienten bezüglich der Nüchternheit nötig.
- Lediglich einige Stunden vor Durchführung einer MRCP bzw. eines MR-Enteroklysmas bzw. einer MR-Enterografie sollte der Patient nüchtern sein.
- Anamnestisch sollte geklärt werden, ob der Patient metallische Implantate hat.
  - Bei Medizinprodukten liegt dazu jeweils eine Zulassung für MR-Tomografen vor.
  - Am Patienten sollten auch äußerlich keine Metalle, z. B. Haarklammern oder Ohrringe, vorhanden sein, da diese durch Artefakte die Untersuchung beeinträchtigen können.
  - Sogar Tätowierungen (vor allem mit roter Farbe, die viele metallische Substrate enthalten) können sowohl den Bildeindruck stören als auch in Extremfällen zu oberflächlichen Verbrennungen führen.

Untersuchungsablauf

- Nach Aufklärung des Patienten durch einen Radiologen und der Applikation eines **venösen Zugangs** ggf. zur Kontrastmittelgabe wird der Patient von einem medizinisch-technischen Radiologieassistenten (MTRA) nach Ablegen aller metallischen Teile der Kleidung im **MR-Scanner** positioniert.
- Je nach Untersuchungsregion wird dabei eine **Spule** (Empfangseinheit) dicht um die Körperregion, die untersucht wird, gewickelt.
- Zusätzlich bekommt der Patient nach bequemer Lagerung (Untersuchungsdauer bis zu 1h) **Kopfhörer bzw. Ohrstöpsel**, um die durch das Gerät verursachte Lautstärke zu reduzieren.
- Mit einem **nicht magnetischen Signalgeber**, den der Patient in die Hände bekommt, kann sich der Patient jederzeit im Gerät bemerkt machen.
- Zum Start der Untersuchung wird der Patient in die **Röhre** des MRT hineingefahren.
- Nach Durchführung von **Übersichtsaufnahmen** wird von MTRA und Radiologen die Untersuchungsregion genau eingezeichnet.
- Mit mehreren **verschiedenen Sequenzen** (z. B. wassergewichtet, kontrastmittelgewichtet, diffusionsgewichtet etc.) werden die entsprechenden Untersuchungen je nach Fragestellung durchgeführt (▶ Abb. 1.22, ▶ Abb. 1.23, ▶ Abb. 1.24, ▶ Abb. 1.25).

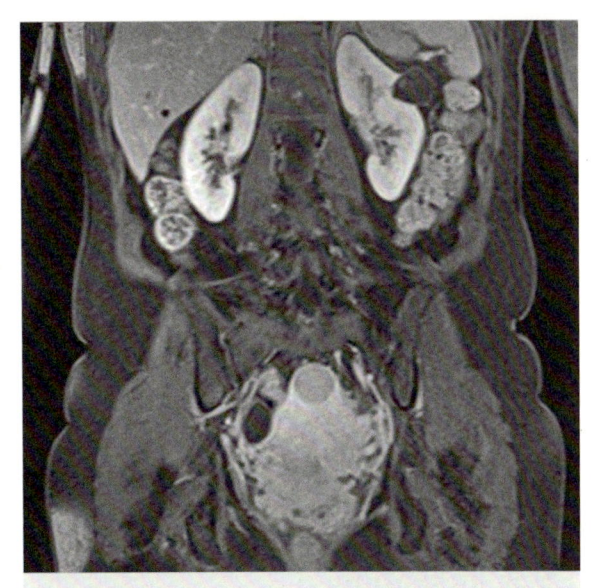

Abb. 1.22 Koronares kontrastgestütztes, fettgesättigtes, T 1-gewichtetes MRT des gesamten Abdomens (winzige Zysten an der Leber, Zyste an der linken Niere, eingeblutete Ovarialzyste).

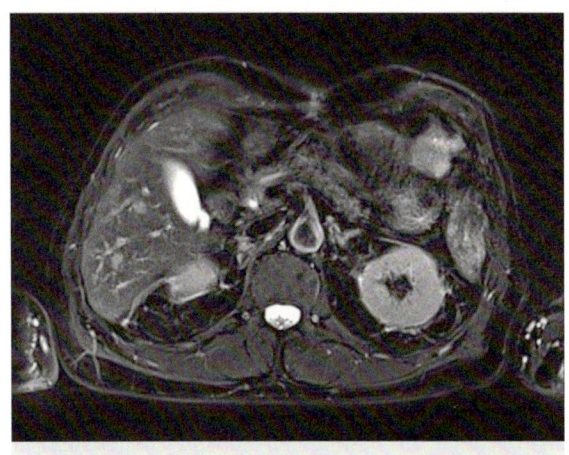

Abb. 1.23 T 1-gewichtetes MRT: multiple Metastasen bei einem neuroendokrinen Tumor (NET).

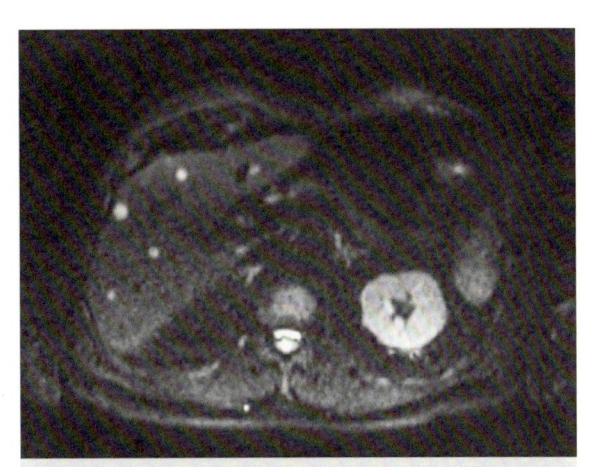

Abb. 1.24 Diffusionsgewichtetes MRT: multiple Metastasen bei einem neuroendokrinen Tumor (NET).

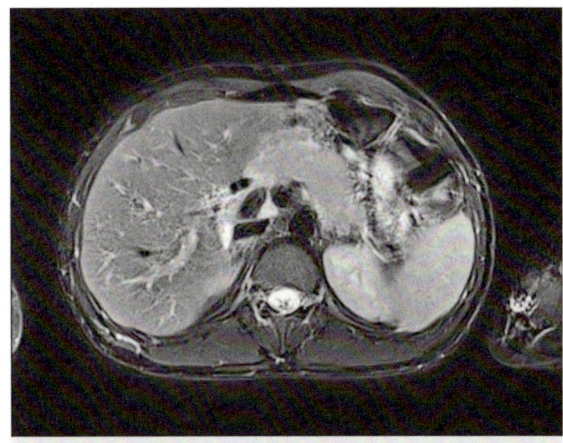

Abb. 1.25 MRT bei Autoimmunpankreatitis.

1.8.11 Mögliche Komplikationen

- Für die Untersuchung selbst gibt es bisher keine Belege, dass durch das Magnetfeld selbst dem Patienten ein relevanter Schaden zugefügt wird.
- Lediglich bei metallischen Implantaten oder außen aufliegendem Metall am Körper bzw. Tätowierungen mit Metallanteilen kann es in seltenen Fällen zu **Verbrennungen** kommen.
- Auch das Kontrastmittel, das für die MRT verwendet wird, ist prinzipiell bezüglich allergoider Reaktionen extrem gut verträglich, sodass **Komplikationen durch das intravenös verabreichte Kontrastmittel** extrem selten auftreten.
- Neu beschrieben ist die potenzielle Ablagerung von gadoliniumhaltigem MR-Kontrastmittel im Hirn, wobei jedoch bis heute noch kein Nachweis einer gesundheitlichen negativen Folge erbracht werden konnte.
- Zusätzlich sollte darauf geachtet werden, dass die Patienten eine adäquate Nierenausscheidung haben (keine Kontrastmittelgabe für Patienten unter Dialyse oder nach schweren abdominellen Operationen), um ggf. eine **NSF** zu verhindern.

1.9 PET und PET/CT

M. Schreckenberger

1.9.1 Steckbrief

Die funktionelle Bildgebung mittels Positronen-Emissions-Tomografie bietet, insbesondere als Hybridtechnik (PET/CT bzw. PET/MR), für zahlreiche onkologische Fragestellungen einen relevanten diagnostischen Zugewinn zur primär morphologisch orientierten konventionellen Bildgebung. Neben Surrogatmarkern der Tumorvitalität (Erfassung des Glukosemetabolismus) stehen seit einigen Jahren auch zunehmend Radiotracer zur Verfügung, die als Liganden an bestimmten tumorcharakteristischen Zielstrukturen (z. B. Somatostatinrezeptoren) tumorspezifischere Informationen liefern. Die PET-Diagnostik der meisten gastrointestinalen Malignome erfolgt mit dem ^{18}F-markierten Glukoseanalogon ^{18}F-Fluordesoxyglukose (FDG) als Marker des Glukosemetabolismus. Die ganz überwiegende Mehrheit dieser Tumorentitäten exprimiert vermehrt membrangebundene Glukosetransporter (insbesondere GLUT 1). Das Ausmaß der FDG-Anreicherung ist dabei in der Regel mit dem Grading bzw. der Tumoraggressivität korreliert.

1.9.2 Aktuelles

- Seit wenigen Jahren sind auch PET/MR-Hybridsysteme kommerziell verfügbar.
- Der prinzipielle Vorteil liegt in der geringeren Strahlenexposition des Patienten.
- Darüber hinaus gibt es aber bislang keine ausreichenden Studiendaten, die gegenüber der PET/CT (ggf. in Kombination mit externer MRT) einen signifikanten diagnostischen Zugewinn belegen würden.
- Im Nachfolgenden wird daher ausschließlich auf PET- bzw. PET/CT-Untersuchungen eingegangen.

1.9.3 Synonyme

- keine

1.9.4 Keywords

- ^{18}F-Fluordesoxyglukose (FDG)
- FDG-PET/CT
- Somatostatinrezeptor-PET/CT

1.9.5 Definition

- Funktionelle Bildgebung des Magen-Darm-Trakts mittels positronenemittierender Radiopharmaka zur Erfassung
  - des Glukosemetabolismus (FDG-PET/CT) oder
  - Somatostatinrezeptor-exprimierender Gewebe (Somatostatinrezeptor-PET/CT).
- Die PET-Diagnostik der meisten gastrointestinalen Malignome erfolgt mit **FDG** als Marker des Glukosemetabolismus, da die ganz überwiegende Mehrheit dieser Tumorentitäten vermehrt membrangebundene Glukosetransporter (insbesondere GLUT 1) exprimiert.
- Anders als Karzinome (und Sarkome) haben neuroendokrine Tumoren (besonders im GI- oder GII-Stadium) nur einen gering erhöhten Glukosemetabolismus.
  - Deshalb kommen hier **markierte Liganden für den Somatostatinrezeptor** (^{68}Ga-Dota-TOC, -Dota-TATE) als Tracer zum Einsatz.
  - Diese Liganden binden mit hoher Affinität insbesondere an den Subtyp-2 des Somatostatinrezeptors und sind mit dem Positronenstrahler ^{68}Ga markiert.

1.9.6 Indikationen

- Die wichtigsten PET/CT-Untersuchungen und deren mögliche Indikationen sind in ▶ Tab. 1.8 aufgeführt.
- Zu beachten ist hierbei, dass für gastrointestinale Malignome bislang keine randomisierten prospektiven Studiendaten vorliegen, die einen signifikanten Überlebensvorteil durch die Anwendung der PET/CT statistisch ausreichend belegen würden.
- Dies spiegelt sich auch in den entsprechenden S 3-Leitlinien wider, bei denen für verschiedene PET/CT-Indikationen der Empfehlungsgrad „0" (Empfehlung offen: „Kann"-Indikation) gegeben wird.
- Die in ▶ Tab. 1.8 aufgeführten Indikationen beruhen daher primär auf prospektiven Kohortenstudien bzw. auf nicht randomisierten Studien.

1.9.7 Kontraindikationen

- absolut: Schwangerschaft
- relativ: Stillzeit

1.9.8 Aufklärung und spezielle Risiken

- Radiopharmazeutika werden aufgrund der hohen Sensitivität des zugrunde liegenden Tracerprinzips nur in nanomolaren Dosen verabreicht.
  - Deshalb sind bei der PET, in Analogie zur Szintigrafie, klinisch relevante pharmakologische oder toxische Wirkungen nicht bekannt.
- Wenn bei PET/CT-Untersuchungen die CT nicht nur nativ zur anatomischen Koregistrierung, sondern als Kontrastmittel-CT erfolgt, müssen auch die kontrastmittelbezogenen Kontraindikationen und Risiken beachtet werden.

1.9 PET und PET/CT

Tab. 1.8 PET/CT-Untersuchungen und deren Indikationen.

Untersuchung	Radiopharmazeutikum	Indikation
FDG-PET/CT	FDG (^{18}Fluorodeoxyglukose)	**kolorektale Karzinome:** Staging bei resektablen Lebermetastasen Rezidivdiagnostik (CEA-Anstieg ohne bildmorphologisches Korrelat) **Magenkarzinom:** Adenokarzinome des ösophagogastralen Übergangs (Staging bei kurativer Therapieoption) **Ösophaguskarzinom:** M-Staging bei lokal fortgeschrittenen Tumoren und kurativer Therapieoption **CUP-Syndrome**
Somatostatin-rezeptor-PET/CT	^{68}Ga-markierte Rezeptor-Liganden: ^{68}Ga-Dota-TOC ^{68}Ga-Dota-TATE ^{68}Ga-Dota-NOC	**neuroendokrine Tumoren (NET):** Primärstaging (G1, G2) Therapieplanung (Beurteilung der Rezeptorexpression vor Radiopeptidtherapie) Therapiekontrolle Nachsorge

FDG: ^{18}F-Fluordesoxyglukose; CUP: Cancer of unknown primary Site

- Die verschiedenen **Strahlenexpositionen** bei PET/CT-Untersuchungen ergeben sich aus dem verwendeten PET-Radiopharmazeutikum und der Art der CT-Komponente (Low-Dose-CT zur anatomischen Koregistrierug bzw. diagnostische CT).
  - Dabei wird die Gesamtstrahlenexposition der Hybriduntersuchung maßgeblich durch die Wahl der CT-Untersuchungsparameter bestimmt.
  - In jedem Einzelfall ist dabei abzuwägen, ob für die klinische Fragestellung nicht eine Low-Dose-CT ausreichend ist.

M!

Strahlenexpositionen von PET-Untersuchungen:
FDG-PET: 3,0–4,5 mSv (+ CT-Dosis)
Somatostatinrezeptor-PET: 2,5–4,0 mSv

1.9.9 Material

- Die in den nationalen und europäischen Leitlinien empfohlenen Aktivitätsmengen betragen
  - bei der FDG-PET 150–200 MBq und
  - bei der Somatostatinrezeptor-PET 100–200 MBq.
- Bei der FDG-PET sind dabei die in der Strahlenschutzverordnung festgelegten diagnostischen Referenzwerte zu beachten (200 MBq, Höchstwert 250 MBq).

1.9.10 Durchführung

Vor Beginn des Eingriffs

FDG-PET

- Bei Patienten, die zuvor eine systemische Chemotherapie oder eine Strahlentherapie erhalten haben, sollte (wenn klinisch vertretbar) bis zur PET-Untersuchung ein Intervall von mindestens 4 Wochen eingehalten werden.
- Hintergrund ist, dass posttherapeutische Prozesse auf molekularer und zellulärer Ebene (z. B. Makrophageninvasion) mit einer veränderten Traceraufnahme einhergehen können und damit relevant Sensitivität und Spezifität reduzieren können.
- 4–6 Nüchternheit (Wasser oder ungesüßter Tee erlaubt)
- keine Gabe glukosehaltiger Infusionen

Somatostatinrezeptor-PET

- Patienten unter einer laufenden Therapie mit nicht radioaktiv markierten Somatostatinanaloga sollten, wenn klinisch vertretbar, bei Depotpräparaten 4 Wochen, bei kurzwirksamen Analoga 24 h mit der Medikation pausieren (Depotpräparate: PET-Untersuchung möglichst kurz vor erneuter geplanter Depotgabe).
- Nüchternheit nicht erforderlich

Untersuchungsablauf

FDG-PET

- **Bestimmung des Blutglukosespiegels** vor der Tracerinjektion
  - Bei einem Glukosespiegel ≥ 150 mg/dl kann die FDG-Aufnahme im Tumor reduziert sein (kompetitive FDG- vs. Glukoseaufnahme über den Glukosetransporter), sodass die Tracerapplikation ggf. 1–2 h später erfolgen sollte.
  - Bei Senkung des Glukosespiegels durch Normalinsulin oder Kurzzeitanaloga sollte der Tracer erst bei wieder ansteigendem Glukosespiegel appliziert werden.
- Zur Reduktion der unspezifischen Tracerspeicherung in der glatten Muskulatur der Hohlorgane kann vor der Tracerapplikation 20 mg Butylscopolamin verabreicht werden, um die Darmperistaltik zu reduzieren.

Diagnostische Methoden

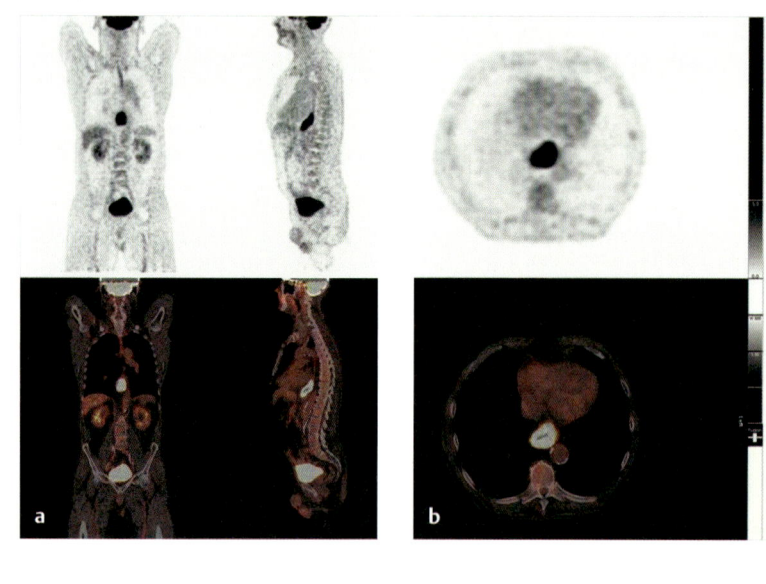

Abb. 1.26 FDG-PET/CT: 68-jähriger Patient mit mäßig differenziertem Plattenepithelkarzinom des distalen Ösophagus. FDG-PET/CT zum M-Staging. Erheblich gesteigerte Traceraufnahme (SUV$_{max}$: 15,6) im deutlich wandverdickten Primarius. Kein Hinweis auf hämatogene Fernmetastasen oder distante Lymphknotenmetastasen.
a PET-Bilddaten (coronal, sagittal und transversal) ohne korrespondieren CT-Datensatz.
b PET/CT-Fusionsbild.

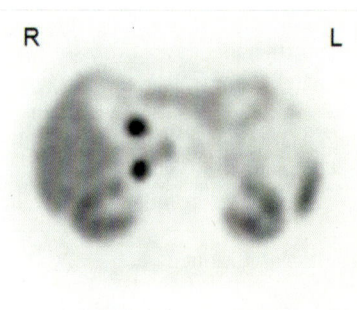

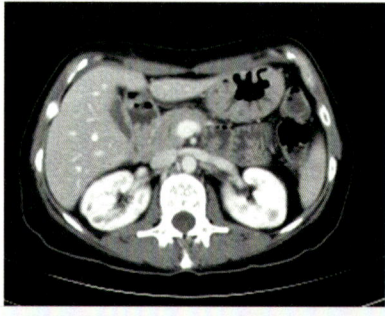

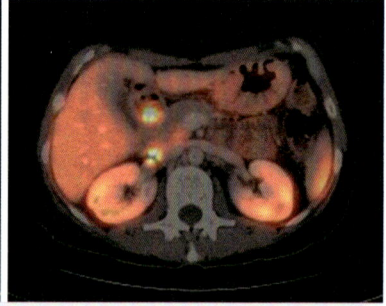

Abb. 1.27 Somatostatinrezeptor-PET/CT: 48-jährige Patientin mit klinischem V. a. G-NET: chronische Diarrhö seit einem Jahr, Chromogranin 963 U/l, Gastrin 700pg/ml. Nachweis eines deutlich Somatostatinrezeptor-positiven Primarius (SUV$_{max}$ 22,1) im distalen Magen sowie von zwei dicht nebeneinander gelegener paracavalen Lymphknotenmetastasen auf Höhe der Lebervene.

- ○ zusätzlich Gabe von 20 mg Furosemid i. v. zur Steigerung der renalen Tracerelimination
- Start der **PET-Messung** 60–90 min nach **Tracerapplikation** (150–200 MBq FDG), in der Regel als sog. Ganzkörperprotokoll (Schädelbasis bis proximale Oberschenkel).
- Die „simultane" **CT-Untersuchung** erfolgt nach den Parametern des gewählten Untersuchungsprotokolls (Low-Dose-CT, diagnostisches CT).
  - ○ In der klinischen Praxis werden die meisten PET/CT-Untersuchungen nach dem Low-Dose-Protokoll durchgeführt.
- Die **Bildauswertung** erfolgt zunächst getrennt für die Untersuchungsmodalitäten und dann im Fusionsbilddatensatz (▶ Abb. 1.26).
- Neben der visuellen Befundung werden dabei auch quantitative Parameter (SUV: Standardized Uptake Value) als Maß der relativen Traceraufnahme herangezogen.
- Aufgrund des unspezifischen Mechanismus der zellulären FDG-Anreicherung wird der Tracer auch von Entzündungszellen (besonders Makrophagen) aufgenommen, was bei der Indikationsstellung und der Befundinterpretation berücksichtigt werden muss.

Somatostatinrezeptor-PET

- Start der **PET-Messung** 45–75 min nach **Tracerapplikation** (100–200 MBq ^{68}Ga-markierter Ligand).
- PET- und CT-Akquisition sowie Bildauswertung erfolgen analog zu dem für die FDG-PET/CT beschriebenen Vorgehen (▶ Abb. 1.27).

1.9.11 Mögliche Komplikationen

- Aufgrund der nur nanomolaren Dosen, in denen nuklearmedizinische Tracer verabreicht werden, sind bei den o. g. Untersuchungen **pharmakologische oder allergische Reaktionen extrem selten** und allenfalls in vereinzelten Kasuistiken publiziert.
- Bezüglich der Anwendung von Röntgenkontrastmittel im Rahmen der CT-Messung einer PET/CT sei auf die Ausführungen in Kap. 1.7 verwiesen.

1.10 Magnetresonanz-Cholangiopankreatikografie

A. Schreyer

1.10.1 Steckbrief

Die Magnetresonanz-Cholangiopankreatikografie (MRCP) ist eine MRT-Technik, die basierend auf stark T2-gewichteten (flüssigkeitsgewichteten) Sequenzen die Darstellung von stationären bzw. sich langsam bewegenden Flüssigkeiten erlaubt. Prinzipiell muss für eine MRCP weder intravenöses noch intrabiliäres Kontrastmittel gegeben werden. Die Technik ist also eine native Sequenz und kann ohne intravenöse Kontrastmittelgabe durchgeführt werden. Da die stationäre Flüssigkeit innerhalb der Gallenwege bzw. innerhalb des Pankreasgangs und der Gallenblase signalgebend genutzt wird, können im Gegensatz zur endoskopischen retrograden Cholangiopankreatikografie (ERCP) auch Veränderungen der Gallenwege jenseits stenotischer Läsionen dargestellt werden. Zusätzlich ist die Technik nicht invasiv, da sie lediglich stationäre Flüssigkeiten und keine ionisierenden Strahlungen nutzt.

1.10.2 Aktuelles

- Die zusätzliche intravenöse Gabe von Sekretin erlaubt die Darstellung kleinerer, z. T. nicht gestauter, Gallenwege.
  - Basierend auf den aktuellen nationalen Leitlinien wird dennoch ein generelles Anwenden von Sekretin gegenwärtig nicht empfohlen.
  - Es kann jedoch in speziellen Situationen verwendet werden.
- Theoretisch haben MRT-Geräte mit 3-Tesla-Magnetfeld im Gegensatz zu den weiter verbreiteten 1,5-Tesla-Geräten Vorteile im Signal-Rausch-Verhältnis.
  - Adäquate prospektive vergleichende Studien, die generell einen klinischen Vorteil für 3-Tesla-Geräte ergeben, liegen jedoch nicht vor.

1.10.3 Synonyme

- keine

1.10.4 Keywords

- Gallenwege
- Ductus pancreaticus
- ERCP
- EUS

1.10.5 Definition

- diagnostische MR-Technik, durch die i. d. R. nativ (ohne die Gabe von intravenösem Kontrastmittel)
  - die intrahepatischen Gallengänge,
  - die Gallenblase und
  - der Ductus pancreaticus dargestellt werden können

1.10.6 Indikationen

- Zur Beurteilung einer **Choledocholithiasis** kann mit der MRCP das Gallengangsystem nahezu vollständig dargestellt werden.
- Dabei werden zur Detektion einer Choledocholithiasis mit der MRCP Sensitivitäten zwischen 80–100 % (vergleichbar dem endoskopischen Ultraschall [EUS]) erreicht.
- Aus diesem Grund kann die MRCP auch zur Ursachenforschung bei einer **akuten Pankreatitis** durchgeführt werden.
  - Im Gegensatz zur ERCP ist hier vor allem auf die fehlende Invasivität hinzuweisen, um eine bestehende Pankreatitis durch die Intervention ggf. nicht zu exazerbieren.
  - Daher wird klinisch bei V. a. eine akute biliäre Pankreatitis gegenwärtig die Durchführung einer MRCP zur Vermeidung von ggf. unnötigen Gallenwegsinterventionen empfohlen.
- Auch zur Abklärung von angeborenen und erworbenen **Gallenwegsanomalien** ist die MRCP zunächst die Methode der Wahl.
- Zur Darstellung einer **primär sklerosierenden Cholangitis** (PSC) fehlen zwar noch große prospektive Daten, jedoch wird eine Sensibilität zwischen 80–90 % vermutet.
  - Frühformen der PSC können jedoch häufig mit der MRCP nicht adäquat beurteilt werden, sodass hier ggf. eine ERCP durchgeführt werden sollte.
  - Zur Verlaufskontrolle einer PSC ist die MRCP nach Diagnosesicherung geeignet.
- Auch zur Beurteilung von **Gallengangstenosen bzw. Hepatikusgabelstenosen** ist die MRCP eine exzellente nicht invasive Technik.
- Raumfordernde Prozesse in der Papillenregion sind jedoch häufig schwierig mit der MRCP zu beurteilen, sodass hier eher die ERCP bzw. der EUS aufgrund der Möglichkeit der direkten Inspektion der Region und einer Gewebsentnahme vorzuziehen sind.

1.10.7 Kontraindikationen

- Kontraindikationen sind die allgemeinen MRT-Kontraindikationen (Platzangst, metallische Implantate etc.; siehe Kap. 1.8).
- Da kein intravenöses Kontrastmittel gegeben werden muss, beziehen sich die allgemeinen Kontraindikationen von gadoliniumhaltigem MR-Kontrastmittel nicht auf die MRCP.

Diagnostische Methoden

1.10.8 Aufklärung und spezielle Risiken

- Prinzipiell kann die MRCP ohne die Gabe von intravenösem oder oralem Kontrastmittel durchgeführt werden.
- Zur Verbesserung der Bildqualität wird jedoch häufig ein orales Kontrastmittel gegeben (z. B. manganhaltige Säfte, Fruchtsäfte, kommerziell erhältliche Mischungen).
- Dies reduziert Überlagerungen und Artefakte durch die residuelle Flüssigkeit in Magen und Duodenum.

1.10.9 Material

- 1,5-Tesla bzw. 3-Tesla-MRT
- ggf. manganhaltige Säfte oder kommerziell erhältliche vorbereitete Lösungen als orales Kontrastmittel (s. o.)

1.10.10 Durchführung

- Um Überlagerungen zu reduzieren und eine adäquat beurteilbare Gallenblase zu erreichen, sollte der Patient etwa 1–3 h vor der Untersuchung nüchtern bleiben.
- Die MRCP-Untersuchung wird in einem 1,5- bzw. 3-Tesla-MRT i. d. R. ohne die i. v.-Gabe von Kontrastmittel durchgeführt.
- Neben T2-gewichteten 3D-Datensätzen werden auch schnelle, etwas dickschichtigere T2-gewichtete Akquisitionen durch die Leberpforte und das Pankreas akquiriert (▶ Abb. 1.28).

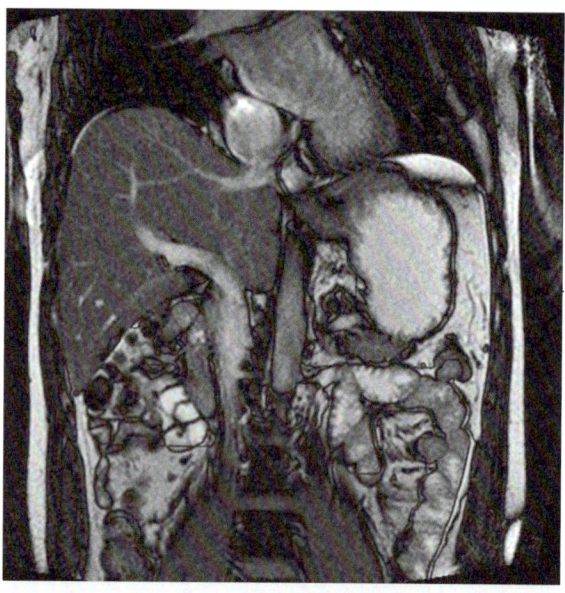

Abb. 1.28 Koronare dickschichtige T2-gewichtete Sequenz zur Planung der anschließend durchgeführten MRCP-Sequenzen.

- Am Ende der Untersuchung erfolgt ggf. noch eine 3D-Nachverarbeitung (3D-MIP [Maximum-Intensitäts-Projektion]) mit Standard-3D-Software (▶ Abb. 1.29).

1.10.11 Mögliche Komplikationen

- Bei einer MRCP können die üblichen Komplikationen einer Nativ-MRT auftreten (siehe Kap. 1.8).

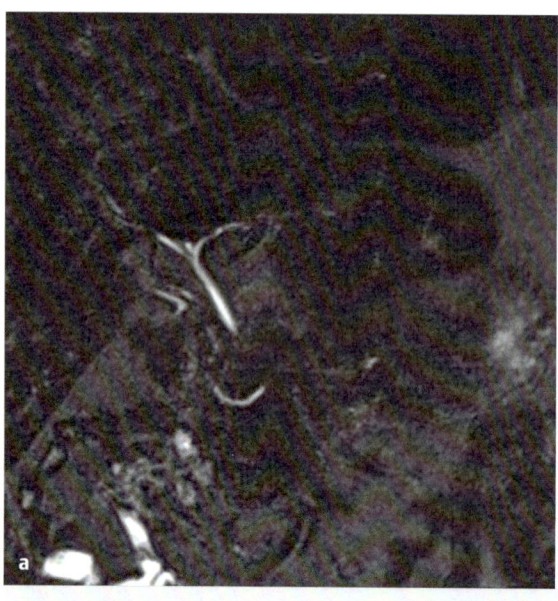

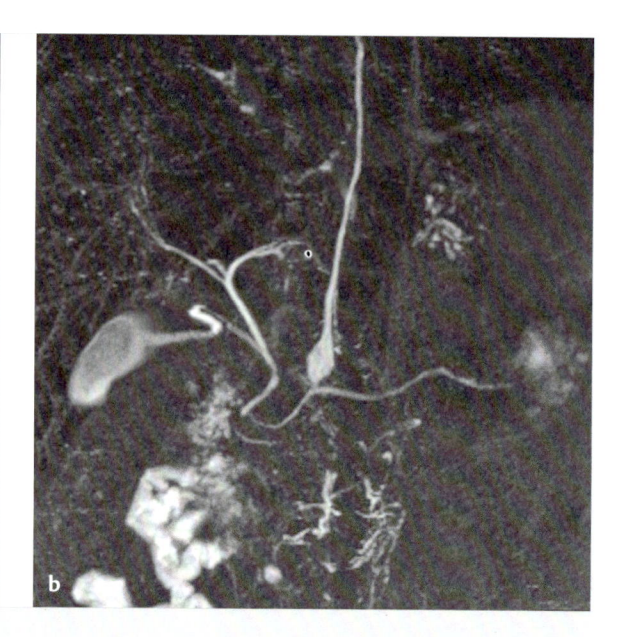

Abb. 1.29 MRCP.
a Dünnschichtige, stark T2-gewichtete koronare Sequenz mit Darstellung des Ductus hepaticus communis in der Bildmitte.
b MIP-Rekonstruktion basierend auf den dünnschichtigen Originalpartitionen (a) mit 3D-Darstellung der intrahepatischen Gallengänge und des Ductus pancreaticus. MIP: Maximum-Intensitäts-Projektion.

1.11 Ösophagusbreischluck

P. Stumpp, G. Borte

1.11.1 Steckbrief

Die Röntgenuntersuchung des Ösophagus ist durch die Einführung der Ösophagogastroskopie in der Bedeutung deutlich gesunken. Aktuell wird die Durchleuchtung des Ösophagus während des Schluckens eines röntgendichten Kontrastmittels (entweder als wässrige, jodhaltige oder als breiige, bariumhaltige Lösung) vorwiegend eingesetzt bei fehlender Passagemöglichkeit für das Endoskop oder präoperativ bei (Kopf-Hals-)Tumoren. Auch bei Motilitätsstörungen kann der Breischluck noch eingesetzt werden. Die Doppelkontrasttechnik (mit Barium und Luft) diente der Beurteilung der Schleimhaut und ist aufgrund der deutlich überlegenen endoskopischen Diagnostik inzwischen nicht mehr erforderlich. Die o. g. Untersuchungen finden typischerweise im Monokontrast statt.

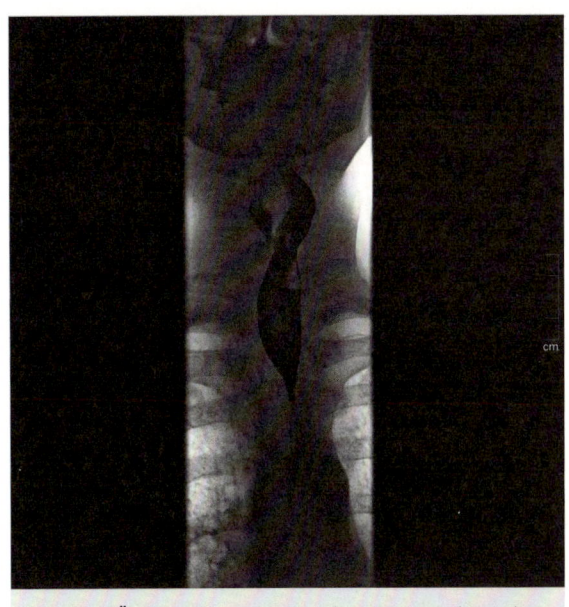

Abb. 1.30 Ösophagusbreischluck. Bekanntes Hypopharynxkarzinom rechts mit Aussparung der Tumorregion vom Kontrastmittel und Verdrängung des Lumens nach links. Weiter distal gelegene Anteile des Ösophagus noch nicht kontrastiert bei früher Phase nach oraler Gabe eines bariumhaltigen Kontrastmittels. Untersuchung zum Ausschluss von Passagestörungen/Zweittumoren vor Pan-Endoskopie.

1.11.2 Synonyme

- Breischluck
- Röntgen Speiseröhre

1.11.3 Keywords

- Passagestörung
- Tumor
- Divertikel

1.11.4 Definition

- Darstellung der Anatomie und Funktion des Ösophagus mittels einer Durchleuchtungsuntersuchung, während derer die Patienten ein röntgendichtes Kontrastmittel schlucken (▶ Abb. 1.30)
- Dabei wird die Passage von der Mundhöhle bis in den Magen beobachtet und beurteilt.

1.11.5 Indikationen

- fehlende Passagemöglichkeit für ein Endoskop
- präoperativer Ausschluss eines Zweittumors bei Kopf-Hals-Tumoren
- Motilitätsstörungen des Ösophagus

1.11.6 Kontraindikationen

- Aspiration

1.11.7 Aufklärung und spezielle Risiken

- Hauptrisiko ist die Aspiration von Kontrastmittel, die zur Pneumonitis führen kann.
  - insbesondere bei jodhaltigen, wässrigen Kontrastmittellösungen
- Bei Perforation im Bauchraum kann bariumhaltiges Kontrastmittel zu einer schweren granulomatösen Peritonitis führen und ist kontraindiziert.

1.11.8 Material

- Durchleuchtungsgerät
- orales Kontrastmittel (wässrige, jodhaltige oder breiige, bariumhaltige Lösung)

1.11.9 Durchführung

Vor Beginn des Eingriffs

- Probeschluck mit Wasser – keine Aspiration?

Lagerung

- stehend, ggf. leicht nach hinten abgekippt

Schnittführung

- Aufnahmen im a. p.- (von anterior nach posterior) und LAO-Strahlengang
- jeweils vom oberen und unteren Ösophagusabschnitt

1.11.10 Mögliche Komplikationen

- Aspiration
  - abhusten lassen, ggf. Überwachung
  - Reduktion schwerer Aspirationskomplikationen durch Probeschluck mit Wasser.
    - Falls dabei eine Aspiration auftritt, darf keine orale Kontrastmittelgabe erfolgen.

1.11.11 Quellenangaben

[1] Hansmann J, Grenacher L. Radiologische Bildgebung des oberen Gastrointestinaltrakts. Radiologe 2006; 46: 1077–1088

1.12 Dünndarm-MRT

A. Schreyer

1.12.1 Steckbrief

Bei der MRT-Untersuchung des Dünndarms wird der Dünndarm nach entsprechender Distension und ggf. Kontrastierung ohne Strahlenexposition bezüglich morphologisch tumoröser oder entzündlicher Veränderungen dargestellt. Die Untersuchung kann entweder als MR-Enteroklysma (Applikation eines Kontrastmittels über eine Magen- bzw. Duodenalsonde) oder MR-Enterografie (orale Applikation des Kontrastmittels) durchgeführt werden. Nach der aktuellen Studienlage sollte die Untersuchung gegenwärtig vornehmlich als MR-Enterografie in Dark-Lumen-Technik erfolgen. Dabei wird dem Patienten vor der Untersuchung oral eine Wasser-Quellmittel-Mischung gegeben. Zusätzlich erfolgt eine T1-positive intravenöse Kontrastierung, sodass in der T1-Sequenz das Darminnere durch das applizierte intraluminale Wasser dunkel und die Darmwand durch die intravenöse Kontrastmittelgabe in T1-Sequenzen hell erscheint. Somit können Verdickungen der Darmwand am besten beurteilt werden.

1.12.2 Aktuelles

- Zur Reduktion von intravenösem Kontrastmittel (Problematik der nephrogenen systemischen Fibrose [NSF], Ablagerung von Gadolinium im Cerebrum) werden gegenwärtig Untersuchungsmethoden ohne Kontrastmittel weiterentwickelt.
- Gerade die diffusionsgewichtete MRT des Dünndarms (DWI: Diffusion-weighted Imaging) zeigt dabei ein extrem großes Potenzial, ggf. künftig die kontrastmittelgestützten Untersuchungen ersetzen zu können.
- Ggf. kann sogar auf die orale Gabe von Wasser als Distensionsmittel verzichtet werden, was die Untersuchung noch angenehmer für die Patienten macht.
  - Erste Ansätze erscheinen dabei sehr vielversprechend.

1.12.3 Synonyme

- Dünndarm-MRI (Magnetic Resonance Imaging)
- Kernspintomografie des Dünndarms
- Dünndarm-NMR (Nuclear Magnetic Resonance)
- MR-Sellink (inkorrekte Bezeichnung, die leider weiterhin fälschlich verwendet wird)

1.12.4 Keywords

- MR-Enteroklysma
- MR-Enterografie
- Morbus Crohn
- Colitis ulcerosa

1.12.5 Definition

- diagnostische MR-Technik, in der dediziert der Dünndarm durch Distension und Kontrastmittelgabe bezüglich entzündlicher oder tumoröser Veränderungen untersucht wird
- **MR-Enteroklysma:** Applikation eines Kontrastmittels über eine Magen- bzw. Duodenalsonde
- **MR-Enterografie:** orale Applikation des Kontrastmittels

1.12.6 Indikationen

- MR-Enterografie bzw. -Enteroklysma sind in erster Linie indiziert
  - zur Abklärung entzündlicher Dünndarmveränderungen bei V. a. **Morbus Crohn** oder
  - zum Ausschluss entzündlicher Dünndarmwandveränderungen bei **Colitis ulcerosa**.
- Entsprechend den S3-Leitlinien zu Morbus Crohn sollte bei der Erstdiagnose dieser Erkrankung eine komplette Dünndarmdarstellung mittels MR-Enterografie bzw. -Enteroklysma durchgeführt werden (keine Strahlenbelastung; ▶ Abb. 1.31, ▶ Abb. 1.32, ▶ Abb. 1.33).
  - Zusätzlich kann entsprechend der Leitlinie bei inkonklusiver Ultraschalluntersuchung eine MRT ggf. durchgeführt werden zu
    - der Beurteilung von Aktivität und Verlauf der Erkrankung,
    - dem Therapiemonitoring und
    - der Diagnose potenzieller Komplikationen.
- Neben der Diagnose und Beurteilung chronisch entzündlicher Darmerkrankungen kann die MR-Enterografie auch bei V. a. eine **seltene Neoplasie des Dünndarms** als strahlenfreie Methode der Wahl angewendet werden.

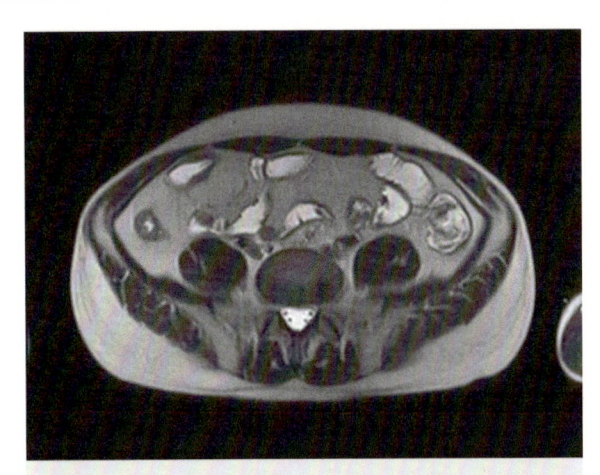

Abb. 1.31 T 2-gewichtetes axiales MRT einer MR-Enterografie bei einem Patienten mit typischem Morbus Crohn mit wandverdicktem terminalem Ileum.

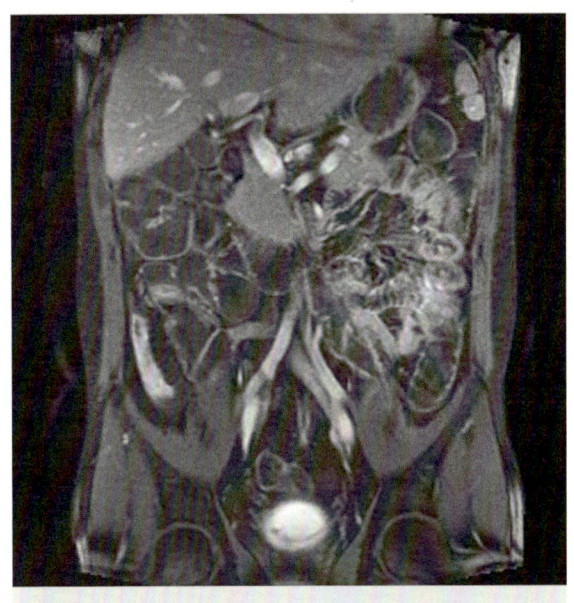

Abb. 1.33 Koronare kontrastgestützte, fettgesättigte T 1-Schicht einer MR-Enterografie (gleicher Patient wie in ▶ Abb. 1.31 und ▶ Abb. 1.32) mit Darstellung der langstreckigen Entzündung im rechten Unterbauch.

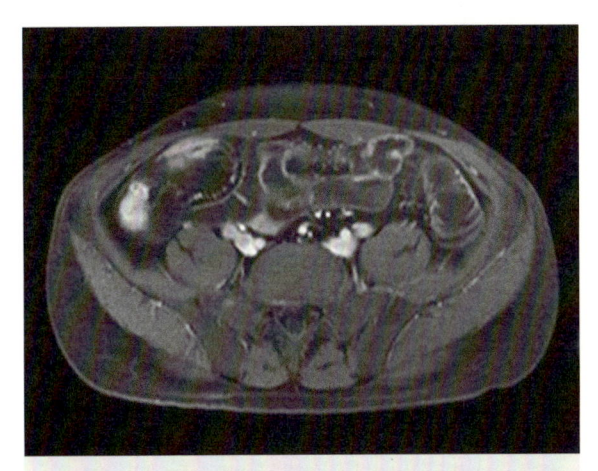

Abb. 1.32 Axiale kontrastgestützte, fettgesättigte T 1-Schicht einer MR-Enterografie bei gleichem Patienten wie in ▶ Abb. 1.31. Es zeigt sich eine vermehrte Kontrastmittelaufnahme des verdickten, entzündlich veränderten terminalen Ileums mit vermehrtem mesenterialen Fett um die Entzündung (sog. „creeping fat").

1.12.7 Kontraindikationen

- Kontraindikationen sind die allgemeinen MRT-Kontraindikationen (Platzangst, metallische Implantate, Kontraindikationen bzgl. Kontrastmittel; siehe Kap. 1.8).

1.12.8 Aufklärung und spezielle Risiken

- Die Aufklärung entspricht der Aufklärung zur allgemeinen MRT-Untersuchung des Abdomens mit intravenöser Kontrastierung.
- Bezüglich der oralen Kontrastierung mit wässrigen distendierenden Lösungen muss keine gesonderte Aufklärung erfolgen.

1.12.9 Material

- 1,5- oder 3-Tesla-MRT-Geräte
- Kontrastmittel

1.12.10 Durchführung

- 45 min vor der Untersuchungsdurchführung sollte der Patient zur Dünndarmdistension eine wässrige Lösung aus Wasser und Quellmitteln (z. B. Mannitol, Johannisbrotkernmehl) zu sich nehmen.
  - Bewährt hat sich dazu eine Lösung aus Wasser mit 2,5 % Mannitol und 0,2 % Johannisbrotkernmehl (z. B. als Nestargel kommerziell erhältlich).
- Die Untersuchung sollte bevorzugt in Bauchlage durchgeführt werden, die Untersuchung in Rückenlage ist jedoch ebenfalls möglich.
- Nach Anbringen eines i. v.-Zugangs wird der Patient im MRT positioniert und mit einer Spule versehen.
- Es werden native und kontrastgestützte Sequenzen erstellt.
  - Insbesondere vor den kontrastgestützten Sequenzen sollte ggf. Buscopan (wenn keine Kontraindikation vorliegt) zur Reduktion der Darmbewegung intravenös gegeben werden.

1.12.11 Mögliche Komplikationen

- Bei der MRT des Dünndarms können die üblichen Komplikationen einer kontrastgestützten MRT des Abdomens auftreten (siehe Kap. 1.8).

1.13 CT-/MR-Kolonografie

A. Schreyer

1.13.1 Steckbrief

Die virtuelle CT- bzw. MR-Kolonografie basiert prinzipiell auf hochauflösenden modernen Schnittbildtechniken. Dabei werden durch die dreidimensionale Datenakquisition des gesamten Bauchraums und Darms mit hohen Differenzen der Signalunterschiede des Darmlumens und des umgebenden Gewebes dreidimensionale Rekonstruktionen erzeugt, basierend auf den Schnittbilddaten. Diese dreidimensionalen Computermodelle können wiederum virtuell mit einer simulierten endoskopischen Kamera „durchflogen" werden. Zusätzlich können durch neue Bildbearbeitungstechniken (Postprocessing) die Darmwände virtuell „aufgeschnitten" werden. CAD-Techniken erlauben das Erkennen möglicher Unregelmäßigkeiten der Darminnenwand im Sinne von Polypen oder Karzinomen (CAD: computerassistierte Detektion).

1.13.2 Aktuelles

- Gegenwärtig wird vor allem die Nachbearbeitung (Postprocessing) und die Optimierung der Bildverarbeitung durch eine farbliche Codierung von Wandverdickungen (CAD) weiterentwickelt und beforscht.

1.13.3 Synonyme

- CT-/MR-Kolografie
- CT-/MR-Dickdarm
- virtuelle Koloskopie
- virtuelle Kolonografie

1.13.4 Keywords

- Dickdarm-MRT
- Distension
- Artefakt
- Buscopan
- Gadolinium

1.13.5 Definition

- diagnostisches radiologisches Verfahren, bei dem basierend auf dünnschichtiger Bildgebung (CT oder MRT) dreidimensionale Modelle des distendierten Dickdarmrahmens erstellt werden
- entsprechende Distension des Dickdarms durch Flüssigkeit oder Raumluft bzw. CO_2
- Modelle können anschließend virtuell „durchflogen werden"
  - ähnlicher Bildeindruck wie bei Koloskopie

1.13.6 Indikationen

- Angelehnt an die Leitlinien zum kolorektalen Karzinom besteht eine Indikation zur CT- oder MR-Kolonografie
  - bei einer **inkompletten Koloskopie** (Stenose, Briden, Anatomie) bzw.
  - als **Alternative bei Kontraindikationen zur regulären Koloskopie** (z. B. Gerinnungsstörungen bei Antikoagulation).
- Entsprechend der Leitlinien wird die Kolonografie als primäre Methode zur Sekundärprävention im Rahmen einer Screeninguntersuchung gegenwärtig in Deutschland nicht empfohlen.
- Bezüglich der Sensitivität und der Spezifität zeigt die CT- bzw. MR-Kolonografie ähnliche Ergebnisse wie die reguläre fiberoptische Koloskopie.
  - Dabei muss jedoch beachtet werden, dass bei einer regulären CT-Untersuchung Strahlenexpositionen von etwa 10–20mSv auftreten können, was durch Low-Dose-Technik auf bis zu 3mSv reduzierbar erscheint.
- Die aktuelle Studienlage weltweit zeigt eine eindeutige Dominanz der CT-Untersuchungen, MR-Kolonografien wurden vor allem in Deutschland und z. T. Europa durchgeführt.
  - Gegenwärtig scheint die MR-Kolonografie aber nun zunehmend auf dem Rückzug, da sie aus logistischen Gründen in der MRT mit der zusätzlichen Problematik der Artefaktanfälligkeit weiter zurückfällt.

1.13.7 Kontraindikationen

- Bei der MR-Kolonografie sind die üblichen Kontraindikationen für kontrastgestützte MRT-Untersuchungen anzuführen (Platzangst, metallische Implantate; siehe Kap. 1.8).
- Bei der CT-Untersuchung bestehen prinzipiell kaum Kontraindikationen, da kein intravenöses Kontrastmittel appliziert werden muss.

1.13.8 Aufklärung und spezielle Risiken

- Es muss jeweils die für MRT oder CT übliche Aufklärung zur Untersuchung erfolgen.
- Eine Aufklärung über Kontrastmittel muss bei der CT-Methode i. d. R. nicht erfolgen, da bei der virtuellen Koloskopie im CT kein Kontrastmittel gegeben werden muss.
- Prinzipiell muss, wie bei jeder radiologischen Untersuchung, bei der der Darm durch Luft oder Flüssigkeit distendiert wird, auf die Möglichkeit einer Darmperforation hingewiesen werden (tritt extrem selten auf).

1.13.9 Material

- In der MRT kann die MR-Kolonografie sowohl an 1,5- als auch 3-Tesla-Geräten durchgeführt werden.
- Computertomografisch sollten aktuelle Mehrzeilengeräte verwendet werden.

1.13.10 Durchführung

- CT-Kolonografie:
  - 24 h vor der Untersuchung sollte eine faserarme Diät erfolgen.
  - Zusätzlich sollte 24 h vor der Untersuchung
    – eine „Wet Prep" (Polyethylenglycol [PEG] 3–4 l) oder
    – eine „Dry Prep" (Natriumphosphat bzw. Bisacodyl, analog einer regulären fiberoptischen Koloskopie) durchgeführt werden.
  - Vor der Untersuchung sollte ggf. eine Kontraindikation gegenüber Buscopan abgeklärt werden.
  - Zur i. v.-Gabe von Buscopan während der Untersuchung sollte ein i. v.-Zugang vorliegen.
  - Die Untersuchung wird bevorzugt in Niedrigdosistechnik durchgeführt.
- MR-Kolonografie:
  - Die durchführende Untersuchung in der MRT sollte durch eine Darmreinigung wie zur Koloskopie vorbereitet werden.
  - Anschließend wird üblicherweise eine Untersuchung in Dark-Lumen-Technik durchgeführt.
  - Hierzu wird ein Einlauf mit 1–2 l Wasser durchgeführt und intravenös ein gadoliniumhaltiges Kontrastmittel gegeben.
- Vor allem die Vorbereitung erscheint für den Patienten belastend.
  - Deshalb ist eine gute Kooperation der durchführenden radiologischen Abteilung mit einer endoskopischen Abteilung wichtig.
  - So kann bei der Diagnose von Polypen ggf. am gleichen Tag eine konventionelle fiberoptische Koloskopie mit Polypenresektion durchgeführt werden.

1.13.11 Mögliche Komplikationen

- Bei der MR-Kolonografie können die üblichen Komplikationen der MRT auftreten, vor allem bei der Kontrastmittelgabe (siehe Kap. 1.8).
- Ansonsten kann durch die Distension des Dickdarms durch Flüssigkeit bei der MRT oder Raumluft bzw. CO_2 bei der CT eine Perforation entstehen.

1.14 Doppelkontrastaufnahme

P. Stumpp, G. Borte

1.14.1 Steckbrief

Doppelkontrastaufnahmen sind Durchleuchtungs- oder Röntgenaufnahmen, die unter gleichzeitiger Nutzung von röntgenpositiven und röntgennegativen Kontrastmitteln angefertigt werden. Diese Technik wird nur in der Darstellung des Ösophagus bzw. des Gastrointestinaltrakts angewendet. Ein Vorteil der Methode ist die Möglichkeit, Darmbewegungen zu beobachten und durch eine umschriebene Einschränkung der Motilität auch submuköse Prozesse detektieren zu können. Insgesamt ist jedoch die Bedeutung der Doppelkontrastuntersuchung des Gastrointestinaltrakts nach Einführung der Endoskopie massiv gesunken. Als Standardmethode hat sie sich in der Darstellung des Dünndarms als sog. „Sellink" erhalten. Dieser Sammelbegriff beinhaltet allerdings heute unterschiedliche Techniken, die der Fragestellung und patientenseitigen Voraussetzungen angepasst werden müssen.

1.14.2 Synonyme

- Doppelkontrast-Röntgen
- Doppelkontrastuntersuchung
- Doppelkontrastdarstellung

1.14.3 Keywords

- chronisch entzündliche Darmerkrankung
- Stenose
- Darmfistel
- Darmtumor

1.14.4 Definition

- Als **Doppelkontrastaufnahmen** werden Durchleuchtungs- oder Röntgenaufnahmen verstanden, die unter gleichzeitiger Nutzung von röntgenpositiven und röntgennegativen Kontrastmitteln angefertigt werden.
- Sie erlauben
  - die Passagebeurteilung,
  - die Beurteilung des Schleimhautreliefs sowie
  - den Nachweis von Darmfistelungen und Motilitätsstörungen.

- Eine Bariumlösung dient als röntgenpositives Kontrastmittel, als röntgennegatives Kontrastmittel wird Luft, Methylzellulose oder Wasser verwendet.
  - Das Barium überzieht die Schleimhaut mit einem röntgenpositiven Film.
  - Durch das zweite Kontrastmittel wird das Lumen dilatiert, sodass eine Beurteilung von Schleimhautveränderungen möglich ist.
- Techniken für **Aufnahmen nach Sellink:**
  - **ausschließliche Durchleuchtung** in Doppelkontrasttechnik unter Verwendung einer Bariumsuspension, gefolgt von Methylzellulose (entspricht der Untersuchungsmethode nach Herlinger 1978, basierend auf dem Standardwerk der Dünndarmradiologie von Sellink 1976)
    - heute jedoch oft kombiniert mit Schnittbilddiagnostik.
  - **MRT-Abdomen-Untersuchung** („MR-Sellink" oder auch MR-Enteroklysma)
    - alternativ ist auch alleinige MR-Untersuchung nach oraler Flüssigkeitsgabe möglich (MR-Enterografie)
  - **CT-Abdomen-Untersuchung** („CT-Sellink" oder CT-Enteroklysma), vornehmlich bei Kontraindikationen für die MRT
  - **sondengestützte, MR-kontrollierte Darmfüllung** nach Positionierung im MRT: logistisch aufwendig, aber strahlensparend

1.14.5 Indikationen

- Durch die Vorteile der Endoskopie mit der direkten Beurteilung der Schleimhäute und der Möglichkeit zur Biopsie auffälliger Areale werden Doppelkontrastuntersuchungen nur noch selten angewendet.
- Vorwiegend kommen sie noch zur Anwendung für
  - die Darstellung des Dünndarms bei der Tumorsuche und
  - der Frage nach Beteiligung im Rahmen einer chronisch entzündlichen Darmerkrankung (CED).
- Auch bei dieser Indikation finden jedoch zunehmend Schnittbilduntersuchungen Anwendung, dabei vor allem die strahlungsfreie MRT [1], [2], [3].
- Dies ist vor dem Hintergrund des meist jungen Alters von Patienten mit CED besonders relevant.

1.14.6 Kontraindikationen

- akute Perforationen in dem Darmabschnitt, der aktuell untersucht und dabei distendiert werden soll
- mechanischer Dickdarmileus
- akutes Abdomen mit Peritonitis

1.14.7 Aufklärung und spezielle Risiken

- Aufgeklärt werden muss über das (insgesamt gering einzuschätzende) Risiko des **bariumhaltigen Kontrastmittels**.
  - Beim Austritt des Kontrastmittels in die Peritonealhöhle sind schwere chronisch granulierende Entzündungsreaktionen beschrieben worden, die teils auch letal endeten.
- Prinzipiell ist bei einer Darmdistension auch das Risiko einer **Perforation** bei gesundem Darm gegeben.
  - Deutlich erhöht ist das Risiko bei einem mechanischen Ileus, der daher vor der Untersuchung mittels Röntgenleeraufnahme des Abdomens ausgeschlossen werden muss.
- Zur Reduktion der Darmmotilität kann die gewichtsadaptierte intravenöse Gabe von **Butylscopolamin** erfolgen.
  - Das Medikament kann Mundtrockenheit, Sehstörungen und Herzrhythmusstörungen verursachen, worüber der Patient aufgeklärt werden muss.
  - Zudem ist Butylscopolamin kontraindiziert bei benigner Prostatahyperplasie.
  - Aufgrund der möglichen Akkommodationsstörungen darf der Patient auch in den Stunden nach der Untersuchung nicht selbst aktiv am Straßenverkehr teilnehmen.

1.14.8 Präoperative/präinterventionelle Diagnostik

- Abdomenleeraufnahme zum Ausschluss eines mechanischen Ileus

1.14.9 Material

- Dünndarmuntersuchung mittels Doppelkontrast:
  - Durchleuchtungseinrichtung
  - Jejunalsonde
  - elektronisch gesteuerte Pumpe mit variabel einstellbarer Infusionsrate
- vorteilhaft: Verfügbarkeit röntgendurchlässiger Kompressionshilfen
  - übersichtlichere Darstellung einzelner Darmanteile bei starken Überlagerungen
- intravenöser Zugang

1.14.10 Durchführung

- Untersuchung im Durchleuchtungsraum
- Anlegen eines intravenösen Zugangs
- Ausschluss mechanischer Ileus im Röntgen-Abdomen
- Anlage der Jejunalsonde unter Durchleuchtung, ggf. in Rechtsseitenlage und mit angewinkelten Beinen

- wichtig: Lage der Sondenspitze distal des Treitz-Bands
- ansonsten kann rascher Reflux von Kontrastmittel in den Magen auftreten, mit Übelkeit und schwallartigem Erbrechen von Kontrastmittel und Sonde
- Applikation von 200 ml bariumhaltigem Kontrastmittel mit ca. 80 ml/min
- anschließend Gabe von Methylzellulose, ebenfalls mit 80 ml/min
  - Bei in der Durchleuchtung sichtbarer guter Passage kann die Geschwindigkeit bis auf 200 ml/min gesteigert werden.
- Bei Übertritt des Kontrastmittels in das Kolon wird die Untersuchung mit gezielter Darstellung des terminalen Ileums beendet.

1.14.11 Mögliche Komplikationen

- Darmperforation
- Peritonitis
- Erbrechen

1.14.12 Ergebnisse

- Die Doppelkontrastdarstellung des Dünndarms ermöglich die Darstellung von
  - charakteristischen Schleimhautveränderungen bei chronisch entzündlichen Darmerkrankungen (v. a. beim Morbus Crohn; ▶ Abb. 1.34),
  - Dünndarmtumoren,
  - Passagestörungen und
  - Motilitätsstörungen.
- Gegebenenfalls können auch Fistelgänge detektiert werden.
  - Hierfür und für weitere extraintestinale Komplikationen, z. B. interenterische Abszesse, ist jedoch eine zusätzliche MRT-Untersuchung vorteilhaft [3].

1.14.13 Quellenangaben

[1] Cullen G, Donnellan F, Doherty GA et al. Evaluation of the small bowel in inflammatory bowel disease. Expert Rev Gastroenterol Hepatol 2013; 7: 239–251
[2] Dambha F, Tanner J, Carroll N. Diagnostic imaging in Crohn's disease: What is the new gold standard? Best Pract Res Clin Gastroenterol 2014; 28: 421–436
[3] Haas K, Rubesova E, Bass D. Role of imaging in the evaluation of inflammatory bowel disease: How much is too much? World J Radiol 2016; 8: 124–131

1.14.14 Literatur zur weiteren Vertiefung

- Antes G. Bildgebende Dünndarmdiagnostik. Berlin Heidelberg: Springer; 1998
- Wessling J, Buerke B. CT und MRT des Dünndarms. Radiologie up2date 2012; 3: 203–225
- Wessling J, Heindel W. Radiologische Diagnostik bei Dünndarmerkrankungen. Radiologie up2date 2007; 3: 183–199

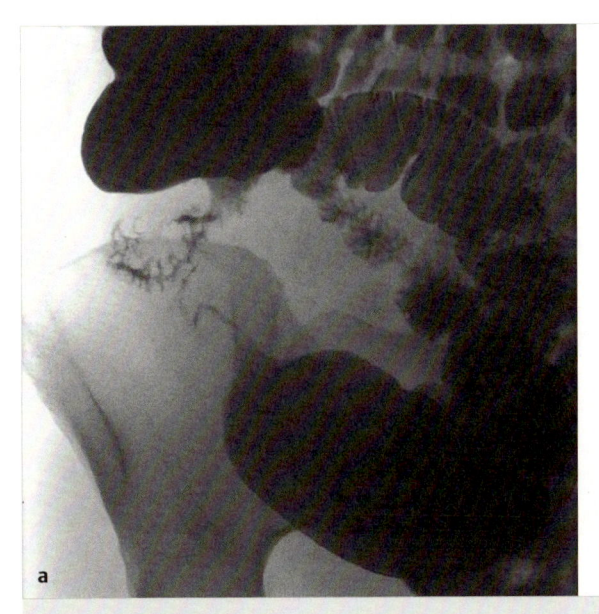

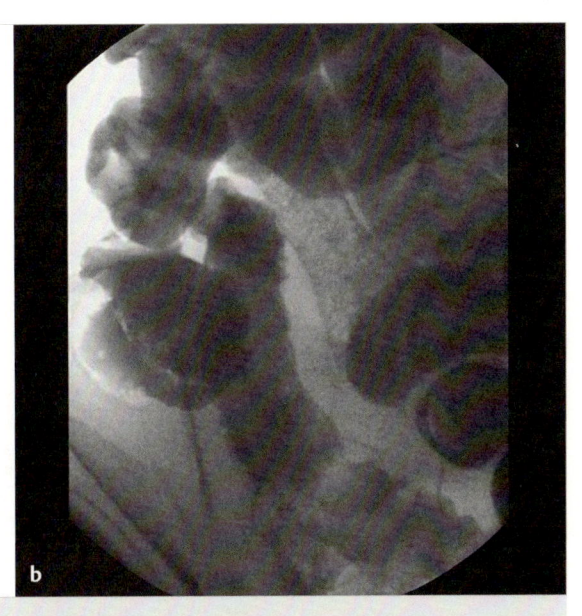

Abb. 1.34 Morbus Crohn.
a 30-jährige Patientin mit Morbus Crohn: Doppelkontrastuntersuchung des Dünndarms nach Sellink mit guter Distension im distalen Ileum. Deutliche Füllungsdefekte und Stenosen im terminalen Ileum. Das Colon ist nur im Monokontrast dargestellt.
b 21-jährige Patientin mit typischen Schleimhautveränderungen bei Morbus Crohn: Pflastersteinrelief und Spiculae der Wand (intramurale Fistelungen).

1.15 Szintigrafie

M. Schreckenberger

1.15.1 Steckbrief

Szintigrafische Verfahren dienen der funktionellen Bildgebung und ermöglichen eine Abbildung in vivo und eine Quantifizierung (patho)physiologischer Prozesse. Hierbei werden (organspezifische) Pharmaka mit γ-emittierenden Isotopen (meistens ^{99m}Tc) markiert und deren Biodistribution mittels einer Gammakamera statisch oder dynamisch gemessen. Neben der Durchführung planarer Aufnahmen erlauben moderne Kamerasysteme eine dreidimensionale Messung mit der Berechnung von Schnittbildern (SPECT: Single Photon Emission Computed Tomography). In der szintigrafischen Diagnostik gastroenterologischer Erkrankungen kommt vor allem der Untersuchung der ösophagealen und gastralen Motilität sowie der Blutungsquellensuche Bedeutung zu. Die hepatobiliäre Funktionsszintigrafie wird neben den „klassischen" Indikationen (Gallengangsleckagen, Gallengangsatresien) zunehmend auch im Rahmen der Metastasenchirurgie eingesetzt (Quantifizierung des funktionellen Lebervolumens nach Portalvenenligatur).

1.15.2 Aktuelles

- Mittlerweile verfügen viele SPECT-Systeme auch über eine zusätzliche CT-Komponente.
- Damit ist eine räumlich präzisere Zuordnung der funktionellen Information zu anatomischen Strukturen möglich.

1.15.3 Synonyme

- keine

1.15.4 Keywords

- Ösophagusfunktionsszintigrafie
- Magenfunktionsszintigrafie
- Blutungsquellensuche
- Meckel-Divertikel

1.15.5 Definition

- funktionelle Bildgebung des Magen-Darm-Trakts mittels γ-emittierender Radiopharmaka

1.15.6 Indikationen

- Die wichtigsten szintigrafischen Untersuchungen und deren Indikationen sind in ▶ Tab. 1.9 aufgeführt.

1.15.7 Kontraindikationen

- absolut: Schwangerschaft (außer Notfalldiagnostik)
- relativ: Stillzeit

1.15.8 Aufklärung und spezielle Risiken

- Radiopharmazeutika werden aufgrund der hohen Sensitivität des zugrunde liegenden Tracerprinzips nur in nanomolaren Dosen verabreicht.
  - Deshalb sind klinisch relevante pharmakologische oder toxische Wirkungen nicht bekannt.
- Die Strahlenexposition bei der jeweiligen Untersuchungsart muss beachtet werden und der Patient muss darüber aufgeklärt werden.

Tab. 1.9 Szintigrafische Untersuchungen und Indikationen

Untersuchung	Radiopharmazeutikum	Indikation
Ösophagusfunktionsszintigrafie	^{99m}Tc-DTPA, ^{99m}Tc-Nanokolloid Verabreichung einer flüssigen sowie einer standardisierten semisoliden Testmahlzeit (z. B. Milchbrei)	V. a. Motilitätsstörung: Kollagenosen Diabetes mellitus gastroösophagealer Reflux unklare funktionelle Störungen
Magenfunktionsszintigrafie	^{99m}Tc-DTPA, ^{99m}Tc-Nanokolloid Verabreichung einer standardisierten semisoliden Testmahlzeit (z. B. Milchbrei)	V. a. Motilitätsstörung: postoperativ Diabetes mellitus Pylorusstenose unklare funktionelle Störungen
szintigrafische Blutungsquellensuche	^{99m}Tc-Pertechnetat (i. v.) zur Erythrozyten-Markierung in vivo oder in vitro mittels Zinnpyrophosphat	V. a. intermittierende oder chronische gastrointestinale Blutung ohne endoskopische Detektion
Meckel-Divertikel-Szintigrafie	^{99m}Tc-Pertechnetat (i. v.) unspezifische Traceranreicherung in Belegzellen	unklare gastrointestinale Blutung bei V. a. ektope Magenschleimhaut
hepatobiliäre Funktionsszintigrafie	^{99m}Tc-HIDA, ^{99m}Tc-BIDA (i. v.)	Gallengangsleckagen Gallengangsatresien Bestimmung des funktionellen Lebervolumens

- Die Strahlenexposition liegt (in Relation zu anderen diagnostischen Strahlenanwendungen) bei den gastroenterologischen Indikationen im unteren bzw. mittleren (Blutungsquellensuche) Bereich.
- **Strahlenexpositionen gastroenterologischer Szintigrafien**:
  - Ösophagusfunktionsszintigrafie: 0,3–0,5 mSv
  - Magenfunktionsszintigrafie: 0,5–0,7 mSv
  - szintigrafische Blutungsquellensuche: 5,0–6,0 mSv
  - Meckel-Divertikel-Szintigrafie: 0,7–0,9 mSv
  - hepatobiliäre Funktionsszintigrafie: 3,0–3,5 mSv

1.15.9 Material

- Da für die meisten gastroenterologischen Szintigrafien planare Aufnahmen in ein oder zwei Projektionen ausreichend sind, ist lediglich eine **(Einkopf)-Gammakamera** mit Low-Energy-Kollimator erforderlich.
- Für die Durchführung hepatobiliärer Funktionsszintigrafien ist dagegen eine **Doppelkopf-SPECT-Kamera** wünschenswert, um Schnittbilder rekonstruieren zu können.

1.15.10 Durchführung

Vor Beginn der Untersuchung

Ösophagusfunktionsszintigrafie
- 2 h Nüchternheit ausreichend

Magenfunktionsszintigrafie
- mindestens 4 h Nüchternheit

Szintigrafische Blutungsquellensuche
- keine Vorbereitung

Nachweis eines Meckel-Divertikels
- wenn möglich, mindestens 3 h Nüchternheit

Hepatobiliäre Funktionsszintigrafie
- 3–4 h Nüchternheit
- bei Gabe von Opiaten mindestens 4 h Karenz zur Untersuchung

Untersuchungsablauf

Ösophagusfunktionsszintigrafie
- Das Radiopharmazeutikum (^{99m}Tc-Nanokolloid bzw. ^{99m}Tc-DTPA) wird
  - für die flüssige Testmahlzeit zu 100 ml Leitungs- oder Mineralwasser gegeben,
  - für die semisolide Testmahlzeit zur gleichen Menge eines Fertigbreis (z. B. Haferbrei).
- Nacheinander werden dem liegenden Patienten (um die Schwerkraft als förderndes Element der Passage auszuschalten) die beiden Testmahlzeiten (1. flüssig, 2. semisolide) schluckweise verabreicht (Abstand zwischen den einzelnen Schlucken: 10–20s).
- Zeitgleich werden dynamische Aufnahmen akquiriert.
- Die Auswertung erfolgt sowohl nach visuellen als auch semiquantitativen Kriterien mit
  - der Rekonstruktion von Summenschluckbildern („condensed images") sowie
  - der Berechnung einer mittleren Transitzeit (▶ Abb. 1.35, ▶ Abb. 1.36).

Magenfunktionsszintigrafie
- Das Radiopharmazeutikum (^{99m}Tc-Nanokolloid bzw. ^{99m}Tc-DTPA) wird für die semisolide Testmahlzeit zu 100–150 ml eines Fertigbreis (z. B. Haferbrei) gegeben.
- Nach zügiger Einnahme der Testmahlzeit erfolgen dynamische Aufnahmen der Magenregion über 45–60 min.
- Die Auswertung besteht sowohl aus einer visuellen als auch einer semiquantitativen Analyse mit Berechnung der Magenentleerungshalbwertszeit.

Szintigrafische Blutungsquellensuche
- Indikation: Verdacht auf intermittierende oder (sub) akute gastrointestinale Blutung, die weder endoskopisch noch angiografisch lokalisiert werden kann.
- Der szintigrafische Nachweis beruht auf der Extravasation ^{99m}Tc-markierter Erythrozyten.
- Für die radioaktive Markierung der patienteneigenen Erythrozyten nach Vorbehandlung mittels Zinn-(Sn^{2+})-Pyrophosphat existieren sowohl in vitro als auch in vivo Markierungsverfahren.
- Dabei weisen die technisch etwas aufwändigeren In-vivo-Verfahren eine signifikant höhere Markierungsausbeute (>98%) auf, die zu einer höheren diagnostischen Genauigkeit führt.
- Nach intravenöser Applikation von mit 700–750 MBq ^{99m}Tc-markierten Erythrozyten erfolgen zunächst dynamische planare Szintigrafien über 30–45 min p. i.
- Anschließend werden statische planare Aufnahmen in 1–2-stündigen Abständen bis 24 h p. i. durchgeführt.
- Als untere Nachweisgrenze werden in der Literatur Blutungsraten von 0,1 ml/min angegeben (Sensitivität 91–97%).

Nachweis eines Meckel-Divertikels
- Dieses primär in der pädiatrischen Gastroenterologie eingesetzte Verfahren beruht darauf, dass ca. 50–60% der Meckel-Divertikel ektope Magenschleimhaut enthalten, deren Belegzellen über einen aktiven Transportmechanismus ^{99m}Tc-Pertechnetat anreichern.

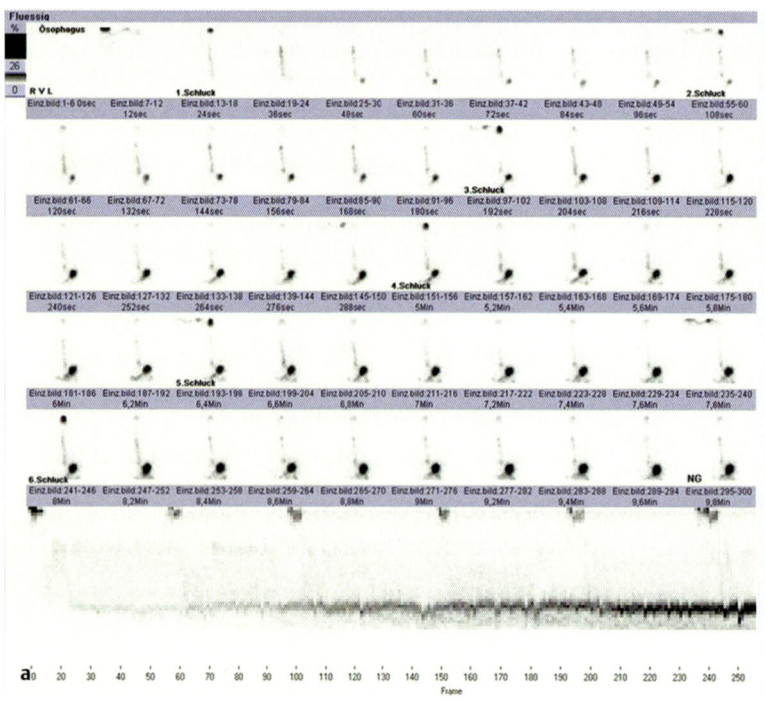

Abb. 1.35 55-jährige Patientin mit V. a. CREST-Syndrom und anamnestisch fraglichen Schluckstörungen. In der Funktionsszintigrafie zeigt sich eine regelrechte ösophageale Passage sowohl für die flüssige (**a**) als auch die semisolide Testmahlzeit (**b**). In der unteren Bildzeile sind die jeweiligen „condensed images" dargestellt.
a Szintigrafie der flüssigen Testmahlzeit.
b Szintigrafie der semisoliden Testmahlzeit.

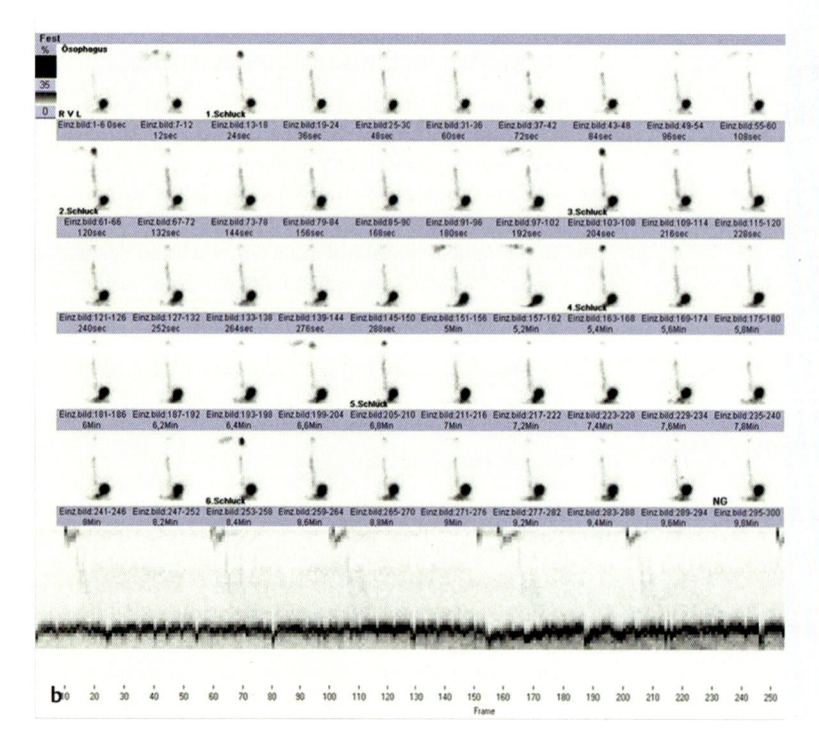

1.15 Szintigrafie

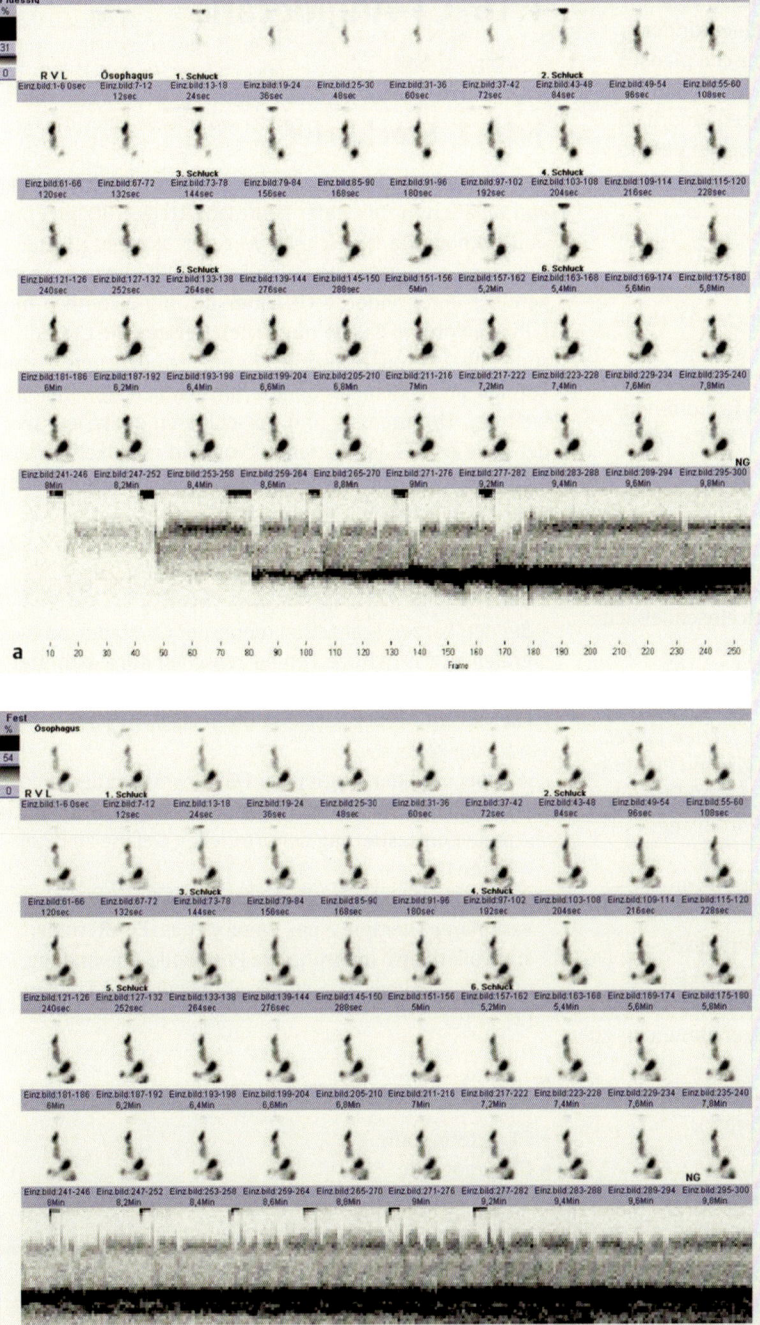

Abb. 1.36 67-jährige Patientin mit systemischer Sklerodermie und unklarem Gewichtsverlust von 8 kg innerhalb der letzten 6 Monate. In der Funktionsszintigrafie zeigt sich eine deutlich verzögerte ösophageale Passage sowohl für die flüssige (**a**) als auch die semisolide Testmahlzeit (**b**) mit Motilitätsstörung vor allem im zervikothorakalen Übergang des Ösophagus. In der unteren Bildzeile sind die jeweiligen „condensed images" dargestellt.
a Szintigrafie der flüssigen Testmahlzeit.
b Szintigrafie der semisoliden Testmahlzeit.

- Unmittelbar mit der intravenösen Injektion von 185 MBq ^{99m}Tc-Pertechnetat (Erwachsene; Kinder 37–185 MBq) startend, erfolgen dynamische planare Aufnahmen über 30 min p.i.
- Extragastrale fokale Traceranreicherungen innerhalb von max. 30 min entsprechen dem typischen Befund.
- Spätere Aufnahmen sind nicht sinnvoll und führen zu falsch positiven Befunden.

Hepatobiliäre Funktionsszintigrafie

- Als Tracer werden ^{99m}Tc-markierte Lidocain-Derivate (Iminodiacetate) verwendet.
  - Diese werden über anionentransportierende Polypeptide aktiv von den Hepatozyten aufgenommen und in die Gallengänge sezerniert.
  - Die intrahepatische Traceraufnahme gilt damit als Surrogatmarker des funktionell aktiven Lebervolumens.
  - Die szintigrafische Messung der Tracerkinetik ermöglicht darüber hinaus auch eine Beurteilung des intra- und extrahepatischen Gallenabflusses einschließlich der Detektion von Leckagen.
- Neben den langjährig etablierten (primär pädiatrischen) Indikationen wie der Frage nach Gallenwegsatresie kommt der Untersuchung in den letzten Jahren zunehmende Bedeutung bei der chirurgischen Planung von Lebermetastasen zu (Bestimmung des funktionellen Lebergewebes nach präoperativer Portalvenenligatur).
- Unmittelbar mit der intravenösen Injektion von 100–200 MBq ^{99m}Tc-IDA (Erwachsene; Kinder: gewichtsadaptiert, Minimum 20 MBq) startend, erfolgen dynamische planare Aufnahmen über 60 min p.i.
- Anschließend (in Abhängigkeit von der klinischen Fragestellung) erfolgen statische planare Aufnahmen bis zu 24 h p.i. sowie SPECT-Aufnahmen.
- Die Auswertung erfolgt visuell sowie semiquantitativ mittels ROI-Technik (ROI: Region of Interest).

1.15.11 Mögliche Komplikationen

- Aufgrund der nur nanomolaren Dosen, in denen nuklearmedizinische Tracer verabreicht werden, sind bei den o.g. Untersuchungen pharmakologische oder allergische Reaktionen
  - extrem selten und
  - allenfalls in vereinzelten Kasuistiken publiziert.

1.16 CT-Angiografie

P. Stumpp, G. Borte

1.16.1 Steckbrief

Als CT-Angiografie wird die hochauflösende Darstellung von Gefäßen mittels einer kontrastmittelgestützten Computertomografie bezeichnet. Mit der aktuellen Generation der Computertomografen ist die Differenzierung gegenüber einer anderen CT-Untersuchung eigentlich hinfällig geworden, da alle modernen Geräte eine Ortsauflösung mit isotropen Voxeln < 1 mm³ ermöglichen. Damit können auch kleinere Gefäße hinsichtlich Verlauf, Aufweitung, Thrombosen und Verschlüssen analysiert werden, wie es z.B. bei Patienten vor und nach Lebertransplantation oder bei der Suche nach einer mesenterialen Ischämie erforderlich ist.

1.16.2 Aktuelles

- Bei den kurzen Scanzeiten moderner Computertomografen ist das richtige Timing zwischen Kontrastmittelgabe und Start des CT-Scans essenziell.
- Hierfür wird typischerweise die Technik des Bolustracking genutzt.
  - Dabei wird der Anstieg der Dichtewerte in der abdominellen Aorta gemessen, um den Zeitpunkt der optimale Kontrastierung der arteriellen Gefäße zu detektieren [3].
- Bei der Evaluation der abdominellen Aorta nach endovaskulärer Therapie eines Aneurysmas (EVAR) finden sinnvollerweise mehrphasige Protokolle Anwendung, um verschiedene Typen eines Endoleaks zu erkennen [2].

1.16.3 Synonyme

- CT-Arteriografie
- CT-Venografie

1.16.4 Keywords

- Gefäßdarstellung
- Ischämie
- Aneurysma
- Gefäßverschluss

1.16.5 Definition

- bildgebende Diagnostik der abdominellen Gefäße
  - unter Nutzung von Röntgenstrahlen mittels eines Computertomografens
  - mit Kontrastmittel

1.16.6 Indikationen

- Gemäß geltender Röntgenverordnung und dem ab 2019 gültigen Strahlenschutzgesetz [5] muss die Indikationsstellung zur Anwendung von Röntgenstrahlen von einem fachkundigen Arzt vorgenommen werden.
- In Abwägung von Alter, Akuität der Erkrankung, Strahlenrisiko und Risiko einer versäumten Diagnose/Fehldiagnose sind bei zahlreichen Fragestellungen CT-Untersuchungen indiziert.
- Für die CT-Angiografie finden sich häufig die folgenden Indikationen:
  - Abklärung eines akuten Abdomens mit Verdacht auf mesenteriale Ischämie
  - genaue Darstellung eines sonografisch bereits vermuteten arteriellen Aneurysmas im Abdomen (meist Aorta, aber auch intestinale Gefäße)
  - Kontrolle nach endovaskulärer Therapie eines Aneurysmas (EVAR)
  - Gefäßdarstellung vor und nach Organtransplantationen (vor allem Leber und Niere)
  - Ausbreitungsdiagnostik bei Beinvenenthrombosen zur Detektion der Beteiligung von Beckenvenen und Vena cava inferior

1.16.7 Kontraindikationen

- keine absoluten Kontraindikationen
- relative Kontraindikation:
  - Schwangerschaft
  - junges Alter
- Kontraindikationen gegen intravenöse Kontrastmittel sind zu beachten (siehe auch Kap. 1.7).

1.16.8 Aufklärung und spezielle Risiken

- Aufklärung zu stochastischen Strahlenschäden
- weitere Aufklärung vorwiegend zu Nebenwirkungen des intravenösen Kontrastmittels (siehe Kap. 1.7)

1.16.9 Präoperative/präinterventionelle Diagnostik

- Bestimmung von Nieren- und Schilddrüsenwerten (Kreatinin/GFR bzw. TSH)

1.16.10 Material

- Für vaskuläre Fragestellungen ist die Anwendung **intravenöser Kontrastmittel** obligat.
  - Diese sind jodbasiert und werden heutzutage meist körpergewichtsadaptiert als
    – nicht ionische Kontrastmittel in einer Konzentration von 300–400 mg Jod/ml
    – mittels eines Powerinjektors mit Injektionsraten von 2–6 ml/s
    – über eine Antekubitalvene verabreicht.

> **M!** Bei Applikation des Kontrastmittels über zentrale Venenkatheter und Portsysteme ist deren Eignung für die hohen Injektionsdrücke vorher abzuklären!

1.16.11 Durchführung

Vor Beginn der Untersuchung

- Nieren- und Schilddrüsenfunktion geklärt (Kreatinin/GFR und TSH)?
- sicherer intravenöser Zugang, typischerweise antekubital?

Zu untersuchende Anatomie

- angepasst an die Fragestellung
  - Leber: gesamte Leber, abhängig von der Fragestellung in 1–4 Kontrastmittelphasen
  - Bei den meisten anderen Fragestellungen ist typischerweise der gesamte Bauchraum (Zwerchfellkuppel bis Symphyse) zu untersuchen.
    – abhängig von der Fragestellung auch hier ggf. mehrere Kontrastmittelphasen

Lagerung

- üblicherweise Rückenlage

Schnittführung

- Akquisition dünnschichtiger axialer Aufnahmen (0,5–0,625 mm), aus denen maximal 1 mm dicke Schichten in allen Raumebenen rekonstruiert werden
- Akquisition von Maximum-Intensitäts-Projektionen (MIP) zur 3D-Visualisierung der Gefäßanatomie (▶ Abb. 1.37)

1.16.12 Mögliche Komplikationen

- Insgesamt sind Komplikationen selten und hängen nahezu ausschließlich mit der Kontrastmittelapplikation zusammen:
  - **Paravasat**, sehr selten mit Entwicklung eines Kompartmentsyndroms und OP-Indikation
    – Kühlung, Armhochlagerung, ggf. chirurgische Vorstellung
    – Reduktion solcher Fälle durch Testinjektion vor der eigentlich KM-Gabe

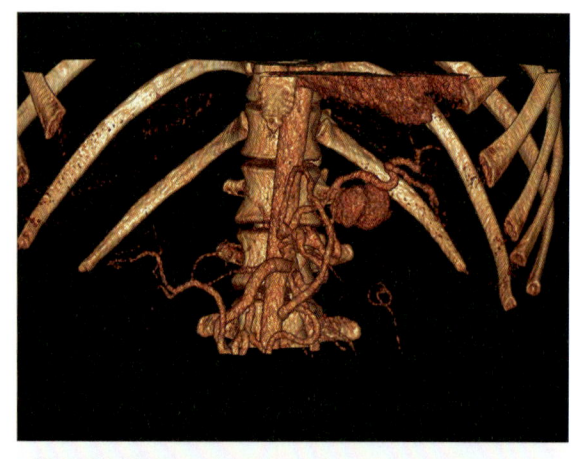

Abb. 1.37 MIP-Darstellung eines Milzarterienaneurysmas. 49-jähriger Patient mit chronischer Pankreatitis und einem Pseudoaneurysma der A. lienalis in einer 3D-Rekonstruktion aus der CT-Angiografie. MIP: Maximum-Intensitäts-Projektion.

- **allergische Reaktionen** (gelegentlich, 1 : 100–1 : 1000) bis hin zum allergischen Schock mit Reanimationspflicht (sehr selten, Häufigkeit nicht sicher anzugeben)
  – Kortisongabe intravenös (500–1000 mg), ggf. Reanimation nach aktuellen Leitlinien
  – bei bekannten Allergien ggf. Prämedikation (Kortison 200 mg, ggf. auch H1- und H2-Blocker gewichtsadaptiert)
  – bei bekannter schwerer allergischer Reaktion auf jodhaltiges Kontrastmittel: alternative Bildgebung (Ultraschall, MRT) oder native Untersuchung

1.16.13 Quellenangaben

[1] Gesetz zur Neuordnung des Rechts zum Schutz vor der schädlichen Wirkung ionisierender Strahlung – Strahlenschutzgesetz. Bundesgesetzblatt Teil I Nr. 42; 2017
[2] Haubenreisser H, Bigdeli A, Meyer M et al. From 3D to 4D: Integration of temporal information into CT angiography studies. Eur J Radiol 2015; 84: 2421–2424
[3] Rogalla P. CT of the small intestine. European radiology 2005; 15 (Suppl. 4): D142–D148

1.16.14 Wichtige Internetadressen

- www.ctisus.com
- www.radiologyassistant.nl

1.17 MR-Angiografie

A. Schreyer

1.17.1 Steckbrief

Die MR-Angiografie ist eine MRT-Technik, bei der i. d. R. durch die intravenöse Gabe von T1-verkürzendem Kontrastmittel (meist gadoliniumhaltiges Kontrastmittel) eine selektive Darstellung der Gefäße im Körper durchgeführt wird. Im Körperstamm sowie zur Beurteilung der Carotiden wird dabei i. d. R. die kontrastmittelgestützte Technik mit hochauflösenden T1-Sequenzen angewendet. Es existieren jedoch auch Techniken, die ohne Kontrastmittel eine Gefäßdarstellung erreichen können. Ein klassisches Beispiel ist die sog. TOF-Technik (TOF: Time of Flight), die vor allem zur Darstellung der intrazerebralen Gefäße eingesetzt wird. Durch ein entsprechendes Timing der Bildgebung nach der intravenösen Kontrastmittelgabe kann jeweils entweder eine arterielle oder venöse Darstellung erreicht werden.

1.17.2 Aktuelles

- Neuentwicklungen der MR-Angiografie versuchen, vor allem nicht kontrastgestützte MR-Techniken zu nutzen, die ggf. bei Patienten mit Kontraindikation für MR-Kontrastmittel eingesetzt werden können.
- Zusätzlich wird versucht, die intravenöse Applikation von Kontrastmittel zu minimieren oder zu vermeiden.
- Gerade im Abdomen sind nicht kontrastgestützte Techniken jedoch schwierig durchzuführen, da
  - häufig Artefakte durch Atembewegungen im Abdomen auftreten bzw.
  - die Bildqualität durch die Nähe zu pulsierenden Strukturen (Herz) oder beweglichen Strukturen (Darm) eingeschränkt ist.
- Zusätzlich ist das prinzipiell eher kleinere Untersuchungsfeld im Vergleich zur kontrastmittelgestützten Angiografie häufig für Fragestellungen im Abdomen nur begrenzt einsetzbar.

1.17.3 Synonyme

- MR-Angio

1.17.4 Keywords

- MRT
- Nirenarterien
- Aorta
- Mesenterialarterien

1.17.5 Definition
- diagnostische MRT-Technik zur selektiven Darstellung der Arterien oder Venen in der untersuchten Region
  - i. d. R. durch die intravenöse Gabe von Kontrastmittel und entsprechendes Timing der Untersuchungsdurchführung

1.17.6 Indikationen
- Im Abdomen ist die **Darstellung der Nierenarterien** die Methode der Wahl, beispielsweise bei einer ungeklärten Hypertension.
- Auch zur Beurteilung von **atherosklerotischen Veränderungen** in der Aorta bzw. zum Nachweis oder Ausschluss einer **fibromuskulären Dysplasie** (FMD) ist die MR-Angiografie im Körperstamm geeignet.
- Zur **Beurteilung der Mesenterialgefäße** ist die MR-Angiografie ebenfalls eine exzellente Methode.
  - Jedoch sollte bei V. a. eine akute Ischämie aufgrund der schnelleren Durchführbarkeit und geringeren Artefaktanfälligkeit statt der MR- eine CT-Angiografie durchgeführt werden.
- Auch die strahlenfreie Abklärung oder Suche nach **aneurysmatischen Veränderungen** des abdominellen Gefäßsystems bzw. die Diagnose eines Ligamentumarcuatum-Syndroms liegen im Indikationsspektrum für eine MR-Angiografie.
- Neben der CT-Diagnostik ist auch beim **Leriche-Syndrom** sowie bei der Frage nach **Stenosierungen** oder aneurysmatischen Veränderungen der Iliakalarterien im Becken die MR-Angiografie die Methode der Wahl.
- Zur Beurteilung einer **Vaskulitis**, vor allem der mittleren und großen abdominellen Gefäße, ist die MR-Angiografie indiziert.
  - Jedoch hat die MR-Angiografie Probleme, eine Vaskulitis der kleinen Gefäße adäquat zu diagnostizieren.

1.17.7 Kontraindikationen
- Es sind die allgemeinen Kontraindikationen für die Durchführung von MR-Untersuchungen gegeben (Platzangst, metallische Implantate).
- Ebenso liegen die üblichen Kontraindikationen bei Kontrastmittelunverträglichkeit bzw. bei reduzierter Diurese (nephrogene systemische Fibrose) vor (siehe Kap. 1.8).

1.17.8 Aufklärung und spezielle Risiken
- Aufklärung über mögliche Komplikationen der MRT-Untersuchung
- Aufklärungen über die Komplikationen bei Kontrastmittelgabe (siehe auch Kap. 1.8)

1.17.9 Material
- 1,5- bzw. 3-Tesla-MRT-Gerät
- Kontrastmittel

1.17.10 Durchführung
- Nach Lagerung des Patienten in der MR-Gantry und Anlage einer geeigneten Spule wird zunächst eine native Sequenz ohne Kontrastmittel erfasst.
- Anschließend wird nach entsprechendem Timing (arteriell, venös?) eine zweite Akquisition durch die Region mit einer i. d. R. T1-gewichteten 3D-Gradienten-Echosequenz durchgeführt (▶ Abb. 1.38).
- Durch die Subtraktion des Kontrastmittelbilds und des nativen Bilds kann eine Verbesserung des Rauschverhältnisses erreicht werden.
- Anschließend kann basierend auf dem originären 3D-Datensatz eine dreidimensionale Rekonstruktion (MIP-Rekonstruktion; MIP: Maximum-Intensitäts-Projektion) an Standard 3D-Software am MR-Scanner durchgeführt werden (▶ Abb. 1.39).

1.17.11 Mögliche Komplikationen
- Bei der MR-Angiografie können die üblichen Komplikationen einer MRT mit Kontrastmittelgabe auftreten (siehe Kap. 1.8).

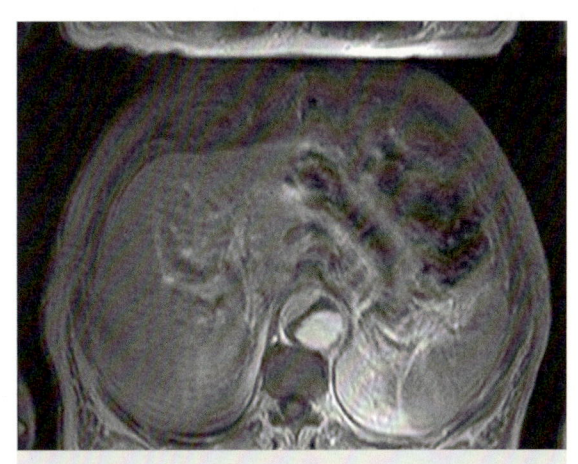

Abb. 1.38 Axiales fettgesättigtes, T1-gewichtetes Bild einer abdominellen MR-Angiografie: Es zeigt sich ein Aortenaneurysma mit thrombotischen Auflagerungen.

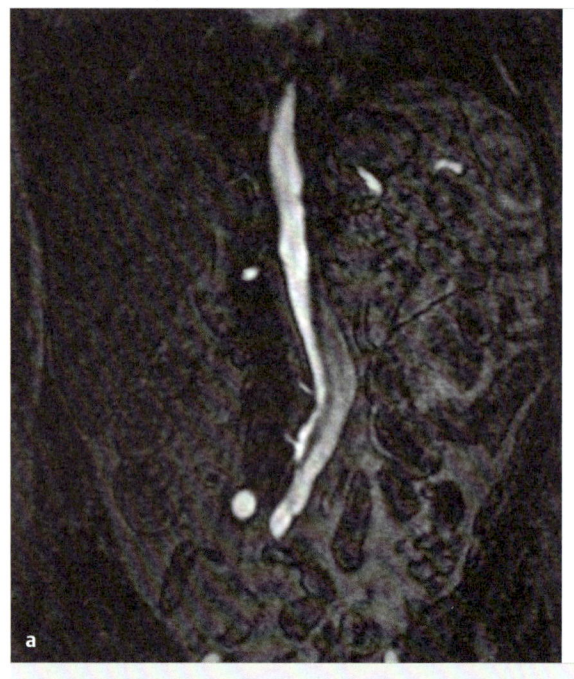

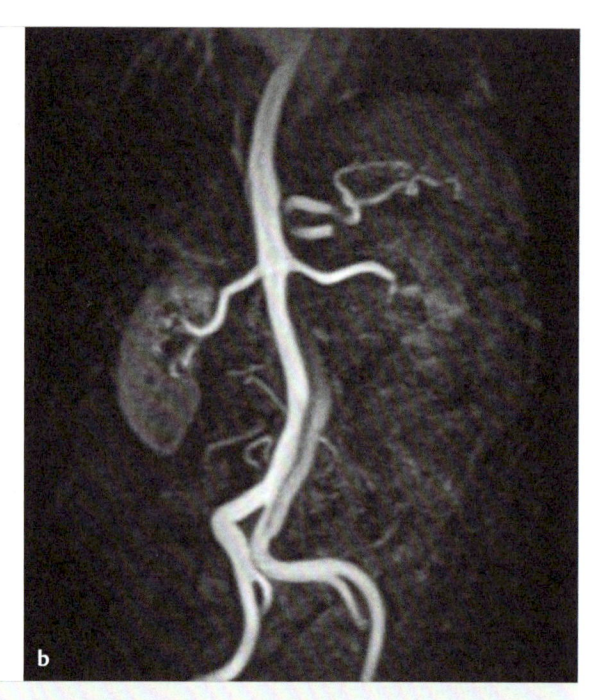

Abb. 1.39 MR-Angiografie.
a Einzelne koronare Dünnschicht (3D-Gradienten-Echosequenz, T 1, Fettsättigung) einer abdominellen Aorta mit Dissektion.
b MIP-Rekonstruktion der summierten dünnschichtigen koronaren MR-Bilder mit 3D-Darstellung der abdominellen Aorta mit Dissektion. MIP: Maximum-Intensitäts-Projektion.

1.18 Ösophago-Gastro-Duodenoskopie

F. Straulino, A. Eickhoff

1.18.1 Steckbrief

Die Endoskopie des oberen Gastrointestinaltrakts ist eine der am häufigsten durchgeführten Untersuchungen in der Gastroenterologie. Sie umfasst die direkte Visualisierung der Schleimhaut des Ösophagus, des Magens und des Duodenums.

1.18.2 Aktuelles

- High-Definition-Standard und spezielle optische Verfahren, wie die reale oder virtuelle Chromoendoskopie und die Zoomtechnik, ermöglichen bereits heute auch ohne Biopsie die Beurteilung von Veränderungen mit hoher Genauigkeit (▶ Abb. 1.40).
- Neben der Diagnostik spielt die Ösophago-Gastro-Duodenoskopie (ÖGD) heute durch eine Vielzahl von interventionellen Möglichkeiten auch in der Therapie eine entscheidende Rolle.

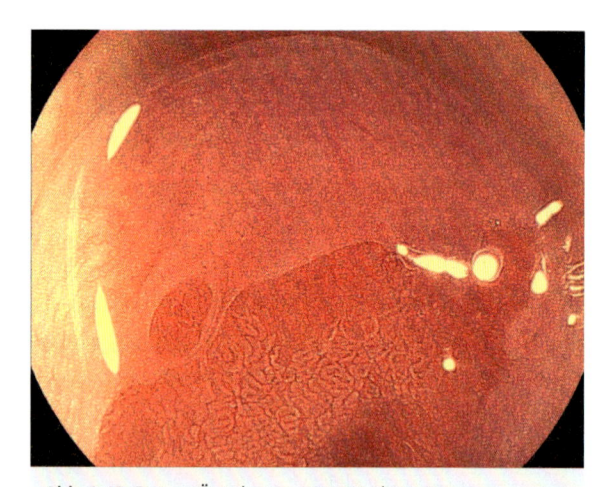

Abb. 1.40 Barrett-Ösophagus mit optischem Zoom.

1.18.3 Synonyme

- Magenspiegelung
- Gastroduodenoskopie

1.18.4 Keywords

- Biopsie
- Z-Linie
- Barrett-Ösophagus

1.18.5 Definition

- mittels Endoskop durchgeführte Untersuchung von Ösophagus, Magen und Duodenum

1.18.6 Indikationen

- Oberbauchschmerzen
- Refluxsymptomatik
- Schluckbeschwerden
- Zeichen einer oberen gastrointestinalen Blutung
- Abklärung einer Anämie

1.18.7 Kontraindikationen

- Absolute Kontraindikationen für eine diagnostische ÖGD sind aufgrund des niedrigen Komplikationsrisikos eine Ausnahme.
- Die Abwägung von möglichen Komplikationen gegenüber der therapeutischen Konsequenz sollte dennoch selbstverständlich sein.

1.18.8 Anästhesie

- Die diagnostische ÖGD kann nach Rachenanästhesie beim wachen Patienten durchgeführt werden.
- Im Sinne des Patientenkomforts sollte jedoch eine intravenöse Sedierung angeboten werden. Sie ist bei geplanten Interventionen sowie der Notwendigkeit einer Feinbeurteilung der Schleimhaut unbedingt zu empfehlen, wie z. B. bei der Barrett-Metaplasie.
- Bei komplexen therapeutischen Interventionen wie der peroralen endoskopischen Myotomie (POEM) kann auch eine Intubationsnarkose notwendig werden.

1.18.9 Aufklärung und spezielle Risiken

- Voraussetzung für die elektive ÖGD:
  - Nüchternperiode von ca. 6 Stunden
  - ausreichend aufgeklärter Patient
- Nur bei Notfallindikationen, wie einer massiven oberen gastrointestinalen Blutung, kann auf beides verzichtet werden.
- Im Vorfeld sollte bei der (Medikamenten-)Anamnese besonderes Augenmerk auf die Einnahme von Antikoagulanzien oder Thrombozytenaggregationshemmern gerichtet werden.
  - Insbesondere vor therapeutischen Interventionen mit hohem Blutungsrisiko (Varizenligatur, Ballodilatation/Bougierung, PEG-Anlage, endoskopische Submukosadissektion, POEM oder Zenker-Divertikulotomie) ist ein INR < 1,5 und ein ausreichend langes Pausieren der oralen Antikoagulation bzw. Thrombozytenaggregationshemmung erforderlich.
  - Eine aktuelle Blutentnahme inklusive Blutbild, INR und partieller Thromboplastinzeit ist sinnvoll.

1.18.10 Material

- Ein Standardgastroskop hat einen Durchmesser von 9–12,8 mm mit einer antegraden 140°-Optik; ein Abwinkeln um 180° ist möglich.
- Über einen maximal 3,8 mm großen Arbeitskanal können Instrumentarien für endoskopische Interventionen eingeführt werden.
- Für Kleinkinder oder zur Passage von hochgradigen Stenosen stehen spezielle dünnkalibrige Endoskope mit einem Durchmesser von nur 5,4 mm zur Verfügung.

1.18.11 Durchführung

- Nach Lagerung des Patienten in Linksseitenlage wird das Endoskop durch den in den Mund eingelegten Beißring mit nach aboral abgewinkelter Gerätespitze vorsichtig vorgeschoben.
- Nach Passage des Pharynx und Begradigung der Gerätespitze ist meist durch leichten Druck die Passage des oberen Ösophagussphinkters blind möglich.
- Bei stärkerem Widerstand sollte die Intubation des Ösophagus unbedingt nur unter endoskopischer Sicht erfolgen.
- Unter endoskopischer Sicht und Luftinsuffliation wird das Endoskop über den gastroösophagealen Übergang in den Magen vorgeschoben.
- Hier erfolgt unter weiterem Vorschub eine Drehung des Endoskops im Uhrzeigersinn, um die Gerätschaft entsprechend der Längsachse des Magens auszurichten.
- Nach Visualisierung des Pylorus erfolgt die Passage in den Bulbus duodeni und schließlich in das postbulbäre Duodenum.
- Beim Rückzug des Geräts wird die Schleimhaut detailliert inspiziert.
- Nach antegrader Beurteilung des Antrums wird das Endoskop maximal angewinkelt und so eine Inversion erreicht.
- Hier können die Angulusfalte und – durch weiteren Rückzug sowie Drehen – die Kardia und der Fundus inspiziert werden.
- Im Anschluss wird das Gastroskop erneut in den Antrum-Korpus-Übergang vorgeschoben, die Inversion aufgehoben und Korpus, Fundus, Kardia sowie der Ösophagus beim erneuten Rückzug prograd beurteilt.
- Neben einer Beurteilung der Schleimhaut sollte in allen Abschnitten auch auf die Motilität geachtet werden.

Diagnostische Methoden

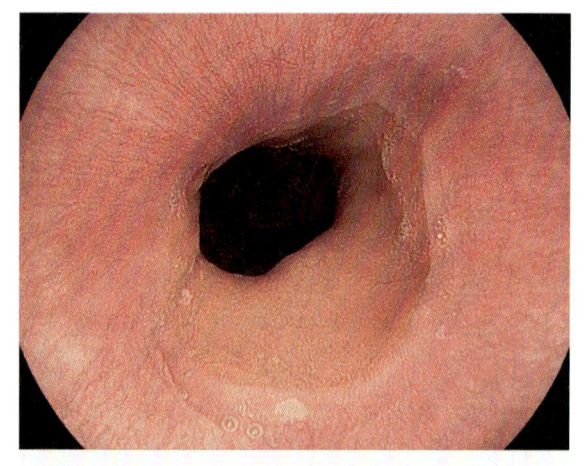

Abb. 1.41 Bilddokumentation der Z-Linie.

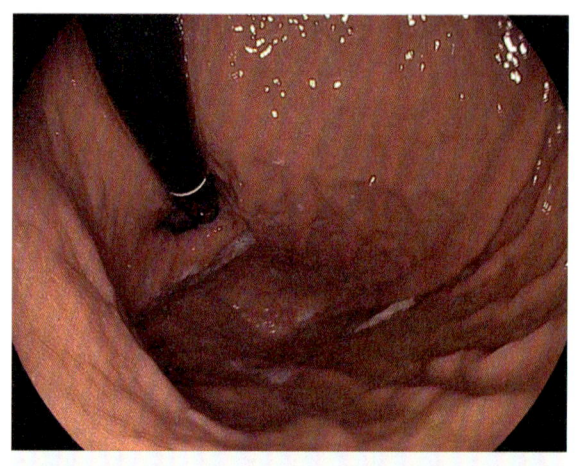

Abb. 1.42 Bilddokumentation der Kardia in Inversion.

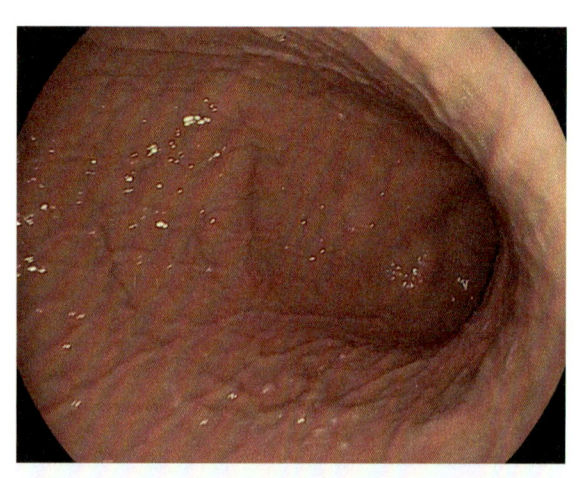

Abb. 1.43 Bilddokumentation des Korpus.

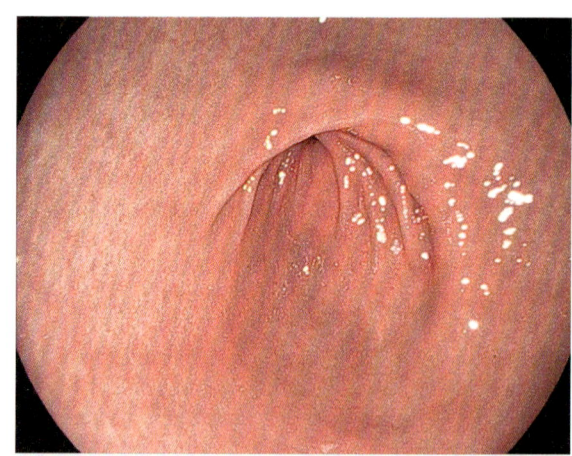

Abb. 1.44 Bilddokumentation des Antrums.

- Wichtige Hinweise auf Grunderkrankungen geben
  - tertiäre Kontraktionen des Ösophagus,
  - Speisereste im Magen nach formal ausreichender Nüchternperiode oder
  - ein erweitertes hypoperistaltisches Duodenum.
- Unabhängig von der Indikation sollte jede ÖGD vollständig erfolgen.
- Eine Dokumentation der **pathologischen Befunde** sowie folgende **Bilddokumentationen** sind zu fordern:
  - Z-Linie (▶ Abb. 1.41)
  - Kardia in Inversion (▶ Abb. 1.42)
  - Korpus (▶ Abb. 1.43)
  - Antrum (▶ Abb. 1.44)
  - distales Duodenum (▶ Abb. 1.45)
- Die technische Durchführung einer ÖGD mag relativ schnell erlernt sein.
- Die Kunst besteht jedoch in einer sorgfältigen und vollständigen Begutachtung der Schleimhaut sowie im Erkennen der relevanten Pathologien.

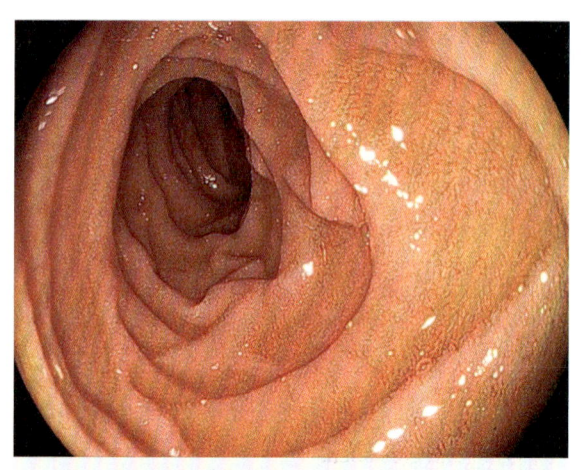

Abb. 1.45 Bilddokumentation des Duodenums.

- Für den erfahrenen Untersucher ist in Kombination mit der modernen Bildgebung (HD-Standard, Chromo- und Zoomendoskopie) meist eine zuverlässige Diagnose möglich.
- Dennoch sollte insbesondere bei unklaren Befunden eine Biopsie zur histologischen Sicherung angestrebt werden.
  - Mithilfe einer über den Arbeitskanal vorgebrachten Zange können Proben für eine histopathologische Begutachtung gewonnen werden.

- Ösophagus:
  - Das Plattenepithel der tubulären Speiseröhre beginnt unterhalb des oberen Ösophagussphinkters bei etwa 15 cm ab vorderer Zahnreihe.
  - Der untere Ösophagussphinkter befindet sich im Abstand von 36–38 cm von den Schneidezähnen und ist neben einer Einschnürung des Lumens an der Z-Linie mit dem Übergang vom Plattenepithel des Ösophagus in das rötliche Zylinderepithel des Magens zu erkennen.
  - Im Fall einer axialen Hiatushernie besteht eine Diskrepanz zwischen Hiatus und Z-Linie.
  - Um eine vollständige Inspektion auch des oberen Ösophagus zu gewährleisten, sollte die Ösophagusschleimhaut sowohl beim Einführen als auch beim Rückzug des Endoskops betrachtet werden.
  - häufige Pathologien des Ösophagus:
    – Barrett-Metaplasie
    – Refluxösophagitis
    – Tumoren des Ösophagus und des gastroösophagealen Übergangs
    – Varikosis
    – (Schatzki-)Ringbildung
  - Eine in den letzten Jahren zunehmend in den Mittelpunkt gerückte Erkrankung ist die eosinophile Ösophagitis mit einer makroskopisch charakteristischen Ringbildung im Ösophagus sowie krepppapierartiger Schleimhaut.
- Magen:
  - Im Magen werden flächenhafte oder fokale Auffälligkeiten der Schleimhaut mit Größe und Aussehen beschrieben.
  - Die Lokalisation zum jeweiligen Abschnitt des Magens (Antrum, Korpus, Fundus) und die Lagebeziehung zur großen bzw. kleinen Kurvatur sowie Vorder- oder Hinterwand des Magens sollten angegeben werden.
  - Neben einer Gastritis sind Ulzera, Karzinome, Polypen oder Drüsenkörperzysten häufige Befunde.
- Duodenum:
  - Vor allem im Bulbus duodeni finden sich häufig Ulzera und Erosionen.
  - Eine Zottenatrophie kann Hinweis auf eine glutensensitive Enteropathie sein. Hier ist eine histologische Beurteilung zur Diagnostik essenziell.
  - Adenome kommen im Duodenum regelhaft vor und können meist endoskopisch reseziert werden.

1.18.12 Mögliche Komplikationen

- Komplikationen sind bei der diagnostischen ÖGD eine Rarität, insbesondere Perforationen sind mit < 0,0004 % extrem selten.
  - Grund hierfür ist die vergleichsweise dicke Magenwand und die meist gute endoskopische Übersicht während der Untersuchung.
- Am häufigsten, wenngleich ebenfalls sehr selten, treten kardiopulmonale Komplikationen im Rahmen der Sedierung auf (< 0,005 %).
- Eine bedarfsadaptierte Sedierung mit Propofol scheint einer Sedierung mit Midazolam oder einer Kombinationstherapie bezüglich der Komplikationsrate überlegen zu sein.

1.19 Enteroskopie

A. Eickhoff

1.19.1 Steckbrief

Der Versuch der endoskopischen Exploration des Intestinums fand bereits in den 1970er Jahren statt. Zum Einsatz kamen spezielle Sondenendoskope, die transnasal vom Patienten selbst langsam mit der Peristaltik vorgeschoben wurden und zumindest diagnostische Aussagen möglich machten. In den 1980er und 1990er Jahren setzten sich zunehmend die intraoperative Enteroskopie und die Verwendung spezieller Push-Endoskope mit Overtube (Übertubus) als bidirektionale Exploration durch. Im Jahr 2003 wurde die Doppelballon-Enteroskopie (DBE) in Deutschland eingeführt. Diese hat sich seitdem als Goldstandard zur Diagnostik und Therapie durchgesetzt. Eine weitere Methode ist die Spiral-Enteroskopie mit einem speziellen Spiral-Overtube, der z.T. auch maschinell bewegbar ist.

1.19.2 Aktuelles

- Inzwischen stehen verschiedene Techniken zur Verfügung, die im englischsprachigen Raum als „device assisted enteroscopy" (DAE) zusammengefasst werden.
- Benötigt werden
  - spezielle Enteroskope,
  - zusätzlich Overtubes und
  - bei den ballonassistierten Verfahren eine Luftinsufflationseinheit.
- Derzeit sind ballonassistierte Verfahren (DBE und Single-Ballon-Enteroskopie [SBE]) Methoden der Wahl.
- Der vor 10 Jahren entwickelte spezielle Spiral-Tubus ist heute nach technischer Weiterentwicklung wieder erhältlich.

Tab. 1.10 Indikationen zur Enteroskopie.

Befund/Symptomatik	spezielle Indikation
sichere Indikationen	
mittlere gastrointestinale Blutung (MGI)	diagnostisch und therapeutisch
intestinale Obstruktion	diagnostisch und therapeutisch
Morbus Crohn	(diagnostisch) therapeutisch
Polyposis-Syndrome	(diagnostisch) therapeutisch
Fremdkörperextraktion	therapeutisch
potenzielle Indikationen	
therapierefraktäre Zöliakie mit Frage nach Lymphom	diagnostisch
unklare Malabsorptionsstörungen	diagnostisch
Bestimmung des intestinalen Befalls bei bekannten Erkrankungen	diagnostisch (therapeutisch)
chronische Diarrhöen und/oder Abdominalschmerz verbunden mit pathologischem Labor und/oder pathologischer Bildgebung	diagnostisch (therapeutisch)
Überprüfung pathologischer Dünndarmveränderungen im Rahmen anderer bildgebender Verfahren	diagnostisch

1.19.3 Synonyme

- Dünndarmendoskopie

1.19.4 Keywords

- Doppelballon-Enteroskopie
- Single-Ballon-Enteroskopie
- Spiral-Enteroskopie

1.19.5 Indikationen

- ▶ Tab. 1.10 zeigt die sicheren und potenziellen Indikationen für die Enteroskopie.

1.19.6 Kontraindikationen

- Die ausgewiesenen Kontraindikationen sind vergleichbar denen der anderen Endoskopien des oberen und unteren Gastrointestinaltrakts.
- Eine Enteroskopie ist nicht indiziert, wenn der Allgemeinzustand des Patienten für die Durchführung einer endoskopischen Untersuchung zu instabil erscheint (≥ ASA V).

1.19.7 Anästhesie

- Die Enteroskopie erfolgt entweder in konventioneller Sedoanalgesie oder in Propofol-Sedierung.
- Eine Intubationsnarkose wird in Deutschland in der Regel nur in Ausnahmefällen durchgeführt, z. B. bei Kindern.

1.19.8 Aufklärung und spezielle Risiken

- Für die DBE, die Push-Enteroskopie und die Spiral-Enteroskopie sind insgesamt in etwa 1 % aller Untersuchungen assoziierte Komplikationen beschrieben worden.
- Differenziert wird zwischen
  - direkt technikassoziierten Komplikationen (z. B. Blutung, Perforation) und
  - Komplikationen durch die Sedierung.

1.19.9 Material

- Standard-Enteroskop:
  - max. Außendurchmesser 11,2 mm
  - Gesamtlänge bis 2,4 m
  - Arbeitskanal 3,2 mm
- Übertubus
- Luftinsufflationseinheit bei ballonassistierten Verfahren (CO_2-Insufflation)

1.19.10 Durchführung

Vor Beginn des Eingriffs

- Bei oralem Zugangsweg muss die **Nüchternphase** ausreichend lange sein:
  - etwa 10–12 h vor der Untersuchung die letzte Mahlzeit
  - Trinken von klaren Flüssigkeiten bis etwa 2 Stunden vor der Untersuchung
- Die Gabe von **Abführlösungen** ist nur bei bekannten Motilitätsstörungen (langjähriger Diabetes mellitus mit Neuropathie, Verwachsungsbauch, Stenosen etc.) erforderlich.
- Bei analem Zugangsweg erfolgt die Vorbereitung analog zur Koloskopie.

- Das Splitting des Abführens sollte beachtet werden.
- Intensivierte Abführmaßnahmen sind bei Patienten mit bekannter Obstipation sehr empfehlenswert.

Interventionsschritte

- Je nach angewandter Technik wird der Dünndarm auf dem Übertubus aufgefädelt entweder
  - durch sog. Push-und-Pull-Manöver im Fall der ballonassistierten Enteroskopie oder
  - durch Rotation bei der Spiral-Enteroskopie.
- Das Prinzip der **DBE-Technik** beruht auf abwechselndem Vorschub („Push") und Rückzug („Pull") von Endoskop und Übertubus bei gleichzeitig abwechselndem Aufblasen und Ablassen der Ballons.
  - Je nach Indikation der Untersuchung erfolgt ein rascher oder langsamer Rückzug.
  - Bei der DBE wird der Ballon an der Endoskopspitze eingesetzt, zur Optimierung der Sicht bei zusammengeschobenen Darmabschnitten.
- Bei der **SBE** erfolgt die Stabilisierung der Endoskopposition beim Vorschub des Übertubus
  - durch Abwinkelung der Endoskopspitze oder
  - durch starkes Saugen.
- Bei der **Spiral-Enteroskopie** wird durch Drehen des Spiralübertubus im Uhrzeigersinn der Dünndarm auf den Übertubus aufgefädelt.
  - Durch Drehen entgegen des Uhrzeigersinns wird beim Rückzug der Dünndarm vom Übertubus freigesetzt.
- Die Enteroskopien können **ohne Röntgendurchleuchtungsmöglichkeit** erfolgen.
  - Sinnvoll ist eine Möglichkeit zur radiologischen Lagekontrolle in der Lernphase und bei erwartet schwierigen Untersuchungen.
- Die Bestimmung der Eindringtiefe sollte für die ballonassistierten Verfahren auf dem Hinweg abgeschätzt werden.
- Die Durchführung von therapeutischen Interventionen wird in der Regel während des Rückzugs zur Minimierung des Risikos von Dünndarmverletzungen durchgeführt.
- Alle therapeutischen Interventionen, die in der konventionellen Endoskopie eingesetzt werden, können auch im Rahmen der Dünndarmendoskopie angewendet werden.
- Die Dünndarmendoskopie stellt aber eine besondere Herausforderung dar aufgrund
  - der längeren Endoskope,
  - der dünneren Arbeitskanäle,
  - der längeren Instrumentarien,
  - der tieferen und teils weniger stabilen Positionen und
  - der längeren Untersuchungszeiten.
- Die rein diagnostische Fragestellung (obskur okkulte mittlere gastrointestinale Blutung) wird daher eher eine Domäne der Kapselendoskopie bleiben.
- Im Fall einer manifesten, schweren und Hb-relevanten Blutung sollte sinnvollerweise bei zu erwartender therapeutischer Indikation primär die DBE zum Einsatz kommen.

1.19.11 Mögliche Komplikationen

- Für die diagnostische und therapeutische **DBE** sind insgesamt in etwa 1 % der Fälle Komplikationen beschrieben worden.
  - Häufigste schwere Komplikation ist die akute Pankreatitis.
  - Die Komplikationsrate der therapeutischen DBE beträgt ca. 3–4 %, die Mortalitätsrate liegt bei 0,05 %.
- Für die **SBE** können vergleichbare Zahlen angenommen werden.
  - Schwere Komplikationen treten vor allem bei älteren Patienten auf.
- Die Komplikations- und Mortalitätsraten für die diagnostische und therapeutische Enteroskopie sind größtenteils höher als bei der konventionellen Endoskopie des oberen und unteren Gastrointestinaltrakts.
- Die Morbiditäts- (3–42 %) und Letalitätsraten (bis zu 5 %) der intraoperativen Enteroskopie sind jedoch deutlich höher als die der flexiblen Techniken.

1.19.12 Postoperatives Management

- Bei rein diagnostischen Enteroskopien bleiben die Patienten etwa 1 h nach Beendigung der Untersuchung noch nüchtern.
- Nach therapeutischen Enteroskopien erhalten die Patienten etwa 4 h nach Beendigung der Untersuchung Tee und Wasser.
- Am nächsten Tag erfolgt eine klinische Untersuchung des Abdomens.
  - Je nach Befund und Ausmaß des therapeutischen Eingriffs wird über die Nahrungsaufnahme entschieden.

1.19.13 Ergebnisse

- Bei Befundung und Therapie kann grob unterschieden werden zwischen
  - Blutungsursachen,
  - entzündlichen Schleimhautveränderungen und
  - Tumoren.

Blutungen

- Angiodysplasien oder arteriovenöse Malformationen (AVM) sind die häufigsten Ursachen einer mittleren gastrointestinalen Blutung und meist eindeutig lokalisierbar (▶ Abb. 1.46).

Diagnostische Methoden

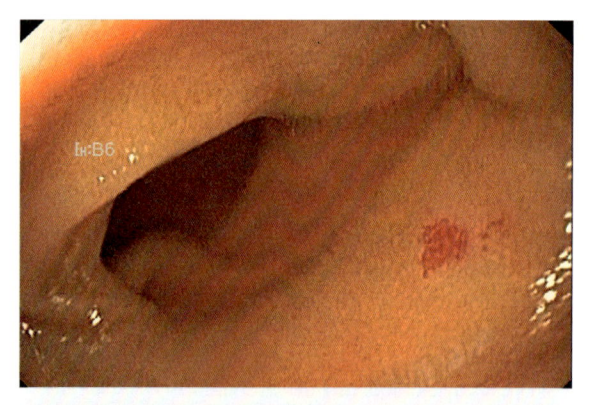

Abb. 1.46 Typische Angiodysplasie im oralen Jejunum. (Quelle: Kohler B, Benz C, Eickhoff A et al. Endoskopie. In: Riemann J, Fischbach W, Galle P, Mössner J, Hrsg. Gastroenterologie in Klinik und Praxis. Stuttgart: Thieme; 2007: 179–265)

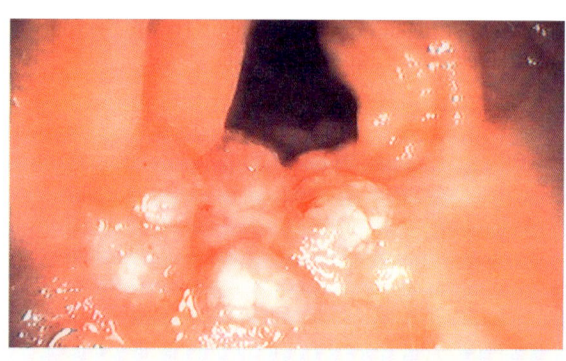

Abb. 1.47 Frisches Ulkus im mittleren Jejunum bei Morbus Crohn. (Quelle: Kohler B, Benz C, Eickhoff A et al. Endoskopie. In: Riemann J, Fischbach W, Galle P, Mössner J, Hrsg. Gastroenterologie in Klinik und Praxis. Stuttgart: Thieme; 2007: 179–265)

- Andere seltene Läsionen, wie ein Ulkus Dieulafoy oder ein Meckel-Divertikel, beschränken sich auf Fallberichte.
- Therapie der Wahl bei Angiodysplasien ist die Argon-Plasma-Koagulation (APC).

Entzündungen

- Differenzierung zwischen
  - aphtösen Veränderungen wie bei Morbus Crohn (▶ Abb. 1.47),
  - fissuralen Erosionen oder
  - Läsionen durch die Einnahme nicht steroidaler Antirheumatika (NSAR)
- Eine bioptische Evaluation mit speziellen Biopsie-Zangen sollte immer angestrebt werden.

Tumoren

- Tumoren kommen im Dünndarm sehr viel seltener vor als im Dickdarm (▶ Abb. 1.48).
- Einzelne Polypen oder Adenome sind Raritäten.
  - Im Rahmen von Polyposis-Syndromen können sie allerdings gehäuft und mitunter auch als sehr große Polypen (giant poylps) auftreten.
  - Diese sollten dann, falls endoskopisch erreichbar, mittels endoskopischer Mukosaresektion (EMR) reseziert werden.
- Seltener sind primäre epithelzellige Dünndarmkarzinome, Lymphome oder submuköse Tumoren (GIST, NET).
  - Bei diesen werden komplementäre schnittbildgebende Techniken (MRT) notwendig.

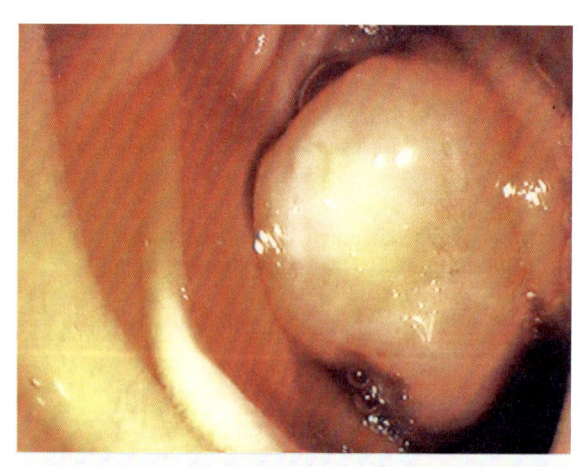

Abb. 1.48 Karzinoid im oralen Jejunum. (Quelle: Kohler B, Benz C, Eickhoff A et al. Endoskopie. In: Riemann J, Fischbach W, Galle P, Mössner J, Hrsg. Gastroenterologie in Klinik und Praxis. Stuttgart: Thieme; 2007: 179–265)

1.19.14 Quellenangaben

[1] Akyuz U, Pata C, Senkal V et al. Is propofol sedation with midazolam induction safe during endosocpic procedures withoutr anaesthesiologist? Hepatogastroenterology 2010; 57: 685–687
[2] Amornyotin S, Kachintorn U, Kongphlay S. Anaesthetic management for small bowel enteroscopy in a world gastroenteorlogy organization endoscopy training center. World J Gastrintest Endosc 2012; 4: 189–193
[3] Bonnet S, Douard R, Malamut G et al. Intraoperative enteroscopy in the management of obscure gastrointestinal bleeding. Dig Liver Dis 2013; 45: 277–284
[4] Hartmann D, Schmidt H, Bolz G et al. A prospective two-center study comparing wireless capsule endoscopywith intraoperative enteroscopy in patients with obscure GI bleeding. Gastrointest Endosc 2005; 61: 826–832

[5] Judah JR, Collins D, Gaidos JK et al. Prospective evaluation of gastroenterologist-guided, nurse-administered standard sedation for spiral deep small bowel enteroscopy. Dig Dis Sci 2010; 55: 2584–2591

[6] Manner H, May A, Pohl J et al. The impact of fluoroscopy on the outcome of oral double-ballon enteroscopy: results of a randomized trial in 156 patients. Endoscopy 2010; 42: 820–826

[7] Manno M, Barbera C, Bertani H et al. Single balloon enterosocpy: technical aspects and clinical applications. World J Gastrintest Endosc 2012; 4: 28–32

[8] May A, Albert J, Keuchel M et al. Capsule endoscopy for the diagnosis of small bowel diseases. An updated statement by the endoscopy section of DGVS. Z Gastroenterol 2010; 48: 1384–1404

[9] May A, Färber M, Aschmoneit I et al. Prospective multicenter trial comparing push-and-pull enteroscopy with the single- and double-balloon techniques in patients with small-bowel disorders. Am J Gastroenterol 2010; 105: 575–581

[10] May A, Nachbar L, Pohl J et al. Endoscopic interventions in the small bowel using double balloon enteroscopy: feasibility and limitations. Am J Gastroenterol 2007; 102: 527–535

[11] May A, Nachbar L, Wardak A et al. Double-balloon enteroscopy: preliminary experience in patients with obscure gastrointestinal bleeding or chronic abdominal pain. Endoscopy 2003; 35: 985–991

[12] Mehdizadeh S, Ross A, Gerson L et al.What is the learning curve associated with double balloon enteroscopy? Technical details and early experience in 6 US tertiary care centers. Gastrointest Endosc 2006; 64: 740–750

[13] Pohl J, Blancas JM, Cave D et al. Consensus report of the 2nd International Conference on double balloon endoscopy. Endoscopy 2008; 40: 156–160

[14] Riccioni ME, Urgesi R, Cianci R et al. Current status of device-assisted enteroscopy: technical matters, indications, limits and complications. World J Gastrintest Endosc 2012; 4: 453–461

[15] Sanaka M, Navaneethan U, Kosuru B et al. Antegrade is more effective than retrograde enteroscopy for evaluation and management of suspected small-bowel disease. Clin Gastroenterol Hepatol 2012; 910–916

[16] Yamamoto H, Sekine Y, Sato Y et al. Total enteroscopy with a nonsurgical steerable double-balloon method. Gastrointest Endosc 2001; 53: 216–220

[17] Zhong J, Ma T, Zhang C et al. A retrospective study of the application on double-balloon enteroscopy in 378 patients with suspected small-bowel diseases. Endoscopy 2007; 39: 208–215

[18] Zubek L, Szabo L, Lakatos PL et al. Double balloon enteroscopy examinations in general anesthesia. World J Gastrintest Endosc 2010; 16: 3418–3422

1.20 Kapselendoskopie

A. Eickhoff

1.20.1 Steckbrief

Mit der Entwicklung der Kapselendoskopie wurde eine minimalinvasive Methode zur direkten Visualisierung der gesamten Dünndarmschleimhaut geschaffen [12]. Zusammen mit der Ösophago-Gastro-Duodenoskopie (ÖGD) und Ileokoloskopie ist somit die Einsicht in den gesamten Intestinaltrakt möglich. Ursprünglich wurde die Technik von G. Iddan für das israelische Verteidigungsministerium entwickelt. Die Firma Given Imaging entwickelte die Technik weiter, und seit 2001 steht die Kapselendoskopie für die klinische Anwendung zur Verfügung.

1.20.2 Aktuelles

- Basistechnologie moderner Kapselsysteme sind weiterhin
  - mehrere optische Kuppel-Linsen-CMOS-Videochips,
  - eine leistungsstarke LED-Dioden-Lichtquelle,
  - eine Sendeeinheit und
  - eine Batterie.
- Diese sind auf die Größe einer verschluckbaren Kapsel komprimiert.
- Das Kapselendoskop wird passiv durch die Peristaltik durch den gesamten Verdauungstrakt bewegt.
  - Hierbei generiert es mehrere Bilder pro Sekunde, insgesamt z. T. über 100000 Bilder pro Prozedur.
  - Die Bildrate passt sich bei den technisch neusten Generationen an die Passagegeschwindigkeit des Kapselendoskops an.
- Die Batteriekapazitäten betragen ca. 11 h.
- Zwischenzeitlich sind 5 Videokapsel-Endoskopiesyteme verfügbar.
  - Diese unterscheiden sich nur geringfügig in Bezug auf die Größe.
  - Teilweise gibt es technische Unterschiede bezüglich Anzahl und Anordnung der Videochipeinheiten.
  - Unterschiede in der diagnostischen Ausbeute konnten nicht erhoben werden.
  - Die Systeme sind somit als gleichwertig anzusehen.

1.20.3 Synonyme

- keine

1.20.4 Keywords

- gastrointestinale Blutung
- Morbus Crohn
- Stenosen
- Kapselkolonoskopie
- Real Time Viewer

1.20.5 Definition

- minimalinvasive Methode zur direkten Visualisierung der Dünndarmschleimhaut durch orale Aufnahme eines Videokapsel-Endoskopiesystems

1.20.6 Indikationen

- Die klassische und häufigste Indikation für die Dünndarmkapselendoskopie ist die **obskure gastrointestinale Blutung**.
  - okkulte oder overte Blutung, bei der in ÖGD und Ileokoloskopie keine Blutungsquelle ermittelt werden konnte
  - im weiteren Sinne auch chronische Eisenmangelanämie

Diagnostische Methoden

- Eine weitere Indikation ist ein klinisch begründeter Verdacht auf **Morbus Crohn** nach unergiebiger Vordiagnostik.
  - In seltenen Fällen kann ein Dünndarm-Crohn diagnostiziert werden, der der Routinediagnostik entgeht.
  - Des Weiteren kann bei bekanntem Morbus Crohn eventuell das therapeutische Vorgehen beeinflusst werden, wenn singuläre Dünndarmläsionen vorliegen.
- Die Kapselendoskopie kann bei kompliziertem Verlauf einer **Zöliakie** indiziert sein, z. B. bei unter Therapie persistierender Symptomatik und Ausschluss eines T-Zell-Lymphoms
  - Bei der Erstdiagnose einer Zöliakie spielt die Kapselenteroskopie keine Rolle.
- Bei **Polyposis-Syndromen** (z. B. Peutz-Jeghers-Syndrom, familiäre adenomatöse Polyposis) kann die Kapselenteroskopie die übrige Diagnostik sinnvoll ergänzen.
  - insbesondere beim Nachweis von Duodenaladenomen
- Eine fakultative, jedoch aktuell nicht empfohlene Indikation für die **Kapselkolonoskopie** ist die Vorsorge, wenn die konventionelle Koloskopie abgelehnt wird oder inkomplett ist.
  - Die Kapselkolonoskopie ist somit eine Alternative zur virtuellen CT-Kolonoskopie, mit dem Vorteil einer direkten Visualisierung der Schleimhaut.
- Die **Ösophaguskapsel** konnte sich trotz guter Ergebnisse in ersten Studien bisher in der klinischen Anwendung nicht etablieren.
  - Dies ist sicherlich den hohen Kosten gegenüber der Standardmethode der klassischen ÖGD geschuldet.

1.20.7 Kontraindikationen

- **Herzschrittmacher oder implantierte Defibrillatoren** gelten gemäß Herstellerangaben als Kontraindikation für die Durchführung einer Kapselendoskopie.
  - Allerdings ist diese Kontraindikation anhand der vorliegenden klinischen Erfahrungen als relativ zu sehen.
  - Bei den untersuchten Patienten mit implantierten Aggregaten wurden bisher keine Störungen der Schrittmacher- oder Defibrillatorfunktion beobachtet.
  - Die Durchführung ist also nach strenger Indikationsstellung und entsprechender Aufklärung des Patienten möglich.
- **Schluckstörungen** mit Aspirationsgefahr sind eine Kontraindikation für die Kapselendoskopie.
  - Sollte trotzdem die Indikation gegeben sein, kann eine endoskopische Platzierung der Kapsel erfolgen.
- Somit sind **relevante Stenosen** die einzige echte Kontraindikation für die Untersuchung mit dem Videokapselendoskop.
  - Deshalb sollte vor jeder Untersuchung ein Stenoseausschluss mittels qualifiziertem Ultraschall, MRT- oder CT-Sellink erfolgen.
  - Alternativ kann zuvor eine Patency-Test-Kapsel appliziert werden.
    - Diese löst sich im Falle einer Retention auf.
    - Zur Lokalisation ist ein Chip in der Testkapsel enthalten.
    - Kommt es erst nach > 40 h zum Ausscheiden der kollabierten Kapselhülle, ist von einer relevanten Stenose auszugehen.
    - Hier kann die Kontraindikation aber ebenfalls eingeschränkt werden, da die Kapselretention in einer Vielzahl der Fälle als diagnostisch anzusehen ist.
    - Die Ursache der Retention ist damit unabhängig von dieser eine Indikation zur operativen Therapie.

1.20.8 Aufklärung und spezielle Risiken

- Spezielle Risiken sind neben der beschrieben Stenosen mit Kapselobstruktion in max. 2 % der Patienten mit M. Crohn eher theoretischer Natur und daher vernachlässigbar.
- Die Aufklärung erfolgt analog den bekannten formaljuristischen Aufklärungen der gastroenterologischen Endoskopie.

1.20.9 Material

- verfügbare **Videokapsel-Endoskopiesysteme** mit Herstellern (▶ Abb. 1.49):
  - Pillcam SB3 (Given Imaging, Israel)
  - OMOM (Chongqing Jinshan Science, China)
  - Endocapsule (Olympus, Japan)
  - CapsoCam (CapsoVision, US)
  - MiroCam (IntraMedic, Korea)

1.20.10 Durchführung

- Nach adäquater Indikationsstellung und Aufklärung des Patienten erfolgt die **Darmlavage** mit 2 l einer PEG-Lösung.
- Dabei sollte wie bei der Koloskopievorbereitung ein Splitdose-Regime bevorzugt werden.
- Zusätzlich scheint die Applikation eines **Entschäumers** (z. B. Simethicon) die Beurteilbarkeit weiter zu verbessern.
- Eine regelhafte Gabe von Prokinetika ist nicht empfohlen, kann aber bei bekannter Magenentleerungsstörung oder verzögerter Kapselpassage des Magens im Real Time Viewer sinnvoll sein.
- Die Aufzeichnung der durch die Videokapsel generierten Bilder erfolgt auf einem vom Patienten während der Aufzeichnungszeit getragenen **Rekorder**.

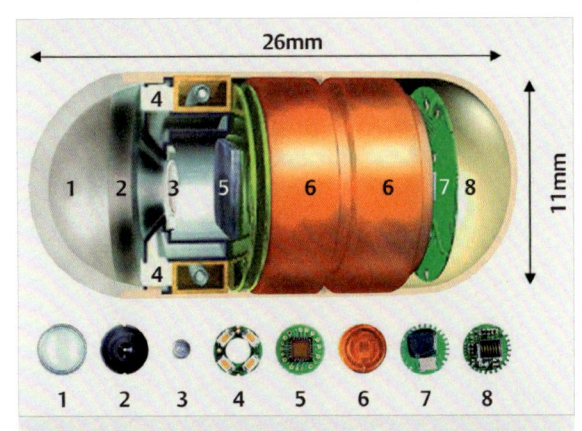

Abb. 1.49 Schematische Darstellung der Kapsel, technischer Aufbau. 1: optischer Dom, 2: Linsenhalter, 3: Linse, 4: LEDs, 5: CMOS-Chip-Kamera, 6: Batterie, 7: Transmitter, 8: Antenne. (Quelle: Kohler B, Benz C, Eickhoff A et al. Endoskopie. In: Riemann J, Fischbach W, Galle P, Mössner J, Hrsg. Gastroenterologie in Klinik und Praxis. Stuttgart: Thieme; 2007: 179–265)

- Die Funksignale der Kapsel werden dabei mittels am Körper befestigter **Sensorfelder** empfangen.
  - Diese stehen entweder als Klebeelektroden, Gürtel oder Weste zur Verfügung.
- Ca. 2 h nach Applikation kann der Patient wieder Essen und Trinken, zuvor ist eine Kontrolle der erfolgreichen Duodenalpassage mittels **Real Time Viewer** sinnvoll.
  - Auf die Ausscheidung der Kapsel sollte geachtet werden, eine Bergung ist nicht notwendig.
  - Eine Ausnahme stellt die CapsoCam der Firma CapsoVision dar.
    - Diese beinhaltet den Datenrekorder in der Kapsel.
    - Eine Real-Time-Übertragung der Daten auf einen externen Rekorder erfolgt nicht.
    - Bei diesem System ist die Bergung der Kapsel obligat.
- Anschließend wird das aus den Einzelbildern generierte **Video** vom Rekorder heruntergeladen und vom Untersucher **beurteilt**.
  - Hilfreich ist hier die von den Herstellern zur Verfügung gestellte Software.
  - Beim Betrachten kann hier u. a. die Geschwindigkeit verändert werden.
  - Des Weiteren können redundante Bilder aussortiert werden.
  - Einige Programme bieten auch automatische Bluterkennung an.
- Die **Kapselkolonoskopie** ermöglicht eine nicht invasive Visualisierung des Kolons.
  - Hierzu ist ein spezielles Regime zur Darmlavage notwendig.
  - Zusätzlich zur Darmreinigung wird die Dünndarmpassage durch Boosterlösungen beschleunigt.
  - Das momentan verfügbare System der Firma Given hat zwei Kameraköpfe mit einem Blickwinkel von jeweils 172°; es ist somit nahezu ein Rundumblick möglich.
  - Die Bildrate wird hier ebenfalls an die Geschwindigkeit der Kapselpassage angepasst.
  - Die Bilder werden in Echtzeit auf einen extern getragenen Rekorder gesendet.
  - Die Auswertung erfolgt wie bei der Dünndarmkapsel mittels einer Befundungs-Software.

1.20.11 Mögliche Komplikationen

- Steckenbeiben der Kapsel in unvermuteten und vermuteten Stenosen
  - Das Risiko liegt bei Patienten mit M. Crohn bei ca. 1-2 % und sollte durch vorgeschaltete Bildgebung minimiert werden.

1.20.12 Ergebnisse

- Befunde der Kapselendoskopie können sein (▶ Abb. 1.50, ▶ Abb. 1.51):
  - Angiodysplasien
  - Ulzera, Erosionen
  - Läsionen durch Morbus Crohn
  - Malignome
  - Zottenatrophie

1.20.13 Quellenangaben

[1] Albert J, Gobel C-M, Lesske J et al. Simethicone for small bowel preparation for capsule endoscopy: a systematic, single-blinded, controlled study. Gastrointest Endosc 2004; 59: 487–491

[2] Bandorski D, Jakobs R, Bruck M et al. Capsule Endoscopy in Patients with Cardiac Pacemakers and Implantable Cardioverter Defibrillators: (Re)evaluation of the Current State in Germany, Austria, and Switzerland 2010. Gastroenterol Res Pract 2012; 2012: 717408

[3] Beyer A. Kapselendoskopie des Kolons – Eine neue Methode sucht Ihre Rolle. Z Gastroenterol 2014; 52: 516

[4] Chen HB, Huang Y, Chen SY et al. Small bowel preparations for capsule endoscopy with mannitol and simethicone: a prospective, randomized, clinical trial. J Clin Gastroenterol 2011; 45: 337–341

[5] Dai N, Gubler C, Hengstler P et al. Improved capsule endoscopy after bowel preparation. Gastrointest Endosc 2005; 61: 28–31

[6] Denzer U, Beilenhoff U, Eickhoff A et al. S2k-Leitlinie Qualitätsanforderungen in der gastrointestinalen Endoskopie, AWMF Register Nr. 021–022. Erstauflage 2015. Z Gastroenterol 2015; 53: E1–E27

[7] Eliakim R, Sharma VK, Yassin K et al. A prospective study of the diagnostic accuracy of PillCam ESO esophageal capsule endoscopy versus conventional upper endoscopy in patients with chronic gastroesophageal reflux diseases. J Clin Gastroenterol 2005; 39: 572–578

[8] Farnbacher M, Hohn H, Philipper M. Positionspapier Kapselendoskopie des bng – Teil 2, Kolon. Z Gastroenterol 2014; 52: 516–519

[9] Farnbacher M. Positionspapier Kapselendoskopie des bng – Teil 1, Dünndarm. Z Gastroenterol 2014; 52: 392–394

[10] Hartmann D, Schmidt H, Bolz G et al. A prospective two-center study comparing wireless capsule endoscopy with intraoperative enteroscopy in patients with obscure GI bleeding. Gastrointest Endosc 2005; 61: 826–832

[11] Herrerias JM, Leighton JA, Costamagna G et al. Agile patency system eliminates risk of capsule retention in patients with known intestinal strictures who undergo capsule endoscopy. Gastrointest Endosc 2008; 67: 902–909

Diagnostische Methoden

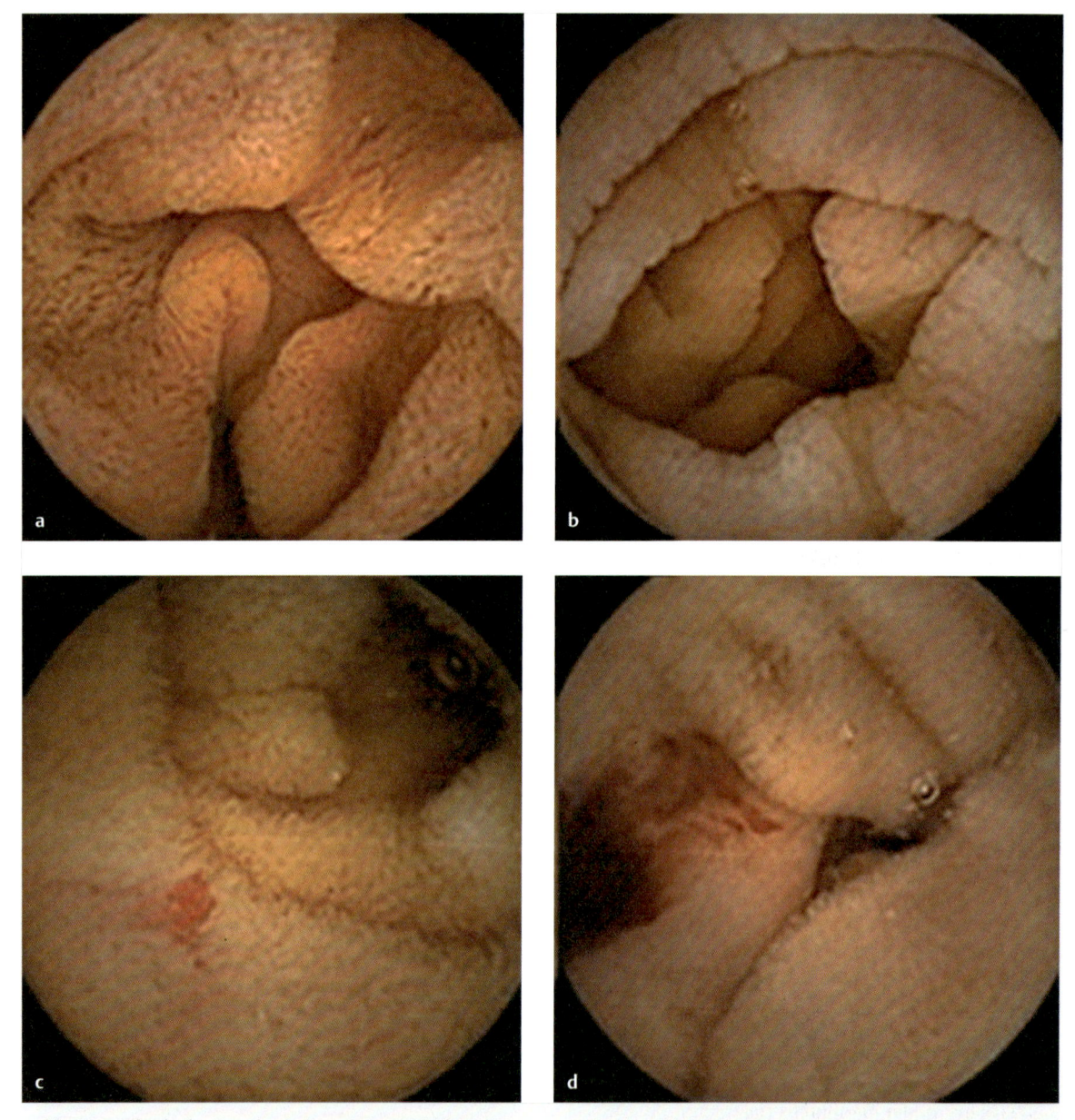

Abb. 1.50 Befunde der Kapselendoskopie. **a** Normalbefund. **b** Zottenatrophie bei Zöliakie. **c** Angiodysplasie. **d** aktive Blutung.

[12] Iddan G, Meron G, Glukhovsky A et al. Wireless capsule endoscopy. Nature 2000; 405: 417
[13] Riemann JF, Albert J, Altenhofen L et al. Kolonkapsel als Vorsorge-Untersuchung, Positionspapier der Stiftung Lebensblicke.
[14] Rokkas T, Papaxoinis K, Triantafyllou K et al. Does purgative preparation influence the diagnostic yield of small bowel video capsule endoscopy?: A meta-analysis. Am J Gastroenterol 2009; 104: 219–227

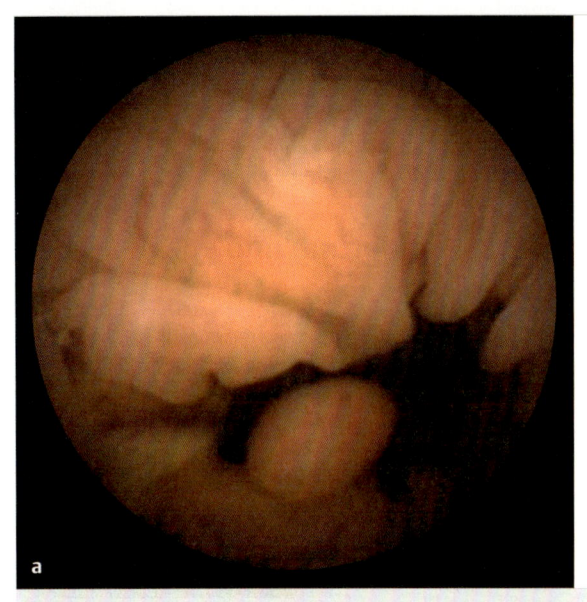

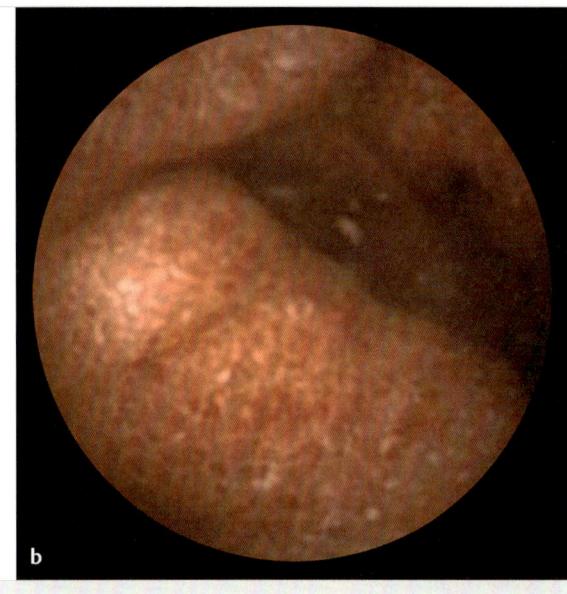

Abb. 1.51 Befunde der Kapselkolonoskopie. **a** Typ-Ip-Adenom. **b** Colitis ulcerosa.

1.21 Koloskopie

R. Jakobs

1.21.1 Steckbrief

Die endoskopische Untersuchung des gesamten Dickdarms wurde erst durch die Entwicklung flexibler steuerbarer Endoskope Ende der 1960er Jahre ermöglicht. Bis dahin erfolgte die Dickdarmdiagnostik nur durch indirekte Methoden, wie die Röntgendiagnostik mit Barium-Kontrasteinlauf, die Stuhldiagnostik und die Untersuchung der distalen Darmabschnitte durch starre Endoskope. Derzeit ist die Koloskopie das Standardverfahren zur Diagnostik und zur endoskopischen Intervention des unteren Gastrointestinaltrakts. Sie ist seit 2002 in Deutschland in der Darmkrebsfrüherkennung gesetzlich verankert.

1.21.2 Aktuelles

- In den letzten Jahren wurden Modifikationen der Koloskope entwickelt, die Veränderungen der Optik oder Steuerung beinhalteten.
- Verschiedene technische Varianten zur Vergrößerung der Blickwinkel und damit zur besseren Übersicht des Kolonlumens sind in Studien geprüft worden.
  - Ein System weist neben dem Frontchip an der Gerätespitze zwei weitere, lateral am Geräteende angebrachte Videochips zur Erweiterung des diagnostischen Blickfelds auf 330° auf. Die dadurch theoretisch bessere Sicht an die Rückseite der Haustren führte in Studien zu einer höheren Adenomdetektionsrate.
  - Ein weiteres System hat einen Mechanismus, der ein eigenständiges, selbstnavigierendes Vorschieben des Endoskops bis zum Zökum ermöglicht (Aer-O-Scope). Danach wird es vom Untersucher in der diagnostischen Routinetechnik zurückgezogen.
- Die am Markt etablierten Endoskope verschiedenster Hersteller steuern die Gerätespitze (Flexion/Extension) rein mechanisch durch Drahtzüge, die durch Drehung des Handrads ge- oder entspannt werden.
  - Ein passager verfügbares System beinhaltete eine elektronische Steuerung, die als Nebeneffekt gleichzeitig die Kontur der Geräte (z. B. Beugewinkel bei der Sigmapassage) durch eine online abgespeicherte Analyse einzelner Gerätesegmente erfasste.
- Diese Innovationen haben sich nicht am Markt durchsetzen können und/oder sind mittlerweile nicht mehr verfügbar.

1.21.3 Synonyme

- Dickdarmspiegelung

1.21.4 Keywords

- Koloskopie
- CO_2-Insufflation
- Adenome
- Ileozökalklappe

1.21.5 Definition

- komplette endoskopische Untersuchung des Dickdarms inklusive der optionalen Beurteilung des terminalen Ileums

1.21.6 Indikationen

- Die sicheren Indikationen für die Koloskopie sind in ▶ Tab. 1.11 aufgeführt.
- Als potenzielle Indikation sind unklare abdominelle Beschwerden zu nennen.

1.21.7 Kontraindikationen

- wenige, vor allem relative Kontraindikationen:
  - fulminant verlaufende Kolitis oder toxisches Megakolon (Ausnahme: geplante Dekompression)
  - bestehende Perforation ohne therapeutische Absicht des Verschlusses
  - Screeningkoloskopie ohne Option der Polypektomie/Mukosaresektion
  - gesicherte akute Divertikulitis in der Akutphase (nur bei unklaren Fällen zur diagnostischen Abgrenzung indiziert)
  - schwere vitale Gefährdung des Patienten (ASA Stadium IV oder V)

1.21.8 Anästhesie

- Prinzipiell kann die Koloskopie mit und ohne Sedierung erfolgen.
- Nach der aktualisierten Leitlinie „Sedierung in der Endoskopie" sollte jedem Patienten eine Sedierung angeboten werden. Standard sind dabei die Monotherapie mit Propofol und die intra- wie postprozedurale Überwachung.
- Der Patientenkomfort ist bei sedierten Patenten höher. Damit ist wahrscheinlich auch die Bereitschaft des Patienten für erneut erforderliche Koloskopien größer.

1.21.9 Aufklärung und spezielle Risiken

- Die Aufklärung zur Koloskopie muss zeitgerecht erfolgen, um dem Patienten ausreichend Zeit zur Überlegung und Zustimmung nach Abwägung der Informationen zu geben, typischerweise zumindest am Vortag der Untersuchung (informierte Entscheidung).
- Neben den typischen Komplikationen sollten auch alternative Methoden (z. B. transkutane Sonografie zur Verlaufskontrolle bei Colitis ulcerosa) in die Aufklärung einbezogen werden.
- Spezifische Risiken hängen unter anderem davon ab, ob es sich um eine diagnostische oder therapeutische Koloskopie handelt und welche spezielle Intervention erfolgt.
- Bei der diagnostischen Koloskopie (z. B. als Screeningkoloskopie) ist die Komplikationsrate gering; die Rate schwerer Komplikationen in diesem Setting wird auf < 0,3 % beziffert.
- Häufigste Komplikation ist die Blutung nach Polypektomie oder Mukosaresektion.
- Perforationen treten selten auf (unter 0,1 % der Koloskopien).
- Sedierungsbedingte Komplikationen sind unabhängig von der eigentlichen Koloskopie und liegen < 0,3 %.

Tab. 1.11 Sichere Indikationen zur Koloskopie.

Befund/Symptomatik	spezielle Indikation
untere gastrointestinale Blutung (Hämatochezie; positiver Stuhlbluttest)	diagnostisch/therapeutisch
unklare Eisenmangelanämie	diagnostisch
Screening auf und Überwachung nach Kolonneoplasie	diagnostisch/therapeutisch
Überwachung bei chronisch entzündlicher Darmerkrankung	diagnostisch
chronische Diarrhö unklarer Genese	diagnostisch
Überprüfung von in anderen bildgebenden Verfahren festgestellten Veränderungen des Kolons (z. B. Tumorverdacht)	diagnostisch
Komplettierung des Staging bei MALT-Lymphom des oberen Gastrointestinaltrakts	diagnostisch
Verschluss kleiner Wanddefekte nach Operation (Anastomoseninsuffizienz) oder endoskopischer Resektion	therapeutisch
Dekompression bei Ileus/ Pseudoobstruktion	therapeutisch
symptomatische benigne Stenose (z. B. Crohn-Stenose, Anastomose): Ballondilatation	therapeutisch
symptomatische maligne Stenose (z. B. Kolonkarzinom)	therapeutisch (Stent; Ablation)
Markierung operationswürdiger Befunde	diagnostisch
Fremdkörperentfernung	therapeutisch
intraoperative Detektion von Läsionen bei Rendezvous- Eingriffen	diagnostisch

1.21.10 Material

- Die aktuellen Standardkoloskope haben eine Länge von etwa 130–175 cm und einen Außendurchmesser bis maximal 15 mm. Der Arbeitskanal hat einen Durchmesser von 2,8–4,2 mm.
- Standard ist Weißlicht (400–700 nm Wellenlänge) und bei allen aktuellen Geräteherstellern eine High-Definition- oder High-Resolution-Optik (HD-Optik), die die Auflösung auf über 850 000 Pixel steigert. Um dieses verbesserte Bildsignal dazustellen, müssen die anderen Bestandteile der Bildkette (Monitor, Prozessor) ebenfalls HD- kompatibel sein.
- Mehrere Hersteller haben Systeme zur integrierten optischen Kontrastverstärkung („virtuelle Chromoendoskopie") entwickelt, die eine bessere Charakterisierung, Differenzierung und damit optische Diagnostik von detektierten Läsionen ermöglichen sollen.
- Zur Beseitigung von Restverschmutzungen ist eine Spülmöglichkeit (manuelles Spritzsystem oder Spülautomat) und eine Absaugungseinrichtung vorzuhalten.
- Häufig erforderliches Equipment (Biopsiezange, Polypektomieschlinge) sollte griffbereit sein.

1.21.11 Durchführung

Vor Beginn des Eingriffs

- An den Tagen vor der Vorbereitung möglichst faserarme Kost; auch körnerhaltige Nahrungsmittel meiden.
- Zur Reinigung des Kolons ist eine orale Lavage mittels geeigneter Abführlösungen (polyethylenglykolhaltig) empfohlen. Die Vorbereitung sollte als Split-dose-Verfahren (z. B. Reinigung am Vorabend und am Morgen des Untersuchungstags) erfolgen, da dadurch die besten Ergebnisse erzielt werden.
- Der Patient sollte zur Wahrung der Intimsphäre für die Untersuchung eine geeignete Bekleidung des Unterkörpers (z. B. Einmalhose mit Schlitzöffnung am Analbereich) erhalten.
- Bei geplanter Sedierung leitliniengerechte Voraussetzung schaffen (intravenöser Zugang mit Elektrolytlösung, Sauerstoffgabe (z. B. 2 l/min), Pulsoxymetrie, Blutdruckmessung).

Lagerung

- Die Untersuchung wird üblicherweise mit Patient in Linksseitenlage und leicht angewinkelten Beinen begonnen.

Interventionsschritte

- initial anale Inspektion (z. B. Fistel? Ekzem?) und digitale Austastung des Analkanals und Enddarmbereichs
- nach Einführen des Koloskops Vorspiegeln unter optischer Kontrolle
  - Ein „blindes" Vorspiegeln sollte auch in den Kurvenbereichen möglichst vermieden werden (Perforationsgefahr!).
- Empfehlenswert ist die Insufflation von CO_2 anstatt Raumluft.
  - Dadurch werden abdominelle Beschwerden während sowie bis zu 24 h nach der Koloskopie signifikant reduziert und der Patientenkomfort erhöht.
- Eine Alternative dazu ist die Wasserinfusionstechnik, bei der statt Gas Wasser zum Vorspiegeln in den Darm appliziert wird.
  - Im Vergleich zur Verwendung von Raumluft wurden signifikant geringere abdominelle Schmerzen, geringerer Bedarf für Sedoanalgesie und tendenziell eine höhere Adenomdetektionsrate beschrieben.
- Das Vorspiegeln kann in Linksseitenlage bis zum Zökum erfolgen. Die Passage am Sigma-Deszendens-Übergang sowie im Transversum ist oft in Rückenlage einfacher, sodass während der Untersuchung ein Umlagern hilfreich sein kann.
- Eine Schleifenbildung im Darm kann verhindert werden durch (▶ Abb. 1.52, ▶ Abb. 1.53, ▶ Abb. 1.54):
  - regelmäßige Begradigungsmanöver durch Rückzug und damit Streckung des Endoskops
  - bedarfsweises Umlagern
  - manuelle Schienung durch Druck auf das Abdomen von außen
- Im Einzelfall ist eine Durchleuchtungsmöglichkeit zur Beseitigung etwaiger Schleifen hilfreich. Ansonsten ist Röntgen nur für koloskopische Interventionen notwendig (z. B. Stentimplantation).
- Im Rahmen der Koloskopie sollen das Zökum erreicht und je nach Indikation das terminale Ileum intubiert werden.
- Der Zökumboden, die Bauhin-Klappe und ggf. das terminale Ileum sollten im Bild dokumentiert werden (▶ Abb. 1.55, ▶ Abb. 1.56, ▶ Abb. 1.57), zudem alle relevanten pathologischen Befunde
- beim Rückzug Dokumentation der benötigten Zeit (Minimum nach Leitlinienempfehlung bei der Screeningkoloskopie derzeit 6 Minuten)
- Zur Optimierung der Adenomdetektion kann im Aszendens das Endoskop retroflektiert werden (▶ Abb. 1.58), alternativ ist die mindestens zweimalige Passage der rechten Flexur zu empfehlen.
- Die Verwendung einer Aufsatzkappe mit Widerhaken kann beim Rückzug zu einer Verbesserung der Adenomdetektion beitragen.
- Im Rektum kann eine Inversion die Detektion analnaher Rektumläsionen verbessern (▶ Abb. 1.59); die Datenlage dazu ist widersprüchlich. Eine Abwägung gegen das potenzielle Risiko der Perforation bei Inversion ist zu treffen.

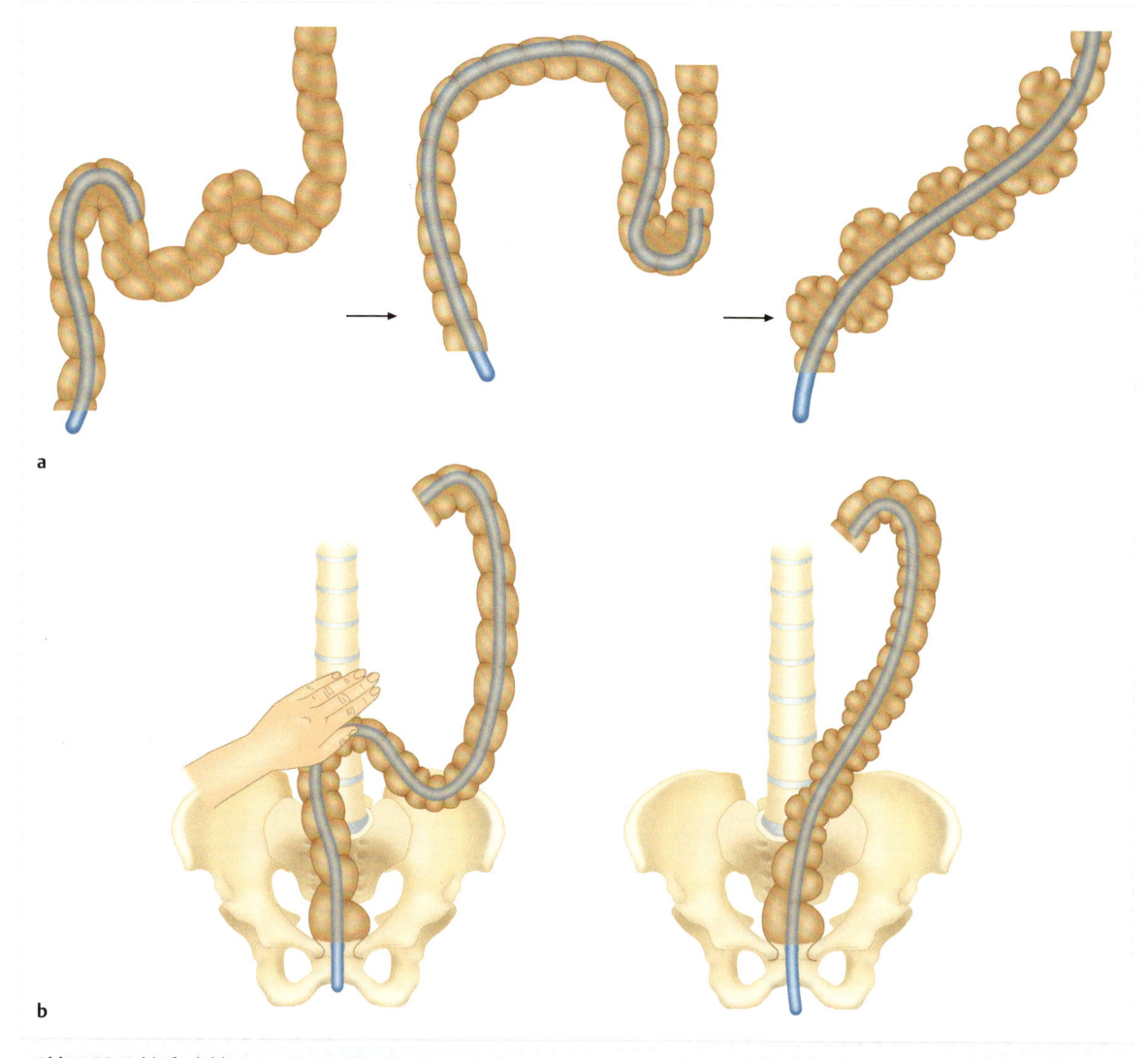

Abb. 1.52 Schleifenbildung im Sigma. (Quelle: Probst A. Vorspiegeln im Sigma (Sigmoidoskopie). In: Messmann H, Hrsg. Lehratlas der Koloskopie. 2. Aufl. Stuttgart: Thieme; 2014)
a Begradigung durch Geräterückzug und Luftabsaugen.
b Begradigung durch externe Schienung und Geräterückzug.

Besonderheiten der therapeutischen Koloskopie

- Die therapeutischen Interventionen erfolgen meist auf dem Rückweg der Koloskopie.
- Es ist ratsam, kleine Polypen (< 5 mm) auf dem Hinweg zu entfernen, da die Detektion auf dem Rückweg durch die veränderte Anatomie manchmal schwierig ist.
- Im Kolon sind alle endoskopischen Interventionen möglich, die auch im oberen Gastrointestinaltrakt eingesetzt werden.
- Bei Interventionen im rechtsseitigen Kolon (Zökum, Aszendens) ist zu berücksichtigen, dass die Wanddicke sehr gering und infolge dessen die Perforationsgefahr erhöht ist.
- typische Interventionen im Rahmen der Koloskopie:
  - Blutstillung (Injektionsverfahren, Koagulation, Sprayapplikation, Clipapplikation)
  - Beseitigung von Gefäßmalformationen (Argon-Plasma-Koagulation, im Rektum auch Radiofrequenzablation)
  - Stenosentherapie (Ballondilatation, Bougierung, Stentimpantation)
  - Tumorablation (Laser, Argon-Plasma-Koagulation)
  - Resektion von mukosalen Neoplasien (Polypektomie, Mukosaresektion, endoskopische Submukosadissektion)
  - Vollwandresektion mittels FTRD-System
  - Verschluss von Perforationsstellen und Anastomosenleckagen (Standardclips, Over-the-Scope-Clip)

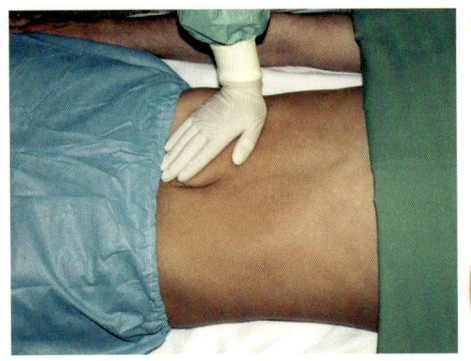

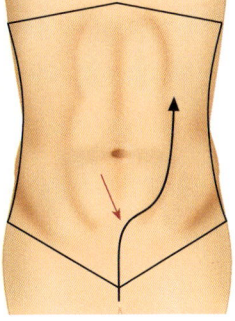

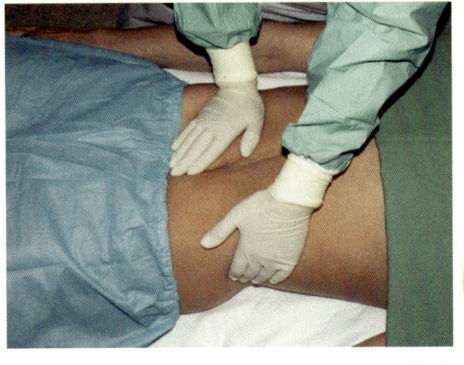

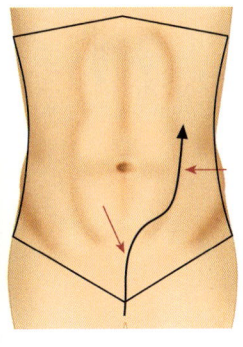

Abb. 1.53 Externe Kompression der Bauchdecken zur manuellen Schienung des Geräts und Erleichterung der Passage. (Quelle: Probst A. Schleifenbildung und Technik des Schienens. In: Messmann H, Hrsg. Lehratlas der Koloskopie. 2. Aufl. Stuttgart: Thieme; 2014)
a Einhandtechnik zur Erleichterung der Sigmapassage.
b Schienung mit zwei Händen zum optimierten Vorspiegeln in Sigma und Deszendens.

- Behandlung von Anastomosendehiszenzen mit Ausbildung einer Wundhöhle (Schwammapplikation Endosponge mit Sog)
- Dekompressionstherapie (Absaugung, Sondeneinlage, perkutane endoskopische Kolostomie)
- Markierung von Läsionen durch Tuscheinjektion und/oder Clipapplikation
- transmurale Abszessdrainage (mit endosonografischem Endoskop)

1.21.12 Mögliche Komplikationen

- Es ist zu unterscheiden zwischen den Komplikationen im Rahmen einer diagnostischen Koloskopie (z. B. Screeningkoloskopien) und den interventionsspezifischen Komplikationen.
- Eine Polypektomie im Rahmen der Screeningkoloskopie erhöht das Risiko um etwa das 7-Fache und ist für 85 % der Komplikationen verantwortlich.
- Die **Gesamtkomplikationsrate** der Koloskopie liegt bei etwa 0,3 %.
- **Blutung:**
  - meist nach endoskopischer Resektion (0,1–0,6 %)
  - Große Resektionsflächen und Antikoagulanzien/Thrombozytenaggregationshemmer erhöhen das Risiko.
- **Perforation:**
  - meist unter 0,1 %,
  - in großen Serien zur Screeningkoloskopie < 0,01 %
- **relevante kardiopulmonale Komplikationen:**
  - < 0,1 %
  - In einem 30-Tage-Intervall nach Koloskopie ist die Rate von Herzinfarkt und Schlaganfall erhöht.
  - Daher wird aktuell empfohlen, eine antithrombotische Therapie mit Azetylsalicylsäure (ASS) im Rahmen der Koloskopie im Regelfall nicht abzusetzen.
- **Postpolypektomiesyndrom** (durch die Elektrokoagulation bedingte inflammatorische Reizung des Peritoneums; meist im rechtsseitigen Kolon): 0,003–0,1 %
- **Mortalität** (30 Tage): 0,007–0,003 %
- weitere seltene Komplikationen: Milzruptur (meist durch Begradigungsmanöver), intraabdominelle Blutung durch Gefäßeinriss, akute Appendizitis, akute Divertikulitis, Gasexplosion bei Stromapplikation (durch gute Lavagevorbereitung und CO_2-Insufflation zu verhindern)
- weitere interventionsspezifische Komplikationen in Abhängigkeit von der Maßnahme

1.21.13 Postoperatives Management

- Der sedierte Patient muss nach der Untersuchung in einem entsprechend der Leitlinie Sedierung ausgestatteten Überwachungsbereich mit geschultem Personal nachbeobachtet werden.

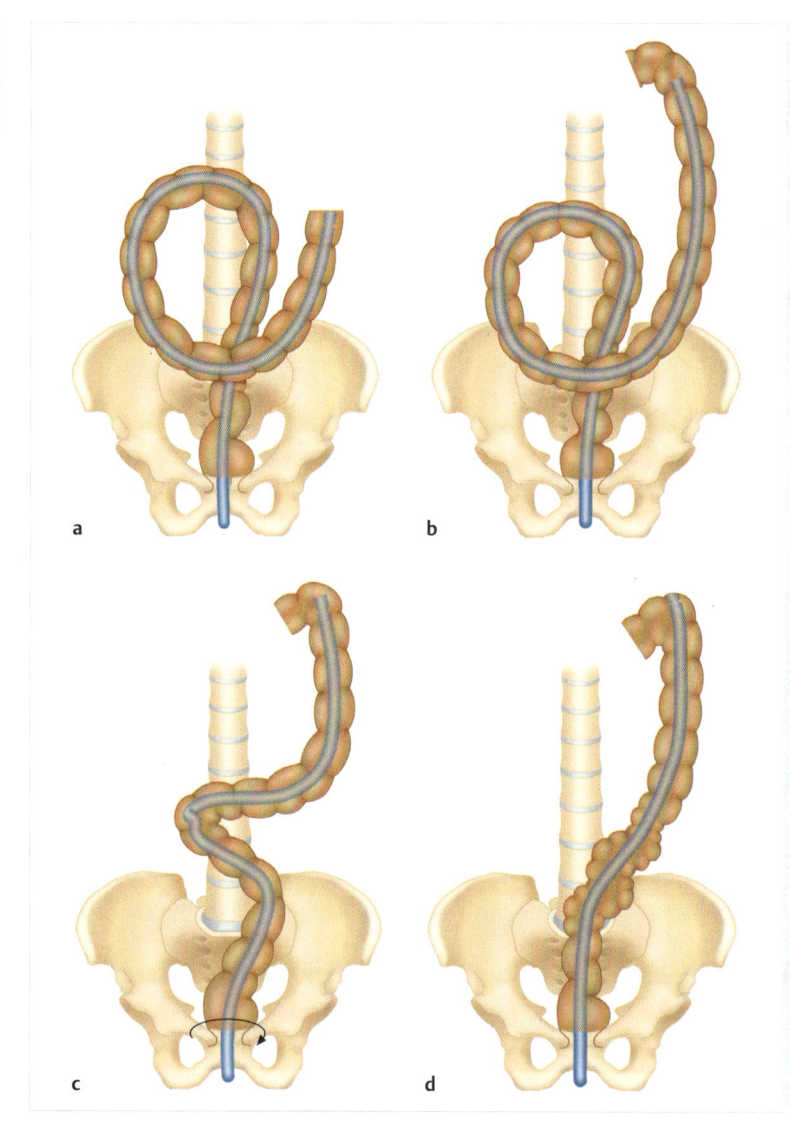

Abb. 1.54 Klassisches Manöver zur Beseitigung einer Sigmaschleife. (Quelle: Probst A. Vorspiegeln im Sigma (Sigmoidoskopie). In: Messmann H, Hrsg. Lehratlas der Koloskopie. 2. Aufl. Stuttgart: Thieme; 2014)
a   Vorspiegeln bis zur linken Flexur.
b   Fixation der Spitze zur Abwinklung der Gerätespitze in der Flexur.
c   Rotation des Geräts gegen den Uhrzeigersinn.
d   Begradigung durch Rückzug.

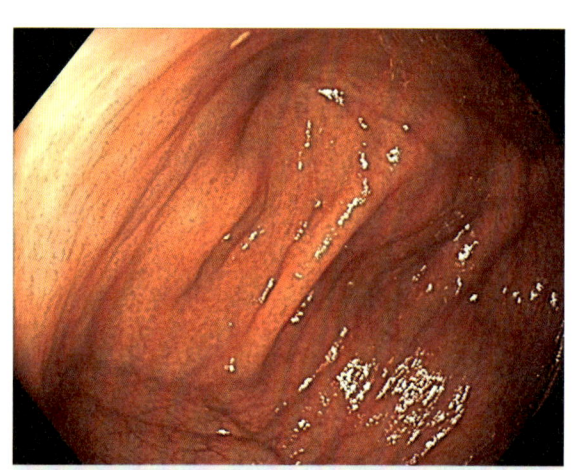

Abb. 1.55 Zökum mit Appendixabgang.

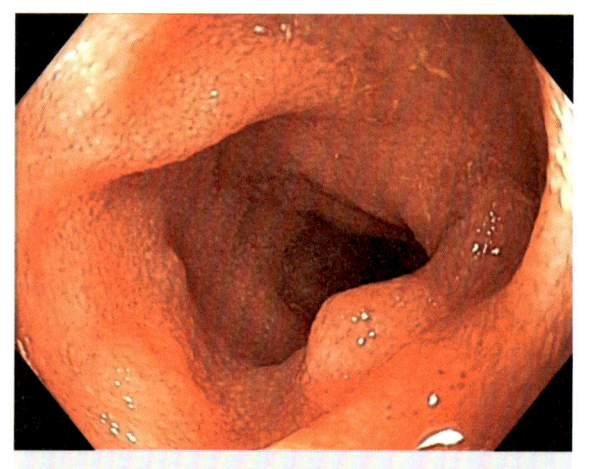

Abb. 1.56 Terminales Ileum. Typisches Zottenrelief an der Mukosaoberfläche.

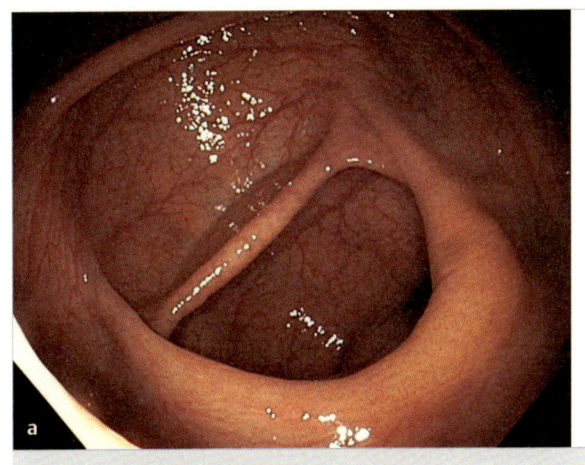

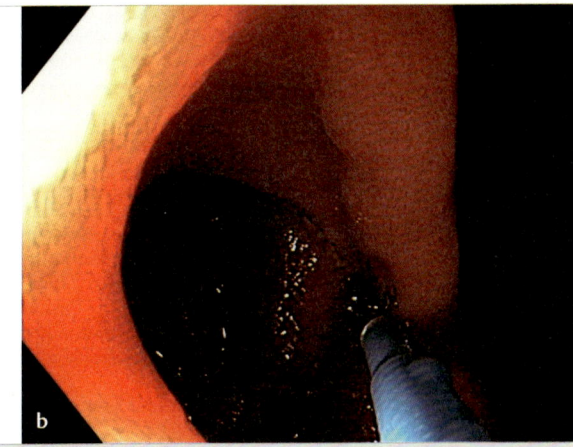

Abb. 1.57 Koloskopie im Ileum.
a Ileozökalklappe.
b Blick in die Klappenöffnung (mit Biopsiezange).

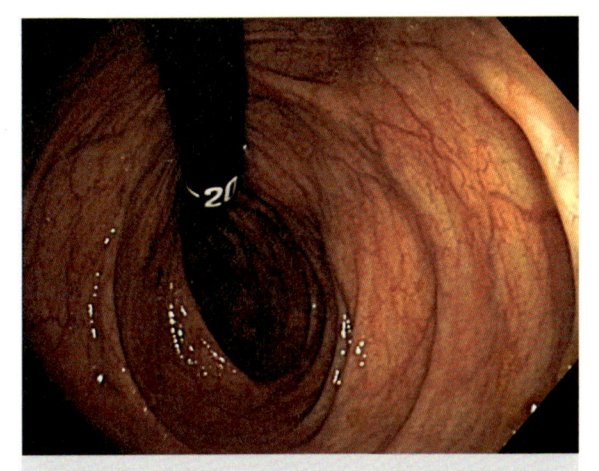

Abb. 1.58 Inversion des Koloskops in der rechten Flexur zur optimierten Detektion kleiner Adenome.

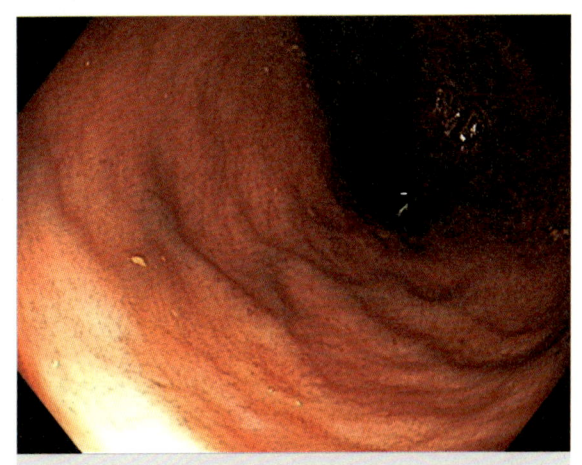

Abb. 1.59 Inversion im Rektum zum Ausschluss analnaher Rektumläsionen.

- Der Patient kann aus diesem Bereich entlassen werden, wenn die Vitalparameter stabil sind und der Patient adäquat reagiert.
- Vor der Entlassung sollte eine klinische Beobachtung bezüglich abdomineller Beschwerden erfolgen, um Hinweise auf eine während der Koloskopie nicht entdeckte Perforation festzustellen.
- Bei ambulanten Patienten sollte ein erneuter Hinweis auf das Verhalten bei auftretenden abdominellen Schmerzen (verzögerte oder sekundäre Perforation?) und klinischen Blutungszeichen erfolgen.

1.21.14 Quellenangaben

[1] Arber N, Grinshpon R, Pfeffer J et al. Proof-of-concept study of the Aer-O-Scope omnidirectional colonoscopic viewing system in ex vivo and in vivo porcine models. Endoscopy 2007, 39: 412–417
[2] Denzer U, Beilenhoff U, Eickhoff A. S 2k-Leitlinie Qualitätsanforderungen in der gastrointestinalen Endoskopie [AWMF registry no. 021–022]. Z Gastroenterol 2015; 53: E1–227
[3] Deyhle P, Demling L. Coloscopy — Technique, Results, Indication. Endoscopy 1971; 03: 143–151
[4] Eickhoff A, van Dam J, Jakobs R et al. Computer-assisted colonoscopy (the NeoGuide Endoscopy System): results of the first human clinical trial ("PACE study"). Am J Gastroenterol 2007; 102: 261–266
[5] Fisher DA, Maple JT, Ben-Menachem T et al. (ASGE Standards of practice commitee). Complications of colonoscopy. Gastrointest Endosc 2011; 74: 745–752
[6] Gralnek IM. Emerging technological advancements in colonoscopy: Third Eye® Retroscope® and Third Eye® Panoramic(TM), Fuse® Full Spectrum Endoscopy® colonoscopy platform, Extra-Wide-Angle-View colonoscope, and NaviAid™ G-EYE™ balloon colonoscope. Dig Endosc 2015; 27: 223–231

[7] Hafner S, Zolk K, Radaelli F et al. Water infusion versus air insufflation for colonoscopy. Cochrane Database Syst Rev 2015; 5: CD009863
[8] Hassan C, Bretthauer M, Kaminski MF et al. Bowel preparation for colonoscopy: ESGE Guideline. Bowel preparation for colonoscopy. Endoscopy 2013; 45: 142–150
[9] Kilgore TW, Abdinoor AA, Szary NM et al. Bowel preparation with split-dose polyethylene glycol before colonoscopy: a meta-analysis of randomized controlled trials. Gastrointest Endosc 2011; 73: 1240–1245
[10] Memon MA, Memon B, Yunus RM et al. Carbon dioxide versus air insufflation for elective endosocpy: a meta- analysis and systematic review of randomized controlled trials. Surg Laparosc Endosc Percutan Tech 2016; 26: 102–116
[11] Rabeneck L, Paszat LF, Hilsden RJ et al. Bleeding and perforation after outpatient colonoscopy and their risk factors in usual clinical practice. Gastroenterology 2008; 135: 1899–1906
[12] Rex DK, Schoenfeld PS, Cohen J et al. Quality indicators for colonoscopy. Gastrointest Endosc 2015; 81: 31–53
[13] Rex DK. Curr colorectal cancer rep 2008; 4: 10
[14] Riphaus A, Wehrmann T, Hausmann J et al. S 3-Leitlinie. Sedierung in der gastrointestinalen Endoskopie. [AWMF register no021/014)]. Z Gastroenterol 2015; 53: 802–842
[15] Straulino F, Eickhoff A. So wird's gemacht. Ileo-Koloskopie. Dtsch Med Wochenschr 2016; 141: 626–630
[16] Striegel J, Jakobs R, Van Dam J et al. Determining scope position during colonoscopy without use of ionizing radiation or magnetic imaging: the enhanced mapping ability of the NeoGuide Endoscopy System. Surg Endosc 2011; 25: 636–640
[17] Watanabe H, Narasaka T, Uezu T. Colonofiberoscopy. Stomach Intestine 1971; 6: 1333–1336

1.22 Proktoskopie

R. Jakobs

1.22.1 Steckbrief

Die Untersuchung des Enddarms mittels Proktoskop gehört zu den einfachsten endoskopischen Untersuchungen des unteren Gastrointestinaltrakts. Sie dient als Basisdiagnostik dem schnellen Überblick bei Enddarmerkrankungen, z. B. der Abklärung tastbarer Wandveränderungen bei der rektal-digitalen Untersuchung, und erlaubt insbesondere die Beurteilung und lokale Behandlung von Hämorrhoiden.

1.22.2 Aktuelles

- Neben den wieder aufbereitbaren Proktoskopen aus Metall wurden in den letzten Jahren kostengünstige Einmalproktoskope auf den Markt gebracht, die unter hygienischen Aspekten möglicherweise Vorteile bieten.
- Durch die Kombination von Anoskopen mit einem konventionellen hochauflösenden Videoendoskop kann die die Detektion prämaligner Läsionen optimiert werden.

1.22.3 Synonyme

- starre Enddarmspiegelung

1.22.4 Keywords

- Proktoskop
- Enddarmerkrankung
- Hämorrhoiden
- Anoskopie

1.22.5 Definition

- Proktoskopie ist die endoskopische Untersuchung des Analkanals und des unteren Enddarms.
- Anoskopie ist die endoskopische Inspektion des Analkanals und des unmittelbar supraanalen Darmanteils.

1.22.6 Indikationen

- Proktoskopie und Anoskopie dienen der Abklärung von Erkrankungen des Analkanals und des unteren Enddarms (▶ Tab. 1.12 und ▶ Tab. 1.13).

Tab. 1.12 Sichere Indikationen zur Proktoskopie/Anoskopie.

Befund/Symptomatik	spezielle Indikation
untere gastrointestinale Blutung (bei V. a. distalen Ursprung)	diagnostisch
tastbare Resistenzen bei rektal-digitaler Untersuchung	diagnostisch
Hämorrhoidalleiden	diagnostisch/therapeutisch
Verdacht auf venerische Infektion	diagnostisch
Verdacht auf Fistel im Analkanal	diagnostisch
Verdacht auf Analfissur	diagnostisch
lokale Ausdehnung von Analkarzinomen	diagnostisch

Tab. 1.13 Potenzielle Indikationen zur Proktoskopie/Anoskopie.

Befund/Symptomatik	spezielle Indikation
Schmerzen im Enddarmbereich	diagnostisch
Screening auf Analkarzinom bei HIV-infizierten Patienten mit Analverkehr	diagnostisch

1.22.7 Kontraindikationen

- Für die rein diagnostische Proktoskopie gibt es keine absoluten Kontraindikationen.
- Bei geplanten Interventionen muss die Einnahme von Antikoagulanzien oder dualen Plättchenhemmern berücksichtigt werden.

1.22.8 Anästhesie

- Eine Sedierung ist im Allgemeinen nicht erforderlich.
- Eine Lokalanästhesie, z. B. durch ein anästhesierendes Gel, ist hilfreich.
- Bei sehr schmerzhaften Enddarmerkrankungen (z. B. frische Fissuren, Fisteln) kann für die Untersuchung eine Sedoanalgesie oder Allgemeinästhesie erforderlich sein.

1.22.9 Aufklärung und spezielle Risiken

- Proktoskopie und Anoskopie sind sehr komplikationsarme Verfahren.
- Es kann zu Mukosaeinrissen mit Ausbildung von Fissuren und Blutungen kommen.

1.22.10 Material

- Proktoskop: meist mit einer Länge bis zu 12 cm und einem Durchmesser von bis zu 22 mm (▶ Abb. 1.60)
- Kaltlichtquelle mit Adapter
- starre Biopsiezange
- Tupferhalter mit Tupfer zur lokalen Beseitigung von Verschmutzungen, alternativ empfehlenswert Sauger mit Absauglanzette
- für venerische Diagnostik: Abstrichsets für Virologie und Mikrobiologie mit Spezialtupfer für Neisseria gonorrhoeae und Chlamydia trachomatis
- bei geplanten Interventionen entsprechendes Material:
  - Ligaturset mit Ringen und Applikator
  - Injektionsnadel und Spritze für Sklerosierung oder Blutstillung

1.22.11 Durchführung

Vor dem Eingriff

- Eine spezielle Vorbereitung des Enddarms ist nicht erforderlich.
  - Zur besseren Übersicht kann ein Klistier zur Reinigung appliziert werden.
- Der Patient muss bei diagnostischer Proktoskopie nicht nüchtern sein.

Lagerung

- Lagerung in Steinschnittlage (gynäkologischer Untersuchungsstuhl)
- auch Linksseitenlage oder (seltener) Knie-Ellenbogen-Lage möglich

Interventionsschritte

- zunächst Inspektion des Perianalbereichs und äußeren Analkanals
- digitale Untersuchung, am besten mit Benutzung eines Gleitgels, ggf. anästhesierenden Gels
- vorsichtiges Einführen des mit Gel benetzten starren Endoskops mit eingesetztem Obturator unter leicht drehender Bewegung
- Nachdem die geplante Eindringtiefe erreicht ist: Entfernung des Obturators, Adaptieren der Kaltlichtquelle und langsamer Rückzug des Proktoskops während der Inspektion. Es sollte darauf geachtet werden, dass durch Variation der Blickwinkel zirkulär alle Wandbereiche des distalen Rektums und Analkanals beurteilt werden können.

Besonderheiten der therapeutischen Proktoskopie

- Die häufigsten Interventionen sind Ligatur und Sklerosierung von Hämorrhoiden.
- Der Patient sollte bei den o. g. Verfahren auf mögliche postinterventionelle Beschwerden im Enddarmbereich (Druckgefühl, Schmerzen) aufgeklärt werden.
  - Leichte Blutungen nach Abfall der ligierten Hämorrhoidalanteile sind häufig.
  - Selten treten auch starke interventions- und/oder transfusionsbedürftige Blutungen auf.

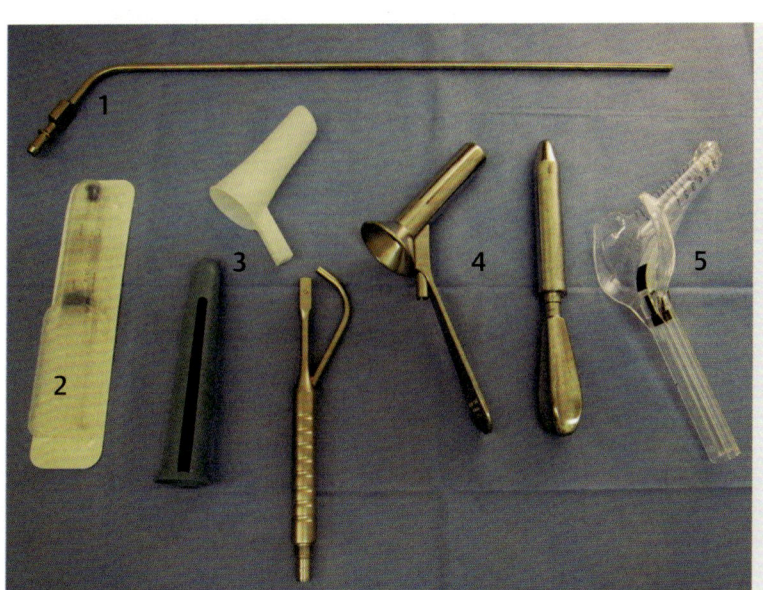

Abb. 1.60 Benötigte Ausrüstung für die Proktoskopie: (1) Sauglanzette mit bereitstehender Absaugung, (2) Gleitmittel, (3) Einmalproktoskop mit Obturator und Handgriff, alternativ Mehrwegproktoskop (4), (5) Proktoskop mit seitlicher Öffnung zur Diagnostik von Fisteln. (Quelle: Feisthammel J, Mössner J, Hoffmeister A. Proktoskopie. Dtsch Med Wochenschr 2017; 142: 135–138)

- Fehlinjektionen von Sklerosierungsmittel in arterielle Gefäße oder arteriovenöse Gefäßformationen des Enddarms können zu ischämischen Veränderungen der Rektumwand bis zur Nekrose führen.

1.22.12 Mögliche Komplikationen

- Mukosaeinrisse mit Fissurbildung
  - sehr selten transmurale Einrisse
- Blutungen durch Mukosaläsionen
- nach Ligatur und/oder Sklerosierung lokale Schmerzen oder Druckgefühl
- Nachblutungen im Verlauf nach Ligatur

1.22.13 Postoperatives Management

- nach diagnostischer Proktoskopie ohne Sofortkomplikationen keine weiteren Überwachungsmaßnahmen oder Kontrollen erforderlich
- nach Ligatur oder Sklerosierung Suppositorium mit einem nicht steroidalen Antirheumatikum zur lokalen Beschwerdelinderung notwendig
- insbesondere nach Ligatur erneute Aufklärung über mögliche, im Verlauf auftretende, schwere Nachblutungen mit Aushändigung eines erreichbaren Notfallkontakts

1.22.14 Quellenangaben

[1] Feisthammel J, Mössner J, Hoffmeister A. Proktoskopie. Dtsch Med Wochenschr 2017; 142: 135–138
[2] Jackisch T, Witzigmann H, Stelzner S. Anorektale Diagnostik für proktologische Erkrankungen. Chirurg 2012; 83: 1023–1032
[3] Oette M, Wieland U, Schünemann M et al. Anal chromoendoscopy using gastroenterological video-endoscopes: A new method to perform high resolution anoscopy for diagnosing intraepithelial neoplasia and anal carcinoma in HIV-infected patients. Z Gastroenterol 2017; 55:23–31
[4] Ponka D, Baddar F. Anoscopy. Can Fam Physician 2013; 59: 510
[5] Souza G, Wentz A, Wiley D et al. Anal Cancer Screening in Men Who Have Sex With Men in the Multicenter AIDS Cohort Study. J Acquir Immune Defic Syndr 2016; 71: 570–576

1.23 (Starre) Rektoskopie

R. Jakobs

1.23.1 Steckbrief

Die Untersuchung des Mastdarms mittels Rektoskop ist eine seit Jahrzehnten etablierte und schnelle Diagnostik. Sie hat allerdings durch die Verbreitung der flexiblen Endoskopie erheblich an Bedeutung verloren. Vergleichende Untersuchungen zeigen, dass die Untersuchung des Rektums und des distalen Sigmas durch flexible Endoskope für den Patienten weniger unangenehm ist, mehr Befunde diagnostiziert werden und die Eindringtiefe der Untersuchung erheblich größer ist als bei der Verwendung starrer Rektoskope.

1.23.2 Aktuelles

- Die starre Rektoskopie ist weiterhin bedeutend für die präoperative Abschätzung des Abstands des unteren Tumorrands vom Analkanal bei Rektumkarzinomen.

1.23.3 Synonyme

- Mastdarmspiegelung

1.23.4 Keywords

- flexible Endoskopie
- Rektumkarzinom
- Enddarm

1.23.5 Definition

- Die Rektoskopie ist die Untersuchung des Mastdarms mit einem starren Endoskop.
- Die Eindringtiefe der Untersuchung reicht etwa 20(–30) cm, sodass auch das untere Sigma erreicht und beurteilt werden kann.

1.23.6 Indikationen

- Die Rektoskopie dient der Abklärung von Erkrankungen des End- und Mastdarms (▶ Tab. 1.14 und ▶ Tab. 1.15).

Tab. 1.14 Sichere Indikation zur Rektoskopie.

Befund/Symptomatik	spezielle Indikation
untere gastrointestinale Blutung	diagnostisch
tastbare Resistenzen bei rektal-digitaler Untersuchung	diagnostisch
Verdacht auf venerische Infektion	diagnostisch
chronisch entzündliche Darmerkrankungen	diagnostisch
Rektumkarzinom (Primärdiagnose und Bestimmung des Abstands zum Analkanal)	diagnostisch
unklare rektale Obstipation, Defäkationsprobleme	diagnostisch

Tab. 1.15 Potenzielle Indikationen zur Rektoskopie.

Befund/Symptomatik	spezielle Indikation
Schmerzen im Enddarmbereich	diagnostisch
peranaler Schleimabgang	diagnostisch

1.23.7 Kontraindikationen

- (relative) Kontraindikationen:
  - toxisches Megakolon
  - Stenosen im Enddarmbereich
  - tiefe rektale Anastomosen bei frisch operierte Patienten
- Bei geplanten Interventionen muss die Einnahme von Antikoagulanzien oder dualen Plättchenhemmern berücksichtigt werden.

1.23.8 Anästhesie

- Eine Sedierung ist im Allgemeinen nicht erforderlich.
- Eine Lokalanästhesie, z. B. durch ein anästhesierendes Gel, ist üblich.
- Bei sehr schmerzhaften Enddarmerkrankungen (z. B. frische Fissuren, Fisteln) kann eine Untersuchung in Sedoanalgesie oder Allgemeinästhesie erforderlich sein.

1.23.9 Aufklärung und spezielle Risiken

- Die Rektoskopie ist in geübter Hand ein komplikationsarmes Verfahren.
- Es kann zu Mukosaeinrissen mit Ausbildung von Fissuren und Blutungen kommen.
- Perforationsgefahr bei Passage im oberen Rektum und insbesondere am rektosigmoidalen Übergang
- Explosionsgefahr
  - bei Abtragung von Polypen durch elektrische Verfahren und
  - bei nur durch Einlauf vorbereitetem Darm

1.23.10 Material

- Rektoskop: Länge bis zu 30 cm, Durchmesser etwa 26 mm
- Kaltlichtquelle mit Adapter
- Möglichkeit zur Luftinsufflation (meist adaptierbarer Blasebalg) und eine Verschlussoptik
- starre Biopsiezange
- Tupferhalter mit Tupfer zur lokalen Beseitigung von Verschmutzungen
- Sauger mit Lanzette empfehlenswert

1.23.11 Durchführung

Vor dem Eingriff

- Reinigung des Mastdarms durch Applikation eines Klistiers
  - etwa 20–30 Minuten vor dem Eingriff

Lagerung

- Lagerung in Knie-Ellenbogen-Lage auf einer speziellen Untersuchungsliege
- alternativ Lagerung in Steinschnittlage auf einem (gynäkologischen) Untersuchungsstuhl

Interventionsschritte

- zunächst Inspektion des Perianalbereichs und des äußeren Analkanals
- digitale Untersuchung mit Benutzung eines Gleitgels, ggf. anästhesierendes Gel
- Einführen des mit Gel benetzten starren Endoskops mit eingesetztem Obturator unter leicht drehender Bewegung für etwa 4 cm (Passage des Analkanals in den Mastdarm)
- weiteres Vorschieben unter Sicht mit aufgesetzter Optik unter
  - Insufflation von Luft in angepasster Menge und
  - Verwendung von Kaltlicht
- wenn geplante Eindringtiefe erreicht ist: Rückzug des Rektoskops bei gleichzeitiger Inspektion
- Abstandsbestimmung vom Analkanal durch metrische Skala auf der Außenseite des Rektoskops

Besonderheiten der therapeutischen Rektoskopie

- Im Zeitalter der flexiblen Endoskopie hat die Rektoskopie nur noch eine untergeordnete Bedeutung zur Therapie.
- Endoskopische Polypektomien und Tumorabtragungen erfolgen üblicherweise unter Einsatz von Koloskopen mit CO_2-Insufflation.
- Einen therapeutischen Stellenwert hat die Rektoskopie noch bei der Fremdkörperentfernung.
  - Bei großen Fremdkörpern erfolgt diese Maßnahme meist in Allgemeinanästhesie.

1.23.12 Mögliche Komplikationen

- Mukosaeinrisse mit Fissurbildung
  - sehr selten transmurale Einrisse
- Blutungen durch Mukosaläsionen
- Perforationsgefahr bei Passage im oberen Rektum und insbesondere am rektosigmoidalen Übergang
- Explosionsgefahr
  - bei Abtragung von Polypen durch elektrische Verfahren und
  - bei nur durch Einlauf vorbereitetem Darm

1.23.13 Postoperatives Management

- nach diagnostischer Rektoskopie ohne Sofortkomplikationen keine weiteren Überwachungsmaßnahmen oder Kontrollen erforderlich

1.23.14 Quellenangaben

[1] Bat L, Pines A, Rabau M et al. Colonoscopic findings in patients with hemorrhoids, rectal bleeding and normal rectoscopy. Isr J Med Sci 1985; 21: 139–141
[2] Classen M, Phillip J, Knyrim H et al. Rektoskopie: starr oder flexibel. Dtsch Med Wschr 1985; 110: 445–448
[3] Eickhoff A, Riemann JF. Stellenwert der Rektoskopie und Koloskopie für den Internisten. Internist 2003; 44: 873–882
[4] Wiesinger H. What can you expect from rectoscopy? Wien Med Wochenschr 1982; 132: 291–293

1.24 Endoskopische retrograde Cholangiopankreatikografie

B. Kohler

1.24.1 Steckbrief

Die endoskopische retrograde Cholangiopankreatikografie (ERCP) repräsentiert heute nach wie vor eines der wichtigsten endoskopischen Verfahren zur Beurteilung und insbesondere zur Therapie von Erkrankungen des biliopankreatischen Systems. Auch wenn die Bedeutung der ERCP in rein diagnostischer Hinsicht aufgrund neuerer, moderner, kaum invasiver bildgebender Verfahren abgenommen hat, ist sie zur direkten duktalen Inspektion und zur Histologiegewinnung nach wie vor konkurrenzlos. Darüber hinaus kann sie in Kombination mit anderen optischen Systemen wegweisende Zusatzinformationen liefern. Damit kann z. B. die Diagnose einer primär sklerosierenden Cholangitis (PSC) gesichert werden oder unterstützend der Umfang einer interduktalen Tumorausbreitung präzise bestimmt werden.

1.24.2 Aktuelles

- Die früher praktizierte Gangintubation mittels ERCP-Katheter und anschließender Kontrastmittelgabe wird heute nur noch selten durchgeführt.
- Aufgrund der Ergebnisse zahlreicher kontrollierter Studien hat sich die Sondierung der Gänge mittels an der Spitze hochflexibler Führungsdrähte und anschließender Kontrastmittelapplikation weitgehend als Standardverfahren durchgesetzt.
- Die Erfolgsrate der Papillensondierung ist bei gleichzeitig vermindertem Pankreatitisrisiko höher [2], [8], [12].
- Die Möglichkeiten der intraduktalen Gallengangsinspektion mit Miniendoskopen über handelsübliche Seitblickinstrumente bzw. auch mit prograden Videoendoskopen haben sich in den letzten Jahren verbessert durch
  - technische Weiterentwicklungen dieser dünnkalibrigen Systeme sowie
  - neue Intubationstechniken über Drähte bzw. Ballonkatheter.
- Die Pankreatitis ist die häufigste Komplikation der ERCP.
  - Dieses Risiko kann durch eine prophylaktische oder postinterventionelle rektale Gabe von 100 mg Diclofenac oder 100 mg Indomethacin signifikant vermindert werden [6].
- Eine Verwendung von CO_2 im Rahmen der Cholangioskopie sowie der therapeutischen ERCP kann durch die damit verbundene geringere Darmdistension die abdominellen Beschwerden reduzieren.

1.24.3 Synonyme

- endoskopische Darstellung des Gallen- und Pankreasgangs

1.24.4 Keywords

- Cholangiografie
- Pankreatikografie
- Cholangioskopie
- Pankreatikoskopie
- Miniendoskopie

1.24.5 Definition

- Die ERCP ist ein kombiniertes endoskopisch-radiologisches Verfahren
  - zur Darstellung des biliopankreatischen Gangsystems
  - durch retrograde Kontrastmittelinjektion via Papille
  - mittels Seitblickendoskop.

1.24.6 Indikationen

- häufigste Indikationen für die diagnostische ERCP [3], [5], [8], [9]:
  - **Gallenwege** (▶ Abb. 1.61, ▶ Abb. 1.62, ▶ Abb. 1.63):
    - unklare Cholestase bei ineffektiver alternativer Bildgebung
    - Dokumentation und Lokalisierung intraduktaler benigner/maligner Stenosen (PSC, Cholangiokarzinom)
    - postoperative Komplikationen (Leckage, Stenose)
    - vor operativen Eingriffen an den Gallenwegen
  - **Pankreas** (▶ Abb. 1.64):
    - chronische Pankreatitis (Stenose? Pankreatikolithiasis? Zysten?)
    - Verdacht auf Pankreasgangfistel
    - vor operativen Eingriffen am Pankreas

1.24 Endoskopische retrograde Cholangiopankreatikografie

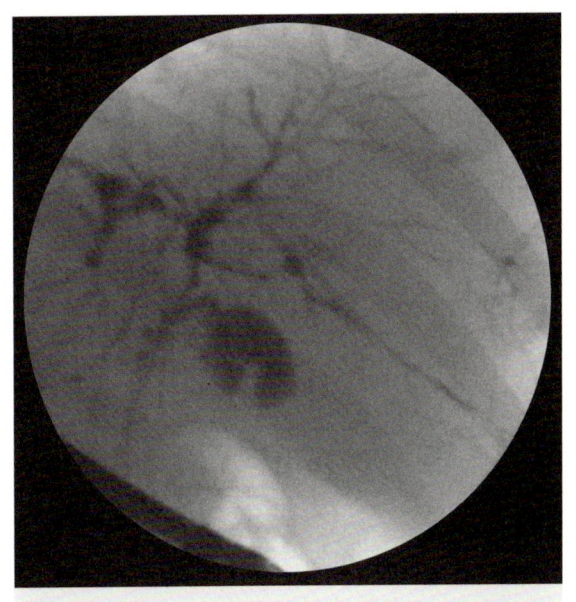

Abb. 1.61 Sklerosierende Cholangitis bei Autoimmunpankreatitis.

- **erweiterte endoskopische Diagnostik**:
  - Histologie-, Zytologiegewinnung
  - Aspiration von Gallenflüssigkeit (Mikrobiologie) bzw. Pankreassekret (Tumormarker)
  - transpapilläre Cholangio-Pankreatikoskopie
  - Papillenmanometrie

1.24.7 Kontraindikationen

- In erster Linie ist die fehlende Kooperation seitens des Patienten eine absolute Kontraindikation.
- Bei einem trotz Sedoanalgesie unruhigen Patienten sollte jegliche endoskopische Untersuchung unterbleiben.
  - Alternativ kann bei entsprechender dringlicher Indikation die ERCP in Intubationsnarkose durchgeführt werden.
- Die Schwangerschaft gilt als relative Kontraindikation.
  - Aufgrund der potenziellen Gefahr einer Schädigung des Embryos im ersten Trimenon sollten keine ionisierenden Strahlen zum Einsatz kommen [8].
- Bei bekannter oder vermuteter Kontrastmittelallergie sind eine medikamentöse Prophylaxe mit einem H1- sowie H2-Rezeptor-Antagonisten sowie eine Kortikoidgabe vorzunehmen.
  - Darüber hinaus ist eine längerfristige Überwachung zu empfehlen.

1.24.8 Anästhesie

- Die ERCP sollte generell beim sedierten Patienten erfolgen.
- Die korrekte Sedierung

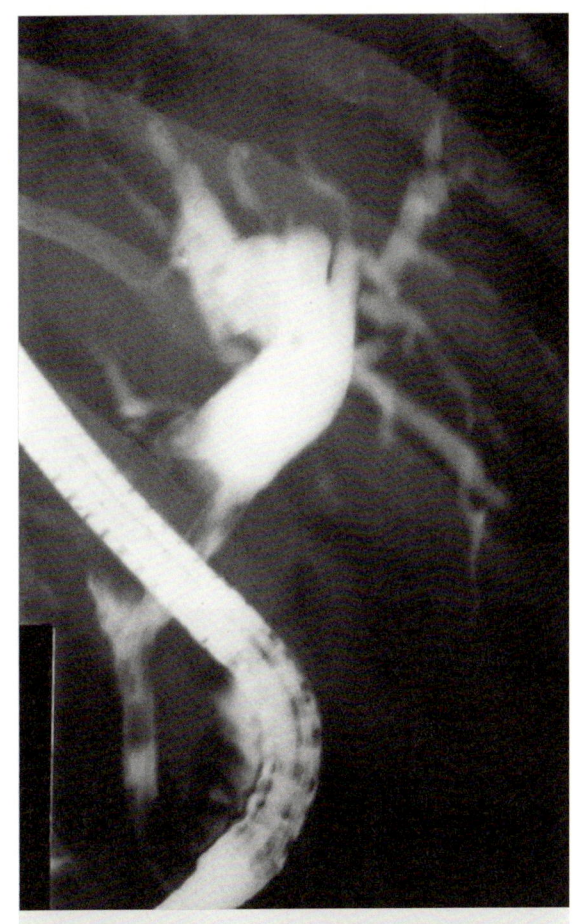

Abb. 1.62 Bioptisch gesichertes Choledochusadenom.

  - trägt sowohl für den Patienten als auch für den Untersucher erheblich zum Untersuchungskomfort bei und
  - schafft insbesondere bei komplexen Untersuchungen erst die Voraussetzung für die Durchführung einer erfolgreichen und risikoarmen ERCP.
- Analog zu den anderen endoskopischen Verfahren ist Propofol das Medikament der ersten Wahl.
  - Es wird überwiegend als intravenöse Bolusgabe bedarfsadaptiert intermittierend oder seltener kontinuierlich mittels Perfusor gegeben.
- Auf eine exakte kardiopulmonale Überwachung und eine stetige Kontrolle des Blutdrucks ist entsprechend der S3-Leitlinie „Sedierung" zu achten [11].

1.24.9 Aufklärung und spezielle Risiken

- Die Patientenaufklärung entspricht derjenigen der gastroenterologischen Endoskopie.
- Als spezielles ERCP-Risiko ist auf die Gefahr einer Pankreatitis hinzuweisen.

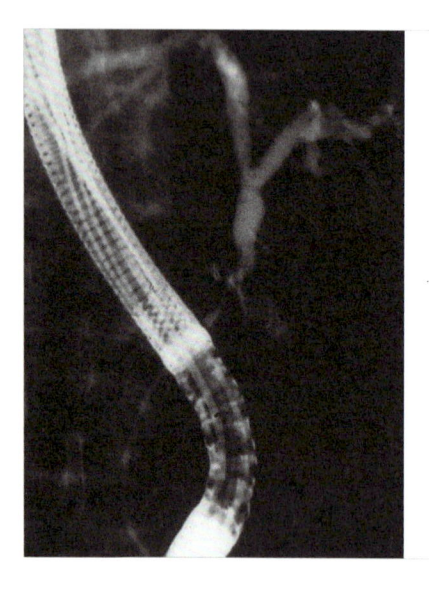

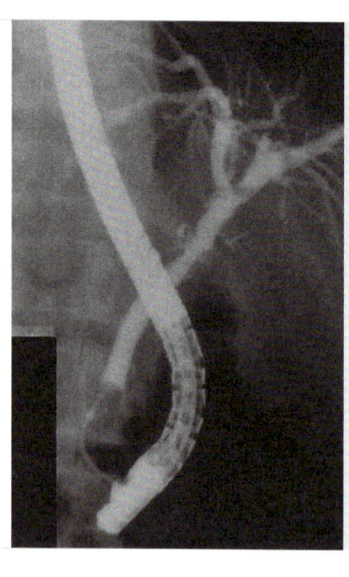

Abb. 1.63 Hochgradige Choledochusstenose und kleines Extravasat nach laparoskopischer Cholezystektomie (links), Kontrolle nach Bougierung mittels wiederholter Plastikprothesenimplantation (rechts).

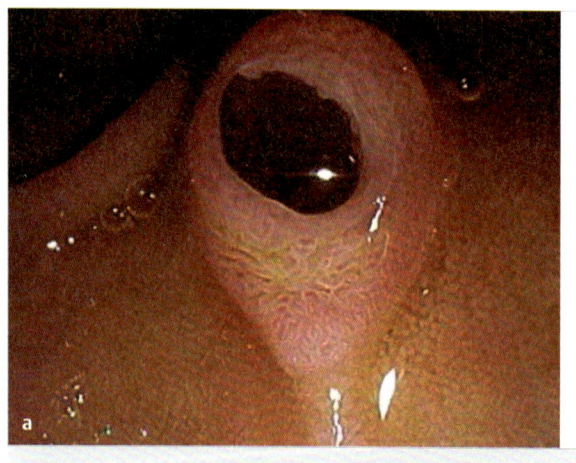

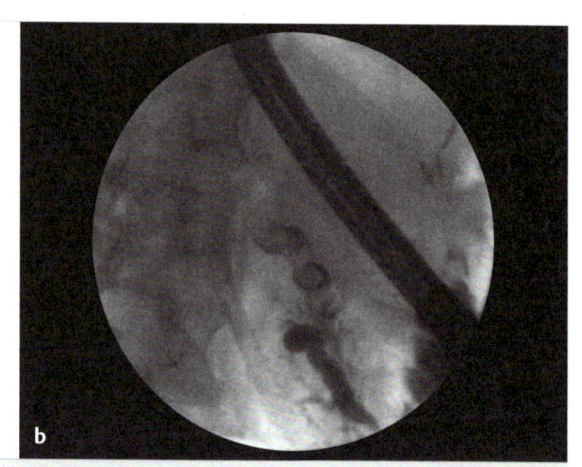

Abb. 1.64 Intraduktale papillär-muzinöse Neoplasie (IPMN).
a Klassischer Befund einer Hauptgang-IPMN mit Mukos in der Papillenöffnung („Fischmaulpapille").
b Pankreasgang mit multiplen Kontrastmittelaussparungen bei IPMN.

- Diese kann in Abhängigkeit der Indikation und der Untersuchungsform in 5–8 % der Untersuchungen auftreten.
- Sie heilt jedoch in über 95 % der Fälle unter rein konservativer Therapie komplett aus.

1.24.10 Material

- Die ERCP wird überwiegend mit flexiblen **Seitblickvideoendoskopen** durchgeführt, die den direkten Blick auf die Papille ermöglichen.
- Der in der Spitze integrierte Albarranhebel ermöglicht das exakte Manövrieren des Führungskatheters sowie der weiteren Zusatzinstrumente.
- Bei Vorliegen eines B-II-Magens oder Roux-Y-Magens ist gelegentlich der Einsatz von Vorausblickendoskopen sinnvoller.,
  - eventuell sogar dünnkalibriges Kinderkoloskop verwenden
- In Einzelfällen, insbesondere nach bariatrischen Operationen, gelingt es nur mittels Single- oder Doppelballonendoskopen den Papillenbereich zu sondieren.
- Die Duodenoskope werden mit einem Durchmesser von 7,4–12,6 mm kommerziell angeboten, der Arbeitskanal liegt bei therapeutischen Instrumenten bei 2,0–4,8 mm.

1.24.11 Durchführung

Vor Beginn des Eingriffs

- Vor Beginn der Untersuchung sind mehrere Voraussetzungen zu überprüfen:
  - stabiler intravenöser Zugang
  - funktionsfähige Pulsoxymetrie
  - korrekt liegende Blutdruckmanschette mit automatischer Blutdruckmessung, insbesondere bei Propofolnarkose
  - Möglichkeit der transnasalen O_2-Gabe und der permanenten EKG-Überwachung bei Patienten mit kardialer Vorschädigung

Lagerung

- Das Einführen des Duodenoskops erfolgt üblicherweise in Bauchlage des Patienten.
  - Eine spätere Umlagerung erübrigt sich dadurch.
- In Einzelfällen kann die Halbseitenlage den Beginn der Untersuchung erleichtern, insbesondere
  - für den Anfänger,
  - bei besonders adipösen Patienten oder
  - bei schwieriger Intubation des Pharynx oder des Pylorus.

Interventionsschritte

- Viele Untersucher inspizieren den oberen Gastrointestinaltrakt primär mit einer prograden Optik.
- Dies ermöglicht es,
  - mögliche pathologische Befunde, die mit der Seitblickoptik übersehen werden können, zu erfassen und
  - einen Eindruck über die vorliegende Anatomie (z. B. postoperative Situation) zu erlangen.
- In leicht abgewinkelter Form wird das distale Ende des Endoskops über die Zunge in die Speiseröhre eingeführt und quasi blind bis in den Magen vorgeschoben.
- Die Orientierung erfolgt an der kleinen Kurvatur.
- Der Pylorus wird eingestellt, die Gerätespitze schließlich begradigt.
  - Dabei verschwindet der Pylorus gegen 6.00 Uhr.
  - Unter leichtem Druck wird das distale Ende in den Bulbus duodeni und nach postbulbär geschoben.
- Liegt die Gerätespitze infrapapillär, wird unter optischer Kontrolle vorsichtig das Endoskop sukzessiv zurückgezogen.
  - Dabei kommt es zur Begradigung des Instruments im Magen.
  - Die Spitze des Geräts dreht sich nach innen.
  - Die Papille kann direkt eingesehen werden.
- Die Papille befindet sich im oberen Anteil der sog. Plica longitudinalis, die gelegentlich durch eine transversal verlaufende Schleimhautfalte verdeckt lokalisiert ist [8] (▶ Abb. 1.65).

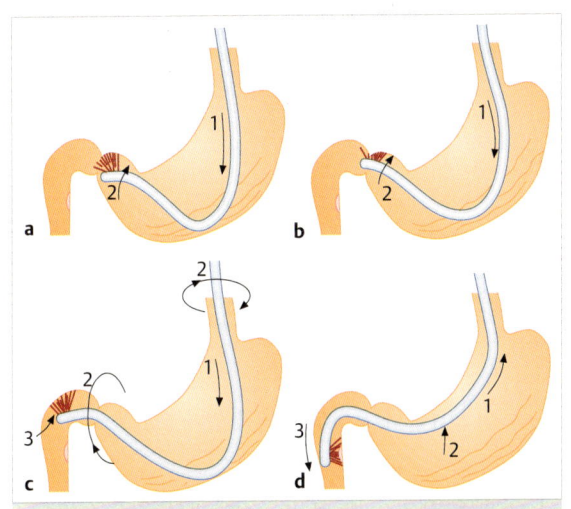

Abb. 1.65 Untersuchungsablauf. Vorschieben des Geräts in den Bulbus (**a**). Unter weiterem Vorschieben (1 in **b**), Drehung nach rechts (2) und Anheben des großen und Rechtsdrehung des kleinen Rades (3) staucht sich das Gerät zunächst im Magen auf, passiert dann das obere Duodenalknie (**c**) und wird schließlich in einem Rückzugsmanöver (3 in **c**) hebelartig (3 in **d**) vor die Papille befördert. Durch das Zurückziehen (1 in **d**) wird gleichzeitig das Gerät begradigt (2). (Quelle: Kohler B, Benz C, Eickhoff A et al. ERCP. In: Riemann J, Fischbach W, Galle P, Mössner J, Hrsg. Gastroenterologie in Klinik und Praxis. Thieme; 2007: 178–265)

- Die Papille wird bei etwa 12.00 Uhr im oberen Drittel fixiert.
- Anschließend wird unter Führung über den Albarranhebel der Katheter mit liegendem Führungsdraht bis zum Papillenorificium vorgeschoben [12].
- Die Nitinoldrähte sind knickstabil, radiologisch sichtbar.
  - Das distale Ende ist flexibel und besteht aus einem besonders hydrophilen Polymer, wodurch die Gangsondierung wesentlich erleichtert wird.
- Alternativ hierzu wird, insbesondere bei möglichen therapeutischen Maßnahmen, schon primär ein doppellumiges Papillotom verwendet und über diesen der Draht vorgeführt.
- Hierbei gelingt die Gangintubation häufig schneller, da die Spitze entsprechend der lokalen Anatomie variiert werden kann.
  - Des Weiteren erübrigt sich der Wechsel vom Katheter auf das Papillotom.
- Der Draht wird unter radiologischer Kontrolle vorsichtig vorgeschoben.
- Bei korrekter Lage wird der Katheter oder das Papillotom nachgeführt und nach Entfernen des Drahts schließlich Kontrastmittel appliziert.
- Der Porus des Ductus choledochus ist gewöhnlich schwieriger zu intubieren.

Diagnostische Methoden

- Er liegt meist direkt unter dem Papillendach bei etwa 11.00 Uhr im linken oberen Segment und muss relativ parallel zum Duodenum tangential steil intubiert werden.
  - Die Erfolgsraten liegen im Durchschnitt bei 85–90 %.
  - In 10–15 % der Fälle bedarf es anderer Techniken, beispielsweise mittels Precut-Papillotom oder Nadelmesser-Papillotom (Needle-Knife).
- Die Darstellung des Pankreasgangs ist meist einfacher, da dieser im rechten Winkel zur Duodenalwand bei 1.00–5.00 Uhr senkrecht zum Endoskop verläuft.

Anomalien und postoperative Situationen

Pankreas divisum

- Das Pankreas divisum ist mit 5–8 % die häufigste anatomische Variante des Pankreasgangssystems beim Menschen.
- Das Pankreas besteht embryonal primär aus zwei Teilen, einer ventralen und einer dorsalen Anlage.
  - Diese fusionieren während des zweiten bis dritten embryonalen Monats durch Rotation der ventralen Anlage nach innen zu einem Organ.
- Bleibt hingegen die Fusion der beiden Gänge aus, mündet der die dorsale Anlage drainierende Gang in die Minorpapille und der die ventrale Anlage drainierende Gang in die Majorpapille.
- Die Größenverhältnisse der beiden Anteile können stark variieren.
  - Selten ist die ventrale Anlage komplett rudimentär angelegt und es gelingt keine Anfärbung des Pankreasgangs über die Majorpapille.
- Wichtig hierbei ist, dass
  - bei fehlender oder nur kurzstreckiger Anfärbung des Ductus Wirsungianus über die Majorpapille an die Möglichkeit eines Pankreas divisum gedacht werden muss und
  - dieser Befund dann nicht als Gangabbruch im Sinne eines Pankreaskarzinoms fehlgedeutet wird.
- In dieser unsicheren Situation sollte der Versuch unternommen werden, den Pankreasgang über die Minorpapille zu sondieren (▶ Abb. 1.66).

Juxtapapilläres Divertikel

- Juxtapapilläre Divertikel kommen besonders bei älteren Patienten vor.
- Sie befinden sich gelegentlich oberhalb oder seitlich der Papille.
- In der Mehrzahl der Fälle liegt die Papillenöffnung im unteren Randbereich des Divertikels.
- In Einzelfällen, insbesondere bei großen Divertikeln, können sie gelegentlich durch Speisereste verlegt zentral in der Divertikelbasis verborgen sein (▶ Abb. 1.67).

Papille beim operierten Magen

- Beim BI-Magen liegt die Papille wenige Zentimeter direkt aboral der Anastomose.
  - Sie kann normalerweise problemlos mit dem Duodenoskop untersucht werden.

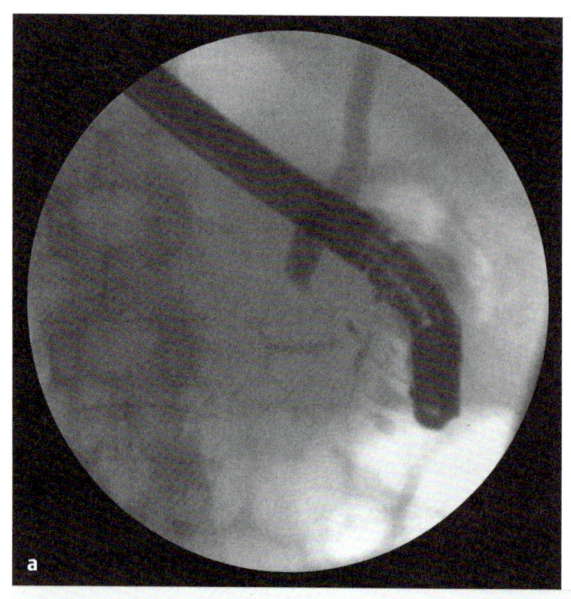

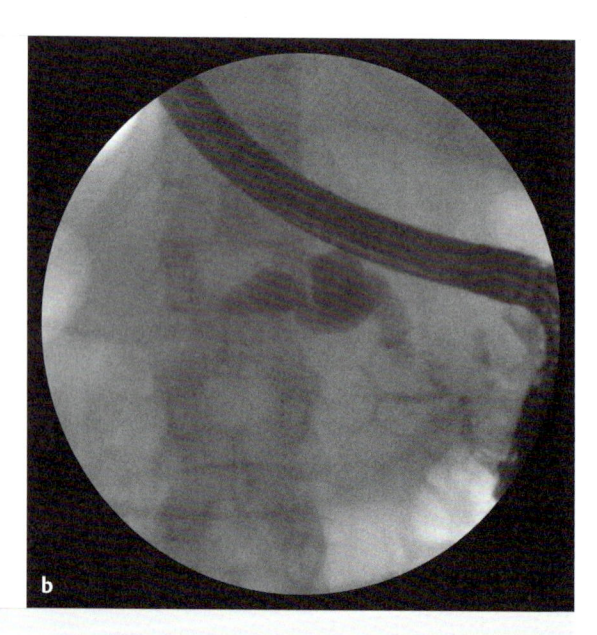

Abb. 1.66 Pankreas divisum.
a Pankreas divisum und hochgradige filiforme Stenose am distalen Choledochus.
b Massiv dilatierter Ductus Santorini bei Pankreaskopfkarzinom ausgehend von der dorsalen Anlage.

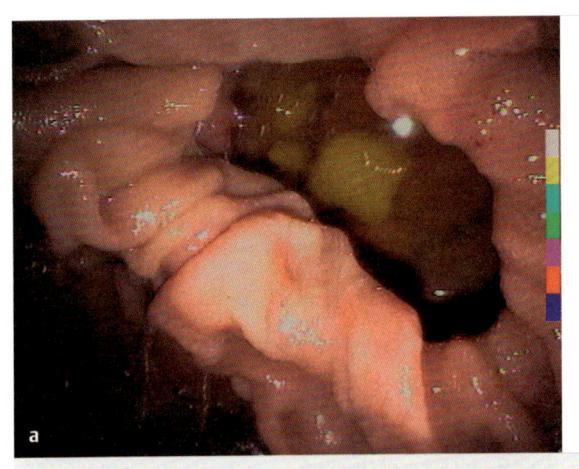

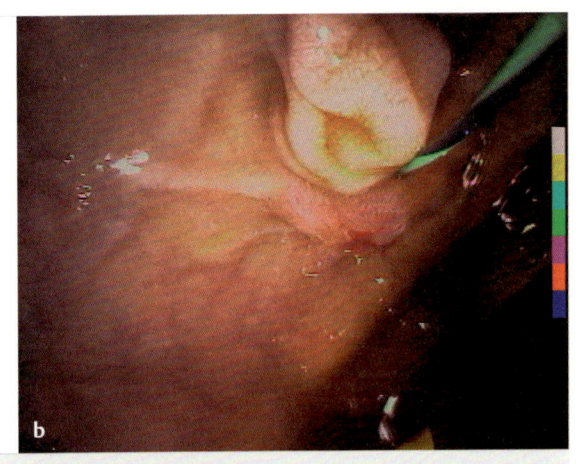

Abb. 1.67 Juxtapapilläres Divertikel. (Quelle: Keymling M, Kohler BM, Lübke HJ. Das ERCP-Buch. Stuttgart: Thieme; 2013)
a Größeres juxtapapilläres Duodenaldivertikel, Papillenöffnung durch Speisereste verlegt.
b Nach Entfernen der Speisereste Intubation der exzentrisch gelegenen Papillenöffnung mittels Führungsdraht.

- Für den B-II-Magen ohne Braun-Fußpunktanastomose gilt dies gleichermaßen.
  - Es ist jedoch darauf zu achten, dass aufgrund der veränderten Anatomie der Gallengang bei 5.00 Uhr, der Pankreasgang bei 11.00 Uhr abgeht.
- Weitaus schwieriger ist die Situation beim **B-II-Magen mit Braun-Fußpunktanastomose**.
  - Hier kann primär mit einer prograden Optik (z. B. Kinderkoloskop) der Versuch unternommen werden, über die Enteroenterostomie die Papille zu erreichen und wenn möglich zu intubieren.
  - Gelingt dies nicht, wird das Instrument endoskopisch-radiologisch kontrolliert über die Anastomose bis zum Duodenalstumpf geführt.
    - Hier angelangt, wird die Gerätespitze ca. 2–6 cm zurückgezogen, mit anschließendem Blick auf die Papille.
    - Auch hier gilt: Der Ductus hepatocholedochus geht bei 5.00 Uhr ab, der Pankreasgang bei ungefähr 11.00 Uhr.
  - Die Erfolgsraten werden in der Literatur mit 60–90 % angegeben.
- Vergleichbar ist die Situation bei der klassischen **Kausch-Whipple-Operation**.
  - Hier wird versucht,
    - primär mit dem Duodenoskop die afferente Schlinge zu intubieren, die kleinkuvaturseitig an der gastroenteritischen Anastomose abgeht, und
    - die Gerätespitze bis zum blind verschlossenen Duodenum vorzuschieben.
  - Gelingt es nicht, weil die zuführende Schlinge zu lang ist, kann im zweiten Anlauf die Untersuchung mit einem Kinderkoloskop oder mit einem Ballonsystem versucht werden.
  - Aus endoskopischen Zentren werden Erfolgsraten von bis zu 80 % angegeben.

- Etwas anders ist die Situation bei **Z. n. pyloruserhaltender Pankreatikoduodenektomie** (PPPD).
  - Hier ist der Weg bis zur Pankreas- bzw. Cholederusanastomose deutlich kürzer.
  - Deshalb gelingt bei dieser operativen Variante die ERCP erfreulicherweise häufiger.
- Bei **Z. n. partieller und totaler Gastrektomie** mit Roux-Y-Gastro- bzw. Ösophagusjejunostomie ist die ERCP nur in Einzelfällen machbar.
  - Die Länge der Jejunalschlinge bis zur Anastomose beträgt gewöhnlich 40–50 cm, der Weg bis zur Papille weitere 30–60 cm.
  - Dies gelingt auch mit dem Kinderkoloskop nur vereinzelt.
  - Nach 1–2 Versuchen ohne Erfolg sollte die Untersuchung mittels Single- bzw. Doppelballonendoskop versucht oder gleich alternativ zur PTCD übergegangen werden.

1.24.12 Mögliche Komplikationen

- Die **Pankreatitis** ist die häufigste Komplikation der ERCP, die mit 5–8 % in der Literatur beschrieben wird, wobei in diesen Studien meist auch Papillotomien enthalten sind.
  - Eine Hyperamylasämie ohne klinische Beschwerden gilt nicht als Pankreatitis.
  - Schwere Post-ERCP-Pankreatitiden mit Multiorganversagen oder gravierenden lokalen Komplikationen wie Pseudozysten, Fisteln, Nekrosen sowie bedeutenden Infektionen treten in 0,3–0,8 % der Fälle auf.
  - Die Post-ERCP-Pankreatitis ist definiert durch einen Anstieg der Lipase/Amylase im Serum um mindestens das 3-Fache des Normwerts innerhalb von 24 h nach der Untersuchung, die zur Hospitalisierung bzw. Verlängerung des Krankenhausaufenthaltes führt [1], [4].

- Als besondere patientenbezogene Risikofaktoren gelten hierbei
  - das Vorliegen einer Sphincter-Oddi-Dysfunktion (SOD),
  - Z. n. Pankreatitis bzw. Post-ERCP-Pankreatitis und
  - weibliches Geschlecht.
- Darüber hinaus ist die Gefahr einer Pankreatitis erhöht bei
  - längerer Manipulation an der Papille und insbesondere bei
  - wiederholten ungewollten Pankreasgangdarstellungen.
- Deutlich seltener sind **Cholangitiden** zu beobachten, die weitgehend nur bei mechanischer Obstruktion der Gallenwege auftreten.
- Vereinzelt, dann jedoch meist mit kompliziertem Verlauf, sind **Perforationen der Darmwand** beschrieben, speziell nach operativen Maßnahmen im oberen Gastrointestinaltrakt (B-II-Magen, Roux-Y-Magen) [10].

1.24.13 Postoperatives Management

- Nach der Prämedikation ist auf eine suffiziente Überwachung nach Möglichkeit in einem Aufwachraum mit qualifiziertem Personal zu achten, alternativ mit Videokontrolle und Monitorüberwachung.
- Bei komplizierter Intubation der Papille, insbesondere bei wiederholten Pankreasgangdarstellungen, ist die rektale Applikation von nicht steroidalen Antirheumatika entsprechend den aktuellen Leitlinien eine sinnvolle Pankreatitisprophylaxe [6].
- Beschwerdefreie Patienten bedürfen keiner routinemäßigen Laborkontrolle.

1.24.14 Quellenangaben

[1] Anderson MA, Fisher L, Jarn R et al. Complications of ERCP. Gastrointest Endosc 2012; 75: 467–473
[2] Baron TH, Kozarek R, Carr-Locke DL. ERCP. Philadelphia: Saunders Elsevier; 2008
[3] Bor R, Madacsy L, Fabian A et al. Endoscopic retrograde pancreatography: When should we do it? World J Gastrointest Endosc 2015; 7: 1023–1031
[4] Chandrasekhara V, Khashab MA, Muthusamy VR et al. Adverse events associated with ERCP. Gastrointest Endosc 2017; 85: 32–47
[5] Chathadi KV, Chandrasekhara V, Acosta R D et al. The role of ERCP in benign diseases of the biliary tract. Gastrointest Endosc 2015; 85: 795–803
[6] Dumonceau JM, Andriulli A, Elmunzer BJ et al. Phrophylaxis of post-ERCP pancreatitis: European Society of Gastrointestinal Endoscopy (ESGE) Guideline-Updated June 2014. Endoscopy 2014; 46: 799–815
[7] Enestvedt BK, Kothari S, Pannala R et al. Devices and techniques for ERCP in the surgically altered GI tract. Gastrointest Endosc 2016; 83: 1061–1075
[8] Keymling M, Kohler BM, Lübke HJ. Das ERCP-Buch. 1. Auflage Stuttgart: Thieme; 2013
[9] Kim JK, Carr-Locke DL. Indications for ERCP. In: Lee LS, Hrsg. ERCP and EUS. Heidelberg: Springer; 2015: 19–30
[10] Paspatis GA, Durmonceau JM, Barthet M et al. Diagnosis and management of iatrogenic endoscopic perforations: European Society of Gastrointestinal Endoscopy (ESGE) Position Statement. Endoscopy 2014; 46: 693–711
[11] Riphaus A, Wehrmann T, Hausmann J et al. Update S3-Leitlinie „Sedierung in der gastrointestinalen Endoskopie" 2014. Z Gastroenterol 2015; 53: 802–842
[12] Testoni PA, Mariani A, Aabakken L et al. Papillary cannulation and sphincterotomy techniques at ERCP: European Society of Gastrointestinal Endoscopy (ESGE) Clinical Guideline. Endoscopy 2016; 48: 657–683

1.25 Chromoendoskopie

R. Kiesslich

1.25.1 Steckbrief

Bei der Chromoendoskopie wird eine Farbsubstanz auf die mukosale Oberfläche des Magen-Darm-Trakts aufgetragen. Unterschieden werden eine ungezielte Färbung und eine diffuse Färbung (Pan-Chromoendoskopie). Zur Anfärbung der Darmschleimhaut können verschiedene Substanzen verwendet werden, die anhand ihrer Färbeeigenschaften (absorptiv, reaktiv und kontrastanhebend) unterschieden werden. Die gängigsten Farbsubstanzen sind Indigokarmin, Lugolsche Lösung, Essigsäure und Methylenblau. Die Chromoendoskopie hat sich als diagnostische Methode im Bereich der gastrointestinalen Endoskopie etabliert. Verschiedene Fachgesellschaften empfehlen den Einsatz für die verbesserte Diagnostik von intraepithelialen Neoplasien und frühen Karzinomen.

1.25.2 Aktuelles

- Die internationale SCENIC-Leitlinie empfiehlt die Pan-Chromoendoskopie während der Überwachungskoloskopie bei Patienten mit chronisch entzündlichen Darmerkrankungen [6].

1.25.3 Synonyme

- Chromoskopie
- intravitale Färbung

1.25.4 Keywords

- Indigokarmin
- Essigsäure
- Methylenblau
- Lugolsche Lösung

1.25.5 Definition

- Bei der Chromoendoskopie wird die Schleimhaut des Gastrointestinaltrakts angefärbt.

- Verschiedene Farbsubtanzen werden hierbei über einen Sprühkatheter oder über den Arbeitskanal des Endoskops auf die Schleimhaut aufgebracht.
- Ziel der Chromoendoskopie ist das verbesserte Erkennen (Detektion) von Läsionen im Gastrointestinaltrakt.
- Daneben kann das Oberflächenmuster der Darmschleimhaut besser visualisiert werden.
- Die Feinanalyse des oberflächlichen Färbungsmusters erlaubt eine verbesserte Dignitätsvorhersage (Charakterisierung).
- Je nach Topografie und Indikation kommen verschiedene Farbsubstanze zum Einsatz.

1.25.6 Indikationen

- ▶ Tab. 1.16 gibt einen Überblick über die Färbungsmittel, die Art der Färbung, die Färbungsmuster und die Indikationen.

Lugolsche Lösung

- Die Lugolsche Lösung ist eine jodhaltige Lösung.
- Sie wird im Bereich der Speiseröhre eingesetzt.
- Die Lugolsche Lösung verbindet sich mit dem Glykogen von nicht verhornendem Plattenepithel.
- Dadurch entsteht eine bräunliche Verfärbung der ösophagealen Schleimhaut.
- Dysplasien, Malignome aber auch entzündliche Areale bleiben ungefärbt oder stellen sich heller dar.
- **Indikation:**
  - Patienten mit erhöhtem Risiko für das Auftreten eines Plattenepithelkarzinoms im Bereich der Speiseröhre [5]:
    – Patienten mit chronischem Alkohol- und Tabakkonsum
    – Patienten mit einem Kopf-Hals-Tumor
    – Patienten aus Endemiegebieten für Plattenepithelkarzinome
- **Effektivität der Färbung:**
  - Die Sensitivität und Spezifität für die Detektion plattenepithelialer Läsionen liegen bei 91–100 % und 40–95 %.
  - Die Diagnose von Dysplasien wird durch das Auftreten entzündlicher Läsionen erschwert, da beide Veränderungen zu einer Minderfärbung des entsprechenden Bereichs führen.
  - Trotzdem konnte belegt werden, dass die Färbung mit Lugolscher Lösung die Nachweisrate von Dysplasien und frühen Malignomen erhöht [4].

Methylenblau

- Methylenblau ist ein absorptiver Farbstoff, der von den aktiv absorbierenden Darmepithelien im Bereich des Dünndarms und des Kolons aufgenommen wird.
- Auch die Barrettschleimhaut färbt sich durch aktive Absorption blau an.

Tab. 1.16 Färbungsmittel zur Chromoendoskopie.

Färbungsmittel	Art der Färbung	Färbungsmuster	Färbungsmuster	Indikationen
absorptive Farbstoffe				
Lugolsche Lösung	Glykogen in nicht verhornendem Plattenepithel (der Speiseröhre) wird angefärbt	ungefärbte Areale: Entzündungen, Dysplasien, Malignome	braun vs. ungefärbt	Plattenepithelkarzinome des Ösophagus (und deren Vorläufer)
Methylenblau	Absorption in intestinale Zellen	ungefärbte Areale: barrettassoziierte Dysplasien generell: verbesserte Oberflächendarstellung und Abgrenzung von intestinalen Läsionen	blau vs. ungefärbt reguläre vs. irreguläre Oberflächenarchitektur	Barrett-Ösophagus, intestinale Metaplasie des Magens, Neoplasien des Magens, Zöliakie
Kontrastfarbstoffe				
Indigokarmin	oberflächliche Auflagerung des Farbstoffs	verbesserte Oberflächendarstellung und Abgrenzung von intestinalen Läsionen	blau reguläre vs. irreguläre Oberflächenarchitektur	Barrett-Ösophagus, Neoplasien des Magens, Kolonpolypen, chronisch entzündliche Darmerkrankung
Essigsäure	Interaktion mit oberflächlichen Proteinen	verbesserte Oberflächendarstellung und frühe Entfärbung dysplastischer Areale	weißlich vs. entfärbte Areale	Barrett-Ösophagus

- **Indikationen:**
  - Barrett-Ösophagus und assoziierte Neoplasien
  - chronische Gastritis (intestinale Metaplasie)
  - Magenfrühkarzinome (und Vorstufen)
  - kolorektale Läsionen
  - chronisch entzündliche Darmerkrankungen (verbesserte Dysplasiediagnostik)
- **Effektivität der Färbung:**
  - Das Erkennen von barrettassoziierten Neoplasien scheint einer Metaanalyse zufolge nicht wesentlich verbessert zu werden [7].
  - Zwischenzeitlich hat sich die Essigsäurefärbung zur Barrettdiagnostik etabliert.
  - Hauptindikation für die Chromendoskopie mit Methylenblau ist die Überwachungskoloskopie bei Patienten mit chronisch entzündlichen Darmerkrankungen.
    - Die internationale SCENIC-Leitlinie empfiehlt den Einsatz von Methylenblau oder Indigokarmin, da dadurch die Diagnostik kolitisassoziierter Dysplasien signifikant gesteigert werden kann [6].

Indigokarmin

- Indigokarmin ist ein Kontrastfarbstoff.
- Er wird von der Darmschleimhaut nicht aufgenommen.
- Er verfängt sich in den kleinen Vertiefungen und Grübchen der Darmschleimhaut.
- Dadurch werden die Grenzen von Läsionen und die oberflächliche Architektur besser erkennbar.
- **Indikationen:**
  - chronische Gastritis (intestinale Metaplasie)
  - einheimische und tropische Sprue
  - Magenfrühkarzinome (und Vorstufen)
  - kolorektale Läsionen
  - chronisch entzündliche Darmerkrankungen (verbesserte Dysplasiediagnostik)
- **Effektivität der Färbung:**
  - Die Detektion kolorektaler Adenome und kolorektaler Neoplasien wird laut einer Metaanalyse signifikant verbessert [1].
  - Trotzdem wird die Chromoendoskopie nicht routinemäßig eingesetzt, da die Untersuchungszeit der Endoskopie in der Regel durch die Chromoendoskopie verlängert wird.
  - Hauptindikation für die Chromendoskopie mit Indigokarmin ist die Überwachungskoloskopie bei Patienten mit chronisch entzündlichen Darmerkrankungen [6].

Essigsäure

- Essigsäure ist ein Kontrastfarbstoff, der durch seinen Säuregehalt zu einer Interaktion mit oberflächlichen Proteinen führt.
- Dadurch schwillt die Schleimhaut etwas an und es resultiert eine „kristalline" und weißliche Oberflächenfärbung.
- **Indikation:** Barrett-Ösophagus
- **Effektivität der Färbung:**
  - Verschiedene Studien haben gezeigt, dass die Färbung mit Essigsäure zu einem erhöhten Maß an gezielten Biopsien im Bereich der Barrettschleimhaut führt.
  - Dadurch kann schneller mit geringeren Biopsien die gleiche „Ausbeute" an Dysplasien wie bei den sonst üblichen Stufenbiopsien erreicht werden.
  - Die Sensitivität und Spezifität für Barrett-Neoplasien werden in einer Metaanalyse mit 92 % und 96 % angegeben [3].

1.25.7 Kontraindikationen

- Patienten mit Jodallergie oder einer Schilddrüsenüberfunktion sollten keine Färbung mit Lugolscher Lösung erhalten.
- Allergien gegen die oben genannten Färbemittel sollten unbedingt beachtet werden.

1.25.8 Aufklärung und spezielle Risiken

- Die Chromoendoskopie erhöht nicht das generelle Risiko gastrointestinaler Endoskopien.
- Sie ist in der Regel sehr gut verträglich.
- Auf die mögliche harmlose Diskoloration von Stuhl oder Urin sollte vor der Untersuchung hingewiesen werden.
- Durch die Chromoendoskopie kann die Untersuchungszeit verlängert werden.

Lugolsche Lösung

- Die Applikation von Lugolscher Lösung kann zu einer erhöhten Peristaltik der Speiseröhrenmuskulatur führen; dies kann retrosternale Schmerzen auslösen.
- Patienten mit Jodallergie oder Schilddrüsenüberfunktion sollten keine Chromoendoskopie mit Lugolscher Lösung erhalten.
  - In sehr seltenen Fällen kann es zu allergischen Reaktionen oder einer chemischen Ösophagitis oder Gastritis kommen.
- Bei der Applikation von Lugolscher Lösung muss an einen Aspirationsschutz (Oberkörperhochlagerung während der Endoskopie) gedacht werden [2].

Methylenblau

- Eine Studie postulierte die Möglichkeit von DNA-Strang-Brüchen durch Methylenblau [8].
- Diese Hypothese konnte in einer aktuellen Studie jedoch eindeutig widerlegt werden [9].

- Die Färbung mit Methylenblau führt zu einer intermittierenden und harmlosen Verfärbung des Stuhls (blau) und des Urins (grün).

Indigokarmin
- Außer einer harmlosen Verfärbung des Stuhls sind keine unerwünschten Wirkungen von Indigokarmin bekannt.
- Aus diesem Grund ist Indigokarmin der am häufigsten eingesetzte Farbstoff der Chromoendoskopie.

Essigsäure
- Augfrund des sauren Aspekts der Essigsäure kann es zu thorakalen Missempfindungen während und nach der Untersuchung kommen.
- Ansonsten sind keine unerwünschten Wirkungen bekannt.

1.25.9 Material
- Sprühkatheter
- entsprechende Farbsubstanz

1.25.10 Durchführung
- Die Farbsubstanz wird über den Sprühkatheter auf die Darmschleimhaut gesprüht.
- Alternativ kann die Farbsubstanz auch direkt über den Arbeitskanal des Endoskops gegeben werden.
- Der Einsatz eines Sprühkatheters ist immer dann zu empfehlen, wenn größere Flächen angefärbt werden sollen.
  - Durch den Katheter entsteht ein Farbnebel, der es erlaubt, in kürzerer Zeit größere Flächen mit Farbe zu benetzen.
- Nach Applikation der Farbe muss die Einwirkzeit (in der Regel 1–2 Minuten) beachtet werden.
- Je nach verwendetem Färbemittel entstehen verschiedene Färbungsmuster (▶ Tab. 1.16).
- Wenn möglich, sollten Klassifikationen zur standardisierten Beurteilung der Färbungsmuster verwendet werden.
- Wenn keine Klassifikation bekannt ist, sollten
  - die Intensität der Färbung,
  - die Grenzen der Läsionen und
  - das oberflächliche Färbungsmuster (regulär oder irregulär) beschrieben werden.
- Gezielte Biopsien oder endoskopische Resektionen sollten bei suspekten Arealen obligat durchgeführt werden.

Lugolsche Lösung
- Die 1–4%ige Lösung (20–50 ml) wird über einen Sprühkatheter oder direkt über den Arbeitskanal auf die Schleimhaut der Speiseröhre gegeben.
- Nach 1–2 min Einwirkzeit entsteht das typische bräunliche Färbungsmuster der gesunden Schleimhaut der Speiseröhre.
- Ein pathologisches Färbungsmuster ist ein umschriebenes Areal mit fehlender oder rosaartigen Färbung.

Methylenblau
- Methylenblau (0,1–0,4%, 20–200 ml) wird im **Kolon** direkt auf die Kolonschleimhaut aufgebracht (Sprühkatheter oder Arbeitskanal).
  - Bei der gezielten Färbung wird lediglich ein suspektes Areal gefärbt, bei der Pan-Chromoendoskopie die gesamte Oberfläche der Darmschleimhaut.
  - Letzteres gelingt, indem jeweils segmental 20–40 ml Methylenblau aufgesprüht werden.
  - Durch die Peristaltik verteilt sich die Farbe während einer Wartezeit von 2–3 min über das gesamte Kolon.

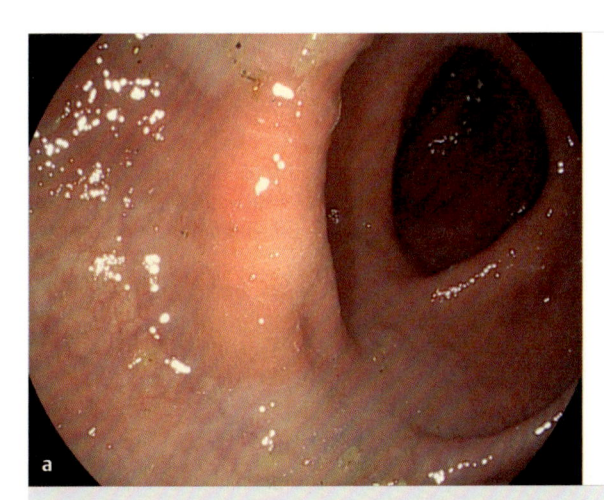

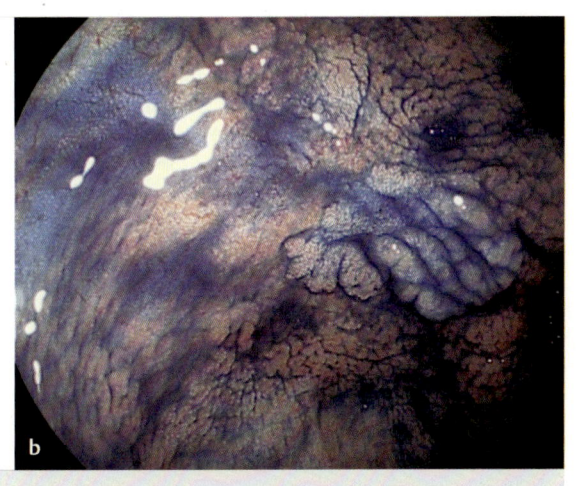

Abb. 1.68 Färbung mit Methylenblau.
a Colitis ulcerosa mit kaum sichtbarer Erhabenheit.
b Nach Färbung mit Methylenblau kann die kolitisassoziierte Dysplasie eindeutig erkannt werden.

Diagnostische Methoden

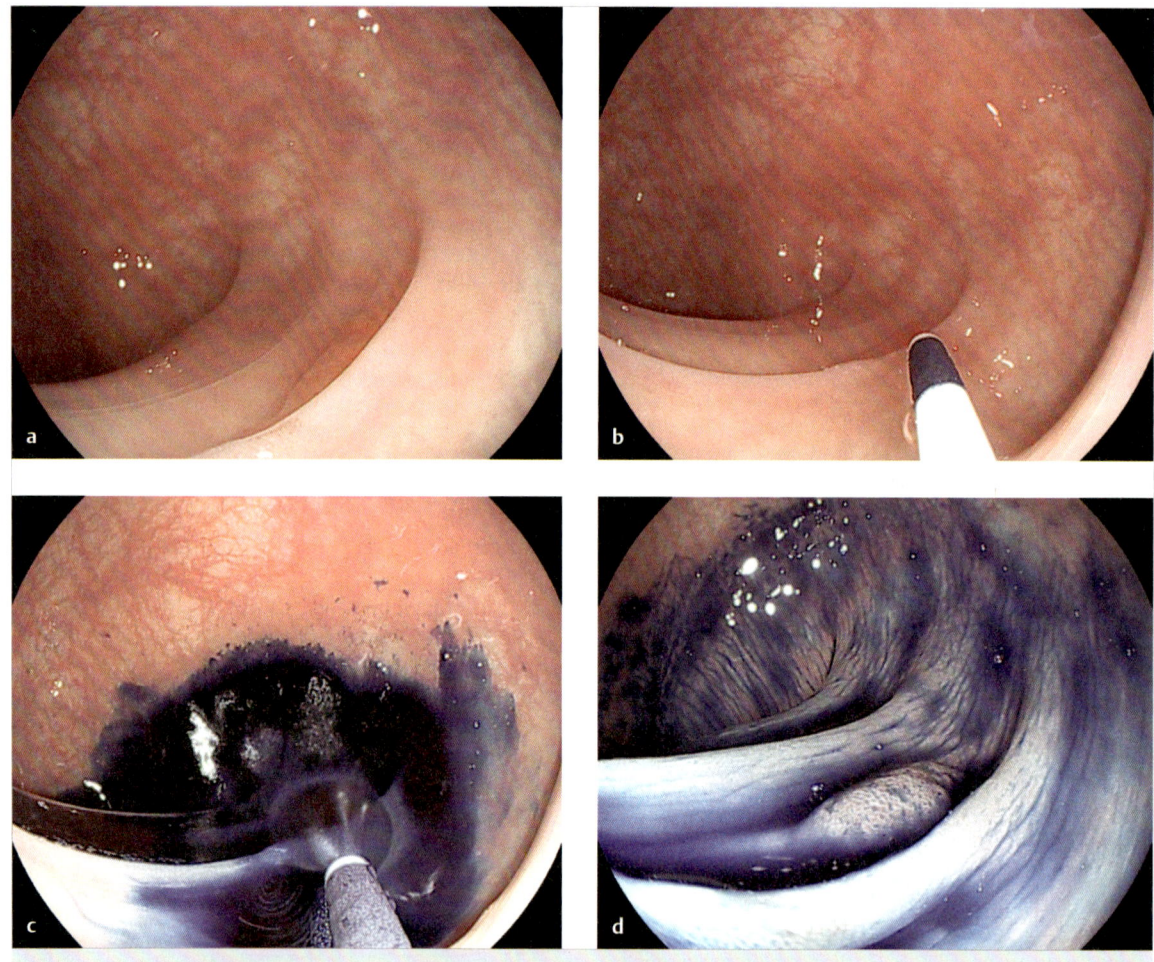

Abb. 1.69 Färbung mit Indigokarmin.
a Kolon mit kleinem Polyp.
b Einführen des Spraykatheters.
c Farbapplikation.
d Verbesserte Polypdarstellung (Grenzen und Oberflächenarchitektur).

- Im Bereich des **oberen Gastrointestinaltrakts** (Ösophagus und Magen) wird die Schleimhaut zunächst mit N-Acetylcysteinlösung (10 %, 20 ml) von oberflächlichem Schleim befreit.
  - Danach wird Methylenblau in einer Konzentration von 0,5 % aufgetragen und
  - die überschüssige Farbe nach einer Einwirkzeit von 1–2 min abgesaugt bzw. abgespült.
- Methylenblau verstärkt die Sichtbarkeit der mukosalen Oberflächenarchitektur (▶ Abb. 1.68).
- Mittels verschiedener Klassifikationen (z. B. Kudo-Klassifikation) kann die Dignität der Schleimhaut verbessert vorhergesagt werden.
- Im Bereich der Speiseröhre können ungefärbte Areale auf barrettassoziierte Neoplasien hinweisen.

Indigokarmin

- Indigokarmin (0,4 %; 5–200 ml) wird auf die Darmschleimhaut gesprüht oder über den Arbeitskanal des Endoskops auf die Darmschleimhaut aufgebracht.
- Die Färbung erleichtert das Erkennen der Oberflächenarchitektur.
- Dieser Effekt wird durch die Kombination mit Magnifikationsendoskopien noch weiter verstärkt.
- Anhand der Oberflächenmuster (regulär vs. irregulär) können Dysplasien und Neoplasien leichter erkannt werden (▶ Abb. 1.69).

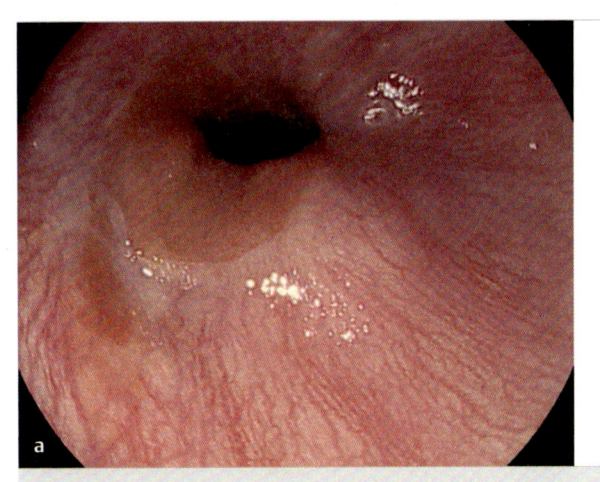

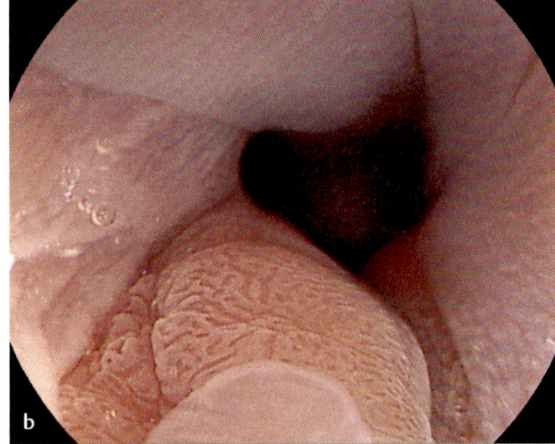

Abb. 1.70 Färbung mit Essigsäure.
a Barrett-Ösophagus.
b Nahansicht nach Essigsäurefärbung. Die Oberflächenstruktur wirkt kristallin und detailreicher.

Essigsäure

- Essigsäure wird in einer Konzentration von 1–3 % (5–20 ml) direkt auf die Barrettschleimhaut gesprüht.
- Es resultiert ein weißliches und villöses Oberflächenmuster (normale Barrettschleimhaut; ▶ Abb. 1.70).
- Irreguläre und sich rasch entfärbende Areale sind Hinweise für barrettassoziierte Dysplasien.

1.25.11 Mögliche Komplikationen

- Allergien (sehr selten)
- Verfärbung von Stuhl oder Urin
- chemische Ösophagitis oder Gastritis (Lugolsche Lösung)
- Verstärkung einer Schilddrüsenüberfunktion (jodhaltige Lugolsche Lösung)

1.25.12 Quellenangaben

[1] Brown SR, Baraza W, Din S et al. Chromoscopy versus conventional endoscopy for the detection of polyps in the colon and rectum. Cochrane Database Syst Rev 2016; 4: CD006439
[2] Canto M. Staining in Gastrointestinal Endoscopy: The Basics. Endoscopy 1999; 31: 479–486
[3] Coletta M, Sami SS, Nachiappan A et al. Acetic acid chromoendoscopy for the diagnosis of early neoplasia and specialized intestinal metaplasia in Barrett's esophagus: a meta-analysis. Gastrointest Endosc 2016; 83: 57–67
[4] Dawsey SM, Fleischer DE, Wang GQ et al. Mucosal iodine staining improves endoscopic visualization of squamous dysplasia and squamous cell carcinoma of the esophagus in Linxian, China. Cancer 1998; 83: 220–231
[5] Fagundes RB, de Barros SG, Pütten AC et al. Occult dysplasia is disclosed by Lugol chromoendoscopy in alcoholics at high risk for squamous cell carcinoma of the esophagus. Endoscopy 1999; 31: 281–285
[6] Laine L, Kaltenbach T, Barkun A et al. SCENIC international consensus statement on surveillance and management of dysplasia in inflammatory bowel disease. Gastroenterology 2015; 148: 639–651
[7] Ngamruengphong S, Sharma VK, Das A. Diagnostic yield of methylene blue chromoendoscopy for detecting specialized intestinal metaplasia and dysplasia in Barrett's esophagus: a meta-analysis. Gastrointest Endosc 2009; 69: 1021–1028
[8] Olliver JR, Wild CP, Sahay P et al. Chromoendoscopy with methylene blue and associated DNA damage in Barrett's oesophagus. Lancet 2003; 362: 373–374
[9] Repici A, Ciscato C, Wallace M et al. Evaluation of genotoxicity related to oral methylene blue chromoendoscopy. Endoscopy 2018; 50: 1027–1032

1.26 Endomikroskopie

R. Kiesslich

1.26.1 Steckbrief

Die Endomikroskopie ermöglicht es, während der laufenden Endoskopie eine In-vivo-Histologie der gastrointestinalen Schleimhaut durch ein miniaturisiertes konfokales Mikroskop zu erhalten. Zwei verschiedene Systeme sind bislang erhältlich. Bei dem ersten System handelt es sich um ein Endoskop, in das ein Endomikroskop integriert ist. Bei dem zweiten System wird eine fiberoptische Sonde durch den Arbeitskanal eines Standardendoskops eingeführt. Die Endomikroskopie ist nur im Zusammenspiel mit einem Kontrastmittel möglich. Gängigstes Kontrastmittel ist Fluorescein, das vor der Untersuchung intravenös verabreicht wird. Die Endomikroskopie ist wegen der geringen Eindringtiefe (aber hohen Ortsauflösung) auf die Mukosa beschränkt und ermöglicht eine zelluläre und subzelluläre Darstellung des gesamten Gastrointestinaltrakts.

1.26.2 Synonyme
- optische Biopsie
- In-vivo-Histologie

1.26.3 Keywords
- Fluorescein
- fiberoptische Sonde
- funktionelle Bildgebung
- molekulare Bildgebung

1.26.4 Definition
- Bei der Endomikroskopie wird während der laufenden Endoskopie eine In-vivo-Histologie der gastrointestinalen Schleimhaut durch ein miniaturisiertes konfokales Mikroskop gewonnen.
- Die Technik der Endomikroskopie basiert auf der Illumination von Gewebeanteilen.
  - Ein niedrigenergetisches Lasersystem regt einen spezifischen Punkt in einer definierten Tiefe innerhalb des Gewebes an.
  - Die reflektierte Energie von diesem einzelnen Punkt wird über eine Lochblende detektiert.
  - Umliegendes Streulicht wird dadurch vermieden und es resultiert ein Bild mit hoher Tiefenschärfe.
  - Pro Bild werden 1024 × 1024 Gewebepunkte analysiert.

1.26.5 Indikationen
- Eine Vielzahl an Studien hat die diagnostische Wertigkeit der Endomikroskopie dargelegt.
- ▶ Tab. 1.17 fasst die wesentlichen Indikationen zusammen (▶ Abb. 1.71, ▶ Abb. 1.72).
- Trotz der Vielzahl der Publikationen und Indikationen der Endomikroskopie hat sich die Technik noch nicht im klinischen Alltag etabliert.
  - Die Lernkurve ist lang und steil.

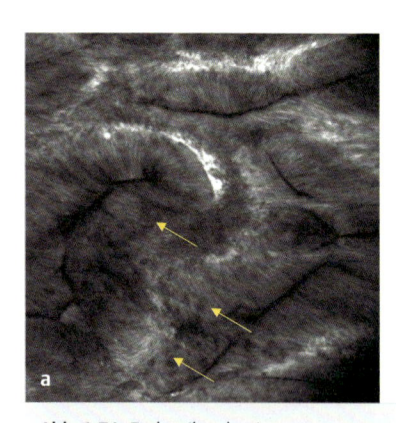

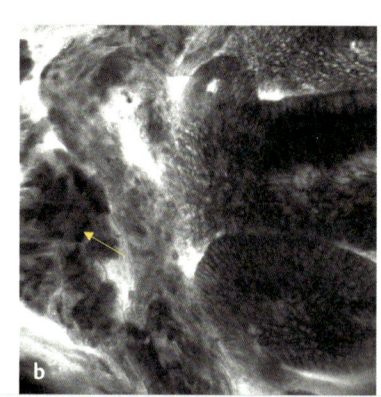

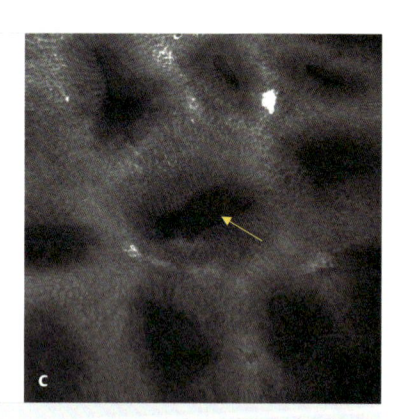

Abb. 1.71 Endomikroskopie.
a Barrett-Epithel mit Becherzellen (Pfeile).
b Barrett-Karzinom mit malignen Zellen (Pfeil).
c Magenschleimhaut mit normalen Drüsen (Pfeil).

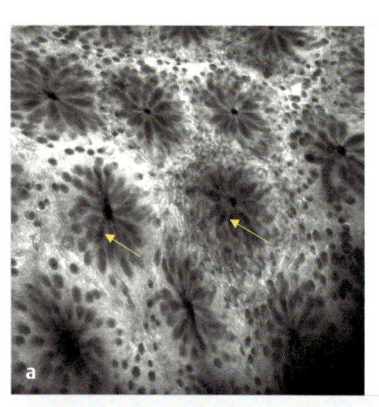

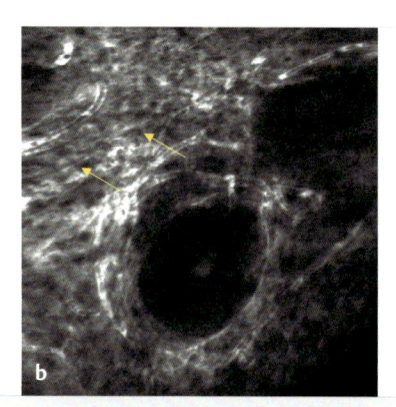

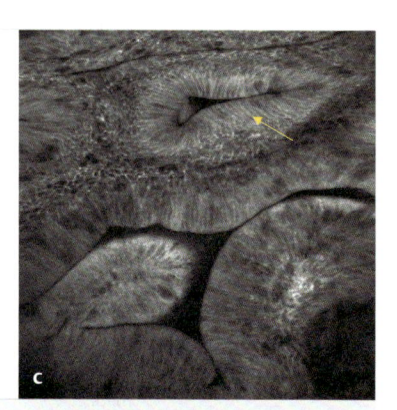

Abb. 1.72 Endomikroskopie.
a Normale Kolonschleimhaut mit Becherzellen (Pfeile).
b Colitis ulcerosa mit Entzündungszellen und verbreiterter Lamina propria (Pfeile).
c Kolonadenom mit Adenomdrüsen (Pfeil).

- Die Untersuchungsdauer ist durch die endomikroskopische Bildgebung verlängert.
- Die Bildgebung ist auf Graustufenbilder reduziert.
- Die fehlende Darstellung von Zellkernen macht die Differenzierung zwischen einer niedrig- oder hochgradigen intraepithelialen Neoplasie unmöglich.
- Auch die fehlende Darstellung der Submukosa (fehlende Eindringtiefe) ist ein Nachteil der Methode.

Tab. 1.17 Indikationen der Endomikroskopie.

Indikation	Zielstruktur	Diagnose	Ergebnisse
In-vivo-Histologie			
Barrett-Ösophagus	Becherzellen (schwärzliche Einschlusskörperchen)	Barrett-Epithel	diagnostische Genauigkeit > 90 %
	irreguläre Zellstrukturen (irreguläre schwarze Zellen) und Gefäßmuster	Barrett-Neoplasie (HGIN, Karzinom)	höhere Nachweisrate verglichen mit der Quadrantenbiopsie
atrophische Gastritis	Becherzellen	intestinale Metaplasie	diagnostische Genauigkeit > 95 %
Magenkarzinom	irreguläre Zellstrukturen und Gefäßmuster	HGIN, Karzinom	verbesserte Nachweisrate von Neoplasien
Helicobacter pylori	Bakterien (Anfärbung mit Acriflavin)	Helicobacter-pylori-assoziierte Gastritis	selektiver Nachweis von Helicobacter möglich
Zöliakie	Zottenreduktion und Nachweis intraepithelialer Lymphozyten	Zöliakie (Marsh-Klassifikation)	hohe Vorhersagegenauigkeit der histologischen Graduierung
Graft-versus-host-Disease	gewebsständige Lymphozyten	Graft-versus-host-Disease	Diagnose möglich auch bei Patienten mit schwerer Gerinnungsstörung (ohne Möglichkeit der konventionellen Biopsieentnahme)
mikroskopische Kolitis	Nachweis von Kollagenbändern oder Lymphozyten	kollagene oder lymphozytäre Kolitis	spezifische und verbesserte Diagnose möglich – im Vergleich zu Zufallsbiopsien
Kolonadenome	Adenomzellen	Kolonadenome (LGIN und HGIN)	Sensitivität: 81 %, Spezifität 100 % für die Differenzierung Adenom versus Hyperplasie
Kolonkarzinome	Karzinomzellen	irreguläre schwarze Zellen mit irregulärem Gefäßmuster	diagnostische Genauigkeit > 95 %
Gallengangskarzinom	Karzinomzellen	dunkle irreguläre Bänder im Gallengang	Sensitivität 83–98 %, Spezifität 67–100 %
Zysten des Pankreas	Gewebemusterung der Zystenwand (Einführen der Endomiktoskopiesonde über eine 19G- Endosonografienadel)	Pseudozyste versus intraduktale papillär-muzinöse Neoplasie	Genauigkeit 83 %
funktionelle Bildgebung			
Leaky-Gut-Syndrom	Durchlässigkeit der Darmwand für Fluorescein	Risiko für Schubentwicklung bei Morbus Crohn und Colitis ulcerosa	Sensitivität: 62,5 %, Spezifität: 91,2 %, Genauigkeit: 79 %
molekulare Bildgebung			
Ansprechen auf Adalimumab	Nachweis von TNFα-Rezeptoren durch fluoresceinmarkierte Antikörper (Adalimumab)	Vorhersage des Ansprechens der Adalimumab-Therapie	Pilotstudie
Kolonkarzinom	selektive Darstellung von Karzinomzellen durch fluoresceinmarkierte Proteine	selektiver Nachweis von Tumorzellen	Pilotstudie

HGIN: hochgradige intraepitheliale Neoplasie; LGIN: niedriggradige intraepitheliale Neoplasie

1.26.6 Kontraindikationen

- Patienten mit bekannter Allergie gegen Fluorescein sollten nicht endomikroskopisch untersucht werden.

1.26.7 Aufklärung und spezielle Risiken

- Die Endomikroskopie führt zu einer Verlängerung der Untersuchungsdauer (ca. 10–15 min)
- Bei der Verwendung von Fluorescein kommt es zu einer passageren Verfärbung der Haut und des Urins.
- Eine Allergie gegen Fluorescein muss aktiv erfragt werden.

1.26.8 Material

- Neben der üblichen Endoskopieausstattung werden
  - ein spezielles Endomikroskop (Endoskop oder Sondensystem) für die Untersuchung und
  - ein Kontrastmittel (Fluorescein) benötigt.
- Zwei endomikroskopische Systeme wurden bislang klinisch eingesetzt.
- Das **endoskopiebasierte System** (Pentax Medical, Japan) besteht aus einem Endoskop, in das ein miniaturisiertes Endomikroskop integriert ist.
  - Blaues Laserlicht von 488 nm Wellenlänge wird über eine Einzelfaser über ein Linsensystem in der Endoskopspitze auf eine definierte Bildgebungsebene auf oder unterhalb der Gewebeoberfläche projiziert.
  - Dabei entsteht ein Schnittbild parallel zur Gewebeoberfläche in einem Gesichtsfeld von 475 × 475 µm.
  - Dieses wird auf einem zweiten Monitor neben dem videoendoskopischen Bild dargestellt und weist eine etwa 1000-fache Vergrößerung bei einer Auflösung von über 1 Megapixel auf.
  - Die Eindringtiefe des blauen Laserlichts ist dabei von der Gewebeoberfläche bis zu 250 µm durch einfachen Knopfdruck genau einstellbar, um ähnlich wie bei einer CT Schnittbilder durch die Mukosa zu führen.
  - Dazu wird die Endoskopspitze mit dem konfokalen Fenster unter videooptischer Sicht direkt auf die Läsion aufgebracht, die mikroskopischen Bilder sind unmittelbar verfügbar.
  - Das Laserlicht hat eine sehr niedrige Energie (< 1mW), die Schleimhaut wird dadurch nicht geschädigt.
- Das System von Mauna Kea (Frankreich) nutzt eine **fiberoptische Sonde**, die über den Arbeitskanal jedes gängigen Endoskops eingeführt werden kann.
  - In der Sonde befinden sich tausende optische Fasern (Bildwiederholung 12/s, Auflösung 240 × 240 µm oder 600 × 500 µm).
  - Die Verwendung endomikroskopischer Sonden hat den Vorteil, dass kein spezifisches Endoskop zur Endomikroskopie nötig ist, sondern diese Sonde durch den Arbeitskanal der meisten gängigen Endoskope eingebracht werden kann.
  - Mauna Kea bietet verschiedene Sonden an (Durchmesser 0,9–2,5 mm), die
    - im gesamten Gastrointestinaltrakt,
    - im Gallen- und Pankreasgang und
    - über endosonografisch geführte Punktionsnadeln (19G) eingesetzt werden können.
  - Die Sonden können wiederaufbereitet und bis zu 20 × eingesetzt werden.
- **Kontrastmittel:**
  - Für die Endomikroskopie ist die Applikation von intravitalen Fluoreszenzfarbstoffen erforderlich.
  - Gängigstes Kontrastmittel ist **Fluorescein**, das in der Augenheilkunde bei der Angiografie der Retina seit Jahrzehnten angewendet wird.
    - Fluorescein wird intravenös injiziert (5 ml 10%ige Lösung) und verteilt sich innerhalb von Sekunden homogen im Gewebe.
    - Nebenwirkungen – außer der regelhaft auftretenden kurzzeitigen Gelbfärbung der Haut – sind selten und vorwiegend leichter allergischer Natur.
    - Aufgrund der pharmakodynamischen Eigenschaften stellen sich die Zellkerne mit Fluorescein nicht dar.
  - Der Einsatz **lokaler Färbungsmittel**, wie Acriflavin oder Cresylviolett, erlaubt die Darstellung von Zellkernen.
    - Sie sind aber nicht explizit für den humanen Gebrauch zugelassen und werden deshalb in Regel nur unter Studienbedingungen verwendet.
  - Die **spezifische Markierung** bestimmter Proteine oder Antikörper erlaubt die selektive Darstellung spezifischer Strukturen oder Rezeptoren.
    - Dies ermöglicht eine molekulare Bildgebung, die bislang jedoch auch auf erste Studien beschränkt ist.

1.26.9 Durchführung

- Vor Beginn der Endomikroskopie wird
  - das Endomikroskopiesystem auf Funktionalität geprüft und
  - sichergestellt, dass das Kontrastmittel zur Verfügung steht.
- Die weiteren Vorbereitungsschritte entsprechen der üblichen Endoskopieroutine.
- Eine **Analgosedierung** des Patienten während des Endomikroskopie ist notwendig, um Bewegungsartefakte (bei 1000-facher Vergrößerung) zu minimieren.
- Als erstes wird das Endoskop in den gewünschten Bereich des Gastrointestinaltrakts positioniert.
- Nachfolgend wird **Fluorescein** intravenös appliziert.
- Nach wenigen Sekunden (ca. 20s) ist eine **endomikroskopische Darstellung** der Schleimhaut möglich.

- Hierfür wird das Endomikroskop (integriert im Endoskop oder via Sonde) an den gewünschten Gewebeabschnitt herangeführt (direkter Kontakt).
- Die endomikroskopischen Bilder werden auf einem zweiten Monitor dargestellt.
- Die Bilder werden unmittelbar bewertet, stehen aber in digitaler Form auch für spätere Begutachtungen zur Verfügung.
- Je nach verwendetem Endomikroskopiesystem wird die Eindringtiefe des Lasers angepasst, um die Gewebeanteile innerhalb verschiedener Schichten der Mukosa zu beurteilen.
- Wichtigste Diagnosekriterien sind die Zell- und Gefäßstrukturen (siehe ▶ Tab. 1.17).
- Durch vorsichtiges Gleiten mit dem Endomikroskop über die Schleimhaut können weitere Gewebeabschnitte beurteilt werden.
- Findet sich eine auffällige Struktur, erfolgt
  ○ nach der Endomikroskopie die gezielte Biopsie zur Gewinnung einer konventionellen Histologie oder
  ○ die unmittelbare endoskopische Entfernung des auffälligen Areals (z. B. endoskopische Mukosaresektion).
- Nach der Endomikroskopie bzw. der endoskopischen Intervention wird
  ○ die Untersuchung wie bei der konventionellen Endoskopie beendet und
  ○ der Patient entsprechend überwacht.

1.26.10 Mögliche Komplikationen

- sehr selten: allergische Reaktionen auf das Kontrastmittel (Fluorescein)

1.26.11 Quellenangaben

[1] Kiesslich R, Galle PR, Neurath MF, Hrsg. Atlas of Endomicroscopy. Berlin Heidelberg: Springer; 2008

1.26.12 Literatur zur weiteren Vertiefung

- Atreya R, Neumann H, Neufert C et al. In vivo imaging using fluorescent antibodies to tumor necrosis factor predicts therapeutic response in Crohn's disease. Nat Med 2014; 20: 313–318
- East JE, Vleugels JL, Roelandt P et al. Advanced endoscopic imaging: European Society of Gastrointestinal Endoscopy (ESGE) Technology Review. Endoscopy 2016; 48: 1029–1045
- Hoffman A, Manner H, Rey JW et al. A guide to multimodal endoscopy imaging for gastrointestinal malignancy – an early indicator. Nat Rev Gastroenterol Hepatol 2017; 14: 421–434
- Kiesslich R, Burg J, Vieth M et al. Confocal laser endoscopy for diagnosing intraepithelial neoplasias and colorectal cancer in vivo. Gastroenterology 2004; 127: 706–713
- Kiesslich R, Goetz M, Burg J et al. Diagnosing Helicobacter pylori in vivo by confocal laser endoscopy. Gastroenterology 2005; 128: 2119–2123
- Kiesslich R, Goetz M, Vieth M et al. Technology insight: confocal laser endoscopy for in vivo diagnosis of colorectal cancer. Nat Clin Pract Oncol 2007; 4: 480–490

1.27 Laparoskopie

U. W. Denzer

1.27.1 Steckbrief

Die diagnostische Laparoskopie als endoskopische Untersuchungstechnik wurde bereits zu Beginn des letzten Jahrhunderts entwickelt [9], [10], [11]. Indikationen waren bereits zu Beginn onkologische und hepatologische Fragestellungen. Mit der Verfügbarkeit miniaturisierter Laparoskope (Minilaparoskopie) hat die diagnostische Laparoskopie wieder einen festen Platz in der internistischen Diagnostik erlangt [6].

1.27.2 Aktuelles

- Zur Verfügung stehen
  ○ kleinformatige Optiken von 1,9–3,5 mm und
  ○ konventionelle Optiken von 5–10 mm.

1.27.3 Synonyme

- diagnostische Bauchspiegelung

1.27.4 Keywords

- Laparoskopie
- Endoskopie
- Leberzirrhose
- Minilaparoskopie

1.27.5 Definition

- Endoskopie des Peritoneums und der intraabdominellen Organe unter Verwendung starrer Endoskope

1.27.6 Indikationen

- Die Indikationen für die diagnostische Laparoskopie fokussieren sich überwiegend auf hepatologische und onkologische Fragestellungen (▶ Tab. 1.18) [3].
- Die laparoskopische Beurteilung der Leber berücksichtigt
  ○ Leberverfettung,
  ○ fokale Läsionen,
  ○ verstärkte Fibrosierung,

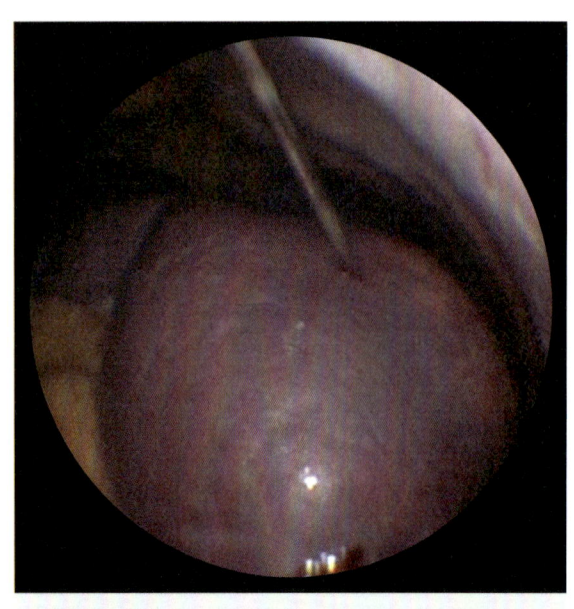

Abb. 1.73 Milzbiopsie bei B-Zell-Non-Hodgkin-Lymphom.

- beginnende Knotenbildung oder Ausbildung einer Leberzirrhose mit kompletter Knotenbildung (▶ Abb. 1.74).
- Die laparoskopisch gesteuerte Leberbiopsie sollte dabei gezielt im Bereich der deutlich veränderten Areale erfolgen, da Fibrosegrade aus beiden Leberlappen in bis zu 9,7 % klinisch signifikant variieren können (Staging Grad 0–2 vs. 3–4 nach Scheuer) [14].

Tab. 1.18 Indikationen für die diagnostische Laparoskopie.

Befund/Symptomatik	Indikation
Staging chronischer Lebererkrankungen (Zirrhosediagnostik, gezielte Leberbiopsie)	diagnostisch
Abklärung fokaler Lebererkrankungen (gezielte Biopsie)	diagnostisch
Staging maligner gastroenterologischer Tumoren (distaler Ösophagus, Magen, Pankreas) mit gezielter Biopsie von peritonealen und Leberherden	diagnostisch
weitere Indikationen: Aszites unklarer Genese Erkrankungen des Peritoneums Fieber unklarer Genese Milzbiopsie bei Milzläsionen unklarer Dignität (▶ Abb. 1.73)	diagnostisch

- Der histologische Stichprobenfehler bei alleiniger Betrachtung der Leberhistologie mit einem Unterstaging der Leberfibrose in 10–32 % bzw. einem Überstaging in bis zu 0,8 % spricht ebenfalls für eine kombinierte Beurteilung [2], [7], [13].
- Die diagnostische Laparoskopie kann peritoneale und oberflächliche Lebertumorabsiedlungen bereits bei einer Läsionsgröße unter 1 cm nachweisen, die eine Detektion durch schnittbildgebenden Verfahren noch nicht zulässt (▶ Abb. 1.75).
    - Dies wurde auch für die Minilaparoskopie nachgewiesen [4].

1.27.7 Kontraindikationen

- **relative Kontraindikationen**:
    - ausgedehnte Verwachsungen durch Voroperationen
        - Bei Verwendung der dünnlumigeren diagnostischen Laparoskope scheint es einen Vorteil für die konservative Therapie von Perforationskomplikationen zu geben [5].
    - fortgeschrittene Leberzirrhose Child-Pugh C
    - ausgeprägte portale Hypertension
    - deutlich eingeschränkte plasmatische Gerinnung
    - Thrombozytopenie
- Eine retrospektive Analyse [5] ermittelte schwere transfusionspflichtige Blutungskomplikationen bei 0,7 % der Fälle (zwei davon letal bei akutem Leberversagen bzw. Leberzirrhose Child-Pugh C).
    - Diese traten protrahiert innerhalb von 24 Stunden trotz Gerinnungssubstitution vor/während der Laparoskopie und trotz Koagulation der Biopsiestelle auf.
    - Als statistisch signifikante Risikofaktoren wurden eine Thrombopenie unter 50/nl und vor allem ein INR > 1,5 ermittelt.
- Andere retrospektive Daten [12], [17] zum Einfluss einer Leberzirrhose auf das Blutungsrisiko kamen zu widersprüchlichen Ergebnissen.
- Lebererkrankungen können sowohl zu pro- als auch zu antikoagulatorischen Effekten führen, dies erschwert die Angabe von genauen Referenzwerten [3].
- Für die diagnostische Laparoskopie wird die Substitution bei erniedrigten Thrombozytenzahlen < 50 000/µl bzw. einem INR > 1,6 empfohlen [3].

1.27.8 Anästhesie

- Die diagnostische Laparoskopie erfolgt bei fehlenden Sedierungsrisiken unter Lokalanästhesie und intravenöser Analgosedierung mit Propofol.
- Eine additive Schmerzmedikation mit einem Opioid z. B. Piritramid oder Pethidin ist sinnvoll, da das Pneumoperitoneum während der Untersuchung sowie postinterventionell durch intraabdominell verbliebenes Gas Schmerzen verursachen kann.
- Prinzipiell gelten die Grundsätze der S 3-Leitlinie Sedierung in der Endoskopie [3].

1.27.9 Aufklärung und spezielle Risiken

- Für die diagnostische Laparoskopie wurden
    - postinterventionelle Schmerzen in bis zu 2,9 % der Fälle und

1.27 Laparoskopie

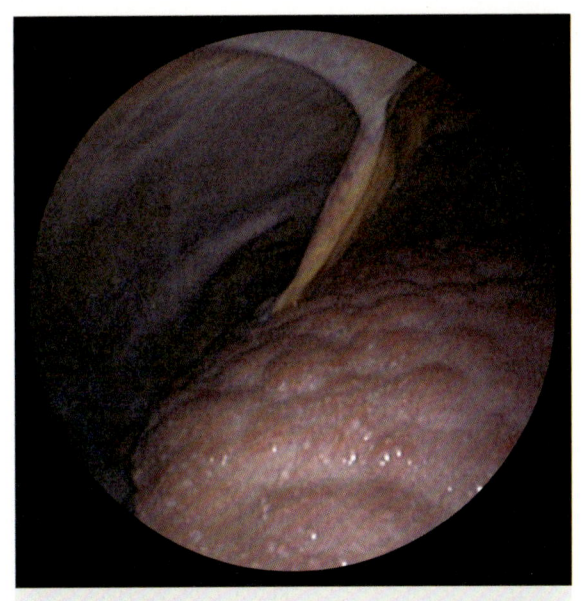

Abb. 1.74 Mittelknotige Leberzirrhose bei chronischer Hepatitis B.

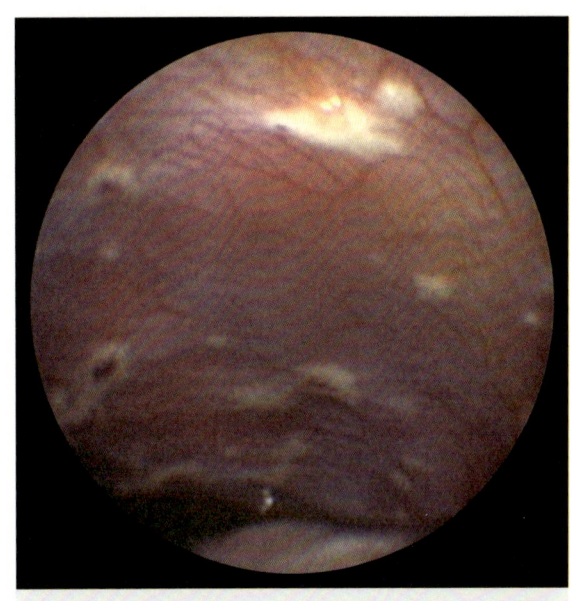

Abb. 1.75 Peritonealkarzinose bei Pankreaskarzinom.

- schwerwiegende andere Komplikationen in bis zu 1 % der Fälle beschrieben [3].

1.27.10 Material

- 1,9–3,5-mm-Optiken (sog. Minilaparoskope) ermöglichen die Anlage des Pneumoperitoneums und das Einführen der Optik über den gleichen Trokar.
- Das 1,9 mm-Laparoskop weist eine prograde Fiberglasoptik auf.
- Die übrigen Laparoskope basieren auf Linsenglastechnologie mit einer 25°–30°-Optik.
- Für die konventionelle Laparoskopie können auch großkalibrige Optiken von 5–10 mm verwendet werden.
  - Diese verfügen z. T. bereits über eine HD-Chip-Technologie mit Einsatz von virtueller Chromoendoskopie (Narrow-Band-Imaging-Technik).
- Ein Unterschied zwischen Minilaparoskopen und konventionelle Laparoskopen hinsichtlich Leberbeurteilung, Zirrhosedetektion oder Komplikationsraten konnte nicht nachgewiesen werden [15], [18].

1.27.11 Durchführung

Vor Beginn des Eingriffs

- Zum Aspirationsschutz ist eine Nüchternzeit von mindestens 6 Stunden einzuhalten.
- Die diagnostische Laparoskopie wird unter sterilen Bedingungen von einem Untersucher, einem Assistenten sowie einer Pflegeassistenz durchgeführt (Händedesinfektion, Tragen von Mundschutz, Haube, sterilem Kittel und Handschuhen).
- Das Instrumentarium wird von einem sterilen Tisch angereicht.
- Eine zweite, nicht sterile Pflegeassistenz übernimmt die Bedienung der Geräte im Raum.
- Zur Anlage des Pneumoperitoneums wird Lachgas (N_2O) verwendet, da es im Vergleich zu CO_2 keinen Schmerz induziert.
  - Ein signifikanter Vorteil für N_2O gegenüber CO_2 hinsichtlich der postoperativen Schmerzen wurde in zwei prospektiv-randomisierte Studien zur diagnostischen Laparoskopie unter Analgosedierung [16] und der laparoskopischen Cholezystektomie in Intubationsnarkose [1] nachgewiesen.

Interventionsschritte

- Das Vorgehen bei der Laparoskopie wird in ▶ Video 1.1 erläutert.
- Zunächst wird die Bauchdecke des Patienten steril abgewaschen und mit sterilen Tüchern abgedeckt.

Anlage des Pneumoperitoneums nach Lokalanästhesie

- **konventionelle Laparoskopie**: Hier wird das Pneumoperitoneum am Monroe-Punkt im linken Unterbauch angelegt.
- **Minilaparoskopie**: Dabei wird über einen kleinkalibrigen Trokar (2,75 mm) am Kalk-Punkt (zwei Querfinger oberhalb und linksseitig vom Nabel) sowohl die Veres-

Nadel zur Anlage des Penumoperitoneums als auch danach die Minioptik vorgeführt.
- Bei Vorliegen einer Organomegalie (Hepato- oder Splenomegalie) sollte die Insertionsstelle für die Veres-Nadel unter sonografischer Orientierung ausgewählt werden.
- Nach Einbringen der Veres-Nadel wird vor Gasinsufflation die korrekte Lage durch z. B. freies Anspülen überprüft.
- Im Folgenden wird das Pneumoperitoneum druckgesteuert unter Insufflation von 1,5 l N_2O angelegt.

Laparoskopische Inspektion

- **konventionelle Laparoskopie**: Nach Lokalanästhesie und kleinem Hautschnitt wird der Trokar und das Laparoskop am Kalk-Punkt eingeführt.
- **Minilaparoskopie**: Hier wird die Verres-Nadel über den liegenden Trokar gegen die Minioptik ausgetauscht.
  - Die weitere Gasinsufflation ist über den liegenden Trokar möglich.
- Inspektion der Oberbauchorgane unter Oberkörperhochlagerung und der Unterbauchorgane unter Kopftieflagerung.

Organpunktion/Biopsie

- Die Instrumente zur Organbiopsie können direkt (z. B. mit einer automatisierten Trucut-Nadel) oder über einen zusätzlichen Trokar (Biopsiezange, Koagulationssonde) eingeführt werden.
- Im Falle einer geplanten prophylaktischen oder therapeutischen Koagulation der Biopsiestelle empfiehlt sich die Instrumentierung über einen liegenden Trokar.
- Bei starker oder anhaltender leichterer Blutung (> 5 min) nach laparoskopischer Organbiopsie kann eine Blutungsstillung durch Koagulationsverfahren erfolgen (Argon-Plasma-Koagulation, monopolare Koagulation).

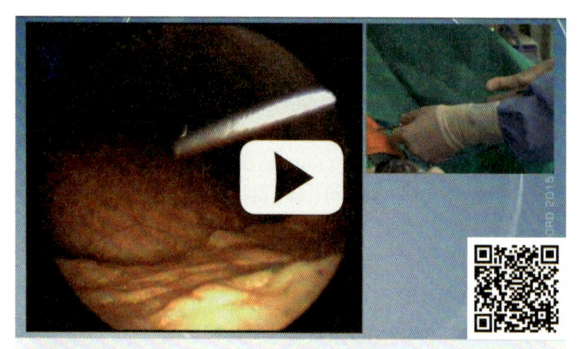

Video 1.1 Durchführung einer internistischen Laparoskopie. (Quelle: Dr. med. Tobias Werner)

1.27.12 Mögliche Komplikationen

- ▶ Tab. 1.19 zeigt die Komplikationen der diagnostischen Laparoskopie [4], [5], [8], [17].
- Postinterventionelle Schmerzen durch verbliebenes intraperitoneales Gas sind eine häufige und eher leichte Komplikation, die einer Schmerzmedikation bedarf.
- Schwerwiegende Komplikationen sind meist Blutungskomplikationen, z. B.
  - Post-Biopsie-Blutungen oder
  - Blutungen aus Bauchwandgefäßen.

Tab. 1.19 Komplikationen der diagnostischen Laparoskopie (Daten aus [3]).

Komplikation	Häufigkeit in %
Schmerzen	0,04–2,9
kardiorespiratorische Komplikationen	0,09–1,5
Gasfehlinsufflation: Netzinsufflation, Hautemphysem, Mediastinalemphysem	0,6–1,26
Darmperforation	0,07–0,3
Blutungskomplikationen: Bauchwandblutung, Post-Biopsie-Blutung, Hämobilie	0,09–0,1
gallige Peritonitis	0,07
Letalität	0,13–0,07

1.27.13 Postoperatives Management

- Bei unkompliziertem Verlauf und beschwerdefreiem Patienten ohne schwere Grund- oder Begleiterkrankungen kann die Untersuchung, ambulant erfolgen.
- Eine fortgeschrittene Leberzirrhose Child-Pugh C bzw. eine eingeschränkte Gerinnung bedingen als Risikofaktoren für Blutungskomplikationen eine stationäre postinterventionelle Überwachung [5], [12].
- Nach der Beendigung der Untersuchung bleiben die Patienten für 4 Stunden nüchtern und werden anhand der Vitalparameter überwacht.
- Bei Beschwerdefreiheit ist danach die orale Aufnahme von Flüssigkeit möglich.
- Am nächsten Tag erfolgt eine klinische Untersuchung des Abdomens und je nach klinischer Einschätzung die Freigabe zur Nahrungsaufnahme.

1.27.14 Quellenangaben

[1] Aitola P, Airo I, Kaukinen S et al. Comparison of N_2O and CO_2 pneumoperitoneums during laparoscopic cholecystectomy with special reference to postoperative pain. Surg Laparosc Endosc 1998; 8: 140–144

[2] Denzer U, Arnoldy A, Kanzler S et al. Prospective randomized comparison of minilaparoscopy and percutaneous liver biopsy. J Clin Gastroenterol 2007; 41: 103–109

[3] Denzer U, Beilenhoff U, Eickhoff A et al. S 2k-Leitlinie Qualitätsanforderungen in der GI-Endoskopie. Z Gastroenterol 2015; 53: E1–E227

[4] Denzer U, Hoffmann S, Helmreich-Becker I et al. Minilaparoscopy in the diagnosis of peritoneal tumor spread: prospective controlled

comparison with computed tomography. Surg Endosc 2004; 18: 1067–1070
[5] Frenzel C, Koch J, Lorenzen V et al. Complications and risk factors in 2731 diagnostic mini-laparoscopies in patients with liver disease. Liver International 2012; 32: 970–976
[6] Helmreich-Becker I, Meyer zum Büschenfelde KH, Lohse AW. Safety and feasibility of a new minimally invasive diagnostic laparoscopy technique. Endoscopy 1998; 30: 756–762
[7] Helmreich-Becker I, Schirrmacher P, Denzer U et al. Minilaparoscopy in the diagnosis of cirrhosis: superiority in patients with Child-Pugh A and macronodular disease. Endoscopy 2003; 35: 55–60
[8] Henning H. Value of laparoscopy in investigating fever of unexplained origin. Endoscopy 1992; 24: 687–688
[9] Jacobaeus H. Über die Möglichkeit die Zystoskopie bei Untersuchung seröser Höhlungen anzuwenden. Münch Med Wochenschr 1910; 57: 2090–2092
[10] Kalk H. Erfahrungen mit der Laparoskopie, Zugleich mit Beschreibung eines neuen Instrumentes. Z Klin Med 1929; 111: 303–348
[11] Kelling G. Über Oesophagoskopie, Gastroskopie und Koloskopie. Münch MedWschr 1902; 49: 21–24
[12] Orlando R, Lirussi F et al. Are liver cirrhosis and portal hypertension associated with an increased risk of bleeding during laparoscopy? A retrospective analysis of 1000 consecutive cases. Surg Laparosc Endosc Percutan Tech 2000; 10: 208–210
[13] Poniachik J, Bernstein DE, Reddy KR et al. The role of laparoscopy in the diagnosis of cirrhosis. Gastrointest Endosc 1996; 43: 568–571
[14] Regev A, Berho M, Jeffers LJ et al. Sampling error and intraobserver variation in liver biopsy in patients with chronic HCV infection. Am J Gastroenterol 2002; 97: 2614–2618
[15] Schneider ARJ, Benz C, Adamek HE et al. Minilaparoscopy versus conventional laparoscopy in the diagnosis of hepatic diseases. Gastrointest Endosc 2001; 53: 771–775
[16] Sharp JR, Pierson WP, Brady CE. Comparison of CO2- and N2O-induced discomfort during peritoneoscopy under local anesthesia. Gastroenterology 982; 82: 453–456
[17] Weickert U, Jakobs R, Siegel E et al. Komplikationen der internistischen Laparoskopie: Eine Analyse von 675 Laparoskopien in der Übergangszeit von der konventionellen zur Mini-Laparoskopie. Dtsch MedWochenschr 2005; 130: 16–20
[18] Weickert U, Siegel E, Schilling D et al. Die Diagnose einer Leberzirrhose: Ein Vergleich der Wertigkeit von Standardlaparoskopie, Minilaparoskopie und Histologie. Z Gastroenterol 2005; 43: 17–21

1.28 Leberbiopsie

U. W. Denzer

1.28.1 Steckbrief

Die Leberhistologie liefert die genaueste Information für die Evaluation von Ausmaß und Ursache einer Leberschädigung oder für die Diagnostik von Leberraumforderungen unklarer Dignität. Das Standardverfahren ist die perkutane bzw. Ultraschall- oder CT-gesteuerte Biopsie. Alternativ stehen in Abhängigkeit von Indikation, bestehenden Kontraindikationen und lokaler Expertise weitere Punktionsverfahren zur Verfügung, z. B. die transjuguläre Biopsie und die laparoskopische Biopsie.

1.28.2 Synonyme

- Leberpunktion

1.28.3 Keywords

- Leberläsion
- Ultraschall
- Schneidbiopsienadel
- Vakuumbiopsienadel

1.28.4 Definition

- Punktion von Lebergewebe oder Leberläsionen
- wird meist perkutan Ultraschall- oder CT-gesteuert durchgeführt

1.28.5 Indikationen

- Die wesentlichen Indikationen (▶ Tab. 1.20) zur **Gewinnung einer Leberbiopsie** sind [1], [20], [22]:
  - die ursächliche Klärung einer unklaren Hepatopathie
  - das Staging (Graduierung von Fibrose) und Grading (Graduierung von Entzündung) chronischer Lebererkrankungen
  - die Diagnostik von Leberraumforderungen unklarer Dignität
- Allerdings hat der medizinische Fortschritt die Indikation zur Leberbiopsie gerade im Staging und Grading von chronischen Leberkrankungen in den letzten Jahren stark beeinflusst.
  - Mit der Entwicklung einer gut wirksamen und verträglichen antiviralen Therapie, vor allem der chronischen Hepatitis C und B, hat die Leberhistologie bei diesen Indikationen an klinischer Bedeutung verloren.
- Dazu kommt die Entwicklung der alternativen sonografischen Verfahren zur Leberelastizitätsmessung, die eine Unterscheidung von geringer und deutlich fortgeschrittener Fibrose/Zirrhose sowie eine Verlaufsbeurteilung des individuellen Patienten zulassen [9].
- Eine **transjuguläre Leberbiopsie** kann im Rahmen der Messung des hepatisch-venösen Druckgradienten (HPVG) oder der Anlage eines transjugulären intrahepatischen portosystemischen Shunts (TIPS) durchgeführt werden.
  - Da die Punktion vom Gefäßlumen ausgehend erfolgt, ist die Blutungsgefahr nach Biopsie minimiert.
  - Die Indikationen zur Durchführung einer transjugulären Leberbiopsie ergeben sich daher hauptsächlich bei bestehenden Kontraindikationen zur perkutanen Leberbiopsie:
    – Gerinnungsstörungen
    – massiver Aszites
    – Adipositas per magna
    – Indikation für zusätzliche angiografische Prozeduren (TIPS, Venografie)

Tab. 1.20 Indikationen zur Leberbiopsie [1][20][22].

Indikation	Rolle der Leberbiopsie
alkoholische Steatohepatitis, nicht alkoholische Steatohepatitis, autoimmune Hepatitis	Diagnostik, Grading, Staging
primär biliäre Cholangitis, primär sklerosierende Cholangitis	Diagnostik, Grading, Staging, Ausschluss von Overlap
chronische Hepatitis B und C	Grading, Staging bei therapierelevanter Indikation
Hämochromatose mit quantitativer Eisenbestimmung	Diagnostik und Staging
Morbus Wilson	Diagnostik mit quantitativer Kupferbestimmung
Lebertransplantation	Evaluation erhöhter Leberwerte bei Z. n. Lebertransplantation bzw. Statuserhebung der Spenderleber vor Transplantation
unklar erhöhte Leberwerte bei negativer serologischer Diagnostik	Diagnostik
Fieber unklarer Genese	Anlage einer mikrobiologischen Kultur
Leberraumforderung unklarer Dignität	Diagnostik

1.28.6 Kontraindikationen

- **absolute Kontraindikationen** einer perkutanen Leberbiopsie [1], [20]:
    - Anamnese einer unerklärten Nachblutung
    - Blutungsneigung:
        – Prothrombinzeit > 3–5 s über Norm
        – Thrombozytenzahl < 50–60/nl
        – Thromboplastinzeit < 50 %
        – Einnahme von ASS oder NSAR < 7d vor Punktion
    - V. a. Hämangiom/vaskularisierten Tumor
    - V. a. Echinokokkuszyste
    - extrahepatische Cholestase/Cholangitis ohne Ableitung
    - fehlende Einwilligung
    - unkooperativer Patient
    - geeignete Punktionsstelle mittels Perkussion/Sonografie nicht festlegbar
- **relative Kontraindikationen** einer perkutanen Leberbiopsie [1], [20]:
    - Adipositas per magna
    - massiver Aszites
    - Hämophilie
    - Pleuraempyem rechts, subphrenischer Abszess rechts

1.28.7 Anästhesie

- Zur Durchführung einer perkutanen Leberbiopsie ist meist eine sorgfältige Lokalanästhesie von Haut, Peritoneum und Leberkapsel an der Einstichstelle ausreichend.
- Vorteilhaft ist die Möglichkeit zur Mitarbeit des wachen Patienten durch Anhalten der Inspiration bei der Punktion.

1.28.8 Aufklärung und spezielle Risiken

- Die Komplikationsrate liegt nach neueren Daten aus einer retrospektiven Analyse von 1802 Ultraschallassistierten Leberbiopsien bei 5,6 % [5].
    - häufigste Komplikation: postinterventionelle Schmerzen (74 %)
    - wichtigste Komplikation: postinterventionelle Blutung (33 %)
    - Letalität: etwa 0,06 %
- mögliche **Risikofaktoren für Blutungskomplikationen**:
    - Ein INR über 1,4–1,5 (Odds Ratio [OR] 7,03; 95 %-Konfindenzintervall [KI]: 2,74–18,08 p < 0,001) und die Punktion maligner Leberraumforderungen (OR 3,21; 95 %-KI: 1,18–8,73; p = 0,002) waren mit einem signifikant höheren Blutungsrisiko verbunden [5].
        – Für Thrombozytenzahlen < 60/nl oder eine INR > 1,5 wurde auch in älteren Daten ein deutlich erhöhtes Risiko für Blutungskomplikationen gezeigt [10], [19].
        – Zum definitiven Risiko bei eingeschränkten Gerinnungsparametern gibt es fast keine systematischen Studien.
        – Die Empfehlung eines Quickwerts > 50 % und einer Thrombozytenzahl > 50 entspricht allgemeinen Richtlinien.
        – Allerdings ist die Synthese der prokoagulatorischen Faktoren und der antikoagulatorischen Faktoren insbesondere bei hepatischen Erkrankungen reduziert, sodass die plasmatische Gerinnung kaum verändert oder sogar aktiviert ist [23].
    - Azetylsalizylsäure und andere Thrombozytenaggregationshemmer sollten möglichst pausiert werden; das Risiko der Medikamentenpause ist gegen das Risiko einer Nachblutung abzuwiegen. Eine Punktion unter doppelter Plättchenaggregation sollte vermieden werden.
    - Für die Anzahl der Nadelpassagen (Einmalpunktion, 2 oder > 2) konnte nach neueren Daten keine Assozia-

tion mit einem erhöhten Risiko für schwere Komplikationen nachgewiesen werden [5], [12].
- Für Aszites ist eine Erhöhung der Komplikationsrate bei perkutaner Punktion nicht sicher nachgewiesen, das Vorhandensein von massivem Aszites gilt als relative Kontraindikation.

1.28.9 Material

- Zur Leberbiopsie stehen **Nadeln** nach dem Vakuum- und Schneidbiopsieprinzip mit einem Durchmesser von 1,2–1,8 mm zur Verfügung.
  - Zur Sicherung der Biopsatproben nutzt die Vakuumbiopsie (Menghini-Nadel, Klatskin-Nadel, Jamshidi-Nadel) einen Unterdruck.
  - Bei der Schneidbiopsie (Tru-Cut-Nadel, Surecut-Nadel, Vim-Silvermann-Nadel) wird Gewebe mit einem Stanzzylinder oder einer Biopsienadel gewonnen, bestehend aus Stilett und Außenkanüle.
  - Schneidbiopsienadeln sind mit einem Federmechanismus versehen und überwiegend automatisiert verfügbar.
  - Bei Vorliegen eines zirrhotischen Leberumbaus erzielt die Vakuumbiopsie häufiger fragmentierte Proben mit eingeschränkter diagnostischer Aussagekraft. Hier wurde für Schneidbiopsienadeln eine höhere diagnostische Genauigkeit bei verbesserter histologische Auswertbarkeit des Biopsats nachgewiesen [6], [11], [24].
- Zu den Erfolgskriterien einer Biopsie gehören
  - das Volumen der gesicherten Gewebeprobe,
  - die zelluläre und histologische Gestalt des Biopsats und
  - der Grad der Verletzung des umliegenden Gewebes.
- Für eine adäquate histologische Beurteilung sollte ein Leberstanzzylinder eine Länge von 1,5 cm und einen Durchmesser von 1,2–1,8 mm aufweisen, um die Beurteilung von mindestens 8–10 Portalfeldern auch bei chronischen Lebererkrankungen zu gewährleisten [7].

1.28.10 Durchführung

Vor Beginn des Eingriffs

- Zum Aspirationsschutz ist eine Nüchternzeit von mindestens 6 h einzuhalten.
- Vor der Durchführung einer Leberbiopsie sollte eine Sonografie der Leber erfolgen.
  - Dadurch können die Organpunktionsstelle festgelegt und klinisch inapparente Befunde diagnostiziert werden.

Interventionsschritte

Perkutane Leberbiopsie oder Menghini-Punktion

- Die perkutane Leberbiopsie gilt in der Diagnostik der chronischen Lebererkrankung als Standardmethode zur Histologiegewinnung [2].
  - Hier wird standardgemäß der rechte Leberlappen von interkostal punktiert.
  - Die Punktion erfolgt in Rückenlage oder ggf. in leicht rechtsseitlicher Anhebung des Thorax.
- Nach gründlicher Hautdesinfektion und Lokalanästhesie von Haut, Peritoneum und Leberkapsel ausgehend vom Rippenoberrand zur Schonung der Interkostalgefäße wird eine Stichinzision angelegt.
- Bei Verwendung einer Vakuumbiopsienadel (Menghini-Nadel) wird diese nach Passage des Peritoneums vor Anlage des Unterdrucks mit physiologischer Kochsalzlösung freigespült, um Gewebe der Thoraxwand aus der Hohlnadel zu entfernen.
- Anschließend erfolgt die Biopsie unter Sog in maximaler Expiration in sog. Sekundenpunktionstechnik (▶ Abb. 1.76, ▶ Abb. 1.77) [17].
- Bei Verwendung einer manuellen oder automatischen Schneidbiopsienadel ist das Vorgehen identisch, wobei das Freispülen der Nadel entfällt.

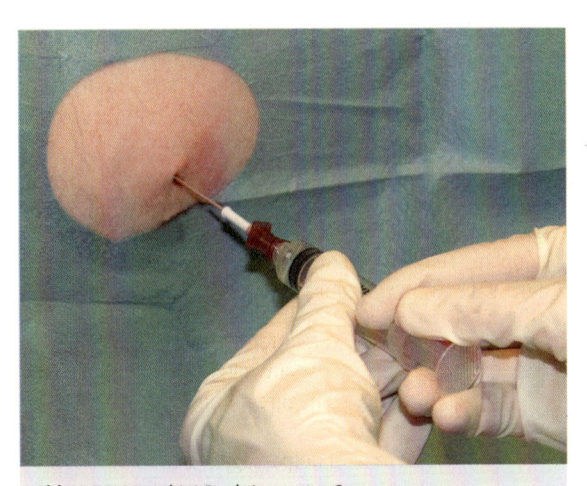

Abb. 1.76 Menghini-Punktion unter Sog.

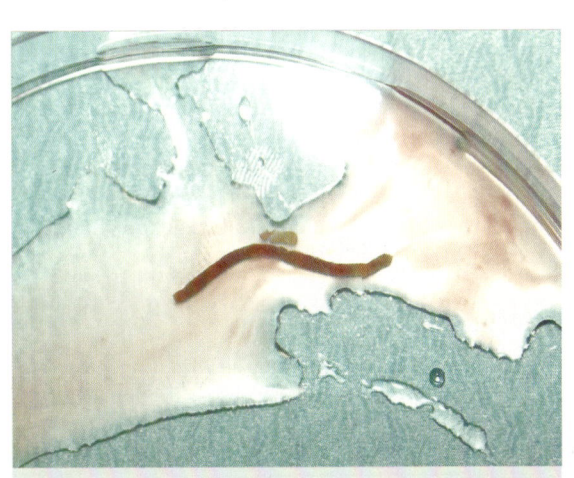

Abb. 1.77 Leberstanzzylinder, gewonnen mit der Menghini-Punktion.

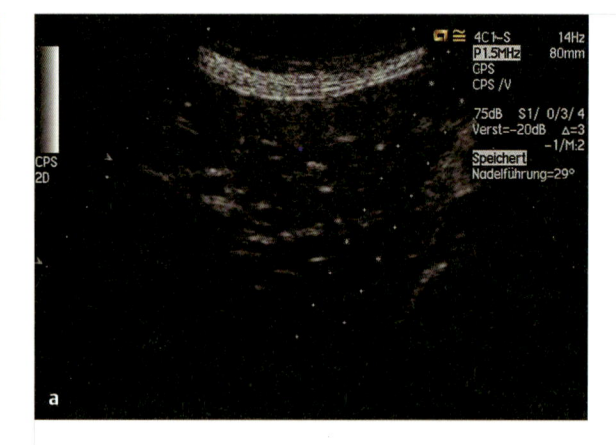

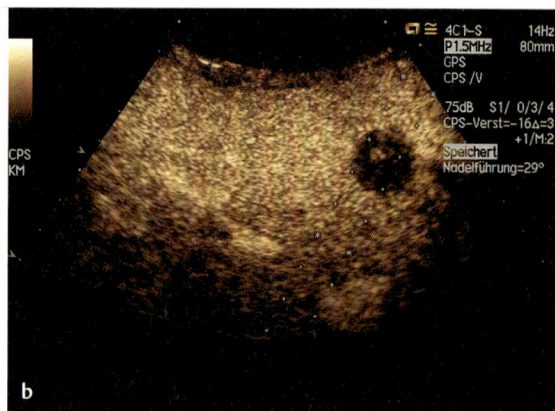

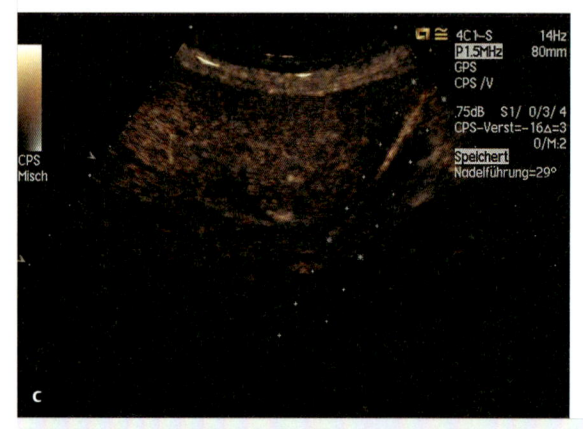

Abb. 1.78 Sonografisch gesteuerte Leberbiopsie. (Quelle: Prof. Dr. Christian Görg, Universitätsklinikum Marburg)
a Läsion im B-Bild nicht zu sehen.
b Visualisierung mit Ultraschallkontrastmittel.
c Sonografisch gesteuerte Punktion im Kontrastmittelmodus.

Sonografisch oder CT-gesteuerte Leberbiopsie

- Diese dient der gezielten Punktion fokaler Leberraumforderungen.
- Sie kann in Freihandtechnik oder unter Verwendung eines an die Bildgebung adaptierten Punktionsschallkopfs durchgeführt werden.
- Überwiegend verwendet werden automatische Stanzbiopsienadeln nach dem Tru-Cut-Prinzip von 18–20G.
- Bei sonografisch schwer oder nicht abgrenzbaren Leberläsionen kann der Einsatz von Ultraschallkontrastmittel zur Darstellung und gezielten Punktion hilfreich sein [8], [21] (▶ Abb. 1.78).

Transjuguläre Leberbiopsie

- Für die transjuguläre Leberbiopsie wird
  - die rechte V. jugularis interna unter sterilen Bedingungen punktiert und
  - ein Katheter unter angiografischer Kontrolle über die V. cava superior, den rechten Vorhof und die V. cava inferior bis in die rechte Lebervene vorgeschoben.
- Die Biopsienadel wird über den Katheter bis in kleine Lebervenen oder ins Leberparenchym vorgeführt.
  - Dabei wird die korrekte Lage der Nadel durch Kontrastmittelinjektion überprüft.
- Die Punktion erfolgt unter Sog; es sind auch Schneidbiopsietechniken oder alternative Zugangswege über die Femoralvene beschrieben worden [12].
- Aufgrund des im Vergleich zur perkutanen oder laparoskopischen Leberbiopsie geringeren Nadeldurchmessers und der nur 1–2 cm betragenden Eindringtiefe der Nadel ins Leberparenchym können transjugulär gewonnene Leberstanzzylinder fragmentierter und kleiner sein.
- Die übliche Länge der Biopsiezylinder wird mit 0,3–2 cm angegeben.
- Die Untersuchung erfordert meist mehrere Biopsiegänge.
  - Dabei können histologisch aussagekräftige Biopsate bei 80–97 % der Patienten erzielt werden [13], [14].

1.28.11 Mögliche Komplikationen
Perkutane Leberbiopsie

- Komplikationen treten bei der perkutanen Leberbiopsie in 1–5 % der Fälle auf, die Mortalität liegt älteren Daten zufolge bei 0,1–0,3 % [2], [10], [16], [18].
  - 61 % der Komplikationen werden innerhalb von 2 h nach Punktion und 96 % der Komplikationen innerhalb von 24 h nach Punktion manifest [4].
  - Neuere Daten beziffern die Komplikationsrate mit 5,6 %, davon sind bis zu 1,7 % schwere Komplikationen [5], [21].
- Die **leichteren Komplikationen** umfassen meist
  - vorübergehende Schmerzen an der Biopsiestelle oder
  - Schmerzen in der rechten Schulter sowie
  - leichte Blutdruckabfälle meist in Folge einer vasovagalen Reaktion.
- Bei den **ernsten Komplikationen** handelt es sich meist um Blutungskomplikationen in Form einer intraperitonealen Blutung bei
  - Punktion eines größeren arteriellen oder portalvenösen Gefäßes oder bei
  - Einriss der Leberkapsel während der Biopsie.
- Kleine intrahepatische oder subkapsuläre Hämatome können klinisch meist asymptomatisch nach perkutaner Biopsie bei bis zu 4 % der Patienten diagnostiziert werden.
- Eine Hämobilie kann im zeitlichen Abstand von bis zu 5 d nach Biopsie als Folge einer Blutung in die Gallenwege auftreten, mit den Symptomen
  - gastrointestinale Blutung,
  - Ikterus und
  - rechtsseitige Oberbauchschmerzen.
- In älteren und neueren Arbeiten wird die Häufigkeit von Stichkanalmetastasen mit 2,6–3 % beziffert [3], [4].
- ▶ Tab. 1.21 gibt einen Überblick über die in der Literatur aufgeführten Komplikationen und ihre Häufigkeit.

Tab. 1.21 Komplikationen bei der perkutanen Leberbiopsie [2][5][10][16][18].

Komplikation	Häufigkeit in %
leichte Schmerzen	3–30
schwere Schmerzen	1,5–3
Blutdruckabfall/vasovagale Reaktion	2–2,8
Hämoperitoneum	0,05–0,34
intrahepatisches Hämatom	0,023–4
Hämobilie	0,023–0,06
Hämatothorax	0,063–0,18
Pneumothorax	0,0078–0,35
biliäre Peritonitis	0,14–0,22
Organ-Fehlpunktion	0,02–0,14
Sepsis/Bakteriämie	0,088
Tod	0,009–0,12

Transjuguläre Leberbiopsie

- Die Komplikationsrate der Methode rangiert in großen Serien zwischen 1,3–20,2 %, die Mortalität zwischen 0,1 und 0,5 %.
- Eine der ernsten Komplikationen ist dabei die intraperitoneale Blutung bei Perforation der Leberkapsel.
- Als weitere Komplikationen wurden beschrieben:
  - Horner-Syndrom und Dysphonie,
  - Pneumothorax,
  - intrahepatisch arteriovenöse Fisteln und
  - supraventrikuläre Tachykardien [13], [14], [15].

1.28.12 Postoperatives Management

- Bei unkompliziertem Verlauf und beschwerdefreiem Patienten ohne schwere Grund-/Begleiterkrankungen kann eine perkutane Leberbiopsie ambulant erfolgen.
- Bei fortgeschrittener Leberzirrhose Child-Pugh C bzw. einer eingeschränkten Gerinnung als Risikofaktoren für Blutungskomplikationen ist eine stationäre postinterventionelle Überwachung angezeigt.
- Nach der Beendigung der Untersuchung bleiben die Patienten für 4 Stunden nüchtern und werden anhand der Vitalparameter überwacht.
- Bei Beschwerdefreiheit ist danach die orale Aufnehme von Flüssigkeit möglich.
- Am nächsten Tag erfolgt eine klinische Untersuchung des Abdomens und – je nach klinischer Einschätzung – die Freigabe zur Nahrungsaufnahme

1.28.13 Quellenangaben

[1] Bravo AA, Sheth SG, Chopra S. Liver biopsy. N Engl J Med 2001; 344: 495–500

[2] Cadranel JF, Rufat P, Degos F. Practices of liver biopsy in france: Results of a prospective nationwide survey. Hepatology 2000; 32: 477–481

[3] Chapoutot C, Perney P, Fabre D et al. Needle tract seeding after ultrasound- guided puncture of HCC. A study of 150 patients. Gastroenterol Clin Biol 1999; 23: 552–556

[4] Chen I, Lorentzen T, Linnemann D et al. Seeding after ultrasound-guided percutaneous biopsy of liver metastases in patients with colorectal or breast cancer. Acta Oncol 2016; 55: 638–643

[5] Chi H, Hansen BE, Tang WY et al. Multiple biopsy passes and the risk of complications of percutaneous liver biopsy. Eur J Gastroenterol Hepatol 2017; 29: 36–41

[6] Colombo M, Del Ninno E, De Fazio C et al. Ultrasound assisted percutaneous liver biopsy: superioritiy of the Tru-cut over the Menghini needle for diagnosis of cirrhosis. Gastroenterology 1988; 95: 487–489

[7] Crawford AR, Lin XZ, Crawford JM. The normal adult human liver biopsy. A quantitative reference standard. Hepatology 1998; 28: 323–331

[8] Francica G, Meloni MF, de Sio I et al. Biopsy of Liver Target Lesions under Contrast-Enhanced Ultrasound Guidance – A Multi-Center Study. Ultraschall Med 2018; 39: 448–453

[9] Friedrich-Rust M, Poynard T, Castera L. Critical comparison of elastography methods to assess chronic liver disease. Nat Rev Gastroenterol Hepatol 2016; 13: 402–411

[10] Gilmore IT, Burroughs A, Murray-Lyon IM et al. Indications, methods, and outcomes of percutaneous liver biopsy in England and Wales: an audit by the British Society of Gastroenterology and the Royal college of Physicians of London. Gut 1995; 36: 437–441
[11] Goldner F. Comparison of the Menghini, Klatskin and Tru-cut needles in diagnosing cirrhosis. J Clin Gastroenterol 1979; 1: 229–231
[12] Khosa F, Mc Nulty JG, Hickey N et al. Transvenous liver biopsy via femoral vein. Clin Radiol 2003; 58: 487
[13] Lebrec D, Goldfarb G, Degott C et al. Transvenous Liver Biopsy. Gastroenterology 1982; 83: 338–340
[14] Lipchik EO, Cohen EB, Mewissen MW. Transvenous liver biopsy in critically ill patients: Adequacy of tissue samples. Radiology 1991; 181: 497–499
[15] McAffee J, Keeffe EB, Lee RG, Rösch J. Transjugular Liver Biopsy. Hepatology 1992; 15: 726–732
[16] McGill D, Rakela J, Zinsmeister AR et al. A 21 year experience with major hemorrhage after percutaneous liver biopsy. Gastroenterology 1990; 99: 1396–1400
[17] Menghini G. One-second needle biopsy of the liver. Gastroenterology 1958; 35: 190
[18] Piccinino F, Sagnelli E, Paquale G et al. Complications following percutaneous liver biopsy. J of Hepatol 1986; 2: 165–173
[19] Sharma P, McDonald GB, Banaji M. The Risk of Bleeding after Percutaneous Liver Biopsy: Relation to Platelet Count. J Clin Gastroenterol 1982; 4: 451–453
[20] Sheela H, Seela S, Caldwell C et al. Liver biopsy: Evolving role in the new millenium. J Clin Gastroenterol 2005; 39: 603–610.
[21] Strobel D, Bernatik T, Blank W et al. Incidence of bleeding in 8172 percutaneous ultrasound-guided intraabdominal diagnostic and therapeutic interventions – results of the prospective multicenter DEGUM interventional ultrasound study (PIUS study). Ultraschall Med 2015; 36: 122–131
[22] Tannapfel A, Dienes HP, Lohse AW: The indications for liver biopsy. Dtsch Arztebl Int 2012; 109: 77–83
[23] Tripodi A, Mannucci PM. The coagulopathy of chronic liver disease. N Engl J Med 2011; 365: 147–156
[24] Vargas-Tank L, Martinez V, Jiron MI et al. Tru-cut and Menghini needles: different yield in the histological diagnosis of liver disease. Liver 1985; 5: 178–181

1.29 H_2-Atemtest

U. von Arnim

Dieses Kapitel ist Herrn Prof. Dr. med. W.F. Caspary gewidmet, ehemaliger Direktor der Medizinischen Klinik II der Johann-Wolfgang-Goethe-Universität, Frankfurt am Main.

1.29.1 Steckbrief

1884 wurde erstmals auf das Vorkommen von Wasserstoff (H_2) und Methan (CH_4) in der Atemluft von Kaninchen hingewiesen und diese als Produkt der bakteriellen Fermentation im Magen-Darm-Trakt beschrieben. Aber erst die Entwicklung sensitiver Messsysteme ab 1961 ermöglichte die diagnostische Messung von H_2 und CH_4 in der Atemluft von Menschen. Kleinste Kohlenhydratmengen konnten nach ihrem Übertritt in das Kolon in der Atemluft mittels gaschromatografischer H_2-Atemanalysen nachgewiesen werden. Auf dieser Grundlage wurde die bakterielle intestinale Gasbildung zur indirekten Bestimmung der orozökalen Passagezeit und als Indikator für eine bakterielle Überwucherung des Dünndarms genutzt. Unterschiedliche Substratangebote führten zur Entwicklung verschiedener H_2-Atemtests, u. a. als Standarddiagnostikum der Kohlenhydratmalabsorption.

1.29.2 Synonyme

- H_2-Exhalationstest
- Wasserstoffatemtest

1.29.3 Keywords

- Kohlenhydratmalabsorption
- Laktoseintoleranz
- Fruktoseintoleranz
- orozökaler Transit

1.29.4 Definition

- Wasserstoffatemtests messen die endexpiratorische H_2-Konzentration in der Atemluft nach oraler Kohlenhydratverabreichung über einen bestimmten Zeitraum.
- Alle H_2-Exhalationstests beruhen auf der Fähigkeit der bakteriellen Kolonflora, bei der Kohlenhydratmetabolisierung Wasserstoff freizusetzen.
- Das intestinal produzierte H_2 gelangt nach rascher Diffusion über das Darmkapillarblut in die Lunge, kann abgeatmet und mittels H_2-sensitiver Messgeräte gemessen werden.
- Aufgrund der geringen Löslichkeit von H_2 im Blut kommt es bei einmaliger Lungenpassage zu einer praktisch vollständigen Clearance.
- Da im Intermediärstoffwechsel des Menschen kein H_2 produziert wird, weist ein H_2-Exhalationsanstieg nach Kohlenhydrataufnahme auf eine H_2-Produktion durch bakterielle Fermentation hin.

1.29.5 Indikationen

- Die H_2-Produktion durch intestinale bakterielle Fermentation nach oraler Aufnahme von Kohlenhydraten kann eingesetzt werden
  - zur Diagnostik unterschiedlicher Formen der Kohlenhydratmalabsorption und
  - zur Messung der orozökalen Transitzeit.
- Indikationen für **Laktose-H_2-Atemtest:**
  - Verdacht auf Laktosemalabsorption
  - Blähungen
  - Reizdarmsyndrom
  - nahrungsinduzierte Diarrhö (extrem selten)
- Indikationen für **Glukose-H_2-Atemtest**: Symptome, die im Kontext einer intestinalen Motilitätsstörung oder Passagebehinderung verdächtig auf eine bakterielle Fehlbesiedlung des Dünndarms sind

- Indikationen für **Laktulose-H$_2$-Atemtest**: Verdacht auf eine beschleunigte (kaum jemals eine verzögerte) orozökale Transitzeit
- Indikationen für **Fruktose-H$_2$-Atemtest**:
  - Verdacht auf Fruktosemalabsorption
  - Auftreten von gastrointestinalen Beschwerden nach Genuss von Obst oder durch fruktosehaltige Getränke

1.29.6 Kontraindikationen

- Eine hereditäre Fruktoseintoleranz (Fruktose-1-Phosphat-Aldolase-Defekt, Aldolase-B-Mangel) ist eine absolute Kontraindikation für die Durchführung eines Fruktose-H$_2$-Atemtests.
  - Die Fruktosegabe kann zu bedrohlichen Hypoglykämien führen.

1.29.7 Aufklärung und spezielle Risiken

- H$_2$-Atemtests sind eine nicht invasive, einfache und ungefährliche Methode.
- Der Patient sollte über mögliche Symptome (Meteorismus/Blähungen, Flatulenz, seltener Diarrhöen) während der Testdurchführung aufgeklärt werden.

1.29.8 Material

- Für alle Tests ist ein **H$_2$-Konzentrationsmessgerät** notwendig (verschiedene Geräte mit elektrochemischen Brennstoffzellen, monatliche Kalibrierung).

Laktose-H$_2$-Atemtest

- 50 g Laktose in 400 ml Wasser (zur Fragestellung, ob eine Laktosemalabsorption vorliegt) oder
- geringere Dosierungen (25 g) in geringerer Wassermenge zwecks Testung der Verträglichkeitsschwelle

Laktulose-H$_2$-Atemtest

- 10 g Laktulose
- 150 ml Wasser

Glukose-H$_2$-Atemtest

- 50 g Glukose
- 250 ml Wasser

Fruktose-H$_2$-Atemtest

- 25 g Fruktose
- 250 ml Wasser

1.29.9 Durchführung

Vor Beginn der Untersuchung

- Vor der Durchführung eines jeden H$_2$-Atemtests soll der Patient mindestens 12 h nüchtern sein [5], [8].
- Am Vortag der Untersuchung soll der Patient keine ballaststoffreichen Nahrungsmittel (z. B. Vollkornbrot- oder -nudeln, Bohnen, Linsen) zu sich nehmen [5], [8].
- Ruhebedingungen vor und während des Tests
- Antibiotika, orale Kontrastmittel oder abführende Medikamente sollen in der Woche vor der Untersuchung nicht eingenommen werden.
- Eine antibakterielle Mundspülung vor der Untersuchung kann eine vorzeitige H$_2$-Produktion durch die Mundflora verhindern [11] (bei regulärem Zahnstatus entbehrlich).

Untersuchungsablauf

- Der Ausgangs-H$_2$-Exhalationswert wird vor dem Trinken der Testlösung zum Zeitpunkt 0 bestimmt und sollte < 10 ppm betragen.
  - Bei höhere Ausgangswerten ist das Testergebnis nur eingeschränkt auswertbar.
  - Bei Basiswerten von > 20 ppm sollte auf eine Testdurchführung verzichtet werden und eine Wiederholung nach ausreichend langer Nüchternheit und Meidung ballaststoffreicher Kost erfolgen [6].
- Etwa 10(–27)% der Bevölkerung zählen zu den sog. H$_2$-Non-Producern, bei denen eine exogene Kohlenhydratzufuhr zu keinem H$_2$-Anstieg nach Laktulosegabe führt [12].
  - Ein fehlender H$_2$-Anstieg trotz klinischer Symptomatik, z. B. nach Laktose, kann daher mittels Laktulose auf diese Eigenschaft überprüft werden.
- Die Analysen der Atemgasproben sollen innerhalb von 6 h erfolgen [1].
- Die einzelnen Testdurchführungen sind in ▶ Tab. 1.22 zusammengefasst.

1.29.10 Mögliche Komplikationen

- Während der Testdurchführung können
  - Meteorismus/Blähungen,
  - Flatulenz,
  - seltener Diarrhöen auftreten.
- Der Gasdruck im Darm kann durch eine Entleerung (Darmluft, Stuhlgang) temporär absinken und zu niedrigeren Messwerten in der Atemluft führen.

Diagnostische Methoden

Tab. 1.22 H$_2$-Atemtests: Durchführung, Auswertung und Interpretation (Daten aus [5], [6]).

Substrat	Menge Substrat	Menge Flüssigkeit	Testdauer und Probengewinnung	Cut-off-Werte Auswertung	Interpretation
Laktose	50 g (25 g) [10]	200–400 ml H$_2$O	Basalwert, danach alle 20–30 min über 4 h	pathologisch: Anstieg > 20 ppm im Vergleich zum Basalwert	Symptomprotokoll mit visueller analoger Skala bei Testdurchführung, asymptomatische Laktosemalabsorption vs. Laktoseintoleranz
Glukose	50 g	250 ml H$_2$O	Basalwert, danach alle 15–20 min über 2 h	pathologisch: Anstieg > 20 ppm im Vergleich zum Basalwert	bei H$_2$-Non-Producern falsch negative Ergebnisse
Laktulose	10 g	150 ml H$_2$O	Basalwert, danach alle 10 min bis zum unzweideutigen Anstieg, längstens über 3 h	Anstieg > 20 ppm im Vergleich zum Basalwert	Evaluierung H$_2$-Non-Producer derzeit in der klinischen Praxis nicht empfohlen
Fruktose	25 g	250 ml H$_2$O	Basalwert, danach alle 30 min über 3 h	pathologisch: Anstieg > 20 ppm im Vergleich zum Basalwert	Symptomprotokoll mit visueller analoger Skala bei Testdurchführung

1.29.11 Ergebnisse

Laktose-H$_2$-Atemtest

- Das Disaccharid Laktose wird durch die in der Bürstensaummembran lokalisierte Laktase (eine β-Galaktosidase) in die Monosaccharide Glukose und Galaktose gespalten, um dann resorbiert werden zu können.
- Unterschieden werden zwei Typen des Laktasemangels:
  - **primärer Laktasemangel** bei normaler Histoarchitektur der Dünndarmmukosa
    - genetisch bedingter Laktaseaktivitätsverlust, häufig in Deutschland (ca. 8–25 %), in Asien und Schwarzafrika > 90 %
    - kongenitaler Laktasemangel sehr selten, klinisch in den ersten Lebenstagen apparent
  - **sekundärer Laktasemangel** bei gestörter Histoarchitektur der Dünndarmmukosa
    - Zöliakie
    - Infektionen (z. B. Giardia lamblia, Morbus Whipple)
    - Strahlendarm
    - ausgedehnter Morbus Crohn

Glukose-H$_2$-Atemtest

- Das Monosaccharid Glukose wird bei Gesunden vollständig im oberen Dünndarm resorbiert.
- Bei einer bakteriellen Fehlbesiedlung des Dünndarms bilden unphysiologisch vermehrte Bakterien im oberen Dünndarm Wasserstoff, wenn sie Kontakt mit Glukose erhalten.
- Falsch positive Testergebnisse treten bei einer „beschleunigten" intestinalen Transitzeit dann auf, wenn z. B. eine Fistel vorliegt.
- Analog der Situation bei Achlorhydrie oder Duodenaldivertikeln handelt es sich hier um richtig positive Ergebnisse.

Laktulose-H$_2$-Atemtest

- Laktulose ist ein nicht resorbierbares Disaccharid (Galaktose und Fruktose), das im Kolon durch bakterielle Fermentation unter H$_2$-Freisetzung verstoffwechselt wird.
- Die orozökale Transitzeit entspricht dem Zeitraum zwischen der oralen Einnahme des Substrats und dem ersten messbaren signifikanten H$_2$-Anstieg.
  - variiert zwischen 40 und 170 min
  - abhängig von vielen Faktoren
- Es bestehen große Variationsbreiten der Testergebnisse bei Gesunden.
- Die Reproduzierbarkeit der Ergebnisse ist eingeschränkt [4].
- Ein klinisches Erfordernis für den Test ist nicht erkennbar.

Fruktose-H$_2$-Atemtest

- Fruktose, ein Monosaccharid, wird über den sog. GLUT 5-Transporter als freier Zucker durch erleichterte Diffusion resorbiert.
- Fruktosemengen bis 20 g werden meist vollständig aufgenommen, darüber kommt es dosis- und konzentrationsabhängig auch beim Gesunden zur Malabsorption.
- Die Fruktoseresorption über den GLUT 5-Weg wird durch Glukose gesteigert und durch Sorbit gehemmt.
- Eine bessere Resorption von Fruktose erfolgt über das Disaccharid-related Transportsystem (DRTS).
  - Über dieses werden Fruktose und Glukose aus Saccharose im Verhältnis 1:1 resorbiert [9].
  - Deswegen kann Saccharose auch von Patienten mit einer Fruktosemalabsorption vertragen werden.
- Zu einer Fruktosemalabsorption kommt es, wenn die Transportkapazität des Fruktosecarriers überschritten wird.

1.29.12 Quellenangaben

[1] Ellis CJ, Kneip JM, Levitt MD. Storage of breath samples for H2 analyses. Gastroenterology 1988; 94: 822–824
[2] Gasbarrini A, Corazza GR, Gasbarrini G et al. Methodology and indications of H2-breath testing in gastrointestinal diseases: the Rome Consensus Conference. Aliment Pharmacol Ther 2009; 29 (Suppl. 1): 1–49
[3] Keller J, Franke A, Storr M et al. Klinisch relevante Atemtests in der gastroenterologischen Diagnostik – Empfehlungen der Deutschen Gesellschaft für Neurogastroenterologie und Motilität sowie der Deutschen Gesellschaft für Verdauungs- und Stoffwechselerkrankungen. Z Gastroenterol 2005; 43: 1071–1090
[4] La Brooy, S J, Male PJ, Beavis AK et al. Assessment of the reproducibility of the lactulose H2 breath test as a measure of mouth to caecum transit time. Gut 1983; 24: 893–896
[5] Lembcke B, Caspary WF. Atemanalytische Funktionstests. In: Bazzoli F, Böhmer R, Caspary WF et al., Hrsg. Dünndarm A. Berlin Heidelberg: Springer; 1983
[6] Lembcke B. Atemtests bei Darmerkrankungen und in der gastroenterologischen Funktionsdiagnostik. Praxis 1997; 86: 1060–1067
[7] Lembcke B. Reizdarm mit Blähungen: Atemtest auf Kohlenhydratmalabsorption obligatorisch? Contra. Deutsche medizinische Wochenschrift 2009; 134: 1829
[8] Levitt MD, Hirsh P, Fetzer CA et al. H2 excretion after ingestion of complex carbohydrates. Gastroenterology 1987; 92: 383–389
[9] Riby JE, Fujisawa T, Kretchmer N. Fructose absorption. Am J Clin Nutr 1993; 58 (Suppl. 5): 748S–753S
[10] Simrén M, Stotzer P. Use and abuse of hydrogen breath tests. Gut 2006; 55: 297–303
[11] Thompson DG, Binfield P, Belder A de et al. Extra intestinal influences on exhaled breath hydrogen measurements during the investigation of gastrointestinal disease. Gut 1985; 26: 1349–1352
[12] Vogelsang H, Ferenci P, Frotz S et al. Acidic colonic microclimate – possible reason for false negative hydrogen breath tests. Gut 1988; 29: 21–26

1.30 ^{13}C-Atemtest

U. von Arnim

Dieses Kapitel ist Herrn Prof. Dr. med. W. F. Caspary gewidmet, ehemaliger Direktor der Medizinischen Klinik II der Johann-Wolfgang-Goethe-Universität, Frankfurt am Main.

1.30.1 Steckbrief

In den letzten Jahrzehnten haben Fortschritte in der Tracermethodologie besonders unter der Verwendung stabiler Isotope Möglichkeiten eröffnet, gezielt Stoffwechselvorgänge beim Menschen zu untersuchen und zu bewerten. So haben Atemtests mit ^{13}C-markierten stabilen Isotopen Einzug in die gastroenterologische Funktionsdiagnostik erhalten. Sie eignen sich in der klinischen Praxis zum Nachweis einer Helicobacter-pylori-Infektion, zur Bestimmung der Magenentleerung sowie der Leber- und Pankreasfunktion.

1.30.2 Synonyme

- keine

1.30.3 Keywords

- Isotopendiagnostik
- Helicobacter pylori
- Magenentleerung
- Leberfunktion
- Pankreasfunktion

1.30.4 Definition

- Grundprinzip der diagnostisch genutzten ^{13}C-Atemtests ist
  - die orale (oder intravenöse) Applikation einer ^{13}C-markierten Substanz und
  - die Messung der $^{13}CO_2$-Anreicherung nach Verstoffwechselung oder Resorption des Substrats in der Atemluft.
- Die Messungen des $^{13}CO_2$, das pulmonal exhaliert wird, erfolgen
  - als Zweipunktmessung (^{13}C-Harnstoff-Atemtest) oder
  - kinetisch mit der Analyse von Atemproben in bestimmten zeitlichen Intervallen (z. B. ^{13}C-Oktansäure-Atemtest).
- Zur Analyse des Massenunterschieds im Isotopenverhältnis von ^{13}C-markiertem und ^{12}C- Kohlendioxid steht für die Praxis die technisch einfach handhabbare, nicht dispersive isotopenselektive Infrarotspektroskopie (NDIRS) zur Verfügung.
- In der Atemluft wird das Verhältnis $^{13}CO_2/^{12}CO_2$ gemessen.
  - Dieser δ-Wert repräsentiert das Verhältnis der Isotope bezogen auf ein Referenzisotopenverhältnis.
  - Gemessen wir die Änderung des δ-Werts nach Aufnahme des Testsubstrats im Vergleich zum Ausgangswert („δ over Baseline": DOB).

1.30.5 Indikationen

- Je nach Wahl der ^{13}C-markierten Testsubstanz können mit den ^{13}C-Atemtests
  - Transport- und Verstoffwechselungsvorgänge,
  - Oxidationsprozesse oder
  - enzymatische (bakterielle) Aktivitäten gemessen werden.
- Für unterschiedliche Fragestellungen steht eine Vielzahl an ^{13}C-markierten Substraten zur Verfügung (▶ Tab. 1.23).

1.30.6 Aufklärung und spezielle Risiken

- ^{13}C-Atemtests sind nicht invasive, nicht radioaktive, einfache und breit verfügbare Methoden.
- Nebenwirkungen und spezielle Risiken sind für die klinisch relevanten Atemtests, wie ^{13}C-Harnstoff-Atemtest, ^{13}C-Octanoat-Atemtest und ^{13}C-Acetat-Atemtest, nicht bekannt.

- Der ^{13}C-Harnstoff-Atemtest kann bei Schwangeren und Kindern unbedenklich durchgeführt werden.
- Gelegentlich können Unverträglichkeiten gegen die Testmahlzeit beim ^{13}C-Harnstoff-Atemtest (Zitronensäurelösung oder Orangensaft) auftreten.

1.30.7 Material

- Benötigt werden die jeweiligen Testsubstanzen für den durchzuführenden ^{13}C-Atemtest.
- Die Analytik des Massenunterschieds $^{13}CO_2/^{12}CO_2$ erfolgt entweder mit
  - einem hochauflösenden Massenspektrometer oder
  - einem nicht dispersiven isotopenselektiven Infrarotspektrometer.

1.30.8 Durchführung

Vor Beginn der Untersuchung

- Alle oben beschriebenen Atemtests sollen nach einer mindestens 4- bis maximal 12-stündigen Fastenperiode durchgeführt werden.
- Körperliche Aktivitäten vor und während der Tests sollen vermieden werden.
- Nikotingenuss vor und während der Tests kann das Ergebnis beeinflussen.
- Einige Medikamente (z. B. Kontrazeptiva) können insbesondere die Leberfunktionstests negativ beeinflussen.

Tab. 1.23 Indikationen und Substrate für ^{13}C-Atemtests (Daten aus [3], [7]).

Indikation	Substrat	alternative Diagnostik	Messprinzip	Stellenwert in der Klinik
Helicobacter-pylori-Nachweis	^{13}C-Harnstoff	Stuhlantigen, Biopsie, Serologie	Ureaseaktivität von H. pylori	hoch
Magenentleerung: feste Substanzen	^{13}C-Octanoat	Szintigrafie	Entleerung durch den Pylorus, Resorption von ^{13}C-Octanoat im oberen Dünndarm und Oxidation zu $^{13}CO_2$	hoch
Magenentleerung: Flüssigkeiten	^{13}C-Acetat	Szintigrafie (Sonografie)	Entleerung durch den Pylorus, Resorption von ^{13}CActetat im oberen Dünndarm und Oxidation zu $^{13}CO_2$	moderat
Leberfunktion	^{13}C-Aminopyrin ^{13}C-Methacetin ^{13}C-Phenylalanin ^{13}C-Methionin ^{13}C-Koffein ^{13}C-Methionin ^{13}C-Phenacetin ^{13}C-Erythromycin	klinische Scores (z. B. Child-Pugh-Score) Lebersyntheseparameter	mikrosomale N-Demethylierung, Abbau über das Zytochrom-P-450-abhängige Monooxygenasesystem	?
exokrine Pankreasfunktion	^{13}C-Triglyzeride ^{13}C-Triolein ^{13}C-Tripalmin ^{13}C-Hiolein ^{13}C-Stärke ^{13}C-Cholesterinoctanoat ^{13}C-Protein	Elastase-1 im Stuhl, Stuhlfette quantitativ	nach Lipolyse durch Lipase, Resorption der Fettsäuren und Oxidation zu $^{13}CO_2$ Amylaseaktivität Cholinesteraseaktivität Trypsinaktivität	gering
orozökale Transitzeit	^{13}C-Laktoseureid	H_2-Laktulose-Atemtest	siehe Kap. 1.29	sehr gering
bakterielle Fehlbesiedlung	^{13}C-Glykocholat ^{13}C-Xylose	H_2-Glukose-Atemtest	siehe Kap. 1.29	sehr gering
Kohlenhydratassimilation	^{13}C-Laktose ^{13}C-Fruktose ^{13}C-Stärke ^{13}C-Saccharose ^{13}C-Glukose	H_2-Atemtests, eventuell Enzymbestimmung aus Duodenalbiopsie	siehe Kap. 1.29	sehr gering

Untersuchungsablauf

¹³C-Harnstoff-Atemtest

- 75 mg ¹³C-Harnstoff und 1,5 g Zitronensäure in 200 ml Wasser
- Atemproben präprandial und 20–30 Minuten später [2]

¹³C-Octanoat-Atemtest

- Rührei mit 75–100 mg ¹³C-markierter Octansäure, 2 Scheiben Toastbrot, 5 g Margarine, ein Glas Wasser
- Die ¹³C-Octansäure wird fest in das Eigelb eines Rühreis eingebacken [5].
- Atemproben präprandial, dann in 15-minütigen Abständen über 4 h, besser 6 h [5]

¹³C-Acetat-Atemtest

- 150 mg ¹³C-Acetat, 30 g Haferflocken, 75 ml Milch (als Haferbrei gekocht, semisolide) oder 250 ml Trinknahrung (flüssig)
- Atemproben präprandial, 5 min-Intervall für 2 h, 10 min-Intervalle für weitere 4 h [1]

¹³C-Aminopyrin- und -Methacetin-Atemtest

- 75 mg ¹³C-Aminopyrin in 200 ml Wasser oder Tee, alle 10 min in der ersten Stunde, alle 20 min in der zweiten Stunde oder
- 75 mg ¹³C-Methacetin in 200 ml Wasser oder Tee
- Atemproben präprandial, 10 min-Intervall in der ersten halben Stunde, 15 min-Intervall in der zweiten halben Stunde, danach 20 min-Intervall bis 180 min [6], [9]

¹³C-Triglyzerid-Atemtest

- Erwachsene: 200–300 mg ¹³C-gemischte Trigylzeride
- Kinder: 12,5–16 mg ¹³C-gemischte Trigylzeride/kg Körpergewicht
- mit einer fettreichen Testmahlzeit (Brot mit Butter, fakultativ Käse oder Nougatcreme hinzufügen) einnehmen
  - Gesamtfettgehalt bei 20–35 g
- Atemproben präprandial, 30 min-Intervall für 6 h [11]

1.30.9 Ergebnisse

¹³C-Harnstoff-Atemtest

- Ein positives Testergebnis liegt bei einem DOB von ≥ 3,5‰ vor.
- Bei Patienten mit einer H.-pylori-Infektion können Protonenpumpeninhibitoren (PPI) und H2-Rezeptorantagonisten (H2-Blocker) zu falsch negativen Ergebnissen führen.
  - Daher sollten PPI und H2-Blocker mindestens 5 d vor dem Test abgesetzt werden [4], [8].
- Antibiotische Therapien sollten mindestens 4 Wochen vor dem Test beendet worden sein, sonst können ebenfalls falsch negative Ergebnisse entstehen [10].

¹³C-Atemtest zur Bestimmung der Magenentleerung

- Kurvenanpassung mittels linearer Regressionsanalyse der Magenentleerungshalbwertzeit und Lag-Zeit (Zeit bis zum Beginn der Magenentleerungsphase)
- nicht durchzuführen bei Patienten mit Leberzirrhose und schwerer exokriner Pankreasinsuffizienz

¹³C-Atemtest zur Bestimmung der quantitativen Leberfunktion

- ¹³C-Methacetin als Substrat wird dem ¹³C-Aminopyrin wegen fehlender toxischer Effekte vorgezogen.
- Beide Tests korrelieren gut mit den klinischen Scores zur Einschätzung der Leberfunktion (Child-Pugh).
- Eine Überlegenheit der Atemtests konnte bisher nicht gezeigt werden, daher haben diese in der Routinediagnostik aktuell keinen ausreichenden Stellenwert.

¹³C-Atemtest zur Bestimmung der exokrinen Pankreasfunktion

- keine standardisierte Testdurchführung
- Eine schwere exokrine Pankreasinsuffizienz wird zuverlässig diagnostiziert, eine mäßige oder leichte Verminderung der exokrinen Funktion nicht.
- Aufgrund der hohen Substratkosten hat dieser Atemtest im Vergleich zur einfachen Elastase-1-Messung im Stuhl in der klinischen Routine keinen hohen Stellenwert.

1.30.10 Quellenangaben

[1] Braden B, Adams S, Duan LP et al. The [13C]acetate breath test accurately reflects gastric emptying of liquids in both liquid and semisolid test meals. Gastroenterology 1995; 108: 1048–1055

[2] Braden B, Duan LP, Caspary WF et al. More convenient 13C-urea breath test modifications still meet the criteria for valid diagnosis of Helicobacter pylori infection. Zeitschrift für Gastroenterologie 1994; 32: 198–202

[3] Braden B, Lembcke B, Caspary WF. Nichtinvasive Funktionsdiagnostik aus der Atemluft mit 13C- Atemtests. Dtsch Ärztebl 2003; 100: 3376–3381

[4] Chey WD, Spybrook M, Carpenter S et al. Prolonged effect of omeprazole on the 14C-urea breath test. Am J Gastroenterol 1996; 91: 89–92

[5] Ghoos YF, Maes BD, Geypens BJ et al. Measurement of gastric emptying rate of solids by means of a carbon-labeled octanoic acid breath test. Gastroenterology 1993; 104: 1640–1647

[6] Gorowska-Kowolik K, Chobot A, Kwiecien J. 13C Methacetin Breath Test for Assessment of Microsomal Liver Function: Methodology and Clinical Application. Gastroenterology Research and Practice 2017; 2017: 7397840

[7] Keller J, Franke A, Storr M et al. Klinisch relevante Atemtests in der gastroenterologischen Diagnostik – Empfehlungen der Deutschen Gesellschaft für Neurogastroenterologie und Motilität sowie der

Deutschen Gesellschaft für Verdauungs- und Stoffwechselerkrankungen. Z Gastroenterol 2005; 43: 1071–1090
[8] Laine L, Estrada R, Trujillo M et al. Effect of proton-pump inhibitor therapy on diagnostic testing for Helicobacter pylori. Ann Intern Med 1998; 129: 547–550
[9] Mion F, Queneau PE, Rousseau M et al. Aminopyrine breath test: development of a 13C-breath test for quantitative assessment of liver function in humans. Hepato-Gastroenterology 1995; 42: 931–938
[10] Vaira D, Vakil N. Blood, urine, stool, breath, money, and Helicobacter pylori. Gut 2001; 48: 287–289
[11] Vantrappen GR, Rutgeerts PJ, Ghoos YF et al. Mixed triglyceride breath test: a noninvasive test of pancreatic lipase activity in the duodenum. Gastroenterology 1989; 96: 1126–1134

1.31 Leberfunktionstests

G. Gerken, M. Büchter

1.31.1 Steckbrief

Akute oder chronische Lebererkrankungen mit dem Untergang funktionsfähiger Leberzellen führen zur Störungen der Lebersyntheseleistung. Die Leberfunktion wird in der klinischen Praxis im Wesentlichen biochemisch durch die Bestimmung von Laborparametern (sog. Lebersyntheseparameter) vorgenommen. Hierzu zählen die Cholinesterase, das Serumalbumin bzw. -bilirubin und der INR-Wert (INR: International normalized Ratio). Die Entgiftungsfunktion der Leber wird laborchemisch durch Ammoniak erfasst. Für die Quantifizierung der funktionellen Masse an Hepatozyten und deren metabolischer Funktion stehen quantitative Leberfunktionstests zur Verfügung, die partielle Funktionen des Leberstoffwechsels untersuchen. Sie beruhen auf der Messung der Metabolismus- oder Ausscheidungsrate von exogen zugeführten Substanzen (Clearance).

1.31.2 Synonyme

- (semi-)quantitative Leberfunktionstests
- enzymatische Leberfunktionstests

1.31.3 Keywords

- Lebersyntheseparameter
- Indocyaningrün-Test
- LiMAx-Test
- Child-Pugh-Score
- MELD-Score

1.31.4 Definition

- **Lebersyntheseparameter**: in der Leber synthetisierte und ins Plasma sezernierte Proteine
- **quantitative Leberfunktionstests**: Messung der Leberstoffwechselfunktion durch Metabolismus oder Ausscheidungsrate exogen zugeführter Substanzen

1.31.5 Indikationen

- akute und chronische Lebererkrankungen jeglicher Genese

1.31.6 Kontraindikationen

- **Lebersyntheseparameter:** keine
- **quantitative Leberfunktionstests:** bekannte/dokumentierte Unverträglichkeit/Allergie auf die verwendete Testsubstanz oder entstehende Metaboliten

1.31.7 Aufklärung und spezielle Risiken

- **Lebersyntheseparameter:** keine Aufklärung erforderlich
- **quantitative Leberfunktionstests:** Bei bekannter/dokumentierter Unverträglichkeit/Allergie auf die verwendete Testsubstanz oder entstehende Metaboliten sollte der entsprechende Test nicht durchgeführt werden.

1.31.8 Material

- **Lebersyntheseparameter**: herkömmliche Materialien zur Blutentnahme
- **quantitative Leberfunktionstests:**
  - herkömmliche Materialien für die Anlage eines venösen Zugangs
  - zu verwendende Testsubstanz (Indocyaningrün, Methacetin)
  - jeweiliges Analysegerät

1.31.9 Durchführung

Untersuchungsablauf

Lebersyntheseparameter

- herkömmliche Durchführung einer Blutentnahme

Quantitative Leberfunktionstests

Indocyaningrün-Test (ICG-Test)

- Nach Einhaltung einer 12-stündigen Nüchternperiode wird zunächst eine Blutprobe als Basiswert entnommen.
- Anschließend wird ICG (0,5 mg/kg Körpergewicht) appliziert.
- Blutproben werden nach 2, 4, 6, 8, 10, 12, 15 und 20 min entnommen und spektometrisch analysiert.
- Mittlerweile ist auch eine nicht invasive, transkutane Messung mittels Fingerdensitometrie verfügbar.

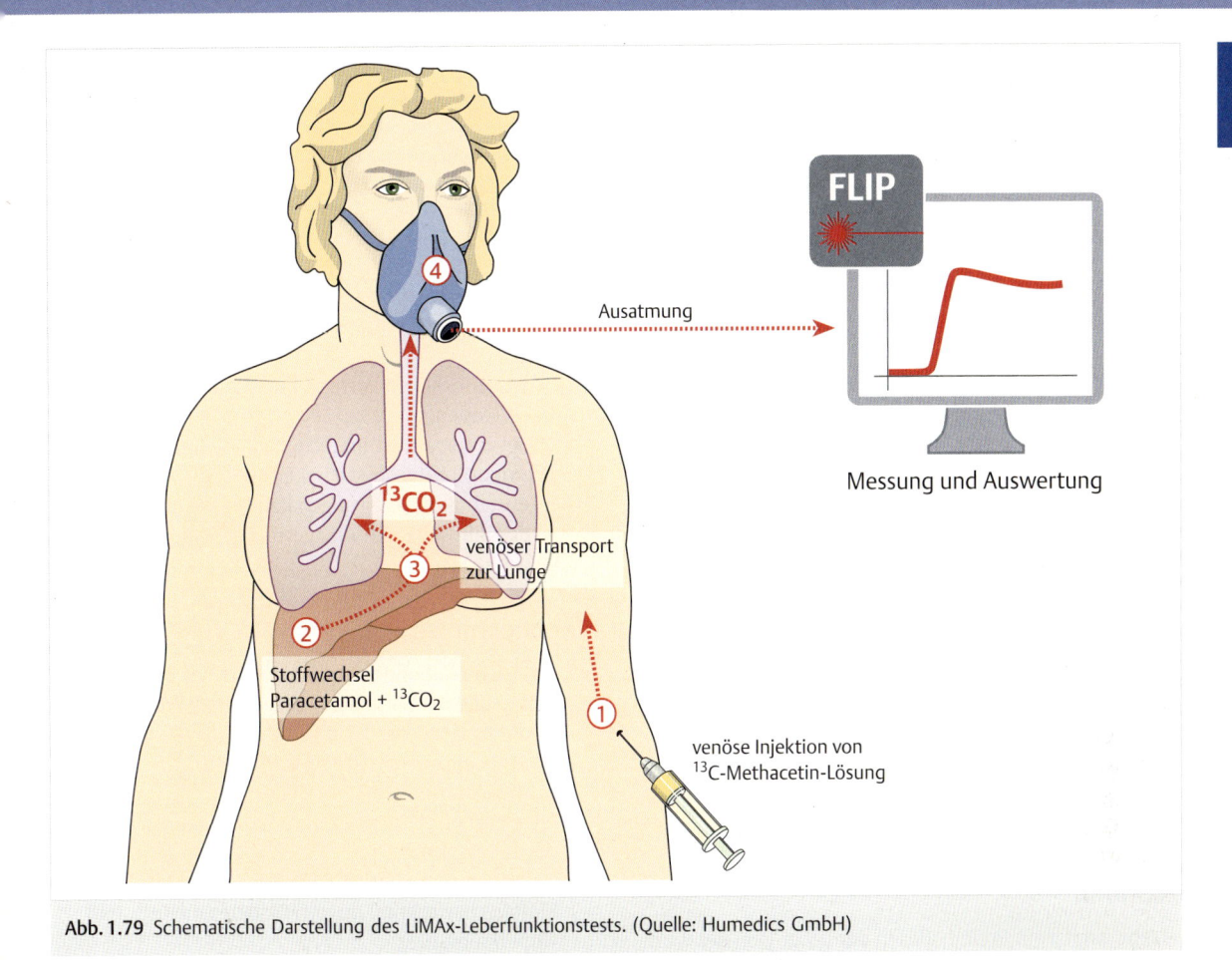

Abb. 1.79 Schematische Darstellung des LiMAx-Leberfunktionstests. (Quelle: Humedics GmbH)

Liver-Maximum-Capacity-Test (LiMAx-Test)

- Nach Einhaltung einer 3-stündigen Nüchternperiode erfolgt die intravenöse Applikation von ^{13}C-markiertem Methacetin (2 mg/kg Körpergewicht).
- Die Konzentration des entstehenden $^{13}CO_2$ wird über die LiMAx-Detektionseinheit
  - kontinuierlich in der Ausatemluft bestimmt und
  - spektometrisch analysiert (▶ Abb. 1.79).
- Die entstehende Messkurve zeigt eine lineare Korrelation zur aktuellen Leberfunktion.

1.31.10 Mögliche Komplikationen

- **Lebersyntheseparameter:** keine
- **quantitative Leberfunktionstests:** allergische Reaktion bei bekannter Unverträglichkeit/Allergie auf die verwendete Testsubstanz oder entstehende Metaboliten

1.31.11 Ergebnisse

Syntheseparameter

- Die Leber als zentrales Stoffwechselorgan synthetisiert und sezerniert zahlreiche Proteine.
  - Deren Plasmakonzentrationen werden zur Beurteilung der Leberfunktion herangezogen.
- In der klinischen Praxis haben sich als sog. Lebersyntheseparameter im Wesentlichen etabliert:
  - Serumalbumin,
  - Serumbilirubin,
  - Cholinesterase und
  - Gerinnungsfaktoren.
- Diese Parameter können anhand von bestimmten Scoring-Systemen zusammengefasst werden, um
  - den Schweregrad einer Lebererkrankung zu bestimmen und
  - prognostische Aussagen zu treffen.

Tab. 1.24 Child-Pugh-Klassifikation der Leberzirrhose.

Parameter	1 Punkt	2 Punkte	3 Punkte
Serumalbumin in g/dl	>3,5	2,8–3,5	<2,8
Bilirubin in mg/dl	<2,0	2,0–3,0	>3,0
INR	<1,70	1,71–2,20	>2,20
Aszites in der Sonografie	kein	mittelgradig	massiv
Grad der Enzephalopathie	keine	I–II	III–IV

Stadium: Child A: 5–6 Punkte; Child B: 7–9 Punkte; Child C: ≥ 10 Punkte
INR: International normalized Ratio

- Am weitesten verbreitet sind der **Child-Pugh-** bzw. **MELD-Score** zur Einteilung des Schweregrads einer Leberzirrhose (▶ Tab. 1.24).
- Diese rein statistischen Kenngrößen der hepatischen Syntheseleistung sind jedoch zahlreichen Störfaktoren unterworfen (Halbwertszeiten, Expression in extrahepatischen Organsystemen, Beeinflussung durch Ernährungszustände usw.).
- Außerdem korrelieren sie in der Regel nur unzureichend mit dem Grad der Einschränkung der metabolischen Funktionen der geschädigten Leber.
- Besonders in der Frühphase von chronischen Lebererkrankungen, in der eine Funktionsminderung noch kompensiert werden kann, erlauben sie keine sicheren Aussagen über den Schweregrad und die Prognose der Erkrankung.

Albumin

- Albumin ist ein Protein, das in der Leber gebildet wird.
- Albumin sorgt vor allem für die Aufrechterhaltung des kolloidosmotischen Drucks und dient als Transportprotein für diverse Substanzen, wie Hormone oder bestimmte Medikamente.
- Durch die verminderte Lebersyntheseleistung bei Lebererkrankungen kommt es zu einer Hypalbuminämie.
- Dies hat zur Folge, dass der onkotische Druck intravasal reduziert wird und Flüssigkeit nach extravasal diffundiert, was sich klinisch durch Ödeme, Pleuraergüsse und Aszitesbildung manifestiert.
- Auch die Funktion als Transportprotein ist eingeschränkt, was zu Veränderungen von Medikamenten-Wirkspiegeln und des Elektrolythaushaltes (z.B. Hyponatriämie) führen kann.

Bilirubin

- Bilirubin ist ein Abbauprodukt des Hämoglobins aus Erythrozyten.
- Täglich entstehen ca. 300 mg Bilirubin im menschlichen Organismus.
- Aufgrund seiner starken Lipophilie wird es im Blut an Albumin gebunden transportiert (unkonjugiertes/indirektes Bilirubin).
- Dieses wird schließlich in der Leber an Glucuronsäure gekoppelt (konjugiertes/direktes Bilirubin) und in seiner wasserlöslichen Form mit der Galle in den Darm ausgeschieden.
  - Dabei wird ca. 20% im terminalen Ileum wieder rückresorbiert (enterohepatischer Kreislauf).
- Bei Leberfunktionsstörungen kommt es zur Akkumulation des Bilirubins mit Ablagerung in Haut und Skleren (Ikterus).

Cholinesterase

- Die (Pseudo-)Cholinesterase ist ein in der Leber synthetisiertes und ins Blutplasma sezerniertes Enzym.
- Obwohl sie der sensitivste Parameter der Lebersynthese ist, hat sie eine begrenzte Aussagekraft.
- Der Wert ist frühzeitig vermindert bei
  - allen chronischen Lebererkrankungen und
  - der Leberzirrhose.
- Die Cholinesterase ist aber ebenso vermindert bei
  - Stoffwechselerkrankungen (Diabetes mellitus und Hyperlipidämie),
  - Malnutrition,
  - Hypalbuminämie sowie bei
  - der Einnahme diverser Medikamente.
- Die Cholinesterase ist an Albumin gebunden und dient aufgrund der Halbwertszeit (7–10 d) eher als Indikator der akuten Leberinsuffizienz.

INR, Gerinnungsfaktoren

- Die INR ist ein laborchemischer Parameter der Funktionsleistung des extrinsischen Systems der Blutgerinnung.
- Sie wird anhand der Thromboplastinzeit bestimmt und ist eine Standardisierung des Quick-Werts.
- Der INR-Wert spiegelt die Synthesekapazität der Vitamin-K-abhängigen Gerinnungsfaktoren wider.
- Aktuelle Daten zeigen jedoch, dass es bei massiv erhöhten INR-Werten ohne Substitution von Gerinnungsfaktoren trotz Intervention (z.B. zentraler Venenkatheter, Leberbiopsie) zu keiner erhöhten Blutungsneigung kommt.
- Erhöht ist der INR-Wert auch bei Einnahme von Cumarinderivaten und Vitamin-K-Mangel.
- Weitere in der Leber synthetisierte, nicht Vitamin-K-abhängige Faktoren des plasmatischen Gerinnungssystems sind

- Antithrombin III,
- Faktor V,
- Fibrinogen,
- Protein C und S.
- Diese spielen im klinischen Alltag jedoch eine untergeordnete Rolle.

Ammoniak

- Die Entgiftungsfunktion der Leber wird laborchemisch grob durch das Ammoniak erfasst, das
  - im Proteinkatabolismus entsteht und
  - in der gesunden Leber durch den Harnstoffzyklus eliminiert wird.
- Diese Kapazität nimmt bei fortgeschrittenen Lebererkrankungen oder dem akuten Leberversagen ab.
- Dadurch steigt der Ammoniakspiegel im Blut und manifestiert sich klinisch in Form einer hepatischen Enzephalopathie.
- Der Grad der Enzephalopathie korreliert allerdings nicht mit der Höhe des Ammoniakspiegels.
- Die Ammoniakbestimmung im Blut ist sehr störanfällig und sollte innerhalb einer Stunde bei unmittelbar ab Entnahme gekühlter Probe erfolgen.

Quantitative Leberfunktionstests

- Zur Quantifizierung der Leberfunktionsleistung stehen quantitative Leberfunktionstests zur Verfügung.
- Gemeinsames Grundprinzip ist die Verabreichung einer Testsubstanz mit leberspezifischem Metabolismus und die anschließende Messung der Metabolismus- oder Ausscheidungsrate.
- Aus pharmakokinetischen Daten können Rückschlüsse auf den Grad der hepatischen Extraktion (Clearance) gezogen werden.
- Abhängig ist die Clearance von der metabolischen Kapazität der Leber und der Leberperfusion, welche mit unterschiedlichen Testsubstanzen überprüft werden kann.
- Leberfunktionstests zur Ermittlung der metabolischen Kapazität quantifizieren die funktionelle Zellmasse an Hepatozyten.
  - Allerdings werden damit nur bestimmte Partialfunktionen des Leberstoffwechsels untersucht.
- Unter standardisierten Bedingungen liefern sie ein objektives und reproduzierbares Ergebnis.
- Von klinischer Relevanz sind heutzutage
  - der ICG-Test zur Quantifizierung der Leberperfusion und
  - der LiMAx-Test zur Quantifizierung der metabolischen Kapazität.

ICG-Test

- Indocyaningrün (ICG) ist ein anionischer Farbstoff, der
  - ausschließlich in der Leber aufgenommen und
  - bei einmaliger Leberpassage nahezu vollständig und unverändert in die Galle ausgeschieden wird.
- Er eignet sich daher zur Bestimmung der flussabhängigen Clearance und wird als Marker für die Leberperfusion eingesetzt.
- Der ICG-Test besitzt einen Stellenwert in der Leber- und Abdominalchirurgie zur Beurteilung des Operationsrisikos.

LiMAx-Test

- Der LiMAx-Test ist ein atemgasbasiertes Testverfahren.
- Die Testsubstanz Methacetin wird in der Leber Zytochrom-P-450-abhängig zu Paracetamol demethyliert.
- In einer Studie konnte gezeigt werden, dass die prognostische Aussagekraft des LiMAx-Tests den bisherigen Scores (s. o.) zur Klassifikation der Leberzirrhose überlegen ist.
- Bei Patienten mit chronischen Lebererkrankungen konnte eine exzellente Korrelation zwischen enzymatischer Leberfunktion und histologischen Veränderungen in der Leberbiopsie belegt werden.
- Auch bei akuten Lebererkrankungen und dem lebensbedrohlichen Vollbild des akuten Leberversagens konnten mit Hilfe des LiMAx-Tests Patienten mit Notwendigkeit einer lebensrettenden Lebertransplantation frühzeitig von jenen unterschieden werden, die unter konservativer Therapie überleben.
- Der klinische Nutzen des Tests, bzw. der Zusatznutzen gegenüber der herkömmlichen Leberdiagnostik, erscheint vielversprechend und wurde bereits in diversen klinischen Studien nachgewiesen.
  - So konnten Operationsergebnisse bei Patienten mit Lebertumoren durch zusätzlichen Einsatz des LiMAx-Tests deutlich verbessert werden.
  - Bei Lebertransplantationen ließ sich ermitteln, wie dringend der betroffene Patient ein neues Organ benötigte.
  - Das Therapiemonitoring von Patienten, die mit potenziell hepatotoxischen Medikamenten behandelt wurden, konnte verbessert werden.
  - Außerdem konnte die Dosierung von Antibiotika bei kritisch kranken Patienten unter mechanischer Beatmung auf Intensivstation an die individuelle Leberfunktion angepasst werden.
- Aktuell werden weitere wissenschaftliche Untersuchungen zur Evaluation des LiMAx-Tests durchgeführt.
- In allen Anwendungsgebieten kann mithilfe des LiMAx-Tests nicht nur der Schweregrad einer Leberschädigung evaluiert, sondern auch der Therapieerfolg verfolgt werden.

○ Dies könnte zu einem deutlich verbesserten Patientenmanagement führen.

1.31.12 Quellenangaben

[1] Buechter M, Manka P, Kahraman A et al. Predictive value of enzymatic liver function measured by LiMAx in patients with acute- and acute-on-chronic liver failure. Z Gastroenterol 2018; 56: E2–E89
[2] Buechter M, Thimm J, Baba HA et al. Liver Maximum Capacity: A Novel Test to Accurately Diagnose Different Stages of Liver Fibrosis. Digestion 2018; 2: 1–10
[3] Canbay A, Best J, Gerken G. Leberwerte: Bedeutung, Interpretation, Algorithmen und Krankheitsspezifika. 2. Aufl. Freiburg: Dr. Falk Pharma GmbH; 2017
[4] Jara M, Bednarsch J, Lock JF et al. Der LiMAx-Test: ein neuer diagnostischer Test zur Messung der aktuellen Leberfunktionskapazität. Dtsch Med Wochenschr 2014; 139: 387–391
[5] Jara M, Bednarsch J, Malinowski M et al. Effects of oxaliplatin-based chemotherapy on liver function–an analysis of impact and functional recovery using the LiMAx test. Langenbecks Arch Surg 2016; 401: 33–41
[6] Jara M, Malinowski M, Lüttgert K et al. Prognostic value of enzymatic liver function for the estimation of short-term survival of liver transplant candidates: a prospective study with the LiMAx test. Transpl Int 2015; 28: 52–58
[7] Lock JF, Kotobi AN, Malinowski M et al. Predicting the prognosis in acute liver failure: results from a retrospective pilot study using the LiMAx test. Ann Hepatol 2013; 12: 556–562
[8] Malinowski M, Jara M, Lüttgert K et al. Enzymatic liver function capacity correlates with disease severity of patients with liver cirrhosis: a study with the LiMAx test. Dig Dis Sci 2014; 59: 2983–2991
[9] Messmann H, Hrsg. Klinische Gastroenterologie. Stuttgart: Thieme; 2011
[10] Miller M, Kahraman A, Ross B et al. Evaluation of quantitative liver function tests in HIV-positive patients under anti-retroviral therapy. Eur J Med Res 2009; 14: 369–377
[11] Stein J, Wehrmann T, Hrsg. Funktionsdiagnostik in der Gastroenterologie. 2. Aufl. Berlin Heidelberg: Springer; 2006
[12] Stockmann M, Lock JF, Malinowski M et al. The LiMAx test: a new liver function test for predicting postoperative outcome in liver surgery. HPB (Oxford) 2010; 12: 139–146
[13] Stockmann M, Lock JF, Riecke B et al. Prediction of postoperative outcome after hepatectomy with a new bedside test for maximal liver function capacity. Ann Surg 2009; 250: 119–125
[14] Wicha SG, Frey OR, Roehr AC et al. Linezolid in liver failure: exploring the value of the maximal liver function capacity (LiMAx) test in a pharmacokinetic pilot study. Int J Antimicrob Agents 2017; 50: 557–563

1.32 Tests auf okkultes Blut im Stuhl

H. Brenner

1.32.1 Steckbrief

Tests auf okkultes Blut im Stuhl werden seit Jahrzehnten zur Darmkrebsfrüherkennung eingesetzt. Die älteren Guajak-basierten Tests entdeckten, bei einer Spezifität von zumeist über 95 %, weniger als die Hälfte bestehender Darmkrebserkrankungen und nur sehr selten auch Darmkrebsvorstufen. Dennoch zeigten randomisierte Studien mit jährlichem oder 2-jährlichem Angebot dieser Tests und langjähriger Nachbeobachtung eine Senkung der Darmkrebsinzidenz und -mortalität um bis zu 30 % [4]. Neue immunochemische Tests, die mittels spezifischer Antikörper humanes Hämoglobin analytisch deutlich besser nachweisen, erreichen bei vergleichbar hoher Spezifität deutlich höhere Sensitivitäten (ca. 70–80 % für Darmkrebs und ca. 20–30 % für fortgeschrittene Adenome). Diese Tests haben sich mittlerweile als Standardtests für nicht invasives Darmkrebsscreening etabliert [1], [3].

1.32.2 Aktuelles

- Zwischenzeitlich wird eine große Zahl immunochemischer Tests verschiedener Hersteller auf dem Markt angeboten.
- In einem aktuellen direkten Vergleich von neun solcher Tests (▶ Abb. 1.80) kamen diese bei Verwendung der ursprünglich von den Herstellern angegebenen Schwellenwerte für ein positives Testergebnis zu sehr unterschiedlichen
  ○ Positivitätsraten,
  ○ Sensitivitäten und
  ○ Spezifitäten [2].
- Nach Anpassung der Schwellenwerte zeigten jedoch alle neun Tests vergleichbar gute Ergebnisse.
- Die Hersteller haben daraufhin ihre Schwellenwerte teilweise aktualisiert.

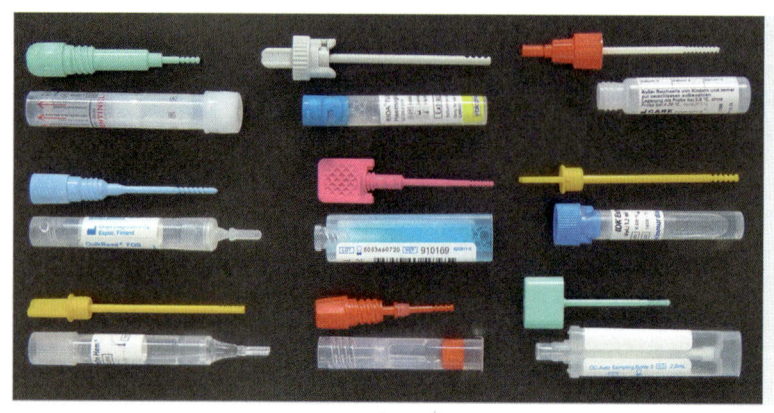

Abb. 1.80 Immunochemische Tests auf okkultes Blut im Stuhl.

1.32.3 Synonyme

- Okkultbluttests
- Stuhlbluttests
- Tests auf Hämoglobin im Stuhl

1.32.4 Keywords

- Darmkrebs
- Früherkennung
- Hämoglobin
- okkultes Blut
- Screening

1.32.5 Definition

- Tests zum Nachweis von mit bloßem Auge nicht sichtbarem (okkultem) körpereigenem Blut im Stuhl

1.32.6 Indikationen

- Darmkrebsfrüherkennung

1.32.7 Kontraindikationen

- Nicht sinnvoll ist der Einsatz der Methode
  - bei bereits sichtbarem Blut im Stuhl,
  - innerhalb weniger Jahre nach bereits erfolgter Darmspiegelung oder
  - zur Nachsorge nach Entfernung von Darmkrebsvorstufen oder nach Darmkrebsbehandlung.
- Ebenfalls nicht sinnvoll ist der wiederholte Einsatz zur Kontrolle eines positiven Tests auf Blut im Stuhl, da letzterer immer koloskopisch abgeklärt werden sollte.
- Frauen, die ihre Periodenblutung haben, sollten den Test erst mehrere Tage danach durchführen, wenn die Blutung sicher aufgehört hat.

1.32.8 Anästhesie

- Eine Anästhesie ist zur Durchführung der Tests nicht erforderlich.
- Die im Fall eines positiven Tests anzuschließende Koloskopie wird jedoch in der Regel unter Kurznarkose durchgeführt (siehe Kap. 1.21).

1.32.9 Aufklärung und spezielle Risiken

- Vor der Durchführung sollte die Aufklärung erfolgen über
  - die Aussagekraft der Tests und
  - die Notwendigkeit einer anschließenden Koloskopie im Fall eines positiven Testergebnisses.
- Die Durchführung der Tests birgt keine nennenswerten speziellen Risiken.
- Im Fall eines positiven Testergebnisses sind die speziellen Risiken der anzuschließenden Koloskopie zu beachten (siehe Kap. 1.21).

1.32.10 Material

- Die folgenden Ausführungen beziehen sich auf die neueren immunochemischen Tests, die
  - aufgrund der höheren Sensitivität den früheren Guajak-basierten Tests vorzuziehen sind und
  - lediglich eine einmalige Probenentnahme aus einem Stuhlgang erfordern.
- Zur Durchführung dieser Tests wird ein von den Herstellern in der Regel komplett angebotenes **Set zur Gewinnung einer definierten Stuhlmenge** eingesetzt:
  - Probenentnahmestäbchen zur Gewinnung einer definierten Menge an Stuhl in den dafür vorgesehenen Einkerbungen
  - Röhrchen mit stabilisierender Pufferlösung, in die das mit Stuhl befüllte Stäbchen nach der Probengewinnung eingebracht wird

1.32.11 Durchführung

- Für die eigentliche Testdurchführung und Auswertung ist zwischen qualitativen und quantitativen Tests zu unterscheiden.
- Bei den **qualitativen Tests** handelt es sich um immunchromatografische Tests.
  - Dabei werden ein oder mehrere Tropfen der mit Stuhl befüllten Pufferlösung auf eine Testkassette gegeben.
  - Nach einer vom Hersteller definierten Zeitspanne (in der Regel wenige Minuten) wird das Testergebnis (positiv/negativ) anhand des Auftretens oder Ausbleibens eines Farbumschlags abgelesen.
- Bei den **quantitativen Tests** wird die Hämoglobinkonzentration im Stuhl in einem zertifizierten Labor oder mittels eines Point-of-Care-Geräts, z. B. in einer Arztpraxis oder einer Apotheke, exakt bestimmt.
  - Das mit Stuhl befüllte Teströhrchen muss also an ein zertifiziertes Labor eingesandt oder in einer Arztpraxis oder Apotheke abgegeben werden.
  - In Deutschland werden seit dem 1.4.2017 im gesetzlichen Krebsfrüherkennungsprogramm ausschließlich die Kosten für in zertifizierten Labors ausgewertete quantitative immunochemische Tests übernommen.

1.32.12 Mögliche Komplikationen

- Bei der Durchführung des Tests selbst sind keine nennenswerten Komplikationen bekannt.
- Im Fall eines positiven Testergebnisses sind mögliche seltene Komplikationen der anzuschließenden Koloskopie zu beachten (siehe Kap. 1.21).

1.32.13 Ergebnisse

- Die Ergebnisse werden entweder in qualitativer Form (positiv/negativ) oder in quantitativer Form (z. B. ng Hämoglobin/ml Puffer oder – vorzugsweise – µg Hämoglobin/g Stuhl) bereitgestellt.
  - Im letzteren Fall wird in der Regel der von den Herstellern empfohlene Schwellenwert zur Klassifikation eines positiven oder negativen Testergebnisses herangezogen.
- Im Fall eines positiven Testergebnisses sollte sich eine Koloskopie zur Abklärung des Befunds anschließen.

1.32.14 Quellenangaben

[1] Gies A, Bhardwaj M, Stock C et al. Quantitative fecal immunochemical tests for colorectal cancer screening. Int J Cancer 2018; 143: 234–244
[2] Gies A, Cuk K, Schrotz-King P et al. Direct comparison of diagnostic performance of 9 quantitative fecal immunochemical tests for colorectal cancer screening. Gastroenterology 2018; 154: 93–104
[3] Robertson DJ, Lee JK, Boland CR et al. Recommendations on fecal immunochemical testing to screen for colorectal neoplasia: a consensus statement by the US Multi-Society Task Force on colorectal cancer. Am J Gastroenterol 2017; 112: 37–53
[4] Shaukat A, Mongin SJ, Geisser MS et al. Long-term mortality after screening for colorectal cancer. N Engl J Med 2013; 369: 1106–1114

1.33 Stuhlkultur

C. Lübbert

1.33.1 Steckbrief

Um nachzuweisen, dass invasive Bakterien die Ursache einer akuten Diarrhö sind, wird als diagnostischer Goldstandard eine Stuhlkultur durchgeführt. Die kulturell angezüchteten Erreger können einer phänotypischen Resistenztestung mit darauf basierender Ausstellung eines Antibiogramms (Resistogramms) unterzogen werden.

1.33.2 Synonyme

- mikrobiologische Stuhluntersuchung

1.33.3 Keywords

- darmpathogene Erreger
- Enteropathogene
- Enteritisdiagnostik

1.33.4 Definition

- Die Stuhlkultur ist eine Methode, die den Nachweis pathogener Bakterien ermöglicht.
- Dazu wird im mikrobiologischen Labor eine kleine Menge der frischen Stuhlprobe auf Universal- und mehreren Selektivnährmedien ausgestrichen.
- In ausgewählten Fällen erfolgt auch eine Anreicherung.

1.33.5 Indikationen

- akute Diarrhö mit Blutbeimengungen
- akute Diarrhö mit Fieber und/oder Tenesmen
- schwere und prolongierte Diarrhö ohne selbstlimitierenden Verlauf
- Diarrhö nach Reise in die Tropen/Subtropen bzw. Entwicklungs- und Schwellenländer
- Diarrhö nach oder während einer Antibiotikabehandlung
- Nachweis fäkaler Leukozyten (Mikroskopie oder positiver Laktoferrin-Test) als indirektes Zeichen einer Erregerinvasivität

1.33.6 Aufklärung und spezielle Risiken

- Eine spezielle Aufklärung im juristischen Sinne ist nicht erforderlich.
- Eine fachgerechte Gewinnung aussagekräftiger Stuhlproben ist wichtig.
- Auf die Gefahr einer Schmierinfektion (z. B. durch ein außen mit Stuhl kontaminiertes Probenröhrchen) für Angehörige und medizinisches Personal sollte hingewiesen werden.
- Es gilt die Verpackungsanweisung P650 nach UN-Nr. 3373, nach der diagnostische Proben grundsätzlich dreifach und flüssigkeitsdicht zu verpacken sind.

1.33.7 Material

- 2–3 Löffel Stuhl (Volumen 3–5 ml, etwa walnussgroß, möglichst von verschiedenen Stellen der Fäzes)
  - bevorzugt blutige, schleimige oder eitrige Stuhlanteile
  - sollten zeitnah in einem speziellen (industriell konfektionierten) Stuhlröhrchen in das Labor gelangen
  - alternativ Rektalabstriche (jedoch i. d. R. weniger sensitiv)
- Sind zusätzliche parasitologische oder immunologische Untersuchungen (z. B. Antigen-ELISA) vorgesehen, sollte das Stuhlgefäß zur Hälfte gefüllt sein.

1.33.8 Durchführung

- Voraussetzung für eine aussagekräftige mikrobiologische Diagnostik ist die **fachgerechte Gewinnung der Stuhlprobe**.
- Am besten eignen sich Flachspül-WCs.
  - Hier kann der Stuhl direkt aus dem vorgespülten WC entnommen werden.
- Tiefspül-WCs sind bei der Entnahme von Stuhlproben problematisch.
  - In Apotheken sind für die Probenentnahme im Tiefspül-WC sog. Stuhlfänger erhältlich, die über den Rand der WC-Brille gespannt werden.

- Rektalabstriche sollten nur von geschultem Personal durchgeführt werden, um die Gewinnung ausreichender Stuhlmengen am Tupfer sicherzustellen.
- Für den Nachweis bakterieller Erreger ist in der Regel **1 Stuhlprobe ausreichend**.
- Die Untersuchung einer einzelnen Stuhlprobe mittels spezieller **Multiplex-PCR-Assays** auf verschiedene Erreger („Gastroenteritis Panel") kann einen diagnostischen Mehrgewinn ermöglichen (hohe Sensitivität, mäßige Spezifität; jedoch keine Resistenztestung).
- Eine Stuhluntersuchung auf jeden potenziellen **Infektionserreger** ist weder medizinisch noch ökonomisch sinnvoll.
- Daher sollte nach der aktuellen S 2k-Leitlinie der DGVS eine diagnostische Abklärung nur erfolgen
  - bei Patienten mit Risikokonstellationen (z. B. Fieber, blutige Diarrhö, schweres Krankheitsbild, Immunsuppression) sowie
  - bei epidemiologisch relevantem Verdacht auf Gruppenerkrankung oder Ausbruchsgeschehen.
- Die diagnostische Abklärung schließt bei ambulant erworbener Diarrhö primär folgende Pathogene ein:
  - Campylobacter (Stuhlkultur)
  - Salmonellen (Stuhlkultur)
  - Shigellen (Stuhlkultur)
  - Noroviren (PCR)
- In Abhängigkeit von der **Transportzeit** ins Labor werden intestinale Infektionserreger in unterschiedlichem Ausmaß beeinträchtigt.
  - Sehr empfindliche Erreger sind z. B. Shigellen, Cholera-Vibrionen und Campylobacter.
- Frischer Stuhl sollte idealerweise **innerhalb von 2–4 h verarbeitet** werden, bis zu 12 h gelten aus mikrobiologischer Sicht als akzeptabel.
- Nur in begründeten Ausnahmefällen kann das Probenmaterial für max. 24 h bei 4 °C gelagert werden.
- Bei vielen Untersuchungsmaterialien ist eine **mikroskopische Begutachtung** (Zeitbedarf ca. 1h) sinnvoll, um erste Hinweise für die empirische Therapie zu erlangen.
- Die **Anzucht** erfolgt mit flüssigen und festen Kulturmedien, deren Auswahl sich nach den nachzuweisenden Erregerspezies richtet.
- Das Ergebnis der konventionellen Stuhlkultur liegt in der Regel erst nach 48–72 h vor.
- Für die Resistenztestung ist weiterer Zeitbedarf einzuplanen, wobei moderne chromogene Nährmedien eine schnelle Orientierung ermöglichen.
  - In vielen Fällen sind jedoch Subkulturen erforderlich, die die Zeitspanne bis zur Befunderstellung weiter verlängern.
- Im Einzelfall kann eine Sequenzierung des Erregergenoms erforderlich sein.
- Der **Goldstandard für die Resistenztestung** ist nach ISO 20776 der Bouillonmikrodilutionstest zur Bestimmung der minimalen Hemmkonzentrationen (MHK).

1.33.9 Mögliche Komplikationen

- Außer Probenverwechslungen und der weitgehend hypothetischen Möglichkeit einer Laborinfektion bestehen keine relevanten Komplikationen.

1.33.10 Quellenangaben

[1] Bauer TM, Lalvani A, Fehrenbach J et al. Derivation and validation of guidelines for stool cultures for enteropathogenic bacteria other than Clostridium difficile in hospitalized adults. JAMA 2001; 285: 313–319
[2] Choi SW, Park CH, Silva TMJ et al. To culture or not to culture: fecal lactoferrin screening for inflammatory bacterial diarrhea. J Clin Microbiol 1996; 34: 928–932
[3] Hagel S, Epple HJ, Feurle GE et al. S 2k-Leitlinie Gastrointestinale Infektionen und Morbus Whipple. Z Gastroenterol 2015; 53: 418–459
[4] Harris JC, DuPont HL, Hornick BR. Fecal leukocytes in diarrheal illness. Ann Intern Med 1972; 76: 697–703
[5] Koplan JP, Fineberg HV, Ferraro MJB et al. Value of stool cultures. Lancet 1980; 2: 413–416
[6] Lew JF, LeBaron CW, Glass RI et al. Recommendations for collection of laboratory specimens associated with outbreaks of gastroenteritis. Morb Mortal Wkly Rep 1990; 39: 1–13
[7] Lübbert C, Mutters R. Gastrointestinale Infektionen. Internist 2017; 58: 149–169
[8] Lübbert C, Vogelmann R. Gastroenterologische Infektiologie. Berlin: De Gruyter; 2017
[9] Neumeister B, Geiss HK, Braun R et al. Bakteriologie – Mykologie – Virologie – Parasitologie. 2. Aufl. Stuttgart: Thieme; 2009
[10] Silletti RP, Lee G, Ailey E. Role of stool screening test in diagnosis of inflammatory bacterial enteritis and in selection of specimens likely to yield invasive enteric pathogens. J Clin Microbiol 1996; 43: 1161–1165
[11] Zhang H, Morrison S, Tang YW. Multiplex polymerase chain reaction tests for detection of pathogens associated with gastroenteritis. Clin Lab Med 2015; 35: 461–486

1.33.11 Wichtige Internetadressen

- Robert-Koch-Institut (RKI): www.rki.de
- S 2k-Leitlinie Gastrointestinale Infektionen und Morbus Whipple: www.dgvs.de/S 2k-Leitlinie_Gastrointestinale_Infektionen_und_Morbus_Whipple.pdf

1.34 Mikrobiom-Diagnostik

A. Gessner, A. Hiergeist

1.34.1 Steckbrief

Die rapide Entwicklung von Hochdurchsatz-Sequenzierverfahren zu Beginn der 2000er Jahre ermöglichte erstmals die kulturunabhängige und umfassende Analyse von komplexen mikrobiellen Ökosystemen. Die den Menschen besiedelnden Mikroorganismen (Mikrobiota) und deren genetische Information (Mikrobiom) wurden im Jahr 2007 im Rahmen des amerikanischen Human Microbiome Projects (HMP) und des europäischen MetaHIT-

Projekts erstmals systematisch mit solchen molekularbiologischen Methoden intensiv erforscht. Zahlreiche Studien haben seitdem den Einfluss von Bakterien des Gastrointestinaltrakts und krankheitsassoziierte Veränderungen des Mikrobioms untersucht und mögliche Biomarker für diagnostische und prognostische Anwendungen identifiziert. Die Mikrobiom-Diagnostik basiert auf der Hochdurchsatz-DNA-Sequenzierung von phylogenetischen Markergenen wie dem bakteriellen 16S-rRNA-Gen oder des gesamten genetischen Inhalts durch Shotgun-Metagenom-Sequenzierung.

1.34.2 Synonyme

- Mikrobiom-Analytik

1.34.3 Keywords

- intestinale Mikrobiota
- Hochdurchsatz-DNA-Sequenzierung
- 16S-rRNA-Gen-Sequenzierung

1.34.4 Definition

- Analyse des humanen Mikrobioms mittels Hochdurchsatz-DNA-Sequenzierverfahren
- Ziel: Diagnose krankheitsbedingter Veränderungen der mikrobiellen Besiedlung des menschlichen Körpers (Mikrobiota)

1.34.5 Indikationen

- Untersuchung des Darmmikrobioms vor und nach fäkalem Mikrobiota-Transfer (FMT)
  - bei schweren therapierefraktären Clostridium-difficile-Infektionen (CDI) und
  - zum Spenderscreening
- Verlauf nach allogener Stammzelltransplantation zur
  - Früherkennung schwerer Graft-versus-Host-Erkrankungen und zur
  - Modifikation von antibiotischen Therapien bzw. vor therapeutischer Mikrobiota-Transplantation
- Untersuchung von chronisch entzündlichen Darmerkrankungen (Morbus Crohn, Colitis ulcerosa) vor und im Verlauf von Behandlungen mit
  - Antibiotika,
  - Probiotika oder
  - FMT
- Steuerung der Prophylaxe und Therapie bei nicht alkoholischer Fettleberhepatitis und hepatischen Enzephalopathien
- diagnostischer und prognostischer Test beim kolorektalen Karzinom
- Analyse von Therapiestrategien bestimmter Erkrankungen, für die ein kausaler Zusammenhang zur Darmmikrobiota postuliert wird:
  - Allergien inkl. Asthma bronchiale
  - Stoffwechselstörungen
  - Übergewicht
  - Herz-Kreislauf-Erkrankungen
  - psychiatrische und neurologische Erkrankungen

1.34.6 Aufklärung und spezielle Risiken

- Mit der Diagnostik selbst sind keine Risiken verbunden.
- Die davon abgeleiteten therapeutischen Strategien, wie der FMT zur Behandlung einer Dysbiose, kann jedoch Risiken bergen.
  - z. B. Übertragung von Darmpathogenen vom Spender auf den Empfänger

1.34.7 Material

- Stuhlröhrchen mit Transportmedium zur Stabilisierung der Nukleinsäuren und der mikrobiellen Zusammensetzung
- Lysematrix bestehend aus 0,1 mm Silica- oder Zirkonium-Perlen
- Zellhomogenisator für die mechanische Zelllyse
- manuelles Kit oder automatisches System zur Nukleinsäureextraktion
- Spektralphotometer zur Konzentrationsbestimmung und Qualitätskontrolle der extrahierten Nukleinsäuren
- universelle Oligonukleotide (Primer) für die Amplifikation von 16S-rRNA-Genen
- thermostabile DNA-Polymerase (mit 3'→5' Exonukleaseaktivität)
- PCR-Thermocycler zur Markergen-Amplifikation
- Beads zur Aufreinigung der PCR-Produkte mittels reversibler Festphasen-Immobilisierung (z. B. Agencourt AMPure XP Beads, Beckman Coulter)
- Agarosegel- oder andere Elektrophorese-Verfahren (z. B. Agilent 2100 Bioanalyzer) zur Größen- und Qualitätskontrolle der PCR-Produkte
- Real-Time-PCR-Gerät für die Quantifizierung der Amplicon-Bibliothek
- Hochdurchsatz-Sequenzierplattform (z. B. Illumina MiSeq oder Thermo Fisher Scientific IonTorrent S 5/PGM)
- leistungsfähiger Computer mit installierten Softwarepaketen zur bioinformatischen Analyse (z. B. die Open-Source-Pakete QIIME oder mothur)
- 16S-rRNA-Referenzdatenbank (z. B. SILVA oder Greengenes) zur Zuordnung von taxonomischen Informationen zu den DNA-Sequenzen

1.34.8 Durchführung

- Die aktuell am weitesten verbreitete Methode zur Mikrobiom-Diagnostik basiert auf der Amplifikation und Sequenzierung von 16S-rRNA-Markergenen durch Hochdurchsatz-DNA-Sequenzierverfahren.

- Die Beschreibung der Methodik beschränkt sich auf diese Methode.
- **Abnahme der Stuhlprobe** mithilfe eines geeigneten Probennahmebestecks
  - Idealerweise sollte die Zusammensetzung der Mikroorganismen und/oder ihrer Nukleinsäuren durch Mischen der Probe mit einem Transportmedium stabilisiert werden.
  - Für die Nukleinsäureextraktion und die nachfolgende Mikrobiom-Analyse werden etwa 50–100 mg Stuhl verwendet.
- Für eine effiziente und gleichförmige **Lyse** von Mikroorganismen mit unterschiedlicher Zellwandbeschaffenheit (grampositiv/-negativ, Sporenbildner) eignen sich besonders mechanische Lyseverfahren.
  - Die Stuhlprobe wird dazu mit einer Lyse-Matrix aus 0,1 mm Zirkonium oder Silica-Beads versehen und durch Schütteln im Zellhomogenisator bearbeitet.
- Die **Nukleinsäuren** werden aus dem Stuhllysat mit manueller Säulchenaufreinigung oder automatisierten Extraktionsverfahren **isoliert** und gereinigt.
- Die Konzentration der extrahierten Nukleinsäuren wird spektralphotometrisch bestimmt.
- Etwa 3–5 ng der extrahierten metagenomischen Nukleinsäuren der Proben werden für die nachfolgende **PCR-Reaktion** zur Amplifikation der 16S-rRNA-Gene verwendet.
  - Jede Probe wird mit einem separaten Oligonukleotid amplifiziert und erhält somit einen probenspezifischen DNA-Barcode, der zur späteren bioinformatischen Zuordnung der DNA-Sequenzen zur Probe verwendet wird.
  - Die PCR-Primer sollten sorgfältig bezüglich der abgedeckten variablen Regionen der 16S-rRNA-Gene und der Spezies-Abdeckung ausgewählt werden.
- Die **Qualitätskontrolle der PCR-Amplifikate** erfolgt nach der PCR durch Agarosegel-Elektrophorese oder eine andere elektrophoretische Methode.
- Die 16S-rDNA-Amplifikate werden mittels **reversibler Festphasen-Immobilisierung** gereinigt.
  - Dieser Schritt dient der Entfernung kleiner PCR-Fragmente und/oder Primer-Dimere, die die nachfolgende DNA-Sequenzierung potenziell stören könnten.
  - Alternativ kann das Amplifikat durch Gelextraktion aus dem Agarosegel aufgereinigt werden.
- Die gereinigten Amplifikate werden in einer adapterspezifischen Real-Time-PCR quantifiziert.
- Dies dient der Herstellung der Sequenzbibliothek zur anschließenden Hochdurchsatz-DNA-Sequenzierung.
- Zur Herstellung dieser Bibliothek werden die quantifizierten **PCR-Amplifikate** auf eine gleiche Stoffmenge (abhängig von der Sequenzier-Plattform) normalisiert und anschließend gleiche Volumen jeder Probe **gepoolt**.
- Die so hergestellte 16S-rDNA-Bibliothek wird durch **Hochdurchsatz-DNA-Sequenzierung** (gerätespezifisch) analysiert.
- **Qualitätskontrolle** und -filterung der resultierenden DNA-Sequenzen und Auftrennung der Sequenzbibliothek in probenspezifische DNA-Barcodesequenzen
- Identifizierung und Entfernen von chimären 16S-rRNA-Gensequenzen aus dem Datensatz
- **Clustering der DNA-Sequenzen** in Operational taxonomic Units (OTUs).
  - Durch diesen Schritt werden sehr ähnliche DNA-Sequenzen zu einer Sequenzspezies zusammengefasst.
  - Ein OTU wird also als Hilfsmittel für eine auf DNA-Sequenzebene übertragene biologische Speziesdefinition verwendet.
- Die identifizierten OTUs werden durch Abgleich mit 16S-rRNA-Referenzdatenbanken mit einer Referenzsequenz und der damit verbundenen taxonomischen Information (z. B. einer Bakterienspezies) verknüpft.
- Die mikrobielle Diversität innerhalb der Probe (**Alpha-Diversität**) wird durch Berechnung von Diversitätsmaßen bestimmt.
  - Es stehen hierzu unterschiedliche Diversitätsindizes zur Verfügung, die sowohl die Artenvielfalt allein (Simpson-Index) als auch Artenvielfalt und die Gleichmäßigkeit der Zusammensetzung (Shannon-Index) berücksichtigen.
- Zur Ermittlung der Unterschiedlichkeit zu anderen Proben (z. B. Referenzproben oder Proben aus einem longitudinalen Vergleich) wird die **Beta-Diversität** berechnet.

1.34.9 Mögliche Komplikationen

- Die Diagnostik wird nicht invasiv aus Stuhlproben durchgeführt.
- Durch die Diagnostik selbst sind daher keine Komplikationen zu erwarten.

1.34.10 Ergebnisse

- Aus der taxonomischen Zuordnung der OTUs und der Anzahl an Sequenzen pro OTU wird die mikrobielle Zusammensetzung der Probe aufgrund von relativen Häufigkeiten der einzelnen Taxa (z. B. Bakterienspezies, -gattungen oder -familien) berechnet.
- Das Auftreten definierter Signaturen (wie das Auftreten bestimmter Bakterienspezies oder durch Fehlbesiedlung veränderte bakterielle Komposition) kann mit unterschiedlichen Krankheitsbildern assoziiert sein.
  - Durch den Vergleich mit Kontrollgruppen können diese ermittelt werden.
- **Alpha-Diversität:**
  - Maß für die mikrobielle Artenvielfalt innerhalb der Probe

Diagnostische Methoden

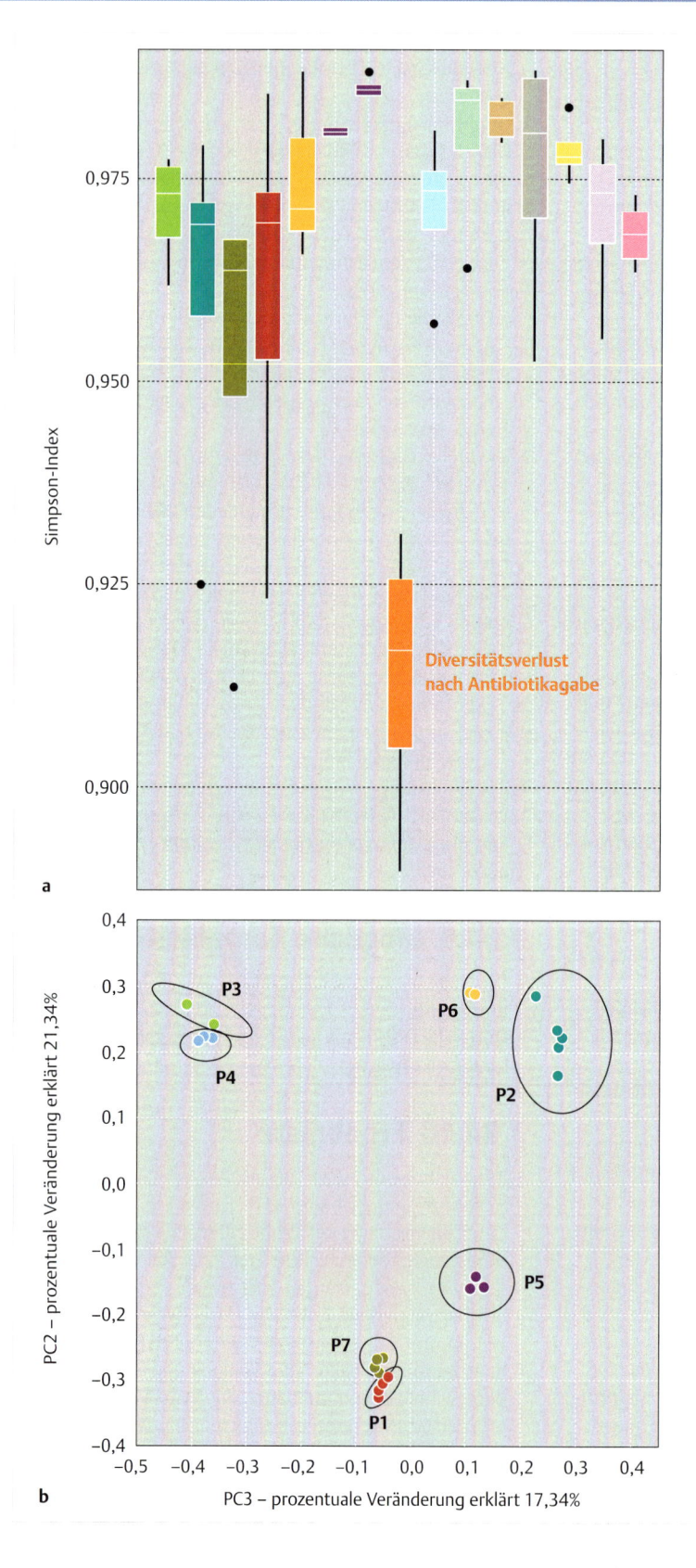

Abb. 1.81 Mikrobiom-Diagnostik.
a Darstellung der Alpha-Diversität (Simpson-Index).
b Darstellung der Beta-Diversität (PCoA – PC 3 vs. PC 2).

- Eine niedrige Diversität innerhalb der Probe kann ein Hinweis auf krankheitsbedingte Veränderung (Dysbiose) sein (▶ Abb. 1.81a).
- Beta-Diversität:
  - Maß für den Unterschied der mikrobiellen Diversität zwischen verschiedenen Proben (▶ Abb. 1.81b)
  - Hierbei können Veränderungen im longitudinalen Verlauf dargestellt werden oder – durch Vergleich mit einer (gesunden) Referenzkohorte – Abweichungen in der mikrobiellen Komposition.
  - Die prinzipielle Koordinatenanalyse (PCoA) ist eine Darstellungsform der Beta-Diversität und dient zur Abbildung durch Dimensionsreduktion auf darstellbare zwei oder drei Dimensionen.
  - Räumlich nahe zusammenliegende Punkte weisen eine ähnliche mikrobielle Zusammensetzung auf.

1.34.11 Quellenangaben

[1] Costea PI, Zeller G, Sunagawa S et al. Towards standards for human fecal sample processing in metagenomic studies. Nat Biotechnol 2017; 35: 1069–1076
[2] Hiergeist A, Gläsner J, Reischl U et al. Analyses of intestinal microbiota: Culture versus sequencing. ILAR J 2015; 56: 228–240
[3] Hiergeist A, Reischl U, Priority Program 1656 Intestinal Microbiota Consortium/quality assessment participants et al. Multicenter quality assessment of 16S ribosomal DNA-sequencing for microbiome analyses reveals high inter-center variability. Int J Med Microbiol 2016; 306: 334–342
[4] Sinha R, Abu-Ali G, Vogtmann E et al. Assessment of variation in microbial community amplicon sequencing by the Microbiome Quality Control (MBQC) project consortium. Nat Biotechnol 2017; 35: 1077–1086
[5] Stämmler F, Gläsner J, Hiergeist A et al. Adjusting microbiome profiles for differences in microbial load by spike-in bacteria. Microbiome 2016; 4: 28

1.34.12 Wichtige Internetadressen

- Human Microbiome Project: www.hmpdacc.org
- MetaHIT Konsortium: www.metahit.eu
- Microbiome Standards: www.microbiome-standards.org
- Silva 16S rRNA Referenzdatenbank: www.arb-silva.de

1.35 Ösophagusmanometrie

J. Keller

1.35.1 Steckbrief

Die Ösophagusmanometrie erlaubt die genaue Beurteilung der Kontraktilität der Speiseröhre. Sie ist deshalb das Referenzverfahren für die Diagnostik ösophagealer Motilitätsstörungen. Während für die Messung früher Sonden wenige (3–8) Drucksensoren benutzt wurden, wird in den letzten Jahren zunehmend die hochauflösende Ösophagusmanometrie (HRM: high resolution manometry) mit multiplen Drucksensoren in 1–2 cm Abstand eingesetzt. Die HRM zeigt die Drucktopografie („Clouse plot") und repräsentiert die funktionelle Anatomie der gesamten Speiseröhre in einer visuell intuitiv zu erfassenden Weise (▶ Abb. 1.82).

1.35.2 Synonyme

- Ösophagusdruckmessung

1.35.3 Keywords

- Drucktopografie
- Achalasie
- hyperkontraktiler Ösophagus
- Amotilität
- Peristaltik
- Chicago-Klassifikation

1.35.4 Definition

- Druckmessung im Ösophagus zur Beurteilung der Speiseröhrenkontraktilität mithilfe eines Katheters

1.35.5 Indikationen

- Die Ösophagusmanometrie ist prinzipiell indiziert, wenn der Verdacht besteht, dass
  - die Motilität des tubulären Ösophagus oder
  - die Funktion seiner Sphinkteren gestört ist und
  - dies zu klinischen Symptomen oder Krankheiten führt.
- Die wichtigsten Symptome ösophagealer Motilitätsstörungen sind
  - Dysphagie und thorakale Schmerzen, aber auch
  - Sodbrennen kann direkt oder indirekt Ausdruck einer Motilitätsstörung sein.
- Hauptindikationen:
  - differenzialdiagnostische Abklärung bei nicht obstruktiver Dysphagie
  - differenzialdiagnostische Abklärung bei nicht kardialem Thoraxschmerz
  - differenzialdiagnostische Abklärung von therapierefraktären Refluxbeschwerden, insbesondere vor Fundoplicatio
- weitere Indikationen:
  - Detektion einer ösophagealen Mitbeteiligung von
    - Systemerkrankungen aus dem rheumatischen Formenkreis (z. B. Sklerodermie) und
    - Neuropathien (u. a. Diabetes-assoziierte Motilitätsstörung) bei klinischen Beschwerden
  - nach einer Fundoplicatio oder nach endoskopisch-interventionellen Maßnahmen (z. B. Dilatation bei Achalasie) bei anhaltenden bzw. wieder auftretenden Beschwerden

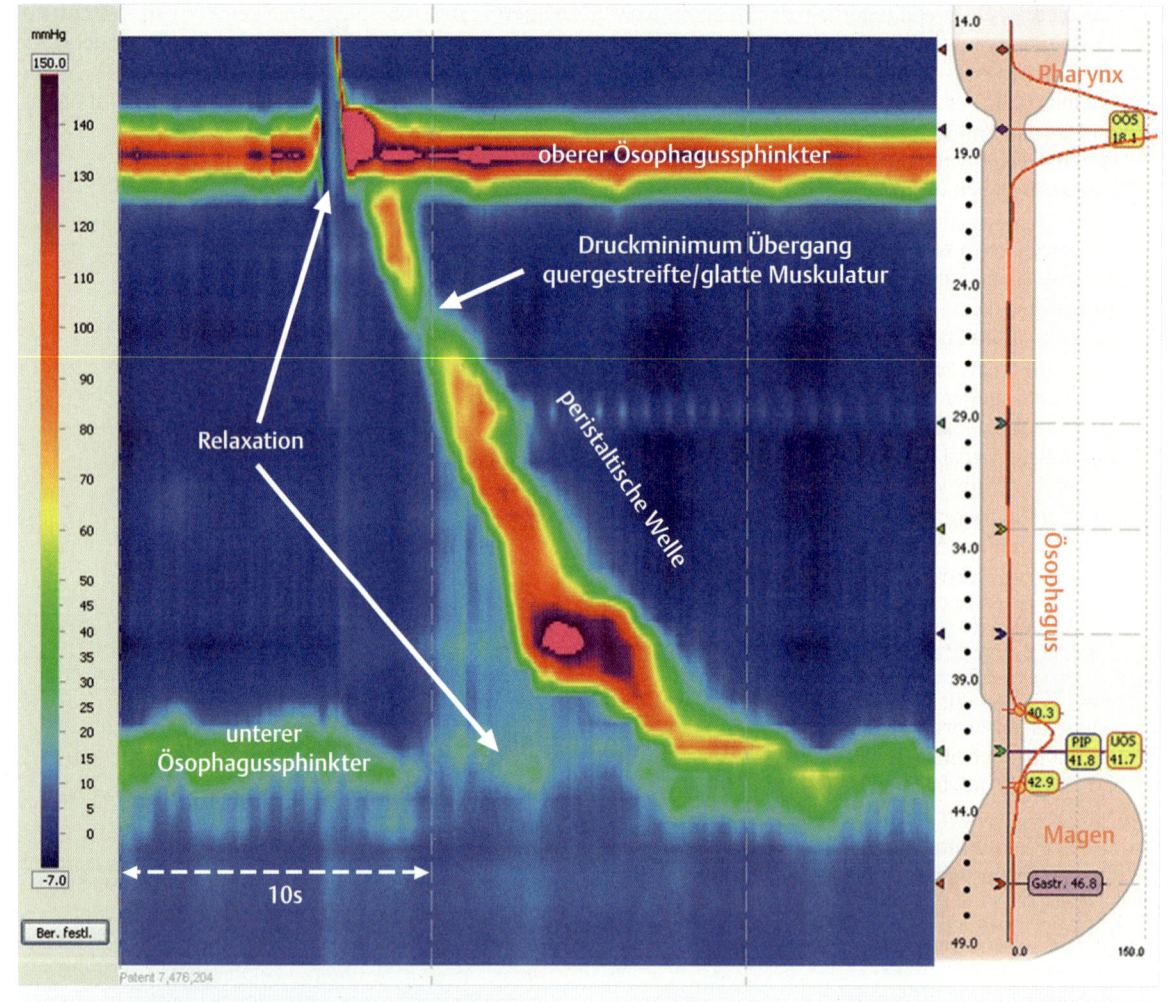

Abb. 1.82 Drucktopografie („Clouse plot") der Speiseröhre.

- Detektion eines Ruminationssyndroms (in Kombination mit Impedanzmessung)
- als Referenzmethode zur exakten Platzierung ösophagealer Messsonden (z. B. pH-Metrie-Sonden, „technische" Indikation)

1.35.6 Kontraindikationen

- Kontraindikationen bilden Situationen mit hohem Perforations- oder Blutungsrisiko, wie
  - große, dünnwandige (Zenker-)Divertikel,
  - (tiefe) Ulzera der Speiseröhre und
  - Ösophagusvarizen (mit höherem Blutungsrisiko).

1.35.7 Aufklärung und spezielle Risiken

- Die Untersuchung erfordert das Einverständnis des Patienten (i. d. R. schriftlich) nach adäquater Aufklärung.

- Die Untersuchungsrisiken ähneln von der Art her denen der Ösophago-Gastro-Duodenoskopie (ÖGD).
- Die verwendeten Katheter sind dünn (bis ca. 5 mm), flexibel und glatt, sodass die Wahrscheinlichkeit einer Verletzung dementsprechend gering ist.
  - Andererseits werden die Katheter blind eingeführt.
- Mögliche Komplikationen werden unter dem entsprechenden Gliederungspunkt (S. 145) aufgeführt.

1.35.8 Präoperative/präinterventionelle Diagnostik

- In aller Regel sollte vor Durchführung einer Ösophagusmanometrie eine ÖGD erfolgt sein.
  - Dies ist fast immer Voraussetzung für die Indikationsstellung (z. B. „nicht obstruktive Dysphagie") und
  - dient dem Ausschluss der oben genannten Kontraindikationen.

1.35.9 Material

- Es stehen zwei Sorten von Manometriesystemen zur Verfügung (einzelne Hersteller bieten beides an):
  - Systeme mit wasserperfundierten Kathetern
  - Systeme mit sog. Solid-State-Kathetern
- Die Katheter haben üblicherweise bis zu 36 Druckaufnehmer.
- Der Katheterdurchmesser variiert von 2,7–4,7 mm.
- **Wasserperfundierte Katheter** besitzen mehrere kleinkalibrige Lumina.
  - Die proximalen Enden der einzelnen Kanäle sind mit externen Druckwandlern verbunden.
  - Die Druckwandler wandeln den über die intraluminale Wassersäule fortgeleiteten Druck in ein analoges elektrisches Signal um, das in den digitalen Datenrekorder gespeist wird.
- **Solid-State-Katheter** besitzen Mikrotransducer.
  - Diese setzen den intraösophagealen Druck direkt in ein analoges elektrisches Signal um.

1.35.10 Durchführung

- am nüchternen Patienten nach Absetzen motilitätsmodulierender Pharmaka (48 h vorher)
  - Ausnahmen möglich bei Medikamenten mit geringem Einfluss auf die Motilität und/oder klinischer Notwendigkeit der kontinuierlichen Verordnung
- transnasales Einführen der Sonde (transoral möglich, aber weniger verträglich) nach Lokalanästhesie der Nasenschleimhaut
- Positionierung der Sonde so, dass
  - mindestens 1 Druckaufnehmer oberhalb des oberen Ösophagussphinkters (OÖS) im Rachenbereich und gleichzeitig
  - mindestens 3 Druckaufnehmer unterhalb des unteren Ösophagussphinkters (UÖS) intragastral
- Untersuchung des Patienten in (halb-)liegender Position (bis 45° angehobener Oberkörper) für Standardparameter:
  - Erfassung einer Ruhephase von ca. 30 s Länge, in der der Patient nicht schluckt und ruhig atmet
    - zur Beurteilung der Morphologie und Kontraktilität des UÖS
  - Erfassung von 10 Wasserschlucken à 5 ml in 20–30 s Abstand
    - zur Beurteilung der Relaxationsfähigkeit des UÖS und der tubulären Peristaltik
- Erweiterung durch
  - Positionswechsel (Sitzen),
  - schnellen Trinkversuch,
  - Testmahlzeit und/oder
  - Rückzug der Sonde mit gezielter Untersuchung des OÖS in Abhängigkeit von der Fragestellung
- auch Langzeitmessungen können erforderlich sein
  - vor allem zur Erfassung hypertensiver Ösophagusmotilitätsstörungen

- Vor- und Nachbereitung des Systems nach Vorgaben des Herstellers

1.35.11 Mögliche Komplikationen

- Reizungen/Verletzungen
  - des Nasen-Rachen-Raums,
  - der Schleimhaut von Speiseröhre oder Magen
  - mit dem Risiko der Blutung, Infektion, Perforation (äußerst selten)
- Auslösung von Brechreiz/Erbrechen mit der Gefahr der Aspiration
  - vor allem bei nicht nüchternen Patienten
- allergische Reaktion auf das üblicherweise verwandte Lokalanästhetikum
- Herzrhythmusstörungen und Blutdruckabfall (sehr selten)
- akzidentelle tracheale Intubation, dadurch sehr selten Laryngospasmus

1.35.12 Ergebnisse

- Die Auswertung der Ergebnisse erfolgt semiautomatisch, d. h., die verfügbaren Systeme führen eine automatisierte Analyse durch.
- Wichtige Parameter hierfür müssen jedoch in der Regel vorab manuell eingegeben werden.

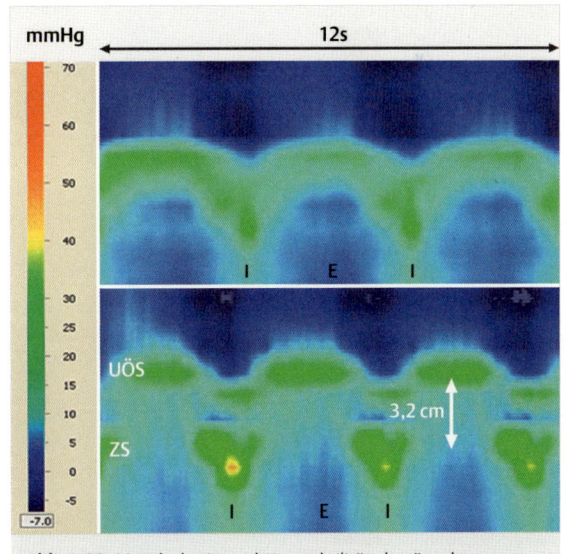

Abb. 1.83 Morphologie und Kontraktilität des ösophagogastralen Übergangs.
Oben: Normalbefund: Unterer Ösophagussphinkter (UÖS) und Zwerchfellschenkel (ZS) überlappen, sodass bei Inspiration (I) und Exspiration (E) eine gemeinsame Druckkurve resultiert.
Unten: Kleine Hiatushernie: Separation (Abstand zwischen Druckmaxima) zwischen UÖS und ZS mit zwei klar abgrenzbaren Hochdruckzonen; die proximale entspricht dem UÖS, die distale dem ZS.
Die Kontraktilität des UÖS kann u. a. als mittlerer Basaldruck gemessen werden, der in Relation zum gastralen Druck angegeben wird und im oberen Beispiel 18 mmHg beträgt (eigene Normwerte: 10–40 mmHg).

Diagnostische Methoden

- Sowohl die Analyse einzelner Schluckakte als auch das Gesamtergebnis müssen in jedem Fall vom Untersucher kontrolliert werden.
- Parallel zur zunehmenden klinischen Nutzung der HRM wurde von einer internationalen Expertengruppe die sog. **Chicago-Klassifikation** entwickelt und schrittweise verfeinert.
  - Sie ist international akzeptiert und ihre Kriterien sollten bei der Auswertung der HRM herangezogen werden.
  - Bei der Gesamtbeurteilung sind aber zusätzlich durchgeführte Untersuchungsschritte sowie klinische Aspekte mit zu berücksichtigen.
  - Das kann zu einer abweichenden Einschätzung der Relevanz von Motilitätsstörungen im Vergleich zu den formalen Vorgaben der Chicago-Klassifikation führen.
- Außerdem gibt es spezielle Empfehlungen in Bezug auf die Beurteilung der Kompetenz des UÖS bei Patienten mit Refluxerkrankung.
  - Hier erlaubt die HRM sowohl die Diagnose einer Hiatushernie als auch die Messung der Kontraktilität des gastroösophagealen Übergangs (▶ Abb. 1.83).
- ▶ Abb. 1.84 zeigt die Zuordnung von manometrischen Befunden und die Gesamtbeurteilung der Untersuchung nach den Kriterien der aktuellen Version der Chicago-Klassifikation.
  - Dabei ist die eingeschränkte Relaxationsfähigkeit des UÖS (gemessen als integrierter Relaxationsdruck [IRP], normal < 15 mmHg) das entscheidende Klassifikationskriterium der Achalasie und der innerhalb der Hierarchie der Chicago-Klassifikation wichtigste und zuerst zu evaluierende Parameter.

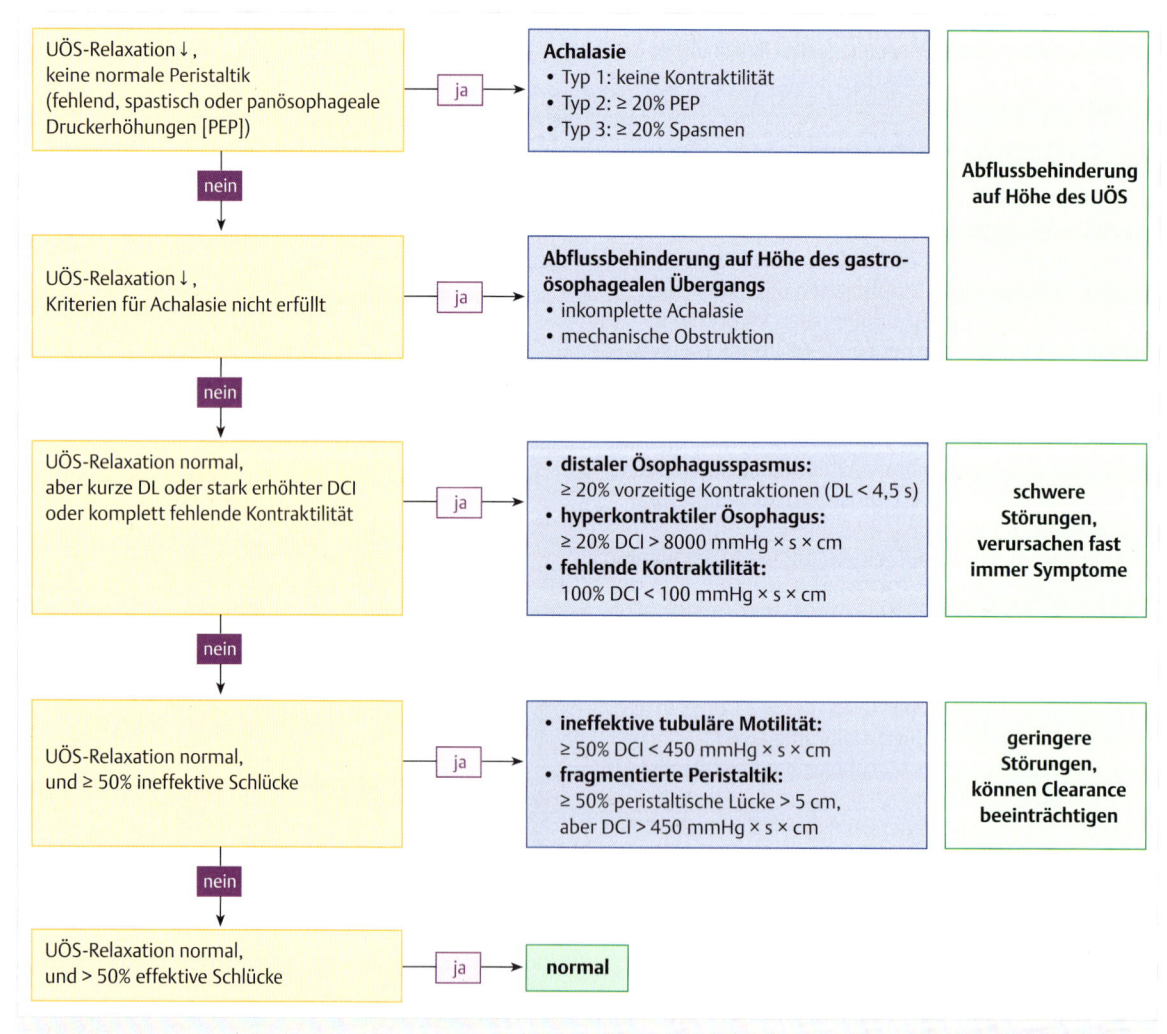

Abb. 1.84 Auswertung der hochauflösenden Manometrie nach Chicago-Klassifikation v3.0. DL: distale Latenz, Dauer, bis Kontraktionswelle den distalen Tubulus erreicht, bei Spasmen verkürzt; DCI: distales kontraktiles Integral, Maß für die Kontraktionsstärke, Produkt aus Kontraktionskraft (mmHg), Kontraktionsdauer (s) und Anteil des Tubulus, in dem Kontraktionen stattfinden (cm). (Quelle: Keller JF, Fox M, Allescher HD et al. Interpretation und Durchführung der hochauflösenden Ösophagusmanometrie: Empfehlungen der Deutschen Gesellschaft für Neurogastroenterologie und Motilität (DGNM) sowie der Deutschen Gesellschaft für Gastroenterologie, Verdauungs- und Stoffwechselerkrankungen (DGVS). Z Gastroenterol 2018; 56: 1378–1408)

- Die übrigen Kriterien beziehen sich auf die tubuläre Motilität.
- Aktuelle Studien zeigen übereinstimmend, dass die exakte manometrische Beurteilung der Ösophagusmotilität bei Patienten mit Achalasie prognostisch und für die Wahl einer adäquaten Therapie wichtig ist (▶ Abb. 1.82).
- Durch die Kombination der Manometrie mit eine Mehrkanal-Impedanzmessung lässt sich die Aussagekraft der Methode noch weiter steigern (siehe Kap. 1.37).

1.35.13 Quellenangaben

[1] Gyawali CP et al. Classification of esophageal motor findings in gastro-esophageal reflux disease: Conclusions from an international consensus group. Neurogastroenterol Motil 2017; 29: e13104
[2] Jasper D et al. Prolonged measurement improves the assessment of the barrier function of the esophago-gastric junction by high-resolution manometry. Neurogastroenterol Motil 2017; 29: e12925
[3] Kahrilas, P.J. et al. The Chicago Classification of esophageal motility disorders, v3.0. Neurogastroenterol Motil 2015; 27: 160–174
[4] Keller JF, Fox M, Allescher HD et al. Interpretation und Durchführung der hochauflösenden Ösophagusmanometrie: Empfehlungen der Deutschen Gesellschaft für Neurogastroenterologie und Motilität (DGNM) sowie der Deutschen Gesellschaft für Gastroenterologie, Verdauungs- und Stoffwechselerkrankungen (DGVS). Z Gastroenterol 2018; 56: 1378–1408

1.36 24-h-pH-Metrie

J. Keller

1.36.1 Steckbrief

Die 24-h-pH-Metrie ist die wichtigste Form der Refluxmessung. Sie kann als sondenabhängige Untersuchung oder kabellos durchgeführt werden. Die 24-h-pH-Metrie dient der Erfassung der Säurebelastung im untersuchten Abschnitt (i. d. R. distaler Ösophagus) bei Patienten mit Refluxbeschwerden. Da gastroösophagealer Reflux bis zu einem bestimmten Ausmaß physiologisch vorkommt und von verschiedenen Parametern wie Nahrungszufuhr und Körperlage abhängt, ist eine Langzeitmessung (ca. 24 h) erforderlich.

1.36.2 Synonyme

- keine

1.36.3 Keywords

- Refluxerkrankung
- Sodbrennen
- Regurgitation
- Protonenpumpeninhibitor
- Fundoplicatio

1.36.4 Definition

- Messung der Säurebelastung über 24 h, in der Regel im distalen Ösophagus, mithilfe von pH-Elektroden, die
  - über einen Katheter transnasal eingeführt oder
  - an der Mukosa befestigt werden

1.36.5 Indikationen

- Eine pH-Metrie kann bei Patienten mit typischen oder untypischen Refluxsymptomen indiziert sein [3].
- Definitionsgemäß erfordern die Diagnosen
  - der nicht erosiven Refluxerkrankung (NERD),
  - des hypersensitiven Ösophagus und
  - des funktionellen Sodbrennens die Durchführung von Refluxmessungen.
- Bei diesen Erkrankungen
  - liegt ein pathologisch vermehrter gastroösophagealer Reflux vor, jedoch ohne morphologische Veränderungen bzw.
  - ist eine Assoziation von Refluxphasen und Symptomen zu beobachten.
- **gut gesicherte und häufige Indikationen**:
  - Antireflux-Operation/Fundoplicatio
  - präoperativ zum objektiven Nachweis einer Refluxkrankheit
  - postoperativ bei unbefriedigendem Therapieerfolg
  - Diagnose der endoskopisch-negativen Refluxkrankheit (NERD, hypersensitiver Ösophagus, funktionelles Sodbrennen)
  - anderweitig gesicherte Refluxerkrankung, aber mangelndes Ansprechen auf PPI
    - bevorzugt bipolare pH-Metrie mit zusätzlicher Elektrode im Magen, Messung unter Säuresuppression
  - nicht kardialer Thoraxschmerz
  - dyspetische Beschwerden/epigastrische Schmerzen oder Brennen (zur Abgrenzung NERD vs. funktionelle Dyspepsie)
- **weniger gut gesicherte bzw. nur individuell bedeutsame Indikationen**:
  - Kontrolle der Säuresuppression bei Patienten mit Barrett-Ösophagus
    - bevorzugt bipolare pH-Metrie mit zusätzlicher Elektrode im Magen, Messung unter Säuresuppression
  - V. a. supraösophageale Refluxsymptome (laryngopharyngeale Symptome, Zahnerosionen, Otitis, Sinusitis)
    - bevorzugt bipolare pH-Metrie mit zusätzlicher Elektrode im Rachen
  - V. a. refluxinduzierten Husten
    - bevorzugt bipolare pH-Metrie mit zusätzlicher Elektrode im Rachen
  - Asthma bronchiale, sofern trotz fehlender typischer Refluxbeschwerden ein Zusammenhang zwischen

bronchialen Symptomen und gastroösophagealem Reflux vermutet wird
– bevorzugt bipolare pH-Metrie mit zusätzlicher Elektrode im Rachen

1.36.6 Kontraindikationen

- Kontraindikationen sind Situationen mit hohem Perforations- oder Blutungsrisiko, wie
  - große, dünnwandige (Zenker-)Divertikel,
  - (tiefe) Ulzera der Speiseröhre und
  - Ösophagusvarizen (mit höherem Blutungsrisiko).
- Kontraindikationen des kabellosen Verfahrens sind
  - höhergradige Ösophagitis,
  - Barrett-Ösophagus oder strukturelle ösophageale Veränderungen,
  - erhöhte Blutungsneigung (Blutungsdiathese, Antikoagulation, Ösophagusvarizen),
  - implantierter Schrittmacher oder Defibrillator.

1.36.7 Aufklärung und spezielle Risiken

- Die Untersuchung erfordert das Einverständnis des Patienten (i. d. R. schriftlich) nach adäquater Aufklärung.
- Die Untersuchungsrisiken ähneln von der Art her denen der Ösophago-Gastro-Duodenoskopie (ÖGD).
- Die verwendeten Katheter sind sehr dünn (bis ca. 2 mm), flexibel und glatt, sodass die Wahrscheinlichkeit einer Verletzung dementsprechend gering ist.
  - Andererseits werden die Katheter blind eingeführt.
- Mögliche Komplikationen werden unter dem entsprechenden Gliederungspunkt aufgeführt.

1.36.8 Präoperative/präinterventionelle Diagnostik

- In aller Regel sollte vor Durchführung einer pH-Metrie eine ÖGD erfolgt sein.
  - Dies ist fast immer Voraussetzung für die Indikationsstellung (z. B. V. a. NERD) und
  - dient dem Ausschluss der oben genannten Kontraindikationen.

1.36.9 Material

- pH-Elektrode
- transportabler Datenspeicher
- Software und PC für die rechnergestützte Auswertung

1.36.10 Durchführung

Vor Beginn der Untersuchung

- am nüchternen Patienten nach rechtzeitigem Absetzen von säurehemmenden und motilitätswirksamen Pharmaka
  - mindestens 5, besser ≥ 7d vorher: Protonenpumpenhemmer (PPI) und lang wirksame Kalziumkanalblocker
  - mindestens 3 Tage vorher: Histamin-H2-Rezeptorantagonisten, anticholinerge Substanzen wie Pirenzepin, kurz wirksame Kalziumkanalblocker, organische Nitrate, Benzodiazepine, Opiate und Prokinetika
  - Ausnahmen: notwendige Dauermedikation, Untersuchung zur Kontrolle des Therapieerfolgs

Untersuchungsablauf

- **sondenabhängiges Verfahren:**
  - transnasales Einführen der Sonde nach Lokalanästhesie der Nasenschleimhaut
  - optimale Positionierung der pH-Elektrode bei Einkanalmessung:
    – 5 cm oberhalb des Oberrands des unteren Ösophagussphinkters (UÖS) (Lokalisation erfordert die vorherige Durchführung einer Ösophagusmanometrie).
    – alternativ Positionierung nach pH-Sprung möglich: Die Elektrode wird 3× im Liegen in den Magen eingeführt und zurückgezogen, bis es zum pH-Sprung auf > 4,0 kommt. Danach wird die Sonde um weitere 5 cm zurückgezogen und fixiert; radiologische Kontrolle bei unklarer Sondenlage
  - Einsatz von Sonden mit mehreren Messstellen, wenn auch
    – die gastrale Säureproduktion (z. B. Therapiekontrolle unter PPI) oder
    – das Ausmaß eines proximalen Refluxes erfasst werden sollen
- **kabelloses Verfahren** (Bravo):
  - meist transorales Einführen des Applikators in Sedierung und unter endoskopischer Kontrolle
    – Einführen auch transnasal ohne Sedierung möglich
  - Positionierung der pH-Metrie-Kapsel 5 cm oberhalb des UÖS oder 6 cm oberhalb des endoskopisch bestimmten gastroösophagealen Übergangs
- Aufzeichnung des intraluminalen pH-Werts über einen Tag unter möglichst normalen Bedingungen
  - Patienten sollen sich wie gewohnt verhalten und auch das Gewohnte essen und trinken.
  - erforderliche Mindestdauer: 16 h unter Einschluss mindestens einer größeren Mahlzeit und einer mehrstündigen Liegendperiode
  - Bei Verwendung des kabellosen Verfahrens wird in der Regel über mindestens 48 h (bis 96h) aufgezeichnet.

- Patient protokolliert (meist mittels Eingabe über Tastatur des tragbaren Datenspeichers)
  - Einnahme von Mahlzeiten,
  - Medikamenten,
  - Liegendperioden und
  - Symptome.
- Vor- und Nachbereitung des Systems nach Vorgaben des Herstellers

1.36.11 Mögliche Komplikationen

- Reizungen/Verletzungen
  - des Nasen-Rachen-Raums (bei transnasaler Platzierung),
  - der Schleimhaut von Speiseröhre oder Magen
  - mit dem Risiko der Blutung, Infektion, Perforation (äußerst selten)
- Auslösung von Brechreiz/Erbrechen mit der Gefahr der Aspiration
  - vor allem bei nicht nüchternen Patienten
- allergische Reaktion auf das üblicherweise verwandte Lokalanästhetikum
- Herzrhythmusstörungen und Blutdruckabfall (sehr selten)
- akzidentelle tracheale Intubation, dadurch sehr selten Laryngospasmus
- bei Verwendung des kabellosen Verfahrens und Platzierung unter endoskopischer Kontrolle zusätzlich Risiken der Endoskopie und der Sedierung:
  - Dysphagie
  - Fremdkörpergefühl
  - Schmerzen retrosternal
  - in bis zu 6 % der Fälle so stark, dass Kapselentfernung erforderlich

1.36.12 Ergebnisse

- Die verfügbaren Systeme führen eine automatisierte Analyse durch, die vom Untersucher aber kontrolliert werden sollte.
- Dabei werden sowohl quantitative Parameter erfasst als auch eine Symptom-Reflux-Analyse durchgeführt.
- Die 2-tägige Aufzeichnungsdauer der kabellosen pH-Metrie kann die Sensitivität der pH-Messung erhöhen.
- Der prozentuale Anteil der Zeit mit pH < 4 ist das Maß mit der höchsten Sensitivität und Spezifität für die Diagnose einer Refluxkrankheit.
- Für die Wertung der Messergebnisse als pathologisch ist ein über der Norm liegender Anteil der Zeit mit pH < 4 in aufrechter oder in liegender Position ausreichend.
- Der DeMeester-Score berücksichtigt sämtliche der in ▶ Tab. 1.25 angegebenen Parameter und kann alternativ verwendet werden.
- Der Nachweis einer pathologisch erhöhten Säurebelastung erlaubt in Abhängigkeit vom Ergebnis der ÖGD die Diagnose einer **erosiven oder nicht erosiven Refluxerkrankung** (▶ Abb. 1.85, ▶ Tab. 1.26).
- Patienten mit **hypersensitivem Ösophagus** sind gekennzeichnet durch
  - fehlende endoskopische Veränderungen,
  - normale Säurebelastung,
  - aber gute Korrelation zwischen dem Auftreten von Refluxepisoden und Symptomen (▶ Tab. 1.26).
- Bei Patienten mit **funktionellem Sodbrennen**
  - ist die ösophageale Säurebelastung ebenfalls normal,
  - es besteht aber kein Zusammenhang zwischen Refluxepisoden und Symptomen (▶ Tab. 1.26).
- Zur Quantifizierung der Assoziation von Refluxepisoden und Symptomen wurden verschiedene Verfahren entwickelt.
- Am besten etabliert sind der
  - **Symptom-Index** (SI, prozentualer Anteil der refluxkorrelierten Symptome an der Gesamtzahl der aufgetretenen Symptome) und
  - die **Symptom-(Reflux-)Assoziations-Wahrscheinlichkeit** (SAP: Symptom Association Probability, prüft mithilfe statistischer Methoden, ob Refluxe und Symptome überzufällig häufig assoziiert sind).
  - Ein SI ≥ 50 % bzw. SAP > 95 % gilt als Beleg für Symptom-Reflux-Assoziation.
- Bei Verwendung von Sonden mit mehreren pH-Elektroden entspricht das Vorgehen bei der Auswertung dem bei Messungen mit nur einer Elektrode.

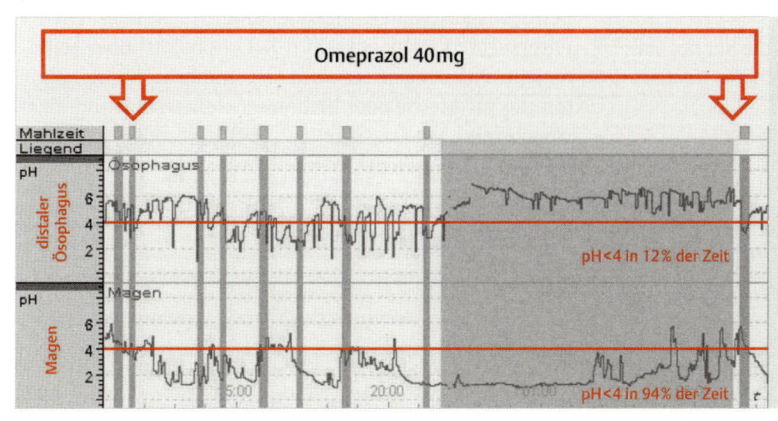

Abb. 1.85 Bipolare 24-h-pH-Metrie bei einer Patientin mit refraktären Beschwerden unter Protonenpumpeninhibitor-Therapie. Auch unter Einnahme von 40 mg Omeprazol zu den markierten Zeitpunkten besteht weiterhin ein pathologischer saurer gastroösophagealer Reflux bei fast vollständig fehlender Magensäuresuppression. Mahlzeiten (schmale graue Balken) führen zu einer kurzfristigen Anhebung des Magen-pH-Werts.

Diagnostische Methoden

Tab. 1.25 Normalwerte für sondenabhängige und kabellose pH-Metrie (Daten aus [1], [4]).

	sondenabhängige pH-Metrie	kabellose pH-Metrie		
	24 h	erste 24 h	zweite 24 h	48 h
Zeitanteil pH < 4 gesamt, %	< 5,8	< 5,8	< 4,5	< 4,2
Zeitanteil pH < 4 aufrecht, %	< 8,2	< 6,2	< 7,1	< 6,35
Zeitanteil pH < 4 liegend, %	< 3,5	< 1,6	< 1,3	< 0,8
Gesamtzahl Refluxepisoden	< 46	< 44	< 43	< 69
Refluxepisoden > 5 min	< 4	< 2	< 2	< 4
längste Refluxepisode, min	< 19	< 11	< 12	< 12
DeMeester-Score	< 14,7	< 14	< 14	< 16

Tab. 1.26 Befunde und Diagnosen der Endoskopie und pH-Metrie.

Endoskopie	pH-Metrie	Besonderheiten	Diagnose
erosive Läsionen	pathologisch		erosive Refluxkrankheit (ERD)
normal	pathologisch		nicht erosive Refluxkrankheit (NERD)
normal	normal	Refluxepisoden korrelieren mit Symptomen	hypersensitiver Ösophagus
normal	normal	keine Korrelation von Refluxepisoden und Symptomen	funktionelles Sodbrennen

- Allerdings müssen andere Normwerte berücksichtigt werden.
- Die Säurebelastung im proximalen Ösophagus ist normalerweise sehr gering (< 1 % in 24h), im Rachenbereich wird unter physiologischen Bedingungen im Mittel nur einmal am Tag saurer Reflux gemessen [2], [5].
- Eine Messung der pharyngealen Säurebelastung ist prinzipiell auch mit einer Sonde möglich, die transnasal nur bis in den Oropharynx vorgeschoben wird (Restech-Verfahren).
  - Verlässlichkeit und Aussagekraft der Ergebnisse sind aber unklar [6].

- Die zusätzliche Messung des pH-Profils im Magen ist fast nur unter Säuresuppression sinnvoll und ermöglicht es hier, die Wirkung der Medikation zu erfassen.
  - Normalerweise fällt der Magen-pH-Wert unter PPI-Therapie in Standarddosis in weniger als 30–40 % der Zeit unter pH 4.
  - Es gibt aber sog. PPI-Non-Responder, die auf normale oder sogar gesteigerte PPI-Dosen kaum ansprechen (▶ Abb. 1.85).

1.36.13 Quellenangaben

[1] Ayazi S et al. Bravo catheter-free pH monitoring: normal values, concordance, optimal diagnostic thresholds, and accuracy. Clin Gastroenterol Hepatol 2009: 7: 60–67
[2] Dobhan R, Castell DO. Normal and abnormal proximal esophageal acid exposure: results of ambulatory dual-probe pH monitoring. Am J Gastroenterol 1993: 88: 25–29
[3] Pehl C et al. Ösophageale Refluxdiagnostik – pH-Metrie, Impedanzmessung, Bilirubin-Messung: Empfehlungen der Deutschen Gesellschaft für Neurogastroenterologie und Motilität und der Arbeitsgruppe Neurogastroenterologie der Deutschen Gesellschaft für Verdauungs- und Stoffwechselkrankheiten. Z Gastroenterol 2012; 50: 1310–1332
[4] Richter JE, Bradley LA, DeMeester TR et al. Normal 24-hr ambulatory esophageal pH values. Influence of study center, pH electrode, age, and gender. Dig Dis Sci 1992: 37: 849–856
[5] Vincent DA Jr., Garrett JD, Radionoff SL et al. The proximal probe in esophageal pH monitoring: development of a normative database. J Voice 2000: 14: 247–254
[6] Yadlapati R et al. Oropharyngeal pH Testing Does Not Predict Response to Proton Pump Inhibitor Therapy in Patients with Laryngeal Symptoms. Am J Gastroenterol 2016; 111: 1517–1524

1.37 Impedanzmessung

J. Keller

1.37.1 Steckbrief

Die intraluminale Mehrkanal-Impedanzmessung erfasst den Transport von Flüssigkeiten und Gasen innerhalb des untersuchten Hohlorgans (i. d. R. Ösophagus) über Leitfähigkeitsänderungen. Sie wird fast immer in Kombination mit der pH-Metrie oder Manometrie eingesetzt und dient vorwiegend der Erfassung von Refluxepisoden unabhängig vom jeweiligen pH-Wert.

1.37.2 Synonyme

- keine

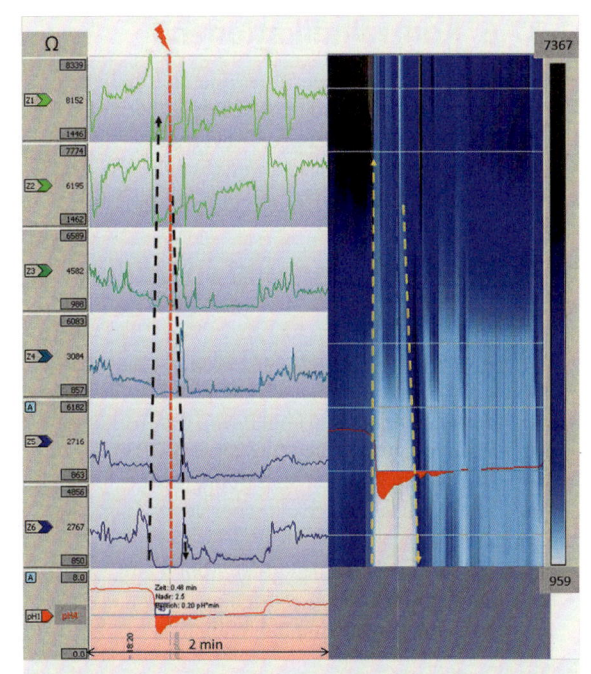

Abb. 1.86 Symptomatische saure Refluxepisode in der Impedanz-pH-Metrie. Sowohl die Kurvendarstellung links als auch der sog. Contourplot rechts zeigen einen von distal nach proximal fortgeleiteten Abfall der Impedanz als Korrelat für gastroösophagealen Reflux, der kurze Zeit später wieder in den Magen eliminiert wird (schwarze bzw. gelbe Pfeile). Die rot dargestellte pH-Kurve zeigt gleichzeitig den Abfall des pH-Werts unter pH 4. Die rot gestrichelte Linie kennzeichnet die Betätigung des Symptommarkers durch den Patienten.

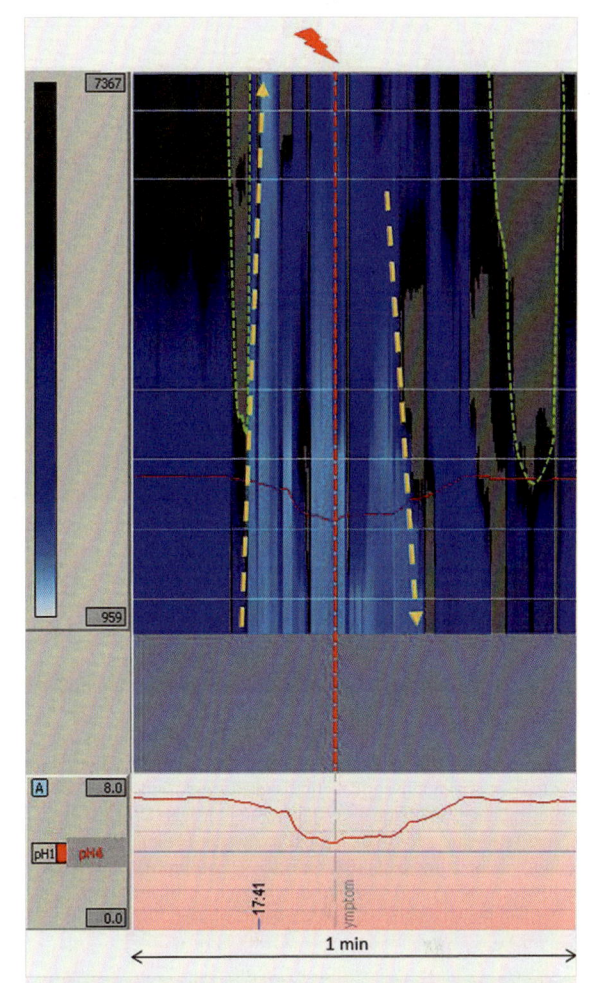

Abb. 1.87 Symptomatische schwach saure Refluxepisode in der Impedanz-pH-Metrie. Der sog. Contourplot zeigt einen von distal nach proximal fortgeleiteten Abfall der Impedanz als Korrelat für gastroösophagealen Reflux, der kurze Zeit später wieder in den Magen eliminiert wird (gelbe Pfeile). Die rot dargestellte pH-Kurve zeigt gleichzeitig einen Abfall des pH-Werts, der pH 4 aber nicht erreicht und deshalb pH-metrisch nicht gewertet würde. Die rot gestrichelte Linie kennzeichnet die Betätigung des Symptommarkers durch den Patienten. Unmittelbar vor und kurz nach der Refluxepisode findet supragastrisches Aufstoßen statt (grün umrandet, Einsaugen von Luft mit sehr hoher Impedanz in den Ösophagus, die, ohne den Magen zu erreichen, wieder ausgestoßen wird).

1.37.3 Keywords

- nicht saurer Reflux
- Refluxerkrankung
- Sodbrennen
- Regurgitation
- Protonenpumpeninhibitor
- Rumination

1.37.4 Definition

- Erfassung von antegraden und retrograden flüssigen oder gasförmigen Bolusbewegungen, in der Regel im Ösophagus
- Sonden messen den elektromagnetischen Widerstand (= Impedanz) zwischen mehreren sequenziell angeordneten Elektrodenpaaren.
- Die Impedanz hängt dabei hauptsächlich ab
  - von der Leitfähigkeit des intraluminalen Inhalts, teils aber auch
  - vom physiologischen Zustand des Ösophagus (Ruhezustand, Kontraktion, Dilatation) sowie
  - Wanddicke und
  - Schleimhautbeschaffenheit.

1.37.5 Indikationen

- Der besondere Vorteil der zusätzlichen **Impedanzmessung bei 24-h-pH-Metrie** in der Refluxdiagnostik liegt in der zusätzlichen Erfassung nicht saurer Refluxepisoden (▶ Abb. 1.86, ▶ Abb. 1.87).
- Die kombinierte Messung erhöht somit allgemein die Sensitivität der 24-h-pH-Metrie und kann bei allen für die pH-Metrie etablierten Indikationen alternativ genutzt werden (siehe Kap. 1.36) [1].

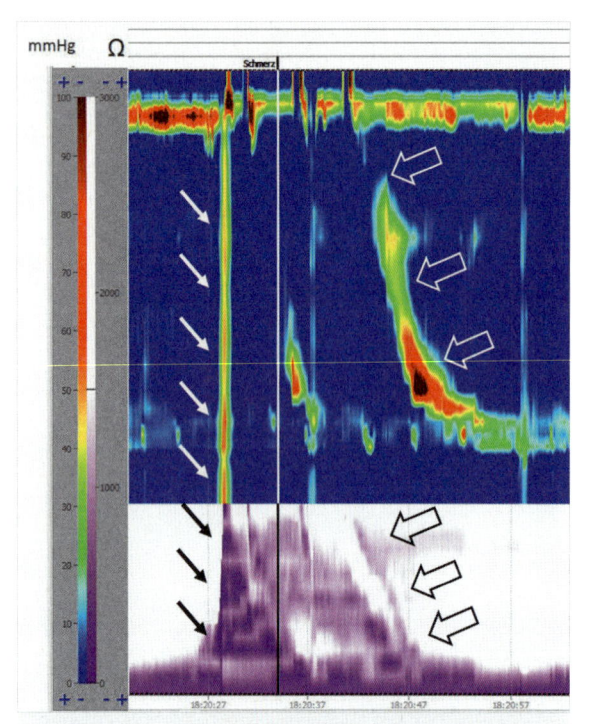

Abb. 1.88 Hochauflösende Manometrie (oben) mit Impedanzmessung (unten) bei einem Patienten mit Ruminationssyndrom. Anspannung der Bauchmuskulatur induziert einen von gastral nach ösophageal fortgeleiteten kräftigen Druckanstieg (weiße Pfeile), der Reflux auslöst (schwarze Pfeile). Die durch Rumination ausgelöste Refluxepisode ist symptomatisch (weiße bzw. schwarze Linie) und wird durch einen normalen Schluckakt (offene Pfeile) wieder in den Magen eliminiert.

- Darüber hinaus können auch Gasbewegungen in der Speiseröhre dargestellt werden.
- Impedanz-pH-Metrie primär empfohlen bei:
  - fehlendem Ansprechen von Refluxsymptomen auf Protonenpumpeninhibitoren (PPI) (ggf. Untersuchung unter Therapie)
  - Patienten mit chronischem Husten oder Asthma, bei denen
    - ein Zusammenhang mit gastroösophagealem Reflux vermutet wird,
    - die aber keine typische Refluxsymptome aufweisen
  - V. a. supragastrisches oder gastrisches Aufstoßen
- Bei **Kombination von Impedanzmessung und Ösophagusmanometrie** (HRIM: high resolution impedance manometry) können
  - ebenfalls Refluxepisoden und
  - zusätzlich der verursachende Mechanismus detektiert werden (z. B. transiente Relaxationen des unteren Ösophagussphinkters, Rumination, ▶ Abb. 1.88).
- Umgekehrt lässt sich auch der prograde Transport flüssiger oder fester Boli beurteilen, und es können Rückschlüsse auf etwaige Passagebehinderungen gezogen werden.

1.37.6 Kontraindikationen

- Kontraindikationen bilden Situationen mit hohem Perforations- oder Blutungsrisiko, wie
  - große, dünnwandige (Zenker-)Divertikel,
  - (tiefe) Ulzera der Speiseröhre und
  - Ösophagusvarizen (mit höherem Blutungsrisiko).

1.37.7 Aufklärung und spezielle Risiken

- Die Untersuchung erfordert das Einverständnis des Patienten (i. d. R. schriftlich) nach adäquater Aufklärung.
- Die Untersuchungsrisiken ähneln von der Art her denen der Ösophago-Gastro-Duodenoskopie (ÖGD).
- Die verwendeten Katheter sind dünn, flexibel und glatt, sodass die Wahrscheinlichkeit einer Verletzung sehr gering ist.
  - Andererseits werden die Katheter blind eingeführt.
- Mögliche Komplikationen werden unter dem entsprechenden Gliederungspunkt aufgeführt.

1.37.8 Präinterventionelle Diagnostik

- In aller Regel sollte vor Durchführung einer Ösophagus-Impedanzmessung eine ÖGD erfolgt sein.
  - Dies fast immer Voraussetzung für die Indikationsstellung und
  - dient dem Ausschluss der oben genannten Kontraindikationen.

1.37.9 Material

- Katheter mit sequenziell angeordneten Impedanz-Messelektroden
- (transportabler) Datenspeicher
- Software und PC für die rechnergestützte Auswertung

1.37.10 Durchführung

- Am nüchternen Patienten ist, je nach Fragestellung, das rechtzeitige Absetzen von
  - säurehemmenden und
  - motilitätswirksamen Pharmaka erforderlich.
- transnasales Einführen der Sonde nach Lokalanästhesie der Nasenschleimhaut
- Positionierung je nach Fragestellung und Kombination mit pH-Metrie oder Manometrie
- Eine häufig verwendete Katheterkonfiguration zur Impedanz-pH-Metrie bei Erwachsenen sieht die Positionierung der pH-Elektrode 5 cm oberhalb des Oberrands des unteren Ösophagussphinkters (UÖS) vor
  - Impedanzmessstellen befinden sich dann 3, 5, 7, 9, 15 und 17 cm oberhalb des UÖS.

- Durchführung der Untersuchung analog zur pH-Metrie bzw. zur Ösophagusmanometrie (siehe Kap. 1.35 und Kap. 1.36)
- Vor- und Nachbereitung des Systems nach Vorgaben des Herstellers

1.37.11 Mögliche Komplikationen

- Reizungen/Verletzungen
  - des Nasen-Rachen-Raums (bei transnasaler Platzierung),
  - der Schleimhaut von Speiseröhre oder Magen
  - mit dem Risiko der Blutung, Infektion, Perforation (äußerst selten)
- Auslösung von Brechreiz/Erbrechen mit der Gefahr der Aspiration
  - vor allem bei nicht nüchternen Patienten
- allergische Reaktion auf das üblicherweise verwandte Lokalanästhetikum
- Herzrhythmusstörungen und Blutdruckabfall (sehr selten)
- akzidentelle tracheale Intubation, dadurch sehr selten Laryngospasmus

1.37.12 Ergebnisse

- Die verfügbaren Systeme zur **Impedanz-pH-Metrie** führen eine automatisierte Analyse durch, die vom Untersucher aber kontrolliert werden sollte.
- Die automatisierte Analyse überschätzt nämlich tendenziell die Zahl der nicht sauren Refluxepisoden.
- Die Auswertung liefert neben quantitativen Parametern auch eine Symptom-Reflux-Analyse.
- Insbesondere die Phasen vor angegebenen Symptomen (2 min) sollten aber händisch auf Refluxereignisse überprüft werden [2].
- Über die für die pH-Metrie etablierten Parameter (kumulative Refluxzeit und DeMeester-Score) hinaus wird
  - die Gesamtzahl der Refluxepisoden angegeben (normal < 40 in 24 h, Graubereich 40–80, klar pathologisch > 80) [2],
  - aufgeschlüsselt in den Anteil saurer, schwach saurer und nicht saurer Refluxepisoden (▶ Abb. 1.86, ▶ Abb. 1.87).
- Auch wird die kumulative Refluxzeit in Prozent, unabhängig vom pH-Wert, angegeben.
- Zudem kann unterschieden werden zwischen
  - dem alleinigen Reflux von Flüssigkeit,
  - dem Aufstoßen von Luft aus dem Magen und
  - Refluxepisoden mit flüssigen und gasförmigen Anteilen.
- Supragastrisches Aufstoßen kann anhand des typischen kurzen Impedanzanstiegs in den proximalen Ösophagusabschnitten visuell erfasst werden (▶ Abb. 1.87).

- Für das bei der **HRIM** parallel zur Manometrie erfasste Impedanzsignal gibt es noch keine etablierten und/oder automatisierten Analyseparameter.
- Außer in Studien findet die Auswertung in der Regel visuell statt (▶ Abb. 1.88).

1.37.13 Quellenangaben

[1] Pehl C, Keller J, Allescher HD et al. Ösophageale Refluxdiagnostik – pH-Metrie, Impedanzmessung, Bilirubin-Messung: Empfehlungen der Deutschen Gesellschaft für Neurogastroenterologie und Motilität und der Arbeitsgruppe Neurogastroenterologie der Deutschen Gesellschaft für Verdauungs- und Stoffwechselkrankheiten. Z Gastroenterol 2012; 50: 1310–1332

[2] Roman S, Gyawali CP, Savarino E et al. Ambulatory reflux monitoring for diagnosis of gastro-esophageal reflux disease: Update of the Porto consensus and recommendations from an international consensus group. Neurogastroenterol Motil 2017; 29: 1–15

1.38 Gendiagnostik

J. Rosendahl, H. Witt

1.38.1 Steckbrief

In den letzten Jahren hat sich die Technologie zur Durchführung genetischer Analysen rasant weiterentwickelt. Dadurch ist es möglich, komplexe genetische Veränderungen verschiedener Erkrankungen zu erfassen, wobei die Interpretation der Datenmengen schwieriger wird. Mit dem Gendiagnostikgesetz sind wesentliche Regulationsmechanismen genetischer Untersuchungen in Kraft getreten, die von allen Ärzten im klinischen Alltag berücksichtigt werden müssen. Aus diesem Grund fokussiert dieses Kapitel zu Beginn auf wichtige Aspekte des Gesetzestextes.

1.38.2 Aktuelles

- Das Gendiagnostikgesetz (GenDG) regelt seit dem 1. Februar 2010 die Voraussetzungen für genetische Analysen sowie die Handhabung genetischer Proben und Daten [3].
- Ziel des GenDG ist es, eine Benachteiligung aufgrund genetischer Eigenschaften zu verhindern (§ 1).
- Das GenDG gilt für genetische Untersuchungen bei geborenen Menschen sowie bei Embryonen und Föten während der Schwangerschaft.
- Weiterhin findet es Anwendung
  - bei genetischen Untersuchungen zu medizinischen Zwecken,
  - bei der Klärung zur Abstammung,
  - im Versicherungsbereich und
  - im Arbeitsleben.
- Es gilt nicht bei genetischen Untersuchungen zu Forschungszwecken und aufgrund von Vorschriften bei Strafverfahren sowie des Infektionsschutzgesetzes (§ 2).

GenDG – Arztvorbehalt

- Diagnostische genetische Untersuchungen dürfen nur durch Ärzte vorgenommen werden.
- Prädiktive genetische Untersuchungen dürfen nur durch Fachärzte für Humangenetik oder Ärzte mit Facharzt-, Schwerpunkt- oder Zusatzbezeichnung und zusätzlicher Qualifikation in ihrem Fachgebiet vorgenommen werden.
- Eine genetische Beratung nach § 10 dürfen nur qualifizierte Ärzte (siehe Definition in vorherigem Satz) durchführen.

GenDG – Einwilligung und Aufklärung

- Jegliche genetische Untersuchung oder Analyse im Sinne des GenDG darf nur erfolgen, wenn die betroffene Person in die Untersuchung und die Gewinnung der Probe ausdrücklich und schriftlich eingewilligt hat.
- Die Einwilligung umfasst die Entscheidung, ob und inwieweit das Ergebnis der Untersuchung zur Kenntnis zu geben oder zu vernichten ist.
- Die betroffene Person kann ihre Einwilligung jederzeit mit Wirkung für die Zukunft schriftlich oder mündlich widerrufen. Bei mündlichem Widerruf muss dieser dokumentiert werden. Ein Nachweis des Widerrufs muss der widerrufenden Person unverzüglich übermittelt werden.
- Es muss eine Aufklärung über Wesen, Bedeutung und Tragweite der genetischen Untersuchung erfolgen und der betroffenen Person eine angemessene Bedenkzeit eingeräumt werden.
- Während der Aufklärung müssen Zweck, Art, Umfang und Aussagekraft der genetischen Untersuchung besprochen werden.
- Ebenso müssen gesundheitliche Risiken, die mit der Kenntnis des Ergebnisses verbunden sind, thematisiert werden.
- Wichtig ist die Aufklärung über das Recht, die Einwilligung jederzeit zu widerrufen, ebenso wie über das Recht auf Nichtwissen.
- Die aufklärende ärztliche Person hat den Inhalt des Gesprächs vor der genetischen Untersuchung zu dokumentieren.

GenDG – Genetische Beratung

- Nach einer diagnostischen genetischen Untersuchung soll der Untersuchte durch einen Arzt beraten werden.
- Der Untersuchte kann im Einzelfall, nach vorheriger schriftlicher Information über die Beratungsinhalte, schriftlich auf die Beratung verzichten.
- Liegt bei der betroffenen Person eine genetische Eigenschaft mit Bedeutung für eine Erkrankung vor, die nicht behandelbar ist, muss die Beratung zwingend erfolgen.
- Bei prädiktiven Untersuchungen muss die Beratung zwingend vor und nach der Untersuchung erfolgen.
- Eine genetische Beratung muss umfassend sein und medizinische, psychische und soziale Aspekte ansprechen.
- Die Beratung erfolgt ergebnisoffen und ist auf den Umgang mit den Untersuchungsergebnissen fokussiert.
- Sollte für genetisch Verwandte der untersuchten Person das Ergebnis der genetischen Untersuchung relevant sein, umfasst die Beratung eine Empfehlung für die Verwandten, sich beraten zu lassen.
- Das Beratungsgespräch muss schriftlich dokumentiert werden.

GenDG – Mitteilung der Ergebnisse

- Das Ergebnis der genetischen Untersuchung darf nur der untersuchten Person durch den verantwortlichen Arzt mitgeteilt werden.
- Die die Untersuchung durchführende Person darf das Ergebnis nur dem verantwortlichen Arzt mitteilen.
- Dritten Personen darf das Ergebnis nur nach schriftlicher Einverständniserklärung übermittelt werden.
- Es besteht weiterhin das Recht der untersuchten Person auf Nichtwissen.

GenDG – Aufbewahrung und Vernichtung der Ergebnisse

- Ergebnisse genetischer Untersuchungen müssen durch die verantwortliche ärztliche Person über 10 Jahre in den Untersuchungsunterlagen der betroffenen Person aufbewahrt werden.
- Nach 10 Jahren oder auf Wunsch der untersuchten Person müssen die Unterlagen vernichtet werden, falls keine schutzwürdigen Interessen der betroffenen Person beeinträchtigt werden (§ 12).
- Eine längere Aufbewahrung der Ergebnisse kann schriftlich von der betroffenen Person beantragt werden.

GenDG – Genetische Untersuchungen bei nicht einwilligungsfähigen Personen

- Die genetische Untersuchung nicht einwilligungsfähiger Personen und somit auch Minderjähriger nimmt eine Sonderrolle nach § 14 GenDG ein.
- Hier darf eine Untersuchung nur erfolgen, „um bei der Person eine genetisch bedingte Erkrankung oder gesundheitliche Störung zu vermeiden oder zu behandeln oder dieser vorzubeugen, oder wenn eine Behandlung mit einem Arzneimittel vorgesehen ist, dessen Wirkung durch genetische Eigenschaften beeinflusst wird".
- Dies legt fest, dass bei Kindern eine prädiktive Testung nicht mehr zugelassen ist, wenn das Ergebnis keine therapeutische Konsequenz hat, selbst wenn die Eltern des Kinds eine genetische Untersuchung wünschen.

- Andererseits wird durch die Gendiagnostik-Kommission (GEKO) die Indikation für eine prädiktive Untersuchung von nicht einwilligungsfähigen Personen weiter gefasst: Diese kann somit zulässig sein, „um Belastungen durch weitere Untersuchungen zu vermeiden", wenn z. B. „im Falle eines negativen Befundes eine belastende klinische Betreuung entfällt" [4].
- Erkrankungen, die erst im Erwachsenenalter auftreten und für die keine Präventionsmaßnahmen möglich sind, erfüllen nicht die Voraussetzungen für eine prädiktive genetische Untersuchung von Kindern und Jugendlichen.

Verstöße gegen das GenDG

- Ein Verstoß gegen das Gendiagnostikgesetz kann mit einer Freiheitsstrafe von bis zu 2 Jahren oder einer Geldstrafe von bis zu 300 000 Euro geahndet werden.

1.38.3 Synonyme

- gendiagnostische Analyse
- Gentest
- genetische Untersuchung

1.38.4 Keywords

- Genetik
- PCR
- Sanger-Sequenzierung
- Next-Generation-Sequencing

1.38.5 Definition

- Bei der genetischen Diagnostik werden zwei Formen unterschieden.
- **Krankheitsdiagnostik:**
  - Besteht eine Erkrankung, deren genetische Ursache ermittelt werden soll, spricht man von einer „herkömmlichen" genetischen Diagnostik.
  - Ziel ist es, die Diagnose zu stellen oder zu sichern.
- **Prädiktive Diagnostik:**
  - Bei der prädiktiven Diagnostik wird versucht, das Risiko für das Entstehen einer bestimmten Erkrankung vorab zu bestimmen.
  - Dementsprechend ist die zu testende Person in der Regel gesund, oft aber ein naher Verwandter erkrankt.

1.38.6 Indikationen

- Im klinischen Alltag ist die Relevanz der genetischen Diagnostik vor allem bei komplexen Erkrankungen eingeschränkt.
- Liegen monogenetische Erkrankungen vor, kann die diagnostische und prädiktive Gendiagnostik unser klinisches Handeln beeinflussen.
- Bei komplexen Erkrankungen ist die Risikoerhöhung einer assoziierten genetischen Variante meistens gering und es liegen weitere Einflussfaktoren (Gen-Umwelt-Interaktionen) vor, welche bisher nur unvollständig verstanden sind.
- Dementsprechend dient die genetische Diagnostik bei komplexen Erkrankungen weitestgehend Forschungszwecken.
- Kommerziell angebotene genetische Untersuchungen, beispielsweise zur Vorhersage eines etwaigen Herzinfarktrisikos des einzelnen getesteten Individuums, müssen kritisch gesehen werden.

1.38.7 Aufklärung und spezielle Risiken

- Vor jeder genetischen Untersuchung muss eine Aufklärung entsprechend des GenDG erfolgen.

1.38.8 Material

- Im Regelfall wird EDTA-Blut für diagnostische genetische Untersuchungen verwendet.
- Andere Materialien, z. B. Speichelproben, Abstriche, können ebenso eingesetzt werden.

1.38.9 Durchführung

- Zunächst muss die Desoxyribonukleinsäure (DNA) isoliert werden.
- Anschließend erfolgt eine Vervielfältigung des gewünschten Abschnittes der DNA und der Nachweis des Produkts mit verschiedenen Techniken (z. B. Elektrophorese und DNA-Färbung; fluoreszenzmarkierte Hybridisierungssonden).
- Für die Vervielfältigung der DNA wird auch heute noch meistens die Polymerase-Kettenreaktion (Polymerase Chain Reaction, PCR) verwendet.
- Die **Amplifikation der DNA** ist erforderlich, um eine ausreichende DNA-Menge für den Nachweis von genetischen Veränderungen (z. B. Mutationen) zu haben.
- Bei der PCR werden ausgewählte DNA-Abschnitte in vitro enzymatisch vervielfältigt (amplifiziert).
- Anfang und Ende des zu amplifizierenden Abschnitts werden durch komplementäre bzw. umgekehrt komplementäre, einzelsträngige kleine DNA-Fragmente (Oligonukleotide oder Primer genannt) definiert, die sich an die 5'-Enden der Ziel-DNA anlagern.
- Durch periodische Temperaturveränderungen wird die DNA denaturiert und nach dem Anlagern der Primer (Annealing) durch eine DNA-Polymerase verlängert (Extension).

Diagnostische Methoden

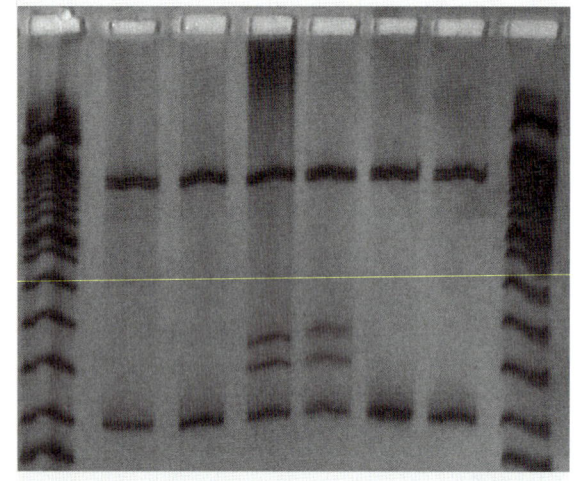

Abb. 1.89 Polyacrylamid-Gel mit Nachweis der heterozygoten CFTR-Mutation p.F508del. BL: Basenleiter; het: heterozygot; W: Wildtyp.

- Wenn im Bereich der FRET-Sonde eine Punktmutation vorliegt, schmilzt die Sonde bei niedrigerer Temperatur vom PCR-Produkt ab, da die Sonde eine Basen-Fehlpaarung im Vergleich zum Wildtyp aufweist.
  - Es entstehen somit allelspezifische Schmelzkurven (▶ Abb. 1.90).
- Mit der **DNA-Sequenzierung** wird die Basenreihenfolge der DNA über einen bestimmten Abschnitt wiedergegeben.
  - Das PCR-Produkt wird unter Zusatz von fluoreszenzmarkierten Dideoxy-Nukleotiden linear vervielfältigt.
  - Wird anstelle eines normalen Nukleotids ein Dideoxy-Nukleotid eingebaut, bricht die Kettenverlängerung ab, da diese Nukleotide keine Hydroxylgruppe am 3'-C-Atom besitzen und somit eine weitere Verknüpfung mit anderen Nukleotiden nicht mehr stattfinden kann.
  - Es entstehen Fragmente jeder Länge, deren fluoreszenzmarkierte endständige Basen und somit die Sequenz mittels elektrophoretischer Auftrennung und Photodetektion bestimmt wird.
  - Am Ende erhält man die Abfolge der vorliegenden Sequenz in einem Elektropherogramm.
- In den letzten Jahren wurde durch die Entschlüsselung des humanen Genoms die Entwicklung neuer **Hochdurchsatzverfahren** (Next-Generation-Sequencing [NGS]) beschleunigt [5].
  - Dies beeinflusst die Möglichkeiten in der medizinischen Diagnostik und Forschung und eröffnet neue Horizonte.
  - Die neuen Technologien ermöglichen es, das gesamte Genom eines Individuums in kurzer Zeit (Wochen) zu einem überschaubaren Preis (1000–2500 Euro; zukünftig günstiger) zu analysieren.
  - Die Interpretation der daraus resultierenden Datenmenge ist jedoch nicht immer einfach und sollte Experten vorbehalten bleiben.

- Durch Wiederholung der Zyklen kommt es zu einer exponentiellen Vermehrung der Zielsequenz. Das PCR-Produkt kann in verschiedenen Formen visualisiert werden, so z. B. auf einem Polyacrylamid-Gel (▶ Abb. 1.89).
- Die **Analyse der amplifizierten Fragmente** kann mit verschiedenen Methoden erfolgen, es kommen beispielsweise Hybridisierungssonden zum Einsatz.
  - Bei der Schmelzkurvenanalyse werden die PCR-Produkte mit fluoreszenzmarkierten Oligonukleotiden (Hybridisation Probes, Fluoreszenz-Resonanz-Energietransfer-Sonden [FRET] oder Simple Probes) inkubiert, die sequenzspezifisch an die DNA binden.

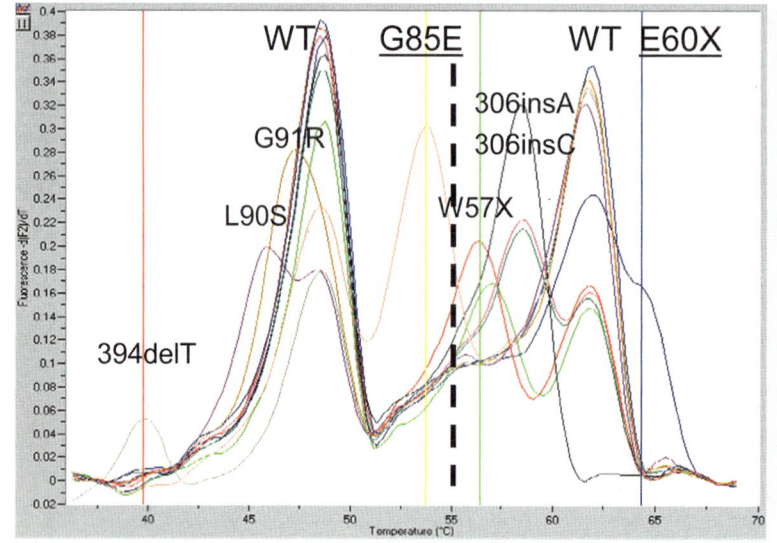

Abb. 1.90 Schmelzkurvenanalyse des CFTR-Exon 3 mit spezifischem Nachweis der p.E60X- und der p.G85E-Mutationen und weiterer Varianten, die unter der Sondensequenz liegen. WT: Wildtyp.

1.38.10 Mögliche Komplikationen

- Neben den Komplikationen einer notwendigen Blutentnahme bestehen klinisch keine Risiken.
- Bei Einsatz von genetischen Untersuchungsverfahren besteht die Gefahr, Zufallsbefunde zu erhalten (z. B. bei Gesamt-Genom-Sequenzierung die Feststellung einer erblichen Erkrankung, nach der nicht gezielt gesucht wurde).

1.38.11 Ergebnisse

Interpretation genetischer Befunde

- Grundsätzlich kann eine Erkrankung durch Veränderungen in einem Gen (monogen) oder durch Veränderungen in mehreren Genen (polygen) bedingt sein.
- Ebenso können epigenetische Veränderungen eine Erkrankung beeinflussen.
- Monogene Erkrankungen sind in ihrer Gesamtheit selten.
  - Sie werden meistens rezessiv oder dominant vererbt und der Vererbungsmodus folgt den Mendelschen Regeln.
  - Für die meisten monogenen Erkrankungen konnten die ursächlichen Gene in den letzten Jahrzehnten identifiziert werden.
- Polygenen Erkrankungen liegen Veränderungen in zahlreichen Genen zugrunde.
  - Neben den genetischen Veränderungen spielen bei diesen Erkrankungen auch andere Faktoren pathogenetisch eine Rolle, wie z. B. Umweltfaktoren.
  - Daher werden diese als komplexe Erkrankungen (z. B. Diabetes mellitus, Adipositas) bezeichnet.
  - Bei diesen Erkrankungen werden in den meisten Fällen Genvarianten gefunden, die mit einer nur geringen Risikoerhöhung für die Erkrankung einhergehen.

Genotyp-Phänotyp-Korrelation

- Bei manchen Erkrankungen korreliert der Genotyp gut mit dem Phänotyp.
- Die **Mukoviszidose** zeigt, dass dies für Mutationen des verantwortlichen CFTR-Gen unterschiedlich sein kann:
  - Die zystische Fibrose (CF) ist eine autosomal-rezessive Erberkrankung.
  - Sie ist durch eine chronische obstruktive Lungenerkrankung, eine exokrine Pankreasinsuffizienz und durch erhöhte Chloridkonzentrationen im Schweiß charakterisiert.
  - Ursächlich sind Mutationen im CFTR-Gen, die sich je nach Art in verschiedene Schweregradklassen einteilen lassen.
  - Für die Pankreasfunktion findet sich eine gute Genotyp-Phänotyp-Korrelation:
    – Zwei schwere CFTR-Mutationen bedingen eine exokrine Pankreasinsuffizienz.
    – Pankreassuffiziente Patienten tragen in der Regel eine schwere und eine milde Mutation bzw. zwei milde Mutationen.
  - Für den Schweregrad der Lungenerkrankung besteht so gut wie keine Genotyp-Phänotyp-Korrelation:
    – Homozygote Patienten mit identischer CFTR-Mutation wie z. B. p.F508del zeigen ein breites Spektrum von einer milden Lungenbeteiligung bis hin zum Lungenversagen – dies sogar innerhalb derselben Familie.
  - Eine prognostische Abschätzung ist somit allein anhand der nachgewiesenen Mutationen nicht möglich.
  - Erschwerend kommt hinzu, dass viele genetische Veränderungen sehr selten sind und dementsprechend ihre Konsequenz schwer einzuordnen ist.

Ein Gen – verschiedene Erkrankungen

- In seltenen Fällen können Veränderungen eines Gens verschiedene Erkrankungen bedingen.
- So findet man beispielsweise verschiedene Erkrankungen, die mit Mutationen im CFTR-Gen assoziiert sind.
- Zu diesen Erkrankungen zählen:
  - die idiopathische chronische Pankreatitis
  - die isolierte obstruktive Azoospermie durch eine kongenitale bilaterale Aplasie des Vas deferens (CBAVD)
  - diffuse Bronchiektasien
  - die allergische bronchopulmonale Aspergillose (ABPA)
- Bei den CFTR-assoziierten Erkrankungen tragen die Patienten in der Regel nur eine Mutation (heterozygot), und die gefundenen Mutationen unterscheiden sich häufig in den verschiedenen Krankheitsentitäten.
- Ein weiteres Beispiel sind Mutationen im RET-Protoonkogen:
  - Während Mutationen, die zu einer Funktionsvermehrung führen, mit einer multiplen endokrinen Neoplasie und anderen Tumorsyndromen vergesellschaftet sind, disponieren Funktionsverlust-Mutationen zu einem Morbus Hirschsprung.

Penetranz und Expressivität verschiedener Mutationen

- Das Vorhandensein einer Mutation muss nicht zwingend eine Erkrankung auslösen.
- Je nach Penetranz der Mutation erkranken Merkmalsträger mit einer bestimmten Wahrscheinlichkeit.
- Liegt eine vollständige Penetranz vor, werden alle Träger der Mutation die Erkrankung entwickeln.
  - Solch eine nahezu hundertprozentige Penetranz findet sich beispielsweise bei der Neurofibromatose I oder der Chorea Huntington.
- Hingegen zeigt sich bei der durch Mutationen im kationischen Trypsin-Gen (PRSS 1) hervorgerufenen hereditären chronischen Pankreatitis eine Penetranz von etwa

80 % für die p.R122H-Mutation und von 5 % für die p.A16V-Mutation.
- Ein weiteres Beispiel für eine Erkrankung mit niedriger Penetranz ist die autosomal-rezessiv vererbte Hämochromatose.
  - Dabei entwickelt sich aufgrund einer erhöhten intestinalen Eisenaufnahme eine progrediente Eisenüberladung der Organe, insbesondere der Leber.
  - Auch wenn über 90 % der Patienten homozygot für eine spezifische Mutation (p.C 282Y) sind, entwickeln nur 1 % der homozygoten Individuen eine klinisch manifeste Hämochromatose [1].
  - Die Penetranz der p.C 282Y-Mutation wird wahrscheinlich in erheblichem Maße durch andere Faktoren beeinflusst.
    – Endogene Faktoren sind z. B. Mutationen in anderen Genen, die für den Eisenstoffwechsel von Bedeutung sind (modifizierende Gene).
    – Exogene Faktoren können Alkoholkonsum oder bei Frauen die Menstruationsblutung sein.
- Unter Expressivität wird die individuell unterschiedlich starke phänotypische Ausprägung eines genetischen Merkmals verstanden.
- Ist diese Ausprägung trotz identischen Genotyps verschieden, spricht man von variabler Expressivität.
- Die Begriffe Penetranz und Expressivität werden vornehmlich bei monogen vererbten Erkrankungen verwendet.

Epigenetik

- Die Epigenetik umfasst Veränderungen der menschlichen Erbsubstanz, die nicht auf Mutationen der DNA-Sequenz beruhen, aber an Tochterzellen weitergegeben werden.
- Somit muss bei der genetischen Diagnostik berücksichtigt werden, dass die Analysen in der Regel epigenetische Einflüsse nicht oder nur unzureichend erfassen.
- Epigenetische Veränderungen können die Aktivität eines Gens und hierdurch seine Funktion beeinflussen.
- Klinisch können sie im Phänotyp evident werden.
- Folgende epigenetische Veränderungen können vorliegen:
  - Modifikationen von DNA-Basen, z. B. die Methylierung von Cytosinen in CpG Inseln,
  - Modifikation von Histonproteinen (durch Methylierung, Acetylierung, Phosphorylierung),
  - RNAi-vermittelte Mechanismen.
- Eine klinisch bedeutende Form der epigenetischen Genregulation ist das sog. Imprinting (genomische Prägung).
  - Bei diesem Phänomen ist die Aktivierung bzw. Inaktivierung eines Gens abhängig von der elterlichen Herkunft, also von welchem Elternteil das Allel stammt.
  - Imprinting-Störungen können zu Erberkrankungen wie dem Angelman-Syndrom oder dem Prader-Willi-Syndrom führen.
- Im Gegensatz zu somatischen DNA-Mutationen sind epigenetische Veränderungen dynamisch.
  - So können sie für einen Teil der phänotypischen Diskordanz einieiger Zwillinge verantwortlich sein.
  - Interessanterweise nehmen epigenetische Veränderungen im Alter zu.
  - Dies konnte bei monozygoten Zwillingen nachgewiesen werden, bei denen Dreijährige deutlich weniger differenziell exprimierte Gene (bis zu vierfach) und Methylierungsunterschiede (bis zu zweifach) als 50-Jährige aufwiesen [2].
  - Ursächlich scheinen exogene (z. B. Rauchen, Ernährung, körperliche Aktivität) und endogene Faktoren (z. B. Fehler bei der Übertragung epigenetischer Information während der Zellteilung) zu sein.

1.38.12 Quellenangaben

[1] Beutler E, Felitti VJ, Koziol JA et al. Penetrance of 845G–>A (C 282Y) HFE hereditary haemochromatosis mutation in the USA. Lancet 2002; 359: 211–218

[2] Fraga MF, Ballestar E, Paz MF et al. Epigenetic differences arise during the lifetime of monozygotic twins. Proc Natl Acad Sci USA 2005; 102: 10604–10609

[3] Gesetz über genetische Untersuchungen bei Menschen (Gendiagnostikgesetz– GenDG)

[4] Richtlinie der Gendiagnostik-Kommission (GEKO) zu genetischen Untersuchungen bei nicht-einwilligungsfähigen Personen nach §14 in Verbindung mit §23 Abs. 2 Nr. 1c GenDG. Bundesgesundheitsbl. 2011; 54: 1257–1261

[5] Witt H. No Magic Bullet: Genetic Diagnostics and Predictive Testing. Dtsch Med Wochenschr 2017; 142: 652–656

Kapitel 2

Leitsymptome und -befunde

2.1	Ikterus	160
2.2	Akute Bauchschmerzen	165
2.3	Chronische Bauchschmerzen	171
2.4	Akutes Abdomen	176
2.5	Ileus	180
2.6	Dysphagie und Odynophagie	184
2.7	Sodbrennen	190
2.8	Malassimilationssyndrome	192
2.9	Übelkeit und Erbrechen	198
2.10	Teerstuhl, Hämatemesis und Kaffeesatzerbrechen	203
2.11	Blut im Stuhl	207
2.12	Hämatochezie	210
2.13	Diarrhö	214
2.14	Obstipation	218
2.15	Meteorismus	224
2.16	Stuhlinkontinenz	227
2.17	Aszites	232
2.18	Halitosis	235

2 Leitsymptome und -befunde

2.1 Ikterus

L. Kazemi-Shirazi, M. Trauner

2.1.1 Steckbrief

Die Gelbfärbung von Haut und Schleimhäuten durch Ablagerung von Bilirubin im Gewebe bei Hyperbilirubinämie wird als Ikterus bezeichnet. Eine Gelbfärbung der Skleren ist in der Regel ab einem Gesamtbilirubin von > 2 mg/dl sichtbar. Zahlreiche Ursachen können einem Ikterus zugrunde liegen. Aus praktischen Gründen bevorzugen wir die Einteilung in unkonjugierte (indirekte) und konjugierte (direkte) Hyperbilirubinämie. Die diagnostische Evaluation beginnt mit einer genauen Anamnese, physikalischen Krankenuntersuchung und Labor, gefolgt von Bildgebung.

2.1.2 Synonyme

- Hyperbilirubinämie

2.1.3 Keywords

- indirektes Bilirubin
- direktes Bilirubin
- konjungiertes Bilirubin
- unkonjugiertes Bilirubin
- Ikterus
- Hyperbilirubinämie

2.1.4 Definition

- Die Gelbfärbung von Haut und Schleimhäuten durch Ablagerung von Bilirubin im Gewebe bei Hyperbilirubinämie wird als Ikterus bezeichnet.
- Eine Gelbfärbung der Skleren ist in der Regel ab einem Gesamtbilirubin von > 2 mg/dl sichtbar.

2.1.5 Epidemiologie

- Nachdem der Ikterus als Symptom bei vielen Erkrankungen auftreten kann (▶ Tab. 2.2), ist eine Aussage zur Epidemiologie nicht möglich.

2.1.6 Ätiologie und Pathogenese

- Bilirubin ist zum überwiegenden Teil ein Abbauprodukt des Hämoglobins und wird in nicht konjugierter Form (nicht wasserlöslich) an Albumin gebunden in die Leber transportiert.
- Dort wird es nach Aufnahme durch spezifische Transportsysteme (OATP: Organische Anionen transportierende Proteine) durch das Enzym UDP-Glucuronyltransferase mit Glucuronsäure konjugiert (und damit wasserlöslich).
- Nach der Ausscheidung über die Bilirubin-Konjugat-Exportpumpe (MRP2) in die Galle gelangt das Bilirubin in den Darm.
  - Dort wird es zu Urobilinogen reduziert und zu 80 % über den Stuhl ausgeschieden.
- Etwa 20 % wird rückresorbiert und gelangt über den enterohepatischen Kreislauf in die Leber zurück.
- Ein geringer Anteil wird renal ausgeschieden.
- In der Literatur wird aus didaktischen Gründen häufig eine Einteilung in einen
  - prähepatischen,
  - hepatozelluären und
  - cholestatischen Ikterus verwendet.
- Aus praktischen Gründen bevorzugen die Autoren die Einteilung in
  - unkonjugierte (indirekte) und
  - konjugierte (direkte) Hyperbilirubinämie (▶ Tab. 2.2).
- Die vorwiegend **unkonjugierte** (**indirekte**) **Hyperbilirubinämie** ist bedingt durch
  - Überproduktion von Bilirubin (z. B. bei Hämolyse),
  - gestörte hepatische Bilirubinaufnahme (z. B. durch Medikamente) oder
  - Störung der Bilirubinkonjugation (erworben oder angeboren, z. B. bei Gilbert-Syndrom und Crigler-Najjar-Syndrom).
- Die **konjugierte** (**direkte**) **Hyperbilirubinämie** kann bedingt sein durch
  - jegliche hepatozelluläre Erkrankung (meist gleichermaßen Anstieg von direktem und indirektem Bilirubin),
  - gestörte kanalikuläre Exkretion von Bilirubin oder
  - biliäre Obstruktion (überwiegend direktes Bilirubin erhöht).
- In seltenen Fällen kann sich hinter einem Ikterus ein medizinischer Notfall verbergen, beispielsweise bei
  - massiver Hämolyse (z. B. bei Malaria-falciparum-Infektion),
  - aszendierender Cholangitis oder
  - fulminantem Leberversagen.

2.1.7 Symptomatik

- Assoziierte Symptome wie Fieber, Schüttelfrost und Schmerzen im Oberbauch (Charcot-Trias) können hinweisend auf eine Cholangitis sein.
- Kolikartige Schmerzen im rechten Oberbauch und/oder acholische Stühle und dunkler Harn könnten auf eine extrahepatische biliäre Obstruktion hindeuten.
- Bei konjugierter Hyperbilirubinämie findet sich eine Bilirubinurie mit Verfärbung des Harns.

- Der Harn kann aber auch bei massiver Hämolyse (Hämoglobinurie) dunkel verfärbt sein.
- Bei schmerzlosem Ikterus sollten Malignome (Pankreas, Ampulle, Gallenwege) in Erwägung gezogen werden.
- Allgemeinsymptome wie Müdigkeit, Unwohlsein, Appetitlosigkeit, Myalgien können bei infektiöser Hepatitis auftreten.
- Juckreiz kann bei cholestatischen Erkrankungen auftreten, z. B. bei primär biliärer Cholangitis (PBC), primär sklerosierender Cholangitis (PSC), medikamentös induzierter Cholestase, intrahepatischer Cholestase der Schwangerschaft (ICP).

2.1.8 Diagnostik

Diagnostisches Vorgehen

- Die diagnostische Evaluation umfasst
  - die genaue Anamnese,
  - die physikalische Krankenuntersuchung und
  - laborchemische Untersuchung,
  - gefolgt von Bildgebung.

Anamnese

- Die Anamnese sollte folgende Informationen erheben:
  - Familienanamnese hinsichtlich Leber- und hämolytischer Erkrankungen
  - Medikamente (inklusive pflanzliche Mittel, Ernährungssupplemente) – auch wenn deren Einnahme bereits längere Zeit zurückliegt (typische Latenzzeit von ca. 3–6 Wochen bei medikamentösen Leberschädigungen)
  - Risikofaktoren für Übertragung einer infektiösen Hepatitis (z. B. Reiseanamnese, Drogenkonsum, Sexualverhalten)
  - Alkoholkonsum
  - abdominelle Operationen (insbesondere Eingriffe an Gallenblase/Gallenwegen)
  - bekannte Gallensteine

Körperliche Untersuchung

- Auf eine zugrunde liegende chronische Lebererkrankung hindeuten können:
  - Leberhautzeichen (Spider nävi, verstärkte Venenzeichnung am Abdomen, Palmarerythem),
  - Gynäkomastie,
  - Duputryen-Kontraktur,
  - Hepato-/Splenomegalie,
  - Aszites.
- Xanthelasmen können bei PBC auftreten.
- Kayser-Fleischer-Ringe können bei Morbus Wilson auftreten.
- Eine (prall gefüllte) palpable nicht schmerzhafte Gallenblase (Courvoisier-Zeichen) kann durch maligne Gallengangsobstruktion bedingt sein.
- Im Gegensatz dazu besteht bei Cholezystitis ein starker Druckschmerz im rechten Oberbauch bei Inspiration mit vorzeitiger Beendigung der Atembewegung (Murphy-Zeichen).

Labor

- Eine Bestimmung folgender **Leberfunktionsparameter** sollte erfolgen [8], [9]:
  - Gesamtbilirubin, indirektes/direktes Bilirubin
  - Leberenzyme:
    - alkalische Phosphatase (AP)
    - γ-Glutamyltransferase (γ-GT)
    - Aspartat-Aminotransferase (AST)
    - Alanin-Aminotransferase (ALT)
  - Prothrombinzeit/INR
  - Albumin
- Predominant erhöhte Aminotransferasen (AST, ALT) deuten in der Regel auf eine hepatozelluläre Erkrankung hin.
- Bei alkoholischer Hepatitis ist in der Regel die AST > ALT, bei infektiöser Hepatitis ist die ALT führend.
- Gleichzeitig erhöhte γ-GT und AP deutet meist auf eine cholestatische Lebererkrankung bzw. biliäre Obstruktion hin.
- Allerdings kann eine Choledocholithiaisis primär in den ersten 24 Stunden vor voller Induktion der Cholestasefermente mit erhöhten Aminotransferasen einhergehen und umgekehrt eine Virushepatitis oder Fettlebererkrankung sich predominant cholestatisch präsentieren.
- Eine weiterführende laborchemische/genetische Abklärung kann im Einzelfall indiziert sein (▶ Tab. 2.1):
  - Ausschluss einer Virushepatitis
  - quantitative Immunglobuline und Autoantikörper zum Ausschluss autoimmuner Lebererkrankungen (PBC, PSC, Autoimmunhepatitis, Overlapsyndrome, IgG4-assoziierte Erkrankung)
  - Eisenstatus (Hämochromatose)
  - Coeruloplasmin (Morbus Wilson)
  - α1-Antitrypsinspiegel (α1-Antitrypsinmangel)
  - Schilddrüsenfunktion
  - Zöliakieantikörper
- Eine isoliert erhöhte AP kann aus extrahepatischen Geweben stammen, allen voran aus dem Knochen (z. B. bei Knochenmetastasen oder Osteoporose).
- Normale Leberenzyme bei Ikterus können bei Hämolyse oder angeborenen Störungen des Bilirubinmetabolismus auftreten (Gilbert-Syndrom, Crigler-Najar-Syndrom bzw. Compound-Heterozygotie für beide Erkrankungen, Dubin-Johnson- und Rotor-Syndrom).
- Bei Hämolyse findet sich typischerweise eine erhöhte Laktatdehydrogenase (LDH), erniedrigtes Haptoglobin und (absolute) Retikulozytose.
- Die LDH kann auch bei einer akuten Hepatitis erhöht sein, zusätzlich zu den Aminotransferasen.
- Eine INR-Erhöhung bzw. reduzierte Prothrombinzeit und Hypoalbuminämie können auf eine gestörte Lebersyntheseleistung hinweisen.

Tab. 2.1 Abzuklärende Laborparameter bei Ikterus.

Erkrankung	Labordiagnostik
Virushepatitis	Serologie (gegebenenfalls PCR) für CMV, EBV, HSV, VZV, Hepatitis A, B, C, E, D (nur bei Hepatitis B Infizierten), HIV (bei Risikogruppen)
(nicht) alkoholische Hepatitis	CDT, HbA$_{1c}$, Triglyzeride, Gesamtcholesterin, HDL, LDL
autoimmune Erkrankungen	IgG, IgA, IgM, ANA, AMA, ASMA, LKM, SLA/LP, ANCA, IgG4, IgA-EMA, IgA-TTG
Morbus Wilson	Coeruloplasmin
α1-Antitrypsinmangel	Serum-α1-Antitrypsinspiegel
Hämochromatose	Serumeisen, Transferrinsättigung, Ferritin
Schilddrüse	TSH

AMA: antimitochondriale Antikörper; ANA: antinukleäre Antikörper; ANCA: antineutrophile zytoplasmatische Antikörper; ASMA: Antikörper gegen glatte Muskelzellen; CDT: kohlenhydratdefizientes Transferrin; CMV: Zytomegalievirus; EBV: Ebstein-Barr-Virus; EMA: endomysiale Antikörper; HDL: High Density Lipoprotein; HIV: humanes Immundefizienzvirus; HSV: Herpes-simplex-Virus; LKM: Antikörper gegen Leber- Niere-Mikrosomen; LDL: Low Density Lipoprotein; PCR: Polymerase-Kettenreaktion; SLA/LP: Soluble-Liver-Antigen/-Liver-Pancreas-Antikörper; TSH: thyreoideastimulierndes Hormon; TTG: Gewebstransglutaminase; VZV: Varizella-Zoster-Virus

Bildgebende Diagnostik

- Bei der bildgebenden Diagnostik [13], [14] kommt primär der **Ultraschall des Abdomens** zum Einsatz (nicht invasiv, ohne Strahlenbelastung, sofort verfügbar, kostengünstig).
  - Hierbei kann eine biliäre Obstruktion in der Regel bestätigt oder ausgeschlossen werden (Nachweis von Cholangiektasien) und oft die Ursache der Obstruktion (z. B. Choledocholithiasis, Raumforderungen) nachgewiesen werden.
  - Bei 5–10 % der Fälle sind die Gallenwege trotz biliärer Obstruktion normal weit (zu früh im Verlauf, Ventilsteine, mangelnde Fähigkeit zur Ausdehnung durch Fibrose/Zirrhose des umgebenden Leberparenchyms).
  - Ebenso können Hinweise auf eine chronische Lebererkrankung und deren Komplikationen (z. B. Zirrhose, Zeichen der portalen Hypertonie) gefunden und die vaskulären Strukturen der Leber (Pfortader, A. hepatica propria, Lebervenen) auf Durchgängigkeit und einen regulären Fluss untersucht werden.
- Je nach Klinik, Labor und Ultraschall können weitere bildgebende Verfahren zum Einsatz kommen, wie
  - Computertomografie (CT),
  - Magnetresonanztomografie (MRT)/Magnetresonanz-Cholangiopankreatikografie (MRCP),
  - endoskopischer Ultraschall (EUS).
- Eine endoskopische retrograde Cholangiopankreatikografie (ERCP) wird aufgrund der Invasivität und möglichen Komplikationen de facto ausschließlich aus therapeutischen Gründen durchgeführt (z. B. Steinextraktion, Stenting).
  - In seltenen Fällen kann die ERCP (evtl. ergänzt um Cholangioskopie) auch aus diagnostischen Gründen notwendig sein (z. B. Zytologie, Biopsie bei Malignomverdacht).
- Eine perkutane transhepatische Cholangiografie (PTCD) hat in der Regel ausschließlich therapeutisch dann einen Stellenwert, wenn eine ERCP nicht möglich ist.

Histologie, Zytologie und klinische Pathologie

Histologische Leberdiagnostik

- Im Einzelfall kann eine Leberbiopsie erforderlich werden (z. B. Ausschluss Autoimmunhepatitis, V. a. Abstoßung nach Lebertransplantation).

2.1.9 Differenzialdiagnosen

- Die wichtigsten Ursachen des Ikterus im Erwachsenenalter zeigt ▶ Tab. 2.2 [11], [15].

2.1.10 Therapie

Therapeutisches Vorgehen

- Das therapeutische Vorgehen bei einem Ikterus richtet sich nach der jeweils zugrunde liegenden Ursache.
- Im Folgenden wird auf die familiären Hyperbilirubinämie-Syndrome eingegangen [1], [2], [3], [4], [5], [6], [7], [10], [12].
- Bei Gilbert-Syndrom und Crigler-Najjar-Syndromen liegt eine isolierte indirekte Hyperbilirubinämie vor, bei Rotor- und Dubin-Johnson-Syndrom eine isolierte direkte Hyperbilirubinämie.
- Alle Erkrankungen sind autosomal-rezessiv vererbt und mit Ausnahme von Crigler-Najjar-Syndrom I mit einer guten Prognose assoziiert.
- Das **Gilbert-Syndrom** (Morbus Meulengracht) ist die häufigste angeborene Störung der Bilirubin-Glukuronidierung (reduzierte UDP-Glucuronyltranferase-Aktivität).
  - Es betrifft 4–16 % der Bevölkerung und tritt bei Männern häufiger auf.
  - Wichtig ist es, die Patienten über die benigne Natur der Erkrankung und der Möglichkeit von Ikterusepisoden durch Dehydratation, Fasten, interkurrente Erkrankungen, Menstruation und Überanstrengung aufzuklären.

2.1 Ikterus

Tab. 2.2 Differenzialdiagnosen.

Differenzialdiagnose	Bemerkungen
unkonjugierte (indirekte) Hyperbilirubinämie	
erhöhte Bilirubinproduktion	Hämolyse Dyserythropoese Extravasation von Blut ins Gewebe
gestörte hepatische Bilirubinaufnahme	Rechtsherzinsuffizienz Medikamente portosystemische Kollateralen
gestörte Bilirubinkonjugation	angeboren: Crigler-Najjar-Syndrome Typ I und II, Gilbert-Syndrom (Morbus Meulengracht) andere: Hyperthyreose, Ethinylestradiol
konjugierte (direkte) Hyperbilirubinämie	
angeborene Erkrankungen	Dubin-Johnson-Syndrom Rotor-Syndrom benigne rekurrente intrahepatische Cholestase (BRIC) Low Phospholipid-associated Cholelithiasis (LPAC) Protoporphyrie
extrahepatische Cholestase (biliäre Obstruktion)	Choledocholithiasis Tumoren (intraduktal oder extraduktal) primär sklerosierende Choalngitis (PSC) sekundär sklerosierende Cholangitis (SSC) Pankreatitis Strikturen nach invasiven Eingriffen Parasiten (z. B. Ascaris lumbricoides, Fasciola hepatica, Schistosomen, Chlonorchis, Ecchinokokken) Leberabszess, biliäre Zysten
intrahepatische Cholestase	intrahepatische Tumoren intrahepatische Steine (Hepaticolithiasis) Leberzirrhose jeglicher Ursache virale Hepatitis alkoholische Hepatitis (ASH) Autoimmunhepatitis (AIH) primär biliäre Cholangitis (PBC), PSC, SSC Medikamente (z. B. Amoxicillin/Clavulansäure) Toxine (z. B. Amantia phalloides: Knollenblätterpilz) Sepsis/Infektion infiltrative Erkrankungen (z. B. Amyloidose, Sarkoidose, Tuberkulose, Lymphom) totale parenterale Ernährung nach Organtransplantation (z. B. Abstoßung, Graft-versus-Host-Erkrankung, venookklusive Erkrankung) Sichelzellerkrankung (hepatische Krise) postoperative Cholestase ischämische Hepatitis („Schockleber") Budd-Chiari-Syndrom Schwangerschaft, z. B. intrahepatische Cholestase der Schwangerschaft (ICP), akute Schwangerschaftsfettleber biliäre Zysten

- Eine molekularbiologische Diagnosesicherung ist möglich (Mutation im Promotor des UGT 1A1-Gens).
- Eine Therapie ist nicht erforderlich.
- Bestimmte Medikamente (v. a. Irinotecan) sollten wegen erhöhter Toxizität vermieden werden.
- Das Labor beim Gilbert-Syndrom ist bis auf die indirekte Hyperbilirubinämie unauffällig.
• Die **Crigler-Najjar-Syndrome** sind selten und durch das völlige Fehlen (Typ I) bzw. die stark reduzierte Aktivität (Typ II) der UDP-Glucuronyltranferase bedingt.
- Typ I manifestiert sich meist kurz nach Geburt.

– Typ I ist mit schwerem Ikterus (durchschnittlich 20–25 mg/dl, aber bis zu 50 mg/dl beschrieben) und neurologischer Beeinträchtigung durch Bilirubin-Enzephalopathie assoziiert und
– kann zu permanenten neurologischen Schäden führen (Kernikterus).
– Die Phototherapie ist die Therapie der Wahl, Plasmapheresen sind bei akuten Episoden möglich, die Lebertransplantation die einzig kurative Therapie.

- Typ II ist mit niedrigeren Serum-Bilirubinwerten assoziiert (< 20 mg/dl).
  - Betroffene können ohne neurologische Beeinträchtigung bis ins Erwachsenenalter überleben.
  - Eine spezifische Therapie ist nicht erforderlich, jedoch kann die Gabe von Phenobarbital bei schwerem Ikterus erwogen werden.
- Diese Syndrome sind in der Regel mit normalen Leberenzymen assoziiert.
• Das **Dubin-Johnson-Syndrom** und das **Rotor-Syndrom** sind beide selten, benigne, bedürfen keiner Therapie und sind in der Regel mit normalen Leberenzymen assoziiert.
  - Bei beiden kann das Bilirubin in der Schwangerschaft ansteigen.
  - Das Dubin-Johnson-Syndrom ist durch einen Defekt des MRP2-Transporter (MRP: multidrug resistance related protein) bedingt.
  - Grund für das Rotor-Syndrom ist ein Defekt in der hepatischen Speicherung von konjugiertem Bilirubin, welcher ebenfalls Defekte in Transportsystemen (OATP) zugrunde liegen.
  - Die Coproporphyrin-Ausscheidung im Harn erlaubt eine Unterscheidung dieser Syndrome:
    - Beim Dubin-Johnson-Syndrom ist die totale Coproporphyrin-Exkretion im Harn normal, aber > 80 % ist Coproporphyrin I (bei Gesunden: 75 % Coproporphyrin III).
    - Beim Rotor-Syndrom ist die totale Coproporphyrin-Ausscheidung im Urin auf 250–500 % erhöht (ca. 65 % Coproporphyrin I).
  - Obwohl eine Leberbiopsie zur Diagnosesicherung nicht erforderlich ist, soll erwähnt werden, dass die Leber beim Dubin-Johnson-Syndrom makroskopisch schwarz imponiert, die Histologie ist bis auf braunschwarze Pigmentablagerung normal.
• Die **benigne rekurrente intrahepatische Cholestase** (BRIC) ist eine Unterform der progressiven familiären intrahepatischen Cholestase (PFIC) und mit intermittierenden cholestatischen Episoden assoziiert.
  - Aus heutiger Sicht handelt es sich um mildere Verlaufsformen von defekten hepatobiliären Transportsystemen (FIC 1, BSEP/ABCB11), welche mittels Gentest identifiziert werden können.
  - Es gibt keine spezifische Therapie (meist kommt Ursodeoxycholsäure zum Einsatz), jedoch kann ein damit assoziierter Pruritus schwer genug sein, um eine Lebertransplantation zu rechtfertigen.

2.1.11 Verlauf und Prognose

• Verlauf und Prognose bei einem Ikterus sind von der jeweils zugrunde liegenden Ursache (▶ Tab. 2.2) abhängig.

2.1.12 Quellenangaben

[1] Berk PD, Jones EA, Howe RB et al. Disorders of bilirubin metabolism. In: Bondy PK, Rosenberg LE, Hrsg. Metabolic Control and Disease. 8. Aufl. Philadelphia: Saunders; 1980: 1009
[2] Berk PD, Wolkoff AW, Berlin NI. Inborn errors of bilirubin metabolism. Med Clin North Am 1975; 59: 803–816
[3] Black M, Billing BH. Hepatic bilirubin udp-glucuronyl transferase activity in liver disease and gilbert's syndrome. N Engl J Med 1969; 280: 1266–1271
[4] Borlak J, Thum T, Landt O et al. Molecular diagnosis of a familial non-hemolytic hyperbilirubinemia (Gilbert's syndrome) in healthy subjects. Hepatology 2000; 32: 792
[5] Bosma PJ, Chowdhury JR, Bakker C et al. The genetic basis of the reduced expression of bilirubin UDP-glucuronosyltransferase 1 in Gilbert's syndrome. N Engl J Med 1995; 333: 1171–1175
[6] Chalasani N, Chowdhury NR, Chowdhury JR et al. Kernicterus in an adult who is heterozygous for Crigler-Najjar syndrome and homozygous for Gilbert-type genetic defect. Gastroenterology 1997; 112: 2099–2103
[7] Muraca M, Fevery J, Blanckaert N. Relationships between serum bilirubins and production and conjugation of bilirubin. Studies in Gilbert's syndrome, Crigler-Najjar disease, hemolytic disorders, and rat models. Gastroenterology 1987; 92: 309–317
[8] Okolicsanyi L, Fevery J, Billing B et al. How should mild, isolated unconjugated hyperbilirubinemia be investigated? Semin Liver Dis 1983; 3: 36–41
[9] Pratt DS, Kaplan MM. Evaluation of abnormal liver-enzyme results in asymptomatic patients. N Engl J Med 2000; 342: 1266–1271
[10] Raijmakers MT, Jansen PL, Steegers EA et al. Association of human liver bilirubin UDP-glucuronyltransferase activity with a polymorphism in the promoter region of the UGT 1A1 gene. J Hepatol 2000; 33: 348–351
[11] Reisman Y, Gips CH, Lavelle SM et al. Clinical presentation of (subclinical) jaundice – the Euricterus project in The Netherlands. United Dutch Hospitals and Euricterus Project Management Group. Hepatogastroenterology 1996; 43: 1190–1195
[12] Rudenski AS, Halsall DJ. Genetic testing for Gilbert's syndrome: how useful is it in determining the cause of jaundice? Clin Chem 1998; 44: 1604–1605
[13] Sahai AV, Mauldin PD, Marsi V et al. Bile duct stones and laparoscopic cholecystectomy: a decision analysis to assess the roles of intraoperative cholangiography, EUS, and ERCP. Gastrointest Endosc 1999; 49: 334–343
[14] Saini S. Imaging of the hepatobiliary tract. N Engl J Med 1997; 336: 1889–1894
[15] Whitehead MW, Hainsworth I, Kingham JG. The causes of obvious jaundice in South West Wales: perceptions versus reality. Gut 2001; 48: 409–413

2.2 Akute Bauchschmerzen

I. Schiefke

2.2.1 Steckbrief

Akute abdominelle Beschwerden können sich innerhalb weniger Stunden bis Tage entwickeln und ebenso schnell wieder verschwinden. In der Notfallsituation ist die Differenzialdiagnose meist vielfältig – das Spektrum reicht von lebensbedrohlichen chirurgisch zu behebenden Problemen über funktionelle Beschwerden bis hin zu Symptomen systemischer Krankheiten ausgehend von extraabdominellen oder intraabdominellen Ursachen. Die Symptome können unspezifisch und atypisch sein. Besonders bei älteren Menschen, Patienten mit Diabetes, immunkompromittierten Patienten und Frauen im gebärfähigen Alter ist die Diagnostik eine besondere Herausforderung. Die Abgrenzung harmloser Beschwerden von schwerwiegenden organischen Ursachen ist die wichtigste Aufgabe des behandelnden Arztes.

2.2.2 Synonyme

- akute abdominelle Beschwerden
- akute Magenschmerzen

2.2.3 Keywords

- Triggerereignis
- Schmerzlokalisation
- Peritonitis
- Darmileus

2.2.4 Definition

- Akut nennt man Bauchschmerzen bis etwa 12 Wochen.
- Die Abgrenzung zu chronischen Beschwerden ist jedoch schwierig.
- Auf Basis der Anamnese und klinischen Untersuchung sollte entschieden werden, ob es sich um einen schnell fortschreitenden (akut) oder um einen länger andauernden Prozess (chronisch) handelt.
- Zur Definition des akuten Abdomens siehe Kap. 2.4.

2.2.5 Epidemiologie

Häufigkeit

- Abdominelle Beschwerden sind bei etwa 5–10 % der Patienten Vorstellungsgrund in einer Notfallaufnahme.

Altersgipfel

- Aufgrund der breit gefächerten Ursachen für akute Bauchschmerzen gibt es keinen allgemein gültigen Altersgipfel.

Geschlechtsverteilung

- Aufgrund der breit gefächerten Ursachen für akute Bauchschmerzen kann keine Geschlechtsverteilung angegeben werden.

Prädisponierende Faktoren

- Aufgrund der breit gefächerten Ursachen für akute Bauchschmerzen können keine prädisponierenden Faktoren angegeben werden.

2.2.6 Ätiologie und Pathogenese

- Die Abdominalorgane sind eigentlich unempfindlich gegen verschiedenen Stimuli, die im Bereich der Haut schwere Symptome verursachen würden.
- Der Riss (ohne Kapsel) oder das Zerschneiden eines Organs erzeugt bei viszeralen Organen keinen Schmerz.
- Die Hauptursachen für Schmerzen der Abdominalorgane sind
  - Zugkräfte (Zug am Peritoneum bei Tumoren oder Verwachsungen),
  - Scher- oder Dehnungskräfte (Kontraktion des Darmes bei mechanischem Darmverschluss oder die Gallenkolik).
- Die Organe werden sowohl vom vegetativen als auch vom somatischen Nervensystem versorgt. Zwischen beiden Systemen bestehen mehrere Verschaltungen, z. B. in den Spinalganglienzellen, sodass verschiedene Reflexbögen vorhanden sind (z. B. spinaler Vasomotorenreflex, viszerospinaler Reflex, Head-Zonen).
- Weitere Ursachen von Schmerzen können systemische Krankheiten sein, die pathologische Veränderungen an den inneren Organen
  - verursachen (Schwermetalle, Tuberkulose, systemischer Lupus erythematodes, hereditäres Angioödem, Amyloidose) oder
  - verstärken (Addison-Krise, Sichelzellanämie, diabetische Ketoazidose).
- Bauchschmerzen, hervorgerufen von extraabdominalen Krankheiten, können verursacht werden
  - via Nervenbahnen (Thyreotoxikose, Porphyrie, Phäochromozytom, Herpes),
  - via Irritation/Fortleitung (Pneumonie, Herzinfarkt, Pyelonephritis) oder
  - via übertragenen Schmerz (Herzinfarkt, Mediastinitis, Ureterolithiasis).

2.2.7 Klassifikation und Risikostratifizierung

- Auf Basis der Anamnese und der klinischen Untersuchung lassen sich die Bauchschmerzen nach Beginn, Dauer, Ort, Ausstrahlung und Charakter usw. einteilen (▶ Tab. 2.3, ▶ Tab. 2.4).

Tab. 2.3 Klassifizierungsmöglichkeiten des Bauchschmerzes. (Quelle: Schiefke I, Mössner J. Bauchschmerzen. In: Riemann J, Fischbach W, Galle P, Mössner J, Hrsg. Gastroenterologie in Klinik und Praxis. Stuttgart: Thieme; 2007: 47–61)

Kriterium	Einteilung
Beginn des Schmerzes	akut vs. chronisch (> 12 Wochen) oder akut rezidivierend
Charakter des Schmerzes	viszeral oder somatisch
Lokalisation des Schmerzes	Einteilung nach Quadranten
Ursache des Schmerzes	intraabdominell vs. extraabdominell organisch vs. funktionell

Tab. 2.4 Klassifizierung nach dem Charakter der Schmerzen. (Quelle: Schiefke I, Mössner J. Bauchschmerzen. In: Riemann J, Fischbach W, Galle P, Mössner J, Hrsg. Gastroenterologie in Klinik und Praxis. Stuttgart: Thieme; 2007: 47–61)

Charakteristika	viszeraler Schmerz	somatischer Schmerz
Ausgangsort	vor allem abdominale Hohlorgane	vor allem Peritoneum parietale einschließlich Bauchwand und Retroperitoneum
Leitung	Nn. splanchnici bilateral	segmentale sensible Fasern unilateral
Auslösung	vor allem Dehnung und Spasmus	alle Formen von Gewebsschädigung
Empfindung	dumpfer, krampfender, kolikartiger, beißender, bohrender oder nagender Schmerz	scharfer bis brennender Dauerschmerz, blitzschnell auftretend und verschwindend
Lokalisation	schlecht lokalisierbar, symmetrisch, nahe der Mittellinie bei unpaaren Organen	umschrieben, asymmetrisch, oft seitlich
vegetative Begleitsymptome	Unruhe, Nausea, Erbrechen, Blässe, Schwitzen	selten
Erleichterung	Herumgehen, Bewegung	Bettruhe, Schonhaltung,
Verschlimmerung	Ruhe	Erschütterung, Husten, Niesen, Bewegung

2.2.8 Symptomatik

- Neben den lokalen Symptomen mit unterschiedlicher Charakteristik sind bei akuten Bauchschmerzen häufig noch Allgemeinreaktionen vorhanden.
  - Diese erlauben Rückschlüsse auf die zugrunde liegende Erkrankung und die Schwere des Prozesses.
- Folgende Allgemeinreaktionen können auftreten:
  - Haut- oder Sklerenikterus
  - Tachykardie
  - fadenförmiger Puls
  - trockene Zunge
  - fleckige Rötung des Gesichts
  - eingefallenes Gesicht mit eingefallenen Wangen (Facies hippocratica)

2.2.9 Diagnostik

Diagnostisches Vorgehen

- Die Anamnese und der klinische Untersuchungsbefund sind die Basis der Untersuchung.
- Wichtige Kriterien sind
  - Klinik,
  - Allgemeinsymptome,
  - Epidemiologie und
  - Lokalisation der Beschwerden (▶ Abb. 2.1).

Anamnese

- **Lokalisation:**
  - Der organisch bedingte Schmerz ist im Gegensatz zu funktionell bedingten Schmerzen umschrieben.
  - Der Ort und die Ausstrahlung des Schmerzes engen die Differenzialdiagnose ein.
  - Die Schmerzen bei Pankreatitis strahlen z. B. in den Rücken aus, während der Nephrolithiasisschmerz in die Leiste ausstrahlt.
- **Dauer, Beginn, Frequenz:**
  - Für einige Erkrankungen gibt es eine typische Periodik:
    - bei Cholelithiasis episodische Attacken mit langen schmerzfreien Intervallen
    - bei Karzinomen persistierende und progrediente Beschwerden
    - bei funktionellen Beschwerden Dauerbeschwerden über Monate bis Jahre in wechselnder Stärke
- **Triggerereignisse:**
  - Bei Hernien, Bauchwandprozessen und vertebragenen Schmerzen besteht eine Lage- bzw. Bewegungsabhängigkeit.
  - Die Schmerzen bei einer Mesenterialischämie starten etwa 1 h nach Nahrungsaufnahme; die der Cholelithiasis, Pankreatitis und des Reizdarmsyndroms werden ebenfalls durch Nahrungsaufnahme verstärkt.
  - Im Gegensatz dazu verringern sich die Schmerzen bei der Ulkuskrankheit meist postprandial.

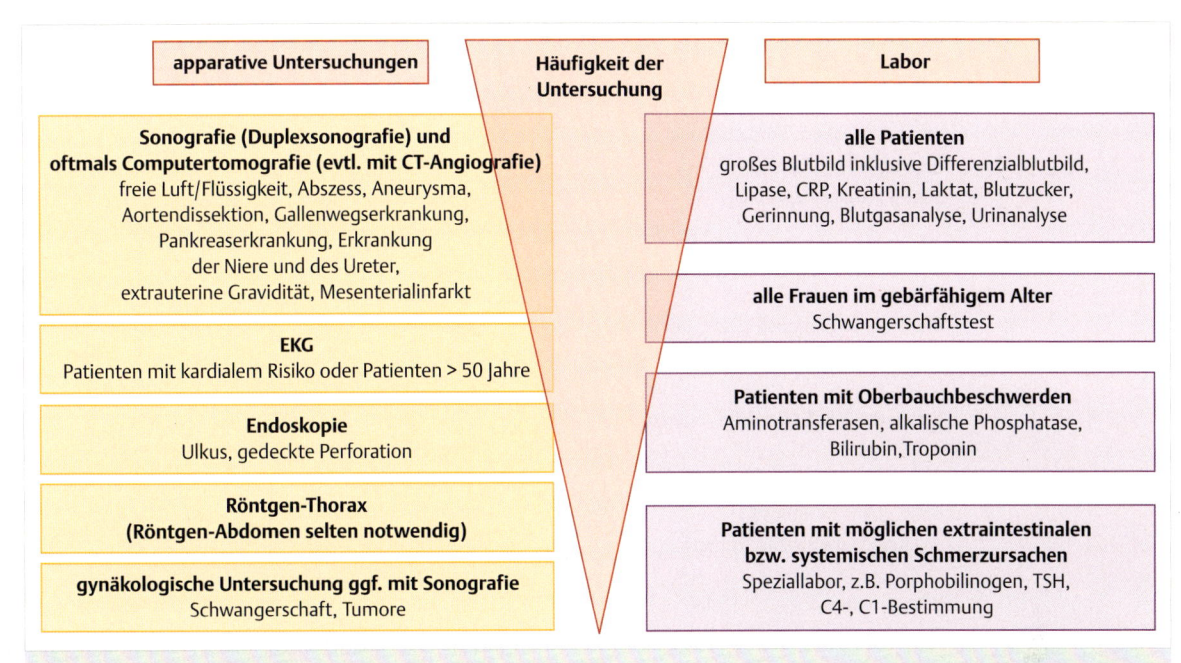

apparative Untersuchungen	Häufigkeit der Untersuchung	Labor
Sonografie (Duplexsonografie) und oftmals Computertomografie (evtl. mit CT-Angiografie) freie Luft/Flüssigkeit, Abszess, Aneurysma, Aortendissektion, Gallenwegserkrankung, Pankreaserkrankung, Erkrankung der Niere und des Ureter, extrauterine Gravidität, Mesenterialinfarkt		**alle Patienten** großes Blutbild inklusive Differenzialblutbild, Lipase, CRP, Kreatinin, Laktat, Blutzucker, Gerinnung, Blutgasanalyse, Urinanalyse
EKG Patienten mit kardialem Risiko oder Patienten > 50 Jahre		**alle Frauen im gebärfähigem Alter** Schwangerschaftstest
Endoskopie Ulkus, gedeckte Perforation		**Patienten mit Oberbauchbeschwerden** Aminotransferasen, alkalische Phosphatase, Bilirubin, Troponin
Röntgen-Thorax (Röntgen-Abdomen selten notwendig)		**Patienten mit möglichen extraintestinalen bzw. systemischen Schmerzursachen** Speziallabor, z.B. Porphobilinogen, TSH, C4-, C1-Bestimmung
gynäkologische Untersuchung ggf. mit Sonografie Schwangerschaft, Tumore		

Abb. 2.1 Prinzipielle Reihenfolge und Häufigkeit der Untersuchungen bei akuten Bauchschmerzen: schematische Darstellung der möglichen Diagnostikprozeduren.

- o Patienten mit Peritonitis vermeiden jede Bewegung.
- o Frauen sollten nach ihrer sexuellen Aktivität gefragt werden.
- **Stärke, Charakter:**
  - o Die Stärke der Beschwerden korreliert mit der Schwere der Erkrankung in der akuten Situation.
  - o Dieses Merkmal ist jedoch schwer zu erheben, da
    - die Schmerzen unterschiedlich empfunden werden und von früheren Schmerzerfahrungen abhängen und
    - das Alter und der klinische Zustand des Patienten mit einfließen.
- **Begleitsymptome und Vorgeschichte:**
  - o Weitere wichtige anamnestische Informationen liefert
    - o die Frage nach assoziierten Symptomen (Fieber, Schüttelfrost, Gewichtsverlust, Übelkeit und Erbrechen, Diarrhö, Obstipation, Hämatochezie, Meläna oder Änderung der Stuhlgewohnheiten) sowie
    - o die Suche nach extraintestinalen Symptomen bei Systemerkrankungen (Hautveränderungen bei Vaskulitiden oder bei heriditärem Angioödem).
  - o Ebenso unerlässlich sind die Fakten aus der Familienanamnese (Erbkrankheiten) und aus der Eigenanamnese (Auslandsaufenthalte, Bauchtrauma, Operationen, Menstruation etc.).

Körperliche Untersuchung

- Die Untersuchung des Patienten sollte in Abhängigkeit von der Lokalisation erfolgen und Folgendes umfassen:
  - o Messung des Blutdrucks, Puls und Temperatur (Vitalparameter)
  - o Inspektion der Haut und der Augen
  - o Auskultation des Abdomens nach Darmgeräuschen
  - o Auskultation des Thorax
  - o Palpation des Abdomens
  - o Perkussion des Abdomens
  - o rektale Untersuchung auf der Suche nach Blut
- Die Auskultation sollte vor der Palpation und Perkussion stattfinden, da eventuell ein paralytischer Subileus durch die Anregung der Peristaltik durch die Untersuchung überhört werden könnte.
- Im Rahmen der Abklärung der Bauchschmerzen muss eine rektale Untersuchung sowie bei Frauen eine gynäkologische Untersuchung erfolgen.
- Eine Abwehrspannung kann zunächst lokalisiert in der Region des erkrankten Organs bestehen, aber auch schon zu Beginn oder später diffus das gesamte Peritoneum (Peritonismus) umfassen.
- Entzündungszeichen wie Fieber und Blutbildveränderungen sowie ein Peritonismus kündigen oft eine spätere Peritonitis an.

Tab. 2.5 Assoziationen zu Krankheiten bei verschiedenen klinischen Untersuchungsbefunden. (Quelle: Schiefke I, Mössner J. Bauchschmerzen. In: Riemann J, Fischbach W, Galle P, Mössner J, Hrsg. Gastroenterologie in Klinik und Praxis. Stuttgart: Thieme; 2007: 47–61)

Untersuchung	Qualität	mögliche Erkrankung
Inspektion	regungslos, starre Körperhaltung	Peritonitis
	unruhig herumwälzend	biliäre oder renale Kolik
	asymmetrisches Abdomen	lokalisierte Darmblähung als Ausdruck eines organischen Hindernisses
	abnorme Darmbewegungen, „Steifungen"	Ileus
	Ikterus	Verschlussikterus
	Bläschen, Ulzerationen (Dermatom)	Herpes
Auskultation	verstärkte Darmgeräusche	Enterokolitis, mechanischer Ileus (Briden? Entzündung? Tumor? Pressstrahlgeräusch, metallisch)
	herabgesetzte/fehlende Darmgeräusche	paralytischer Ileus, reflektorisch bei Koliken, Pankreatitis, Peritonitis, Stoffwechselstörungen
Palpation	Abwehrspannung, Loslassschmerz	frühe Peritonitis
	keine Abwehrspannung	renale Kolik, Pankreatitis
	unilateral, lokalisierter Schmerz	Rückschluss auf betroffenes Organ möglich; fokaler Prozess wie Divertikulitis mit Abszess
	diffuser Schmerz	Peritonitis, elastisch (Gummibauch) bei Pankreatitis
	Bruchpfortenuntersuchung	eingeklemmte Hernie
	Resistenz	Tumor, Ileus
Perkussion	Tympanie	aufgetriebener Darm, vermehrte Luftfülle
	Dämpfung	Tumor, Aszites (verschiebbare Dämpfung)
	fehlende Leberdämpfung	Pneumoperitoneum (Perforation eines Hohlorgans)
	Schmerzen bei vorsichtiger Perkussion	Peritonitis

2.2.10 Differenzialdiagnosen

- Neben der Klinik und den Allgemeinsymptomen ist die Lokalisation der Beschwerden ein wichtiges Kriterium.
- Aus diesem Grund sind in ▶ Tab. 2.6 die Differenzialdiagnosen in Abhängigkeit von der Schmerzlokalisation angegeben.

Tab. 2.6 Differenzialdiagnosen. (Quelle: Schiefke I, Mössner J. Bauchschmerzen. In: Riemann J, Fischbach W, Galle P, Mössner J, Hrsg. Gastroenterologie in Klinik und Praxis. Stuttgart: Thieme; 2007: 47–61)

Differenzialdiagnose	Bemerkungen	
	Leitsymptome, typische Anamnese	wegweisende Diagnostik
diffuse Bauchschmerzen		
diffuse Peritonitis	ubiquitärer Bauchschmerz mit Loslassschmerz	-
akuter Dünndarmileus	Koliken, Erbrechen, Kahnbauch bei hohem Verschluss Meteorismus, bei tiefem Verschluss Vorwölbung an Bruchpforten bzw. Operationsnarben	Sonografie, CT
akuter Dickdarmileus	Wind-/Stuhlverhaltung, starker Meteorismus, Erbrechen fehlt oder Spätsymptom	Sonografie, CT
intestinale Pseudoobstruktion	langsam einsetzende kolikartige Schmerzen, Erbrechen, Meteorismus, Diarrhö	Sonografie, CT
Bauchwandschmerz	punktförmiger Schmerz	Carnett-Test
endokrinologische Erkrankungen (Coma diabeticum, Pseudoperitonitis diabetica, Addison-Krise, Thyreotoxikose)	Bauchkrämpfe, Erbrechen, Diarrhö	Elektrolyte, TSH, Glukose, ACTH, Kortisol im Urin
abdominelle Manifestation systemischer Erkrankungen	heriditäres Angioödem, Vaskulitis, eosinophile Erkrankungen, familiäres Mittelmeerfieber, Hypersensitivitätsreaktionen (Schlangenbisse etc.)	spezielle Labordiagnostik

2.2 Akute Bauchschmerzen

Tab. 2.6 Fortsetzung

Differenzialdiagnose	Bemerkungen	
	Leitsymptome, typische Anamnese	wegweisende Diagnostik
hämatologische Erkrankungen (akute Leukämie, Polycythaemia vera, Sichelzellanämie etc.)	diffuse Bauchschmerzen	großes Blutbild
Schwangerschaft	diffuse, ziehende, Bauchschmerzen	β-hCG Urin/Blut
Regio epigastrica		
umschriebene Peritonitis z. B. Ulkusperforation	brettharter Bauch mit Loslassschmerz	Sonografie, CT
akute Pankreatitis	elastische Bauchdeckenspannug-	Sonografie, CT (▶ Abb. 2.2), Lipase
Porphyrie	Anamnese mehrfacher Laparatomien ohne Befund, kolikartige Schmerzen, Obstipation bis Ileus, Nausea, Erbrechen, Paresen, Neuropathie, Tachykardie, zerebrale Symptome	δ-Aminolävulinsäure, Porphobilinogen im Urin
akute Appendizitis	Verlagerung des Schmerzes in wenigen Stunden in die Appendixregion	Sonografie
akutes Koronarsyndrom	Angina pectoris, Blässe Übelkeit, Erbrechen, häufig Schmerzausstrahlung in den linken Arm oder den Unterkiefer Herzrasen, kalter Schweiß Atemnot, Todesangst	EKG, Troponin, Echokardiografie
Pleurapneumonie	Husten, Atemnot, eitriger Auswurf, Schüttelfrost, erhöhte Atemgeschwindigkeit, erhöhter Puls, Pleuraerguss	Röntgen-Thorax
Perikarditis, Aneurysma	retrosternaler und epigastrischer lage- und atemabhängiger Schmerz, Fieber, Tachykardie und Rhythmusstörungen	Thorax, EKG, Echokardiografie
rheumatische Erkrankungen	variabel von unbestimmten Beschwerden bis zu Ileus, Perforation und Peritonitis	–
Regio umbilicalis		
akute Enterokolitis	Durchfall, Erbrechen, Bauchschmerzen, Fieber, Dehydratation	
epigastrische oder Nabelhernie	je nach Lokalisation unterschiedliche Schwellung, Schmerzen	Sonografie
Aneurysma	plötzlicher diffuser Schmerz mit Ausstrahlung in den Rücken	Sonografie, CT
mechanischer Ileus	s. o.	s. o.
Regio hypochondriaca dextra		
akute Cholezystitis	Druckschmerz mit Loslassschmerz, Murphy-Zeichen, Schmerzverstärkung durch Bewegung	Sonografie
Ulcus duodeni mit Penetration oder Perforation	s. o.	s. o.
akute Appendizitis (atypische Lage)	s. u.	s. u.
Perihepatitis acuta (Fitz-Hugh-Curtis-Syndrom)	Druckschmerz, typische Anamnese	Serologie (z. B. der Gonorrhö, Lues)
Pankreaskopfpankreatitis	s. o.	s. o.
Cholelithiasis	rasch zunehmender Schmerz, Druckgefühl im rechten Oberbauch, Meteorismus, Übelkeit, Unverträglichkeit fettreicher Speisen, evtl. Ikterus	Sonografie, Endosonografie
akute Leberstauung Hepatitis, Leberabszess	uncharakteristische Beschwerden, Zeichen der Rechtsherzinsuffizienz, tastbare Leber	Sonografie, Duplexsonografie, Echokardiografie, CT
Pleuropneumonie	s. o.	s. o.
Nephrolithiasis	starke wellenförmige Beschwerden	Sonografie
Herpes zoster	starke brennende Schmerzen in dem vom Nerv versorgten Hautbereich	–

Tab. 2.6 Fortsetzung

Differenzialdiagnose	Bemerkungen	
	Leitsymptome, typische Anamnese	wegweisende Diagnostik
Regio hypochondriaca sinistra		
Ulkusperforation	s. o.	s. o.
akute Pankreatitis	s. o.	s. o.
Milzruptur	plötzliche starke Schmerzen, Loslassschmerz, Übelkeit	Sonografie, CT
Milzabszess, -infarkt	Schmerzen, Fieber	Sonografie, CT
Ösophagusruptur	Dysphagie, Dyspnoe, Fieber Zyanose, plötzliche Thorax- und Abdominalschmerzen subkutanes Emphysem	CT
Herzinfarkt	s. o.	s. o.
inkarzerierte Hiatushernie	Sodbrennen, Thoraxschmerzen	CT, Röntgenbreischluck
Pleuritis	starke atemabhängige Schmerzen, Reizhusten, Atemnot	Röntgen-Thorax Sonografie
Regio lateralis et inguinalis dextra		
akute Appendizitis	zunehmender Druckschmerz (McBurney-Punkt, Lanz-Punkt) Blumberg-Zeichen, Rovsing-Zeichen, rektaler Druckschmerz, Psoasdehnungsschmerz, Schmerzverstärkung durch Bewegung	Sonografie
Adnexitis, Tubarruptur stielgedrehte Ovarialzyste	plötzlich einsetzende starke Schmerzen, Leib aufgetrieben Bauchdeckenspannung, evtl. Fieber, Brechreiz und Übelkeit	Sonografie, CT
Nephrolithiasis	s. o.	s. o.
Morbus Crohn, akute Ileitis	flüssig-wässriger Stuhlgang krampfartige Schmerzen, Appetitlosigkeit, Blähungen, Gewichtsverlust	Koloskopie
Meckel-Divertikulitis	starke Bauchschmerzen, Brechreiz, Fieber, Schweißausbrüche, harte Bauchdecke, Blutungen	CT, Koloskopie
Beckenvenenthrombose	Spontan- und starker Druck schmerz, Schwellung und Blauverfärbung des gesamten Beins, Kollateralen in der Leiste, Spannungsgefühl, Wadenkrampf	Duplexsonografie
Pankreatitis	s. o.	s. o.
Hernia inguinalis	s. o.	s. o.
akute Koxitis	Hüft- oder Knieschmerzen, Hinken, Bewegungseinschränkung der Hüfte	Sonografie, Röntgen-Becken
Regio lateralis et inguinalis sinistra		
akute Divertikulitis	anhaltende, z. T. auch intermittierende Schmerzen, Fieber, seltener auch Übelkeit und Erbrechen	Sonografie, CT
übrige Diagnosen, wie Regio lateralis et inguinalis dextra	s. o.	s. o.
Regio suprapubica		
Urinverhaltung	langsam zunehmender Schmerz, palpabler Tumor	Sonografie, CT

TSH: thyreoideastimulierndes Hormon; ACTH: adrenocorticotropes Hormon; HCG: humanes Choriongonadotropin

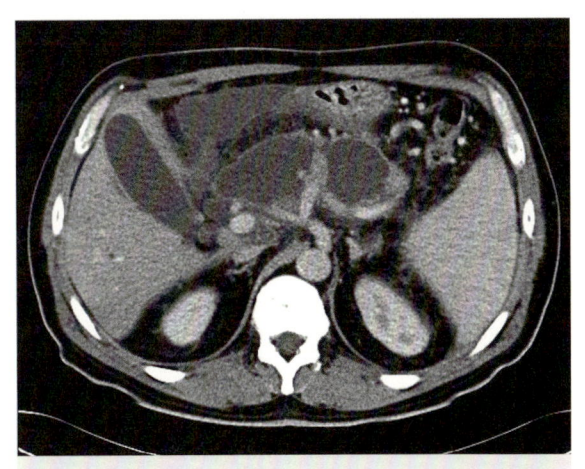

Abb. 2.2 Computertomografie des Abdomens: akute Pankreatitis mit Bildung von Zysten im Kopf- und Korpusgebiet. (Quelle: Schiefke I, Mössner J. Bauchschmerzen. In: Riemann J, Fischbach W, Galle P, Mössner J, Hrsg. Gastroenterologie in Klinik und Praxis. Stuttgart: Thieme; 2007: 47–61)

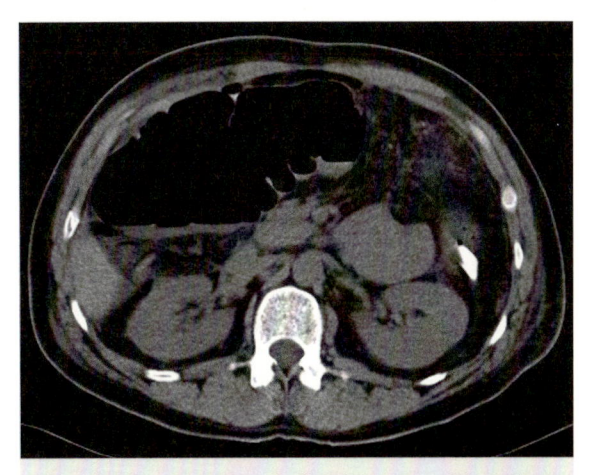

Abb. 2.3 Computertomografie des Abdomens: mechanischer Dickdarmileus bei bekanntem Morbus Crohn; Konglomerattumor dorsal-kaudal des Magens.

2.2.11 Therapie

Therapeutisches Vorgehen

- Durch den Schmerz befindet sich der Patient in einer Stresssituation.
- Die Gabe von intravenösen (opiatanalogen) Schmerzmitteln bei Patienten mit Bauchschmerzen
    - ist sicher,
    - entspricht humanem ärztlichen Handeln und
    - steigert die diagnostische Treffsicherheit.
- Zur Therapie des akuten Abdomens siehe Kap. 2.4.

2.2.12 Verlauf und Prognose

- Bei ca. 65 % der Patienten wird eine Ursache für die akuten Beschwerden gefunden.
- Trotz ausgefeilter und moderner Diagnosemethoden verlassen ca. 35 % der Patienten die Notfallaufnahme ohne konkrete Diagnose.
- 35–51 % der Patienten werden mit unklarer Diagnose aufgenommen.
    - Ungefähr 80 % dieser Patienten werden ohne konkrete Diagnose entlassen und sind innerhalb von 2 Wochen schmerzfrei.

2.3 Chronische Bauchschmerzen

I. Schiefke

2.3.1 Steckbrief

Chronische Bauchschmerzen sind häufig harmlos. Die wichtigste Aufgabe des behandelnden Arztes ist, die Bauchschmerzen von schwerwiegenden organischen Ursachen abzugrenzen. Bauchschmerzen treten in bis zu 50 % der Fälle bei ansonsten gesunden erwachsenen Personen auf und sind der häufigste Grund, warum ein Gastroenterologe konsultiert wird. Bei vielen Patienten mit chronischen Bauchschmerzen finden sich keine organischen Ursachen. Vielmehr werden sie durch Funktionsstörungen ausgelöst, z. B. durch das Reizdarmsyndrom oder die funktionelle Dyspepsie.

2.3.2 Synonyme

- abdominelle Migräne

2.3.3 Keywords

- Alarmsymptom
- Divertikulose
- Reizdarmsyndrom

2.3.4 Definition

- Beschwerden, die länger als 12 Wochen andauern, bezeichnet man gewöhnlich als chronische Bauchschmerzen.
- Die Abgrenzung zu akuten Beschwerden ist jedoch schwierig.
- Auf Basis der Anamnese und klinischen Untersuchung sollte entschieden werden, ob es sich um einen schnell fortschreitenden (akut) oder um einen länger andauernden Prozess (chronisch) handelt.

2.3.5 Epidemiologie

Häufigkeit

- Die Prävalenz von Bauchschmerzen ist unter allen Bevölkerungsgruppen und in allen geografischen Regionen der Welt gleich hoch.
- Populationsbasierte Untersuchungen haben gezeigt, dass bis zu 75 % ansonsten gesunder Schüler und 50 % der Erwachsenen zu irgendeinem Zeitpunkt Bauchschmerzen haben.

Altersgipfel

- Aufgrund der breit gefächerten Ursachen für chronische Bauchschmerzen kann kein Altersgipfel angegeben werden.

Geschlechtsverteilung

- Aufgrund der breit gefächerten Ursachen für chronische Bauchschmerzen kann keine Geschlechtsverteilung angegeben werden.

Prädisponierende Faktoren

- Aufgrund der breit gefächerten Ursachen für chronische Bauchschmerzen können keine spezifischen prädisponierenden Faktoren angegeben werden.
- Faktoren, die bestehende Beschwerden verstärken oder Hinweise auf deren Ursache geben können:
  ○ physische und psychische Überforderung
  ○ Mangel an Schlaf und körperlicher Betätigung
  ○ Familienmitglieder mit ähnlichen Problemen

2.3.6 Ätiologie und Pathogenese

- Ätiologie und Pathogenese von Bauchschmerzen werden in Kap. 2.2 behandelt.
- Bei chronischen Bauchschmerzen ist zudem zu berücksichtigen, dass eine allmähliche Zunahme der Wandspannung keinen Schmerz verursacht (z. B. schmerzloser Ikterus als Ausdruck einer langsam zunehmenden Erweiterung der Gallenwege).
- Eine weitere Möglichkeit der Schmerzentstehung bei chronischen Bauchschmerzen ist das direkte Einwachsen eines Tumors in sensorische Nerven.

2.3.7 Klassifikation und Risikostratifizierung

- Auf Basis der Anamnese und der klinischen Untersuchung lassen sich die Bauchschmerzen nach Beginn, Dauer, Ort, Ausstrahlung und Charakter usw. einteilen.
- Die Klassifikation der Bauchschmerzen kann Kap. 2.2 entnommen werden.

2.3.8 Symptomatik

- Prinzipiell können chronische abdominelle Schmerzen kontinuierlich, chronisch rezidivierend oder schubweise auftreten.
- Mehr als die Hälfte der Patienten mit chronischen Schmerzen leidet an funktionellen Störungen im Sinne eines Reizdarmsyndroms oder eines Reizmagen. Die Diagnose einer funktionellen Störung kann erst nach Ausschluss organischer Erkrankungen gestellt.
- Symptome, die ein organisches Geschehen wahrscheinlich machen (**Alarmsymptome**):
  ○ Dauer der Schmerzen < 3 Monate
  ○ Schleim- und Blutbeimengungen im Stuhl
  ○ Alter > 50 Jahre
  ○ Erbrechen oder Hämatemesis
  ○ palpabler Tumor
  ○ vorangegangene abdominale Chirurgie
  ○ kontinuierlich bestehende Diarrhö oder Schmerzen
  ○ nächtliche Durchfälle oder Schmerzen
  ○ Gewichtsverlust
  ○ Anämie

2.3.9 Diagnostik

Diagnostisches Vorgehen

- Die Auswahl der Laboruntersuchungen und der bildgebenden Verfahren erfolgt bei chronischen Abdominalbeschwerden anhand
  ○ der klinischen Untersuchungsbefunde und
  ○ nicht anhand der Schmerzangabe.
- Das Ziel der Diagnostik bei chronischen Bauchschmerzen ist das Erkennen der zugrunde liegenden Erkrankung.
- Basisuntersuchungen sind
  ○ die Ösophago-Gastro-Duodenoskopie,
  ○ die Koloskopie,
  ○ der Ultraschall und
  ○ ggf. die Computertomografie und Magnetresonanztomografie (▶ Abb. 2.4, ▶ Abb. 2.5).
- Den Ablauf der weiteren Diagnostik bestimmen
  ○ bekannte Begleit- oder systemische Erkrankungen,

2.3 Chronische Bauchschmerzen

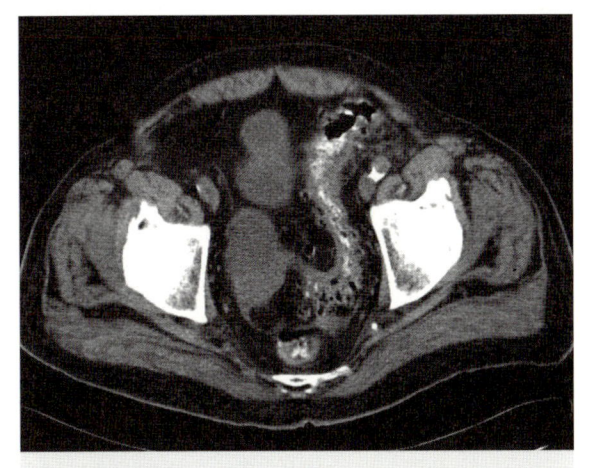

Abb. 2.4 Abdomen-CT: Divertikulose mit Divertikulitis und Stenose im Sigma als Ursache für chronische Unterbauchschmerzen.

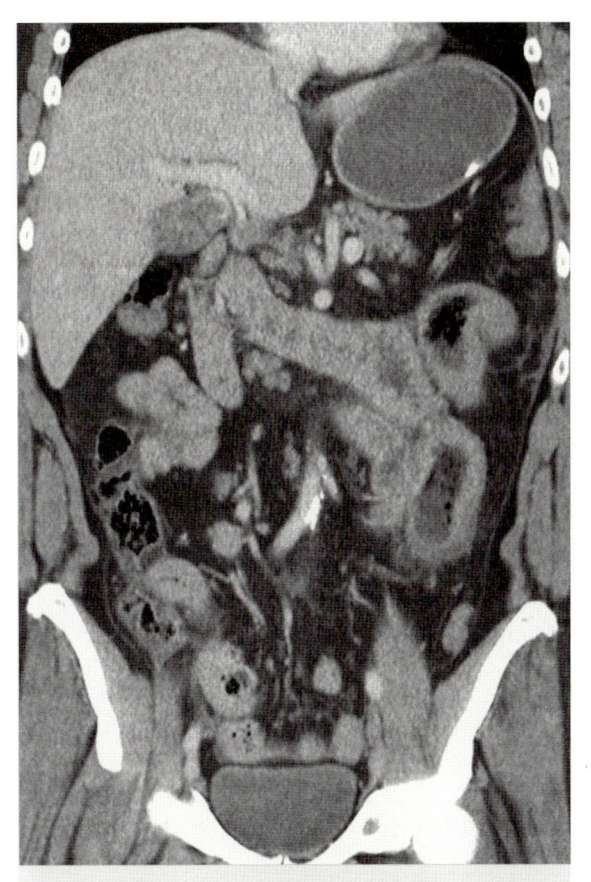

Abb. 2.5 MRT-Untersuchung bei einem Patienten mit chronischen Bauchschmerzen und akuten heftigsten Schmerzattacken. Segmental erheblich verdickte Darmschlingen im linken Unterbauch bei heriditärem Angioödem.

- die bisherige Diagnostik und
- die Dynamik der Beschwerden.

Anamnese

- **Lokalisation:**
  - Der organisch bedingte Schmerz ist im Gegensatz zu funktionell bedingten Schmerzen umschrieben.
  - Der Ort und die Ausstrahlung des Schmerzes engen die Differenzialdiagnose ein.
  - Die Schmerzen bei Pankreatitis strahlen z. B. in den Rücken aus, während der Nephrolithiasisschmerz in die Leiste ausstrahlt.
- **Dauer, Beginn, Frequenz:**
  - Für einige Erkrankungen gibt es eine typische Periodik:
    – bei Cholelithiasis episodische Attacken mit langen schmerzfreien Intervallen
    – bei Karzinomen persistierende und progrediente Beschwerden
    – bei funktionellen Beschwerden Dauerbeschwerden über Monate bis Jahre in wechselnder Stärke
- **Triggerereignisse:**
  - Im Gegensatz zu akuten Bauchschmerzen spielen Triggerereignisse bei chronischen Bauchschmerzen eine geringere Rolle.
- **Stärke, Charakter:**
  - Dieses Merkmal ist schwer zu erheben, da
    – die Schmerzen unterschiedlich empfunden werden und von früheren Schmerzerfahrungen abhängen und
    – das Alter und der klinische Zustand des Patienten mit einfließen.
- **Begleitsymptome und Vorgeschichte:**
  - Weitere wichtige anamnestische Informationen liefert die Frage nach assoziierten Symptomen (Gewichtsverlust, Übelkeit und Erbrechen, Diarrhö, Obstipation, Hämatochezie, Meläna oder Änderung der Stuhlgewohnheiten).
  - Ebenso unerlässlich sind die Fakten aus der Familien- und Eigenanamnese (z. B. systemische Begleiterkrankungen, Operationen).

Körperliche Untersuchung

- Die Untersuchung des Patienten sollte in Abhängigkeit von der Lokalisation und der Chronizität der Beschwerden erfolgen und enthält mindestens folgende Methoden:
  - Messung des Blutdrucks, Puls und Temperatur (Vitalparameter)
  - Inspektion der Haut und der Augen
  - Auskultation des Abdomens nach Darmgeräuschen
  - Auskultation des Thorax
  - Palpation des Abdomens

- Perkussion des Abdomens
- rektale Untersuchung auf der Suche nach Blut
- Urinstreifentest
- immunologischer Stuhltest auf Hämoglobin
- fäkale Entzündungsmarker (Calprotectin oder Lactoferrin)

Labor

- Zum Ausschluss organischer Erkrankungen wird – auch bei fehlenden Warnhinweisen – eine begrenzte Basisdiagnostik empfohlen:
  - großes Blutbild
  - Entzündungsparameter (CRP)
  - Alaninaminotransferase (ALAT)
  - Lipase
  - Zöliakieserologie (Transglutaminaseantikörper oder Endomysiumantikörper)

2.3.10 Differenzialdiagnosen

- Neben der Klinik und den Allgemeinsymptomen ist die Lokalisation der Beschwerden ein wichtiges Kriterium.
- Aus diesem Grund sind in ▶ Tab. 2.7 die Differenzialdiagnosen in Abhängigkeit von der Schmerzlokalisation angegeben.

Tab. 2.7 Differenzialdiagnosen. (Quelle: Schiefke I, Mössner J. Bauchschmerzen. In: Riemann J, Fischbach W, Galle P, Mössner, Hrsg. Gastroenterologie in Klinik und Praxis. Stuttgart: Thieme; 2007: 47–61)

Differenzialdiagnosen	Bemerkungen	
	typische Symptome	wegweisende Diagnostik
Regio epigastrica: Magen und Duodenum		
akute oder chronische Gastritis	diffuser Duck bis intensiver Schmerz, nach Nahrungsaufnahme Verschlechterung, nach Erbrechen Linderung, Meteorismus, bei Erosionen Hämatemesis	**bildgebende Verfahren:** Endoskopie mit Biopsie (Helicobacter pylori, Mykobakterien, CMV, HSV, eosinophile Ösophagitis etc.) im Einzelfall: Endosonografie bei intramuralen Prozessen oder Staging bei Neoplasien noch seltener: Röntgenuntersuchung bei Zenker-Divertikel, paraösophagealen Hernien, Manometrie bei Motilitätsstörungen, Echokardiografie bei Stauungsgastritis **spezielles Labor:** Parathormon, HIV-PCR, Transglutaminase-Antikörper etc.
Ulcus ventriculi et duodeni	streng umschriebener Schmerz (3–5 Wochen andauernd), meist keine Nausea, keine Appetitlosigkeit, kurze Linderung nach Nahrungsaufnahme	
Magenkarzinom	Völlegefühl, Aufstoßen, Nausea, Appetitlosigkeit, keine Besserung durch Säureblocker, bei Stenosen Erbrechen	
funktionelle Dyspepsie (Ausschlussdiagnose)	Dauerschmerz, Inappetenz, Nausea, Erbrechen, kein Tagesrhythmus	
sekundäre Beschwerden bei Allgemeinerkrankungen oder Medikamenteneinnahme	typische Anamnese (NSAR, HIV-Erkrankung, Leberzirrhose, Herzinsuffizienz, Niereninsuffizienz, Hyperparathyreoidismus, Mastozytose, Zöliakie etc.)	
Regio epigastrica: Pankreas		
Pankreatitis (chronisch)	schubförmige, aber auch permanente Schmerzen (10–20 % der Verläufe schmerzfrei), Ikterus bei Cholestase, Gewichtsverlust, Diabetes mellitus, Diarrhö, Steatorrhö, Meteorismus	**Labor:** Lipase (bei Schmerzen sehr sensitiv, aber nicht in Spätstadien) **bildgebende Verfahren:** Sonografie, Endosonografie, CT (evtl. kontrastmittelverstärkt)/ MRT + MRCP, ERCP bei Komplikationen
kongenitale Pankreaszysten (selten assoziiert mit Nieren- und Leberzysten) Retentionszysten (Erweiterung des Hohlraumssystems infolge Gangobstruktion) Pseudozysten (lokale Einschmelzung des Pankreasgewebes ohne Epithelauskleidung)	Dauerschmerzen im Epigastrium, palpabler prallelastischer Tumor im Oberbauch	

2.3 Chronische Bauchschmerzen

Tab. 2.7 Fortsetzung

Differenzialdiagnosen	Bemerkungen	
	typische Symptome	wegweisende Diagnostik
Pankreaskarzinom	am Beginn unspezifische Abdominalbeschwerden, später Schmerz, Gewichtsabnahme, Verschlussikterus (Courvoisier-Zeichen: palpable Gallenblase)	**Labor:** CA 19–9, CEA **bildgebende Verfahren:** Sonografie, Endosonografie (mit Punktion), CT/MRT + MRCP + MR-Angiografie (One-Stop-Shop), ERCP bei Komplikationen
Regio hypochondriaca dextra: Leber und Gallenwege		
Cholelithiasis	episodische (1–3 Tage andauernd), rechtsseitige Beschwerden unterhalb des Rippenbogens ausstrahlend in Rücken und rechte Schulter mit wochenlanger Pause, Nausea, bei Choledocholithiasis intermittierender Verschlussikterus, Erbrechen bei Kolik, Kolik im Sinne eines mehrstündigen crescendoartigen Dauerschmerzes	**Labor:** alkalische Phosphatase, Bilirubin **bildgebende Verfahren:** Sonografie, Endosonografie, MRCP, ERCP bei Choledocholithiasis oder Komplikationen
„Postcholezystektomie-Syndrom": extrabiliäre Ursache bereits vor OP vorbestanden: Pankreatitis, Sphinkter-Oddi-Dyskinesie, Ulkus, Karzinom, Reizdarmsyndrom Problem an extrahepatischem D. choledochus: übersehene Choledocholithiasis, Papillenstenose operative Komplikation an extrahepatischen Gallenwegen: postoperative Strikturen, Fisteln, Ligatur des D. hepatocholedochus (Cave: PTFE-Clips nicht sichtbar)	Klinik wie bei Cholelithiasis	
Hepatopathie (alkoholische Hepatitis, Entzündung, Budd-Chiari-Syndrom etc.)	Druckschmerz am rechten Rippenbogen	**Labor:** alkalische Phosphatase, Bilirubin **bildgebende Verfahren:** Sonografie, CT, Echokardiografie
Hepatopathien durch Parasitosen, Viren (HIV) etc.	diffuse Schmerzen, teilweise kolikartig, Diarrhö	**Labor:** großes Blutbild, CRP, spezielle Serologie **bildgebende Verfahren:** Sonografie, CT, Laparoskopie
Regio lateralis et inguinalis: Kolon		
chronisch entzündliche Darmerkrankungen	Fieber, Durchfälle (blutig-schleimig bei Colitis ulcerosa), Schmerzen, Tenesmen, Gewichtsverlust	**Labor:** großes Blutbild, CRP, Eiweiß, Vitamin B_{12}, Calprotectin im Stuhl **bildgebende Verfahren:** Koloskopie, Seilink-Röntgen (MRT-Sellink)
Kolonkarzinom	rektaler Blutabgang, symptomatisch meist erst im fortgeschrittenen Stadium mit Stenose: Meteorismus, Darmsteifungen, Kolikschmerzen, verstärkte Darmgeräusche	**Labor:** CEA **bildgebende Verfahren:** Koloskopie
Divertikulose und Divertikulitis	peritoneale Reizung nur bei Entzündung und Perforation (linksseitige Appendizitis), Fieber, rektale Blutung	**Labor:** großes Blutbild, CRP **bildgebende Verfahren:** Koloskopie, CT
Reizdarmsyndrom (Ausschlussdiagnose)		Ausschlussdiagnose
extraabdominelle Ursachen		
gynäkologische Erkrankungen (Endometriose, Adnextumor etc.)	zyklische Schmerzen (Menstruation)	
Hyperparathyreoidismus	starke Nierenkoliken, Oberbauchbeschwerden, allgemeine Schwäche, Harnwegsinfektionen, Rückenschmerzen	Kalzium, intaktes Parathormon
Mastozytose	Diarrhö, brennende Schmerzen	spezielle Labordiagnostik

CMV: Zytomegalievirus; HSV: Herpes-simplex-Virus; NSAR: nicht steroidale Antirheumatika; CRP: C-reaktives Protein; CEA: karzinoembryonales Antigen

2.3.11 Therapie

Therapeutisches Vorgehen

- Bei chronischen Bauchschmerzen ist die Behandlung der zugrunde liegenden Erkrankung das erste Ziel.
- Wenn das nicht möglich ist, sollte eine palliative bzw. symptomorientierte Therapie zur Reduktion der Beschwerden begonnen werden.
- Die Therapie kann medikamentöse, chirurgische oder psychologische Maßnahmen beinhalten.

2.3.12 Verlauf und Prognose

- Die Prognose von chronischen Bauchschmerzen richtet sich nach der jeweiligen Ursache.

2.4 Akutes Abdomen

O. Al-Taie

2.4.1 Steckbrief

Dem klinischen Bild eines akuten Abdomens (starke Bauchschmerzen, gespannte Bauchdecken, gestörte Darmperistaltik) können zahlreiche Erkrankungen zugrunde liegen. Diese sind unbehandelt häufig lebensbedrohlich und erfordern eine rasche Abklärung. Die meisten Ursachen können mittels differenzierter Anamnese und körperlicher Untersuchung, einer Basislabordiagnostik und einer Abdomensonografie bereits geklärt werden. Bei nicht eindeutigen Ergebnissen dieser Maßnahmen sollte eine Computertomografie erfolgen. Liegt eine perakute klinische Situation vor, ist der primäre Einsatz der Computertomografie ebenfalls gerechtfertigt. Bei Versagen der vorgenannten Diagnostik zur Ursachenklärung ist die Indikation zur diagnostischen Laparoskopie großzügig zu stellen. Die Therapie umfasst allgemeine und krankheitsspezifische Maßnahmen.

2.4.2 Synonyme

- akuter Bauch

2.4.3 Keywords

- Bauchschmerzen
- Appendizitis
- Cholezystitis
- Ileus
- mesenteriale Ischämie
- rupturiertes Aortenaneurysma

2.4.4 Definition

- Das akute Abdomen ist die Bezeichnung für einen klinischen Zustand von
  - starken, meist rasch (innerhalb von 48 Stunden) aufgetretenen Bauchschmerzen,
  - schmerzhaft gespannten Bauchdecken und
  - meist gestörter Peristaltik.
- Dieser Zustand kann als Folge unterschiedlicher Krankheitsursachen auftreten und ist eine potenziell lebensbedrohliche Krankheitssituation.

2.4.5 Epidemiologie

Häufigkeit

- Daten zur Epidemiologie des akuten Abdomens zeigen, dass bei ca. einem Drittel der Fälle akute Bauchschmerzen letztendlich als uncharakteristische Bauchschmerzen eingeordnet werden.
  - Diese müssen von Patienten mit dem bedrohlichen Krankheitsbild eines akuten Abdomens abgegrenzt werden.
- Die häufigsten Ursachen eines akuten Abdomens im engeren Sinne sind
  - die akute Appendizitis (ca. 20 %),
  - ein akutes Gallensteinleiden (ca. 8 %) und
  - eine Darmobstruktion (ca. 5 %).
- Im Kindesalter bis zum mittleren Erwachsenenalter dominiert neben dem uncharakteristischen Bauchschmerz (40 %) vor allem die Appendizitis (32 %).
- Im fortgeschrittenen Alter kommen die Cholezystitis und der Ileus am häufigsten vor, andere organische Ursachen nehmen zu.

Altersgipfel

- abhängig von der jeweiligen Krankheitsursache

Geschlechtsverteilung

- abhängig von der jeweiligen Krankheitsursache

Prädisponierende Faktoren

- abhängig von der jeweiligen Krankheitsursache

2.4.6 Ätiologie und Pathogenese

- Das klinische Bild des akuten Abdomens kann durch Erkrankungen der Organe des Abdomens und des Thorax oder durch Systemerkrankungen verursacht werden.
- Die verschiedenen Differenzialdiagnosen zeigt
  ▶ Tab. 2.8.

2.4.7 Symptomatik

- starke umschriebene oder diffuse Bauchschmerzen
- gespannte, druckschmerzhafte Bauchdecken, Druckschmerz, Loslassschmerz, Erschütterungs- und Vibrationsschmerz als Folge des Peritonismus
- Meteorismus, Übelkeit, Erbrechen als Folge der Darmparalyse
- Kreislaufstörungen
- Verschlechterung des Allgemeinzustands, Inappetenz
- ursachenspezifische Symptome z. B. Fieber, Ikterus, Dysurie, Diarrhö, peranale Blutung

2.4.8 Diagnostik

Diagnostisches Vorgehen

- Die diagnostische Abklärung sollte schnell und zielgerichtet unter Einsatz weniger diagnostischer Bausteine möglichst interdisziplinär durch Internist und Chirurgen erfolgen.
- Die Basisdiagnostik umfasst:
  - gezielte Anamnese
  - körperliche Untersuchung
  - Labordiagnostik
  - Sonografie des Abdomens
- Lässt sich hiermit die Ursache nicht eindeutig klären, besteht die Indikation zur Computertomografie des Abdomens.
- Zur differenzialdiagnostischen Abklärung können weitere Untersuchungsverfahren zum Einsatz kommen.
- Bei schwerem Krankheitsbild und unklarer Ursache trotz vorgenannter Diagnostik sollte ohne weitere Zeitverzögerung eine diagnostische Laparoskopie (Laparotomie) erfolgen.

Anamnese

- Beginn der Schmerzen, auslösende Situation
- Dauer bzw. zeitlicher Verlauf der Schmerzen
- Schmerzcharakter: Dauerschmerz oder kolikartiger, viszeraler Schmerz oder somatischer Schmerz, langsam zunehmender oder plötzlich auftretender starker Schmerz
- Schmerzlokalisation
- medizinische Vorgeschichte: Voroperationen, Ulzera, Tumorerkrankung, Trauma, Schwangerschaft, sonstige Vorerkrankungen, Medikamentenanamnese
- schmerzverstärkende oder schmerzlindernde Faktoren
- Begleitbeschwerden: Kreislaufbeschwerden, Fieber, Erbrechen, Stuhlverhalt, Gewichtsverlust u. a.

Körperliche Untersuchung

- allgemeiner Gesamteindruck (Unruhe, Schonhaltung, Fieber, Schwitzen, Tachypnoe, Hypotonie, Tachykardie, Turgor), Ikterus, Blässe,
- Inspektion Abdomen: Narben, Hernien
- Auskultation Abdomen: Darmgeräusche (fehlend, klingend, hochgestellt, spritzend), Strömungsgeräusche
- Palpation Abdomen: Lokalisation des maximalen Schmerzpunkts, Bauchdeckenspannung, Peritonismus-Zeichen (Loslassschmerz, Erschütterungsschmerz), Resistenz, Gummibauch
- positiver Carnett-Test (Schmerzzunahme bei Anspannung der Bauchmuskulatur, z. B. durch Anheben der gestreckten Beine in Rückenlage) bei V. a. Bauchwandschmerz durch Prozess der Bauchdecke

Labor

- Die Labordiagnostik dient mehreren Zielen.
- Neben der Diagnosefindung bzw. der Klärung von Differenzialdiagnosen liefern andere Parameter Hinweise zur Einschätzung der Krankheitsschwere.
- Insbesondere erscheinen im Notfalllabor folgende Parameter sinnvoll:
  - Blutbild, falls verfügbar mit Differenzialblutbild
  - CRP, bei V. a. septisches Krankheitsbild ergänzende Bestimmung des Procalcitonin
  - Leberwerte (GOT, GPT, Bilirubin, AP, γ-GT)
  - Lipase
  - Laktat
  - Kreatinkinase, Troponin (bei Oberbauchschmerzen)
  - Laktatdehydrogenase (LDH)
  - Blutgasanalyse
  - Kreatinin, Harnstoff
  - Elektrolyte
  - TSH
  - Blutzucker
  - Urinstatus
  - β-HCG bei prämenopausalen Frauen
  - Blutgruppe, Kreuzblut
  - Blutkultur
  - ggf. Aszitesuntersuchung (Hb, Zellzahl, LDH, Lipase, Bilirubin, BGA, mikrobiologische Kultur)

Bildgebende Diagnostik

- Die bildgebende Diagnostik richtet sich nach der zeitlichen und qualitativen Verfügbarkeit.
- Primäre Verfahren sind der Ultraschall und die Computertomografie des Abdomens.
- Die konventionelle Röntgenaufnahme des Abdomens ist bei Vorliegen eines akuten Abdomens in den Hintergrund getreten.
- In speziellen Situationen erscheint auch der Einsatz der Endoskopie, der Magnetresonanztomografie, das Elektrokardiogramm, der Röntgen-Thorax und die Computertomografie des Thorax sinnvoll zu sein.

Sonografie

- Die systematische sonografische Untersuchung der Bauchorgane ist die Methode der ersten Wahl in der bildgebenden Diagnostik:
    - gezielte Exploration der Schmerzregion
    - Ermittlung des Status der Abdominalorgane und der großen abdominellen Gefäßstrukturen
- Bei entsprechender Expertise kann zudem das Vorhandensein
    - freier Flüssigkeit (perihepatisch, perisplenisch, mesenterial, Douglas-Raum etc.) oder
    - freier Luft (Linksseitenlage; Nachweis zwischen Leber und vorderer Bauchwand als Reverberationsecho) sowie
    - entzündlicher Darmstrukturen (z. B. Appendizitis, Divertikulitis) geprüft werden.
- Bei gezielten Fragestellungen (z. B. Organinfarkt, aktive Organblutung) kann die Kontrastmittelsonografie wertvolle Zusatzinformationen liefern.
- Allerdings kann die Aussagekraft der Sonografie durch mangelnde Erfahrung des Untersuchers und ungünstige Schallbedingungen deutlich eingeschränkt sein.

Röntgen

- Die konventionelle Röntgenaufnahme des Abdomens hat bei dem klinischen Bild eines akuten Abdomens zugunsten der Computertomografie an Bedeutung erheblich verloren.
- Sie wird lediglich bei gering ausgeprägter Klinik oder zur Vermeidung wiederholter CT-Untersuchungen durchgeführt.

CT

- Die CT des Abdomens mit Kontrastmittel ist nach der Abdomensonografie das bildgebende Verfahren der Wahl.
- Sie besitzt eine hohe diagnostische Aussagekraft für die häufigsten oder bedrohlichsten abdominellen Ursachen eines akuten Abdomens, z. B. Appendizitis, Cholezystitis, Divertikulitis, Ileus, akute mesenteriale Ischämie, rupturiertes Aortenaneurysma.
- CT sollte aufgrund der mit ihr verbundenen Risiken nicht routinehaft bei jedem Patienten, sondern im Rahmen eines Stufenalgorithmus bei nicht wegweisender Vordiagnostik eingesetzt werden.
- Bei perakutem klinischen Bild kann jedoch – sofern verfügbar – ohne Zeitverluste durch vorgeschaltete Ultraschalldiagnostik direkt eine Notfall-CT erwogen werden.

MRT

- Die Kernspintomografie des Abdomens ist beim akuten Abdomen keine Routinediagnostik, sondern bei zeitnaher Verfügbarkeit in Einzelfällen eine Alternative zur Computertomografie (junge Patienten mit nicht aussagekräftiger Sonografie, Schwangere).

Angiografie

- Die interventionelle Angiografie kann in ausgewählten Fällen (z. B. bei nachgewiesener aktiver Blutung intraabdomineller Gefäße), bei zeitnaher Verfügbarkeit und Expertise ein Alternativverfahren zur operativen Blutstillung bzw. Versorgung sein.

Instrumentelle Diagnostik

- Zur differenzialdiagnostischen Abklärung kann der Einsatz von EKG, Echokardiografie oder Endoskopie sinnvoll sein.
- Bei Nachweis einer myokardialen Ischämie ist eine zeitnahe Koronarangiografie bei fehlenden Kontraindikationen erforderlich.

EKG

- Insbesondere bei unklaren Oberbauchschmerzen ist die Erstellung eines EKG zur Prüfung des Vorliegens eines Myokardinfarkts oder einer (Peri-)Myokarditis obligat.
- Zudem kann es Hinweis auf das Vorliegen einer Lungenembolie liefern.

Ösophago-Gastro-Duodenoskopie (ÖGD)

- In ausgewählten Fällen kann die Durchführung einer Gastroskopie sinnvoll sein, z. B. zur Frage einer hohen intestinalen Passagestörung oder eines Ulkusleidens.
- In Einzelfällen kann dabei auch eine endoskopische Therapie erfolgen, z. B. Verschluss einer Perforation durch OTSC, transgastrale Therapie eines retroperitonealen Abszesses.
- Allerdings sollte die Indikation interdisziplinär streng gestellt werden und die Untersuchung unter Verwendung von CO_2 als Insufflationsgas erfolgen.

Koloskopie

- In ausgewählten Fällen kann die Durchführung einer partiellen oder kompletten Koloskopie zur raschen Klärung des Vorliegens einer pseudomembranösen Kolitis, einer Ischämie oder einer intestinalen Pseudoobstruktion sinnvoll sein.
- In Einzelfällen kann dabei auch eine endoskopische Therapie erfolgen, z. B. Einlage einer Dekompressionssonde, Verschluss einer Perforation durch OTSC, Stentimplantation bei Ileus und Stenose im Sigma oder Rektum, endoskopische Detorquierung bei Dickdarmvolvulus.
- Allerdings sollte die Indikation interdisziplinär streng gestellt werden und die Untersuchung unter Verwendung von CO_2 als Insufflationsgas erfolgen.

ERCP

- Bei V. a. Cholangiosepsis besteht die Indikation zur zeitnahen ERC mit Galleableitung.
- Sofern möglich, empfiehlt sich dabei die Gewinnung von Gallensaft zur mikrobiologischen Untersuchung.

Intraoperative Diagnostik

- Die Klärung der Ursache eines akuten Abdomens ist trotz Einsatz der o. g. Untersuchungsmethoden nicht immer möglich.
- Besteht der dringende Verdacht auf eine abdominelle Ursache, so ist durch eine explorative Laparoskopie eine Diagnosesicherung in den meisten Fällen möglich.
- Bei voroperierten Patienten oder Dünndarm- bzw. Dickdarmileus kann eine Laparoskopie erschwert und das Komplikationsrisiko erhöht sein, sodass alternativ eine diagnostische Laparotomie erwogen werden sollte.

2.4.9 Differenzialdiagnosen

Tab. 2.8 Differenzialdiagnosen.

Differenzialdiagnose	Bemerkungen
abdominelle Erkrankungen	
Entzündung	Appendizitis Cholezystitis Pankreatitis Divertikulitis Abszess (z. B. Leber, Milz, Psoas) Morbus Crohn, Colitis ulcerosa eosinophile Gastroenteritis
Hohlorganobstruktion	Dünndarm-, Dickdarmileus durch Briden, Volvulus, Invagination, Tumor, Entzündung, inkarzerierte Hernie Choledocholithiasis Harnleiter-, Nierenkolik intestinale Pseudoobstruktion Boerhaave-Syndrom
Hohlorganperforation (Entzündung, Trauma, iatrogen)	Intestinum, Nierenbecken, Harnleiter, Papillendach
vaskuläre Erkrankung	Mesenterialischämie Pfortader-, Mesenterialthrombose ischämische Kolitis Organinfarkte (z. B. Milz, Leber, Niere) Aortendissektion, Aortenruptur
intraabdominelle Blutung	Organblutung (z. B. Milz, Leber) Psoaseinblutung Tumorblutung
gynäkologische Erkrankungen	Rupturierte oder stielgedrehte Ovarialzyste Extrauteringravidität Adnexitis
iatrogen	Blutung, Perforation, Pankreatitis
thorakale Erkrankungen	
Entzündung	Pleuritis Pleuropneumonie
vaskuläre Erkrankung	Myokardinfarkt Lungenembolie
systemische Erkrankungen	
Stoffwechselerkrankungen	diabetische Ketoazidose Hyperkalzämische Krise Addison-Krise Mittelmeerfieber C 1-Esterase-Inhibitor-Mangel akute intermittierende hepatische Porphyrie Urämie
hämatologische Erkrankungen	Sichelzellanämie, paroxysmal nächtliche Hämoglobinurie, G6-Phosphatdehydrogenase-Mangel, Kugelzellanämie
Toxine	Bleivergiftung
Vaskulitiden	Polyarteriitis nodosa

2.4.10 Therapie

Therapeutisches Vorgehen

- Das therapeutische Vorgehen bei Vorliegen eines akuten Abdomens umfasst allgemeine und krankheitsspezifische Maßnahmen.
- In vielen Fällen eines akuten Abdomens ist eine operative Therapie zwingend erforderlich:
  - intestinale Perforation
  - Appendizitis
  - Cholezystitis
  - mechanischer Ileus
  - mesenteriale Ischämie
  - rupturiertes Aortenaneurysma
- klassische Krankheitsbilder für eine konservative, medikamentöse Therapie:
  - akute Pankreatitis
  - intestinale Pseudoobstruktion
- Auch interventionelle Verfahren können sinnvoll bzw. erforderlich sein, z. B.
  - perkutane Drainageanlagen bei umschriebenen Abszessen oder
  - endoskopische Stenteinlagen beim Ileus durch Stenosierung des distalen Kolons und Rektums.
- Die Therapie sollte im interdisziplinären Austausch zwischen Chirurg und Internist festgelegt werden.

Allgemeine Maßnahmen

- rasche, adäquate analgetische Therapie
- Volumensubstitution
- Anlage einer Magensonde (bei Ileusverdacht)
- intensivmedizinische Therapiemaßnahmen bei kritischem Krankheitsbild
- frühe Antibiotikatherapie bei V. a. septisches Krankheitsbild

2.4.11 Verlauf und Prognose

- Allgemeingültige Aussagen zur Prognose des akuten Abdomens lassen sich aufgrund des großen Spektrums der Ursachen dieses klinischen Krankheitsbildes nicht angeben.
- Darüber hinaus hängt die Prognose ab von
  - der zeitgerechten Diagnosestellung und
  - der Gesamtkonstitution des betroffenen Patienten.

2.5 Ileus

O. Al-Taie

2.5.1 Steckbrief

Der Begriff Ileus beschreibt den Zustand einer vollständigen Passagebehinderung des Darminhalts im Dünn- und/oder Dickdarm, entweder auf dem Boden einer mechanischen Obstruktion (mechanischer Ileus) oder einer gestörten propulsiven Aktivität der Darmmuskulatur (paralytischer Ileus). Eine Sonderform des paralytischen Ileus ist der postoperative Ileus nach abdominalchirurgischen Eingriffen. Im Fall eines persistierenden Ileus besteht die Gefahr der Entwicklung einer Ileuskrankheit, ein lebensbedrohliches Krankheitsbild mit hämodynamischer Instabilität, abdominellem Kompartment, Sepsis und Multiorganversagen. Die Ursachen eines Ileus sind vielfältig. In Abhängigkeit von der Ursache und Lokalisation des Passagestopps treten z. T. unterschiedliche Symptome auf. Die Therapie des Ileus umfasst allgemeine und spezifische, ursachenabhängige Maßnahmen.

2.5.2 Synonyme

- Darmverschluss

2.5.3 Keywords

- mechanischer Ileus
- paralytischer Ileus
- Dünndarmileus
- Dickdarmileus
- Ileuskrankheit
- Kompartmentsyndrom
- Passagebehinderung

2.5.4 Definition

- Der Begriff Ileus beschreibt den Zustand einer vollständigen Störung der Passage des Darminhalts im Dünn- und/oder Dickdarm, entweder
  - auf dem Boden einer mechanischen Obstruktion (mechanischer Ileus) oder
  - einer gestörten propulsiven Aktivität der Darmmuskulatur (paralytischer Ileus).
- Eine Sonderform des paralytischen Ileus ist der postoperative Ileus nach abdominalchirurgischen Eingriffen.

2.5.5 Epidemiologie

Häufigkeit
- Ca. 10–20 % der notfallmäßigen Krankenhausaufnahmen erfolgen aufgrund von Passagestörungen des Gastrointestinaltrakts.
- Unter den Patienten mit mechanischem Ileus liegt bei ca. 80 % ein Dünndarmileus vor.
- Bei ca. 70 % der Patienten ist der mechanische Dünndarmileus durch Adhäsionen bedingt.
- Ein protrahierter postoperativer (paralytischer) Ileus ist nach kolorektalen Eingriffen, aber auch anderen abdominalchirurgischen Eingriffen in bis zu 10 % der Fälle zu beobachten.

Altersgipfel
- abhängig von der jeweiligen Krankheitsursache

Geschlechtsverteilung
- abhängig von der jeweiligen Krankheitsursache

Prädisponierende Faktoren
- abhängig von der jeweiligen Krankheitsursache

2.5.6 Ätiologie und Pathogenese
- Die Ursachen eines Ileus sind vielfältig.
- Dem **mechanischen Ileus** liegt entweder eine extraluminale, eine intramurale oder eine intraluminale Obstruktion des Darms zugrunde.
  - Die häufigsten Ursachen für einen mechanischen Ileus des Dünndarms sind Hernien, Briden und Adhäsionen, letztere meist nach vorangegangenen abdominellen Operationen.
  - Demgegenüber wird ein mechanischer Dickdarmileus meist durch kolorektale Karzinome, deutlich seltener durch Adhäsionen verursacht.
  - Eine Übersicht über weitere mögliche Ursachen eines mechanischen Ileus zeigt ▶ Tab. 2.9.
- Der **paralytische Ileus** tritt
  - primär im Rahmen von seltenen Myopathien oder Neuropathien auf oder wesentlich häufiger
  - sekundär als Folge einer Vielzahl anderer Ursachen oder im Verlauf einer mechanischen Obstruktion (▶ Tab. 2.9).
- Sowohl beim mechanischen als auch beim paralytischen Ileus führt die Darmpassagebehinderung zu einer intestinalen Distension und intraluminalen Druckerhöhung.
- Die zunehmende Wandspannung verursacht Mikrozirkulationsstörungen und das Auftreten eines Darmwandödems.
- Zudem kommt es infolge der Stase zu einer bakteriellen Überwucherung und Endotoxinbildung mit progredienter toxischer Dilatation des Darms.
- Im weiteren Verlauf entwickelt sich eine Flüssigkeitssequestration ins Darmlumen sowie in die freie Bauchhöhle mit Hypovolämie und Elektrolytstörungen.
- Der Zusammenbruch der Mukosabarriere führt zu einer bakteriellen Translokation mit Durchwanderungsperitonitis und septischem Krankheitsbild bis zum **Vollbild der Ileuskrankheit** mit
  - Hypovolämie und Kreislaufinsuffizienz,
  - septischem Schock,
  - abdominellem Kompartmentsyndrom,
  - Gefahr der Darmperforation,
  - respiratorischer Insuffizienz,
  - Aspirationspneumonie durch Erbrechen,
  - Leberversagen,
  - Nierenversagen bis hin zum
  - Multiorganversagen.

2.5.7 Symptomatik
- Die Symptomatik ist abhängig von der Ursache und Lokalisation des Passagestopps.
- Führende Symptome des Dünndarmileus sind oft
  - akut auftretende Beschwerden mit Übelkeit und Erbrechen sowie
  - Krämpfe.
- Die typischen Ileussymptome Stuhl- und Windverhalt treten erst mit zunehmender Dauer auf.
- Auch beim paralytischen Ileus finden sich häufig schwallartiges Erbrechen und Singultus sowie ein diffuser Abdominalschmerz ohne Koliken.
- Der Dickdarmileus führt vor allem zu Stuhl- und Windverhalt in Kombination mit abdominellen Schmerzen.
  - Erbrechen und Übelkeit fehlen jedoch häufig.

2.5.8 Diagnostik

Diagnostisches Vorgehen
- differenzierte Anamnese
- körperliche Untersuchung
- Labor
- bildgebende Diagnostik
  - Sonografie des Abdomens
  - Röntgen: Abdomenübersichtsaufnahme stehend oder in Linksseitenlage, Kontrastmittelpassage
  - CT
  - MRT (im Einzelfall)
- Gastroskopie/Koloskopie (im Einzelfall)

Anamnese
- Art und Dauer der Beschwerden
- Art und Zeitpunkt der letzten Nahrungsaufnahme
- Medikamentenanamnese

- abdominelle Vorerkrankungen, z. B. Morbus Crohn, Divertikulose
- abdominelle Voroperationen
- Bestrahlungen
- Tumorerkrankungen
- sonstige Vorerkrankungen

Körperliche Untersuchung

- abdominelle Distension
- Operationsnarben
- Resistenzen
- Schmerzhaftigkeit
- Darmgeräusche
- Hernien
- Peritonitiszeichen
- rektale Untersuchung

Labor

- Der Stellenwert der Labordiagnostik liegt vor allem in der Abschätzung der Schwere des Krankheitsbilds.
- Die Labordiagnostik umfasst vor allem Basisparameter des Notfalllabors:
  - Blutbild (v. a. Hämatokrit und Leukozyten)
  - Retentionswerte
  - Elektrolyte (v. a. Kalium)
  - CRP
  - Gerinnung
  - Blutgasanalyse mit Laktat

Bildgebende Diagnostik

Sonografie

- Die Sonografie des Abdomens kann beim Vorliegen eines Ileus wichtige diagnostische Hinweise liefern.
- So finden sich bei Darmpassagestörungen häufig flüssigkeitsgefüllte Darmschlingen mit ggf. fehlender Peristaltik oder Pendel-Peristaltik.
- Bei geeigneten Untersuchungsbedingungen und erfahrenem Untersucher lassen sich beim mechanischen Ileus Kalibersprünge und Darmwandverdickungen oder Tumoren darstellen.
- Zudem ist die Sonografie dazu geeignet, freie Flüssigkeit im Abdomen als Hinweis auf eine eventuell stattgehabte Perforation mit hoher Sensitivität nachzuweisen.
- Allerdings ist der Nutzen insbesondere im späteren Stadium aufgrund der erheblichen Darmgasüberlagerung deutlich eingeschränkt.

Röntgen

- **Abdomenübersichtsaufnahme** im Stehen oder Linksseitenlage:
  - Klassische Befunde bei einem Ileus sind
    - vermehrte (≥ 2 Luft-Flüssigkeits-Spiegel) und
    - erweiterte Durchmesser von Dünndarm (> 3 cm) und/oder Dickdarm (Zökum > 10 cm, Colon transversum > 5 cm).
  - Allerdings finden sich bei bis zu 20 % der Patienten mit Ileus in der konventionellen Röntgendiagnostik keine ileustypischen Befunde.
- **Kontrastmittelpassage:**
  - Die Kontrastmittelpassage-Untersuchung mit Gastrografin kann bei stabilen Patienten zur Klärung der Höhe der Obstruktion und zur Differenzierung zwischen komplettem Ileus und partiellem (Sub-)Ileus durchgeführt werden.
  - Ist das Kontrastmittel 6 Stunden nach Gabe im Kolon nachweisbar, ist ein konservativer Therapieversuch gerechtfertigt.
  - Zudem hat die laxierende Nebenwirkung des Kontrastmittels gleichzeitig einen therapeutischen Nutzen, wodurch die Notwendigkeit einer Laparotomie zur Adhäsiolyse reduziert werden kann.

CT

- Die CT mit oraler, rektaler und intravenöser Kontrastmittelgabe ermöglicht die Identifikation
  - des Schweregrads des Ileus (komplett, inkomplett),
  - der Lokalisation,
  - der Ursache (Tumor, Entzündung, inkarzerierte Hernie, Ischämie etc.) und
  - möglicher Komplikationen (z. B. Perforation).
- Dadurch ist sie den anderen bildgebenden Verfahren in der Aussagekraft überlegen und hat sich in vielen Kliniken als Diagnostik der Wahl etabliert.

MRT

- Die MRT-Untersuchung ist bei V. a. Ileus kein Standardverfahren.
- Sie kann jedoch bei stabilen, jungen Patienten bei Verfügbarkeit alternativ zur CT angewendet werden.

Instrumentelle Diagnostik

- Gastroskopie und Koloskopie sind bei V. a. Ileus keine Standardverfahren.
- Sie können jedoch in Einzelfällen zur differenzialdiagnostischen Klärung und ggf. zur Therapie (z. B. Stenteinlage) bei einer intestinalen Obstruktion im oberen oder unteren Gastrointestinaltrakt sinnvoll sein.
- Die Untersuchung sollte unter Verwendung von CO_2 als Insufflationsgas erfolgen.

2.5.9 Differenzialdiagnosen

Tab. 2.9 Differenzialdiagnosen.

Differenzialdiagnose	Bemerkungen
mechanischer Ileus	
extraluminale Obstruktion des Darms	Adhäsionen und Briden innere und äußere Hernien maligne Tumoren: Peritonealkarzinose, Pankreaskarzinom, Magenkarzinom, Gallengangskarzinom, Ovarialkarzinom extraluminale entzündliche Tumoren Volvulus, Torquierung, Strangulation Arteria mesenterica superior Kompressionssyndrom Pankreas anulare
intramurale Obstruktion des Darms	akute entzündliche Wandverschwellung, z. B. bei Ulzera, Divertikulitis, Morbus Crohn postentzündliche Strikturen intestinale Tumoren, z. B. Karzinome, Lymphome, GIST, gutartige Polypen, Lipome
intraluminale Obstruktion des Darms	Fremdkörper Gallensteine Stuhlimpaktion Bezoare Invagination
paralytischer Ileus: primäre Formen	
Neuropathien/Myopathien	CIPO (chronisch intestinale Pseudoobstruktion) MMIHS (Megazystis-Mikrokolon intestinales Hypoperistaltik-Syndrom) MSMDS (multisystemische Dysfunktion der glatten Muskulatur)
paralytischer Ileus: sekundäre Formen	
reflektorisch	postoperativ nach abdominellen und retroperitonealen Operationen Peritonitis Sepsis Gallen-/Nierenkolik Pankreatitis retroperitoneales Hämatom Blasenentleerungsstörungen
infektiös	bakterielle Peritonitis intraabdominelle Abszesse pseudomembranöse Kolitis bakterielle und parasitäre Kolitis
medikamentös	Opiate Neuroleptika Laxanzien Antidepressiva Parkinson-Medikamente
metabolisch	Diabetes mellitus Urämie Elektrolytstörungen Hypothyreose Eiweißmangel Porphyrie
vaskulär	mesenteriale Embolien/Thrombosen nicht okklusive mesenteriale Ischämie Vaskulitiden, Kollagenosen
sonstige	neurologisch-psychiatrische Erkrankungen Ogilvie-Syndrom Peritonealkarinose Endstadium eines mechanischen Ileus

2.5.10 Therapie

Therapeutisches Vorgehen

- Die Therapie des Ileus umfasst allgemeine und spezifische, ursachenabhängige Maßnahmen.
- Die spezifischen Therapiemaßnahmen richten sich nach Ursache und Schweregrad des Ileus.

Paralytischer Ileus

- Beendigung einer Ileus-induzierenden Medikation (z. B. Opiate, Antidepressiva)
- eventuell Stimulation der Peristaltik mittels Kontrastmittel oder prokinetischen Medikamenten
- ggf. Anlage einer Dekompressionssonde (Zökumdurchmesser > 10 cm)
- operative Therapie bei spezifischen Auslösern eines paralytischen Ileus (z. B. intraabdomineller Abszess, Anastomoseninsuffizienz, toxisches Megakolon, Darmischämie)
- opiatinduzierter Ileus: Laxanzien und/oder spezifisch intestinal wirksame Opiatantagonisten
- Ogilvie-Syndrom: Neostigmin, Anlage einer Dekompressionssonde, Ultima Ratio: Zökostoma

Mechanischer Ileus

- konservativer allgemeiner Therapieversuch für 24 h bei stabilem Patienten und inkomplettem Ileus, Reevaluation nach 24 h
    - ggf. Akut-Phasen-Therapie bei entzündlichen Stenosen, z. B. bei Morbus Crohn
    - ggf. Gabe von Dexamethason bei malignen Stenosen in palliativmedizinischer Therapiesituation
- operative Beseitigung der Darmobstruktion
- endoskopische Detorquierung bei Sigma- oder Zökumvolvulus
- Platzierung selbstexpandierender Stents bei Stenosen des linken Kolons zur Überbrückung

Allgemeine Maßnahmen

- frühzeitige Volumensubstitution
- ggf. Elektrolytausgleich
- ggf. Ausgleich des Säure Basenhaushaltes
- Entlastung des oberen Gastrointestinaltrakts mittels Magensonde
- Anlage eines Urinkatheters zur Überwachung von Diurese und abdominellem Druck
- Schmerztherapie
- frühzeitige antibiotische Therapie bei Hinweisen auf eine Sepsis
- Behandlung auf einer Intensivstation
- ggf. Sepsistherapie
- notfallmäßige chirurgische Exploration und Therapie bei
    - Ileuskrankheit und Kreislaufinstabilität
    - Perforation
    - Peritonismus
    - Strangulation, inkarzerierter Hernie

2.5.11 Verlauf und Prognose

- Allgemeingültige Aussagen zur Prognose eines Ileus lassen sich aufgrund des großen Spektrums der Ursachen dieses klinischen Krankheitsbilds nicht angeben.
- Darüber hinaus hängt die Prognose von der zeitgerechten Diagnosestellung und der Gesamtkonstitution des betroffenen Patienten ab.

2.6 Dysphagie und Odynophagie

M. Hollenbach

2.6.1 Steckbrief

Subjektive Schluckbeschwerden (Dysphagie) sind ein häufiger Grund für eine ärztliche Konsultation. Da Ursachen und diagnostische Algorithmen bereits durch eine gezielte Anamnese erkannt und eingeleitet werden können, ist eine Differenzierung der Dysphagie vom Fremdkörpergefühl (Globusgefühl) sowie von Schmerzen beim Schluckakt (Odynophagie) unerlässlich. Die Dysphagie wird eingeteilt in eine oropharyngeale (häufig bei neurogenen Erkrankungen) und eine ösophageale Dysphagie. Schluckbeschwerden nur bei fester Kost sind meist Symptom von Ösophagusstenosen (peptische Striktur, Divertikel, Ringe, Malignome u. a.). Dysphagie bei flüssiger und fester Kost wird hingegen meist durch Motilitätsstörungen (Achalasie u. a.) verursacht. Die Abklärung von Dysphagie, Odynophagie und Globusgefühl erfolgt interdisziplinär und erfordert umfangreiche diagnostische Prozeduren (Endoskopie, Radiologie, hochauflösende Manometrie) sowie diffizile Kenntnisse der diagnostischen Fallstricke.

2.6.2 Synonyme

- Schluckbeschwerden
- schmerzhafter Schluckakt

2.6.3 Keywords

- Schluckstörung
- Globusgefühl
- Passagestörung
- Ösohagusstenose
- Motilitätsstörung

2.6.4 Definition

- **Dysphagie:** subjektives Gefühl einer Schluckstörung bzw. Schwierigkeiten beim Schlucken von fester und/oder flüssiger Nahrung
- **Odynophagie:** Schmerzen beim Schluckakt ohne relevantes Passagehindernis
- **Aphagie:** generelles Unvermögen des Patienten zu schlucken
- **Globusgefühl:** seit mindestens drei Monaten bestehendes, persistierendes oder intermittierendes Fremdkörpergefühl im Pharynxbereich ohne Schmerzen oder Dysphagie

2.6.5 Epidemiologie

Häufigkeit

- Zunehmende Konsultationen aufgrund von Dysphagie werden erwartet.
- Prognosen zeigen, dass 1 von 17 Menschen im Laufe seines Lebens unter Dysphagiebeschwerden leiden wird.
- Prävalenz: bis zu 11 % der Gesamtbevölkerung

Altersgipfel

- Großteil der Patienten über 65 Jahre (Prävalenz: 13 %)
- prinzipiell aber in jedem Alter möglich

Geschlechtsverteilung

- je nach Grunderkrankung
- keine generelle Geschlechtsspezifität

Prädisponierende Faktoren

- Patienten mit Schlaganfall (Prävalenz 40–70 %)
- neurodegenerative Erkrankungen (Prävalenz 60–80 %)
- erfolgte Strahlentherapie im Halsbereich (Prävalenz 60–80 %)
- entsprechend Risikofaktoren für die zugrunde liegende Erkrankung (siehe dort)

2.6.6 Ätiologie und Pathogenese

Schluckakt

- Steuerung des oropharyngealen Schluckakts durch den Schluckreflex (afferente Bahnen zum Schluckzentrum in Medulla oblongata)
- Peristaltik des Ösophagus vorwiegend durch enterisches autonomes Nervensystem kontrolliert
- über 50 Muskelpaare am Schluckakt beteiligt

Oropharyngeale Dysphagie

- häufig durch neuropsychiatrische Erkrankungen bedingt, z. B. nach
  - Apoplex
  - multipler Sklerose
  - Demenz
  - Parkinson-Syndrom
  - amyotropher Lateralsklerose
  - Multisystematrophien
  - Guillain-Barre-Syndrom
  - Schädel-Hirn-Trauma
- gestörte Initiierung des Schluckakts aufgrund
  - eingeschränkter Sensibilität,
  - Lähmung bzw. Schwäche der Schlundmuskulatur oder
  - einer unzureichenden Öffnung des oberen Ösophagussphinkters

Ösophageale Dysphagie

- Stenosen (Ringe/Webs, Tumoren, Mediastinalerkrankungen, chronische Mukosaschäden; siehe ▶ Abb. 2.6)
- funktionelle Motilitätsstörungen (Störung des autonomen Nervensystems mit Alteration des Plexus myentericus, möglicherweise Virusinfektion mit HSV, HPV oder Masernviren; siehe ▶ Abb. 2.6)

Odynophagie

- Ösophagitis (z. B. Soor, CMV etc.)
- chemisch-toxische Verletzungen des Ösophagus (z. B. Säuren- oder Laugeningestion)

Aphagie

- meist hochakute Beschwerden bei kompletten (mechanischen) Verschluss des Ösophagus (Fleischbolus bei eosinophiler Ösophagitis, Schatzki-Ring o. ä.)

Globusgefühl

- kleinere ingestierte und impaktierte Fremdkörper ohne Passagehindernis
- kleinere Tumoren
- Struma der Schilddrüse
- Lymphknotenvergrößerungen
- Refluxösophagitis
- Osteophyten der Wirbelsäure
- neurogene und psychische Erkrankungen

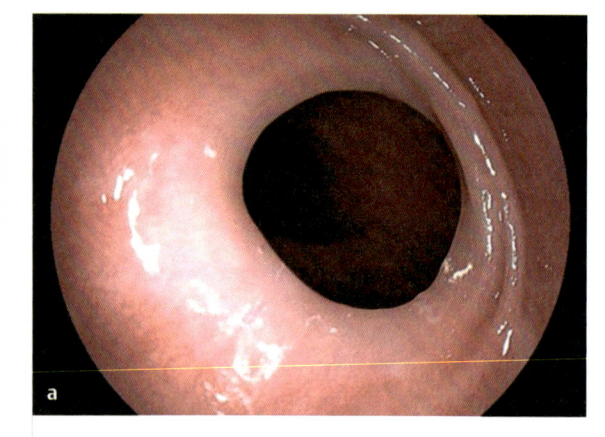

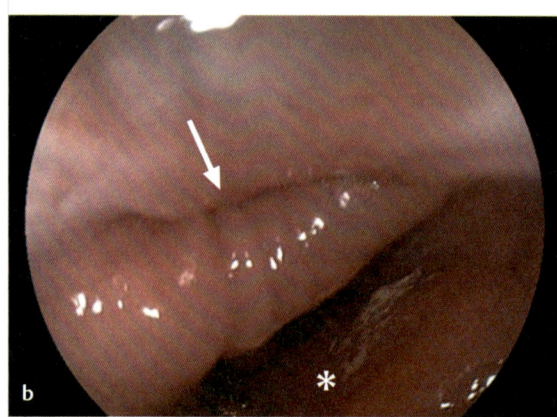

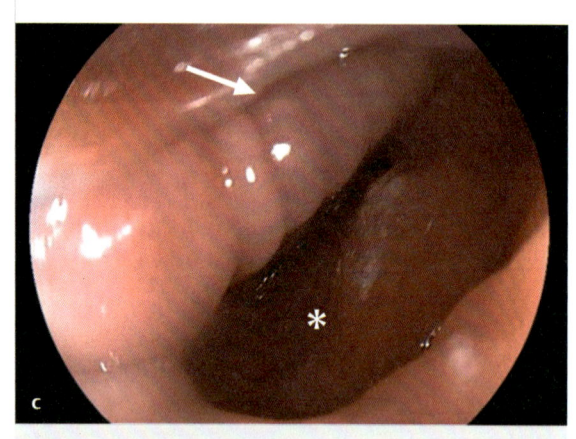

Abb. 2.6 Ösophageale Dysphagie.
a Ösophagusring als Ursache einer mechanischen ösophagealen Dysphagie.
b Hypopharynx-Divertikel (Zenker). Pfeil: Ösophaguslumen; Stern: Divertikel.
c Weitere Ansicht eines Hypopharynx-Divertikels (Zenker). Pfeil: Ösophaguslumen; Stern: Divertikel.

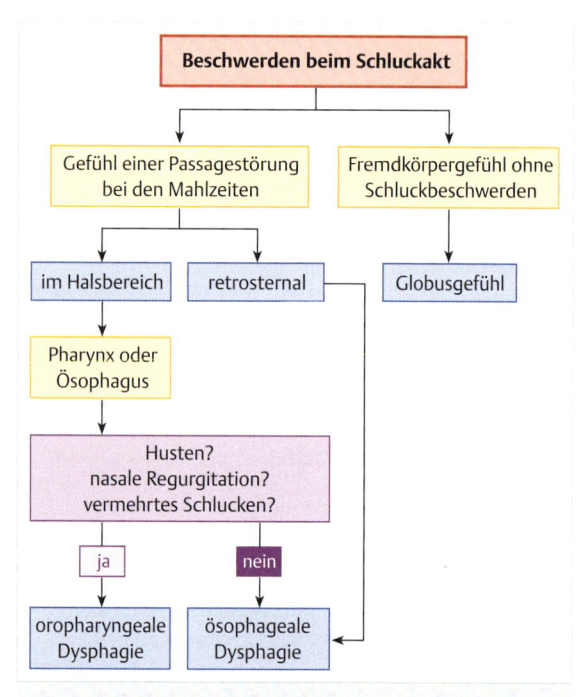

Abb. 2.7 Entscheidungshilfe zur Unterscheidung oropharyngealer und ösophagealer Dysphagie.

2.6.7 Klassifikation und Risikostratifizierung

- Einteilung der Dysphagie in oropharyngeale und ösophageale Dysphagie (▶ Abb. 2.7)

2.6.8 Symptomatik

Oropharyngeale Dysphagie

- rezidivierender Husten nach der Nahrungsaufnahme
- (z. T. im Alter stille) Aspirationen
- Fremdkörpergefühl
- nasale Regurgitationen
- häufiges „Nachschlucken"

Ösophageale Dysphagie

- meist Beschwerdebeginn wenige Sekunden nach Schluckakt
- Impaktion von Speiseresten
- Regurgitationen
- retrosternale Schmerzen (aber auch Beschwerden im Pharynx-Bereich möglich, wenn oberer Ösophagus betroffen)
- Beschwerdebild vielfältig

2.6 Dysphagie und Odynophagie

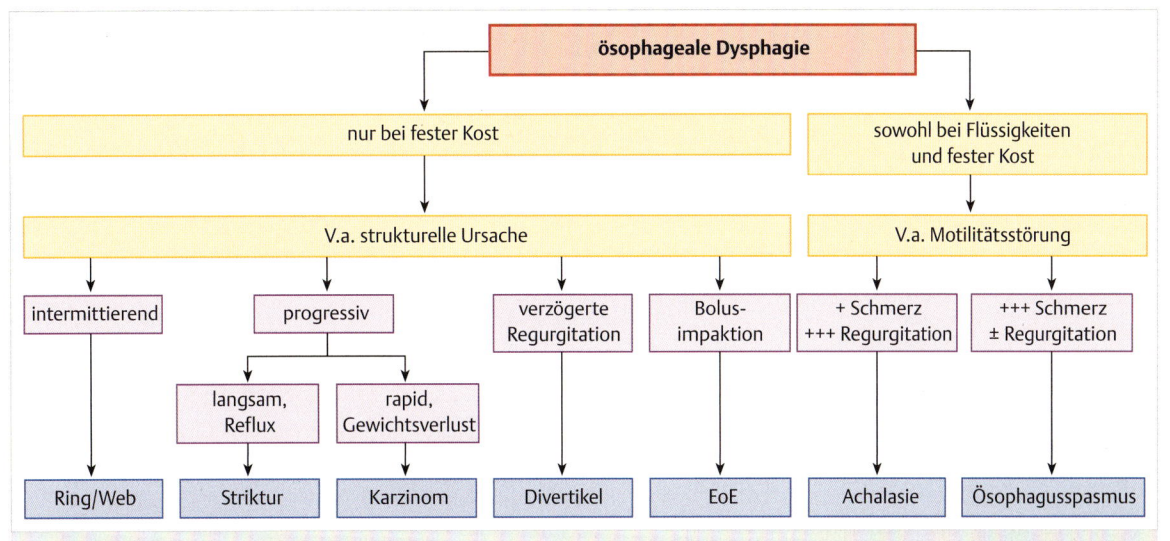

Abb. 2.8 Unterscheidung verschiedener Ursachen der ösophagealen Dysphagie. EoE: eosinophile Ösophagitis. (Quelle: Hollenbach M, Feisthammel J, Mössner J et al. Dysphagie aus gastroenterologischer Sicht. Dtsch Med Wochenschr 2018; 143: 660–671)

Odynophagie

- Im Gegensatz zur Dysphagie ist die führende Symptomatik ein in
  - Intensität,
  - Dauer sowie
  - Qualität variables Schmerzgefühl während des Schluckakts.
- meist kein Passagehindernis
- Regurgiationen selten

2.6.9 Diagnostik

Diagnostisches Vorgehen

- ausführliche Anamnese des Patienten unerlässlich (▶ Abb. 2.8)
- zahlreiche apparativen diagnostische Möglichkeiten (▶ Abb. 2.9)

Anamnese

- Eine ausführliche Anamnese und korrekte sprachliche Beschreibung bei Störungen des physiologischen Schluckakts
  - sind unabdingbar und
  - führen häufig zur diagnostischen Weichenstellung.
- Eine Zuordnung zu oropharyngealer Dysphagie oder ösophagealer Dysphagie sollte versucht werden.
  - korrekte Zuordnung der Beschwerden und Abgrenzung zum Globusgefühl entscheidend (▶ Abb. 2.8)
- Beschwerden nur bei fester Kost: V. a. mechanische Obstruktion
  - Ösophaguslumen meist < 15 mm
  - bei hochgradigen Stenosen auch Dysphagie bei flüssiger Kost möglich, bis zur Aphagie
  - Bolusimpaktion: V. a. eosinophile Ösophagitis
- Beschwerden flüssiger und fester Kost: V. a. Motilitätsstörung des Ösophagus
  - oft in Kombination mit retrosternalen Schmerzen
  - oft zusätzlich passive nächtliche Regurgitationen
  - Symptomatik meist längerfristig bestehend
  - Besserung unter Lageänderung und Adaptation des Essverhaltens
- Halitosis: unangenehmer Geruch der Ausatemluft (im Gegensatz zu Foetor ex ore)
  - Speisereste im Ösophagus, z. B. bei Divertikeln oder langstreckiger Stenose

> **Cave**
>
> Alarmsymptom progrediente Dysphagie bei Ösophaguskarzinom; v. a. bei zusätzlich vorliegendem Gewichtsverlust und schnellem Progress (3–6 Monate)

Körperliche Untersuchung

- in den meisten Fällen ohne wegweisende Befunde
- vergrößerte Lymphknoten bei malignen Erkrankungen oder Autoimmunerkrankungen möglich
- Hautbeteiligung bei Sklerodermie und CREST-Syndrom (Calcinosis cutis, Raynaud-Syndrom, Ösophagusbeteiligung, Sklerodaktylie, Teleangieektasie)

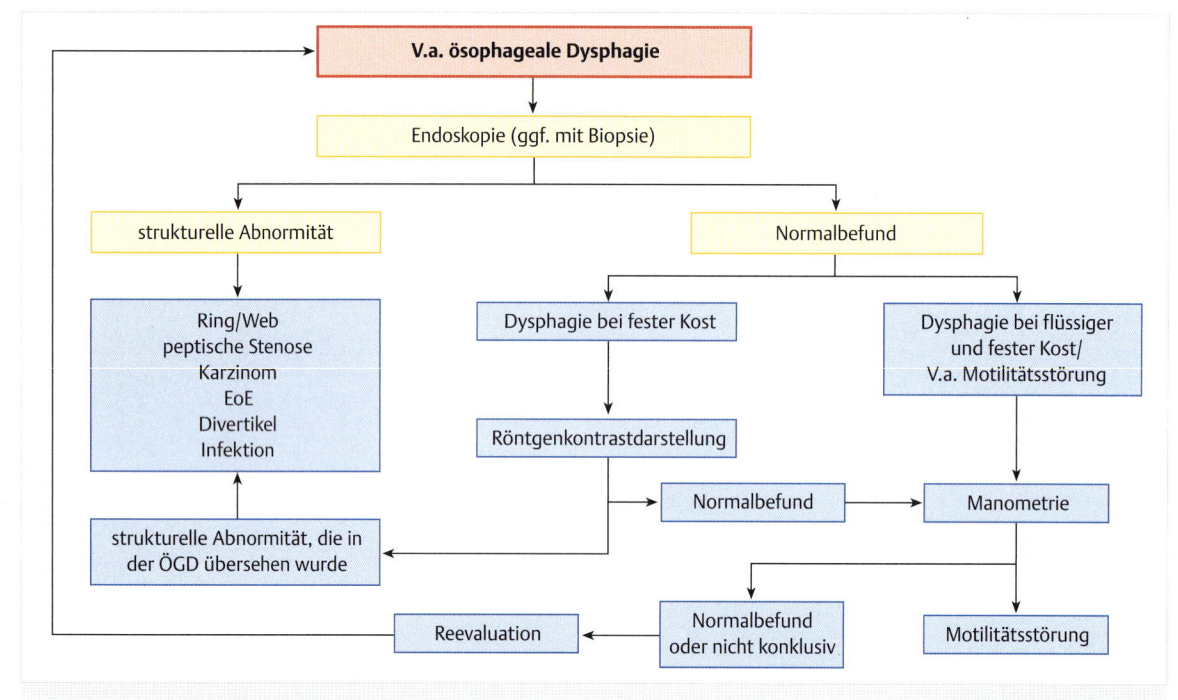

Abb. 2.9 Entscheidungshilfe zur Abklärung der ösophagealen Dysphagie. (Quelle: Hollenbach M, Feisthammel J, Mössner J et al. Dysphagie aus gastroenterologischer Sicht. Dtsch Med Wochenschr 2018; 143: 660–671)

Labor

- für Abklärung der Dysphagie sekundär
- In Abhängigkeit von Anamnese und Untersuchungsbefund bieten folgende Laborparameter differenzialdiagnostische Informationen:
  - Blutzucker
  - Blutgasanalyse inkl. Laktat
  - Elektrolyte
  - Harnstoff
  - Differenzialblutbild
  - C-reaktives Protein
  - TSH
  - β-HCG
  - Myoglobin
  - Troponin I/T

Bildgebende Diagnostik

Röntgenkontrastdarstellung

- Divertikel
- stenosierende Prozesse
- indirekte Zeichen von Motilitätsstörungen
- v. a. bei unklaren oder diskordanten Befunden in Endoskopie und Manometrie
- bei oropharyngealer Dysphagie zusätzliche Bildgebung sowie Konsultation von Neurologie, HNO und ggf. Logopädie

Instrumentelle Diagnostik

Ösophago-Gastro-Duodenoskopie (ÖGD)

- Alle Patienten mit unklarer Dysphagie sollten eine endoskopische Untersuchung erhalten.
- Erkennung von
  - Stenosen
  - Entzündungen
  - Malignomen
  - Divertikeln
  - Ringen und
  - Webs
- Beurteilung Pharynx- und Hypopharynx ebenfalls teilweise möglich
- indirekte Zeichen einer Motilitätsstörung (z. B. Dilatation des unteren Ösophagus und fester Schluss des unteren Sphinkters bei Achalasie)

Ösophagusmanometrie

- hochauflösende Manometrie zur Erfassung angeborener oder erworbener Motilitätsstörungen (▶ Tab. 2.10)

24-Stunden-pH-Metrie

- ggf. 24-h-pH-Metrie mit Impedanzmessung bei V. a. Refluxerkrankung

Tab. 2.10 Einteilung der Motilitätsstörungen des Ösophagus nach der Chicago-Klassifikation.

mit gestörter Relaxation des unteren Ösophagussphinkters	mit normaler Relaxation des unteren Ösophagussphinkters
Obstruktion des gastroösophagealen Übergangs Achalasie Typ I: klassische Achalasie mit Aperistaltik Typ II: Achalasie mit panösophagealem Druckanstieg Typ III: vigoröse Achalasie mit Spasmus	distaler Ösophagusspasmus hypertensiver Ösophagus (Nussknacker-Ösophagus) hyperkontraktiler Ösophagus (Jackhammer-Ösophagus) Aperistaltik ineffektive Ösophagusmotilität

2.6.10 Differenzialdiagnosen

Tab. 2.11 Differenzialdiagnosen.

Differenzialdiagnose	Bemerkungen
oropharyngeale Dysphagie	
neurogene Erkrankungen	Apoplex, Parkinson, Demenz, Schädel-Hirn-Trauma u. a.
oropharyngeale Malignome	
Infektionen	z. B. retropharyngeale Abszesse
Schilddrüsenerkrankungen	
Lymphadenopathie	
Divertikel	Zenker-Divertikel
zervikale Osteophytose	
Fremdkörper	
ösophageale Dysphagie	
Fremdkörper	
Stenosierung durch Erkrankungen der ösophagealen Mukosa	peptische Strikturen durch Refluxösophagitis angeborene oder erworbene Ringstrukturen und Webs paratracheale und epiphrenische Divertikel, (Zenker-Divertikel) Mangelerscheinungen (Sideropenie, Plummer-Vinson-Syndrom) Adeno- und Plattenepithelkarzinom des Ösophagus Intoxikationen und chemische Irritationen (Säuren- und Laugeningestion, Tabletteneinnahme (z. B. Bisphosphonate), Sklerotherapie von Varizen) Strahlenschäden (z. B. Radiatio bei Malignomen) Infektionen (CMV-, HSV-, Soorösophagitis durch Candida albicans) eosinophile Ösophagitis, lymphozytäre Ösophagitis
neuromuskuläre Erkrankungen	Achalasie (idiopathisch oder nach Chagas-Krankheit) andere Motilitätsstörungen (distale Obstruktion, Jackhammer- und Nussknacker-Ösophagus, distaler Ösophagusspasmus) Sklerodermie und andere Bindegewebserkrankungen
Obstruktion durch Mediastinalerkrankungen	vaskuläre oder kardiale Kompression, Tumoren, Lymphknoten, Tuberkulose
postoperativ	z. B. nach Fundoplikatio oder anderen Antirefluxoperationen

2.6.11 Therapie

Therapeutisches Vorgehen

- Da Dysphagie und auch Odynophagie lediglich Symptome verschiedenster Krankheitsbilder sind, kann keine allgemeine Therapieempfehlung ausgesprochen werden.
- Die Therapie richtet sich nach der zugrunde liegenden Erkrankung (siehe entsprechende Kapitel).

2.6.12 Verlauf und Prognose

- Auch Verlauf und Prognose sind abhängig von der zugrunde liegenden Erkrankung (siehe entsprechende Kapitel).
- Dysphagiebeschwerden bei gutartigen Erkrankungen weisen meist eine gute Prognose nach Therapie auf.
- Die Prognose bei neuropsychiatrischen und malignen Erkrankungen ist meist limitiert.

2.6.13 Quellenangaben

[1] Bredenoord AJ, Fox M, Kahrilas PJ et al. Chicago classification criteria of esophageal motility disorders defined in high resolution esophageal pressure topography. Neurogastroenterol Motil 2012; 24 (Suppl. 1): 57–65
[2] Clouse RE. Spastic disorders of the esophagus. Gastroenterologist 1997; 5: 112–127
[3] Cook IJ. Diagnostic evaluation of dysphagia. Nat Clin Pract Gastroenterol Hepatol 2008; 5: 393–403
[4] Galmiche JP, Clouse RE, Balint A et al. Functional esophageal disorders. Gastroenterology 2006; 130: 1459–1465
[5] Gasiorowska A, Fass R. Current approach to dysphagia. Gastroenterol Hepatol 2009; 5: 269
[6] Hollenbach M, Feisthammel J, Mössner J et al. Dysphagie aus gastroenterologischer Sicht. Dtsch Med Wochenschr 2018; 143: 660–671
[7] Kidambi T, Toto E, Ho N et al. Temporal trends in the relative prevalence of dysphagia etiologies from 1999–2009. World J Gastroenterol 2012; 18: 4335–4341
[8] Malagelada JR, Bazzoli F, Boeckxstaens G et al. World gastroenterology organisation global guidelines: dysphagia–global guidelines and cascades update September 2014. J Clin Gastroenterol 2015; 49: 370–378
[9] Müller M, Gockel I. Motilitätsstörungen des Ösophagus. Internist (Berl) 2015; 56: 615–624
[10] Pandolfino JE, Ghosh SK, Rice J et al. Classifying esophageal motility by pressure topography characteristics: a study of 400 patients and 75 controls. Am J Gastroenterol 2008; 103: 27–37
[11] Sneha Sree S. Dysphagia – A Review. J Pharm Sci Res 2014; 6: 302–304
[12] Tobin RW. Esophageal rings, webs, and diverticula. J Clin Gastroenterol 1998; 27: 285–295

2.7 Sodbrennen

W. Fischbach

2.7.1 Steckbrief

Sodbrennen ist das Leitsymptom der Refluxkrankheit. Es kommt sehr häufig vor und ist bereits deshalb gesundheitsökonomisch bedeutsam. Da Sodbrennen außerdem mit Folgekrankheiten und Komplikationen einhergehen kann, sind die konsequente diagnostische Abklärung und eine adäquate Therapie von großer praktischer Bedeutung.

2.7.2 Aktuelles

- Bedingt durch den modernen Lebensstil nimmt Sodbrennen als Ausdruck der Refluxkrankheit deutlich zu (Übergewicht!).

2.7.3 Synonyme

- saurer Reflux

2.7.4 Keywords

- gastroösophageale Refluxkrankheit (GERD)
- Übergewicht
- Protonenpumpeninhibitoren (PPI)

2.7.5 Definition

- von der Magengegend ausgehendes brennendes Gefühl oder Schmerzen hinter dem Brustbein (engl. heartburn)
  - können bis in den Hals (schwedisch: „Halsbrand") ausstrahlen
- Leitsymptom der gastroösophagealen Refluxkrankheit (GERD)

2.7.6 Epidemiologie

Häufigkeit

- Laut einer umfangreichen Literaturrecherche beträgt die gepoolte Prävalenz der Refluxkrankheit (Refluxsymptome ≥ 1 ×/Woche) weltweit ca. 13 %, wobei erhebliche geografische Unterschiede bestehen [1].
- Prävalenz:
  - am höchsten in Teilen Asiens und Südosteuropas (> 25 %)
  - am niedrigsten in Kanada und Frankreich (< 10 %)
- In den USA und Deutschland wird die Prävalenz der GERD mit 15–20 % beziffert.

Altersgipfel

- Sodbrennen kann in jedem Lebensalter auftreten.
- Es wird vor allem ab dem 50. Lebensjahr vermehrt beobachtet.

Geschlechterverteilung

- häufiger bei Männern (wahrscheinlich bedingt durch den Lebensstil)

Prädisponierende Faktoren

- Übergewicht
- Rauchen
- Hiatushernie

2.7.7 Ätiologie und Pathogenese

- wichtigste Ursachen:
  - Übergewicht
  - Alkohol
  - Nikotin
  - Kaffee, Schokolade, Süßigkeiten
  - Gewürze, Fett, Zitrusfrüchte
  - Wein (v. a. säurereicher)

- spätes und üppiges Essen
- Stress
- Schwangerschaft
- Der kausale Zusammenhang zwischen **Übergewicht** und Sodbrennen ist nicht nur pathophysiologisch plausibel, sondern auch durch Fall-Kontroll-Studien gut belegt.
- Gleiches gilt für die **Schwangerschaft**, in der der erhöhte intraabdominelle Druck den Reflux von Mageninhalt in den Ösophagus und damit das Auftreten von Sodbrennen begünstigt.
- Die genannten **Nahrungs- und Genussmittel** wirken sich individuell unterschiedlich aus.
- Neben diesen exogenen Faktoren kommt auch **genetischen Faktoren** eine Bedeutung zu.
  - Hierfür sprechen nicht nur das familiär gehäufte Auftreten, das auch durch ähnliche Nahrungsgewohnheiten erklärt werden könnte.
  - Auch Zwillingsstudien lieferten eindeutigen Ergebnisse.
- Schließlich weisen ethnische Unterschiede in der Präsentation der Refluxkrankheit hin auf eine **komplexe Interaktion** von
  - genetischen,
  - sozioökonomischen und
  - Lebensstilfaktoren.

2.7.8 Symptomatik

- Neben Sodbrennen als klassisches Leitsymptom der Refluxkrankheit können folgende Symptome assoziiert auftreten:
  - saures Aufstoßen
  - Magendruck/Magenschmerzen
  - Thoraxschmerz
  - Husten, Heiserkeit, Räusperzwang
  - unangenehmer Geschmack im Mund
  - Zahnerosionen

2.7.9 Diagnostik

Diagnostisches Vorgehen

- Sodbrennen ist ein sehr häufiges Symptom.
- Es kann nur eine geringfügige Befindlichkeitsstörung sein, aber auch auf eine ernst zu nehmende und im Einzelfall bedrohliche Erkrankung deuten.
- Demzufolge ist insbesondere in der Primärversorgung ein differenziertes diagnostisches Vorgehen angezeigt (▶ Abb. 2.10).
- Grundsätzlich anzumerken ist, dass die Intensität des Sodbrennens kein verlässlicher Indikator für die Schwere der Refluxerkrankung ist.
  - Besonders ältere Patienten sind häufig vergleichsweise wenig symptomatisch, obwohl die Prävalenz der schweren Ösophagitis mit jeder Altersdekade ansteigt (siehe auch Kap. 3.1 und Kap. 3.2).

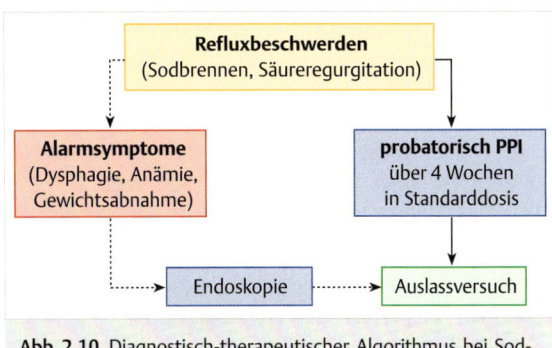

Abb. 2.10 Diagnostisch-therapeutischer Algorithmus bei Sodbrennen (PPI: Protonenpumpeninhibitoren).

Anamnese

- Der Betroffene wird über Sodbrennen klagen.
- Die ergänzende Anamnese zielt auf
  - begleitende weitere Symptome,
  - Alarmsymptome und
  - den Lebensstil.

Körperliche Untersuchung

- nicht zielführend

Labor

- in der Regel nicht erforderlich
- Alarmsymptom: evtl. vorhandene Anämie

Instrumentelle Diagnostik

Ösophago-Gastro-Duodenoskopie (ÖGD)

- Alarmsymptome erfordern immer eine endoskopische Abklärung (▶ Abb. 2.10).
- Eine Endoskopie ist darüber hinaus bei Neuauftreten von Sodbrennen jenseits des 50. Lebensjahres oder bei Persistenz der Beschwerden trotz Medikation angezeigt.

2.7.10 Differenzialdiagnosen

Tab. 2.12 Differenzialdiagnosen.

Differenzialdiagnose	Bemerkungen
eosinophile Ösophagitis	Schluckbeschwerden, Bolusereignisse
infektiöse Ösophagitiden	akut auftretend, in der Regel selbstlimitierend
medikamentös induzierte Ösophagitis	Zusammenhang mit Medikamenteneinnahme
Reizmagen vom Refluxtyp (funktionelles Sodbrennen)	schwer abzugrenzen, Therapie ähnlich
Motilitätsstörungen der Speiseröhre	differenzialdiagnostisch auszuschließen, insbesondere vor Refluxoperation
Magenerkrankungen	Ausschluss durch Endoskopie und Histologie

2.7.11 Therapie

Therapeutisches Vorgehen

- Wie ▶ Abb. 2.10 zeigt, ist bei „einfachem" Sodbrennen eine versuchsweise Therapie mit Protonenpumpeninhibitoren (PPI) über maximal 4 Wochen möglich.
- Bezüglich aller weiteren Optionen wird auf Kap. 3.1 verwiesen.

2.7.12 Verlauf und Prognose

- abhängig vom Vorhandensein
  - einer Refluxerkrankung (siehe Kap. 3.1) oder
  - deren Komplikationen (siehe Kap. 3.2).

2.7.13 Quellenangaben

[1] Richter JE, Rubenstein JH. Presentation and Epidemiology of Gastroesophageal Reflux Disease. Gastroenterology 2018; 154: 267–276

2.8 Malassimilationssyndrome

G. Lamprecht

2.8.1 Steckbrief

Die Malassimilation bzw. die Malassimilationssyndrome werden klassisch in Maldigestion und Malabsorption eingeteilt. Häufig sind jedoch beide Mechanismen gleichzeitig wirksam. Es bietet sich daher eine Einteilung in primäre und sekundäre Malassimilationssyndrome an. Klinische Leitsymptome sind nahrungsabhängiger Durchfall und ungewollte Gewichtsabnahme. Davon ist der isolierte Mikronährstoffmangel durch spezifische Malabsorption abzugrenzen. Die Anamnese ist für die technische Diagnostik zielführend, die Biopsien aus dem Dünndarm und oft spezielle Labordiagnostik beinhaltet. Wenn eine gezielt medikamentös oder diätetisch therapierbare Erkrankung vorliegt, ist die Prognose gut.

2.8.2 Synonyme

- keine

2.8.3 Keywords

- Malassimilation
- Maldigestion
- Malresorption
- Makronährstoffmangel
- nahrungsabhängiger Durchfall

2.8.4 Definition

- Die Malassimilation umfasst Störungen der Digestion und der Absorption.
- Die Malassimilation oraler Nahrung ist eine spezifisch gastroenterologische Ursache von
  - Durchfall,
  - ungewolltem Gewichtsverlust (Makronährstoffmangel) und
  - Mikronährstoffmangel.
- Durchfall, Gewichtsverlust oder Mikronährstoffmangel können auch durch andere Mechanismen als Malassimilation zustande kommen, sodass diese Leitsymptome bzw. Leitmanifestationen nicht spezifisch sind.
- Klassischerweise und pathophysiologisch exakt werden Maldigestion und Malabsorption als unterschiedliche Mechanismen der Malassimilation voneinander unterschieden.
- Im Hinblick auf die klinische Herangehensweise ist es aber oft einfacher, zwischen primärer und sekundärer Malassimilation zu unterscheiden.

2.8.5 Epidemiologie

Häufigkeit

- Primäre Malassimilationssyndrome sind eine Gruppe von Entitäten, die selten vorkommen.
- Sekundäre Malassimilationssyndrome treten infolge der Therapie anderer Erkrankungen am Gastrointestinaltrakt auf und sind damit typische Nebenwirkungen/Folgezustände solcher meist operativen Interventionen.

Altersgipfel

- Keine sinnvolle Angabe möglich, da Malassimilationssyndrome eine Vielzahl an Krankheitsbildern umfassen.

Geschlechtsverteilung

- Keine sinnvolle Angabe möglich, da Malassimilationssyndrome eine Vielzahl an Krankheitsbildern umfassen.

Prädisponierende Faktoren

- Keine sinnvolle Angabe möglich, da Malassimilationssyndrome eine Vielzahl an Krankheitsbildern umfassen.

2.8.6 Ätiologie und Pathogenese

Maldigestion

- Makronährstoffe aus der Nahrung müssen zunächst in ihre resorbierbaren Oligo- und Monomere gespalten werden:
  - Kohlenhydrate in die resorbierbaren Monosacchariden Glukose, Galaktose und Fruktose

- Eiweiß in Di- und Tripeptide sowie Aminosäuren
- Fette in Fettsäuren und Glycerin
- Diese Verdauungsvorgänge kommen durch in das Lumen des Gastrointestinaltrakts sezernierte Enzyme und membranständige Enzyme in der luminalen Plasmamembran der Enterozyten zustande.

Malabsorption

- Die im Rahmen der Verdauung entstandenen Oligo- und Monomere müssen im Anschluss über die apikale Plasmamembran der Enterozyten aufgenommen werden.
- Es existiert eine Reihe seltener angeborener Transporterdefekte für einzelne Substrate.
- Eine globale Verminderung der Darmoberfläche, z. B. im Rahmen einer Zottenatrophie, führt zur unspezifischen Malabsorption.
- Manche Substrate werden in bestimmten Darmsegmenten bevorzugt oder sogar spezifisch resorbiert.
  - Der Verlust dieser Segmente führt zu einer spezifischen Malabsorption (z. B. Resektion des terminalen Ileums als Ursache der Vitamin-B_{12}-Malabsorption).

Mangelerscheinungen

- Die Malabsorption eines spezifischen Mikronährstoffs/Substrats führt zu einem oft klinisch distinkten Mangelerscheinungsbild (z. B. makrozytäre Anämie durch Vitamin-B_{12}-Malabsorption).

Osmotische Diarrhö

- Die unvollständige Absorption von quantitativ bedeutsamen Makronährstoffen aus dem Gastrointestinaltrakt führt dazu, dass sie als osmotisch wirksame Teilchen im Lumen verbleiben und dort Wasser binden.
- Anders als die Niere kann das Epithel des Gastrointestinaltrakts keinen osmotischen Gradienten aufbauen.
- Es resultiert eine osmotische Diarrhö, die sich klinisch als nahrungsabhängiger Durchfall manifestiert und der im Hungerversuch sistiert.
- Die Bestimmung der osmotischen Lücke im Stuhl kann als technisches Verfahren herangezogen werden.

Motilität

- Die Bewegung des Nahrungsbreis durch den Gastrointestinaltrakt ist im Rahmen der Digestion und Absorption sehr fein reguliert.
- Motilitätsstörungen (selten primär, meist sekundär) können einen wesentlichen Anteil an einer Malassimilation haben.

Integration von Sekretion, Absorption, Motilität und Metabolismus

- Digestion und Absorption sind in der postprandialen Phase stark aktiviert und die resorbierten Makronährstoffe werden in dieser Phase spezifisch metabolisiert.
- Klinisch am eindrücklichsten ist dies am postprandialen Blutzuckerverlauf zu erkennen.
- Motilität, Sekretion, Absorption und Metabolismus sind demzufolge unter physiologischen Bedingungen sehr fein neurohumoral aufeinander abgestimmt.
- Störungen dieser integrierten Regulation werden besonders beim Dumping-Syndrom deutlich.

Pankreaticocibale Asynchronität

- Nahrungsbrei und Pankreassekret müssen postprandial zeitlich und örtlich geordnet aufeinandertreffen.
- Chirurgische Veränderungen am oberen Gastrointestinaltrakt können selbst bei erhaltener exokriner Pankreasfunktion zur pankreaticocibalen Asynchronität als Ursache einer Maldigestion führen.

Essverhalten

- Die Reservoirfunktion des Magens und die geordnete Abgabe von kleinen Portionen über den Pylorus in den Dünndarm erlauben unter physiologischen Bedingungen eine weite Spannbreite in der Art und Häufigkeit der Nahrungszufuhr.
- Krankheiten, die zu nahrungsabhängigen Schmerzen oder nahrungsabhängigem Durchfall führen, können eine Essensaversion auslösen, die zur Gewichtsabnahme führen kann, selbst wenn keine eigentliche Malassimilation besteht.

2.8.7 Symptomatik

- Nahrungsabhängiger Durchfall deutet auf eine generalisierte Malassimilation mit nachfolgender osmotischer Diarrhö hin.
  - Wenn spezifische Nahrungsmittel zum Durchfall führen, gibt dies Hinweise auf die Art der Malassimilation, z. B. weist Durchfall nach Konsum relevanter Mengen von Milchzucker auf Laktasemangel hin oder Steatorrhö nach fettreicher Mahlzeit auf exokrine Pankreasinsuffizienz.
- Das prompte Sistieren von chronischem Durchfall beim Fasten spricht sehr für eine osmotische Diarrhö infolge einer Malassimilation.
- Nahrungsabhängige Schmerzen können auf eine chronische Pankreatitis, ein Motilitätsproblem oder auf ein Durchblutungsproblem hinweisen.
- Eiweißmangelödeme deuten auf eine schwere Mangelernährung infolge der Malassimilation hin. Wenn isoliert oder klinisch führend Eiweißmangelödeme

besteben, könnte ein intestinales Eiweißverlustsyndrom bestehen.
- Begleitende bronchopulmonale Infekte deuten auf ein variables Immundefektsyndrom hin.
- Zeichen des spezifischen Mikronährstoffmangels:
  - Vitamin-B_{12}-Mangelanämie
  - Eisenmangelanämie
  - Osteoporose durch Kalzium- und Vitamin-D-Mangel mit sekundärem Hyperparathyreoidismus

2.8.8 Diagnostik

Diagnostisches Vorgehen

- Die Diagnose der sekundären Malassimilation ergibt sich aus der Anamnese:
  - Z. n. abdomineller OP, Z. n. Bestrahlung von Abdomen/kleinem Becken/Retroperitoneum, Hinweis auf chronische Pankreatitis?
  - Dabei können die genannten Faktoren Jahre bis Jahrzehnte zurückliegen und im Verlauf lange Zeit kompensiert gewesen sein.
  - Die diagnostische Herausforderung liegt darin zu klären, warum es zur Dekompensation gekommen ist.
  - Die chronische Strahlenenteritis wird aber per se oft erst nach Jahren bis Jahrzehnten symptomatisch.
- Wenn kein Hinweis auf eine sekundäre Störung besteht, gilt es, die verschiedenen primären Syndrome voneinander zu unterscheiden (▶ Tab. 2.13).
  - Hier hilft die Differenzierung anhand der Manifestation als isolierter Mikronährstoffmangel oder als globaler nahrungsabhängiger Durchfall (▶ Abb. 2.11).
- In den Sigstad-Score zur Diagnose und Schweregradbeschreibung des Dumpings gehen ein:
  - die gastrointestinalen Symptome Erbrechen, Übelkeit, Völlegefühl sowie die
  - systemischen Symptome Kreislaufdysregulation, Synkope, Kopfschmerzen, Palpitationen.

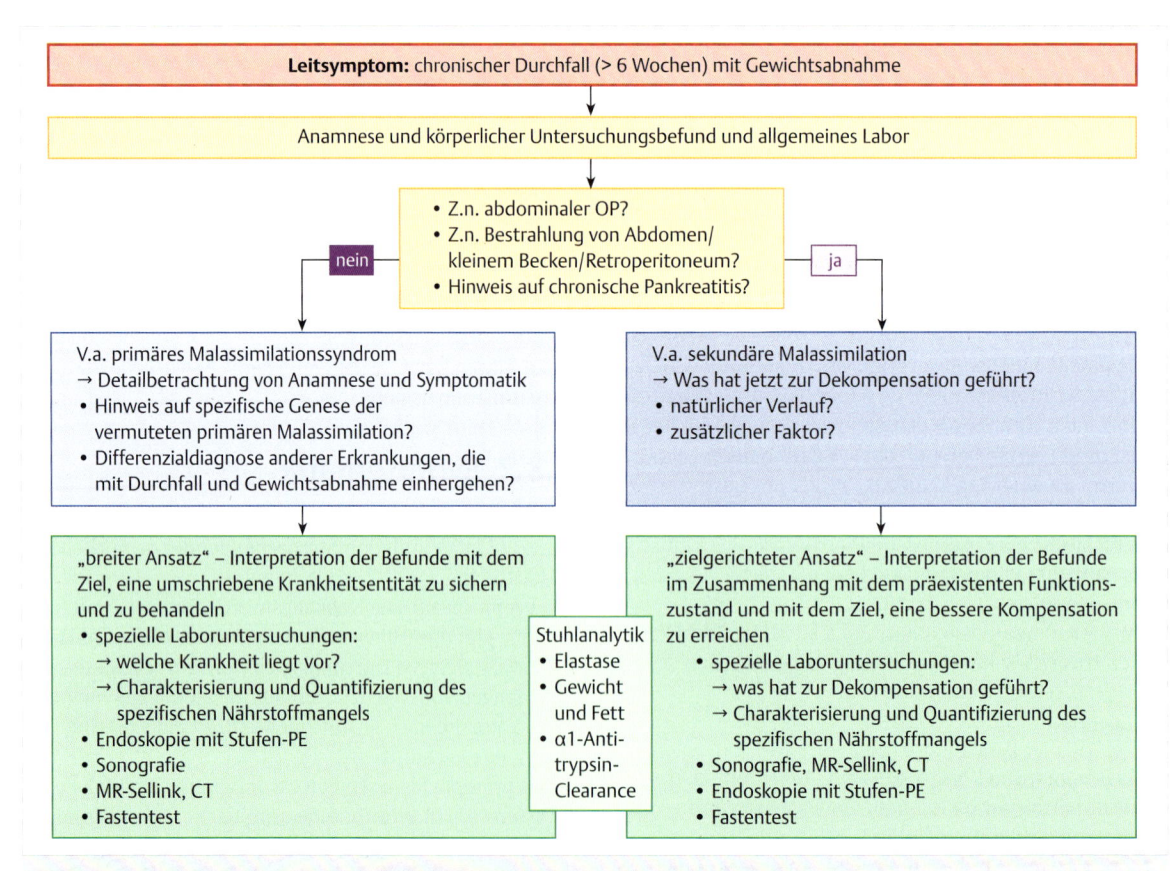

Abb. 2.11 Malassimilationssyndrome sind seltene Erkrankungen, die sich mit der Symptomkombination chronischer Durchfall mit begleitendem Gewichtsverlust präsentieren. Der dargestellte Algorithmus kann helfen, primäre Malassimilationssyndrome als eigenständige Entitäten von sekundären Malassimilationssyndromen, die infolge einer Operation, einer Bestrahlung oder infolge einer chronischen Pankreatitis auftreten, zu differenzieren. Diese Unterscheidung ist vor allem bei der Auswahl diagnostischer Tests und deren Interpretation von Bedeutung. Der vergleichsweise aufwendigen Stuhlanalytik kommt in der Differenzialdiagnostik beider Fragestellungen eine bedeutende Rolle zu. (Quelle: Fromhold-Treu S, Lamprecht G. Erkrankungen mit Malabsorptions-/Malassimilationssyndrom. Gastroenterologie up2date 2017; 13: 271–287)

Anamnese

- zugrunde liegende Erkrankungen am Gastrointestinaltrakt
- vorangegangene Operationen am Abdomen
- möglicherweise schon lange zurückliegende Radiatio

Körperliche Untersuchung

- Der Ernährungs- und Hydratationsstatus sollte systematisch erfasst werden.
- Auf Manifestationen eines spezifischen Mikronährstoffmangels sollte geachtet werden.
- Eine Mangelernährung soll anhand der ESPEN-Kriterien diagnostiziert und quantifiziert werden, um die Wirksamkeit einer Intervention (oder eine Verschlechterung der Situation) erfassen zu können:
  ○ Alternative 1: BMI < 18,5 kg/m^2
  ○ Alternative 2:
    – Gewichtsabnahme > 10% des Ausgangsgewichts über einen beliebig langen Zeitraum oder > 5% des Ausgangsgewichts innerhalb von 3 Monaten, kombiniert mit
    – entweder BMI < 20 kg/m^2 (< 70 Jahre) bzw. BMI < 22 kg/m^2 (≥ 70 Jahre) oder
    – Fettfreier-Masse-Index (FFMI) < 17 kg/m^2 (Männer) bzw. < 15 kg/m^2 (Frauen)

Labor

- **Serumelektrolyte** (Natrium, Kalium, Kalzium, Magnesium, Chlorid, Phosphat), einschließlich Bikarbonat und Kreatinin/Harnstoff erfassen die aktuelle Situation.
- Die **Urinanalytik** (24-h-Sammelurin: Natrium, Kalium, Kalzium, Phosphat, Magnesium) und das Parathormon reflektieren die Kompensation bzw. die hormonell-renale Gegenregulation einer Malassimilation bedingten Mangelsituation bzw. Störung der Homöostase.
- Das **Albumin** gibt zusammen mit dem klinischen Status einen Hinweis auf eine Malnutrition bzw. Sarkopenie. Malnutrition und Sarkopenie sollten aber spezifisch erfasst werden, weil das Serumalbumin auch ein „negatives" Akut-Phase-Protein ist.
- Die **Leberwerte** können in Folge der Malassimilation unspezifisch ansteigen, sind aber bei einigen Malabsorptionssyndromen charakteristischerweise erhöht (z. B. Zöliakie, Amyloidose mit hepatischer Beteiligung).
- **Mikronährstoffe** (Zink, Vitamin B$_{12}$, Eisen/Hämoglobin/Retikulozyten, Folsäure, Quickwert [Vitamin K]) bedürfen der gezielten Kontrolle. Die teilweise für Jahre bestehende Speicherkapazität für einige Mikronährstoffe ist bei der Interpretation zu berücksichtigen.
- **Elastase** im Stuhl: Die Elastasekonzentration im Stuhl reflektiert die exokrine Pankreasfunktion.
  ○ Bei schwerer exokriner Insuffizienz kann der Test als sensitiv gelten, bei grenzwertiger Insuffizienz lässt die klinische Aussagekraft nach.
  ○ Bei hochvolumigen Stuhlmengen wird die Elastase im Stuhl verdünnt und erscheint dann falsch niedrig.
- **α1-Antitrypsinclearance**: Die α1-Antitrypsinclearance ist ein Maß für den intestinalen Eiweißverlust.
  ○ α1-Antitrypsin ist vergleichsweise stabil und wird nach „Ausschwitzen" in den Darm luminal nur langsam abgebaut.
  ○ Der quantitative Nachweis von α1-Antitrypsin im Sammelstuhl und die Bestimmung der α1-Antitrypsinkonzentration im Serum kann damit zu einer Clearance-Bestimmung herangezogen werden (nach Art der glomerulären Filtrationsrate), die Ausdruck des intestinalen Eiweißverlusts ist.
  ○ α1-Antitrypsinclearance = V × F/S;
    – V: Stuhlvolumen (ml/d), F: fäkale Konzentration von α1-Antitrypsin (Einheit µg/l bzw. mg/dl), S: Serumkonzentration von α1-Antitrypsin (Einheit: µg/l bzw. mg/dl)
    – Normwerte: α1-Antitrypsinclearance: < 27,5 ml/d
- **Osmotische Lücke** im Stuhl: Der Darm kann keinen osmotischen Gradienten erzeugen.
  ○ Das Stuhlwasser hat demzufolge immer eine Osmolarität von 310 mosmol/l.
  ○ Natrium und Kalium sowie die zugehörigen Anionen machen unter physiologischen Bedingungen den größten Teil der osmotisch wirksamen Teilchen im Stuhl aus.
  ○ Die osmotische Lücke berechnet sich als $310 - 2 \times (Na + K)$.
  ○ Eine osmotische Lücke von > 50 mosmol/l deutet auf ein zusätzliches Osmolyt im Stuhlwasser, also eine osmotische Diarrhö.
- **Xylose-Resorptionstest**: Der Xylose-Resorptionstest erfasst global die Resorptionsleistung des (oberen) Dünndarms anhand der Aufnahme der im Körper nicht metabolisierten Xylose.
  ○ Es werden 25 g Xylose oral verabreicht.
  ○ Gemessen wird entweder die Xylosekonzentration im Blut 2 h später (Norm > 250 mg/l) oder die kumulative Ausscheidung im Urin über 5 h (Norm > 25%).

Mikrobiologie und Virologie

- Lamblien lassen sich sensitiv mit einem Lamblien-ELISA im Stuhl nachweisen.
- Tropheryma whipplei lässt sich sensitiv mit der PCR aus der Duodenalbiopsie nachweisen, falsch positive Befunde kommen vor. Spezifischer ist der Nachweis von PAS-positiven Makrophagen in der Duodenal-Probeexzision.
- Eine bakterielle Fehlbesiedelung lässt sich zwar prinzipiell mikrobiologisch nachweisen, einfacher sind jedoch der H$_2$-Exhalationstest mit Glukose oder der Therapieversuch mit einem Antibiotikum.

Bildgebende Diagnostik

- Die Sonografie kann Hinweise auf strukturelle Ursachen einer Malassimilation geben, z. B. bei der chronischen Pankreatitis und beim Morbus Crohn im Dünndarm.
- CT und MR-Sellink ergänzen die Sonografie und können postoperative Veränderungen der Anatomie oft besser abbilden.

Histologie, Zytologie und klinische Pathologie

- Die Histologie aus dem oberen und unteren Gastrointestinaltrakt liefert oft die spezifische Diagnose eines primären Malabsorptionssyndroms (▶ Tab. 2.13).

Tab. 2.13 Übersicht Malassimilationssyndrome.

Entität	Mechanismus	Klinik	Diagnostik	Therapie
primäre Malassimilationssyndrome				
Laktoseunverträglichkeit	Verschwinden der Laktaseexpression im Jugend- bzw. jungen Erwachsenenalter	nahrungsabhängiger Durchfall nach Milchzucker	H_2-Exhalationstest mit Laktose	laktosearme Ernährung
Zöliakie	glutensensitive Enteropathie	nahrungsabhängiger Durchfall	Zottenatrophie in der Duodenalbiopsie Nachweis von Anti-Transglutaminase-Anitikörpern der Klasse IgA	glutenfreie Diät
variables Immundefektsyndrom	erworbener Antikörpermangel	nahrungsabhängiger Durchfall	Zottenatrophie in der Duodenalbiopsie Immunglobulinmangel	ggf. Substitution von Immunglobulinen (hat aber keinen wesentlichen Effekt auf die intestinale Manifestation)
Morbus Whipple	Infektion mit T. whipplei	nahrungsabhängiger Durchfall Fieber ZNS-Symptomatik Endokarditis	Nachweis von PAS-positiven Makrophagen in der Duodenal-Probeexzision	antibiotische Therapie
Amyloidose	extrazelluläre Amyloidablagerungen in der Submukosa	nahrungsabhängiger Durchfall (auch durch Dysmotilität) Schleimhautulzerationen systemische Manifestationen	grün fluoreszierendes Material in der Kongorot-Färbung von Biopsien aus dem Duodenum (und ggf. Magen, Rektum)	Therapie der Grunderkrankung
Morbus Crohn (Dünndarm)	Morbus Crohn	Bauchschmerzen Durchfall Mangelernährung Extraintestinale Manifestationen	endoskopische, ggf. histologische Diagnosestellung des Morbus Crohn	Crohn-gerichtete antientzündliche Therapie
Eiweißverlust-Enteropathie	verschiedene Ätiologien	nahrungsabhängiger Durchfall Eiweißmangelödeme oft Lymphopenie und Steatorrhö	α1-Antitrypsinclearance	Therapie einer behandelbaren Grunderkrankung (z. B. Morbus Crohn, Zöliakie) oft keine gezielte Therapie verfügbar Albuminsubstitution
exokrine Pankreasinsuffizienz	Verlust von Drüsenparenchym	Steatorrhö, oft auch nahrungsabhängige Schmerzen	verminderte Elastase im Stuhl, vermehrte Fettausscheidung im Stuhl	Pankreasenzymsubstitution
chronische intestinale/mesenteriale Ischämie	Ischämie, Nahrungsaversion (wegen Schmerzen), generalisierte Malabsorption (?)	nahrungsabhängiger Durchfall nahrungsabhängige Bauchschmerzen	in der Regel Makroangiopathie (A. mes. sup.; Tr. coeliacus)	Revaskularisation (operativ oder interventionell-radiologisch)

2.8 Malassimilationssyndrome

Tab. 2.13 Fortsetzung

Entität	Mechanismus	Klinik	Diagnostik	Therapie
sekundäre Malassimilationssyndrome				
chronische Pankreatitis	Nahrungsaversion (wegen Schmerzen)	nahrungsabhängige Schmerzen, oft auch Steatorrhö	Bildgebung: Gangektasie, Verkalkungen, Small-Duct-Krankheit	Pankreasgangdekompression (bei nahrungsabhängigen Schmerzen) Pankreaskopfresektion (bei nahrungsunabhängigen Schmerzen)
Z. n. Whipple-OP	Pankreatico-cibale Asynchronität	nahrungsabhängiger Durchfall Steatorrhö	Anamnese der Operation	Pankreasenzymsubstitution
Dumping: Frühdumping	osmotisch bedingter Flüssigkeitseinstrom in den Darm	Hypotonie Hämokonzentration	Sigstad-Score oGTT als Provokationstest	Diätmodifikation
Dumping: Spätdumping	reaktive Hypoglykämie	Hypoglykämie	Sigstad-Score oGTT als Provokationstest	Diätmodifikation Methylacarbose?
chronische Strahlenenteritis	Sklerose der Submukosa, Motilitätsstörung	nahrungsabhängiger Durchfall nahrungsabhängige Bauchschmerzen	Anamnese der Bestrahlung, Manifestation oft erst nach Jahren/Jahrzehnten	keine Therapie
Mikronährstoffmangel				
Vitamin-B_{12}-Malabsorption	Resektion des terminalen Ileums Magenresektion atrophe Gastritis	makrozytäre Anämie (ggf. mit LDH-Erhöhung als Ausdruck der ineffektiven Erythropoese)	Z. n. Operation verminderter Vitamin B_{12}-Spiegel Nachweis von anti-Parietalzell-Antikörpern	Vitamin-B_{12}-Substitution
Kalzium-Malabsorption	„fehlendes" Duodenum (infolge Resektion oder operativ veränderter Chymuspassage)	Tetanie Osteoporose sekundärer Hyperparathyreoidismus	verminderte Kalziumausscheidung, sekundärer Hyperparathyreoidismus	hochdosierte orale Kalziumsubstitution
Eisen-Malabsorption	„fehlendes" Duodenum (infolge Resektion oder operativ veränderter Chymuspassage)	Eisenmangelanämie	vermindertes Ferritin	intravenöse Eisensubstitution

2.8.9 Differenzialdiagnosen

Tab. 2.14 Differenzialdiagnosen.

Differenzialdiagnose	Bemerkungen
primäres Malassimilationssyndrom	siehe ▶ Tab. 2.13
sekundäres Malassimilationssyndrom	siehe ▶ Tab. 2.13
Mikronährstoffmangel	siehe ▶ Tab. 2.13
andere Erkrankung mit ungewolltem Gewichtsverlust	Viele Erkrankungen führen zu einem ungewollten Gewichtsverlust, ohne dass eine verminderte Nährstoffassimilation besteht. Der Gewichtsverlust basiert in diesen Fällen auf einer Katabolie und/oder einer verminderten Nahrungsaufnahme und/oder eines vermehrten Energie- und Eiweißbedarfs.

2.8.10 Therapie

Therapeutisches Vorgehen

- Ein **primäres Malassimilationssyndrom** sollte mit hoher Sicherheit diagnostiziert werden, weil sich oft eine lange Therapie (z. B. Antibiose bei Morbus Whipple), ggf. lebenslange Therapie (z. B. bei Zöliakie), anschließt (▶ Tab. 2.13).
- Die primären Malassimilationssyndrome haben teilweise eine so spezifische Pathogenese, dass die zielgerichtete Therapie zum Sistieren der Malassimilation und zur Normalisierung des Gewichts führt.

- Bei den **sekundären Malassimilationssyndromen** kann ggf. ein Zweitfaktor identifiziert werden, der
  - zur Dekompensation geführt hat und
  - spezifisch therapeutisch aufgegriffen werden kann – z. B. eine bakterielle Fehlbesiedelung bei einem komplex voroperierten Gastrointestinaltrakt (▶ Tab. 2.13).
- Eine Essensaversion aus Furcht vor Schmerzen oder Durchfall muss in der Interaktion mit dem Patienten spezifisch aufgegriffen werden, weil eine vermehrte Nahrungsaufnahme (in der Regel in kleinen Portionen) ein wichtiger Kompensationsmechanismus ist.
- Einige primäre und die Mehrzahl der sekundären Malassimilationssyndrome sind nicht zielgerichtet therapierbar, sondern es bleibt bei einer besseren Kompensation durch
  - diätetische Anleitung (gezielte Ernährungsberatung – vorzugsweise zusammen mit dem Lebenspartner),
  - dem Ausgleich des Mikronährstoffmangels,
  - ggf. enteraler oder parenteraler Zusatzernährung.

2.8.11 Verlauf und Prognose

- Wenn eine spezifische Diagnose gestellt und eine zielgerichtete Therapie etabliert und eingehalten werden kann, ist die Prognose gut und die Störung bessert sich oft erstaunlich rasch.
- Die sekundären und ein Teil der primären Malassimilationssyndrome sind oft schwer therapierbar.
  - Ein progredienter Gewichtsverlust bzw. eine Sarkopenie haben eine schlechte Prognose.
  - Die Indikation zur intensiven enteralen oder oft auch parenteralen Substitution sollte nicht zu spät gestellt werden.
  - Gelegentlich wird dadurch ein passager dekompensierter Zustand, z. B. infolge einer interkurrenten Erkrankung oder eines zweiten Faktors, überwunden und ein rekompensierter Zustand erreicht.
- Die isolierten Mikronährstoffmangel-Situationen können überwiegend gut substituiert werden, wenngleich oft hohe Dosen und eine regelmäßige Therapie notwendig sind.
  - Die schwere Eisenabsorptionsstörung erfordert z. B. eine regelmäßige hochdosierte intravenöse Substitution.

2.8.12 Quellenangaben

[1] Berg P, McCallum R. Dumping syndrome: a review of the current concepts of pathophysiology, diagnosis, and treatment. Dig Dis Sci 2015; 61: 11–18
[2] Hagel S, Epple HJ, Feurle GE et al. S2k-Leitlinie Gastrointestinale Infektionen und Morbus Whipple. Z Gastroenterol 2015; 53: 418–459
[3] Khodadad A, Aghamohammadi A, Parvaneh N et al. Gastrointestinal manifestations in patients with common variable immunodeficiency. Dig Dis Sci 2007; 52: 2977–2983
[4] Misselwitz B, Pohl D, Frühauf H et al. Laktose malabsorption and intolerance: pathogenesis, diagnosis and treatment. United European Gastroenterol J 2013; 1: 151–159

2.8.13 Literatur zur weiteren Vertiefung

- Leitlinie Zöliakie: www.dgvs.de/zoeliakie
- Leitlinie Intestinale Motilitätsstörungen: www.dgvs.de/intestinale-motilitaetsstoerungen
- Leitlinie Chronische Pankreatitis: www.dgvs.de/chronische-pankreatitis

2.8.14 Wichtige Internetadressen

- Deutsche Zöliakie Gesellschaft: www.dzg-online.de
- Deutsche Morbus Crohn/Colitis ulcerosa Vereinigung: www.dccv.de
- Arbeitskreis der Pankreatektomierten: www.bauchspeicheldruese-pankreas-selbsthilfe.de

2.9 Übelkeit und Erbrechen

M. Hollenbach, A. Hoffmeister

2.9.1 Steckbrief

Übelkeit und Erbrechen sind ein Schutzmechanismus des Körpers gegen potenzielle Noxen. Da eine Vielzahl unterschiedlicher Organsysteme mit unterschiedlicher Schwere und therapeutischer Beeinflussbarkeit betroffen sein können, ist die differenzialdiagnostische Abklärung oft schwierig. Übelkeit und Erbrechen können sowohl im Rahmen einer (in der Regel harmlosen) Gastroenteritis als auch bei lebensbedrohlichen Erkrankungen auftreten. Das folgende Kapitel gibt eine Übersicht, spezielle Krankheitsbilder werden an anderer Stelle ausführlich diskutiert.

2.9.2 Synonyme

Übelkeit

- Nausea
- Brechreiz
- Unpässlichkeit
- Seekrankheit
- Übelbefinden

Erbrechen

- Vomitus
- Emesis
- Übergeben

2.9.3 Keywords

- Chemotherapie
- Gastroenteritis
- Serotoninrezeptor-Antagonisten

- Neurokininrezeptor-Antagonisten
- Dopaminrezeptor-Antagonisten

2.9.4 Definition

- Übelkeit und Erbrechen sind ein Schutzmechanismus des Körpers gegen potenziell toxische Substanzen.
- Übelkeit und Erbrechen treten häufig zusammen auf.
- **Übelkeit** ist ein subjektives Empfinden, was eine exakte Begriffsbestimmung erschwert:
  - unangenehmes Gefühl im Hals und Oberbauch, in Kürze erbrechen zu müssen
  - verminderte motorische Aktivität des Magens mit erhöhtem duodenalen Druck und Rückfluss von Duodenalinhalt in den Magen
  - meist mit verminderter Appetenz, in schweren Fällen von Symptomen einer erhöhten parasympathischen Aktivität begleitet (Blässe, vermehrtes Schwitzen, gesteigerter Speichelfluss, Hypotonie oder Bradykardie)
- **Erbrechen**: schnelle und forcierte Entleerung von Mageninhalt durch den Mund
  - zentral gesteuert, koordiniert ablaufender motorischer Prozess
  - Ist Erbrechen die Folge von Übelkeit, verursacht Übelkeit zunächst Würgen.
  - Würgen ist die wiederholte Kontraktion der Bauch- und Atemmuskulatur gegen die geschlossene Glottis.
  - Würgen steigert den intraabdominellen Druck und kann bis zum Erbrechen führen.
- Abgrenzung des Erbrechens von Regurgitation und Rumination:
  - Regurgitation: passiver Rückfluss von Ösophagusinhalt in den Mund
  - Rumination (Wiederkäuen): Hervorbringen von Nahrung aus dem Magen in den Mund gefolgt von erneutem Kauen und Schlucken ohne Übelkeit
  - zeitlicher Zusammenhang zur Nahrungsaufnahme
  - tritt meist bei geistig retardierten oder psychisch erkrankten Kindern auf
  - Cave: doppelte Begriffsverwendung von Rumination auch in der Psychiatrie

2.9.5 Epidemiologie

Häufigkeit

- bei Tumorerkrankungen, v. a. unter Chemotherapie, werden Prävalenzen bis zu 70 % angegeben, bei Herz-Kreislauf-Erkrankungen bis zu 50 %

Altersgipfel

- Großteil der Patienten zwischen 15 und 64 Jahren (ca. 30 % 25–44 Jahre), prinzipiell aber in jedem Alter möglich

Geschlechtsverteilung

- je nach Grunderkrankung, keine generelle Geschlechtsspezifität

Prädisponierende Faktoren

- Übelkeit und Erbrechen können bei einer Fülle von Erkrankungen auftreten, hier wird auf spezielle Kapitel dieses Werks verwiesen.
- Aufgrund der allgemeinen Bedeutung der Tumortherapie werden hier Risikofaktoren für Übelkeit und Erbrechen in Zusammenhang mit einer Chemotherapie aufgelistet:
  - Risikopotenzial des verwendeten Chemotherapieregimes (▶ Tab. 2.15)
  - simultane Strahlentherapie
  - weibliches Geschlecht
  - Alter < 9 Jahre oder > 50 Jahre
  - regelmäßiger Alkoholkonsum
  - niedriger sozioökonomischer Status
  - bekannte Kinetosen
  - schwangerschafts- oder frühere chemotherapieinduzierte Übelkeit/Erbrechen
  - ängstliche Persönlichkeit

Tab. 2.15 Einteilung der Chemotherapeutika nach ihrem emetogenem Potenzial (Auswahl).

hohes emetogenes Potenzial (> 90 %)	Cisplatin Cyclophosphamid (hohe Dosis, Kombination) Dacarbazin Steptozotocin
moderat emetogenes Potenzial (30–90 %)	Oxaliplatin Carboplatin Cyclophosphamid (niedrige Dosis) Methotrexat Doxorubicin Irinotecan Epirubicin
geringes emetogenes Potenzial (10–30 %)	Paclitaxel 5-Fluorouracil Etoposid Gemcitabin Ipilimumab Permetrexed
minimales emetogenes Potenzial (< 10 %)	Nivolumab Vincristin Bleomycin Bevacicumab Trastuzumab

2.9.6 Ätiologie und Pathogenese

- Übelkeit und Erbrechen sind als Schutzmechanismus vor schädlichen Einflüssen und Toxinen physiologisch bedeutsam.
- komplexe Interaktion peripherer Strukturen und des zentralen Nervensystems
- Konzept der dynamischen Schwelle für Übelkeit und Erbrechen je nach psychischem Zustand der Erregung bzw. Agitation
- autonomer Reflex, Regulation über das Brechzentrum in der Formatio reticularis der Medulla oblongata
- Wechselwirkung durch enge topografische Lage zum Atem- und Kreislaufzentrum:
  - kurzfristige Verbesserung von Übelkeit und Brechreiz durch tiefes Durchatmen
  - Bradykardien und vegetative Begleiterscheinungen bei Erbrechen
- Efferente Bahnen der Formatio reticularis innervieren Ösophagus, Magen, Larynx, Pharynx, Zwerchfell und Bauchmuskeln.
- Afferente Fasern erreichen das Brechzentrum aus dem Gastrointestinaltrakt, Vestibularapparat, Herz und Cortex cerebri über den Nervus vagus sowie z. T. über sympathische Bahnen (▶ Abb. 2.12).
- Signalvermittlung v. a. über Serotonin, Dopamin, Histamin, Acetylcholin, Tachykinine (Neurokinine) und evtl. Vasopressin (v. a. bei Übelkeit)
- Aktivierung des Brechzentrums durch optische, sensorische und vestibuläre Signale (Kinetosen) über die Großhirnrinde und das Vestibularorgan
- Aktivierung von v. a. 5-Hydroxytryptamin-3-Rezeptoren (5-HT 3-Rezeptoren) und/oder Chemorezeptoren des Gastrointestinaltrakts durch
  - Dehnung, Kompression, Obstruktion
  - Toxine (Zytostatika), hypertone Kochsalzlösung
  - Bestrahlung
- Aktivierung der Chemorezeptoren-Triggerzone (Area postrema) durch zirkulierende chemische Reize und Toxine: harnpflichtige Substanzen, Zytostatika, Schwermetalle, Herzglykoside, Tachykinin (Neurokinin), Substanz P

2.9.7 Klassifikation und Risikostratifizierung

- Da Übelkeit und Erbrechen sowohl in Notfallsituationen als auch bei weniger dramatischen Erkrankungen auftreten, ist eine Klassifikation unter klinischen Gesichtspunkten sinnvoll (▶ Tab. 2.16).

Tab. 2.16 Klassifikation und Ursachen von Übelkeit und Erbrechen.

Einteilung	wichtige Erkrankungen/Ursachen
toxisch	Medikamente (Auswahl): Chemotherapeutika, Analgetika, Antiarrhythmika und Antihypertensiva, Antidiabetika, Antibiotika, Anti-Parkinsontherapeutika Drogenabusus Alkoholabusus Hypervitaminose (abdominelle) Bestrahlung
Störungen des Gastrointestinaltrakts	mechanische Obstruktion Pseudoobstruktion u. a. Motilitätsstörungen organische Störungen (Gastritis, Ulkus, Cholezystitis, Pankreatitis u. a.)
Infektionen	Infektionen des Gastrointestinaltrakts extraintestinale Infektionen (z. B. Hepatitis)
zentralnervös	Migräne Meningitis intrakranielle Druckerhöhung (Blutung, Malignom, Abszess u. a.) Hydrozephalus Malformation demyelinisierende Erkrankungen
psychisch	Agitation Depression Essstörungen Angststörung Schmerzsyndrome
vestibulär	Morbus Menière Otitis media Kinetosen
endokrinologisch	Urämie Ketoazidose Morbus Addison Porphyrie Hyper-/Hypoparathyreoidismus Hyperthyreose
andere	Schwangerschaftserbrechen postoperativ (PONV = postoperative nausea and vomiting) kardiogen Glaukomanfall zyklisches Erbrechen (Abdominalmigräne)
nach zeitlichem Verlauf zum Beginn der Chemotherapie	akut (innerhalb 2 h) verzögert (1–5 d) antizipatorisch

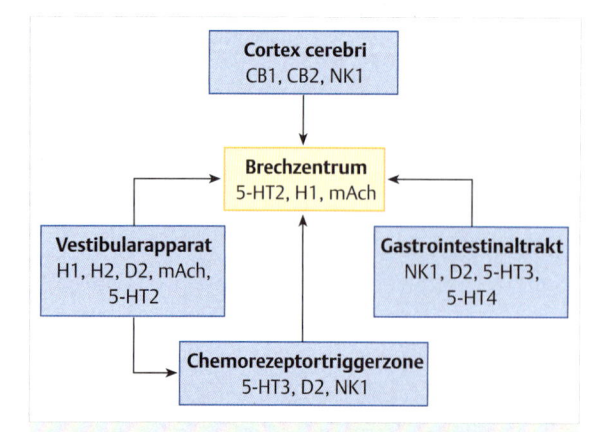

Abb. 2.12 Aktivierung des Brechzentrums bei Übelkeit und Erbrechen. H: Histamin; 5-HT: 5-Hydroxytryptamin; NK: Neurokinin; D: Dopamin; CB: Cannabinoid; mAch: muskarinerges Acetylcholin.

2.9.8 Symptomatik

- Da Übelkeit und Erbrechen bei einer Vielzahl von Erkrankungen auftreten können und ihrerseits bereits Symptome sind, ist die Erfassung von weiteren Begleitsymptomen wichtig und richtungsweisend (▶ Tab. 2.17).

Tab. 2.17 Begleitsymptomatik von Übelkeit und Erbrechen.

Begleit-symptomatik	Mögliche Ursachen
Bauchschmerzen	Lokalisation als Hinweis auf Organerkrankung kolikartiger Charakter bei Nieren- oder Gallenkoliken Besserung nach Erbrechen bei Dünndarmobstruktion
Thoraxschmerzen	kardial (Myokardinfarkt u. a.) Lungenembolie Boerhaave-Syndrom
Dyspnoe	kardial (Herzinsuffizienz u. a.) Exazerbierte COPD/Asthma bronchiale mit Überdosierung von Bronchodilatatoren
Vigilanzminderung	Synkope bei Bradykardien, Rhythmusstörungen zentralnervöse Genese metabolische Entgleisung
Fieber und/oder Diarrhö	gastrointestinale Infektionen
Schwindel	Morbus Menière Kinetosen
Kopfschmerzen, neurologische Defizite	Migräne Meningitis erhöhter Hirndruck
Sehstörungen, Augenschmerzen	akuter Glaukomanfall
Amenorrhö	Schwangerschaft

2.9.9 Diagnostik

Diagnostisches Vorgehen

- Entscheidend ist die Abgrenzung von Übelkeit und Erbrechen im Rahmen einer eher harmlosen Gastroenteritis von Erkrankungen, die sich unter dem klinischen Bild eines akuten Abdomens manifestieren.

Anamnese

- genaue Beschreibung des Erbrochenen (▶ Tab. 2.18)
- Abgrenzung zu Regurgitation (Ösophaguserkrankungen) und Rumination (neurologische/psychische Erkrankungen)
- **Zeitpunkt und zeitlicher Verlauf:**
  - akut: Intoxikationen, akute entzündliche Erkrankungen
  - chronisch: Motilitätsstörungen, Medikamente, metabolische Ursachen, Schwangerschaft
  - am Morgen: Schwangerschaft, Alkoholismus, Urämie, erhöhter intrakranieller Druck
  - nach Nahrungsaufnahme: funktionelle Störungen (z. B. Magenentleerungsstörung), psychiatrische Erkrankungen
- **Art und Weise des Erbrechens:**
  - schwallartig: Intoxikationen, erhöhter intrakranieller Druck
  - Cave: Erbrechen ohne Übelkeit: zentralnervös, neurogen, Syndrom der zuführenden Schlinge
- Begleiterkrankungen: Diabetes mellitus, koronare Herzerkrankungen, Herzinsuffizienz, Herzrhythmusstörungen
- Einnahme von Medikamenten: Opiate, Dopaminantagonisten, Digoxin, Antibiotika und Nikotinpflaster
- Frage nach ähnlichen Symptomen im sozialen Umfeld (Kleinepidemien) und nach Auslandsaufenthalten

Körperliche Untersuchung

- Vitalparameter: Blutdruck, Puls, Herzrhythmus, Sauerstoffsättigung, Atemfrequenz
- Bewusstseinslage, neurologische Defizite
- Exsikkose, Zentralisation
- Ikterus
- ausführliche Untersuchung des Abdomens:
  - Abwehrspannung (akutes Abdomen?), Resistenzen, Druckschmerz mit Lokalisation
  - Bauchwand-, Leistenhernien
  - Lymphknotenschwellungen
  - stille bzw. „plätschernde" oder hochgestellte Peristaltik (paralytischer vs. mechanischer Ileus)
- ophthalmologische Untersuchung (Stauungspapille?)
- Weitere apparative bzw. laborchemische Untersuchungsverfahren richten sich nach möglichen Differenzialdiagnosen und werden in anderen Kapiteln erörtert.

Tab. 2.18 Beurteilung des Erbrochenen.

Zustand des Erbrochenen	mögliche Differenzialdiagnosen
unverdaut	Regurgitationen (Zenker-Divertikel, Achalasie, Ösophagusstriktur)
halbverdaut	Magenausgangsstenose Magenentleerungsstörung Gastroparese
fäkulent, Miserere	tiefe Dünndarmstenose
gallig	Dünndarmstenose distal der Papilla duodeni major
Blutbeimengungen im Laufe des Erbrechens	Mallory-Weiss-Läsion
Hämatin- oder Bluterbrechen	obere Gastrointestinalblutung

Labor

- In Abhängigkeit von Anamnese und Untersuchungsbefund bieten folgende Laborparameter differenzialdiagnostische Informationen:
  - Blutzucker
  - Blutgasanalyse inkl. Laktat
  - Elektrolyte
  - Harnstoff
  - kleines Blutbild
  - C-reaktives Protein
  - TSH
  - β-hCG
  - Myoglobin
  - Troponin I/T

2.9.10 Differenzialdiagnosen

- Da Übelkeit und Erbrechen eine Vielzahl unterschiedlicher Organsysteme betreffen, ist die differenzialdiagnostische Abklärung oft schwierig.
- Übersichten über wichtige Differenzialdiagnosen geben ▶ Tab. 2.16, ▶ Tab. 2.17 und ▶ Tab. 2.18.

2.9.11 Therapie

Therapeutisches Vorgehen

- **Hauptziel:** Verbesserung der Lebensqualität, da Übelkeit und Erbrechen – unabhängig von der Ursache – das Wohlbefinden stark einschränken.
- Vermeidung von Komplikationen:
  - Exsikkose, Nährstoff- und Vitaminmangel
  - Unterernährung, Elektrolytverschiebungen
  - antizipatorisches Erbrechen
  - Mallory-Weiss-Syndrom, Boerhaave-Syndrom (v. a. Alkoholiker)

Pharmakotherapie

- Die wichtigsten Substanzklassen und deren Vertreter sind in ▶ Tab. 2.19 zusammengefasst.
- **Steroide:**
  - genauer Wirkmechanismus unbekannt
  - häufig in Kombination mit 5-HT3-Rezeptorantagonisten (5-HT3-RA) oder Neurokinin-1-Rezeptorantagonisten (NK1-RA)
- **Cannabinoide:**
  - selten, v. a. bei Tumorpatienten
  - Delta-9-Tetrahydrocannabiol (THC) stimuliert CB1-Rezeptor im Cortex cerebri
  - schmale therapeutische Breite
- **postoperatives Erbrechen:** v. a. Steroide und 5-HT3-RA, ggf. NK1-RA
- **Gastroparese und Motilitätsstörungen:** besonders Dopaminrezeptorantagonisten oder Erythromycin
  - Metoclopramid: 5-HT4-Agonist, schwacher 5-HT3- und D2-Antagonist; führt zur Magenentleerungsbeschleunigung, Normalisierung der gastrointestinalen Motilität, Druckerhöhung der unteren Ösophagusspinkter und Pylorusrelaxation
- **Migräne:** Dopaminrezeptorantagonisten
- **Kinetosen:** Antihistaminika (Dimenhydrinat, Promethazin, nicht mit Metoclopramid kombinieren), Scopolamin (mAch-Rezeptor-Blocker), Promethazin

Tab. 2.19 Wichtige Medikamente zur antiemetischen Therapie.

Wirkstoffgruppe	Vertreter	Dosis oral	Dosis intravenös
5-Hydroxytryptamin-3-Rezeptorantagonisten	Granisetron	2 mg	1 mg
	Ondansetron	16 mg	8 mg
	Palonosetron	0,5 mg	0,25 mg
	Tropisetron	5 mg	5 mg
Neurokinin-1-Rezeptorantagonisten	Aprepitant	125 mg Tag 1, 80 mg Tag 2–3	150 mg Tag 1
	Fosaprepitant		
	Netupitant + Palonosetron	300/0,5 mg Tag 1	
Steroide	Dexamethason	1–20 mg je nach Emetogenität	1–20 mg je nach Emetogenität
Rescue-Antiemese	Metoclopramid		3 × 10 mg
	Haloperidol		1–3 × 1 mg
	Olanzapin (off label use)		1 × 5 mg
	Levopromazin		3 × 1–5 mg
	Alizaprid		3 × 50 mg
	Dimenhydrinat		3 × 50–100 mg

Tab. 2.19 Fortsetzung

Wirkstoffgruppe	Vertreter	Dosis oral	Dosis intravenös
	Lorazepam		1 × 1–2 mg
	Alprazolam		1 × 0,25–1 mg
	Dronabinol (THC)		5–10 mg alle 3–6 h

- Prävention von Übelkeit und Erbrechen aufgrund von Chemotherapie:
  ○ hoch emetogen:
    – akut: 5-HT3-RA + NK1-RA + Steroid
    – verzögert: Steroid +/- NK1-RA (nur Aprepitant an Tag 2 + 3)
  ○ moderat emetogen:
    – akut: Carboplatin-haltig: 5-HT3-RA + Steroid +/- NK1-RA oder nicht Carboplatin-haltig: 5-HT3-RA + Steroid
    – Verzögert: Steroid 2–3 d
  ○ gering emetogen:
    – akut: Steroid, 5-HT3-RA, NK1-RA oder keine Routineprophylaxe
    – verzögert: keine Routineprophylaxe
  ○ minimal emetogen: akut und verzögert keine Routineprophylaxe
  ○ wenn keine suffiziente Therapie der Emese erreicht werden kann: Rescue Antiemese mit Metroclopramid, Olanzapin, Haloperidol, Levopromazin, Antihistaminika, Benzodiazepinen (▶ Tab. 2.19)

Interventionelle Therapie

- Akupunktur und Akupressur können postoperative Übelkeit und Erbrechen, Hyperemesis gravidarum und chemotherapieinduzierte Emesis verbessern.
  ○ Wirksamkeit vergleichbar mit 10 mg Metoclopramid
  ○ kurze Wirkdauer

2.9.12 Verlauf und Prognose

- stark abhängig von der Genese der Symptomatik
- akute Übelkeit/Erbrechen: < 4 Wochen, chronisch: > 4 Wochen
- oft spontanes Sistieren innerhalb eines kurzen Zeitraums
- Infektiöse Gastroenteritis sollte ohne spezifische Therapie nicht länger als 5 d anhalten.
- Besonderheit: mit Toxinen von Staphylococcus aureus kontaminierte Lebensmittel
  ○ Symptome bereits nach 2 h, Dauer 1–2 d

2.9.13 Quellenangaben

[1] Frese T, Klauss S, Herrmann K. Nausea and Vomiting as the Reasons for Encounter in General Practice. J Clin Med Res 2011; 3: 23–29
[2] Harris DG. Nausea and vomiting in advanced cancer. British Medical Bulletin 2010; 96: 175–185
[3] Leitlinienprogramm Onkologie (Deutsche Krebsgesellschaft, Deutsche Krebshilfe, AWMF). Supportive Therapie bei onkologischen PatientInnen – Langversion 1.0, 2016, AWMF Registernummer: 032/054OL. Im Internet: http://leitlinienprogrammonkologie.de/Supportive-Therapie.95.0.html; Stand 15.05.2018
[4] Quigley EM, Hasler WL, Parkman HP. AGA technical review on nausea and vomiting. Gastroenterology 2001; 120: 263–286
[5] Singh P, Yoon SS, Kuo B. Nausea: a review of pathophysiology and therapeutics. Ther Adv Gastroenterol 2016; 9: 98–112
[6] Solano JP, Gomes B, Higginson IJ. A Comparison of Symptom Prevalence in Far Advanced Cancer, AIDS, Heart Disease, Chronic Obstructive Pulmonary Disease and Renal Disease. J Pain Symptom Manage 2006; 1: 58–69

2.10 Teerstuhl, Hämatemesis und Kaffeesatzerbrechen

D. Schilling

2.10.1 Steckbrief

Teerstuhl, Hämatemesis und Kaffeesatzerbrechen sind klassische Zeichen der oberen gastrointestinalen Blutung. Hämatemesis ist das Symptom, das am ehesten auf eine akute, persistierende Blutung schließen lässt. Diagnostisch sollte zunächst die hämodynamische Stabilität überprüft werden und abhängig davon die die Schwere einer möglichen gastrointestinalen Blutung eingeschätzt werden. Die Hämoglobinkonzentration ist der wichtigste Laborparameter in der Akutphase. Sie kann durch den Volumenstatus aber in die Irre führen. Die Notfallendoskopie hat drei Funktionen: Diagnose, Einschätzung der Prognose und Therapie. Die Möglichkeiten der endoskopischen Therapie haben sich in den letzten Jahren sehr verbessert.

2.10.2 Aktuelles

- Die aktuelle S 2k-Leitlinie Gastrointestinale Blutung ist im AWMF-Register unter der Nummer 021–28 registriert.

2.10.3 Synonyme

Teerstuhl

- Meläna

Hämatemesis
- Bluterbrechen

Kaffeesatzerbrechen
- Hämatinerbrechen

2.10.4 Keywords
- Ulkusblutung
- Varizenblutung
- Refluxösophagitis

2.10.5 Definition
- **Teerstuhl** ist schwarz gefärbter, meist übelriechender, klebriger Stuhlgang.
- **Hämatemesis** ist das Erbrechen von Blut.
- Dagegen bezeichnet man Hämatinerbrechen auch als **Kaffeesatzerbrechen**, weil das Erbrochene schwarz oder dunkelbraun gefärbt ist wie Kaffeesatz.

2.10.6 Epidemiologie
Häufigkeit
- Die Symptome Teerstuhl, Hämatemesis und Kaffeesatzerbrechen treten am häufigsten bei der oberen gastrointestinalen Blutung auf: eine Blutung, deren Ursache proximal des Treitz-Bands lokalisiert ist.
- Pro Jahr werden etwa 100 von 100 000 Menschen stationär wegen Zeichen einer oberen gastrointestinalen Blutung aufgenommen. Damit kommt die obere gastrointestinale Blutung ungefähr siebenmal häufiger vor als die untere gastrointestinale Blutung.
- Am häufigsten sind Ulcera duodeni oder Ulcera ventriculi für die obere gastrointestinale Blutung verantwortlich.
- Ösophagusvarizen und gastrische Varizen als Blutungsquelle folgen in der Häufigkeit, danach in absteigender Häufigkeit
  - schwere Ösophagitiden mit erosiven Schleimhautveränderungen,
  - eine schwere erosive Gastritis und Duodenitis,
  - die portal hypertensive Gastropathie,
  - Angiodysplasien und Tumoren.
- In 10–15 % der Fälle finden sich bei der Indexendoskopie keine klaren Ursachen für die Blutung.

Altersgipfel
- abhängig von der jeweiligen Ursache

Geschlechtsverteilung
- Männer sind häufiger von einer oberen gastrointestinalen Blutung betroffen als Frauen.
- Bei den Ursachen für eine obere gastrointestinale Blutung gibt es keine Geschlechterdifferenzen.

Prädisponierende Faktoren
- abhängig von der jeweiligen Ursache

2.10.7 Ätiologie und Pathogenese
Teerstuhl
- Die schwarze Verfärbung des Stuhls wird durch den Kontakt der Magensäure mit Hämoglobin verursacht: Das Eisen im Hämoglobin wird oxidiert, dabei kommt es zur Dunkelfärbung.

Hämatemesis
- Bluterbrechen.

Kaffeesatzerbrechen
- Die Farbveränderung des Erbrochenen resultiert aus der Oxidation des Eisens im Hämoglobin.

2.10.8 Symptomatik
- Teerstuhl, Hämatemesis und Kaffeesatzerbrechen sind klassische Symptome der oberen gastrointestinalen Blutung.

2.10.9 Diagnostik
Diagnostisches Vorgehen
- Wenn die klinische Einschätzung den Verdacht einer gastrointestinalen Blutung ergibt, kann anhand der **Hämoglobinkonzentration** der Schweregrad einer gastrointestinalen Blutung abgeschätzt werden.
- Dieser Wert kann auch im ambulanten Setting leicht bestimmt werden.
- Keineswegs muss aber im Falle einer aktiven Blutung der Wert abgewartet werden, bevor weitere Maßnahmen eingeleitet werden.
- Schwierig ist es, aus der Anamnese die Ursache der oberen gastrointestinalen Blutung vorherzusagen.
- Auch wenn die Leberzirrhose gesichert ist, gibt es keinen nicht invasiven Score, der in der Lage ist, exakt die ggf. bestehende Varizenblutung vorherzusagen.
  - Diese Patienten sollten auf jeden Fall stationär abgeklärt werden.
- Besteht ein hämorrhagischer Schock, sollte nach einer hämodynamischen Stabilisierung innerhalb von 12 h eine endoskopische Diagnostik erfolgen.

- In Hochrisikosituationen hat sich die Leitlinienkommission für die Empfehlung ausgesprochen, die Endoskopie innerhalb von 24 h durchzuführen.
- In beiden Situationen wird die Aufnahme auf eine Intensivstation empfohlen.
- Besteht der dringliche Verdacht auf eine hämodynamisch instabile Varizenblutung, sollte die Notfallendoskopie frühestmöglich stattfinden.
- Die oben genannten Zeitfenster von 12 bzw. 24 h resultieren aus der eher spärlichen Datenlage randomisierter kontrollierter Studien, die diese Zeitintervalle vorgaben.
  - Dabei wurden signifikant weniger Erythrozytenkonzentrate in der Gruppe der Patienten benötigt, die innerhalb von 12 h bzw. 24 h untersucht wurden.
  - Bei der nicht variköser oberen gastrointestinalen Blutung konnte eine Verbesserung der Sterblichkeit nicht gezeigt werden, auch nicht für die frühzeitige Endoskopie (binnen 6 h bis 12 h).
- Einen Überblick über das präendoskopische Management bei vermuteter gastrointestinaler Blutung gibt die Abb. 1 in der Sk2-Leitlinie Gastrointestinale Blutung (S. 884): www.dgvs.de/Leitlinie-GI-Blutung.pdf

Anamnese

- Dauer der Symptomatik
- Begleitsymptome:
  - orthostatische Dysregulation
  - Synkope
  - Vigilanzminderung
  - Aspiration
  - Agitation
- Medikation, insbesondere
  - Thrombozyten-Aggregationshemmung mit Azetylsalizylsäure, ggf. als duale Thrombozyten-Aggregationshemmung (DAPT) in Kombination mit Clopidogrel, Prasugrel bzw. Ticagrelor
  - orale Antikoagulation mit Vitamin-K-Antagonisten oder mit dem Thrombininhibitor Dabigatran bzw. den Faktor-Xa-Inhibitoren Rivaroxaban, Apixaban oder Edoxaban als direkte orale Antikoagulanzien (DOAK)
  - Antikoagulation mit unfraktioniertem Heparin intravenös bzw. niedermolekularen Heparinen subkutan,
  - nicht steroidale Antiphlogistika (NSAR)
- Begleit- bzw. Vorerkrankungen:
  - Leberzirrhose
  - splanchnische Thrombosen
  - Ulkusleiden
  - stattgehabte variköse oder nicht variköse gastrointestinale Blutungen
  - Malignome des Gastrointestinaltrakts
  - hämatologische Neoplasien
- kürzlich stattgefundene interventionelle Therapien im Gastrointestinaltrakt, z. B. eine perkutane transluminale (Koronar)angioplastie (PT[C]A) oder eine Polypektomie.

Körperliche Untersuchung

- Die rektale Inspektion mit der Frage, ob Blutabgang erkannt werden kann oder Teerstuhl sichtbar ist, gehört genauso zur obligaten Untersuchung wie die rektal-digitale Untersuchung.
- Auch die Inspektion des Oropharynx mit der gezielten Frage, ob auch eine extraintestinale Manifestation einer Blutung vorliegen könnte, ist zur Gesamteinschätzung notwendig.

Labor

- Die Bestimmung der Hämoglobinkonzentration ist notwendig, um den Schweregrad der Blutung zu beurteilen.
- Gerade bei nicht aktiven Blutungen entscheidet die Hämoglobinkonzentration über das weitere diagnostische Vorgehen.

Instrumentelle Diagnostik

- Die endoskopische Diagnostik und – bei nachgewiesener Blutungsquelle – auch die endoskopische Therapie der gastrointestinalen Blutung stehen im Zentrum der apparativen Diagnostik bei Teerstuhl.

Ösophago-Gastro-Duodenoskopie (ÖGD)

- Die endoskopische Diagnostik sollte erst nach hämodynamischer Stabilisierung erfolgen.
- Wenn eine perakute Situation vorliegt, kann die endoskopische Diagnostik auch unter der hämodynamischen Stabilisierung stattfinden.
- Die ÖGD kann die breite Differenzialdiagnose der Ursachen einer oberen gastrointestinalen Blutung aufdecken.
- Neben der Diagnose ermöglicht die ÖGD aber auch
  - eine Einschätzung der Blutungsaktivität,
  - eine Einschätzung der Prognose und
  - die Möglichkeit der endoskopischen Therapie.
- Die häufigsten Blutungen aus Ulzera sollten dann nach der Forrest-Klassifikation eingeteilt werden.
- Wird während der Endoskopie die Diagnose einer massiven Ösophagusvarizenblutung gestellt, sollte frühzeitig die Indikation zur endotrachealen Intubation gestellt werden.

2.10.10 Differenzialdiagnosen

Tab. 2.20 Differenzialdiagnosen.

Differenzialdiagnose	Bemerkungen
Magen oder Duodenalulkus	prädisponierende Faktoren: Helicobacter-pylori-Infektion, NSAR-Einnahme
Ösophagus oder Magenvarizen	Leberzirrhose bekannt?
schwere erosive Ösophagitis	bettlägeriger Patient
portal hypertensive Gastropathie	Leberzirrhose oder portale Hypertension anderer Ursache bekannt?
Angiodysplasien	Heyde-Syndrom? Aortenklappensklerose
Blutungen aus Malignomen	Tumorkachexie? B-Symptomatik?
Mallory-Weiss-Läsionen	erst Erbrechen, dann Hämatemesis
Dieulafoy-Läsionen	Blutung ohne Lokalisation in der Vorgeschichte?
GAVE-Syndrom (GAVE: Gastric antral vascular Ectasia)	portale Hypertension?
Hämobilie	Tumor der Gallenwege, vorausgegangenen Manipulation an den Gallenwegen
Hämosuccus pancreaticus	chronische Pankreatitis
aortoenterische Fistel	Aortenaneurysma?
Cameron-Ulkus	große Hernie?
ektope Varizen	
iatrogenes Krankheitsbild nach endoskopischer Therapie	

2.10.11 Therapie

Therapeutisches Vorgehen

- Bei der Ulkusblutung kommen
  - Injektionstherapien,
  - mechanische Verschlüsse (Hämoclips) und
  - thermische Verfahren zum Einsatz.
- Die Kombinationstherapie zweier Verfahren hat sich als überlegen hinsichtlich des Rezidivblutungsrisikos im Vergleich zur Monotherapie erwiesen.
- Für Blutungen, die mit der Standardtherapie nicht gestillt werden können, empfiehlt die Leitlinie den Einsatz der Over-the-Scope-Clips (OTSC, ▶ Abb. 2.13) oder des Hämosprays.
- Auch relevante Blutungen aus Mallory-Weiss-Läsionen können mittels Injektionstherapie behandelt und/oder mit mechanischen Verfahren zum Wundrandschluss gestillt werden.
- Vaskuläre Malformationen wie Angiodysplasien sollten primär thermisch koaguliert werden.
- Bei einer Varizenblutung kommt als primäres Verfahren der Blutstillung die Ligatur zum Einsatz.
- Bei massiven Blutungen aus Varizen des Ösophagus oder aus Fundusvarizen (▶ Abb. 2.14) kann alternativ auch die Injektion mit n-Butyl-2-Cyanoacrylat eingesetzt werden.
- Bei Versagen der Erstlinientherapie können beschichtete Stents eingesetzt werden.
- Nach der Blutstillung sollte immer die Implantation eines transjugulären intrahepatischen portosystemischen Shunts (TIPS) erwogen werden.

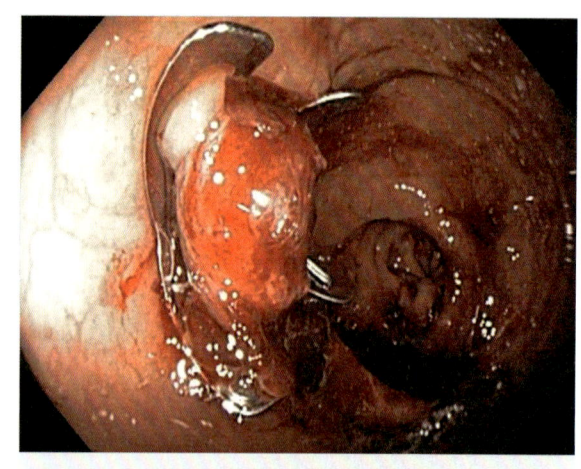

Abb. 2.13 Over-the-Scope-Clip auf Gefäßstumpf.

Allgemeine Maßnahmen

- Bei vermuteter schwerer oberer gastrointestinaler Blutung ist die endotracheale Intubation eine effektive Maßnahme, um das Aspirationsrisiko zu reduzieren.

Pharmakotherapie

- Bei vermuteter nicht variköser oberer gastrointestinaler Blutung können Protonenpumpeninhibitoren (PPI) als intravenöser Bolus gegeben werden.
- In den meisten Untersuchungen folgte auf die Bolusgabe ein mehrfach wiederholter Bolus oder eine kontinuierliche Applikation bis zur Endoskopie.
- Da man nicht immer sicher differenzieren kann, ob eine Varizenblutung oder eine nicht variköse Blutung vorliegt, kann der PPI natürlich auch bei Patienten appliziert werden, die eine Varizenblutung aufweisen.
- Nach erfolgter Diagnose sollte der PPI allerdings nicht fortgeführt werden, da eine Langzeittherapie mit PPI bei Patienten mit Leberzirrhose mit einer höheren Sterblichkeit assoziiert ist.
- Liegt ein begründeter Verdacht auf eine Varizenblutung vor, empfiehlt die Leitlinie Gastrointestinale Blutung eine intravenöse Therapie mit einem Vasokonstriktor (Terlipressin, Somatostatin oder Octreotid) noch vor der endoskopischen Diagnosesicherung.
- Bei Bestätigung der Diagnose sollte diese Therapie für 3–5 Tage fortgesetzt werden.

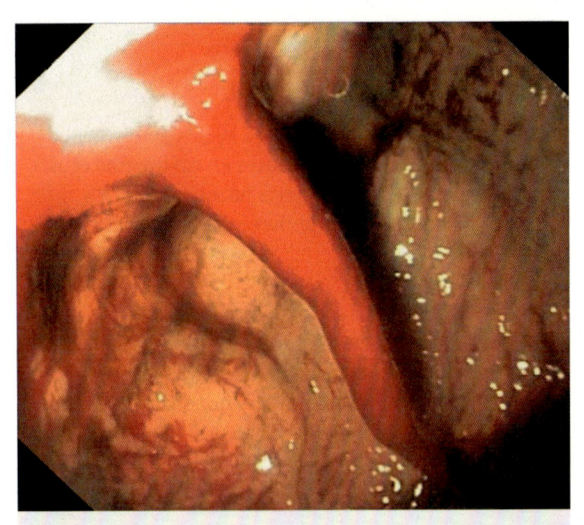

Abb. 2.14 Aktiv blutende Fundusvarize.

- Ebenfalls sollte bei begründetem Verdacht auf eine Varizenblutung schon vor der diagnostischen Endoskopie eine intravenöse Antibiotikatherapie erfolgen, die nach Bestätigung der Diagnose noch 5–7 Tage fortgesetzt werden sollte.
- Die Antibiotikatherapie hat nicht nur positiven Einfluss auf die Entwicklung bakterieller Infekte, sondern auch auf die Rezidivblutungsrate.
- Die Beschleunigung der Magenentleerung ist ebenfalls in der Leitlinie konsentiert.
  - Als Mittel der Wahl wird das prokinetisch wirkende Erythromycin empfohlen.
  - Wichtig zu betonen ist, dass die Therapie mit Erythromycin eine Off-Label-Therapie ist.

2.10.12 Verlauf und Prognose

- Die Ulkusblutung hat heue eine gute Prognose.
  - Die Rezidivblutungsrate liegt bei 15 %, die Mortalität bei ca. 5 %.
  - Die Prognose wird maßgeblich beeinflusst von der Komorbidität der Patienten. Diese ist im Zusammenhang mit dem demografischen Wandel höher, als dies früher der Fall war, und wird aufgrund der kardiovaskulären Begleitmedikation häufig mit antikoagulatorischer Medikation behandelt.
- Bei der Varizenblutung kann mittels des MELD-Scores die Mortalität der Patienten im Rahmen einer akuten Blutung eingeschätzt werden.
  - Bei einem MELD-Score > 19 beträgt die 6-Wochen-Mortalität > 20 %, wohingegen sie bei einem MELD-Score von < 11 bei < 5 % liegt.
- Eine Leberzirrhose Child Pugh C und auch das Nichterreichen einer primären Blutstillung sind Parameter, die mit einer hohen 6-Wochen-Mortalität einhergehen.

2.10.13 Quellenangaben

[1] Braun G, Messmann H. [New therapeutical options for heavy gastrointestinal bleeding]. Dtsch Med Wochenschr 2015; 140: 888–891
[2] Dicu D, Pop F, Ionescu D et al. Comparison of risk scoring systems in predicting clinical outcome at upper gastrointestinal bleeding patients in an emergency unit. Am J Emerg Med 2013; 31: 94–99
[3] Götz M, Anders M, Biecke E et al. S 2k-Leitlinie Gastroenterale Blutung, AWMF-Register Nr. 021–28. Z Gastroenterol 2017; 55: 883–936
[4] Gralnek IM, Dumonceau JM, Kuipers EJ et al. Diagnosis and management of nonvariceal upper gastrointestinal hemorrhage: European Society of Gastrointestinal Endoscopy (ESGE) Guideline. Endoscopy 2015; 47: a1–a46
[5] Lin HJ, Wang K, Perng CL et al. Early or delayed endoscopy for patients with peptic ulcer bleeding. A prospective randomized study. Journal of clinical gastroenterology 1996; 22: 267–271
[6] Meier A, Messmann H, Golder SK. [Endoscopic management of lower gastrointestinal bleeding]. Medizinische Klinik, Intensivmedizin und Notfallmedizin 2015; 110: 515–520
[7] Ogasawara N, Mizuno M, Masui R et al. Predictive factors for intractability to endoscopic hemostasis in the treatment of bleeding gastroduodenal peptic ulcers in Japanese patients. Clin Endosc 2014; 47: 162–173
[8] Robertson M, Majumdar A, Boyapati R et al. Risk stratification in acute upper GI bleeding: comparison of the AIMS 65 score with the Glasgow-Blatchford and Rockall scoring systems. Gastrointestinal endoscopy 2016; 83: 1151–1160
[9] Rockey DC, Elliott A, Lyles T. Prediction of esophageal varices and variceal hemorrhage in patients with acute upper gastrointestinal bleeding. Journal of investigative medicine: the official publication of the American Federation for Clinical Research 2016; 64: 745–751

2.11 Blut im Stuhl

D. Schilling

2.11.1 Steckbrief

Eine rektale Passage von geringsten Mengen hellroten Bluts geschieht meist intermittierend und wird gelegentlich auch als intermittierende minimale Hämatochezie bezeichnet. Die Beimengungen hellroten Bluts im Stuhl suggerieren, dass die potenzielle Blutungsquelle nahe des Analkanals lokalisiert sein muss. Auch wenn sicherlich mehr als 90 % dieser Blut-im-Stuhl-Episoden eine harmlose, benigne Ursache haben, muss auch an Malignome gedacht werden und die Abklärung entsprechend gewissenhaft erfolgen. In kleineren Fallserien hat man bei einer intensiven Abklärung des Symptoms Blut im Stuhl in bis zu 25 % der Fälle eine ernsthaftere Ursache gefunden. Deshalb sollte die endoskopische Abklärung des gesamten Kolons erfolgen.

2.11.2 Synonyme

- intermittierende minimale Hämatochezie

2.11.3 Keywords

- untere gastrointestinale Blutung
- Hämorrhoiden
- Analfissur
- Proktitis
- Rektumkarzinom
- Koloskopie
- Proktoskopie

2.11.4 Definition

- Abgang geringen Mengen roten Bluts nach der Defäkation
- Auflagerungen geringer Mengen hellroten Bluts am Toilettenpapier

2.11.5 Epidemiologie

Häufigkeit

- 15 % der Bevölkerung detektieren intermittierend Blut im Stuhl.
- Die Datenlage ist spärlich, die Rate derer, die keinen Arzt aufsuchen, deswegen wahrscheinlich hoch, möglicherweis sogar über 80 %.

Altersgipfel

- Jüngere Menschen sind häufiger betroffen.

Geschlechtsverteilung

- Geschlechtsabhängige Häufigkeitsunterschiede sind nicht bekannt.

Prädisponierende Faktoren

- keine sinnvolle Angabe möglich.

2.11.6 Ätiologie und Pathogenese

- mögliche Ursachen (siehe auch ▶ Tab. 2.21):
  - Hämorrhoiden
  - Analfissur
  - Polypen
  - Proktitis
  - Ulcus recti
  - kolorektales Karzinom/Analkarzinom
  - Divertikulose/Divertikulitis

2.11.7 Symptomatik

- Blut im Stuhl ist ein Symptom, das zahlreiche Ursachen haben kann.

2.11.8 Diagnostik

Diagnostisches Vorgehen

- Zentrales Ziel der Diagnostik ist, diejenigen Patienten herauszufiltern, die ein erhöhtes Risiko für eine ernsthafte Ursache des Blutabgangs haben könnten.
- Einige wenige Daten suggerieren als Risikofaktoren für ernsthaftere Ursachen:
  - ältere Patienten
  - kurze Anamnesedauer
  - Blut ist mit Stuhl vermischt und nicht auf Stuhl aufgelagert
- Viele Patienten mit Blut im Stuhl qualifizieren sich allein aufgrund ihres Alters für eine abklärende Koloskopie.

Anamnese

- Über die Anamnese kann eine Risikostratifizierung durchgeführt werden.
- Eine schmerzhafte Defäkation weist auf eine Analfissur als Ursache hin, aber auch ein Rektum- oder Analkarzinom oder eine infektiös bedingte Proktitis (z. B. Herpes-Proktitis) können ursächlich sein.
  - Hier hilft die zusätzliche Anamnese, z. B. der Hinweis auf Homosexualität, Alter des Patienten oder ob vielleicht ein interventioneller transanaler Eingriff vorausging.
- Fieber, Nachtschweiß und Gewichtsverlust untermauern den Verdacht auf ein tumoröses oder infektiöses Geschehen.
- Diarrhö mit Blutabgang lässt eher an eine Proktitis oder Kolitis denken, die auf jeden Fall weiter abgeklärt werden sollte.
- Tenesmen oder abdominelle Krämpfe sind Hinweise, dass die Beschwerden nicht nur auf das Rektum beschränkt sein könnten.
- Bei einem Wechsel der Stuhlgewohnheiten muss bis zum Beweis des Gegenteils an Malignität gedacht werden.
- Eine diagnostische Intervention ist erforderlich bei:
  - vorausgegangenen Operationen
  - bestehenden chronisch entzündliche Darmerkrankungen
  - stattgehabten Bestrahlungen
- Je älter die Patienten sind, desto wahrscheinlicher ist ein Malignom.
  - Eine positive Familienanamnese verstärkt diesen Eindruck.
  - Das diagnostische Vorgehen sollte in diesen Fällen großzügig invasiv durchgeführt werden.

Körperliche Untersuchung

- Obligat sind die Inspektion der Analregion und die rektal-digitale Untersuchung.

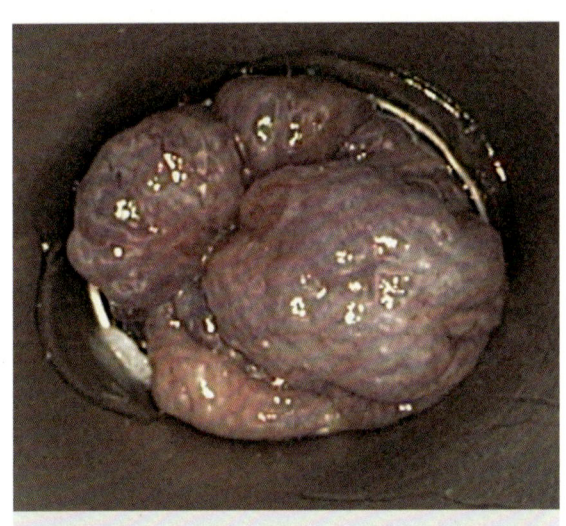

Abb. 2.15 Hämorrhoiden II. Grades

- Die funktionelle Untersuchung mit Pressversuch ist voranzustellen; dabei können prolabierende Hämorrhoiden erkannt werden oder aber auch Ulkus recti simplex (▶ Abb. 2.15).

Labor

- Laboranalysen sind bei Niedrigrisikopatienten nicht wegweisend.
- Ein auffälliges Labor wird bei Risikopatienten eine weitere Diagnostik triggern.
- Ein komplettes Blutbild inklusive Ferritin-Konzentration ist sinnvoll.

Instrumentelle Diagnostik

Ösophago-Gastro-Duodenoskopie (ÖGD)

- Eine ÖGD ist bei zusätzlichem Teerstuhl oder peranalem Abgang dunkelroten Bluts zusätzlich indiziert.

Koloskopie

- Für die Diagnose pathologischer Veränderungen im Bereich des Analkanals hat die Anoskopie eine höhere Sensitivität als die flexible Endoskopie.
- Alternativ zur Koloskopie kann eine Anoskopie mittels Kappenaufsatz auf dem Koloskop durchgeführt werden.
- Die totale Koloskopie mit Kappenaufsatz ist in Deutschland der Goldstandard zur Abklärung des Symptoms intermittierendes Blut im Stuhl.
  ○ Mit gleicher Sensitivität wie bei der Anoskopie kann der Analkanal beurteilt und Läsionen im gesamten Kolonbereich erfasst werden.
- In anderen Ländern gilt die Sigmoidoskopie als Standard der Diagnostik.
  ○ Vorteile der Sigmoidoskopie sind:
    – keine Vorbereitung notwendig
    – Untersuchung kann ohne Sedierung durchgeführt werden und nimmt damit deutlich weniger Zeit in Anspruch als eine komplette Koloskopie (24 h Dauer).
  ○ Nachteil ist, dass bei einer Sigmoidoskopie häufig eine Zweituntersuchung notwendig ist.
    – Bei unauffälliger Sigmoidoskopie könnte eine Blutungsquelle weiter proximal im Kolon lokalisiert sein.
    – Wurden in der Sigmoidoskopie Polypen gefunden, muss abgeklärt werden, ob auch im rechtsseitigen Kolon Polypen zu finden sind.
- In Deutschland wird bei intermittierendem Blut im Stuhl eher unabhängig vom Alter auch ohne Risikofaktoren eine kurative Koloskopie durchgeführt.
- Ganz klare Indikation zur Koloskopie gibt es bei Patienten, die zusätzlich zu intermittierendem Blut im Stuhl folgende Symptome aufweisen:
  ○ Teerstuhl, dunkelrotes Blut peranal.
  ○ Patienten mit Begleitsymptomen, die auf ein malignes Grundgeschehen hinweisen
  ○ Patienten, die aus irgendeinem Grund einen positiven Stuhltest aufweisen
  ○ Patienten mit familiärem Risiko für ein kolorektales Karzinom.
- In den Fällen, in denen in den vorherigen zwei Jahren bereits eine Koloskopie durchgeführt wurde, sollte intensiv untersucht werden, ob diese unter optimalen Bedingungen stattgefunden hat (gute Vorbereitun, Zökum tatsächlich erreicht).

2.11.9 Differenzialdiagnosen

Tab. 2.21 Differenzialdiagnosen.

Differenzialdiagnose	Bemerkungen
Hämorrhoiden	27–95 % (prozentualer Anteil der Ursache laut Literaturangaben)
Analfissur	Schmerzen bei der Defäkation
Polypen	16 % (prozentualer Anteil der Ursache laut Literaturangaben), eher bei distal lokalisierten Polypen/Adenomen
Proktitis	ggf. Fieber, Schleimabgang und Durchfall
Ulcus recti	erschwerte Defäkation, Abgang von Mukus, Gefühl der inkompletten Entleerung
kolorektales Karzinom, Analkarzinom	meist linksseitige kolorektale Karzinome
Divertikulose/Divertikulitis	meist Hämatochezie, allenfalls bei Divertikulitis diskreter Befund

2.11.10 Therapie

Therapeutisches Vorgehen

- Die Therapie hängt von der Ursache der Blutung ab.
- Hämorrhoiden werden in der Regel ligiert (siehe Kap. 4.51).
- Die Analfissur kann durchaus auch mit einer Nifedipin- und analgetikahaltigen Salbe therapiert werden (siehe Kap. 4.53).

2.11.11 Verlauf und Prognose

- abhängig von der Ursache des Bluts im Stuhl.

2.11.12 Quellenangaben

[1] ASGE Standards of Practice Committee, Pasha SF, Shergill A et al. The role of endoscopy in the patient with lower GI bleeding. Gastrointest Endosc 2014; 79: 875–885
[2] Eslick GD, Kalantar JS, Talley NJ. Rectal bleeding: epidemiology, associated risk factors, and health care seeking behaviour: a population-based study. Colorectal Dis 2009; 11: 921–926
[3] Helfand M, Marton KI, Zimmer-Gembeck MJ et al. History of visible rectal bleeding in a primary care population. Initial assessment and 10-year follow-up. JAMA 1997; 277: 44–48

2.12 Hämatochezie

D. Schilling

2.12.1 Steckbrief

Hämatochezie ist das typische Symptom einer unteren gastrointestinalen Blutung. Untere gastrointestinale Blutungen sistieren in 80–85 % der Fälle spontan, die Mortalität ist deutlich geringer als bei der oberen gastrointestinalen Blutung. Bei stabiler hämodynamischer Situation sollte eine Koloskopie erst nach entsprechender Vorbereitung erfolgen. Sollte die hämodynamische Situation nicht stabilisiert werden können, kann eine Koloskopie auch bei unvorbereitetem Darm erfolgen. Eine lokalisierbare Blutungsquelle wird endoskopisch therapiert. Bei nicht erkennbarer Blutungsquelle ist eine Angio-Computertomografie zu initiieren. Wird während der Notfallendoskopie eine mittlere gastrointestinale Blutung erkannt, sind die deviceassistierte Enteroskopie oder die Kapselendoskopie indiziert.

2.12.2 Aktuelles

- Die S 2k-Leitlinie Gastrointestinale Blutung wurde 2017 veröffentlicht.

2.12.3 Synonyme

- Blutstuhl
- Rektalblutung

2.12.4 Keywords

- untere gastrointestinale Blutung
- obere gastrointestinale Blutung

2.12.5 Definition

- Hämatochezie ist definiert als das Absetzen frischen Bluts mit dem Stuhl.

2.12.6 Epidemiologie

Häufigkeit

- Untere gastrointestinale Blutungen sind viermal seltener als obere gastrointestinale Blutungen und treten bei 20–27/100 000 Erwachsene pro Jahr auf.
- Bei 10 % der Patienten mit Hämatochezie findet sich eine obere gastrointestinale Blutung.
- Die Mortalität der unteren gastrointestinalen Blutung ist deutlich niedriger als die der oberen gastrointestinalen Blutung und liegt bei 4 %.

Altersgipfel

- Ältere Patienten sind häufiger betroffen als jüngere, mit einer Zunahme um den Faktor 200 zwischen dem 3. Lebensjahrzehnt zum 9. Lebensjahrzehnt.

Geschlechtsverteilung

- Männer sind häufiger betroffen als Frauen.

Prädisponierende Faktoren

- deutlich von der Ursache abhängig.

2.12.7 Ätiologie und Pathogenese

- Häufigste Ursachen sind lokale Veränderungen:
  - Entzündungen
  - vaskuläre Malformationen
  - Tumoren
  - Divertikel
  - iatrogene Faktoren
- Neben diesen lokalen Veränderungen spielen auch Medikamente wie Azetylsalizylsäure (ASS), nicht steroidale Antirheumatika (NSAR) und Antikoagulanzien eine wichtige Rolle.

2.12.8 Symptomatik

- Hämatochezie ist Symptom der unteren gastrointestinalen Blutung.

2.12.9 Diagnostik
Diagnostisches Vorgehen
- Bei einer Hämatochezie und dem begründeten Verdacht auf eine untere gastrointestinale Blutung sollte parallel evaluiert werden,
  - wie schwer die Blutung tatsächlich ist,
  - ob es sich tatsächlich um eine untere gastrointestinale Blutung handelt und
  - in welchem Setting der Patient überwacht werden muss.
- Die Initialuntersuchung sollte die Anamneseerhebung, die körperliche Untersuchung, Laboranalysen und ggf. die Einlage einer Magensonde umfassen.
- ▶ Abb. 2.16 und ▶ Abb. 2.17 zeigen das diagnostische Vorgehen bei Hämatochezie.

Anamnese
- frühere gastrointestinale Blutungen
- Komorbiditäten
- Angaben, die Rückschlüsse auf die Blutungsursache liefern
- Medikamenteneinnahme, v. a.
  - NSAR
  - ASS
  - Cumarine
  - nicht-Vitamin-K-antagonistische orale Antikoagulanzien (NOAK) und andere Thrombozytenaggregationshemmer.
- Symptome, die Hinweise auf die Ätiologie geben, z. B.
  - schmerzlose Blutung als Hinweis auf eine Divertikelblutung
  - wechselnde Stuhlgewohnheiten als Hinweis auf eine maligne Ursache
  - Schmerzen als Hinweis auf eine Kolitis

Körperliche Untersuchung
- Die körperliche Untersuchung sollte die hämodynamische Stabilität erfassen und auch tatsächlich differenzieren, ob Meläna oder Hämatochezie vorliegt.
- Eine milde blutungsbedingte Hypovolämie zeigt sich in einer sistierenden Tachykardie nach Volumengabe.
- Eine orthostatische Hypotension weist auf einen Blutverlust von ca. 15 % hin.
- Ein höherer Blutverlust äußert sich in einer Hypotension auch beim liegenden Patienten.

Labor
- Obligat sind
  - ein komplettes Blutbild,

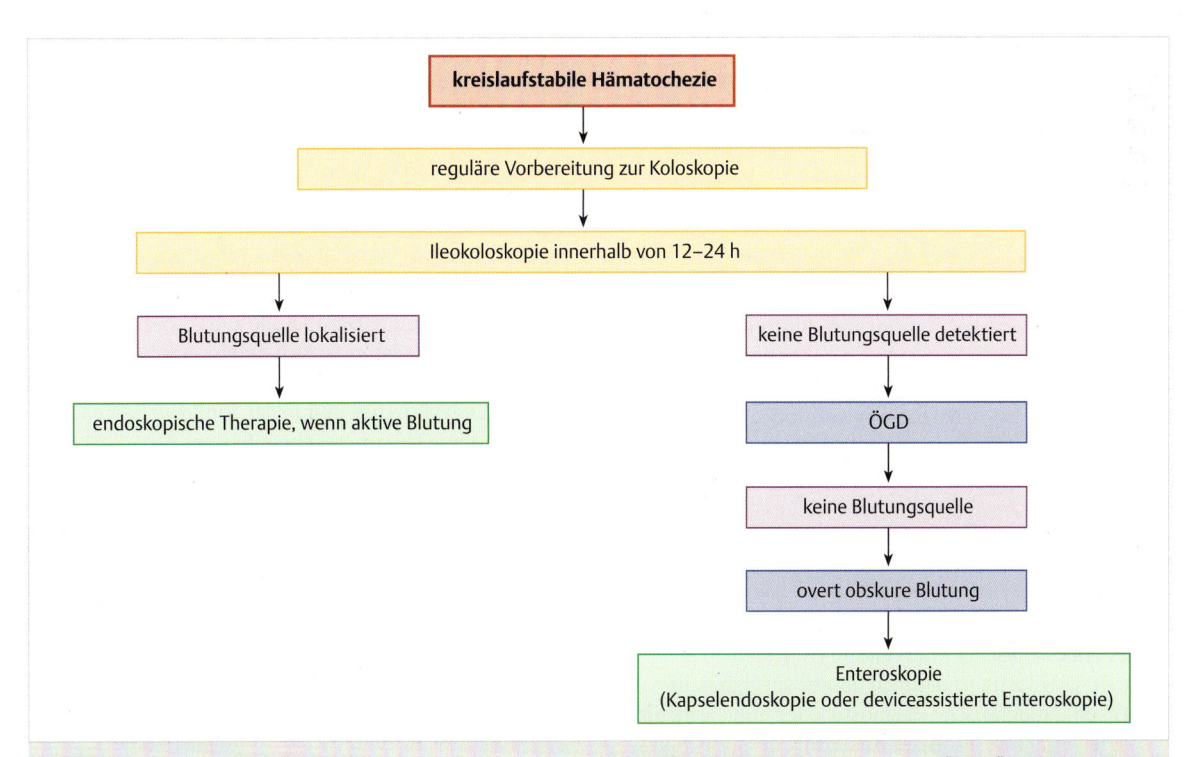

Abb. 2.16 Diagnostisches Vorgehen bei unterer gastrointestinaler Blutung – kreislaufstabile Hämatochezie. ÖGD: Ösophago-Gastro-Duodenoskopie.

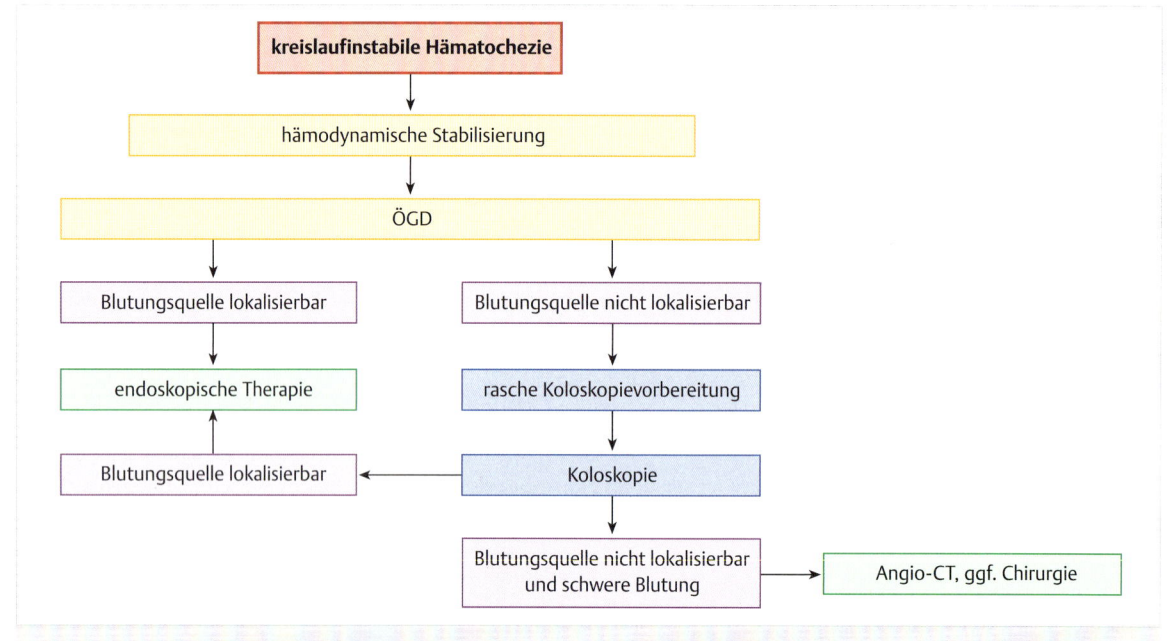

```
                    kreislaufinstabile Hämatochezie
                                  │
                                  ▼
                    hämodynamische Stabilisierung
                                  │
                                  ▼
                                 ÖGD
                    ┌─────────────┴─────────────┐
                    ▼                           ▼
        Blutungsquelle lokalisierbar   Blutungsquelle nicht lokalisierbar
                    │                           │
                    ▼                           ▼
            endoskopische Therapie     rasche Koloskopievorbereitung
                    ▲                           │
                    │                           ▼
        Blutungsquelle lokalisierbar  ◄──── Koloskopie
                                              │
                                              ▼
                              Blutungsquelle nicht lokalisierbar  ────►  Angio-CT, ggf. Chirurgie
                              und schwere Blutung
```

Abb. 2.17 Diagnostisches Vorgehen bei unterer gastrointestinaler Blutung - kreislaufinstabile Hämatochezie. ÖGD: Ösophago-Gastro-Duodenoskopie.

- die Routineparameter der klinischen Chemie, die vor allem Aufschluss über Elektrolyte und Nierenfunktion geben,
- die Leberwerte und
- ein Gerinnungsstatus.
- Das Blutbild sollte im klassischen Fall eine normochrome, normozytäre Anämie aufweisen.

Bildgebende Diagnostik

CT

- Wenn die endoskopische Diagnostik keine Blutungsquelle identifizieren kann und der Verdacht auf eine klinisch relevante gastrointestinale Blutung weiterhin besteht, kann die Indikation zu einer kontrastmittelverstärkten Computertomografie (CT) gegeben sein.
- Die Angio-CT hat dabei die konventionelle Angiografie zunehmend in den Hintergrund gedrängt.
- Sie kann Blutungen mit einer Blutungsrate > 0,5 m/min detektieren.
- Die Sensitivität und Spezifität liegt in vielen Untersuchungen über 90 %.
- Die CT bietet auch die Option, eine weitere Therapieentscheidung hinsichtlich Chirurgie, radiologischer oder endoskopischer Intervention zu treffen.
- Die CT-Diagnostik ist deutlich breiter verfügbar als kernspintomografische Diagnostik oder nuklearmedizinische Verfahren, die in der Abklärung der gastrointestinalen Blutung keine relevante Rolle spielen.

Instrumentelle Diagnostik

Ösophago-Gastro-Duodenoskopie (ÖGD)

- Eine ÖGD ist bei massiver Hämatochezie mit schwerer Hypotension nach Kreislaufstabilisierung indiziert, um eine obere gastrointestinale Blutung als Blutungsquelle auszuschließen.
- Bei moderater Hypotension und nur wenigen Hinweisen auf eine obere gastrointestinale Blutung kann durchaus erwogen werden, eine Magensode einzulegen.
  - Dies ermöglicht es, eine obere gastrointestinale Blutung auszuschließen und
  - für die orthograde Darmlavage zur Vorbereitung der Koloskopie befindet sich bereits eine Sonde im Magen.
- Hämatin oder frisches Blut in der Sonde weisen eher auf eine obere gastrointestinale Blutung hin.
- Gallig verfärbte Flüssigkeit weist auf fehlende Blutungsstigmata und einen duodenogastralen Reflux hin und belegt auch, dass eine mögliche Blutungsursache eher jenseits des Treitz-Bands liegt.
- Bei positiver Lavage oder aber auch bei Hämatemesis ist die ÖGD indiziert.
- Sie verfolgt drei Ziele:
  - Diagnose der Blutungsquelle
  - Einschätzung der Prognose
  - endoskopische Therapie der Blutungsursache

Koloskopie

- Bei hämodynamischer Stabilität des Patienten sollte die Koloskopie erst nach entsprechender Vorbereitung erfolgen.
- Bei Kreislaufinstabilität ist zunächst das primäre Ziel aller Maßnahmen die Stabilisierung.
- Danach sind ÖGD und Koloskopie anzuschließen. Die Empfehlungen der deutschen S2k-Leitlinie besagen, dass dies innerhalb von 12 h erfolgen sollte [1].
- Durch Stuhlverunreinigungen kann die diagnostische Koloskopie deutlich erschwert sein, zudem ist die Perforationsgefahr bei eingeschränkten Bedingungen höher.
- Die Wahrscheinlichkeit für die Detektion der Blutungsquelle ist umso höher, je schneller die Diagnostik nach dem Blutungsereignis erfolgt.
  - Das liegt auch an der hohen Rate an spontan sistierenden Blutungen.
- In der frühen Phase können Kappenkoloskopie und Endowasher helfen, die diagnostische Ausbeute zu erhöhen.
  - Bis dahin sollten die Patienten auf einer Wachstation oder Intensivstation überwacht werden.
- Risikofaktoren für einen fulminanteren Verlauf:
  - eine Herzfrequenz > 100/min
  - ein systolischer Blutdruck < 115 mmHg
  - ein vorausgehendes synkopales Ereignis
  - abdominelle Schmerzen
  - persistierender peranaler Blutabgang bis > 4 h nach der Klinikaufnahme
- Die Notfalluntersuchungen sollen auf jeden Fall in einer adäquaten Überwachungssituation durchgeführt werden.
  - Hier sei auch auf die S3-Leitlinie Sedierung in der gastrointestinalen Endoskopie verwiesen [2].
- Wenn die bidirektionale Endoskopie (ÖGD und Ileokoloskopie) keine Blutungsquelle ergibt, sollte gezielt eine mittlere gastrointestinale Blutung ausgeschlossen werden. Hier stehen die Kapselenteroskopie sowie die deviceassistierte Enteroskopie (Push-and-Pull-Enteroskopie) zur Verfügung.

Intraoperative Diagnostik

- In wenigen Fällen muss die intraoperative Endoskopie eingesetzt werden, um die Blutung zu stillen oder zu lokalisieren.

2.12.10 Differenzialdiagnosen

Tab. 2.22 Differenzialdiagnosen.

Differenzialdiagnose	Bemerkungen
Divertikulose	5–42 % (prozentualer Anteil der jeweiligen Ursache laut Literaturangaben)
Ischämie	8–18 %
anorektale Blutungsquellen (Fissuren, Hämorrhoiden, Rektum-Ulkus)	6–16 %
Neoplasien	3–11 %
Angiodysplasien	0–3 %
Postpolypektomie	0–13 %
chronisch entzündliche Darmerkrankungen	2–4 %
Strahlenkolitis	1–3 %
andere Kolitiden (infektiös, antibiotikaassoziiert, unklare Ätiologie)	3–29 %
obere und mittlere gastrointestinale Blutung	3–13 %
andere/unklar	1–3 %

2.12.11 Therapie

Therapeutisches Vorgehen

- Die Therapieoptionen hängen von der Blutungsursache ab.
- Prinzipiell kommen die gleichen Methoden wie bei der oberen gastrointestinalen Blutung zum Einsatz:
  - Injektionsverfahren
  - thermische oder chemische Verfahren
  - neue Methoden wie hämostatische Sprays und Gels

2.12.12 Verlauf und Prognose

- abhängig von der Grunderkrankung.

2.12.13 Quellenangaben

[1] Götz M, Anders M, Biecke E et al. S2k-Leitlinie Gastrointestinale Blutung, AWMF-Register Nr. 021–28. Z Gastroenterol 2017; 55: 883–936

[2] Riphaus A, Wehrmann T, Hausmann J et al. Update S3-Leitlinie „Sedierung in der gastrointestinalen Endoskopie" 2014 (AWMF-Register-Nr. 021/014). Z Gastroenterol 2015; 53: 802–842

2.13 Diarrhö

V. Andresen, K. Ulbricht, P. Layer

2.13.1 Steckbrief

Diarrhö ist definiert durch eine Zunahme der Stuhlfrequenz (> 3/d) und/oder der Stuhlmenge (> 200 g/d) bei deutlicher Konsistenzverminderung (sehr weich bis flüssig). Die akute Diarrhö (selbstlimitierend) wird in der Regel durch infektiöse oder toxische Noxen, Medikamente oder psychische Belastungen hervorgerufen. Persistieren die Beschwerden über mehr als 3 Wochen, besteht eine chronische Diarrhö, die durch eine Vielzahl gastrointestinaler Erkrankungen ausgelöst werden kann und eine entsprechend umfangreiche Diagnostik indiziert. Neben der (wichtigen) kausalen bedarf die chronische Diarrhö oft auch einer symptomatischen Behandlung, bei der u. a. gelbildende Ballaststoffe, Loperamid und Colestyramin sowie probatorisch Probiotika zum Einsatz kommen können.

2.13.2 Synonyme

- Durchfall
- flüssiger Stuhl
- osmotische Diarrhö
- sekretorische Diarrhö
- motorische Diarrhö

2.13.3 Keywords

- Stuhldrang
- hohe Stuhlfrequenz
- geringe Stuhlkonsistenz
- Inkontinenz
- Darmentzündungen
- Darminfektion
- Reizdarmsyndrom

2.13.4 Definition

- Anstieg der Stuhlfrequenz (> 3/d) und/oder der Stuhlmenge (> 200 g/d),
  - dabei Konsistenzverminderung (sehr weich bis flüssig, Bristol-Stuhlformen-Skala Typ 6 und 7, Stuhlwassergehalt > 80–85 %)
- Unterscheidung zwischen
  - **akuter Diarrhö** und
  - **chronischer Diarrhö**
- **akute Diarrhö**:
  - selbstlimitierend
  - meist ausgelöst durch
    - infektiöse oder toxische Noxen
    - Medikamente oder
    - psychische Belastungen
- **chronische Diarrhö**:
  - Persistenz > 3 Wochen
  - kann verursacht werden durch eine Vielzahl unterschiedlicher
    - gastrointestinaler oder
    - extragastrointestinaler (systemischer) Erkrankungen/Faktoren

2.13.5 Epidemiologie

- Es gibt keine genauen epidemiologischen Daten zur Abgrenzung zwischen akuter und chronischer Diarrhö.
- Die statistischen Erhebungen für erregerbedingten Durchfallerkrankungen werden in Deutschland beim Robert-Koch-Institut geführt (im Jahr 2017 ca. 210 000 Fälle).
- Da oftmals keine Erregerdiagnostik erfolgt oder kein Keim nachgewiesen werden kann, ist die echte Anzahl von infektiösen Durchfallerkrankungen deutlich höher zu schätzen.
- Für chronische Durchfälle existieren keine diagnoseübergreifenden Erhebungen.

2.13.6 Ätiologie und Pathogenese

- Diarrhö entsteht im Wesentlichen durch **zwei** miteinander oft zusammenhängende **Mechanismen**:
  - Steigerung der gastrointestinalen Motilität mit beschleunigtem Darmtransit (motorische Diarrhö)
  - Zunahme des intraluminalen Flüssigkeitsvolumens in Dünn- und/oder Dickdarm, z. B. bei
    - vermehrter Wasserbindung im Lumen nach Ingestion nicht resorbierbarer, osmotisch aktiver Substanzen (osmotische Diarrhö)
    - verminderter Wasserresorption aus dem Darmlumen (malabsorptive Diarrhö)
    - aktiver Flüssigkeitssekretion der Schleimhaut (sekretorische Diarrhö)
    - struktureller, oft entzündlicher Schädigung der Mukosa (exsudative Diarrhö)
- wichtig für die Differenzierung: Malabsorptive und insbesondere osmotische Diarrhöen sind abhängig von der oralen Nahrungszufuhr.

2.13.7 Klassifikation und Risikostratifizierung

- **akut versus chronisch**
  - akut: Auslöser typischerweise
    - infektiös
    - toxisch
    - medikamenteninduziert
    - stressinduziert
  - chronisch: Auslöser s. unter Differenzialdiagnosen (S. 217)

- Klassifikation nach **Pathomechanismus** (oft kombiniert vorliegend)
  - erhöhte Motilität
    – motorisch
  - vermehrter intraluminaler Flüssigkeitsgehalt
    – osmotisch
    – malabsorptiv
    – sekretorisch
    – exsudativ

2.13.8 Symptomatik

- sehr weiche bis flüssige Stuhlkonsistenz
- erhöhte Stuhlfrequenz (> 3/d)
- Stuhlentleerung oft verbunden mit
  - Tenesmen und
  - imperativem Stuhldrang
- Inkontinenzepisoden möglich

2.13.9 Diagnostik

Diagnostisches Vorgehen

- Einer Diarrhö kann eine Vielzahl unterschiedlicher Krankheiten und Störungen zugrunde liegen.
- Viele Krankheiten benötigen eine spezielle kausale Behandlung.
- Die im Folgenden geschilderten diagnostischen Verfahren dienen der Abklärung dieser verschiedenen möglichen Ursachen.
- Bei V. a. seltene Ursachen einer chronischen Diarrhö kann ggf. eine Spezialdiagnostik ergänzt werden.

Anamnese

- allgemeine internistische Anamnese:
  - Abfrage von Alarmsymptomen
  - Abfrage von ggf. zurückliegenden Fernreisen
  - Medikamentenanamnese
- genaue Erhebung der **Diarrhösymptomatik**:
  - Beginn bzw. Auslöser (z. B. auch Sistieren der Beschwerden unter Nahrungskarenz bei osmotischer Diarrhö)
  - tageszeitliches Auftreten
  - Fluktuation der Symptomatik
  - Zusammenhang mit bestimmten Nahrungsmitteln
  - Flush
  - Vormedikation
  - Alkohol- und Nikotinkonsum
  - abdominelle Voroperationen und Vor- bzw. Grunderkrankungen
  - mögliche Begleitsymptome (z. B. Gelenkbeschwerden)
  - bei chronischer Diarrhö ggf. Führen eines Stuhltagebuchs

Körperliche Untersuchung

- allgemeine körperliche Untersuchung
- gezielte Untersuchung des Abdomens: Resistenzen, Druckschmerz, auffällige Auskultation
- rektale Untersuchung: Blut, Teerstuhl, Tumor, Inkontinenz bei vermindertem Sphinktertonus
- Stuhlinspektion

Labor

- Differenzialblutbild, Elektrolyte, CRP, BSG, INR, Eisen, Ferritin, TSH, Transaminasen, γ-GT, alkalische Phosphatase, Bilirubin, Lipase, Cholinesterase, LDH
- Nierenretentionsparameter
- ggf. Blutzucker und HbA_{1c}
- bei Zeichen einer Malassimilation:
  - Gesamteiweiß, Albumin, Vitamin B_{12} und Folsäure
- bei chronischer Diarrhö: Transglutaminase-Antikörper und Gesamt-IgA

Mikrobiologie und Virologie

Stuhluntersuchungen

- pathogene Keime, Parasiten und Würmer
- Clostridium-difficile-Toxin
- bei chronischer Diarrhö:
  - Calprotectin/Lactoferrin
  - Pankreaselastase (weniger gut als ^{13}C-Triglyzerid-Atemtest)

Bildgebende Diagnostik

Sonografie

- Abdominalsonografie mit besonderer Aufmerksamkeit auf:
  - Darmperistaltik
  - Darmwandverdickungen, -perfusion
  - Erweiterungen und/oder Stenosen des Darmlumens bzw. Flüssigkeitsfüllung
  - Raumforderungen
  - vergrößerte Lymphknoten
  - Zeichen einer chronischen Pankreatitis (Pseudozysten, Verkalkungen)
- bei V. a. Durchblutungsstörung: Duplexsonografie
- Endosonografie ggf. ergänzend zur besseren Beurteilung des pankreatikobiliären Systems

CT

- ggf. ergänzend bei unklaren Befunden in der Abdominalsonografie oder
- zur Klärung der Durchblutung (Angio-CT)

MRT

- ggf. ergänzend bei unklaren Befunden in der Abdominalsonografie,
- zur Klärung der Durchblutung (Angio-MRT),
- zur Darstellung des Dünndarms (MR-Sellink; mit oralem und intravenösem Kontrastmittel) oder
- zur Darstellung des pankreatikobiliären Systems (MRCP)

Instrumentelle Diagnostik

Ösophago-Gastro-Duodenoskopie (ÖGD)

- makroskopische Beurteilung der Dünndarmzotten
- Gewinnung von Duodenalbiopsien zur Diagnostik
  - der Zöliakie, aber auch von
  - Morbus Whipple,
  - Giardiasis,
  - Autoimmunenteropathien,
  - einer genuinen intestinalen Lymphangiektasie (Morbus Waldmann),
  - sekundären Lymphangiektasieformen und
  - Amyloidose.

Koloskopie

- Neben der makroskopischen Beurteilung und den gezielten Biopsien möglicher Auffälligkeiten sollten Biopsien im terminalen Ileum und Kolonstufenbiopsien erfolgen.

> **M!**
> Das Verteilungsmuster von Schleimhautveränderungen kann Hinweise auf die Genese liefern:
> - Colitis ulcerosa mit kontinuierlichem Schleimhautbefall
> - Morbus Crohn häufig segmental
> - ischämische Kolitis eher linksseitiges, seltener rechtsseitiges Hemikolon

Kapselendoskopie

- ggf. ergänzend zur besseren Beurteilung des Dünndarms

Messung der Absorptionskapazität

- D-Xylose-Test mit oraler D-Xylose-Zufuhr und anschließender Xylose-Bestimmung im Sammelurin

H_2-Atemtest

- Glukose: Abklärung einer bakteriellen Fehlbesiedelung des Dünndarms
- Laktose/Fruktose/Sorbitol: jeweils Abklärung einer Malabsorption dieser Kohlenhydrate
- Laktulose: Bestimmung der orozökalen Transitzeit und Erfassung des H_2-Producer-Status

^{13}C-Triglyzerid-Atemtest

- Abklärung einer Pankreasinsuffizienz

SeHCAT-Test

- Dieser Test zur nuklearmedizinischen Quantifizierung des Gallensäureverlusts wird kaum noch angeboten.
- Ergeben sich Hinweise auf einen möglichen Gallensäureverlust aus der Anamnese (insbesondere bei sekundären Formen typisch), kann die Diagnosesicherung durch eine Ex-juvantibus-Therapie erfolgen.

Sonstige Diagnostik

Spezialdiagnostik

- Bei V. a. seltene Ursachen einer chronischen Diarrhö kann ggf. eine Spezialdiagnostik ergänzt werden.
- Dazu zählen u. a.:
  - Kollagenosen (ANA, c- und p-ANCA)
  - systemische Sklerodermie
  - Vaskulitiden
  - Amyloidose (Kongorot-Färbung der Biopsien)
  - eosinophile Gastroenteritis
  - HIV-assoziierte Enteropathie
  - Zollinger-Ellison-Syndrom (Gastrinspiegel, ggf. Sekretin-Provokationstest)
  - neuroendokrine Tumoren (Chromogranin A)
  - Karzinoid (5-Hydroxyindolessigsäure im 24-h-Urin)
  - VIPom (VIP im Blut)
  - C-Zell-Karzinom
  - intestinales Lymphom
  - systemische Mastozytose

2.13.10 Differenzialdiagnosen

Tab. 2.23 Differenzialdiagnosen.

Differenzialdiagnose	Bemerkungen
motorische Störung	funktionell (Reizdarmsyndrom, funktionelle Diarrhö) Hyperthyreose Karzinoid-Syndrom Post-Vagotomie-Syndrom diabetische Diarrhö prokinetisch wirkende Medikamente Amyloidose
Malabsorption	Transport- oder Enzymdefekte (z. B. Glut-5-Transportermangel, Laktasemangel) Zöliakie Darminfektion (Bakterien, Viren, Parasiten) HIV-assoziierte Enteropathie chemische Noxen Kurzdarmsyndrom bakterielle Fehlbesiedlung Medikamente (insbesondere antibiotikaassoziierte/pseudomembranöse Kolitis) mikroskopische Kolitis (lymphogen/kollagen) Atrophie oder Infiltration der Mukosa (Sklerodermie, Amyloidose, Lymphom) Morbus Whipple
osmotisch	exokrine Pankreasinsuffizienz Laxanzien (Laktulose, magnesiumhaltige Präparate) Lösungen zur Darmlavage (z. B. Polyethylenglygol-Lösung) wasserlösliche Röntgenkontrastmittel Malabsorptionssyndrome
sekretorisch	bakterielle Enterotoxine peptidproduzierende Tumoren (VIPom, Karzinoid, Gastrinom, C-Zell-Karzinom) villöses Kolonadenom chologene Diarrhö (Z. n. Ileumresektion, idiopathisches Gallensäureverlust-Syndrom, Z. n. Cholezystektomie, Vagotomie)
exsudativ	Entzündungen (mikrobiell, Morbus Crohn, Colitis ulcerosa) Morbus Whipple

2.13.11 Therapie

Therapeutisches Vorgehen

- Schwere und/oder persistierende Diarrhöen können systemische Komplikationen (Exsikkose, Elektrolytverschiebungen, Kreislaufversagen) zur Folge haben.
- Je nach Ursache und Schwere der Diarrhö sollten
  - eine Rehydrierung,
  - eine symptomatische Therapie und
  - ggf. ergänzend eine kausale Therapie erfolgen.
- Details zu den Therapieoptionen der diversen Grunderkrankungen finden sich in den entsprechenden Kapiteln.

Allgemeine Maßnahmen

- **Rehydrierung:**
  - Substitution mit kochsalz- und glukosehaltigen Trinklösungen (Glukose in Kombination mit Natrium steigert die Flüssigkeitsresorption im Darm und vermindert die Diarrhö).
    - fertige Trinklösungen (Pulver zum Auflösen) aus Apotheken
    - alternativ Kombination aus zucker- und kohlensäurehaltigen Getränken (z. B. Cola) mit Salzstangen sowie kräftig gesalzener Bouillon
  - In schweren Fällen ist initial eine i. v.-Substitution von Flüssigkeiten, Elektrolyten und ggf. Glukose erforderlich.

Pharmakotherapie

Akute Diarrhö

- **infektiöse Genese:**
  - In der Regel kommen keine Antidiarrhoika zum Einsatz, um die Toxin- und Keimausscheidung nicht zu hemmen!
    - Ggf. können Aktivkohle bzw. kaolinhaltige Präparate verabreicht werden.
    - Ggf. kann Racecadotril zur Hemmung einer überschüssigen Sekretion eingesetzt werden.
  - Eine antibiotische Therapie ist in der Regel nur bei schwerem oder komplikationsträchtigem Verlauf oder bei durch Komorbidität stark geschwächten Patienten indiziert.

– Ausnahme: Eine Clostridium-difficile-Infektion sollte immer antibiotisch behandelt werden.
- **nicht infektiöse Genese:**
  - symptomatisch Loperamid oder Racecadotril (bedarfsadaptiert)
  - Probiotika

Chronische Diarrhö

- Die ursächliche Pharmakotherapie ist abhängig von der zugrunde liegenden Erkrankung, z. B.
  - Colestyramin bei Gallensäureverlust,
  - Pankreasenzyme bei Pankreasinsuffizienz,
  - Rifaximin bei bakterieller Fehlbesiedelung des Dünndarms oder
  - Budesonid bei mikroskopischer Kolitis.
- Die weiteren Details sind den jeweiligen Kapiteln zu entnehmen.

Chronische funktionelle Diarrhö oder Diarrhö beim Reizdarmsyndrom

- gelbildende Ballaststoffe (z. B. Flohsamen)
- Loperamid bedarfsadaptiert (z. B. 3–6 × 2 mg)
- Probiotika
- Colestyramin (erhöhte Sensitivität auf Gallensäuren, Differenzialdiagnose Gallensäureverlust)
- Therapieversuch mit Racecadotril (allerdings kaum Evidenz und nur zugelassen zur Therapie der akuten Diarrhö)
- in therapierefraktären Fällen: 5-HT 3-Antagonisten (z. B. Ondansetron 3 × 4–8 mg/d; Off-Label-Use)
- zugelassen, aber bislang nicht in Deutschland erhältlich:
  - Eluxadolin, ein peripherer µ- und κ-Opioid-Rezeptor-Agonist und δ-Opioid-Rezeptor-Antagonist mit antidiarrhoischer und antinozizeptiver Wirkung
  - Cave: erhöhtes Risiko einer Pankreatitis, besonders bei Patienten mit Z. n. Cholezystektomie (Kontraindikation!)

2.13.12 Verlauf und Prognose

- abhängig von der jeweiligen Grunderkrankung

2.13.13 Prävention

- Reisediarrhö: Beachten der Hygienemaßnahmen
- Clostridium-difficile-Infektion:
  - Vermeiden unnötiger oder unnötig breiter Antibiotikagaben
  - ggf. Probiotikagaben während und nach der Antibiotikatherapie

2.14 Obstipation

V. Andresen, D. Menge

2.14.1 Steckbrief

Die chronische Obstipation ist ein häufiges Problem in der klinischen Praxis, das zum Teil mit einer erheblichen Beeinträchtigung der Lebensqualität einhergehen kann. Für das Beschwerdebild spielen nicht nur die Stuhlfrequenz, sondern v. a. auch die Stuhlkonsistenz eine wesentliche Rolle. Im Vordergrund steht dabei eine erschwerte Defäkation mit oft harten Stühlen, vermehrtem Pressen und dem anschließenden Gefühl der unvollständigen Entleerung. Für die Therapie entscheidend ist die diagnostische Differenzierung zwischen transitabhängiger Obstipation und funktionell oder strukturell verursachten Stuhlentleerungsstörungen. Therapeutische Optionen erstrecken sich von einfachen Basismaßnahmen über konventionelle Laxanzien und modernen medikamentösen Ansätzen bis hin zu chirurgischen Interventionen in schwersten therapierefraktären Fällen.

2.14.2 Synonyme

- chronische idiopathische Obstipation
- chronische Verstopfung

2.14.3 Keywords

- Stuhlentleerungsstörung
- Slow Transit
- unvollständige Stuhlentleerung
- harter Stuhl
- Bristol-Stuhlformen-Skala (BSFS)

2.14.4 Definition

- Eine chronische Obstipation liegt vor, wenn unbefriedigende Stuhlentleerungen berichtet werden, die seit mindestens 3 Monaten bestehen und mindestens zwei der folgenden Leitsymptome aufweisen [1]:
  - bei 25 % der Stuhlentleerungen:
    - starkes Pressen,
    - klumpiger oder harter Stuhl,
    - subjektiv unvollständige Entleerung,
    - subjektive Obstruktion, oder
    - manuelle Manöver zur Erleichterung der Defäkation
  - oder < 3 Stühle pro Woche

2.14.5 Epidemiologie

Häufigkeit

- Prävalenzzahlen variieren je nach Definition, Population und Erfassungsmethodik.
- In der europäischen Bevölkerung beträgt die mittlere Prävalenz ca. 15 %.

Altersgipfel

- Obstipation kann in allen Altersklassen auftreten.
- Mit zunehmenden Alter steigt die Prävalenz, v. a. ab dem 65. Lebensjahr.
  - vermutlich bedingt durch altersassoziierte Faktoren (Komorbidität, Medikamenteneinnahme, zunehmende Immobilität, morphologische Veränderungen)

Geschlechtsverteilung

- Frauen sind etwa doppelt so häufig betroffen wie Männer.

Prädisponierende Faktoren

- Alter
- Morbidität
- medikamentöse Therapien
- eingeschränkter Mobilität
- niedriger sozioökonomischer Status (ggf. Zusammenhang mit Ernährung)

2.14.6 Ätiologie und Pathogenese

- Für die Entstehung einer chronischen Obstipation können unterschiedliche Mechanismen einzeln oder in Kombination verantwortlich sein:
  - Störungen des enterischen Nervensystems und/oder der intestinalen Gewebestrukturen als Ursache von Motilitätsstörungen und/oder Sekretionsstörungen mit verlangsamten Kolontransit und hartem Stuhl
    - treten entweder primär oder sekundär infolge neurologischer, systemischer oder endokriner Erkrankungen auf oder sind medikamentös bedingt
  - funktionelle (Beckenbodendyssynergie) oder strukturelle Störungen (z. B. Rectozele) des Anorektums als Ursache von Stuhlentleerungsstörungen
    - konsekutiv auch Transit-Verzögerungen möglich
  - rektale Hyposensitivität mit vermindertem Defäkationsreiz
  - Kausalität von Lebensstilfaktoren wie Ernährung, Bewegung oder Stress bei chronischer Obstipation nicht eindeutig belegt
    - aber akute habituelle Obstipation oft passager, z. B. als typische Begleiterscheinung auf Reisen mit veränderten Lebens- und Ernährungsgewohnheiten

2.14.7 Klassifikation und Risikostratifizierung

- akut
  - habituell (Ernährung, Bewegung etc.)
  - postoperative Darmatonie
  - akute Darmlähmung oder Obstruktion im Rahmen eines paralytischen oder mechanischen Ileus (in der Regel nicht dem Thema „Obstipation" zugeordnet)
- chronisch
  - primär
    - Motilitätsstörungen/Sekretionsstörungen
    - Entleerungsstörungen: strukturell, funktionell
  - sekundär
    - zugrunde liegende andere Erkrankungen, insbesondere neurologische Erkrankung oder Diabetes mellitus
    - medikamentös; besonders relevant: opioidinduzierte Obstipation (OIC)

2.14.8 Symptomatik

- Obstipation geht mit multiplen Beschwerden einher, insbesondere:
  - harte Stuhlkonsistenz
  - starkes Pressen
  - zeitaufwändige Defäkation
  - frustrane Defäkationsversuche
  - Gefühl der unvollständigen Entleerung
  - verminderte Stuhlfrequenz
  - abdominelle Distension
  - Meteorismus
  - abdominelle Schmerzen
  - rektale Schmerzen
  - manuelle Manöver zur Evakuation des Stuhls
  - assoziiert auch gehäuft
    - Hämorrhoidalleiden, ggf. mit rektalen Blutabgängen (Cave: Alarmsymptom)
    - Analfissuren

2.14.9 Diagnostik

Diagnostisches Vorgehen

- **Differenzierung zwischen primären und sekundären Formen** mit Abklärung möglicher auslösender Störungen/Ursachen
  - Achtung: Mischformen möglich, z. B. funktionelle Obstipation aggraviert durch Medikamente
- **Differenzierung zwischen Stuhlentleerungsstörungen und Transitstörungen**; auch hier nicht selten Mischformen
- **Basisdiagnostik**:
  - Anamnese inkl. Stuhlverhalten
  - körperliche Untersuchung inkl. funktioneller digital-rektaler Untersuchung
  - Abdomen-Sonografie und Basislabor ebenfalls sinnvoll
- Weiterführende diagnostische Maßnahmen sind anhand individueller Kriterien zu erwägen.
  - Insbesondere bei therapierefraktären Fällen sind funktionsdiagnostische Untersuchungen und Messung von Transitzeiten sinnvoll.
- **spezielle/erweiterte Diagnostik von Entleerungsstörungen:**
  - anorektale Manometrie

- Ballonexpulsionstest
- Defäkografie
- **spezielle/erweiterte Motilitätsdiagnostik:** Diese Untersuchungen sind insbesondere bei V. a. generalisierte Motilitätsstörungen des Gastrointestinaltrakts sinnvoll (z. B. bei diabetischer autonomer Neuropathie).
  - H_2-Laktulose-Atemtest
  - ^{13}C-Oktansäure-Atemtest/^{13}C-Acetat-Atemtest
  - Magenentleerungs-Szintigrafie
  - Dünndarmmanometrie
  - Hinton-Röntgen
  - rektaler Barostat
  - Kolonmanometrie/Kolon-Barostat
- **Alarmsymptome** erfordern grundsätzlich eine Abklärung durch eine weiterführende Diagnostik:
  - Blutung, Teerstuhl
  - Anämie
  - Fieber
  - ungewollter Gewichtsverlust
  - positive Familien- oder Eigenanamnese für gastrointestinale Tumoren
  - Lymphknotenvergrößerungen
  - tastbare Resistenzen
  - Malnutrition
  - Alter > 50 Jahre
  - progredienter Verlauf und kurze Anamnese mit starken Beschwerden

Anamnese

- Beschwerdedauer und -dynamik
- Begleitsymptome
- bestehende Erkrankungen
- Voroperationen
- Medikamenteneinnahme
- Lebensstilfaktoren
- Stuhlverhalten, v. a.
  - Stuhlfrequenz,
  - Stuhlkonsistenz,
  - starkes Pressen,
  - mühsame Entleerung,
  - Bauchschmerzen,
  - Blähungen
- Hinweise auf eine Transitstörung, z. B.
  - Blähungen
  - harte, seltene Stühle
- Hinweise auf Entleerungsstörungen, z. B.
  - unvollständige Entleerung,
  - vermehrtes Pressen,
  - manuelle Manöver
- Stuhltagebuch hilfreich zur „Objektivierung" des Stuhlverhaltens, z. B. auch mit validierter Bristol-Stuhlformen-Skala (BSFS: Bristol Stool Form Scale) zur Erfassung der Stuhlkonsistenz

Körperliche Untersuchung

- insbesondere inspektorische, palpatorische und auskultatorische Untersuchung des Abdomens
- **digitale rektale Untersuchung** (DRU):
  - Anusinspektion (z. B. Prolaps?)
  - digitale Untersuchung auf Raumforderungen/Resistenzen, Blut, Druckschmerz oder Spasmen
  - digitale Funktionsprüfung des Sphinkters als möglicher Hinweis auf eine Entleerungsstörung/Beckenbodendyssynergie:
    – Sphinkter-Ruhedruck (hoch?)
    – Sphinkter-Kneifdruck
    – Defäkationsversuch (paradoxe Anspannung des Sphinkters? Beckenbodensenkung?)

Labor

- allgemeines Routinelabor zum Ausschluss möglicher Ursachen sekundärer Obstipationsformen, insbesondere:
  - Blutbild
  - C-reaktives Protein (CRP)
  - Elektrolyte
  - Schilddrüsenparameter
  - Nüchternblutzucker
  - Pankreasenzyme
  - Leberwerte
  - Hämokkult
  - ggf. Calprotectin im Stuhl
  - ggf. Transglutaminase AK
- je nach anamnestischen Hinweisen ggf. umfangreichere Laboruntersuchungen

Bildgebende Diagnostik

Sonografie

- Abdomensonografie zur Erfassung bzw. zum Ausschluss möglicher Ursachen im Abdomen

Defäkografie

- Erfassung von anatomischen Anomalien (z. B. Rectozele) und funktionellen Pathologien

Szintigrafie

- Magenentleerungs-Szintigrafie ist Goldstandard zur Messung der Magenentleerungszeit, allerdings im Vergleich zu ^{13}C-Atemtests mit Strahlenexposition

Röntgen

- Hinton-Röntgen zur Messung der Kolontransitzeit
- Differenzierung von Slow Transit Constipation und Stuhlentleerungsstörung möglich
  - Cave: Bei schwerer Stuhlentleerungsstörung ist der Transit reflektorisch auch verlangsamt.

Instrumentelle Diagnostik

Ileokoloskopie

- im Rahmen der Darmkrebsvorsorge prinzipiell ab 55. Lebensjahr
- individuelle Entscheidung je nach Anamnese, Begleitsymptomen und Risikoprofil auch bei jüngeren Patienten

Ösophago-Gastro-Duodenoskopie (ÖGD)

- Da sich auch eine Zöliakie primär mit Obstipation manifestieren kann, sollte ggf. eine ÖGD insbesondere zur Gewinnung tiefer Duodenalbiopsien ergänzt werden.

Ballonexpulsionstest

- einfacher Test zur Erfassung einer Stuhlentleerungsstörung
- sinnvoll als Ergänzungs- und Bestätigungsverfahren zur anorektalen Manometrie

H_2-Laktulose-Atemtest

- Messung der orozökalen Transitzeit bei V. a. generalisierte Motilitätsstörung

^{13}C-Oktansäure-Atemtest/ ^{13}C-Acetat-Atemtest

- Messung der Magenentleerungszeit für feste/flüssige Substanzen bei V. a. Magenentleerungsstörung im Rahmen einer generalisierten Motilitätsstörung

Anorektale Manometrie

- Erfassung einer Beckenbodendyssynergie/eines paradoxen Pressens
- Screening auf mögliche rektale Hyposensitivität
- Ausschluss Morbus Hirschsprung

Dünndarmmanometrie

- V. a. Motilitätsstörung mit Dünndarmbeteiligung
- vor eventuell geplanter subtotaler Kolektomie

Rektaler Barostat

- Messung von
  - rektaler Sensitivität (Hyposensitivität mit vermindertem Defäkationsreiz?),
  - rektaler Compliance und
  - rektaler Kapazität

Kolonmanometrie/Kolon-Barostat

- bei schwersten Motilitätsstörungen/V. a. „Kolonparese" vor eventuell geplanter subtotaler Kolektomie

Histologie, Zytologie und klinische Pathologie

Histologische Mukosadiagnostik

- ggf. tiefe Rektumbiopsien bei V. a. Morbus Hirschsprung
- ggf. Duodenal-Histologie zur Abklärung einer Zöliakie
- ggf. intestinale Vollwandbiopsien bei V. a. generalisierte Motilitätsstörungen (z. B. Hypoganglionose, Ganglionitis, Verminderung der Cajal-Zellen, Myopathie)

2.14.10 Differenzialdiagnosen

- Obstipation kann bei einer Reihe von Erkrankungen/Störungen bestehen, siehe ▶ Tab. 2.24.

Tab. 2.24 Differenzialdiagnosen.

Differenzialdiagnose	Bemerkungen
funktionelle Obstipation	häufigste Form der Obstipation; Mischbilder mit weiteren Formen (z. B. Aggravation durch Medikamente) möglich
Obstipations-prädominantes Reizdarmsyndrom	Sind neben Obstipationsbeschwerden abdominelle Schmerzen dominant präsent, ist das Beschwerdebild dem Reizdarmsyndrom zuzuordnen. Für Diagnostik und Therapie siehe Kap. 4.8. Übergänge zur funktionellen Obstipation fließend. Patienten können zwischen den Kategorien hin- und herwechseln
sekundäre Obstipationsformen im Rahmen von Grunderkrankungen oder medikamentös induziert	Obstipation ist ein häufiges Begleitsymptom bei vielen Erkrankungen/Störungen: neurologische Erkrankungen, z. B. M. Parkinson, Multiple Sklerose, Querschnittslähmung, Apoplex endokrinologische Erkrankungen, z. B. Diabetes mellitus, Hypothyreose medikamentös induziert, z. B. Kalziumantagonisten, Diuretika, Opioide (opioidinduzierte Obstipation)
funktionelle Stuhlentleerungsstörung	paradoxe Sphinkteranspannung und/oder unzureichender intrarektaler Druck bei der Defäkation
strukturelle Stuhlentleerungsstörung	z. B. Rektozele, Intussuszeption, Sigmoido-/Enterozele, Beckenbodensenkung
„Kolonparese"/„Slow-Transit-Constipation"	ausgeprägte Form der Kolon-Motilitätsstörung; Stuhlentleerungen meist sehr selten (z. B. 2×/Monat)
Morbus Hirschsprung	angeborene Aganglionose im Rektum, typischerweise mit prästenotischem Megakolon; Diagnose in der Regel kurz nach der Geburt; Diagnostik: Fehlender rektoanaler Inhibitionsreflex in der anorektalen Manometrie; histologischer Nachweis der Aganglionose

2.14.11 Therapie
Therapeutisches Vorgehen
- Nach der deutschen S 2k-Leitlinie wird eine bedarfsadaptierte, stufenweise Steigerung der therapeutischen Maßnahmen empfohlen (▶ Abb. 2.18):
  - Allgemeinmaßnahmen
  - konventionelle Laxanzien
  - moderne medikamentöse Ansätze
  - ggf. chirurgische Interventionen
- Wichtig ist die rechtzeitige Identifizierung einer Stuhlentleerungsstörung, bei der gezielte therapeutische Maßnahmen helfen können.

Allgemeine Maßnahmen
- betreffen vornehmlich Lebensstilfaktoren bzw. deren Modifikation (Stufe Ia und Ib):
  - regelmäßige körperliche Aktivität
  - ausreichende Trinkmenge (1–1,5l)

chronische Obstipation:
- anamnestisch unbefriedigende Stuhlentleerungen seit mind. 3 Monaten
- 2 oder mehr Leitsymptome

↓

Basisdiagnostik (Anamnese, körperliche Untersuchung, DRU, ggf. Sonografie, Labor)

↓

Stufe Ia: Allgemeinmaßnahmen (Flüssigkeit, Bewegung, Ernährung)

↓

Stufe Ib: zusätzliche Gabe von Ballaststoffen

↓

besteht Verdacht auf Entleerungsstörung?
- z.B. auffällige rektale Untersuchung
- spezielle anamnestische Hinweise wie manuelle Entleerungshilfen
- schwere Entleerung auch bei weichem Stuhl

ja ← Überlappung möglich → nein

ja:
- Stufe II: Suppositorien, Klysmen
- spezielle/erweiterte Diagnostik von Entleerungsstörungen
- Stufe III:
  - funktionelle Ursachen: Biofeedback
  - strukturelle Ursachen: ggf. Chirurgie
  - ggf. Entleerungshilfen weiter, Laxanzien

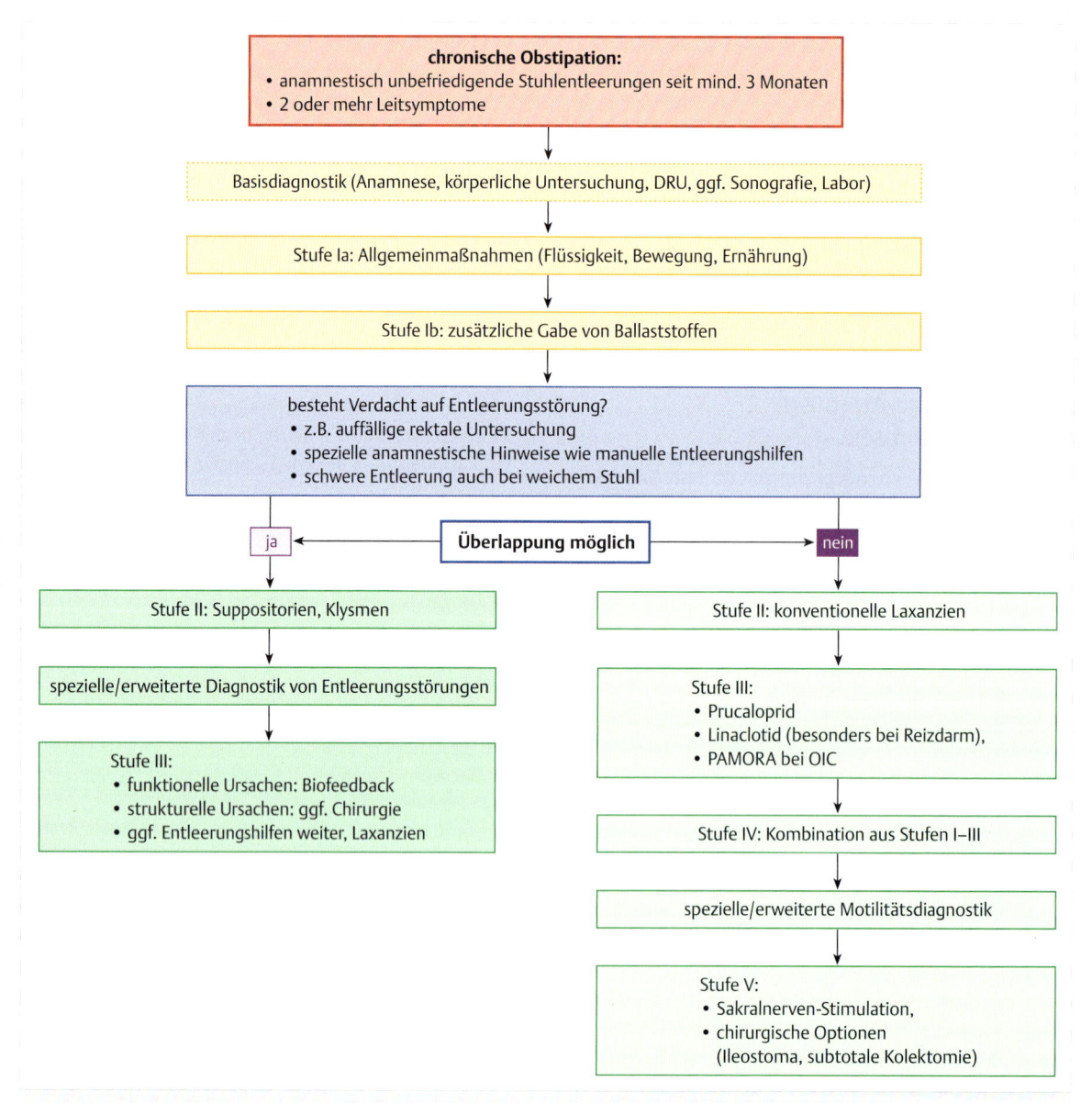

nein:
- Stufe II: konventionelle Laxanzien
- Stufe III:
  - Prucaloprid
  - Linaclotid (besonders bei Reizdarm),
  - PAMORA bei OIC
- Stufe IV: Kombination aus Stufen I–III
- spezielle/erweiterte Motilitätsdiagnostik
- Stufe V:
  - Sakralnerven-Stimulation,
  - chirurgische Optionen (Ileostoma, subtotale Kolektomie)

Abb. 2.18 Stufentherapie der chronischen Obstipation nach der S 2k-Leitlinie [1]. Dabei sollte nach der Basisdiagnostik mit den Stufen Ia und Ib begonnen werden. Bei unzureichender Wirksamkeit oder deutlicher Unverträglichkeit der Therapieformen einer Stufe sollten dann die Therapieoptionen der jeweils nächst höheren Stufen versucht werden (also insgesamt der Stufen II bis maximal V). DRU: digitale rektale Untersuchung; PAMORA: periphere Opioid-Antagonisten; OIC: opioidinduzierte Obstipation

- ausgewogene ballaststoffoptimierte Ernährung
- ggf. professionelle Ernährungsberatung und Supplementation von Ballaststoffen (langsame Steigerung)
- I.d.R. profitieren eher nur Patienten mit einer milden Obstipation von diesen Maßnahmen.

Pharmakotherapie

Stuhlentleerungsstörungen

- rektale Entleerungshilfen (Suppositorien, Klysmen: Stufe II)
- ggf. auch Kombination mit oralen Laxanzien, v. a. bei gemischten Formen

Störungen des Kolontransits

- **konventionelle Laxanzien** (Stufe II)
  - 1. Wahl: beste Evidenzlage auch in der Langzeitanwendung für Trinklösungen mit Polyethylenglycol (Macrogol); Geschmack manchmal nicht gut toleriert
    - Bisacodyl und Natriumpicosulfat ebenfalls wirksam und sicher, allerdings geringere Evidenzlage, v. a. in der Langzeit-Anwendung; manchmal vermehrt abdominellen Beschwerden
  - 2. Wahl: Anthrachinone (Sennoside) mit geringerer Evidenzlage und Zuckerstoffe (Laktulose) aufgrund vermehrter abdomineller Beschwerden (Meteorismus, abdominelle Distension, Krämpfe) wegen der Fermentation durch die Kolonmikrobiota
- **neuere medikamentöse Therapien** (Stufe III):
  - Prucaloprid (5-HT 4-Agonist, prokinetisch wirksam) mit guter Evidenzlage auch in der Langzeitanwendung
    - Standarddosis 1 × 2 mg/d (Alter > 65 Jahre, Nieren-/Leberinsuffizienz: Reduktion auf 1 × 1 mg/d)
    - Anfängliche Nebenwirkungen wie Kopfschmerzen und Übelkeit sistieren meist im Verlauf.
  - **Reizdarmsyndrom mit Obstipation** (RDS-O): Der selektive Guanylatcyclase-C-Rezeptoragonist Linaclotid hat aufgrund seiner kombinierten sekretagogen und viszeral antinozizeptiven Wirkung eine gute Effektivität bei Obstipation und abdominellen Schmerzen (gute Evidenzlage).
    - in Deutschland Zulassung für die Indikation RDS-O in der Dosierung von 1 × 290 µg/d
    - in den USA zudem Zulassung für chronische Obstipation (in der Dosis 1 × 145 µg/d)
    - häufigste Nebenwirkung Diarrhö
  - Sonderform **opioidinduzierte Obstipation** (OIC): periphere Opioid-Antagonisten (PAMORA) als effektive Behandlungsoption
    - Naloxegol (oral; Standarddosis 1 × 25 mg/d, bei Niereninsuffizienz 1 × 12,5 mg/d)
    - Methylnaltrexon (Standarddosierung: jeden zweiten Tag eine s. c.-Dosis von 8 mg (0,4 ml) für Patienten mit 38–61 kg KG oder 12 mg (0,6 ml) für Patienten mit einem Gewicht von 62–114 kg)
    - oral retardiertes Naloxon (in Fixkombination mit dem Opioid Oxycodon im Mischverhältnis 2:1)

Interventionelle Therapie

Stuhlentleerungsstörungen

- bei funktionellen Entleerungsstörungen (Beckenbodendyssynergie): gezielte Biofeedbacktherapie (Stufe III)

Störungen des Kolontransits

- Bei unzureichendem Effekt können Maßnahmen der Stufen I-III miteinander kombiniert werden (Stufe IV).
- Bei Patienten, die trotzdem noch therapierefraktär sind, können Klysmen und lavagierende Maßnahmen versucht werden (Stufe IV).
- Vor Durchführung einer subtotalen Kolektomie kann, bei zwar nicht ganz eindeutiger Datenlage, aber aufgrund der Reversibilität und v. a. geringeren Invasivität, eine Sakralnervenstimulation in Betracht gezogen werden (Stufe V).

Operative Therapie

Stuhlentleerungsstörungen

- bei klinisch relevanten (!) strukturellen Entleerungsstörungen und bei Versagen konservativer Maßnahmen ggf. chirurgische Therapie (Stufe III)

Störungen des Kolontransits

- Die Indikation zur subtotalen Kolektomie (Segmentresektionen sind ineffektiv und sollten nicht durchgeführt werden!) ist sehr streng zu stellen und sollte nur bei ausgewählten therapierefraktären Patienten in Erwägung gezogen werden (Stufe V).
- Zur Testung wäre ggf. vorab zunächst die passagere Anlage eines Ileostomas zu erwägen.

2.14.12 Verlauf und Prognose

- abhängig von der zugrunde liegenden Störung
- Bei primärer funktioneller Obstipation ist der Verlauf meist chronisch, wobei die Symptomatik mit steigendem Lebensalter zunehmen kann.
- Stuhlentleerungsstörungen können bei effektiver Therapie deutlich gebessert oder sogar behoben werden.

2.14.13 Quellenangaben

[1] Andresen V, Enck P, Frieling T et al. [S 2k guideline for chronic constipation: definition, pathophysiology, diagnosis and therapy]. Z Gastroenterol 2013; 51: 651–672
[2] Blagden M, Hafer J, Duerr H et al. Long-term evaluation of combined prolonged-release oxycodone and naloxone in patients with moderate-to-severe chronic pain: pooled analysis of extension phases of two Phase III trials. Neurogastroenterol Motil 2014; 26: 1792–1801
[3] Camilleri M, Kerstens R, Rykx A et al. A placebo-controlled trial of prucalopride for severe chronic constipation. N Engl J Med 2008; 358: 2344–2354
[4] Chey WD, Webster L, Sostek M et al. Naloxegol for opioid-induced constipation in patients with noncancer pain. N Engl J Med 2014; 370: 2387–2396
[5] Knowles CH, Grossi U, Chapman M et al. Surgery for constipation: systematic review and practice recommendations: Results I: Colonic resection. Colorectal Dis 2017; 19 (Suppl. 3): 17–36
[6] Layer P, Stanghellini V. Review article: Linaclotide for the management of irritable bowel syndrome with constipation. Aliment Pharmacol Ther 2014; 39: 371–384
[7] Lembo AJ, Kurtz CB, Macdougall JE et al. Efficacy of linaclotide for patients with chronic constipation. Gastroenterology 2010; 138: 886–895
[8] Pilkington SA, Emmet C, Knowles CH et al. Surgery for constipation: systematic review and practice recommendations: Results V: Sacral Nerve Stimulation. Colorectal Dis 2017; 19 (Suppl. 3): 92–100
[9] Quigley EM, Tack J, Chey WD et al. Randomised clinical trials: linaclotide phase 3 studies in IBS-C - a prespecified further analysis based on European Medicines Agency-specified endpoints. Aliment Pharmacol Ther 2013; 37: 49–61
[10] Quigley EM, Vandeplassche L, Kerstens R et al. Clinical trial: the efficacy, impact on quality of life, and safety and tolerability of prucalopride in severe chronic constipation – a 12-week, randomized, double-blind, placebo-controlled study. Aliment Pharmacol Ther 2009; 29: 315–328
[11] Siemens W, Becker G. Methylnaltrexone for opioid-induced constipation: review and meta-analyses for objective plus subjective efficacy and safety outcomes. Ther Clin Risk Manag 2016; 12: 401–412
[12] Tack J, Lappalainen J, Diva U et al. Efficacy and safety of naloxegol in patients with opioid-induced constipation and laxative-inadequate response. United European Gastroenterol J 2015; 3: 471–480
[13] Tack J, van Outryve M, Beyens G et al. Prucalopride (Resolor) in the treatment of severe chronic constipation in patients dissatisfied with laxatives. Gut 2009; 58: 357–365
[14] Yiannakou Y, Piessevaux H, Bouchoucha M et al. A randomized, double-blind, placebo-controlled, phase 3 trial to evaluate the efficacy, safety, and tolerability of prucalopride in men with chronic constipation. Am J Gastroenterol 2015; 110: 741–748

2.15 Meteorismus

V. Andresen

2.15.1 Steckbrief

Meteorismus ist ein häufiges klinisches Problem, das bei unterschiedlichen Erkrankungen/Störungen vorkommen kann. Besonders häufig tritt Meteorismus bei funktionellen gastrointestinalen Erkrankungen (z. B. Reizdarmsyndrom), bei Malabsorptionssyndromen und bei Alterationen der Darmmikrobiota auf. Auch schwerwiegendere Erkrankungen, wie Darmentzündungen, Ovarialtumoren, Pankreasinsuffizienz, können mit Meteorismus einhergehen und sollten bei entsprechenden Hinweisen diagnostisch berücksichtigt werden. Neben der Behandlung einer zugrunde liegenden Erkrankung können u. a. Ernährungsumstellungen, Entschäumer, Phytotherapeutika, Probiotika, topische Antiobiotika und ggf. Spasmolytika und Prokinetika zum Einsatz kommen.

2.15.2 Synonyme

- Blähungen
- aufgeblähtes Abdomen
- abdominelle Distension
- Flatulenz
- Luft im Bauch

2.15.3 Keywords

- Verdauungsstörung
- abdominelle Gase
- Darmmikrobiota
- Kohlenhydratmalabsorption
- Reizdarmsyndrom

2.15.4 Definition

- Meteorismus ist ein häufiges klinisches Problem, aber unscharf definiert.
- Unter dem Begriff werden unterschiedliche Beschwerden verstanden, vor allem
  - Blähungen und
  - abdominelle Distension.
- Zu **Blähungen** werden eher subjektive Symptome der vermehrten Luft im Bauch gezählt.
- Eine **abdominelle Distension** lässt sich mit objektiven Parametern erfassen, z. B.
  - Zunahme des Bauchumfangs oder
  - vermehrt mit Luft gefüllte Darmschlingen im abdominellen Ultraschall.

2.15.5 Epidemiologie

Häufigkeit

- Es gibt nur wenige Studien zur Epidemiologie des Meteorismus.
- Erhebungen aus Olmsted County zeigen eine Prävalenz von
  - 19 % für kombinierte Blähungen und sichtbare Distension,
  - 10,2 % für isolierte Blähungen und
  - 8,9 % für sichtbare Distension.

Altersgipfel

- Für Blähungen insgesamt gibt es ein keinen Altersgipfel.
- Für sichtbare Distension ist jüngeres Alter ein signifikanter Prädiktor.

Geschlechtsverteilung

- Frauen sind signifikant häufiger betroffen als Männer (24,4 % vs. 13,4 %).

Prädisponierende Faktoren

- funktionelle gastrointestinale Erkrankungen, insbesondere
  - Reizdarmsyndrom mit Obstipation und überlappende Formen, z. B.
    - kombinierte Symptome von Reizdarmsyndrom und Dyspepsie
- ballaststoffreiche Ernährung
- Malabsorptionen
- Darmentzündungen
- Darmmikrobiom-Alterationen (z. B. postinfektiös, postantibiotisch)
- Dünndarmfehlbesiedelung

2.15.6 Ätiologie und Pathogenese

- Folgende Faktoren können einzeln oder kombiniert vorliegen:
  - Veränderungen der mikrobiellen Gasproduktion durch höheres Angebot an fermentierbaren Metaboliten, z. B.
    - bei Kohlenhydratmalabsorption, aber auch
    - physiologisch bei hohem Ballaststoffgehalt der Nahrung
  - Störungen der Mikrobiomhomöostase
  - Störungen des intestinalen Gastransports
  - Störung der Fettverdauung
  - Distension der Bauchdecke aufgrund gestörter viszerosomatischer Reflexe
  - viszerale Hypersensitivität für intraluminalen Füllungszustand (sowohl von Gasen als auch von flüssigem bzw. festem Inhalt)

2.15.7 Symptomatik

- Folgende Symptome können einzeln oder kombiniert vorliegen:
  - Gefühl von vermehrter Luft im Bauch
  - Druckgefühl bis zu Schmerzen im Bauch
  - Bauchumfangsvermehrung – oft im Laufe des Tages („abends geht die Hose nicht mehr zu.")
  - Aufstoßen
  - laute und/oder übelriechende Flatulenz
  - Borborygmi

2.15.8 Diagnostik

Diagnostisches Vorgehen

- Generell gelten diagnostische Empfehlungen wie bei allen funktionellen gastrointestinalen Störungen.
- Eine ausführliche **Anamnese** und die Berücksichtigung der möglichen **Differenzialdiagnosen** (S. 226) bestimmen die Notwendigkeit und die Art der weiteren diagnostischen Verfahren.
- Begleitende Diarrhö und/oder entsprechende Ernährungsanamnese indiziert zwingend den Ausschluss einer Kohlenhydratmalabsorption.

Anamnese

- sollte vor dem Hintergrund der möglichen Ursachen (siehe ▶ Tab. 2.25) u. a. erfassen:
  - Symptome der Malabsorption (z. B. Durchfälle, Gewichtsverlust, Fettstühle)
  - Zeichen von Darmentzündungen
  - Hinweise auf Mikrobiomalterationen (gastrointestinaler Infekt? zurückliegende Antibiotikaeinnahme?)
  - Zusammenhang mit Ernährung (z. B. Hinweise auf Laktose-Fruktose-Sorbitol-Malabsorption)
  - bei Frauen: Abfrage von gynäkologischen Symptomen und des Zeitraums seit der letzten gynäkologischen Vorsorgeuntersuchung

Körperliche Untersuchung

- insbesondere inspektorische, palpatorische und auskultatorische Untersuchung des Abdomens
- bei Frauen: ggf. gynäkologische Vorstellung zur Unterleibsuntersuchung

Labor

- allgemeines Routinelabor, insbesondere Blutbild, CRP, Elektrolyte, Pankreasenzyme, Leberwerte
- ggf. Calprotectin im Stuhl
- ggf. Transglutaminaseantikörper
- je nach anamnestischen Hinweisen ggf. umfangreichere Laboruntersuchungen

Mikrobiologie und Virologie
Kulturen
- bei entsprechenden anamnestischen Hinweisen ggf. Stuhlkulturen auf pathogene Erreger

Bildgebende Diagnostik
Sonografie
- sinnvoll zur Abklärung diverser Erkrankungen im Bauchraum
- wichtig bei Frauen: ggf. transvaginalen, gynäkologischen Ultraschall ergänzen, falls transabdominell nicht aussagekräftig

CT und MRT
- ergänzend bei entsprechenden Hinweisen auf z. B. Darmentzündungen, Passagestörungen, o. ä.

Instrumentelle Diagnostik
Ösophago-Gastro-Duodenoskopie (ÖGD)
- ergänzend zum Ausschluss einer Zöliakie
- insbesondere zur Gewinnung tiefer Duodenalbiopsien

Koloskopie
- insbesondere bei begleitender Diarrhö Koloskopie mit Stufenbiopsien zum Ausschluss von makroskopischen und mikroskopischen Darmentzündungen

H_2-Atemtest
- Glukose: Abklärung einer bakteriellen Fehlbesiedelung des Dünndarms
- Laktose/Fruktose/Sorbitol: jeweils Abklärung einer Malabsorption dieser Kohlenhydrate

^{13}C-Triglyzerid-Atemtest
- Abklärung einer Pankreasinsuffizienz

Histologie, Zytologie und klinische Pathologie
Histologische Mukosadiagnostik
- ggf. Duodenalhistologie zur Abklärung einer Zöliakie
- ggf. Kolonmukosahistologie zur Abklärung von Darmentzündungen

2.15.9 Differenzialdiagnosen

Tab. 2.25 Differenzialdiagnosen.

Differenzialdiagnose	Bemerkungen
funktionelle Störungen des Gastrointestinaltrakts, insbesondere Reizdarmsyndrom oder funktionelle Dyspepsie	Meteorismus ist ein sehr typisches Symptom bei funktionellen Erkrankungen, auch wenn es in internationalen Klassifikationen (z. B. Rom-Kriterien) nicht als „diagnostisches Symptom" eingestuft ist.
Kohlenhydratmalabsorptionen (z. B. Laktoseintoleranz, Fruktose-/Sorbitol-Malabsorption)	Meteorismus ist eines der Leitsymptome dieser Störungen, da die im Dünndarm nicht resorbierten Zucker von der Kolonmikrobiota fermentiert werden, wodurch vermehrt Gase entstehen.
bakterielle Fehlbesiedelung des Dünndarms (SIBO)	Auch hier ist Meteorismus eines der Leitsymptome; in dem Fall fermentieren die vermehrt im Dünndarm angesiedelten Mikrobiota die Kohlenhydrate mit Bildung von Gasen.
Darmentzündungen	Störungen der Mikrobiomhomöostase und der intestinalen Barrierefunktion können zu Meteorismus führen.
Zöliakie	Die Malabsorption führt zur vermehrten Fermentierung von Nahrungssubstraten durch die Kolonmikrobiota.
exokrine Pankreasinsuffizienz	Die Fettverdauungsstörung führt zur vermehrten Fermentierung von Nahrungssubstraten durch die Kolonmikrobiota. Cave: auch Pankreaskarzinom möglich – Abklärung erforderlich!
Ovarialtumoren	Große epidemiologische Studien zeigen, dass Ovarialtumoren (gerade auch im Frühstadium) Meteorismussymptome verursachen.
Darmischämien	Störungen der Mikrobiomhomöostase und der intestinalen Barrierefunktion können zu Meteorismus führen.

2.15.10 Therapie
Therapeutisches Vorgehen
- wenn möglich, Behandlung einer zugrunde liegenden Erkrankung/Störung
- bei funktionellen gastrointestinalen Erkrankungen:
  - Meteorismus oft schwer zu behandelndes Symptom
  - Therapieoptionen meist nicht durch Studien belegt und oft nur mäßig effektiv

Allgemeine Maßnahmen
- körperliche Bewegung
- Meidung von meteorismusfördernder Nahrung (z. B. Ballaststoffe, Zwiebeln, Hülsenfrüchte, FODMAP, Kohlensäure)
- manchmal positiv: Fenchel, Kümmel, Ingwer
- bei **Obstipation**: Verbesserung der Darmmotilität kann Meteorismusbeschwerden lindern
- bei **Dyspepsie**: Verbesserung der Magenentleerung kann helfen

Pharmakotherapie
- Entschäumer, z. B. Simethicon
  - wichtig: ausreichend dosieren!
- Phytotherapeutika: z. B. Pfefferminzöl, Menthacarin (Pfefferminzöl/Kümmelöl-Präparat), STW5/Iberogast
- Probiotika
- Spasmolytika, z. B. Mebeverin, Butylscopolamin
- intraluminales/topisches Antibiotikum Rifaximin (Cave: Off-Label-Use; siehe Kap. 4.8)
- bei begleitender **Obstipation**:
  - darmwirksame Prokinetika (z. B. Prucaloprid)
  - Linaclotid (siehe Kap. 4.8)

2.15.11 Verlauf und Prognose
- abhängig von der zugrunde liegenden Störung
- funktionelle gastrointestinale Erkrankungen haben normale Lebenserwartung

2.16 Stuhlinkontinenz
V. Andresen, D. Menge

2.16.1 Steckbrief
Stuhlinkontinenz beschreibt den ungewollten Abgang von Darminhalt über den After und kann für die Patienten eine erhebliche Beeinträchtigung der Lebensqualität bedeuten. Je nach Schweregrad gehen entweder nur Luft, flüssiger Stuhl oder sogar fester Stuhl ab. Die Stuhlinkontinenz betrifft vermehrt Frauen, da Sphinkterdefekte nach Geburtstrauma zu den häufigsten Ursachen zählen. Weitere (Mit-)Ursachen können u. a. neurogene Schädigungen/Erkrankungen, eine verminderte rektale Kapazität sowie wässrige Durchfälle sein. Die Therapie ist primär konservativ, z. B. Verfestigung des Stuhls (z. B. Antidiarrhoika), Stärkung des Schließmuskels (z. B. Biofeedbacktraining) und prophylaktische Enddarmentleerung (z. B. durch Klistiere). Seltener werden invasive Eingriffe, z. B. Sphinkter-Augmentation, Sakralnervenstimulation oder chirurgische Rekonstruktionsverfahren eingesetzt.

2.16.2 Synonyme
- fäkale Inkontinenz
- anorektale Inkontinenz

2.16.3 Keywords
- Stuhlschmieren
- anale Sphinkterinsuffizienz
- Rektumprolaps
- Biofeedback
- sakrale Elektrostimulation
- Analtampon

2.16.4 Definition
- Stuhlinkontinenz ist der Verlust der im Kindesalter erlernten Fähigkeit, Stuhl ort- und zeitgerecht abzusetzen.
- Folge ist der unwillkürliche Abgang von Darminhalt, der nach der Deutschen Kontinenz Gesellschaft sowohl Stuhl als auch Luft und Schleim einschließt.
- Die Rom-IV-Kriterien schließen demgegenüber Luft- und Schleimabgang nicht mit ein, weil
  - die Mukussekretion ein unabhängiges Symptom darstelle und
  - beim unkontrollierten Abgang von Winden schwierig zu bemessen sei, ab wann der als abnormal einzustufen wäre.
- **Rom-IV-Definition für Stuhlinkontinenz** [12]:
  - unkontrollierter Stuhlabgang einschließlich Stuhlschmieren („staining")
  - bestehend seit mindestens 3 Monaten und ab einem Alter > 4 Jahre

2.16.5 Epidemiologie
Häufigkeit
- Die Prävalenzraten der Stuhlinkontinenzraten
  - variieren in Abhängigkeit der Erfassungsmethode sowie der gewählten Definition und
  - liegen zwischen 7–15 % in der Normalbevölkerung [1], [12] und deutlich höheren Raten bei Menschen in Pflegeheimen (s. u.).

Altersgipfel

- Die Häufigkeit der Stuhlinkontinenz nimmt zu mit zunehmenden Alter und vor allem mit zunehmender Morbidität [1].
- Bei stationären Krankenhauspatienten werden Prävalenzraten zwischen 18–30 % berichtet.
- In Alten-und Pflegeheimen liegen die Prävalenzraten bei 50–70 % [10].

Geschlechtsverteilung

- Frauen sind den meisten Studien zufolge deutlich häufiger betroffen (ca. 4–5 × häufiger als Männer).
- Der wahre Unterschied fällt möglicherweise geringer aus, da sich betroffene Männer offenbar deutlich seltener deswegen beim Arzt vorstellen.

Prädisponierende Faktoren

- Verletzungen des analen Sphinkters
- Rektozelen
- Durchfälle
- imperativer Stuhldrang
- Stuhlverhalt
- Harninkontinenz
- weibliches Geschlecht
- höheres Alter
- Komorbiditäten
- körperliche Immobilität
- Rauchen und Übergewicht

2.16.6 Ätiologie und Pathogenese

- Kontinenzleistung wird gewährleistet durch:
  - verschiedene anatomische Komponenten:
    - innerer und äußerer Schließmuskel
    - Beckenboden
    - Rektum
  - das Zusammenspiel muskulärer, sensorischer und neurostimulierender Faktoren
- Störungen oder Schädigungen dieser Mechanismen können demzufolge zur Stuhlinkontinenz führen.

- **Analsphinkterdefekte und Beckenbodenschwäche:**
  - direkte Verletzung der Analsphinkter-Muskulatur durch z. B.
    - Geburtstrauma
    - proktologische Operationen
    - chronische Aufdehnung durch Prolapserkrankung infolge von Beckenbodeninsuffizienz
- **eingeschränkte rektale Reservoirfunktion:**
  - nach Operationen
  - Alterationen der Darmwand, u. a. durch chronische inflammatorische Prozesse (z. B. im Rahmen von chronisch entzündlichen Darmerkrankungen), Fistelbildung, Bestrahlung
- **Sensitivitätsstörungen:**
  - durch neurologische Erkrankungen (z. B. Multiple Sklerose, Apoplex)
  - Rückenmarkschädigung (Querschnitt, Bandscheibenprolaps)
  - Geburtstrauma, proktologische Eingriffe
- **veränderte Stuhlkonsistenz/Motilitätsstörungen:**
  - Diarrhö
  - Obstipation (Überlauf-Diarrhö)

2.16.7 Klassifikation und Risikostratifizierung

- Eine einfache Einteilung der Stuhlinkontinenz kann anhand der **Parks-Klassifikation** vorgenommen werden:
  - Grad 1 (leicht): unkontrollierter Abgang von Gas
  - Grad 2 (mittel): unkontrollierter Abgang von dünnflüssigem Stuhl
  - Grad 3 (schwer): unkontrollierter Abgang von geformten/festem Stuhl
- Zur Objektivierung des Schweregrads und des Ausmaßes der Stuhlinkontinenz stehen verschiedene **Scores** zur Verfügung:
  - Jorge-Wexner Score [5] (▸ Tab. 2.26),
  - Inkontinenz-Score der Cleveland Clinic [11]
  - Kontinenz-Score der Deutschen Arbeitsgemeinschaft für Coloproktologie (CACP) [2]
  - Rockwood Fecal Incontinence Quality of Life Scale: spezieller Fokus auf Lebensqualität [14]

Tab. 2.26 Schweregrad-Einteilung einer Stuhlinkontinenz nach dem Wexner-Score (Daten aus [5]).

Art der Inkontinenz	Häufigkeit				
	nie	selten (< 1/Monat)	manchmal (< 1/Woche)	häufig (mehrmals pro Woche)	immer (> 1/Tag)
fester Stuhl	0	1	2	3	4
flüssiger Stuhl	0	1	2	3	4
Winde	0	1	2	3	4
Bedarf einer Vorlage	0	1	2	3	4
Einschränkung des sozialen Lebens	0	1	2	3	4

Score 0 = perfekte Kontinenz; Score 20 = völlige Inkontinenz

2.16.8 Symptomatik

- Stuhlinkontinenz ist charakterisiert durch das unkontrollierte peranale Abgehen von Darminhalt.
- Bei leichteren Formen betrifft es nur Gase oder besonders flüssigen Stuhl.
- Bei ausgeprägten Formen kommt es auch zu Abgang von hartem Stuhl.
- Die Symptomatik ist mit einem hohen Schamgefühl besetzt.
- Je nach Ausprägung kann die Stuhlinkontinenz für die Patienten eine erhebliche Beeinträchtigung ihrer Lebensqualität und ihrer sozialen Interaktionen zur Folge haben.

2.16.9 Diagnostik

Diagnostisches Vorgehen

- Anamnese, v. a. des Stuhlgangs
- körperliche Untersuchung, inkl. digital-rektaler Untersuchung
- bildgebende Verfahren:
  - Sonografie
  - Defäkografie
- instrumentelle Verfahren:
  - Koloskopie, Rektoskopie/Proktoskopie
  - anorektale Manometrie
  - Messung der Dehnbarkeit des Analsphinkters

Anamnese

- Befragung zu Begleiterkrankungen, Voroperationen, Bestrahlungen und Medikamenteneinnahme
- ausführlichen Stuhlgangs-Anamnese:
  - Frequenz und Konsistenz (Diarrhö oder Obstipation mit „Überlaufinkontinenz"?)
  - Aspekte der Sensorik (z. B. starker oder fehlender Stuhldrang: Drang- oder passive Inkontinenz?)
- Stuhlprotokoll mit Anzahl, Konsistenz (z. B. mit der Bristol-Stuhlformen-Skala) sowie der Symptomatik hilfreich
- Der Schweregrad der Stuhlinkontinenz kann mit einem der gängigen Scores (s. o.) eingeschätzt werden.

Körperliche Untersuchung

- Inspektion der Analregion
- funktionelle digital-rektale Untersuchung (DRU):
  - Hinweise auf strukturelle Veränderungen/Pathologien (z. B. Fissuren, Tumoren, Analprolaps, Rektumprolaps, Rektozele)
  - Prüfung des Ruhe- und Kneifdrucks sowie eines Pressvorgangs während der DRU kann grob orientierenden Aufschluss über funktionelle Störungen geben (z. B. Sphinkterschwäche, Beckenbodensenkung)

Bildgebende Diagnostik

Sonografie

- abdominelle Sonografie insbesondere indiziert bei
  - kurzer Anamnese der Inkontinenz,
  - neu aufgetretenen Änderungen der Stuhlgewohnheiten und begleitenden Bauchschmerzen oder Alarmsymptomen
- Die rektale Endosonografie erlaubt die genaue Darstellung des Sphinkterapparats und gilt dafür als Goldstandard:
  - muskuläre Sphinkterdefekte, aber auch Abszesse, Tumoren oder Fisteln können erkannt werden

Defäkografie

- Hierbei werden die Bewegungsabläufe des Analkanals und des Beckenbodenapparats während eines Defäkationsversuchs dargestellt.
- Damit lassen sich Pathologien feststellen, wie Rektozelen, Enterozelen, Intussuszeption etc.
- Eine MR-Defäkografie erlaubt zudem die genaue Beurteilung der beteiligten und benachbarten Strukturen im Becken und Abdomen und gilt heute als Standard.
- Die konventionelle radiologische Defäkografie kommt allein schon aufgrund der Strahlenbelastung nur noch selten zum Einsatz.

Instrumentelle Diagnostik

Koloskopie

- komplette Koloskopie insbesondere indiziert bei
  - kurzer Anamnese der Inkontinenz,
  - neu aufgetretenen Änderungen der Stuhlgewohnheiten und
  - begleitenden Bauchschmerzen oder Alarmsymptomen (Entzündungen? Tumoren?)

Rektoskopie/Proktoskopie

- Strukturelle Erkrankungen des Rektums und des Analkanals können erfasst werden (Entzündungen, Tumoren, Hämorrhoiden, Fisteln).

Anorektale Manometrie

- Zur genauen Beurteilung des inneren (unwillkürlichen) und äußeren (willkürlichen) Sphinkterdrucks steht die anorektale Manometrie (konventionell oder hochauflösend) zur Verfügung.
- Diagnostiziert werden können
  - Sphinkterinsuffizienz und
  - Koordinationsstörungen des Beckenbodens (Beckenbodendyssynergie).

Messung der Dehnbarkeit (Distensibilität) des Analsphinkters

- Mit einer neuen Sondentechnik (Endoflip) lässt sich der Analsphinkter in Bezug auf seine Dehnbarkeit in Ruhe und beim Kneifen untersuchen.
- Ein erhöhter Distensibilitäts-Index spricht dabei für eine Sphinkterschwäche.
- Neue Untersuchungen deuten an, dass dieses Verfahren möglicherweise ergänzende Informationen zur anorektalen Manometrie liefern kann [7].

Neurophysiologische Testung

- Diese Testungen (z. B. Nadel-EMG, Pudendus-Latenzzeit-Messung, Ableitung von anal oder rektal-evozierten Potentialen) dienen der Unterscheidung von neurogenen oder myogenen Störungen.
- Die Testungen sind invasiv, belastend sowie zum Teil nicht ausreichend validiert und gehören nicht zur Standarddiagnostik.
- Sie sollten nur für spezielle Fragestellungen eingesetzt werden.

2.16.10 Differenzialdiagnosen

- Eine Stuhlinkontinenz kann unterschiedliche Ursachen haben, die auch kombiniert vorliegen können (▶ Tab. 2.27).

Tab. 2.27 Differenzialdiagnosen.

Differenzialdiagnose	Bemerkungen
sensorische Störung	z. B. durch Hämorrhoiden
Schwäche des Schließmuskels	z. B. bei Defekten (typisch: Geburtstrauma) oder bei Innervationsstörung
neurogene Schließmuskelstörung	z. B. bei Diabetes, Multiple Sklerose
Beckenbodensenkung	z. B. nach multiplen Schwangerschaften, bei Bindegewebsschwäche und bei zunehmendem Alter
wässrige Diarrhö	z. B. bei chronisch entzündlichen Darmerkrankungen
verminderte rektale Kapazität	z. B. bei Vernarbungen oder nach Bestrahlung
Überlauf-Inkontinenz	möglich bei ausgeprägter Obstipation

2.16.11 Therapie

Therapeutisches Vorgehen

- Ziel der Therapie ist die Vermeidung von Inkontinenzepisoden.
- Therapeutische Maßnahmen beziehen sich auf die beteiligten Störungen und zielen z. B. auf
  - eine Verbesserung der Stuhlkonsistenz und -frequenz,
  - eine optimierte Stuhlentleerung,
  - eine verbesserte Wahrnehmung sowie auf
  - eine Verstärkung des Schließmuskelapparats.
- Zudem sollten natürlich zugrunde liegende oder aggravierende Erkrankungen (z. B. Proktitis, Kolitis, Kohlenhydratmalabsorption) spezifisch behandelt werden.
- In der Regel kommen zur Behandlung der Stuhlinkontinenz primär konservative Maßnahmen zum Einsatz.
- Nur selten sind operative Eingriffe indiziert.

Allgemeine Maßnahmen

- Ernährungsumstellungen, insbesondere ballaststoffreich, ggf. Ergänzung von Ballaststoffpräparaten wie Flohsamen
- ausreichend körperliche Bewegung bei Obstipation
- Toiletten-Training, z. B. Vermeiden von übermäßigem Pressen
- Zum Schutz der perianalen Hautregion sind Hygienemaßnahmen wichtig:
  - regelmäßiger Vorlagen- und Wäschewechsel
  - Hautreinigung (z. B. Duschen) nach dem Stuhlgang
  - Cremes, Salben oder Pasten zum Hautschutz
- Beckenbodentraining: gezielte Übungen zur Stärkung des Beckenbodens und des Sphinkterapparats
- Es besteht die Möglichkeit, den Analkanal mit einem speziell dafür ausgerichteten Analtampon abzudichten.
  - Aufgrund des damit einhergehenden Fremdkörpergefühls sind die Tampons besonders geeignet bei Patienten mit einer reduzierten Sensitivität.

Pharmakotherapie

- Behandlung einer **Diarrhö**:
  - Loperamid, Racecadotril, Colestyramin
  - in refraktären Fällen ggf. 5-HT 3-Antagonisten wie Ondansetron (Hinweis: Off-Label-Use)
  - Opioid-Agonisten, wie Loperamid, können zudem den Analsphinkter-Tonus verbessern [13].
  - Auch Amitriptylin (20 mgd) hat sich einer Studie als wirksam bei Stuhlinkontinenz erwiesen [15].
- Behandlung einer **Obstipation** (bei Überlauf-Inkontinenz):
  - klassische Laxanzien (Makrogol, Bisacodyl, Natrium-Picosulfat)
  - Prucaloprid
  - Linaclotid
- bei **Stuhlentleerungsschwierigkeiten** oder zur geplanten **Enddarmentleerung** (als Inkontinenzprophylaxe):
  - Klistiere
  - Suppositorien (z. B. Bisacodyl, CO_2-Bildner)

Interventionelle Therapie

Biofeedbacktherapie und Elektrostimulation

- Übungen zur Stärkung des Beckenbodens und des Sphinkterapparats, bei denen über eine anal eingeführte Sonde mit gekoppeltem Biofeedbackgerät die Veränderungen des Schließmuskels (Anspannung/Entspannung) abgeleitet und dem Patienten auf einem Display rückgekoppelt werden können
- Hier können insbesondere
  - die Kraft des M. sphincter ani externus sowie die Sensorik kontrolliert trainiert und
  - Therapieerfolge direkt beobachtet werden.
- Dieses Training scheint normalem Beckenbodentraining überlegen [3].
- Bei Schwäche des M. sphincter ani internus kann zusätzlich eine Elektrostimulation ergänzt werden, wobei deren Effektivität nicht eindeutig belegt ist.

Sakralnervenstimulation

- Die Sakralnervenstimulation hat sich in einer Reihe von Studien als wirksam bei der Stuhlinkontinenz erwiesen [4], [8].

Sphinkter-Augmentation

- In neuerer Zeit mehren sich Entwicklungen, den Analsphinkter durch submukosale Injektion von nicht resorbierbaren Materialien aufzubauen und somit in seiner Funktion zu stärken.
- Für eine Kombination aus Hyaluronsäure und Dextranomer (NASHA Dx) gibt es eine positive Studienlage [9].
- Es werden auch autologes Fett, Kollagen, Silikon oder Coaptide für die Sphinkter-Augmentation genutzt.

Anale Radiofrequenzablation

- Durch dieses sog. Secca-Verfahren kann es zu einer Verengung des Analkanals kommen.
- Nach ersten positiven Daten sprechen Langzeitbeobachtungen nicht für einen dauerhaften Therapieerfolg [6].

Operative Therapie

- Operative Verfahren sind nur indiziert, wenn sie
  - die zugrunde liegende Ursache eindeutig beheben könnten (z. B. Hämorrhoidalprolaps, Rektumprolaps), oder
  - wenn auch unter der Kombination verschiedener konservativer Verfahren keine ausreichende Linderung der Symptome erzielt werden kann.
- Folgende Operationsverfahren können u. a. zum Einsatz kommen:
  - Implantation eines Sakralnervenstimulators (s. o.)
  - Sphinkter-Rekonstruktionen bei Defekten
  - Beckenbodenraffung
  - Schließmuskelersatz-Plastik (durch Gracilis-Plastik oder einen künstlichen Ersatz)
  - Resektionsrektopexie bei Rektumprolaps

2.16.12 Verlauf und Prognose

- Die Prognose der Stuhlinkontinenz hängt wesentlich von der zugrunde liegenden Ursache ab.
- Je nach der Therapierbarkeit der Ursache kann die Stuhlinkontinenz erheblich verbessert oder sogar behoben werden.
- Aber auch ganz allgemein gilt: In vielen Fällen kann durch umfassende therapeutische Maßnahmen eine deutliche Verbesserung der Lebensqualität erreicht werden.

2.16.13 Quellenangaben

[1] Bharucha AE, Zinsmeister AR, Locke GR et al. Prevalence and burden of fecal incontinence: a population-based study in women. Gastroenterology 2005; 129: 42–49

[2] Herold A. Koloproktologische Klassifikation und Einteilung der Beckenbodenfunktionsstörungen. Viszeralchirurgie 2006; 41: 163–168

[3] Heymen S, Scarlett Y, Jones K et al. Randomized controlled trial shows biofeedback to be superior to pelvic floor exercises for fecal incontinence. Dis Colon Rectum 2009; 52: 1730–1737

[4] Hull T, Giese C, Wexner SD et al. Long-term durability of sacral nerve stimulation therapy for chronic fecal incontinence. Dis Colon Rectum 2013; 56: 234–245

[5] Jorge JM, Wexner SD. Etiology and management of fecal incontinence. Dis Colon Rectum 1993; 36: 77–97

[6] Lam TJ, Visscher AP, Meurs-Szojda MM et al. Clinical response and sustainability of treatment with temperature-controlled radiofrequency energy (Secca) in patients with faecal incontinence: 3 years follow-up. Int J Colorectal Dis 2014; 29: 755–761

[7] Leroi AM, Melchior C, Charpentier C et al. The diagnostic value of the functional lumen imaging probe versus high-resolution anorectal manometry in patients with fecal incontinence. Neurogastroenterol Motil 2018; 30: e13291

[8] Leroi AM, Parc Y, Lehur PA et al. Efficacy of sacral nerve stimulation for fecal incontinence: results of a multicenter double-blind crossover study. Ann Surg 2005; 242: 662–669

[9] Mellgren A, Matzel KE, Pollack J et al. Long-term efficacy of NASHA Dx injection therapy for treatment of fecal incontinence. Neurogastroenterol Motil 2014; 26: 1087–1094

[10] Nelson R, Furner S, Jesudason V. Fecal incontinence in Wisconsin nursing homes: prevalence and associations. Dis Colon Rectum 1998; 41: 1226–1229

[11] Pescatori M, Anastasio G, Bottini C et al. New grading and scoring for anal incontinence. Evaluation of 335 patients. Dis Colon Rectum 1992; 35: 482–487

[12] Rao SS, Bharucha AE, Chiarioni G et al. Functional Anorectal Disorders. Gastroenterology 2016; 6: 1430–1442

[13] Read M, Read NW, Barber DC et al. Effects of loperamide on anal sphincter function in patients complaining of chronic diarrhea with fecal incontinence and urgency. Dig Dis Sci 1982; 27: 807–814

[14] Rockwood TH, Church JM, Fleshman JW et al. Fecal Incontinence Quality of Life Scale: quality of life instrument for patients with fecal incontinence. Dis Colon Rectum 2000; 43: 9–16

[15] Santoro GA, Eitan BZ, Pryde A et al. Open study of low-dose amitriptyline in the treatment of patients with idiopathic fecal incontinence. Dis Colon Rectum 2000; 43: 1676–1681

2.16.14 Wichtige Internetadressen
- Selbsthilfegruppe: www.inkontinenz-selbsthilfe.com

2.17 Aszites
A. L. Gerbes

2.17.1 Steckbrief
Aszites ist eine häufige Komplikation bei Patienten mit Leberzirrhose, kann aber auch bei malignen oder kardialen Grunderkrankungen auftreten. Diese Flüssigkeitsansammlung im Peritonealraum kann durch körperliche Untersuchung und Ultraschall des Abdomens nachgewiesen werden. Die zugrunde liegende Ursache kann durch Laboruntersuchungen eines diagnostischen Punktats differenziert werden. Klinisch nachweisbarer Aszites sollte mit diätetischer Kochsalzrestriktion und Aldosteronantagonisten ggf. in Kombination mit einem Schleifendiuretikum, behandelt werden. Patienten mit massivem Aszites sollten durch großvolumige Punktion mit anschließender Albumininfusion behandelt werden; die Anlage eines transjugulären intrahepatischen portosystemischen Shunts (TIPS) ist im Allgemeinen häufigen therapeutischen Punktionen vorzuziehen. Da Patienten mit ausgeprägtem Aszites eine stark eingeschränkte Überlebenswahrscheinlicht aufweisen, sollte die Indikation zur Lebertransplantation geprüft werden.

2.17.2 Aktuelles
- Die Überarbeitung der Leitlinie der Deutschen Gesellschaft für Verdauungs- und Stoffwechselerkrankungen (DGVS) „Komplikationen der Leberzirrhose" wurde Anfang 2019 abgeschlossen.

2.17.3 Synonyme
- Bauchwassersucht
- Peritonealerguss

2.17.4 Keywords
- TIPS
- Lebertransplantation
- Leberzirrhose

2.17.5 Definition
- Aszites bezeichnet die Ansammlung seröser Flüssigkeit im Peritonealraum.
- Unterschieden werden maligner, infizierter und nicht-maligner Aszites.
- Weitere mögliche Einteilung hinsichtlich der Therapierbarkeit in rezidivierenden bzw. refraktären Aszites.

2.17.6 Epidemiologie
Häufigkeit
- Aszites ist eine der häufigsten Komplikationen bei Leberzirrhose.

Altersgipfel
- entspricht der Altersverteilung bei Patienten mit fortgeschrittener Leberzirrhose (siehe Kap. 5.30)

Geschlechtsverteilung
- entspricht der Geschlechtsverteilung bei Patienten mit fortgeschrittener Leberzirrhose (siehe Kap. 5.30)

Prädisponierende Faktoren
- Verschiedene Grunderkrankungen können zu Aszites führen:
  - Lebererkrankungen mit Pfortaderhochdruck
  - kardiale und maligne Grunderkrankungen
  - Entzündungen (z. B. Pankreatitis, Tuberkulose)
  - seltenere Ursachen (z. B. Dialyse, Follikelüberstimulation)

2.17.7 Ätiologie und Pathogenese
- Patienten mit Leberzirrhose weisen einen Pfortaderhochdruck sowie periphere und splanchnische Vasodilatation auf.
- Dies bedingt eine Abnahme des zentral effektiven Blutvolumens bei Zunahme des Gesamtblutvolumens.
- Die Aktivierung von neurohumoralen Systemen, insbesondere des Renin-Angiotensin-Aldosteron-Systems (RAAS) führt zu einer renalen Natrium- und Wasserretention (▶ Abb. 2.19).
- Bei fortschreitender Erkrankung und Zunahme des Pfortaderdrucks kommt es zum Auftreten von Aszites.
- Die Verminderung des zentral effektiven Blutvolumens spielt die wesentliche Rolle in der Pathogenese des Aszites bei Leberzirrhose.

2.17.8 Symptomatik
- Die Symptomatik ist vor allem bedingt durch
  - eine Zunahme des Bauchumfangs und
  - damit verbundenem Unwohlsein bzw. Schmerzen.

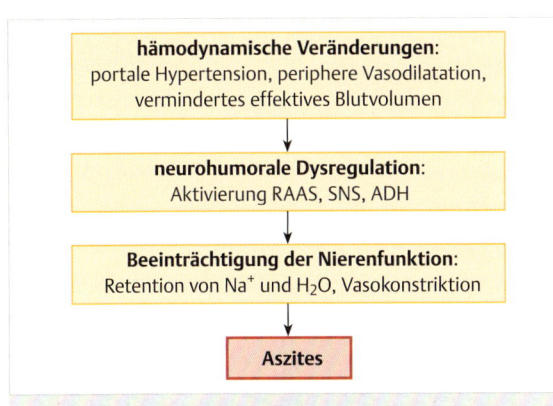

Abb. 2.19 Pathophysiologie der Aszitesbildung bei Leberzirrhose. RAAS: Renin-Angiotensin-Aldosteron-System; SNS: sympathisches Nervensystem; ADH: antidiuretisches Hormon. (Quelle: Gerbes A, Gülberg V. Aszites. In: Riemann J, Fischbach W, Galle P, Mössner J, Hrsg. Gastroenterologie in Klinik und Praxis. Stuttgart: Thieme; 2007: 1520–1525)

2.17.9 Diagnostik

Diagnostisches Vorgehen

- Basis der Diagnostik sind:
  - Anamnese
  - körperliche Untersuchung
  - Ultraschalluntersuchung des Abdomens
  - Laboruntersuchungen

Anamnese

- Die Anamnese bei Patienten mit Leberzirrhose bezieht sich auf:
  - Ursache der Zirrhose
  - Dauer des Aszites
  - etwaige therapeutische Maßnahmen
  - Informationen zur Ernährung, insbesondere der Salzzufuhr

Körperliche Untersuchung

- Nach der Inspektion wird zur Diagnose des Aszites die Methode der wandernden Flankendämpfung mittels Perkussion empfohlen.
- Die Verlagerung der Dämpfungsgrenze nach medial bei Umlagerung des Patienten auf die Körperseite, bei der die Perkussion durchgeführt wird, ist dabei hinweisend auf das Vorhandensein von Aszites.
- Goldstandard ist allerdings die Ultraschalluntersuchung des Abdomens.

Labor

- Eine diagnostische Aszitespunktion sollte bei neu aufgetretenem Aszites sowie bei allen Patienten mit Leberzirrhose und Komplikationen durchgeführt werden.
- Bei Verdacht auf malignen Aszites sollte eine zytologische Diagnostik durchgeführt werden.
- Bei der initialen Aszitespunktion sollte die Zellzahl mit Zelldifferenzierung sowie das Gesamteiweiß im Aszites bestimmt und eine mikrobiologische Kultur angelegt werden.
- Eine zusätzliche Bestimmung der Cholesterinkonzentration und der Konzentration des karzinoembryonalen Antigens (CEA) im Aszites kann zur Differenzierung maligner versus nicht-maligner Aszites vorgenommen werden.
- Die Bestimmung des Serum-Aszites-Albumin-Gradienten ist im Regelfall nicht erforderlich.

2.17.10 Differenzialdiagnosen

- Differenzialdiagnosen beziehen sich auf die Ursachen bzw. die Formen des Aszites.

Tab. 2.28 Differenzialdiagnosen.

Differenzialdiagnose	Bemerkungen
kardial bedingter Aszites	Zeichen der Herzinsuffizienz
entzündlicher Aszites	häufig ohne klinische Zeichen (SBP)
maligner Aszites	Ovarialkarzinom?
seltene Aszitesformen	

2.17.11 Therapie

Therapeutisches Vorgehen

- eiweißhaltige Ernährung
- medikamentöse Basistherapie
- therapeutische Punktion („Parazentese")
- ggf. TIPS-Anlage
- ggf. Anlage einer peritoneovesikalen Aszitespumpe in erfahrenen Zentren (bei hoher Parazentesefrequenz des Patienten)
- Indikation zur Lebertransplantation prüfen

Allgemeine Maßnahmen

- Patienten mit Aszites sollten eine ausreichend eiweißhaltige Ernährung (1,2–1,5 g/kg/d) mit ausreichendem Energiegehalt (30–35 kcal/kg/d) erhalten.
  - Von einer zusätzlichen Salzzufuhr wird abgeraten.
- Patienten mit refraktärem oder schwierig zu behandelndem Aszites sollten eine diätetische Kochsalzrestriktion mit maximal 5 g NaCl/d beachten.

Pharmakotherapie

- Der orale Aldosteronantagonist Spironolacton ist das Diuretikum der ersten Wahl, bei unzureichendem Effekt sollte ein Schleifendiuretikum zusätzlich verabreicht werden.
- Diuretika sollten pausiert oder abgesetzt werden bei
  - ausgeprägter Hyponatriämie (≤ 125 mmol/l),
  - manifester hepatischer Enzephalopathie oder
  - deutlicher Nierenfunktionsverschlechterung.
- Der Einsatz von Prostaglandininhibitoren, ACE-Inhibitoren, α1-Rezeptorblockern und Aminoglykosiden sollte vermieden werden.
- Die Indikation einer nicht selektiven β-Blockertherapie sollte sorgfältig überprüft werden, insbesondere bei Patienten mit refraktärem Aszites bzw. spontan bakterieller Peritonitis.
  - Bei Hinweis auf eine zunehmende Nierenfunktionsstörung, Hypotonie oder Hyponatriämie sollte die Gabe nicht selektiver Betablocker pausiert oder beendet werden.

Interventionelle Therapie

Therapeutische Punktion

- Patienten mit massivem Aszites sollen initial durch eine therapeutische Punktion („Parazentese") entlastet werden.
  - Diese kann auch bei eingeschränkter Funktion des Gerinnungssystems empfohlen werden.
  - Nach Punktion von ≥ 5 l Aszites sollte eine Infusion mit Humanalbumin durchgeführt werden (20 %, 6–8 g/l Aszitespunktat) um hämodynamische Komplikationen zu vermeiden.

TIPS-Anlage

- Sind mehrfach großvolumige Parazentesen zur Aszites-kontrolle erforderlich sollte die Möglichkeit der Insertion eines TIPS geprüft werden (▶ Abb. 2.20).
- Für die TIPS-Anlage werden im Allgemeinen PTFE-beschichtete Stunts bevorzugt.
- Kontraindikationen für eine TIPS-Anlage:
  - vorbestehende klinische Enzephalopathie
  - manifeste Herzinsuffizienz
  - stark eingeschränkte Leberfunktion (Bilirubin > 5 mg/dl)

2.17.12 Verlauf und Prognose

- Patienten mit ausgeprägtem Aszites bei Leberzirrhose haben eine eingeschränkte Prognose.
  - Die 1-Jahres-Überlebenswahrscheinlichkeit kann unter 50 % liegen.

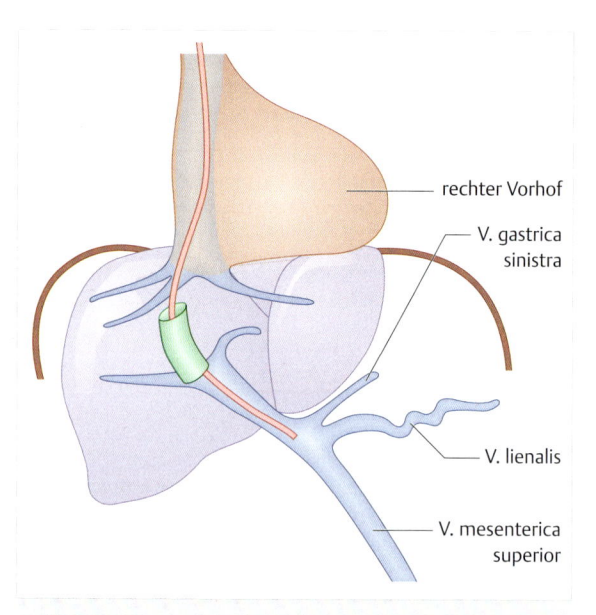

Abb. 2.20 Schematische Darstellung eines transjugulären intrahepatischen portosystemischen Shunts (TIPS). (Quelle: Gerbes A, Gülberg V. Aszites. In: Riemann J, Fischbach W, Galle P, Mössner J, Hrsg. Gastroenterologie in Klinik und Praxis. Stuttgart: Thieme; 2007: 1520–1525)

- prognostisch ungünstige Faktoren:
  - refraktärer Aszites
  - spontan bakterielle Peritonitis
  - sehr stark eingeschränkte Leberfunktion

2.17.13 Prävention

- Präventive Maßnahmen umfassen
  - die allgemeine medizinische Betreuung des Patienten
  - die Empfehlung einer adäquaten Ernährung und
  - die Vermeidung von Medikamenten, die die Nierenfunktion beeinträchtigen.
- Weitere, spezifische präventive Maßnahmen sind nicht etabliert.

2.17.14 Quellenangaben

[1] Angeli P, Ginès P, Wong F et al. Diagnosis and management of acute kidney injury in patients with cirrhosis: revised consensus recommendations of the International Club of Ascites. J Hepatol 2015; 62: 968–974
[2] Gerbes AL, Gülberg V, Sauerbruch T, Wiest R, Appenrodt B, Bahr MJ, et al. [German S 3-guideline "Ascites, spontaneous bacterial peritonitis, hepatorenal syndrome"]. Z Gastroenterol 2011; 49: 749–779
[3] Wiest R, Krag A, Gerbes A. Spontaneous bacterial peritonitis: recent guidelines and beyond. Gut 2012; 61: 297–310
[4] Tsochatzis EA, Gerbes AL. Diagnosis and treatment of ascites. J Hepatol 2017; 67: 184–185
[5] EASL clinical practice guidelines on the management of ascites, spontaneous bacterial peritonits, and hepatorenal syndrome in cirrhosis. J Hepatol 2010; 53: 397–417

[6] Arroyo V, Gines P, Gerbes AL et al. Definition and diagnostic criteria of refractory ascites and hepatorenal syndrome in cirrhosis. International Ascites Club. Hepatology 1996; 23: 164–176
[7] Bernardi M, Caraceni P, Navickis RJ et al. Albumin infusion in patients undergoing large-volume paracentesis: a meta – analysis of randomized trials. Hepatology 2012; 55: 1172–1181
[8] Mookerjee RP, Pavesi M, Thomsen KL et al. Treatment with non-selective beta blockers is associated with reduced severity of systemic inflammation and improved survival of patients with acute-on-chronic liver failure. J Hepatol 2016; 64: 574–582
[9] Leithead JA, Rajoriya N, Tehami N et al. Non-selective beta blockers are associated with improved survival in patients with ascites listed for liver transplantation. Gut 2015; 64: 1111–1119
[10] Salerno F, Camma C, Enea M et al. Transjugular intrahepatic portosystemic shunt for refractory ascites: a meta – analysis of individual patient data. Gastroenterology 2007; 133: 825–834
[11] Roessle M, Gerbes AL. TIPS for the treatment of refractory ascites, hepatorenal syndrome and hepatic hydrothorax: a critical update. Gut 2010; 59: 988–1000

2.18 Halitosis

R. Seemann

2.18.1 Steckbrief

Halitosis bezeichnet einen unangenehmen Geruch des Atems. Man unterscheidet abhängig von Ätiologie und Geruchsquelle zwischen oraler Halitosis, extraoraler Halitosis, Pseudohalitosis und Halitophobie. Die Halitosis ist weniger ein eigenständiges Krankheitsbild als vielmehr ein Symptom einer sie hervorrufenden Erkrankung. Am häufigsten findet sich die Geruchsquelle in der Mundhöhle oder im Hals-/Nasenbereich. Für die Geruchsentstehung sind bakterielle Beläge verantwortlich, die vor allem flüchtige Schwefelverbindungen bilden. Nur selten ist eine systemische Erkrankung für eine Halitosis verantwortlich. Die Diagnostik zielt darauf ab, die Geruchsquelle zu identifizieren und die Patienten einer auf die zugrunde liegende Ursache ausgerichteten Therapie zuzuführen.

2.18.2 Synonyme

- Mundgeruch
- Foetor ex ore

2.18.3 Keywords

- Pseudohalitosis,
- Halitophobie
- orale Halitosis
- extraorale Halitosis

2.18.4 Definition

- Halitosis bezeichnet einen unangenehmen Geruch des Atems.
- Es handelt es sich um das Symptom eines die Halitosis hervorrufenden Phänomens oder einer sie hervorrufenden Erkrankung.
- Abhängig von Ätiologie und Geruchsquelle wird unterschieden zwischen [4], [5]
  - oraler Halitosis,
  - extraoraler Halitosis,
  - Pseudohalitosis und Halitophobie.
- Bei **oraler Halitosis** ist die Quelle des Geruchs in der Mundhöhle lokalisiert, verursacht durch Zungenbeläge und/oder intraorale pathologische Zustände.
- Bei **extraoraler Halitosis** befindet sich die Geruchsquelle außerhalb der Mundhöhle. Hierbei wird zwischen Blood-borne- (aus dem Blut stammend) und Non-Blood-borne- (nicht aus dem Blut stammend) Halitosis unterschieden.
- Bei **Pseudohalitosis und Halitophobie** gehen Patienten initial bzw. selbst nach eingehender professioneller Beratung davon aus, Mundgeruch zu besitzen, obwohl kein Mundgeruch diagnostiziert werden konnte.

2.18.5 Epidemiologie

- Zur Prävalenz von Halitosis gibt es bislang nur wenig verlässliche Daten. Die meisten Hinweise stammen aus Befragungen und sind damit höchst subjektiv.

Häufigkeit

- Eine bevölkerungsrepräsentative Untersuchung im Kanton Bern der Schweiz ergab, dass auf Basis eines Fragebogens 32 % der Bevölkerung regelmäßig unter Halitosis leiden [1].
- Messungen zeigten bei 28 % der Personen leicht erhöhte Werte, bei 11 % konnte Mundgeruch gemessen werden, nur 1,2 % zeigten deutlich erhöhte Werte [1].
- Daten aus interdisziplinären Mundgeruchssprechstunden zeigen, dass bei Vorliegen einer objektivierbaren Halitosis mehr als 90 % der Betroffenen eine orale Halitosis aufweisen [3].

Altersgipfel

- Zur Prävalenz und Altersverteilung gibt es nur wenige verlässliche Daten.

Geschlechtsverteilung

- Geschlechtsspezifische Unterschiede hinsichtlich Prävalenz und Schweregrad liegen nicht vor.
- Frauen nehmen jedoch häufiger professionelle Hilfe in Anspruch.

Prädisponierende Faktoren

- Da Halitosis weniger ein eigenes Krankheitsbild als vielmehr das Symptom einer Erkrankung oder eines Zustands ist, ist hier keine sinnvolle Angabe möglich.

2.18.6 Ätiologie und Pathogenese

- **Orale Halitosis** wird durch flüchtige Schwefelverbindungen (Schwefelwasserstoff, Methylsulfid, Di-Methylmerkaptan) hervorgerufen, die durch den bakteriellen Abbau organischer Substanzen entstehen.
- Die häufigsten Geruchsquellen (besonders bei chronischem Bestehen) sind [3]
  - bakterielle Beläge im dorsoposterioren Zungenbereich,
  - bakterielle Beläge im Interdentalbereich (Gingivitis) und
  - bakterielle Beläge in parodontalen Taschen (Parodontitis).
  - Auch iatrogen durch zahnärztliche Restaurationen erzeugte Schlupfwinkel für Bakterien kommen als Geruchsquellen in Betracht.
- Akut tritt eine orale Halitosis auf bei
  - Alveolitis nach Zahnextraktion,
  - einer Dentitio difficilis oder
  - einer akut nekrotisierenden Gingivitis.
- In seltenen Fällen kann eine orale Halitosis hinweisen auf
  - eine Tumorerkrankung (z. B. Plattenepithelkarzinom),
  - eine Bis-Phosphonat induzierte Knochennekrose oder
  - eine andere mit Schleimhautläsionen verbundene Erkrankung.
- Durch die von einigen Chemotherapeutika wie Fluorouracil, Bleomycin oder Methotrexat hervorgerufene Neutropenie kann es zur Entstehung von Ulzerationen in der Mundhöhle und damit zu einer oralen Halitosis kommen.
- Begünstigt wird eine orale Halitosis durch:
  - Mundatmung
  - nächtliches Schnarchen
  - verminderten Speichelfluss durch Stress oder Medikamente
- Bei der **extraoralen Halitosis** spielen pathologische Veränderungen im HNO-Bereich die wichtigste Rolle.
- Wie die orale Halitosis entsteht sie durch bakterielle Stoffwechselvorgänge [3].
- Somit können zu einer extraoralen Halitosis führen:
  - prinzipiell alle Infektionen des oberen Respirationstrakts und
  - mit Gewebezerfall einhergehenden Erkrankungen, die primär oder sekundär geruchsbildende Mikroorganismen bedingen.
- Häufigste Ursachen sind akute und chronische Formen der Tonsillitis und Sinusitis, ggf. begünstigt durch anatomische Besonderheiten wie eine Septumdeviation oder Tonsillolithen.
- weitere mögliche Ursachen:
  - Tumoren
  - Pfeiffersches Drüsenfieber
  - Angina Plaut-Vincent
  - Autoimmunerkrankungen wie Morbus Behcet
  - Schleimhautläsionen durch Syphilis, Diphterie oder AIDS
- Eine chronische Rhinitis kann das Postnasal-Drip-Symptom und damit die Bildung von Zungenbelägen begünstigen.
- Fremdkörper in der Nase sind als seltene Ursache beschrieben worden.
- Zu extraoraler **Blood-borne-Halitosis** kommt es, wenn blutgängige flüchtige Metaboliten im Körper entstehen und über die Lunge abgeatmet werden.
  - Knoblauch, der mit einer Magensonde verabreicht wird, ruft nach etwa 30 Minuten den für Knoblauch typischen Geruch hervor, indem die Ally-Methylsulfide des Knoblauchs über das Blut in die Lunge gelangen und dort abgeatmet werden.
  - Bei unbehandeltem Diabetes kann es zu einem charakteristischen Azeton-artigen Geruch kommen, der durch die im Körper anfallenden Ketonkörper verursacht wird.
- Zu einer Blood-borne-Halitosis kann es bei
  - Urämie,
  - Nierenversagen (Foetor uraemicus) und
  - Lebererkrankungen (Foetor hepaticus) kommen.
- Eine seltene genetisch bedingte Stoffwechselerkrankung des Cholinstoffwechsels ist die Trimethyaminurie.
  - Durch das in der Atemluft anfallende Trimethylamin riecht der Atem der Betroffenen nach Fisch.
- Bei Frauen ist der Anteil der in der Atemluft messbaren Schwefelverbindungen am Tag des Eisprungs höher als zu anderen Zeiten des Menstruationszyklus.
  - Die Einnahme bestimmter Medikamente und übermäßige Einnahme von Vitaminpräparaten können zu einem charakteristischen Geruch des Atems führen.
  - Beispiele sind Chloralhydrat, Nitrate oder Amphetamine.
- Ein direkter Zusammenhang zwischen einer Helicobacter-pylori-Infektion und Halitosis sowie zwischen Reflux-Erkrankungen und Halitosis ist bislang nicht nachgewiesen.
  - Die in der Literatur anekdotisch beschriebenen Verbesserungen einer Halitosis nach Eradikation von H. pylori gehen sehr wahrscheinlich auf die vorübergehende Beeinflussung der oralen Keimflora der Mundhöhle durch die Antibiotikabehandlung zurück.
- Bei gleichzeitiger Betrachtung oraler und gastroösophagealer Faktoren lässt sich bislang kein Zusammenhang zwischen einer Refluxerkrankung und einer Halitosis feststellen.
- Bei Vorliegen einer **Halitophobie** geht der Patient fest davon aus, eine Halitosis zu besitzen, obwohl das Vorliegen einer **Pseudohalitosis** ausgiebig besprochen wurde oder eine zuvor bestehende Halitosis erfolgreich behandelt wurde.
  - Dabei handelt es sich um eine psychiatrische Erkrankung aus dem Bereich des olfaktorischen Referenzsyndroms [2].

2.18.7 Symptomatik

- Vorliegen eines offensichtlich unangenehmen Geruchs jenseits eines sozial verträglichen Maßes mit/ohne Auswirkungen auf soziale Kontakte
- Bei chronischen Formen leiden die Betroffenen häufig psychisch unter der Symptomatik.

2.18.8 Diagnostik

Diagnostisches Vorgehen

- Ziel einer speziell auf Halitosis ausgerichteten Diagnostik ist es festzustellen, ob eine echte Halitosis vorliegt (Ausschluss einer Pseudohalitosis).
- Ferner soll die Geruchsquelle durch eine organoleptische Untersuchung identifiziert bzw. eingegrenzt werden.
- Unterstützend kann ein instrumenteller Schwefelverbindungsnachweis erfolgen.
- Nach Eingrenzung der Ursache erfolgt die Überweisung in das entsprechende Fachgebiet zur Abklärung der zugrunde liegenden Erkrankungen.

Anamnese

- Die Erhebung einer umfänglichen medizinischen und zahnmedizinischen Anamnese ist essenziell.
- Die **medizinische Anamnese** sollte dabei primär auf die Medikation und systemische Erkrankungen abzielen.
- Folgenden Dingen sollte dabei besondere Aufmerksamkeit geschenkt werden:
  - Verlegung der Nasenatmung
  - Mundatmung
  - Schnarchen und Schlafapnoe
  - posteriore Rhinorroe
  - Allergien
  - Tonsillitis
  - Tonsillolithen
  - Dyphagie
  - HNO-Erkrankungen
  - Ernährung (stark riechende Nahrungsmittel)
  - Aufnahme von Nahrungsergänzungsmitteln, die die Vitamine A, B, C, D und Zink enthalten
- Die **zahnärztliche Anamnese** beinhaltet Fragen
  - zur Häufigkeit von Zahnarztbesuchen,
  - zu verwendeten Mundhygienehilfsmittel und deren Anwendungsfrequenz,
  - zum Vorhandensein und zur Pflege von Zahnersatz,
  - zur Verwendung von Interdentalraumreinigungshilfsmitteln,
  - zur Zungenreinigung.
- Zusätzlich sollte ein Fragebogen mit Halitosis-spezifischen Fragen verwendet werden.
  - Dieser sollte Fragen enthalten
    - zur Art des Mundgeruchs,
    - der Zeit seines Auftretens,
    - ob der Geruch von anderen bemerkt wird und
    - wie der Patient auf das Problem aufmerksam gemacht wurde, z. B. durch direkte Ansprache (um Pseudohalitosis auszuschließen).
- Der Patient sollte befragt werden,
  - ob er sich psychologisch oder emotional gestresst fühlt,
  - ob vorherige Bemühungen stattgefunden haben, das Problem zu beseitigen (von ihm selbst, anderen Ärzten oder Zahnärzten) und
  - ob typische Kofaktoren für das Auftreten von Halitosis vorliegen, wie Fasten, Rauchen, Schnarchen, Stress, Verhaltensänderungen wegen Halitosis oder Mundtrockenheit.

Körperliche Untersuchung

- Bei einer organoleptischen Untersuchung erfolgt die Halitosis-Beurteilung mit Hilfe des Geruchssinns [4].
- Der Patient wird gebeten, einige Sekunden den Mund zu schließen und ruhig zu atmen. Nach Aufforderung durch den Untersucher atmet der Patient dann gezielt durch Mund oder Nase aus. Danach wird die Ausatemluft durch den Untersucher beurteilt.
- Die einfachste organoleptische Skala, die Untersuchern mit keiner oder geringer Erfahrung auf diesem Gebiet empfohlen werden kann, ist eine Ja/Nein-Entscheidung, die in unterschiedlichen Abständen zum Mund des Patienten durchgeführt wird (▶ Tab. 2.29).
- Für Untersucher mit mehr Erfahrung auf diesem Gebiet kann eine häufig verwendete sechsgliedrige Skala empfohlen werden (▶ Tab. 2.30).
- Ist die Geruchsbeurteilung der Mundluft positiv und der Nasenluft negativ, liegt eine orale Halitosis vor. Wird die Nasenluft positiv beurteilt, liegt eine extra-orale Halitosis vor.
- Die Untersuchung sollte idealerweise am Morgen durchgeführt werden und der Patient sollte instruiert werden, die folgenden Dinge vor dem Untersuchungstermin zu berücksichtigen:
  - keine Verwendung von Parfüms oder anderen geruchsüberdeckenden Produkten
  - nicht rauchen
  - keine antibiotische Behandlung innerhalb der letzten 6 bis 8 Wochen vor der Untersuchung
  - „nichts in den Mund nehmen" außer Wasser am Morgen der Untersuchung
  - keine Zungenreinigung für 24 Stunden vor der ersten Geruchsbeurteilung

Tab. 2.29 Abstands-Geruchs-Intensitäts-Skala für ungeübte Untersucher [4].

Grad 0	kein unangenehmer Geruch feststellbar
Grad 1	Ein unangenehmer Geruch ist eindeutig feststellbar, wenn sich der Untersucher etwa auf 10 cm dem Mund des Patienten nähert.
Grad 2	Ein unangenehmer Geruch ist eindeutig feststellbar, wenn sich der Untersucher etwa auf 30 cm dem Mund des Patienten nähert.
Grad 3	Ein unangenehmer Geruch ist eindeutig feststellbar, wenn sich der Untersucher etwa auf 100 cm dem Mund des Patienten nähert.

Tab. 2.30 Geruchs-Intensitäts-Skala bei festem Abstand zum Patienten [4].

Grad	
Grad 0	kein Geruch wahrnehmbar
Grad 1	kaum wahrnehmbarer Geruch (Geruchs-Wahrnehmungsschwelle)
Grad 2	leichter aber deutlicher unangenehmer Geruch (Wahrnehmungsschwelle für einen unangenehmen Geruch)
Grad 3	moderater unangenehmer Geruch
Grad 4	starker unangenehmer Geruch
Grad 5	extrem starker unangenehmer Geruch

Instrumentelle Diagnostik

- Eine apparative Messung flüchtiger Schwefelverbindungen ist nicht zwingend erforderlich, kann aber als zweite Meinung empfohlen werden.
- Basierend auf der zurzeit verfügbaren englischsprachigen Literatur können zwei Geräte zur Bestimmung flüchtiger Schwefelverbindungen unter Praxisbedingungen empfohlen werden:
    - Halimeter
    - OralChroma
- Beide Geräte zeigen akzeptable Korrelationen mit kalibrierten Geruchsrichtern und erscheinen in ihrer Bedienbarkeit unkompliziert genug für die Bedingungen in einer Arztpraxis.
- Sowohl für die organoleptische als auch für die apparative Messung von Halitosis kann eine Luftprobengewinnung mit Hilfe einer Einwegspritze oder mittels Probenbeutel empfohlen werden.

2.18.9 Differenzialdiagnosen

Tab. 2.31 Differenzialdiagnosen.

Differenzialdiagnose	Bemerkungen
Körpergeruch	Der Betroffene kann in der Regel die Stärke des eigenen Mundgeruchs nicht beurteilen. Die Reaktionen anderer Menschen können fehlinterpretiert werden und treten auch als Reaktion auf Körpergeruch auf.

2.18.10 Therapie

Therapeutisches Vorgehen

- Die Therapie einer Halitosis richtet sich nach der jeweiligen Grunderkrankung und sollte bei korrekter Diagnose durch die jeweilige Fachdisziplin therapiert werden.
- Bei der häufigsten Form, der oralen Halitosis aufgrund von Zungenbelägen und Parodontitis, sollte eine Überweisung zum Zahnarzt erfolgen.
- Neben einer Beratung zur häuslichen Mundhygiene inklusive Zungenreinigung werden dort professionelle Prophylaxemaßnahmen und ggf. eine Parodontitisbehandlung durchgeführt.
- Bei Pseudohalitosis und Halitophobie sollten
    - die Ergebnisse der Halitosis-Untersuchung erläutert werden und
    - ggf. eine Überweisung zu einem klinischen Psychologen, Psychiater oder psychologischen Spezialisten erfolgen.

2.18.11 Verlauf und Prognose

- Die Prognose ist abhängig von der jeweiligen Grunderkrankung.
- Für eine durch Zungenbeläge hervorgerufene orale Halitosis ist die Prognose bei entsprechender zahnärztlicher Betreuung sehr gut.

2.18.12 Prävention

- Für eine Halitosis als Symptomatik einer Erkrankung gibt es keine speziellen Präventionsmaßnahmen.
- Zur Prävention einer oralen Halitosis bedingt durch Zungenbeläge empfiehlt sich
    - eine gute Mundhygiene, inklusive einer regelmäßigen Zungenreinigung und Interdentalraumreinigung, sowie
    - eine regelmäßige professionelle Zahnreinigung.

2.18.13 Quellenangaben

[1] Bornstein MM, Kislig K, Hoti BB et al. Prevalence of halitosis in the population of the city of Bern, Switzerland: a study comparing self-reported and clinical data. Eur J Oral Sci 2009; 117: 261–267
[2] Phillips KA, Menard W. Olfactory reference syndrome: demographic and clinical features of imagined body odor. Gen Hosp Psychiatry 2011; 33: 398–406
[3] Quirynen M, Dadamio J, Van den Velde S et al. Characteristics of 2000 patients who visited a halitosis aclinic. J Clin Periodontol 2009; 36: 970–975
[4] Seemann R, Duarte da Conceicao M, Filippi A et al. Halitosis Management für die Zahnarztpraxis – Ergebnisse eines internationalen Konsensus – Workshops. Swiss Dent J 2014; 124: 1205–1211
[5] Yaegaki K, Coil JM. Examination, classification, and treatment of halitosis; Clinical Perspective. J Can Dent Assoc 2000; 66: 257–261

2.18.14 Literatur zur weiteren Vertiefung

- Sterer N, Rosenberg M. Breath odors. Origin, Diagnosis, and Management. Berlin-Heidelberg: Springer; 2011: 95–105

2.18.15 Wichtige Internetadressen

- Arbeitskreis für Halitosis der Deutschen Gesellschaft für Zahn-, Mund- und Kieferheilkunde: www.ak-halitosis.de

Kapitel 3

Krankheitsbilder – Ösophagus, Magen und Duodenum

3.1	Gastroösophageale Refluxkrankheit	*241*
3.2	Barrett-Ösophagus	*248*
3.3	Säure- und Laugenverätzungen	*253*
3.4	Ösophagusdivertikel	*257*
3.5	Achalasie	*262*
3.6	Diffuser Ösophagospasmus	*269*
3.7	Hyperkontraktiler Ösophagus	*275*
3.8	Sekundäre Motilitätsstörungen der Speiseröhre	*278*
3.9	Eosinophile Ösophagitis	*281*
3.10	Infektiöse Ösophagitis: Pilzösophagitis	*287*
3.11	Infektiöse Ösophagitis: Virusösophagitis	*289*
3.12	Infektiöse Ösophagitis: Bakterielle Ösophagitis	*291*
3.13	Infektiöse Ösophagitis: Parasitäre Ösophagitis	*292*
3.14	Lymphozytäre Ösophagitis	*293*
3.15	Ösophaguskarzinom	*295*
3.16	Funktionelle Dyspepsie	*301*
3.17	Bakterielle Gastritis	*305*
3.18	Autoimmungastritis	*313*

3.19	Typ-C-Gastritis und Sonderformen der Gastritis	315
3.20	Akute Gastritis	317
3.21	Eosinophile Gastroenteritis	319
3.22	Polypen und Adenome des Magens und Duodenums	320
3.23	Magenkarzinom	326
3.24	Magenlymphome	339
3.25	Gastrointestinale Stromatumoren	344
3.26	Gastroduodenale Ulkuskrankheit	354

3 Krankheitsbilder – Ösophagus, Magen und Duodenum

3.1 Gastroösophageale Refluxkrankheit

J. Labenz, C. Labenz

3.1.1 Steckbrief

Die gastroösophageale Refluxkrankheit (GERD) ist die häufigste Erkrankung des oberen Verdauungstrakts. Sodbrennen, saures Aufstoßen und Regurgitation von Mageninhalt sind die Leitsymptome, die aber weder sensitiv noch spezifisch sind. Die meisten Patienten weisen keine Läsionen der Speiseröhre auf, bei 30 % findet sich eine Refluxösophagitis. Komplikationen sind Blutungen, peptische Strikturen und die Entwicklung eines Barrett-Ösophagus mit dem Adenokarzinom als schwerwiegendste Folge. Mit der GERD können extraösophageale Symptome wie Husten, Asthma, Laryngitis und dentale Erosionen assoziiert sein. Klinik, Endoskopie und Impedanz-pH-Metrie sind die wesentlichen Bausteine der Diagnostik. Gewichtsreduktion ist bei Übergewicht eine wirksame Allgemeinmaßnahme. Die medikamentöse Therapie der ersten Wahl sind Protonenpumpeninhibitoren (PPI). Alginate gewinnen in der Therapie zunehmend an Bedeutung. In bestimmten klinischen Situationen sind Antireflux-Operationen eine Alternative.

3.1.2 Synonyme

- Refluxkrankheit
- gastroösophagealer Reflux

3.1.3 Keywords

- Alginat
- Antireflux-Operation
- nicht erosive Refluxkrankheit (NERD)
- Protonenpumpeninhibitor (PPI)
- Refluxösophagitis

3.1.4 Definition

- **GERD**: belastende Symptome und/oder Läsionen der Speiseröhre, hervorgerufen durch Rückfluss von Mageninhalt in die Speiseröhre (▶ Abb. 3.1) [9]
- **nicht erosive Refluxkrankheit (NERD)**: belastende typische Refluxsymptome mit endoskopischem Normalbefund der Speiseröhre
- **Refluxösophagitis**: sichtbare Mukosaschäden („mucosal breaks") unterschiedlicher Schweregrade als Folge von Reflux

3.1.5 Epidemiologie

Häufigkeit

- jährliche Inzidenz 1–4 %, im Kindesalter < 1 ‰
- Prävalenz in Europa 8,8–25,9 %, leichtes Nord-Süd-Gefälle
- **Deutschland** (Populationsstudie): 18 % der erwachsenen Bevölkerung haben moderate bis schwere Refluxsymptome
- Zunahme der Prävalenz in vielen Ländern (Nordamerika, Europa)

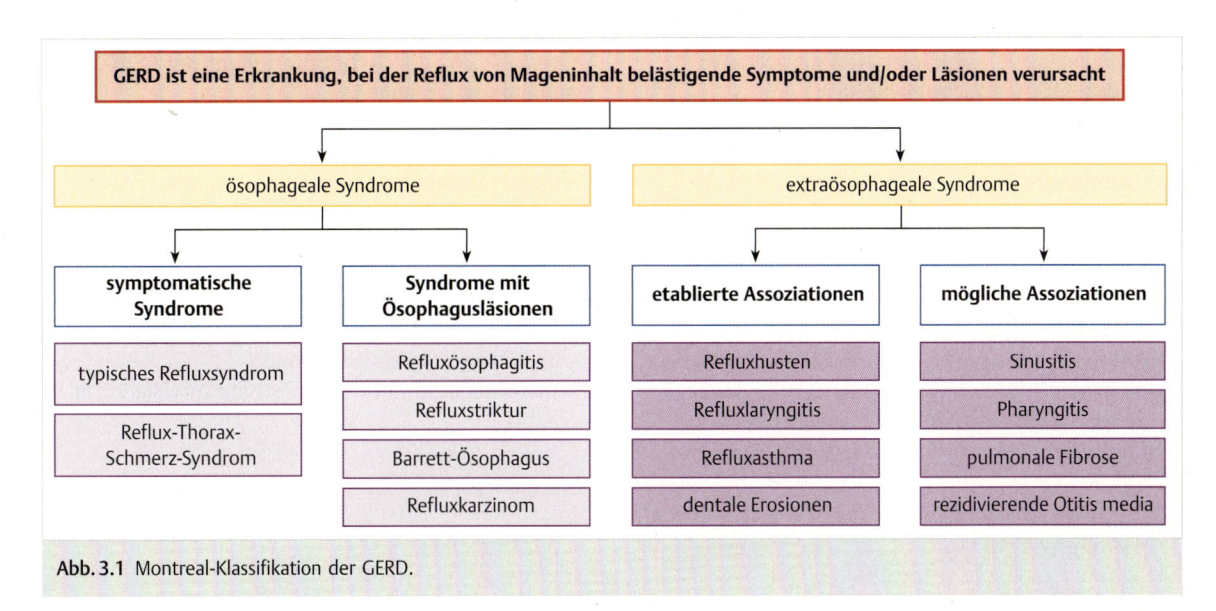

Abb. 3.1 Montreal-Klassifikation der GERD.

- **symptomatische Patienten:**
  - 70 % leiden an NERD
  - 30 % an Refluxösophagitis
- asymptomatische Refluxösophagitis ca. 6 % (Schweden)
- Häufigkeit extraösophagealer Symptome in Studien ca. 30 %
- Die Epidemiologie der GERD, insbesondere der unbehandelte Spontanverlauf, ist trotz der Häufigkeit nicht gut untersucht.
- Im Verlauf kommt es bei ca. 25 % zu einer Spontanheilung und bei ca. 25 % zu einer Progression des Schweregrads der Schleimhautschäden im Ösophagus [6].

Altersgipfel

- Datenlage ist kontrovers
- zunehmende Prävalenz mit dem Alter laut einer deutschen populationsbasierten Studie sowie einer Untersuchung in 13 europäischen Ländern
- **kein typischer Altersgipfel**
- Zunahme des Schweregrads der Läsionen und Abnahme der Symptome mit dem Alter
- atypische Symptome (z. B. Dysphagie) im Alter häufiger

Geschlechtsverteilung

- Männer und Frauen sind in etwa gleich häufig betroffen.
- Bei Männern entwickeln sich häufiger eine Refluxösophagitis und ein Barrett-Ösophagus.

Prädisponierende Faktoren

- genetische Faktoren (Zwillingsstudien)
- Übergewicht
- Abwesenheit einer H.-pylori-Infektion
- Schwangerschaft
- enge Kleidung
- Medikamente mit Wirkung auf den unteren Ösophagussphinkter (z. B. Kalziumantagonisten, Nitrate)
- großvolumige, fettreiche Mahlzeiten
- Obstipation
- kontroverse Datenlage zu Rauchen, Alkohol- und Kaffeekonsum

3.1.6 Ätiologie und Pathogenese

- Ätiologie und Pathogenese komplex und nicht in allen Aspekten verstanden [1]
- **Inkompetenz der Antirefluxbarriere** (unterer Ösophagussphinkter + Zwerchfellschenkel) entscheidend
- **unterer Ösophagussphinkter:** transiente (schluckunabhängige) Relaxationen durch gastral ausgelöste vagale Reflexe
- permanente Erniedrigung des Ruhetonus des unteren Ösophagussphinkters
- **axiale Hiatushernie**: Auseinanderweichen der Zwerchfellschenkel mit Verlagerung von Teilen des Magens in den Thorax
- **Acid Pocket**: Säureansammlung unmittelbar nach der Nahrungsaufnahme subkardial [8]
- **Eindringen von Refluat** über Interzellularspalten in das Ösophagusepithel mit Auslösung von
  - Symptomen,
  - Entzündung und
  - Läsionen
- Sensitivität der Ösophagusschleimhaut
- gestörte Ösophagus-Clearance (Motilitätsstörung)
- reduzierte Speichelproduktion bzw. reduzierter Bikarbonatgehalt des Speichels
- **fakultativ:** Erhöhung
  - des intraabdominalen Drucks durch z. B. Adipositas und
  - des gastroösophagealen Druckgradienten durch z. B. große Mahlzeiten, verzögerte Magenentleerung
- **sehr selten:** vermehrte Säureproduktion

3.1.7 Klassifikation und Risikostratifizierung

- National und international wird die **Montreal-Definition und -Klassifikation** eingesetzt [9].
- Diese unterscheidet ausgehend von der Pathophysiologie eines Refluxes von Mageninhalt zwischen
  - ösophagealen und
  - extraösophagealen Syndromen (▶ Abb. 3.1).
- Die **ösophagealen Syndrome** betreffen
  - die Symptome und
  - die Läsionen im Ösophagus.
- Bei den **extraösophagealen Syndromen**
  - etablierte Syndrome und
  - mögliche Syndrome unterschieden.
- Diese unterschiedlichen Manifestationen der GERD können allein oder in Kombination vorkommen.
- Gebräuchlich ist auch die **Unterteilung der GERD anhand von Läsionen** in
  - NERD,
  - ERD (Erosive Reflux Disease: Refluxösophagitis) und
  - Barrett-Ösophagus (endoskopisch sichtbare Zylinderepithelmetaplasie im distalen Ösophagus mit histologischem Nachweis einer spezialisierten intestinalen Metaplasie).
- Die Refluxösophagitis sollte klassifiziert werden. Empfohlen wird heute die Los-Angeles-Klassifikation, da sie
  - als einzige validiert wurde und
  - therapeutische sowie prognostische Implikationen hat [7].

3.1.8 Symptomatik

- **typische Refluxsymptome** (häufig, aber nicht obligat und auch nicht beweisend):
  - Sodbrennen
  - saures Aufstoßen
  - Regurgitation von Mageninhalt (bis in den Mundbereich)
- **atypische Refluxbeschwerden** (allein oder in Kombination):
  - epigastrische Schmerzen
  - Thoraxschmerz (häufigste Ursache des nichtkardialen Thoraxschmerzes!)
- **extraösophageale Manifestationen** (etabliert):
  - Husten
  - Asthma
  - dentale Erosionen
  - nicht schlüssig etabliert ist die sog. Laryngitis posterior

3.1.9 Diagnostik

Diagnostisches Vorgehen

- Ein **diagnostischer Goldstandard existiert nicht**, d. h., es gibt keine einzelne Methode, mit der eine GERD in jedem Fall zuverlässig nachzuweisen bzw. auszuschließen ist [3].
- für sich **allein beweisend**:
  - schwere Refluxösophagitis (Los-Angeles-Grad C oder D)
  - peptische Striktur
  - histologisch gesicherter Langsegment-Barrett-Ösophagus
  - Säureexposition des Ösophagus > 6 % in 24h
- In allen anderen Fällen führt ein Puzzle von Symptomen und Befunden zur sicheren Diagnose.
- Die Diagnostik beginnt immer mit der **Anamnese**.
- Eine **probatorische Therapie mit einem PPI** über 4 Wochen kann zunächst durchgeführt werden bei Vorhandensein
  - typischer Refluxbeschwerden mit entsprechendem Leidensdruck ohne Alarmsymptome (Dysphagie, Blutungszeichen, ungewollter Gewichtsverlust),
  - Risikofaktoren für eine Tumorerkrankung im oberen Verdauungstrakt (positive Familienanamnese, Männer > 50 Jahre mit langjährigen Refluxbeschwerden) und
  - fehlendem Patientenwunsch für eine Endoskopie.
- Sollte diese erfolgreich sein, kann auf eine **bedarfsadaptierte PPI-Therapie** gewechselt werden.
- Eine **Endoskopie** sollte
  - bei den o. g. Kriterien,
  - bei Versagen der probatorischen PPI-Therapie oder
  - bei hohem PPI-Bedarf im längerfristigen Verlauf (z. B. tägliche Einnahme) erfolgen (▶ Abb. 3.2).

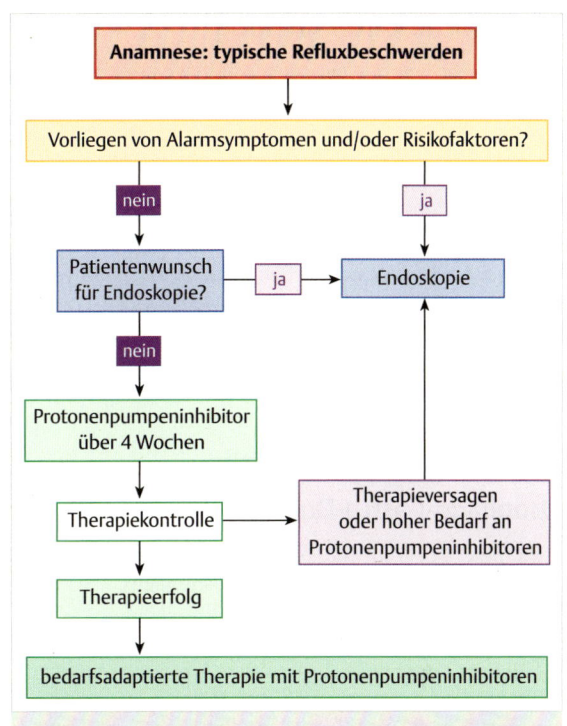

Abb. 3.2 Diagnostisches Vorgehen bei Verdacht auf gastroösophageale Refluxkrankheit.

- **nicht geeignete (obsolete) Diagnoseverfahren:**
  - Ösophagusbreischluck
  - Bilitec (Messung des duodenogastroösophagealen Refluxes)

Anamnese

- Krankheitsbeginn
- Intensität und Häufigkeit sowie Dauer typischer Refluxbeschwerden
- typische Auslöser der Beschwerden
- nächtliche Beschwerden
- gezielte Frage nach atypischen und extraösophagealen Symptomen
- gezielte Frage nach Alarmsymptomen und familiärem Risiko
- Gewichtsverlauf
- Ernährungsgewohnheiten
- Medikamentenanamnese
- Begleitsymptome

> **Cave**
>
> Viele Patienten mit GERD haben begleitend einen Reizmagen und/oder ein Reizdarmsyndrom; die hier zuzuordnenden Symptome bessern sich unter einer Antirefluxtherapie zumeist nicht!

Körperliche Untersuchung

- Spezifische Befunde bei gastroösophagealer Refluxkrankheit gibt es nicht.
- Je nach Art und Lokalisation der Beschwerden geht es um den Ausschluss bzw. Nachweis anderer Ursachen.

Labor

- Pepsin-Nachweis im Speichel: nicht ausreichend validiert
- Gastrin im Blut (bei Verdacht auf Zollinger-Ellison-Syndrom)
- Blutbild, Eisenstatus (bei großer Hiatushernie)

Instrumentelle Diagnostik

Ösophago-Gastro-Duodenoskopie (ÖGD)

- Methode der Wahl zum **Nachweis struktureller Schäden** der Refluxkrankheit im Ösophagus:
  - Refluxösophagitis
  - Refluxstenose
  - Barrett-Ösophagus
  - Karzinom
- Sie dient darüber hinaus der Abklärung ösophagealer Differenzialdiagnosen.

Histologie, Zytologie und klinische Pathologie

Histologische Mukosadiagnostik

- **histologische Befunde** bei GERD:
  - erweiterte Interzellularspalten
  - verbreiterte Basalzellschicht
  - elongierte Papillen
  - verdicktes Epithel
  - Infiltration mit Lymphozyten
  - Granulozyten
- Histologie nicht ausreichend validiert, Lokalisation und Anzahl der Biopsien unklar, Normalbefund unklar
- Histologie etabliert zur Differenzialdiagnose eosinophile und lymphozytäre Ösophagitis
- histologische Charakterisierung einer makroskopisch erkennbaren Zylinderepithelmetaplasie
- **bei Erstdiagnose:**
  - Gastritis-Diagnostik und
  - H.-pylori-Diagnostik empfohlen (2 Antrum- und 2 Korpusbiopsien)
- **bei therapierefraktärer GERD:** Duodenalbiopsien zur Zöliakiediagnostik

24-Stunden-(Impedanz-)pH-Metrie

- **Impedanz-pH-Metrie:** bevorzugte Methode
  - zur Diagnose einer GERD,
  - zur Abklärung persistierender Symptome unter PPI und
  - bei Verdacht auf extraösophageale Symptome einer GERD
- **pH-Metrie:**
  - erfasst nur Säurereflux
  - geeignet zur Diagnose einer GERD
- **pH-Metrie kabellos** (BRAVO):
  - Messung bis zu 96 h möglich
  - geeignet bei nicht täglichem Reflux
  - Vorteil: Untersuchung unter Alltagsbedingungen möglich
- **laryngopharyngeale pH-Metrie:**
  - pH-Messung im Rachen zum Nachweis eines laryngopharyngealen Refluxes
  - Ergebnisse nur interpretierbar bei gleichzeitiger Impedanz-pH-Metrie

Ösophagusmanometrie

- hochauflösende Manometrie ist Methode der Wahl
- **Indikationen:**
  - präoperativ
  - zur Abklärung bei Versagen einer PPI-Therapie

3.1.10 Differenzialdiagnosen

Tab. 3.1 Differenzialdiagnosen.

Differenzialdiagnose	Bemerkungen
eosinophile Ösophagitis	Erkrankung mit zunehmender Häufigkeit, häufig Allergie-Anamnese, junge Männer bevorzugt Kardinalsymptom im Erwachsenenalter: Dysphagie (Bolusobstruktion) Diagnosesicherung: Nachweis einer Eosinophilen-Infiltration in der Ösophagusmukosa (> 15 pro high power field), Entnahme von mindestens 5 Biopsien entlang des Ösophagus seltene Differenzialdiagnose: lymphozytäre Ösophagitis
infektiöse Ösophagitiden	Soor, Herpes simplex, Zytomegalie, andere seltene Formen (z. B. Tuberkulose) Symptome: Dys- bzw. Odynophagie, retrosternale Schmerzen, allgemeine Krankheitszeichen Diagnose: Endoskopie mit Biopsie
medikamentös induzierte Ösophagitis	Medikamente, z. B. Bisphosphonate, Antibiotika, NSAR, Kalium können ösophageale Symptome und Läsionen auslösen
funktionelles Sodbrennen	Sodbrennen ohne Reflux Diagnose nur durch Impedanz-pH-Metrie mit Symptomkorrelation möglich
Motilitätsstörungen der Speiseröhre	Erkrankungen wie die Achalasie oft über lange Zeit als GERD fehlinterpretiert gezielte Befragung nach Schluckstörungen Diagnose: hochauflösende Ösophagusmanometrie
Magen- und Duodenalerkrankungen	können auch ösophageale Symptome, z. B. Sodbrennen und Regurgitation auslösen, zumeist dann nicht dominierend

3.1 Gastroösophageale Refluxkrankheit

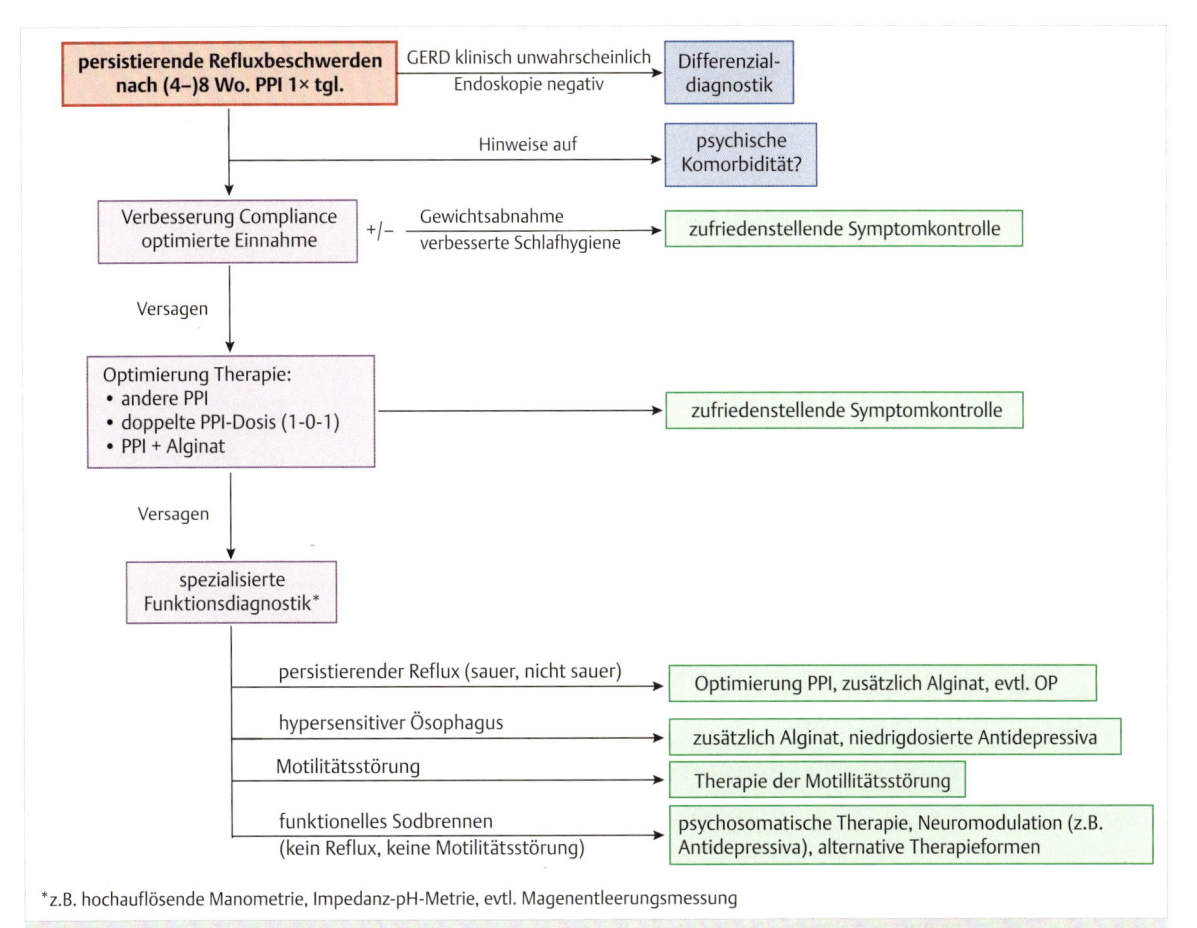

Abb. 3.3 Algorithmus zur Abklärung und Behandlung persistierender Refluxsymptome unter PPI bei GERD. (Quelle: Labenz J, Koop H. Gastroösophageale Refluxkrankheit – was tun, wenn PPI nicht ausreichend wirksam, verträglich oder erwünscht sind? Dtsch Med Wochenschr 2017; 142: 356–366)

Flussdiagramm:
- **persistierende Refluxbeschwerden nach (4–)8 Wo. PPI 1× tgl.**
  - GERD klinisch unwahrscheinlich, Endoskopie negativ → Differenzialdiagnostik
  - Hinweise auf → psychische Komorbidität?
- **Verbesserung Compliance, optimierte Einnahme** +/− Gewichtsabnahme, verbesserte Schlafhygiene → zufriedenstellende Symptomkontrolle
- Versagen ↓
- **Optimierung Therapie:**
  - andere PPI
  - doppelte PPI-Dosis (1-0-1)
  - PPI + Alginat
  → zufriedenstellende Symptomkontrolle
- Versagen ↓
- **spezialisierte Funktionsdiagnostik***
  - persistierender Reflux (sauer, nicht sauer) → Optimierung PPI, zusätzlich Alginat, evtl. OP
  - hypersensitiver Ösophagus → zusätzlich Alginat, niedrigdosierte Antidepressiva
  - Motilitätsstörung → Therapie der Motilitätsstörung
  - funktionelles Sodbrennen (kein Reflux, keine Motilitätsstörung) → psychosomatische Therapie, Neuromodulation (z.B. Antidepressiva), alternative Therapieformen

*z.B. hochauflösende Manometrie, Impedanz-pH-Metrie, evtl. Magenentleerungsmessung

3.1.11 Therapie

Therapeutisches Vorgehen

- zunächst allgemeine Maßnahmen und Pharmakotherapie mit PPI (▶ Tab. 3.2)
- weitere Maßnahmen bei persistierenden Refluxbeschwerden (▶ Abb. 3.3)

Allgemeine Maßnahmen

- Gewichtsreduktion/ -normalisierung
- Meiden symptomauslösender Speisen und Getränke
- Meiden großvolumiger Mahlzeiten
- Meiden von Spätmahlzeiten
- Rauchstopp
- Reduktion des Alkoholkonsums
- Zwerchfelltraining (Bauchatmung)
- Schlafen mit erhöhtem Oberkörper (bei nächtlichen Refluxbeschwerden)

Pharmakotherapie

- PPI Therapie der 1. Wahl
- Dosis und Dauer abhängig von klinischer Manifestation der GERD (▶ Tab. 3.3, ▶ Tab. 3.4) [5]
- bei **unzureichendem Effekt** auf Symptome bzw. Läsionen (▶ Abb. 3.3, ▶ Abb. 3.4) [4], [5]:
  - Wechsel des PPI
  - Verteilung auf 2 Einzeldosen
  - doppelte Standarddosis (1–0–1)
  - Add-on-Behandlung mit einem Alginat
- **Therapiealternativen bei NERD** (sofern Wirksamkeit ausreichend):
  - Alginate
  - Antazida
  - H2-Rezeptorantagonisten
- **Verdacht auf eine extraösophageale Manifestation** der GERD:
  - Doppeldosis PPI (1–0–1) für 12 Wochen
  - begrenzte Erfolgsaussichten, da GERD seltener Ursache als vermutet und häufig nur einer von mehreren Auslösern

Tab. 3.2 Allgemeinmaßnahmen bei GERD – Wirksamkeit und Evidenz.

Maßnahme	Effekt auf GERD-Parameter	Belegt durch	Empfehlung
Gewichtsabnahme	Verbesserung von Symptomen und ösophagealem pH-Wert	Fallkontrollstudie	für Patienten mit Übergewicht bzw. Gewichtszunahme in der letzten Zeit
Erhöhung des Kopfende des Betts	Verbesserung von Symptomen und ösophagealem pH-Wert	randomisierte kontrollierte Studie (RCT)	für Patienten mit nächtlichen Refluxbeschwerden
Vermeidung von Spätmahlzeiten	Verbesserung nächtliche Azidität	Fallkontrollstudie	für Patienten mit nächtlichen Refluxbeschwerden
Rauchstopp Alkoholreduktion	kein Effekt auf Symptome und ösophagealen pH-Wert	Fallkontrollstudie	keine Therapie für GERD-Symptome, allgemein gute Empfehlung
Verzicht auf Schokolade, Koffein, scharfe Speisen, Zitrusfrüchte, kohlensäurehaltige Getränke	keine spezifischen Studien durchgeführt	keine Evidenz	keine generelle Empfehlung, Rat zum Verzicht bei individueller Unverträglichkeit

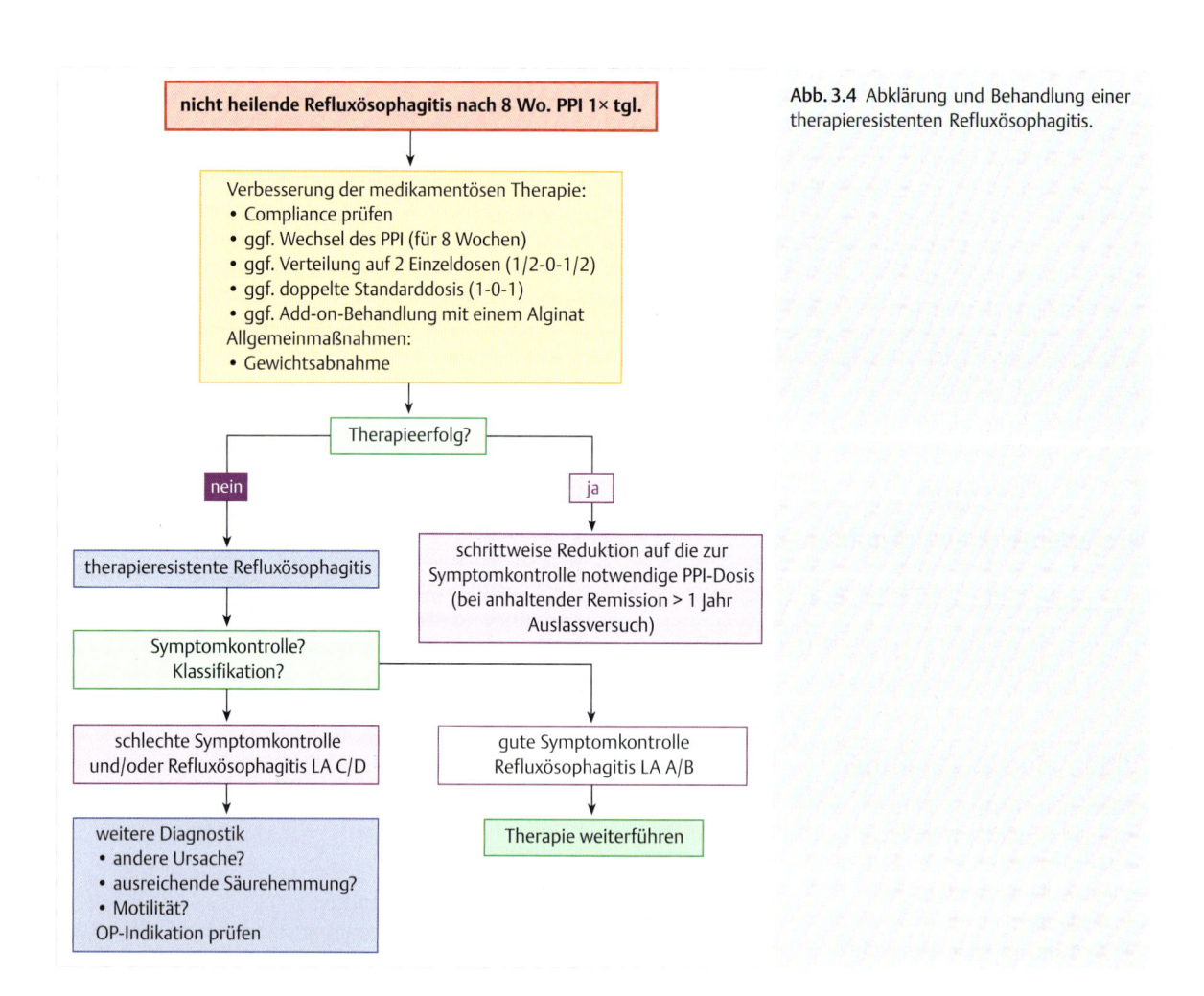

Abb. 3.4 Abklärung und Behandlung einer therapieresistenten Refluxösophagitis.

```
nicht heilende Refluxösophagitis nach 8 Wo. PPI 1× tgl.
                         ↓
Verbesserung der medikamentösen Therapie:
 • Compliance prüfen
 • ggf. Wechsel des PPI (für 8 Wochen)
 • ggf. Verteilung auf 2 Einzeldosen (1/2-0-1/2)
 • ggf. doppelte Standarddosis (1-0-1)
 • ggf. Add-on-Behandlung mit einem Alginat
Allgemeinmaßnahmen:
 • Gewichtsabnahme
                         ↓
                  Therapieerfolg?
           nein ↙           ↘ ja
therapieresistente         schrittweise Reduktion auf die zur
Refluxösophagitis          Symptomkontrolle notwendige PPI-Dosis
     ↓                     (bei anhaltender Remission > 1 Jahr
Symptomkontrolle?          Auslassversuch)
Klassifikation?
     ↓
schlechte Symptomkontrolle   gute Symptomkontrolle
und/oder Refluxösophagitis   Refluxösophagitis LA A/B
LA C/D                            ↓
     ↓                       Therapie weiterführen
weitere Diagnostik
 • andere Ursache?
 • ausreichende Säurehemmung?
 • Motilität?
OP-Indikation prüfen
```

3.1 Gastroösophageale Refluxkrankheit

Tab. 3.3 Akuttherapie verschiedener Manifestationen der GERD. (Quelle: Labenz J, Koop H. Gastroösophageale Refluxkrankheit – was tun, wenn PPI nicht ausreichend wirksam, verträglich oder erwünscht sind? Dtsch Med Wochenschr 2017; 142: 356–366)

Indikation	Medikament	Dosis	Dauer
Refluxbeschwerden (noch keine Endoskopie)	PPI ± Alginat, Antazida	Standarddosis des PPI, bei Bedarf Alginat, Antazida	4 Wochen
NERD (normaler Endoskopiebefund)	PPI ± Alginat, Antazida (H$_2$-Rezeptorantagonist)	Halbe Standarddosis des PPI, bei Bedarf Alginat, Antazida	4 Wochen
leichte Refluxösophagitis (Los Angeles A/B)	PPI	Standarddosis	4 Wochen
schwere Refluxösophagitis (Los Angeles C/D)	PPI	Standarddosis (evtl. doppelte Standarddosis 1–0–1)	8 Wochen/auf Dauer
Refluxstriktur	PPI	doppelte Standarddosis (1–0–1)	auf Dauer
Barrett-Ösophagus	PPI, nur bei Beschwerden und/oder Ösophagitis		
Reflux-Thoraxschmerz-Syndrom	PPI	doppelte Standarddosis (1–0–1)	2 Wochen (Test) 8 Wochen (probatorische Therapie)
Schlafstörung	PPI ± Alginat zur Nacht	Standarddosis	4 Wochen
V. a. extraösophageale Manifestation	PPI ± Alginat	doppelte Standarddosis (1–0–1), bei Bedarf Alginat	12 Wochen

PPI-Standarddosen (bei GERD): Esomeprazol 40 mg, Lansoprazol 30 mg, Omeprazol 20 mg, Pantoprazol 40 mg, Rabeprazol 20 mg

Tab. 3.4 Langzeittherapie verschiedener Manifestationen der GERD. Bedarfstherapie entspricht eine Dosis bei Auftreten von Beschwerden oder vor Situationen die Beschwerden auslösen. (Quelle: Labenz J, Koop H. Gastroösophageale Refluxkrankheit – was tun, wenn PPI nicht ausreichend wirksam, verträglich oder erwünscht sind? Dtsch Med Wochenschr 2017; 142: 356–366)

Indikation	Medikament	Dosis	Dauer
Refluxbeschwerden (noch keine Endoskopie)	PPI oder Alginat, Antazida bei Bedarf für intermittierende Beschwerden < 3 Tage pro Woche	Standarddosis bei Bedarf	Endoskopie empfohlen, Reevaluation nach 6 Monaten
NERD (normaler Endoskopiebefund)	PPI oder Alginat, Antazida bei Bedarf	Standarddosis bei Bedarf bzw. minimal effektive Dosis	unbefristet
leichte Refluxösophagitis (Los Angeles A/B)	PPI	Standarddosis bei Bedarf bzw. minimal effektive Dosis	kontinuierlich, intermittierend bei Bedarf
schwere Refluxösophagitis (Los Angeles C/D)	PPI	Standarddosis (evtl. doppelte Standarddosis 1–0–1)	auf Dauer
Refluxstriktur	PPI	doppelte Standarddosis (1–0–1)	auf Dauer
Barrett-Ösophagus	PPI, nur bei Beschwerden und/oder Ösophagitis		
Reflux-Thoraxschmerz-Syndrom	PPI	Dosistitrierung nach klinischem Bedarf	bei Ansprechen individuelles Vorgehen
Schlafstörung	PPI ± Alginat zur Nacht	Standarddosis	bei Ansprechen individuelles Vorgehen
V. a. extraösophageale Manifestation	PPI ± Alginat	Dosistitrierung nach klinischem Bedarf	bei Ansprechen individuelles Vorgehen

PPI-Standarddosen (bei GERD): Esomeprazol 40 mg, Lansoprazol 30 mg, Omeprazol 20 mg, Pantoprazol 40 mg, Rabeprazol 20 mg

Interventionelle Therapie

Endoskopie

- endoskopische Verfahren weiterhin experimentell (begrenzte Wirksamkeit und Wirkdauer)

Operative Therapie

- **Antireflux-Operation** bei ca. 0,05 % der Patienten mit GERD
- **Standardverfahren:**
  - Fundoplicatio mit Vollmanschette (Nissen) oder Teilmanschette (Toupet)
  - Hauptprobleme:

- Nebenwirkungen (z. B. Dysphagie, Gas-Bloat-Syndrom) und
- Wirkungsverlust über die Zeit
- **Verstärkung des unteren Ösophagussphinkters:**
  - Neuromodulation (EndoStim)
  - Magnetring (Linx)
  - interessante neue Optionen mit noch begrenzter wissenschaftlicher Dokumentation und Erfahrung

3.1.12 Nachsorge

- Patienten mit schwerer Refluxösophagitis (Los-Angeles-Grad C und D) sollten eine Endoskopie zur Heilungskontrolle erhalten.
- Patienten mit Barrett-Ösophagus bzw. Barrett-Neoplasie werden in ein Überwachungsprogramm aufgenommen.

3.1.13 Verlauf und Prognose

- bei 25 % der Patienten Heilung der Krankheit im Verlauf
- bei 50 % persistierender bzw. rezidivierender Verlauf ohne Progression zu Komplikationen
- bei 25 % progredienter Verlauf
- Lebenserwartung global nicht reduziert

3.1.14 Besonderheiten bei Schwangeren

- Sodbrennen/Reflux in der Schwangerschaft häufig, gelegentlich Beginn einer chronischen GERD
- Symptomatik schränkt Lebensqualität ein
- **Therapie:**
  - Allgemeinmaßnahmen
  - lokal wirksame Substanzen (z. B. Alginat)
  - bei schwerer Symptomatik auch PPI oder H2-Rezeptorantagonisten möglich

3.1.15 Quellenangaben

[1] Boeckxstaens G, El-Serag HB, Smout AJPM et al. Symptomatic reflux disease: the present, the past and the future. Gut 2014; 63: 1185–1193
[2] Gyawali CP, Fass R. Management of gastroesophageal reflux disease. Gastroenterology 2018; 154: 302–318
[3] Gyawali CP, Kahrilas PJ, Savarino E et al. Modern diagnosis of GERD: the Lyon Consensus. Gut 2018; 67: 1351–1362
[4] Koop H, Fuchs KH, Labenz J et al. S2k-Guideline: Gastroesophageal reflux disease guided by the German Society of Gastroenterology. Z Gastroenterol 2014; 52: 1299–1346
[5] Labenz J, Koop H. Gastroösophageale Refluxkrankheit – was tun, wenn PPI nicht ausreichend wirksam, verträglich oder erwünscht sind? Dtsch Med Wochenschr 2017; 142: 356–366
[6] Labenz J, Labenz C. Prävalenz und natürlicher Verlauf der gastroösophagealen Refluxkrankheit. Gastroenterologe 2016; 11: 102–109
[7] Lundell LR, Dent J, Bennett JR et al. Endoscopic assessment of oesophagitis: clinical and functional correlates and further validation of the Los Angeles classification. Gut 1999; 45: 172–180
[8] Sauter M, Fox M. Die Acid Pocket: ein neues Ziel für die Behandlung der gastroösophagealen Refluxkrankheit. Z Gastroenterol 2018; 56: 1276–1282
[9] Vakil N, van Zanten SV, Kahrilas P et al. The Montreal definition and classification of gastroesophageal reflux disease: a global evidence-based consensus. Am J Gastroenterol 2006; 101: 1900–1920

3.1.16 Wichtige Internetadressen

- www.dgvs.de
- www.gastro-liga.de

3.2 Barrett-Ösophagus

O. Pech

3.2.1 Steckbrief

Der Barrett-Ösophagus ist definiert durch eine Zylinderepithelmetaplasie im distalen Ösophagus von mindestens 10 mm Länge und dem histologischen Nachweis einer spezialisierten intestinalen Metaplasie mit Becherzellen. Der Barrett-Ösophagus ist Folge eines chronischen gastroösophagealen Refluxes und weist ein erhöhtes Risiko für die Entwicklung eines Adenokarzinoms des distalen Ösophagus auf. Die Entstehung eines Ösophaguskarzinoms erfolgt über eine niedriggradige, dann hochgradige intraepitheliale Neoplasie hin zum Barrett-Adenokarzinom. Frühe Barrett-Neoplasien können endoskopisch kurativ mittels endoskopischer Resektion gefolgt von einer Ablation des Rest-Barrett-Ösophagus behandelt werden. Im Fall eines fortgeschrittenen Barrett-Adenokarzinoms ist die chirurgische Resektion ggf. im Kontext eines multimodalen Konzepts die Therapie der Wahl.

3.2.2 Synonyme

- spezialisierte Zylinderepithelmetaplasie des distalen Ösophagus

3.2.3 Keywords

- Barrett-Ösophagus
- Zylinderepithelmetaplasie
- intraepitheliale Neoplasie

3.2.4 Definition

- endoskopisch sichtbare Zylinderepithelmetaplasie im distalen Ösophagus proximal des gastroösophagealen Übergangs mit
  - Nachweis eines spezialisierten Zylinderepithels mit Becherzellen und
  - einer Mindestlänge von 10 mm

3.2.5 Epidemiologie

Häufigkeit
- Die Prävalenz des Barrett-Ösophagus in der europäischen Normalbevölkerung wird in zwei Studien mit 1,3–1,6 % angegeben.

Altersgipfel
- Das Risiko für das Vorliegen eines Barrett-Ösophagus steigt mit zunehmendem Alter.
- Barrett-Neoplasien entstehen meist zwischen dem 60. und 70. Lebensjahr.

Geschlechtsverteilung
- Das Risiko für die Entwicklung eines Barrett-Ösophagus ist bei Männern 2–3-fach erhöht.

Prädisponierende Faktoren
- eindeutige Risikofaktoren für das Entstehen eines Barrett-Ösophagus:
  - zunehmendes Alter
  - männliches Geschlecht
  - regelmäßige Refluxsymptome in der Anamnese
- weitere mögliche Risikofaktoren:
  - Übergewicht
  - positive Familienanamnese für Barrett-Ösophagus
  - Zigarettenrauchen

3.2.6 Ätiologie und Pathogenese
- Die gastroösophageale Refluxkrankheit ist der Hauptrisikofaktor für die Entstehung eines Barrett-Ösophagus und ein assoziiertes Adenokarzinom.
- Patienten mit erosiver Refluxösophagitis haben ein 7-fach erhöhtes Risiko für die Entwicklung eines Barrett-Ösophagus
- Jedoch liegt bei 40 % der Patienten mit Adenokarzinom des Ösophagus keine Refluxanamnese vor.
- Familien- und Zwillingsuntersuchungen konnten zeigen, dass eine genetische Disposition für einen Barrett-Ösophagus und ein Barrett-Adenokarzinom besteht.
- Das Risiko für die Entwicklung eines Barrett-Adenokarzinoms liegt in Abhängigkeit von der Länge des Barrett-Ösophagus bei ca. 0,3 % pro Patientenjahr.

3.2.7 Klassifikation und Risikostratifizierung
- Der Barrett-Ösophagus wird nach seiner Längenausdehnung eingeteilt in einen Short- (1–3 cm) und einen Long-Segment-Barrett-Ösophagus (> 3 cm).
- Zur endoskopischen Klassifikation sollte zusätzlich die Einteilung nach der Prag-Klassifikation erfolgen.
  - Hier wird die Länge des zirkulären Anteils der Zylinderepithelmetaplasie (C) und deren maximale Längenausdehnung angegeben (M).
  - Bei der Prag-Klassifikation gilt der Oberrand der Kardiafalten als distales Ende des Barrett-Segments.
- Aktuelle Untersuchungen konnten belegen, dass das Risiko der Karzinomentwicklung mit zunehmender Länge des Barrett-Ösophagus steigt.

3.2.8 Symptomatik
- Patienten mit Barrett-Ösophagus geben häufig regelmäßiges Sodbrennen in der Vorgeschichte an.
- Ein Barrett-Ösophagus löst keine Symptomatik aus.
- Das Leitsymptom beim fortgeschrittenem Barrett-Karzinom ist Dysphagie.

3.2.9 Diagnostik

Diagnostisches Vorgehen
- Ein Barrett-Ösophagus wird immer im Rahmen einer Ösophago-Gastro-Duodenoskopie (ÖGD) mit Biopsieentnahme diagnostiziert.
- Die Voraussetzung für die Diagnose eines Barrett-Ösophagus ist der histologische Nachweis einer spezialisierten Zylinderepithelmetaplasie mit Becherzellen und einer Länge von mindestens 10 mm.

Anamnese
- Patienten mit Barrett-Ösophagus klagen häufig über rezidivierendes oder chronisches Sodbrennen in der Vergangenheit.
- Das Vorhandensein einer Dysphagie ist ein Hinweis auf eine peptische Ösophagusstenose oder auf ein fortgeschrittenes Ösophaguskarzinom.

Körperliche Untersuchung
- Die körperliche Untersuchung beim Barrett-Ösophagus ist nicht zielführend.

Bildgebende Diagnostik

Sonografie
- Durch die Endosonografie ist eine Differenzierung zwischen mukosalen und in die Submukosa infiltrierenden Adenokarzinomen nicht mit ausreichender Genauigkeit möglich.
- Die Endosonografie kann hilfreich sein bei V. a. ein bereits tiefer infiltrierendes Barrett-Adenokarzinom zum Ausschluss einer Infiltration der Muscularis propria oder von Lymphknotenmetastasen.
- Bei lokal fortgeschrittenem Barrett-Adenokarzinom ist die Endosonografie das Verfahren mit der höchsten Genauigkeit für das Staging der T- und N-Kategorie.

Instrumentelle Diagnostik
Ösophago-Gastro-Duodenoskopie (ÖGD)
- Ein endoskopisches Screening mittels ÖGD bei einer unselektierten Population ist nicht sinnvoll.
- Ein Screening für kaukasische Männer mit chronischem Reflux, Übergewicht und Nikotinabusus ist zu empfehlen.
- ÖGD bei frühen Neoplasien des Ösophagus:
  - Bei Vorliegen eines Barrett-Ösophagus sollte dieser mit hochauflösenden Videoendoskopen sorgfältig inspiziert werden.
  - Auffällige Areale im Barrett-Ösophagus sollten gezielt biopsiert werden.
  - Die entnommenen Biopsien aus unterschiedlichen Läsionen sollten in unterschiedlichen Probegefäße eingesendet und die genaue Position der Probeentnahme exakt dokumentiert werden (z. B. 37 cm, 3 Uhr).
  - Zur Detektion früher Barrett-Neoplasien sollten chromoendoskopische Verfahren eingesetzt werden (virtuelle Chromoendoskopie, Essigsäure-Applikation).
  - Das Aufbringen 1,5 %iger Essigsäure auf den Barrett-Ösophagus erhöht die Sensitivität und Spezifität bei der Detektion von frühen Barrett-Neoplasien signifikant.
  - Neoplastische Areale verlieren die Essigweiß-Reaktion deutlich schneller als der nicht neoplastische Barrett-Ösophagus und erscheinen daher nach ca. 30–50 Sekunden als rötliche Läsionen (▶ Abb. 3.5).
  - Der Einsatz virtueller chromoendoskopischer Verfahren, z. B. Narrow Band Imaging (NBI), Blue Light Imaging (BLI), i-scan, kann bei der Detektion früher Neoplasien hilfreich sein.

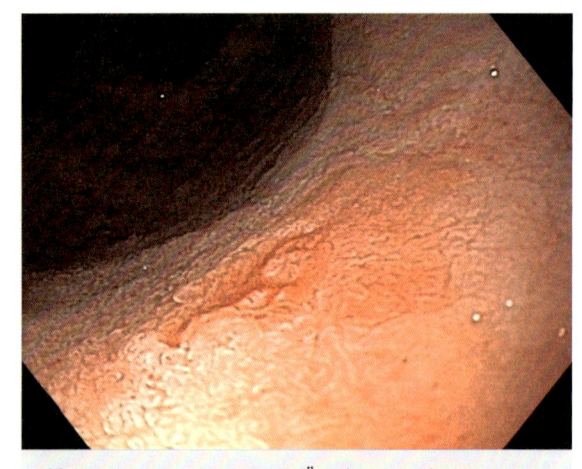

Abb. 3.5 Long-Segment-Barrett-Ösophagus nach Essigsäurefärbung mit kleinem, leicht eingesenktem und rötlich imponierendem Barrett-Adeno-Frühkarzinom (Paris Typ IIc).

3.2.10 Differenzialdiagnosen

Tab. 3.5 Differenzialdiagnosen.

Differenzialdiagnose	Bemerkungen
Zylinderepithelmetaplasie im distalen Ösophagus ohne Nachweis von Becherzellen	einzige Differenzialdiagnose eines Barrett-Ösophagus

3.2.11 Therapie
Therapeutisches Vorgehen
- Ein nicht neoplastischer Barrett-Ösophagus sollte nicht abladiert werden.
- Bei Nachweis von niedriggradigen intraepithelialen Neoplasien (LGIN) sollte immer die Zweitmeinung eines externen Pathologen mit entsprechender Expertise eingeholt werden.
- Bei Bestätigung der Diagnose LGIN kann eine Kontroll-ÖGD in 6 Monaten oder eine Ablation des Barrett-Ösophagus mittels Radiofrequenzablation (RFA) erfolgen.
- Bei Nachweis einer LGIN zu unterschiedlichen Überwachungszeitpunkten sollte die Schwelle zur Ablation entsprechend niedrig sein.
- Bei Nachweis einer hochgradigen intraepithelialen Neoplasie (HGIN) oder eines Barrett-Adeno-Frühkarzinoms ist die endoskopische Mukosaresektion (EMR) der sichtbaren Neoplasie die Therapie der Wahl.
- Nach erfolgreicher Resektion der Neoplasie sollte immer eine Ablation der Rest-Barrett-Schleimhaut erfolgen. Damit wird die Rate von Rezidiven oder metachronen Neoplasien signifikant gesenkt.
- Die Ablation kann mit RFA und mit Argon-Plasma-Koagulation (APC) erfolgen.
- Bei Barrett-Adenokarzinomen liegt das Lymphknotenmetastasierungsrisiko unter 2 %, wenn die Karzinome
  - das oberste Drittel der Submukosa infiltrieren (T1sm1; bis zu 500 μm) und
  - keine Risikokriterien aufweisen: schlechter Differenzierungsgrad (G3), Lymph- (L1) oder Gefäßinfiltration (V1).
  - In diesen Fällen sollte immer eine endoskopische Therapie als Alternative zur chirurgischen Therapie angeboten werden.

Interventionelle Therapie
Endoskopische Mukosaresektion
- Die EMR oder besser endoskopische Resektion (ER) ist die Therapie der Wahl bei HGIN und Barrett-Frühkarzinomen (▶ Abb. 3.6).
- Läsionen bis 15 mm können mittels ER en bloc reseziert werden. Bei größeren flachen Neoplasien wird eine Piecemeal-ER durchgeführt.
- Bei Barrett-Neoplasien ist der laterale R-Status nach ER nicht entscheidend, da eventuell residuelle, nicht sicht-

bare neoplastische Areale sicher mittels RFA therapiert werden.
- In der Regel wird die ER in Suck-and-Cut-Technik mit einem Ligatursystem oder einer transparenten Aufsatzkappe durchgeführt.

Endoskopische Submukosadissektion (ESD)

- Die ESD ist ein endoskopisches Resektionsverfahren, bei dem die frühe Neoplasie mit einem speziellen Messer, das durch den Arbeitskanal des Endoskops vorgeschoben wird, umschnitten und im Anschluss von der Muscularis propria durch Dissektion der darunterliegenden Submukosafasern abpräpariert wird (▶ Abb. 3.7).
- Durch die ESD ist auch eine endoskopische En-bloc-Resektion früher Neoplasien > 15 mm möglich.
- Die ESD ist der klassischen ER bei frühen Barrett-Neoplasien nicht überlegen.

Radiofrequenzablation

- Die RFA ist ein bipolares Ablationsverfahren zur endoskopischen Ablation des Barrett-Ösophagus nach erfolgter ER von frühen Barrett-Neoplasien.
- Für die RFA werden unterschiedliche fokale oder zirkuläre Katheter zur Ablation eingesetzt.
- Die RFA sollte immer nach erfolgreicher ER zur Ablation der residuellen, nicht neoplastischen Barrett-Schleimhaut erfolgen.
- Sichtbare Neoplasien sollen nicht mittels ablativer Verfahren therapiert, sondern immer einer ER zugeführt werden.

Operative Therapie

- Ein Barrett-Adenokarzinom mit Infiltration der Submukosa > 500 µm ist eine Indikation für eine chirurgische Therapie.
- Übliche Techniken sind die transhiatale und die transthorakale Ösophagusresektion.

3.2.12 Nachsorge

- Nach endoskopischer Therapie einer frühen Barrett-Neoplasie und vollständiger Barrett-Ablation sollten endoskopische Kontrollen alle 6 Monate in den ersten 2 Jahren und danach in jährlichen Abständen durchgeführt werden.
- Rezidive nach erfolgter kompletter Barrett-Ablation sind selten und treten vor allem in den ersten 2 Jahren auf.
- Im Rahmen der Nachsorge-Endoskopie sollten Biopsien an der Neo-Z-Linie und gezielte Biopsien von suspekten Arealen erfolgen.

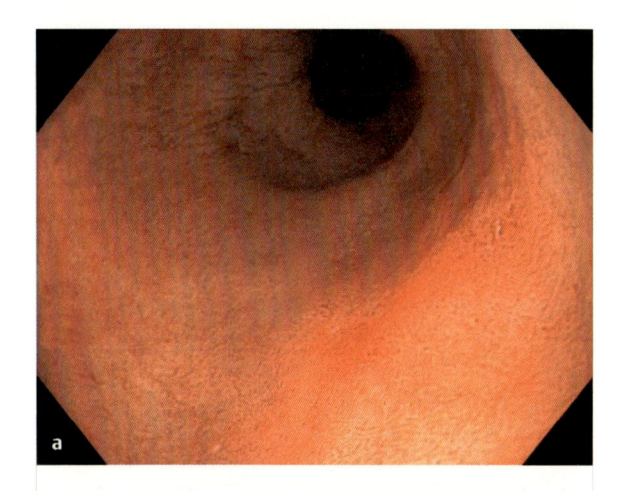

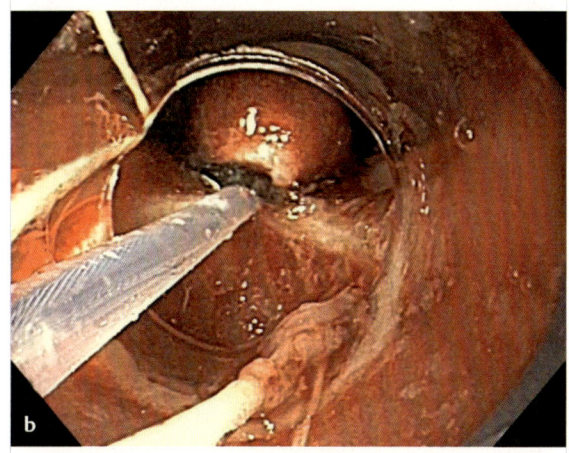

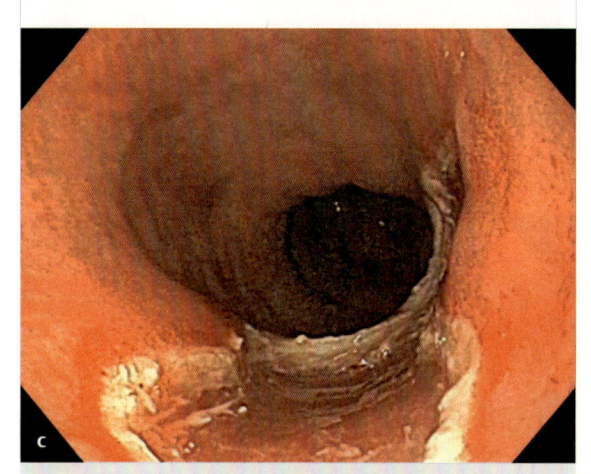

Abb. 3.6 Long-Segment-Barrett-Ösophagus. EMR: endoskopische Mukosaresektion.
a Schwierig abzugrenzende, flächige hochgradige intraepitheliale Neoplasie.
b EMR mit dem Ligatursystem nach erfolgter Ligatur der Neoplasie.
c Resektionsareal nach zweifacher EMR.

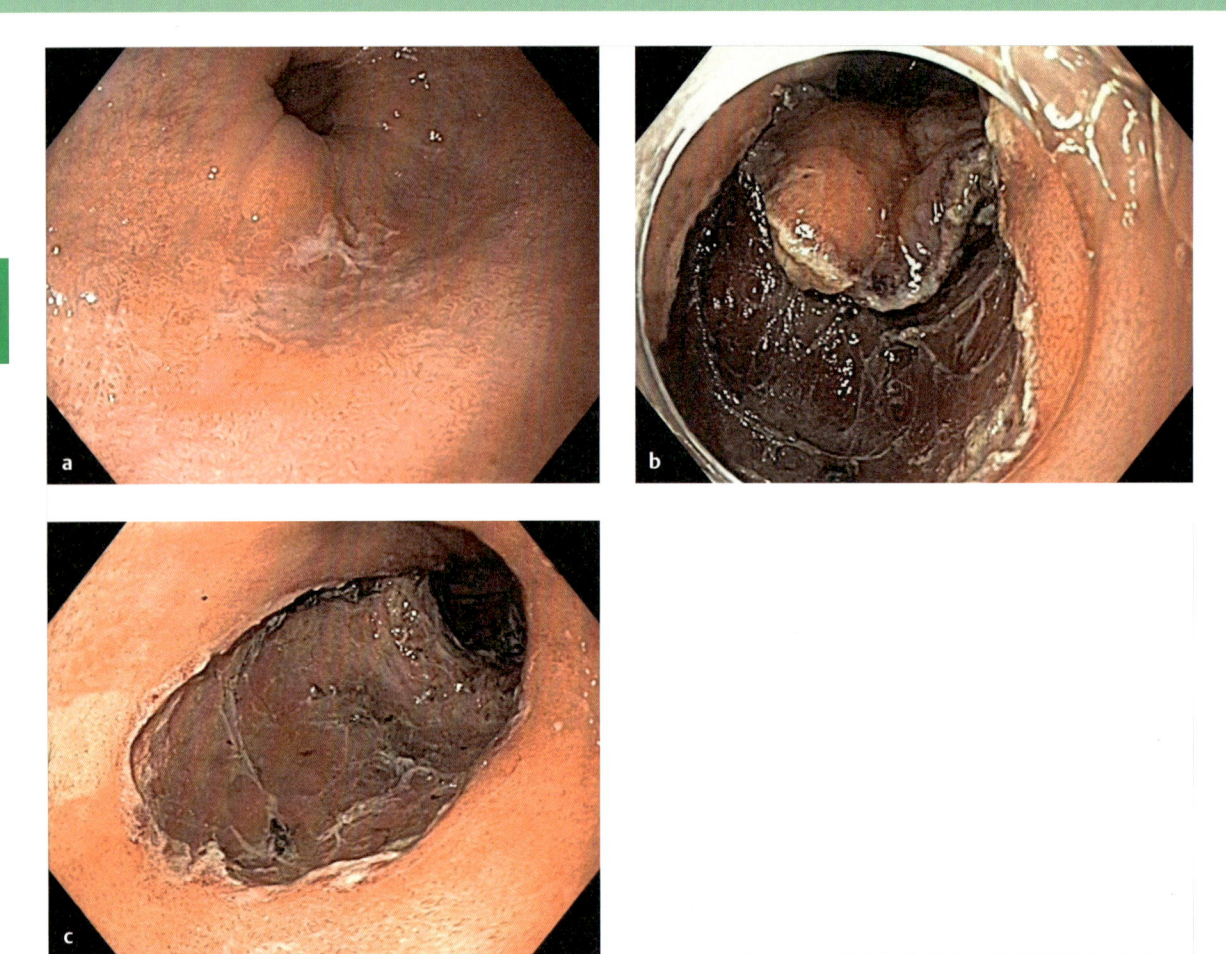

Abb. 3.7 Barrett-Frühkarzinom. ESD: endoskopische Submukosadissektion.
a V. a. Submukosainfiltration.
b Frühkarzinom nach Umschneidung und partieller ESD.
c Resektionsfläche nach erfolgreicher ESD.

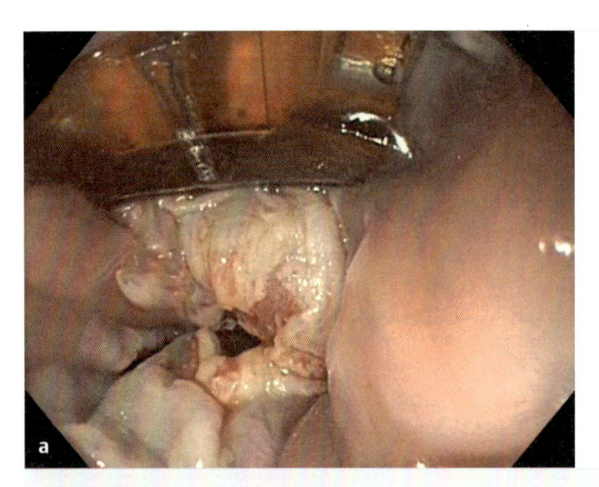

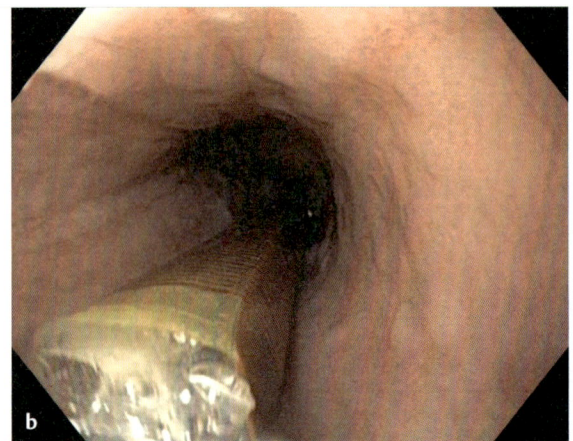

Abb. 3.8 Radiofrequenzablation (RFA).
a RFA eines Short-Segment-Barrett-Ösophagus mit dem HALO-90-Katheter.
b RFA eines Long-Segment-Barrett-Ösophagus mit dem HALO-360-Katheter.

3.2.13 Verlauf und Prognose

- Das jährliche Risiko für die Entstehung einer HGIN oder eines Barrett-Adenokarzinoms liegt bei 0,3–0,5 % pro Patientenjahr.
- Bei Vorliegen einer LGIN, HGIN oder eines mukosalen Barrett-Adenokarzinoms ist die endoskopische Therapie in über 95 % der Fälle kurativ.
- Nach ER der Barrett-Neoplasie (LGIN, HGIN und mukosales Barrett-Adenokarzinom) und vollständiger Ablation des Barrett-Ösophagus liegt das Barrett-Neoplasie-Rezidivrisiko unter 5 %.
- Eine lebenslange Überwachung nach erfolgreicher endoskopischer Therapie einer Barrett-Neoplasie sollte erfolgen.

3.2.14 Quellenangaben

[1] Koop H, Fuchs KH, Labenz J et al. S 2K-Leitlinie Gastroösophageale Refluxerkrankung. Z Gastroenterol 2014; 52: 1299–1346
[2] Pech O, May A, Manner H et al. Long-Term Efficacy and Safety of Endoscopic Resection for Patients with Mucosal Adenocarcinoma of the Esophagus. Gastroenterology 2014; 146: 652–660
[3] Phoa KN, Pouw RE, Bisschops R et al. Multimodality endoscopic eradication for neoplastic Barrett oesophagus: results of an European multicentre study (EURO-II). Gut 2016; 65: 555–562
[4] Phoa KN, van Vilsteren FG, Weusten BL et al. Radiofrequency ablation vs endoscopic surveillance for patients with Barrett esophagus and low-grade dysplasia: a randomized clinical trial. JAMA 2014; 311: 1209–1217
[5] Weusten B, Bisschops R, Coron E et al. Endoscopic management of Barrett's esophagus: European Society of Gastrointestinal Endoscopy (ESGE) Position Statement. Endoscopy 2017; 49: 191–198

3.3 Säure- und Laugenverätzungen

K. Muehlenberg, O. Pech

3.3.1 Steckbrief

Die akute Schädigung von Speiseröhre und Magen durch Verschlucken stark ätzender Laugen und Säuren ist ein sehr seltenes Ereignis. Kinder trinken Säuren und Laugen versehentlich und unbeobachtet aus bunten Chemikalienflaschen. Erwachsene, die Ätzmittel verschlucken, sind meist psychiatrisch erkrankt. Das Ausmaß der Verletzung von Speiseröhre und Magen ist abhängig von der Substanz und der Menge. Die Verätzung in Speiseröhre und Magen tritt sofort ein. Eine innerhalb von 24 Stunden durchzuführende Ösophago-Gastro-Duodenoskopie entscheidet über die weiteren konservativen, seltener chirurgischen Maßnahmen und die Prognose. Häufiger wird der Gastroenterologe mit behandlungsbedürftigen narbigen Stenosen infolge der Verätzung konfrontiert, selten mit dem sehr spät auftretenden Ösophaguskarzinom.

3.3.2 Synonyme

- Säure- und Laugeningestion
- Speiseröhrenverletzung

3.3.3 Keywords

- Ösophago-Gastro-Duodenoskopie
- Schleimhautkontakt
- Magenperforation
- Ösophaguskarzinom

3.3.4 Definition

- Säure- und Laugenverätzungen des oberen Gastrointestinaltrakts entstehen durch Verschlucken von Säuren oder Laugen.
- Der Schweregrad der ösophagealen oder gastrischen Schädigung ist abhängig von
  - den ätzenden Eigenschaften der verschluckten Substanz,
  - ihrer Menge,
  - der Wasserstoffionenkonzentration (gefährlich sind pH-Werte < 2 und > 12),
  - der Form (fest, viskös, flüssig) und
  - der Dauer des Schleimhautkontakts.

3.3.5 Epidemiologie

Häufigkeit

- Zahlen zu Verletzungen mit ätzenden Flüssigkeiten variieren je nach Ursachen, Region und Schädigungsgrad und sind schwer vergleichbar.
- Giftnotrufzentralen in den USA registrieren jährlich 5000 Fälle. Ca. 30 Fälle verlaufen hiervon tödlich.
- In Deutschland treten 47 % der Verätzungen der Speiseröhre bei unbeaufsichtigten Kleinkindern zwischen 2 und 6 Jahren auf.
- Erwachsene verschlucken Laugen und Säuren versehentlich oder in suizidaler Absicht.
- Laugen sind geschmacksärmer und werden daher in größerer Menge aufgenommen.
- Säuren werden aufgrund des sehr unangenehmen Geschmacks schneller wieder ausgespuckt.
- Laugen (z. B. Alkalien, Natrium- oder Kaliumhydroxid) sind in Haushalts- und Abflussreinigern enthalten.
- Säuren (z. B. Salz-, Schwefel-, Phosphorsäure) sind Bestandteile von Toilettenbecken- und Schwimmbadreinigern, Rostschutzmitteln und Batterieflüssigkeit.
- In weniger entwickelten Ländern (z. B. Indien) sind Kinder mit 80 % häufiger betroffen. Säureverätzungen treten dort aufgrund einfacherer Zugänglichkeit der Chemikalien häufiger auf.

Altersgipfel

- Von den Erwachsenen sind 20- bis 40-Jährige infolge von Suizidversuchen häufig betroffen.
- Kleinkinder im Alter von 2–6 Jahren sind die größte Gruppe mit akzidentellem Verschlucken ätzender Substanzen.

Geschlechtsverteilung

- Grundsätzlich gibt es keine Geschlechtspräferenz.
- Bei Selbstmordabsichten dominieren Männer mit 60 %.

Prädisponierende Faktoren

- Fehlende Beaufsichtigung, ungenügende Sicherung von Reinigungsmitteln und Kosmetika sind Grund für die Kleinkindverletzungen.
- Psychiatrische Erkrankungen (Depresssion, Schizophrenie, Alkoholkrankheit) sind ursächlich für bewusste Gifteinnahmen.
- In Getränkeflaschen umgefüllte Chemikalien sind – vermeidbare – Gründe für versehentlich verschluckte ätzende Flüssigkeiten.

3.3.6 Ätiologie und Pathogenese

Laugen

- Laugen sind häufig farblos, geschmacks- und geruchsarm.
  - Daher sind die verschluckten Mengen eher größer.
- Sie reagieren intensiv mit dem Speiseröhrengewebe.
  - Folge ist das höhere Risiko einer transmuralen Nekrose.

Säuren

- Säuren haben einen stechenden Geruch und einen unangenehmen Geschmack.
  - Sie werden eher in kleineren Mengen aufgenommen.
- Die rasch auftretende Koagulationsnekrose verhindert mit größerer Wahrscheinlichkeit einen transmuralen Schaden im Ösophagus.
- Bei großen verschluckten Mengen kann eine erhebliche Magenwandschädigung auftreten, zumal eine neutralisierende Reaktion der Magensäure ausbleibt.

- Einige Substanzen haben zusätzlich zu ätzenden Eigenschaften eine systemische Toxizität, die prognostisch bedeutsam ist: Phenole, Zinkchlorid, Quecksilberchlorid, Fluorwasserstoffe.

Zeitlicher Verlauf

- Die irreversible Schädigung tritt innerhalb von Minuten ein.
- Nekrosen, Thrombosen kleiner Gefäße, bakterielle Invasion und Granulationsgewebe bilden sich in den nächsten Tagen aus. Die Perforationsgefahr ist hier am größten.
- In der dritten Woche beginnt die über Monate dauernde Regeneration. Sie kann mit Ausbildung von Strikturen einhergehen.
- Karzinome können nach 15–40 Jahren auftreten.

3.3.7 Klassifikation und Risikostratifizierung

- Verwendung findet die Klassifikation nach Zargar (▶ Tab. 3.6).
- Eine computertomografische Einteilung beschreibt mit dem Grad IV die Perforation.

3.3.8 Symptomatik

- Die Beschwerden korrelieren nicht zwingend mit dem Schweregrad der Organschädigung.
- Die Ingestion von ätzenden Substanzen führt meist akut zu starken Schmerzen in
  - Mund,
  - Rachen,
  - Speiseröhre und
  - Magen.
- Heiserkeit, Stridor und Atemnot zeigen eine bedrohliche Atemwegsbeteiligung an.
- Dysphagie, Odynophagie und Speichelfluss deuten auf eine schwere Verletzung der Speiseröhre hin.
- Ein akutes Abdomen kann Zeichen einer Magenperforation sein.
- Dysphagie ab der 3. Woche nach Verätzung der Speiseröhre weist auf eine Striktur hin.

Tab. 3.6 Endoskopische Klassifikation ätzender Schädigungen.

Grad	Bild	Prognose	Prozedere
0	normale Schleimhaut	sehr gut	nach kurzer Überwachung ambulante Beobachtung möglich
I	Ödem und Erythem der Schleimhaut		
II A	Blutungen, Erosionen, Blasen, oberflächliche Geschwüre		
II B	Geschwürsblutungen. Exsudate	Stenosen in 70–100 % der Fälle	stationäre Behandlung, Intensivstation
III A	fokale Nekrose		
III B	tiefgraue oder bräunlich-schwarze Ulzera, ausgedehnte Nekrose	Mortalität sehr hoch (70 %)	Notfalloperation häufig erforderlich

3.3 Säure- und Laugenverätzungen

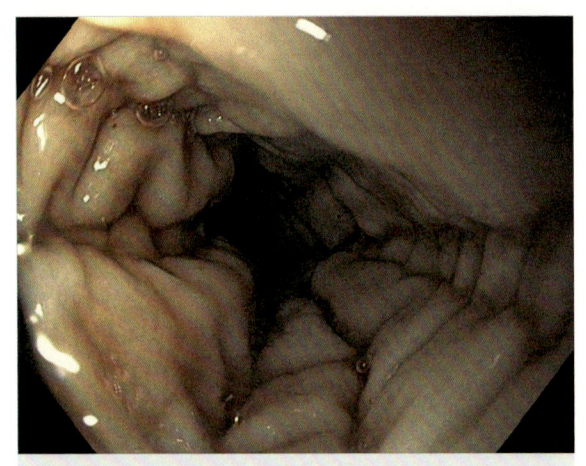

Abb. 3.9 Endoskopie Ösophagus: Laugenschädigung Grad II.

- Erbrechen und anhaltendes postprandiales Völlegefühl können Zeichen einer Magenobstruktion sein.
- Schluckbeschwerden 15–40 Jahre nach Laugen- oder Säureingestion sind mögliche Zeichen eines Ösophaguskarzinoms.

3.3.9 Diagnostik

Diagnostisches Vorgehen

- Eine Gastroskopie in den ersten 24 h ermöglicht die Einschätzung des Schweregrads der Verletzung und der Prognose (▶ Abb. 3.9).
- Die Röntgen-Thorax-Aufnahme deckt Pneumothorax, Pneumomediastinum und Pleuraerguss auf und ist für Verlaufsbeurteilungen sinnvoll.
  - Letzteres gilt auch für die Sonografie.
- Bei Verdacht auf eine transmurale Schädigung ist eine Computertomografie von Thorax und Abdomen mit oralem Kontrastmittel erforderlich (▶ Abb. 3.10).
- Aufgrund der erhöhten Perforationsgefahr sollten keine endoskopischen Untersuchungen zwischen dem 2. und 21. Tag erfolgen.
- Die Endosonografie hat bislang keinen zusätzlichen Nutzen.

Anamnese

- Eigen- und fremdanamnestisch sind zu erheben:
  - der Grund der Laugen- oder Säureingestion,
  - die Art und Menge der Substanz (Produkt oder Etikett bereithalten) und
  - das Vorliegen einer psychiatrischen Vorgeschichte.
- Giftinformationszentren geben rund um die Uhr Informationen
  - zum Schädigungsmuster und
  - zur Akutversorgung.

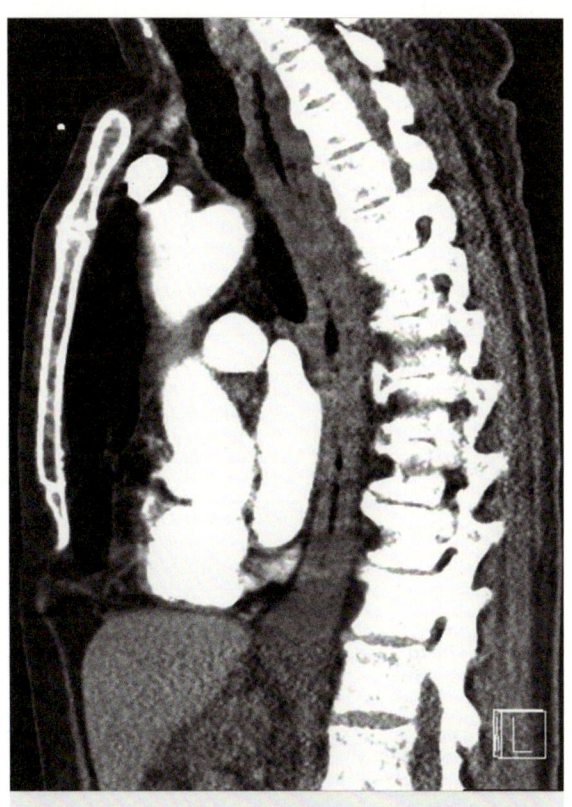

Abb. 3.10 Thorax-CT (sagittal): Ödematöse, verdickte (> 3 mm) Ösophaguswand; keine Perforation, Laugenschädigung Grad II.

Körperliche Untersuchung

- Die Inspektion von Mund und Rachen lässt keine sichere Einschätzung zur ösophagealen oder gastrischen Schädigung zu.
- Besonderes Augenmerk gilt folgenden Zeichen:
  - Heiserkeit,
  - Dyspnoe,
  - Hautemphysem,
  - Peritonismus,
  - Schock.

3.3.10 Differenzialdiagnosen

- keine

3.3.11 Therapie

Therapeutisches Vorgehen

- ▶ Abb. 3.11 zeigt das Vorgehen bei akuten Säure- und Laugenverätzungen.

Akuttherapie

- Priorität hat die Sicherung der Atemwege.
  - Falls erforderlich, erfolgen die bronchoskopisch gesteuerte Intubation oder eine Tracheotomie.

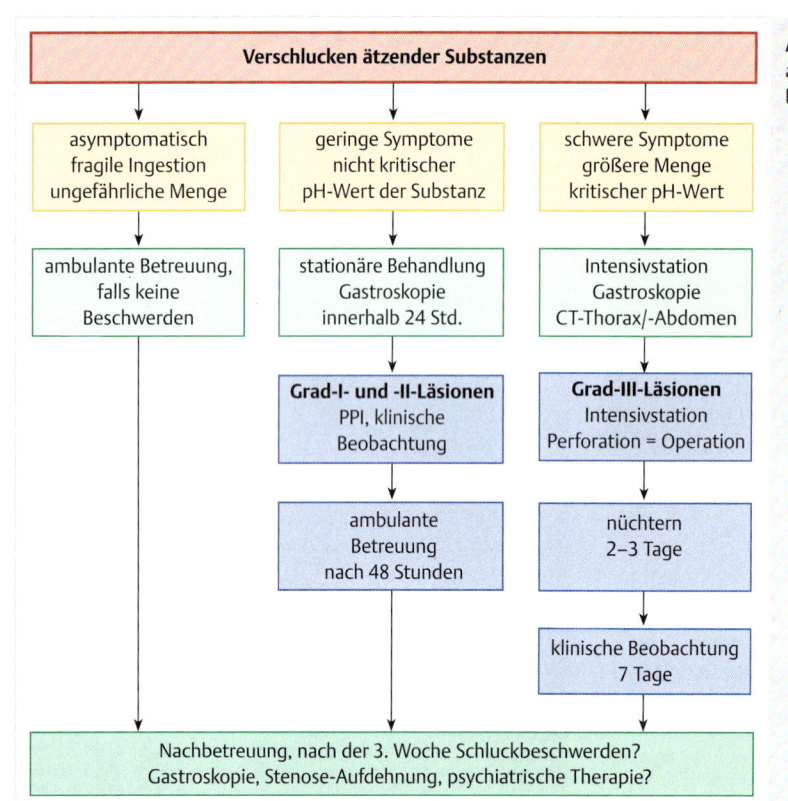

```
┌─────────────────────────────────────────────────┐
│         Verschlucken ätzender Substanzen        │
└─────────────────────────────────────────────────┘
         │                  │                  │
         ▼                  ▼                  ▼
   asymptomatisch      geringe Symptome    schwere Symptome
   fragile Ingestion   nicht kritischer    größere Menge
   ungefährliche Menge pH-Wert der Substanz kritischer pH-Wert
         │                  │                  │
         ▼                  ▼                  ▼
   ambulante Betreuung, stationäre Behandlung  Intensivstation
   falls keine         Gastroskopie            Gastroskopie
   Beschwerden         innerhalb 24 Std.       CT-Thorax/-Abdomen
                              │                  │
                              ▼                  ▼
                       Grad-I- und -II-Läsionen  Grad-III-Läsionen
                       PPI, klinische            Intensivstation
                       Beobachtung               Perforation = Operation
                              │                  │
                              ▼                  ▼
                       ambulante                 nüchtern
                       Betreuung                 2–3 Tage
                       nach 48 Stunden           │
                                                 ▼
                                          klinische Beobachtung
                                          7 Tage
         │                  │                  │
         ▼                  ▼                  ▼
┌─────────────────────────────────────────────────┐
│ Nachbetreuung, nach der 3. Woche Schluckbeschwerden? │
│ Gastroskopie, Stenose-Aufdehnung, psychiatrische Therapie? │
└─────────────────────────────────────────────────┘
```

Abb. 3.11 Algorithmus des Managements akuter Säure- und Laugenverätzungen. PPI: Protonenpumpeninhibitor.

- Bei Ingestion einer geringen Menge verdünnter Ätzsubstanzen und milder Symptomatik sind eine kurze Beobachtung und ambulante Behandlung ausreichend.
- In allen anderen Fällen ist die stationäre Aufnahme erforderlich, bei intensiver Schädigung auf die Intensivstation.
- Die Basistherapie besteht aus
  - einer mindestens 48-stündigen Nüchternphase,
  - Protonenpumpeninhibitoren in doppelter Standarddosis i. v., Sucralfat 4 × 1 g p. o.
- Provoziertes Erbrechen, Gabe von neutralisierenden, sauren oder basischen Substanzen und Aktivkohle sind kontraindiziert.
- Die endoskopische Platzierung einer Magensonde kann erwogen werden.
- Ohne gesicherten Wert sind Steroide, Antibiotika (ohne Zeichen der systemischen Infektion), Mitomycin C als antifibrotische Substanz.
- Bei klinischen und bildgebenden Zeichen der Perforation ist ein operatives Vorgehen notwendig.

Späte Komplikationen

- Bei bis zu 70 % der Patienten mit einem Schädigungsgrad IIb und 100 % der Patienten mit Grad III entwickelt sich eine Ösophagusstriktur unterschiedlicher Länge.
- Stenosen entstehen innerhalb von 8 (minimal 3) Wochen bis zu einem Jahr.

Interventionelle Therapie

Endoskopische Dilatation von Ösophagusstenosen

- Erst nach 7 Wochen, nach Konsolidierung der Entzündung, erfolgt die Dilatation von Strikturen durch Savary-Bougies in mehreren Sitzungen und aufsteigendem Diameter.
- Ziel ist ein Diameter von 15–16 mm, mit dem die Dysphagie deutlich reduziert wird.
- Der Zeitabstand zwischen den Aufdehnungen variiert zwischen wöchentlichen und später monatlichen Interventionen.
- Nicht selten sind dauerhafte oder gar lebenslange Bougierungen erforderlich.
- Bei sehr kooperativen, geschulten Patienten sind Selbstbougierungen möglich.
- Ballondilatationen sind eine Alternative, haben aber den Nachteil der fehlenden taktilen Wahrnehmung, wie weit das Lumen ohne erhöhtes Risiko aufgedehnt werden kann.

Implantation von Ösophagusstents

- Selbstexpandierende, ummantelte Metallstents haben bislang nicht überzeugt, aufgrund von
  - Drucknekrosen,

- Gewebehyperplasien,
- Einwachsen oder Stentmigration sowie
- Fistelbildung und
- der Notwendigkeit der späteren Extraktion.
- Auch biodegradierbare Stents sind mit einer Stenosebeseitigung von 10% nicht zu empfehlen.

Operative Therapie

- Operiert werden Perforationen > Grad IIIb.
- gängige Operationsverfahren:
  - Ösophagusresektion
  - Magenhochzugsoperation
  - Koloninterponat
  - Magenresektion
- Nur bei sehr umschriebener Ösophagusläsion ist die Esophagus-Schwamm-Vakuumtherapie denkbar.

3.3.12 Nachsorge

- Nach Laugen- oder Säureningestion besteht ein erhöhtes Risiko (3000-fach) für Speiseröhrenkrebs (Plattenepithelkarzinom, seltener Adenokarzinom),
- Karzinome treten typischerweise 15–40 Jahre nach Verätzung auf.
  - Daher wird für Betroffene eine endoskopische Überwachung ab dem 15. Jahr alle 2 Jahre empfohlen.

3.3.13 Verlauf und Prognose

- Die Prognose ist abhängig vom Ausmaß der Schädigung.
- Stenosen führen häufig zu lebenslanger Beeinträchtigung der Lebensqualität und Notwendigkeit wiederholter Bougierungen.
- Auch operierte Patienten bedürfen nicht selten weiterer Bougierungen von Anastomosenstenosen.
- Spätkarzinome können bei rechtzeitiger Detektion meist gut therapiert werden.

3.3.14 Besonderheiten bei Kindern

- Kleinkinder im Alter zwischen 2–6 Jahren, die unbeaufsichtigt aus bunten Chemikalienflaschen trinken, sind die größte Gruppe bei Säure- und Laugeningestionen.
- Die eingenommenen Mengen sind meist gering, schwere Schäden seltener als bei Erwachsenen.
- Das Management entspricht im Wesentlichen dem bei Erwachsenen. CT-Untersuchungen sind aus Strahlenschutzgründen zu vermeiden.
- Staatlich verordnete Kennzeichnungen, kindersichere Verschlusskappen und Aufklärung sind wichtige Bestandteile zur Verhinderung.

3.3.15 Quellenangaben

[1] Chirica M, Bonavina L, Kelly MD et al. Caustic ingestion. Lancet 2017; 389: 2041–2052
[2] Contini S, Scarpignato C. Caustic injury of the upper gastrointestinal tract: a comprehensive review. World J Gastroenterol 2013; 25: 3918–3930
[3] De Lusong MAA, Timbol ABG, Tuazon DJS. Management of esophageal caustic injury. World J Gastrointest Pharmacol Ther 2017; 2: 90–98
[4] Triadafilopoulos G. Caustic esophageal injury in adults. Waltham, MA: UpToDate Inc. 2018
[5] Zargar SA, Kochhar R, Mehta S et al. The role of fiberoptic endoscopy in the management of corrosive ingestion and modified endoscopic classification of burns. Gastrointest Endosc 1991; 37: 165–169

3.3.16 Wichtige Internetadressen

- Liste der Notrufnummern der Giftinformationszentren Deutschland, Österreich und Schweiz: www.vergiftungszentrale.de

3.4 Ösophagusdivertikel

J. Pohl, I. Steinbrück

3.4.1 Steckbrief

Zu den Ösophagusdivertikeln zählen das zervikale Zenker-Divertikel, das Divertikel des mittleren Ösophagus und das epiphrenische Divertikel. Eine Sonderform ist die intramurale Pseudodivertikulose, die durch eine Erweiterung von Schleimdrüsen in der Submukosa gekennzeichnet ist und durch entzündlich-narbige Ösophagusstenosen auffällig wird. Leitsymptom aller Divertikel ist die Dysphagie, wobei das mittlere und distale Ösophagusdivertikel nur selten Symptome verursachen. Zur Diagnose führen die Ösophago-Gastro-Duodenoskopie (ÖGD) und der Ösophagusbreischluck. Das Zenker-Divertikel kann bei klinischen Beschwerden endoskopisch oder operativ behandelt werden, das symptomatische mittlere und distale Divertikel durch operative Therapie oder Therapie einer eventuell zugrunde liegenden Motilitätsstörung. Die intramurale Pseudodivertikulose wird durch Bougierung der Stenosen behandelt.

3.4.2 Synonyme

Zenker-Divertikel

- zervikales Pulsionsdivertikel
- pharyngoösophageales Divertikel

Divertikel des mittleren Ösophagus

- Traktionsdivertikel
- Bifurkationsdivertikel
- parabronchiales Divertikel
- echtes Divertikel

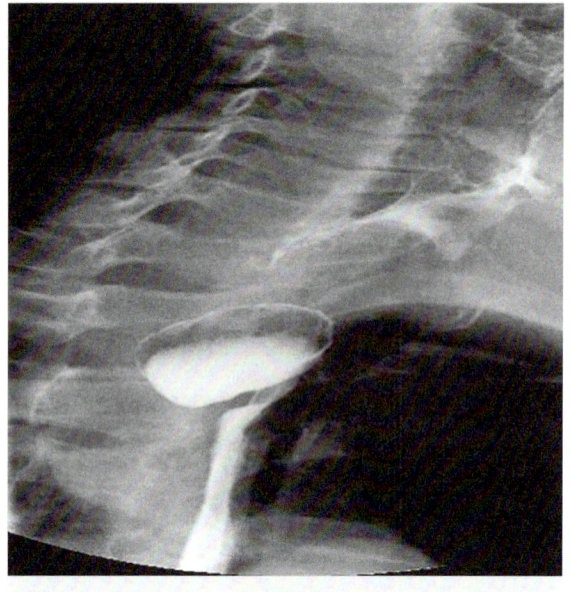

Abb. 3.12 Ösophagusbreischluck eines Zenker-Divertikels. (Quelle: R. Fischbach, Hamburg)

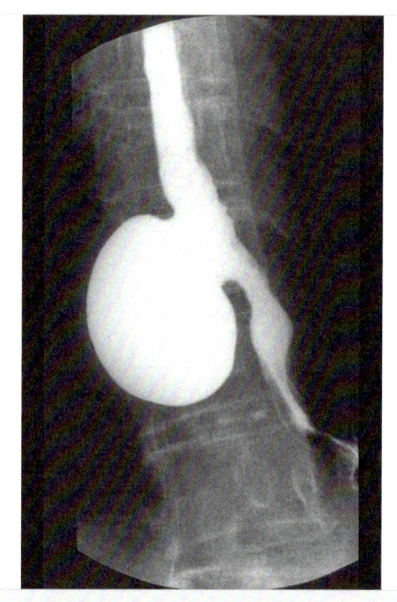

Abb. 3.13 Ösophagusbreischluck eines mittleren Ösophagusdivertikels. (Quelle: R. Fischbach, Hamburg)

Epiphrenisches Divertikel
- epiphrenisches Pulsionsdivertikel

3.4.3 Keywords
- intramurale Pseudodivertikulose,
- Motilitätsstörung
- Divertikulotomie
- Dysphagie
- Ösophagusstenose
- Bougierung

3.4.4 Definition
- **Zenker-Divertikel**: Pulsionsdivertikel im Hypopharynx/proximalen Ösophagus mit Aussackung von Mukosa und Submukosa (= Pseudodivertikel) nach linksdorsal durch die Muskellücke zwischen M. cricopharyngeus und M. constrictor pharyngis inferior, dem sog. Kilian-Dreieck (▶ Abb. 3.12).
- **Divertikel des mittleren Ösophagus**: Traktionsdivertikel im mittleren Ösophagus (in Höhe der Trachealbifurkation) mit Aussackung aller Wandschichten > 10 cm proximal der Z-Linie (▶ Abb. 3.13).
- **epiphrenisches Divertikel**: Pulsionsdivertikel im distalen Ösophagus mit üblicherweise rechtsseitiger Aussackung von Mukosa und Submukosa (= Pseudodivertikel) < 10 cm proximal des gastroösophagealen Übergangs (▶ Abb. 3.14).
- **intramurale Pseudodivertikulose**: intramurale Erweiterung der submukösen Schleimdrüsen in einzelnen, variablen Ösophagussegmenten mit Small-Caliber-Ösophagus durch ringförmige entzündlich-narbige Stenosen (▶ Abb. 3.15).

3.4.5 Epidemiologie
Häufigkeit
- Zenker-Divertikel: 70 % aller Ösophagusdivertikel, 2/100 000 pro Jahr
- Divertikel des mittleren Ösophagus: 20 % aller Ösophagusdivertikel
- epiphrenisches Divertikel: 10 % aller Ösophagusdivertikel
- intramurale Pseudodivertikulose: unbekannt

Altersgipfel
- Zenker-Divertikel: 70–80 Jahre (> 40 Jahre)
- Divertikel des mittleren Ösophagus: unbekannt
- epiphrenisches Divertikel: unbekannt
- intramurale Pseudodivertikulose: > 40 Jahre

Geschlechtsverteilung
- Zenker-Divertikel: überwiegend Männer
- Divertikel des mittleren Ösophagus: unbekannt
- epiphrenisches Divertikel: unbekannt
- intramurale Pseudodivertikulose: mehrheitlich Männer

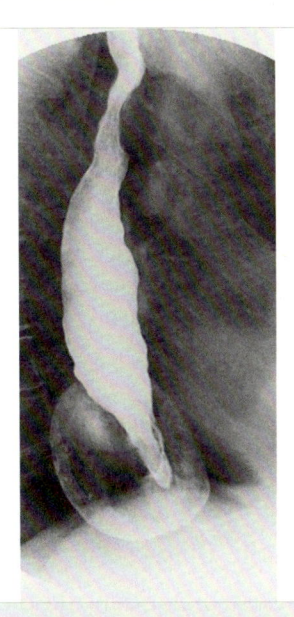

Abb. 3.14 Ösophagusbreischluck eines epiphrenischen Divertikels. (Quelle: R. Fischbach, Hamburg)

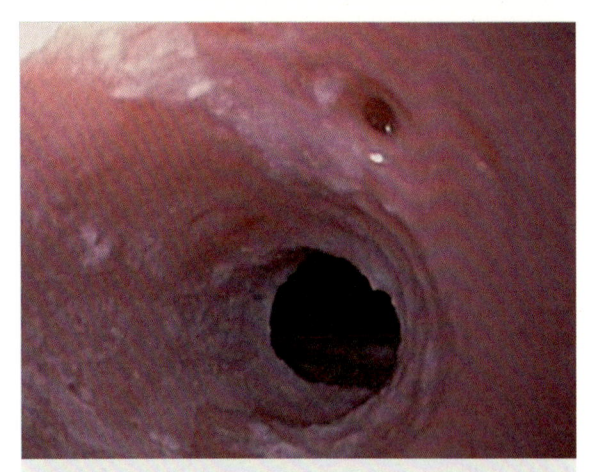

Abb. 3.15 Endoskopisches Bild einer intramuralen Pseudodivertikulose mit Soor und narbig-entzündlichem Small-Caliber-Ösophagus.

Prädisponierende Faktoren

Zenker-Divertikel
- Alter
- männliches Geschlecht

Divertikel des mittleren Ösophagus
- mediastinale Vernarbungen
- Motilitätsstörung

Epiphrenisches Divertikel
- Motilitätsstörung

Intramurale Pseudodivertikulose
- Alkohol
- Nikotin
- Soor
- entzündliche Ösophaguserkrankungen

3.4.6 Ätiologie und Pathogenese

Zenker-Divertikel
- Druckerhöhung im Hypopharynx aufgrund einer Kombination aus
  - Relaxationsstörung/fibrotisch reduzierter Compliance des oberen Ösophagussphinkters und
  - Tonuserhöhung des M. cricopharyngeus

Divertikel des mittleren Ösophagus
- Zug von außen
  - durch mediastinale Vernarbungen nach Lymphknotenerkrankungen (z. B. Tuberkulose, Histoplasmose, Lymphome),
  - postoperativ oder
  - durch lokale Motilitätsstörungen

Epiphrenisches Divertikel
- intraluminale Druckerhöhung in Folge
  - einer Motilitätsstörung (v. a. Achalasie) oder
  - einer Wandschwäche, die iatrogen (nach Perforation oder Myotomie) oder durch andere Erkrankungen (Sklerodermie, Ehler-Danlos-Syndrom) bedingt sein kann

Intramurale Pseudodivertikulose
- unbekannt
- durch entzündliche Ösophaguserkrankungen und Noxen getriggert

3.4.7 Symptomatik

Zenker-Divertikel
- Dysphagie
- Regurgitation unverdauter Nahrung (v. a. während der Nacht)
- Foetor ex ore
- chronischer Husten
- Aspiration von Nahrung

- Globusgefühl
- zervikales „Gurgeln" (Borborygmi)
- ggf. Gewichtsverlust und Kachexie

Divertikel des mittleren Ösophagus
- zumeist asymptomatisch
- ggf. Dysphagie, retrosternale Schmerzen, Refluxsymptome

Epiphrenisches Divertikel
- Dysphagie
- Regurgitation von Nahrungsresten
- Brustschmerzen
- Sodbrennen
- Mundgeruch
- Gewichtsverlust
- chronischer Husten
- Aspiration von Nahrung

Intramurale Pseudodivertikulose
- Dysphagie
- Bolusereignisse

3.4.8 Diagnostik
- häufig endoskopische Zufallsbefunde
- Die genaue Anamnese führt in der Regel zur Verdachtsdiagnose.

Diagnostisches Vorgehen
- Anamnese
- beim Leitsymptom Dysphagie zunächst ÖGD, anschließend Röntgenbreischluck und ggf. Manometrie

Anamnese
- Art der Dysphagie:
  - obere/untere Dyspagie
  - Dysphagie für Flüssigkeiten/Nahrung
  - rezidivierende Bolusereignisse
  - Odynophagie
- Vorerkrankungen:
  - angeborene oder entzündliche Ösophaguserkrankungen
  - Verätzungen
  - neurologische/rheumatologische Erkrankungen
- vorausgegangene Operationen: z. B. Fundoplicatio, Myotomie
- weitere Beschwerden:
  - insbesondere B-Symptomatik
  - neurologische/rheumatologische Symptome
- Noxen

Körperliche Untersuchung
- keine wegweisenden Befunde

Bildgebende Diagnostik
Ösophagusbreischluck
- Ösophagusdivertikel: Mittel der Wahl zur
  - Diagnosestellung,
  - Abschätzung von Lage,
  - Größe und
  - funktioneller Relevanz sowie
  - beim epiphrenischen (und parabronchialen) Divertikel Nachweis einer eventuell zugrunde liegenden Motilitätsstörung
- intramurale Pseudodivertikulose: nicht obligat

Instrumentelle Diagnostik
Ösophago-Gastro-Duodenoskopie (ÖGD)
- Ösophagusdivertikel:
  - zur Diagnosestellung nicht zwingend erforderlich
  - wichtig zur Abklärung von Differenzialdiagnosen
  - beim distalen/mittleren Divertikel wichtig zur Abklärung einer eventuell zugrunde liegenden Motilitätsstörung
  - Cave: Perforationsgefahr beim Zenker-Divertikel
- intramurale Pseudodivertikulose: Mittel der Wahl zur Diagnosestellung

Ösophagusmanometrie
- Abklärung einer zugrunde liegenden Motilitätsstörung beim epiphrenischen (und parabronchialen) Divertikel
- keine Bedeutung beim Zenker-Divertikel und bei der intramuralen Pseudodivertikulose

3.4.9 Differenzialdiagnosen
- Tumoren in Rachen/Hals, Ösophagus, Kardia, Mediastinum oder Lunge
- entzündlich-narbige Stenosen (peptisch, radiogen, infektiös, Verätzung, Medikamentenulcus, Morbus Crohn)
- Motilitätsstörungen (Achalasie, diffuser Ösophagusspasmus, Nussknacker-Ösophagus)
- eosinophile Ösophagitis
- ösophagealer Lichen ruber
- Webs
- Fremdkörper
- iatrogen (Fundoplicatio)
- neurologische Erkrankungen (Apoplex, Morbus Parkinson, Multiple Sklerose, Myasthenia gravis, Amyotrophe Lateralsklerose, Poliomyelitis, Neurolues, Bulbärparalyse, Botulismus)
- Sklerodermie/CREST-Syndrom
- zervikaler Osteophyt

- medikamentös bedingte Schluckstörung
- Struma
- Xerostomie
- Aortenaneurysma
- Fehlbildungen
- funktionelle Dysphagie

3.4.10 Therapie
Therapeutisches Vorgehen
Ösophagusdivertikel
- Therapie nur bei Symptomen
- Klinik verursacht v. a. das Zenker-Divertikel, in geringerem Maße auch das epiphrenische Divertikel, dann aber v. a. durch die zugrunde liegende Motilitätsstörung.
- Das Traktionsdivertikel bedarf in der Regel keiner Therapie.

Zenker-Divertikel
- chirurgische Therapie
- endoskopische Therapie mit starrem Endoskop (durch HNO-Arzt)
- endoskopische Therapie mit flexiblem Endoskop
- Vergleichsstudien existieren nicht.
  - Bei der operativen Therapie stehen der Erfolgsrate > 90 % eine relevante Komplikations- und Mortalitätsrate gegenüber.
  - Die minimalinvasiven endoskopischen Verfahren haben eine etwas geringere Erfolgsrate (> 80 %), sind aber deutlich weniger komplikativ.
  - Die in 10–35 % auftretenden Rezidive können erneut endoskopisch behandelt werden.
  - Die flexibel-endoskopischen Therapie wird in Sedierung durchgeführt.

Peribronchiales Divertikel
- nur selten behandlungsbedürftig
- je nach Klinik rein symptomatische Behandlung, bei Motilitätsstörung entsprechende Therapie, bei hochsymptomatischen Patienten ggf. chirurgische Therapie

Epiphrenisches Divertikel
- medikamentöse oder interventionelle Behandlung der zugrunde liegenden Motilitätsstörung
- bei hochsymptomatischen Patienten ggf. chirurgische Therapie

Intramurale Pseudodivertikulose
- keine kausale Therapie
- Noxenkarenz

- Behandlung der assoziierten entzündlichen Ösophaguserkrankung
- bei symptomatischen Patienten Bougierung

Interventionelle Therapie
Endoskopie mit flexiblem Endoskop
Zenker-Divertikel
- transorale Durchtrennung des Muskelstegs zwischen Divertikel und Ösophaguslumen (Divertikuloösophagostomie) mit Nadelmesser, Argonplasmakoagulation oder Stapler in Sedierung.
- Hierbei wird der Divertikelsteg zunächst mit Hilfe einer der folgenden drei Techniken endoskopisch eingestellt:
  - Verwendung einer Resektionskappe (▶ Abb. 3.16)
  - Einlage eines Bougies/einer Magensonde in das Ösophaguslumen
  - Verwendung eines speziellen Overtubes (Divertikulotom) zum Aufspannen des Stegs
- Anschließend erfolgt das Einschneiden des Stegs fast bis zum Divertikelboden bzw. bei Verwendung einer Kappe bis zum Kollaps des Divertikels.
- Fakultativ wird dann der Schnitt in querer Richtung mit mehreren Hämoclips verschlossen.
- mögliche Komplikationen:
  - Blutung (10 %)
  - Fieber und Leukozytose
  - Mikroperforation mit Hals-/Mediastinalemphysem und spontaner Regredienz nach wenigen Tagen (23 %)
  - Makroperforation mit Halsabszess/Mediastinitis (selten)

Intramurale Pseudodivertikulose
- endoskopische Bougierung mit Savary-Bougies
- mögliche Komplikation: Perforation

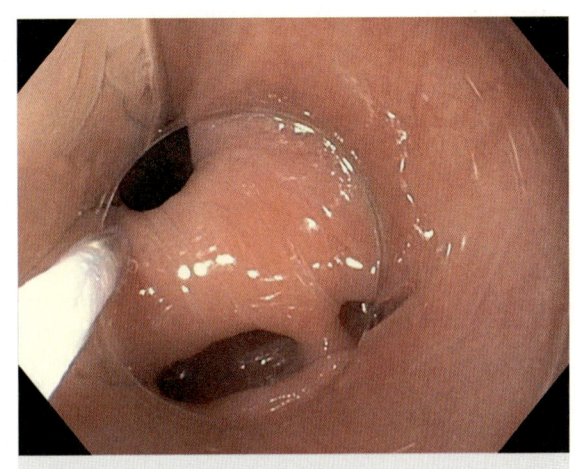

Abb. 3.16 Zenker-Divertikel mit endoskopischer Einstellung des Divertikelstegs mit einer Resektionskappe vor Durchtrennung mit dem Nadelmesser.

Endoskopie mit starrem Endoskop

Zenker-Divertikel
- transorale Durchtrennung des Muskelstegs zwischen Divertikel und Ösophaguslumen (Divertikuloösophagostomie) mit Laser oder Stapler in Intubationsnarkose
- Auftreten von Komplikationen in 17 % der Fälle, schwere Komplikationen in 2,4 % der Fälle

Operative Therapie
- **Zenker-Divertikel**:
  - kollare Divertikulotomie mit Klammernahtgerät oder Divertikulopexie mit Myotomie des M. cricopharyngeus über mehrere Zentimeter
  - mögliche Komplikationen:
    - Mediastinitis/Pneumonie/Blutung (7,5 %)
    - Mortalität 3,4 %
- **mittleres Ösophagusdivertikel**: Divertikulektomie mit Myotomie
- **epiphrenisches Divertikel**:
  - Divertikulektomie mit Myotomie transthorakal (Komplikationsrate 10–37 % und Mortalität 11 %) oder
  - laparoskopisch transabdominal (niedrigere Komplikationsrate)
- **intramurale Pseudodivertikulose**: keine

3.4.11 Verlauf und Prognose

Ösophagusdivertikel
- Die Prognose nach Therapie ist gut.
- Rezidive können erneut interventionell behandelt werden.
- Es gibt Hinweise auf eine erhöhte Entartungswahrscheinlichkeit (ca. 2 %) in Divertikeln des mittleren Ösophagus.

Intramurale Pseudodivertikulose
- chronische Erkrankung ohne kausale Therapie
- Der Effekt einer Bougierung bei symptomatischen Stenosen hält häufig über Monate bis Jahre an und muss bei erneuten Symptomen wiederholt werden.

3.5 Achalasie

H.-D. Allescher

3.5.1 Steckbrief

Die Achalasie ist eine neuromuskuläre Erkrankung des Ösophagus. Sie ist gekennzeichnet durch eine reduzierte oder aufgehobene Relaxation (Öffnung) des unteren ösophagealen Sphinkters in Verbindung mit einer Störung der propulsiven Motilität in der tubulären Speiseröhre. Dadurch wird die Entleerung der Speiseröhre hochgradig beeinträchtigt. Die Motilität in der tubulären Speiseröhre ist meistens reduziert oder komplett fehlend, kann jedoch in seltenen Fällen auch gesteigert sein. Die Leitsymptome der Achalasie sind zunehmende Dysphagie für solide und flüssige Nahrungsbestandteile, retrosternales Druckgefühl beim Essen sowie aktive und später auch passive Regurgitationen von unverdauten Speisen. Je nach den Charakteristika der tubulären ösophagealen Motilität werden die hypomotile, die amotile und die hypermotile Achalasie unterschieden. Die Diagnostik basiert auf der charakteristischen Anamnese, dem typischen endoskopischen Befund, einem spezifischen radiologischen Verhalten und einer charakteristischen Funktionsdiagnostik (hochauflösende Manometrie).

3.5.2 Aktuelles

- Es gibt Hinweise für eine genetische Prädisposition zur Entwicklung einer Achalasie.
- Die perorale endoskopische Myotomie (POEM) ist eine interessante neue therapeutische Option, insbesondere bei den hypermotilen Formen der Achalasie.
  - In den aktuellen Vergleichsstudien ergeben sich jedoch Hinweise für einen gesteigerten gastroösophagealen Reflux.

3.5.3 Synonyme
- Kardiospasmus

3.5.4 Keywords
- enterisches Nervensystem
- NO-abhängige Neurotransmission
- POEM
- Dysphagie
- pneumatische Dilatation

3.5.5 Definition
- Störung der schluckinduzierten neuromuskulären Relaxation des unteren Ösophagussphinkters

3.5.6 Epidemiologie

Häufigkeit
- Die Inzidenz der Achalasie liegt bei ca. 0,5–1/100 000 Einwohner.
- Die Prävalenz ist aufgrund der lebenslangen Erkrankung jedoch deutlich höher und liegt bei ca. 15–20/100 000 Einwohner.

Altersgipfel
- Die Erkrankung tritt meist im höheren Lebensalter (> 50. Lebensjahr) auf.

Geschlechtsverteilung
- Männer und Frauen sind von der Erkrankung nahezu gleich häufig betroffen.

Prädisponierende Faktoren
- In einer neueren Studie konnten genetische Risikofaktoren identifiziert werden.

3.5.7 Ätiologie und Pathogenese

- Es wurden verschiedene Theorien zur Entstehung vorgeschlagen, u. a. Assoziation zu:
  - durchgemachten **Viruserkrankungen** (Masern) und/oder dadurch
  - getriggerten Autoimmunerkrankungen mit Antikörpern gegen bestimmt NO-haltige Neuronen
- Das Auftreten von **Autoantikörpern** (ANA, Anti-Hu1-Antikörper) ist bei Formen der sekundären Achalasie im Rahmen von paraneoplastischen Erkrankungsformen (kleinzelliges Bronchialcarcinom) beschrieben.
- Bei der Infektionserkrankung mit Trypanosoma cruzei (Chagas-Krankheit) kommt es zu einem der Achalasie ähnlichen Krankheitsbild.

3.5.8 Klassifikation und Risikostratifizierung

- Die klinische Klassifikation der Achalasie beruht auf der Dilatation und Funktionseinschränkung der Speiseröhre.
- Als radiologische Korrelat kann die Höhe der Kontrastmittel-Säule in der Speiseröhre verwendet werden.
- Zur Beurteilung der klinischen Symptomatik wird der **Eckardt-Score** verwendet, bei dem
  - Thoraxschmerzen,
  - Dysphagie und
  - Regurgitation jeweils mit 1–3 Punkten bewertet werden.
- **Manometrisch** wird die Achalasie mit der hochauflösenden Manometrie (Chicago-Klassifikation) eingeteilt in:
  - Typ I: amotile Achalasie
  - Typ II: Achalasie mit simultaner Druckerhöhung
  - Typ III: hypermotile Achalasie

3.5.9 Symptomatik

- **Leitsymptom** der Achalasie ist die
  - Dysphagie und
  - in den Frühstadien der retrosternale Schmerz.
- Mit Fortschreiten der Erkrankung kommt es
  - zu nicht sauren Regurgitationen,
  - zu schwallartigem Erbrechen,
  - zu passiven Regurgitationen,
  - zum Zurücklaufen von unverdauter Nahrung (vor allem im Liegen mit Husten und Aspirationen),
  - zu Aspirationspneumonien und
  - zur Gewichtsabnahme.

3.5.10 Diagnostik

Diagnostisches Vorgehen
- Die Diagnostik basiert auf der
  - endoskopischen Inspektion,
  - radiologischen Funktionsuntersuchung und
  - hochauflösenden Manometrie (HRM: High Resolution Manometrie).

Anamnese
- Bei betroffenen Patienten bestehen schon längere Zeit Schluckprobleme oder sie berichten, dass sie schon immer „langsame Esser" waren.
- Häufig kommt es zu einem Steckenbleiben der Nahrung mit der Notwendigkeit, das Essen wieder unverdaut hochzuwürgen.

Körperliche Untersuchung
- Patienten sollten einen Schluck Wasser trinken, um die Schluckfunktion zu überprüfen.
  - Gelegentlich kann das Plätschern im Thorax auskultiert werden.
- Häufig besteht durch die Gärprozesse ein unangenehmer Mundgeruch, den der Patient auch spontan angibt.

Labor
- Insbesondere bei sehr schnell aufgetretenen Beschwerden oder bei einer für das Stadium zu ausgeprägten Gewichtsannahme sollte an eine sekundäre Achalasie gedacht werden (ANA, Anti-Hu1-Antikörper).
- Bei einem anamnestischen Aufenthalt in Südamerika sollte eine serologische Untersuchung auf eine Trypanosoma-cruzei-Erkrankung erfolgen.

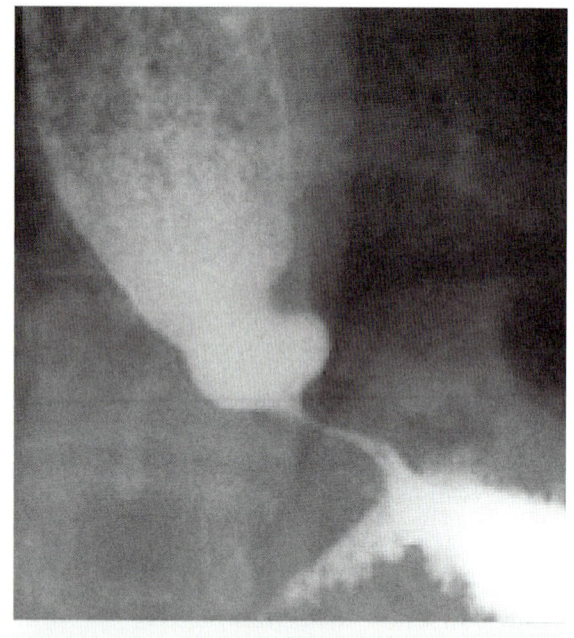

Abb. 3.17 Röntgenuntersuchung bei Achalasie. (Quelle: Allescher HD. Motilitätsstörungen der Speiseröhre. In: Riemann J, Fischbach W, Galle P, Mössner J. Gastroenterologie in Klinik und Praxis. Stuttgart: Thieme; 2007: 394–413)

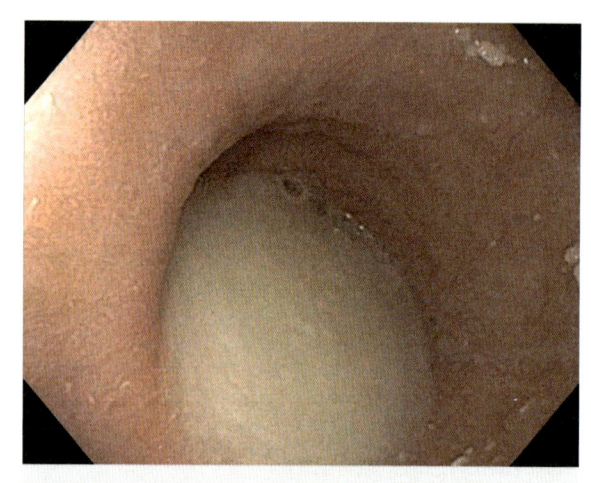

Abb. 3.18 Endoskopischer Aspekt bei einer Achalasie.

Bildgebende Diagnostik

Röntgen

- Bei der Röntgenuntersuchung – entweder als Bariumbreischluck oder als Video-Kinematografie – fällt eine verzögerte oder komplett aufgehobene Kontrastmittel-Passage in Höhe der Kardia auf (▶ Abb. 3.17).
- Je nach Ausprägung zeigt sich
  - eine fehlende Luftblase im Magenfundus,
  - eine Retention von Speiseresten und
  - eine unterschiedlich hohe Kontrastmittel-Säule in der Speiseröhre (Support Level).
- Die tubuläre Speiseröhre ist deutlich dilatiert und ggf. amotil.

Sonografie/Endosonografie

- Wenn eine sekundäre Achalasie nicht ausgeschlossen werden kann (schneller Krankheitsbeginn, ausgeprägte Gewichtsabnahme, andere Symptome), sollte die Kardiaregion mittels eines Schnittbildverfahrens beurteilt werden.
- Mit der Endosonografie kann die Wandschichtung der distalen Speiseröhre exakt beurteilt werden.
- Damit kann z. B. eine mögliche Infiltration durch einen Tumor (z. B. Kardiakarzinom) weitgehend ausgeschlossen werden.

CT und MRT

- Eine entsprechende Bildgebung der angrenzenden Strukturen (Lunge, Abdomen) mittels CT oder ggf. MRT sollte erfolgen, wenn
  - eine Endosonografie zur Beurteilung der Kardiaregion nicht zur Verfügung steht oder
  - es andere Hinweis für eine paraneoplastische Genese (Anti-Hu1-Antikörper) gibt.

Instrumentelle Diagnostik

Ösophago-Gastro-Duodenoskopie (ÖGD)

- Die ÖGD ist die grundlegende Diagnostikmethode, birgt aber auch spezielle Gefahren.
- Durch die Retention von Speiseresten befinden sich auch nach entsprechender Nüchternphase meistens noch Speisereste im Lumen, die beim Einführen des Geräts hochgewürgt und aspiriert werden können.
- Wegen dieser Aspirationsgefahr sollte die ÖGD immer ohne Rachenanästhesie und nur mit geringer Sedierung durchgeführt werden.
- Bei der Beurteilung der Achalasie geht es neben
  - der Diagnosesicherung und
  - dem Ausschluss anderer struktureller Ursachen vor allem auch um
  - die Beurteilung einer gleichzeitig bestehenden Retentionsösophagitis oder Candida-Ösophagitis.
- Bei der Endoskopie zeigen sich je nach Stadium
  - eine dilatierte Speiseröhre,
  - retinierte Speisereste und
  - eine distale Hochdruckzone auf Höhe der Kardia, die nur mit leichtem Druck und ohne Verletzung der Schleimhaut überwunden werden kann (▶ Abb. 3.18).
- In Inversion fällt eine eng schließende Kardia ohne Schleimhautläsion auf.

Ösophagusmanometrie

- Die HRM ermöglicht durch multiple Druckaufnehmer eine Beurteilung der gesamten Speiseröhre vom oberen Ösophagussphinkter bis in den proximalen Magen.
- Die Problematik liegt vor allem in der Einlage der Sonde, die vorsichtig durch die Kardiaregion bis in den Magen positioniert wird.
- Durch die Dilatation und durch die Hochdruckzone ist die Sondenpassage sehr erschwert und muss oft endoskopisch erfolgen.
- In der HRM zeigt sich
  - eine aufgehobene primäre Ösophagusmotilität mit
  - einer charakteristischen Druckerhöhung beim Schluckakt proximal der Kardiaregion (intrabolus pressure, IBP) und
  - einem erhöhten Druck im unteren Ösophagussphinkter (integrierter Relaxationsdruck IRP > 15 mmHg).
- Je nach Verhalten der tubulären Speiseröhre werden **3 Typen** unterschieden (▶ Abb. 3.19):

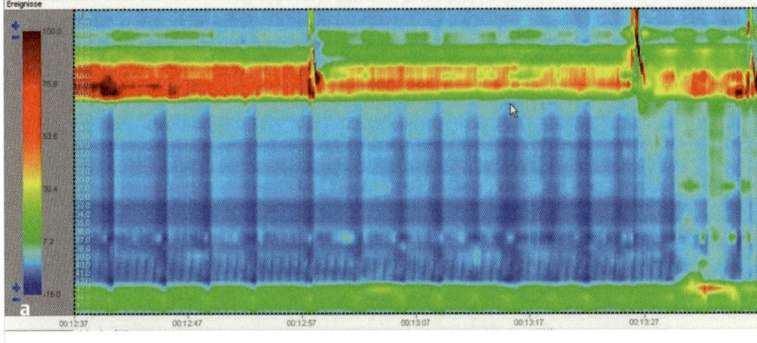

Abb. 3.19 Hochauflösende Manometrie zur Diagnostik einer Achalasie.
a Typ I.
b Typ II.
c Typ III.

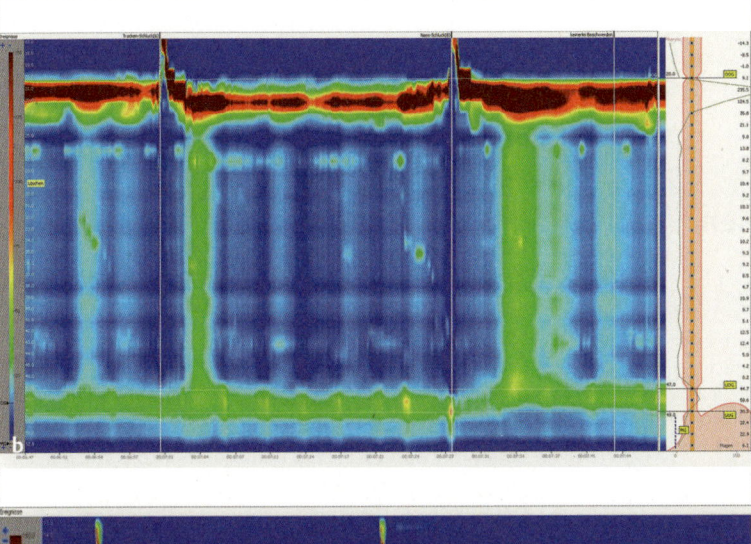

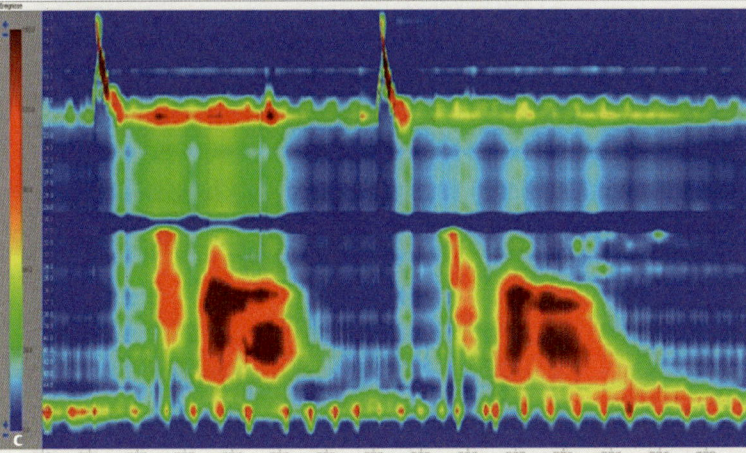

- komplett amotile Speiseröhre: maximale Aufweitung der Speiseröhre ohne relevante Restkontraktilität (Typ I)
- aufgeweitete Speiseröhre mit kontraktiler Restaktivität (Typ II)
- spastische oder hypermotile Speiseröhre (Typ III)

24-Stunden-pH-Metrie

- Bei der Achalasie liegt meistens kein Reflux vor, da die Kardia eher kompetent ist.
- Trotzdem wird die Achalasie gelegentlich klinisch mit einer Refluxerkrankung verwechselt, denn
  - Patienten klagen über eine postprandiale Regurgitation und
  - haben durch den Gärungsprozess manchmal leicht sauren Mundgeruch bzw. sauren „Reflux".

Histologie, Zytologie und klinische Pathologie

Histologische Mukosadiagnostik

- Bei unklaren Fällen mit Schleimhautveränderungen im Bereich der Kardia sollte immer eine bioptische Kontrolle der Kardiaschleimhaut erfolgen.
- Bioptisch gesichert werden sollten:
  - Retentionsösophagitis (durch Retention von Speiseresten und Gärprozesse)
  - Candida-Ösophagitis

3.5.11 Differenzialdiagnosen

Tab. 3.7 Differenzialdiagnosen.

Differenzialdiagnose	Bemerkungen
peptische Stenose	meist als Endstadium einer Refluxerkrankung mit typischen Refluxsymptomen (Sodbrennen, saurem Aufstoßen), relativ konstante Dysphagie vor allem für Feststoffe, häufig erhaltene tubuläre Ösophagusmotilität mit krampfartigen Zuständen, starker Widerstand bei der Gerätepassage, Schleimhautläsionen nach der Gerätpassage
sekundäre Achalasie	schneller Beschwerdebeginn mit frühzeitigem Gewichtsverlust
Kardiakarzinom	konstante zunehmende Dysphagie vor allem für Feststoffe, ausgeprägte frühzeitige Gewichtsabnahme
eosinophile Ösophagitis	atopische Begleiterkrankungen, intermittierende Dysphagie

3.5.12 Therapie

Therapeutisches Vorgehen

- Beim therapeutischen Management ist es wichtig zu beachten, dass es sich bei der Achalasie um eine chronische lebenslange Erkrankung handelt.
- Neben der initialen Effektivität der Therapieform sind die Langzeiterfolge und Rezidivraten von entscheidender Bedeutung, aber vor allem auch die Therapiealternativen bei Therapieversagen (▶ Abb. 3.20).

Allgemeine Maßnahmen

- Manchmal sind spezifische Manöver oder der Genuss von kohlsäurehaltigen Getränken hilfreich, um die Passage zu erleichtern.

Pharmakotherapie

- Eine medikamentöse Drucksenkung im unteren Sphinkter (Kalziumantagonisten, Spasmolytika oder NO-haltigen Substanzen) kann in Einzelfällen eine leichte Beschwerdebesserung erzielen.
- Meist ist der therapeutische Erfolg gering und geht mit deutlichen Nebenwirkungen einher.

Interventionelle Therapie

Botulinumtoxin-Injektion in den unteren Ösophagussphinkter

- Mit der intrasphinktären Injektion von Botulinumtoxin (BTX) A ist es möglich, die exzitatorische cholinerge Neurotransmission im unteren Ösophagussphinkter zu vermindern und so eine Drucksenkung des unteren Sphinkters zu erreichen.
- Die initiale Ansprechrate der BTX-Injektion liegt bei ca. 90 %, jedoch ist die Langzeitwirkung aufgrund des Wirkmechanismus limitiert.
- Patienten werden erneut symptomatisch, sprechen aber gut auf eine erneute Therapie an.
- Die BTX-Injektion ist eine Option für Patienten,
  - die aktuell für ein anderes interventionelles Verfahren nicht geeignet sind (orale Antikoagulation, Z. n. Myokardrevaskularisation, Bestrahlung, etc.) und
  - bei denen ein umschriebener Zeitraum überbrückt werden soll.
- Die BTX-Injektion ist auch für diagnostische Fragestellungen geeignet (z. B. symptomatisches Rezidiv nach Myotomie), um den Einfluss der muskulären Komponente zu überprüfen.

3.5 Achalasie

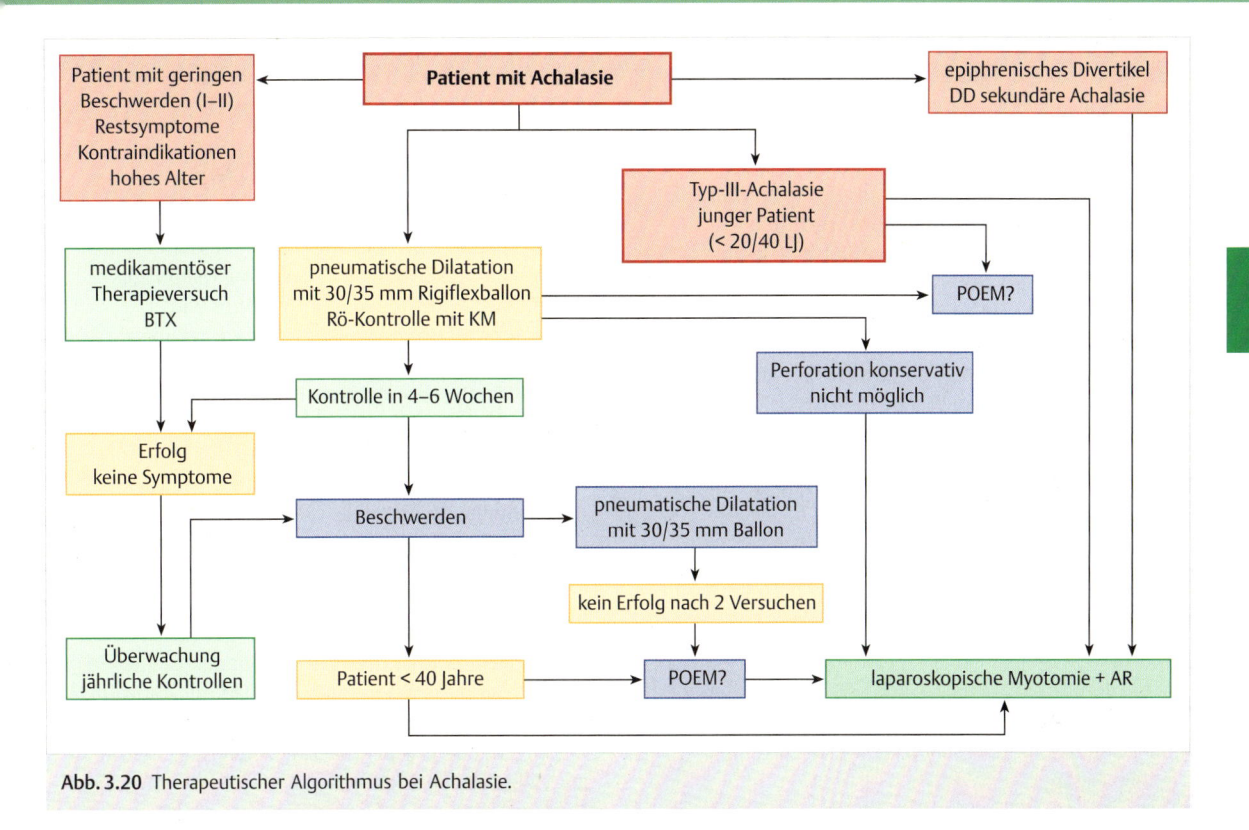

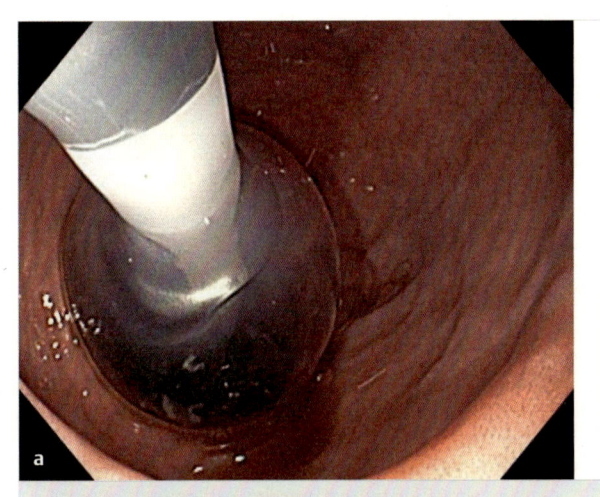

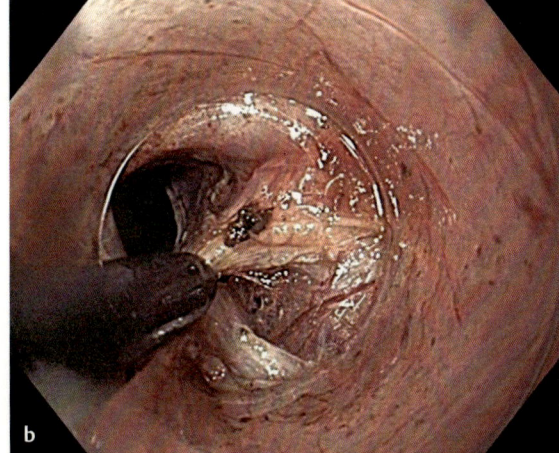

Abb. 3.20 Therapeutischer Algorithmus bei Achalasie.

Abb. 3.21 Therapie der Achalasie.
a Pneumatische Dilatation.
b POEM.

Pneumatische Dilatation

- Bei der pneumatischen Dilatation wird das enge muskuläre Sphinktersegment mit einem luftgefüllten Polyethylenballon (Rigiflex-Ballon) mit fest definiertem Außendurchmesser gedehnt (▶ Abb. 3.21a).
- In der Regel wird mit 30 mm bzw. 35 mm begonnen und bei Nichtansprechen auf 35 mm bzw. 40 mm gesteigert.
- Bei der Einzeldilatation liegt die klinische Erfolgsrate bei 70–85 %, bei der wiederholten Dehnungsbehandlung bei > 90 %.

- Patienten mit einer hypermotilen Achalasie (Typ-III-Achalasie) und sehr junge Patienten (< 20 Jahre) sprechen kaum auf eine pneumatische Dilatation an.
  ○ Sie sollten primär einer Myotomie (laparoskopisch, endoskopisch) zugeführt werden.
- Patienten im Alter von 20–40 Jahren zeigen ebenfalls noch eine reduzierte klinische Ansprechrate.
  ○ Bei diesen Patienten ist ein einmaliger Therapieversuch indiziert.
  ○ Bei Nichtansprechen ist eine endoskopische oder laparoskopische Myotomie die Therapie der Wahl.
- Die pneumatische Dilatation ist mit einer geringen Rate an gastroösophagealem Reflux assoziiert.
  ○ In einem randomisierten Vergleich war sie diesbezüglich der POEM überlegen.
- Die schwerwiegendste Komplikation ist eine Ösophagusperforation, die
  ○ in 1–2 % der Fälle auftritt und
  ○ mit endoskopischer Therapie (Clip, Stent) oder einer sofortigen laparoskopischen Myotomie behandelt werden kann.

Perorale endoskopische Myotomie (POEM)

- Die POEM erfolgt über einen submukösen Tunnel (▶ Abb. 3.21b).
- Der Zugang in die Submukosa erfolgt ca. 4–5 cm oral der intendierten Myotomieobergrenze im mittleren Ösophagus.
- Bei der spastischen Achalasieform (Subtyp III) hängt die Lokalisation des Zugangs von dem Ausmaß der thorakalen Hochdruckzone ab, die manometrisch bestimmt wird.
- Die Mukosa wird für den submukosalen Zugang mit Kochsalzlösung unterspritzt, eröffnet und ein submuköser Tunnel bis in den proximalen Magen gebildet,
- Die Ringmuskulatur wird mit einem speziellen Messer bis distal der Kardia durchtrennt.
- Nach kompletter Dissektion und sorgfältiger Blutstillung wird die Eintrittsstelle mit einer Clipreihe wieder verschlossen.
- Die POEM ist eine effektive Therapiemethode mit
  ○ einer Erfolgsrate von > 90 % bei
  ○ gleichzeitig niedriger Rate (< 2 %) an ernsten Komplikationen (Pneumothorax, Blutungen, Schleimhautperforationen).
- Gegenwärtig gibt es nur wenige publizierte Studien mit mittelfristigen POEM-Ergebnissen.
  ○ Daten aus retrospektiven multizentrischen Studien mit einem Follow-up von mindestens 24 Monaten weisen eine Rezidivrate zwischen 6–18 % auf.
- Problematisch sind die im Langzeitverlauf relativ hohen Raten an gastroösophagealem Reflux (27–42 %).
- POEM ist eine Therapiealternative in der Behandlung der Achalasie und der spastischen Erkrankungen der Speiseröhre.
- Es fehlen derzeit noch Langzeitdaten und randomisiert kontrollierte Studien mit den etablierten Behandlungsverfahren.

Laparoskopische Myotomie (LM)

- Die laparoskopische Myotomie ist die Fortentwicklung der klassischen Myotomie nach Gottstein und Heller, bei der die Muskelschicht des unteren Ösophagussphinkters bis zur Mukosa durchtrennt wird.
- Dieser Eingriff wird dann mit einer Antirefluxprozedur (z. B. Thal-Fundoplastik) kombiniert.
- Die LM ist ein sehr effektives Behandlungsverfahren mit einer initialen Erfolgsrate von > 90 %.
- In randomisierten Vergleichsstudien war die Erfolgsrate der LM vergleichbar mit
  ○ der offenen Myotomie,
  ○ der wiederholt durchgeführten pneumatischen Dilatation und
  ○ der POEM.
- Der große Vorteil der LM gegenüber der POEM ist die Möglichkeit, eine Antirefluxprozedur anzuschließen.
- Dadurch sind die Refluxraten nach LM mit Antirefluxeingriff sehr gering.
- Entsprechende prospektive Langzeitvergleichsstudien zur POEM laufen noch.
- Die Limitation der LM liegt darin, dass die Myotomie nur über eine limitierte Strecke auf die tubuläre Speiseröhre erweitert werden kann.
  ○ Daher ist die LM bei schweren Formen der hypermotilen Achalasie (Typ III) mit reduzierten Erfolgsraten verbunden.
  ○ Ob hier die POEM überlegen ist, muss in entsprechenden Studien gezeigt werden.

3.5.13 Nachsorge

- Bei der Achalasie kommt es durch die Stase zu einem Gärungsprozess in der tubulären Speiseröhre und vermutlich dadurch zu einem gesteigerten Risiko der Karzinomentstehung.
  ○ Ob dieses Risiko durch eine adäquate Therapie gesenkt wird, ist nicht klar.
- Aus diesen Gründen wird bei Patienten mit Achalasie eine regelmäßige endoskopische Kontrolle der Speiseröhre in 1–2-jährlichen Intervallen empfohlen.

3.5.14 Verlauf und Prognose

- Bei der Achalasie handelt es sich um eine chronische lebenslange Erkrankung, die aber nach adäquater Behandlung zu keiner wesentlichen Einschränkung der Lebenserwartung führt.

- Oft kommt es im Langzeitverlauf der Erkrankung bei allen Therapieverfahren zu einem Wiederauftreten von Symptomen, die eine spezifische Diagnostik und differenziertes Vorgehen erfordern.

3.5.15 Besonderheiten bei Kindern

- Die Achalasie kann auch bei Jugendlichen und bei Kindern auftreten.
- Es sind auch sehr seltene genetische Formen (Triple-A-Syndrom) beschrieben.
- Die Therapie bei Kindern und Jugendlichen ist vor allem durch ein sehr schlechtes Ansprechen auf die pneumatische Dilatation gekennzeichnet.
  - Daher ist bei Jugendlichen und Kindern die laparoskopische Myotomie mit Antireflux-Prozedur die Methode der Wahl.
  - Ob hier die POEM eventuell als Alternative geeignet ist, müssen vor allem Langzeitergebnisse und Langzeitstudien zeigen.

3.5.16 Quellenangaben

[1] Boeckxstaens GE, Annese V, des Varannes SB et al. Pneumatic dilation versus laparoscopic Heller's myotomy for idiopathic achalasia. N Engl J Med 2011; 364: 1807–1816
[2] Kahrilas PJ, Bredenoord AJ, Fox M et al. The Chicago Classification of esophageal motility disorders, v3.0. Neurogastroenterol Motil 2015; 27: 160–174

3.5.17 Literatur zur weiteren Vertiefung

- Furuzawa-Carballeda J, Aguilar-Leon D, Gamboa-Dominguez A et al. Achalasia – An Autoimmune Inflammatory Disease: A Cross-Sectional Study. J Immunol Res 2015; 2015: 729217
- Gockel I, Becker J, Wouters MM et al. Common variants in the HLA-DQ region confer susceptibility to idiopathic achalasia. Nat Genet 2014; 46: 901–904
- Khan MA, Kumbhari V, Ngamruengphong S et al. Is POEM the Answer for Management of Spastic Esophageal Disorders? A Systematic Review and Meta-Analysis. Dig Dis Sci 2017; 62: 35–44
- Singh R, Ghoshal UC, Misra A et al. Achalasia Is Associated With eNOS 4a4a, iNOS 22GA, and nNOS 29TT Genotypes: A Case-control Study. J Neurogastroenterol Motil 2015; 21: 380–389

3.5.18 Wichtige Internetadressen

- www.gastro-liga.de

3.6 Diffuser Ösophagospasmus

H.-D. Allescher

3.6.1 Steckbrief

Der diffuse Ösophagospasmus ist durch nicht peristaltische, simultane, z.T. auch spontan auftretende Kontraktionen der tubulären Speiseröhre gekennzeichnet. Die nicht peristaltischen Wandbewegungen führen zu einer Unterbrechung des Schluckakts mit Steckenbleiben des Nahrungsbolus bzw. mit krampfartigen spastischen Kontraktionen. Morphologisch lassen sich eine oft zu beobachtenden Hypertrophie der Ösophagusmuskulatur und degenerative Veränderungen im myenterischen Plexus und im Nervus vagus nachweisen. Die Therapie ist auf die beiden Hauptsymptome Dysphagie und Thoraxschmerz ausgerichtet.

3.6.2 Aktuelles

- Neben der klassischen Form gibt es fließende Übergänge von
  - einem extrem hypermotilen spastisch-repetitiven hyperkontraktilen Ösophagus auf der einen Seite zur
  - hypermotilen Achalasie auf der anderen Seite.
- Zunehmend wird dabei die distale (Kontraktions-)Latenz beurteilt, die inzwischen als diagnostisches Kriterium in der Chicago-Klassifikation herangezogen wird.
- Als innovative Therapie wird die endoskopische perorale Myotomie (POEM) beim diffusen Ösophagospasmus vorgeschlagen und untersucht.

3.6.3 Synonyme

- Korkenzieher-Ösophagus
- Barsony-Ösophagus

3.6.4 Keywords

- distale Kontraktionslatenz
- Korkenzieher-Ösophagus
- Dysphagie
- POEM

3.6.5 Definition

- spastische, nicht propulsive Motilitätsstörung der tubulären Speiseröhre mit erhaltener Relaxation des unteren Ösophagussphinkters

3.6.6 Epidemiologie

Häufigkeit

- Beim diffusem Ösophagospasmus handelt es sich um eine seltene Erkrankung mit einer Inzidenz von 1:1 000 000.

Altersgipfel

- Der klassische nicht refluxinduzierte diffuse Ösophagospasmus tritt meist im höheren Lebensalter (> 50. Lebensjahr) auf.

Geschlechtsverteilung

- ähnliche Häufigkeit bei Männern und Frauen

Prädisponierende Faktoren

- Für die primäre Form sind keine prädisponierenden Faktoren bekannt.
- Es gibt jedoch andere Erkrankungen, die das Bild eines Ösophagospasmus imitieren können.

3.6.7 Ätiologie und Pathogenese

- Vermutet wird eine Degeneration von inhibitorischen Nerven (NO-haltigen Neuronen) in der autonomen Innervation der Speiseröhre.
- Durch die NO-haltigen Neuronen wird eine inhibitorische Latenz der Ösophaguskontraktion in der tubulären Speiseröhre induziert.
- Diese verhindert, dass sich die distalen Abschnitte vorzeitig kontrahieren können.
- Durch den Verlust bzw. die Reduktion der Aktivität dieser Neuronen kommt es zum vorzeitigen Auftreten von Kontraktionen.
- Dieser distalen Latenz wird in der Pathophysiologie und in der Diagnostik ein zunehmender Stellenwert zugemessen.
- Die neuralen Mechanismen, die die distale Latenz gewährleisten, sind nicht eindeutig definiert.
- Auch bei der Achalasie ist die distale Latenz gestört und verändert und bei Typ III der Achalasie mit entsprechenden spastischen Kontraktionen verbunden.
- Neben dem primären diffusen Ösophagospasmus wird diese Motilitätsstörung auch sekundär bei anderen Krankheitsbildern beobachtet:
  - gastroösophagealer Reflux
  - eosinophile Ösophagitis
  - komplexe Motilitätsstörungen (chronisch intestinale Pseudoobstruktion)

3.6.8 Klassifikation und Risikostratifizierung

- Der diffuse Spasmus des Ösophagus wird manometrisch charakterisiert und klassifiziert.
- Neben dem diffusen Ösophagospasmus gibt es auch segmentale spastische kontraktile Segmente.
- In der **Chicago-Klassifikation** werden Störungen unterschieden
  - mit schneller Fortleitungsgeschwindigkeit und
  - gestörter distaler Latenz.
- Basierend auf der konventionellen Manometrie liegt
  - eine simultane Kontraktion (> 30 mmHg) vor, wenn die Fortleitungsgeschwindigkeit > 8 cm/s beträgt und
  - ein diffuser Ösophagospasmus, wenn > 20 % der Schluckakte simultane Kontraktionen (> 30 mmHg, Fortleitungsgeschwindigkeit [contractile front velocity, CFV] > 8 cm/s) aufweisen.
- Während in den frühen Formen der Chicago-Klassifikation auch eine Unterteilung über die Fortleitungsgeschwindigkeit erfolgte (> 8 cm/s), wird als neues Kriterium jetzt die **verkürzte distale Latenz** (< 4,5s) herangezogen.
- Im Unterschied zur Typ-III-Achalasie liegt aber eine regelrechte Relaxation der ösophagogastralen Übergangsregion vor.

3.6.9 Symptomatik

- Die klinische Symptomatik ist gekennzeichnet durch
  - die intermittierende, später auch dauernde **Dysphagie** mit
  - z. T. starken krampfartigen retrosternalen Schmerzen.
- Insbesondere in der Initialphase treten die Symptome intermittierend auf und sind durch eine massive Dysphagie mit Steckenbleiben des Nahrungsbolus gekennzeichnet.
- Durch die **krampfartigen Motilitätsstörungen** kann es zur
  - Schluckunfähigkeit und
  - aktiven Regurgitation der geschluckten Speisen kommen.
- In der Symptomatik ist dies z. T. kaum von anderen Ursachen der Bolusobstruktion (z. B. eosinophilen Ösophagitis, Bolus bei Schatz-Ring oder peptischer Stenose) zu unterscheiden.
- Bei einigen Patienten stehen die krampfartigen retrosternalen Schmerzen im Vordergrund.
  - Diese können im Einzelfall in die Kieferwinkel ausstrahlen.
- Zusätzlich können sich die Beschwerden nach der symptomatischen Gabe von Nitropräparaten bessern und so differenzialdiagnostisch schwierig von einem kardialen Ereignis abgrenzbar sein.

3.6.10 Diagnostik
Diagnostisches Vorgehen
- Die Diagnostik beruht auf
  - der typischen Anamnese,
  - dem endoskopischen Untersuchungsbefund,
  - den typischen Veränderungen beim Ösophagusbreischluck und
  - den Kriterien der Ösophagusmanometrie.
- Zur Differenzialdiagnostik ist es erforderlich,
  - entzündliche (Refluxösophagitis, eosinophile Ösophagitis) und
  - strukturelle Erkrankungen (Stenosen, Tumoren) der Speiseöhre auszuschließen.
- Initial sollte die endoskopische Beurteilung durchgeführt werden, um entzündliche und strukturelle Erkrankungen weitgehend auszuschließen.

> M! Jede neu aufgetretene Dysphagie muss endoskopisch abgeklärt werden.

Anamnese
- Die Patienten berichten über langsam zunehmende Dysphagie, verbunden mit spastischen, d. h. krampfartigen Thoraxschmerzen.
- Dabei ist wichtig, dass in der Anfangsphase sowohl die Dysphagie als auch die Thoraxschmerzen isoliert auftreten können.
- In der Maximalausprägung können die Patienten kaum ohne Beschwerden schlucken und haben auch beim Schlucken von Speichel Beschwerden.
- Feststoffe können oft überhaupt nicht mehr ohne mehrmalige Regurgitation geschluckt werden.
- Dies kann zur Gewichtsabnahme und zur sozialen Isolation führen, da die Patienten nicht mehr in Gesellschaft Nahrung zu sich nehmen wollen.

Körperliche Untersuchung
- Meist sind keine spezifischen Veränderungen zu erheben.
- Es ist jedoch, wie bei allen Patienten mit Dysphagie, sinnvoll, den Patienten einen Probeschluck (Wasser, Feststoff) durchführen zu lassen, um das Ausmaß der Dysphagie zu beurteilen.
- Es ist außerdem sinnvoll, die Häufigkeit und den Ausprägungsgrad der Dysphagie zu dokumentieren.
- Hierzu kann auch der für die Achalasie etablierte Eckardt-Score verwendet werden.

Labor
- Für die Diagnostik gibt es keinen spezifischen laborchemischen Test.
- Zum Ausschluss anderer Ursachen (Kollagenosen) können bei klinischem Verdacht die Untersuchungen auf entsprechende Autoantikörper (ANA, SSA, Scl-70, ACA, Anti-Hu1) durchgeführt werden.

Bildgebende Diagnostik
Röntgen
- Die **Röntgen-Thorax-Aufnahme** kann gelegentlich
  - ein dilatiertes Mediastinum und
  - bei der Ausbildung von Pseudodivertikeln auch eine Luftansammlung oder Spiegelbildung im Thoraxbereich (ap) bzw. im hinteren Mediastinum aufweisen.
- Wegweisend ist jedoch der **Kontrastmittelbreischluck** entweder als
  - konventioneller Bariumbreischluck oder als
  - Kontrastmittel-Videokinematografie mit dynamischer Aufzeichnung.
- Hierbei zeigen sich dann die typischen spastischen, nicht propulsiven Kontraktionen und die sog. tertiären Kontraktionen.
  - Bei Letzteren handelt es sich um spontan auftretende, nicht schluckinduzierte Kontraktionen, im Unterschied zu
    - den schluckinduzierten Kontraktionen (primäre Peristaltik) und
    - den refluxinduzierten (sekundäre Peristaltik) Ösophaguskontraktionen.
- Die spontanen und spastischen Kontraktionen der tubulären Speiseröhre können
  - isoliert,
  - segmental oder
  - in der ganzen Speiseröhre auftreten.
- Als Maximalbild zeigt sich der klassische **Korkenzieher-Ösophagus** (▶ Abb. 3.22b).
- Ist die Symptomatik mit flüssigem Kontrastmittelbolus nicht auszulösen, kann es sinnvoll und hilfreich sein, einen Schluck mit Feststoffen (Barium-Brot-Schluck, Kontrastmittel-Marshmallow) anzuschließen.

CT
- In der CT zeigt sich, wie bei anderen Schnittbildverfahren (MRT), gelegentlich eine deutliche Verdickung der muskulären Ösophaguswand als Hinweis auf die muskuläre Hypertrophie.

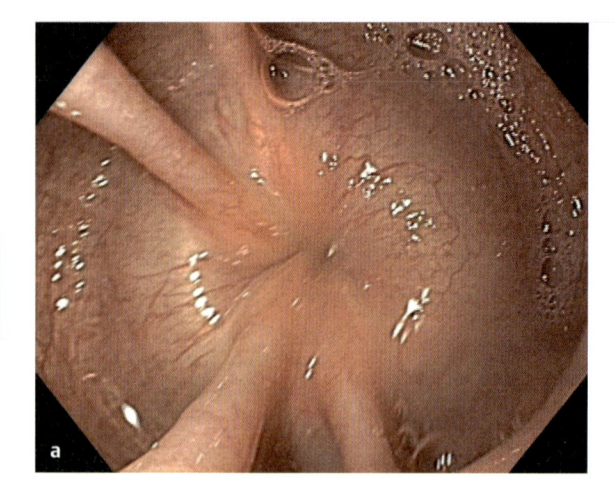

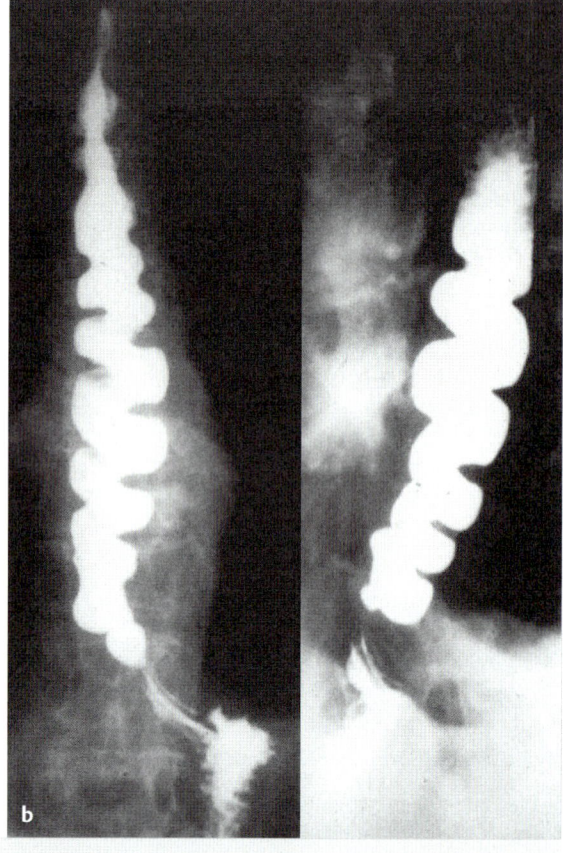

Abb. 3.22 Diffuser Ösophagospasmus.
a Endoskopie bei diffusem Ösophagospasmus: spastische, z. T. etagenartig angeordnete und verlängerte Kontraktionen der tubulären Speisröhre.
b Röntgenbreischluck bei diffusem Ösophagospasmus: klassischer Korkenzieher-Ösophagus (mit Ausbildung von Barsony-Divertikeln).
(Quelle: Allescher HD. Motilitätsstörungen der Speiseröhre. In: Riemann J, Fischbach W, Galle P, Mössner J. Gastroenterologie in Klinik und Praxis. Stuttgart: Thieme; 2007: 394-413)

Instrumentelle Diagnostik

Ösophago-Gastro-Duodenoskopie (ÖGD)

- Die Endoskopie hat bei der Frühform des diffusen Spasmus nur eine geringe Sensitivität, vor allem bei den intermittierenden und den Frühformen.
- Sie dient hier vor allem dem Ausschluss entzündlicher, struktureller oder neoplastischer Veränderungen, die eine ähnliche klinische Symptomatik verursachen können.
- Bei ausgeprägten Formen (▶ Abb. 3.22a) hingegen zeigen sich typische Veränderungen mit Etagenspasmen und ggf. sogar mit der Ausbildung von Pseudodivertikeln (Barsony-Divertikel).
- Die Kardiaregion ist in der Regel nicht eng und weist keine Hochdruckzone auf.
- Es sollten sich keine erosiven Refluxveränderungen der Schleimhaut finden, da sonst die Differenzialdiagnose zur refluxinduzierten Motilitätsstörung besteht.

Ösophagusmanometrie

- Die Diagnose beruht auf dem manometrischen Nachweis
  - der spastischen tubulären Ösophagusmotilität und
  - der regelrechten Relaxation des unteren Ösophagussphinkters.
- In der klassischen Diagnostik wurde das vermehrte Auftreten von simultanen Kontraktionen (Fortleitungsgeschwindigkeit > 8 cm/s bei Kontraktionen mit > 30 mmHg bei > 20 % der flüssigen Schluckakte) gefordert.
- Intermittierend kann vor allem in den Frühformen eine normale Ösophagusmotilität beobachtet werden.
- Mit Einführung der hochauflösenden Manometrie (HR-Manometrie) haben sich die Diagnosekriterien des diffusen Ösophagospasmus gewandelt; sie beruhen auf der Chicago-Klassifikation.

- Während zunächst eine gesteigerte Fortleitungsgeschwindigkeit (CFV > 8 cm/s) gefordert wurde, wird in der neuesten Klassifikation der Begriff einer **verkürzten distalen Latenz** (< 4,5 s) als **diagnostisches Hauptkriterium** eingeführt (▶ Abb. 3.23).
- Voraussetzung für die Diagnose ist immer eine normale Relaxation der Kardiaregion (Ausschluss einer Achalasie), da eine enge Beziehung zur hypermotilen Achalasie (Typ-III-Achalasie) besteht.
- Eine Motilitätsstörung der tubulären Speiseröhre, die dem diffusen Spasmus ähnelt, kann auch sekundär als Folge eines gastroösophagealen Refluxes oder anderen entzündlichen Erkrankungen auftreten.

24-Stunden-pH-Metrie

- Bei entsprechendem klinischen Verdacht sollte eine Refluxerkrankung mittels
  - 24-Stunden-pH-Metrie oder
  - kombinierter multikanal-intraluminaler Impedanzmessung und/oder
  - einer probatorischen Therapie mit Protonenpumpeninhibitoren (PPI) ausgeschlossen werden.
- Bei der Impedanzmessung zeigt sich zudem die massive Passagestörung der tubulären Speiseröhre.

3.6.11 Differenzialdiagnosen

Tab. 3.8 Differenzialdiagnosen.

Differenzialdiagnose	Bemerkungen
hypermotile Achalasie	Die Unterscheidung ist nur mittels HR-Manometrie sicher möglich, da damit die Relaxation der Sphinkterregion quantitativ beurteilt werden kann. Dabei ist erwähnenswert, dass es in der Literatur einige Fallberichte zum Übergang eines diffusen Spasmus in eine hypermotile Achalasie gibt. Somit sollte im Verlauf mit einer möglichen Veränderung (Progression?) gerechnet werden.
eosinophile Ösophagitis (EoE)	Die EoE ist durch den relativ typischen endoskopischen Befund sowie durch die charakteristische Histologie gekennzeichnet.
peptische Stenose/ Schatzki-Ring	Die Differenzialdiagnostik ist vor allem durch die Anamnese und den endoskopischen Befund (strukturelle Veränderung an der Kardia bzw. der Z-Linie) geprägt.
hyperkontraktiler Ösophagus Jackhammer-Ösophagus	Symptomatisch ist die Dysphagie weniger bis gar nicht ausgeprägt und der Thoraxschmerz steht im Vordergrund. Wichtig ist die erhaltene peristaltische Kontraktilität der tubulären Speiseröhre sowohl bei der Röntgendiagnostik als auch bei der manometrischen Diagnostik.
sekundäre Motilitätsstörungen	Unterscheidung meist durch die Begleiterkrankungen möglich, Differenzierung erfolgt durch die HR-Manometrie.

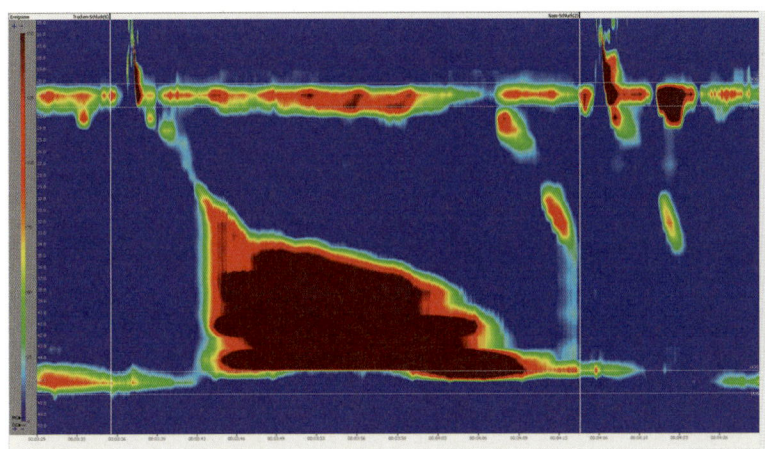

Abb. 3.23 Hochauflösende Manometrie bei diffusem Ösophagospasmus.

3.6.12 Therapie

Therapeutisches Vorgehen

- Eine nachgewiesene placebokontrollierte Therapie oder eine kausale Therapie existiert nicht.
- Im Prinzip gibt es
  - pharmakologische Therapieversuche,
  - eine endoskopische oder
  - eine chirurgische Behandlungsoption.

Pharmakotherapie

- Die pharmakologische Therapie beschränkt sich auf die Palliation der Hauptsymptome Dysphagie und Thoraxschmerz.
- **Nitrate** und **Kalziumantagonisten** wurden zwar in mehreren Studien untersucht, sind aber abgesehen von Einzelfällen erfolglos, und zeigen im kontrollierten Vergleich keine signifikante Besserung im Vergleich zu Placebo.
  - Aufgrund fehlender pharmakologischer Optionen, den geringen Nebenwirkungen von Kalziumantagonisten und den guten Ergebnissen in Einzelfällen, ist ein Therapieversuch mit einem Kalziumantagonisten (Nifedipin sublingual) empfehlenswert.
- Bei einzelnen Patienten mit hyperkontraktilen Funktionsstörungen scheinen **Antidepressiva** eine Linderung der Symptome zu bewirken.
- Ein weiterer positiver Therapiebericht zeigt eine Reduktion der simultanen Kontraktionen und der Symptome durch den Einsatz von **Pfefferminzöl**.
- Über Besserung (Fallberichte) mit dem Antidepressivum Trazodon wurde berichtet.
- Bei Patienten mit nicht kardialem Thoraxschmerz reduzierte die orale Gabe von **L-Arginin**, einem Vorläufer des inhibitorischen Transmitters NO, die Frequenz und die Intensität der Schmerzen positiv, ohne jedoch die Motilität zu verändern.

Interventionelle Therapie

Botulinumtoxin-Injektion

- Um die Hypermotilität der tubulären Speiseröhre zu reduzieren, kann eine longitudinale Injektion von Botulinumtoxin in den tubulären Ösophagus versucht werden.
- Dies führt zu einer signifikanten Verbesserung
  - der Dysphagie,
  - der Regurgitation und
  - der Schmerzen.
- Der Effekt hält im Mittel ca. 6 Monate an und klingt dann aufgrund des Wirkmechanismus von Botulinumtoxin wieder ab.
- Die Botulinumtoxin-Injektion ist beim Ösophagospasmus noch kein etabliertes Therapieverfahren.
- Insbesondere placebokontrollierte Daten stehen noch aus.

Bougierung

- Eine Bougierung kann zwar kurzfristige Besserung bringen, war aber in vergleichenden Untersuchungen einer Placebo-Therapie nicht überlegen.

Perorale endoskopische Myotomie (POEM)

- Als wirklich neues Therapieverfahren steht die POEM zur Verfügung.
- Nach Anlage eines submukösen Tunnels werden die glattmuskulären Muskelfasern endoskopisch durchtrennt.
- Erste kleinere Fallstudien belegen die Wirksamkeit dieser Therapie bei Patienten mit diffusem Ösophagospasmus und mit Typ-III-Achalasie.

Operative Therapie

- Bei infausten Fällen, bei denen die Schluckfähigkeit komplett aufgehoben war, stand bisher die thorakoskopische lange Myotomie der tubulären Speiseröhre zur Verfügung.
- Dieses Verfahren wurde inzwischen von der manometrisch gezielt eingesetzten POEM abgelöst.
- Als Ultima Ratio kommt bei Patienten, bei denen eine schwere strukturelle Veränderung der Speiseröhre vorliegt, nur eine Ösophagusresektion (Ösophagektomie) in Frage.
  - In diesem Fall wird entweder ein Magenhochzug oder eine Koloninterposition als Kontinuitätswiederherstellung benutzt.

3.6.13 Verlauf und Prognose

- Der diffuse Ösophagospasmus ist eine chronische Erkrankung, die
  - nicht reversibel ist und
  - zu einer progredienten Verschlechterung der Schluckfunktion führen kann.
- In ganz schweren Fällen kommt es zur massiven Verdickung der Ösophaguswand mit divertikelartigen Ausbuchtungen des Ösophaguslumens (Barsony-Divertikel).
- Solange die Ernährung der Patienten nicht beeinträchtigt ist, kommt es dadurch zu keiner Einschränkung der Lebenserwartung.

3.6.14 Quellenangaben

[1] Storr M, Allescher HD, Rosch T et al. Treatment of symptomatic diffuse esophageal spasm by endoscopic injection of botulinum toxin: a prospective study with long term follow-up. Gastrointest Endosc 2001; 54: 754–759

3.6.15 Literatur zur weiteren Vertiefung

- Han JP, Hong SJ, Kim HI et al. Symptomatic improvement of diffuse esophageal spasm after botulinum toxin injection. Korean J Gastroenterol 2012; 60: 109–112
- Khan MA, Kumbhari V, Ngamruengphong S et al. Is POEM the Answer for Management of Spastic Esophageal Disorders? A Systematic Review and Meta-Analysis. Dig Dis Sci 2017; 62: 35–44
- Minami H, Isomoto H, Yamaguchi N et al. Peroral endoscopic myotomy (POEM) for diffuse esophageal spasm. Endoscopy 2014; 46 (Suppl. 1): E79–E81
- Tutuian R, Castell DO. Review article: oesophageal spasm – diagnosis and management. Aliment Pharmacol Ther 2006; 23: 1393–1402

3.6.16 Wichtige Internetadressen

- www.neurogastro.de

3.7 Hyperkontraktiler Ösophagus

H.-D. Allescher

3.7.1 Steckbrief

Der hyperkontraktile Ösophagus ist durch eine verstärkte und/oder verlängerte Kontraktion in der tubulären Speiseröhre gekennzeichnet. Im Gegensatz zum diffusen Ösophagospasmus ist diese Störung aber mit einem peristaltischen Kontraktionsablauf verbunden, so dass die Transportstörung bei dieser Erkrankung nicht im Vordergrund steht.

3.7.2 Aktuelles

- Bei früheren Definitionen mit der konventionellen Manometrie waren die Kontraktionsamplitude und die Kontraktionsdauer ausschlaggebend.
- Mit der hochauflösenden Manometrie (HR-Manometrie) werden jetzt die integrierten Kontraktionsintegrale entsprechend der Chicago-Klassifikation als diagnostische Kriterien verwendet.

3.7.3 Synonyme

- Nussknacker-Ösophagus

3.7.4 Keywords

- gesteigerte Kontraktionsamplituden
- nicht kardialer Thoraxschmerz
- hochauflösende Manometrie

3.7.5 Definition

- primäre Ösophagus-Motilitätsstörung mit verstärkten und/oder verlängerten primären Kontraktionen der tubulären Speiseröhre
- Kontraktionen sind propulsiv und nicht mit einer Relaxationsstörung der ösophagogastralen Übergangsregion verbunden

3.7.6 Epidemiologie

Häufigkeit

- Es liegen keine genauen Daten zu dieser Störung vor.
- In einer älteren Studie wurde jedoch die Hypothese aufgestellt, dass die Störung für bis zu 25 % der Krankheitsfälle mit Thoraxschmerzen und negativen Koronarstatus verantwortlich sein könnte.
- Realistisch wird der hyperkontraktile Ösophagus bei ca. 0,5–1/100 000 Personen diagnostiziert, es ist aber von einer hohen Dunkelziffer auszugehen.

Altersgipfel

- Ein typischer Altersgipfel ist nicht bekannt.

Geschlechtsverteilung

- Eine Bevorzugung eines Geschlechts ist nicht bekannt.

Prädisponierende Faktoren

- keine bzw. nicht bekannt

3.7.7 Ätiologie und Pathogenese

- Die Pathogenese der Störung ist unbekannt.
- Es wird ein Ungleichgewicht der autonomen Innervation postuliert, die zu den verstärkten Kontraktionen in der tubulären Speiseröhre führt.
- Es gibt auch Hinweise, dass eine generelle autonome Störung zugrunde liegen könnte.
- Interessanterweise sind die Schmerzen, die durch die Störung entstehen, nicht durch die hohen Kontraktionsamplituden bedingt.
  - Eine pharmakologische Senkung der Kontraktionsamplituden geht nicht immer mit einer Besserung der Schmerzsymptomatik einher.

3.7.8 Symptomatik

- Typischerweise bestehen **attackenartige, starke retrosternale Schmerzen**, die teilweise in die Hals- und Kieferwinkelregion ausstrahlen könnten.
- Die Schmerzen können ohne äußeren Anlass, plötzlich und häufig auch in Ruhe und im Liegen auftreten.
- Die Symptomatik ist klinisch von einer Angina pectoris bzw. einem kardialen Ischämieschmerz kaum oder nur schwer zu unterscheiden.
  - Die Patienten, die meist kein kardiovaskuläres Risikoprofil aufweisen, werden deshalb häufig unter dem Verdacht eines akuten kardialen Ereignisses in die Notaufnahme eingeliefert.

3.7.9 Diagnostik

Diagnostisches Vorgehen

- Bei der Erstmanifestation steht in der Regel die **kardiologische Ausschlussdiagnostik** im Vordergrund:
  - meist normale Serumchemie (Troponin T), regelrechtes EKG (keine Repolarisationsstörungen), unauffälliges Koronarsystem in der Koronarangiografie
  - nächste Schritte häufig Echokardiografie (Perikarditis), ggf. CT-Thorax zum Ausschluss einer Aortenruptur
  - Meistens treten die Schmerzereignisse aber wiederholt auf, dann sollte die kardiale Diagnostik auf ein Minimum reduziert werden.
- Neben der **ÖGD** zum Ausschluss einer akuten Refluxösophagitis ist die Ösophagusmanometrie, am besten als **HR-Manometrie**, die wesentliche diagnostische Untersuchung.
- Zum Ausschluss einer relevanten Refluxkomponente sollte bei negativer Endoskopie noch eine **24-h-pH-Metrie** oder kombinierte pH-Metrie-Impedanzmessung erfolgen.

Anamnese

- wiederholte krampfartige retrosternale Schmerzen
- in der Vorgeschichte meist mehrmalige negative kardiale Ausschlussdiagnostik
- häufig Patienten ohne kardiales Risiko, aber mit starken retrosternalen Schmerzen

Körperliche Untersuchung

- im Schmerzereignis deutliche vegetative Symptomatik
- im Intervall kein pathologischer Untersuchungsbefund

Bildgebende Diagnostik

Röntgen, CT und MRT

- im Röntgen-Thorax bzw. der Schnittbildgebung Ausschluss von knöchernen Verletzungen und eines Spontanpneumothorax
- Röntgenbreischluck mit Gastrographin/Barium ist meist nicht wegweisend, da die peristaltischen Kontraktionen eine propulsive Vorwärtsbewegung des Kontrastmittel-Breis ermöglichen.
- Lediglich die verlängerten Kontraktionen sind manchmal bei der Breischluckuntersuchung zu vermuten.

Instrumentelle Diagnostik

EKG

- im Intervall unauffällig
- im Anfall durch die massive Schmerzsymptomatik neben einer Tachykardie auch geringe unspezifische Repolarisationsstörungen möglich

Ösophago-Gastro-Duodenoskopie (ÖGD)

- keine Stase, keine Retention und keine Ösophagitis
- Ausschluss einer Refluxösophagitis und einer eosinophilen Ösophagitis sinnvoll
- Manchmal können die starken und verlängerten Kontraktionen vermutet werden.

Ösophagusmanometrie

- In der Ösophagusmanometrie zeigen sich deutlich verstärkte peristaltische Kontraktionen mit Kontraktionsamplituden > 180 mmHg und in der HR-Manometrie mit einem gesteigerten Kontraktionsintegral (integrierte Fläche der Kontraktionsamplitude über die Zeit; ▶ Abb. 3.24).
- Mittels HR-Manometrie mit der visuellen ösophagealen Druckwerte-Topografie liegt nach der neuesten Chicago-3.0-Klassifikation ein hyperkontraktiler Ösophagus vor, wenn der Mittelwert der integrierten Kontraktionsamplitude über 10 Schluckakte (distal contractile integral, DCI) zwischen 5000–8000 mmHg × s × cm liegt.
- Vom hyperkontraktilen Ösophagus wird eine Extremform des hyperkontraktilen Zustandsbilds abgegrenzt (Jackhammer-Ösophagus), bei dem die integrierte Kontraktionsamplitude eines einzelnen Schluckaktes > 8000 mmHg × s × cm liegt.
  - Bei diesem Krankheitsbild liegen meist repetitive Kontraktionen vor, die nicht propulsiv sind und spastische Schmerzen verursachen

24-Stunden-pH-Metrie/Mehrkanal-Impedanzmessung

- sollte zu sicheren Diagnose durchgeführt werden und keinen Hinweis für eine gastroösophagealen Reflux bieten

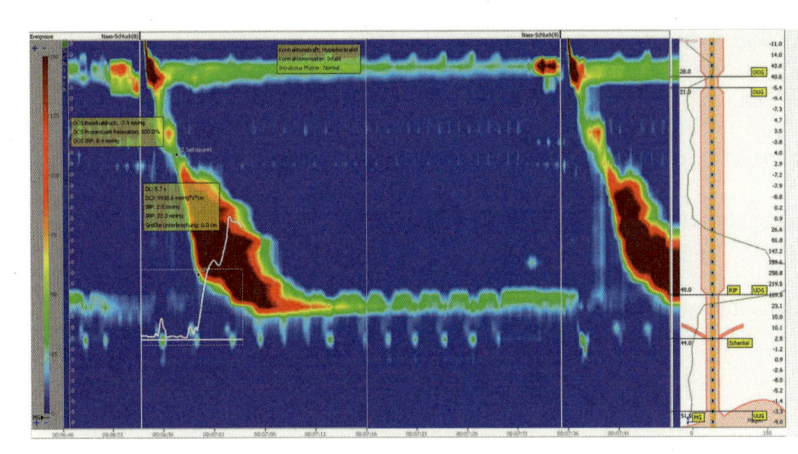

Abb. 3.24 Hochauflösende Manometrie eines hyperkontraktilen Ösophagus.

3.7.10 Differenzialdiagnosen

Tab. 3.9 Differenzialdiagnosen.

Differenzialdiagnose	Bemerkungen
kardiale Thoraxschmerzen	meist ähnliche klinische Symptomatik, muss bei Erstmanifestation zunächst ausgeschlossen werden oft keine Risikofaktoren und keine Auslöser Häufig wird durch die kardiale Fixierung die Diagnose nicht gestellt oder die Diagnosestellung verzögert.
Refluxerkrankung	epigastrische und retrosternale Thoraxschmerzen meist mit Sodbrennen kombiniert, bei der ÖGD erosive Veränderungen (ERD) möglich Es gibt aber auch Patienten mit ausgeprägten Beschwerden ohne erosive Refluxveränderungen (NERD), bei denen der Ausschluss mittels pH-Metrie erfolgen muss. in der Regel bei Refluxösophagitis gutes und promptes Ansprechen auf säureblockierende Therapie, z. B. mit Protonenpumpeninhibitoren
diffuser Ösophagospasmus	meist mit ausgeprägter Dysphagie und Regurgitation verbunden, charakteristisches Bild bei der Röntgenbreischluck-Untersuchung und HR-Manometrie
eosinophile Ösophagitis	Dysphagie und meist auch atopische Prädisposition im Vordergrund typischer endoskopischer und bioptischer Befund
andere Ösophagitiden	Entzündungen durch andere Ursachen (virale Ösophagitis, Candida-Ösophagitis, Medikamenten-induzierte Ösophagitis) können sehr schmerzhafte Entzündungen der Speiseröhre verursachen, die aber meistens im Rahmen der ÖGD durch den spezifischen endoskopischen Befund diagnostiziert werden können.
Perikarditis/Pleuritis	meist typische z. T. atemabhängige Schmerzen mit typischen Auskultationsbefund, in der Echokardiografie oder Sonografie Hinweise für Pleura- oder Perikarderguss
Interkostalneuralgie und Schmerzen vom thorakalen Stutzapparat	starke, oft bewegungsabhängige Schmerzen mit umschriebener, oft einseitiger Lokalisation Schmerzen oft durch Bewegung und/oder Druck auslösbar insbesondere Osteochondrose der Rippenknorpel oft schwer positiv zu belegen

3.7.11 Therapie

Therapeutisches Vorgehen

- Bisher ist **keine kausale Therapie** für das Krankheitsbild bekannt.
- Weder die Gabe von Spasmolytika, noch die Dilatation der Speiseröhre oder die Injektion von Botulinumtoxin können die Symptomatik wesentlich beeinflussen.
- Es gibt Hinweise, dass mit Kalziumantagonisten und Nitropräparaten die Kontraktionsamplituden der tubulären Speiseröhre reduziert werden können.
    - Interessanterweise führt dies nicht immer zu einer Verbesserung der Schmerzsymptomatik.
- Niedrige dosierte Antidepressiva (Tradozon) konnten in einer älteren Studie die Schmerzsymptomatik und die Anfallshäufigkeit positiv beeinflussen.
- In einer aktuellen Studie wurde durch Serotoninwiederaufnahmehemmer eine symptomatische Besserung der Beschwerdesymptomatik erreicht.
- Es gibt zumindest Hinweise, dass die relaxierende Wirkung von Pfefferminzöl therapeutisch eingesetzt werden kann, auch wenn eine randomisierte Studie dazu fehlt.
- Es gibt inzwischen erste Fallberichte zur Durchführung einer peroralen endoskopischen Myotomie (POEM) bei Patienten mit Nussknacker-Ösophagus.

- Dabei muss beachtet werden, dass der Begriff des Nussknacker-Ösophagus nicht immer einheitlich bei den verschiedenen hypermotilen Kontraktionsstörungen der Speiseröhre angewendet wird und eigentlich zur Vermeidung dieser „Ungenauigkeit" vermieden werden sollte.
- Die POEM-Therapie führte bei 2 von den 3 behandelten Patienten zu einem symptomatischen Ansprechen.
- Es ist sicherlich zu früh, daraus eine Behandlungsindikation abzuleiten.

3.7.12 Nachsorge

- Die Aufklärung und wiederholte Beratung trägt zu Verbesserung des Langzeitmanagements bei.

3.7.13 Verlauf und Prognose

- Die Prognose ist unklar; die Erkrankung kann immer wieder auftreten
- Untersuchungen haben gezeigt, dass eine positive Diagnose die Zahl und die Notwendigkeit an kardialen Abklärungen (Koronarangiografie) und Intensivaufenthalten verringert.
- Soweit bekannt, wird die Lebenserwartung nicht eingeschränkt.

3.7.14 Quellenangaben

[1] Kahrilas PJ, Bredenoord AJ, Fox M et al. The Chicago Classification of esophageal motility disorders, v3.0. Neurogastroenterol Motil 2015; 27: 160–174
[2] Storr M, Allescher HD. Esophageal pharmacology and treatment of primary motility disorders. Dis Esophagus 1999; 12: 241–257
[3] Tutuian R, Castell DO. Esophageal motility disorders (distal esophageal spasm, nutcracker esophagus, and hypertensive lower esophageal sphincter): modern management. Curr Treat Options Gastroenterol 2006; 9: 283–294

3.7.15 Literatur zur weiteren Vertiefung

- Roman S, Tutuian R. Esophageal hypertensive peristaltic disorders. Neurogastroenterol Motil 2012; 24 (Suppl. 1): 32–39

3.7.16 Wichtige Internetadressen

- www.neurogastro.de

3.8 Sekundäre Motilitätsstörungen der Speiseröhre

H.-D. Allescher

3.8.1 Steckbrief

Bei den sekundären Motilitätsstörungen handelt es sich um Störungen der Ösophagusmotilität als Folge einer anderen zugrunde liegenden Erkrankung. Prinzipiell und pathogenetisch wird unterschieden zwischen Erkrankungen des autonomen Nervensystems und der muskulären Bereiche der Speiseröhre. Funktionell stehen meist die Dysphagie und der Reflux bzw. der fehlende Transport im Vordergrund. Oft ist keine spezifische Therapie möglich, sondern es wird versucht, die Folgen der Ösophagusfunktionsstörung medikamentös oder interventionell zu beseitigen.

3.8.2 Synonyme

- refluxassoziierte Motilitätsstörungen
- Ösophagusbeteiligung bei Systemerkrankungen

3.8.3 Keywords

- Dysphagie
- autonome Neuropathie
- Reflux

3.8.4 Definition

- Störungen der Ösophagusfunktion als Folge einer anderen zugrunde liegenden Erkrankung

3.8.5 Epidemiologie

Häufigkeit

- Eine Ösophagusbeteiligung ist bei vielen systemischen Erkrankungen beschrieben.
- Häufig werden die Symptome aber nicht richtig gewertet oder nicht eindeutig von den Patienten wahrgenommen (wegen einer gleichzeitigen afferenten autonomen Neuropathie und der daraus resultierenden Wahrnehmungsstörung).
- Die sekundären Funktionsstörungen treten immer dann in den Vordergrund, wenn sie über eine Störung der Schluckfunktion die orale Ernährung des Patienten beeinträchtigen.

Altersgipfel

- abhängig von der jeweiligen Grunderkrankung

Geschlechtsverteilung

- abhängig von der jeweiligen Grunderkrankung

Prädisponierende Faktoren

- abhängig von der jeweiligen Grunderkrankung

3.8.6 Ätiologie und Pathogenese

- Die Pathogenese ist von der zugrunde liegenden Erkrankung abhängig.
- Prinzipiell kann pathogenetisch unterschieden werden zwischen
  - Erkrankungen des autonomen Nervensystems der Speiseröhre und
  - Beteiligungen der muskulären Bereiche der Speiseröhre.
- Bei der muskulären Beteiligung kann weiterhin der quergestreifte und der glattmuskuläre Anteil von unterschiedlichen Erkrankungen betroffen sein.
- **diabetische Neuropathie** (aber auch autonome Neuropathien durch Noxen [Alkohol] und im Alter):
  - Durch die langjährige diabetische Stoffwechsellage kommt es zu Veränderungen an den Nervenscheiden mit daraus resultierenden Nervenstörungen.
  - Diese autonome Neuropathie kann die extrinsischen autonomen Nerven (N. vagus, Sympatikus) und die intrinsischen Nerven des enterischen Nervensystems in der Ösophaguswand betreffen.
  - Da die proximale Speiseröhre aus quergestreifter Muskulatur besteht und kaum eine efferente autonome Innervation erhält, spielen sich die Veränderungen der diabetischen autonomen Neuropathie vor allem in der distalen Speiseröhre und vor allem auch im Magen ab.
  - Durch die Veränderungen der Magenentleerung (Gastroparese) und der propulsiven Ösophagusmotilität wird der Reflux von Mageninhalt und die Ausbildung einer Refluxösophagitis begünstig.
- **extrinsische Neuropathien der quergestreiften Muskulatur und Myopathien der quergestreiften Muskulatur:**
  - Das obere Drittel der Speiseröhre unterliegt einer direkten neurogenen Steuerung über extrinsische motorische Nervenfasern, die auf einer Muskelendplatte und der quergestreiften Muskulatur enden.
  - Eine Störung des koordinierten oralen Schluckakts und das klinische Bild einer oropharynealen Dysphagie resultieren aus
    - einer Störung der Motorneurone (Apoplex, Motorneuronen-Erkrankung, Morbus Parkinson, Myasthenie, Neuropathien und Nervenverletzungen) und
    - Störungen der quergestreiften Muskulatur (Dermatomyositis, Myositiden, Muskelerkrankungen).
- **Kollagenosen und Systemerkrankungen** (systemische Sklerose):
  - Diese Erkrankungen führen über eine vermehrte Einlagerung von Bindegewebsfasern und über vaskuläre Veränderungen (Vaskulitis) zu einer Veränderung der autonomen Innervation und Funktion im glattmuskulären Bereich (untere zwei Drittel der Speiseröhre).
  - Ist die Kardiaregion mit einbezogen, kommt es über die Störung der Barrierefunktion zu vermehrtem gastroösophagealen Reflux und durch die Hypomotilität und die Wahrnehmungsstörung zu schweren Refluxerkrankungen.

3.8.7 Klassifikation und Risikostratifizierung

- Unterscheidung zwischen Störungen
  - der quergestreiften Muskulatur und
  - des glattmuskulären Bereichs
- Differenzierung anhand der Ursachen:
  - stoffwechselbedingt (Diabetes)
  - toxisch (Alkohol)
  - infektiös (Viren, Pilze, Trypanosomen)
  - autoimmun (Sklerodermie, Vaskulitis)
  - allergisch (eosinophile Ösophagitis)
  - neurogen (Motoneurone, autonom)
- Diese ursächliche Einteilung hilft bei möglichen kausalen Therapieansätzen.

3.8.8 Symptomatik

- Die Symptomatik ist abhängig von der zugrunde liegenden Erkrankung und der betroffenen Ösophagusregion und -struktur.
- Bei Transportstörungen im oberen Ösophagusbereich können vor allem **Störungen beim Abschlucken** (oropharyngeale Symptome) im Vordergrund stehen.
- Bei Transportstörungen in der distalen Speiseröhre besteht eine ösophageale **Dysphagie** häufig gepaart mit einem retrosternalen Schmerz- oder Druckgefühl.
- Bei Mitbeteiligung der Kardia zeigt sich häufig ein ausgeprägter gastroösophagealer **Reflux** mit möglicher Ausbildung von peptischen Stenosen und einer dadurch verursachten Dysphagie.

3.8.9 Diagnostik

Diagnostisches Vorgehen

- Anamnese
- körperliche Untersuchung
- Labor entsprechend der Grunderkrankung

- Röntgenbreischluck/Hochfrequenzkinematografie
- ÖGD
- Ösophagusmanometrie
- 24-h-pH-Metrie

Anamnese

- Die Anamnese ist der wichtigste Baustein, um eine sekundäre Motilitätsstörung zu erfassen.
- In der Regel ist die Grunderkrankung bereits bekannt und die Ösophagusbeteiligung stellt sich als Langzeitfolge ein.
- Es gibt aber auch Erkrankungen, bei denen die Ösophagusbeteiligung die Erstmanifestation darstellt.
  - So kann die systemische Sklerose, die Dermatomyositis oder eine amyotrophe Lateralsklerose sich zuerst mit Schluckstörungen manifestieren.
  - Auch ein Wallenberg-Syndrom im Rahmen eines PICA-Verschlusses (PICA: Arteria cerebelli inferior posterior) kann alleinige Manifestation eines Apoplexes sein und sich rein mit den Schluckstörungen präsentieren.

Körperliche Untersuchung

- Bei der körperlichen Untersuchung können vielfältige Hinweise auf eine zugrunde liegende Erkrankung gefunden werden.
- Wegweisend sein können
  - spezifische Veränderungen an der Haut und den Händen (Sklerodermie, Diabetes),
  - an den Augen (Myastenie) und im Mundraum (Sklerodermie, Sicca-Syndrom) oder
  - bei der neurologischen Untersuchung Hinweise für Neuropathie oder Morbus Parkinson.
- Wichtig ist ein Schlucktest, um das Abschlucken von Flüssigkeiten und Feststoffen zu beurteilen.

Labor

- breite Diagnostik entsprechend der Grunderkrankung: HbA_{1c}, ANA, ACA, Scl-70, spezifische Autoantikörper (Muskelendplatte, GABA-Rezeptor, Anti-Hu1)
- Bei Reisen in entsprechende Endemiegebiete müssen spezifische Infektionen (z. B. Trypanosoma cruzei) bedacht und ausgeschlossen werden.

Bildgebende Diagnostik

Röntgen

- Die Röntgenbreischluckuntersuchung kann eine gute funktionelle Darstellung der Schluckfunktion geben.
- Zur genauen Beurteilung der Schluckfunktion ist es aber notwendig, den Schluckakt dynamisch aufzuzeichnen und zu dokumentieren.
- Dies erfolgt in der Regel mit der Hochfrequenzkinematografie, bei der der Schluckakt mit einer Bildfrequenz von > 25 Bilder/s aufgezeichnet wird.
- Es sollten immer verschiedene Konsistenzen (flüssig, semi-solide und fest) getestet werden.

Instrumentelle Diagnostik

Ösophago-Gastro-Duodenoskopie (ÖGD)

- Die endoskopische Untersuchung dient dazu,
  - entzündliche Erkrankungen der Speiseröhre festzustellen (refluxinduzierte Motilitätsstörungen, Infektionen mit Candida oder Viren), eosinophile Ösophagitis) oder
  - eine organische Stenose auszuschließen.

Ösophagusmanometrie

- Es gibt kein spezifisches Motilitätsmuster bei den sekundären Motilitätsstörungen.
- Die Befunde sind abhängig von der zugrunde liegende Störung.

24-Stunden-pH-Metrie

- Wichtige Untersuchung zum Ausschluss oder Nachweis von gastroösophagealem Reflux als
  - Ursache (refluxinduzierte Motilitätsstörung) oder
  - Folge (Sklerodermie, diabetische autonome Neuropathie) einer sekundären Motilitätsstörung.

3.8.10 Differenzialdiagnosen

- s. ▶ Tab. 3.10

3.8.11 Therapie

Therapeutisches Vorgehen

- Die Therapie ist ganz entscheidend von der zugrunde liegenden Erkrankung abhängig.
- Für die Therapieentscheidung ist die funktionelle Beeinträchtigung entscheidend.

3.8.12 Verlauf und Prognose

- abhängig von der jeweiligen Grunderkrankung

3.8.13 Wichtige Internetadressen

- www.neurogastro.de

Tab. 3.10 Differenzialdiagnosen.

Differenzialdiagnose	Bemerkungen
diabetische autonome Neuropathie	häufig mit diabetischer Gastroparese kombiniert Retention der Speiseröhre mit sekundärem gastroösophagealen Reflux, häufig andere Zeichen der autonomen Neuropathie mit fehlender Frequenzvariabilität in der Langzeit-EKG-Messung
systemische Sklerose	typische Hautveränderungen (Sklerodaktylie, verdicktes Zungenbändchen) oder Raynaud-Symptomatik, typischer Befund bei Nagelfalzmikroskopie, in der Serologie positiver Nachweis von ACA, Scl70 oder ANA in der HR-Manometrie erhaltene Motilität des proximalen (quergestreifte Muskulatur) Drittels der Speiseröhre (bis zur Transitionszone) bei deutlich reduzierter oder fehlender distaler Motilität Nachweis von gastroösophagealem Reflux und Refluxösophagitis
neurogene Störungen	typische neurologische Befunde bei Schluckuntersuchung mittels Videokinematografie oder direkter fiberoptischen Beurteilung des Schluckakts (FEES) Unterscheidung mit spezieller neurologischer Diagnostik (Myografie) und zentraler Bildgebung (Hirnstamm-MRT). zentralnervöse Störungen, Apoplex mit typischen MRT-Befund peripher nervöse Störung mit typischen peripheren Untersuchungsbefund (Fibrilationen, Paresen) oder typischem myografischen Muster (Myasthenie)
eosinophile Ösophagitis	atopische Prädisposition, häufig saisonale Abhängigkeit oder nahrungsmittelbedingt typischer endoskopischer und bioptischer Untersuchungsbefund Ansprechen auf PPI bzw. topische Kortikosteroide
refluxinduzierte Störung	typische Refluxsymptome oder endoskopischer Nachweis einer Refluxösophagitis Besserung der Symptome und Beschwerden durch konsequente Säureblockade positiver Nachweis von gastroösophagealem Reflux in der 24-h-pH-Metrie oder der kombinierten pH-Metrie-Impedanzmessung
medikamenteninduzierte Störung	meist akut am Morgen auftretend nach abendlicher Medikation von prädisponierenden Pharmaka (Kaliumtabletten, Eisentabletten, Antibiotika) typischer endoskopischer Untersuchungsbefund

3.9 Eosinophile Ösophagitis

S. Miehlke

3.9.1 Steckbrief

Die eosinophile Ösophagitis ist eine immunvermittelte chronisch entzündliche Erkrankung der Speiseröhre, die in allen Altersgruppen auftreten kann und eine deutliche Prädominanz für das männliche Geschlecht aufweist. Ätiologisch sind Nahrungs- und Luftallergene von Bedeutung. Leitsymptome bei Erwachsenen sind die Dysphagie und die Bolusobstruktion. Typische endoskopische Befunde sind fixierte Ringe/Strikturen, weißes Exsudat, Längsfurchen und Schleimhautödem. Als histologisches Diagnosekriterium gilt eine Eosinophilenzahl von > 15/HPF. Therapeutisch werden topische Kortikosteroide, Prototenpumpeninhibitoren (PPI) oder empirische Eliminationsdiäten empfohlen.

3.9.2 Synonyme

- keine

3.9.3 Keywords

- Speiseröhre
- Bolusobstruktion

3.9.4 Definition

- immunvermittelte, chronisch entzündliche Ösophaguserkrankung [7]
- Symptome der ösophagealen Dysfunktion
- Andere Ursachen für eine ösophageale Eosinophilie müssen ausgeschlossen sein.

3.9.5 Epidemiologie

Häufigkeit

- Die Inzidenz der eosinophilen Ösophagitis ist seit Ende der 1990er Jahre um das ca. 20-Fache gestiegen.
- Sie gilt heute als die zweithäufigste entzündliche Erkrankung der Speiseröhre und als eine der häufigsten Ursachen für Dysphagie und Bolusobstruktionen [2].
- Die Prävalenz beträgt bei Erwachsenen 43,4/100 000 Einwohner und bei Kindern 29,5/100 000 Einwohner.

Altersgipfel
- Die Erkrankung kann in allen Altersgruppen auftreten.
- Der Häufigkeitsgipfel liegt in der 3. und 4. Lebensdekade.

Geschlechtsverteilung
- Männer sind etwa 3-mal häufiger betroffen als Frauen.

Prädisponierende Faktoren
- Atopische Erkrankungen (allergische Rhinitis, Neurodermitis)
- männliches Geschlecht

3.9.6 Ätiologie und Pathogenese
- Die eosinophile Ösophagitis ist eine multifaktorielle Erkrankung [9].
- Wichtige ätiologische Faktoren sind Umwelt- und Nahrungsallergene, wobei meist IgE-unabhängige Immunmechanismen zugrunde liegen.
- Häufige Nahrungsmitteltrigger sind
  - Kuhmilch und Weizen (≥ 50 %), gefolgt von
  - Soja, Eiern, Hülsenfrüchten, Nüssen und
  - Fisch/Meeresfrüchten.
- Auch orale/sublinguale Immuntherapien sind als Auslöser beschrieben worden.
- Pathophysiologisch liegt eine TH2-Immunantwort zugrunde, in der aktivierte Eosinophile, Mastzellen und die Zytokine Eotaxin-2, Interleukin-5 und Interleukin-13 eine wesentliche Rolle spielen.
- Genetische Suszeptibilitätsfaktoren (TSLP, CAPN14) sind beschrieben worden.
- Es besteht eine starke Assoziation mit anderen atopischen Erkrankungen, z. B.
  - allergische Rhinitis,
  - atopische Dermatitis,
  - allergisches Asthma.

3.9.7 Symptomatik
- Die klinische Präsentation ist altersabhängig [2].
- Bei Kleinkindern ist die Symptomatik variabel und unspezifisch (Bauchschmerzen, Thoraxschmerzen, Sodbrennen, Nahrungsverweigerung, verminderter Appetit Wachstumsstörung, Dysphagie, Würgen, Übelkeit).
- Typisches Leitsymptom bei Jugendlichen und Erwachsenen ist die chronisch rezidivierende Dysphagie.
  - Mögliche Begleitsymptome sind Odynophagie, Thoraxschmerzen und Sodbrennen.
- Jugendliche und erwachsene Patienten entwickeln häufig Adaptationsstrategien, um dysphagische Beschwerden zu vermeiden (Vermeiden bestimmten Nahrungsmittel, langes Kauen, viel Nachtrinken).
  - Daher sollten in der Anamnese auch gezielte Fragen nach solchen Verhaltensmustern gestellt werden.
- Eine typische Komplikation der eosinophilen Ösophagitis ist die akute Bolusobstruktion, die häufig eine Notfallendoskopie mit Bolusentfernung erfordert.

3.9.8 Diagnostik

Diagnostisches Vorgehen
- Ergibt sich aufgrund der Anamnese der Verdacht auf eine eosinophile Ösophagitis sind Endoskopie und Histologie die wichtigsten diagnostischen Maßnahmen.
- Eine Röntgenkontrastmitteluntersuchung des Ösophagus ist für die Diagnosestellung nicht erforderlich.
  - In Einzelfällen mit komplexen Strikturen oder einer langstreckigen Einengung des Ösophagus (Narrow Caliber Esophagus) kann eine Kontrastmitteldarstellung hilfreich sein.
- Die hochauflösende Manometrie zeigt in der Regel pathologische Befunde, die jedoch nicht spezifisch sind.
- Neue funktionelle Verfahren, die die Dehnbarkeit des Ösophagus qualitativ und quantitativ darstellen können (EndoFLIPTM) befinden sich in der klinischen Erprobung.
- Eine allergologische Diagnostik ist meistens nicht wegweisend, da die Immunreaktion in der Regel nicht IgE-vermittelt ist.
- Die verantwortlichen Nahrungsmittelallergen können derzeit nur durch aufwendige Eliminations- und Reexpositionverfahren mit endokopisch-histologischen Kontrollen sicher identifiziert werden.

Anamnese
- An eine eosinophile Ösophagitis sollte gedacht werden bei
  - chronischen oder rezidivierenden Schluckbeschwerden,
  - Bolusereignissen,
  - unspezifischen Symptome, z. B.
    - Übelkeit,
    - Würgereiz,
    - Bauch- oder Thoraxschmerzen,
    - Sodbrennen,
    - Wachstumsstörungen und Nahrungsverweigerung im Kindesalter.

Körperliche Untersuchung
- Die körperliche Untersuchung ergibt keine konkreten Hinweise auf eine eosinophile Ösophagitis.

Labor
- Bei ca. 70 % der Patienten ist ein erhöhtes Serum-IgE zu finden.

- Bei etwa der Hälfte der Patienten ist eine Bluteosinophilie nachweisbar.
- Entzündungsmarker im Serum (z. B. C-reaktives Protein) sind typischerweise nicht erhöht.

Instrumentelle Diagnostik
Ösophago-Gastro-Duodenoskopie (ÖGD)
- Diagnostischer Goldstandard ist die obere Endoskopie mit Biopsieentnahme.
  - Dabei sind die endoskopischen Befunde zwar typisch, aber nicht spezifisch.
- Charakteristische inflammatorische Zeichen sind
  - das weiße Exsudat,
  - Längsfurchen und
  - das Schleimhautödem (▶ Abb. 3.25).
- Endoskopische Fibrosezeichen sind
  - konzentrische Ringe (Trachealisierung),
  - Strikturen und
  - langstreckige Stenosen (▶ Abb. 3.26).
- In einem endoskopischen Klassifikations- und Graduierungssystem (Endoscopic Reference Score [EREFS]) werden die endoskopischen Zeichen semiquantitativ graduiert [4].

Histologie, Zytologie und klinische Pathologie
Histologische Ösophagusdiagnostik
- Für die histologische Untersuchung sollten mindestens 4–6 Biopsien aus unterschiedlichen Abschnitten des Ösophagus entnommen werden [7].
- Die histologische Diagnostik basiert auf einer Hämatoxylin-Eosin-Färbung.
- Typisch sind
  - ein eosinophiles-prädominantes entzündliches Infiltrat,
  - eosinophile Mikroabszesse und
  - eine Basalzonenhyperplasie (▶ Abb. 3.27).

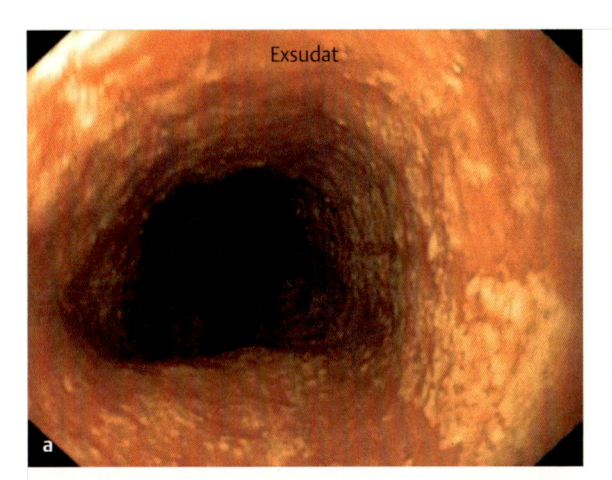

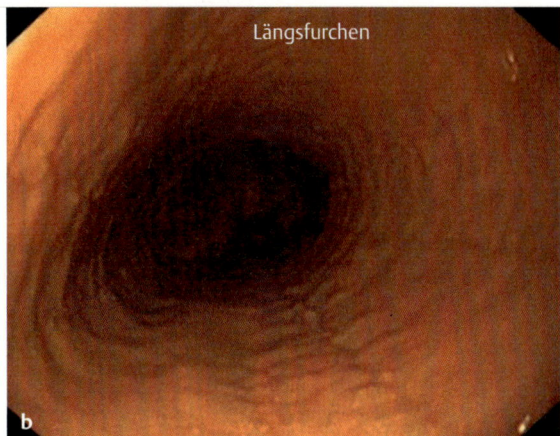

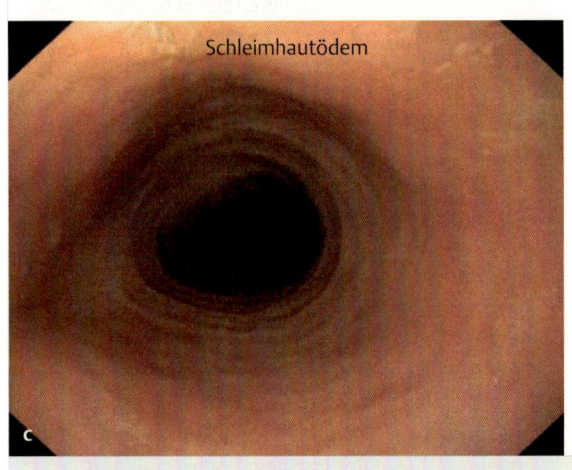

Abb. 3.25 Endoskopische Befunde der eosinophilen Ösophagitis – inflammatorische Zeichen.
a Exsudat.
b Längsfurchen.
c Schleimhautödem.

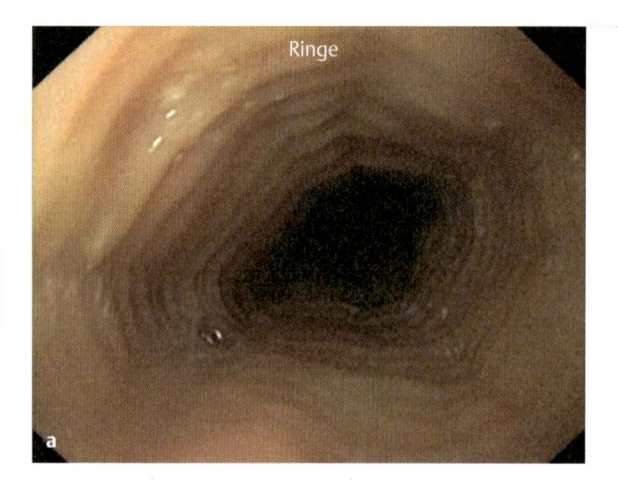

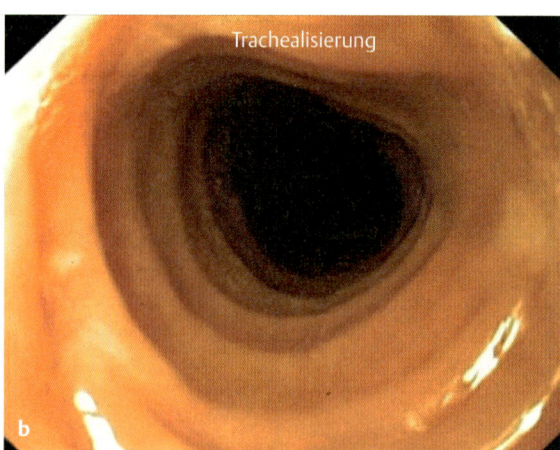

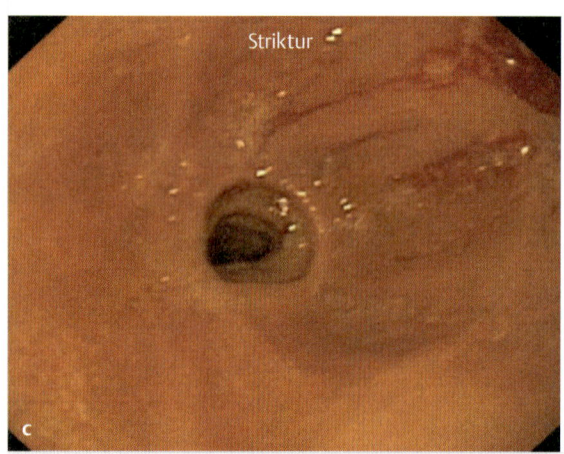

Abb. 3.26 Endoskopische Befunde der eosinophilen Ösophagitis – fibrotische Zeichen.
a Ringe.
b Trachealisierung.
c Striktur.

- Für die Diagnose einer eosinophilen Ösophagitis gilt ein Grenzwert von > 15 Eosinophile/HPF [7].
- Andere klinische Differenzialdiagnosen, die auch zu einer ösophagealen Eosinophilie führen können, müssen berücksichtigt werden, z. B.
  - gastroösophageale Refluxkrankheit,
  - eosinophile Gastroenteritis,
  - parasitäre Infektionen,
  - Hypereosinophiliesyndrom,
  - Morbus Crohn.

3.9.9 Differenzialdiagnosen

Tab. 3.11 Differenzialdiagnosen.

Differenzialdiagnose	Bemerkungen
gastroösophageale Refluxkrankheit	Symptome, Endoskopie, Überlappungen möglich
Soorösophagitis	histologische Differenzierung
andere ösophageale Motilitätsstörungen	Funktionsdiagnostik (HR-Manometrie, pH-Impedanz)

3.9.10 Therapie

Therapeutisches Vorgehen

- Therapieziele der eosinophilen Ösophagitis sind [10]
  - das Erreichen einer histologischen Remission,
  - die Besserung bzw. Beseitigung der klinischen Symptome und

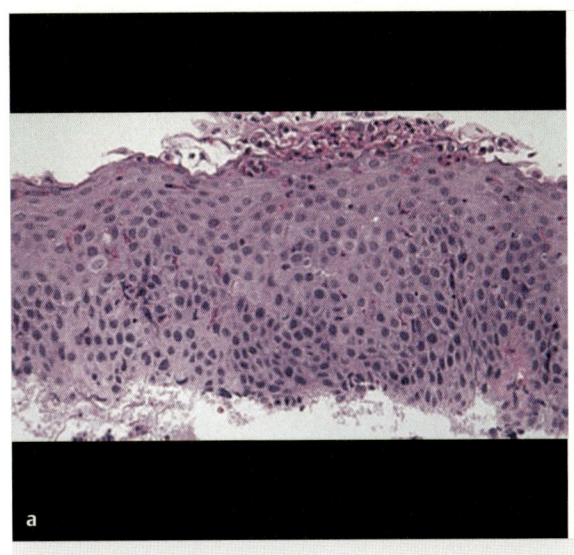

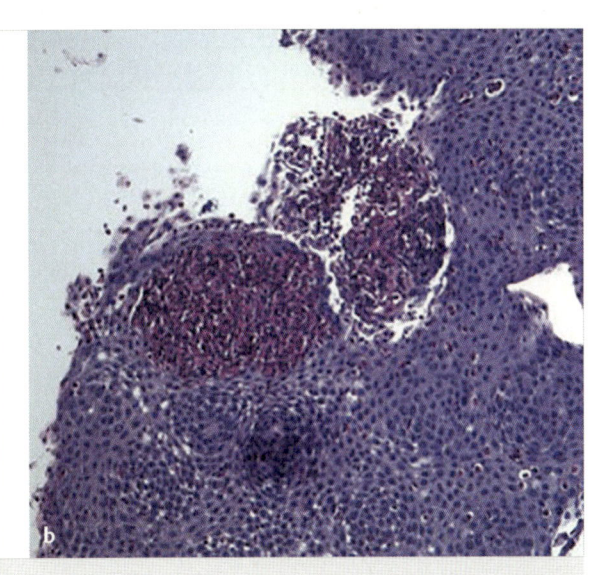

Abb. 3.27 Histologisches Bild einer eosinophilen Ösophagitis, HE-Färbung.
a Eosinophiles Infiltrat epithelial
b Eosinophiler Mikroabszess

- der Remissionserhalt mit der Vermeidung von Komplikationen.
- Zur Therapie der eosinophilen Ösophagitis werden
  - topische Kortikosteroide,
  - PPI und
  - Eliminationsdiäten empfohlen [7].
- Kombinationen sind möglich und in Einzelfällen notwendig.
- Antiallergika, Immunsuppressiva oder Biologika werden mangels Wirksamkeitsnachweis derzeit nicht empfohlen.
- Unabhängig von der gewählten Therapie sollte nach 6–8 Wochen eine endoskopisch-bioptische Kontrolle erfolgen, da die Symptome allein nicht verlässlich sind.
- Ist eine histologische Remission dokumentiert, kann das gewählte Therapieprinzip dosisadaptiert fortgesetzt werden.
- In größeren Abständen (z. B. jährlich) sollten endoskopisch-histologische Verlaufskontrollen durchgeführt werden.
- ▶ Abb. 3.28 zeigt den derzeit zu empfehlenden Therapiealgorithmus.

Allgemeine Maßnahmen

- Die Eliminationsdiät ist vom Ansatz her eine kausale Therapie [1].
- Mit einer **aminosäurebasierten Elementardiät** kann in über 90 % der Fälle eine histologische Remission erreicht werden. Diese Therapieform hat allerdings aufgrund ihrer schlechten Verträglichkeit und des invasiven Charakters (Magensonde) kaum praktischen Nutzen.
- Mit der empirischen **6-Food-Eliminationsdiät** (komplette Elimination von Kuhmilch, Weizen, Soja, Eier, Nüsse, Meeresfrüchte über mindestens 6 Wochen) kann in ca. 70 % der Fälle eine histologische Remission und in bis zu 90 % der Fälle eine klinische Besserung erzielt werden. Allerdings führt die schrittweise Reexposition in nahezu allen Fällen zum Rezidiv.
- Eine **Allergietest-gesteuerte Eliminationsdiät** ist mit histologischen Remissionsraten von ca. 45 % bei Kindern und 32 % bei Erwachsenen deutlich weniger effektiv.
- Aufgrund der Komplexität der Eliminationsdiäten ist diese Therapieform in der Praxis nur von begrenztem Nutzen. Sie sollte grundsätzlich durch einen Ernährungstherapeuten begleitet werden.

Pharmakotherapie

Topische Kortikosteroide

- Topische Kortikosteroide (Budesonid, Fluticason) führen in durchschnittlich 80 % der Fälle zu einer histologischen Remission (bis dato Off-Label-Gebrauch).
- Für die Remissionsinduktion bei Jugendlichen und Erwachsenen wird Budesonid in einer Dosis von 2 × 1 mg täglich und Fluticason in einer Dosis 2 × 880 µg täglich empfohlen.
- Bei Kindern wird die Dosis des topischen Steroids nach Alter bzw. Körpergewicht adjustiert.
- Die Einnahme erfolgt jeweils nach der Mahlzeit mit anschließender Nahrungskarenz von mindestens 30 Minuten.

Krankheitsbilder – Ösophagus, Magen und Duodenum

eosinophile Ösophagitis (klinisch, endoskopisch und histologisch gesichert)

Therapieoptionen:
- topische Kortikosteroide (Budesonid [Jorveza], Fluticason [Off-Label-Use]): histologische Remission in durchschnittlich 80 % der Fälle
  oder
- Protonenpumpeninhibitoren (PPI): histologische Remission nach 8 Wochen bei 30–50 % der Patienten (Responder und Non-Responder nicht unterscheidbar)
  oder
- Eliminationsdiäten (empirische 6-Food-Eliminationsdiät): Remissionsrate ca. 32–45 %/70 %
  oder
- (in Einzelfällen) Kombinationen der o.g. Therapieformen

Reevaluation **klinisch** und **histologisch** 6–8 Wochen nach Therapiebeginn

- klinisch und histologisch **keine** Remission
- klinische **Verbesserung**; histologisch **keine** Remission
- histologisch Remission, klinisch weiterhin Symptome
- klinisch **und** histologisch Remission

→ alternative **Therapieoptionen** verfügbar?
- ja → (zurück zu Therapieoptionen)
- nein →
  - Elementardiät
  - experimentelle Therapien

→ Ösophagusstenosen/-strikturen?
- ja → endoskopische Therapie (Ballondilatation, Bougierung)
- nein → initiale Diagnose korrekt?
  - nein → Therapie der zugrundeliegenden Erkrankung
  - ja →
    - Langzeittherapie mit effektivem anti-inflammatorischem Medikament oder Diät
    - langfristig strukturiertes Monitoring

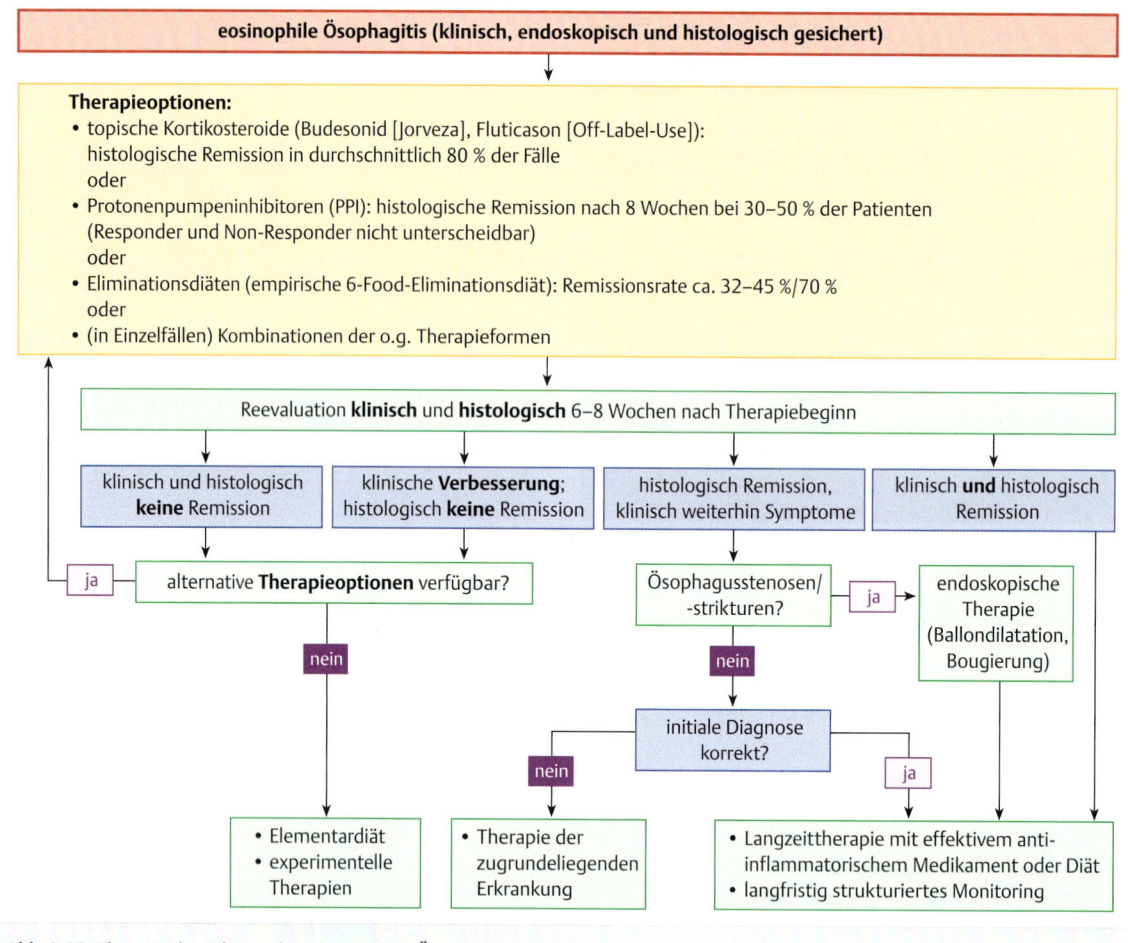

Abb. 3.28 Therapiealgorithmus der eosinophilen Ösophagitis.

- Ein ösophagealer Candidabefall kann in 5–10 % der Fälle auftreten und ist in der Regel asymptomatisch.
- Eine Langzeittherapie mit topischen Steroiden scheint das Risiko für Bolusobstruktionen zu senken.
- Die orodispersible Budesonid-Tablette ist als weltweit erstes zugelassenes Medikament seit Juni 2018 in Deutschland auf dem Markt.
  - Mit dieser ösophagusspezifischen Darreichungsform kann in bis zu 95 % der Fälle eine histologische Remission erreicht werden [5], [8].

PPI

- Mit einer hochdosierten PPI-Therapie (2x täglich Standarddosis) kann nach 8-wöchiger Therapie in 30 % bis 50 % der Patienten mit eosinophiler Ösophagitis eine histologische Remission erreicht werden [6].
- PPI-Responder und PPI-Nonresponder lassen sich weder klinisch noch endoskopisch oder histologisch unterscheiden.
- Die Ösophagus-pH-Metrie ist nicht prädiktiv für das Ansprechen auf eine PPI-Therapie.
- Der Nutzen einer Langzeittherapie mit PPI ist nicht hinreichend geklärt.

Interventionelle Therapie

Endoskopie

- Als interventionelle Therapie kommt die endoskopische Therapie in Frage.
- Eine endoskopische Therapie steht nur bei therapierefraktären Stenosen/Strikturen zur Diskussion.
- In erfahrenen Zentren ist die Komplikationsrate der endoskopischen Therapie gering [3].
- Ballondilatation und Bougierung scheinen bezüglich Effektivität und Sicherheit vergleichbar.
- Grundsätzlich sollte vorsichtig und schrittweise, ggf. in mehreren Sitzungen, dilatiert werden („start low and go slow").

- Die Dilatation kann zu einer langanhaltenden Besserung der Dysphagie führen.
- Die eosinophile Entzündung wird durch die Dilatation naturgemäß nicht beeinflusst.

3.9.11 Verlauf und Prognose

- Die eosinophile Ösophagitis ist eine progrediente Erkrankung, die unbehandelt zu einer hohen Rate ösophagealer Strikturen und Stenosen führt.
- Ein erhöhtes Risiko für maligne Ösophaguserkrankungen besteht nach bisheriger Kenntnis nicht.
- Das therapeutische Management ist häufig interdisziplinär und erfordert langfristig ein strukturiertes Monitoring.

3.9.12 Quellenangaben

[1] Arias A, González-Cervera J, Tenias JM et al. Efficacy of dietary interventions for inducing histologic remission in patients with eosinophilic esophagitis: a systematic review and meta-analysis. Gastroenterology 2014; 146: 1639–1648
[2] Dellon ES, Hirano I. Epidemiology and Natural History of Eosinophilic Esophagitis. Gastroenterology 2018; 154: 319–322
[3] Dougherty M, Runge TM, Eluri S et al. Esophageal dilation with either bougie or balloon technique as a treatment for eosinophilic esophagitis: a systematic review and meta-analysis. Gastrointest Endosc 2017; 86: 581–591
[4] Hirano I, Moy N, Heckman MG et al. Endoscopic assessment of the oesophageal features of eosinophilic oesophagitis: validation of a novel classification and grading system. Gut 2013; 62: 489–495
[5] Lucendo A, Miehlke S, Schlag C et al. Efficacy of Budesonide Orodispersible Tablets as Induction Therapy for Eosinophilic Esophagitis in a Randomized Placebo-controlled Trial. Gastroenterology 2019, DOI: https://doi.org/10.1053/j.gastro.2019.03.025
[6] Lucendo AJ, Arias Á, Molina-Infante J. Efficacy of Proton Pump Inhibitor Drugs for Inducing Clinical and Histologic Remission in Patients With Symptomatic Esophageal Eosinophilia: A Systematic Review and Meta-Analysis. Clin Gastroenterol Hepatol 2016; 14: 13–22
[7] Lucendo AJ, Molina-Infante J, Arias A et al. Guidelines on eosinophilic esophagitis: evidence-based statements and recommendations for diagnosis and management in children and adults. United European Gastroenterol J 2017; 5: 335–358
[8] Miehlke S, Hruz P, Vieth M et al. A randomised, double-blind trial comparing budesonide formulations and dosages for short-term treatment of eosinophilic oesophagitis. Gut 2016; 65: 390–399
[9] O'Shea KM, Aceves SS, Dellon ES et al. Pathophysiology of Eosinophilic Esophagitis. Gastroenterology 2018; 154: 333–345
[10] Straumann A, Katzka DA. Diagnosis and Treatment of Eosinophilic Esophagitis, Gastroenterology 2018; 154: 346–359

3.10 Infektiöse Ösophagitis: Pilzösophagitis

S. Miehlke

3.10.1 Steckbrief

Eine Pilzösophagitis tritt meist infolge eines lokal oder systemisch supprimierten Immunsystems oder infolge einer mechanischen oder funktionellen Stase des Ösophagus auf. Bei immunkompetenten Patienten werden Ösophagusinfektionen meist durch Candida albicans verursacht. Andere fungale Infektionen sind selten und vor allem bei immunsupprimierten Patienten zu finden. Die Therapie richtet sich nach dem Erregernachweis.

3.10.2 Synonyme

- Candida-Ösophagitis
- Soorösophagitis

3.10.3 Keywords

- Candida albicans
- Antimykotikum

3.10.4 Definition

- durch Pilze (v. a. Candida albicans) hervorgerufene Infektion des Ösophagus

3.10.5 Epidemiologie

- Die Epidemiologie der Pilzösophagitis ist nicht hinreichend untersucht.

3.10.6 Ätiologie und Pathogenese

- Eine Pilzösophagitis kann durch folgenden Risikofaktoren begünstigt werden:
  - **Medikamente**: z. B. Antibiotika, Chemotherapeutika/Zytostatika, lokale und systemische Kortikosteroide, Immunsuppressiva, Biologika
  - **immunsupprimierende Grunderkrankungen**: z. B. HIV-Infektion, Leukämien, Lymphome, Diabetes mellitus, Malnutrition, Hypothyreose
  - **Störungen der ösophagealen Motilität/Passage**: z. B. Achalasie, Sklerodermie, eosinophile Ösophagitis, Tumoren, postoperative oder radiogenen Strikturen

3.10.7 Symptomatik

- Odynophagie
- Dysphagie
- Erbrechen

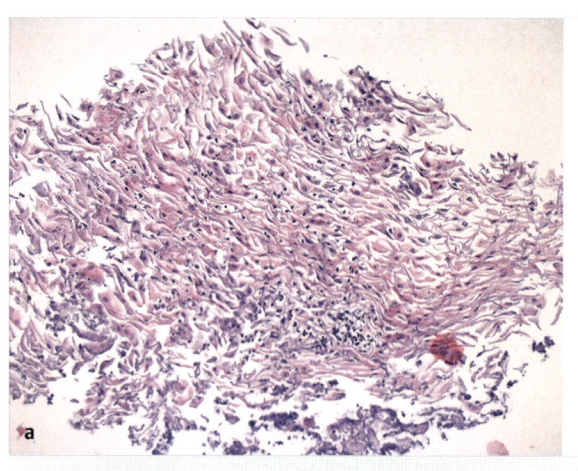

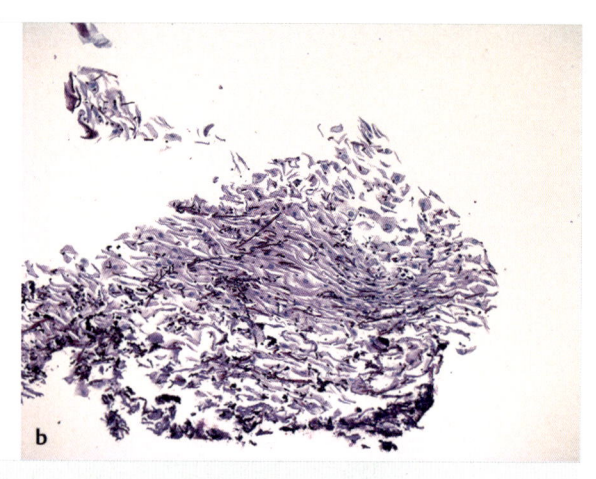

Abb. 3.29 Soorösophagitis. (Quelle: M. Vieth, Bayreuth)
a HE-Färbung, 40-fache Vergrößerung mit Nachweis von Pilzhyphen und entzündlichem Infiltrat.
b PAS-Färbung, 100-fache Vergrößerung.

- retrosternales Brennen
- Regurgitation
- Halitosis
- Hämatemesis
- Bei invasivem Verlauf können Fieber und klinische Zeichen einer Sepsis auftreten.
- Bei immunsupprimierten Patienten können systemische Entzündungszeichen trotz eines invasiven und schweren Verlaufs fehlen.
- Unbehandelt können lokal entzündliche Strikturen, Exfoliationen, Perforationen oder intramurale Pseudodivertikel entstehen.
- Bei invasivem Verlauf kann sich eine disseminierte Mykose anderer Organe (z. B. Leber, Milz, Zerebrum) entwickeln.

3.10.8 Diagnostik

Diagnostisches Vorgehen

- Endoskopie des Ösophagus mit Nachweis von weißen, nicht abspülbaren Plaques (Pseudomembranen) (▶ Abb. 3.29)
  - Fakultativ können eine kontaktvulnerable Schleimhaut, Ulzerationen und Pseudopolypen auftreten.
  - Ggf. findet sich auch eine andere zugrunde liegende Erkrankung (z. B. Tumor, Stenose, Divertikel).
- endoskopischer Bürstenabstrich zum Nachweis von Pilzhyphen und/oder Biospieentnahme zum Nachweis der Ösophagitis und eines invasiven Wachstums
- fakultativ bei immunsupprimierten Patienten kultureller Nachweis
  - zum Erkennen einer möglichen Mischinfektion sowie
  - zur Bestimmung eines Resistogramms
- fakultativ Blutkulturen bei klinischem Verdacht auf eine systemische Mykose
- fakultativ Serologie und PCR aus differenzialdiagnostische Erwägungen
- fakultativ CT bei Verdacht auf
  - Perforation,
  - Fistel,
  - extramuralen Abszess

Anamnese

- Medikamente (Kortikosteroide, Immunsuppressiva, Antibiotika)
- Immunschwäche
- konsumierende Erkrankungen

Körperliche Untersuchung

- Inspektion der Mundhöhle (orale Candidiasis?), ansonsten keine spezifische körperliche Untersuchung bekannt

3.10.9 Differenzialdiagnosen

Tab. 3.12 Differenzialdiagnosen.

Differenzialdiagnose	Bemerkungen
eosinophile Ösophagitis	konkomittierende Erkrankungen möglich
andere infektiöse Ösophagitiden	
Lichen ruber/planus	

3.10.10 Therapie

Therapeutisches Vorgehen

- Die Auswahl des Antimykotikums richtet sich nach dem individuellen klinischen Kontext.

Pharmakotherapie

- Die Dosierungen beziehen sich auf erwachsene Patienten.
- Eventuelle Dosisanpassungen nach Körpergewicht, Leber- oder Niereninsuffizienz sind zu beachten.
- **lokale Therapie bei isoliertem Ösophagusbefall ohne systemische Beteiligung bei immunkompetenten Patienten:**
  - Amphotericin-B-Suspension (4 × 100 mg/d) oder Tablette (4 × 10 mg/d) für 10–14 d (breites Wirkspektrum: Candida, Kryptokokken, Aspergillus, Histoplasma, Blastomyces etc.)
  - Nystatin-Suspension (4 × 100 000 IE/d) für 14d
- **systemische Therapie einer leichten invasiven Candidose bei immunkompetenten Patienten:**
  - Fluconazol 200–400 mg p. o. oder i. v. an Tag 1, dann 100–200 mg/d für 10–14 d; Cave: nur bei passendem Antibiogramm; keine Wirksamkeit bei Aspergillose, Resistenzentwicklung bei Candida glabrata und krusei
  - Itraconazol 200–400 mg täglich p. o. oder i. v.
- **systemische Therapie einer schweren invasiven Candidose bei immunsupprimierten Patienten:**
  - Voriconazol 2 × 400 mg bzw. 2 × 6 mg/kg KG an Tag 1, dann 2 × 400 mg/d p. o. oder 2 × 4 mg/kg KG/d i. v.; indiziert bei invasiver Aspergillose, Fluconazolresistenter invasiver Candidainfektion)
  - Amphotericin B 0,3–0,5 mg/kg KG/d i. v., liposomales Amphotericin B 3–5 mg/kg/KG/d i. v.
    - indiziert bei schweren oder generalisierten Organmykosen,
    - hohes Nebenwirkungsprofil: Hepato- und Nephrotoxizität, Hörschaden; geringer bei liposomalem Amphotericin B
  - Echinocandine (neuere Antimykotika mit breitem Indikationspektrum und niedrigem Resistenzprofil), Therapiedauer 10–14 d
    - Micafungin 50–150 mg/d i. v.
    - Caspofungin 70 mg i. v. an Tag 1, dann 50 mg/d i. v.
    - Anidalufungin 200 mg i. v. an Tag 1, dann 100 mg/d

3.10.11 Verlauf und Prognose

- abhängig von der Ursache und dem Schweregrad, ungünstig bei immunkompromittierten Patienten

3.10.12 Quellenangaben

[1] Canalejo Castrillero E, García Durán F, Cabello N et al. Herpes esophagitis in healthy adults and adolescents: report of 3 cases and review of the literature. Medicine (Baltimore) 2010; 89: 204–210
[2] Laudenbach JM, Epstein JB. Treatment strategies for oropharyngeal candidiasis. Expert Opin Pharmacother 2009; 10: 1413–1421
[3] O'Rourke A. Infective oesophagitis: epidemiology, cause, diagnosis and treatment options. Curr Opin Otolaryngol Head Neck Surg 2015; 23: 459–463
[4] Pienaar ED, Young T, Holmes H. Interventions for the prevention and management of oropharyngeal candidiasis associated with HIV infection in adults and children. Cochrane Database Syst Rev 2010; 11: CD003940
[5] Tassios P, Ladas S, Giannopoulos G et al. Tuberculous esophagitis. Report of a case and review of modern approaches to diagnosis and treatment. Hepatogastroenterology. 1995; 42: 185–188

3.11 Infektiöse Ösophagitis: Virusösophagitis

S. Miehlke

3.11.1 Steckbrief

Eine Virusösophagitis tritt meist infolge eines lokal oder systemisch supprimierten Immunsystems auf. Bei immunkompetenten Patienten werden Ösophagusinfektionen meist durch Herpes-simplex-Viren verursacht. Andere virale Infektionen sind selten und vor allem bei immunsupprimierten Patienten zu finden. Die Therapie richtet sich nach dem Erregernachweis.

3.11.2 Synonyme

- virale Ösophagitis

3.11.3 Keywords

- Herpes-simplex-Virus
- Zytomegalievirus
- Varizella-Zoster-Virus

3.11.4 Definition

- durch Viren hervorgerufene Infektion des Ösophagus

3.11.5 Epidemiologie

- Die Epidemiologie der Virusösophagitis ist nicht hinreichend untersucht.

3.11.6 Ätiologie und Pathogenese

- Die häufigsten Erreger einer viralen Ösophagitis sind:
  - Herpes-simplex-Virus (HSV)
  - Zytomegalievirus (CMV)
  - Varizella-Zoster-Virus (VZV)
- Ca. 80–90 % der Menschen in westlichen Industrieländern haben eine Infektion mit HSV-1 durchgemacht.
  - Das Virus persistiert lebenslang in den Ganglien sensibler Nerven.
  - Reinfektionen betreffen vor allem den Nasen-Rachen-Raum und den Ösophagus.
- Ca. 50–70 % der Menschen in westlichen Industrieländern haben eine klinisch meist inapparente Infektion mit CMV durchgemacht.
  - Das Virus kann lebenslang in verschiedenen Körperzellen persistieren.
  - Mögliche Übertragungswege sind sämtliche Körperflüssigkeiten, Bluttransfusionen, Organtransplantationen und prä- bzw. perinatal.
- Eine Ösophagus-Beteiligung im Rahmen einer VZV-Erstinfektion (Windpocken) oder eine Reinfektion im Erwachsenenalter (Gürtelrose) ist selten und heilt in der Regel spontan aus.

3.11.7 Symptomatik

- Odynophagie
- retrosternale Schmerzen
- Sodbrennen
- Übelkeit
- Erbrechen
- Hämatemesis
- bei HSV häufig begleitende oropharyngeale Manifestationen

- bei immunkompetenten Patienten Spontanheilung innerhalb von Tagen möglich
- seltene Komplikationen, meist bei immunsupprimierten Patienten:
  - Pneumonie
  - Hepatitis
- Superinfektion mit Pilzen oder Bakterien sind möglich.

3.11.8 Diagnostik

Diagnostisches Vorgehen

- Endoskopie des Ösophagus mit
  - Nachweis von Bläschen,
  - umschriebenen Ulzerationen mit erhabenem Randsaum,
  - Epithelabschilferungen oder
  - großflächigen Ulzerationen (▶ Abb. 3.30).
- Der Virusnachweis erfolgt mittels PCR oder Immunhistochemie aus Biopsien oder Bürstenabstrich.
- Biopsate müssen auch Plattenepithel enthalten, da der Virusnachweis in den Ulzerationen unsicher ist.
- Serum-PCR zum Nachweis einer systemischen CMV-Infektion

Anamnese

- Erfragen von Risikofaktoren (Immunsuppression, Organtransplantation)

Körperliche Untersuchung

- keine spezifische körperliche Untersuchung bekannt.

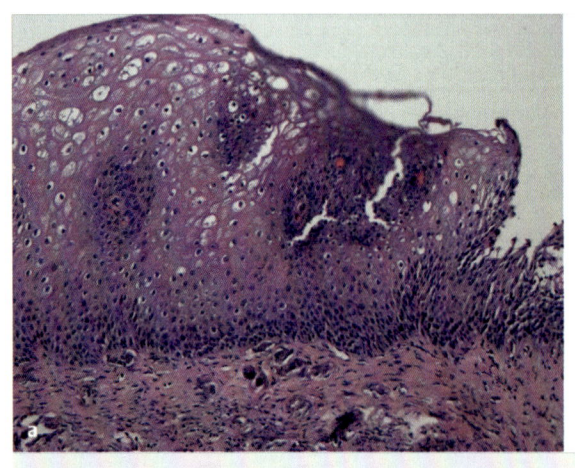

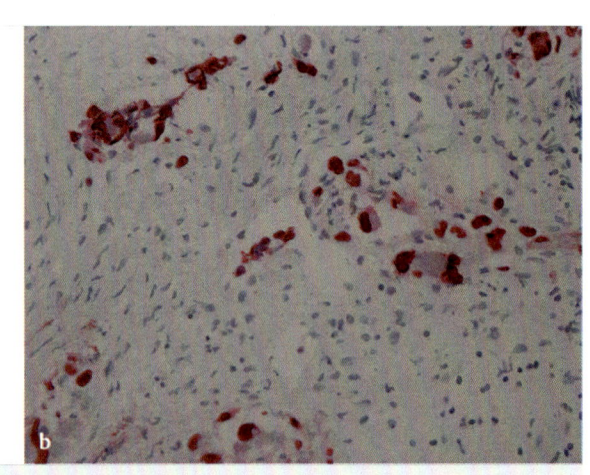

Abb. 3.30 CMV-Ösophagitis. (Quelle: M. Vieth, Bayreuth)
a HE-Färbung, 40-fache Vergrößerung, reaktive Veränderungen und subepitheliale Virus-Einschlusskörperchen.
b CMV-Immunhistochemie, 100-fache Vergrößerung, rote positive Signale gegen CMV.

3.11.9 Differenzialdiagnosen

Tab. 3.13 Differenzialdiagnosen.

Differenzialdiagnose	Bemerkungen
andere infektiöse Ösophagitiden	Histologie
Ösophagitiden im Rahmen von Dermatosen, z. B. Lichen ruber)	Anamnese

3.11.10 Therapie

Therapeutisches Vorgehen
- Behandlung mit Virostatika

Pharmakotherapie
HSV-Ösophagitis
- Aciclovir p.o. 5 × 200 mg/d p.o. oder i.v. 3 × 5–10 mg/kg KG/d für 10–14 d
- Foscarnet (bei Therapieversagen) 2 × 90 mg/kg KG/d i.v. (via Zentralvenenkatheter [ZVK]) für 2–3 Wochen; hohes Nebenwirkungspotenzial mit Nierenversagen und zerebralen Krampfanfällen

CMV-Ösophagitis
- Ganciclovir i.v. 2 × 5 mg/kg KG/d über mindestens 1 h für mindestens 2 Wochen (meist via ZVK erforderlich)
  - Cave: Myelotoxizität (besondere Vorsicht bei Zytopenien), erbgutschädigend (Empfängnisverhütung bis 3 Monaten nach Therapie, auch bei Männern)
- Valganciclovir p.o. 2 × 900 mg über mindestens 2 Wochen
  - Cave: Myelotoxizität (besondere Vorsicht bei Zytopenien), erbgutschädigend (Empfängnisverhütung bis 3 Monaten nach Therapie, auch bei Männern)
- bei Therapieversagen Foscarnet i.v. 2 × 90 mg/kg KG/d über 2 h für mindestens 2–3 Wochen (meist via ZVK erfoderlich)
  - Cave: Nierenversagen, Elektrolytverschiebungen mit zerebralen Krampfanfällen

VZV-Ösophagitis
- Therapie analog zur HSV-Ösophagitis

3.11.11 Verlauf und Prognose
- in der Regel gutes Ansprechen der Ösophagitis auf virostatische Therapie
- Prognose abhängig von Grunderkrankung

3.11.12 Quellenangaben

[1] Canalejo Castrillero E, García Durán F, Cabello N et al. Herpes esophagitis in healthy adults and adolescents: report of 3 cases and review of the literature. Medicine (Baltimore) 2010; 89: 204–210
[2] Laudenbach JM, Epstein JB. Treatment strategies for oropharyngeal candidiasis. Expert Opin Pharmacother 2009; 10: 1413–1421
[3] O'Rourke A. Infective oesophagitis: epidemiology, cause, diagnosis and treatment options. Curr Opin Otolaryngol Head Neck Surg 2015; 23: 459–463
[4] Pienaar ED, Young T, Holmes H. Interventions for the prevention and management of oropharyngeal candidiasis associated with HIV infection in adults and children. Cochrane Database Syst Rev 2010; 11: CD003940
[5] Tassios P, Ladas S, Giannopoulos G et al. Tuberculous esophagitis. Report of a case and review of modern approaches to diagnosis and treatment. Hepatogastroenterology. 1995; 42: 185–188

3.12 Infektiöse Ösophagitis: Bakterielle Ösophagitis

S. Miehlke

3.12.1 Steckbrief

Eine bakterielle Ösophagitis ist extrem selten und tritt meist als Begleitmanifestation einer systemischen Infektion auf. Die Therapie richtet sich nach dem Erregernachweis.

3.12.2 Synonyme
- keine

3.12.3 Keywords
- Scharlach
- Diphterie
- Tuberkulose
- Syphilis

3.12.4 Definition
- durch Bakterien hervorgerufene Infektion des Ösophagus

3.12.5 Epidemiologie
- Die Epidemiologie bakterieller Ösophagitiden ist nicht genau bekannt.

3.12.6 Ätiologie und Pathogenese
- begleitende Ösophagitis bei
  - Scharlach (β-hämolysierende Streptokokken),
  - Diphterie (Corynebakterien),
  - Tuberkulose (Tbc) oder
  - Syphilis

- Infektionswege bei Tbc:
  - tubulär durch Verschlucken der Keime
  - kontinuierlich aus dem Mediastinum
  - hämatogen
  - lymphogen

3.12.7 Symptomatik

- Odynophagie
- Dysphagie
- Sodbrennen
- Erbrechen
- Husten bei mediastinaler/pulmonaler Infektion oder bei Fisteln (Tbc)

3.12.8 Diagnostik

Diagnostisches Vorgehen

- Endoskopie, Biopsie, Histologie, ggf. PCR
- endoskopisch hypertrophische, ulzeröse oder granuläre Formen
- submuköse Gummen (ggf. stenosierend, erosiv, ulzerierend), ggf. ösophagotracheale Fisteln (Syphilis)
- ggf. CT:
  - Fisteln,
  - Traktionsdivertikel,
  - pulmonale/mediastinale Herde,
  - Kavernen,
  - Primärkomplexe (Tbc)

Anamnese

- Erfragung möglicher Grunderkrankungen (siehe 3.12.6)

Körperliche Untersuchung

- keine spezifische körperliche Untersuchung bekannt.

3.12.9 Differenzialdiagnosen

Tab. 3.14 Differenzialdiagnosen.

Differenzialdiagnose	Bemerkungen
andere infektiöse oder sekundäre Ösophagitiden	Histologie

3.12.10 Therapie

Therapeutisches Vorgehen

- Scharlach: Penicillin V oder Clarithromycin
- Diphterie: Penicillin oder Erythromycin
- Tbc: Therapie im jeweiligen klinischen Kontext
  - Initialphase mit Isoniazid (INH), Rifampicin (RMP), Pyrazinamid (PZA), ggf. plus Ethambutol (EMB) für 2 Monate
  - Stabilisierungsphase mit INH und RMP für 4 Monate
- Syphilis: Penicillin G, ggf. operativ oder endoskopisch interventionell

3.12.11 Verlauf und Prognose

- typischerweise Ausheilung der Ösophagitis durch erfolgreiche systemische Therapie der Grunderkrankung

3.12.12 Quellenangaben

[1] Canalejo Castrillero E, García Durán F, Cabello N et al. Herpes esophagitis in healthy adults and adolescents: report of 3 cases and review of the literature. Medicine (Baltimore) 2010; 89: 204–210
[2] Laudenbach JM, Epstein JB. Treatment strategies for oropharyngeal candidiasis. Expert Opin Pharmacother 2009; 10: 1413–1421
[3] O'Rourke A. Infective oesophagitis: epidemiology, cause, diagnosis and treatment options. Curr Opin Otolaryngol Head Neck Surg 2015; 23: 459–463
[4] Pienaar ED, Young T, Holmes H. Interventions for the prevention and management of oropharyngeal candidiasis associated with HIV infection in adults and children. Cochrane Database Syst Rev 2010; 11: CD003940
[5] Tassios P, Ladas S, Giannopoulos G et al. Tuberculous esophagitis. Report of a case and review of modern approaches to diagnosis and treatment. Hepatogastroenterology. 1995; 42: 185–188

3.13 Infektiöse Ösophagitis: Parasitäre Ösophagitis

S. Miehlke

3.13.1 Steckbrief

Parasitäre Ösophagitiden sind extrem selten und können z. B. im Rahmen der Chagas-Krankheit (Trypanosoma cruzii) auftreten.

3.13.2 Synonyme

- keine

3.13.3 Keywords

- Trypanosoma cruzii
- Chagas-Krankheit

3.13.4 Definition

- durch Parasiten hervorgerufene Infektion des Ösophagus

3.13.5 Epidemiologie

- Die Epidemiologie parasitärer Ösophagitiden ist nicht bekannt.
- Geschätzt sind weltweit ca. 18 Millionen Menschen mit Trypanosoma cruzii Infiziert

3.13.6 Ätiologie und Pathogenese

- Nach Latenz von Jahren bis Jahrzehnten kommt es infolge der Infektion zur Zerstörung autonomer Ganglien an Herz, Ösophagus, Intestinum und Zentralnervensystem.

3.13.7 Symptomatik

- Dysphagie
- Odynophagie
- Erbrechen
- achalasieartige Symptomatik mit Relaxationsstörung des unteren Ösophagussphinkters

3.13.8 Diagnostik

Diagnostisches Vorgehen

- Serologie
- Erreger-PCR
- Ösophagusbreischluck
- Ösophagusmanometrie

Anamnese

- Reiseananamnese, Migrationshintergrund

Körperliche Untersuchung

- keine spezifische körperliche Untersuchung bekannt

3.13.9 Differenzialdiagnosen

Tab. 3.15 Differenzialdiagnosen.

Differenzialdiagnose	Bemerkungen
andere infektiöse Ösophagitidien	Histologie, Serologie

3.13.10 Therapie

Therapeutisches Vorgehen

- medikamentöse Therapie der Erreger im Spätstadium nicht mehr indiziert
- symptomatische Therapie analog zur Achalasie:
  - Kalziumantagonisten
  - Ballondilatation
  - Botox-Injektionen
  - Heller-Myotomie

3.13.11 Verlauf und Prognose

- weitgehend unbekannt
- meist gutartiger Verlauf, in bis zu 40 % der Fälle chronischer Verlauf

3.13.12 Quellenangaben

[1] Canalejo Castrillero E, García Durán F, Cabello N et al. Herpes esophagitis in healthy adults and adolescents: report of 3 cases and review of the literature. Medicine (Baltimore) 2010; 89: 204–210
[2] Laudenbach JM, Epstein JB. Treatment strategies for oropharyngeal candidiasis. Expert Opin Pharmacother 2009; 10: 1413–1421
[3] O'Rourke A. Infective oesophagitis: epidemiology, cause, diagnosis and treatment options. Curr Opin Otolaryngol Head Neck Surg 2015; 23: 459–463
[4] Pienaar ED, Young T, Holmes H. Interventions for the prevention and management of oropharyngeal candidiasis associated with HIV infection in adults and children. Cochrane Database Syst Rev 2010; 11: CD003940
[5] Tassios P, Ladas S, Giannopoulos G et al. Tuberculous esophagitis. Report of a case and review of modern approaches to diagnosis and treatment. Hepatogastroenterology. 1995; 42: 185–188

3.14 Lymphozytäre Ösophagitis

S. Miehlke

3.14.1 Steckbrief

Die lymphozytäre Ösophagitis ist eine sehr seltene, idiopathische Erkrankung (Erstbeschreibung 2006), die durch eine peripapilläre, intraepitheliale Lymphozytose und Spongiose gekennzeichnet ist. Ob es sich tatsächlich um eine eigene Krankheitsentität oder um eine Reaktionsform des Ösophagusepithels auf andere Ursachen handelt, ist umstritten. Das häufigste Symptom ist die Dysphagie. Risikofaktoren sind ein höheres Lebensalter, weibliches Geschlecht und Rauchen. Der endoskopische Befund ähnelt dem der eosinophilen Ösophagitis. Die Therapie ist empirisch und basiert auf Protonenpumpeninhibitoren (PPI), lokalen oder systemischen Kortikosteroiden und der endoskopischen Dilatation.

3.14.2 Synonyme

- keine

3.14.3 Keywords

- Lymphozytose
- Spongiose
- Dysphagie

3.14.4 Definition

- idiopathische Ösophagitis mit intraepithelialer Lymphozytose und Spongiose
- Symptome der ösophagealen Dysfunktion
- häufige Assoziation mit anderen ösophagealen und extraösophagealen Erkrankungen

3.14.5 Epidemiologie

Häufigkeit
- Die lymphozytäre Ösophagitis ist sehr selten.
- Auf dem Boden einer amerikanischen Pathologiedatenbank wurde eine Häufigkeit von 0,1 % aller Patienten mit Ösophagusbiopsien beschrieben.

Altersgipfel
- Die Erkrankung tritt häufiger im höheren Lebensalter auf.
- Der Häufigkeitsgipfel liegt in der 5. und 6. Lebensdekade.

Geschlechtsverteilung
- Frauen sind häufiger betroffen als Männer.

Prädisponierende Faktoren
- höheres Alter
- weibliches Geschlecht
- Rauchen
- GERD
- ösophageale Motilitätsstörungen

3.14.6 Ätiologie und Pathogenese
- Ätiologe und Pathogenese der lymphozytären Ösophagitis sind unklar.
- Assoziationen zu anderen Erkrankungen wurden beschrieben (z. B. gastroösophageale Refluxkrankheit [GERD], Nussknackerösophagus, Achalasie, Morbus Crohn, atopische Erkrankungen).
- Es gibt Hinweise für eine CD4+-T-Zell-prädominante intraepitheliale Lymphozytose bei Patienten mit primären Ösophagus-Motilitätsstörungen, während eine CD8+-T-Zell-Prädominanz mit der GERD assoziiert scheint.
- Es besteht eine Assoziation zwischen der lymphozytären Ösophagitis und dem Rauchen.

3.14.7 Symptomatik
- Das häufigste Symptom der lymphozytären Ösophagitis ist die Dysphagie.
- weitere Symptome:
  - Sodbrennen
  - Thoraxschmerzen
  - Übelkeit
  - Erbrechen
  - Oberbauchschmerzen
  - akute Bolusobstruktionen

3.14.8 Diagnostik

Diagnostisches Vorgehen
- Die Diagnose wird durch die obere Endoskopie mit Biospieentnahme gesichert.
- Die endoskopischen Befunde sind nicht spezifisch und können denen der eosinophilen Ösophagitis sehr ähnlich sein.
- häufige endoskopische Befunde:
  - Ringe
  - Webs
  - Strikturen
  - Furchen
- Es sollten mindestens 4–6 Ösophagusbiopsien entnommen werden.
- Laborchemische Untersuchung sind nicht wegweisend.
- Eine Röntgenkontrastmitteluntersuchung des Ösophagus ist für die Diagnosestellung nicht erforderlich.
  - In Einzelfällen mit komplexen Strikturen oder langstreckigen Einengungen des Ösophagus kann eine Kontrastmitteldarstellung hilfreich sein.
- Die hochauflösende Manometrie zeigt in der Regel pathologische Befunde, die jedoch nicht spezifisch sind.
  - Ihr wesentlicher Stellenwert liegt in dem Ausschluss primärer Ösophagusmotilitätsstörungen (z. B. Nussknackerösophagus, diffuser Ösophagusspasmus, Achalasie).

Anamnese
- Rauchen
- Refluxsymptome

Körperliche Untersuchung
- allgemeine körperliche Untersuchung

Histologie, Zytologie und klinische Pathologie

Histologische Ösophagusdiagnostik
- Histologisch dominieren eine
  - peripapilläre, intraepitheliale Lymphozytose und
  - Spongiose mit wenigen oder keinen Granulozyten (▶ Abb. 3.31).
- Ein validiertes histologisches Kriterium existiert nicht.
  - Als allgemein akzeptiert gilt ein Grenzwert von > 20 intraepithelialen Lymphozyten/HPF.

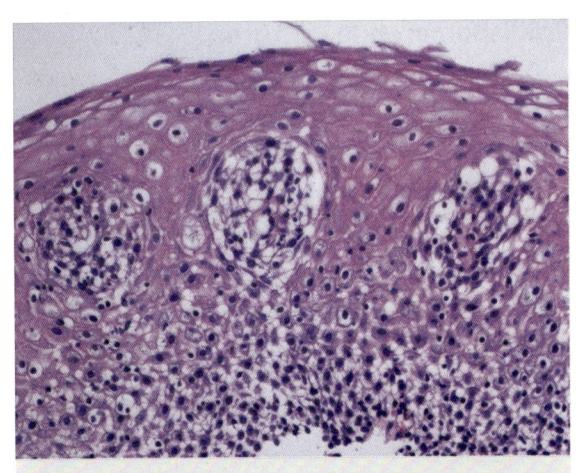

Abb. 3.31 Histologie der lymphozytären Ösophagitis (HE-Färbung): peripapilläre, intraepitheliale Lymphozytose und Spongiose. (Quelle: M. Vieth, Bayreuth)

3.14.9 Differenzialdiagnosen

Tab. 3.16 Differenzialdiagnosen.

Differenzialdiagnose	Bemerkungen
eosinophile Ösophagitis	histologische Differenzierung
GERD, Motilitätsstörungen	Funktionsdiagnostik (pH-Impedanz, Manometrie)
Morbus Crohn	Umfelddiagnostik, systemische Entzündungszeichen

3.14.10 Therapie

Therapeutisches Vorgehen

- Eine etablierte Therapie der lymphozytären Ösophagitis existiert nicht.
- Primär werden PPI empfohlen, wobei optimale Dosis und Dauer unklar sind.
  - In Analogie zur eosinophilen Ösophagitis scheint die Gabe der doppelten Standarddosis für 8 Wochen sinnvoll.
- In PPI-refraktären Fällen kann je nach klinischer Ausprägung eine topische oder systemische Therapie mit Kortikosteroiden erwogen werden.
  - Die topische Therapie sollte analog zur eosinophilen Ösophagitis erfolgen (siehe Kap. 3.9).
- Bei therapierefraktären Strikturen ist eine endoskopische Dilatation angezeigt.

3.14.11 Verlauf und Prognose

- Verlauf und Prognose der lymphozytären Ösophagitis sind weitgehend unklar.
- In der Literatur sind chronische Verläufe in bis zu 50% der Fälle beschrieben.
- Ein erhöhtes Malignomrisiko wurde bisher nicht berichtet.

3.14.12 Quellenangaben

[1] Haque S, Genta RM. Lymphocytic oesophagitis: clinicopathological aspects of an emerging condition. Gut 2012; 61: 1108–1114
[2] Jideh B, Keegan A, Weltman M. Lymphocytic esophagitis: Report of three cases and review of the literature World J Clin Cases 2016; 4: 413–418
[3] Pasricha S, Amit Gupta A, Reed CC et al. Lymphocytic Esophagitis: An emerging clinicopathologic disease associated with dysphagia. Dig Dis Sci 2016; 61: 2935–2941.
[4] Pleet JL, Taboada S, Rishi A et al. Rings in the esophagus are not always eosinophilic esophagitis. Case series of ring forming lymphocytic esophagitis and review of the literature. Endoscopy International Open 2017; 5: E484–E488
[5] Rouphael C, Gordon IO, Thota PN. Lymphocytic esophagitis: Still an enigma a decade later World J Gastroenterol 2017; 23: 949–956

3.15 Ösophaguskarzinom

O. Pech, F. Lordick

3.15.1 Steckbrief

Ösophaguskarzinome stehen in Deutschland an 19. Stelle der Krebsinzidenz. Sie weisen eine hohe Sterblichkeit auf und sind deshalb, auch global, eine führende Ursache krebsbedingter Mortalität. Wichtigste Subtypen sind die Plattenepithel- und die Adenokarzinome, die sich epidemiologisch, klinisch, morphologisch und biologisch deutlich unterscheiden. Plattenepithelkarzinome machen in Deutschland 50–60% aller Krebserkrankungen der Speiseröhre aus. Adenokarzinome nehmen deutlich zu. Bei beiden Subtypen sind präneoplastische Läsionen zu beobachten. Diese können bei rechtzeitiger Detektion endoskopisch kurativ therapiert werden, ebenso wie Frühkarzinome. Die Mehrzahl der Ösophaguskarzinome wird jedoch in lokal fortgeschrittenen Stadien diagnostiziert. Die kurative Therapie beinhaltet hier die Ösophagektomie, perioperative Chemotherapie oder neoadjuvante Radiochemotherapie. Endoskopische Verfahren, Strahlentherapie und systemische Chemotherapie stehen für die Palliation in fortgeschrittenen Stadien zur Verfügung.

3.15.2 Aktuelles

- Jüngste Untersuchungen zeigen, dass genetische Merkmale von Plattenepithelkarzinomen sich vollständig von Adenokarzinomen unterscheiden.
  - Somit handelt es sich nicht nur epidemiologisch und morphologisch, sondern auch molekulargenetisch um zwei unterschiedliche Erkrankungen [2].
- In der aktuellen 8. Version der TNM-Tumorklassifikation maligner Tumoren werden Adenokarzinome des gastroösophagealen Übergangs dann als Ösophaguskarzinome kategorisiert, wenn das Tumorzentrum innerhalb von maximal 2 cm aboral der Kardia liegt (zuvor, 7. Auflage: 5 cm) [1].

3.15.3 Synonyme
- Speiseröhrenkrebs

3.15.4 Keywords
- Plattenepithelkarzinom
- Adenokarzinom
- Ösophagektomie

3.15.5 Definition
- Das Ösophaguskarzinom ist eine maligne Neoplasie des Speiseröhrenepithels.
- Generell unterscheidet man beim Ösophaguskarzinom zwischen Plattenepithelkarzinomen und Adenokarzinomen.
- Die Häufigkeit und Verteilung der beiden histologischen Subtypen variiert regional zum Teil erheblich.
- Sehr selten kommen andere Karzinomtypen vor, z. B. kleinzellige Karzinome, neuroendokrine Karzinome oder adenosquamöse Karzinome.

3.15.6 Epidemiologie
Häufigkeit
- Ösophaguskarzinome stehen bezüglich der der Krebshäufigkeit an 19. Stelle in Europa, mit ca. 46000 neu diagnostizierten Fällen im Jahr 2012 in Europa (1 % der Gesamtinzidenz) und ca. 6500 Fällen in Deutschland.
- Weltweit erkranken ca. 456000 Menschen jährlich an Speisröhrenkrebs.
- Aufgrund der hohen Letalität liegt das Ösophaguskarzinom an 6. Stelle der weltweit gemessenen Krebsmortalität.
- Nach Daten des Robert-Koch-Instituts machen in Deutschland Plattenepithelkarzinome 50–60 % aller Krebserkrankungen der Speiseröhre aus.
- Der Anteil der Adenokarzinome, die fast ausschließlich im unteren Drittel der Speiseröhre auftreten, ist in den letzten Jahren auf mehr als ein Drittel angestiegen.
- In einigen Regionen Europas, z. B. den Niederlanden und Großbritannien, sind Adenokarzinome des Ösophagus besonders häufig und machen > 50 % aller Krebserkrankungen der Speiseröhre aus.

Altersgipfel
- 7. und 8. Lebensdekade, Gipfel bei 67 Jahren (Männer) und 71 Jahren (Frauen)

Geschlechtsverteilung
- Männer sind in Deutschland 4–5-mal häufiger betroffen als Frauen.

Prädisponierende Faktoren
- Plattenepithelkarzinom: Tabak- und Alkoholkonsum
- Adenokarzinome: viszerale Adipositas und gastroösophagealer Reflux, Vorliegen einer Barrett-Metaplasie

3.15.7 Ätiologie und Pathogenese
Plattenepithelkarzinome
- Plattenepithelkarzinome entwickeln sich über eine Basalzellhyperplasie und Dysplasie (niedrig- und hochgradig) zum Carcinoma in situ.
- Typisches Charakteristikum von Plattenepithelkarzinomen ist die Dysregulation von
  - TP53 und
  - weiteren Genen der Zellzyklusregulation, u. a. Cyclin-dependent kinase inhibitor 2A (CDKN2A) und Retinoblastoma-associated protein (RB/RB1).
- Die genannten Genveränderungen können zum Teil bereits in Vorläuferläsionen nachgewiesen werden und nehmen schrittweise mit der Progression zur invasiven Krebserkrankung zu.

Adenokarzinome
- Ösophageale Adenokarzinome entwickeln sich primär aus Barrettepithel, ein präneoplastisches Gewebe, in welchem das sonst den Ösophagus auskleidende Plattenepithel durch eine metaplastische Mukosa vom intestinalen Typ ersetzt wird.
- Die vorherrschende Lokalisation ist der untere Ösophagus.
- Der Tumor hat histologisch in der Regel eine glanduläre Struktur.
- Gastroösophagealer Magensäure- oder Gallensäurereflux ist der wichtigste Risikofaktor.
- Genomweite Assoziationsstudien haben veränderte Suszeptibilitätsgene identifiziert, die
  - für die embryonale Entwicklung des Ösophagus bedeutend sind (u. a. FOXF1 und BARX1),
  - in der Immunantwort eine Rolle spielen (z. B. der HLA-Locus 16q24.1) und
  - die zelluläre Proliferation und Transformation kodieren (z. B. CRTC 1).
- Typischerweise ist der durch Magen- und Gallensäureexposition hervorgerufene Schaden der ösophagealen Mukosa Folge der Bildung radikaler Sauerstoffspezies und Stickstoffoxide.
  - Diese induzieren DNA-Schäden und rufen ein charakteristisches Mutationsprofil mit zahlreichen A > C Transversionen hervor.
- Dieses Basen-Transversionsprofil tritt häufig bei Barrett-Ösophagus und bei Adenokarzinomen auf.
  - Das unterstützt die Hypothese, dass DNA-schädigende Faktoren ursächlich für die frühe Krankheitsentstehung sind.

Tab. 3.17 Einteilung der Plattenepitelkarzinome nach der TNM-Klassifikation.

klinisches Stadium	
Stadium 0	Tis N0 M0
Stadium I	T1 N0/N1 M0
Stadium II	T2 N0/N1 M0 T3 N0 M0
Stadium III	T1/T2 N2 M0 T3 N1/N2 M0
Stadium IVA	T4a/T4b, jedes N, M0
Stadium IVB	jedes T, jedes N, M1
pathologisches Stadium	
Stadium 0	Tis N0 M0
Stadium IA	T1a N0 M0
Stadium IB	T1b/T2 N0 M0
Stadium II	T3 N0 M0 T1b N1 M0
Stadium IIIA	T1 N2 M0 T2 N1 M0
Stadium IIIB	T2 N2 M0 T3 N1/N2 M0 T4a N0/N1 M0
Stadium IVA	T4a N2 M0 T4b, jedes N, M0 jedes T, N3 M0
Stadium IVB	jedes T, jedes N, M1

Tis: Carcinoma in situ; T: Tumor; N: Lymphknoten; M: Metastasen

Tab. 3.18 Einteilung der Adenokarzinome nach der TNM-Klassifikation.

klinisches Stadium	
Stadium 0	Tis N0 M0
Stadium I	T1 N0 M0
Stadium IIA	T1 N1 M0
Stadium IIB	T2 N0 M0
Stadium III	T1 N2 M0 T2 N1/N2 M0 T3/T4a N1/N2 M0
Stadium IVA	T4b N0/N1 M0 jedes T N2/N3 M0
Stadium IVB	jedes T, jedes N, M1
pathologisches Stadium	
Stadium 0	Tis N0 M0
Stadium IA	T1a N0 M0
Stadium IB	T1b N0 M0
Stadium IIA	T2 N0 M0
Stadium IIB	T1a/T1b N1 M0
Stadium IIIA	T1 N2 M0 T2 N1 M0 T3/T4a N0 M0
Stadium IIIB	T2 N2 M0 T3 N1/N2 M0 T4a N1 M0
Stadium IVA	T4a N2 M0 T4b, jedes N, M0 jedes T, N3 M0
Stadium IVB	jedes T, jedes N, M1

Tis: Carcinoma in situ; T: Tumor; N: Lymphknoten; M: Metastasen

- Bei wenigen Menschen mit Barrett-Ösophagus (ca. 0,12–0,60 % jährlich) schreitet die Mukosametaplasie über niedrig- und hochgradige Dysplasien zu invasiven Adenokarzinomen voran.
  - Die Trigger und Signalwege dieser Progression sind noch nicht vollständig charakterisiert.

3.15.8 Klassifikation und Risikostratifizierung

- Die TNM-Klassifikation maligner Tumoren nach UICC (Union Internationale Contre le Cancer) und AJCC (The American Joint Committee on Cancer) liegt in der 8. Auflage vor und ist weiterhin die wesentliche Grundlage der Klassifikation und Risikostratifizierung des Ösophaguskarzinoms [1].
- Anders als in der 7. Version (2010) werden in der aktuellen Version Adenokarzinome des gastroösophagealen Übergangs nur dann als Ösophaguskarzinome kategorisiert, wenn
  - das Tumorzentrum innerhalb von 2 cm aboral der Kardia liegt (zuvor 5 cm) und
  - die Kardia infiltriert wird (Siewert Typ I und II).
- Tumoren, deren Epizentrum weiter aboral als 2 cm des gastroösophagealen Übergangs liegt, werden entsprechend der TNM-Klassifikation als Magenkarzinome kategorisiert, selbst dann, wenn ihr proximales Ende die Kardia infiltriert.
- Pathologische Prognosegruppen werden getrennt für Plattenepithel- und Adenokarzinome eingeführt (▶ Tab. 3.17, ▶ Tab. 3.18).

3.15.9 Symptomatik

- Im frühen Stadium (T1–T2) bestehen in der Regel keine Symptome.
- Im lokal fortgeschrittenen Stadium kommt es meist zu einer progredienten Dysphagie.
- In einigen Fällen kann ein Ösophaguskarzinom durch chronischen Blutverlust zu einer Blutungsanämie oder selten auch zu einer akuten oberen gastrointestinalen Blutung führen.
- Im Falle eines stenosierenden Prozesses kommt es häufig zu rezidivierenden Aspirationen und Regurgitation von Speiseresten.
- Eine Bolusobstruktion kann die Erstsymptomatik eines Ösophaguskarzinoms darstellen.
- Selten kommt es zu retrosternalen Schmerzen oder Globusgefühl.

3.15.10 Diagnostik

Diagnostisches Vorgehen

- Eine endoskopische Abklärung sollte erfolgen bei
  - Vorliegen einer Dysphagie,
  - retrosternalen Schmerzen,
  - rezidivierenden Aspirationen oder
  - unklarer Eisenmangelanämie.
- Den diagnostischen Goldstandard stellt die Ösophago-Gastro-Duodenoskopie (ÖGD) dar.
  - Im Rahmen der ÖGD kann die optische Diagnose eines Ösophaguskarzinoms gestellt werden.
  - Zudem werden im Rahmen der ÖGD Probebiopsien aus dem Tumor entnommen.
- Histologisch kann zwischen Adenokarzinom und Plattenepithelkarzinom unterschieden werden.
- Bei Kandidaten für eine chirurgische und/oder multimodale Therapie sollte eine intensive Basisabklärung der medizinischen Begleiterkrankungen erfolgen:
  - kardiopulmonale Funktion (Lungenfunktionsanalyse, Elektrokardiogramm, Echokardiogramm)
  - Leberfunktion
  - Nierenfunktion (Kreatinin-Clearance)
  - Knochenmarkfunktion (Differenzialblutbild)
  - psychosoziale Stabilität und Compliance
- Insbesondere bei chronischem Tabak- und Alkoholkonsum (Hauptrisikofaktoren der Plattenepithelkarzinome des Ösophagus) sollte eine HNO-ärztliche Untersuchung zum Ausschluss von Zweitkarzinomen im oberen aerodigestiven Trakt erfolgen.

Anamnese

- Das Leitsymptom beim Ösophaguskarzinom ist in der Regel die langsam progrediente Dysphagie.
- Zunächst tritt die Dysphagie bei fester Nahrung auf und geht zunehmend in eine Dysphagie für Flüssigkeiten bis in eine Aphagie über.
- Beim hochsitzenden Ösophaguskarzinom kann eine Einschluckstörung vorliegen.
- Beim Karzinom des distalen Ösophagus kommt es zu einer verzögerten Passage der Nahrung, die mit Regurgitationen und Erbrechen einhergehen kann.
- Der Patient sollte zudem nach Gewichtsverlust, Nachtschweiß und Blutungszeichen (Teerstuhl oder Hämatemesis) gefragt werden.

Körperliche Untersuchung

- Bei der körperlichen Untersuchung sollte auf Blässe der Haut und Schleimhäute als Anämiezeichen geachtet werden.
- Außerdem sollten die zervikalen und supraklavikulären Lymphknotenstationen palpiert werden, da Ösophaguskarzinome des mittleren und proximalen Drittels Lymphknotenmetastasen in dieser Region aufweisen können.

Bildgebende Diagnostik

Sonografie

- Eine Ultraschalluntersuchung empfiehlt sich als einfache, schonende und preisgünstige Initialuntersuchung zum Ausschluss von abdominellen Metastasen (Leber, Lymphknoten, Aszites bei Peritonealmetastasen, Pleuraergüsse bei Pleurametastasen).
- Zur Beurteilung des lokalen Tumorstadiums (T-Kategorie) und des lokalen Lymphknotenbefalls (N-Kategorie) ist die Endosonografie das Stagingverfahren mit der höchsten diagnostischen Genauigkeit und somit die Methode der ersten Wahl.
  - Sie weist bei der Beurteilung der T-Kategorie eine Sensitivität von 91–92 % und eine Spezifität von 94–99 % auf.
  - Beim N-Staging liegt die Sensitivität bei 76–85 % und die Spezifität bei 67–85 %.
  - Durch eine zusätzliche EUS-gesteuerte Feinnadelpunktion kann die diagnostische Genauigkeit noch deutlich gesteigert werden.

CT

- Die Beurteilung der lokalen und distanten Tumorausbreitung erfolgt mittels kontrastmittelverstärkter CT.
- Die CT soll die Regionen Hals, Thorax und Abdomen abbilden.

PET/PET-CT

- Die 18F-Fluorodeoxyglucose-Positronenemissionstomografie (FDG-PET, heute meist als kombinierte PET-CT durchgeführt) ist vor allem hilfreich, um anderweitig nicht erkannte Fernmetastasen auszuschließen.
- Die FDG-PET sollte deshalb vor allem bei Patienten zur Anwendung kommen, die bei fehlender Fernmetastasierung Kandidaten für eine Ösophagektomie sind.
- Bei Hinweis auf Fernmetastasierung im PET-CT sollte diese in der Regel weiter histologisch abgeklärt werden, um falsch positive Befunde auszuschließen.

Instrumentelle Diagnostik

Ösophago-Gastro-Duodenoskopie (ÖGD)

- Bei Vorliegen der genannten Symptome sollte als erster diagnostischer Schritt eine ÖGD als diagnostische Methode der Wahl durchgeführt werden.
- Im Rahmen der ÖGD sollte die Lokalisation des Karzinoms mit Angabe des Ober- und Unterrands als Abstand vom Beißring in Zentimetern und die Gesamtlänge des Tumors angegeben werden.
- Zusätzlich sollten die anatomischen Landmarken oberer Ösophagussphinkter und der Z-Linie dokumentiert werden, um einen klaren Lagebezug herstellen zu können.

- Sollte aufgrund einer höhergradigen Stenose der Tumor mit einem konventionellen diagnostischen Endoskop nicht passierbar sein, empfiehlt sich die Verwendung eines pädiatrischen Gastroskops.
- Im Rahmen der endoskopischen Untersuchung sollten zur Primärdiagnostik immer Biopsien aus suspekten Schleimhautarealen entnommen werden.
- Bei Vorliegen eines Barrett-Ösophagus sind die Biopsie von auffälligen Arealen und die Entnahme von 4-Quadranten-Biopsien Leitlinienstandard.
- **ÖGD bei frühen Neoplasien des Ösophagus:**
  - Frühe Plattenepithel-Neoplasien lösen keine Symptome aus und sind daher fast immer Zufallsbefunde im Rahmen einer ÖGD aus anderer Indikation.
  - Bei Inspektion des Ösophagus sollte vor allem auf vermehrt gerötete Schleimhautareale geachtet und diese biopsiert werden.
  - Der Einsatz virtueller chromoendoskopischer Verfahren, z. B. Narrow Band Imaging (NBI), Blue Light Imaging (BLI), i-scan, kann bei der Detektion früher Neoplasien hilfreich sein.
  - Bei Patienten, die einer Hochrisikogruppe angehören (Raucher, Patienten mit HNO-Tumoren oder Bronchialkarzinomen) kann eine Anfärbung des Plattenepithels des tubulären Ösophagus mit Lugol-Lösung (1,5%ige Jodlösung) einen deutlichen diagnostischen Zugewinn von 5–9 % mit sich bringen.
  - Bei Vorliegen eines Barrett-Ösophagus sollte dieser mit hochauflösenden Videoendoskopen sorgfältig inspiziert werden.
  - Zur Detektion früher Barrett-Neoplasien sollten chromoendoskopische Verfahren eingesetzt werden (virtuelle Chromoendoskopie, Essigsäure-Applikation).

Bronchoskopie

- Eine Tracheobronchoskopie sollte zum Ausschluss einer Infiltration des Tracheobronchialsystems bei lokal fortgeschrittenen (cT 3/T 4) Tumoren des oberen und mittleren Ösophagusdrittels erfolgen.

Laparoskopie

- Bei lokal fortgeschrittenen (cT 3/T 4) Tumoren des gastroösophagealen Übergangs kann bei Kandidaten für eine Ösophagektomie eine diagnostische Laparoskopie zum Ausschluss einer Peritonealmetastasierung durchgeführt werden (bis zu 15 % okkulte Metastasierung in Literatur beschrieben).

3.15.11 Differenzialdiagnosen

Tab. 3.19 Differenzialdiagnosen.

Differenzialdiagnose	Bemerkungen
peptische Ösophagusstenose	Ursache für > 50 % der benignen Ösophagusstenosen ausgelöst durch chronische Refluxösophagitis bei gastroösophagealem Reflux
eosinophile Ösophagitis	Ursache für Dysphagie bei jungen Patienten zwischen 20 und 30 Jahren mit männlicher Prädominanz in den letzten Jahren zunehmende Inzidenz
Zenker-Divertikel	Ursache für Dysphagie im höheren Alter (meist 7. Lebensdekade) zusätzlich häufig Regurgitation und Aspiration
Achalasie	Erkrankung, bei der der untere Ösophagussphinkter nicht richtig öffnet und auch die Motilität der Muskulatur der Speiseröhre gestört ist
intramurale Pseudodivertikulose	seltene Erkrankung, bei der es durch chronische Entzündung der dilatierten Ausführungsgänge der submukösen Drüsen zu einer narbigen Stenosierung des tubulären Ösophagus kommt
Anastomosenstenose	narbige Stenose der Anastomose nach Gastrektomie oder Ösophagusresektion
Stenose nach endoskopischer Intervention	narbige Striktur nach endoskopischer Therapie von frühen Neoplasien im Ösophagus Stenoserate abhängig von dem Ausmaß der zirkumferentiellen Resektionsfläche
radiogene Stenose	narbige Striktur nach mediastinaler Photonenteletherapie oder Ösophagus-Brachytherapie

3.15.12 Therapie

Therapeutisches Vorgehen

- Das therapeutische Vorgehen ist entscheidend vom Tumorstadium abhängig.
- Bei frühen Neoplasien im Ösophagus (niedrig- und hochgradige intraepitheliale Neoplasie, mukosales Barrett-Adenofrühkarzinom und Plattenepithel-Frühkarzinom) ist in der Regel die Therapie durch endoskopische Mukosaresektion (EMR) oder endoskopische Submukosadissektion (ESD) kurativ.
- Bei frühen Barrett-Neoplasien muss nach entsprechender Resektion der sichtbaren Neoplasie im Anschluss die Rest-Barrettmetaplasie entfernt werden, da es sonst bei über 30 % der Patienten zu einem Rezidiv oder einer metachronen Neoplasie kommt.

- Dafür kommt vor allem eine Radiofrequenzablation (RFA) in Betracht.
- Bei Karzinomen, die bereits tiefere Wandschichten infiltrieren (Infiltration der Submukosa und der Muscularis propria) ist eine endoskopische Therapie in der Regel nicht mehr kurativ.
- Bei Vorliegen eines in die Tiefe der Ösophaguswand infiltrierenden oder wandüberschreitenden Wachstums und/oder einer lokalen Lymphknotenmetastasierung werden in der Regel
  - eine perioperative Chemotherapie (Adenokarzinome) oder
  - neoadjuvante Radiochemotherapie (Plattenepithelkarzinome und Adenokarzinome) durchgeführt.
- Bei lokalisierten Plattenepithelkarzinomen ist als Alternative zur Ösophagusresektion eine definitive Radiochemotherapie zu erwägen.
- Im Falle eines metastasierten Ösophaguskarzinoms kann eine palliative Chemotherapie durchgeführt werden.
  - Substanzen der ersten Wahl sind Kombinationen aus Platinanaloga (insbesondere Cis- und Oxaliplatin) plus Fluoropyrimidinen (5-Fluorouracil oder Capecitabin).
  - Im Fall von Adenokarzinomen des gastroösophagealen Übergangs sollten, analog zum Vorgehen bei Magenkarzinomen, der HER2-Expressionsstatus bestimmt und bei HER2-Positivität die palliative Chemotherapie durch Trastuzumab ergänzt werden.
- Bei Dysphagie kann in palliativer Intention eine endoskopische Therapie (Stenteinlage), eine perkutane Strahlentherapie, eine Brachytherapie oder eine enterale Sondenernährung (z. B. mittels perkutaner endoskopischer Gastrostomie) erwogen werden.

Interventionelle Therapie

Endoskopische Mukosaresektion

- Die EMR oder besser endoskopische Resektion (ER) ist die Therapie der Wahl bei auf die Mukosa beschränkten Ösophagusfrühkarzinomen.
- Läsionen bis 15 mm können mittels ER en bloc reseziert werden. Bei größeren Neoplasien wird eine Piecemeal-ER durchgeführt.
- In der Regel wird die ER in Suck-and-Cut-Technik mit einem Ligatursystem oder einer transparenten Aufsatzkappe durchgeführt.

Endoskopische Submukosadissektion

- Die ESD ist ein endoskopisches Resektionsverfahren, bei dem die frühe Neoplasie mit einem speziellen Messer, das durch den Arbeitskanal des Endoskops vorgeschoben wird, umschnitten und im Anschluss von der Muscularis propria durch Dissektion der darunterliegenden Submukosafasern abpräpariert wird.
- Durch die ESD ist auch eine endoskopische En-bloc-Resektion größerer früher Neoplasien möglich.
- Die ESD gilt als das empfohlene Verfahren zur endoskopischen Therapie von frühen Plattenepithelneoplasien.

Radiofrequenzablation

- Die RFA ist ein bipolares Ablationsverfahren zur endoskopischen Ablation des Barrett-Ösophagus nach erfolgter ER von frühen Barrett-Neoplasien.
- Für die RFA werden unterschiedliche fokale oder zirkuläre Katheter zur Ablation eingesetzt.
- Die RFA sollte bei Vorliegen von niedriggradigen Dysplasien im Barrett-Ösophagus durchgeführt werden.
- Die RFA von Plattenepithelneoplasien ist experimentell und sollte im Regelfall nicht durchgeführt werden.

Lasertherapie

- Laser zur palliativen Therapie von fortgeschrittenen Ösophaguskarzinomen wurden vor allem vor der Ära der selbstexpandierenden Metallstents (SEMS) eingesetzt.
- Heutzutage spielt die Lasertherapie in der Palliation keine Rolle mehr

Stentimplantation

- Die endoskopische Methode der Wahl zur palliativen Therapie von fortgeschrittenen Ösophaguskarzinomen ist die Einlage eines SEMS.
- SEMS werden unter radiologischer oder endoskopischer Kontrolle eingelegt.
- Es existieren voll-, teil- und ungecoverte SEMS.
- Zur palliativen Therapie werden in der Regel teilgecoverte SEMS eingesetzt, da diese eine geringere Migrationsrate im Vergleich zu vollgecoverten SEMS aufweisen.
- Teilgecoverte SEMS haben zudem ein geringeres Risiko des Tumoreinwuchses im Vergleich zu ungecoverten SEMS.

Operative Therapie

- Das Ziel der kurativen chirurgischen Therapie beim Plattenepithel- und Adenokarzinom ist die vollständige Resektion des Tumors (oral, aboral und in der Zirkumferenz) und der regionären Lymphknoten.
- Bei Tumoren des gastroösophagealen Übergangs (AEG II) sollten eine transthorakale subtotale Ösophagektomie oder alternativ eine transhiatale abdominozervikale subtotale Ösophagektomie durchgeführt werden.
- Bei Tumoren des distalen und mittleren thorakalen Ösophagus sollte eine transthorakale subtotale Ösophagektomie durchgeführt werden.
- Bei Tumoren des zervikalen Ösophagus soll die Indikation zur chirurgischen Resektion im Vergleich zur

definitiven Radiochemotherapie unter eingehender Nutzen-Risiko-Abwägung diskutiert werden.
- Die Zweifeld-Lymphadenektomie ist das Standardverfahren der Lymphknotendissektion, sollte sich jedoch nach der Lokalisation des Primärtumors richten.

3.15.13 Nachsorge

- Die Nachsorge nach chirurgischer Therapie sollte symptomorientiert erfolgen.
- Nach endoskopischer Therapie einer frühen Ösophagusneoplasie sollten endoskopische Kontrollen alle 6 Monate in den ersten 2 Jahren und danach in jährlichen Abständen durchgeführt werden.

3.15.14 Verlauf und Prognose

- Die Überlebensraten von Patienten mit Ösophaguskarzinom gehören nach den Angaben der klinisch-epidemiologischen Krebsregister in Deutschland zu den ungünstigsten aller Krebserkrankungen.
- Die relativen 5-Jahres-Überlebensraten werden in Deutschland derzeit für Männer zwischen 11–22 % und für Frauen zwischen 15–20 % angegeben.
  - Damit haben sich die Überlebensaussichten mit Speiseröhrenkrebs insgesamt in letzter Zeit verbessert, insbesondere für Männer.
- Ursächlich für diese moderat positive Entwicklung sind wahrscheinlich die
  - Veränderung der Epidemiologie (höherer Anteil von Adenokarzinomen mit etwas günstigerer Prognose im Vergleich zu Plattenepithelkarzinomen),
  - Verbesserungen der kurativen chirurgischen Therapie und
  - die flächendeckende Einführung der multimodalen perioperativen Therapie durch positive Studienergebnisse und nationale wie internationale Leitlinien [3], [5].

3.15.15 Quellenangaben

[1] Brierley JD, Gospodarowicz MK, Wittekind C, Hrsg. TNM Classification of Malignant Tumors. 8. Aufl. Hoboken: Wiley-Blackwell; 2017
[2] Cancer Genome Atlas Research Network et al. Integrated genomic characterization of oesophageal carcinoma. Nature 2017; 541: 169–175
[3] Lordick F, Mariette C, Haustermans K et al. Oesophageal cancer: ESMO Clinical Practice Guidelines for diagnosis, treatment and follow-up. Ann Oncol 2016; 27 (Suppl. 5): v50–v57
[4] Pech O, May A, Manner H et al. Long-term efficacy and safety of endoscopic resection for patients with mucosal adenocarcinoma of the esophagus. Gastroenterology 2014; 146: 652–660
[5] Porschen R, Buck A, Fischbach W et al. S3-Leitlinie Diagnostik und Therapie der Plattenepithelkarzinome und Adenokarzinome des Ösophagus (Langversion 1.0 – September 2015, AWMF-Registernummer: 021/023OL). Z Gastroenterol 2015; 53: 1288–1347
[6] Smyth EC, Lagergren J, Fitzgerald RC et al. Oesophageal cancer. Nat Rev Dis Primers 2017; 3: 17048

3.15.16 Wichtige Internetadressen

- www.krebsinformationsdienst.de/speiseroehrenkrebs.php
- www.awmf.org/leitlinien.html
- www.esmo.org/Guidelines/Oesophageal-Cancer

3.16 Funktionelle Dyspepsie

J. Keller, P. Layer, V. Andresen

3.16.1 Steckbrief

Die funktionelle Dyspepsie ist die wichtigste funktionelle Erkrankung des oberen Gastrointestinaltrakts. Sie ist gekennzeichnet durch chronische Oberbauchbeschwerden, für die sich in der Routinediagnostik kein Korrelat findet. Bei den meisten Patienten dominieren postprandiale dyspeptische Symptome (postprandiales Beschwerdesyndrom), bei einer Minderheit epigastrische Schmerzen oder Brennen (epigastrisches Schmerzsyndrom), die oft nahrungsunabhängig auftreten. Der Ausschluss anderer Erkrankungen erfordert unter anderem eine Ösophago-Gastro-Duodenoskopie mit Biopsien. Bei weiterhin unzureichend geklärter Pathogenese der funktionellen Dyspepsie ist eine kausale Therapie aktuell nicht möglich. Allgemeinmaßnahmen und medikamentöse Ansätze bilden die Grundlage der Therapie und zielen auf eine weitgehende Beschwerdearmut.

3.16.2 Synonyme

- Reizmagen
- postprandiales Beschwerdesyndrom
- epigastrisches Schmerzsyndrom

3.16.3 Keywords

- Dyspepsie
- frühe Sättigung
- Völlegefühl
- epigastrisches Brennen
- Übelkeit
- Erbrechen

3.16.4 Definition

- **Dyspepsie allgemein**: dem Magen oder gelegentlich einem anderen Oberbauchorgan zugeordneter Symptomkomplex aus
  - chronischen oder rezidivierenden, epigastrisch oder supraumbilikal lokalisierten Schmerzen
  - Druck- oder Völlegefühl
  - früher Sättigung
  - Übelkeit, Erbrechen
  - Aufstoßen oder Sodbrennen

- Beschwerden sind in etwa einem Drittel bis zur Hälfte der Fälle auf eine organisch fassbare Erkrankung zurückzuführen.

> Für die Diagnose einer funktionellen Dyspepsie müssen nach der international akzeptierten Rom-IV-Definition folgende Kriterien* erfüllt sein [5]:
> - eines oder mehrere der folgenden Symptome in belastender Ausprägung:
>   - postprandiales Völlegefühl
>   - frühe Sättigung
>   - epigastrische Schmerzen
>   - epigastrisches Brennen
>
> und
> - fehlende Hinweise auf eine strukturelle Erkrankung (einschließlich unauffällige ÖGD), die die Symptome wahrscheinlich erklärt
>
> *Kriterien müssen während der letzten 3 Monate erfüllt sein, Beschwerden müssen vor mehr als 6 Monaten begonnen haben.

- Zusätzlich je nach vorherrschender Symptomatik Unterscheidung in
  - das häufigere **postprandiale Beschwerdesyndrom** (postprandial distress syndrome, PDS, ca. 60 %) und
  - das seltenere **epigastrische Schmerzsyndrom** (epigastric pain syndrome, EPS, ca. 20 %).
  - Überlappungen kommen vor (ca. 20 %) [1].

3.16.5 Epidemiologie

Häufigkeit

- Prävalenz der funktionellen Dyspepsie nach Rom IV in westlichen Industrieländern ca. 10 % der Bevölkerung [1]

Altersgipfel

- Die höchste Prävalenz dyspeptischer Symptome findet sich im jüngeren Erwachsenenalter, ein eindeutiger Altersgipfel fehlt.

Geschlechtsverteilung

- Frauen überwiegen (ewa 1,5:1)

Prädisponierende Faktoren

- s. 3.16.6 Ätiologie und Pathogenese

3.16.6 Ätiologie und Pathogenese

- Pathogenese weiterhin unzureichend geklärt
- relevante Pathomechanismen:
  - **Störungen der gastroduodenalen Motilität**: gestörte Akkommodation und/oder gestörte Magenentleerung (beschleunigt oder verlangsamt) bei 70 % der Patienten [4]
  - **Störungen der gastroduodenalen Sensitivität**, auf deren Basis
    - mechanische (z. B. Erhöhung des intraluminalen Drucks) oder
    - chemische Stimulation (z. B. gesteigerte Antwort auf duodenale Lipide) dyspeptische Beschwerden auslösen können
  - zusätzlich **gestörte zentrale Verarbeitung** viszeraler Afferenzen
  - negativer Einfluss **psychosozialer Faktoren** auf Krankheitsverlauf und -erleben
  - akute **gastrointestinale Infektionen** können Auslöser sein
    - in 10–15 % der Fälle auch eine Helicobacter-pylori-Infektion
  - zudem Hinweise auf **genetische Prädisposition**

3.16.7 Symptomatik

- Symptomkomplex aus
  - chronischen oder rezidivierenden, epigastrisch oder supraumbilikal lokalisierten Schmerzen
  - Druck- oder Völlegefühl
  - früher Sättigung
  - Übelkeit, Erbrechen
  - Aufstoßen oder Sodbrennen
- Erkrankung verläuft generell chronisch bzw. rezidivierend.
- Symptomatik kann in Art und Intensität erheblich fluktuieren

3.16.8 Diagnostik

Diagnostisches Vorgehen

- Anamnese
- körperliche Untersuchung
- apparative Diagnostik
  - Ausmaß und Invasivität der apparativen Diagnostik richten sich nach Begleitumständen (Alter, sonstige Risikofaktoren)
  - allgemein empfohlene apparative Diagnostik:
    - Routinelaborparameter (kleines Blutbild, CRP/BSG, γ-GT, GOT/GPT, Kreatinin, Lipase)
    - Abdomensonografie
    - ÖGD (mit H.-pylori-Diagnostik), laut Rom IV erforderlich für positive Diagnosestellung
- weiterführende Diagnostik nach führender Symptomatik, vor allem bei fehlendem Ansprechen auf initiale Therapiemaßnahmen (▶ Abb. 3.32, ▶ Tab. 3.20)

3.16 Funktionelle Dyspepsie

Abb. 3.32 Diagnostisches Vorgehen bei unklaren chronischen Oberbauchbeschwerden. (Quelle: Keller J, Layer P. Chronische Oberbauchschmerzen: Diagnostischer und therapeutischer Algorithmus. Dtsch Med Wochenschr 2015; 140: 718–722)

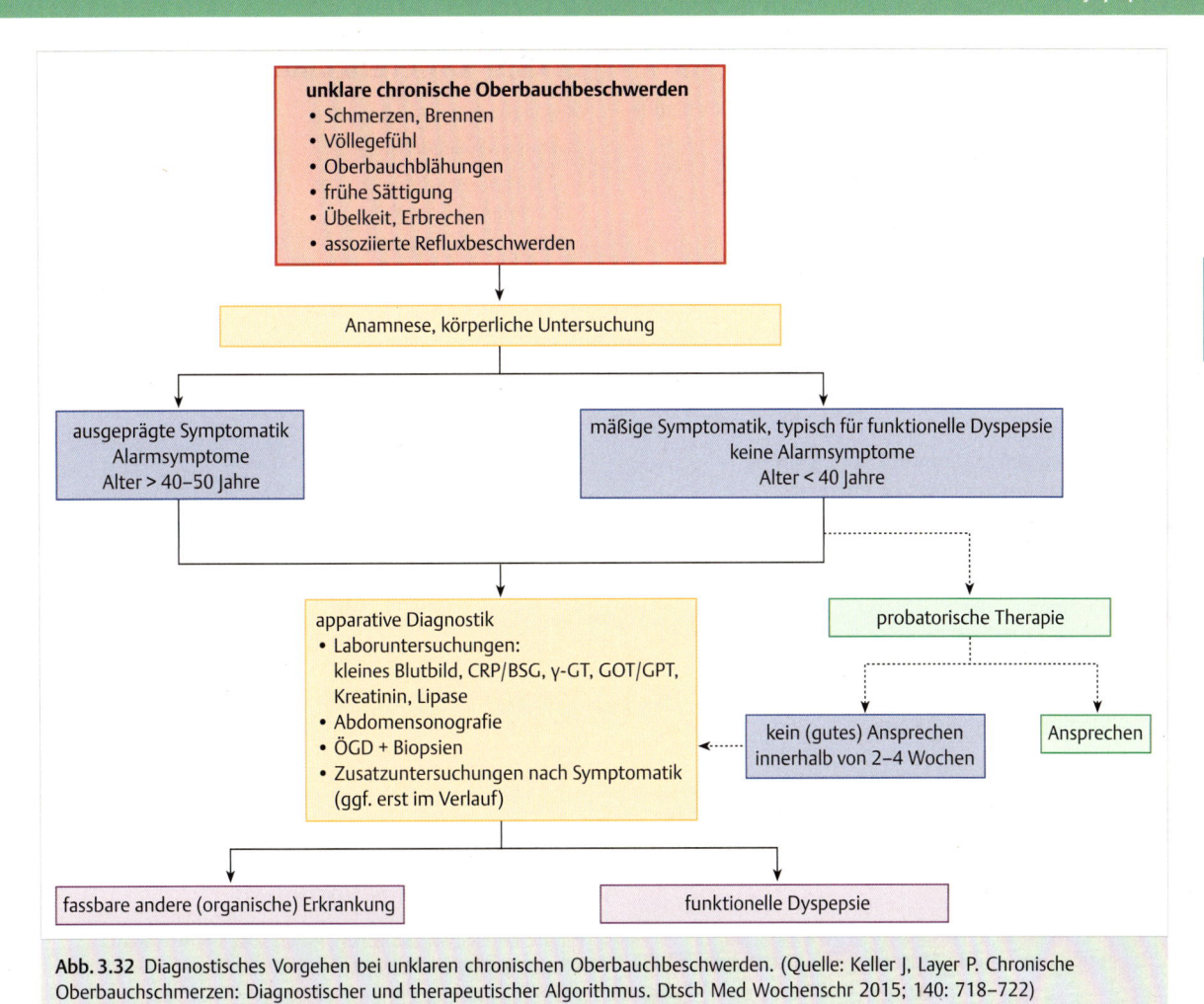

Tab. 3.20 Erweiterte Differenzialdiagnostik bei dyspeptischen Beschwerden. (Quelle: Keller J, Layer P. Chronische Oberbauchschmerzen: Diagnostischer und therapeutischer Algorithmus. Dtsch Med Wochenschr 2015; 140: 718–722)

führende Symptomatik	diagnostische Maßnahmen
Oberbauchblähungen	H_2-Atemtests zum Ausschluss von Kohlenhydratintoleranzen und bakterieller Fehlbesiedlung
starke Beschwerden, die auf Gastroparese deuten (z. B. Erbrechen)	Magenentleerungsszintigrafie, ^{13}C-Atemtests (^{13}C-Oktansäure, ^{13}C-Acetat), ggf. Elektrogastrografie, ggf. MRT
assoziierte Refluxsymptome	24-h-pH-Metrie ± Mehrkanal-Impedanzmessung, ggf. Ösophagusmanometrie
starke Beschwerden, die auf generalisierte gastrointestinale Motilitätsstörung deuten (z. B. Subileuszustände)	erweiterte Bildgebung und Motilitätsdiagnostik, ggf. Dünndarmmanometrie
bei Hinweisen auf Systemerkrankung	erweiterte Labordiagnostik, z. B. Elektrophorese, Ca^{2+}, Mg^{2+}, ANA, 5-ALA
ANA: antinukleäre Antikörper, 5-ALA: 5-Aminolävulinsäure	

Anamnese

- Die sorgfältige Anamnese ist entscheidend für die differenzialdiagnostische Einordnung der Beschwerden.
- Zu erfassen sind:
  - Art, Lokalisation, Ausstrahlung, Ausmaß und Dauer der Beschwerden
  - **Alarmsymptome**:
    - Fieber
    - Gewichtsverlust
    - Dysphagie/Odynophagie
    - rezidivierendes Erbrechen
    - Appetitlosigkeit
    - Anämie
    - Zeichen der gastrointestinalen Blutung
    - erhöhte Entzündungsparameter
    - kurze und monotone Anamnese
    - Störung der Nachtruhe
    - positive Familienanamnese für gastrointestinale Karzinome
    - höheres Alter bei Erstmanifestation (> 40 Jahre)
  - **Risikofaktoren**:
    - Alkoholkonsum
    - Medikamenteneinnahme
    - Reisen
  - extraintestinale Symptome
  - auslösende Faktoren
  - Vorerkrankungen einschließlich Bauchoperationen
- Bei typischer Anamnese ohne Risikofaktoren kann ein zeitlich begrenzter Therapieversuch gerechtfertigt sein:
  - Erfolg nach ca. 4 Wochen überprüfen
  - bei unzureichender Besserung weitere Diagnostik

> **Cave**
> Bei Vorliegen eines oder mehrerer Alarmsymptome ist die Verdachtsdiagnose funktionelle Dyspepsie (zunächst) zu verlassen und eine eingehende Ursachendiagnostik durchzuführen!
> Umgekehrt schließt das Fehlen von Alarmsymptomen eine schwere organische Erkrankung nicht aus.

Körperliche Untersuchung

- kann komplett unauffällig sein
- meist aber Druckschmerz im Oberbauch

3.16.9 Differenzialdiagnosen

Tab. 3.21 Differenzialdiagnosen.

Differenzialdiagnose	Bemerkungen
Magen-/Duodenalulzera, Gastritiden (z. B. erosiv)	20–25 % der Patienten mit Dyspepsie
erosive und nicht erosive gastroösophageale Refluxerkrankung	20–25 % der Patienten mit Dyspepsie
maligne Tumoren des oberen Gastrointestinaltrakts	1–2 % der Patienten mit Dyspepsie
Nahrungsmittelintoleranzen, -allergien, Zöliakie	häufig in Kombination mit anderen gastrointestinalen Symptomen, insbesondere Diarrhö
Erkrankungen der Gallenwege und des Pankreas	z. B. Cholezystolithiasis, chronische Pankreatitis
chronische intestinale Ischämie	
Medikamentennebenwirkung	z. B. Eisen, Antibiotika, Narkotika, Digitalis, Östrogene, orale Kontrazeptiva, Theophyllin, Levodopa
Infektionen oder entzündliche Veränderungen im oberen Gastrointestinaltrakt	
Gastroparese	

3.16.10 Therapie

Therapeutisches Vorgehen

- Eine kausale Behandlung ist bislang nicht möglich.
- Dauerhafte Beschwerdefreiheit wird nur bei einer Minderheit der Patienten erreicht.
- Allgemeines Therapieziel ist deshalb die Verbesserung der Lebensqualität durch eine Kontrolle der Symptome.
- Wichtigste **Therapieansätze** sind
  - Allgemeinmaßnahmen und
  - medikamentöse Therapien (i. d. R. für 2–4 Wochen).
- nicht medikamentöse Therapieansätze mit positiven Studiendaten:
  - gezielte Akupunktur
  - bestimmte psychotherapeutische Verfahren (Entspannungstherapie, Hypnotherapie)

Allgemeine Maßnahmen

- Aufklärung, Diagnosevermittlung, Beruhigung
- Basis hierfür: gesicherte Diagnose mit verlässlichem Ausschluss einer organischen Ursache
- Identifizieren und Vermeiden bzw. Modifikation aggravierender Faktoren:
  - bestimmte Nahrungsmittel/Ernährungsgewohnheiten (fettreiche Kost löst häufig Beschwerden aus, sollte von Patienten zumindest probatorisch gemieden werden)
  - Stress
  - bestimmte Lebensgewohnheiten

Pharmakotherapie

- Evidenzlage generell schwach
- Wirksamkeit individuell unterschiedlich und kaum vorhersehbar, deshalb immer probatorischer Therapieansatz
- Wahl richtet sich primär nach führender Symptomatik.
- Bei fehlendem Ansprechen sind jedoch auch Behandlungsansätze aus anderen Symptomkomplexen möglich/sinnvoll.

Medikamente mit in Studien nachgewiesener Wirksamkeit

- H2-Rezeptor-Antagonisten (Standarddosen): Ranitidin, Cimetidin, Famotidin
- Protonenpumpeninhibitoren (Standarddosen): z. B. Omeprazol, Pantoprazol, Lansoprazol, Esomeprazol
- H.-pylori-Eradikation bei H.-pylori-positiven Patienten (effektiv in ca. 10 % der Fälle)
- ggf. Gastroprokinetikum: Metoclopramid 3 × 10 mg, Domperidon 3 × 10 mg,
   - Cave: nicht mehr in dieser Indikation und nur noch für 5–7d zugelassen
- Phytotherapeutika: STW 5 (3 × 20 Tropfen)

Medikamente mit wahrscheinlicher Wirksamkeit laut Studienlage

- Kombination aus Pfefferminzöl und Kümmelöl (2 × 1 Kapsel)
- Entschäumer: Simeticon

Medikamente mit möglicher Wirksamkeit, sehr geringe Studienlage

- Enzympräparat Pepsin/HCl

Medikamente bei persistierenden, therapierefraktären Beschwerden

- trizyklische Antidepressiva, niedrigdosiert, z. B. Amitriptylin 50 mg/d
   - bei Patienten mit epigastrischem Schmerzsyndrom
   - nicht bei Gastroparese wirksam, Serotonin-Wiederaufnahmehemmer (SSRI) generell nicht wirksam [2], [6]
- Buspiron 3 × 10 mg, hat u. a. fundusrelaxierende Wirkung [7]

Aktuell in der EU nicht zugelassene Medikamente mit positiven Studienergebnissen

- Acotiamid (fundusrelaxierende und prokinetische Wirkung)
- Itoprid (prokinetische Wirkung)
- Mosaprid (prokinetische und ggf. antiemetische Wirkung)

3.16.11 Verlauf und Prognose

- Innerhalb von 2 Jahren verlieren ca. 15 % der Patienten ihre Dyspepsie.
- Über 5 Jahre werden bis zu 50 % der Patienten beschwerdefrei.
- Teilweise kommt es auch zu einer Verschiebung der Symptomatik hin zu einer anderen funktionellen gastrointestinalen Erkrankung, insbesondere zum Reizdarmsyndrom.
   - Die Gründe hierfür sind unklar.

3.16.12 Quellenangaben

[1] Aziz I, Palsson OS, Tornblom H et al. Epidemiology, clinical characteristics, and associations for symptom-based Rome IV functional dyspepsia in adults in the USA, Canada, and the UK: a cross-sectional population-based study. Lancet Gastroenterol Hepatol 2018; 3: 252–262

[2] Ford AC, Luthra P, Tack J et al. Efficacy of psychotropic drugs in functional dyspepsia: systematic review and meta-analysis. Gut 2017; 66: 411–420

[3] Keller J, Layer P. Chronische Oberbauchschmerzen: Diagnostischer und therapeutischer Algorithmus. Dtsch Med Wochenschr 2015; 140: 718–722

[4] Park SY, Acosta A, Camilleri M et al. Gastric Motor Dysfunction in Patients With Functional Gastroduodenal Symptoms. Am J Gastroenterol 2017; 112: 1689–1699

[5] Stanghellini V, Chan FK, Hasler WL et al. Gastroduodenal Disorders. Gastroenterology 2016; 150: 1380–1392

[6] Talley NJ, Locke GR, Saito YA et al. Effect of Amitriptyline and Escitalopram on Functional Dyspepsia: A Multicenter, Randomized Controlled Study. Gastroenterology 2015; 149: 340–349

[7] Talley NJ. Functional Dyspepsia: Advances in Diagnosis and Therapy. Gut Liver 2017; 11: 349–357

3.17 Bakterielle Gastritis

W. Fischbach, M. Eck

3.17.1 Steckbrief

Die durch das Bakterium Helicobacter pylori (H. pylori) induzierte Gastritis ist die häufigste Form der chronischen Gastritis. Sie wird meist schon im frühen Kindesalter erworben und kann asymptomatisch bleiben. Es können sich aber auch Folgeerkrankungen entwickeln, wie die Ulkuskrankheit, das Magenkarzinom, das gastrale MALT-Lymphom oder der Reizmagen (funktionelle Dyspepsie). Die Infektion kann durch nicht invasive (^{13}C-Harnstoffatemtest, Stuhlantigennachweis) oder invasive Nachweisverfahren (Ureasetest, Histologie, Kultur) diagnostiziert werden. Letztere setzen eine Endoskopie mit Biopsien voraus, die auch die Basis für die Diagnose, Klassifikation und Risikostratifizierung der Gastritis sind. Die Therapie der H.-pylori-Infektion erfolgt bei bestehender Indikation durch eine empirische Antibiotikatherapie in Kombination mit einem Protonenpumpeninhibitor (PPI).

3.17.2 Synonyme
- Typ-B-Gastritis
- Helicobacter-pylori-induzierte Gastritis

3.17.3 Keywords
- Helicobacter pylori
- ÖGD
- Keimeradikation
- Clarithromycinresistenz

3.17.4 Definition
- durch Bakterien, in den meisten Fällen H. pylori, hervorgerufene chronische Magenschleimhautentzündung
- histologische Diagnose muss vorliegen, obwohl alleiniger Nachweis von H. pylori durch verschiedene nicht invasive und invasive Tests erfolgen kann
- klinische Diagnose einer „Gastritis" anhand von Oberbauchsymptomen nicht korrekt

3.17.5 Epidemiologie

Häufigkeit
- Bei der Betrachtung von Inzidenz und Prävalenz der Erkrankung sind zu unterscheiden:
  - Diagnose einer H.-pylori-Infektion: erfolgt in epidemiologischen Studien meist serologisch und damit ohne Erfassung der Gastritis
  - Diagnose der Gastritis: nicht immer wird zwischen den verschiedenen Formen der Gastritis differenziert
- **H.-pylori-Infektion** in Deutschland:
  - Prävalenz bei Kindern: 2–19 %
  - Prävalenz bei Erwachsenen: 21–51 % (in den meisten Studien um 40 %)
  - Inzidenz: keine Daten für Deutschland
- **H.-pylori-Gastritis:**
  - mit 80–90 % der Fälle ist H.-pylori-Gastritis häufigste Form der chronischen Gastritis
  - Studie „Gesundheit in Deutschland aktuell 2009" (GEDA 2009) des RKI:
    - Prävalenz der Gastritis und Duodenitis bei 20,5 %
    - Frauen mit 23,3 % häufiger betroffen als Männer mit 17,5 %

Altersgipfel
- H. pylori wird im Kindesalter erworben.
- Im Sinne eines Kohorteneffekts steigt die Infektionsrate mit zunehmendem Alter an.
- Dies trifft in ähnlicher Weise für die Gastritis zu.

Geschlechtsverteilung
- H. pylori wird bei Männern und Frauen etwa gleich häufig beobachtet.
- Für die Gastritis wird ein leichtes Überwiegen des weiblichen Geschlechts beschrieben.

Prädisponierende Faktoren
- sozioökonomische Faktoren, Ernährungs- und Umweltfaktoren:
  - bedingen unterschiedliche Expositionen gegenüber H. pylori
  - daraus folgen Unterschiede in der Prävalenz
- Hinweise auf genetische Disposition

3.17.6 Ätiologie und Pathogenese
- Auslösender Faktor ist eine **Infektion mit** dem gramnegativen Bakterium **H. pylori**.
- In sehr seltenen Fällen können auch Helicobacter heilmannii oder andere Erreger die Ursache sein.
- H. pylori gilt als die weltweit häufigste Infektion des Menschen bei
  - allerdings starken regionalen Unterschieden und
  - seit Jahrzehnten abnehmender Inzidenz in den westlichen Ländern.
- Die Übertragung von H. pylori erfolgt in erster Linie von Mensch zu Mensch, wobei die Infektion zumeist schon im Kleinkindesalter intrafamiliär erworben wird.
- Rezidivinfektionen bei Erwachsenen nach erfolgreicher Eradikationstherapie sind selten (etwa 1 % pro Jahr).
- H. pylori wirkt als Antigen auf die Magenschleimhaut und induziert eine Immunantwort, die zur Ausbildung einer zunächst **akuten Gastritis** führt.
- Diese geht dann in eine **chronisch aktive Gastritis** über.
- Die chronische Gastritis kann
  - als asymptomatische Gastritis persistieren oder
  - in eine Folgeerkrankung übergehen.
- H. pylori kolonisiert den Magenschleim, der die innere Magenoberfläche überzieht.
- In unmittelbarem Kontakt mit den Magenepithelien kommt es zur Induktion von Chemokinen, die zur Einwanderung von Entzündungszellen in die Magenschleimhaut führen.

> **M!**
> Der Kyoto Konsensus Report sprach sich 2015 erstmals dafür aus, die H.-pylori-Infektion als Infektionskrankheit zu verstehen – unabhängig davon, ob das infizierte Individuum Symptome hat oder nicht.

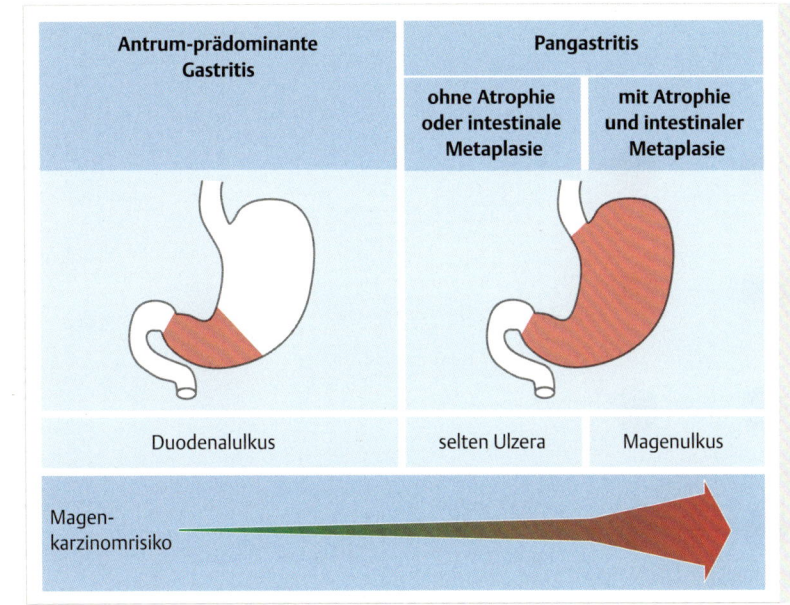

Abb. 3.33 Histologische Typen der H.-pylori-Gastritis mit unterschiedlichem Risiko für die Entstehung von Magen- und Duodenalulzera und Magenkarzinomen.

3.17.7 Klassifikation und Risikostratifizierung

- Klassifikation der Gastritis erfolgt nach dem aktualisierten **Sydney-System** auf der Basis von:
  ○ H.-pylori-Dichte
  ○ Infiltration durch Lymphozyten und Plasmazellen als Maß für
    – den Grad der Gastritis (Chronizität) und
    – die Aktivität der Gastritis, die auf der granulozytären Infiltration beruht (▶ Tab. 3.22)
- Beurteilung nach **topografischen Gesichtspunkten**:
  ○ verschiedene Subtypen der H.-pylori-Gastritis mit unterschiedlichem Risiko für die Entwicklung von Magen-/Duodenalulzera und Magenkarzinomen (▶ Abb. 3.33)
  ○ **Antrum-prädominante H.-pylori-Gastritis (nicht atrophisch):**
    – Chronizität und Aktivität der Gastritis im Antrum stärker ausgeprägt als im Korpus
    – Risiko für Duodenalulzera deutlich erhöht
  ○ **Pan-H.-pylori-Gastritis (nicht atrophisch):**
    – Aktivität und Chronizität im Antrum und Korpus gleichermaßen ausgeprägt
    – Risiko für Magenulkus und Magenkarzinom relativ gering
  ○ **Pan-H.-pylori-Gastritis mit Atrophie:**
    – im Antrum und Korpus gleichermaßen ausgeprägte Gastritis mit Atrophie und intestinaler Metaplasie
    – unterschieden werden Pangastritis mit multifokaler Atrophie und fortgeschrittenes Stadium der atrophischen Pangastritis (betrifft nahezu die gesamte Schleimhaut)
    – Risiko für Magenkarzinome (vom intestinalen Typ) und H.-pylori-induzierte Magenulzera deutlich
  ○ **Korpus-prädominante H.-pylori-Gastritis:**
    – Entzündung im Magenkorpus deutlich ausgeprägter als im Antrum
    – oft besteht Atrophie der Schleimhaut; Überlappungen zur Autoimmungastritis
    – bei Atrophie im Magenkorpus ebenfalls erhöhtes Magenkarzinomrisiko
- **OLGA-Klassifikation** (OLGA: Operative Link for Gastritis Assessment, ▶ Abb. 3.34):
  ○ Patienten mit einem OLGA-Score 0–II: Magenkarzinome extrem selten
  ○ Patienten mit einem OLGA-Score III oder IV: auch nach erfolgreicher H.-pylori-Eradikation erhöhtes Karzinomrisiko

Cave
Bei entsprechender Risikokonstellation (OLGA-Stadium III, IV) empfiehlt die europäische Leitlinie eine endoskopisch-bioptische Überwachung in 3-Jahres-Intervallen, da sich trotz erfolgreicher H.-pylori-Eradikation ein Magenkarzinom entwickeln kann.

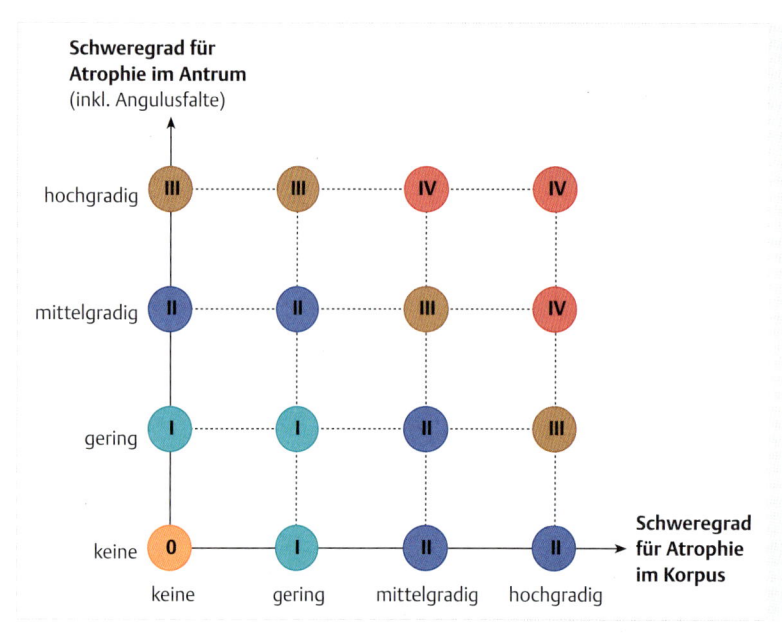

Abb. 3.34 Risikostratifizierung der Gastritis nach dem OLGA-System (Stadium 0–IV).

Tab. 3.22 Graduierung der Gastritis (aktualisiertes Sydney-System).

Graduierung	H.-pylori-Dichte	Chronizität	Aktivität
normal	keine	wenige Lymphozyten und Plasmazellen	keine
gering	wenige H. pylori an der Epitheloberfläche	lockere, gleichmäßige Infiltration durch Lymphozyten und Plasmazellen	wenige neutrophile Granulozyten ohne Leukopedese in das Epithel
mittelgradig	fast vollständige Bedeckung der Epitheloberfläche	mäßig dichte Infiltration der Tunica propria durch Lymphozyten und Plasmazellen	mäßig viele neutrophile Granulozyten, Leukopedese in das Epithel
hochgradig	sehr dichte Besiedlung mit Bakterienhaufen	sehr dichte Infiltration der Tunica propria durch Lymphozyten und Plasmazellen	reichlich neutrophile Granulozyten mit Leukopedese in das Epithel

3.17.8 Symptomatik

- chronische bakterielle Gastritis in den meisten Fällen asymptomatisch („asymptomatische Gastritis")
- häufig unspezifische Oberbauchbeschwerden:
  - Völlegefühl
  - Übelkeit
  - Aufstoßen
  - Sodbrennen
- Dieser unspezifische Symptomenkomplex wurde auch im Sinne des Reizmagens oder der funktionellen Dyspepsie verstanden.
- Jüngst wurde allerdings vorgeschlagen, zwischen der funktionellen Dyspepsie im eigentlichen Sinn und einer H.-pylori-assoziierten Dyspepsie zu unterscheiden:
  - **H.-pylori-assoziierte Dyspepsie:** Verbessern der Magenbeschwerden nach erfolgreicher Keimeradikation
  - **funktionelle Dyspepsie:** Symptome von Keimeradikation unbeeinflusst

3.17.9 Diagnostik

Diagnostisches Vorgehen

- Chronische oder rezidivierende Magenbeschwerden sollten zumindest einmal einer endoskopisch-bioptischen Diagnostik zugeführt werden (▶ Abb. 3.35, ▶ Abb. 3.36).
- Im Einzelfall wird dadurch die Diagnose einer chronischen bakteriellen, zumeist H.-pylori-assoziierten, Gastritis etabliert.

Anamnese

- Eine sorgfältige Erhebung der Anamnese ist, wie immer, Grundlage für das weitere diagnostische Vorgehen.
- Wie bereits ausgeführt, sind die Symptome unterschiedlich in
  - ihrer Art,
  - ihrem zeitlichen Auftreten (chronisch, rezidivierend, abhängig von der Nahrungsaufnahme) und
  - ihrer Intensität.

3.17 Bakterielle Gastritis

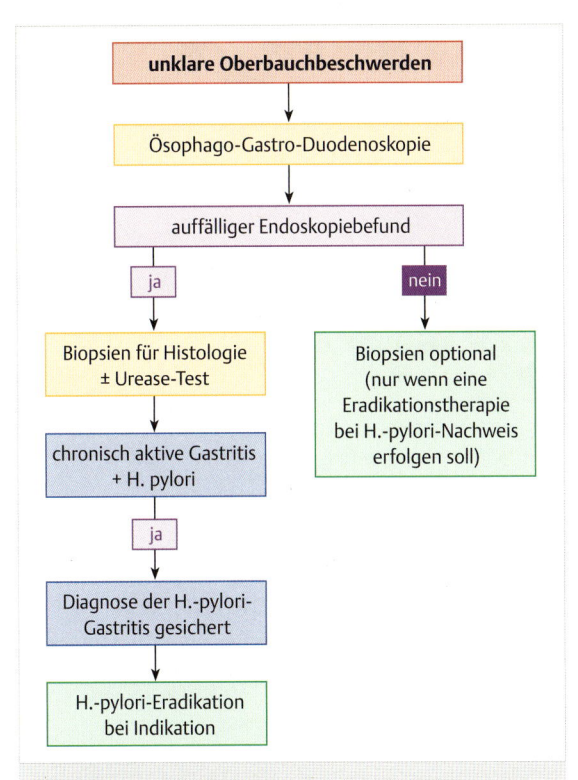

Abb. 3.35 Diagnostisches Vorgehen bei chronischen oder rezidivierenden Magenbeschwerden.

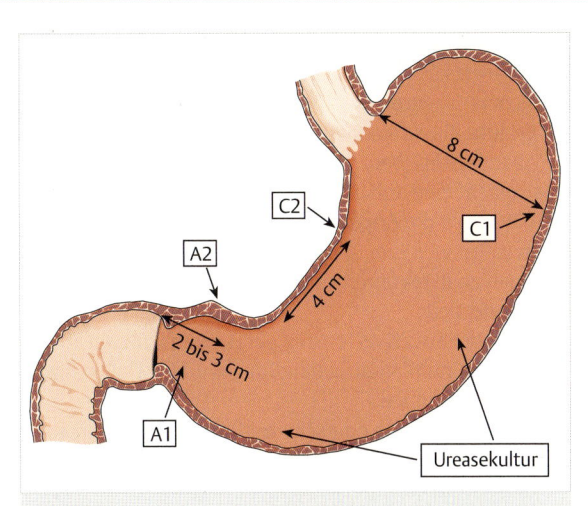

Abb. 3.36 Nachweis von H. pylori: Empfohlene Biopsieentnahmen für das aktualisierte Sydney-System und die Erfassung der H.-pylori-Besiedlung. Magenantrum: Eine Biopsie an der großen (A1) und eine an der kleinen Kurvatur (A2), jeweils 2–3 cm vor dem Pylorus. Magenkorpus: Eine Biopsie an der großen Kurvatur, ca. 8 cm distal der Kardia (C 1), und eine Biopsie an der kleinen Kurvatur, ca. 4 cm oral der Angulusfalte (C 2).

- Die Anamnese ergibt allenfalls einen vagen Hinweis auf eine chronische Gastritis.

Körperliche Untersuchung

- komplette internistische Untersuchung, um im Einzelfall differenzialdiagnostische Hinweise zu erhalten

Labor

- Die chronische Gastritis kann nicht durch Laboruntersuchungen diagnostiziert werden.
- Serologische Tests zum Nachweis von H. pylori sind verfügbar.
  - nicht empfohlen, da sie nicht zwingend eine aktuelle Infektion anzeigen
- Die serologische Bestimmung von Pepsinogen I (PgI) und des PgI/PgII-Verhältnisses zur Identifikation von Patienten mit fortgeschrittener Magenschleimhautatrophie als Entscheidungskriterium für eine Endoskopie hat sich bislang nicht wirklich durchgesetzt.

Bildgebende Diagnostik

Sonografie

- Im Sinne der differenzialdiagnostischen Abklärung unspezifischer Beschwerden erfolgt häufig vor oder in Kombination mit der ÖGD eine Sonografie.
- Mit Ausnahme der Differenzialdiagnostik hat die bildgebende Diagnostik keinen Stellenwert bei der chronischen Gastritis.

Instrumentelle Diagnostik

Ösophago-Gastro-Duodenoskopie (ÖGD)

- zentrales diagnostisches Instrument
- Untersuchung auf H. pylori nur dann, wenn auf positives Testergebnis Eradikationstherapie folgt
  - Kenntnisse über die Indikationen zur H.-pylori-Eradikation wichtig (▸ Tab. 3.24)
- chronische Gastritis ist histologische Diagnose, deshalb Biopsieentnahme bei ÖGD
- Empfehlung:
  - je 2 Biopsien aus Antrum und Korpus (je eine von großer und kleiner Kurvatur) für die Histologie
  - ggf. je eine weitere Biopsie aus Antrum und Korpus für Ureasetest (▸ Abb. 3.36)

- histologischer Nachweis von H. pylori in Kombination mit chronisch aktiver Gastritis
  - sichert Diagnose einer H.-pylori-Gastritis und
  - erlaubt Klassifikation und Risikostratifizierung wie oben beschrieben
- Es besteht eine anhaltende Diskussion, ob darüber hinaus auch die Angulusfalte regelmäßig biopsiert werden sollte, weil hier am ehesten präkanzeröse Veränderungen zu detektieren sind.
- **Besonderheit:**
  - Eine nichtinvasive Testung auf H. pylori mit nachfolgender Eradikationsbehandlung wird für Deutschland nicht empfohlen.
  - Damit weicht die deutsche Leitlinie bewusst von anderen Empfehlungen ab, die eine solche Test-and-treat-Strategie befürworten.
  - Begründet wird dies mit spezifischen Gegebenheiten in Deutschland, wie
    - niedrige und weiter abnehmende H.-pylori-Prävalenz sowie
    - hohe Verfügbarkeit der endoskopischen Diagnostik und
    - vergleichsweise niedrige Kosten.

Histologie, Zytologie und klinische Pathologie

Magenschleimhautbiopsie

- Nachweis von neutrophilen Granulozyten, Lymphozyten und Plasmazellen sowie Lymphfollikeln.
- Die neutrophilen Granulozyten definieren die Gastritisaktivität, Lymphozyten und Plasmazellen charakterisieren die Chronizität der Gastritis (▶ Tab. 3.22).
- Diese chronisch aktive Entzündungsreaktion im Magen ist nahezu pathognomonisch für eine H.-pylori-Infektion.
- **mikroskopischer H.-pylori-Nachweis:**
  - Verwendung von Spezialfärbungen (Giemsa, Warthin-Starry, Immunhistochemie) (▶ Abb. 3.37) zur Steigerung der Sensitivität des histologischen Nachweises von H. pylori
  - in Einzelfällen dann sinnvoll, wenn H.-pylori-Nachweis schwierig ist, z. B. aufgrund von:
    - Therapie mit PPI
    - herabgesetzter Keimdichte infolge Mukosaatrophie bei ausgedehntem Karzinom oder Lymphom

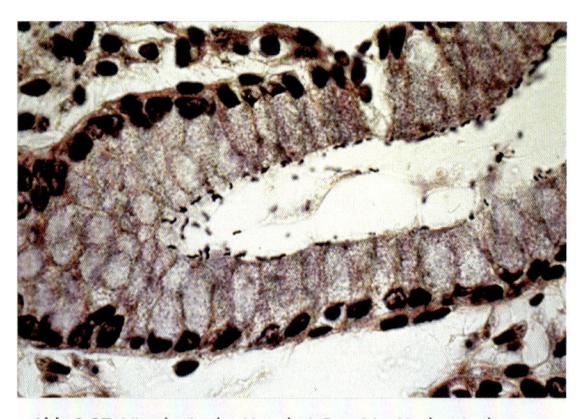

Abb. 3.37 Histologie der H.-pylori-Gastritis: Nachweis der kommaförmigen Bakterien im aufgelagerten Schleim (Giemsa; × 400).

3.17.10 Differenzialdiagnosen

Tab. 3.23 Differenzialdiagnosen.

Differenzialdiagnose	Bemerkungen
alle anderen möglichen Ursachen für chronische oder rezidivierende Oberbauchbeschwerden	müssen aufgrund der unspezifischen Beschwerdesymptomatik auch bei nachgewiesener chronischer bakterieller Gastritis (häufig asymptomatisch) ausgeschlossen werden
potenzielle Folgeerkrankungen auf dem Boden einer chronischen H.-pylori-Gastritis	werden mit der endoskopisch-bioptischen Diagnose der H.-pylori-Gastritis i. d. R. auffallen
alle anderen Formen der chronischen Gastritis	können sich im Einzelfall auch überlagern

3.17.11 Therapie

Therapeutisches Vorgehen

- Die chronische bakterielle Gastritis bedarf nicht zwingend einer Therapie, sofern sich nicht durch eine bereits eingetretene Folgeerkrankung eine Indikation hierzu ergibt (▶ Tab. 3.24).
- Gründe für die Therapie der chronischen bakteriellen Gastritis per se sind:
  - präventive Aspekte, z. B.
    - Prävention des Magenkarzinoms oder
    - Ulkusprävention bei Beginn einer Dauermedikation mit Azetylsalizylsäure oder nicht steroidalen Antirheumatika bei Risikopersonen (▶ Tab. 3.24)
  - dyspeptische Beschwerden und Nachweis einer H.-pylori-Infektion
- Der Therapiealgorithmus (▶ Abb. 3.38) setzt somit immer den Nachweis der H.-pylori-Infektion und eine bestehende Indikation zur Eradikation voraus.

3.17 Bakterielle Gastritis

```
Wahrscheinlichkeit für Clarithromycinresistenz          Wahrscheinlichkeit für Clarithromycinresistenz
              niedrig                                                    hoch*
                 ↓                                                         ↓
   PPI + CLA + Amoxicillin oder MET                       Bismut-Quadrupeltherapie
                oder                                                 oder
      Bismut-Quadrupeltherapie                        konkomittierende Vierfachtherapie
                 ↓                                                         ↓
          Therapieversagen                                       Therapieversagen
                 ↓                                                         ↓
      Bismut-Quadrupeltherapie                             Fluorochinolon-haltige
                oder                                            Tripeltherapie
   Fluorochinolon-haltige Tripeltherapie
                 ↓                                                         ↓
          Therapieversagen      →    Resistenztestung   ←         Therapieversagen
```
* Herkunft aus Süd- oder Osteuropa; frühere Makrolidbehandlung

Abb. 3.38 Therapiealgorithmus zur H.-pylori-Eradikation. CLA: Clarithromycin; MET: Metronidazol; PPI: Protonenpumpenihibitor.

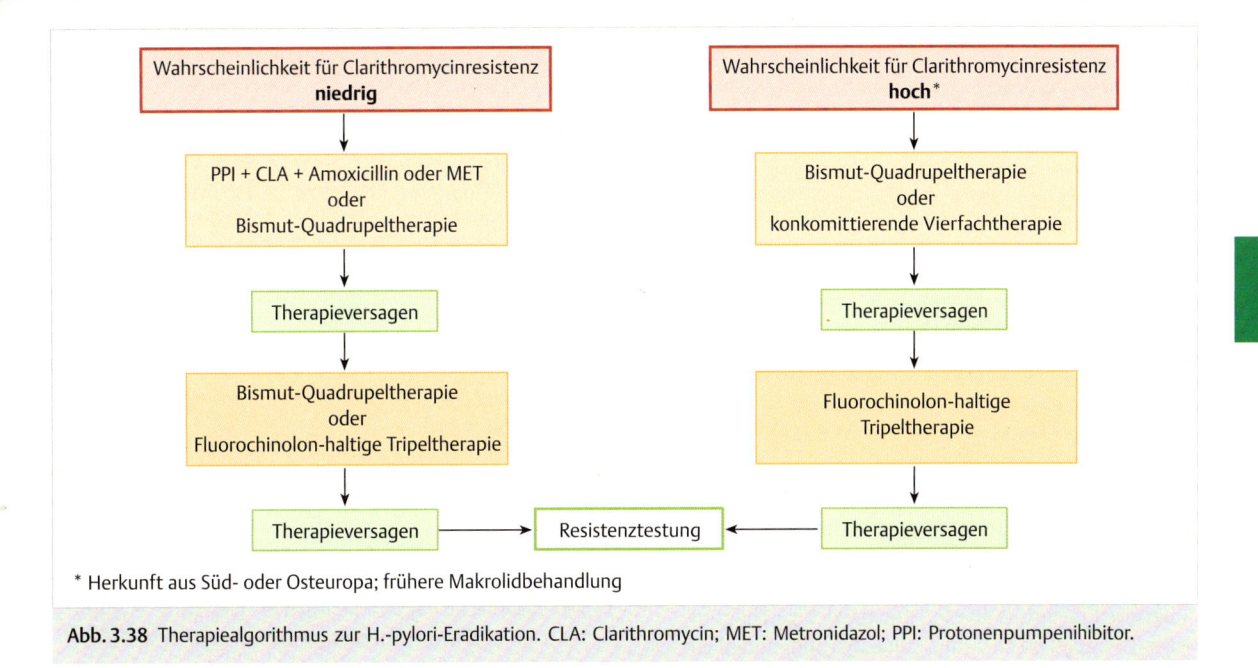

Tab. 3.24 Indikationen zur H.-pylori-Eradikation.

	starke Empfehlung „soll"	Empfehlung „sollte"	Empfehlung offen „kann"	keine Empfehlung „nein"
peptisches Ulkus	x			
MALT-Lymphom des Magens	x			
diffuses großzelliges B-Zell-Lymphom des Magens			x	
funktionelle Dyspepsie (Reizmagen)			x	
Test-and-treat				x
idiopathische thrombozytopenische Purpura (ITP)	x			
Morbus Ménétrier		x		
lymphozytäre Gastritis		x		
ungeklärte (nach adäquater Abklärung) Eisenmangelanämie			x	
vor ASS-Dauermedikation (bei Ulkusanamnese)	x			
obere gastrointestinale Blutung unter ASS	x			
vor NSAR-Dauermedikation (bei Ulkusanamnese)	x			
obere gastrointestinale Blutung unter NSAR	x (plus PPI bei NSAR)			
Magenkarzinomprophylaxe (bei Risikopersonen)		x		
asymptomatische Gastritis		x		

ASS: Azetylsalizylsäure, NSAR: nicht steroidale Antirheumatika, PPI: Protonenpumpeninhibitor

Allgemeine Maßnahmen

- Allgemeinmaßnahmen spielen bei der chronischen bakteriellen Gastritis keine Rolle.
- Falls individuelle Nahrungsmittelunverträglichkeiten als mögliche (Mit-)Ursache dyspeptischer Beschwerden infrage kommen, sind diese zu beachten.

Pharmakotherapie

- Standard-Tripeltherapie:
  - Eine Netzwerk-Metaanalyse von 143 Studien mit 14 verschiedenen Eradikationsprotokollen hat 2015 gezeigt, dass mit der Standard-Tripeltherapie nur noch eine Eradikationsrate von 73 % erreicht werden kann.
- Vierfachtherapie:
  - Der Erfolg von Vierfachtherapien liegt mit 85–94 % deutlich höher.
- Eine 10- bis 14-tägige Behandlung erzielt durchweg bessere Ergebnisse als eine nur 1-wöchige Therapie.
- Die Therapieentscheidung soll daher individuell vor dem Hintergrund möglicher Risikofaktoren für eine primäre Clarithromycinresistenz erfolgen (▶ Abb. 3.38):
  - Diese variiert in Europa erheblich (5,6–36,6 %).
  - Nach den ResiNet-Daten liegt die Rate der primären Clarithromycinresistenz in Deutschland vergleichsweise niedrig, allerdings mit steigender Tendenz (4,8 % 2001/2002, 10,9 % 2011/2012).
- Geeignete **Therapieprotokolle** zur H.-pylori-Eradikation sind in ▶ Tab. 3.25 dargestellt.

3.17.12 Prävention

- Es existieren keine anerkannten Präventionsstrategien zur Verhinderung einer H.-pylori-Infektion.
- Eine wirksame Impfung steht zurzeit nicht zur Verfügung.

3.17.13 Nachsorge

- Nach einem dokumentierten Eradikationserfolg der H.-pylori-Infektion bedarf es wegen der niedrigen Reinfektionsrate bei Erwachsenen keiner routinemäßigen Kontrollen auf H. pylori.

3.17.14 Verlauf und Prognose

- Die chronische bakterielle Gastritis ist häufig asymptomatisch und zeigt einen unproblematischen Verlauf.
- Eine Auswirkung auf die Prognose hat sie nur dann, wenn sich Folgeerkrankungen einstellen.

Tab. 3.25 Therapieprotokolle zur H.-pylori-Eradikation.

Name	Linie	Schema	Dosierung	Dauer
Standard-Tripeltherapie (italienisch)	Erstlinie	PPI* Clarithromycin 250–500 mg Metronidazol 400–500 mg	1-0-1 1-0-1 1-0-1	7–14 d
Standard-Tripeltherapie (französisch)	Erstlinie	PPI* Clarithromycin 500 mg Amoxicillin 1000 mg	1-0-1 1-0-1 1-0-1	7–14 d
Bismuthaltige Vierfachtherapie**	Erstlinie oder Zweitlinie nach Standard-TT	PPI** Bismut-Kalium-Salz 140 mg Tetrazyklin 125 mg Metronidazol 125 mg	1-0-1 1-1-1-1 1-1-1-1 1-1-1-1	10 d
konkomittierende Vierfachtherapie	Erstlinie	PPI* Clarithromycin 500 mg plus Amoxicillin 1000 mg plus Metronidazol 400–500 mg	1-0-1 3-3-3-3	7 d
Fluorochinolon-Tripeltherapie	Zweitlinie	PPI* Levofloxacin 500 mg/Moxifloxacin 400 mg Amoxicillin 1000 mg***	1-0-1 1 × 1 1-0-1	10 d

* Omeprazol 20 mg, Pantoprazol 40 mg, Esomeprazol 20 mg, Lansoprazol 30 mg, Rabeprazol 20 mg
** fixe Kombination zugelassen in Kombination mit Omeprazol 20 mg
*** bei Penicillinunverträglichkeit Rifabutin 150 mg 1-0-1

3.18 Autoimmungastritis

W. Fischbach

3.18.1 Steckbrief

Die Autoimmungastritis ist eine Unterform der chronischen Gastritiden. Sie zeichnet sich durch eine atrophische Korpusgastritis aus und geht mit einer histaminrefraktären Achlorhydrie und einer Hypergastrinämie einher. Letztere kann eine Mikrokarzinoidose oder Karzinoide der Korpusschleimhaut bedingen. Im Serum finden sich Antikörper gegen Parietalzellen bzw. gegen den intrinsischen Faktor. Folgen der unbehandelten Autoimmungastritis sind ein Vitamin-B_{12}-Mangel, die perniziöse Anämie und die funikuläre Myelose. Heute geht man davon aus, dass sich bis zu 50 % der Autoimmungastritiden auf dem Boden einer H.-pylori-induzierten Gastritis entwickeln (siehe Kap. 3.17). Im Fall eines Keimnachweises sollte daher eine Eradikationsbehandlung durchgeführt werden. Die Diagnose erfolgt histologisch. Liegt ein Vitamin-B_{12}-Mangel vor, ist eine Substitutionstherapie angezeigt.

3.18.2 Synonyme

- autoimmune Gastritis
- Typ-A-Gastritis
- Gastritis vom Perniziosatyp

3.18.3 Keywords

- Mikrokarzinoidose
- Vitamin-B_{12}-Mangel
- perniziöse Anämie
- funikuläre Myelose

3.18.4 Definition

- seltene Form der chronischen Gastritis mit einer Drüsenkörperatrophie im Magenkorpus
- Autoimmunerkrankung: zeichnet sich durch die Bildung von Antikörpern gegen die Belegzellen des Magens aus

3.18.5 Epidemiologie

Häufigkeit

- Exakte Zahlen zur Häufigkeit der chronischen Gastritis im Allgemeinen und der Autoimmungastritis im Besonderen existieren nicht.
- Geschätzt wird, dass etwa 3–6 % aller chronischen Gastritiden autoimmun bedingt sind.

Altersgipfel

- Die Autoimmungastritis manifestiert sich meist im mittleren und höheren Lebensalter.

Geschlechtsverteilung

- Frauen sind häufiger betroffen als Männer.

Prädisponierende Faktoren

- Liegt eine (andere) Autoimmunerkrankung vor, ist das Risiko für eine Autoimmungastritis erhöht.

3.18.6 Ätiologie und Pathogenese

- Die Ursache der Autoimmungastritis galt lange Zeit als unklar.
- Heute ist bekannt, dass sich bis zu 50 % aller Autoimmungastritiden auf dem Boden einer H.-pylori-induzierten Gastritis entwickeln.
- In ca. 90 % der Fälle finden sich im Serum **Antikörper gegen Parietalzellen** und in 50 % der Fälle **Antikörper gegen den intrinsischen Faktor**.
- Weitere Immunphänomene, wie Schilddrüsenantikörper, kommen gelegentlich vor und weisen auf einen übergeordneten immunologischen Hintergrund hin.
- In der Folge der Zerstörung der Parietalzellen kommt es zu einem Anstieg des pH-Werts im Magen.
- Dies bedingt eine **Hypergastrinämie**, die ihrerseits ein Wachstumsstimulus für die neuroendokrinen ECL-Zellen (ECL: enterochromaffin-ähnlich) des Magens ist.
- In 3–7 % der Fälle bilden sich eine **Mikrokarzinoidose** oder **Karzinoide der Korpusschleimhaut** aus.
- Des Weiteren führt die Parietalzellatrophie zu einem Mangel am intrinsischen Faktor.
  - Konsequenzen sind eine verminderte Vitamin-B_{12}-Resorption im Dünndarm und
  - daraus resultierende Mangelzustände.

3.18.7 Klassifikation und Risikostratifizierung

- Die Klassifikation der chronischen Gastritis erfolgt nach dem aktualisierten Sydney-System (siehe Kap. 3.17).
- Als Maß für die Stärke der chronischen Gastritis gilt die Infiltration durch Lymphozyten und Plasmazellen.
- Die Autoimmungastritis galt immer als Risikofaktor für die Entstehung eines Magenkarzinoms [1]. Konkrete Zahlen gab es aber nicht.
- Nach einer bevölkerungsbasierten Fall-Kontroll-Studie aus den USA ist für Patienten mit perniziöser Anämie das Risiko für ein Nicht-Kardiakarzinom verdoppelt [2].
- Weiterhin besteht ein erhöhtes Risiko für
  - neuroendokrine Magentumoren und
  - einige solide und hämatologische Neoplasien.

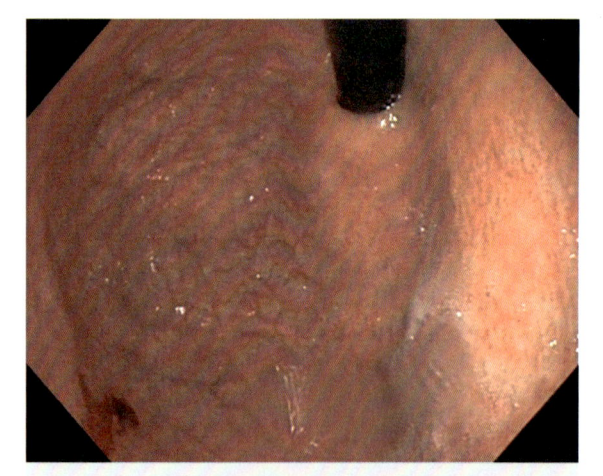

Abb. 3.39 Endoskopisches Bild einer atrophischen Fundus- und Korpusschleimhaut.

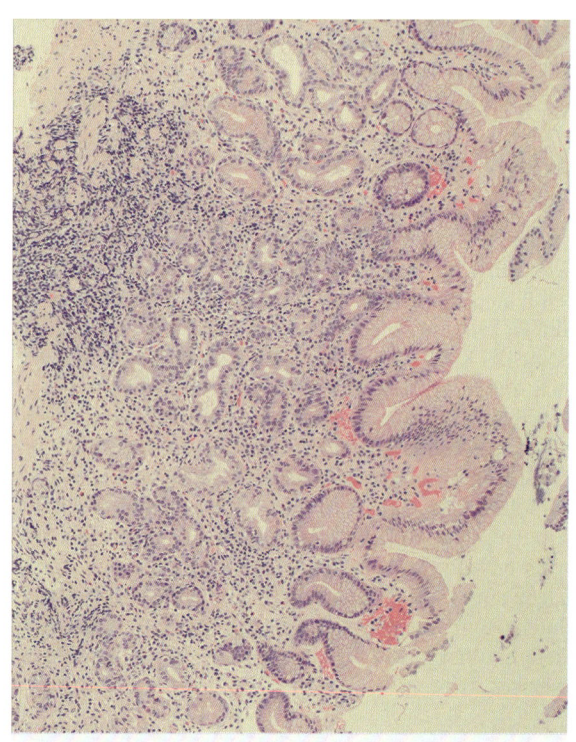

Abb. 3.40 Histologie der autoimmunen Gastritis (200-fache Vergrößerung).

3.18.8 Symptomatik

- Die Symptomatik ist unspezifisch.
- Häufig deuten erst die Folgen des Vitamin-B_{12}-Mangels und der Anämie und/oder Befunde im Rahmen einer ÖGD auf die Erkrankung.

3.18.9 Diagnostik

Diagnostisches Vorgehen

- keine spezifischen Beschwerden
- keine Frühsymptome
- bei Anämie, insbesondere bei makrozytärer Anämie:
  - differenzialdiagnostisch an Autoimmungastritis denken
  - endoskopisch-bioptische Abklärung anstreben

Anamnese

- zumeist wenig zielführend
- hilfreich: Fragen nach Symptomen einer Anämie oder eines Vitamin-B_{12}-Mangels

Körperliche Untersuchung

- keine Hinweise auf das Vorliegen einer Autoimmungastritis
- Ausnahme: bereits Spätfolgen durch Anämie und Vitamin-B_{12}-Mangel

Labor

- bei V. a. Autoimmungastritis, z. B. bei makrozytärer Anämie oder histologischem Nachweis einer atrophischen Korpusschleimhaut, Bestimmung von:
  - Vitamin B_{12} im Serum
  - Antikörper gegen Parietalzellen und intrinsischen Faktor

Instrumentelle Diagnostik

Ösophago-Gastro-Duodenoskopie (ÖGD)

- entscheidende Untersuchung für Diagnose
- Mitunter ergibt sich schon endoskopisch der Verdacht auf eine Korpusatrophie (▶ Abb. 3.39).
- Beweisend ist die histologische Untersuchung (▶ Abb. 3.40).
- Dabei wird auch der H.-pylori-Status als Basis für eine Eradikationsbehandlung festgelegt.

Histologie, Zytologie und klinische Pathologie

Magenschleimhautbiopsie

- Im Rahmen der ÖGD werden je 2 Biopsien aus Antrum und Korpus entnommen.

3.18.10 Differenzialdiagnosen

- Eigentliche Differenzialdiagnosen gibt es nicht.

3.18.11 Therapie
Therapeutisches Vorgehen
- **2 Ansätze** stehen zur Verfügung:
  - H.-pylori-Eradikation im Fall eines Keimnachweises als potenziell kausale Therapie
  - parenterale Substitution bei Vitamin-B_{12}-Mangel (z. B. 1000 µg/d initial, dann 3-monatlich intramuskulär)

3.18.12 Verlauf und Prognose
- Der Verlauf ist in der Regel benigne.
- Screeninggastroskopien werden diskutiert, ohne wirklich belastbare Evidenz.
- Eine endoskopisch-bioptische Kontrolle alle 3–4 Jahre könnte ein sinnvoller Ansatz sein.

3.18.13 Quellenangaben
[1] Moehler M, Al-Batran SE, Andus T et al. S 3-Leitlinie „Magenkarzinom" – Diagnostik und Therapie der Adenokarzinome des Magens und ösophagogastralen Übergangs (AWMF-Regist.-Nr. 032–009-OL). Z Gastroenterol 2011; 49: 461–531
[2] Murphy G, Dawsey SM, Engels EA et al. Cancer risk after pernicious anemia in the US elderly population. Clin Gastroenterol Hepatol 2015; 13: 2282–2289

3.19 Typ-C-Gastritis und Sonderformen der Gastritis
W. Fischbach, M. Eck

3.19.1 Steckbrief
Die Typ-C-Gastritis ist eine weitere Unterform der chronischen Gastritiden, wobei „C" für chemisch steht. Chemische Noxen, die zu einer Typ-C-Gastritis führen können, sind in erster Linie Azetylsalizylsäure (ASS) und nicht steroidale Antirheumatika (NSAR). Aber auch Genussmittel (Kaffee, Alkohol oder Nikotin) und Gallensäuren (nach einer Magenoperation) können eine Typ-C-Gastritis bedingen. Aus der Diagnose Typ-C-Gastritis kann nicht zwangsläufig ein Beschwerdebild abgeleitet werden, weshalb nicht immer eine Therapie erforderlich ist. Zu den Sonderformen der Gastritis zählt ein heterogenes Spektrum an Befunden bzw. Erkrankungen, wie die foveoläre Hyperplasie, die lymphozytäre Gastritis, die selteneren eosinophilen und granulomatösen Gastritiden und die Gastritis bei Morbus Crohn.

3.19.2 Synonyme
Typ-C-Gastritis
- chemische Gastritis

3.19.3 Keywords
- ASS
- NSAR
- Gallensäuren

3.19.4 Definition
- Die Typ-C-Gastritis ist eine durch exogene Ursachen ausgelöste chronische Gastritis.
  - Im Fall einer gleichzeitig bestehenden H.-pylori-Infektion liegt ein Mischbild aus Typ-B- und Typ-C-Gastritis vor.
- Die Sonderformen der Gastritis sind durch das jeweilige zugrunde liegende Krankheitsbild definiert (siehe jeweiliges Kapitel).

3.19.5 Epidemiologie
Häufigkeit
- Exakte Zahlen zur Häufigkeit der Typ-C-Gastritis existieren nicht.
- Es kann jedoch von einem Anstieg ausgegangen werden aufgrund der
  - demografischen Entwicklung und
  - der mit dem Alter zunehmenden Einnahme von ASS und NSAR wegen kardiovaskulärer und degenerativer Erkrankungen.
- Die Typ-C-Gastritis macht etwa 1–15 % der chronischen Gastritiden aus, Inzidenz steigend.

Altersgipfel
- Die Typ-C-Gastritis manifestiert sich überwiegend im mittleren und höheren Lebensalter.

Geschlechtsverteilung
- in etwa gleich

Prädisponierende Faktoren
- Lebensstil: Rauchen, Alkoholgenuss, Kaffeekonsum

3.19.6 Ätiologie und Pathogenese
Typ-C-Gastritis
- Die Ursache der **Typ-C-Gastritis** sind exogene Noxen.
- Diese können
  - medikamentöser Natur sein (z. B. ASS oder NSAR), aber auch
  - auf einem übermäßigen Genuss von Kaffee, Alkohol und Nikotin beruhen.
- Eine weitere mögliche Ursache ist der Reflux von Gallensäuren, insbesondere nach Magenoperationen.
- Mitunter treten auch Erosionen und Ulzera auf.

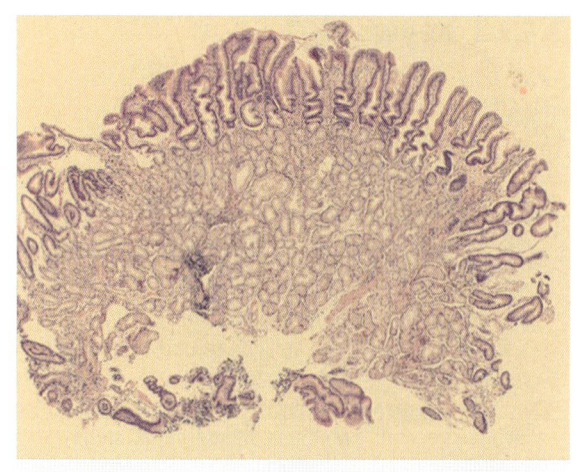

Abb. 3.41 Typ-C-Gastritis: Typische Fibrose der Tunica propria.

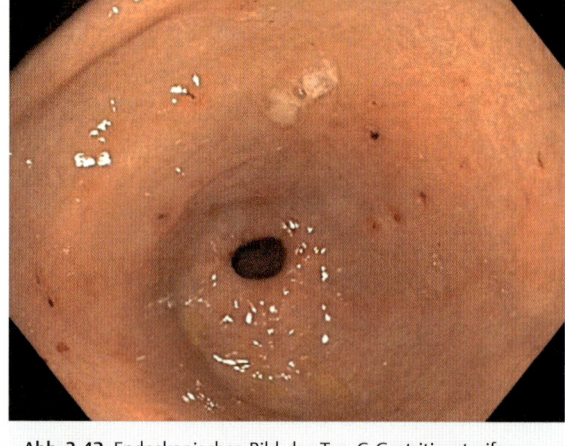

Abb. 3.42 Endoskopisches Bild der Typ-C-Gastritis: streifen- oder punktförmige Rötungen der Antrumschleimhaut.

- Ein erhöhtes Neoplasierisiko besteht nicht.
- Die Typ-C-Gastritis zeichnet sich aus durch
  - eine typische Fibrose der Tunica propria (▶ Abb. 3.41) und
  - einen meist auf das Antrum beschränkten Befall.

Sonderformen der Gastritis

- Die **lymphozytäre Gastritis** zeigt als entscheidendes Kriterium eine Vermehrung der intraepithelialen Lymphozyten auf > 20/100 Foveolarepithelzellen.
- Pathogenetisch scheint ihr eine H.-pylori-Infektion zugrunde zu liegen.
- Dennoch wird die lymphozytäre Gastritis üblicherweise als eine Sonderform der chronischen Gastritiden verstanden und nicht der bakteriellen Gastritis zugeordnet.
- In Einzelfällen können Riesenfaltenbildung und diffuse foveoläre Hyperplasie auftreten, die sich nach einer erfolgreichen H.-pylori-Eradikation zurückbilden.
- Zur eosinophilen Gastritis wird auf Kap. 3.21 verwiesen.

3.19.7 Klassifikation und Risikostratifizierung

- Die Klassifikation der chronischen Gastritis erfolgt nach dem aktualisierten Sydney-System (siehe Kap. 3.17).
- Als Maß für die Stärke der chronischen Gastritis gilt die Infiltration durch Lymphozyten und Plasmazellen.

3.19.8 Symptomatik

- Die Symptomatik ist unspezifisch bzw. häufig liegen keine Beschwerden vor.
- Das Ausmaß der chronischen Gastritis korreliert jedenfalls nicht mit der klinischen Symptomatik.

3.19.9 Diagnostik

Diagnostisches Vorgehen

- Ein zielgerichtetes diagnostisches Vorgehen gibt es nicht.
- Die Diagnose wird im Rahmen einer aus unterschiedlichen Gründen durchgeführten Gastroskopie gestellt.

Anamnese

- Die Anamnese ist zumeist wenig zielführend.

Körperliche Untersuchung

- keine spezifischen Befunde
- mitunter uncharakteristischer Druckschmerz im Oberbauch

Labor

- keine spezifischen Veränderungen

Instrumentelle Diagnostik

Ösophago-Gastro-Duodenoskopie (ÖGD)

- Endoskopisch finden sich bei der **Typ-C-Gastritis** streifen- oder punktförmige Rötungen der Antrumschleimhaut (▶ Abb. 3.42).
- Die **lymphozytäre Gastritis** geht einher mit
  - einem normalen Endoskopiebefund,
  - floriden Erosionen,
  - Riesenfalten oder
  - einer sog. Gastritis varioliformis mit nodulärer Schleimhautoberfläche.

Histologie, Zytologie und klinische Pathologie

Magenschleimhautbiopsie

- Es werden getrennte Biopsien aus Antrum und Korpus entnommen.

3.19.10 Differenzialdiagnosen

- Differenzialdiagnosen gibt es allenfalls innerhalb der Gruppe der chronischen Gastritiden.

3.19.11 Therapie

Therapeutisches Vorgehen

- Eine Therapieindikation besteht nur bei Vorhandensein von Beschwerden, die
  - nicht zwangsläufig auf der chronischen Gastritis beruhen müssen, sondern
  - auch Ausdruck einer funktionellen Dyspepsie (Reizmagen) sein können.
- Im Falle einer Mukosaschädigung durch ASS oder NSAR (▶ Abb. 3.42) wird man nach Möglichkeit diese Medikamente ab- oder aussetzen.
- Bei Beschwerden bietet sich auch eine probatorische Therapie mit einem Protonenpumpeninhibitor in einfacher Standarddosis an.
- Bei H.-pylori-Infektion sollte eine Eradikationsbehandlung durchgeführt werden (siehe Kap. 3.17).
- Zur Behandlung der eosinophilen Gastritis wird auf Kap. 3.21 verwiesen.
- Eine fokale Gastritis im Rahmen eines Morbus Crohn wird im Rahmen der Grundkrankheit therapiert.

3.19.12 Verlauf und Prognose

- Der Verlauf ist in der Regel unproblematisch.
- Endoskopisch-bioptische Kontrollen sind in der Regel nicht erforderlich.

3.20 Akute Gastritis

W. Fischbach

3.20.1 Steckbrief

Die akute Gastritis ist selbstlimitierend. Ein Übergang in eine chronische Gastritis oder eine Magenerkrankung erfolgt nicht. In den meisten Fällen sind Allgemeinmaßnahmen wie kurzzeitige Nahrungskarenz, Wärme sowie Wasser- und Elektrolytsubstitution ausreichend. Bei einer durch Azetylsalizylsäure (ASS) oder nicht steroidale Antirheumatika (NSAR) ausgelösten akuten Gastritis reicht in der Regel das Absetzen der Substanz aus. H2-Rezeptorantagonisten und Protonenpumpeninhibitoren sind bei einer akuten Gastritis meist nicht erforderlich.

3.20.2 Synonyme

- akute Magenschleimhautentzündung

3.20.3 Keywords

- ASS
- NSAR
- gastrointestinale Blutung

3.20.4 Definition

- Eine allgemein gültige Definition existiert nicht.
- Streng genommen ist die akute Gastritis eine endoskopische oder histologische Diagnose, andererseits wird jede Form einer akuten „Magenverstimmung" als Gastritis bezeichnet.

3.20.5 Epidemiologie

Häufigkeit

- Exakte Zahlen gibt es nicht.
- Es wird aber davon ausgegangen, dass mehr als die Hälfte aller Erwachsenen einmal oder mehrfach klinische Zeichen einer akuten Gastritis aufweist.
- Mit der gestiegenen Einnahme von ASS und NSAR geht eine Zunahme der akuten Gastritis einher.

Altersgipfel

- Exakte Angaben hierzu gibt es nicht.

Geschlechtsverteilung

- Eine akute Gastritis tritt bei Männern und Frauen etwa gleich häufig auf.
- Es existieren keine konkreten Zahlen.

Prädisponierende Faktoren

- überwiegend durch den Lebensstil vorgegeben

3.20.6 Ätiologie und Pathogenese

- wichtigste Ursachen für eine akute Gastritis:
  - Nahrungsmittelvergiftungen (z. B. durch Staphylokokkentoxine)
  - virale oder bakterielle Infekte mit begleitender akuter Gastritis
  - exogene Noxen:
    - Alkohol
    - Rauchen
    - Medikamente (ASS, NSAR, Zytostatika)

- Ingestion von Säuren oder Basen (zufällig oder in suizidaler Absicht)
  ○ Stress
  ○ Ischämie (z. B. postoperativ)

3.20.7 Klassifikation und Risikostratifizierung

- Das aktualisierte Sydney-System wurde eigentlich für die Klassifikation der H.-pylori-Gastritis entwickelt (siehe Kap. 3.17).
- Als Maß für die Aktivität der Gastritis kann die granulozytäre Infiltration betrachtet werden.

3.20.8 Symptomatik

- akute Symptomatik umfasst:
  ○ diffuse Oberbauchbeschwerden oder epigastrische Schmerzen
  ○ Inappetenz
  ○ Übelkeit, Erbrechen
  ○ Aufstoßen, Blähungen, Völlegefühl

3.20.9 Diagnostik

Diagnostisches Vorgehen

- Eine Diagnostik ist in der Regel wegen der nur kurzen und selbstlimitierenden Symptomatik nicht erforderlich.
- Nur wenn die Beschwerden länger persistieren oder Hinweise für Komplikationen im Sinne einer Blutung bestehen, ist eine Gastroskopie indiziert.

Anamnese

- Die Anamnese zielt auf die Beschwerdesymptomatik und mögliche auslösende Faktoren.

Körperliche Untersuchung

- Palpation und Auskultation des Abdomens dienen in erster Linie dem Ausschluss einer schwerer wiegenden Erkrankung (siehe Kap. 2.2).

Labor

- in der Regel nicht erforderlich
- bei Verdacht auf gastrointestinale Blutung kleines Blutbild

Instrumentelle Diagnostik

Ösophago-Gastro-Duodenoskopie (ÖGD)

- Eine Indikation besteht nur bei
  ○ länger persistierenden Beschwerden und
  ○ Hinweisen auf eine mögliche Magenblutung.

Histologie, Zytologie und klinische Pathologie

Magenschleimhautbiopsie

- Sofern eine ÖGD durchgeführt wird, sollten auch bei unauffälligem Befund je 2 Biopsien aus Antrum und Korpus entnommen werden:
  ○ Differenzierung akute vs. chronische Gastritis
  ○ Erfassung des H.-pylori-Status

3.20.10 Differenzialdiagnosen

- umfassen alle möglichen Ursachen für akute Bauchschmerzen (siehe Kap. 2.2)

3.20.11 Therapie

Therapeutisches Vorgehen

- Häufig sind wegen der vergleichsweise geringen Beschwerdeintensität und der kurzen Dauer keine therapeutischen Maßnahmen erforderlich.

Allgemeine Maßnahmen

- Aussetzen möglicher exogener Noxen
- kurzzeitige Nahrungskarenz
- Wärme
- ggf. Flüssigkeits- und (bei gleichzeitigem Durchfall) Elektrolytsubstitution.

Pharmakotherapie

- Antazida, H2-Rezeptorantagonisten und Protonenpumpeninhibitoren sind in der Regel nicht erforderlich, können im Einzelfall aber kurzfristig angewendet werden.

3.20.12 Verlauf und Prognose

- in aller Regel kurzzeitiger und selbstlimitierender Verlauf mit guter Prognose

3.21 Eosinophile Gastroenteritis

S. Miehlke

3.21.1 Steckbrief

Die eosinophile Gastroenteritis ist eine seltene Erkrankung, die bevorzugt im Magen und Dünndarm, seltener oder auch ausschließlich im Dickdarm auftreten und alle Darmwandschichten betreffen kann. Die primäre Form ist eine Ausschlussdiagnose. Sekundäre Formen im Rahmen anderer spezifischer Erkrankungen sind differenzialdiagnostisch abzugrenzen.

3.21.2 Synonyme

- eosinophile Infiltration des Magen-Darm-Trakts

3.21.3 Keywords

- Darmwandschicht
- Bluteosinophilie

3.21.4 Definition

- seltene Erkrankung, die bevorzugt im Magen und Dünndarm, seltener oder auch ausschließlich im Dickdarm auftreten und alle Darmwandschichten betreffen kann

3.21.5 Epidemiologie

Häufigkeit

- Die Prävalenz der eosinophilen Gastroenteritis beträgt neueren Studien zufolge 5/100 000 Einwohner.
- Kaukasier sind im Vergleich zu anderen ethnischen Gruppen am häufigsten betroffen.

Altersgipfel

- Die Erkrankung kann in allen Altersgruppen auftreten.
- Der Häufigkeitsgipfel liegt zwischen 30 und 50 Jahren.

Geschlechtsverteilung

- Das Geschlechterverhältnis wird unterschiedlich beschrieben.

Prädisponierende Faktoren

- Es bestehen Assoziationen zu
  - allergischen Erkrankungen (Asthma, Heuschnupfen, atopisches Ekzem)
  - Nahrungsmittelallergien oder -unverträglichkeiten

3.21.6 Ätiologie und Pathogenese

- Die eosinophile Gastroenteritis ist durch eine TH2-Immunantwort charakterisiert.
- Interleukin-5 und Interleukin-13 sind wichtige Mediatoren der Aktivierung und Expansion der eosinophilen Zellen.
- Eotaxin-1 spielt eine wichtige Rolle bei der eosinophilen Akkumulation und Chemotaxis im Gastrointestinaltrakt.
- Es finden sich erhöhte Serum-IgE-Spiegel.

3.21.7 Symptomatik

- Die klinische Präsentation ist unspezifisch und hängt unter anderem davon ab, welche Darmwandschichten betroffen sind.
- Bei Befall der Mukosa und Submukosa (häufigster Typ) dominieren die Symptome der Malabsorption:
  - Übelkeit
  - Erbrechen
  - Diarrhö
  - Gewichtsverlust
  - Bauchschmerzen
- Bei Befall der Muskularis können Darmwandverdickungen mit Lumeneinengung in Erscheinung treten.
- Bei Serosabefall kann ein steriler Aszites mit Nachweis eosinophiler Zellen auftreten.
- Eine Bluteosinophilie ist in 80 % der Fälle zu finden.

3.21.8 Diagnostik

Diagnostisches Vorgehen

- Die Diagnose basiert auf
  - dem Vorhandensein manifester gastrointestinaler Symptome,
  - dem histologischen Nachweis einer eosinophilen Infiltration des Gastrointestinaltrakts,
  - dem Ausschluss einer eosinophilen Infiltration extraintestinaler Organe und
  - dem Ausschluss anderer Ursachen für eine intestinale Eosinophilie (▶ Tab. 3.26).
- Laborchemisch sollten erfolgen:
  - ein großes Blutbild zu Bestimmung der absoluten Eosinophilenzahl und
  - ein umfassendes Routinelabor zum Ausschluss anderer Ursachen.
- mikrobiologische Stuhluntersuchung inklusive Parasiten, Würmer
  - ggf. mit serologischem Antikörpernachweis
- Aszites (falls vorhanden) sollte auf eosinophile Zellen und pathogene Keime untersucht werden.
- ÖGD und Ileokoloskopie, ggf. Ballonenteroskopie (Hyperämie, Ulzerationen, verdickte Falten, noduläre Veränderungen) mit Stufenbiopsien, ggf. auch tiefe Biopsie
- Bildgebung mittels Sonografie, CT, MRT

Anamnese

- Die Anamnese sollte gezielt fragen nach:
  - getätigten Reisen
  - der Medikamenteneinnahme
  - der Einnahme von Nahrungsergänzungsmitteln
  - Essgewohnheiten

Körperliche Untersuchung

- allgemeine körperliche Untersuchung
- Aszites

3.21.9 Differenzialdiagnosen

Tab. 3.26 Differenzialdiagnosen.

Differenzialdiagnose	Bemerkungen
primäre Form	
idiopathisch	Ausschluss sekundärer Formen
allergisch	Ausschluss sekundärer Formen, allergologische Diagnostik
sekundäre Formen	
Hypereosinophilie-Syndrom	sehr selten
parasitäre Infektionen	mikrobiologische Diagnostik, Duodenalbiopsie
Morbus Crohn	Bildgebung (Endoskopie, MRT), Histologie
Helicobacter pylori	Magenhistologie
Churg-Strauss-Syndrom	sehr selten
Polyarteriitis nodosa und andere Kollagenosen	internistische Umfelddiagnostik
Zöliakie	Duodenalbiopsie, Antikörper-Diagnostik
Medikamente	z. B. Goldsalze, Rifampicin, Azathioprin, Naproxen, Enalapril, Tacrolimus

3.21.10 Therapie

Therapeutisches Vorgehen

- diätetische Therapie oder Pharmakotherapie
- Chirurgische Interventionen sollten nach Möglichkeit vermieden werden.

Allgemeine Maßnahmen

Diätetische Therapie

- Six-Food-Eliminationsdiät (Verzicht auf Soja, Weizen, Eier, Milch, Nüsse, Fisch)
- Elementardiät (Formula-Ernährung)
- ggf. parenterale Ernährung
- Die Diät sollte grundsätzlich in Zusammenarbeit mit einem Ernährungstherapeuten erfolgen, da manche Patienten eine dauerhafte Eliminationsdiät benötigen.

Pharmakotherapie

- systemische Kortikosteroide (0,5–1 mg/kg KG) für 2 Wochen,
  - dann schrittweise Reduktion
- ggf. topische Steroide (Budesonid)
- in therapierefraktären Fällen probatorisch
  - Cromoglycinsäure
  - Montelukast
  - H1-Rezeptorantagonisten
  - Omalizumab (Anti-IgE-Antikörper)

3.21.11 Verlauf und Prognose

- Einmalige Episode 42 %
- rezidivierender Verlauf 37 %
- chronisch-aktiver Verlauf 21 % [3]

3.21.12 Quellenangaben

[1] Calman Prussin C. Eosinophilic gastroenteritis and related eosinophilic disorders. Gastroenterol Clin North Am 2014; 43: 317–327
[2] Mansoor E et al. Prevalence of Eosinophilic Gastroenteritis and Colitis in a Population-Based Study, From 2012 to 2017. Clin Gastroenterol Hepatol 2017; 15: 1733–1741
[3] Pineton de Chambrun G, Gonzales F, Canva JY et al. Natural history of eosinophilic gastroenteritis. Clin Gastroenterol Hepatol 2011; 9: 950–956.
[4] Reed C, Woosley JT, Evan S et al. Clinical characteristics, treatment outcomes, and resource utilization in children and adults with eosinophilic gastroenteritis. Dig Liver Dis 2015; 47: 197–201

3.22 Polypen und Adenome des Magens und Duodenums

S. Faiss

3.22.1 Steckbrief

Polypen und Adenome des Magens und Duodenums sind seltene benigne Tumoren, die aber zumeist eine maligne Potenz aufweisen. Eine Ausnahme bilden die sehr häufig diagnostizierten, aber harmlosen Drüsenkörperzysten (Fundusdrüsenpolypen) die immer benigne sind. Drüsenkörperzysten und Duodenaladenome können sporadisch, aber auch im Zusammenhang mit familiären Polyposis-Syndromen auftreten. Eine besondere Entität sind die neuroendokrinen Tumoren (NET) des Magens bzw. Duodenums. Der Nachweis und die korrekte histologische Klassifikation von Polypen bzw. Adenomen der Magen- und Duodenalschleimhaut haben klinische, prognostische und therapeutische Relevanz.

3.22.2 Synonyme

- gutartige Tumoren des Magens und Duodenums

3.22.3 Keywords

- Magenadenom
- hyperplastischer Magenpolyp
- Drüsenkörperzyste
- Fundusdrüsenpolyp
- neuroendokriner Magentumor
- seltener Magenpolyp
- Duodenaladenom
- neuroendokriner Tumor des Duodenums

3.22.4 Definition

- Magen- und Duodenalpolypen bzw. Adenome sind von der Schleimhaut ausgehende, gutartige Gewebsneubildungen.
- Außer den harmlosen Drüsenkörperzysten beinhalten sie alle ein malignes Potenzial.

3.22.5 Epidemiologie

Häufigkeit

- Benigne Magen- und Duodenalpolypen bzw. Adenome sind seltene Tumoren des Gastrointestinaltrakts.
- Eine Ausnahme bilden harmlose Drüsenkörperzysten, die zunehmend diagnostiziert werden [1], [4].
- Bis zu 80 % aller Magenpolypen sind Drüsenkörperzysten.
  - Sie kommen bei ca. 2–3 % der Bevölkerung vor [5].
- Hyperplastische Magenpolypen sind die häufigsten neoplastischen Tumoren der Magenschleimhaut [4].
- Ca. 5 % aller Magenpolyen sind Magenadenome [1], [4]
- NET des Magens und Duodenums sind selten (Inzidenz < 0,1 %/Jahr/100 000 Individuen): ca. 2–3 % aller gastroenteropankreatischen neuroendokrinen Neoplasien [2].
- Sporadische Duodenaladenome sind insgesamt selten.
  - Sie treten aber in Kombination mit familiären Polyposis-Syndromen (FAP: familiäre adenomatöse Polyposis) gehäuft auf [6].

Altersgipfel

- Magenpolypen bzw. Magenadenome treten vor allem bei Menschen ab dem 60. Lebensjahr auf.

Geschlechtsverteilung

- Das Geschlechtsverhältnis von Frauen zu Männern beträgt bei Adenomen des Magens 3:1.
- Insbesondere das Pylorusdrüsenadenom des Magens findet sich überzufällig häufig bei älteren Frauen.
- Auch NET des Magens kommen gehäuft bei Frauen vor [1], [4].
- Für andere Magen- und Duodenalpolypen gibt es keine besondere Geschlechterdisposition.

Prädisponierende Faktoren

Tab. 3.27 Prädisponierende Faktoren für Polypen und Adenome des Magens und Duodenums.

prädisponierende Faktoren	für
Protonenpumpeninhibitoren	Drüsenkörperzysten
Typ-A-Gastritis (Autoimmungastritis)	Adenome NET Typ 1
Zollinger-Ellison-Syndrom MEN Typ 1 (Wermer-Syndrom)	NET Typ 2

MEN: multiple endokrine Neoplasie; NET: neuroendokrine Tumoren

3.22.6 Ätiologie und Pathogenese

- **Drüsenkörperzysten** geht häufig die langjährige Einnahme von säuresupprimierenden Medikamenten voraus.
  - Ihre Pathogenese ist nicht vollständig geklärt.
  - Sie gelten als harmlos.
  - Drüsenkörperzysten des Magens finden sich bei 80 % aller Patienten mit einer FAP.
    - Bei diesen Patienten ist der Befall des Magenfundus und des Korpus mit Drüsenkörperzysten meistens sehr ausgeprägt (▶ Abb. 3.43).
- **Magenadenome** (▶ Abb. 3.44) treten gehäuft bei einer Typ-A-Gastritis des Magens (Autoimmungastritis) auf.
  - Aus Magenadenomen können sich über die Adenom-Karzinom-Sequenz Magenkarzinome entwickeln.
- **NET Typ 1** des Magens entstehen auf dem Boden einer Autoimmungastritis und der damit bestehenden Hypergastrinämie durch eine Hyperplasie der enterochromaffin-ähnlichen Zellen (ECL-Zellen).
  - Dies führt schließlich zur Ausbildung zumeist kleiner (multipler) polypoider NET (▶ Abb. 3.45).
- Ein Magenpolyp/Tumor, der zunehmend häufiger diagnostiziert wird, ist der **inflammatorische fibroide Polyp** (Vanek-Tumor).
  - Er zeigt oft ein intertubuläres/interglanduläres Wuchsbild mit variabel dicht eingestreuten, eosinophilen Granulozyten und länglichen, meist spindeligen Zellen mit wirbelartiger Anordnung um Drüsen und Blutgefäße.
  - Die Läsion geht von der Submukosa aus und wächst in die Mukosa ein.
  - Der Tumor ist meist ein Zufallsbefund, misst wenige Millimeter bis Zentimeter und kommt häufiger im Antrum und bei Frauen vor [1], [4].
- **Duodenaladenome** entstehen sporadisch (▶ Abb. 3.46) oder bei genetisch determinierten Syndromen, z. B. bei der FAP.
  - Aus Duodenaladenomen können sich über die Adenom-Karzinom-Sequenz Duodenalkarzinome entwickeln.

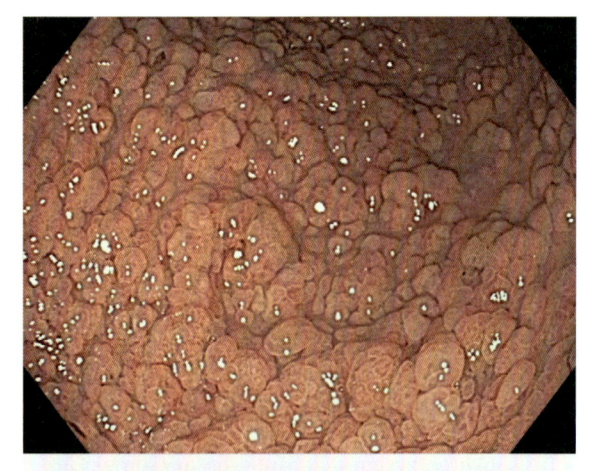

Abb. 3.43 Multiple Drüsenkörperzysten des Magens bei familiärer adenomatöser Polyposis (FAP).

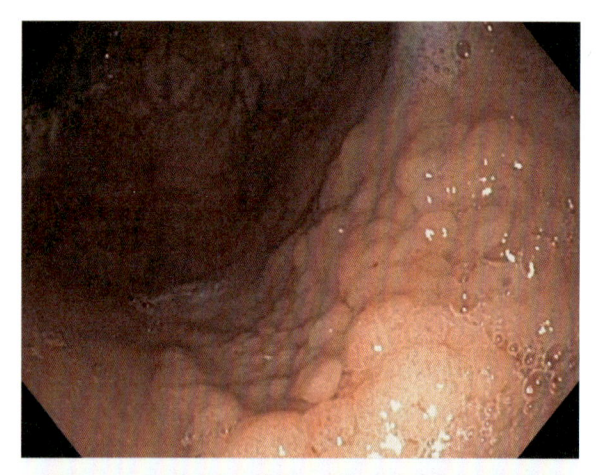

Abb. 3.44 Ausgedehntes, flächig wachsendes Magenadenom.

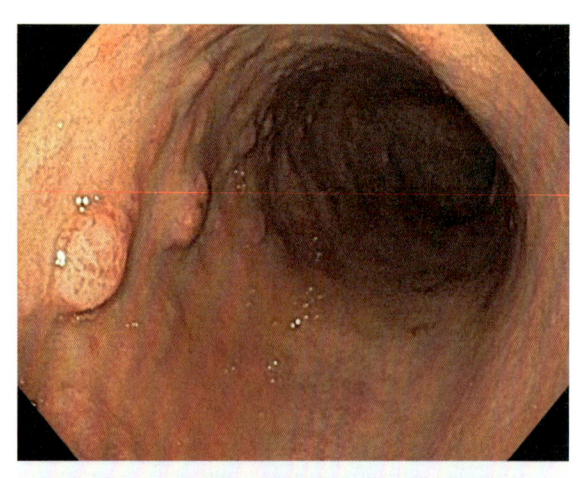

Abb. 3.45 Multiple neuroendokrine Tumoren des Magens (gastraler NET Typ 1) bei Typ-A-Gastritis.

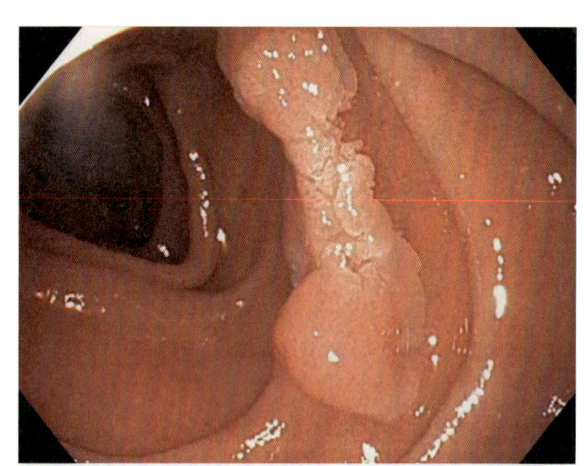

Abb. 3.46 Sporadisches Duodenaladenom.

3.22.7 Klassifikation und Risikostratifizierung

Drüsenkörperzysten
- Drüsenkörperzysten sind immer gutartig und zeigen keine Entartungstendenz.

Magenadenome
- Magenadenome werden eingeteilt in
  - einen intestinalen Typ (tubulär, tubulovillös, villös),
  - einen foveolären Typ (mit oberflächlicher gastraler Differenzierung) und
  - das Pylorusdrüsenadenom (mit tiefer gastraler Differenzierung).
- In Analogie zu Kolonadenomen werden Adenome mit niedriggradigen bzw. hochgradigen intraepithelialen Neoplasien (LGIEN, HGIEN) unterschieden.
- Das maligne Progressionsrisiko beträgt ca. 20 %.
- Das Pylorusdrüsenadenom findet sich am häufigsten im Magenkorpus, v. a. bei älteren Frauen mit Autoimmungastritis; es besitzt ein hohes Risiko neoplastischer Progression.

Magenpolypen
- Hyperplastische Magenpolypen sind meist gutartige Läsionen, können aber Dysplasien und Mutationen aufweisen.
- Eine Progression zum Magenkarzinom ist möglich.

NET des Magens

- NET des Magens werden in 4 Typen unterteilt (▶ Tab. 3.28).
- Für die Abschätzung der Prognose ist die Ki67-Immunhistologie unersetzlich (G1 ≤ 2 %, G2 3–20 %, G3 > 20 %).
- Entsprechend dieser Einteilung ergeben sich unterschiedliche therapeutische Optionen [2].
- Etwa 70–80 % aller NET des Magens gehören dem **Typ I** an.
  - Diese NET präsentieren sich als multiple polypöse Schleimhautvorwölbungen im Korpus und Fundus, die gewöhnlich kleiner als 1 cm sind.
  - Sie treten im Zusammenhang mit einer (autoimmunen) chronisch atrophischen Korpusgastritis und einer damit gelegentlich verbundenen perniziösen Anämie auf.
  - Ein hormonelles Syndrom entwickelt sich nicht.
- Rund 5–6 % aller Magen-NET entfallen auf den **Typ II**, der assoziiert ist mit
  - einer multiplen endokrinen Neoplasie Typ 1 (MEN 1) und
  - einem Zollinger-Ellison-Syndrom (ZES) als Folge eines Gastrinoms.
- Auf den **Typ III** der Magen-NET entfallen 14–25 %.
  - Als sporadischer NET ist dieser Typ mit keiner weiteren Erkrankung assoziiert.
  - Das mittlere Alter der Patienten liegt bei 50 Jahren, wobei Männer und Frauen gleich häufig betroffen sind.
  - Die solitär auftretenden, polypoiden Tumoren
    - zeigen keine spezielle Lokalisation im Magen,
    - sind häufig zum Zeitpunkt der Diagnose bereits größer als 1 cm,
    - infiltrieren die Muscularis propria und/oder
    - zeigen eine Angioinvasion.
  - Bei diesen Tumoren muss daher häufig mit Lymphknoten- und Lebermetastasen gerechnet werden.
- Die schlecht differenzierten neuroendokrinen Karzinome des Magens können als **Typ IV** der neuroendokrinen Magenneoplasien bezeichnet werden.
  - Es sind seltene und sporadische Karzinome, die
    - in allen Bereichen des Magens auftreten,
    - ulzeriert sind und
    - zum Zeitpunkt der Diagnose meist eine erhebliche Größe aufweisen.

Duodenaladenome

- Bei den Duodenaladenomen werden in Analogie zu Kolonadenomen
  - tubuläre,
  - tubulovillöse und
  - villöse Subtypen unterschieden,
  - jeweils mit niedriggradigen bzw. hochgradigen intraepithelialen Neoplasien (LGIEN, HGIEN).
- Das Ausmaß und damit auch das maligne Risiko von Duodenaladenomen wird anhand der Spigelman-Klassifikation beurteilt ▶ Tab. 3.29 [6].
- Dabei werden Punkte vergeben entsprechend
  - der Zahl der Adenome,
  - deren max. Größe,
  - deren Histologie sowie
  - dem Grad der intraepithelialen Neoplasie.
- Die Punkte ergeben aufsummiert ein entsprechendes Stadium und einen entsprechenden Therapievorschlag.

Duodenale NET

- Abgesehen von duodenalen Gastrinomen entwickeln duodenale NET in der Regel kein hormonelles Syndrom und bleiben lange asymptomatisch.
- Gut differenzierte, nicht funktionelle NET des Duodenums werden als NET ohne Risikofaktoren bezeichnet, wenn sie
  - auf die Mukosa/Submukosa beschränkt sind,
  - einen Durchmesser bis zu 1 cm besitzen,
  - eine niedrige proliferative Aktivität (Ki67 < 2 %, G1) zeigen und
  - nicht angioinvasiv wachsen.
- Eine besondere Entität neuroendokriner Polypen/Tumoren sind die gangliozytischen Paragangliome des Duodenums.
  - Sie gelten als benigne Neoplasien.

Tab. 3.28 Klinisch-pathologische Charakteristika der neuroendokrinen Magenneoplasien [3].

	gut differenzierte NET des Magens			schlecht differenzierte NET des Magens
	Typ I	Typ II	Typ III	Typ IV
Häufigkeit	70–80 %	5–6 %	14–25 %	6–8 %
Eigenschaften	meist < 1 cm, multipel	meist < 1 cm, multipel	oft > 2 cm, solitär	> 2 cm, solitär, oft exulzeriert
Assoziationen	CAG	MEN1/ZES	keine	keine
Histologie	gut differenziert, meist G1	gut differenziert, meist G1	gut bis mäßig differenziert, G1/G2	schlecht differenziert, G3
Gastrin i. S.	(sehr) hoch	(sehr) hoch	normal	normal
Magen-pH-Wert	Anazid	Hyperazid	normal	normal
Metastasen	< 10 %	10–30 %	50–100 %	80–100 %
tumorbedingte Todesfälle	keine	< 10 %	25–30 %	> 50 %

CAG: chronisch atrophische Korpusgastritis; MEN 1: multiple endokrine Neoplasie Typ 1; NET: neuroendokrine Tumoren; ZES: Zollinger-Ellison-Syndrom

Tab. 3.29 Spigelman-Klassifikation von Duodenaladenomen.

	1 Punkt	2 Punkte	3 Punkte
Anzahl der Polypen	1–4	5–20	>20
max. Polpengröße (mm)	1–4	5–10	>10
intraepitheliale Neoplasie	niedriggradig	mittelgradig	hochgradig
Histologie	tubulär	tubulovillös	villös

Stadium 0: 0 Punkte
Stadium I: 4 Punkte; Kontrolle alle 3 Jahre, ggf. Polypektomie
Stadium II: 5–6 Punkte; bei Patienten <40 Jahre Kontrolle alle 3 Jahre, ggf. Polypektomie; bei Patienten ≥40 Jahre wie Stadium III
Stadium III: 7–8 Punkte; jährliche Kontrolle, ggf. Polypektomie
Stadium IV: 9–12 Punkte; Operation

3.22.8 Symptomatik

- Gutartige Magenpolypen und Magen- bzw. Duodenaladenome verursachen sehr selten Beschwerden.
- Diese Tumoren können jedoch gelegentlich Komplikationen verursachen, von denen insbesondere akute oder chronische Blutungen und eine Behinderung der Nahrungspassage (Obstruktion) bedeutsam sein können.
- Die meisten Magen- und Duodenalpolypen bzw. Adenome werden zufällig im Rahmen einer Gastroskopie entdeckt.
- Beim gleichzeitigen Vorliegen einer Typ-A-Gastritis sind die Symptome einer begleitenden hyperchromen, makrozytären Anämie (Vitamin-B_{12}-Mangelanämie) zu beachten.

3.22.9 Diagnostik

Diagnostisches Vorgehen

- Diagnostische Maßnahme der Wahl ist die Ösophago-Gastro-Duodenoskopie (ÖGD) mit entsprechender Biopsieentnahme zur histologischen Sicherung und Klassifikation der Befunde.
- Die korrekte histologische Klassifikation von Polypen bzw. Adenomen der Magen- und Duodenalschleimhaut hat klinische und prognostische Relevanz.
- Bei typischen Drüsenkörperzysten kann auf eine Biopsieentnahme zur histologischen Sicherung verzichtet werden.
- Bei größeren und fraglich infiltrativ wachsenden Befunden kann ergänzend eine Endosonografie durchgeführt werden.
- Die abdominelle Sonografie ist in der Regel nicht hilfreich.
- Eine Schnittbildgebung mittels CT/MRT ist nicht erforderlich.
- Bei Patienten mit Duodenaladenomen ist immer auch eine Inspektion der Papille zum Ausschluss eines zusätzlichen Papillenadenoms vorzunehmen.
- Bei Polyposis, insbesondere bei FAP, empfiehlt sich eine Kapselendoskopie des Dünndarms.

Anamnese

- Da Polypen und Adenome des Magens zumeist asymptomatisch sind, ist die Anamnese zumeist unspezifisch.
  - Ggf. werden Angaben zu Völlegefühl, abdominellen Schmerzen und Inappetenz gemacht.
- Anamnestisch hilfreich können Fragen nach Symptomen einer Anämie bzw. eines Vitamin-B_{12}-Mangels sein.
- Beim Vorliegen multipler Drüsenkörperzysten und/oder multipler Duodenaladenome muss die Familienanamnese hinsichtlich des Vorliegen einer FAP bedacht werden.

Körperliche Untersuchung

- Die körperliche Untersuchung ergibt keine Hinweise auf das Vorliegen von Polypen oder Adenomen im Magen und Duodenum.

Labor

- Direkte Laborhinweise auf das Vorliegen von Polypen oder Adenomen im Magen und Duodenum gibt es nicht.
- Eine Eisenmangelanämie kann Hinweise auf einen chronischen Blutverlust aufgrund eines (zumeist erodierten) Magen-oder Duodenalpolypen geben.
- Der Nachweis eines Vitamin-B_{12}-Mangels in Verbindung mit Parietalzellantikörpern weist auf eine Autoimmungastritis (Typ-A-Gastritis) hin.
- Bei V. a. gastrale NET Typ I sollte eine Gastrinbestimmung im Serum (nach vorherigem Absetzen von Protonenpumpeninhibitoren) zum Nachweis einer Hypergastrinämie erfolgen.
- Bei duodenalen NET sollte eine Gastrinbestimmung im Serum (nach vorherigem Absetzen von Protonenpumpeninhibitoren) zum Nachweis/Ausschluss eines ZES (Gastrinom) erfolgen.

3.22.10 Differenzialdiagnosen

- maligne Polypen/Tumoren des Magens
- maligne Polypen/Tumoren des Duodenums

- submuköse Tumoren des Magens
- submuköse Tumoren des Duodenums

3.22.11 Therapie

Therapeutisches Vorgehen

- Die Behandlung von Magen- und Duodenalpolypen bzw. -adenomen erfolgt in Abhängigkeit ihrer
  - Größe,
  - Histologie,
  - Dignität und
  - lokalen Ausbreitung.
- **Drüsenkörperzysten** müssen nicht behandelt werden.
- Magen- und Duodenaladenome müssen entweder endoskopisch oder chirurgisch komplett reseziert werden.
- Bei **Duodenaladenomen** und FAP ist die Spigelman-Klassifikation (▶ Tab. 3.29) zu beachten [6].
- **Hyperplastische Magenpolypen** sollten aufgrund ihres (wenn auch geringen) malignen Potenzials endoskopisch reseziert werden.
- **NET des Magens** werden entsprechend ihrer Klassifikation wie folgt therapiert [2]:
  - Aufgrund des benignen Verhaltens kleiner gut differenzierter (G1) gastraler NET Typ I und II unter 1 cm Größe können diese entweder bioptisch überwacht oder endoskopisch reseziert werden.
    – Aufgrund ihrer speziellen pathophysiologischen Tumorgenese muss eine endoskopische Resektion aller sichtbaren NET nicht durchgeführt werden.
    – In jedem Fall werden Kontrollgastroskopien alle 12 Monate angeraten.
  - Sind die NET Typ I und Typ II zwischen 1–2 cm groß und zeigen sonst keine weiteren Risikofaktoren, wird eine endoskopische Abtragung durch Mukosektomie oder endoskopische Submukosadissektion (ESD) empfohlen.
  - Bei größeren Tumoren oder beim Vorliegen von Risikofaktoren wie Angioinvasion, Infiltration der muskulären Wandschicht, NET Typ III, G3 oder V. a. Lymphknotenmetastasen sollte zur radikalen Operation geraten werden.
    – Zudem ist bei R1 nach endoskopischer Therapie die lokale chirurgische Exzision zu diskutieren, ebenso bei NET mit einem Ki67 > 10 %.
- **NET des Duodenums** ohne Risikofaktoren können endoskopisch mittels EMR reseziert werden.
- Größere duodenale NET, duodenale NET mit Angioinvasion, einer Proliferationsrate > 2 % oder Infiltration der tiefen Submukosa sollen primär operiert werden.
- Da selbst kleine **Gastrinome** < 1 cm häufig metastasieren, ist eine alleinige endoskopische Behandlung nicht adäquat.

Interventionelle Therapie

- Für die endoskopische Resektion gastraler und duodenaler Polypen bzw. Adenome stehen folgende interventionelle Verfahren zur Verfügung:
  - Entfernung mittels Zangenbiopsie
  - Schlingenresektion
  - endoskopische Mukosaresektion (EMR) in konventioneller Technik (Unterspritzung mit anschließender Schlingenresektion)
  - EMR in modifizierter Form (Kappentechnik: EMR-C, Ligaturtechnik: EMR-L, EMR nach zirkumferentieller Inzision: EMR-CMI)
  - ESD
  - Resektion nach Applikation eines Over-the-Scope-Clips (OTSC) bzw. endoskopische Vollwandresektion (FTRD)
- Die Wahl des geeigneten interventionell-endoskopischen Verfahrens richtet sich nach der
  - Größe,
  - Histologie,
  - Dignität und
  - lokalen Ausbreitung des Befunds sowie nach der
  - Expertise des ausführenden Endoskopikers.
- Bei Befunden mit maligner Potenz (z. B. Magenadenomen) ist immer ein Verfahren vorzuziehen, das eine komplette (kurative) En-bloc-Resektion ermöglicht.

Operative Therapie

- Ist eine endoskopische Resektion nicht möglich, muss bei potenziell malignen Befunden eine chirurgische Resektion erfolgen.
- Diese kann bei Fehlen von Malignität als lokale Resektion (z. B. Magenteilresektion) durchgeführt werden.
- Bei malignen Befunden muss eine onkologische Resektion erfolgen.

3.22.12 Nachsorge

- Drüsenkörperzysten müssen nicht verlaufskontrolliert werden.
- Nach der Abtragung von Magen- oder Duodenaladenomen empfiehlt sich zum Ausschluss von Restadenomen bzw. Rezidiven eine Kontrolle alle 3–6 Monate, später in jährlichen Abständen.
- Bei duodenalen Adenomen in Zusammenhang mit einer FAP müssen jährliche Kontrollen erfolgen.
- Nach kurativer endoskopischer Resektion gut differenzierter gastrischer NET oder duodenaler NET (ohne Risikokonstellation) sollten endoskopische Kontrollen in jährlichen Abständen erfolgen.
  - Weitere Nachsorgeuntersuchungen sind nicht erforderlich [2].

3.22.13 Verlauf und Prognose

- Die Prognose der beschriebenen gutartigen Magen- und Duodenalpolypen ist sehr gut.
- Nach der endoskopischen Resektion von Magen- und Duodenaladenomen ist auf Rezidive zu achten.
- Die Prognose der gastralen und duodenalen NET richtet sich nach deren Klassifikation.

3.22.14 Quellenangaben

[1] Castro R, Pimentel-Nunes P, Dinis-Ribeiro M. Evaluation and management of gastric epithelial polyps. Best Pract Res Clin Gastroenterol 2017; 31: 381–387
[2] Delle Fave G, O'Toole D, Sundin A. ENETS Consensus Guidelines Update for Gastroduodenal Neuroendocrine Neoplasms. Neuroendocrinology 2016; 103: 119–124
[3] Rinke A, Wiedenmann B, Auernhammer C. S2k-Leitlinie Neuroendokrine Tumoren. Z Gastroenterol 2018; 56: 583–681
[4] Röcken C. Gastric tumors and tumor precursors. Pathologe 2017; 38: 75–86
[5] Spiegel A, Stein P, Patel M. A Report of Gastric Fundic Gland Polyps. Gastroenterol Hepatol 2010; 6: 45–48
[6] Spigelman AD, Williams CB, Talbot IC et al. Upper gastrointestinal cancer in patients with familial adenomatous polyposis. Lancet 1989; 2: 783–785

3.23 Magenkarzinom

M. Möhler, V. Ludwig, H. Neumann

3.23.1 Steckbrief

Die Inzidenz des klassischen Magenkarzinoms ist in Westeuropa stetig rückläufig, während die Karzinome am gastroösophagalen Übergang deutlich zunehmen. Endo- und exogene Risikofaktoren und genetische Prädispositionen sind gut bekannt. Die Klassifizierung erfolgt nach dem endoskopischen Befund und der histologischen WHO-Klassifikation. Das therapeutische Vorgehen hängt im Wesentlichen ab von der korrekten Diagnostik und Bildgebung und der aus ihr resultierten Stadieneinteilung nach der TNM-Klassifikation. Für auf die Mukosa beschränkte Frühkarzinome kommen endoskopische Resektionsverfahren in Frage. Fortgeschrittene Tumoren werden in multimodalen Therapiekonzepten neoadjuvant bzw. perioperativ (radio-)chemotherapiert und anschließend sorgfältig operiert. Zur onkologischen Therapie eröffnen sich dabei neben den klassischen Chemotherapie-Regimen zunehmend neue Therapieoptionen im Bereich der Targeted Therapy und Immuntherapie.

3.23.2 Aktuelles

- Das Magenkarzinom zählt nach wie vor zu den häufigen Tumorerkrankungen, auch wenn die Zahl der Magenkarzinome in den letzten Jahrzehnten in den westlichen Ländern kontinuierlich abgenommen hat.
- Die Prognose der Patienten hat sich in den letzten Jahren verbessert durch
  - den Einsatz endoskopischer Resektionstechniken in den Frühstadien,
  - die Etablierung multimodaler Therapiekonzepte bei lokal fortgeschrittenen Karzinomen und
  - die Einführung neuer, effektiverer Chemo- und Immuntherapeutika in der palliativen Situation.

3.23.3 Synonyme

- Magenkrebs

3.23.4 Keywords

- WHO-Klassifikation
- Laurén-Klassifikation
- Helicobacter pylori
- Paris-Klassifikation
- Siewert-Klassifikation
- endoskopische Submukosadissektion
- FLOT
- Cisplatin
- FOLFOX
- FOLFIRI

3.23.5 Definition

- Das Magenkarzinom geht vom Magenepithel aus und wird in Europa nach der WHO- und/oder der Laurén-Klassifikation eingeteilt.
- Die **WHO-Klassifikation** umfasst folgende histologische Typen:
  - Adenokarzinome: papillär, tubulär, muzinös, Siegelringzellkarzinom (ca. 95 %)
  - adenosquamöse Karzinome (4 %)
  - andere: Plattenepithel-, kleinzellige und undifferenzierte Karzinome (< 1 %)
- Die ältere **Laurén-Klassifikation** differenziert zwischen einem intestinalen und diffusen Typ, die sich wiederum unterscheiden bezüglich
  - Ätiologie,
  - Wachstumsmuster und
  - Prognosen (S. 329).

3.23.6 Epidemiologie

Häufigkeit

- Es bestehen geografische und regionale Unterschiede hinsichtlich der Häufigkeit des Magenkarzinoms.
- In den westlichen Industrienationen ist seit 1940 eine rückläufige Inzidenz zu beobachten.
  - Deutschland: < 20:100 000
  - Japan: > 100:100 000 (ähnlich in Süd- und Mittelamerika, China, Korea, osteuropäischen Ländern)

- Sowohl ein in den USA und Europa zu beobachtendes Nord-Süd-Gefälle als auch Studien bei Einwanderern sprechen für den Einfluss exogener Faktoren (Ernährung und Lebensstil).
- Die wesentliche Ursache für die Abnahme der Häufigkeit im Westen liegt darin, dass
  - Kühlschränke flächendeckend Pökeln und Räuchern zur Konservierung überflüssig machten und somit
  - ganzjährig Obst und Gemüse als Antioxidanzien zur Verfügung stehen.

Altersgipfel

- Der Altersgipfel liegt jenseits des 50. Lebensjahrs.

Geschlechterverteilung

- Männer sind häufiger betroffen als Frauen (Verhältnis 2:1).

Prädisponierende Faktoren

Endogene Risikofaktoren

- Endogene Risikofaktoren sind
  - die atrophische Gastritis mit und ohne intestinale Metaplasie,
  - die Helicobacter-pylori-Infektion,
  - die Blutgruppe A,
  - der Zustand nach partieller Magenresektion,
  - die hypertrophe Gastropathie (Morbus Ménétrier) und
  - Magenadenome.
- Bestimmte H.-pylori-Stämme (z. B. cag-A oder vac-A) verhalten sich aggressiv und führen häufiger zu einer Karzinomentwicklung.
- Die genetische Prädisposition ist ebenso sehr bedeutsam.
  - Eine Magenkarzinomerkrankung bei Verwandten ersten Grades gilt als Risikofaktor.
  - Patienten mit familiärer adenomatöser Poylposis (FAP) und mit hereditären nicht polypösen kolorektalen Karzinomen (HNPCC) sind gehäuft betroffen.
  - Eine Eigenheit ist das 1998 beschriebene familiäre Magenkarzinom auf dem Boden der Keimbahnmutation im E-Cadherin-Gen.

Exogene Risikofaktoren

- Zu den exogenen Risikofaktoren zählen vor allem
  - ein hoher Salzkonsum,
  - der Verzehr von nitrit- bzw. nitrathaltigen Speisen (z. B. gepökeltes oder geräuchertes Fleisch, nitrathaltiges Trinkwasser) und
  - ein Mangel an Vitamin C und anderen Antioxidanzien.
- Auf der anderen Seite gelten als Schutzfaktoren
  - der regelmäßige Verzehr von frischem Obst und Gemüse und
  - die H.-pylori-Eradikation.

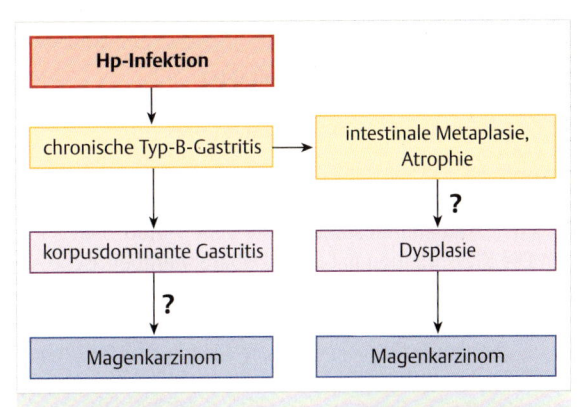

Abb. 3.47 Pathogenese des Helicobacter-pylori-induzierten Magenkarzinoms.

3.23.7 Ätiologie und Pathogenese

- Das Magenkarzinom hat eine multifaktorielle Genese, siehe ▶ Tab. 3.30. und unter Prädisponierende Faktoren.
- Hinsichtlich der **H.-pylori-Eradikation** scheint es auf einen ausreichend frühen Zeitpunkt derselben anzukommen.
  - Ist erst einmal der Prozess der Karzinomentwicklung in Gang gesetzt, kommt die Intervention unter Umständen zu spät.
  - ▶ Abb. 3.47 zeigt vereinfacht die heutige Vorstellung der Pathogenese eines H.-pylori-induzierten Magenkarzinoms; dabei gibt es 2 Wege:
    - direkter Weg der Karzinominduktion (v. a. bei der korpusdominanten Gastritis); in den Zwischenschritten noch nicht genau definiert
    - Entwicklung über die Zwischenschritte Atrophie, intestinale Metaplasie und Dysplasie; genauer Übergang ebenfalls noch nicht exakt definiert

Tab. 3.30 Schutz- und Risikofaktoren in der Karzinogenese beim Magenkarzinom.

Risikofaktoren	Schutzfaktoren
nitrithaltige Speisen (Pökeln, Räuchern)	frisches Obst und Gemüse (Antioxidanzien)
nitrathaltiges Trinkwasser (z. B. Düngung)	Ascorbinsäure
hoher Salzverzehr	β-Carotin
chronische H.-pylori-Gastritis	Helicobacter-Eradikation
chronisch atrophische Autoimmungastritis (Typ-A-Gastritis)	Azetylsalizylsäure/nicht steroidale Antirheumatika
Morbus Ménétrier	
Z. n. partieller Magenresektion	
familiäre Belastung	
Blutgruppe A	
Magenadenome	
Rauchen	

3.23.8 Klassifikation und Risikostratifizierung

Morphologische Klassifikation

- Zur Beschreibung von Frühkarzinomen eignet sich u. a. die sog. **Paris-Klassifikation**, die zumindest in europäischen Studien den Standard darstellt (▶ Abb. 3.48).
  - Die Klassifikation hat unmittelbare therapeutische Implikationen, da die verschiedenen morphologischen Subtypen mit einer unterschiedlich häufigen Submukosainfiltration assoziiert sind (Infiltration bei Typ I und IIc häufiger).
- Japanische Studien benutzen die sog. VS-Klassifikation (Vascular/Surface Pattern) zur Beschreibung und Abgrenzung maligner und prämaligner Läsionen.
- Besonders wichtig ist eine klare endoskopische Zuordnung bei proximalen Karzinomen bzw. Karzinomen des gastroösophagealen Übergangs.
  - Diese werden nach der allgemein akzeptierten **Siewert-Klassifikation** in drei AEG-Typen (AEG: Adenocarcinoma of the Esophago-Gastric Junction) eingeteilt.
  - Dabei muss sich der endoskopierende Arzt auf einen der AEG-Typen festlegen, da
    - dies mit keinem der bildgebenden Verfahren exakt zu definieren ist und
    - sich daraus unmittelbar chirurgische Konsequenzen ergeben.
  - Sonderfälle sind
    - submuköse Tumoren, die einem Adenokarzinom entsprechen, sowie
    - szirrhöse Karzinome, die rein intramural wachsen.
    - Das endosonografische Bild der szirrhösen Karzinome ist dabei in der Regel charakteristisch.

Histologische Klassifikation

WHO-Klassifikation

- Die histologische **Klassifikation der Magenkarzinome nach WHO** (2000) berücksichtigt zunächst
  - die Architektur (Drüsenbildung, papilläres oder tubuläres Wachstum) und
  - das Ausmaß der Schleimbildung (extrazellulär, intrazellulär).
- Daher werden nach im Vordergrund stehenden Tumoranteilen **4 Wachstumsformen** abgegrenzt.
  - **tubuläres Adenokarzinom (ICD-O-M-8211/3):**
    - Diese Karzinome bestehen überwiegend aus sich verzweigenden Tubuli, die unterschiedliche Durchmesser besitzen.
    - Die Tumorzellen sind zylindrisch, kuboid oder flach mit intraluminärem Muzin.
    - Klarzellen kommen ebenfalls vor.
    - Das Ausmaß der zytologischen Atypien variiert von niedrig- zu hochgradig (Unterteilung in low- und high-grade).
  - **papilläres Adenokarzinom (ICD-O-M-8260/3):** Die meist gut differenzierten, exophytisch wachsenden Karzinome bestehen aus zarten, zum Teil auch plumpen Papillen mit fibrovaskulärem Grundgerüst.
  - **muzinöses Adenokarzinom (ICD-O-M-8480/3):** Definitionsgemäß besteht > 50 % der Fläche eines muzinösen Adenokarzinoms aus extrazellulärem Schleim.
  - **Siegelringzellkarzinom (ICD-O-M-8490/3):**
    - Siegelringzellkarzinome bestehen zu > 50 % aus einzelnen oder in kleinen Gruppen liegenden Zellen mit intrazytoplasmatischem Muzin und an den Rand gedrängten Kernen.
    - Makroskopisch zeigen Siegelringzellkarzinome häufig ein diffus-infiltrierendes Wachstumsmuster.
    - Die früheren Bezeichnungen „szirrhöses Karzinom" oder „Linitis plastica" resultieren aus dieser Wachs-

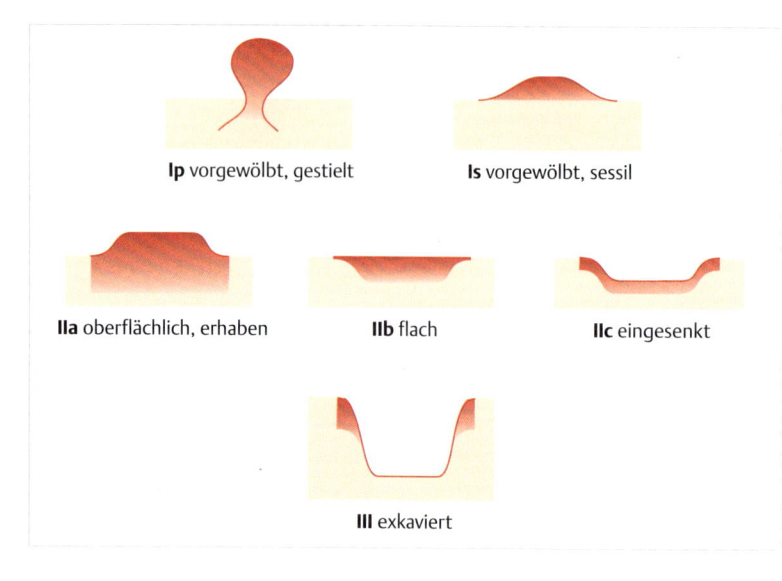

Abb. 3.48 Paris-Klassifikation der Magenfrühkarzinome.

Ip vorgewölbt, gestielt
Is vorgewölbt, sessil
IIa oberflächlich, erhaben
IIb flach
IIc eingesenkt
III exkaviert

tumsform, wenn das Karzinom die Magenwand infiltriert.
  - Generell sind Siegelringzellen dem diffusen Typ nach Laurén zuzuordnen, der histologische Differenzierungsgrad ist dabei als high-grade oder G3 einzuordnen.
- Von diesen 4 Wachstumsformen abzugrenzen sind die seltenen
  - Plattenepithel-,
  - adenosquamösen,
  - kleinzelligen und
  - undifferenzierten Karzinome.
- Da Magenkarzinome in ca. 80 % heterogen aufgebaut sind, gilt der Grundsatz der Einordnung nach dem überwiegend vorliegenden histologischen Typ.

Laurén-Klassifikation

- Neben den WHO-Typen ist die **Laurén-Klassifikation** mit ihrer Unterteilung in einen intestinalen und diffusen Tumortyp gebräuchlich.
- Sie wurde von der WHO aufgenommen.
- Die Klassifikation trägt der Realität Rechnung, dass Magenkarzinome in 2 Formen vorkommen, die sich in Ätiologie, Epidemiologie und Tumorausbreitung unterscheiden.
- Die Laurén-Klassifikation bestimmt das Ausmaß der Operation am Magen wesentlich mit.
- Beim **diffusen Typ** wird eine Gastrektomie der subtotalen Resektion vorgezogen und ein größerer Sicherheitsabstand gewählt.
  - Siegelringzellkarzinome und undifferenzierte Karzinome entsprechen per Definition dem diffusen Typ nach Laurén.
  - Auch schlecht differenzierte tubuläre, papilläre oder muzinöse Adenokarzinome zählen zum diffusen Typ.
- Gut- bis mäßiggradig differenzierte papilläre, tubuläre und muzinöse Adenokarzinome sind dem **intestinalen Typ** zuzuordnen.
- In ca. 30 % der Fälle besitzt ein Tumor **intestinale und diffuse Abschnitte**.
  - Es wird pragmatisch empfohlen, an der Biopsie die Laurén-Klassifikation für die Therapiewahl anzuwenden.
  - Daher sollten alle Tumoren, die in der Biopsie oder im Resektat diffuse Strukturen zeigen, ungeachtet der quantitativen Verhältnisse als diffuser Typ klassifiziert werden.

Grading

- Das Grading von Adenokarzinomen des Magens kann vier- oder zweistufig erfolgen.
- traditionelles **vierstufiges Grading**:
  - G1 (gut differenziert)
  - G2 (mäßig differenziert)
  - G3 (schlecht differenziert)
  - G4 (undifferenziert)
- **zweistufiges Grading**:
  - low-grade (G1 und G2)
  - high-grade (G3 und G4)
- Das zweistufige Grading hat sich als reproduzierbarer und daher für klinische Zwecke als adäquater erwiesen.
- Bei Vorhandensein unterschiedlicher Differenzierungsgrade erfolgt die Klassifikation nach dem jeweils ungünstigsten Grad.

Staging

- beschreibt die Ausbreitung des Tumors
- ermöglicht die Einteilung in die TNM-Stadien und die UICC-Klassifikation
  - bestimmt das weitere therapeutische Vorgehen

Tab. 3.31 TNM-Klassifikation des Magenkarzinoms [20].

Primärtumor (T)	
TX	Primärtumor kann nicht beurteilt werden
Tis	Carcinoma in situ: Intraepithelialer Tumor ohne Infiltration der Lamina propria, high-grade Dysplasie
T1	Tumor infiltriert Lamina propria, Muscularis mucosae oder Submukosa
T1a	Tumor infiltriert Lamina propria oder Muscularis mucosae
T1b	Tumor infiltriert Submukosa
T2	Tumor infiltriert Muscularis propria
T3	Tumor infiltriert Subserosa ohne Invasion des viszeralen Peritoneums oder benachbarter Strukturen
T4	Tumor perforiert Serosa (viszerales Peritoneum) oder benachbarte Strukturen
T4a	Tumor perforiert Serosa (viszerales Peritoneum)
T4b	Tumor infiltriert benachbarte Strukturen/Organe*
regionäre Lymphknoten (N)	
NX	regionäre Lymphknoten können nicht beurteilt werden
N0	keine regionären Lymphknotenmetastasen
N1	Metastasen in einem oder zwei regionären Lymphknoten
N2	Metastasen in drei bis sechs regionären Lymphknoten
N3	Metastasen in sieben oder mehr regionären Lymphknoten
N3a	Metastasen in 7–15 regionären Lymphknoten
N3b	Metastasen in 16 oder mehr regionären Lymphknoten
Fernmetastasen (M)	
M0	keine Fernmetastasen
M1	Fernmetastasen

* benachbarte Strukturen des Magens sind Milz, Colon transversum, Leber, Diaphragma, Pankreas, Bauchwand, Nebenniere, Niere, Dünndarm und Retroperitoneum.
Eine intramurale Ausbreitung in Duodenum oder Ösophagus wird nicht als Invasion benachbarter Strukturen gewertet, sondern wird nach der tiefsten Ausdehnung in die genannten Strukturen klassifiziert.

Krankheitsbilder – Ösophagus, Magen und Duodenum

3.23.9 Symptomatik

- Im Frühstadium haben nur wenige Patienten Symptome.
- Sind Symptome vorhanden, sind diese zumeist unspezifisch und nicht von Beschwerden wie bei einem Magenulkus oder einer Dyspepsie zu unterscheiden.
- Zeichen eines fortgeschrittenen Krankheitsstadiums sind Alarmsignale wie
  - abdominelle Schmerzen,
  - Appetitlosigkeit,
  - Gewichtsverlust,
  - Anämie,
  - Leistungsknick.
- Das Tumorleiden kann sich auch manifestieren durch
  - Hämatemesis,
  - Teerstuhl oder
  - eine okkulte gastrointestinale Blutung wie durch rezidivierendes Erbrechen (Magenausgangsstenose).

3.23.10 Diagnostik

Diagnostisches Vorgehen

- ▶ Abb. 3.49 veranschaulicht das diagnostische Vorgehen beim Magenkarzinom.

> Endoskopie (ÖGD) und Endosonografie ermöglichen ein akkurates lokoregionäres Staging. CT oder MRT, Sonografie, Röntgen-Thorax und Laparoskopie dienen dem Nachweis oder dem Ausschluss von Fernmetastasen.

Anamnese

- Die Anamnese ist bei Magenkarzinompatienten häufig unspezifisch.
- Eventuell finden sich anamnestisch Risikofaktoren, wie
  - Gastritiden/Ulzera,
  - Nikotin- oder Drogenabusus,
  - eine positive Familienanamnese bei hereditären Formen.
- Bei der Familienanamnese spielen besonders
  - hereditäre Karzinomsyndrome eine Rolle, wie die HNPCC (Lynch-Syndrom) mit Mikrosatelliteninstabilität, und
  - das hereditäre diffuse Magenkarzinom (HDGC), dem eine Mutation im E-Cadherin-Gen (CDH1) zugrunde liegt.

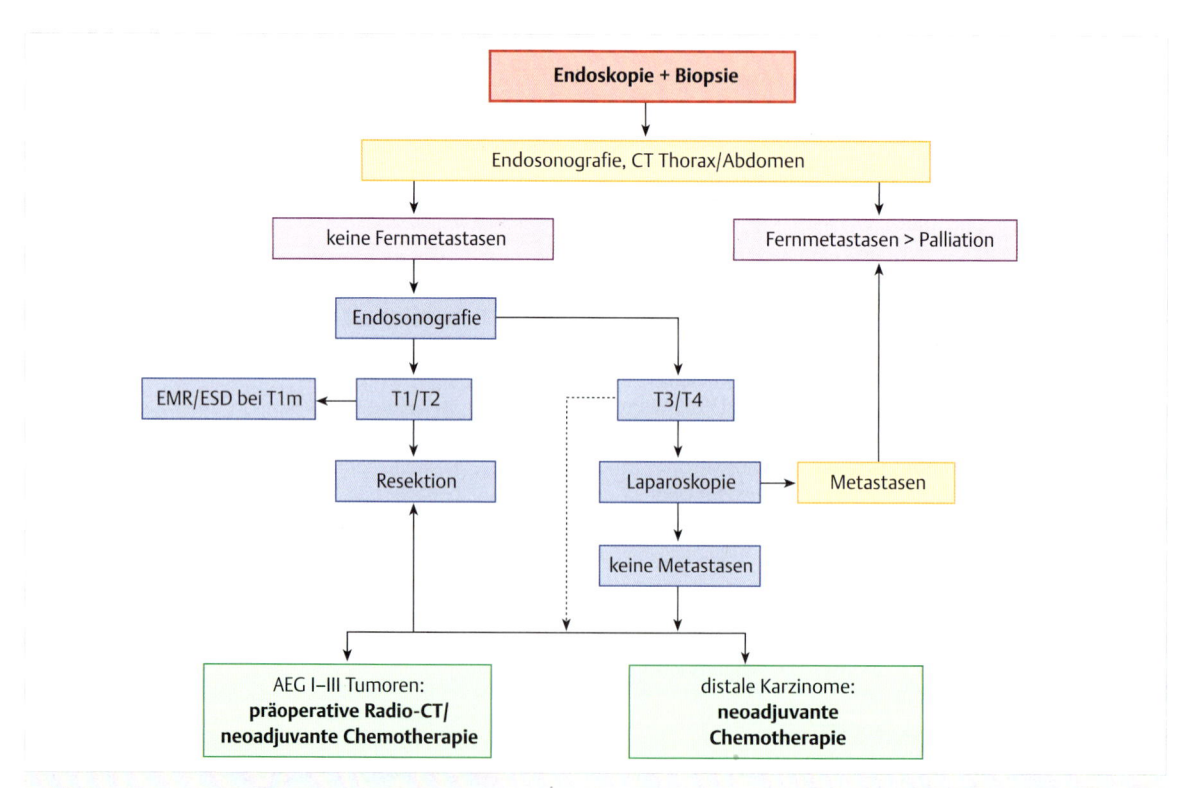

Abb. 3.49 Diagnostik und Staging beim Magenkarzinom.

- Bei entsprechenden anamnestischen Hinweisen wird die Indikation zur genetischen Diagnostik gestellt (Amsterdam-/Bethesda-Kriterien für HNPCC, CDH1-Diagnostik bei familiärer Häufung v. a. diffuser Karzinome/Siegelringzellkarzinome, jungem Erkrankungsalter).
- Auch eine EBV-Infektion kann anamnestisch erfragt werden.

Körperliche Untersuchung

- Zur körperlichen Untersuchung gehört
  - die Palpation des Abdomens zur Erfassung von Druckschmerz oder Resistenzen und
  - die rektal-digitale Untersuchung zur Detektion einer möglichen Blutung.
- Besonderes Augenmerk ist auf mögliche Zeichen einer Metastasierung zu legen, wie
  - eine Hepatomegalie,
  - Aszites oder
  - tast- und sichtbare supraklavikuläre Lymphknoten.

Labor

- Fortgeschrittene Tumoren erzeugen meist eine Anämie.
- Sind auch die Transaminasen und/oder Cholestasewerte erhöht, kann dies Ausdruck einer Lebermetastasierung sein.
- Tumormarker wie CEA, CA 19–9 und CA 72–4 spielen in der Initialdiagnostik keine Rolle, am spezifischsten für ein Magenkarzinom ist noch der letztere.

Bildgebende Diagnostik

Sonografie und CT

- Zur Bestimmung der T-Kategorie im lokoregionären Staging nach TNM ist die **Endosonografie** (EUS) nach wie vor der Goldstandard.
  - Treffsicherheit der präoperativen T-Kategorie-Bestimmung: etwa 80 %
- Allerdings hat sich die Treffsicherheit des CT durch Multidetektorgeräte (Multi-Slice-CT: MSCT) erheblich verbessert und ist mit dem EUS schon fast vergleichbar.
- Was die N-Kategorie anbetrifft, erkennt der EUS bereits Lymphknoten von 5 mm Durchmesser zuverlässig.
  - Es lässt sich aber mit keinem Verfahren ein Lymphknotenbefall sicher vorhersagen.
  - Zudem ist die N-Kategorie nach dem Verhältnis von befallenen zu (operativ) entfernten Lymphknoten definiert [20].
  - Der Untersucher muss sich daher auf die Angabe beschränken, ob Lymphknoten vorhanden sind (uN+) und wenn ja, wie viele, von welcher Größe und welcher Lokalisation.
- Von besonderer Bedeutung ist die Detektion von Aszites, der gelegentlich nur in Spuren perigastral nachweisbar und stets verdächtig auf das Vorliegen einer Peritonealkarzinose ist.
- **Abdominelle Sonografie und CT** sind die Standardinstrumente zur Diagnose von Fernmetastasen.
  - In absteigender Häufigkeit treten Fernmetastasen auf in
    - abdominellen Lymphknoten,
    - Leber,
    - Peritoneum und
    - Ovarien (Krukenberg-Tumoren).
  - Die CT bei Frauen muss deshalb das Becken mit erfassen.
- Das konventionelle CT (Single-Slice-CT) hat eine Sensitivität von ca. 72 % für Leberfiliae.
  - Auch die Sonografie liegt in diesem Bereich.
- Mittels **MSCT** in HR-Technik (HR: high-resolution, d. h. sehr dünne Schnitte) lässt sich die Sensitivität auf etwa 80–90 % steigern.
  - Diese Werte sind ebenso durch ein hochauflösendes NMR und eine Kontrastmittelsonografie zu erreichen.
  - Das bedeutet, dass dennoch ca. 10 % der Lebermetastasen nicht entdeckt werden (i. d. R. Filiae < 10 mm Durchmesser).

PET/PET-CT

- Die Positronen-Emissions-Tomografie (PET) nutzt die biologische Aktivität des Tumors für dessen Nachweis (Aufnahme radioaktiv markierter Substrate).
- Die Verknüpfung mit dem CT (PET-CT) ermöglicht also eine genaue Lokalisation eines speichernden Herds.
  - Dies ermöglicht z. B. die Identifikation tumorbefallener Lymphknoten.
  - Allerdings ist dieses Verfahren bislang noch auf wenige Zentren beschränkt.

Instrumentelle Diagnostik

Endoskopie

- Die Diagnose eines Magenkarzinoms wird durch die Endoskopie und Biopsie gestellt.
- Heute verwendete hochauflösende Video-Endoskope gestatten eine exakte Beurteilung der gesamten Magenschleimhaut.
- Aus verdächtigen Arealen sollten ausreichend Biopsien entnommen werden, auch um später ggfs. HER2 zu bestimmen.
- Wichtig ist eine ausreichende Zahl an Biopsien, die z. B. bei suspekten Ulcera 8–10 betragen soll, um eine 97–98 %ige Treffsicherheit zu erreichen.
- Ferner muss der endoskopische Befund
  - die genaue Beschreibung der Lokalisation und Ausdehnung sowie
  - die makroskopische Wuchsform enthalten.

Intraoperative Diagnostik

- Die Staging-Laparoskopie leistet in ca. 20 % der Fälle einen therapieentscheidenden Beitrag (Aufdeckung einer Peritonealkarzinose oder kleiner oberflächlicher Leberfiliae).
- Zumindest bei T4-Tumoren oder serosainfiltrierenden Tumoren mit Aszites sollte prätherapeutisch eine Laparoskopie erfolgen, vorzugsweise mit Inspektion der Bursa omentalis.

3.23.11 Differenzialdiagnosen

Tab. 3.32 Differenzialdiagnosen.

Differenzialdiagnose	Bemerkungen
gastroduodenale Ulzera	Endoskopie + Biopsie zur Diagnosesicherung; endoskopische Nachkontrollen zum Karzinomausschluss
Refluxösophagitis	Endoskopie + Biopsie zur Diagnosesicherung; Cave: Barrett-Metaplasie!
funktionelle Dyspepsie	Ausschlussdiagnose; nach 4–6 Wochen (erfolgloser) Therapie Gastroskopie zum Karzinomausschluss
andere Magentumoren	GIST, MALT-Lymphom; Biopsie mit Histologie/Immunhistochemie zur Diagnosesicherung
hypertrophe Gastropathie (Morbus Ménétrier)	Gefahr der malignen Entartung; (evtl.) H.-pylori-Eradikation, regelmäßige gastroskopische Kontrollen

3.23.12 Therapie

Therapeutisches Vorgehen

- Prinzipiell erfolgt eine stadienabhängige Therapie, die sich unterscheiden lässt in
  - einen kurativ intendierten und
  - einen palliativen Ansatz.
- Die Grundlage einer neoadjuvanten (präoperativen) Therapie des Magenkarzinoms beruht auf folgenden Überlegungen:
  - In Fällen eines fortgeschrittenen Tumors hat häufig eine mit bildgebenden Verfahren nicht erfassbare Streuung von Tumorzellen (Mikrometastasen) stattgefunden, von denen nach erfolgter kurativer Resektion die Rezidive ausgehen können.
  - Bei Tumoren, die aufgrund ihres lokal fortgeschrittenen Wachstums nicht kurativ reseziert werden können, kann die neoadjuvante Therapie zu „downstaging" führen und damit eine kurativ intendierte Resektion ermöglichen.

Pharmakotherapie

Perioperative Chemotherapie bei potenziell resektablen Patienten

- Das Konzept der perioperativen Chemotherapie sieht definitionsgemäß
  - die neoadjuvante Chemotherapie vor, gefolgt von
  - der chirurgischen Resektion und
  - der postoperativen Komplettierung der Chemotherapie.
- Eine klare Empfehlung für diese Strategie besteht in den Stadien T3/4 oder N+.
- Im Stadium T2N0 steht sie als „Kann-Empfehlung" entsprechend der deutschen Leitlinie zur Verfügung.
- In einer großen multizentrischen Studie mit 503 Patienten (74 % davon mit Magenkarzinom, 11 % mit Karzinomen des ösophagogastralen Übergangs) konnten Cunningham et al. zeigen, dass auch potenziell resektable Patienten (Stadium IIIa) eindeutig von einer neoadjuvanten Therapie profitieren.
  - Die R0-Resektionsrate stieg nach Vorbehandlung von 69 % auf 79 %.
  - Die 5-Jahres-Überlebensrate war mit 36 % vs. 23 % signifikant höher [5].
- entscheidend für die Durchführung einer neoadjuvanten Therapie sind:
  - sicherer Ausschluss von Fernmetastasen
  - gute Kooperation mit dem chirurgischen Partner (keine Palliativresektionen, außer in Ausnahmesituationen, z. B. unstillbare Tumorblutung)
  - gute Kenntnisse der eingesetzten Substanzen und ihrer Toxizitätsprofile
  - richtiger Zeitpunkt der Operation (i. d. R. 2–4 Wochen nach Abschluss der Chemotherapie)

Verwendete Protokolle

- Ein häufig eingesetztes Therapieprotokoll zur neoadjuvanten bzw. perioperativen Chemotherapie beim Magenkarzinom ist das inzwischen veraltete **ECF-Protokoll** (▶ Tab. 3.33, ▶ Tab. 3.34).
- Seit einigen Jahren stellt sich aber das aus der palliativen Therapie bekannte **FLOT-Regime** (5-Fluouracil, Leukovorin, Oxaliplatin, Docetaxel, ▶ Tab. 3.34) als mindestens ebenbürtig heraus.
  - Bei vergleichbarem Nebenwirkungsspektrum führt das FLOT-Regime zu signifikant höheren Raten einer pathologisch kompletten Remission.
  - Die Ergebnisse der FLOT 4-Studie haben zudem einen signifikanten Vorteil von FLOT im Vergleich zu ECF/ECX hinsichtlich Gesamt- und progressionsfreiem Überleben gezeigt.
- Alternativ scheint das einfachere und weniger nebenwirkungsreiche PLF-Schema zu akzeptablen Ergebnissen zu führen (▶ Tab. 3.33, ▶ Tab. 3.35).

3.23 Magenkarzinom

Tab. 3.33 Perioperative Chemotherapie bei Patienten mit potenziell kurativ resektablem Magenkarzinom.

Patienten-zahl	Therapie	R0-Resektionsrate	5-Jahres-Überlebensrate	Quelle
n = 250 vs. n = 253	3 Zyklen ECF prä- und postoperativ vs. nur Operation	79 % vs. 69 %	36 % vs. 23 % (p = 0,009)	[5]
n = 113 vs. n = 111	2–3 Zyklen PLF präoperativ, zusätzlich postoperativ bei Respondern vs. nur Operation	84 % vs. 73 % (p = 0,04)	38 % vs. 24 % (p = 0,02)	[3]

Tab. 3.34 Häufig gebräuchliche Chemotherapie-Regime, wie sie in Phase-III-Studien getestet wurden.

Medikament	Dosis [mg/m^2] und Verabreichungsform		
FLOT [13]			
Oxaliplatin	85	i.v. (120')	Tag 1
Docetaxel	50	i.v. (60')	Tag 1
Folinsäure	200	i.v. (120')	Tag 1
5-Fluorouracil	2600	i.v. (48h)	Tag 1
wiederholt			Tag 22
ECF [8]			
Epirubicin	50	i.v. (30')	Tag 1
Cisplatin	60	i.v (60')	Tag 1
5-Fluorouracil	200	i.v. (kontinuierliche Infusion)	Tag 1–21
wiederholt			Tag 22
ECX [9]			
Epirubicin	50	i.v. (30')	Tag 1
Cisplatin	60	i.v (60')	Tag 1
Capecitabin	1250	p.o.	Tage 1–21
wiederholt			Tag 22
EOX [9]			
Epirubicin	50	i.v. (30')	Tag 1
Oxaliplatin	130	i.v (120')	Tag 1
Capecitabin	1250	p.o.	Tag 1–21
wiederholt			Tag 22
DCF [1]			
Docetaxel	75	i.v. (60')	Tag 100
Cisplatin	75	i.v. (60')	Tag 1
5-Fluorouracil	750	i.v. (24h)	Tag 1–5
prophylaktische Anwendung von granulozytenstimulierendem Wachstumsfaktor (G-CSF) empfohlen			
wiederholt			Tag 22
Cisplatin-Capecitabin [18]			
Cisplatin	80	i.v. (60')	Tag 1
Capecitabin	2000	p.o.	Tage 1–14
wiederholt			Tag 22

Tab. 3.35 PLF-Protokoll.

Folinsäure	500 mg/m^2 Infusion über 30 min	wöchentlich für 6 Wo.
5-Fluorouracil	2000 mg/m^2 Infusion über 24 h	wöchentlich für 6 Wo.
Cisplatin	50 mg/m^2 Infusion über 15 min	Tag 1, 15, 29
Wdh. in Woche 8		

Adjuvante Chemotherapie

- Trotz enormen Aufwands (> 800 Studien in den letzten 35 Jahren) konnte in keiner Studie ein überzeugender Benefit einer adjuvanten Chemotherapie bei einem R0-resezierten Magenkarzinom nachgewiesen werden.
- Die publizierten Metaanalysen weisen überwiegend einen geringen Überlebensvorteil kombiniert behandelter gegenüber nur operierter Patienten auf (3–5 %).

Adjuvante Radiochemotherapie

- Eine große 2001 publizierte randomisierte multizentrische Studie mit 556 Patienten der Stadien Ib bis IV (M0) aus den USA zeigte einen signifikanten Überlebensvorteil von adjuvant mit Radiochemotherapie behandelten Patienten gegenüber nur operierten Patienten [10].
- Dies führte dazu, dass dieses Protokoll in den USA zum therapeutischen Standard avancierte.
- Allerdings hat die Studie entscheidende Schwächen:
  - Nur 10 % der Patienten erhielten eine eigentlich im Studienprotokoll vorgesehene D-2-Lymphadenektomie (LAD), nicht einmal 50 % überhaupt eine systematische (D-1-)LAD.
  - Die Überlebensraten im Kombinationsarm waren vergleichbar mit denen aus großen europäischen chirurgischen Studien zum Vergleich von D-1- mit D-2-LAD.
  - Auch das Chemotherapieprotokoll war für die Therapie eines Magenkarzinoms eigentlich nicht geeignet.
- Daher hat sich dieses Konzept in Europa nicht durchgesetzt.
- Vorstellbar erscheint es aber bei Patienten mit ausgedehntem Lymphknotenbefall (pN2, pN3).
- Weitere bereits angelaufene Studien werden belegen, ob ein signifikanter Effekt einer adjuvanten Radiochemotherapie nach systematischer LAD zu erzielen ist.

Neoadjuvante Chemotherapie bei definitiv nicht kurativ resektablen Patienten

- Aus insgesamt 7 Phase-II-Studien mit 289 Patienten ist eine durchschnittlich erreichbare R0-Resektionsrate von ca. 45 % belegt.
- Vor allem die tatsächlich R0-resezierten Patienten profitieren erheblich, mit einer hochsignifikanten Verlängerung des Überlebens.
- Aber auch in der Gesamtgruppe stieg die mediane Überlebensdauer auf 15,5 bzw. 17 Monate gegenüber 4–6 Monaten ohne Chemotherapie [4], [11].
- Eingesetzt wurden dabei verschiedene Protokolle, mehrheitlich das PLF-Schema (Cisplatin, Leukovorin, 5-Fluorouracil).

Palliative Therapie

- Seit den 1990er Jahren ist die palliative Chemotherapie gegenüber rein supportiven Maßnahmen etabliert.
- Die Studien zeigten einen Überlebensvorteil und eine länger erhaltene Lebensqualität für Patienten unter Chemotherapie gegenüber alleiniger supportiver Therapie.
- Vor dem Einsatz einer palliativen Tumortherapie ist nun auch der HER2-Status als positiver prädiktiver Faktor für die Therapie mit Trastuzumab etabliert und sollte am Tumor qualitätsgesichert bestimmt werden.
- Patienten in gutem Allgemeinzustand sollte daher eine systemische Chemotherapie als Erst- und als Zweitlinie angeboten werden.
- Therapieziel ist die Verbesserung des Überlebens und der Erhalt der Lebensqualität.
- Ein erhöhtes Alter ist keine Kontraindikation.
- Eine palliative medikamentöse Tumortherapie sollte zum frühesten Zeitpunkt nach Diagnosestellung der lokal fortgeschritten inoperablen oder metastasierten Erkrankung eingeleitet werden.

Platinhaltige Protokolle

- Indiziert als erste Option ist eine systemische Kombinationstherapie mit Platin/Fluoropyrimidin.
- Die Kombinationstherapie ist der Monotherapie mit 5-Fluoruracil (5-FU) bzw. oralen Fluoropyrimidinen in Bezug auf die Überlebenszeit signifikant überlegen.
- Bei der Indikationsstellung sind allerdings mögliche Kontraindikationen zu berücksichtigen.
- Mit 3 Phase-III-Studien ist **ECF** (Epirubicin, Cisplatin, 5-FU) das am besten untersuchte palliative Protokoll.
  - Ein Nachteil von ECF ist jedoch die Notwendigkeit des zentralvenösen Zugangs, was in bis zu 15 % der Fälle zu Komplikationen führt.
- Parallel wird Cisplatin mit Folinsäre (FS)/5-FU (wöchentliches AIO-Protokoll) gleichwertig als „PLF" eingesetzt.
- Die cisplatinhaltige Therapie ist stark emetogen und sollte supportiv mit Dexamethason, 5-HT 3-Antagonisten und ggf. mit Aprepitant unterstützt werden.
- Patienten mit cisplatininduzierter Anämie oder Nephrotoxizität profitieren gemäß der Zulassung von Erythropoetin.
- Prophylaktische Wachstumsfaktoren, z. B. GM-CSF, sind dagegen kein Standard für Cisplatin.
- Studien zeigten, dass Capecitabin das kontinuierliche 5-FU und Oxaliplatin das Cisplatin in Kombinationen ersetzen kann.
  - Oxaliplatin hat eine dem Cisplatin vergleichbare Wirksamkeit, die Toxizitätsprofile sind jedoch unterschiedlich.
  - Die Therapieentscheidung zwischen beiden Substanzen sollte die Begleiterkrankungen des jeweiligen Patienten berücksichtigen.

3.23 Magenkarzinom

Tab. 3.36 FOLFOX-Regime.

Oxaliplatin	100 mg (ggf. 130 mg/m²)	120 min	Tag 1	Tag 15
5-FU	2400 mg/m²	46 h Pumpe	Tag 1	Tag 15
5-FU	400 mg/m²	Bolus	Tag 1	Tag 15
Folinsäure	400 mg/m²	60 min	Tag 1	Tag 15

Tab. 3.37 FOLFIRI-Regime.

Irinotecan	180 mg/m²	90 min	Tag 1	Tag 15
5-FU	2400 mg/m²	Pumpe	Tag 1	Tag 15
5-FU	400 mg/m²	Bolus	Tag 1	Tag 15
Folinsäure	400 mg/m²	60 min	Tag 1	Tag 15

- Die 3-wöchigen Zyklen der oralen Fluoropyrimidine (z. B. mit Cisplatin als XP) verbessern die Lebensqualität mit weniger stationären Aufenthalten.
- Studien belegen für die Regime mit Capecitabin oder Oxaliplatin vergleichbar gute Überlebensraten von 10,4–11,2 Monaten.
- Ein weiteres gut einsetzbares Protokoll ist die Kombination von Oxaliplatin mit Folinsäure/5-FU als Infusion (FLO oder FOLFOX, ▶ Tab. 3.36).
- Die orale Gabe von Capecitabin kann Patienten mit ausreichender Nierenfunktion und guter Compliance anstatt der intravenösen 5-FU-Dauerinfusion (z. B. bei ECF) angeboten werden.

Taxane

- Die Taxane Paclitaxel und Docetaxel zeigten als Monotherapie moderate Ansprechraten bis 22 %.
- In Studien zeigte die Dreifachkombination Docetaxel/Cisplatin/5-FU (DCF) im Vergleich mit der Zweifachtherapie Cisplatin/5-FU (CF)
  - höhere Tumorremissionsraten und
  - führte bei jüngeren Patienten (Median 55 Jahre) zu einem statistisch signifikanten Überlebensvorteil,
  - ist jedoch mit einer höheren Toxizitätsrate verbunden (v. a. Neutropenien Grad 3 und 4).
- Da aber auch die Lebensqualität unter DCF besser erhalten wurde, ist die europäische Zulassung zu begrüßen.
- Im FLOT-Protokoll konnte Docetaxel mit Oxaliplatin/5-FU bei gleicher Effektivität ein besseres Nebenwirkungsprofil erreichen.
- Die Dreifachkombination mit Docetaxel sollte daher v. a. Patienten in gutem Allgemeinzustand ohne relevante Komorbidität angeboten werden.

Irinotecan

- Bei Vorliegen von Kontraindikationen gegen platinhaltige Therapien kann alternativ eine Kombinationstherapie mit Irinotecan/Fluoropyrimidin verabreicht werden.
- Irinotecan (CPT-11) ist wirksam, hat jedoch keine offizielle europäische Erstlinien-Zulassung erhalten.
- Als Monotherapie erreichte CPT-11 Ansprechraten bis 25 %.
- Kombinationen mit 5-FU (FOLFIRI, ▶ Tab. 3.37) waren vergleichbar wirksam, zum Teil besser verträglich als Cisplatin oder Docetaxel (Cave: verzögerte Diarrhö).
  - Sie zeigten teils höhere Ansprechraten mit Überleben von 11,3 Monaten mit Irinotecan (vs. 9,5 Monaten mit Cisplatin).
- Möhler et al. erreichten bei 2 randomisierten Phase-II-Studien mit Irinotecan + FS/5-FU (FOLFIRI) oder mit Capecitabin (XELIRI) ein vergleichbares Ansprechen [13].
- Irinotecan kann z. B. bei Niereninsuffizienz eingesetzt werden.
- Auch in der Zweitlinientherapie zeigten Irinotecan/5-FU-Kombinationen nach Platin-Versagen erneute Tumorkontrollen.

Trastuzumab

- Der monoklonale Antikörper Trastuzumab ist gegen den humanen epidermalen Wachstumsfaktor-Rezeptor (HER2) gerichtet, dessen Überexpression bei ca. 22 % nachgewiesen wurde.
- In der größten Phase-III-Studie (ToGA) wurde Cisplatin + Capecitabin/5-FU ± Trastuzumab bei HER2-positiven, lokal fortgeschrittenen Magenkarzinomen geprüft [2].
- Patienten mit Trastuzumab überlebten fast 3 Monate länger als unter Standard (13,8 vs. 11,1 Monate), die Ansprechrate war ebenso signifikant erhöht und die Verträglichkeit gut.
- In der Subgruppen-Analyse zeigten Patienten, deren Tumor entweder mit Immunhistochemie (IHC)3 + oder mit IHC 2 + und FISH + bewertet wurde, ein Überleben von 16,0 Monaten.
- Daher wurde Trastuzumab (Herceptin) 2010 für das metastasierte Magenkarzinom zugelassen, wenn Tumoren diese HER2-Überexpression durch ein genaues Testverfahren aufweisen (▶ Tab. 3.38).
- In der ToGA Studie wurde die Chemotherapie auf 6 Zyklen begrenzt und eine Erhaltungstherapie mit Trastuzumab fortgesetzt.
- Die Dauer einer palliativen Chemotherapie war bislang nicht Gegenstand von klinischen Studien.

Tab. 3.38 IHC-Scoring-System für das Magenkarzinom (Daten aus [7]).

Färbeintensität, IHC-Score	Beurteilung des Resektats	Beurteilung der Biopsie	HER2-Status
0	keine Reaktivität oder Membranfärbung in < 10 % der Tumorzellen	keine Reaktivität oder Membranfärbung in keiner (oder < 5) der Tumorzellen	negativ
1+	sehr schwache Membranfärbung in mindestens 10 % der Tumorzellen	sehr schwache Membranfärbung in Tumorzellgruppen unabhängig vom Prozentsatz (mindestens 5 Tumorzellen)	negativ
2+	schwache bis mittelgradige, komplette, basolaterale oder nur laterale Membranfärbung in mindestens 10 % der Tumorzellen	schwache bis mittelgradige, komplette, basolaterale oder nur laterale Membranfärbung unabhängig vom Prozentsatz (mindestens 5 Tumorzellen)	grenzwertig (FISH-Überprüfung erforderlich)
3+	starke komplette, basolaterale oder nur laterale Membranfärbung in mindestens 10 % der Tumorzellen	starke komplette, basolaterale oder nur laterale Membranfärbung unabhängig vom Prozentsatz (mindestens 5 Tumorzellen)	positiv

ICH: Immunhistochemie; FISH: Fluoreszenz-in-situ-Hybridisierung

Tab. 3.39 Regime zur Zweitlinien-Chemotherapie.

Medikament	Dosis und Verabreichungsform			
Ram/Pacli				
Ramucirumab	8 mg/kg KG	120 min	Tag 1, 15	Tag 29
Paclitaxel	80 mg/m²	60 min	Tag 1, 8, 15	Tag 29
Ram mono				
Ramucirumab	8 mg/kg KG	120 min	Tag 1, 15	Tag 29

Zweitlinien-Chemotherapie

- Patienten in gutem Allgemeinzustand soll eine Zweitlinien-Chemotherapie angeboten werden.
- Das zu wählende Behandlungsschema soll sich nach der jeweiligen Vortherapie richten.
- Ramucirumab ist seit Dezember 2014 in dieser Indikation zugelassen.
- Dabei kann Ramucirumab mit Paclitaxel kombiniert werden (▶ Tab. 3.39).
- Der Wirkstoff Ramucirumab ist ein VEGFR-Antikörper, der die Bildung neuer Blutgefäße stört und so das Fortschreiten der Erkrankung verhindert.

Stellenwert der Immuntherapie

- Die Krebsimmuntherapie ist ein zentraler wissenschaftlich-medizinischer Durchbruch der letzten Jahre.
- Er wurde durch die Entwicklung monoklonaler Antikörper beflügelt, um tumorinduzierte regulatorische Blockaden von T-Zellen zu entfesseln, wie die neuen Inhibitoren des zytotoxischen T-Lymphozyten-assoziierten Antigens (CTLA-4) oder das programmierte Zelltod-Protein 1 (PD-1) und sein Ligand (PD-L1).
- Diese Checkpoint-Inhibitoren (CI) sind neue therapeutische Optionen gastrointestinaler (GI) Malignome.
- Erste Phase-II/III-Studien und Phase-I-Expansionskohorten zeigten gute klinische Aktivität bei Patienten mit fortgeschrittenen und deutlich refraktären Magenkarzinomen.
- Seit den Daten von ASCO und ESMO 2017 gehören Pembrolizumab und Nivolumab zu den vielversprechendsten Medikamenten.
  - In den USA und Japan/Schweiz sind sie bereits für das refraktäre metastasierte Magenkarzinom nach Versagen der Standardtherapie zugelassen.
- Schon jetzt ist die bedeutsame Verlängerung des Gesamtüberlebens durch PD-(L)1-Blockade in Subgruppen mit MSI- oder PD-L1-positivem Status ein gutes Therapieargument für Anträge bei Krankenkassen bei so selektionierten Chemotherapie-refraktären Patienten.
- Die Teilnahme von Zentren und die Aufnahme von Patienten in diese Phase-II/III-(Zulassungs-)Studien ist für jüngere Patienten sehr wertvoll.

Interventionelle Therapie

Mukosaresektion

- Frühkarzinome, die sich endosonografisch auf die Mukosa beschränken (u-T 1a) kommen für eine endoskopische Resektion in Frage.
- Methode der Wahl ist die endoskopische Submukosadissektion (ESD).
- Dabei wird unterschieden zwischen den sog. Classic-Guideline- und den Expanded-Guideline-Kriterien.
- S3-Leitlinie Magenkarzinom [12]:

- Intraepitheliale Neoplasien (sog. Dysplasien) jeglicher Größe sowie Magenfrühkarzinome, die alle vier folgenden Kriterien erfüllen, sollen endoskopisch en bloc reseziert werden:
  - < 2 cm Durchmesser
  - nicht ulzeriert
  - Mukosakarzinom
  - intestinaler Typ bzw. histologischer Differenzierungsgrad gut oder mäßig (G1/G2)
- Magenfrühkarzinome mit maximal einem erweiterten Kriterium können endoskopisch kurativ reseziert werden.
- Zur Resektion soll die ESD eingesetzt werden.
- Liegt mehr als ein erweitertes Kriterium vor, soll eine onkologisch-chirurgische Nachresektion erfolgen.
- Die erweiterten Kriterien sind wie folgt definiert:
  - differenziertes Mukosakarzinom (G1/2) ohne Ulzeration und Größe > 2 cm
  - differenziertes Mukosakarzinom mit Ulzeration und Größe < 3 cm
  - gut differenzierte Karzinome mit Submukosainvasion < 500 µm und Größe < 3 cm
  - undifferenziertes Mukosakarzinom < 2 cm Durchmesser (sofern bioptisch kein Nachweis von Tumorzellen im Abstand ≤ 1 cm besteht)
- Bei der Indikationsstellung zur endoskopischen Resektion (ER) des Magenfrühkarzinoms bestehen unterschiedliche Empfehlungen innerhalb asiatischer und europäischer Leitlinien.
- Vor der Verfügbarkeit der ESD und der Möglichkeit, auch große Läsionen en bloc zu resezieren, war die ER auf kleine Läsionen beschränkt, die die Guideline Resection Criteria erfüllen (▶ Abb. 3.50).
- Gotoda et al. konnte an > 5000 Gastrektomiepräparaten Subgruppen von Magenfrühkarzinomen definieren, die außerhalb der Guideline Criteria kein Lymphknotenmetastasenrisiko aufwiesen [6].
- Hieraus resultierte in Japan eine Erweiterung zu den sog. Expanded Resection Criteria.
- Zuletzt wurden in Asien für gering differenzierte Karzinome (G3; Siegelringkarzinom) Kriterien gefunden, die eine alleinige endoskopische Therapie möglich erscheinen lassen (mukosale Läsionen ≤ 20 mm mit unauffälligen Biopsien aus der Umgebung).
- Für alle Resektionskriterien gelten der Ausschluss einer lymphovaskulären Invasion (L0 V0) und eine R0-Resektion als Bedingung einer kurativen ER.
- Aktuell beschränkt sich die deutsche Leitlinie bei der ER auf Läsionen, die die Guideline Criteria erfüllen und empfiehlt eine endoskopische Resektion von Expanded-Criteria-Läsionen nicht außerhalb von Studien.
- Aktuelle Daten deuten darauf hin, dass eine ER mukosaler Läsionen unabhängig von deren Größenbeschränkung auch in Europa ohne Prognoseverschlechterung möglich ist (bei sonstiger Niedrigrisiko-Situation G1/2 L0 V0).

Wahl des Resektionsverfahrens

- Die ER von Magenfrühkarzinomen soll als komplette En-bloc-Resektion erfolgen, die eine vollständige histologische Beurteilung der lateralen und basalen Ränder erlaubt.
- Die resezierenden Verfahren sind destruktiven Verfahren vorzuziehen, da nur die erstgenannten eine klare histologische Beurteilung der Resektionsränder erlauben.
- In den letzten Jahren hat sich die ESD zum endoskopischen Resektionsverfahren der Wahl beim Magenfrühkarzinom entwickelt (▶ Abb. 3.51).
- In Deutschland liegen keine prospektiv randomisierten Studien zum Vergleich von ESD, endoskopischer Mukosaresektion (EMR) oder chirurgischer lokaler Resektion vor.
- Retrospektive Analysen weisen darauf hin, dass die häufig nur mit ESD zu erzielende En-bloc-Resektion mit einer höheren Rate kurativer Resektionen und niedrigeren Rezidivraten einhergeht, verglichen mit der häufig in Piecemeal-Technik durchgeführten EMR.

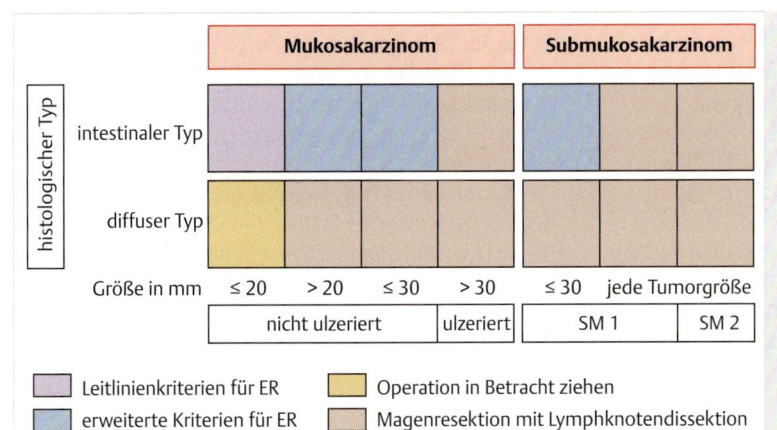

Abb. 3.50 Leitlinienkriterien (Guideline Criteria) und erweiterte Kriterien (Expanded Criteria) für die endoskopische Resektion von Magenfrühkarzinomen.

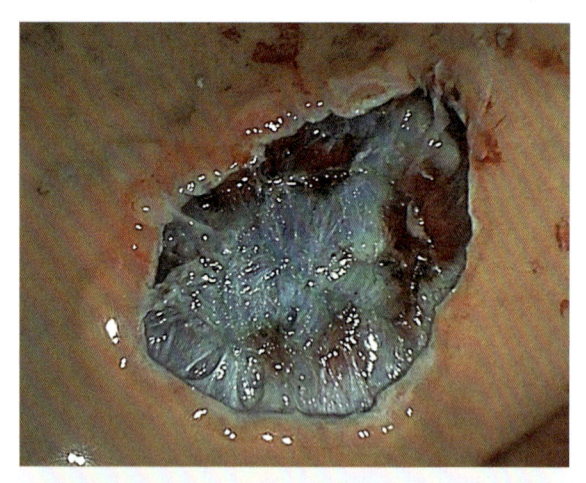

Abb. 3.51 Endoskopische Submukosadissektion eines Magenfrühkarzinoms.

Operative Therapie

- Die makroskopisch und mikroskopisch komplette chirurgische Tumorentfernung (R0) unter Mitnahme der Lymphabflusswege ist in den Stadien IB–IIIA als Teil eines multimodalen Behandlungskonzepts die entscheidende und die Prognose bestimmende Behandlungsoption.
- Die operative Strategie und das Resektionsausmaß werden bestimmt durch
  - die Tumorlokalisation (unteres/mittleres/oberes Drittel) und
  - die histologische Differenzierung nach Laurén (diffuser bzw. intestinaler Typ).
- Der Regeleingriff beim Magenkarzinom vom diffusen Typ ist die Gastrektomie.
- Beim diffusen Typ ist am OP-Präparat ein Sicherheitsabstand nach oral von mindestens 8 cm notwendig, um tumorfreie Resektionsgrenzen zu erhalten.
- Beim intestinalen Typ ist ein Sicherheitsabstand von ca. 5 cm nötig.

Ausmaß der Lymphadenektomie

- Die Lymphadenektomie der Kompartimente I und II (D 2-Lymphknotendissektion) ist heute Standard und hat unter der Voraussetzung einer geringen operationsbedingten Morbidität und Letalität für die Stadien II und IIIA einen deutlichen Überlebensvorteil zeigen können:
  - Kompartment I: perigastrische Lymphknoten entlang des großen und kleinen Netzes
  - Kompartment II: Lymphknoten am Truncus coeliacus und seinen Ästen (A. lienalis, Pankreasoberrand und Milzhilus, A. hepatica communis, A. gastrica sinistra)

Limitierte und multiviszerale Resektionen

- Neben der endoskopischen Mukosaresektion ist beim Magenfrühkarzinom (Wahrscheinlichkeit der Lymphknotenmetastasierung < 5 %) auch die **laparoskopische Magenkeilexzision** eine Behandlungsoption.
- Die Tumorlokalisation kann dem Chirurgen dabei durch intraoperative Endoskopie demonstriert werden (Rendezvous-Verfahren).
- Japanische Daten deuten darauf hin, dass bei Karzinomen mit fortgeschrittener Submukosainvasion (sm2, sm3) und negativem Wächterlymphknoten (Sentinel Node) limitierte Resektionen mit Verzicht auf eine systematische Lymphadenektomie möglich sind.
- Beim fortgeschrittenen Karzinom mit Infiltration von Nachbarorganen (Leber, Pankreas, Colon) sind multiviszerale Resektionen mit Aussicht auf eine R0-Resektion nur im Rahmen eines multimodalen Konzeptes gerechtfertigt.
  - Eine neoadjuvante Chemotherapie erhöht dabei die perioperative Morbidität nicht.

Oligometastasierte Situation

- Der Einfluss einer onkologischen Resektion im metastasierten Stadium, sei es in kurativer oder aber in lebensverlängernder Intention, wurde von mehreren Gruppen untersucht.
- Die erhobenen Daten legten nahe, dass möglicherweise für eine Gruppe von Patienten (fitter Patient; Alter < 70; limitierte Metastasierung, die resektabel oder interventionell kontrollierbar erscheint) eine Resektion einen Vorteil bringen könnte.
- In der FLOT 3-Studie wurden die Patienten in 3 Gruppen eingeteilt (M0, limitierte Metastasierung, ausgedehnte Metastasierung).
  - Patientin mit limitierter Metastasierung erhielten 4 Zyklen FLOT mit anschließender Resektion, falls möglich.
  - 60 von 238 Patienten wurden in diese Gruppe eingeteilt, davon konnten 60 % nach neoadjuvanter Chemotherapie reseziert werden, im Anschluss wurden erneut 4 Zyklen FLOT verabreicht.
  - Die Studie konnte ein medianes Gesamtüberleben von 31 Monaten für resezierte Patienten mit limitierter Metastasierung zeigen, im Vergleich zu 16 Monaten für nicht resezierte Patienten.
- Aktuell befasst sich die RENAISSANCE-(AIO-FLOT 5)-Studie mit dieser Fragestellung, die Ergebnisse sind jedoch noch nicht verfügbar.
- Dieses Konzept könnte zu einem neuen Standard in der chirurgischen Therapie des Magenkarzinoms werden.

3.23.13 Verlauf und Prognose

- Hauptentscheidend für Erkrankungsverlauf und Prognose ist das Stadium bei Erstdiagnostik.
- Da Magenkarzinome lange symptomlos bleiben, wird der Großteil (> 50 %) erst spät diagnostiziert.
- 5-Jahres-Überlebensraten aller Stadien werden besser (individuelle stadienadaptierte Therapiekonzepte, verbesserte Therapieoptionen v. a. in Zweit- und Drittlinientherapie): 30 % für Männer und 33 % für Frauen.
- beste Prognose: Magenfrühkarzinom; 5-Jahres-Überleben 90–95 %
- Bei weiter fortgeschrittenen Karzinomen ist vor allem das Resektionsergebnis und das Ansprechen auf die perioperative (Radio-)Chemotherapie prognoseentscheidend (R0-Resektion).
   - Dennoch nimmt das 5-Jahres-Überleben stadienabhängig bis auf ca. 5–10 % ab.

3.23.14 Quellenangaben

[1] Al-Batran, SE, Hartmann J, Probst S et al. Phase III trial in metastatic gastroesophageal adenocarcinoma with fluorouracil, leucovorin plus either oxaliplatin or cisplatin: a study of the Arbeitsgemeinschaft Internistische Onkologie. J Clin Oncol 2008; 26: 1435–1442
[2] Bang YJ, Van Cutsem E, Feyereislova A et al. Trastuzumab in combination with chemotherapy versus chemotherapy alone for treatment of HER2-positive advanced gastric or gastro-oesophageal junction cancer (ToGA): a phase 3, open-label, randomised controlled trial. Lancet 2010; 376: 687–697
[3] Boigé V, Pignon J, Saint-Aubert B et al. Final results of a randomized trial comparing preoperative 5-fluorouracil (F)/cisplatin (P) to surgery alone in adenocarcinoma of stomach and lower esophagus (ASLE): FNLCC ACCORD07-FFCD 9703 trial. J Clin Oncol 2007; 25 (Suppl. 18): 4510
[4] Cascinu S, Scartozzi M, Labianca R et al. High curative resection rate with weekly cisplatin, 5-fluorouracil, epidoxorubicin, 6S-leucovorin, glutathione, and filgastrim in patients with locally advanced, unresectable gastric cancer: a report from the Italian Group for the Study of Digestive Tract Cancer (GISCAD). Br J Cancer 2004; 90: 1521–1525
[5] Cunningham D, Allum WH, Stenning SP et al. MAGIC Trial Participants. Perioperative chemotherapy versus surgery alone for resectable gastroesophageal cancer. N Engl J Med 2006; 355: 11–20
[6] Gotoda T, Yanagisawa A, Sasako M et al. Incidence of lymph node metastasis from earlygastric cancer: estimation with a large number of cases at two large centers. Gastric Cancer 2000; 3: 219–225
[7] Hofmann M, Stoss O, Shi D et al.: Assessment of a HER2 scoring system for gastric cancer: results from a validation study. Histopathology 2008; 52: 797–805
[8] Lee KW, Lee JH, Kim JW et al. Population-based outcomes research on treatment patterns and impact of chemotherapy in older patients with metastatic gastric cancer. J Cancer Res Clin Oncol 2016; 142: 687–697
[9] Lutz, MP, Wilke H, Wagener DJ et al. Weekly infusional high-dose fluorouracil (HD-FU), HD-FU plus folinic acid (HD-FU/FA), or HD-FU/FA plus biweekly cisplatin in advanced gastric cancer: randomized phase II trial 40953 of the European Organisation for Research and Treatment of Cancer Gastrointestinal Group and the Arbeitsgemeinschaft Internistische Onkologie. J Clin Oncol 2007; 25: 2580–2585
[10] Macdonald JS, Smalley SR, Benedetti J et al. Chemoradiotherapy after surgery compared with surgery alone for adenocarcinoma of the stomach or gastroesophageal junction. N Engl J Med 2001; 345: 725–730
[11] Menges M, Schmidt C, Lindemann W et al. Low toxic neoadjuvant cisplatin, 5-fluorouracil and folinic acid in locally advanced gastric cancer yields high R-0 resection rate. J Cancer Res Clin Oncol 2003; 129: 423–429
[12] Moehler M, Al-Batran SE, Andus T et al. German S 3-guideline "Diagnosis and treatment of esophagogastric cancer". Z Gastroenterol 2011; 49: 461–531
[13] Moehler M, Kanzler S, Geissler M et al. A randomized multicenter phase II study comparing capecitabine with irinotecan or cisplatin in metastatic adenocarcinoma of the stomach or esophagogastric junction. Ann Oncol 2010; 21: 71–77
[14] Participants in the Paris Workshop. The Paris endoscopic classification of superficial neoplastic lesions: esophagus, stomach, and colon: November 30 to December 1, 2002. Gastrointest Endosc 2003; 58 (Suppl. 6): S 3–S 43
[15] Pimentel-Nunes P, Dinis-Ribeiro M, Ponchon T et al. Endoscopic submucosal dissection: European Society of Gastrointestinal Endoscopy (ESGE) Guideline. Endoscopy 2015; 47: 829–854
[16] Probst A, Schneider A, Schaller T et al. Endoscopic submucosal dissection for early gastric cancer: are expanded resection criteria safe for Western patients? Endoscopy 2017; 49: 855–865
[17] Shin KY, Jeon SW, Cho KB et al. Clinical outcomes of the Endoscopic Submucosal Dissection of Early Gastric Cancer Are Comparable between Absolute and New Expanded Criteria. Gut Liver 2015; 9: 181–187
[18] Wagner, AD, Unverzagt S, Grothe W et al. Chemotherapy for advanced gastric cancer. Cochrane Database Syst Rev 2010; 2: CD004064
[19] Werner S, Chen H, Tao S et al. Systematic review: serum autoantibodies in the early detection of gastric cancer. Int J Cancer 2015; 136: 2243–2252
[20] Wittekind C, Hrsg. TNM Klassifikation maligner Tumoren. 8. Aufl. Weinheim: Wiley-VCH; 2017

3.23.15 Wichtige Internetadressen

- aktuelle S 3-Leitlinie Magenkarzinom:
   - https://www.leitlinienprogramm-onkologie.de/leitlinien/magenkarzinom/
- aktuell laufende Studien:
   - AIO: www.AIO-portal.de
   - EORTC: www.eortc.org

3.24 Magenlymphome

W. Fischbach

3.24.1 Steckbrief

Primäre gastrointestinale Lymphome sind die größte Gruppe innerhalb der extranodalen Lymphome, wobei der Magen wiederum am häufigsten betroffen ist. Zahlenmäßig dominieren die extranodalen Marginalzonen-B-Zell-Lymphome des MALT (Mucosa associated lymphoid Tissue). An zweiter Stelle stehen die diffusen großzelligen B-Zell Lymphome. T-Zell-Lymphome sind im Magen eine extreme Rarität und sollen hier nicht näher beschrieben werden. Nach der Diagnosestellung erfolgen ein an der jeweiligen Lymphomentität orientiertes Staging und eine stadiumadaptierte Therapie mit kurativem Anspruch.

3.24.2 Aktuelles

- Die Entdeckung der pathogenetischen Bedeutung der Helicobacter-pylori-Infektion für die Entstehung der gastralen MALT-Lymphome Anfang der 90er Jahre hat die Therapie revolutioniert.
- Strahlentherapie, Chemotherapie und Chirurgie sind gegenüber der H.-pylori-Eradikation komplett in den Hintergrund getreten.
- Die H.-pylori-Eradikation ist heute in allen Stadien die Therapie der ersten Wahl und ermöglicht Heilungschancen in einer Größenordnung von 80 %.

3.24.3 Synonyme

- Marginalzonen-B-Zell-Lymphom des MALT
- gastrales MALT-Lymphom
- diffuses großzelliges B-Zell-Lymphom (DGZBL) mit oder ohne MALT-Komponente
- aggressives MALT-Lymphom

3.24.4 Keywords

- Helicobacter pylori
- Gastric Mapping
- Strahlentherapie
- Immunchemotherapie

3.24.5 Definition

- Primäre gastrointestinale Lymphome im Allgemeinen und das gastrale MALT-Lymphom im Besonderen entstehen im Magen-Darm-Trakt.
- Sie sind durch klare histomorphologische Kriterien charakterisiert:
  - diffuses Infiltrat von kleinen und mittelgroßen B-Lymphozyten
  - lymphoepitheliale Läsionen
  - Positivität für CD20
  - Negativität für CD5 und CD10
- Wotherspoon et al. haben 1991 histomorphologische Kriterien für die Diagnose eines MALT-Lymphoms definiert, die auch heute noch Gültigkeit haben [6].
  - Blastäre Zellen (Zentroblasten, Immunoblasten) kennzeichnen den Übergang in ein aggressives DGBZL.
  - Wenn dieses keine MALT-Komponenten mehr erkennen lässt, ist ein Rückgriff auf das Disseminationsmuster erforderlich, um das DGZBL als primäres Magenlymphom zu definieren.

3.24.6 Epidemiologie

Häufigkeit

- Inzidenz der Magenlymphome in Deutschland: 0,7–0,8 Fälle pro 100 000 Personen/Jahr

Altersgipfel

- Magenlymphome sind eine Erkrankung des mittleren und höheren Alters.
- Der Gipfel liegt in der siebten Lebensdekade.

Geschlechtsverteilung

- Das Geschlechtsverhältnis ist in etwa ausgeglichen, mit einem leichten Übergewicht bei Männern.

Prädisponierende Faktoren

- bestehen allenfalls indirekt bei Infektion der Familie mit H. pylori

3.24.7 Ätiologie und Pathogenese

- Helicobacter pylori ist der entscheidende Faktor für die Entstehung eines gastralen MALT-Lymphoms.
- Der Keim führt zur Ausbildung intramukosaler Lymphfollikel als Grundlage für die Lymphomentstehung.
- Bei > 90 % der Patienten mit MALT-Lymphom kann eine H.-pylori-Infektion nachgewiesen werden.
- Umgekehrt erkranken nur wenige infizierte Personen (< 1 %) an einem gastralen MALT-Lymphom.
- Genetische Wirtsfaktoren und deren Interaktion mit dem Keim scheinen für die Ausbildung eines MALT-Lymphoms entscheidend zu sein.

3.24.8 Klassifikation und Risikostratifizierung

- ▶ Tab. 3.40 zeigt die derzeitige WHO-Klassifikation der primären gastrointestinalen Lymphome.

Tab. 3.40 WHO-Klassifikation der primären gastrointestinalen Lymphome [5].

B-Zell-Lymphome	T-Zell-Lymphome
extranodales Marginalzonen-B-Zell-Lymphom (MZBZL) des MALT (MALT-Lymphom) folliculäres Lymphom (Grad I–III) Mantelzelllymphom (lymphomatöse Polypose) diffuses großzelliges B-Zell-Lymphom (DGBZL) mit/ohne MALT-Komponente Burkitt-Lymphom Immundefizienz-assoziierte Lymphome	Enteropathie-assoziiertes T-Zell-Lymphom (EATZL) peripheres T-Zell-Lymphom (Nicht-EATZL)

3.24.9 Symptomatik

- Die Symptomatik von Magenlymphomen ist unspezifisch und nicht wegweisend.
- in unterschiedlicher Häufigkeit können auftreten:
  - Übelkeit und Erbrechen
  - Magen- und Bauchschmerzen
  - Gewichtsabnahme
  - manifeste oder okkulte Blutungen
- Viele Patienten sind aber auch völlig beschwerdefrei.

3.24.10 Diagnostik

Diagnostisches Vorgehen

- ▶ Abb. 3.52 zeigt einen diagnostischen Algorithmus als Basis für eine histologiegerechte und stadienadaptierte Therapie.
- Im Rahmen der Ausbreitungsdiagnostik (Staging) nach Diagnose eines Magenlymphoms sind einige obligate und fakultative Untersuchungen angezeigt (▶ Tab. 3.41).
  - Sie sollen das Lymphomstadium (▶ Tab. 3.42) definieren und damit die Therapiestrategie determinieren.

Anamnese

- Die Anamnese ist nicht zielführend.
- Sie weist im Einzelfall lediglich auf eine mögliche gastrale Beschwerdesymptomatik hin.

Tab. 3.41 Obligate und fakultative Staging-Untersuchungen bei Magenlymphom.

obligate Staging-Untersuchungen	fakultative Staging-Untersuchungen
Sonografie (Abdomen, Lymphknoten)	CT-Thorax*
Endosonografie	Knochenmarkpunktion*
CT-Abdomen	Ileokoloskopie
	Dünndarmbildgebung (MR-Sellink, Kapselendoskopie, Enteroskopie)

* bei diffusem großzelligen B-Zell-Lymphom obligat, bei MALT-Lymphomen fakultativ

Tab. 3.42 Stadieneinteilung primärer gastrointestinaler Lymphome entsprechend dem Ann-Arbor-Staging-System (1971) unter Berücksichtigung der Modifikation durch Musshoff (1977) und der Differenzierung des Stadiums I nach Radaszkiewicz (1992) sowie der TNM-Klassifikation (2003). (Quelle: Fischbach W. MALT-Lymphom. Gastroenterologie up2date 2018; 14: 267–277)

Ann-Arbor-System	TNM-Klassifikation	Ausbreitung des Lymphoms
E*I1	T1 N0 M0	Mukosa, Submukosa
EI2	T2 N0 M0	Muscularis propria, Subserosa
EI2	T3 N0 M0	Serosapenetration
EI2	T4 N0 M0	Per-continuitatem-Infiltration benachbarter Organe
EII1	T1–4 N1 M0	Befall regionaler Lymphknoten (Kompartiment I + II)
EII2	T1–4 N2 M0	Befall entfernter Lymphknoten (Kompartiment III einschließlich retroperitonealer, mesenterialer und paraaortaler Lymphknoten)
EIII	T1–4 N3 M0	Befall von Lymphknoten auf beiden Seiten des Zwerchfells
EIV	T1–4 N0–3 M1	diffuser oder disseminierter Befall extragastrointestinaler Organe

*E: primär extranodale Lokalisation

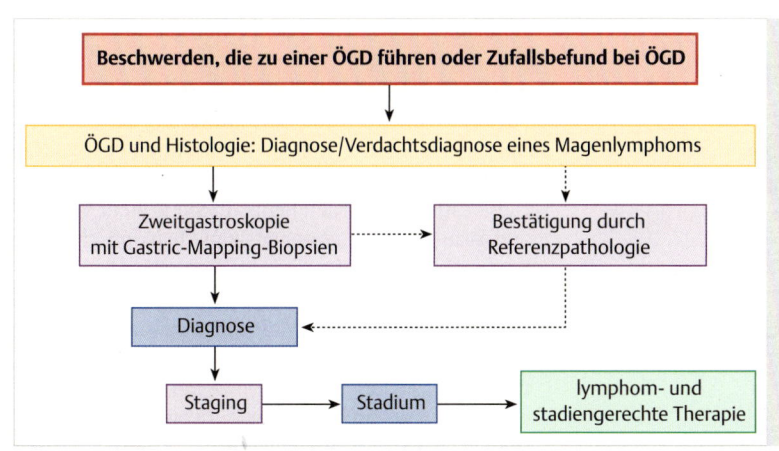

Abb. 3.52 Diagnostisches Vorgehen bei Magenlymphomen.

Körperliche Untersuchung

- Die Palpation des Abdomens kann eine Druckschmerzhaftigkeit im Oberbauch anzeigen.
- Ist die Diagnose eines Magenlymphoms bereits gestellt, sollte den peripheren Lymphknoten besondere Aufmerksamkeit gewidmet werden.

Labor

- Routinemäßig erhobene Laborbefunde sind in der Regel nicht wegweisend.
- Allenfalls kann eine Anämie die weitere endoskopische Abklärung bedingen.
- nach Diagnose eines Magenlymphoms sollten bestimmt werden:
  - kleines und großes Blutbild
  - LDH
  - β2-Mikroglobin
  - HBV, HCV, HIV

Bildgebende Diagnostik
Sonografie

- Die Endosonografie ist das einzige Verfahren, das
  - eine Differenzierung des Stadiums EI in EI1 und EI2 (▶ Tab. 3.42) ermöglicht und zudem
  - perigastrale Lymphknoten (Stadium EII1) zuverlässig erfasst.

Instrumentelle Diagnostik
Ösophago-Gastro-Duodenoskopie (ÖGD)

- Die ÖGD ist die notwendige Basis für die exakte Diagnose.
- Da sich Magenlymphome endoskopisch unspezifisch präsentieren, sind in jedem Fall Stufenbiopsien im Sinne eines Gastric Mapping (▶ Abb. 3.53) erforderlich.
- Bei submukösen Wachstum kann es zudem notwendig sein, eine Makrozange oder Schlinge zu verwenden.

3.24.11 Differenzialdiagnosen

Tab. 3.43 Differenzialdiagnosen.

Differenzialdiagnosen	Bemerkungen
andere maligne und benigne Magenerkrankungen	insbesondere: verschiedene Subtypen der Magenlymphome (▶ Tab. 3.40) Magenkarzinom Magenulzera

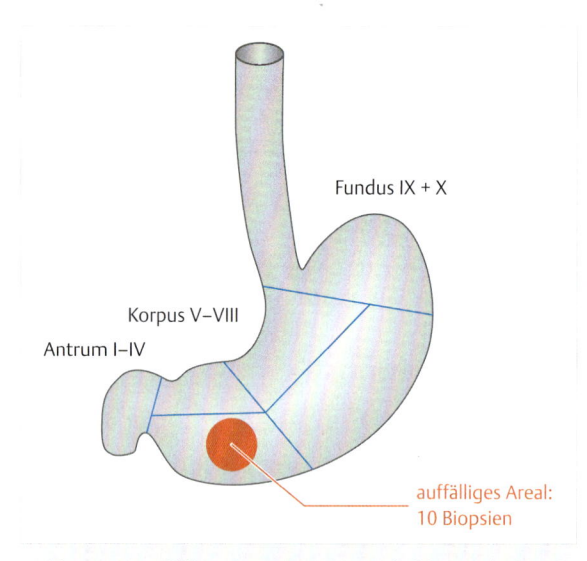

Abb. 3.53 Empfehlung für ein Biopsieprotokoll bei Verdacht auf Magenlymphom (Gastric Mapping): Biopsien I–X aus unauffälligen Arealen plus 10 Biopsien aus auffälligen Arealen. (Quelle: Fischbach W. MALT-Lymphom. Gastroenterologie up2date 2018; 14: 267–277)

3.24.12 Therapie
Therapeutisches Vorgehen

- ▶ Abb. 3.54 gibt einen Überblick über das therapeutische Vorgehen bei gastralen MALT-Lymphomen entsprechend dem europäischen Konsensusreport [4] und der deutschen S 2k-Leitlinie [3].
- Daraus kann entnommen werden, dass in allen Stadien und sogar unabhängig vom H.-pylori-Status die **Eradikation** die Therapie der ersten Wahl darstellt.
- Das Therapieziel ist grundsätzlich kurativ.
- Die H.-pylori-Eradikation führt in den Stadien IE und IIE nach einer Metaanalyse in 78 % der Fälle zu einer kompletten **Lymphomremission** [8].
  - Die Eradikation bedeutet in den meisten Fällen auch Heilung der Lymphomerkrankung, wie in zwei Langzeitbeobachtungen festgestellt werden konnte [2], [7].
- In etwa 10 % der Fälle werden nach erfolgreicher H.-pylori-Eradikation und Normalisierung des endoskopischen Befunds histologische **Residuen des MALT-Lymphoms** angetroffen.
  - Diese Patienten werden heute im Sinne einer Watch-and-Wait-Strategie nur endoskopisch-bioptisch kontrolliert und nicht einer onkologischen Therapie zugeführt.
  - Derzeit zeichnet sich ab, dass ein Watch-and-Wait auch auf die Patienten ausgedehnt werden kann, die nach der H.-pylori-Eradikation weiterhin minimale endoskopische Auffälligkeiten aufweisen (persönliche Erfahrung; Manuskript eingereicht).

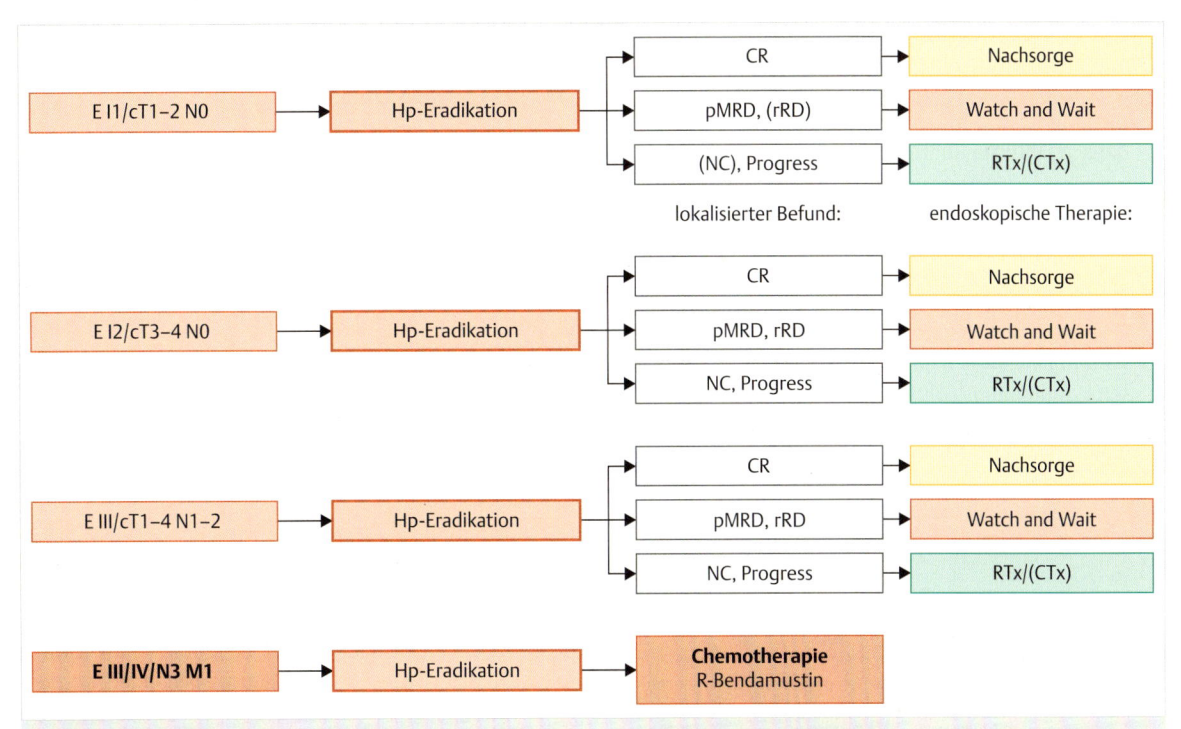

Abb. 3.54 Therapie des gastralen MALT-Lymphoms (CR: komplette Remission; CTx: Chemotherapie; E: primär extranodale Lokalisation; Hp: Helicobacter pylori; NC: stabile Erkrankung (no change); pMRD: histologisch minimale Resterkrankung (pathological minimal residual disease); rRD: Resterkrankung, klinisch angesprochen (responding residual disease); R: Rituximab; RTx: Radiotherapie). (Quelle: Fischbach W. MALT-Lymphom. Gastroenterologie up2date 2018; 14: 267–277)

- Die Empfehlung, auch Patienten mit **negativem H.-pylori-Status** einer Eradikation zuzuführen erscheint zunächst unlogisch.
  - Kleinere Fallserien haben indessen gezeigt, dass auch in diesen Fällen eine Lymphomregression eintreten kann.
  - In der gepoolten Analyse der Daten von 11 Studien mit 110 H.-pylori-negativen Patienten wurde durch die Eradikation eine komplette Lymphomregression in 15 % der Fälle erreicht [9].
- Ca. 10 % der Patienten mit gastralen MALT-Lymphomen in den Stadien IE und IIE werden auf die H.-pylori-Eradikation nicht ansprechen (**NC und Progress** in ▶ Abb. 3.54).
  - Sie können, ebenfalls unter kurativer Intention, einer **Strahlentherapie** oder einer Immunchemotherapie zugeführt werden.
  - Im Stadium IE werden üblicherweise eine Involved-Field-Bestrahlung mit 40 Gy, im Stadium II1E ein reduziertes Extended Field und im Stadium II2E ein Extended Field mit jeweils 30–40 Gy gewählt.
  - Die **Immunchemotherapie** ist in den Stadien IE und IIE eine ebenbürtige Alternative, in den Stadien IIIE und IVE ist sie die Therapie der Wahl.
    – Sie erfolgt mit dem Anti-CD20-Antikörper Rituximab kombiniert mit einer Chemotherapie mit C(H)OP oder Bendamustin.

- Ein (sehr selten) **lokalisiertes MALT-Lymphom** kann im Einzelfall einer endoskopischen Resektion zugeführt werden.
  - Dagegen ist die Operation nur noch Komplikationen vorbehalten, wie einer endoskopisch nicht beherrschbaren Blutung oder Perforation.
- Patienten mit einem **DGBZL** können in den Stadien IE und IIE ebenfalls zunächst mit einer H.-pylori-Eradikation behandelt werden.
  - Voraussetzung ist eine endoskopisch-bioptische Kontrolluntersuchung nach 4–6 Wochen.
  - Zeigt sich dabei eine Lymphomregression (in ca. 10 % der Fälle), kann zunächst abgewartet und engmaschig (alle 3 Monate) endoskopisch kontrolliert werden.
  - In allen anderen Fällen ist eine frühzeitige Immunchemotherapie mit Rituximab und CHOP einzuleiten.
  - Bei initial großem Lymphom (bulky disease) ist nach Abschluss der Immunchemotherapie über eine zusätzliche Bestrahlung zu entscheiden.

3.24.13 Nachsorge

- Empfehlung zur Nachsorge basiert auf zwei Aspekten:
  - Risiko eines Rezidivs (< 10 %)
  - erhöhtes Risiko für ein Magenkarzinom bei Patienten mit MALT-Lymphom
- Etablierte Nachsorgeintervalle gibt es nicht.

- Nach Erfahrung des Autors sind nach Erreichen einer kompletten Lymphomremission
  - in den ersten beiden Jahren halbjährliche Gastroskopien mit Gastric-Mapping-Biopsien und
  - danach jährliche Kontrollen ausreichend.

3.24.14 Verlauf und Prognose

- Nach einer H.-pylori-Eradikation ist
  - eine erste endoskopisch-bioptische Kontrolle nach 3–6 Monaten angezeigt,
  - danach halbjährlich bis zum Erreichen einer kompletten Lymphomremission.
- Die histologische Begutachtung der Biopsien sollte dabei nach der GELA-Klassifikation (▶ Abb. 3.54) erfolgen [1].
- Insgesamt ist die Prognose der Patienten mit Magenlymphom sehr gut.

3.24.15 Quellenangaben

[1] Copie-Bergman C, Gaulard P, Lavergne-Slove A et al. Proposal for a new histological grading system for post-treatment evaluation of gastric MALT lymphoma. Gut 2003; 52: 1656

[2] Fischbach W, Goebeler-Kolve ME, Dragosics B et al. Long term outcome of patients with gastric marginal zone B cell lymphoma of mucosa associated lymphoid tissue (MALT) following exclusive Helicobacter pylori eradication: experience from a large prospective series. Gut 2004; 53: 34–37

[3] Fischbach W, Malfertheiner P, Lynen Jansen P et al. S 2k Leitlinie H. pylori und gastroduo-denale Ulkuskrankheit. Z Gastroenterol 2016; 54: 327–363

[4] Ruskoné-Fourmestraux A, Fischbach W, Aleman BMP et al. EGILS consensus report. Gastric extranodal marginal zone B cell lymphoma of MALT. Gut 2011; 60: 747–758

[5] Swerdlow SH, Campo E, Pileri SA et al. The 2016 revision oft he World Health Organization classification of lymphoid neoplasms. Blood 2016; 127: 2375–2390

[6] Wotherspoon AC, Ortiz-Hidalgo C, Falzon MR et al. Helicobacter pylori-associated gastritis and primary B-call gastric lymphoma. Lancet 1991; 338: 1175–1176

[7] Wündisch T, Thiede C, Morgner A et al. Long-Term Follow-Up of Gastric MALT Lymphoma After Helicobacter Pylori Eradication. J Clin Oncol 2005; 23: 1–7

[8] Zullo A, Hassan C, Cristofari F et al. Effects of Helicobacter pylori Eradication on Early Stage Gastric Mucosa-Associated Lymphoid Tissue Lymphoma. Clin Gastroenterol Hepatol 2010; 8: 105–110

[9] Zullo A, Hassan C, Ridola L et al. Eradication Therapy in Helicobacter pylori-negative, gastric low-grade Mucosa-associated Lymphoid Tissue lymphoma patients. A systematic Review. J Clin Gastroenterol 2013; 47: 824–827

3.25 Gastrointestinale Stromatumoren

P. Reichardt

3.25.1 Steckbrief

Gastrointestinale Stromatumoren (GIST) entstehen am häufigsten im Magen, gefolgt vom Dünndarm. Der therapeutische Standard für lokalisierte GIST ist ihre vollständige chirurgische Entfernung. Durch den adjuvanten Einsatz von Imatinib bei Patienten mit lokalisierten, chirurgisch komplett resezierten GIST mit einem hohen Rezidivrisiko kann das Gesamtüberleben signifikant verbessert werden. Die Behandlungsdauer beträgt 3 Jahre. Eine Mutationsanalyse ist obligat, insbesondere um Patienten mit einer Imatinib-insensitiven Mutation zu identifizieren, die keine adjuvante Therapie erhalten sollen. Imatinib in einer Dosierung von 400 mg pro Tag ist der Goldstandard bei Patienten mit fortgeschrittenen oder metastasierten GIST. Bei Nachweis einer Mutation im Exon 9 sollte mit einer Tagesdosis von 800 mg behandelt werden. Nach Versagen von Imatinib sollte die Therapie auf Sunitinib in individuell angepasster Dosierung umgesetzt werden. Für die Drittlinientherapie steht mit Regorafenib eine wirksame Behandlung zur Verfügung.

3.25.2 Synonyme

- keine

3.25.3 Keywords

- zielgerichtete Therapie
- adjuvante Behandlung
- Imatinib
- Sunitinib
- Regorafenib

3.25.4 Definition

- GIST sind den Schrittmacherzellen des Magen-Darm-Trakts (Cajal-Zellen) oder deren Vorläuferzellen zuzuordnen.
- Sie entstehen aus
  - den Cajal-Zellen,
  - den Schrittmacherzellen des Magen-Darm-Trakts oder
  - deren Vorgängerzellen.

3.25.5 Epidemiologie

Häufigkeit

- Die Inzidenz von GIST liegt bei ca. 15/1000 000/Jahr

Altersgipfel

- Das mediane Alter bei Erkrankungsbeginn liegt zwischen 55 und 65 Jahren.
- Ein Erkrankungsbeginn unter 40 Jahren wird in weniger als 10 % der Fälle beobachtet.
- 80 % der Patienten sind bei Diagnosestellung älter als 50 Jahre.

Geschlechtsverteilung

- Die Geschlechtsverteilung ist ungefähr gleich, je nach epidemiologischer Studie mit einer leichten Bevorzugung des männlichen Geschlechts von etwa 54 % zu 46 % beim weiblichen Geschlecht.

Prädisponierende Faktoren

- Ein ätiologischer Faktor für GIST ist nicht bekannt, so dass sich kein Ansatz für eine Prävention ergibt.
- Eine Ausnahme sind Patienten mit familiärem GIST, die in Einzelfällen beschrieben wurden.
  - Hier findet sich eine aktivierende Keimbahnmutation im c-KIT- oder PDGFRα -Gen.
  - Im Rahmen dieser Syndrome werden Hyperpigmentierungen und weitere benigne mesenchymale Manifestationen beobachtet.
  - Eine genetische Beratung und entsprechende Überwachung der Familienmitglieder ist dringend erforderlich.

3.25.6 Ätiologie und Pathogenese

- Entscheidend für die Pathogenese ist eine Mutation im KIT- oder PDGF-Rezeptor-α, die zu einer kontinuierlichen ligandenunabhängigen Aktivität der Rezeptor-Tyrosinkinase führt.
- Mit bis zu 70 % am häufigsten betroffen ist das KIT-Exon 11, das für die juxtamembranäre Region kodiert, gefolgt von Exon 9 in ca. 10 % und PDGFRα-Exon 18 in ca. 6 % der Fälle.
- In etwa 10 % der Fälle ist keine Mutation im KIT- oder PDGFRα-Gen nachweisbar.
  - Bei einigen dieser GIST wurden andere Mutationen nachgewiesen, z. B. im BRAF- oder NF1-Gen, oder ein Verlust der Succinat-Dehydrogenase-Expression.

3.25.7 Klassifikation und Risikostratifizierung

- Nach der vollständigen Entfernung eines GIST ist vor jeder weiteren Entscheidung die Evaluierung des Rückfallrisikos erforderlich.
- Dies erfolgt in der Praxis im Allgemeinen gemäß der Risikoklassifikation nach Miettinen und Lasota (▶ Tab. 3.44).
  - Basierend auf epidemiologischen Daten zu 2560 Patienten mit vollständig entfernten GIST ohne weitere adjuvante Therapie aus unterschiedlichen Registern wurde eine gepoolte Analyse des Rezidivrisikos durchgeführt.
  - Parameter waren Tumorgröße, Mitosenzahl, Lokalisation und Tumorruptur.
  - Dabei wurde beobachtet, dass der Übergang von einer Risikoklasse zur anderen fließend geschieht.
  - Dies führte zur Entwicklung der „Heat Maps", einer Risikoeinteilung anhand von Wahrscheinlichkeitslandkarten.
  - Es ist bemerkenswert, dass sich in Bezug auf das rezidivfreie Überleben ein nichtlinearer Effekt von Tumorgröße und Mitosenzahl zeigte.
  - Bezogen auf eine Messeinheit steigt die Gefahr eines Rezidivs bei kleinen Werten stärker als bei großen.
  - Dies ist in den „Heat Maps" berücksichtigt. Damit sind sie ein gutes Instrument, um das Rückfallrisiko und damit die Notwendigkeit einer adjuvanten Therapie für den Patienten individuell zu bestimmen.

Tab. 3.44 Risikostratifikation primärer GIST.

Tumorparameter		Risiko für Krankheitsprogress (%)			
Anzahl Mitosen	Tumorgröße	Magen	Duodenum	Dünndarm	Rektum
≤ 5/50 HPF	≤ 2 cm	0	0	0	0
≤ 5/50 HPF	> 2 ≤ 5 cm	1,9	8,3	4,3	8,5
≤ 5/50 HPF	> 5 ≤ 10 cm	3,6	34	24	57*
≤ 5/50 HPF	> 10 cm	12		52	
> 5/50 HPF	≤ 2 cm	0*	k.D.	50*	54
> 5/50 HPF	> 2 ≤ 5 cm	16	50	73	52
> 5/50 HPF	> 5 ≤ 10 cm	55	86	85	71
> 5/50 HPF	> 10 cm	86		90	

HPF: High Power Field (Gesichtsfeld bei 400-facher Vergrößerung im Mikroskop); k.D.: keine Daten; * sehr geringe Fallzahlen

3.25.8 Symptomatik

- Die häufigste Primärlokalisation von GIST ist mit 50–60 % der Magen, gefolgt vom Dünndarm mit 20–30 %.
- Seltener haben sie ihren Ursprung im Duodenum, Kolon, Rektum (ca. 5 %) oder Ösophagus (< 5 %).
- Umstritten ist die Existenz primär extra-gastrointestinaler GIST (EGIST).
  - In der Literatur wird über primäre GIST des Omentums und Mesenteriums berichtet.
  - Bei sorgfältiger histologischer Aufarbeitung lässt sich jedoch häufig nachweisen, dass der Tumor nicht vom Omentum, sondern vom Magen bzw. nicht vom Mesenterium, sondern vom Dünndarm seinen Ausgang genommen hat.
  - In anderen Fällen handelt es sich möglicherweise um Metastasen eines nicht nachweisbaren Primärtumors.
- Die Symptomatik ist bestimmt von der Größe und der Lokalisation des Tumors.
- Die häufigsten Symptome sind Schmerzen und gastrointestinale Blutung.
  - Es werden sowohl Hämatemesis als auch Meläna sowie okkulte Blutungen mit Anämie und Abgeschlagenheit beobachtet.
- Ein akutes Abdomen kann Ausdruck eines rupturierten GIST mit intraabdominaler Blutung sein.
- Häufig beobachtet werden
  - Übelkeit,
  - unspezifische Oberbauchbeschwerden,
  - Völlegefühl,
  - Gewichtsverlust.
- Etwa die Hälfte der Patienten mit neu diagnostiziertem GIST weisen bereits Metastasen auf.
- Die häufigsten Metastasierungsorte sind die Leber (bis zu 65 % der Fälle) und das Peritoneum (20 %).
- Lunge, Knochen und Lymphknoten sind nur sehr selten betroffen.
- In Einzelfällen wurden Metastasen der Haut, an der Pleura und im ZNS beschrieben.
- GIST können selten auch im Rahmen von Syndromen auftreten.
- 1977 wurde von Carney ein Syndrom aus GIST des Magens, extraadrenalen Paragangliomen und pulmonalen Chondromen beschrieben, die sog. **Carney-Trias**.
  - Lediglich bei 20 % der Patienten liegen alle drei Tumoren vor.
  - Mehr als 80 % der Patienten sind weiblich und jünger als 30 Jahre.
  - Die Tumoren treten multipel und rezidivierend auf.
  - Diese multifokalen Magen-GIST können metachron auftreten und neigen im Gegensatz zu sporadischen GIST zur Lymphknotenmetastasierung.
  - GIST der Carney-Trias weisen keine Mutationen im KIT- oder PDGFRα-Gen auf, sondern zeigen einen Verlust der mitochondrialen Succinat-Dehydrogenase Expression.
  - In der Regel ist ein indolenter Verlauf auch bei Metastasierung zu beobachten.
- Davon abzugrenzen ist das familiäre GIST-Paragangliom-Syndrom, das sog. **Carney-Stratakis-Syndrom**.
  - Ihm liegt eine Keimbahnmutation der Succinat-Dehydrogenase zu Grunde und es wird autosomal-dominant vererbt.
  - Es zeigt keine spezifische Geschlechtsverteilung.
  - Hierbei kommt es zum syndromalen Auftreten von multiplen GIST des Magens und multiplen Paragangliomen.

Magen

- Sehr hoch sitzende GIST des Magens führen zur Dysphagie.
- Tumoren in der Pylorusregion neigen zur Obstruktion.

Dünndarm

- Ein Dünndarm-GIST kann zur Obstruktion führen.
- Es kann aber auch allein durch Zunahme des Leibesumfangs oder durch einen palpablen Tumor im Abdomen auffällig werden.
- Bei weit fortgeschrittenen Dünndarm-GIST kann die Verdrängung anderer Organsysteme, z. B. der Blase und der Harnwege, zur Diagnose führen.

Rektum

- Die beiden häufigsten Symptome der GIST des Rektums sind
  - peranale Blutung und
  - perianale Schmerzen.
- Weitere richtungweisende Beschwerden sind
  - Schwierigkeiten bei der Defäkation,
  - Durchfall,
  - Obstipation.
- Auch Symptome, die primär an ein urologisches Problem denken lassen, werden beobachtet, z. B.
  - Dysurie,
  - Hämaturie,
  - Pollakisurie,
  - Pneumaturie oder
  - verzögerte Harnentleerung.
- Bei Patientinnen kann ein Rektum-GIST maskiert als Ovarial- oder Vaginaltumor zuerst im Rahmen einer gynäkologischen Untersuchung auffallen.

3.25.9 Diagnostik

Diagnostisches Vorgehen

- Das diagnostische Vorgehen richtet sich nach der Klinik und der Lokalisation der Beschwerden.

- Im Vordergrund stehen die Charakterisierung des Primärtumors und anschließend der Nachweis oder Ausschluss von Metastasen.

Anamnese

- Ein signifikanter Anteil von kleinen und asymptomatischen Tumoren wird zufällig bei diagnostischen Maßnahmen, insbesondere der Endoskopie oder im Rahmen operativer Eingriffe entdeckt.
- Größere Tumoren werden nicht selten im Rahmen einer Notfalloperation aufgrund von gastrointestinaler Obstruktion oder Tumorperforation mit abdominaler Blutung diagnostiziert.
- Unspezifische Allgemeinsymptome schließen Anorexie, Gewichtsverlust oder Übelkeit ein.

Körperliche Untersuchung

- Die körperliche Untersuchung ergibt ggf. Hinweise auf einen gastrointestinalen Tumor.
- Spezifische Kriterien für einen GIST existieren nicht.

Labor

- Eine spezifische Labordiagnostik einschließlich Tumormarkern existiert nicht.
- Häufig zeigt sich eine Anämie als Zeichen einer gastrointestinalen Blutung.

Bildgebende Diagnostik

Endosonografie

- Die Endosonografie ermöglicht insbesondere bei kleinen, auf die Magen- oder Darmwand begrenzten GIST eine genaue Zuordnung des Tumors zu den einzelnen Wandschichten.
- Auch eröffnet sie die Möglichkeit für eine gezielte Feinnadelpunktion zur histologischen Sicherung der Diagnose (▶ Abb. 3.55).

CT und MRT

- Neben der endoskopischen bzw. endosonografischen Diagnostik sind CT und MRT die maßgebenden bildgebenden Verfahren für
  - Diagnostik,
  - Staging,
  - Operationsplanung,
  - Verlaufskontrollen unter Therapie,
  - Nachsorge.
- Bei GIST sind die RECIST-Kriterien (RECIST: Response Evaluation Criteria in solid Tumors) zur Beurteilung des Therapieansprechens nicht geeignet.
- Sowohl der Primärtumor als auch die Metastasen zeigen unter einer wirksamen TKI-Therapie (TKI: Tyrosinkinase-Inhibitoren) häufig zunächst Einblutungen oder zentrale zystische Degenerationen, die im CT als initiale Größenzunahme erscheinen können.
- Leider wird diese „Pseudoprogression" in der RECIST-Auswertung nicht selten als Progress fehlgedeutet.
- Dies führte zur Einführung der Choi-Kriterien, die neben der Größenänderung auch die Tumordichte (Houndsfield Units, HU: Graustufen im CT) berücksichtigen (▶ Tab. 3.45).
  - Hierbei gilt ein Ansprechen bei einer Größenreduktion von ≥ 10 % oder einem Dichteabfall (HU) von ≥ 15 %.
  - Somit werden auch größenprogrediente, aber dichteregrediente Läsionen als partielle Remission gewertet.
  - Zudem sollte im Verlauf auf intrazystische Rezidive ohne Größenprogression als Phänomen der „Läsion in einer Läsion" geachtet werden.

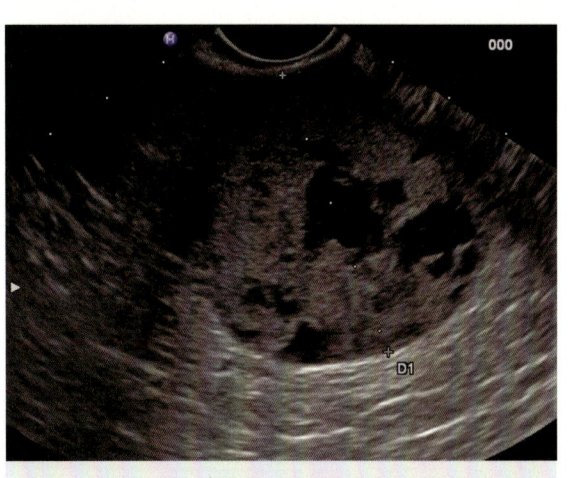

Abb. 3.55 Endosonografie eines GIST.

Tab. 3.45 Choi-Kriterien.

Response	Definition
CR (Complete Response)	Verschwinden sämtlicher Läsionen keine neuen Läsionen
PR (Partial Response)	Größenabnahme ≥ 10 % oder eine Tumordichtereduktion (HU) nach KM ≥ 15 % keine neuen Läsionen keine Zunahme der nicht messbaren Läsionen
SD (Stable Disease)	erfüllt nicht die Kriterien für CR, PR oder PD keine klinische Verschlechterung aufgrund eines Tumorprogresses
PD (Progressive Disease)	Größenzunahme ≥ 10 % ohne Abnahme der Tumordichte ≥ 15 % neue Läsionen neue intratumorale, KM-aufnehmende Knoten oder Größenzunahme intratumoraler Knoten („nodule within a mass")

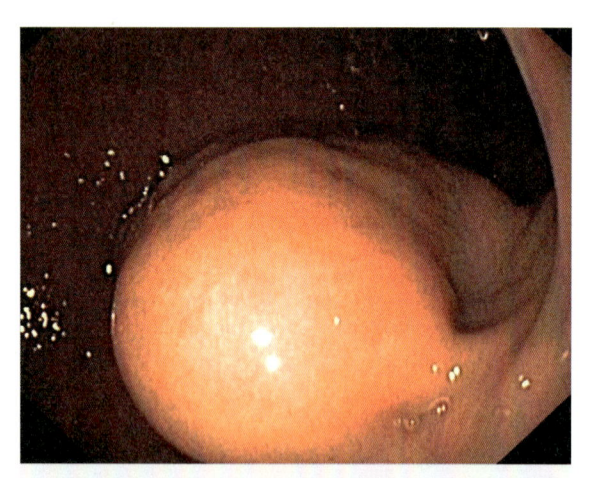

Krankheitsbilder – Ösophagus, Magen und Duodenum

Abb. 3.56 Ösophago-Gastro-Duodenoskopie eines GIST.

Instrumentelle Diagnostik

- Je nach Lokalisation des Primärtumors kommen verschiedene endoskopische Verfahren zum Einsatz:
  - ÖGD (▶ Abb. 3.56) mit Biopsieentnahme
  - Koloskopie mit Biopsieentnahme
  - Kapselendoskopie bei Verdacht auf einen Dünndarmtumor

Histologie, Zytologie und klinische Pathologie

Histologische Diagnostik der GIST

- Die Morphologie gastrointestinaler Stromatumoren reicht von vorwiegend spindelzelligen (70–80 %) bis zu epitheloiden (20–30 %) und selten pleomorphen Wachstumsmustern.
- Für GIST bestehen histogenetisch eindeutige Beziehungen zu den sog. Cajal-Zellen, den Schrittmacherzellen des Gastrointestinaltrakts, sodass davon ausgegangen wird, dass GIST aus diesen Zellen oder einer gemeinsamen „Vorläuferzelle" entstehen.
- Zwingendes diagnostisches Kriterium für GIST ist der Nachweis einer Expression von CD117 (c-KIT).
- CD34 ist bei 60–70 % der Tumoren nachweisbar, glattmuskuläres Aktin in 30–40 % der Fälle.
- Eine fokale S-100-Positivität besteht in maximal 10 %, wogegen eine Desminexpression die Ausnahme darstellt.
- Der nach neueren Untersuchungen sensitivste Marker ist DOG1 (detected on GIST-1).
  - Es handelt sich um ein Kanalprotein für Kalziumionen, dessen Funktion bei GIST noch nicht geklärt ist.
  - Ca. 98 % aller GIST exprimieren DOG1 membranär, zytoplasmatisch und/oder dotförmig.

PET/PET-CT

- Das **FDG-PET** eignet sich als funktionelle Bildgebung der Glukose-Stoffwechselaktivität als zusätzlicher Parameter zur Beurteilung der Tumorgröße und -dichte.
- Da ein Therapieeffekt bereits nach 24–48 Stunden dokumentiert werden kann, ist es hervorragend zur frühen Responsebeurteilung geeignet.
- Aufgrund der hohen Sensitivität können frühe Rezidive, kleine Tumoren und Metastasen gut evaluiert werden.
- Wegen der Kosten und oft eingeschränkten Verfügbarkeit ist das FDG-PET in der Primärdiagnostik derzeit kein Standard.

3.25.10 Differenzialdiagnosen

Tab. 3.46 Differenzialdiagnosen.

Differenzialdiagnose	Bemerkungen
Leiomyome	teilweise Hormonrezeptor positiv
Leiomyosarkome	erhebliche Kernpolymorphien und zahlreiche atypische Mitosen, leiomyogener Phänotyp (SMA, h-Caldesmon und Desmin positiv)
PECome	glattmuskuläre Marker und melanozytäre Marker wie HMB45, Melan-A
Melanom	Melanome können CD117 exprimieren, Unterscheidung durch Expression von S 100 und melanozytären Markern
Schwannome	kräftig S 100-Protein, CD117-negativ, lymphozytärer Randwall
intraabdominelle Fibromatosen	nukleäre β-Catenin Expression, CTNNB1-Mutation
solitäre fibröse Tumoren	kräftig CD34 positiv, CD117 und DOG1 negativ, STAT 6 positiv, spezifische Translokation STAT 6-NAB2
dedifferenzierte Liposarkome	können morphologisch GIST ähneln, keine Expression von CD117 und DOG1, nukleär positiv für MDM2 und CDK4
Angiosarkome	CD34 und CD117 positiv, vor allem bei Lebermetastasen schwierig. ERG und CD31 positiv, DOG1-negativ

3.25.11 Therapie

Therapeutisches Vorgehen

- Eine Übersicht zum therapeutischen Vorgehen gibt ▶ Abb. 3.57.
- Therapie der Wahl bei lokal resektablen GIST ist die sparsame, aber komplette chirurgische Entfernung (R0-Resektion).
- Bei allen GIST ab einer Größe von 2 cm ist eine bioptische Diagnosesicherung und vollständige Resektion anzustreben.
- Bei kleineren Tumoren ≤ 2 cm kann in Einzelfällen ein beobachtendes Vorgehen in Betracht gezogen werden, da das Progressionsrisiko als äußerst gering einzustufen ist.
- Rektale GIST müssen unabhängig ihrer Größe obligat entfernt werden.
- Kleine und mittlere GIST, insbesondere im Magen, können auch laparoskopisch in erfahrenen Zentren reseziert werden; bei großen Tumoren ist aufgrund des höheren Risikos einer Tumorruptur die konventionelle offene Chirurgie vorzuziehen.
- Präoperative Biopsien bergen bei großen und teilnekrotischen GIST die prinzipielle Gefahr einer biopsiebedingten Tumorruptur und intraperitonealen Tumorzellaussaat.
    - Die Indikation zur endoskopischen Feinnadelpunktion ist in Abhängigkeit von therapeutischen Konsequenzen kritisch zu diskutieren.
    - Eine retrospektive Subgruppenanalyse der AIO/SSG XVIII-Studie zeigte indes, dass das rezidivfreie Überleben bei den 47 Patienten mit CT-gesteuerter Punktion nicht schlechter war als bei Patienten, bei denen keine Punktion erfolgt war.
- Eine systematische Lymphadenektomie ist aufgrund der seltenen Lymphknotenmetastasierung bei GIST nicht notwendig.
- Aufgrund von Daten aus retrospektiven Analysen und den Ergebnissen einer wegen zu geringer Rekrutierung vorzeitig beendeten chinesischen Phase-III-Studie scheint die Resektion von residuellem Tumorgewebe nach gutem Ansprechen auf eine systemische Therapie das progressionsfreie Überleben zu verlängern.
    - Voraussetzung ist die vollständige Entfernung aller Manifestationen und die postoperative Fortsetzung der systemischen Therapie.
    - Aufgrund der methodischen Einschränkungen dieser Daten ist dieses Vorgehen nicht als Standard anzusehen, sodass die Entscheidung nach individueller Abwägung erfolgen muss.

Pharmakotherapie

- Mit TKI wurde eine zielgerichtete, hocheffektive Therapie entwickelt, die zu einem Durchbruch in der modernen Onkologie führte.
- Heute liegt die mediane Überlebenszeit für Patienten mit metastasiertem GIST bei über 5 Jahren.
- TKI sind rational entwickelte, oral applizierbare Medikamente, deren Wirkmechanismus in einer kompetitiven Blockade der ATP-Bindungsstelle spezifischer Tyrosinkinasen besteht. Diese umfassen selektiv abl, Bcr-abl, KIT und den PDGF-Rezeptor.
- Bereits die ersten klinischen Studien bestätigten eine objektive Ansprechrate von 50–60 % und eine Tumorwachstumshemmung bei > 80 % der Patienten.
- Das mediane progressionsfreie Überleben liegt bei 19–24 Monaten, die mediane Gesamtüberlebenszeit bei ca. 5 Jahren.
- Aktuelle Langzeitergebnisse aus der amerikanischen S0033-Studie zeigen ein Gesamtüberleben von 22 % nach 10 Jahren.
- Dabei besteht ein Zusammenhang des Überlebens mit der Primärmutation. So beträgt das Gesamtüberleben
    - 66 Monate bei Exon-11-Mutationen,
    - 40 Monate bei fehlendem Nachweis einer Mutation im KIT oder PDGF-Rezeptor und
    - 38 Monate bei Exon-9-Mutationen.
- **Imatinib** in einer Dosierung von 400 mg pro Tag ist der medikamentöse Therapiestandard bei fortgeschrittenem GIST.
    - Diese Empfehlung basiert auf den Ergebnissen zweier großer randomisierter Phase-III-Studien, die 400 mg mit 800 mg Imatinib verglichen hatten.
- Ausnahmen sind Patienten, deren Tumor eine Mutation im Exon 9 aufweist.
    - Diese Patienten sollten nach den aktuellen internationalen Leitlinien mit 800 mg Imatinib pro Tag behandelt werden.
    - Die Dosisanpassung auf 800 mg bei Exon-9-Mutationen sollte zur besseren Verträglichkeit in mehreren Schritten erfolgen.
- Die Behandlung von Patienten mit fortgeschrittenem oder metastasiertem GIST soll bei Fehlen limitierender Nebenwirkungen unbedingt in voller Dosierung bis zum zweifelsfreien Nachweis einer Progression fortgesetzt werden.
- Dies gilt auch bei Erreichen einer kompletten Remission oder nach vollständiger Resektion residuellen Tumorgewebes.

Therapieoptionen bei Progress unter Imatinib

- Ein Progress eines GIST unter Therapie mit Imatinib kann auf verschiedene Weise in Erscheinung treten.
- Zu unterscheiden ist ein umschriebener lokaler Progress oder auch das Neuauftreten einer Metastase von einer generalisierten Progression vieler oder aller Manifestationen.
- Die häufigste Ursache für eine Imatinib-Resistenz bei GIST sind sekundäre aktivierende KIT-Mutationen.

Krankheitsbilder – Ösophagus, Magen und Duodenum

```
                        ┌─────────────────┐
                        │  Diagnose GIST  │
                        └────────┬────────┘
                                 │
              ┌──────────────────┴──────────────────┐
              │ ggf. Referenzhistologie, Mutationsanalyse │
              └──────────────────┬──────────────────┘
                                 │
              ┌──────────────────┴──────────────────┐
              │        Ausbreitungsdiagnostik       │
              └──────────────────┬──────────────────┘
```

- metastasierter GIST: Imatinib 400 mg/Tag (bei Exon 9 = 800 mg)
- inoperabler GIST: Imatinib 400 mg/Tag (bei Exon 9 = 800 mg)
- primär operabel mit geringer Morbidität: Resektion

- Imatinib-Unverträglichkeit: Sunitinib
- Krankheitsstabilisierung Ansprechen
- sekundär operabel: Resektion

- Fortsetzung Imatinib in gleicher Dosierung

- komplette Resektion → adjuvante Therapie Imatinib 400 mg/Tag über insgesamt 3 Jahre bei signifikantem Rezidivrisiko (bei Exon 9 = 800 mg)
- inkomplette Resektion → Imatinib 400 mg/Tag (bei Exon 9 = 800 mg)

- lokale (fokale) Progression → lokales Verfahren, Fortsetzung Imatinib
- systemische Progression → Compliance prüfen, ggf. Dosissteigerung Imatinib auf 800 mg/Tag (außer Exon 9)

Progression →
Sunitinib 50 mg/Tag On/Off-Schema alternativ 37,5 mg/Tag Dauertherapie individuell anpassen

Progression →
Regorafenib 160 mg/Tag 3 Wochen on/1 Woche off individuell anpassen

Progression →
Einschluss in Studie

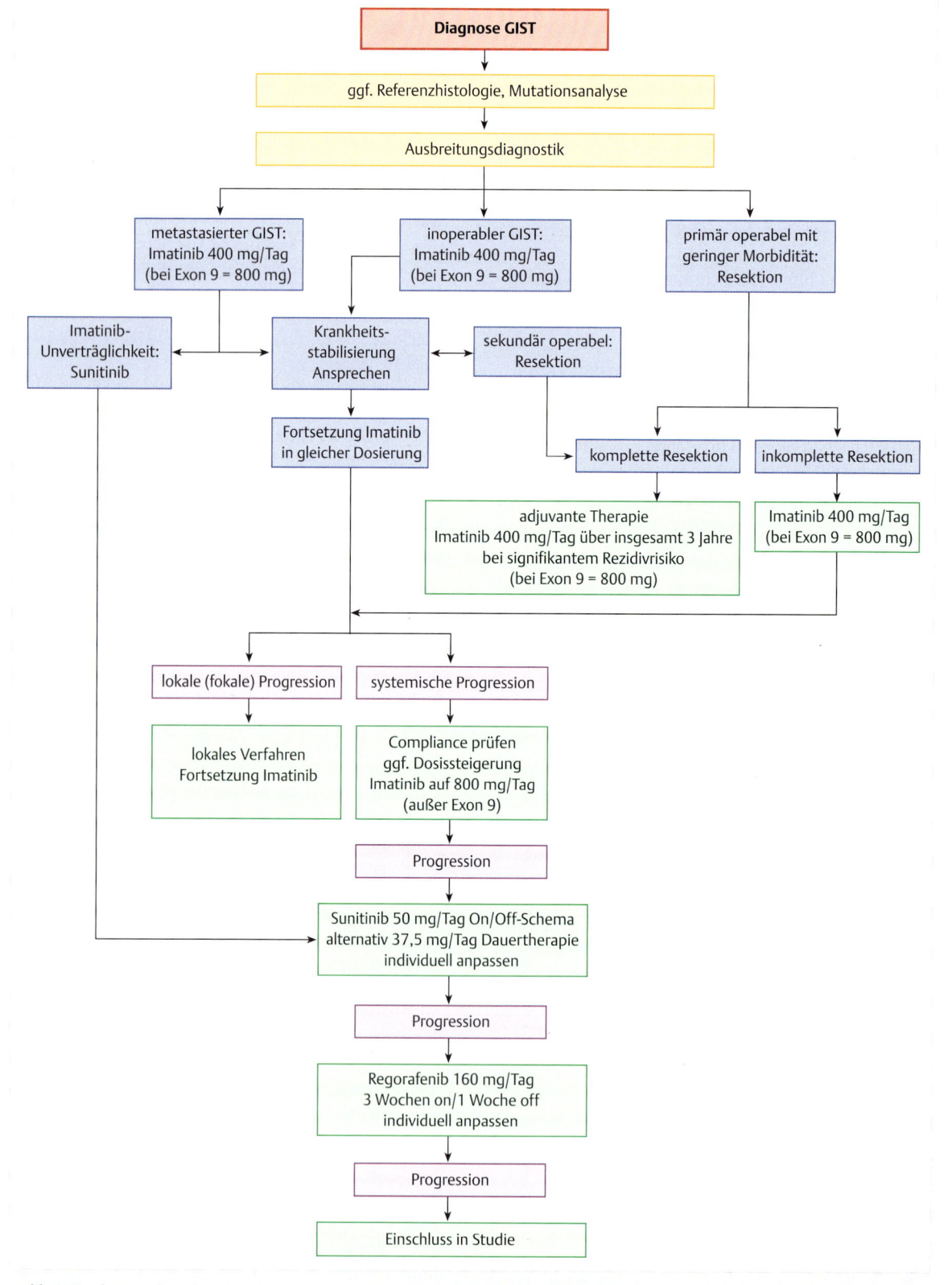

Abb. 3.57 Therapiealgorithmus bei GIST.

- Zudem können zu niedrige Imatinib-Blutspiegel zu einem Progress führen.
- Der erste Schritt sollte deshalb die Überprüfung und gegebenenfalls Verbesserung der Compliance sein.
- Bei lokalisiertem Progress sollte interdisziplinär die Möglichkeit einer lokalen Intervention geprüft werden.
- In Frage kommen dabei sowohl die operative Entfernung der Metastase als auch lokal destruktive Verfahren, wie die Radiofrequenzablation, Embolisation oder SIRT.
- Die Imatinib-Therapie muss dabei unbedingt fortgesetzt werden.
- Im Falle einer systemischen oder nicht lokal behandelbaren Progression unter 400 mg Imatinib pro Tag stellt eine Dosissteigerung auf 800 mg pro Tag eine Option dar.

Sunitinib in der Zweitlinientherapie

- Bei weiterem Fortschreiten der Erkrankung erfolgt die Umstellung der Therapie auf Sunitinib, einen Multikinase-Inhibitor, der KIT, PDGFR, FLT 3, alle VEGF-Rezeptoren sowie CSF und RET hemmt.
- Die Zulassung erfolgte aufgrund der Ergebnisse einer internationalen Phase-III-Studie, die nach der ersten geplanten Zwischenanalyse aufgrund der signifikanten Überlegenheit von Sunitinib (Ansprechrate 8 % vs. 0 %, mediane Zeit bis zur Progression 6,3 vs. 1,5 Monate) vorzeitig geschlossen wurde.
- Die Standarddosierung von Sunitinib beträgt 50 mg/d über 28 Tage, gefolgt von 14 Tagen Therapiepause.
- Neuere Daten sprechen für eine vergleichbare Wirksamkeit bei besserer Verträglichkeit einer Dauertherapie mit 37,5 mg pro Tag.
- Die Wirksamkeit von Sunitinib wurde in einem weltweit durchgeführten „treatment-use" Programm mit weit über 1000 Patienten bestätigt.
  - Dabei lagen die progressionsfreie Zeit bei 34 Wochen und das mediane Gesamtüberleben bei 75 Wochen.
  - Weiterhin zeigte sich ein eklatanter Unterschied im progressionsfreien Überleben (5,2 vs. 12,7 Monate) zwischen Patienten, die eine strikte Dosierung im 4 Wochen/2 Wochen-Schedule ohne Dosisanpassung erhalten hatten (n = 602) und Patienten, bei denen sowohl die Dosierung als auch das Regime individuell angepasst worden waren (n = 522).
  - Noch eindrucksvoller waren die Daten zum Gesamtüberleben mit 11,1 vs. 24 Monaten zugunsten der patientenangepassten Dosierung.
- Kürzlich wurden zudem Daten zur Korrelation der Primärmutation mit dem Behandlungserfolg der Sunitinib-Behandlung vorgestellt.
  - Sowohl das progressionsfreie (12,3 vs.7,0 Monate) als auch das Gesamtüberleben 26,3 vs. 16,3 Monate) waren signifikant höher in der Gruppe der Patienten mit einer Exon-9-Mutation im Vergleich zu Patienten mit einer Mutation im Exon 11.

Regorafenib in der Drittlinientherapie

- Regorafenib hemmt multiple Proteinkinasen und greift so in die
  - Onkogenese (KIT, RET, RAF-1, BRAF, BRAFV600E),
  - Angiogenese (VEGFR1–3, TIE2) und
  - Tumor-Mikroumgebung (PDGFR-B, FGFR) ein.
- Nachdem in einer ersten Phase-II-Studie mit 73 % Krankheitsstabilisierung oder besser nach 16 Wochen eine vielversprechende Aktivität gezeigt wurde, wurde Regorafenib im Rahmen einer internationalen placebokontrollierten Phase-III-Studie (GRID) untersucht.
  - Die primäre Dosierung von Regorafenib waren 160 mg/Tag an 21 von 28 Tagen mit der Möglichkeit zur Dosisreduktion bis auf 80 mg/Tag.
  - Das mittlere progressionsfreie Überleben war mit 4,8 Monaten im Regorafenib-Arm vs. 0,9 Monate im Placebo-Arm signifikant besser.
- Der Wirkstoff wurde im April 2016 vom Hersteller vom deutschen Markt genommen, kann aber zur Versorgung der GIST-Patienten über das europäische Ausland bezogen werden.

Adjuvante Therapie

- Der Stellenwert einer adjuvanten Therapie mit Imatinib wurde in drei randomisierten Studien untersucht.
- Erste Ergebnisse zeigte eine doppelblinde, placebokontrollierte amerikanische Phase-III- Studie (ACOSOG Z9001) mit 713 Patienten:
  - Alle Patienten mit einem vollständig entfernten, KIT-positiven GIST von mindestens 3 cm Größe konnten unabhängig von der Mitosenzahl aufgenommen werden.
  - Die Therapiedauer betrug 1 Jahr.
  - Erste Ergebnisse zeigten eine hochsignifikante Verbesserung des rezidivfreien Überlebens (RFS) unter einer Imatinib-Behandlung über ein Jahr im Vergleich zu Placebo (98 % vs. 83 %).
  - Die Studie wurde daraufhin abgebrochen.
  - Aufgrund dieser Daten erfolgte durch die amerikanischen Behörden im Dezember 2008 die Zulassung für Imatinib in adjuvanter Indikation.
- Die adjuvante Zulassung für Imatinib in Europa durch die EMA erfolgte im April 2009.
- Im Unterschied zum US-amerikanischen Label, welches keine Spezifizierung hinsichtlich der zu behandelnden Patienten enthält, präzisiert die EMA die Zulassung für Patienten „mit signifikantem Rezidivrisiko". Patienten mit einem niedrigen Rückfallrisiko sollten nicht adjuvant behandelt werden.
- In der skandinavisch-deutschen Studie SSGXVIII mit insgesamt 400 Patienten wurde eine Behandlungsdauer von 1 Jahr mit einer Dauer von 3 Jahren verglichen.
  - Die Ergebnisse zeigen eine signifikante Verbesserung des rezidivfreien Überlebens mit einer Behandlung über 36 Monate im Vergleich zu 12 Monaten.

- Konkret lebten im 36-Monatsarm nach 5 Jahren noch 65,6 % der Patienten ohne Rezidiv im Vergleich zu 47,9 % im 12-Monatsarm.
- Von besonderer Bedeutung ist das Ergebnis der Analyse des Gesamtüberlebens. Der Vorteil für die längere Behandlungsdauer erreichte sogar hier Signifikanz.
- So lebten nach 5 Jahren noch 92 % der Patienten im 3-Jahresarm gegenüber 81,7 % im 1-Jahresarm.
- Die aktualisierten Ergebnisse mit einer medianen Follow-up-Dauer von 7,5 Jahren zeigen sowohl für das rückfallfreie als auch für das Gesamtüberleben weiterhin einen signifikanten Vorteil für die 3-jährige Behandlungsdauer.
- Bei der dritten randomisierten Studie handelt es sich um eine Phase-III-Intergroup-Studie der EORTC mit 900 Patienten.
  - Die Randomisierung erfolgte in einen Therapiearm mit Imatinib 400 mg/Tag über 2 Jahre vs. einen Beobachtungsarm.
  - Aufgenommen wurden Patienten mit intermediärem und mit hohem Rezidivrisiko gemäß den Konsensus-Kriterien.
  - Der primäre Endpunkt war das „Imatinib failure-free survival", also die Zeit bis zur Progression unter erneuter Imatinib-Behandlung nach Eintreten eines Rezidives trotz oder ohne adjuvante Therapie.
  - Hier ergab sich für die Gruppe mit hohem Rückfallrisiko ein Trend, der jedoch keine Signifikanz erreichte.
  - Für den sekundären Endpunkt „relapse-free survival" war der Unterschied indes hoch signifikant (p < 0,0001).
- Die Mutationsanalyse ist inzwischen elementarer Bestandteil der Therapieentscheidung in der adjuvanten Situation.
- Zum einen ist der Mutationsstatus ein erheblicher prognostischer Faktor, zum anderen sprechen nicht alle Mutationen gleich gut auf Imatinib an.
- Vor Beginn einer adjuvanten Therapie muss daher in jedem Fall die Bestimmung des Mutationsstatus in einem erfahrenen Labor erfolgen.
- Unklar ist, wie Imatinib bei Patienten mit einer KIT-Exon 9-Mutation zu dosieren ist.
- Berücksichtigt man, dass eine höhere Dosierung von 800 mg/Tag die Ansprechrate und das progressionsfreie Überleben gegenüber einer Dosierung von 400 mg/Tag bei Patienten mit metastasiertem GIST etwa verdreifacht, würde dies auch für eine höhere Imatinib-Dosis in der adjuvanten Situation sprechen.
- Nach Ansicht vieler Experten profitieren Patienten mit einer Exon-9-Mutation von einer höheren Dosierung.
- Bei GIST ohne Nachweis einer Mutation in KIT oder PDGFR gibt es keinen sicheren Nachweis der Wirksamkeit einer adjuvanten Therapie mit Imatinib.

- Patienten mit einer D 842V-Mutation im Exon 18 des PDGFRα sollten unabhängig vom Rezidivrisiko grundsätzlich nicht adjuvant behandelt werden.
  - Dieser Genotyp spricht weder in vitro noch in vivo auf Imatinib an und zeichnet sich zudem durch einen meist sehr indolenten Verlauf aus.
  - Patienten mit anderen Mutationen im PDGFRα erhalten eine adjuvante Therapie gemäß ihrem Rezidivrisiko.

Neodjuvante Therapie

- Falls eine R0-Resektion nicht möglich ist oder durch eine Tumorverkleinerung eine weniger mutilierende Operation möglich erscheint, ist eine präoperative systemische Therapie als Standard anzusehen.
- Dies betrifft vor allem GIST des gastroösophagealen Übergangs, des Duodenums und des Rektums.
- Um insensitive Mutationen auszuschließen, die korrekte Dosierung sicherzustellen und damit das bestmögliche Ansprechen zu erreichen, sollte in jedem Falle eine Mutationsanalyse erfolgen.
- Die Resektion sollte dann zum Zeitpunkt der optimalen Tumorrückbildung erfolgen, üblicherweise nach 6–12 Monaten.
- Die bislang größte Studie zur präoperativen Therapie wurde in Deutschland durchgeführt (Apollon-Studie).
  - Aufgenommen wurden Patienten mit potenziell resektablen Tumoren, bei denen eine multiviszerale Resektion erforderlich oder eine R0-Resektion nicht sicher zu erreichen war.
  - Die Behandlung erfolgte über 6 Monate.
  - 45 Patienten wurden aufgenommen und 42 Patienten komplett protokollgerecht behandelt.
  - Nach Abschluss der Imatinib-Therapie waren 40 von 42 Patienten beschwerdefrei.
  - Bei 87 % der Patienten konnte eine R0-Resektion durchgeführt werden.
  - In den meisten Fällen war eine Operation von geringerem Ausmaß als prätherapeutisch beurteilt möglich.
  - Das progressionsfreie Überleben nach 5 Jahren liegt bei 67 %, das Gesamtüberleben nach 5 Jahren bei 83 %.
- Insgesamt ist die präoperative Therapie mit Imatinib sicher und führt zu einer signifikanten Tumorverkleinerung, die in einer Reduktion der operativen Morbidität resultiert.
- Die Langzeitergebnisse sind vielversprechend.

Strahlentherapie

- Die Strahlentherapie spielt bei der Behandlung von GIST keine wesentliche Rolle.
- Mögliche Ausnahmen sind
  - Tumoren, die zu einer (schmerzhaften) Infiltration von Wirbelsäule oder Becken geführt haben und
  - sehr selten auftretende Knochen- oder Hirnmetastasen.

3.25.12 Nachsorge

- Zur Nachsorge bei GIST nach potenziell kurativer Operation existieren mangels verfügbarer Daten bislang keine allgemein verbindlichen Richtlinien.
- Aufgrund der Häufigkeit von Rezidiven einerseits und hochwirksamen Behandlungsoptionen andererseits kommt ihr jedoch eine besondere Bedeutung zu.
- Sie dient der möglichst frühzeitigen Erfassung von lokalen und lokoregionären Rezidiven sowie insbesondere der Metastasensuche.
- Entsprechend der aktuellen Leitlinien sollten die Nachsorgeintervalle an die jeweilige Risikogruppe angepasst werden.
- Bei einem GIST mit sehr niedrigem Risikopotenzial ist die Sinnhaftigkeit der Nachsorge zweifelhaft. Da aber gelegentlich auch bei diesen Patienten Rezidive gesehen werden, ist eine jährliche Kontrolle zu erwägen.
- Für Patienten mit einem GIST mit niedrigem Rezidivrisiko ist ein halbjährliches Nachsorgeintervall in den ersten 5 Jahren nach Diagnosestellung angemessen.
- Eine besonders intensive Nachsorge muss bei Patienten mit einem intermediären oder einem hohen Rezidivrisiko erfolgen.
  - Rezidive treten bei Hochrisikopatienten in ca. 80 % der Fälle in den ersten ein bis zwei Jahren nach Beendigung der adjuvanten Therapie auf.
  - Dementsprechend sollten in diesem Zeitraum Kontrolluntersuchungen alle 3 Monate durchgeführt werden.
  - Ab dem 3. bis zum 5. Jahr werden Patienten mit intermediärem und hohem Risiko alle 6 Monate kontrolliert.
  - Ab dem 6. Jahr sollte lebenslang einmal jährlich eine Nachsorgeuntersuchung erfolgen, da Spätrezidive nach vielen Jahren beschrieben sind.
- Unverzichtbar ist in allen Fällen die abdominelle CT oder alternativ die Kernspintomografie.
- Bei GIST des Magens sollten, wenn noch Restmagen vorhanden ist, zusätzlich eine Gastroskopie und eventuell eine Endosonografie erfolgen.
- Bei GIST des Rektums erfolgt die lokale Kontrolle durch ein MRT, eine Rektoskopie und gegebenenfalls eine Endosonografie.

3.25.13 Verlauf und Prognose

- Die Rezidivwahrscheinlichkeit nach kompletter chirurgischer Entfernung eines lokalisierten GIST liegt je nach Risikokriterien zwischen 0 % und 90 %.
- Die mediane Überlebenszeit von Patienten mit metastasiertem GIST lag vor Einführung der zielgerichteten Therapie bei etwa 1,5 Jahren.
- Heute ist von einer medianen Überlebenszeit von über 6 Jahren auszugehen.
- Nach 10 Jahren sind noch ca. 20 % der Patienten am Leben.

3.25.14 Besonderheiten bei Kindern

- Sehr selten treten GIST auch bei Kindern und Jugendlichen auf. Sie unterscheiden sich in vielerlei Hinsicht von den GIST im Erwachsenenalter.
- Betroffen ist insbesondere das weibliche Geschlecht.
- Primärlokalisation ist nahezu ausschließlich der Magen.
- Häufig zeigen sich multifokale Tumoren.
- Ein regionaler Lymphknotenbefall ist im Unterschied zum Erwachsenenalter gelegentlich zu beobachten.
- Es handelt sich vorwiegend um epitheloide GIST, Mutationen in KIT oder PDGFRA finden sich nur selten.
- Überwiegend ist ein Funktionsverlust der Succinatdehydrogenase (SDH) nachzuweisen, bedingt durch eine Mutation in einer der SDH-Untereinheiten. Diese GIST-Variante wird daher oft als SDH-defizienter GIST bezeichnet.
- Pädiatrische GIST treten zudem im Kontext von Syndromen wie der Carney-Trias (GIST, Paragangliome, pulmonale Chondrome) und dem Carney-Stratakis-Syndrom (autosomal-dominant, GIST und Paragangliome) auf.
- Der Verlauf ist häufig vergleichsweise indolent, sodass eine insgesamt zurückhaltende Therapiestrategie angezeigt ist.

3.25.15 Quellenangaben

[1] Choi H, Charnsangavej C, Faria SC et al. Correlation of computed tomography and positron emission tomography in patients with metastatic gastrointestinal stromal tumor treated at a single institution with imatinib mesylate: proposal of new computed tomography response criteria. J Clin Oncol 2007; 25: 1753–1759
[2] ESMO/European Sarcoma Network Working Group. Gastrointestinal stromal tumours: ESMO Clinical Practice Guidelines for diagnosis, treatment and follow-up. Ann Oncol 2014; 25 (Suppl. 3): iii21–6
[3] Joensuu H, Vehtari A, Riihimäki J et al. Risk of recurrence of gastrointestinal stromal tumour after surgery: an analysis of pooled population-based cohorts. Lancet Oncol 2012; 13: 265–274
[4] Joensuu H, Eriksson M, Sundby Hall K et al. Adjuvant Imatinib for High-Risk GI Stromal Tumor: Analysis of a Randomized Trial. J Clin Oncol 2016; 34: 244–250
[5] Reichardt P, Blay JY, Boukovinas I et al. Adjuvant therapy in primary GIST: state-of-the-art. Ann Oncol 2012; 23: 2776–2781

3.25.16 Wichtige Internetadressen

- www.lh-gist.org: Informationen für Patienten
- www.sarkomstiftung.de

3.26 Gastroduodenale Ulkuskrankheit

M. Venerito, P. Malfertheiner

3.26.1 Steckbrief

Die Hauptrisikofaktoren für die Entstehung peptischer Ulzera in Magen und Duodenum sind das Vorliegen einer H.-pylori-Gastritis oder die Einnahme von nicht steroidalen Antirheumatika (NSAR) und Azetylsalizylsäure (ASS). Zu den schwerwiegenden Komplikationen der gastroduodenalen Ulkuskrankheit zählen Blutung, Penetration und Perforation. Selten kann sich auch eine Stenose am Pylorus oder im Duodenum als Folge des fibrosierenden Heilungsprozesses bilden. Die Inzidenz und Prävalenz der nicht komplizierten gastroduodenalen Ulkuskrankheit hat in den letzten 20 Jahren stark abgenommen. Dies gilt nicht für die Ulkusblutung, die aufgrund zunehmender Einnahme magenläsiver Medikamente und antithrombotischer Therapien im Alter unverändert häufig auftritt und von erheblicher Komplexität ist. Diese Kapitel befasst sich mit NSAR- und ASS-assoziierten Ulzera, die H.-pylori-Gastritis ist in Kap. 3.17 beschrieben.

3.26.2 Synonyme

- peptisches Ulkus

3.26.3 Keywords

- Ulcus ventriculi
- Ulcus duodeni
- nicht steroidale Antirheumatika
- Azetylsalizylsäure
- Ulkusblutung

3.26.4 Definition

- **histologisch**: umschriebener Schleimhautdefekt mit Überschreitung der Muscularis mucosae
- **endoskopisch**: Schleimhautdefekt > 5 mm Durchmesser
  - Läsionen < 5 mm: Erosionen
- Die endoskopische Definition mit Angabe des Größendurchmessers muss nicht immer mit der histologischen Definition übereinstimmen.
- Das Enzym Pepsin, das bei pH < 4,5 proteolytisch aktiv ist, spielt eine zentrale Rolle in der Entstehung der mukosalen Läsionen.
  - Entsprechend wird die Bezeichnung „peptisches Ulkus" verwendet.
- Peptische Ulzera können singulär oder multiple sein.
- **Ulcera duodeni** treten typischerweise im Bulbus duodeni auf.
- **Ulcera ventriculi** können sich in allen anatomischen Teile des Magens manifestieren, von der Kardia bis zum Pylorus.

3.26.5 Epidemiologie

Häufigkeit

- Die Epidemiologie der unkomplizierten Ulkuskrankheit ist aktuell schwer abschätzbar.
  - Bei Vorliegen von Beschwerden/Schmerzen in der Magenregion wird meist eine Therapie mit Protonenpumpenhemmern (PPI) ohne vorherige endoskopische Diagnostik eingeleitet.
- Die **Ulkusblutung** ist die häufigste Ulkuskomplikation.
  - Eine Ulkusblutung tritt bei 50–170/100 000 Einwohner auf.
  - Häufigkeit steigt nach dem 60. Lebensjahr an.
- Die **Ulkusperforation** tritt weniger häufig auf (Inzidenz 7–10/100 000).
- Die Penetration in ein retroperitoneales Organ ist selten.
- Auch eine Magenausgangsstenose als Folge der Ulkusabheilung mit Fibrosebildung ist selten.

Altersgipfel

- Das mittlere Alter von Patienten mit unkompliziertem peptischen Ulkus kann aus endoskopischen Studien annährend abgeleitet werden und liegt bei 62,5 ± 14,5 Jahre.
- Patienten mit Ulkusblutung waren in einer aktuellen deutschen Studie vergleichsweise um ca. 6 Jahre älter (mittleres Alter 68,3 ± 13,9 Jahre).

Geschlechtsverteilung

- Das Verhältnis von Männern zu Frauen liegt bei 1,5:1.

Prädisponierende Faktoren

- Risikofaktoren für Entstehung einer NSAR-induzierten Ulkusblutung:
  - höheres Lebensalter (≥ 60 Jahre alt)
  - positive Ulkusanamnese
  - H.-pylori-Infektion
  - schwerer Verlauf einer Allgemeinerkrankung
  - Komedikation mit Glukokortikoiden, gerinnungsaktiven Medikamenten oder mit selektiven Serotonin-Wiederaufnahme-Hemmer (SSRI)
    - alleinige Medikation mit Glukokortikoiden erhöht Blutungsrisiko nicht
- fakultative Risikofaktoren:
  - Zigarettenrauchen
  - niedriger sozioökonomischer Status

3.26.6 Ätiologie und Pathogenese
Ätiologie der peptischen Ulzera

- H.-pylori-Gastritis
- Einnahme von NSAR und niedrigdosierter ASS
- seltene Ursachen:
  - Einnahme von Kokain oder Metamphetamin
  - Biphosphonattherapie
  - Gastrinom (Zollinger-Ellison-Syndrom)
  - systemische Mastozytose
  - eosinophile Gastroenteritis
  - virale Infektionen (z. B. Zytomegalovirus) bei immunkompromittierten Patienten
  - Helicobacter-heilmannii-Infektion
  - Ulzera in einem Meckel-Divertikel mit heterotopischer Magenschleimhaut
- idiopathisch

Pathogenese der NSAR- und ASS-induzierten Ulzera

- NSAR verursachen eine Schädigung der Magenschleimhaut durch
  - die topische Toxizität und
  - die systemische Hemmung der COX-Enzyme (COX: Cyclooxygenase, ▶ Abb. 3.58).
- Eine begriffliche Definition der NSAR zeigt ▶ Tab. 3.47.
- **topische Toxizität:**
  - NSAR initiieren die mukosale Schädigung durch
    - die Zerstörung der Zellmembran und
    - die Entkopplung der mitochondrialen oxidativen Phosphorylierung.
  - Die mukosale Schädigung wird durch den Lumeninhalt (Säure, Pepsin, Gallensäuren und Helicobacter pylori) amplifiziert.
- **systemische Toxizität:**
  - Die Hemmung der COX-Enzyme und insbesondere des konstitutiv exprimierten COX-1-Enzyms resultiert in einer verminderten Prostaglandinsynthese.
  - Die reduzierte Prostaglandinverfügbarkeit führt
    - zu einer Abnahme der Mukus- und Bikarbonatsekretion,
    - zur Hemmung der Zellproliferation und
    - zu eingeschränktem Blutdurchfluss.
  - Diese Mechanismen sind für die Erhaltung der Schleimhautintegrität essenziell.
- Niedrigdosierte ASS (≤ 100 mg/d) wird zur Prävention von thromboembolischen Ereignisse sehr breit angewendet.
  - Die durch ASS verursachte Schleimhautschädigung ist vorwiegend auf die topische Toxizität zurückzuführen.
  - Aufgrund der niedrigen Dosierung ist eine systemische Wirkung außer der Thrombozyten-Aggregationshemmung nicht zu erwarten.
- **mukosale Heilung:**
  - Sowohl die Einnahme von nicht-COX-selektiven NSAR als auch von COX-2-selektiven Hemmern (Coxibe) führt zu einer Verzögerung des Heilungsprozesses peptischer Ulzera.
  - Die Prostaglandinsynthese durch das konstitutiv exprimierte COX-1-Enzym und das induzierbare COX-2-Enzym ist am Heilungsprozess des Ulkus beteiligt.

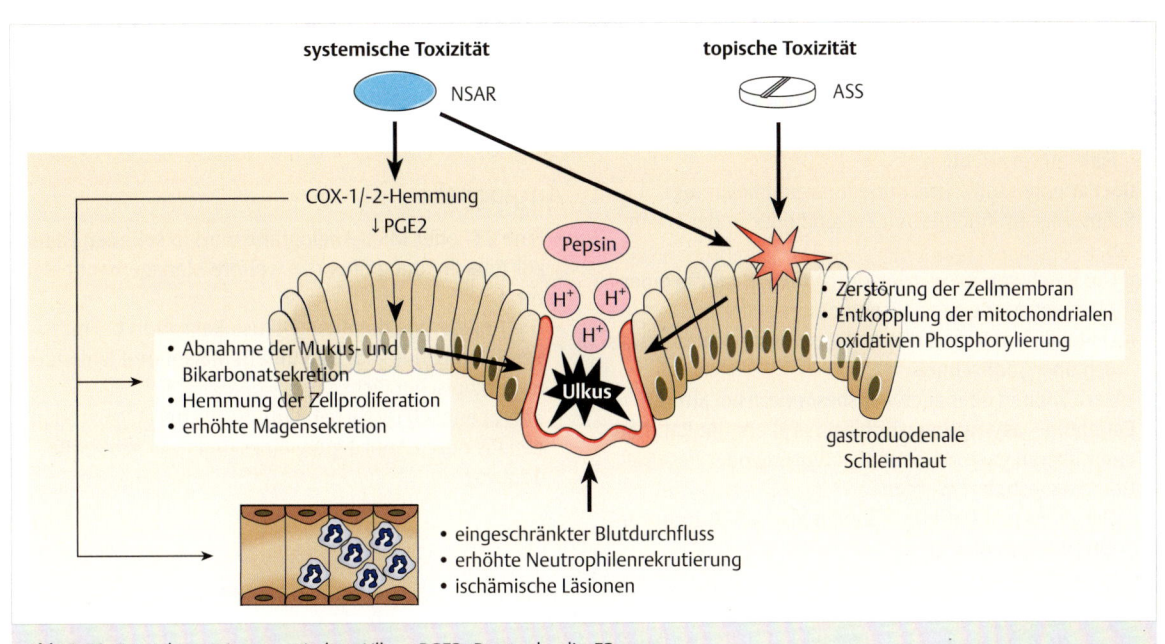

Abb. 3.58 Entstehung eines peptischen Ulkus. PGE2: Prostaglandin E2.

Tab. 3.47 Begriffliche Definition der nicht steroidalen Antirheumatika (NSAR).

	Hemmung der COX-1- und COX-2-Isoenzyme	COX-Hemmung
NSAR	nicht selektiv	reversibel
Coxibe	COX-2-selektiv	reversibel
ASS	nicht selektiv	irreversibel

NSAR: nicht steroidale Antirheumatika; COX: Cyclooxygenase; ASS: Azetylsalizylsäure

3.26.7 Klassifikation und Risikostratifizierung

- Gastroduodenale Ulzera werden differenziert in
  - unkompliziertes Ulkus und
  - Ulkus mit Komplikationen.
- Mögliche Ulkuskomplikationen sind
  - Blutung,
  - Perforation,
  - Penetration und
  - Stenose.

3.26.8 Symptomatik

- Patienten mit einem unkomplizierten peptischen Ulkus klagen überwiegend über **krampfartige, bohrende oder brennende epigastrische Schmerzen**.
- Zusätzliche **dyspeptische Beschwerden** können vorhanden sein, wie
  - Völlegefühl,
  - Blähungen,
  - frühzeitiges Sättigungsgefühl und
  - Übelkeit.
- Bei Patienten mit Ulcus ventriculi treten die Beschwerden häufiger postprandial oder während des Essens auf.
  - Anorexie und Gewichtverlust sind in bis zu 50 % der Fälle zu verzeichnen.
- Bei Patienten mit Ulcus duodeni treten bevorzugt Schmerzen im nüchternen Zustand oder in der Nacht auf.
  - Die Beschwerden werden durch die Einnahme einer Mahlzeit oder eines Säurehemmers gelindert.
  - Ungefähr ein Drittel dieser Patienten berichtet zusätzlich über Sodbrennen.
- Ulzera können aber auch – insbesondere bei älteren Patienten – **asymptomatisch** sein und erst im Rahmen einer oberen gastrointestinalen Blutung oder Perforation diagnostiziert werden.
  - Dieser Verlauf wird insbesondere bei NSAR-induzierten Ulzera beobachtet.
- Bei Patienten mit unbehandelter Ulkuskrankheit sind die Symptome klassischerweise aufgrund der spontanen Heilung und des Wiederauftretens des Ulkus **rezidivierend**.
  - Kausaler Risikofaktor (H.-pylori-Gastritis, NSAR-Einnahme) persistiert.

3.26.9 Diagnostik

Diagnostisches Vorgehen

- Anamnese
- körperliche Untersuchung
- ggf. Bildgebung (Differenzialdiagnostik)
- Ösophago-Gastro-Duodenoskopie (ÖGD) inkl. Biopsien
- histologische Diagnostik der Magenschleimhaut

Anamnese

- Eine sorgfältige Erhebung der Anamnese ist die Grundlage für das weitere diagnostische Vorgehen.
- Epigastrische Schmerzen und dyspeptische Beschwerden sind klinisch richtungsweisend.
- Im Rahmen der Anamnese gilt es, Informationen zu
  - Medikamenteneinnahme und
  - einem früheren Ulkus zu erhalten.

Körperliche Untersuchung

- Es sollte eine komplette internistische Untersuchung durchgeführt werden, inklusive einer rektodigitalen Untersuchung.

Bildgebende Diagnostik

Sonografie

- Zur differenzialdiagnostischen Abklärung unspezifischer Beschwerden wird immer vor oder in Kombination mit der ÖGD eine Sonografie durchgeführt.

Angiografie

- Eine CT- oder MRT-Angiografie wird in seltenen Fällen zur Entscheidung über das weitere Management eingesetzt.
- Die Angiografie dient zur Ulkuslokalisation bei massiver Blutung mit koagelgefülltem Magen und fehlender endoskopischer Sicht.
- Therapeutisch ist sie bei Blutung aus der A. gastroduodenalis durch Anbringung eines Coils von großer Bedeutung,

Instrumentelle Diagnostik
Ösophago-Gastro-Duodenoskopie (ÖGD)
- Die ÖGD erlaubt die zuverlässige Diagnose.
- Sie sollte immer Biopsien beinhalten
  - zur Beurteilung der Ursache und
  - im Fall des Magenulkus zum Ausschluss einer Neoplasie.
- Bei Ulkusblutung wir das Endoskop zusätzlich zur therapeutischen Intervention genutzt.

Histologie, Zytologie und klinische Pathologie
Histologische Mukosadiagnostik
- **Magenschleimhautbiopsien:** Biopsieentnahme im Rahmen der ÖGD aus der Antrum- und Korpusschleimhaut zur:
  - H.-pylori-Diagnostik
  - Charakterisierung der Magenschleimhaut nach der Sydney-System-Klassifikation
    - Patienten mit fortgeschrittener Atrophie/intestinaler Metaplasie haben ein erhöhtes Risiko für die Entwicklung eines Magenkarzinoms und sollten entsprechend in Vorsorgemaßnahmen eingeschlossen werden.
- Biopsieentnahmen (6–12) aus einem **Ulcus ventriculi** sind zwingend.
  - auch bei endoskopisch benigne aussehenden Ulzera Wiederholung spätestens 4 Wochen nach der Erstdiagnose
  - maligne Ätiologie des Ulkus muss ausgeschlossen werden
  - Achten auf Gerinnungswerte und Umstellen/Pausieren der laufenden Antikoagulation
- Gezielte Biopsien aus einem **Ulcus duodeni** sind in der Regel nicht indiziert.
  - Maligne Duodenalulzera finden sich nur in Ausnahmefällen.

3.26.10 Differenzialdiagnosen

Tab. 3.48 Differenzialdiagnosen.

Differenzialdiagnose	Bemerkungen
Magenkarzinom	Eine sorgfältige Anamnese trägt entscheidend zur Diagnosefindung bei. Die Gastroskopie, einschließlich der virtuellen Chromoendoskopie mit Biopsien, sichert die Diagnose.
MALT-Lymphom	
Metastasen anderweitig lokalisierter primärer Tumoren im oberen Gastrointestinaltrakt	

3.26.11 Therapie
Therapeutisches Vorgehen
- Eradikationstherapie bei H.-pylori-Infektion (siehe Kap. 3.17)
- Therapie mit PPI bei NSAR-/ASS-assoziierten Ulzera
- Die Therapie der Ulkusblutung und weiterer Komplikationen werden in den entsprechenden Kapiteln abgehandelt.

Pharmakotherapie
- Therapie mit einem PPI in Standarddosierung über 6–8 Wochen, z. B.
  - Omeprazol 20 mg/d,
  - Pantoprazol oder Esomeprazol jeweils 1 × tgl. 40 mg,
  - Lansoprazol 30 mg/d oder
  - Rabeprazol 20 mg/d
- Bei fehlender Ulkusabheilung soll zunächst die Therapieadhärenz und die eventuelle Fortsetzung der NSAR-Einnahme überprüft werden.
- Wird die NSAR-/ASS-Einnahme fortgeführt, verzögert sich der Heilungsprozess.
- Eine doppelte PPI-Standarddosis für weitere 6–8 Wochen wird oft empirisch empfohlen.
- Sonst sollen seltenere Ursachen für die Ulkusentstehung in Betracht gezogen werden (S. 355).

3.26.12 Verlauf und Prognose
- Die Therapie mit einem PPI über 6–8 Wochen führt in der Mehrheit der Fälle (> 85 %) zu einer kompletten Abheilung der NSAR-/ASS-assoziierten Ulzera.

3.26.13 Prävention
- Eine **Begleitmedikation** mit einem Säurehemmer wird als Präventionsstrategie empfohlen für Patienten mit erhöhtem Risiko für die Entwicklung eines NSAR- oder ASS-assoziierten Ulkus und deren Komplikationen.
- **PPI** sind hier Mittel der Wahl (Klasseneffekt).
- Der H2-Rezeptorantagonist Famotidin sollte nur bei PPI-Unverträglichkeit in Betracht gezogen werden (Tachyphylaxie bedenken!).
- **Prävention der ASS-assoziierten Blutung:**
  - Bei H.-pylori-infizierten Patienten, bei denen sich unter ASS eine Ulkusblutung entwickelt hat, reduziert die Eradikationstherapie das Risiko der Rezidivblutung, auch bei fehlender PPI-Begleitmedikation.
  - PPI-Langzeitmedikation ist nach erfolgreicher H.-pylori-Eradikation und bei fehlenden anderen Risikofaktoren nicht zwingend.
- **Prophylaxe von NSAR-assoziierten peptischen Ulzera:**
  - PPI-Begleitmedikation ist die bevorzugte Strategie zur Prophylaxe von NSAR-assoziierten peptischen Ulzera.
  - Weitere wirksame Alternativen sind

- Misoprostol (kommt in Deutschland kaum zum Einsatz) und
- das Ersetzen von einem nicht selektiven NSAR mit einem COX-2-selektiven NSAR.
  ○ Der Einsatz von Misoprostol ist aufgrund des Nebenwirkungsprofils (Durchfall, Schwangerschaftsabbruch) in Deutschland eingeschränkt.
  ○ Der gleichzeitige Einsatz von einem COX-2-selektiven NSAR mit einem PPI bietet den besten Schutz.
  ○ Anders als bei niedrigdosierter ASS kann der Einsatz von H2-Rezeptorantagonisten zur Prävention der NSAR-assoziierten Ulkusblutung nicht empfohlen werden.
- Die Komedikation mit ASS, nicht-ASS-Plättchenaggregationshemmer, Antikoagulanzien und Kortikosteroiden erhöht das Ulkusrisiko bei Einnahme von NSAR.
  ○ Die aktuelle Datenlage suggeriert, dass unter Komedikation mit einem Coxib im Vergleich zu einem nicht selektiven NSAR das Risiko für die Entstehung von peptischen Ulzera bei Einnahme von niedrigdosierter ASS niedriger ist.
- Die **Strategien zur Prävention von peptischen Ulzera unter NSAR-Einnahme** zeigt ▶ Tab. 3.49.
  ○ Dabei müssen die gastrointestinalen und die kardiovaskulären Risikofaktoren berücksichtigt werden.
  ○ Die NSAR-Einnahme kann das Risiko für kardiovaskuläre Ereignisse erhöhen.
- NSAR können auch Blutungen im unteren Gastrointestinaltrakt verursachen.
  ○ PPI schützen nicht vor einer NSAR-induzierten unteren gastrointestinalen Blutung.
- In zwei großen randomisierten Studien konnte gezeigt werden, dass für die Prävention von oberen und unteren gastrointestinalen Blutungen die Einnahme von Celecoxib effektiver als die Einnahme von nicht selektiven NSAR plus PPI war.
  ○ Insbesondere kam eine Anämie – am ehesten als Folge einer okkulten Dünndarmblutung – häufiger bei Patienten mit NSAR plus PPI vor im Vergleich zu denen unter Celecoxib.
- Bei Patienten mit idiopathischen Ulzera wird empirisch eine Langzeit-PPI-Einnahme empfohlen.

3.26.14 Quellenangaben

[1] Fischbach W, Malfertheiner P, Lynen Jansen P et al. 2k-Leitlinie Helicobacter pylori und gastroduodenale Ulkuskrankheit. Z Gastroenterol 2016; 54: 327–363
[2] Lanas A, Chan FKL. Peptic ulcer disease. Lancet 2017; 390: 613–624
[3] Malfertheiner P, Chan FK, McColl KE. Peptic ulcer disease. Lancet 2009; 374: 1449–1461

Tab. 3.49 Strategien zur Prävention von peptischen Ulzera unter NSAR-Einnahme.

	niedriges Risiko für gastrointestinale Komplikationen*	hohes Risiko für gastrointestinale Komplikationen**
niedriges kardiovaskuläres Risiko	NSAR	NSAR + PPI oder Coxibe + PPI*** H.-pylori-Testung und ggf. Eradikation
hohes kardiovaskuläres Risiko****	Naproxen bei ASS-Einnahme Komedikation mit PPI	keine NSAR Naproxen + PPI niedrigdosiertes Celecoxib + ASS + PPI ist weitere Option

NSAR: nicht steridale Antirheumatika; ASS: Azetylsalizylsäure; PPI: Protonenpumpeninhibitoren
* keine Risikofaktoren
** höheres Lebensalter (≥ 60 Jahre), Ulkusanamnese, H.-pylori-Infektion, schwerer Verlauf einer Allgemeinerkrankung, Komedikation mit Glukokortikoiden, gerinnungsaktiven Medikamenten oder mit selektiven Serotonin-Wiederaufnahme-Hemmern
*** insbesondere bei Patienten mit einem komplizierten Ulkus in der Eigenanamnese oder bei Vorliegen mehrerer Risikofaktoren
**** Risikoeinschätzung kardiovaskulärer Erkrankung anhand von Risikotabellen, z.B. mit dem Framingham-Risiko-Score. Meist ist die ASS-Einnahme indiziert. Die europäische Arzneimittelbehörde EMA empfiehlt für Coxibe keine Anwendung bei Herz-Kreislauf-Erkrankungen in der Vorgeschichte (Herzinfarkt) und Vorsicht bei Vorliegen von kardiovaskulären Risikofaktoren (Hypertonie, Diabetes oder Rauchen).

Kapitel 4
Krankheitsbilder – Dünn- und Dickdarm

4.1	Zöliakie	*361*
4.2	Nicht-Zöliakie-Nicht-Weizenallergie-Weizensensitivität	*369*
4.3	Laktoseintoleranz	*372*
4.4	Fruktoseintoleranz	*376*
4.5	Sonstige Kohlenhydratintoleranzen	*379*
4.6	Morbus Crohn	*383*
4.7	Colitis ulcerosa	*392*
4.8	Reizdarmsyndrom	*405*
4.9	Kurzdarmsyndrom und Darmversagen	*409*
4.10	Kolorektale Innervationsstörungen	*414*
4.11	Chronische intestinale Pseudoobstruktion und akute kolonische Pseudoobstruktion	*418*
4.12	Infektiöse Gastroenteritis und Enterokolitis	*423*
4.13	Norovirusinfektion	*430*
4.14	Escherichia-coli-Enteritis	*433*
4.15	Cholera	*435*
4.16	Campylobacter-Enteritis	*439*
4.17	Salmonellose	*442*
4.18	Typhus abdominalis	*445*
4.19	Paratyphus	*449*
4.20	Clostridium-difficile-Infektion	*452*

4.21	MRGN-Kolonisation und -Infektion	458
4.22	Morbus Whipple	462
4.23	Yersiniose	466
4.24	Shigellose	470
4.25	Lambliasis	473
4.26	Amöbiasis	477
4.27	Kryptosporidiose	481
4.28	Zestodeninfektionen	484
4.29	Askariasis	489
4.30	Trichuriasis	493
4.31	HPV-assoziierte Infektionen	496
4.32	Reisediarrhö	499
4.33	Lebensmittelvergiftungen	503
4.34	Hämangiome und Angiodysplasien	505
4.35	Akuter mesenterialer Arterienverschluss	510
4.36	Akuter mesenterialer Venenverschluss	517
4.37	Nicht okklusive mesenteriale Ischämie	520
4.38	Chronische mesenteriale Ischämie	523
4.39	Colitis cystica profunda	525
4.40	Pneumatosis cystoides intestinalis	
4.41	Mikroskopische Kolitis	
4.42	Divertikelkrankheit	
4.43	Benigne Dünndarmtumoren	
4.44	Adenokarzinome des Dünndarms	
4.45	Lymphome des Darms	
4.46	Peutz-Jeghers-Syndrom	
4.47	Familiäre adenomatöse Polyposis	
4.48	Juveniles Polyposis-Syndrom	
4.49	Hereditäres nicht polypöses kolorektales Karzinom	
4.50	Kolorektale Karzinome	
4.51	Hämorrhoidalleiden	
4.52	Perianalthrombose	
4.53	Analfissur	
4.54	Analfistel und -abszess	
4.55	Rektumprolaps und Ulcus simplex recti	
4.56	Anale Kondylome	
4.57	Analkarzinom	

4 Krankheitsbilder – Dünn- und Dickdarm

4.1 Zöliakie

K. Farrag, J. Stein

4.1.1 Steckbrief

Die Zöliakie ist eine lebenslange, multisystemische, immunologisch vermittelte Darmerkrankung, die sich – ausgelöst durch Gluten und verwandte Prolamine – bei Personen mit entsprechender genetischer Veranlagung manifestiert. Sie führt zu charakteristischen histomorphologischen Veränderungen der proximalen Dünndarmmukosa (entzündliche Infiltrate, Kryptenhyperplasie, Villusatrophie) und potenziell zu systemischen Komplikationen [11]. Zur Diagnostik werden serologische Tests zum Nachweis von Antikörpern gegen Gewebetransglutaminase und ggf. eine HLA-Typisierung eingesetzt. Letztlich erfolgt die Diagnose der Zöliakie durch die histomorphologische Untersuchung von Duodenalbiopsien. Die Therapie der Zöliakie besteht in einer strikten Einhaltung einer lebenslangen glutenfreien Diät.

4.1.2 Aktuelles

- Eine strikte glutenfreie Diät (GFD) ist aktuell die einzige Therapiemöglichkeit.
- Die Einhaltung dieser Diät ist oftmals schwierig – auch, weil Gluten in vielen Fertignahrungsmitteln enthalten ist.
- Die Diät führt oftmals zu tiefen Einschnitten in der Nahrungsauswahl und im Sozialleben.
- Zudem hat die GFD auch bei völlig adhärenten Patienten nicht in jedem Fall eine klinische und histologische Normalisierung zur Folge.
- Deshalb ist das Interesse an (adjunktiven) nicht diätischen Therapieansätzen für die Zöliakie groß.
- In den letzten Jahren wurden pharmakotherapeutische Strategien entwickelt, die von einer intraluminalen Modulation des Glutens bis hin zur Beeinflussung mukosaler Immunreaktionen reichen (ausführliche Darstellung in [11]).

4.1.3 Synonyme

- glutensensitive Enteropathie
- glutenindizierte Enteropathie
- nichttropische Sprue
- einheimische Sprue

4.1.4 Keywords

- Autoimmunität
- Autoantigen
- Zytokine
- Gewebstransglutaminase
- glutenindizierte Enteropathie
- HLA
- Malabsorption
- therapierefraktäre Zöliakie

4.1.5 Definition

- immunologisch vermittelte Schädigung der Dünndarmschleimhaut bei genetisch prädisponierten Personen durch die alkoholische Fraktion der Glutene.
- Glutene:
  - Speicherproteine in Weizen (einschließlich Einkorn, Emmer, Dinkel und Grünkern), Roggen und Gerste
  - aufgrund ihrer Klebereigenschaften essenziell für die Backfähigkeit von Getreidemehl

4.1.6 Epidemiologie

Häufigkeit

- Prävalenz weltweit (Amerika, Europa, Australien, Nordafrika, Naher Osten, Indien): 0,5–1 %
- Deutlich häufiger tritt die Erkrankung in den Bevölkerungen Finnlands und Mexikos sowie bei den Sahrawi-Kindern in Nordafrika auf: Prävalenzen 2–5 % [11].
- Basierend auf einem rein serologischen Screening wird für Deutschland eine Prävalenz ebenfalls nahe 1 % berichtet [6]. Aber bei nur 60 % serologisch positiver Patienten fand sich in der Studie von Mustalahti et al. ein entsprechendes histomorphologisches Korrelat [9].

Altersgipfel

- Die Zöliakie kann in jedem Lebensalter auftreten.

Geschlechtsverteilung

- 70 % der Patienten sind weiblich.

Prädisponierende Faktoren

- Ätiologisch ist die Erkrankung **multifaktoriell**, wobei die genetische Veranlagung eine wichtige Rolle spielt.
- gehäuftes Vorkommen bei HLA-DQ 2 und/oder HLA-DQ 8 [1]
  - bei 95 % der Patienten Nachweis von HLA-DQ 2
  - bei 5 % Nachweis von HLA-DQ 8
- **familiäre Häufung** [1]:
  - Verwandte 1. Grades: 8–18 % Konkordanz
  - eineiige Zwillinge: 70 % Konkordanz
- **Assoziation mit anderen Krankheiten**:
  - Dermatitis herpetiformis Duhring

- Diabetes mellitus Typ 1
- Down-Syndrom
- selektiver IgA-Mangel
- autoimmune Schilddrüsenerkrankungen
- autoimmune Kollagenosen
  - rheumatoide Arthritis
  - Epilepsie mit zerebralen Verkalkungen
  - primär biliäre Zirrhose (PBC)
  - primär sklerosierende Cholangitis (PSC)
  - IgA-Nephropathie
  - mikroskopische Kolitis

4.1.7 Ätiologie und Pathogenese

- inadäquate T-Zell-vermittelte Immunreaktion auf Glutene
- führt zu einer hyperregeneratorischen Schleimhautumformung mit Zottenschwund und Kryptenhyperplasie
- keine Spaltung der 33mer des α-Gliadins durch Peptidasen an der Bürstensaummembran der Dünndarmmukosa
- nach dem Eindringen Modifikation der toxischen Gliadinpeptide durch die Gewebstransglutaminase (t-TG)
- HLA-DQ 2/8-vermittelte T-Zellaktivierung → zytotoxische T-Zellen, Makrophagen und Myofibroblasten induzieren den Schleimhautumbau
- lebenslange Überempfindlichkeit gegenüber Gluten
- Besserung in der Regel nach Elemination von Gluten aus der Nahrung
- Der außerordentlich hohe Anteil an Prolin und Glutamin (Prolaminen) in Weizen-Gliadinen sowie in Hordeinen und Secalinen, z. T. auch in Gluteninen, spielt eine zentrale Rolle in der Pathogenese der Zöliakie.
  - Anmerkung: Der wissenschaftliche Name Gliadin bezieht sich im engeren Sinne nur auf die Weizen-Speicherproteine, während die bedeutendsten Verwandten und potenziell zöliakieauslösenden Proteine in Roggen und Gerste als Roggen-Secaline und Gerste-Hordeine bezeichnet werden.

4.1.8 Klassifikation und Risikostratifizierung

- Die Oslo-Klassifikation der Zöliakie ist in ▶ Tab. 4.1 aufgeführt.
- **klassische Zöliakie:** klinisches Vollbild mit Malabsorption und konsekutivem Gewichtsverlust, Steatorrhö und Eiweißmangelödemen
- **symptomatische Zöliakie:**
  - eher atypische Symptome wie abdominelle Beschwerden, Dyspepsie, Flatulenz oder
  - extraintestinale Symptome wie erhöhte Transaminasen, neurologisch-psychiatrische Veränderungen (z. B. Migräne, Epilepsie, Depression) oder
  - Hautveränderungen einschließlich der Dermatitis herpetiformis Duhring
- **subklinische Zöliakie:** zöliakiespezifische Serologie und typischen Veränderungen in den Dünndarmbiopsien (mindestens MARSH 2), aber keinerlei klinische Auffälligkeiten
- **refraktäre Zöliakie** (RCD: refractory coeliac disease): Nachweis einer neuen oder persistierenden Zottenatrophie trotz strikter glutenfreier Diät über 12 Monate mit intestinalen oder extraintestinalen Symptomen, die persistieren oder wieder auftreten
  - Typ-1-RCD: normale Population intraepithelialer Lymphozyten, keine T-Zell-Klonalität, gleiche Oberflächenantigene (CD3/CD8) wie bei der unkomplizierten Zöliakie
  - Typ-2-RCD: aberrante oder prämaligne intraepitheliale Lymphozyten, T-Zell-Klonalität, immunhistologisch Verlust der Oberflächenantigene (CD3/CD8) in mehr als 50 % der intraepithelialen T-Zellen, aus denen sich ein enteropathieassoziiertes T-Zell-Lymphom entwickeln kann
- **potenzielle Zöliakie:** positive, zöliakiespezifische Antikörperkonstellation im Serum, aber unauffälliger Befund in der histologischen Beurteilung der Dünndarmmukosa

Tab. 4.1 Oslo-Klassifikation der Zöliakie [4].

Form der Zöliakie	Malabsorptions-syndrom	unspezifische Symptome	zöliakiespezifische Antikörper	HLA-DQ 2/DQ 8	Marsh 2 oder 3
klassische	+	±	+	+	+
symptomatische	–	+	+	+	+
subklinische	–	–	+	+	+
refraktäre (nur Erwachsene)	+	±	+	+	+
potenzielle	–	–	+	+	–

4.1.9 Symptomatik

- Malabsorptionssyndrom
  - Diarrhö/Steatorrhö
  - Meteorismus
  - Gewichtsverlust
- Beim Vollbild der Zöliakie liegt bei fast allen Patienten eine Laktoseintoleranz vor.
- klinische Befunde:
  - Gewichtsverlust, Muskelschwund
  - Ödeme
  - Zeichen peripherer Neuropathie
  - Ataxie, Hyperpathie
  - gebähtes Abdomen
  - Hyperkeratosen, Ekchymosen, Cheilosis, Glossitis
- Klinik der refraktären Zöliakie:
  - je nach Ausmaß der Zottenatrophie mild bis schwere Malabsorption
  - gehäuft Thrombembolien und Infektionen (v. a. bakterielle Pneumonien)
  - neurologische Komplikationen bei Meningealbefall
  - rezidivierende Sinusitiden (Homing der klonalen T-Zellen in der Nasenschleimhaut)

4.1.10 Diagnostik

Diagnostisches Vorgehen

- Für die Diagnose einer Zöliakie gibt es keinen einzelnen beweisenden Test (Goldstandard).
- Basis der Diagnostik (▶ Abb. 4.1):
  - Anamnese
  - klinische Untersuchung
  - Antikörperbestimmung
  - histologische Untersuchung von Dünndarmbiopsien
  - ggf. HLA-Typisierung
- Grundsätzlich sollte die Diagnostik einer Zöliakie unter glutenhaltiger Ernährung erfolgen.
- Bei der Verdachtsdiagnose einer Zöliakie sollten primär zunächst serologische Untersuchungen durchgeführt werden.
- Bei positivem Antikörpernachweis sollte eine endoskopische Untersuchung mit Probengewinnung aus dem Duodenum erfolgen.
- Diagnose einer Zöliakie gilt als gesichert bei [4]:
  - positiver Serologie
  - positiver Histologie (d. h. MARSH 2 oder 3)
  - serologischer Besserung unter glutenfreier Diät
- Das diagnostische Vorgehen bei Verdacht auf eine refraktäre Zöliakie zeigt ▶ Abb. 4.2.

Anamnese

- Patienten mit folgenden Symptomen sollten auf das Vorliegen einer Zöliakie abgeklärt werden:
  - Malabsorptionssymptomatik: Blähungen, Stuhlunregelmäßigkeiten mit der Tendenz zu Diarrhöen, unklarer Gewichtsverlust, Wachstumsverzögerung bei Kindern
  - unklare gastrointestinale Symptome inklusive Übelkeit und Erbrechen
  - prolongierte Müdigkeit (Fatique-Syndrom)
  - rezidivierende Bauchschmerzen, Krämpfe, Blähungen
  - unklare Eisenmangelanämie, andere Vitamin- und Spurenelementmangelzustände
  - unklare Transaminasenerhöhung
  - herpetiforme Ekzeme an den Streckseiten den Extremitäten
  - lymphozytäre Gastritis und lymphozytäre Kolitis
  - Reizdarmsyndrom
  - assoziierte Erkrankungen, z. B. Diabetes mellitus, Autoimmunthyreoditis (▶ Tab. 4.2) [4]
  - Patienten mit Verwandten 1. Grades mit Zöliakie oder Diabetes mellitus Typ 1

Tab. 4.2 Erkrankungen, bei denen eine Zöliakie ausgeschlossen werden sollte bzw. der Ausschluss (*) bedacht werden sollte.

Autoimmunerkrankungen	neurologisch-psychiatrische Krankheiten	genetische Syndrome	Hauterkrankungen	weitere Erkrankungen bzw. Symptome oder Symptomenkomplexe
Diabetes mellitus Typ 1	Migräne*	Down-Syndrom/ Trisomie 21	Dermatitis herpetiformis Duhring	Transaminasenerhöhungen
Hashimoto-Thyreoiditis	Epilepsie*	Turner-Syndrom/ Monosomie X*	Psoriasis*	selektiver IgA-Mangel
Autoimmunhepatitis, PBC	Depression und Angststörungen*			Osteopathie (Osteomalazie, Osteoporose)
Kollagenosen (Sjögren-Syndrom/systemischer Lupus erythematodes)				Reizdarmsyndrom
				lymphoproliferative Erkrankungen*

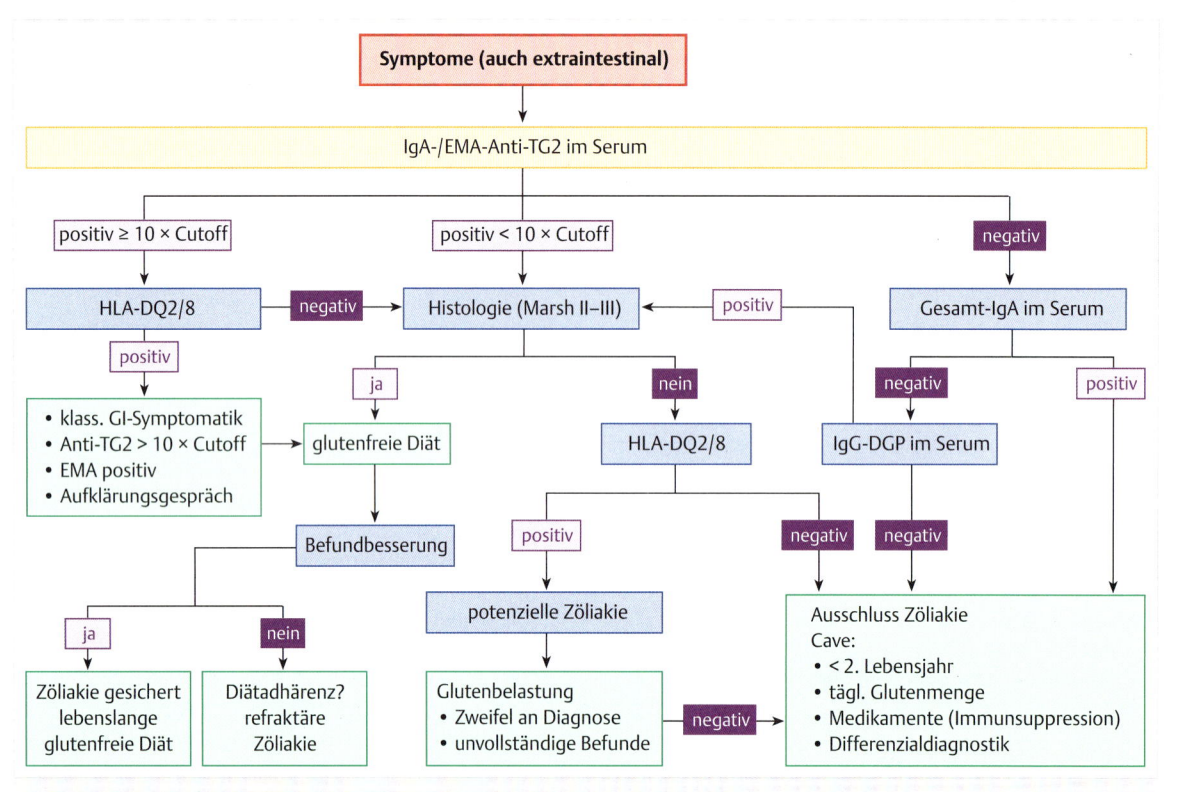

Abb. 4.1 Entscheidungsprozesse der Zöliakiediagnostik. EMA: Endomysium-Antikörper; GI: Gastrointestinaltrakt; DGP: deamidiertes Gliadinpeptid.

Körperliche Untersuchung

- In der Regel findet sich ein weitestgehend unauffälliger körperlicher Status.

Labor

- Hinweise auf das Vorliegen einer Malabsorption durch Laborparameter aus der Routinediagnostik (▶ Tab. 4.3)
- **Antikörperdiagnostik** auf Gewebstransglutaminase (IgA-t-TG) sowie Endomysium (IgA-EMA)
  - Sensitivität 74–100 %, Spezifität 78–100 % für IgA-t-TG
  - Sensitivität 83–100 %, Spezifität 95–100 % für IgA-EMA
- Mitbestimmung des Serum-IgA notwendig, da bei bis zu 2–3 % der Patienten (Normalbevölkerung 0,5 %) ein IgA-Mangel vorliegt und somit ein falsch negativer IgA-Antikörpertest
- **bei Vorliegen eines IgA-Mangels**:
  - Versagen der serologischen Tests
  - evtl. Antikörper gegen deamidiertes Gliadinpeptid (IgG- oder IgA-DGP)
- **HLA-Typisierung**:
  - In Europa sind 85–90 % der Patienten mit Zöliakie HLA-DQ 2-positiv und 10–15 % HLA-DQ 8-positiv.
  - 30–35 % der Gesamtbevölkerung sind HLA-DQ 2/8-positiv
  - Nachweis von HLA-DQ 2 oder -DQ 8 hat daher nur einen niedrigen positiven Vorhersagewert
  - Eine HLA-DQ 2/8-Negativität hingegen schließt eine Zöliakie weitestgehend (95–100 %) aus.
  - Bestimmung des HLA-Genotyps kann daher zum Ausschluss einer Zöliakie sinnvoll sein bei:
    – Personen/Patienten mit erhöhtem Risiko für eine Zöliakie
    – Patienten mit diskrepanten Befunden
    – Patienten mit fraglicher Zöliakiediagnose, die längere Zeit (> 2 Monate) eine glutenfreie Diät eingehalten haben und bei denen eine Glutenbelastung vermutet wird

Instrumentelle Diagnostik

Ösophago-Gastro-Duodenoskopie (ÖGD)

- bei positivem Antikörpertest Sicherung der Diagnose mittels Endoskopie und histologischer Untersuchung

4.1 Zöliakie

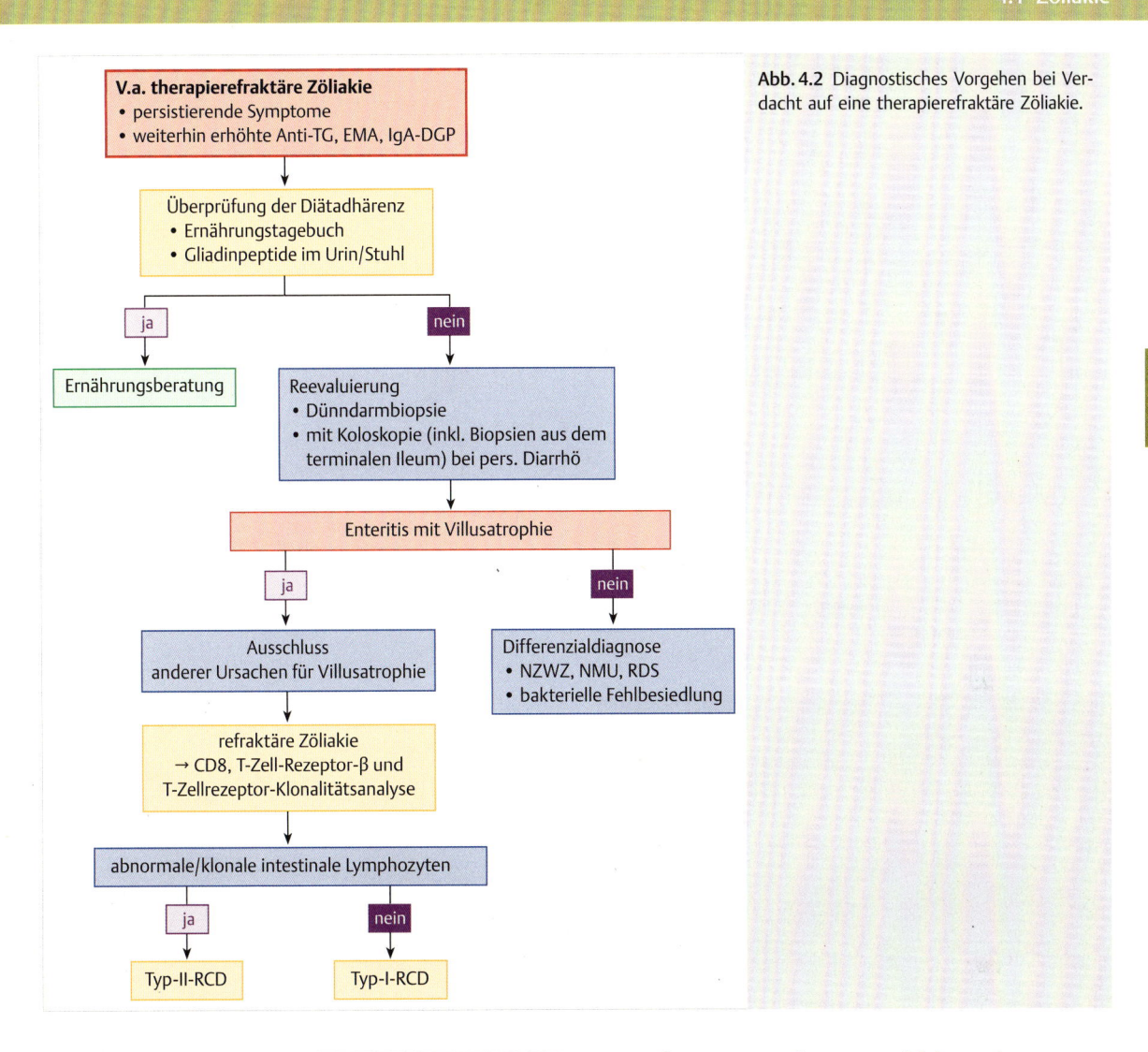

Abb. 4.2 Diagnostisches Vorgehen bei Verdacht auf eine therapierefraktäre Zöliakie.

Flussdiagramm:

- **V.a. therapierefraktäre Zöliakie**
  - persistierende Symptome
  - weiterhin erhöhte Anti-TG, EMA, IgA-DGP
- → **Überprüfung der Diätadhärenz**
  - Ernährungstagebuch
  - Gliadinpeptide im Urin/Stuhl
- ja → Ernährungsberatung
- nein → **Reevaluierung**
  - Dünndarmbiopsie
  - mit Koloskopie (inkl. Biopsien aus dem terminalen Ileum) bei pers. Diarrhö
- → **Enteritis mit Villusatrophie**
  - ja → **Ausschluss anderer Ursachen für Villusatrophie** → **refraktäre Zöliakie** → CD8, T-Zell-Rezeptor-β und T-Zellrezeptor-Klonalitätsanalyse → **abnormale/klonale intestinale Lymphozyten**
    - ja → Typ-II-RCD
    - nein → Typ-I-RCD
  - nein → **Differenzialdiagnose**
    - NZWZ, NMU, RDS
    - bakterielle Fehlbesiedlung

Tab. 4.3 Hinweise auf Malabsorption in der Routinediagnostik.

Laborparameter	Status
Hämoglobin	erniedrigt
Erythrozyten	erniedrigt
Serumeisen	erniedrigt
Serumferritin	erniedrigt
Serumfolat	erniedrigt
Serum-Vitamin-B_{12}	erniedrigt
Serumkalzium	erniedrigt
Serumphosphat	erniedrigt
Serummagnesium	erniedrigt
alkalische Phosphatase	erhöht
Serum-Vitamin-A	erniedrigt
Serum-β-Carotin	erniedrigt
Serumeiweiß	erniedrigt
Serumalbumin	erniedrigt
Prothrombin	erniedrigt
Oxalsäure im Urin	erhöht
Serumzink	erniedrigt

Histologie, Zytologie und klinische Pathologie

Histologische Mukosadiagnostik

- mindestens je 2 Biopsien aus dem mittleren und unterem Duodenum sowie dem Bulbus duodeni [4]
- **charakteristische histologische Veränderungen** der Zöliakie [4]:
  - partielle oder totale Zottenatrophie
  - Kryptenhyperplasie
  - Veränderungen des Zotten-/Kryptenverhältnisses
  - vermehrte Mitosen in den Krypten
  - vermehrte intraepitheliale Lymphozyten (IEL)
  - vermehrte Mitosen in den intraepithelialen Lymphozyten
  - vermehrtes Infiltrat aus Plasmazellen, Lymphozyten, eosinophilen und basophilen Granulozyten in der Lamina propria
- Ausmaß der Schleimhautveränderungen nach den modifizierten Marsh-Kriterien [10] (▶ Tab. 4.4, ▶ Abb. 4.3, ▶ Abb. 4.4, ▶ Abb. 4.5)

Krankheitsbilder – Dünn- und Dickdarm

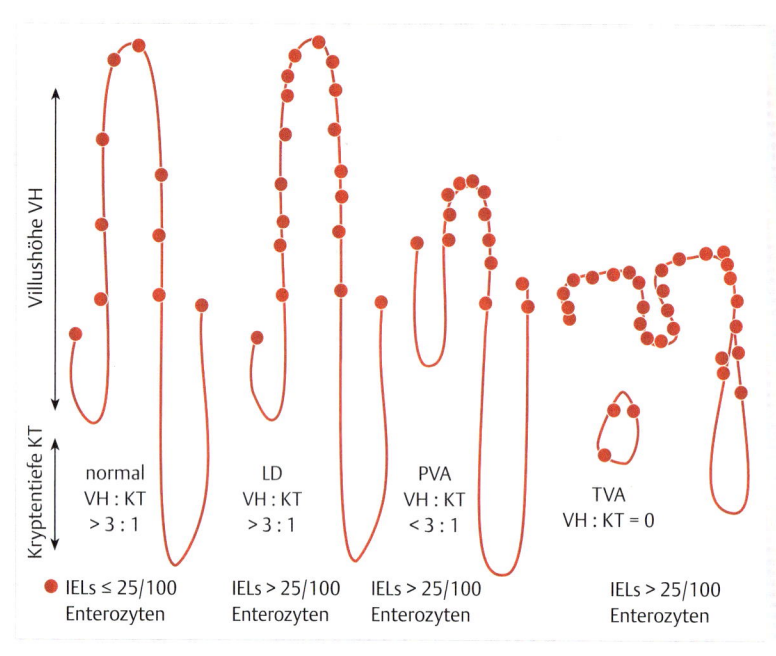

Abb. 4.3 Schematische Darstellung der Marsh-Oberhuber-Klassifikation. LD: lymphozytäre Duodenitis; PVA: partielle Villusatrophie; TVA: totale Villusatrophie; VH: Villushöhe; KT: Kryptentiefe. (Quelle: Ludvigsson JF, Bai JC, Biagi F et al. Gut 2014; 63: 1210–1228)

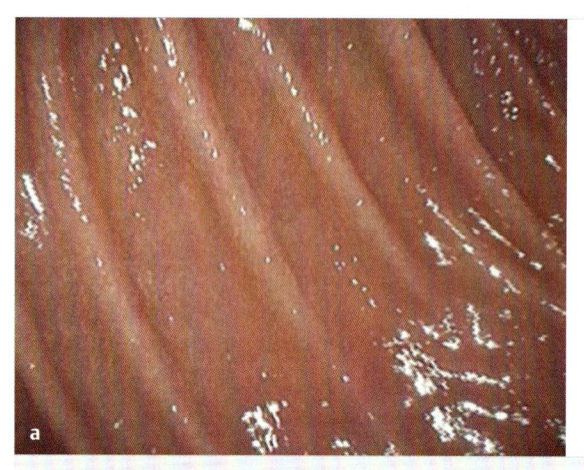

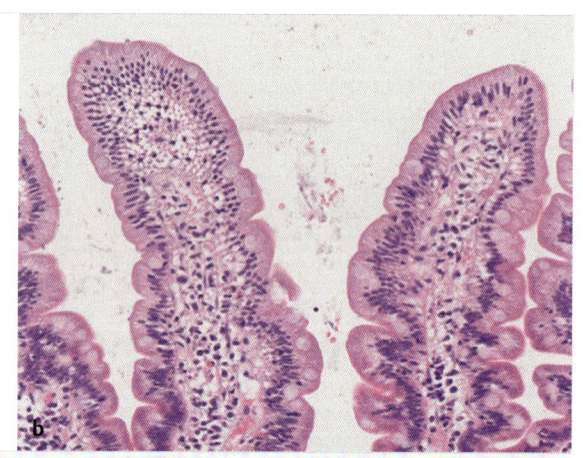

normal
VH : KT
> 3 : 1

LD
VH : KT
> 3 : 1

PVA
VH : KT
< 3 : 1

TVA
VH : KT = 0

● IELs ≤ 25/100 Enterozyten
IELs > 25/100 Enterozyten
IELs > 25/100 Enterozyten
IELs > 25/100 Enterozyten

Abb. 4.4 Normale Darmschleimhaut.
a Endoskopisches Bild.
b Histologische HE-Darstellung (20-fache Vergrößerung).

Tab. 4.4 Modifizierte Marsh-Oberhuber-Klassifikation mit modifiziertem Grenzwert für die Anzahl intraepithelialer Lymphozyten (IEL).

Marsh-Kriterien	Zotten	Krypten	IEL/100 Epithelien
Marsh 0	normal	normal	< 25
Marsh 1	normal	normal	> 25
Marsh 2	normal	hyperplastisch	> 25
Marsh 3a	geringe bis mäßige Atrophie	hyperplastisch	> 25
Marsh 3b	subtotale Atrophie	hyperplastisch	> 25
Marsh 3c	totale Atrophie	hyperplastisch	> 25

Cave: Der histologische Schweregrad korreliert nur unzureichend mit klinischen Symptomen. Die histologische Klassifizierung einer „Marsh-1-Läsion" erlaubt noch nicht die Diagnose einer Zöliakie, da hier auch bakterielle oder virale Infektionen zugrunde liegen können.

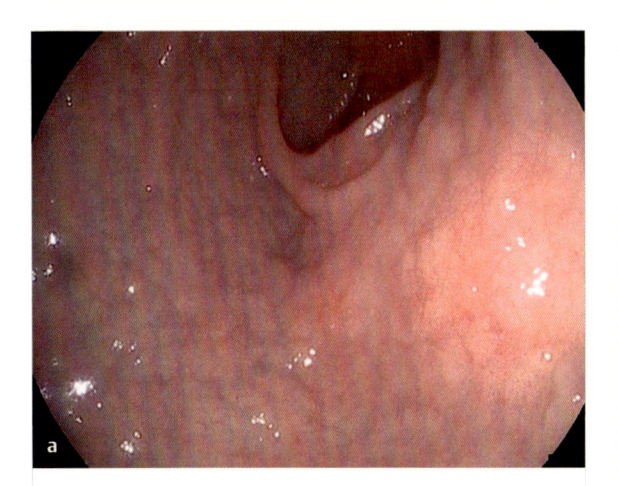

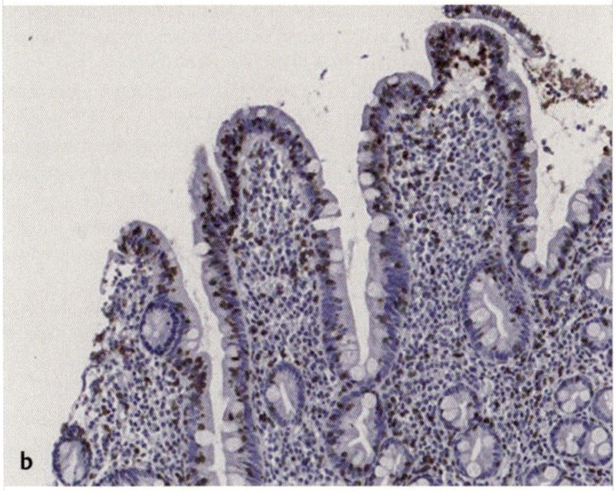

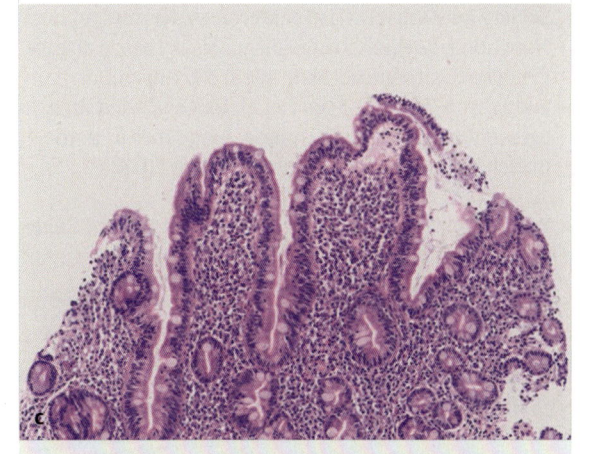

4.1.11 Differenzialdiagnosen

- Differenzialdiagnostisch kommen Erkrankungen in Betracht, die mit einer Zottenatrophie einhergehen (▶ Tab. 4.5) [3].

Tab. 4.5 Differenzialdiagnosen.

Differenzial-diagnose	Bemerkungen
bakterielle Überbesiedlung	Zottenatrophie: (sub)total („flat mucosa") Lokalisation: proximaler Dünndarm (Duodenum, oberes Jejunum)
tropische Sprue	Zottenatrophie: meist partiell, selten „flat mucosa", eher diffus Lokalisation: meist ganzer Dünndarm (Jejunum meist stärker betroffen)
Kuhmilchprotein-allergie	Zottenatrophie: meist partiell, herdförmig entwickelt Lokalisation: Dünn- und Dickdarm (Dünndarm stärker betroffen)
Autoimmun-enteropathie	Zottenatrophie: meist total Lokalisation: wie Zöliakie/Sprue
Morbus Whipple	Zottenatrophie: Zotten aufgetrieben Lokalisation: Duodenum, Dünndarm, Kolon, Rektum, extraintestinal
AIDS-Enteropathie	Zottenatrophie: partiell/total?, Zotten aufgetrieben Lokalisation: Jejunum
Lymphom des Dünndarms	Zottenatrophie: partiell/total Lokalisation: mittleres/distales Duodenum und oberes Jejunum
Morbus Waldenström	Zottenatrophie: plump, klobig aufgetrieben Lokalisation: ubiquitär
Lambliasis (Gardia lamblia)	Zottenatrophie: partiell Lokalisation: Duodenum, oberes Jejunum

4.1.12 Therapie

Therapeutisches Vorgehen

- lebenslange Einhaltung einer strikt glutenfreien Diät (▶ Tab. 4.6)
- bei entsprechenden Vitamin- und Mineralstoffmangelzuständen gezielte parenterale Substitution
- bei Vorliegen eines sekundären Laktasemangels (in der akuten Phase regelhaft) laktosearme/-freie Ernährung (Cave: Kalziumversorgung)

Abb. 4.5 Zöliakie (MARSH 3a).
a Endoskopisches Bild: Knötchenbildung der Mukosa mit mosaikähnlichen Fissuren und wellenschliffartigen Veränderungen der duodenalen Falten.
b HE-Färbung (20-fache Vergrößerung): Ausgeprägte Villusatrophie mit Kryptenhyperplasie und deutlicher Infiltration von Lymphozyten in die Lamina Propria und das Epithelium.
c CD3-Färbung (20-fache Vergrößerung).

Tab. 4.6 Verbotene und erlaubte Lebensmittel einer glutenfreien Diät bei Zöliakie.

verboten	erlaubt
Lebensmittel, die aus Roggen, Weizen, Gerste, Dinkel oder Grünkern hergestellt werden:	Reis
Mehl, Grieß, Graupen, Grütze	Mais
Getreideflocken, Müsli	Kartoffeln
Getreidestärke, Kleie, Paniermehl	Buchweizen
Teigwaren, z. B. Nudeln	Quinoa
Brot, Brötchen, Knäckebrot, Zwieback	Amaranth
Kuchen, Kekse, Torten	Hirse
Malzkaffee (Getreidekaffee)	reiner Hafer
Bier, Malzbier, Spirituosen aus Getreide	

Refraktäre Zöliakie

- Behandlung mit systemischen (z. B. Prednisolon) oder topischen Steroiden (z. B. Budesonid) in der Akutphase
- Azathiorpin (AZA) zur Remissionserhaltung (für Typ 1 i. d. R. gutes Ansprechen)
- ggf. Infliximab bei AZA-Resistenz/-Unverträglichkeit
- Lymphom:
  - Cladribin (50 % Ansprechen) oder
  - CHOP (Cyclophosphamid, Vincristin, Doxorubicin, Prednisolon) bzw.
  - autologe Stammzelltransplantation bei Krankheitspersistenz/-progress [2]

Operative Therapie

- Chirurgische Interventionen sind nur in Ausnahmefällen und bei Komplikationen notwendig:
  - ulzeröse Jejunoielitis
  - malignes T-Zell-Lymphom

4.1.13 Verlauf und Prognose

- unter strikt glutenfreier Diät Therapieerfolge in der Regel bei 85 % der Patienten
- Beschwerdebesserung meist schon innerhalb weniger Wochen, selten auch erst nach Monaten
- Dünndarmmukosaveränderungen persistieren häufig länger als die klinischen Symptome oder die Einschränkung der Resorptionsparameter
- erhöhtes Risiko der Entstehung eines enteropathieassoziierten T-Zell-Lymphoms (EATL) (3,5–15-fach erhöht)
  - insbesondere bei Personen, bei denen eine Persistenz der Zottenatrophie nachgewiesen wird
  - wird durch strikte Einhaltung einer glutenfreien Diät reduziert [5], [7]
- refraktäre Zöliakie: Prognose für Typ 1 günstiger als für Typ 2 (erhöhtes Lymphomrisiko)

4.1.14 Quellenangaben

[1] Abadie V, Sollid LM, Barreiro LB et al. Integration of genetic and immunological insights into a model of celiac disease pathogenesis. Annu Rev Immunol 2011; 29: 493–525
[2] Daum S, Schumann M, Siegmund B. Refraktäre Zöliakie. Der Gastroenterologe 2015; 6: 492–497
[3] Farrag K, Stein J. Diagnosis and Management of Celiac Disease. Pharmakon 2018; 6: 109–117
[4] Felber J, Aust D, Baas S et al. Ergebnisse einer S2k-Konsensuskonferenz der Deutschen Gesellschaft für Gastroenterologie, Verdauungs- und Stoffwechselerkrankungen (DGVS) gemeinsam mit der Deutschen Zöliakie-Gesellschaft (DZG) zur Zöliakie, Weizenallergie und Weizensensitivität. Z Gastroenterol 2014; 52: 711–743
[5] Green PH, Fleischauer AT, Bhagat G et al. Risk of malignancy in patients with celiac disease. Am J Med 2003; 115: 191–195
[6] Laass MW, Schmitz R, Uhlig HH et al. The prevalence of celiac disease in children and adolescents in Germany. Dtsch Artzebl Int 2015; 112: 553–560
[7] Lebwohl B, Granath F, Ekbom A et al. Mucosal healing and risk for lymphoproliferative malignancy in celiac disease: a population-based cohort study. Ann Intern Med 2013; 159: 169–175
[8] Ludvigsson JF, Leffler DA, Bai JC et al. The Oslo definitions for coeliac disease and related terms. Gut 2013; 62: 43–52
[9] Mustalahti K, Catassi C, Reunanen A et al. The prevalence of celiac disease in Europe: results of a centralized, international mass screening project. Ann Med 2010; 42: 587–595
[10] Oberhuber G, Granditsch G, Vogelsang H. The histopathology of coeliac disease: time for a standardized report scheme for pathologists. Eur J Gastroenterol Hepatol 1999; 11: 1185–1194
[11] Stein J, Schulzke JD, Schuppan D. Medikamentöse Therapie der Zöliakie – „from bench to bedside". Z Gastroenterol 2018; 56: 151–164

4.1.15 Literatur zur weiteren Vertiefung

- Husby S, Koletzko S, Korponay-Szabo IR et al. European Society for Pediatric Gastroenterology, Hepatology, and Nutrition guidelines for the diagnosis of coeliac disease. J Pediatr Gastroenterol Nutr 2012; 54, 136–160
- Ludvigsson JF, Bai JC, Biagi F et al. Diagnosis and management of adult coeliac disease: guidelines from the British Society of Gastroenterology. Gut 2014; 63: 1210–1228
- Rubio-Tapia A, Hill ID, Kelly CP et al. ACG Clinical Guidelines: Diagnosis and Management of Celiac Disease. Am J Gastroenterol 2013; 108: 656–676

4.1.16 Wichtige Internetadressen

- Deutsche Zöliakie-Gesellschaft e. V.: www.dzg-online.de

4.2 Nicht-Zöliakie-Nicht-Weizenallergie-Weizensensitivität

K. Farrag, J. Stein

4.2.1 Steckbrief

Die Nicht-Zöliakie-Nicht-Weizenallergie-Weizensensitivität (NZWS) gilt als ein weizen- oder glutenabhängiges Krankheitsbild, das den definierten Kriterien autoimmuner (Zöliakie) oder allergischer Genese (Weizen- bzw. Getreideallergie) nicht entspricht. Bei NZWS sind keine Anti-Transglutaminase-IgA-Antikörper oder andere zöliakiespezifischen Antikörper unter entsprechender Glutenbelastung nachweisbar.

4.2.2 Aktuelles

- Es wird hier bewusst der Begriff Weizensensitivität statt Glutensensitivität (im englischen Sprachraum auch non-celiac gluten sensitivity, abgekürzt NCGS) gewählt, da nicht (nur) das Gluten, sondern andere Eiweißbestandteile glutenhaltiger Getreide für die klinische Reaktion verantwortlich zu sein scheinen, z.B. die Alpha-Amylase-Trypsin-Inhibitoren (ATI) [4].

4.2.3 Synonyme

- Weizensensitivität

4.2.4 Keywords

- Amylase-Trypsin-Inhibitoren (ATI)
- Fruktooligosaccharide (FOS)
- Galaktooligosaccharide (GOS)
- FODMAP
- Weizenallergie
- Weizen-Lektin-Agglutinin (WGA)

4.2.5 Definition

- Die NZWS ist ein weizen- oder glutenabhängiges Krankheitsbild, das den definierten Kriterien einer autoimmunen (Zöliakie) oder allergischen Genese (Weizen- bzw. Getreideallergie) nicht entspricht.
- Auch unter entsprechender Glutenbelastung sind keine Anti-Transglutaminase-IgA-Antikörper oder andere zöliakiespezifischen Antikörper oder eine zöliakietypische Histologie nachweisbar.
- Es finden sich keinerlei immunologische Sensibilisierungszeichen wie ein positiver Pricktest, spezifisches IgE auf Weizen und Gluten oder eine abnorme weizen- bzw. glutenspezifische Lymphozytenproliferation [6], [7], [8].

4.2.6 Epidemiologie

Häufigkeit

- Für die NZWS gibt es bezogen auf die Bevölkerung bisher nur grobe Schätzungen (0,5–5 %).
- Bei Patienten mit Reizdarmsyndrom wird eine Prävalenz von 5–20 % angenommen [1], [11].

Altersgipfel

- Eine NZWS kann in jedem Lebensalter auftreten.

Geschlechtsverteilung

- Frauen sind deutlich häufiger betroffen als Männer.

Prädisponierende Faktoren

- Vermutete Risikofaktoren sind [9]:
  - genetische Prädisposition
  - weibliches Geschlecht
  - Infektionen
  - allergische Erkrankungen
  - Verlust unspezifischer protektiver Schleimhautfaktoren

4.2.7 Ätiologie und Pathogenese

- Die exakten Mechanismen der NZWS sind bis heute nicht im Detail bekannt.
- Es lassen sich Veränderungen der Darmpermeabilität, der intestinalen Wasser- und Elektrolytsekretion bis hin zur bakteriellen Fermentation und zur Aktivierung unspezifischer Immunmechanismen erkennen.
- Als pathogenetische Inhaltsstoffe des Getreidekorns werden aktuell diskutiert:
  - **fermentierbare Oligo-, Di-, Monosaccharide und Polyole** (FODMAP):
    - z.B. Sorbitol, Mannitol, Xylitol und Maltitol, die als metabolische Substrate der Darmflora bei prädisponierten Personen zu Gasbildung, Wassersekretion, Verschiebungen der Darmflora etc. führen
    - verursachen keine extraintestinalen Symptome [3]
  - **Amylase-Trypsin-Inhibitoren** (ATI):
    - Über Aktivierung des Toll-like-Rezeptor 4 (TLR4) und
    - Stimulierung des angeborenen Immunsymstems (Monozyten, Makrophagen, dendritische Zellen) führen sie zur
    - Störung der Darmpermeabilität und
    - rufen nachgeschaltete extraintestinale Veränderungen hervor [5].
  - **Weizen-Lektin-Agglutinine** (WGA):
    - hitze- und säurestabil
    - bis zu 4 mg/kg
    - induzieren intestinal zahlreiche proinflammatorische Zytokine (TNFα, IL-1β) mit konsekutiver Beeinflussung der intestinalen Barriere [2], [10]

- Weiterhin werden IgE-unabhängige Mechanismen im Sinne einer Nicht-IgE-vermittelten Weizenallergie diskutiert, die mittels mastzellvermittelter Reaktionen eine Ausschüttung von Eosinophilen und anderen Immunzellen induzieren; konsekutiver Anstieg von IEL > 25 pro 100 Enterozyten.

4.2.8 Symptomatik

- weitestgehend unspezifische Symptomatik (▶ Tab. 4.7)
- Symptome treten in der Regel meist nicht alle zusammenhängend, sondern eher einzeln auf.
- klinisch oft zöliakieähnliche Beschwerden, treten meist unmittelbar (oftmals Stunden) oder einige Tage nach dem Verzehr entsprechender Lebensmittel auf und sind meist sprunghaft wechselnd

Tab. 4.7 Vergleich der Symptomatik bei Zöliakie und NZWS (Daten aus [6]).

	Zöliakie	NZWS
intestinale Symptome		
abdominelle Schmerzen (%)	+ (27,8)	+
Anorexie	+	−
Blähungen	+	+
Obstipation (%)	+ (20,2)	+
Diarrhö (%)	+ (35,3)	+
Flatulenz	+	+
Laktoseintoleranz	+	−
Übelkeit	+	−
Sodbrennen	+	−
Gewichtsverlust	+	−
Erbrechen	+	−
extraintestinale Symptome		
Anämie (%)	+ (32)	+
Angstzustände	+	+
Arthralgien (%)	+ (29,3)	+
Arthritis (%)	+ (1,5)	+
Ataxie	+	+
verzögerte Pubertät	+	−
Dermatitis herpetiformis	+	−
Depressionen	+	±
Transaminasenerhöhung	+	−
Kopfschmerzen		+
Fatigue (%)	+ (26,3)	+
Infertilität	+ (1,5)	−
Reizbarkeit	+	+
Eisenmangelanämie	+	−
oropharyngeale Schleimhautläsionen	+	−
Myalgien	+	+
Osteoporose (%)	+ (5,0)	−
Pankreatitis	+	−
periphere Neuropathie (%)	+ (0,7)	+
Kleinwuchs (%)	+ (1,0)	−

4.2.9 Diagnostik

Diagnostisches Vorgehen

- Ausschluss einer Zöliakie:
  - negative Serologie für zöliakiespezifische Antikörper
  - normale Dünndarmhistologie (▶ Abb. 4.6)
- Ausschluss einer Weizenallergie:
  - negative spezifische IgE (Weizen) und
  - negativer Prick-Test (Weizen)
- Abklärung anderer differenzialdiagnostisch überlappende Krankheitsbilder, z. B.
  - Reizdarmsyndrom,
  - Kohlenhydratmalassimilation,
  - mikroskopische Enterokolitiden (Cave: Medikamente),
  - bakterielle Dünndarmüberwucherung
- Glutenbelastung:
  - reproduzierbare Glutenbelastung über 1 Woche mit mindestens 8 g Gluten (= 2 Scheiben Brot) pro Tag
  - nach einer Karenzphase von mindestens 6–8 Wochen mehrtägige Reexposition (> 5–10 Tage)
  - Belastung kann offen oder einfachblind durchgeführt werden.
  - Verläuft die offene Provokation negativ (keine Symptome), kann eine Weizensensitivität ausgeschlossen werden.
  - Bei Auftreten von Symptomen muss die Diagnose durch eine doppelblinde, placebokontrollierte Provokation bestätigt werden.
  - Die Beschwerden sollen in einem Tagebuch dokumentiert werden; bei der Weizensensitivität sind die Symptome meist innerhalb von wenigen Stunden zu erwarten.
- Mit glutenhaltiger Kost werden auch FODMAP des Weizens zugeführt, sodass bei NZWS-Patienten schließlich zur Differenzierung dieses Effekts eine **FODMAP-kontrollierte Diät** durchgeführt werden sollte:
  - Hierzu bietet sich die Kost unter Reis und Artischocken an, da hier ohne Gluten eine hohe Menge an FODMAP zugeführt wird.
  - Falls unter der diagnostischen, erforderlichen Reis- und Artischockendiät über 3–5 Tage signifikante Beschwerden auftreten,
    - kann das Krankheitsbild als FODMAP-induziert identifiziert werden und
    - sollte von der bislang beschriebenen Gruppe der NZWS abgegrenzt werden.

Anamnese

- diffuse gastrointestinale Beschwerden, z. B. postprandiale Blähungen, wechselnder Stuhl, Krämpfe
- atypische (extraintestinale) Symptome wie Myopathie, psychosomatische Krankheitsbilder, Arthralgien bis hin zu depressiven Episoden, die mit dem Verzehr getreidehaltiger Lebensmittel assoziiert werden

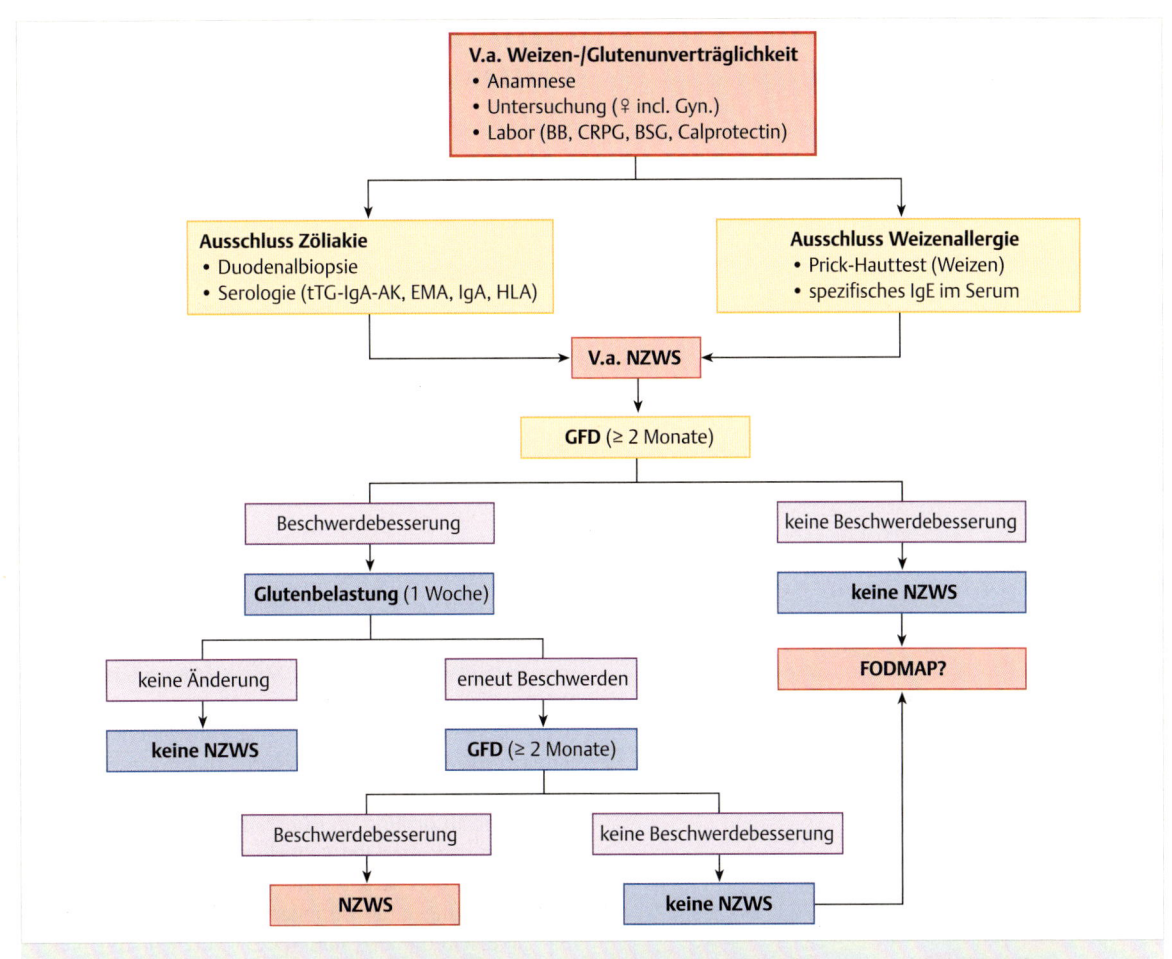

Abb. 4.6 Diagnostisches Vorgehen bei Verdacht auf eine Nicht-Zöliakie-Nicht-Weizenallergie-Weizensensitivität (NZWS). GFD: glutenfreie Diät.

Körperliche Untersuchung

- In der Regel findet sich ein weitestgehend unauffälliger körperlicher Status.

Labor

- keine spezifischen Biomarker
- vereinzelt finden sich leicht erhöhte Gliadinantikörper im Serum
- Die für die Zöliakie typischen Transglutaminase-/Endomysium-Antikörper sind negativ.

4.2.10 Differenzialdiagnosen

- Mögliche Differenzialdiagnosen zeigt (▶ Tab. 4.8).

4.2.11 Therapie

Therapeutisches Vorgehen

- Anders als bei der Zöliakie ist keine strikte lebenslange glutenfreie Diät notwendig.
- Eine Reduktion der täglichen Glutenaufnahme auf 2–3 g Gluten/d (normal: 20–25 g/d bei üblicher westlicher Ernährung) erweist sich in der Regel als ausreichend.

4.2.12 Verlauf und Prognose

- keine Komorbiditäten oder langfristigen Komplikationen

Tab. 4.8 Differenzialdiagnosen.

Differenzialdiagnose	Bemerkungen
Zöliakie	Serologie: IgA-Anti TG2, EMA, IgG-DGP Histologie: Marsh II bis III Klinik: (extra)intestinal oder oligosymptomatisch Diagnostik: Symptome, Serologie, HLA-DQ 2/8, Histologie
Weizenallergie	Serologie: speziell IgE gegen Weizen, (RAST) Histologie: Gewebseosinophilie Klinik: (extra)intestinal Diagnostik: IgE-RAST, Pricktest, DBPC-Belastung
Histaminintoleranz	Serologie: negativ Histologie: (extra)intestinal Klinik: Minuten bis Stunden Diagnostik: (Diaminoxidase ↓), (Histamin Plasma/Urin ↑), DBPC-Belastung
FODMAP-Intoleranz	Serologie: negativ Histologie: negativ Klinik: intestinal; Blähungen, Bauchschmerzen, Diarrhö Diagnostik: DBPC-Belastung (idealerweise)

DBPC: doppelblind und placebokontrolliert; FODMAP: fermentierbare Oligo-, Di-, Monosaccharide und Polyole; TG2: Gewebetransglutaminase; EMA: Endomysium-Antikörper; DGP: Antikörper gegen deamidierte Gliadinpeptide; RAST: Radio-Allergo-Sorbens-Test

4.2.13 Quellenangaben

[1] Catassi C, Alaedini A, Bojarski C et al. The Overlapping Area of Non-Celiac Gluten Sensitivity (NCGS) and Wheat-Sensitive Irritable Bowel Syndrome (IBS): An Update. Nutrients 2017; 9: pii: E1268
[2] Dalla Pellegrina C, Perbellini O, Scupoli MT et al. Effects of wheat germ agglutinin on human gastrointestinal epithelium: insights from an experimental model of immune/epithelial cell interaction. Toxicol Appl Pharmacol 2009; 237: 146–153
[3] De Punder K, Pruimboom L. The dietary intake of wheat and other cereal grains and their role in inflammation. Nutrients 2013; 5: 771–787
[4] Fasano A, Sapone A, Zevallos V et al. Nonceliac gluten sensitivity. Gastroenterology 2015; 148: 1195–1204
[5] Junker Y, Zeissig S, Kim SJ et al. Wheat amylase trypsin inhibitors drive intestinal inflammation via activation of toll-like receptor 4. J Exp Med 2012; 209: 2395–2408
[6] Leonard MM, Sapone A, Catassi C et al. Celiac Disease and Nonceliac Gluten Sensitivity: A Review. Jama 2017; 318: 647–656
[7] Ludvigsson JF, Bai JC, Biagi F et al. Diagnosis and management of adult coeliac disease: guidelines from the British Society of Gastroenterology. Gut 2014; 63: 1210–1228
[8] Ludvigsson JF, Leffler DA, Bai JC et al. The Oslo definitions for coeliac disease and related terms. Gut 2013; 62: 43–52
[9] Massari S, Liso M, De Santis L et al. Occurrence of nonceliac gluten sensitivity in patients with allergic disease. Int Arch Allergy Immunol 2011; 155: 389–394
[10] Uhde M, Ajamian M, Caio G et al. Intestinal cell damage and systemic immune activation in individuals reporting sensitivity to wheat in the absence of coeliac disease. Gut 2016; 65: 1930–1937
[11] Van Gils T, Nijeboer P, CE IJ et al. Prevalence and Characterization of Self-Reported Gluten Sensitivity in The Netherlands. Nutrients 2016; 8: pii: E714

4.2.14 Literatur zur weiteren Vertiefung

- Felber J, Aust D, Baas S et al. Ergebnisse einer S 2k-Konsensuskonferenz der Deutschen Gesellschaft für Gastroenterologie, Verdauungs- und Stoffwechselerkrankungen (DGVS) gemeinsam mit der Deutschen Zöliakie-Gesellschaft (DZG) zur Zöliakie, Weizenallergie und Weizensensitivität. Z Gastroenterol 2014; 52: 711–743
- Leonard MM, Sapone A, Catassi C et al. Celiac Disease and Nonceliac Gluten Sensitivity: A Review. JAMA 2017; 318: 647–656

4.3 Laktoseintoleranz

S. C. Bischoff

4.3.1 Steckbrief

Laktoseintoleranz bezeichnet eine individuell auftretende Unverträglichkeitsreaktion auf Nahrungsmittel, die Laktose enthalten. Dazu zählen Milch, Milchprodukte und Nahrungsmittel, denen Laktose zugesetzt wurde. Ursache der primären Laktoseintoleranz ist eine genetisch determinierte, sich im Laufe des Lebens manifestierende Laktasedefizienz (Hypolaktasämie). Dadurch kommt es zur Laktosemalabsorption im Dünndarm und zu einer bakteriellen Fermentation der Laktose im Dickdarm. Ursachen der sekundären Laktoseintoleranz sind meist entzündliche Erkrankungen des Dünndarms. Klassische Symptome der Laktoseintoleranz sind meist plötzlich auftretende Diarrhöen, Borborygmus, Flatulenz und abdominelle Schmerzen. Diagnostiziert wird die Laktoseintoleranz auf der Basis von Anamnese, Provokationstests, H_2-Atemtests und einem Gentest. Die Therapie besteht aus der Elimination laktosehaltiger Lebensmittel aus der Ernährung, dem Konsum laktosefreier Milchprodukte und ggf. der Substitution von Kalzium und Vitamin D.

4.3.2 Synonyme

- Laktosemalabsorption (gelegentlich als Synonym verwendet; genaue Definition s. u.)

4.3.3 Keywords

- Laktase
- H_2-Atemtest
- Mikrobiomtherapie

4.3.4 Definition

- **Laktoseintoleranz:** individuell auftretende, spezifische Unverträglichkeitsreaktion auf laktosehaltige Nahrungsmittel
  ○ nicht durch Milcheiweißallergie ausgelöst
  ○ Ursache: Laktasemangel in Dünndarmmukosa

- **Laktosemalabsorption:** symptomlose Laktoseintoleranz, d. h. pathologischer H$_2$-Atemtest ohne eindeutiges klinisches Korrelat

4.3.5 Epidemiologie
Häufigkeit
- Etwa 70 % der erwachsenen Weltbevölkerung haben eine Laktoseintoleranz.
  - Nur einige Populationen verfügen über eine Persistenz der Laktaseaktivität im Erwachsenenalter [7].
- Ca. 5–15 % der Europäer weisen eine Laktoseintoleranz auf.
- Am seltensten ist die Laktoseintoleranz in Nordeuropa.
- In Afrika oder Ostasien sind dagegen 65 % bis > 90 % der Erwachsenen betroffen.
- In Deutschland sind ca. 15 % der erwachsenen Bevölkerung laktoseintolerant.
- In einer schwedischen Population konnte gezeigt werden, dass das mit Laktasepersistenz assoziierte T-Allel (-13910*T) heute bei 74 % der Bevölkerung zu finden ist.
  - Bei 26 % der Allgemeinbevölkerung ist demnach mit der Entwicklung einer Laktosemalabsorption und ggf. auch einer Laktoseintoleranz zu rechnen.
  - Bei einer skandinavischen Steinzeitpopulation des Neolithikums wurde das T-Allel hingegen nur bei 5 % gefunden [8].
  - Dieser Sprung innerhalb von 10 000 Jahren ist nicht allein mittels Evolution erklärbar, sondern lässt eine Selektion oder eine Verdrängung der Jäger und Sammler durch eine Bauernpopulation vermuten.

Altersgipfel
- Eine klinische Manifestation der primären Laktoseintoleranz von Geburt an (frühe kongenitale Laktoseintoleranz) ist sehr selten [15].
- Üblicherweise manifestiert sich die primäre bzw. kongenitale Laktoseintoleranz selten vor dem 4.–5. Lebensjahr [15].
- Prävalenz im Alter von 1–5 Jahren [6]:
  - kongenitale Laktoseintoleranz: 0–17,9 %
  - sekundäre Laktoseintoleranz: 0–19 %
- Prävalenz bei Kindern mit gastrointestinalen Beschwerden bzw. Erkrankungen [12]:
  - Laktosemalabsorption: 37 %
  - Laktosemalabsorption bei Zeichen der Malassimilation: 53 %
  - Laktoseintoleranz: 37 %
  - Laktoseintoleranz bei Symptomen des Reizdarmsyndroms (RDS): 72 %
- Mit zunehmendem Alter nimmt die Prävalenz der Laktoseintoleranz zu.
- Studie mit chinesischen Erwachsenen, die unter funktionellen Diarrhöen leiden (RDS-D-Typ) [16]:
  - Laktosemalabsorption nicht häufiger als in Kontrollpopulation ohne RDS-D (85 % vs. 72 %)
  - Laktoseintoleranz bei Personen mit RDS-D deutlich häufiger als in Kontrollpopulation (45 % vs. 17 %)

Geschlechtsverteilung
- Eine ungleiche Geschlechtsverteilung ist nicht bekannt.

Prädisponierende Faktoren
- Prädisponierende Faktoren für die Entwicklung einer Laktosemalabsorption oder -intoleranz sind nicht bekannt.

4.3.6 Ätiologie und Pathogenese
- Der Laktoseintoleranz liegt ein Defizit der intestinalen Laktase (Hypolaktasie) zugrunde.
- Dieses Defizit kann zu einem pathologischen Laktosetoleranztest, i. d. R. als H$_2$-Atemtest durchgeführt, führen.
  - Das Laktasedefizit kann zu einer charakteristischen klinischen Symptomatik nach Exposition mit Laktose führen: Vorliegen einer Laktoseintoleranz
  - keine klinische Symptomatik: Vorliegen einer Laktosemalabsorption
- Unterschieden werden
  - die angeborene (primäre) und
  - die erworbene (sekundäre) Laktoseintoleranz.
- **sekundäre Laktoseintoleranz:**
  - tritt in Folge einer chronischen, meist entzündlichen Dünndarmerkrankung auf (z. B. chronisch entzündliche Darmerkrankung oder intestinale Allergie)
  - reversibel, wenn Dünndarmerkrankung erfolgreich behandelt werden kann
- **primäre Laktoseintoleranz:**
  - genetisch determiniert
  - kann sofort nach Geburt (early onset congenital lactase deficiency, sehr selten) oder im Laufe des Lebens (late onset congenital lactase deficiency, meist nach dem 4. Lebensjahr, im Alter deutlich zunehmend) auftreten
  - erfordert lebenslange Therapie
- Bei der Mehrheit der Individuen mit Laktosemalabsorption entwickeln sich keine Symptome, d. h. keine Laktoseintoleranz.
  - Der Grund ist wahrscheinlich, dass die Eigenschaften des intestinalen Mikrobioms, das die Laktose bei Laktosemalabsorption metabolisiert, variabel sind, beispielsweise hinsichtlich
    – der Gasbildung und
    – der Entwicklung von Diarrhöen.
- Umgekehrt ist die subjektive Laktoseintoleranz nicht notwendigerweise mit Laktosemalabsorption assoziiert.
  - Viele Patienten mit Laktoseintoleranz meiden Milchprodukte.

- Dadurch entwickelt sich ein Kalzium- und Vitamin D-Mangel mit der erhöhten Gefahr einer Osteoporose [14].

4.3.7 Symptomatik

- Die klinische Symptomatik der Laktoseintoleranz ist im **Kindesalter** charakterisiert durch
  - abdominelle Krämpfe und Schmerzen,
  - Blähbauch und Flatulenz,
  - wässrige, saure Stühle und
  - eine Reduktion der Lebensqualität [3].
- Die häufigsten Symptome im **Erwachsenenalter** sind
  - Diarrhöen (58%),
  - Borborygmi (57%),
  - abdominelle Schmerzen (25%) und
  - Blähungen (19%) [13].
- Erwachsene leiden zusätzlich unter
  - Diarrhöen mit z. T. plötzlichem Stuhldrang und gelegentlich
  - auch psychischen Veränderungen (sekundär) sowie
  - Folgeerkrankungen, wie die bereits erwähnte Osteoporose [14] und
  - Depressionen.
- Auch Hypertension und Diabetes sollen bei Patienten mit Laktoseintoleranz häufiger auftreten [10].

4.3.8 Diagnostik

Diagnostisches Vorgehen

- typische Anamnese mit o. g. Symptomen
- gründliche Ausschlussdiagnostik (S. 375)
- H_2-Atemtest
- Gentest in unklaren Fällen

Anamnese

- fragt typische Symptome ab:
  - Blähungen
  - Bauchschmerzen
  - Diarrhöen
- schließt Alarmsymptome aus:
  - Blut im Stuhl
  - Fieber
  - Gewichtsverlust

Körperliche Untersuchung

- für Diagnosestellung der Laktoseintoleranz nicht wegführend
- evtl. sinnvoll zur Ausschlussdiagnostik von andere gastrointestinalen Erkrankungen

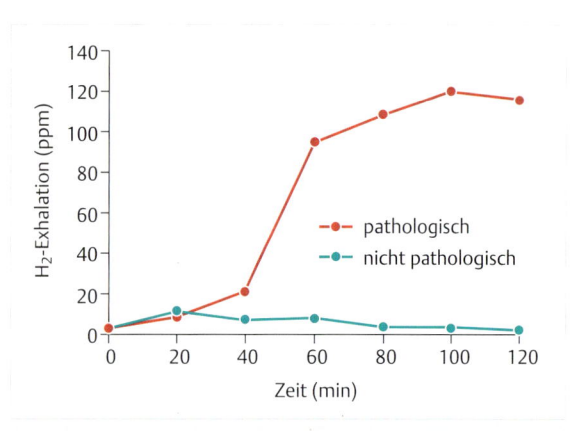

Abb. 4.7 H_2-Atemtest.

Instrumentelle Diagnostik

H_2-Atemtest

- Der H_2-Atemtest hat sich als Standarddiagnostik bei V. a. Laktosemalabsorption bzw. Laktoseintoleranz etabliert.
- Als Suchtest wird er mit einer oralen Belastung von 50 g Laktose (entspricht etwa 1 l Milch) durchgeführt [3].
- Alle 20 min wird über 2 h H_2 in der Expirationsluft mittels eines geeigneten Detektors gemessen.
- Initial sollte die H_2-Expiration unter 20 ppm liegen, besser unter 10 ppm.
- Ein Anstieg um mindestens 20 ppm nach üblicherweise 60–100 min wird als pathologisches Testergebnis gewertet (▶ Abb. 4.7).
- Je höher der Initialwert, desto weniger sensitiv ist der Test.
- Je höher der eingesetzte Zuckerwert, desto weniger spezifisch ist der Test.
- Schätzungsweise 2–3% der Bevölkerung sind sog. H_2-Nonresponder.
  - Darmbakterien produzieren kein H_2.
  - H_2-Atemtest muss durch konsekutive Blutzuckerspiegel-Messungen nach Exposition ersetzt werden.
- Nur eine kleine Untergruppe der im 50g-Laktose-Atemtest pathologisch getesteten Individuen müssen eine strenge Diät durchführen.
  - Viele, die auf 50 g reagiert haben, reagieren auf kleinere Dosen nicht.
  - Deshalb ist ein zweiter H_2-Atemtest mit oraler Belastung von 10 g oder 12,5 g sinnvoll, um die individuelle Empfindlichkeit einzugrenzen [1].

Histologie, Zytologie und klinische Pathologie

Molekulargenetische Diagnostik

- Zwei Nukleotidpolymorphismen (-13910 C/T und -22018 G/A) nahe des Laktasegens sind mit Laktosetoleranz assoziiert.
- Darauf basiert der Laktase-Gentest, der
  - die Prädisposition für die Laktoseintoleranz erfasst,
  - nicht aber die momentane Manifestation der Symptomatik [2].

4.3.9 Differenzialdiagnosen

Tab. 4.9 Differenzialdiagnosen.

Differenzialdiagnose	Bemerkungen
andere Intoleranzen	v. a. Fruktoseintoleranz
Milchproteinallergien	
intestinale Dysbiosen	
Reizdarmsyndrom	
entzündliche Darmerkrankungen	Morbus Crohn, Colitis ulcerosa, Zöliakie u. a.

4.3.10 Therapie

Therapeutisches Vorgehen

- Therapie der Wahl ist die **Reduktion von Laktose** in der Nahrung, seltener die weitgehende Elimination.
- In den meisten Fällen ist keine komplette Elimination von Milchprodukten nötig [14].
- Metaanalyse: Mehrzahl der im 50-g-Laktosetest pathologisch getesteten Personen verträgt
  - eine einmalig aufgenommene Menge von bis zu 12 g bzw.
  - eine Menge von bis zu 18 g über den Tag verteilt [5].
- **ausreichende Kalziumzufuhr** wichtig:
  - weiterhin Konsum von Milchprodukten, allerdings in laktosefreier Variante
- qualifizierte **Ernährungsberatung** obligat
- Laktosemengen unter 1 g, wie sie in einigen Medikamenten als Trägersubstanz vorkommen, spielen in aller Regel keine Rolle und können vernachlässigt werden [9].
- Da das Mikrobiom in die Pathogenese der Laktoseintoleranz involviert ist, wurde immer wieder diskutiert, ob eine **Mikrobiomtherapie** mit Antibiotika oder Probiotika sinnvoll sein könnte
  - Ein kürzlich publizierter systematischer Review belegt, dass ausgewählte Probiotikastämme durchaus wirksam als supplementäre Therapie neben der Ernährungstherapie sind [11].
  - Frühere Reviews kamen nicht zu einem solch eindeutig positivem Ergebnis.
  - Für das Antibiotikum Rifampicin gibt es positive Daten [4].

4.3.11 Verlauf und Prognose

- Die Lebenserwartung ist durch eine Laktoseintoleranz nicht eingeschränkt.
- Die Lebensqualität kann allerdings deutlich eingeschränkt sein.
- Der Krankheitsverlauf nimmt in der Regel mit dem Alter zu, da die Laktaseaktivität bei entsprechender genetischer Konstellation in der Regel mit dem Alter abnimmt.
- Deshalb sollte nicht auf spontane Ausheilung gesetzt werden, sondern vielmehr
  - zügig die Diagnose gestellt und
  - eine adäquate Therapie eingeleitet werden.

4.3.12 Quellenangaben

[1] Argnani F, Di Camillo M, Marinaro V et al. Hydrogen breath test for the diagnosis of lactose intolerance, is the routine sugar load the best one? World J Gastroenterol 2008; 14: 6204–6207

[2] Bernardes-Silva CF, Pereira AC, de Fatima Alves da Mota G et al. Lactase persistence/non-persistence variants, C/T_13910 and G/A_22018, as a diagnostic tool for lactose intolerance in IBS patients. Clin Chim Acta 2007; 386: 7–11

[3] Beyerlein L, Pohl D, Delco F et al. Correlation between symptoms developed after the oral ingestion of 50 g lactose and results of hydrogen breath testing for lactose intolerance. Aliment Pharmacol Ther 2008; 27: 659–665

[4] Cappello G, Marzio L. Rifaximin in patients with lactose intolerance. Dig Liver Dis 2005; 37: 316–319

[5] Corgneau M, Scher J, Ritie-Pertusa L et al. Recent advances on lactose intolerance: Tolerance thresholds and currently available answers. Crit Rev Food Sci Nutr 2017; 57: 3344–3356

[6] Harvey L, Ludwig T, Hou AQ et al. Prevalence, cause and diagnosis of lactose intolerance in children aged 1–5 years: a systematic review of 1995–2015 literature. Asia Pac J Clin Nutr 2018; 27: 29–46

[7] Heine RG, AlRefaee F, Bachina P et al. Lactose intolerance and gastrointestinal cow's milk allergy in infants and children - common misconceptions revisited. World Allergy Organ J 2017; 10: 41

[8] Malmström H, Linderholm A, Lidén K et al. High frequency of lactose intolerance in a prehistoric hunter-gatherer population in northern Europe. BMC Evol Biol 2010; 10: 89

[9] Montalto M, Gallo A, Santoro L et al. Low-dose lactose in drugs neither increases breath hydrogen excretion nor causes gastrointestinal symptoms. Aliment Pharmacol Ther 2008; 28: 1003–1012

[10] Nicklas TA, Qu H, Hughes SO et al. Self-perceived lactose intolerance results in lower intakes of calcium and dairy foods and is associated with hypertension and diabetes in adults. Am J Clin Nutr 2011; 94: 191–198

[11] Oak SJ, Jha R. The effects of probiotics in lactose intolerance: A systematic review. Crit Rev Food Sci Nutr 2018; 9: 1–9

[12] Pawłowska K, Umławska W, Iwańczak B. Prevalence of Lactose Malabsorption and Lactose Intolerance in Pediatric Patients with Selected Gastrointestinal Diseases. Adv Clin Exp Med 2015; 24: 863–871

[13] Saha M, Parveen I, Shil BC et al. Lactose Intolerance and Symptom Pattern of Lactose Intolerance among Healthy Volunteers. Euroasian J Hepatogastroenterol 2016; 6: 5–7

[14] Suchy FJ, Brannon PM, Carpenter TO et al. National Institutes of Health Consensus Development Conference: lactose intolerance and health. Ann Intern Med 2010; 152: 792–796

[15] Vandenplas Y. Lactose intolerance. Asia Pac J Clin Nutr 2015; 24 (Suppl. 1): S 9–S 13

[16] Xiong L, Wang Y, Gong X et al. Prevalence of lactose intolerance in patients with diarrhea-predominant irritablebowel syndrome: data from a tertiary center in southern China. J Health Popul Nutr 2017; 36: 38

4.4 Fruktoseintoleranz

S. C. Bischoff

4.4.1 Steckbrief

Die erworbene Fruktoseintoleranz, im Folgenden einfach Fruktoseintoleranz genannt, wird durch eine dosisabhängige Überlastung des intestinalen Transporters GLUT 5 verursacht. Infolge der dadurch eingeschränkten Absorption des Monosaccharids im Dünndarm kommt es zu einer bakteriellen Fermentierung der Fruktose im Dickdarm. Dies führt zur Gasbildung und Induktion von gastrointestinalen Symptomen – je nach Aktivität des intestinalen Mikrobioms. Die erworbene Fruktoseintoleranz ist abzugrenzen von der hereditären Fruktoseintoleranz.

4.4.2 Synonyme

- Fruktosemalabsorption (gelegentlich als Synonym verwendet; genaue Definition s. u.)

4.4.3 Keywords

- GLUT 5
- H_2-Atemtest
- Transporterdefizienz

4.4.4 Definition

- **Fruktoseintoleranz:** individuell auftretende, spezifische Unverträglichkeitsreaktion auf fruktosehaltige Nahrungsmittel
  - weder durch hereditäre Fruktoseintoleranz noch durch Obstallergie verursacht
  - Ursache: verminderte Transporterkapazität zur Aufnahme von Fruktose in Dünndarmmukosa
- **Fruktosemalabsorption:** symptomlose Fruktoseintoleranz, d. h. pathologischer H_2-Atemtest ohne eindeutiges klinisches Korrelat
- **hereditäre Fruktoseintoleranz:** autosomal-rezessiv vererbte Krankheit mit reduzierter Aktivität der Aldolase B in Leber, Niere und Dünndarm [11]

4.4.5 Epidemiologie

Häufigkeit

- Die Häufigkeit der Fruktoseintoleranz in der Allgemeinbevölkerung ist nicht bekannt.
- Die Häufigkeit der Fruktoseintoleranz in Populationen mit gastrointestinalen Symptomen wurde mehrfach untersucht:
  - Prävalenz abhängig davon, wie Diagnostik durchgeführt wurde
  - Diagnostik meist mittels H_2-Atemtest; Ergebnis abhängig von oral verabreichter Fruktose-Testdosis
- In einer Studie mit 183 Patienten mit unklaren gastrointestinalen Symptomen wurde die Prävalenz der Fruktoseintoleranz über zwei Jahre untersucht [1].
  - Der Fruktose-Atemtest wurde mit 50 g Fruktose (gelöst in 150 ml Wasser, d. h. 33 %ige Lösung) durchgeführt.
  - 134 (73 %) der Patienten waren positiv.
  - Unter diesen hatten 119 (89 %) erhöhte H_2-Werte und 15 (11 %) erhöhte CH_4-Werte oder erhöhte Werte beider Gase.
- In derselben Publikation wird von einer zweiten Studie berichtet.
  - In dieser wurden 50 g (33 %), 30 g (20 %) und 15 g (10 %) Fruktose verabreicht.
  - Dabei wurden 80 % bzw. 70 % bzw. 39 % positiv getestet.
  - Testergebnis ist damit klar dosisabhängig.
- In Deutschland werden für Erwachsene 25 g Fruktose zur oralen Testung im H_2-Atemtest empfohlen.
  - Somit kann eine Prävalenz von ca. 50 % bei dem o. g. Kollektiv von erwachsenen Patienten mit gastrointestinalen Beschwerden (23/33; 70 %) geschätzt werden.
- Bei einer Prävalenz des Reizdarmsyndroms von 10 % in der Allgemeinbevölkerung ist von der Prävalenz der Fruktoseintoleranz von ca. 5 % in der Allgemeinbevölkerung auszugehen.

Altersgipfel

- Üblicherweise manifestiert sich die nicht hereditäre Fruktoseintoleranz im älteren Kindesalter ab dem 4.–5. Lebensjahr.
- Sie kommt bei Teenagern und jungen Erwachsenen am häufigsten vor.
- Mit weiter zunehmendem Alter sinkt die Häufigkeit der Fruktoseintoleranz.
  - Konsum fruktosereicher Nahrungsmittel geht zurück (gesüßte Getränke, Süßigkeiten)
- In einer Studie wurden Kinder mit anhaltenden unerklärlichen Bauchschmerzen einem Fruktose-Atemtest mit unterschiedlichen Fruktose-Dosierungen (1, 15 und 45 g) unterzogen [4].
  - Positive Ergebnisse wurden beobachtet
    – bei 0 % nach Belastung mit 1 g,
    – bei 30 % nach Belastung mit 15 g und
    – bei 62 % nach Belastung mit 45 g.
  - Die Prävalenzen waren somit etwas geringer als bei Erwachsenen.
- In einer anderen Studie mit Kindern mit chronischen abdominellen Beschwerden unklarer Genese wurde ein positiver Atemtest bei 55 % festgestellt.
  - Von diesen Kindern profitierten 77 % von einer fruktosearmen Diät.

- Allerdings profitierten auch 54 % der Kinder, die einen negativen Atemtest hatten, von einer fruktosearmen Diät [3].

Geschlechtsverteilung

- Eine ungleiche Geschlechtsverteilung ist nicht bekannt.

Prädisponierende Faktoren

- Prädisponierende Faktoren für die Entwicklung einer Fruktoseintoleranz sind nicht bekannt.

4.4.6 Ätiologie und Pathogenese

- Die Mechanismen der Fruktoseintoleranz sind nicht vollständig geklärt.
- Es wird angenommen, dass die Fruktoseintoleranz Folge einer Anomalie von intestinalen Fruktose-Transporterproteinen ist.
  - Dadurch wird weniger oral aufgenommene Fruktose in den Dünndarm aufgenommen.
  - Die Fruktose wird in den Dickdarm transportiert wird und dort bakteriell unter Gasbildung fermentiert.
- Die wichtigsten intestinalen Fruktosetransporter sind die Glukosetransportproteine 5 (GLUT 5) und 2 (GLUT 2).
  - Deren Expression wurde bei Patienten mit funktionellen gastrointestinalen Symptomen auf mRNA- und Proteinebene untersucht.
  - In dieser Studie konnte allerding keine verminderte Expression von GLUT 5 oder GLUT 2 im Vergleich zu gesunden Kontrollpersonen gefunden werden [9].
  - Möglicherweise ist nicht die Expression, sondern die Aktivierung dieser Transporter relevant.
- Von den Zuckerintoleranzen abzugrenzen ist die sog. bakterielle Überwucherung des Dünndarms (Darmfehlbesiedlung bzw. small intestinal bacterial overgrowth).
  - Es wurde gezeigt, dass diese zu einem falsch positiven Ergebnis bei Laktose- oder Sorbitol-H_2-Atemtest führt, aber nicht bei Fruktose-H_2-Atemtest [7].

4.4.7 Symptomatik

- häufigste Symptome nach einer amerikanischen Untersuchung [1]:
  - Blähungen (83 %)
  - Schmerzen (80 %)
  - Blähbauch (78 %)
  - Aufstoßen (70 %)
  - veränderte Stuhlgewohnheiten (65 %)

4.4.8 Diagnostik

Diagnostisches Vorgehen

- typische Anamnese mit o. g. Symptomen
- gründliche Ausschlussdiagnostik (S. 378)
- H_2-Atemtest
- Gentest nicht etabliert

Anamnese

- fragt typische Symptome ab:
  - Blähungen
  - Bauchschmerzen,
  - Aufstoßen
  - veränderte Stuhlgewohnheiten
- schließt Alarmsymptome aus:
  - Blut im Stuhl
  - Fieber
  - Gewichtsverlust

Körperliche Untersuchung

- für Diagnosestellung der Fruktoseintoleranz nicht wegführend
- evtl. sinnvoll zur Ausschlussdiagnostik von andere gastrointestinalen Erkrankungen

Instrumentelle Diagnostik

H_2-Atemtest

- Der H_2-Atemtest hat sich als Standarddiagnostik bei V. a. Fruktoseintoleranz etabliert.
- Als Suchtest wird er mit einer oralen Belastung von 25 g Fruktose durchgeführt [2].
- Bei Kindern wird eine Fruktosebelastung mit 1 g/kg Körpergewicht und maximal 25 g empfohlen [3].
- Alle 20–30 min wird über 2–3 h H_2 (und wenn möglich CH_4) in der Exspirationsluft mittels eines geeigneten Detektors gemessen.
- Initial sollte die H_2-Expiration unter 20ppm liegen, besser unter 10ppm.
- Ein Anstieg um mindestens 20ppm nach üblicherweise 60–100 min wird als pathologisches Testergebnis gewertet.
- Je höher der Initialwert, desto weniger sensitiv ist der Test.
- Je höher der eingesetzte Zuckerwert, desto weniger spezifisch ist der Test [1], [4].
- Schätzungsweise 2–3 % der Bevölkerung sind sog. H_2-Nonresponder.
  - Darmbakterien produzieren kein H_2.
  - H_2-Atemtest muss durch CH_4-Atemtest ersetzt werden.

4.4.9 Differenzialdiagnosen

Tab. 4.10 Differenzialdiagnosen.

Differenzialdiagnose	Bemerkungen
hereditäre Fruktoseintoleranz	Nach oraler Einnahme von Fruktose kommt es, wie bei der erworbenen Fruktoseintoleranz, zu gastrointestinalen Symptomen (Erbrechen und Bauchschmerzen), aber auch zu anderen Symptomen, wie heftigen Hypoglykämien, Gedeihstörungen, Nieren- und Leberversagen [11]. Die parenterale Applikation von Fruktose kann zum Tod führen. Die Diagnose erfolgt durch genetische Untersuchungen sowie den Nachweis der Reduktion der Aldolase-B-Aktivität in der Duodenalbiopsie.
andere Intoleranzen	v. a. Laktoseintoleranz
Obstallergien	
intestinale Dysbiosen	
Reizdarmsyndrom	
entzündliche Darmerkrankungen	Morbus Crohn, Colitis ulcerosa, Zöliakie u. a.

4.4.10 Therapie

Therapeutisches Vorgehen

- Therapie der Wahl ist die **Reduktion von Fruktose** in der Nahrung, fast nie die vollständige Elimination.
- Die Diagnose sollte aber durch eine begrenzte Periode der vollständigen Fruktoseelimination gesichert werden [8].
- I.d.R. und v. a. bei Kindern und Jugendlichen reicht es aus, auf
  - gesüßte Getränke,
  - Süßigkeiten und
  - große Mengen an fruktosereichem Obst und
  - Honig zu verzichten [8].
- Gemüse und kleinere Mengen Obst (1–2 Portionen pro Tag) sind weiter möglich.
- In klinischen Studien konnte gezeigt werden, dass die diätetische Reduktion der Fruktosezufuhr tatsächlich zur signifikanten Reduktion der gastrointestinalen Symptomatik führt [5].
- Bei vielen Patienten mit funktionellen gastrointestinalen Symptomen und vermuteter Fruktoseintoleranz oder Laktoseintoleranz werden auch **Low-FODMAP-Diäten** (LFD) erfolgreich durchgeführt.
  - Tatsächlich konnte gezeigt werden, dass 81 % dieser Patienten mit Fruktoseintoleranz oder Laktoseintoleranz von der LFD profitierten [10].
  - Prädiktive Faktoren für das Ansprechen auf LFD bei Fruktoseintoleranz sind
    - chronische Diarrhöen und
    - Übelkeit sowie
    - hohe Methankonzentrationen und
    - ausgeprägter Blähbauch im Atemtest [10].
- Die Behandlung der **hereditären Fruktoseintoleranz** besteht aus einer streng fruktosefreien Diät.
  - Die genaue Menge an Fruktose, die zur Aufrechterhaltung der metabolischen Kontrolle erlaubt werden kann, ist unbekannt.
  - Empfehlungen variieren von 20–40 mg/kg Körpergewicht/d bis zu 1500 mg/d.
  - Auch hier könnte eine Liberalisierung der Diät in der Adoleszenz oder im Erwachsenenalter möglich sein [6].
- Im Nutrition Care Manual der American Dietetic Association finden sich Empfehlungen für die **Ernährungsberatung** bei Fruktoseintoleranz [6].

4.4.11 Verlauf und Prognose

- Die Lebenserwartung ist durch eine erworbene Fruktoseintoleranz nicht eingeschränkt.
- Die Lebensqualität kann allerdings deutlich eingeschränkt sein.
- Der Krankheitsverlauf nimmt in der Regel mit dem Alter ab, da weniger fruktosereiche Nahrungsmittel konsumiert werden.

4.4.12 Quellenangaben

[1] Choi YK, Johlin FC Jr, Summers RW et al. Fructose intolerance: an under-recognized problem. Am J Gastroenterol 2003; 98: 1348–1353
[2] Erdogan A, Adame EC, Yu S et al. Optimal Testing for Diagnosis of Fructose Intolerance: Over-dosage Leads to False Positive Intolerance Test. J Neurogastroenterol Motil 2014; 20: 560
[3] Escobar MA Jr, Lustig D, Pflugeisen BM et al. Fructose intolerance/malabsorption and recurrent abdominal pain in children. J Pediatr Gastroenterol Nutr 2014; 58: 498–501
[4] Gomara RE, Halata MS, Newman LJ et al. Fructose intolerance in children presenting with abdominal pain. J Pediatr Gastroenterol Nutr 2008; 47: 303–308
[5] Johlin FC Jr, Panther M, Kraft N. Dietary fructose intolerance: diet modification can impact self-rated health and symptom control. Nutr Clin Care 2004; 7: 92–97
[6] Marcason W. Is medical nutrition therapy (MNT) the same for hereditary vs dietary fructose intolerance? J Am Diet Assoc 2010; 110: 1128
[7] Perets TT, Hamouda D, Layfer O et al. Small Intestinal Bacterial Overgrowth May Increase the Likelihood of Lactose and Sorbitol but not Fructose Intolerance False Positive Diagnosis. Ann Clin Lab Sci 2017; 47: 447–451
[8] Tsampalieros A, Beauchamp J, Boland M et al. Dietary fructose intolerance in children and adolescents. Arch Dis Child 2008; 93: 1078

[9] Wilder-Smith CH, Li X, Ho SS et al. Fructose transporters GLUT 5 and GLUT 2 expression in adult patients with fructose intolerance. United European Gastroenterol J 2014; 2: 14–21
[10] Wilder-Smith CH, Olesen SS, Materna A et al. Predictors of response to a low-FODMAP diet in patients with functional gastrointestinal disorders and lactose or fructose intolerance. Aliment Pharmacol Ther 2017; 45: 1094–1106
[11] Yasawy MI, Fölsch UR, Schmidt WE et al. Adult hereditary fructose intolerance. World J Gastroenterol 2009; 15: 2412–2413

4.5 Sonstige Kohlenhydratintoleranzen

S. C. Bischoff

4.5.1 Steckbrief

Kohlenhydratintoleranzen sind eine wichtige Gruppe von Nahrungsmittelintoleranzen (neben Histaminintoleranz, Weizenintoleranz u. a.). Zu den häufigsten Kohlenhydratintoleranzen zählen die Laktoseintoleranz im Erwachsenenalter (siehe Kap. 4.3) und die Fruktoseintoleranz im Kindes- und Jugendalter (siehe Kap. 4.4). Abgesehen von Laktose und Fruktose können auch andere Zucker und zuckerähnliche Substanzen Intoleranzen hervorrufen, darunter v. a. Zuckeralkohole (z. B. Sorbitol, Mannitol, Lactitol). Bei unzureichender intestinaler Absorption bzw. bei hoher Zufuhr können diese gastrointestinale Symptome verursachen.

4.5.2 Synonyme

- Kohlenhydratmalassimilation (oft als Synonym verwendet; genaue Definition s. u.)

4.5.3 Keywords

- Sorbitol
- Mannitol
- Lactitol
- Fruktose
- Laktose
- Intoleranz
- Malassimilation

4.5.4 Definition

- **Kohlenhydratintoleranz (KHI):** individuell auftretende, spezifische Unverträglichkeitsreaktion auf Zucker (z. B. Laktose, Fruktose) oder Zuckeralkohole (z. B. Sorbitol, Mannitol, Lactitol)
  - weder durch hereditäre Fruktoseintoleranz noch durch Nahrungsmittelallergie verursacht
  - mögliche Ursachen:
    - Mangel an Disaccharidasen
    - verminderte Transporterkapazität
  - anderer Grund, der zu einer unvollständigen Aufnahme des Zucker(alkohol)s in die Dünndarmmukosa führt [1]
- **Kohlenhydratmalassimilation (KHM):** symptomlose KHI, d. h. pathologischer H_2-Atemtest ohne eindeutiges klinisches Korrelat

4.5.5 Epidemiologie

Häufigkeit

- KHI sind die häufigste Form von nicht immunvermittelten Nahrungsmittelunverträglichkeiten.
- Die Prävalenz dieser Intoleranzen scheint in den letzten Jahrzehnten in Folge gesteigerten Kohlenhydrataufnahme zugenommen zu haben.
- Umfragedaten in den USA ergaben, dass in den letzten wenigen Jahrzehnten der Verbrauch von Kohlenhydraten, größtenteils in Form von Zuckerzusatz, um bis zu 900 % gestiegen ist [8].
- Die Prävalenz genetisch bedingter KHI mit Manifestation nach Geburt ist sehr niedrig (< 1 : 1000).
- Die Prävalenz nicht genetisch bedingter KHI mit funktionellen Störungen als Ursache (Fruktoseintoleranz, Sorbitolintoleranz) ist v. a. im Kindes- und Jugendalter hoch.
  - Genaue Zahlen sind nicht verfügbar.

Altersgipfel

- Die genetisch bedingten KHI manifestieren sich mit Ausnahme der Laktoseintoleranz unmittelbar nach Geburt und persistieren lebenslang.
  - Sie können allerdings im Lauf des Lebens in der Symptomatik nachlassen [1].
- Die Altersabhängigkeit der Prävalenz der Laktose- und der Fruktoseintoleranz wird in Kap. 4.3 und Kap. 4.4 behandelt.
- Für die anderen KHI sind keine altersabhängigen Prävalenzen bekannt.

Geschlechtsverteilung

- Eine ungleiche Geschlechtsverteilung ist nicht bekannt.

Prädisponierende Faktoren

- Prädisponierende Faktoren sind nicht bekannt.

4.5.6 Ätiologie und Pathogenese

- Die Symptome einer Kohlenhydratunverträglichkeit sind vor allem zurückzuführen auf
  - einen Mangel an Enzymen oder Transportern oder
  - eine Überlastung eines Transportsystems, das sich an der Bürstengrenze des Dünndarmepithels befindet.

- Nicht absorbierte Kohlenhydrate im Verdauungstrakt
  - vermehren osmotisch bedingt die Flüssigkeitsmenge im Lumen des Darms,
  - verursachen dadurch osmotischen Durchfall und
  - werden durch die Darmmikrobiota unter Gasbildung fermentiert.
- Dadurch kommt es zu gastrointestinalen und systemischen Symptomen.
- Die systemischen Symptome könnten das Ergebnis von toxischen Metaboliten sein, die
  - durch Zuckerfermentation von Kolonbakterien erzeugt werden und
  - die Signalmechanismen der Zelle verändern können [2].

Genetisch bedingte KHI

- Neben der sich erst im Laufe des Lebens manifestierenden Laktoseintoleranz gibt es eine Reihe seltener, genetisch verursachter KHI, die sich gleich nach Geburt manifestieren [1].
- Der **kongenitale Saccharose-Isomaltase-Mangel** (CSID) ist eine seltene autosomal-rezessive Erbkrankheit des Dünndarms.
  - Der CSID entsteht durch genetische Mutationen der Sucrase-Isomaltase, einem Enzymkomplex, der für die Hydrolyse von Saccharose und Stärke in der Nahrung verantwortlich ist.
  - Die Krankheit manifestiert sich bald nach der Geburt.
  - Die Prävalenz in der europäischen Bevölkerung wurde auf 1:5000 geschätzt.
  - Bei den indigenen Bevölkerungen von Alaska, Grönland und Kanada ist die Prävalenz jedoch deutlich höher.
- Die **Glukose-Galaktose-Malabsorption** (GGM) ist eine seltene autosomal-rezessive Erkrankung.
  - Die GGM entsteht durch einen Defekt in einem Gen, das für einen Natrium/Glukose-Kotransporter kodiert.
  - Die Prävalenz dieser Erkrankung ist unbekannt, weil nur einige hundert Fälle beschrieben wurden.
  - Patienten mit kongenitalem GGM weisen einen schweren, lebensbedrohlichen chronischen Durchfall auf.
  - Die Malabsorption von Glukose und Galaktose und abgeleitete kurzkettige Fettsäuren (SCFA), die den Dickdarm erreichen, bestimmen die osmotische Diarrhö.
  - Viele Patienten zeigen eine Verbesserung der Symptome im Erwachsenenalter, weil Zucker dann besser absorbiert wird; der zugrunde liegende Mechanismus ist unklar.
- Die **kongenitale Laktasedefizienz** (CLD) ist eine sehr seltene, autosomal-rezessive Erkrankung mit Gendefekt des Laktase-Gens.
  - Anders als die erworbene Laktoseintoleranz, auf die in Kap. 4.3 eingegangen wird, manifestiert sich die CLD unmittelbar nach der Geburt.
- Auf die **hereditäre Fruktoseintoleranz** (HFI), der ein Defekt des Aldolase-B-Gens zugrunde liegt, wird in Kap. 4.4 eingegangen.

Trehaloseintoleranz

- Trehalose ist ein Disaccharid aus zwei Glukosemolekülen und findet sich in Pilzen und Algen.
- Die intestinale Trehalase, ein Bürstensaumenzym, ist eine β-Galactosidase.
  - Sie katalysiert die Hydrolyse von Trehalose zu zwei Glukosemolekülen zur Absorption.
- Das Enzym ist im gesamten Dünndarm vorhanden, besonders im proximalen Jejunum [10].
- Der isolierte Trehalasemangel ist eine autosomal-dominante Erkrankung.
- Er tritt bei mindestens 8 % der grönländischen Bevölkerung auf (vergleichbar mit der CLD).
- Die Häufigkeit der im Laufe des Lebens auftretenden (*late onset*) Trehaloseintoleranz (vergleichbar mit der Laktoseintoleranz) ist unbekannt.
- Wahrscheinlich kann diese Erkrankung analog zur Laktoseintoleranz mittels H_2-Atemtest diagnostiziert werden [9].

Sorbitolintoleranz

- Sorbitol ist ein Kohlenhydrat, das natürlicherweise in Früchten und Säften vorhanden ist.
- Es wird auch in kommerziellen Produkten verwendet, z. B.
  - Medikamenten,
  - Süßigkeiten,
  - diätetischen Lebensmitteln und
  - Kaugummi.
- Die Sorbitabsorption ist dosis- und konzentrationsbezogen [11].

Sonstige KHI

- In den letzten Jahren konnte gezeigt werden, dass KHI auch durch **FODMAP** (fermentierbare Oligosaccharide, Disaccharide, Monosaccharide und Polyole) induziert werden können [5].
- Selbst Saccharose und Glukose können Symptome einer KHI hervorrufen, wenn eine Dysbiose vorliegt.
- Die Dysbiose kann hervorgerufen werden durch
  - Ernährung,
  - Antibiotikatherapie oder
  - exzessiven Konsum von Süßstoffen [12].

4.5.7 Klassifikation und Risikostratifizierung

- KHI werden eingeteilt in
  - KHI mit genetischem Hintergrund
  - KHI ohne genetischen Hintergrund (▶ Abb. 4.8).

4.5.8 Symptomatik

- Klinische Symptome sind **Dünndarmdilatation** und **Bauchschmerzen**, die einhergehen mit
  - Blähungen,
  - Übelkeit,
  - erhöhter Darmmotilität und
  - Diarrhöen [3], [4], [6], [11].
- **Extraintestinale Symptome** wurden bei weniger als 20 % der Patienten mit KHI beschrieben, z. B.
  - Kopfschmerzen,
  - Schwindel,
  - Gedächtnisstörungen und
  - Lethargie [2].
- Diese Manifestationen führen häufig zu zahlreichen Untersuchungen (einschließlich invasiver Verfahren), um andere organische Störungen im intestinalen und extraintestinalen Bereich auszuschließen.
- Daher besteht ein großer Bedarf an
  - einer klaren Diagnose sowie
  - einer konsistenten und wirksamen Beratung zu diätetischen Behandlungen für die KHI.

- Die Symptomatik der KHI entspricht der des **Reizdarmsyndroms** (RDS).
  - Von den Patienten mit RDS sind 80 % überzeugt, dass ihre Beschwerden nahrungsabhängig auftreten.
  - Bei wiederum 75 % dieser 80 % spielen KHI eine Rolle [6], [14].

4.5.9 Diagnostik

Diagnostisches Vorgehen

- typische Anamnese mit den o. g. Symptomen
- gründliche Ausschlussdiagnostik (S. 382)
- H_2-Atemtest
- Gentest bei genetisch bedingten KHI (CSID, GGM, CLD, HFI)

Anamnese

- fragt typische Symptome ab
- schließt Alarmsymptome aus:
  - Blut im Stuhl
  - Fieber
  - Gewichtsverlust

Körperliche Untersuchung

- für Diagnosestellung einer KHI nicht wegführend
- evtl. sinnvoll zur Ausschlussdiagnostik von andere gastrointestinalen Erkrankungen

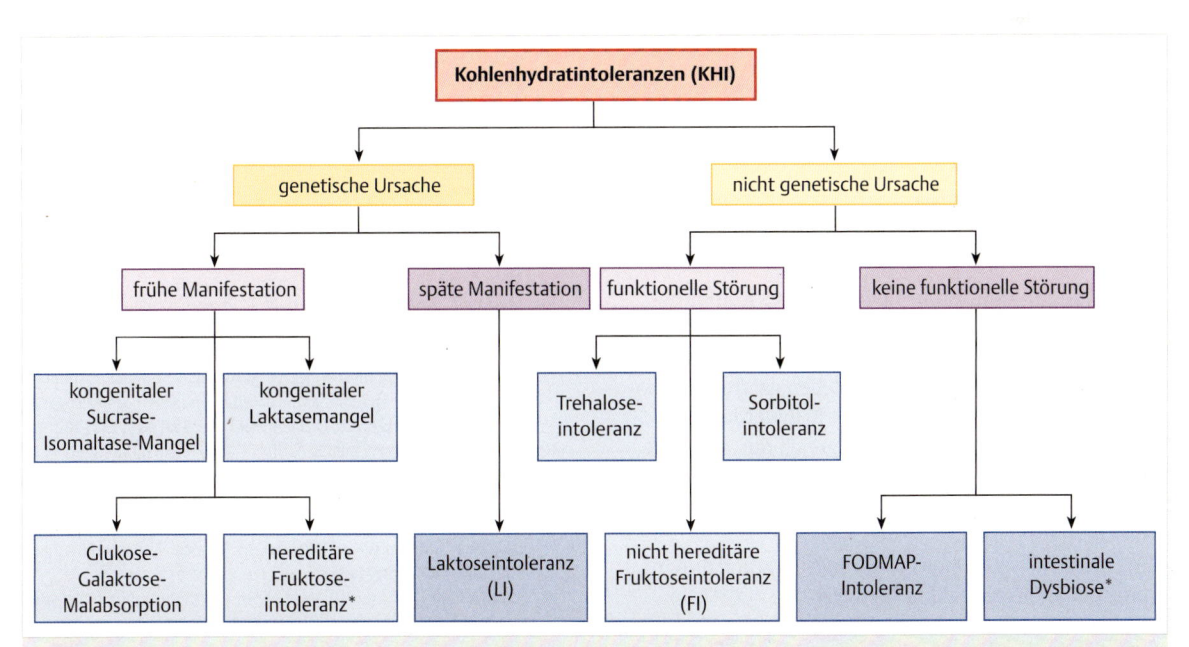

Abb. 4.8 Klassifikation von Kohlenhydratintoleranzen. (Quelle: Berni Canani R, Pezzella V, Amoroso A et al. Diagnosing and Treating Intolerance to Carbohydrates in Children. Nutrients 2016; 8: 157). * = gegenüber der Quelle geändert. Grund: (1) Ergänzung von „hereditäre Fruktoseintoleranz" unter KHI genetischer Ursache mit früher Manifestation, da sich diese bereits im frühen Kindesalter manifestiert; (2) Ergänzung von „intestinale Dysbiose" unter KHI nicht genetischer Ursache ohne funktionelle Störung, da dieses Krankheitsbild auch durch Kohlenhydrate ausgelöst wird.

Tab. 4.11 Empfohlene Dosierung der Zucker im H$_2$-Atemtest.

	Kinder	Erwachsene	Bemerkungen
Laktose	1 g/kg KG (max. 50 g)	50 g	ggf. mit 5 g wiederholen
Fruktose	0,5 g/kg KG (max. 25 g)	25 g	ggf. mit 5 g wiederholen
Sorbitol	0,2 g/kg KG (max. 10 g)	10 g	
Saccharose		50 g	SIBO-Diagnostik, falsch positiv in > 10 % zu erwarten
Glukose		50 g	SIBO-Diagnostik, falsch positiv in > 10 % zu erwarten
Laktulose		10 g	Transitzeitmessung

KG: Körpergewicht; SIBO: small intestinal bacterial overgrowth

Instrumentelle Diagnostik

H$_2$-Atemtest

- Der H2-Atemtest hat sich als Standarddiagnostik bei V. a. Laktose-, Fruktose und Sorbitolintoleranz etabliert.
- Dabei ist zu achten auf
  - die korrekte Durchführung (siehe Kap. 1.29), insbesondere auf die richtigen Dosen der Testzucker (▶ Tab. 4.11),
  - die richtige Exhalation und
  - eine ausreichende Sensitivität des Messgeräts.

4.5.10 Differenzialdiagnosen

Tab. 4.12 Differenzialdiagnosen.

Differenzialdiagnose	Bemerkungen
Nahrungsmittelallergien	
intestinale Dysbiosen	
Reizdarmsyndrom	
entzündliche Darmerkrankungen	Morbus Crohn, Colitis ulcerosa, Zöliakie u. a.

4.5.11 Therapie

Therapeutisches Vorgehen

- Therapie der Wahl ist die **Reduktion des Kohlenhydrats** in der Nahrung, das die Symptome auslöst.
  - Die vollständige Elimination ist selten notwendig.
- Bei vielen Patienten mit funktionellen gastrointestinalen Beschwerden und vermuteter KHI werden auch Low-FODMAP-Diäten (LFD) erfolgreich durchgeführt.
- Detaillierte Angaben zur Ernährungsberatung bei KHI bei Kindern und Erwachsenen sind an anderer Stelle beschrieben [1], [6].
- In jedem Fall sollte eine Ernährungsberatung durch eine qualifizierte Fachkraft erfolgen.

4.5.12 Verlauf und Prognose

- Die Lebenserwartung ist durch eine KHI nicht eingeschränkt.
- Die Lebensqualität kann allerdings deutlich eingeschränkt sein.

4.5.13 Quellenangaben

[1] Berni Canani R, Pezzella V, Amoroso A et al. Diagnosing and Treating Intolerance to Carbohydrates in Children. Nutrients 2016; 8: 157
[2] Campbell AK, Matthews SB, Vassel N et al. Bacterial metabolic "toxins": A new mechanism for lactose and food intolerance, and irritable bowel syndrome. Toxicology 2010; 278: 268–276
[3] Diet MN, Talley NJ. Are adverse food reactions linked to irritable bowel syndrome? Am J Gastroenterol 1998; 93: 2184–2190
[4] Fernandez-Banares F, Rosinach M, Esteve M et al. Sugar malabsorption in functional abdominal bloating: A pilot study on the long-term effect of dietary treatment. Clin Nutr 2006; 25: 824–831
[5] Gibson PR, Shepherd SJ. Evidence-based dietary management of functional gastrointestinal symptoms: The FODMAP approach. J Gastroenterol Hepatol 2010; 25: 252–258
[6] Hammer HF, Hammer J. Diarrhea caused by carbohydrate malabsorption. Gastroenterol Clin North Am 2012; 41: 611–627
[7] Keller J, Franke A, Storr M et al. Klinisch relevante Atemtests in der gastroenterologischen Diagnostik – Empfehlungen der Deutschen Gesellschaft für Neurogastroenterologie und Motilität sowie der Deutschen Gesellschaft für Verdauungs- und Stoffwechselerkrankungen. Z Gastroenterol 2005; 43: 1071–1090
[8] Malik VS, Schulze MB, Hu FB. Intake of sugar-sweetened beverages and weight gain: a systematic review. Am J Clin Nutr 2006; 84: 274–288
[9] Montalto M, Gallo A, Ojetti V et al. Fructose, trehalose and sorbitol malabsorption. Eur Rev Med Pharmacol Sci 2013; 17 (Suppl. 2): 26–29
[10] Murray IA, Coupland K, Smith JA et al. Intestinal trehalase activity in a UK population: establishing a normal range and the effect of disease. Br J Nutr 2000; 83: 241–245
[11] Raithel M, Weidenhiller M, Hagel AFK et al. The malabsorption of commonly occurring mono and disaccharides: levels of investigation and differential diagnoses. Dtsch Arztebl Int 2013; 110: 775–782
[12] Suez J, Korem T, Zeevi D et al. Artificial sweeteners induce glucose intolerance by altering the gut microbiota. Nature 2014; 514: 181–186
[13] Wilder-Smith CH, Olesen SS, Materna A et al. Predictors of response to a low-FODMAP diet in patients with functional gastrointestinal disorders and lactose or fructose intolerance. Aliment Pharmacol Ther 2017; 45: 1094–1106
[14] Zar S, Kumar D, Benson MJ. Food hypersensitivity and irritable bowel syndrome. Aliment Pharmacol Ther 2001; 15: 439–449

4.6 Morbus Crohn

B. Siegmund

4.6.1 Steckbrief

Der Morbus Crohn ist eine chronische entzündliche Darmerkrankung, die durch einen segmentalen Befall und eine transmurale Entzündung charakterisiert ist. Sie kann in jedem Abschnitt des Gastrointestinaltrakts auftreten, ist jedoch am häufigsten am ileozökalen Übergang lokalisiert. Es können begleitend extraintestinale Manifestationen z. B. an Gelenken, Haut, Leber oder Augen auftreten. Der Morbus Crohn ist durch einen chronisch rezidivierenden Verlauf gekennzeichnet und erfordert daher in der Mehrheit der Patienten eine langfristige immunsuppressive Therapie. Die medikamentöse Therapie hat sich in den letzten Jahren zunehmend weiterentwickelt. Neben Steroiden und den klassischen Immunsuppressiva Azathioprin und Methotrexat stehen heute drei weitere Klassen zur Verfügung, die es uns zunehmend erlauben, eine vernünftige Lebensqualität für diese Patientengruppe zu erreichen: TNF-Antikörper, Integrin-Antikörper und IL-12-/IL-23-Antikörper.

4.6.2 Aktuelles

- Der Morbus Crohn befindet sich in einer Phase des Umbruchs.
- In den letzten Jahren wurden der Integrin-Antagonist Vedolizumab sowie der IL-12-/IL-23-Antikörper Ustekinumab als neue Therapien zugelassen.
- Damit müssen die bisherigen Therapiealgorithmen kritisch hinterfragt und die neuen Substanzen eingeordnet werden.
- Die Vision ist, dass Marker bestimmt werden können, die erlauben, eine Vorhersage zu treffen,
  - wer auf welche Medikamente am besten anspricht und
  - welcher Patient welchen Krankheitsverlauf entwickelt.
- Erste Studien zeigen für TNF-Antikörper, dass dies möglich ist.
- Einen überraschenden Befund ergaben die genetischen Studien, die Risiko-Loci für komplizierte Verläufe identifizieren konnten, die jedoch keine Überlappung mit Risiko-Loci für die Krankheitsentstehung zeigen [9].

4.6.3 Synonyme

- Enteritis regionalis
- Enterocolitis regionalis
- Ileitis terminalis
- sklerosierende chronische Enteritis
- Crohn-Ginsburg-Oppenheimer-Krankheit

4.6.4 Keywords

- Biologika
- Immunsuppressiva
- Steroide
- Stenosen
- Fisteln

4.6.5 Definition

- Der Morbus Crohn ist eine chronisch entzündliche Darmerkrankung, die jeden Abschnitt des Gastrointestinaltrakts betreffen kann.
- Am häufigsten ist der Ileozökalbereich befallen.
- Es handelt sich um eine transmurale Entzündung, die durch Stenosen und Fisteln kompliziert werden kann.
- Die Erkrankung sollte als eine systemische Entzündungserkrankung betrachtet werden und kann mit extraintestinalen Manifestationen einhergehen. Am häufigsten betroffen sind:
  - Gelenke
  - Haut
  - Auge
  - Leber

4.6.6 Epidemiologie

Häufigkeit

- Mehrere populationsbasierte Arbeiten der letzten Jahre weisen eine deutliche Zunahme der Inzidenz des Morbus Crohn über die letzten Jahrzehnte auf, wobei die Prävalenz in den westlichen Ländern am höchsten ist [10].
- Die Inzidenz des Morbus Crohn beträgt in Europa 0,3 bis 12,7/100 000 Einwohner, die Prävalenz wird auf 0,6 bis 322/100 000 Einwohner geschätzt.
- Die korrelierenden Zahlen für Asien sind deutlich niedriger, weisen jedoch gleichermaßen eine Zunahme auf.

Altersgipfel

- Die höchste Inzidenz besteht zwischen dem 20. und 30. Lebensjahr, wobei die Erkrankung in jedem Lebensalter auftreten kann.

Geschlechtsverteilung

- Das Verhältnis von Frauen zu Männern liegt in Studien zwischen 0,34 und 1,65, damit ist die Diagnose nicht geschlechtsspezifisch.

Prädisponierende Faktoren

- **Umweltfaktoren:**
  - Rauchen erhöht in der kaukasischen Bevölkerung das Risiko, an einem Morbus Crohn zu erkranken (Odds Ratio [OR] 1,76).
  - Rauchen ist ebenso Hauptrisikofaktor für das postoperative Rezidiv nach Ileozökalresektion.
  - Weniger gut belegt ist die Erhöhung des Risikos durch die Einnahme von oralen Kontrazeptiva.
  - Die Einnahme von Antibiotika innerhalb des ersten Lebensjahres ist mit einem erhöhten Risiko (OR 2,9) assoziiert.
  - Stillen übt möglicherweise eine protektive Funktion aus.
  - Infektiöse Gastroenteritiden mit einem erfolgten Erregernachweis erhöhen ebenfalls das Risiko.
- **Genetik:**
  - Daten aus den Genomweiten Assoziationsstudien zeigen, dass etwa ein Viertel der Morbus-Crohn-Erkrankungen durch das Vorliegen von Risikomutationen erklärt werden können [4].
  - Bei dem Morbus Crohn besteht eine stärkere genetische Beteiligung als bei der Colitis ulcerosa. Dies wird durch Zwillingsstudien verdeutlicht:
    – Bei eineiigen Zwillingen besteht beim Morbus Crohn eine Konkordanz von 38–50 % verglichen mit 6–18 % bei der Colitis ulcerosa.
    – Bei zweieiigen Zwillingen besteht beim Morbus Crohn eine Konkordanz von 4 %.
  - Bei einer Erkrankung im Säuglings- oder frühen Kindesalter sollte eine monogenetische Erkrankung mittels Exom-Sequenzierung ausgeschlossen werden (Übersicht in [16]).

4.6.7 Ätiologie und Pathogenese

- Der Gastrointestinaltrakt bildet die größte Oberfläche des Körpers.
- Für die Homöostase im Gastrointestinaltrakts sind verantwortlich:
  - die intestinale Mikrobiota,
  - die intestinalen Epithelzellen und
  - die Immunzellen des Gewebes.
- Alle drei Komponenten können von Umweltfaktoren oder genetische Faktoren beeinflusst werden und so zu einer Dysregulation führen.
- Diese Dysregulation führt zu einer chronisch entzündlichen Darmerkrankung (▶ Abb. 4.9 und Übersichten in [8] und [11]).

Genetik

- Die Risikoloci, die zur Krankheitsentstehung beitragen, können verschiedenen mechanistischen Gruppen zugeordnet werden:
  - Gene, die zelluläre Prozesse regulieren, wie den Stress des endosplasmatischen Retikulums und des Metabolismus (z. B. XBP1, ORMDL3)

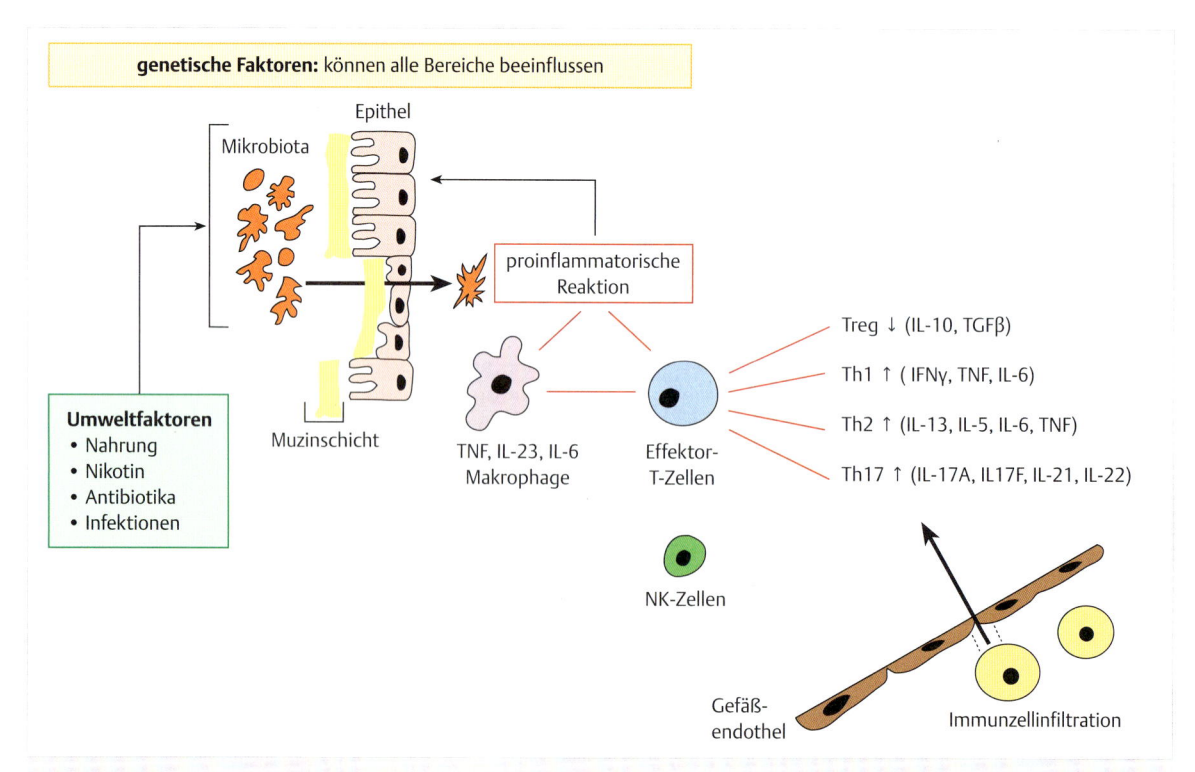

Abb. 4.9 Schematische Darstellung der Pathogenese des Morbus Crohn. TNF: Tumornekrosefaktor-α; NK-Zellen: natürliche Killerzellen.

- Gene, die die Reaktion von Paneth- oder Becherzellen auf kommensale Mikrobiota regulieren
- Gene, die für die Immunität und Autophagie verantwortlich sind und bei der Abwehr von Bakterien und Viren relevant sind (z. B. NOD2, ATG16L 1, STAT 3)
- Gene, die für das Gleichgewicht zwischen pro- und anti-inflammatorischen Zytokinen sorgen (z. B. IL 23 R, IL 10)
- Gene, die bei der Initiierung und Beendigung von Entzündungsreaktion (z. B. MST 1, CCR6) sowie der Rekrutierung von Zellen mitwirken

Mikrobiota

- Die intestinale Mikrobiota des Menschen etabliert sich bis zum 3. Lebensjahr zu einer stabilen Konfiguration.
- Die Zusammensetzung und Funktion ist individuell unterschiedlich und wird durch Ernährung, genetische Faktoren und Umgebung kontrolliert.
- Umgekehrt beeinflusst die Mikrobiota die Funktionen von Epithel und Immunzellen des Menschen.
- Dass die intestinale Mikrobiota bei Morbus Crohn eine Rolle spielt, wird gezeigt durch
  - krankheitsspezifische Veränderungen der Mikrobiota-Zusammensetzung und
  - die Verbesserung einer Crohn-Kolitis nach Anlage eines protektiven Ileostomas.

Intestinale Barriere

- Die intestinale Barriere wird gebildet aus der Zellschicht der Epithel-, Goblet- und Panethzellen, intraepithelialen Lymphozyten sowie der darüber liegenden Mucinschicht.
- Diese Zellen reagieren auf die intestinalen Mikrobiota
  - nach luminal durch die Produktion von Mucinen und anti-mikrobiellen Peptiden und
  - nach mukosal durch die Steuerung des Immunzellkompartiments.
- Die Fehlregulation dieses Systems kann erfolgen durch
  - eine veränderte Mikrobiota oder Mucinschicht,
  - einen primären Epithelzelldefekt,
  - eine vermehrte Produktion pro-inflammatorischer Zytokine von mukosal.

Immunzellen der Lamina propria

- Funktion der Immunzellen der intestinalen Mukosa ist, die Toleranz gegenüber den translozierenden Antigenen aufrecht zu erhalten.
- Dies gelingt durch eine besondere Form der Antigenpräsentation innerhalb eines antiinflammatorischen Milieus.
- Neben den Subtypen der Antigen-präsentierenden Zellen kommt den T-Zell-Subpopulationen hier eine besondere Bedeutung zu.

- Die Relevanz einzelner Subtypen wird deutlich am Beispiel der Defizienz von FoxP3 + regulatorischen T-Zellen, die mit einem schweren Autoimmunphänotyp einhergeht.
- Bei den proinflammatorischen Subtypen können mindestens drei Haupttypen unterschieden werden:
  - Th 1-Zellen, die eher eine granulomatöse Entzündung induzieren
  - Th 2-Zellen zusammen mit natürlichen Killer-T-Zellen sezernieren vorwiegend IL-13 und verursachen eher eine oberflächliche Schleimhautentzündung
  - Th 17-Zellen, die für die Neutrophilen-Rekrutierung verantwortlich sind
- IL-4 und IL-23 induzieren zusammen mit IL-6 und TGFβ Th 2- und Th 17-Zellen.
- IL-23 hemmt die suppressive Funktion der regulatorischen T-Zellen.
- Aktivierte Makrophagen sezernieren TNF und IL-6.
- Dies erklärt den therapeutischen Nutzen von TNF- und IL-12-/IL-23-Antikörper.
- Die pro-inflammatorischen T-Zellen induzieren ein vermehrtes Homing von Entzündungszellen in die Lamina propria, was wiederum den therapeutischen Nutzen des Integrin-Antikörpers Vedolizumab erklärt.

4.6.8 Klassifikation und Risikostratifizierung

- Die Erkrankung wird nach der Montreal-Klassifikation eingeteilt (▶ Tab. 4.13).
- Diese unterscheidet
  - das Alter bei Erstdiagnose,
  - das Befallsmuster sowie
  - das Verhalten.
  - Kommt ein perianaler Befall hinzu, wird ein „p" ergänzt.

Tab. 4.13 Montreal-Klassifikation [15].

Alter bei Diagnose	
A1	16 Jahre oder jünger
A2	14–40 Jahre
A3	>40 Jahre
Lokalisation	
L1	terminales Ileum
L2	Kolon
L3	Ileokolon
L4	oberer Gastrointestinaltrakt
Verhalten	
B1	nicht strikturierend oder penetrierend
B2	strikturierend
B3	penetrierend
p	perianale Erkrankung

4.6.9 Symptomatik

- Der Morbus Crohn präsentiert sich klinisch sehr unterschiedlich.
- Es kann einzig ein Gewichtsverlust oder eine Entwicklungsverzögerung auftreten.
- Es können abdominelle Schmerzen, Übelkeit und Fieber und Diarrhöen bestehen.
- Daneben weisen perianale oder enterokutane Fisteln auf Komplikationen hin.
- Extraintestinale Manifestationen können mit einem Schub, aber auch bereits vor der Erstmanifestation auftreten:
  - Arthralgien
  - Arthritis
  - Erythema nodosum,
  - Pyoderma gangraenosum
  - Uveitis

4.6.10 Diagnostik

Diagnostisches Vorgehen

- Bevor eine Therapie geplant werden kann, müssen das Befallsmuster festgelegt und Komplikationen identifiziert werden.
- Ein isolierter Dünndarmbefall liegt bei 30–40 % der Patienten, ein Dünn- und Dickdarmbefall bei 40–55 % und ein isolierter Kolonbefall bei 15–25 % vor.
- Von den 75 % der Patienten, bei denen auch der Dünndarm befallen ist, ist in 90 % das terminale Ileum befallen.

Anamnese

- Zu den zu erfragenden Symptomen gehören:
  - Schmerzen
  - Gewichtsverlust
  - Fieber
  - Übelkeit
  - Diarrhö
- Es sollte zudem explizit nach Fisteln sowie extraintestinalen Manifestationen gefragt werden.
- Eine Familienanamnese sollte maligne Erkrankungen und Erkrankungen aus dem entzündlichen Formenkreis erfassen.
- Risikofaktoren wie Nikotin, Alkohol, Kontrazeption sowie das Bestehen von Begleiterkrankungen und ggf. die Einnahme von Medikamenten sollten erfragt werden.
- Die Aktivität der Erkrankung kann abgeschätzt werden durch Erfragen von
  - Stuhlfrequenz
  - Hämatochezie
  - Schmerzen
  - Einschränkungen im Alltag

Körperliche Untersuchung

- Bei Erstmanifestation sollte eine komplette körperliche Untersuchung (inkl. Größe, Gewicht) erfolgen.
- Diese sollte neben dem Abdomen einen besonderen Fokus auf extraintestinale Manifestationen oder einen perianalen Befall legen.

Labor

- Bei Erstdiagnose sollte ein Leberlabor zum Ausschluss einer gleichzeitig bestehenden primär sklerosierenden Cholangitis (PSC) erfolgen.
- Daneben sollte die Routine
  - ein Blutbild,
  - Nierenfunktion,
  - Albumin,
  - C-reaktives Protein und
  - Gerinnung umfassen.
- Bei dem Befall oder nach Resektion der Ileozökalregion, aber auch bei anderen Befallsmustern können **Mangelzustände** auftreten.
  - Daher sollte in regelmäßigen Abständen
    - Vitamin B_{12},
    - Folsäure,
    - Vitamin D,
    - Transferrinsättigung (zur Evaluation des Eisenspeichers) und
    - Zink bestimmt werden.
- **Infektiologie zum Ausschluss von Komplikationen:**
  - Bei der Erstmanifestation einer isolierten Ileitis terminalis sollte die Yersinienkolitis ausgeschlossen werden.
  - Unabhängig vom Befallsmuster sollten andere Formen der infektiösen Kolitis (Reiseanamnese, an Clostridium difficile denken) ausgeschlossen werden.
  - Im Falle einer steroidrefraktären Kolitis muss auch an eine CMV-Kolitis gedacht werden.
- **Infektiologie zur Prävention:**
  - Die Mehrheit der Patienten wird auf lange Sicht eine immunsuppressive Therapie benötigen.
  - Daher ist es für die weitere Betreuung am einfachsten, bei Erstdiagnose den Impfstatus zu überprüfen, ggf. Lebendimpfungen zu ergänzen, und chronische Infektionen wie Hepatitis B und C, HIV und eine latente Tuberkulose (Interferon-α-Release-Assay und Röntgen-Thorax) auszuschließen.
- **Autoantikörper:**
  - In bis zu 30 % der Fälle gelingt eine Zuordnung zu Morbus Crohn oder Colitis ulcerosa nicht.
  - Hier können die Bestimmung von Antikörpern gegen Sacharomyces cerevisiae (ASCA) für den Morbus Crohn und von perinukleären anti-Neutrophilen zytoplasmatischen Antikörpern (p-ANCA) für die Colitis ulcerosa von Hilfe sein, insbesondere, wenn sie kombiniert bestimmt werden.

- In der Praxis spielen sie jedoch aufgrund der niedrigen Sensitivität kaum eine Rolle.
- Drug-Level und Anti-Drug-Antikörper (ADA):
  - Sprechen Patienten auf eine Therapie mit TNF-Antikörpern zunächst an und verlieren dann im Verlauf das Ansprechen, wird das als sekundäres Therapieversagen bezeichnet.
  - Es bestehen in dieser Situation zwei Möglichkeiten:
    – Die gegebene Dosis ist zu niedrig und der erforderliche Wirkspiegel wird nicht erreicht, in diesem Fall wäre der Drug-Level zu niedrig und es würden keine ADA nachweisbar sein.
    – Der Patient hat ADA entwickelt und kann damit nicht mehr auf das Medikament ansprechen, in diesem Fall wäre der Drug-Level auch niedrig oder nicht nachweisbar und ADA wären positiv.
- Calprotectin:
  - Calprotectin im Stuhl reflektiert die Infiltration von neutrophilen Granulozyten in die Mukosa und stellt für die Colitis ulcerosa eine sehr gute Möglichkeit für die Verlaufsbeurteilung dar.
  - Aufgrund des segmentalen Befalls beim Morbus Crohn ist der Einsatz von Calprotectin hier schwieriger und nur im Einzelfall sinnvoll.

Bildgebende Diagnostik

Sonografie

- Steht das Ausbreitungsmuster fest, ist die Sonografie eine strahlenfreie Option, ein Therapieansprechen sowie mögliche Komplikationen (Fisteln, Abszesse) zu erkennen.
- Bei der Beurteilung der Darmwand sollten beschrieben werden:
  - Durchblutung
  - Aufhebung der Wandschichten
  - Motilität der Darmabschnitte
  - eventuelle Dilatationen
- Neben der Abdomensonografie ist die perianale Sonografie die zweite Säule der bildgebenden Diagnostik.

MRT

- Die Dünndarmdarstellung mittels MRT hat heute die klassische Dünndarmdarstellung nach Sellink abgelöst.
- Es ist eine strahlenfreie Alternative, die zudem eine Beurteilung der Umgebung erlaubt.
- Aufgrund des jungen Alters der Mehrheit der Patienten sollte die MRT den Standard darstellen und die CT nur in der Notfallsituation eingesetzt werden.

Instrumentelle Diagnostik

- Für die Bestimmung des Befallsmusters werden eine Ösophago-Gastro-Duodenoskopie und eine Ileokoloskopie durchgeführt und ein Dünndarmbefall ausgeschlossen.
- Beim Morbus Crohn kann beim Auftreten von Anastomosenstenosen eine Ballondilatation eine Reoperation verhindern oder zumindest verzögern.
- Die Kapselendoskopie kann in der Dünndarmdiagnostik zusätzliche Informationen liefern.
  - Es müssen aber vor dem Einsatz Stenosen ausgeschlossen werden.
  - Da dies meist mittels MRT erfolgt, ist damit auch eine Dünndarmdiagnostik vorliegend und die Kapselendoskopie nicht mehr erforderlich.

Ösophago-Gastro-Duodenoskopie (ÖGD)

- Bei der Erstdiagnose kann mit der ÖGD der Befall des oberen Gastrointestinaltrakts ausgeschlossen werden.

Koloskopie

- Die Ileokoloskopie ist das Fundament der Diagnostik, daher ist auch neben der Durchführung von Stufenbiopsien die detaillierte Befundung aller Segmente von Bedeutung, inklusive des terminalen Ileums.
- Hierbei sollten die von der Entzündung betroffene Oberfläche sowie mögliche Stenosen beschrieben werden.
- Bei der milden Erkrankung können nur Aphten zu sehen sein (▶ Abb. 4.10a).
- Nimmt die Aktivität zu, sind longitudinale Ulzerationen zu erkennen, die fusionieren können und dann das klassische Pflastersteinrelief bilden (▶ Abb. 4.10b).
- In der Verlaufsbeurteilung ist eine Ileokoloskopie nicht immer erforderlich.
- Besteht jedoch eine Diskrepanz in den Befunden oder ein Therapieversagen, sollte die Indikation großzügig gestellt werden.
- Bei einem chronischen, entzündlichen Befall des Kolons ist bei dem Morbus Crohn das Risiko für die Entwicklung eines kolorektalen Karzinoms erhöht.
- Besteht ein vorwiegender Kolonbefall, gelten die Überwachungsempfehlungen der Colitis ulcerosa (siehe Kap. 4.7).

Histologie, Zytologie und klinische Pathologie

- Der Morbus Crohn kann von Fissuren begleitet werden, die auch Fisteln bilden und lokal zu Abszessen führen können.
- Der pathognomonische histologische Befund sind die nicht-verkäsenden Granulome, die jedoch nur bei etwa 30 % der Biopsien gefunden werden.
- Weitere Charakteristika sind
  - die subserösen Lymphozytenaggregate abseits der entzündeten Regionen und
  - der segmentale Befall.

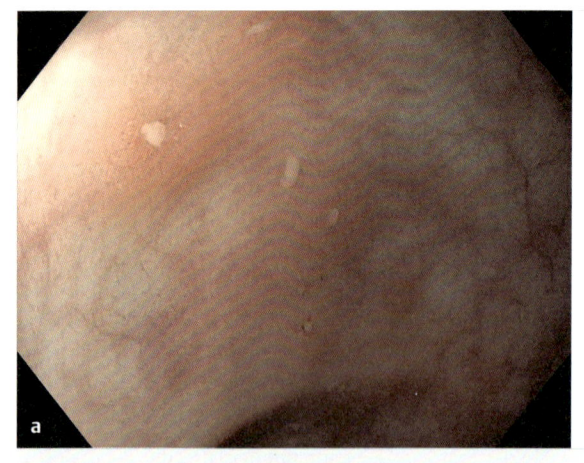

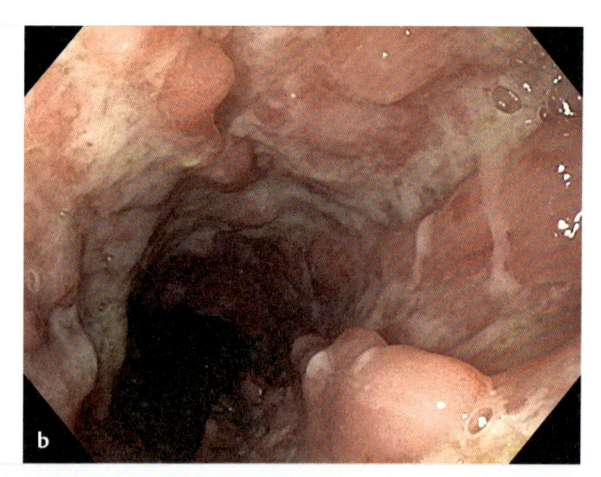

Abb. 4.10 Endoskopie des Morbus Crohn.
a Aphten.
b Pflastersteinrelief.

4.6.11 Differenzialdiagnosen

- Die wichtigste Differenzialdiagnose ist die Colitis ulcerosa.
  - In bis zu 30 % der Fälle ist eine eindeutige Zuordnung zu einer der beiden Entitäten nicht möglich.
  - Dann wird die Erkrankung als Colitis indeterminata bezeichnet.
- Die Differenzialdiagnosen sind in ▶ Tab. 4.14 erläutert.
  - Es wurden nur Diagnosen aufgenommen, die auch endoskopische oder zumindest histologische Veränderungen aufweisen.

Tab. 4.14 Differenzialdiagnosen.

Differenzialdiagnose	Bemerkungen
infektiös	**Bakterien**: klassische Enteritiserreger, typische und atypische Mykobakterien (bei entsprechender Anamnese); Bei isolierter Ileitis terminalis sollte eine Yersinieninfektion ausgeschlossen werden. **Parasiten** (z. B. Amöben, Isospora, Trichuros trichura) **Viren** (CMV, HIV, HSV)
Divertikulitis	Bei der SCAD (Segmental Colitis associated with Diverticulosis) kommt es zu einer Entzündung der peridivertikulären Schleimhaut, u. U. assoziiert mit einer Stenose. Die Abgrenzung zu chronisch entzündlichen Darmerkrankungen kann schwierig sein.
mikroskopische Kolitis	Bei Diarrhö-dominierter Klinik kann die Diagnose endoskopisch gestellt werden. Die Schleimhaut weist endoskopisch kaum entzündliche Veränderungen auf. Histologisch kann entweder das verbreiterte Kollagenband (kollagene Kolitis) oder eine erhöhte Zahl an Lymphozyten (lymphozytäre Kolitis) nachgewiesen werden.
ischämische Kolitis	u. U. nur schwer vom Morbus Crohn zu unterscheiden, da auch hier longitudinale Ulzerationen auftreten können, die meist anti-mesenterial lokalisiert sind. Die Diagnose sollte im klinischen Kontext gestellt werden.
Vaskulitis	Bestehen neben der Darmentzündung andere Symptome, die eine Vaskulitis möglich erscheinen lassen (Nieren-, Hautbeteiligung), sollte eine entsprechende Diagnostik veranlasst werden. Eine Sondersituation ist die Hepatitis-C-assoziierte Vaskulitis, die ebenfalls das Bild einer Kolonbeteiligung im Rahmen einer chronisch entzündlichen Darmerkrankung imitieren kann.
Strahlenenteritis/-kolitis	Hier muss eine entsprechende Anamnese vorliegen und das ehemalige Strahlenfeld mit der Lokalisation der Kolitis/Enteritis übereinstimmen.
Morbus Behçet	Herkunftsland kann ein Hinweis sein klinisch stehen Mund- und Genitalulcera im Vordergrund
medikamentös	**NSAR**: Die Medikamentenanamnese ist hier zielführend. **Checkpoint-Inhibitoren** (z. B. Ipilimumab): Kann das Bild eines schweren Schubs einer chronisch entzündlichen Darmerkrankung imitieren.

4.6.12 Therapie
Therapeutisches Vorgehen

- Bei der medikamentösen Therapie muss die Remissionsinduktion von der Remissionserhaltung unterschieden werden.
- Als grundsätzliche Überlegung wird heute von einem Arbeitsmodell ausgegangen, nach dem die chronische Entzündung die Basis für die strukturellen Veränderungen – Fisteln und Stenosen – ist.
- Daraus kann vorsichtig gefolgert werden, dass die frühzeitige Kontrolle der chronischen Entzündung eventuell die strukturellen Veränderungen verhindern kann.
- Liegen strukturelle Veränderungen vor, muss überlegt werden, ob einer medikamentösen Therapie möglicherweise eine chirurgische vorausgehen sollte.
- Bei narbigen Dünndarmstenosen kommen in aller Regel darmschonende Operationstechniken (Strikturoplastiken) zum Einsatz.
- Für eine detaillierte Ausführung der chirurgischen Optionen wird auf die ECCO-Leitlinie verwiesen [5].
- Die Therapie sollte sich an den Leitlinien der DGVS bzw. der ECCO orientieren [5], [6], [13].
- Das vordergründige Therapieziel sollte dabei immer eine gute Lebensqualität des Patienten sein.
- Im Folgenden wird in Grundzügen auf die Prinzipien bei der Remissionsinduktion (▶ Abb. 4.11) sowie der Remissionserhaltung (▶ Abb. 4.12) eingegangen.
- Für die postoperative Situation und die Therapie des perianalen Fistelleidens wird auf die Leitlinie verwiesen [5].

Remissionsinduktion

- Ziel der Remissionsinduktion ist eine schnelle Senkung der Krankheitsaktivität.
- Steroide sind die Therapie der Wahl.
- Bei einer milden bis mäßiggradigen Aktivität und Ileozökalbefall reicht die Gabe des lokalwirksamen Budesonids aus.
- Besteht ein anderes Befallsmuster oder reicht die Therapie mit Budesonid nicht aus, sollten systemisch Steroide gegeben werden.
  - Bei mäßiggradiger Aktivität können 40 mg/Tag ausreichend sein, ansonsten sollte Prednisolon 1 mg/kg gegeben werden.
  - Mit der hohen Dosis kann bei etwa 90 % innerhalb von 8 Wochen die Remission erreicht werden.
- Besteht ein Ansprechen auf die Steroide, gelingt jedoch das Ausschleichen nicht (Steroidabhängigkeit), kann bei einer milden bis moderaten Krankheitsaktivität zunächst Azathioprin eingesetzt werden.
  - Besteht die Notwendigkeit, die Krankheitssituation schneller zu kontrollieren oder bestehen Kontraindikationen für Azathioprin, sollte ein TNF-Antikörper eingesetzt werden.
  - Alternativ kann in dieser Situation Ustekinumab, ein anti-IL-12-/23-Antikörper, eingesetzt werden.
- Im Fall einer steroidrefraktären Situation sollte die Therapie frühzeitig eskaliert und als erste Wahl TNF-Antikörper eingesetzt werden.
  - Bei Kontraindikationen ist Ustekinumab eine alternative Option. Bei beiden Antikörpern ist ein schnelles Ansprechen beschrieben.
  - Bei einer moderaten Krankheitsaktivität kann die Therapie mit dem Integrinantagonisten Vedolizumab erwogen werden, hier muss aber darüber aufgeklärt werden, dass der Wirkeintritt verzögert eintreten kann.

Remissionserhaltung

- Aufgrund des Nebenwirkungsspektrums ist das primäre Ziel eine steroidfreie Remission.

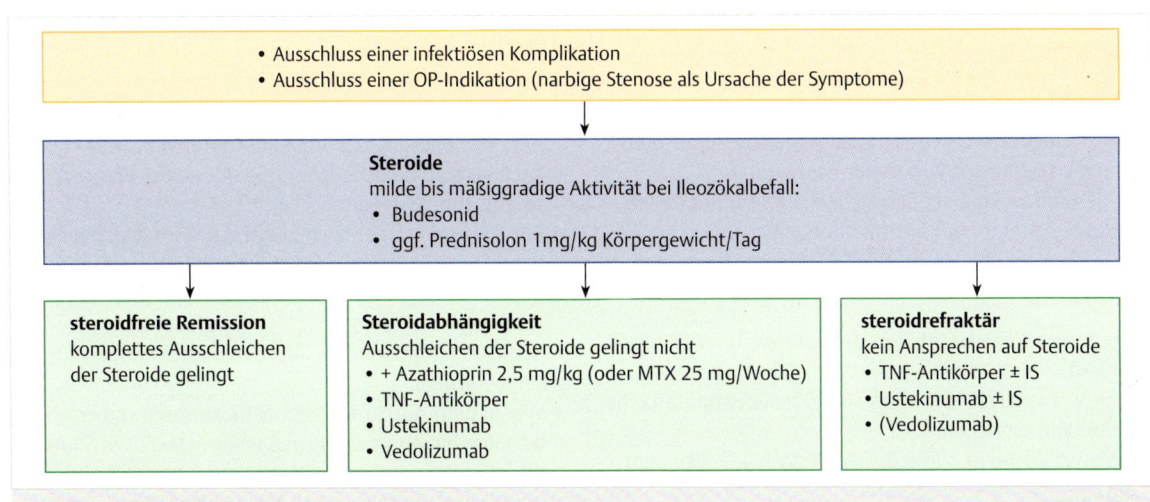

Abb. 4.11 Algorithmus zur Remissionsinduktion bei Morbus Crohn. IS: Immunsuppressiva; MTX: Methotrexat.

```
┌─────────────────────────────────────────────────────────────┐
│          Indikation für remissionserhaltende Therapie        │
│  • Ausschluss einer OP-Indikation (narbige Stenose als       │
│    Ursache der Symptome)                                     │
│  • keine Steroide in der remissionserhaltenden Therapie     │
└─────────────────────────────────────────────────────────────┘
```

Remissionsinduktion mit Steroiden, moderate Krankheitsaktivität	Remissionsinduktion bei hoher Krankheitsaktivität, evtl. Induktion mit Biologika
• Azathioprin 2,5 mg/kg (oder MTX 15 mg/Woche) • TNF-Antikörper • Ustekinumab • Vedolizumab	• TNF-Antikörper ± IS • Ustekinumab ± IS • Vedolizumab ± IS → wenn stabile Remission unter Kombinationstherapie über ein Jahr Deeskalation zur Monotherapie erwägen

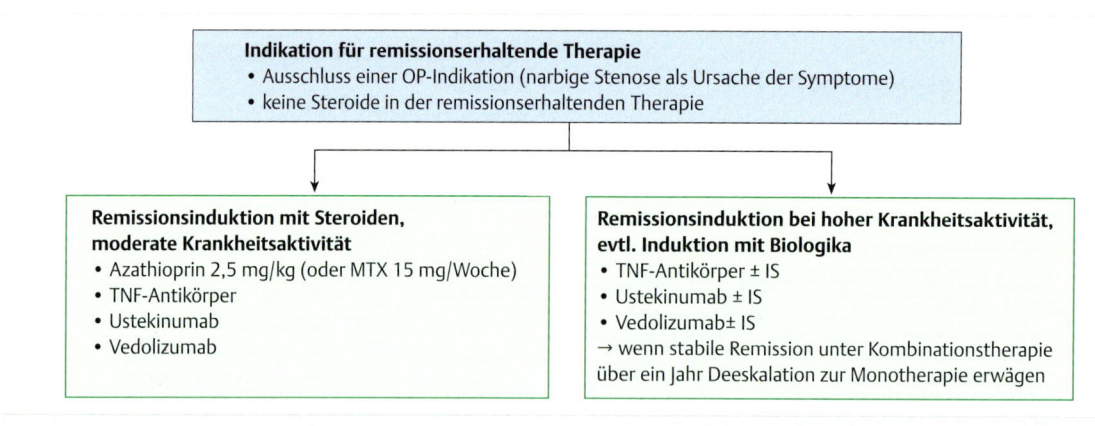

Abb. 4.12 Algorithmus zur Remissionserhaltung bei Morbus Crohn. IS: Immunsuppressiva; MTX: Methotrexat.

- Etwa jeder dritte Patient wird im Verlauf steroidabhängig, d. h., ein Ausschleichen der Steroide gelingt nicht oder zwei Reduktionsversuche innerhalb von 6 Monaten scheitern (▶ Abb. 4.12).
- Gelingt die Remissionsinduktion mit Steroiden, können Azathioprin oder Methotrexat eingesetzt werden. Beide haben einen verzögerten Wirkeintritt.
- Besteht eine hohe Krankheitsaktivität und lässt sich die Therapie primär oder auch unter Azathioprin nicht kontrollieren, ist die Indikation für ein Biologikum gegeben.
- Die Remissionsinduktion kann auch mit einem Biologikum alleine oder in Kombination mit einem klassischen Immunsuppressivum erfolgt sein.
- Für den Morbus Crohn liegen hier die meisten Daten für die TNF-Antikörper vor.
- Jedoch steht mit Ustekinumab eine Alternative zur Verfügung.
- Bei einem milden bis moderaten Verlauf und Azathioprinunverträglichkeit kann auch Vedolizumab in dieser Situation eingesetzt werden.

Pharmakotherapie

Steroide

- Unterschieden werden das lokal wirksame Budesonid und die systemisch wirksamen Steroide.
- Budesonid wird in der Leber abgebaut und übt daher geringe systemische Nebenwirkungen aus.

Thiopurine

- Der wesentliche Nachteil ist der verzögerte Wirkungseintritt.
- Eine Metaanalyse zeigte das 50–75 % der Patienten eine Remission erreichen.
- Bei etwa 20 % tritt dies jedoch erst nach 4–7 Monaten ein.
- Nur selten ist die homozygot vorliegende TPMT-Mutation für die Leukopenie verantwortlich, daher muss bei allen Patienten das Blutbild überwacht werden.
- Insbesondere für ältere Patienten (> 65 Jahre) liegen Daten für ein erhöhtes Risiko an einem Lymphom, Nichtmelanom-Hautkrebs oder Infektionen zu erkranken vor, daher sollte die Indikation in dieser Altersklassen zurückhaltend gestellt werden [1].

Methotrexat

- Methotrexat kann als Monotherapie oder in Kombination eingesetzt werden.
- Bei Gabe von 25 mg/Woche konnte in einer kontrollierten Studie nach 16 Wochen bei 39 % eine klinische Remission induziert werden [2].
- Die Gabe erfolgte in der Studie intramuskulär, kann aber vermutlich auch subkutan erfolgen.
- Die Limitation ist der Zeitraum bis zum Wirkeintritt sowie der Ausschluss einer Familienplanung unter Methotrexat.

TNF-Antikörper

- Infliximab und Adalimumab sind für die Therapie des Morbus Crohn zugelassen und sind insbesondere bei hoher Krankheitsaktivität eine Option als Mono- oder auch als Kombinationstherapie mit einem klassischen Immunsuppressivum.
- Für TNF-Antikörper besteht ein erhöhtes Risiko insbesondere für Infektionen, daneben können Hautnebenwirkungen verschiedenster Ausprägung limitierend sein.
- In dieser Situation kann alternativ Ustekinumab eingesetzt werden.
- Wie in dem Abschnitt Diagnostik ausgeführt, besteht bei allen Biologika das Risiko einer ADA-Entwicklung und damit eines Wirkverlusts. Bei einem Wirkverlust unter Therapie sollte diese Möglichkeit immer überprüft werden.

Ustekinumab

- Ustekinumab ist ein gegen das p40-Protein gerichteter Antikörper, der damit die pro-inflammatorischen Zytokine IL-12 sowie IL-23 neutralisiert.
- Die Induktion der Therapie erfolgt in einer gewichtsadaptierten Form (etwa 6 mg/kg KG) intravenös und wird dann alle 8–12 Wochen mit einer subkutanen 90 mg Gabe fortgesetzt.
- Die Ansprechraten in der Zulassungsstudie waren zwischen 34,3 % in der TNF-Antikörper-refraktären und 55,5 % in der TNF naiven oder responsiven Gruppe [3].
- Das Nebenwirkungsspektrum ist insbesondere mit Hinblick auf infektiologische und maligne Komplikationen sehr gut.
- Zudem ist Ustekinumab eine gute Option bei Patienten, bei denen unter TNF-Antikörpertherapie Hautnebenwirkungen auftreten.

Vedolizumab

- Vedolizumab ist ein darmspezifischer Integrinantagonist der das Integrin α4β7 blockiert.
- Damit wird die Infiltration von Entzündungszellen in die Mukosa blockiert.
- Dieser Wirkmechanismus erklärt auch das verzögert Ansprechen, da sich noch entzündliche Zellen in der Darmwand befinden.
- Damit übereinstimmend zeigten in der Zulassungsstudie 14,5 % unter Vedolizumab eine klinische Remission in Woche 6 verglichen mit 6,8 % in der Placebogruppe [14].

4.6.13 Verlauf und Prognose

- Als Komplikationen können sich Fisteln, Abszesse und Karzinome entwickeln.
- Fisteln:
  ○ Für die Therapie der perianalen Fisteln wird auf die Leitlinie verwiesen [5].
  ○ Daneben können bei einem penetrierenden Verlauf auch intraabdominelle Fisteln entstehen.
  ○ In Abhängigkeit des Verlaufs (interenterisch, enterokutan, enterovesikal, blind endend) muss hier entschieden werden, ob eine operative Sanierung erforderlich ist.
  ○ Bei einer enterovesikalen Fisteln, einer blind endenden Fistel sowie einem „Kurzschluss" (z. B. gastrokolische Fistel) besteht eine OP-Indikation.
- Abszesse
  ○ Abszesse entstehen meist in Folge einer blind endenden Fistel, d. h., der Darmabschnitt aus dem die Fistel entspringt, muss saniert werden.
  ○ Hierzu sollte im ersten Schritt immer, wenn möglich, eine Drainage des Abszesses erfolgen und im Intervall die operative Sanierung [5].
- Karzinome
  ○ Auf das erhöhte Risiko der Entwicklung eines Kolonkarzinoms wurde bereits eingegangen.
  ○ Beim Befall des Dünndarms ist das insgesamt sehr niedrige Risiko für die Entwicklung eines Dünndarmkarzinoms erhöht, gute Screening-Strategien hierfür existieren jedoch nicht.

4.6.14 Besonderheiten bei Schwangeren

- Es gibt heute kaum Situationen, in denen eine Schwangerschaft mit einem Morbus Crohn nicht mehr möglich ist.
- Das Thema Familienplanung sollte frühzeitig mit den Patientinnen besprochen und bei bestehendem Kinderwunsch sichergestellt werden, dass sich die Vitamin-B_{12}-, Folsäure- und Vitamin-D-Spiegel im Normbereich befinden.
- Die Idealsituation ist, wenn die Konzeption in der Phase der klinischen Remission erfolgt.
- Für Details sei hier auf das kürzlich publizierte Toronto-Konsensus-Statement verwiesen [12].

4.6.15 Quellenangaben

[1] Beaugerie L, Itzkowitz SH. Cancers Complicating Inflammatory Bowel Disease. N Engl J Med 2015; 373:195

[2] Feagan BG, Rochon J, Fedorak RN et al. Methotrexate for the treatment of Crohn's disease. The North American Crohn's Study Group Investigators. N Engl J Med 1995; 332: 292–297

[3] Feagan BG, Sandborn WJ, Gasink C et al. Ustekinumab as Induction and Maintenance Therapy for Crohn's Disease. N Engl J Med. 2016; 375:1946–1960

[4] Franke A, McGovern DP, Barrett JC et al. Genome-wide meta-analysis increases to 71 the number of confirmed Crohn's disease susceptibility loci. Nat Genet 2010; 42: 1118–1125

[5] Gionchetti P, Dignass A, Danese S et al. 3rd European Evidence-based Consensus on the Diagnosis and Management of Crohn's Disease 2016: Part 2: Surgical Management and Special Situations. J Crohns Colitis 2017; 11: 135–149

[6] Gomollon F, Dignass A, Annese V et al. 3rd European Evidence-based Consensus on the Diagnosis and Management of Crohn's Disease 2016: Part 1: Diagnosis and Medical Management. J Crohns Colitis 2017; 11: 3–25

[7] Harbord M, Annese V, Vavricka SR et al. The First European Evidence-based Consensus on Extra-intestinal Manifestations in Inflammatory Bowel Disease. J Crohns Colitis 2016; 10: 239–254

[8] Kaser A, Pasaniuc B. IBD genetics: focus on (dys) regulation in immune cells and the epithelium. Gastroenterology 2014; 146: 896–899

[9] Lee JC, Biasci D, Roberts R et al. Genome-wide association study identifies distinct genetic contributions to prognosis and susceptibility in Crohn's disease. Nat Genet 2017; 49: 262–268

[10] Molodecky NA, Soon IS, Rabi DM et al. Increasing incidence and prevalence of the inflammatory bowel diseases with time, based on systematic review. Gastroenterology 2012; 142: 46–54

[11] Neurath MF. Cytokines in inflammatory bowel disease. Nat Rev Immunol 2014; 14 (5): 329–342

[12] Nguyen GC, Seow CH, Maxwell C et al. The Toronto Consensus Statements for the Management of Inflammatory Bowel Disease in Pregnancy. Gastroenterology 2016; 150: 734–757

[13] Preiss JC, Bokemeyer B, Buhr HJ et al. [Updated German clinical practice guideline on "Diagnosis and treatment of Crohn's disease" 2014]. Z Gastroenterol 2014; 52: 1431–1484
[14] Sandborn WJ, Feagan BG, Rutgeerts P et al. Vedolizumab as induction and maintenance therapy for Crohn's disease. N Engl J Med 2013; 369: 711–721
[15] Silverberg MS, Satsangi J, Ahmad T et al. Toward an integrated clinical, molecular and serological classification of inflammatory bowel disease: report of a Working Party of the 2005 Montreal World Congress of Gastroenterology. Can J Gastroenterol 2005; 19 (Suppl. A): 5A–36A
[16] Uhlig HH, Schwerd T, Koletzko S et al. The diagnostic approach to monogenic very early onset inflammatory bowel disease. Gastroenterology 2014; 147: 990–1007

4.6.16 Wichtige Internetadressen

Weiterbildungen, Informationen für Ärzte

- Kompetenznetzwerk Darmerkrankungen: www.kompetenznetz-ced.de

Leitlinien

- Leitlinien der DGVS: www.dgvs.de/wissen-kompakt/leitlinien
- Leitlinien der ECCO: www.ecco-ibd.eu/publications/ecco-guidelines-science

Selbsthilfe

- Deutsche Morbus Crohn und Colitis ulcerosa Vereinigung: www.dccv.de

4.7 Colitis ulcerosa

A. Dignaß, P. Esters

4.7.1 Steckbrief

Die Colitis ulcerosa ist eine intermittierend aktive chronisch entzündliche Darmerkrankung. Sie beginnt in der Regel im Rektum und kann von dort ausgehend das gesamte Kolon befallen. Die meisten Patienten sind mit Aminosalicylaten (ASA) oder einer intermittierenden kurzzeitigen oralen oder rektalen Steroidtherapie ausreichend gut behandelbar. Für refraktäre Verläufe stehen mit Thiopurinen, verschiedenen Biologika, dem JAK-Inhibitor Tofacitinib und Calcineurininhibitoren weitere gut wirksame Therapien zur Verfügung. Die Proktokolektomie bietet einen potenziell kurativen Ansatz. Es besteht eine häufige Koinzidenz mit der primär sklerosierenden Cholangitis (PSC) und weiteren extraintestinalen Manifestationen. Insbesondere bei ausgedehntem Befall liegt ein mäßig erhöhtes Risiko für die Entwicklung eines kolitisassoziierten kolorektalen Karzinoms vor. Dieses Risiko erhöht sich durch eine gleichzeitige PSC um ein Vielfaches.

4.7.2 Synonyme

- keine

4.7.3 Keywords

- chronisch entzündliche Darmerkrankung
- Morbus Crohn
- primär sklerosierende Cholangitis
- Proktitis ulcerosa
- Linksseitenkolitis
- toxisches Megakolon
- 5-Aminosalicylsäure
- Proktokolektomie
- Colitis ulcerosa

4.7.4 Definition

- Die Colitis ulcerosa ist eine chronische, lebenslang andauernde, entzündliche Erkrankung, die das Kolon in Teilen oder vollständig befallen kann.
- Die Entzündung ist auf die Dickdarmmukosa begrenzt und zeichnet sich aus durch ein kontinuierliches Befallsmuster, beginnend im Rektum.
- Phasen der aktiven Erkrankung wechseln sich mit Remissionsphasen ab.
- In sehr schweren Fällen kommt es selten zu einer Entzündung im distalen Ileum (Backwash-Ileitis).
  - Hier ist dann häufig die Differenzialdiagnose zum Morbus Crohn schwierig.

4.7.5 Epidemiologie

Häufigkeit

- Die Inzidenz der Colitis ulcerosa liegt in Deutschland bei ca. 4/100 000 Einwohner.
- Die Prävalenz wird mit ca. 90/100 000 Einwohner angenommen.
- Inzidenz und Prävalenz scheinen sich in den letzten Jahrzehnten nicht geändert zu haben, obwohl weltweit jeweils eine Zunahme beobachtet wird.
- Innerhalb Europas besteht jedoch ein Nord-Süd-Gefälle, mit
  - der höchsten Inzidenz in Island (24,3/100 000) und
  - der niedrigsten in Portugal (1,7/100 000).

Altersgipfel

- Bezüglich der altersspezifischen Inzidenz liegt die höchste Rate in der Gruppe der 25–35-Jährigen (ca. 4,5/100 000).
- Ein zweiter – wenn auch deutlich geringerer – Häufigkeitsgipfel findet sich in der Altersklasse jenseits des 55. Lebensjahrs.

Geschlechtsverteilung

- Es existieren keine signifikanten Unterschiede zwischen den Geschlechtern.

Prädisponierende Faktoren

- Genetik
- verschiedene nicht näher charakterisierte Umwelteinflüsse (siehe auch unter Kap. 4.7.6)

4.7.6 Ätiologie und Pathogenese

- Die exakten Auslöser und Mechanismen, die letztlich zur Colitis ulcerosa führen, sind weiterhin nur in Teilen verstanden.
- Aktuell wird in einem integrativen Modell ein Zusammenspiel mehrerer extrinsischer und intrinsischer Faktoren angenommen:
  - genetische Prädisposition (Genom)
  - verschiedene, noch nicht endgültig definierte Veränderungen in der Umwelt bzw. Umgebung (Exposom)
  - Alteration in der Zusammensetzung der mikrobiellen Darmflora (Mikrobiom)
  - Reaktivität des intestinalen Immunsystems (Immunom)

Genom

- Genetische Faktoren spielen eine entscheidende Rolle bei der Entstehung von chronisch entzündlichen Darmerkrankungen (CED).
- Es besteht ein komplexes Geschehen, bei dem eine genetische Prädisposition oder Suszeptibilität als spezifische Mutation verschiedener Gene vorliegt.
- Bis 2015 wurden 201 Kandidatengene für CED beschrieben.
  - 27 sind assoziiert mit Colitis ulcerosa.
  - 37 sind mit Morbus Crohn assoziiert.
  - Die verbleibenden 137 Gene sind sowohl mit Colitis ulcerosa als auch Morbus Crohn assoziiert.
- Bei der Mehrzahl der betroffenen Patienten lassen sich diese Kandidatengene jedoch nicht nachweisen (< 10 % der Patienten mit Colitis ulcerosa).

Exposom

- Unter dem Begriff Exposom werden alle Umwelteinflüsse zusammengefasst, denen ein Individuum ausgesetzt ist:
  - nicht genetische,
  - endogene sowie
  - exogene Einflüsse.
- Der Einfluss des Exposoms auf die Entwicklung und Unterhaltung einer CED wird bei der Betrachtung epidemiologischer Daten zu CED und Migration deutlich.
  - Erwachsene, die aus Ländern mit niedriger CED-Inzidenz in Länder mit hoher CED-Inzidenz auswandern, behalten die CED-Inzidenzrate ihres Heimatlands.
  - Bei Kindern bzw. jungen Erwachsenen, die in Länder mit hoher CED-Inzidenz migrieren, steigt hingegen die Wahrscheinlichkeit einer CED auf das Niveau des Auswanderungslands an.

Mikrobiom

- Die Gesamtheit der intestinalen mikrobiellen Flora definiert unser Mikrobiom und kann im Grunde als ein endogenes Exposom angesehen werden.
- Die Zusammensetzung des Mikrobioms wird
  - durch den Geburtsmodus (vaginale Geburt vs. Kaiserschnitt) beeinflusst,
  - erlangt im Kindesalter eine Diversität,
  - stabilisiert sich im Erwachsenenalter und
  - nimmt im höheren Lebensalter wieder ab.
- Das Mikrobiom besteht hauptsächlich aus vier bakteriellen Stämmen, dem sog. phylogenetischen Kern:
  - Firmicutes,
  - Bacteroides,
  - Proteobacteria und
  - Actinobacteria.
- Bei Patienten mit CED kommt es zu einer quantitativen und qualitativen Änderung des Mikrobioms:
  - Die bakterielle Vielfalt nimmt ab.
  - Die Zusammensetzung wird instabil.
  - Es kommt zu einer Zunahme an Enterobacteria und unüblichen Bakterienstämmen.
  - Tierexperimentell konnte gezeigt werden, dass es zu einer Immunantwort auf Bestandteile des Mikrobioms kommen kann.

Immunom

- Dem intestinalen Immunsystem obliegt die Überwachung von ca. 200 m² luminaler Darmoberfläche.
  - An dieser fluten bereits unter physiologischen Bedingungen eine enorme Anzahl von antigenen Bestandteilen aus Nahrung und der normalen Darmflora an.
- Es wird geschätzt, dass
  - der Mensch während seines Lebens bis zu 100 t Nahrungsmittel zu sich nimmt und
  - die Zahl der Bakterien der normalen und permanent im Darm residierenden Flora etwa 10 × höher ist als die Zahl der Körperzellen.
- Gegenüber diesen harmlosen Antigenen muss üblicherweise eine immunologische Toleranz bestehen.
- Es sind somit überwiegend antientzündliche Mechanismen erforderlich, um die Entwicklung von chronischen Entzündungen zu vermeiden.
- Demgegenüber treten pathogene Erreger bzw. deren Antigene in deutlich geringerer Anzahl im Rahmen von Infektionen ebenfalls von der luminalen Seite mit dem intestinalen Immunsystem in Kontakt.

- Diese müssen dann über entsprechende entzündliche Abwehrstrategien eingedämmt werden.
- Das intestinale Immunsystem muss somit gewährleisten, dass die Immunreaktion auf die Vielzahl der unterschiedlichen Antigene jederzeit adäquat ist.
- Früher wurde eine ausschließliche Rolle des adaptiven Immunsystems in der Pathogenese der CED angenommen.
- In den letzten Jahren hat sich jedoch ein immer komplexeres Bild durch Mitwirken der intestinalen Barriere und dem angeborenen Immunsystem abgezeichnet.
- Ein inflammatorischer Prozess beendet sich üblicherweise nach einer gewissen Zeit selbst.
- Es wird jedoch vermutet, dass bei allen Formen von chronischer Inflammation (rheumatoide Arthritis, CED, Atherosklerose, Encephalitis disseminata, Asthma bronchiale)
  - diese Terminierung unterbleibt und
  - Folge einer Kombination von mikrobiell vermittelter Inflammation und steriler Inflammation ist.
- In der Folge kommt es zu einer „nonresolving inflammation".

4.7.7 Klassifikation und Risikostratifizierung

- Die Colitis ulcerosa kann klassifiziert werden nach
  - ihrem Ausbreitungsmuster,
  - der Schwere der Inflammation und
  - dem Ansprechen auf Steroide.
- Die **Ausdehnung der Entzündung** ist entscheidend für die Bestimmung
  - der Therapieart (oral vs. rektal) und
  - der Intervalle der endoskopischen Kolonkarzinomvorsorge.
- Gemäß der maximalen, histologisch bestimmten Ausdehnung wird unterschieden zwischen
  - Proktitis (Inflammation auf das Rektum beschränkt),
  - Linksseitenkolitis (Ausdehnung bis zur linken Kolonflexur) und
  - Pankolitis (▶ Tab. 4.15).
- Wird die Ausdehnung nur makroskopisch ermittelt, kann sie gelegentlich unterschätzt werden.

- **Risiko für die Entwicklung eines kolorektalen Karzinoms:**
  - bei reiner Proktitis ulcerosa mit Allgemeinbevölkerung vergleichbar
  - bei Linksseitenkolitis signifikant höheres Risiko
  - bei Pankolitis Risiko höchstes Risiko
- Die Schwere der Inflammation sollte insbesondere bei Therapieeinleitung oder -änderung objektiviert werden.
  - Die subjektive Einschätzung durch die Patienten ist oft nicht verlässlich.
- Eine einfache, jedoch immer noch gültige **Definition** einer schweren Kolitis wurde von **Truelove und Witts** bereits 1954 etabliert:
  - > 6 blutige Durchfälle/d und mindestens eines der folgenden Kriterien:
    - BSG > 30 mm/h
    - Tachykardie > 90/min
    - Hämoglobin < 10,5 g/dl
    - Temperatur > 37,8 °C
- Die Remission ist charakterisiert durch die Kombination aus
  - max. 3 geformten, unblutigen Stuhlgängen/d und
  - einer endoskopisch unauffälligen Mukosa.
- Das CRP ist bei Morbus Crohn ein zuverlässiger Entzündungsmarker, bei Colitis ulcerosa findet sich eine CRP-Erhöhung in der Regel nur bei schwerem Verlauf als Ausdruck der schweren Kolitis.
- Besser geeignet sind zur Beurteilung des Schweregrads
  - das fäkale Calprotectin und
  - der Hämoglobinwert.
- Zur makroskopisch-endoskopischen Einteilung der Colitis ulcerosa stehen mehrere Score-Systeme zur Verfügung.
- Die Autoren bevorzugen den partiellen **Mayo-Score**:
  - **Mayo 0**: normaler Befund oder inaktive Erkrankung (▶ Abb. 4.13a)
  - **Mayo I**, milde Kolitis: Erythem, leicht spröde Schleimhaut, reduzierte Gefäßzeichnung
  - **Mayo II**, moderate Kolitis: deutliches Erythem, Erosionen, Gefäßmuster verschwunden (▶ Abb. 4.13c, ▶ Abb. 4.13b)
  - **Mayo III**, schwere Kolitis: Ulzerationen, spontane Blutungen (▶ Abb. 4.13f, ▶ Abb. 4.13e, ▶ Abb. 4.13d)

Tab. 4.15 Ausdehnung der Colitis ulcerosa.

	Inflammation	therapeutische Option
Proktitis	auf das Rektum beschränkt	Suppositorien (möglich)
Linksseitenkolitis	Inflammation reicht bis zur linken Flexur	Klysmen, Schäume (möglich)
Pankolitis	Inflammation oral der linken Flexur	systemisch wirksame Therapeutika (oral und parenteral)

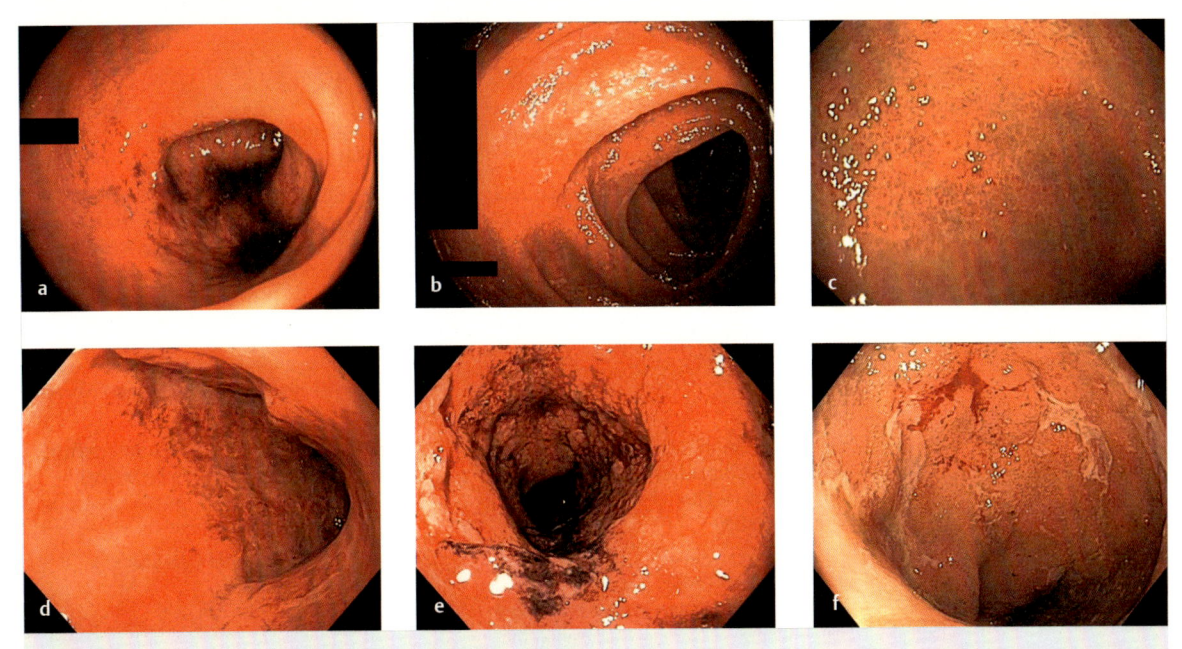

Abb. 4.13 Einteilung der Colitis ulcerosa nach dem Mayo-Score.
a Mayo 0.
b Mayo II.
c Mayo II.
d Mayo III.
e Mayo III.
f Mayo III.

4.7.8 Symptomatik

- Die Symptomatik der Colitis ulcerosa hängt ab von
  - der Ausdehnung der Inflammation und
  - eventuell begleitend bestehenden extraintestinalen Manifestationen.
- Bei einer **reinen Proktitis ulcerosa** besteht häufig ein imperativer Stuhldrang.
  - Dieser kann insbesondere bei älteren Patienten mit einer Inkontinenz einhergehen.
  - Der Stuhlgang ist geformt.
  - Blut- und Schleimauflagerungen auf dem Stuhl sind möglich.
- Die **Linksseiten- und Pankolitis** sind meistens gekennzeichnet durch
  - blutige Durchfälle, die tagsüber und nachts auftreten (Frequenz: bis zu 40/24h) sowie
  - abdominelle Krämpfe, vorwiegend im linken Unterbauch.
- Kommt es zu einer **schweren Kolitis**, stellen sich Zeichen der systemischen Inflammation ein, erkennbar an Fieber und Tachykardie.

Toxisches Megakolon

- Bei schwerem Verlauf kann sich ein toxisches Megakolon einstellen.
- Dieses geht einher mit einem septischen Krankheitsbild mit
  - akutem Abdomen und
  - einer Dilatation des Colon transversums > 5 cm.

Extraintestinale Manifestationen

- Eine Übersicht zu den extraintestinalen Manifestationen bei Colitis ulcerosa gibt ▶ Tab. 4.16.

Tab. 4.16 Übersicht zu extraintestinalen Manifestationen bei Colitis ulcerosa.

extraintestinale Manifestation	Charakteristika	Therapieoptionen
axiale Spondylarthropathie	tief sitzender, entzündlicher Rückenschmerz, v. a. in frühen Morgenstunden; Nachweis der Inflammation im MRT (Sacroiliitis)	Physiotherapie, Versuch mit kurzzeitigem Einsatz von NSAR; frühzeitiger Einsatz von Anti-TNF-α-Inhibitoren
periphere Spondylarthropathie (entzündlich veränderte Gelenke mit Rötung, Schwellung, Überwärmung; Abgrenzung zur reinen Arthropathie wichtig)	Typ I: Befall von < 5 großen Gelenken, v. a. untere Extremität; Arthritis korreliert mit Aktivität der CED	Therapieoptimierung der intestinalen Inflammation; Versuch mit kurzzeitigem Einsatz von NSAR oder kurzzeitiger Steroidtherapie; bei persistierender Arthritis evtl. Versuch mit MTX oder Sulfasalazin
	Typ II: Befall von > 5 Gelenken, meist symmetrischer Befall, meist obere Extremität; Arthritis korreliert nicht mit Aktivität der CED	
Augenbeteiligung	einfache Episkleritis	oft selbstlimitierender Verlauf; bei Beschwerden topische/systemische NSAR oder topische/systemische Steroide
	schwere Episkleritis, Uveitis, Skleritis; gekennzeichnet durch moderaten bis schweren Augenschmerz, Photophobie, Sehunschärfe/Visusminderung	zwingende (notfallmäßige) ophthalmologische Vorstellung (topische/systemische Steroide, Anti-TNF-α-Inhibitoren)
Erythema nodosum	erhabene, schmerzhafte, rötlich bis livide Papeln, 1–5 cm Größe, v. a. Streckseiten der Extremitäten; meistens klinische Diagnose, selten Biopsie notwendig; Korrelation mit Aktivität der CED	Therapie(optimierung) der intestinalen Inflammation
Pyoderma gangraenosum	initial rötliche Erytheme oder Pusteln, im Verlauf zentrale Nekrose der Dermis mit tiefer, zentrifugaler Exulzeration, Größen bis 20 cm möglich mit Freilegen von Sehnen, Muskeln, Knochen; Auftreten an praktisch jeder Körperstelle möglich, bevorzugt Schienbeine	rasche Therapie notwendig! Einsatz von hochdosierten Steroiden oder Immunsupressiva (Anti-TNF-α-Inhibitoren, Azathioprin, Calcineurininhibitoren).
Pankreatitis	selten granulomatöse Pankreatitis; exokrine Pankreasinsuffizienz und Pankreasgangveränderungen häufig; Differenzialdiagnose zu Azathioprin- und 5-ASA-induzierter Pankreatitis gelegentlich schwierig	Therapie der Pankreatitis analog nationalen und internationalen Leitlinien

NSAR: nicht steroidale Antirheumatika; CED: chronisch entzündliche Darmerkrankung; MTX: Methotrexat

Eisenmangelanämie

- Die Eisenmangelanämie ist die häufigste extraintestinale Manifestation bei CED.
- Obwohl der Hämoglobinwert als valider Parameter für den Schweregrad der Colitis ulcerosa gilt, kann eine Eisenmangelanämie auch bei Remission einer Colitis ulcerosa vorkommen.
- Als **Grenzwerte** für eine Anämie gelten
  - für Männer Hb-Werte < 13 g/dl,
  - für nicht schwangere Frauen < 12 g/dl und
  - für Schwangere < 11 g/dl.
- In Abhängigkeit von Remission bzw. aktiver Erkrankung gelten unterschiedliche Grenzwerte für Ferritin und Transferrinsättigung in der Definition des Eisenmangels (▶ Tab. 4.17).

Tab. 4.17 Definition einer Eisenmangelanämie.

Geschlecht	Hb-Wert	aktive Colitis ulcerosa		Colitis ulcerosa in Remission	
		TSAT	S-Ferritin	TSAT	S-Ferritin
Männer	< 13 g/dl	< 20 %	< 100 µg/l	< 20 %	< 30 µg/l
nicht schwangere Frauen	< 12 g/dl				
Schwangere	< 11 g/dl				

TSAT: Transferrinsättigung; S-Ferritin: Serumferritin

PSC

- Die PSC ist gekennzeichnet durch eine chronische Inflammation des Gallengangepithels mit
  - multifokalen Stenosen und
  - vorgeschalteter Dilatation.
- Die Ätiologie ist weiterhin ungeklärt.
- Eine PSC betrifft mehr Männer als Frauen und ist sehr häufig mit einer Colitis ulcerosa und seltener mit einem Morbus Crohn assoziiert.
  - Es wird angenommen, dass sich bei ca. 5–8 % der Patienten mit einer Colitis ulcerosa eine PSC entwickelt.
- Für weitere Informationen zur PSC siehe Kap. 5.24.

4.7.9 Diagnostik

Diagnostisches Vorgehen

- Kein einzelner Parameter oder Test sichert alleine die Diagnose einer Colitis ulcerosa.
- Es bedarf der Interpretation aus
  - klinischen Beschwerden,
  - endoskopischen,
  - histologischen und
  - radiologischen Befunden.
- Differenzialdiagnostisch sollte eine infektiöse Genese abgeklärt werden:
  - klassische pathogene Keime (Campylobacter, Salmonellen, Shigellen, Yersinien)
  - Clostridium difficile (Bestimmung von Antigen, Toxin und ggf. Anlage einer Kultur oder PCR-Nachweis)
- Für eine maximale Sensitivität der **Stuhldiagnostik** sollen drei Stuhlproben aus unterschiedlichen Stuhlgängen untersucht werden.
- Laborchemisch sollten **Inflammationsparameter** in Blut und Stuhl bestimmt werden.

- Die wichtigste Differenzialdiagnose ist der Morbus Crohn (▶ Tab. 4.18).
- Selten müssen bei therapierefraktärer Proktitis in Betracht gezogen werden:
  - venerische Erkrankungen,
  - eine Strahlenproktitis und
  - als Rarität eine maligne Genese mit Infiltration des Kolorektums, z. B. im Rahmen einer Peritonealkarzinose.
- Insbesondere bei proktitischen Beschwerden oder alleiniger Hämatochezie müssen auch proktologische Erkrankungen bedacht werden, wie
  - Analfissuren,
  - Analvenenthrombosen oder
  - Hämorrhoiden.

Anamnese

- Patienten mit Colitis ulcerosa berichten als Leitsymptom von blutiger Diarrhö, oftmals verbunden mit krampfartigen Schmerzen im linken Unterbauch.
- Bei Pankolitis können Schmerzen auch im gesamten Verlauf des Kolons auftreten.
- Bei reiner Proktitis ist ein imperativer Stuhldrang führend.

Körperliche Untersuchung

- In Abhängigkeit von Erkrankungsschwere und Ausdehnung der Erkrankung kann die körperliche Untersuchung bei reiner Proktitis bzw. milder Linksseitenkolitis unauffällig sein.
- Bei schwerer Kolitis besteht eine Druckschmerzhaftigkeit des Abdomens, insbesondere Fieber und peritoneale Reizungszeichen müssen als Alarmzeichen verstanden werden.

Tab. 4.18 Unterscheidung zwischen Colitis ulcerosa und Morbus Crohn.

Colitis ulcerosa	Morbus Crohn
kontinuierliche Ausbreitung vom Rektum ausgehend	diskontinuierliche Ausbreitung, sog. „skip lesions"
nur Kolonbefall (Ausnahme Backwash-Ileitis bei schwerer Pankolitis in max. 10 %)	Befall des gesamten Gastrointestinaltrakts möglich („vom Mund bis Anus")
Inflammation auf Mukosa limitiert	transmurale Inflammation
Leitsymptom blutige Diarrhö	Leitsymptom abdominelle Schmerzen, unblutige Diarrhö, Gewichtsverlust
Abszedierung und Fisteln Rarität	Abszedierung und Fisteln häufig
Stenosen selten (immer Malignitätsverdacht!)	Stenosen häufig
Kryptenabszesse typisch, Granulome als Rarität	Kryptenabszess untypisch, Granulome typisch
CRP nur bei schwerer Colitis signifikant erhöht, meistens jedoch nicht wesentlich höher als 40 mg/dl	CRP v. a. bei Kolonaktivität und Komplikationen (Abszess, Fistel) teilweise deutlich erhöht
sonografisch meistens nur milde Wandverdickung, echoreiche Umgebungsreaktion nur bei schwerer Kolitis	sonografisch meist echoarme Wandverdickung, Hyperperfusion aller Wandschichten; oft mit echoreicher Umgebungsreaktion
p-ANCA oft positiv	p-ANCA meist negativ
ASCA meist negativ	ASCA öfter positiv
CRP: C-reaktives Protein; p-ANCA: perinukleäre antineutrophile zytoplasmatische Antikörper; ASCA: Anti-Saccharomyces-Antikörper	

Labor

- Die klassischen Inflammationsparameter (Leukozyten und CRP)
  - sind meist nur bei schwerer entzündlicher Aktivität der Colitis ulcerosa erhöht und
  - sollten immer als Alarmzeichen verstanden werden.
- Insbesondere bei mildem Verlauf oder reiner Proktitis steht mit dem **fäkalen Calprotectin** ein valider Inflammationsparameter zur Verfügung, der sich auch zur Verlaufskontrolle eignet.
  - Ein fäkaler Calprotectinwert von < 150–200 µg/g Stuhl wird als zuverlässiger Marker einer Remission angesehen
- Da die **Eisenmangelanämie** die häufigste extraintestinale Manifestation der CED ist, sollte ein entsprechendes Screening (Blutbild, Ferritin, Transferrinsättigung) auch bei klinischer Remission erfolgen.
- Da eine begleitende primär sklerosierende Cholangitis erhebliche Konsequenzen für die Prognose hat, sollten in regelmäßigen Abständen **Cholestaseparameter und Bilirubin** bestimmt werden.

Bildgebende Diagnostik

Sonografie

- Sonografisch stellt sich eine geringe bis milde Colitis ulcerosa meist mit unauffälligem Kolonrahmen dar.
- Das Rektum kann nur selten bei gefüllter Harnblase eingesehen werden.
- Bei schwerer Colitis ulcerosa findet sich eine mäßige Wandverdickung (meistens 4–6 mm) mit
  - erhaltener Wandschichtung und
  - auf die Mukosa begrenzter Hyperperfusion (▶ Abb. 4.14).
- Eine echoreiche Umgebungsreaktion sollte eher an einen Morbus Crohn denken lassen, ist jedoch bei schwerer Kolitis und insbesondere dem toxischen Megakolon möglich und muss dann als Alarmzeichen verstanden werden.

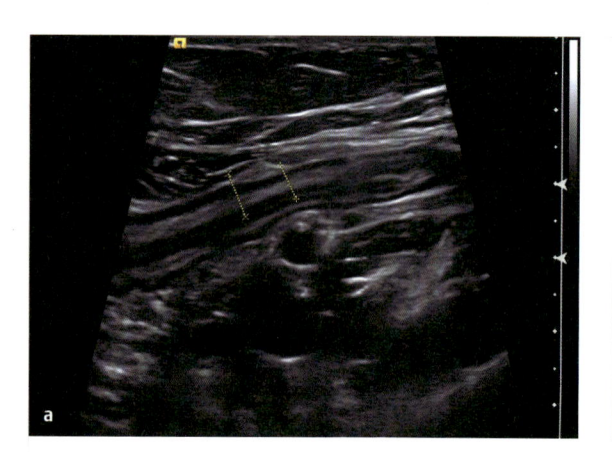

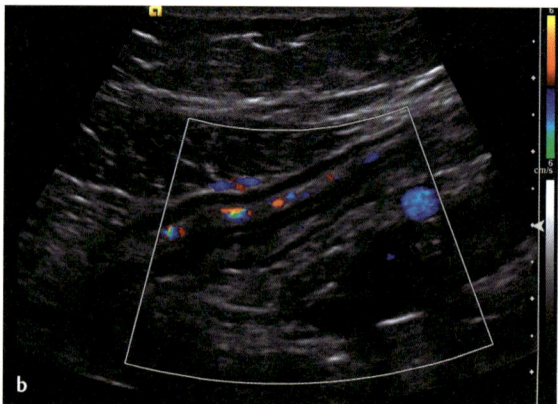

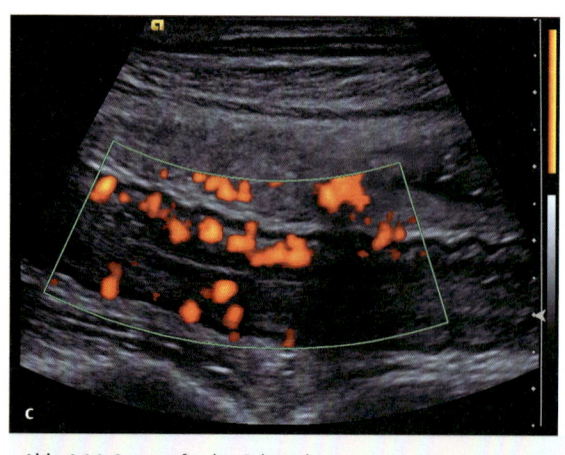

Abb. 4.14 Sonografie der Colitis ulcerosa.
a Schwere Kolitis.
b Schwere Kolitis.
c Toxische Kolitis mit echoreicher Umgebungsreaktion.

CT und MRT

- Ergänzende Schnittbildverfahren wie Computertomografie und Magnetresonanztomografie dienen in erster Regel der differenzialdiagnostischen Abklärung eines Morbus Crohn.
- Besteht eine langjährig chronisch aktive Colitis ulcerosa, können sich narbig bedingte Strukturschäden der Kolonwand als Verlust der Haustrierung darstellen (sog. „Fahrradschlauch-Phänomen").
  - Dies kann sowohl sonografisch als auch computer- und MR-tomografisch erfasst werden.

Instrumentelle Diagnostik

Endoskopie

- Endoskopisch präsentiert sich die Colitis ulcerosa als kontinuierlich vom Rektum nach oral ausbreitende Inflammation unterschiedlicher Schwere.
- Das Spektrum reicht
  - von geringer Aktivität mit spröder, granulärer Mukosa mit reduzierter Gefäßzeichnung und ggf. mildem Erythem
  - bis zu schwerer Aktivität in Form von (konfluierenden) Ulzera und spontanen, vorwiegend petechialen Einblutungen.
- Der Übergang von unauffälliger zu entzündeter Mukosa stellt sich typischerweise als scharfe Linie dar.
  - Nach anal nimmt die Inflammation dabei typischerweise an Schwere zu.
- Im Fall längerer schwerer Aktivität kann es zur Pseudopolypenbildung kommen.
- Die endoskopische Aktivität korreliert gut mit der Schwere der Inflammation.
- Zur Aktivitätsbeurteilung genügt in der Regel die endoskopische Einsicht bis maximal in das rechtsseitige Colon transversum.
- Insbesondere bei schwerer Kolitis sollte ein weiteres Vorspiegeln wegen der Gefahr von Perforation und Verschlechterung des Schubs vermieden werden.
- Bei langjähriger Krankheitsaktivität kann sich ein Strukturschaden unterschiedlichen Ausmaßes einstellen.
  - Das Spektrum reicht von einzelnen narbigen Schleimhautarealen bis zum kompletten Verlust der Haustrierung mit fahrradschlauchartigem, starrem Kolon (▶ Abb. 4.15).
- Im klinischen Alltag stellt sich regelmäßig die Frage, zu welchen Zeitpunkten die Patienten im Verlauf endoskopiert werden sollten.
  - Vor Therapieeinleitung oder -umstellung sollte die entzündliche Aktivität objektiviert werden und das Ansprechen auf die Therapie im Verlauf endoskopisch kontrolliert werden.

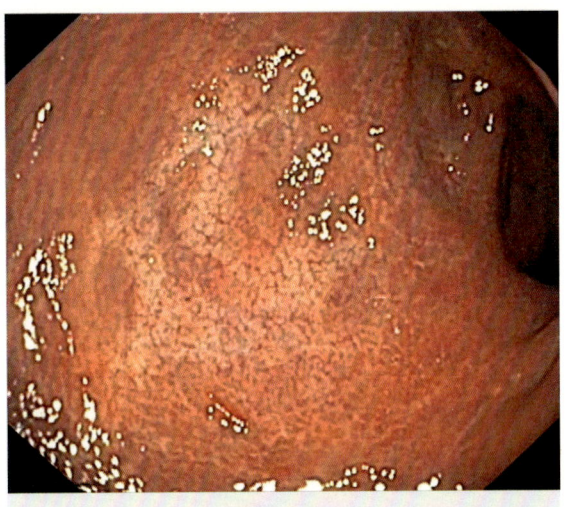

Abb. 4.15 Schwere Narbenbildung nach langjähriger Inflammation bei Colitis ulcerosa.

- Patienten mit reiner Proktitis ulcerosa scheinen kein erhöhtes Risiko für die Entwicklung kolorektaler Karzinome zu haben.
  - Alle anderen Patienten sollten ab dem 8. Jahr nach Krankheitserstmanifestation regelmäßig endoskopiert werden.
- Liegt keine entzündliche Aktivität vor, sollen Überwachungskoloskopien in Abständen von 3 Jahren erfolgen.
- Im Fall einer relevanten Inflammation sind jährliche Koloskopien angeraten.
- Besteht zugleich eine PSC, werden ab Diagnosestellung der PSC – oder bei hinreichendem Verdacht – jährliche Koloskopien erforderlich.

Histologie, Zytologie und klinische Pathologie

Histologische Mukosadiagnostik

- Bei der Colitis ulcerosa finden sich drei typische histopathologische Veränderungen:
  - Störung der mukosalen Architektur, die sich vor allem an den Krypten findet (Kryptenarchitekturstörung)
  - Änderung der zellulären Zusammensetzung in der Lamina propria
  - Änderungen im Epithel
- Dabei ist bei der unbehandelten Colitis ulcerosa die entzündliche Aktivität auf die Mukosa beschränkt.
  - Sie zeigt sich kontinuierlich ohne Abweichung in der Intensität, insbesondere ohne sog. „skip lesions".
  - Die Inflammation nimmt dabei nach rektal zu.

4.7.10 Differenzialdiagnosen

Tab. 4.19 Differenzialdiagnosen.

Differenzialdiagnose	Bemerkungen
Morbus Crohn	siehe ▶ Tab. 4.18
selbstlimitierende infektiöse Kolitis	immer mikrobiologische Erregerdiagnostik bei Erstdiagnose und Erkrankungsschub
NSAR-assoziierte Kolitis	Anamnese wichtig, ggf. Verlauf; meist diskontinuierliches Befallsmuster; Koloskopie und Sonografie bzw. Schnittbildverfahren zur weiteren Abklärung
ischämische Kolitis	ältere Patienten, Verlauf; meist diskontinuierliches Befallsmuster; Koloskopie und Sonografie bzw. Schnittbildverfahren zur weiteren Abklärung

NSAR: nicht steroidale Antirheumatika

4.7.11 Therapie

Therapeutisches Vorgehen

- Eine ursächliche, **medikamentöse Therapie** der Colitis ulcerosa steht bisher nicht zur Verfügung.
- Die **Proktokolektomie** ist eine kurative Therapieoption, jedoch mit
  - erheblicher Defektbildung und
  - häufig funktionellen Einschränkungen.
- Die medikamentösen Therapien zielen alle auf eine Modifikation der immunologischen Antwort ab.
- Die Liste der verfügbaren, wirksamen Medikamente ist jedoch nicht unerschöpflich, sodass jede Therapie in optimaler Dosis und in optimalen Dosierungsintervallen eingesetzt werden sollte.
- Die Therapieentscheidung hängt ab von
  - der Aktivität der Erkrankung,
  - dem Verlauf,
  - der bisherigen Therapie und
  - von eventuellen Komplikationen oder
  - extraintestinalen Manifestationen.
- Mit einer chronisch aktiven Verlaufsform ist bei ca. 15–30 % der Betroffenen zu rechnen.
- Als weiterer Parameter zur Therapieentscheidung kommt die Lokalisation hinzu.
  - Die Erkrankung manifestiert sich häufig an den distalen Kolonabschnitten, die einer lokalen Behandlung zugänglich sind.
  - Neben der Auswahl des jeweiligen Medikaments sollte auch dessen Formulierung berücksichtigt werden (Zäpfchen, Einläufe, Schäume oder orale Präparate).
- Im Weiteren soll das therapeutische Vorgehen besprochen werden nach
  - Befallsmuster (Proktitis, Linksseitenkolitis, ausgedehnte Kolitis) und
  - biologischem Verhalten (schwere Kolitis, steroidrefraktäre Kolitis).

Pharmakotherapie

Proktitis ulcerosa

- Die Standardtherapie einer Proktitis besteht aus einer **topischen Therapie** mit 5-ASA-Suppositorien (1 g/d).
- Aus praktischen Gründen wird diese Therapieform zur Nacht empfohlen.
- Mesalazinschäume oder -einläufe werden als äquivalent angesehen (empfohlene Tagesdosis ≥ 2 g/d).
  - Sie werden jedoch im Vergleich zu Suppositorien oft schlechter von den Patienten toleriert.
- Im Fall einer fehlenden Besserung soll die topische 5-ASA-Therapie kombiniert werden mit
  - einer oralen 5-ASA-Therapie (Dosis ≥ 3 g/d) oder
  - einem topischen Steroid (z. B. Budesonid 2 mg/d, Hydrocortisonacetat 100 mg/d, oder Beclometason 3 mg/d).
- Eine orale 5-ASA-Monotherapie sollte primär nicht erfolgen, da sie der topischen Therapie unterlagen ist.
  - Tolerieren Patienten eine topische Therapie nicht, kann eine orale 5-ASA-Therapie mit ≥ 3 g/d versucht werden.
- Therapierefraktäre Verläufe einer Proktitis ulcerosa sind oftmals eine Herausforderung.
  - Generell soll eine weitere Therapie gemäß Empfehlungen bei Linksseitenkolitis eskaliert werden.
  - Es muss jedoch immer auch die Gefahr einer Übertherapie bedacht werden.
  - Eine Proktokolektomie wird nur selten und in Ausnahmefällen erforderlich sein.
    - Sie stellt vom funktionellen Ergebnis meistens eine Verschlechterung der Lebensqualität dar, zumal eine alleinige Proktitis das Risiko für Kolonkarzinome nicht zu erhöhen scheint.

Linksseitenkolitis

- Bei unkomplizierter Linksseitenkolitis wird primär eine **topische Therapie** mit Mesalazinschäumen oder -einläufen in einer Dosis von 2–4 g/d empfohlen.
- Aus praktischen Gründen sollte diese Therapieform zur Nacht erfolgen.
- Die kombinierte 5-ASA-Therapie ist eine wirksamere Therapiealternative und wird zunehmend als Standardtherapie einer Linksseitenkolitis eingesetzt:
  - orale Gabe (empfohlene Mindestdosis > 3 g/d) und
  - Einläufe (empfohlene Dosis mind. 1 g/d).
- Ein Ansprechen auf die Therapie mit insbesondere Sistieren der Hämatochezie sollte sich binnen 14d einstellen.
- Bleibt ein Ansprechen aus, sollte eine **systemische Steroidtherapie** eingeleitet werden.
- Es kommen unterschiedliche Schemata zur Anwendung, die minimale Startdosis sollte bei ≥ 40 mg Prednisolon-Äquivalent (typischerweise 1 mg/kg Körpergewicht) liegen.

- Die Therapiedauer sollte aufgrund einer erhöhten Rückfallrate 4 Wochen mit Ausschleichschema nicht unterschreiten.
- Tagesdosen ≤ 15 mg Prednisolon-Äquivalent gelten als ineffektiv bei aktiver Colitis ulcerosa.
- In unserer täglichen Praxis
  - starten wir mit einer Dosierung von 60 mg Prednisolon-Äquivalent/d, bei schwereren Verläufen von 1 mg/kg Körpergewicht/d, und
  - reduzieren dies im Fall eines Ansprechens ab Tag 7 bis Tag 10 wöchentlich um 10 mg
  - bis zu einer Tagesdosis von 20 mg Prednisolon-Äquivalent und
  - anschließend wöchentlich in 5 mg-Schritten.
- Es ist von enormer Wichtigkeit, das klinische Ansprechen an Tag 7–10 zu beurteilen, da bei korrekter Einnahme und fehlendem Ansprechen ein steroidrefraktärer Verlauf vorliegt, der eine rasche Umstellung der Therapie erfordert.
- Eine Alternative zur systemischen Steroidtherapie bei Versagen einer 5-ASA-Therapie kann die Gabe von Budesonid 9 mg als Multi-Matrix-System (Budesonid-MMX) sein.
  - Dabei kommt es durch die spezielle Galenik zu einer kontinuierlichen Freisetzung von Budesonid im gesamten Kolon.
  - Unter einer Tagesdosis von 9 mg Budesonid-MMX erreichen ca. 30 % der Patienten nach 8-wöchiger Therapie eine klinische Remission, vergleichbar mit Patienten, die 5-ASA erhalten.
  - Daten zur Effektivität und Sicherheit einer denkbaren Kombinationstherapie aus 5-ASA und Budesonid-MMX liegen derzeit nicht vor.

Ausgedehnte Kolitis

- Eine ausgedehnte Kolitis mit milder bis moderater Krankheitsaktivität soll analog der Linksseitenkolitis mittels **kombinierter 5-ASA-Gabe** behandelt werden.
  - Dabei gelten die gleichen Empfehlungen hinsichtlich Dosis und Anwendungshäufigkeit.
- Versagt diese Therapie oder ist ein rascher Therapierfolg erforderlich, besteht die Indikation zur Therapie mit **systemischen Steroiden** analog der Linksseitenkolitis.

Schwere Colitis ulcerosa

- Patienten mit einer schweren Kolitis in der Definition nach Truleove und Witts
  - sind in der Regel akut gefährdet und
  - bedürfen meistens der stationären Aufnahme sowie einer sofortigen Therapie.
- Bei schwerer Kolitis soll eine **intravenöse Steroidtherapie** mit 1 mg/kg KG Prednisolon als i. v.-Bolus 1 × täglich erfolgen.
- Höhere Steroiddosen sind nicht wirksamer, aber geringere Dosen weisen eine geringere Effektivität auf.
- Der Therapieerfolg soll an Tag 3 beurteilt und die Therapiedauer auf 7–10 d limitiert werden, da eine längere Therapie im Fall eines fehlenden Ansprechens keinen Benefit bringt.
- Die Patienten erhalten dann
  - entweder eine alternative immunsuppressive Therapie oder
  - werden notfallmäßig operiert.
- Durchschnittlich sprechen 66–75 % der Patienten auf die Steroidtherapie an.
- Neben der intravenösen Steroidgabe ist ein multimodales Therapiekonzept unabdingbar, frühzeitig soll ein interdisziplinärer Austausch zwischen Gastroenterologen und Chirurgen erfolgen.
- Sollte es zu keinem Ansprechen an Tag 3 einer intravenösen Steroidtherapie kommen, sollen frühzeitig Therapiealternativen in Form von
  - Kolektomie oder
  - einer medikamentösen Zweitlinientherapie (Ciclosporin, Tacrolimus, TNF-α-Antikörper) mit dem Patienten besprochen werden.
- Spätestens in dieser Situation wird eine Betreuung in einem spezialisierten Zentrum empfohlen.

Steroidrefraktärer, nicht schwerer Schub der Colitis ulcerosa

- Ambulante Patienten mit einer moderat aktiven (Kriterien nach Trulove & Witts nicht erfüllt), jedoch steroidrefraktären Colitis ulcerosa sollten zur Remissionsinduktion behandelt werden mit
  - einem Anti-TNF-α-Inhibitor,
  - Vedolizumab oder
  - Tofacitinib.
- Eine Kombinationstherapie aus Infliximab und Azathioprin scheint in der Remissionsinduktion einer jeweiligen Monotherapie mit Azathioprin oder Infliximab überlegen zu sein

Steroidrefraktärer, schwerer Schub einer Colitis ulcerosa

- Die schwere, ausgedehnte Colitis ulcerosa ist eine potenziell lebensbedrohliche Situation und sollte i. d. R. stationär behandelt werden.
- Kommt es auch an Tag 7–10 zu keinem Ansprechen auf die intravenöse Steroidtherapie, muss im interdisziplinären Austausch mit den viszeralchirurgischen Kollegen das weitere Vorgehen abgestimmt werden (Proktokolektomie vs. medikamentöse Therapie).
- Als Zweitlinientherapie werden durch die nationalen und europäischen Leitlinien empfohlen:
  - Ciclosporin,
  - Tacrolimus oder
  - Infliximab.

- Diese Therapien sollten jedoch nur in erfahrenen Zentrum durchgeführt werden.
- Nach Versagen einer Rescue-Therapie mit Ciclosporin, Tacrolimus oder Infliximab ist üblicherweise die Proktokolektomie oder eine experimentelle Therapie in Zentren erforderlich.
- Der erfolgreiche Einsatz von Infliximab nach Versagen einer intravenösen Steroidtherapie und nach Versagen einer Therapie mit Tacrolimus/Cyclosporin und umgekehrt wurde zwar in einzelnen Fällen berichtet, sollte
  - jedoch spezialisierten erfahrenen Zentren überlassen und
  - als individuelle Einzelfallentscheidung betrachtet werden.

Colitis ulcerosa mit steroidabhängigem Verlauf

- Steroide dürfen wegen erheblicher Langzeitnebenwirkungen nicht zum Remissionserhalt eingesetzt werden.
- Thiopurine, TNF-α-Antikörper, Vedolizumab und Tofacitinib sind wirksame Alternativen.
  - Vergleichende Studien fehlen allerdings, sodass keine Priorisierung gegeben werden kann.

Schub unter remissionserhaltender Therapie mit Azathioprin

- Entwickelt sich unter einer Azathioprintherapie ein akuter Schub der Colitis ulcerosa, sollen TNF-α-Antikörper oder Vedolizumab eingesetzt werden, mit Tofacitinib steht eine weitere Alternative zur Verfügung.
- Hierbei ist zu beachten, dass die Therapie mit Azathioprin
  - in einer ausreichenden Dosis (2–2,5 mg/kg Tagesdosis)
  - mit regelmäßiger Einnahme und
  - über mindestens 10–12 Wochen erfolgen sollte, um als gescheitert eingestuft zu werden.

Remissionserhalt bei Colitis ulcerosa

- Bei Betrachtung der Remissionsraten in Placebogruppen großer Studien, die den spontanen Verlauf der Colitis ulcerosa widerspiegeln, erfahren die meisten Patienten nach einem Schub innerhalb von 12 Monaten einen erneuten Schub.
  - Die Remissionsraten nach 12 Monaten liegen oftmals < 50 %.
- Daher wird gemäß der aktuellen ECCO-Leitlinie für alle Patienten eine remissionserhaltende Therapie empfohlen.
- Das Ziel einer solchen Therapie ist eine steroidfreie Remission, die über klinische und endoskopische Kriterien definiert wird.

Remissionserhalt mit 5-ASA

- Zum Remissionserhalt einer **Proktitis** sollen 5-ASA-Suppositorien (empfohlene Tagesdosis 1 g, effektive Minimaldosis 3 g/Woche) eingesetzt werden.
- Bei **Linksseitenkolitis** sollen 5-ASA-Einläufe (empfohlene Tagesdosis mindestens 1g) erfolgen, entweder als Monotherapie oder in Kombination mit oralem 5-ASA.
  - Bei mangelnder Adhärenz ist auch eine orale Erhaltungstherapie mit 5-ASA in einer Dosierung von > 1,5 g/d möglich.
- Liegt eine **ausgedehnte Kolitis** vor oder wurde eine Remission mittels systemischer Steroide erzielt, ist orales 5-ASA das Mittel der ersten Wahl zum Remissionserhalt.
  - Orale 5-ASA Präparate sollen in einer Mindestdosis von 1,5 g/d verabreicht werden, geringere Dosen werden als nicht ausreichend effektiv angesehen.
- Kommt es unter einer rein topischen oder oralen 5-ASA-Therapie zu einem erneuten Schub, können eine Dosiserhöhung und eine Kombinationstherapie (topisch und oral) oftmals eine erneute Remission erzielen.
- Die Dauer der 5-ASA-Therapie, unabhängig von der Applikationsart, sollte mindestens 2 Jahre betragen.
- Auch eine dauerhafte Therapie mit Mesalazin kann in Betracht gezogen werden:
  - mit Placebo vergleichbare Nebenwirkungsrate
  - möglicher protektiver Effekt hinsichtlich der Entwicklung kolorektaler Karzinome

Remissionserhalt mit Thiopurinen

- Wird im Rahmen einer schweren, steroidrefraktären Kolitis eine Remission mit Tacrolimus oder Ciclosporin erreicht, können ebenfalls Thiopurine zum Remissionserhalt eingesetzt werden.
- Die Therapie sollte mindestens für 2 Jahre erfolgen, besser für 4 Jahre.
- Es existiert keine gesicherte Evidenz, die Therapie im Fall einer Remission über mehr als 4 Jahre fortzuführen.

Remissionserhalt mit Anti-TNF-α-Inhibitoren, Vedolizumab und Tofacitinib

- In allen Zulassungsstudien zu Infliximab, Adalimumab, Golimumab, Vedolizumab und Tofacitinib wurden sowohl Ansprechen bzw. Remission auf die Induktionstherapie als auch der Remissionserhalt nach ca. 1 Jahr überprüft.
- Hierbei erwiesen sich alle Biologika und Tofacitinib gegenüber Placebo statistisch signifikant überlegen im Remissionserhalt.
- Vereinfacht sollte jede Biologika-Therapie, die zu einem Ansprechen bzw. einer Remission geführt hat, auch zum Remissionserhalt fortgeführt werden.

- Die Frage der Therapiedauer und der Voraussetzung für ein Therapieende kann derzeit nicht abschließend beantwortet werden.
- Aktuell empfehlen die Autoren die Therapie mit Anti-TNF-α-Inhibitoren für mindestens zwei Jahre fortzuführen, gute Wirksamkeit und Verträglichkeit vorausgesetzt.
- Tofacitinib ist erst seit Ende 2018 zugelassen, sodass die klinischen Erfahrungen noch begrenzter sind.
  - Eine längerfristige Remissionserhaltung in Analogie zum Vorgehen bei Anti-TNF-α-Inhibitoren oder Vedolizumab ist vermutlich aber sinnvoll.

Operative Therapie

- Die Standardoperation bei therapierefraktärer oder komplikativer Colitis ulcerosa ist die **laparoskopische Proktokolektomie** mit ileoanalem Pouch.
- Die Operation sollte als zwei- oder dreizeitige Operation erfolgen.
- Im Wesentlichen ergeben sich drei Indikationen zur Proktokolektomie:
  - therapierefraktäre Colitis
  - Nachweis von (hochgradigen) Dysplasien bzw. einem kolitisassoziierten Kolonkarzinom
  - Notfallindikation (toxisches Kolon, refraktäre Kolonblutung, kolitisbedingte freie Kolonperforation).
- Ca. 15–35 % der Patienten mit Colitis ulcerosa werden sich im Laufe ihres Lebens einer Proktokolektomie unterziehen müssen.
- Die individuelle Wahrscheinlichkeit einer zukünftigen Proktokolektomie steigt dabei bis auf 80 %, wenn eine Rescue-Therapie bei schwerer Kolitis mit Infliximab oder einem Calcineurininhibitor notwendig wurde.

Operation bei therapierefraktärer Colitis ulcerosa

- Bereits nach Versagen einer immunmodulatorischen Therapie mit Azathioprin und spätestens nach Versagen einer biologischen Therapie soll mit dem Patienten die Möglichkeit der Proktokolektomie besprochen werden.
- Die Patienten wünschen meistens, dass alle verfügbaren Medikamente eingesetzt werden, bevor die Proktokolektomie erfolgt.
- Dies birgt die Gefahr, dass ein weiterer medikamentöser Therapieversuch unternommen wird, obwohl der Patient bereits in einem klinisch schlechten Zustand ist.
  - Insbesondere Gewichtsverlust und Hypalbuminämie erhöhen das postoperative Risiko.
- Zwischen der Entscheidung und der Durchführung der elektiven Operation liegen in der Regel einige Wochen.
- Diese Zeit sollte genutzt werden, um
  - den Ernährungsstatus des Patienten sofern erforderlich, zu optimieren und
  - die medikamentöse Therapie anzupassen (insbesondere Reduktion der Steroiddosis auf < 20 mg Prednisolon-Äquivalent).
- Dies darf jedoch nicht dazu führen, dass die entzündliche Aktivität exazerbiert.
- Während Thiopurine das postoperative Komplikationsrisiko nicht erhöhen, ist die Datenlage zu Anti-TNF-α-Inhibitoren und Vedolizumab widersprüchlich.
- Dennoch soll die geplante Operation nicht länger verschoben werden, wenn kürzlich Biologika angewendet wurden.
- Allerdings wird in den meisten Zentren nach vorheriger Biologika-Therapie die Proktokolektomie als dreizeitiger Eingriff durchgeführt.

Operation bei Kolondysplasien oder Malignom

- Der Nachweis von Dysplasien soll durch einen erfahrenen Pathologen bestätigt werden.
- Im Falle von hochgradigen Dysplasien (makroskopisch sichtbar oder Zufallsbefund in der Biopsie) soll eine Proktokolektomie nach onkologischen Gesichtspunkten erfolgen.
- Das Vorgehen bei niedriggradigen Dysplasien ist derzeit nicht abschließend geklärt.
  - Es sollte individuell mit dem Patienten besprochen werden.
  - Insbesondere bei jungen Patienten wird man jedoch aufgrund der längeren Lebenserwartung und der damit verbundenen höheren Wahrscheinlichkeit für spätere hochgradige Dysplasien zur Operation raten.
- Auch nicht adenomatöse, polypoid erhabene, dysplastische Läsionen (DALM) stellen eine Indikation zur Operation dar.
- Bei vollständig entfernten, nicht dysplastische Adenomen ist hingegen eine weitere endoskopische Überwachung möglich.
- Der Nachweis eines Malignoms macht immer die Proktokolektomie erforderlich.
- Stenosen bei gesicherter Colitis ulcerosa sind oftmals durch ein stenosierendes Karzinom bedingt, sodass ebenfalls proktokolektomiert werden sollte.
- Erfolgt die Proktokolektomie aufgrund von Dysplasien oder Malignom, ist nachfolgend eine jährliche endoskopische Kontrolle des Pouches angeraten.

Operation als Notfallindikation

- Notfallmäßige Proktokolektomien gehen weiterhin einher mit einer hohen Morbidität (27–51 %) und Mortalität (5–8 %).
- Die therapierefraktäre Blutung ist eine Notfallindikation zur Operation:
  - vital bedrohliche Kolonblutung mit Notwendigkeit der Transfusion von > 4 Erythrozytenkonzentraten in 24 h.

- Die schwere steroidrefraktäre Kolitis ist eine Herausforderung und erfordert einen engen interdisziplinären Austausch zwischen Gastroenterologen und Chirurgen, um abwägen zu können zwischen
  - Zweitlinientherapie (Infliximab vs. Calcineurininhibitor) und
  - Proktokolektomie.
- Die schwerste Form der akuten, schweren Kolitis ist das toxische Megakolon.
  - Es kann einen lebensbedrohlichen Verlauf nehmen.
  - Diese Situation ist definiert über ein septisches Krankheitsbild mit Dilatation des Colon transversum auf > 5,5 cm.
- Im Rahmen einer schweren entzündlichen Aktivität kann es zur freien Kolonperforation kommen.
  - Diese wird mittels notfallmäßiger Kolektomie unter Belassung des Rektums versorgt.

4.7.12 Verlauf und Prognose

- Die durchschnittliche Lebenserwartung aller Patienten mit Colitis ulcerosa entspricht in etwa der Lebenserwartung der Normalbevölkerung.
- Bedingt durch krankheitsbedingte Beschwerden können jedoch resultieren:
  - ein Fehlen am Arbeitsplatz oder in der Schule oder
  - Einschränkungen der sozialen Aktivitäten und
  - eine verminderte Lebensqualität.
- Ein großer Teil der Patienten ist aber über Jahre komplett beschwerdefrei.

4.7.13 Besonderheiten bei Schwangeren

- Die Betreuung von Patientinnen in der Schwangerschaft bzw. vor Planung der Schwangerschaft ist oftmals eine Herausforderung.
- Viele Patientinnen fürchten einen negativen Einfluss der CED bzw. der medikamentösen Therapie auf Schwangerschaftsverlauf und den ungeborenen Nachwuchs.
  - Ein nicht unerheblicher Anteil der Patientinnen bleibt aus (unbegründeter) Angst oder mangelnder Aufklärung bewusst kinderlos.
- Schwangerschaften sollten optimalerweise in einer Phase der stabilen und lang anhaltenden Remission geplant werden.
- In jedem Fall sollte eine Schwangerschaft jedoch nicht in Phasen der aktiven Erkrankung geplant werden.
- Als grobe Regel kann gelten, dass Schwangerschaften, die während einer Remission eintreten, vergleichbare Verläufe nehmen wie bei schwangeren Patientinnen ohne CED.
- Das größte Risiko für Mutter und Kind ist somit der unbehandelte bzw. unkontrollierte Schub.
- Allgemein sollten für die CED-Therapie vor und während einer Schwangerschaft folgenden Prinzipien gelten:
  - Eine Konzeption sollte möglichst nicht während eines akuten Schubs, sondern optimalerweise in einer Phase der stabilen Remission erfolgen.
  - Eine effektive, remissionserhaltende Therapie sollte nicht beendet werden, außer bei entsprechender Kontraindikation.
  - Ein akuter Schub sollte umgehend und effektiv behandelt werden.
  - Der individuelle Verlauf der Erkrankung sowie die bisher eingesetzten Medikamente müssen bei der Therapieplanung berücksichtigt werden.
  - Die medikamentöse Therapie in der Schwangerschaft muss ausführlich mit der Patientin besprochen werden.
  - Stehen mehrere Therapieoptionen zur Verfügung, sollte das Medikament mit dem geringsten Risiko und der größten Studienlage eingesetzt werden.
  - Eine Übersicht über den möglichen Einsatz von CED-Medikamenten in Schwangerschaft und Stillzeit gibt (▶ Tab. 4.20).
- Die Entscheidung über den Geburtsmodus sollte primär durch die Geburtshelfer getroffen werden.
- Es besteht keine generelle Empfehlung für eine Sectio.
- Nach Proktokolektomie mit ileopouchanaler Anastomose (IPAA) sind die Patientinnen sehr auf einen intakten analen Sphinkter angewiesen.
  - Diesen Patientinnen sollte eine Sectio empfohlen werden, um das Risiko einer Geburtsverletzung des analen Sphinkters zu vermeiden.
- Allen Patientinnen, die in der Zukunft eventuell einer Proktokolektomie mit IPAA bedürfen, pauschal eine Sectio zu empfehlen, halten die Autoren jedoch nicht für angebracht.

4.7.14 Quellenangaben

[1] Harbord M, Eliakim R, Bettenworth D et al. Third European Evidence-based Consensus on Diagnosis and Management of Ulcerative Colitis. Part 2: Current Management. J Crohns Colitis 2017; 11: 769–784

[2] Kucharzik T, Dignass AU, Atreya R et al. Aktualisierte S3-Leitlinie Colitis ulcerosa der Deutschen Gesellschaft für Gastroenterologie, Verdauungs- und Stoffwechselkrankheiten (DGVS) – AWMF Registry 021/009. Z Gastroenterol 2018; 56: 1087–1169

[3] Magro F, Gionchetti P, Eliakim R et al. Third European Evidence-based Consensus on Diagnosis and Management of Ulcerative Colitis. Part 1: Definitions, Diagnosis, Extra-intestinal Manifestations, Pregnancy, Cancer Surveillance, Surgery, and Ileo-anal Pouch Disorders. J Crohns Colitis 2017; 11: 649–670

Tab. 4.20 Anwendung ausgewählter Medikamente zur Therapie chronisch entzündlicher Darmerkrankungen (in üblicher Dosierung) in Schwangerschaft und Stillzeit.

Medikament	Einsatz während der Schwangerschaft	Einsatz während der Stillzeit
Mesalazin (oral und topisch)	möglich	möglich
Sulfasalazin	möglich; Folsäuresubstitution empfohlen	möglich
Prednisolon	möglich: Risiko für Lippen-Kiefer-Gaumenspalte bei Einsatz in den ersten 8 SSW unklar	möglich; nur geringe Muttermilchkonzentrationen
Budesonid (oral)	möglich	unklar; vermutlich möglich
Thiopurine (Azathioprin, Mercaptopurin)	möglich	möglich
Methotrexat	kontraindiziert	kontroindiziert
Infliximab	möglich; evtl. Pause im letzten Trimester	unklar; begrenzte Daten, vermutlich möglich
Adalimumab	möglich, evtl. Pause im letzten Trimester	unklar; begrenzte Daten, vermutlich möglich
Golimumab	möglich, allerdings sehr geringe klinische Erfahrung; evtl. Pause im letzten Trimester	unklar; keine Daten vorhanden
Vedolizumab	Daten begrenzt, nicht empfohlen	unklar; keine Daten vorhanden
Ciclosporin/Tacrolimus	möglich als Reservemedikamente	möglich; Daten begrenzt, sorgfältige Indikationsstellung
Metronidazol	möglich; begrenzte Therapiedauer	möglich; Cave: Fallbericht von kindlicher Diarrhö
Ciprofloxacin	möglich; nur als Reservemedikament	möglich; Cave: Fallbericht von kindlicher Diarrhö
Probiotika	möglich	möglich
Flohsamenschalen	möglich	möglich

4.8 Reizdarmsyndrom

V. Andresen, P. Layer, J. Keller

4.8.1 Steckbrief

Das Reizdarmsyndrom (RDS; engl. irritable bowel syndrome: IBS) ist eine der häufigsten Krankheiten des Verdauungssystems und betrifft (je nach Diagnosekriterien) in unterschiedlicher Ausprägung etwa 5–10 % der Bevölkerung.

4.8.2 Synonyme

- Colon irritabile (gilt heute als obsolet, da nicht isoliert nur das Kolon betroffen ist)

4.8.3 Keywords

- RDS-O
- RDS-D
- RDS-U
- RDS-M
- RDS-A

4.8.4 Definition

- In der klinischen Praxis hat sich die Definition der deutschen S 3-Leitlinie bewährt, nach der alle folgenden Kriterien erfüllt sein müssen:
  - chronische, mindestens seit drei Monaten bestehende Beschwerden, die auf den Darm bezogen werden und in der Regel mit Stuhlgangsveränderungen einhergehen
  - Das Ausmaß der Beschwerden begründet, dass der Betroffene deswegen Hilfe sucht und in seiner Lebensqualität nachvollziehbar beeinträchtigt ist.
  - Es dürfen im Rahmen der Routinediagnostik keine anderen pathologischen Befunde erhoben werden, die diese Symptome wahrscheinlich verursachen.

4.8.5 Epidemiologie

Häufigkeit

- 4–17 % der Bevölkerung, je nach Diagnosekriterien

Altersgipfel

- Kindheit bis mittleres Erwachsenenalter

Geschlechtsverteilung

- Frauen etwas häufiger betroffen

Prädisponierende Faktoren

- Darminfektionen

4.8.6 Ätiologie und Pathogenese

- Ätiologie und Pathogenese sind nicht geklärt.
- Ausgelöst werden kann das RDS durch intestinale Entzündungen, insbesondere Infektionen.
- Des Weiteren sind Störungen u. a. folgender intestinaler Mechanismen (inkonstant) beteiligt:
  - Motilität
  - intestinale Barriere
  - enterales Immungleichgewicht
  - mukosale Sekretion
  - Gallensäuremetabolismus
  - viszerale Wahrnehmung
  - enterale neuroendokrine Regulation
- Dazu kommen vermutlich Störungen der Darm-Hirn-Achse und der intrazerebralen Reizverarbeitung.

4.8.7 Symptomatik

- Das typische RDS manifestiert sich als chronische Bauchbeschwerden, d. h.
  - Leibschmerzen und/oder
  - Darmkrämpfe und/oder
  - Gasbeschwerden (Distension, Flatulenz etc.),
  - meist in Verbindung mit Veränderungen des Defäkationsverhaltens (Durchfall/Verstopfung; oft beides im Wechsel).
- Alle Symptome können in wechselnden Kombinationen und Schweregraden auftreten und sich auch zwischenzeitlich zurückbilden. Ein progredienter Verlauf ist atypisch.
- Das RDS kann individuell die Lebensqualität relevant mindern.
- Abhängig vom dominierenden Einzelsymptom ist das RDS in Subtypen unterteilbar:
  - Obstipationstyp (RDS-O)
  - Diarrhötyp (RDS-D)
  - Schmerz- und/oder Blähtyp (meist: RDS-U)
  - Mischtyp (RDS-M)
  - alternierender Typ (RDS-A; wechselnde Stuhlgangsveränderungen)

4.8.8 Diagnostik

Diagnostisches Vorgehen

- Eine sorgfältige **Erstdiagnostik** ist anzuraten:
  - Sie nimmt Patienten und Arzt die Sorge vor dem Übersehen einer versteckten (schweren) Krankheit (Reassurance) und ist auf diese Weise gleichzeitig therapeutisch wirksam.
  - Oft finden sich – zwar weniger gravierende, aber behandelbare – Ursachen, die sonst fälschlich (und erfolglos) als RDS therapiert worden wären, z. B. Gallensäureverlustsyndrom, bakterielle Fehlbesiedlung, Fruktosemalabsorption.
  - Die Erstdiagnostik erlaubt, im Anschluss auf alle weiteren Untersuchungen zu verzichten und sich ausschließlich auf die Therapie zu beschränken.
- Die berüchtigte, teure und unsinnige Wiederholungsdiagnostik wird daher überflüssig und sollte unbedingt vermieden werden.
- Das diagnostische Vorgehen sollte sich nach dem konkreten Leitsymptom richten.
  - Insbesondere bei Verdacht auf RDS-D ist grundsätzlich eine eingehende Abklärung einschließlich Ileokoloskopie mit Stufenbiopsien indiziert.
  - ▶ Abb. 4.16 zeigt das empfohlenen diagnostische Vorgehen bei Verdacht auf RDS.

Anamnese

- steht im Mittelpunkt der Diagnostik
- Erfragt werden müssen:
  - Leitsymptome und
  - etwaige Alarmsymptome, z. B. Gewichtsverlust, Fieber, Blut im Stuhl, progrediente Beschwerden, „kurze" Anamnese von < 2 Jahren.

Körperliche Untersuchung

- in der Regel ohne wegweisenden Befund

4.8.9 Differenzialdiagnosen

- Da die Beschwerden unspezifisch sind, werden grundsätzlich gezielte diagnostische Tests zum Ausschluss der wichtigsten Differenzialdiagnosen benötigt.
- Wichtig: keine Veränderungen im Basislabor, z. B. Anämie, Entzündungszeichen
- In der Praxis gilt die RDS-Diagnose als positiv gestellt, wenn bei typischer Symptomatik die wesentlichen plausiblen Differenzialdiagnosen ausgeschlossen wurden (▶ Tab. 4.21).

4.8.10 Therapie

Therapeutisches Vorgehen

- Es existiert (noch) keine kausale Therapie des RDS, die Behandlung ist rein symptomatisch und basiert meist auf mehreren Komponenten.
- Die therapeutische Rolle einer sicheren **Diagnosestellung** wurde bereits beschrieben.
- eingehende **Aufklärung** zu Natur und Prognose des RDS
- Beratung zur **Lebensführung** des Patienten: Schlaf, regelmäßige Mahlzeiten, körperliche Aktivität/Sport

Tab. 4.21 Wichtige Differenzialdiagnosen bei Reizdarmbeschwerden. (Quelle: Andresen V, Layer P. Reizdarmsyndrom – eine Krankheit. Dtsch Med Wochenschr 2018; 143: 411–419)

RDS-Typ	typische Klinik	mögliche Differenzialdiagnosen
RDS-D: Diarrhötyp	persistierend oder intermittierend aufeinanderfolgende breiige/wässrige Stühle imperativer Stuhldrang früh postprandialer Stuhldrang	infektiöse Kolitis CED Zöliakie bakterielle Fehlbesiedlung Kohlenhydratmalabsorption mikroskopische Kolitis chronische Pankreatitis autonome Neuropathie Hyperthyreose hormonaktive neuroendokrine Tumoren kolorektales Karzinom Inkontinenz
RDS-O: Obstipationstyp	Stuhlfrequenz oft nicht erniedrigt zunächst harte Stuhlkonsistenz gefolgt von weichem Stuhl Schleimbeimengungen mühsame Defäkation Gefühl der inkompletten Stuhlentleerung Wechsel zwischen Obstipation und Diarrhö	Medikamentennebenwirkung Hypothyreose kolorektales Karzinom chronische Divertikelkrankheit Stuhlentleerungsstörungen
Blähtyp	Schmerzen im Abdomen, zeitliche Beziehung von Defäkation (Erleichterung nach Stuhlgang) Induktion/Verschlimmerung durch Essen	bakterielle Fehlbesiedlung Kohlenhydratmalabsorption postoperative Funktionsstörung
Schmerztyp	schlecht lokalisierte Beschwerden krampfartig Maximum linker/zentraler Unterbauch, auch andere Lokalisation möglich	CED Ulkuskrankheit mesenteriale Ischämie Porphyrie Endometriose Dünndarmstenose postoperative Funktionsstörung C 1-Esterase-Inhibitor-Mangel

CED: chronische entzündliche Darmerkrankungen; RDS: Reizdarmsyndrom

- Beratung zu einer angemessenen, ausgewogenen **Ernährung** (ggf. auch zu spezifischen Diätformen), dabei Vermeidung von Einseitigkeit und Mangelzuständen
    - Als oft erfolgreiche Diättherapie hat sich die Low-FODMAP-Diät (FODMAP: fermentierbare Oligo, -Di- und Monosaccharide und Polyole) etabliert.
        – einschneidende, streng nur befristet durchführbare Kostform
        – erfordert zwingend professionelle Anleitung
    - Ein Ansprechen der Symptome auf eine glutenfreie Ernährung weist auf das Vorliegen einer Nicht-Zöliakie-Nicht-Weizenallergie-Weizensensitivität (NZWS) als eine gelegentliche Differenzialdiagnose des RDS hin; eine glutenfreie Diät zählt daher nicht zum therapeutischen Repertoire des RDS
- In Einzelfällen können **psychotherapeutische Techniken** angezeigt sein, insbesondere die oft sehr wirksame Hypnotherapie (Darmhypnose).

Pharmakotherapie

- Die medikamentöse Behandlung des RDS wird durch besondere Eigenheiten des Syndroms oft erheblich erschwert.
- Dazu zählen insbesondere die heterogenen Pathomechanismen, die jeder Behandlung grundsätzlich probatorischen Charakter verleihen.
- Weiterhin sind viele wirksame Medikamente nicht für das RDS zugelassen (d. h. Zwang zur Off-Label-Therapie) oder sogar nur im Ausland erhältlich. Daher ist auch auf Wirksamkeit und Nebenwirkungen ganz besonders zu achten.
- **Schmerzen, Krämpfe:**
    - Wirksamkeit besteht v. a. für Spasmolytika wie Butylscopolamin, Mebeverin oder Pfefferminzöl(misch)präparate.
    - In schweren Fällen (insbesondere bei begleitender psychischer Komorbidität) können auch Antidepressiva unter Beachtung des jeweiligen Nebenwirkungsprofils hilfreich sein.
    - Analgetika, insbesondere Opioide, sind generell nicht indiziert.
- **Diarrhö:**
    - Primär kommt Loperamid bedarfsadaptiert zum Einsatz.
    - Für das antisekretorisch wirkende Racecadotril gibt es keine RDS-Daten, aber in Einzelfällen kann bei guter

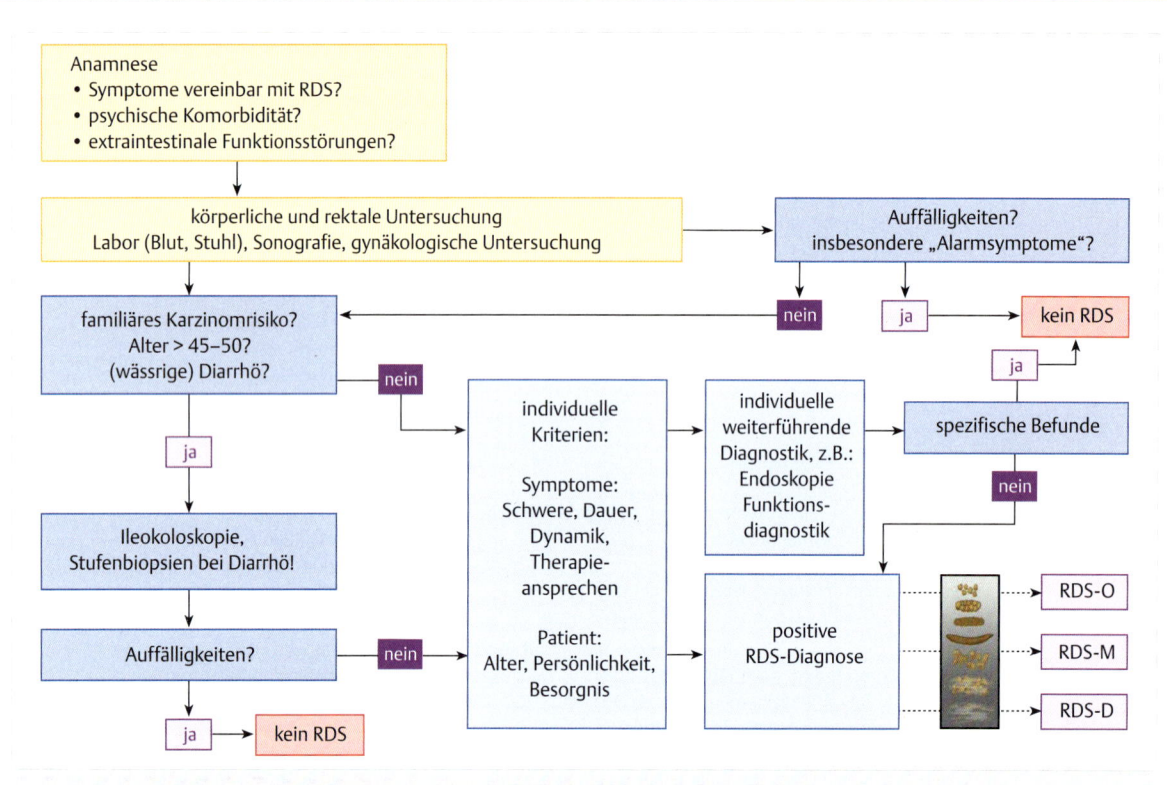

Abb. 4.16 Diagnostik bei Verdacht auf Reizdarmsyndrom (RDS); RDS-O: Obstipationstyp, RDS-M: Mischtyp, RDS-D: Diarrhötyp. (Quelle: Andresen V, Layer P. Reizdarmsyndrom – eine Krankheit. Dtsch Med Wochenschr 2018; 143: 411–419)

Verträglichkeit der Substanz ein Therapieversuch erwogen werden.
○ Insbesondere bei wässriger Diarrhö ist der Einsatz von Colestyramin oder Colesevelam empfehlenswert.
- **Obstipation:**
  ○ Ballaststoffpräparate sind wirksam, bei bester Verträglichkeit für Quellstoffe wie Flohsamen.
  ○ Alternativen oder Ergänzungen sind Laxanzien (bevorzugt Makrogole) oder der prokinetisch wirkende 5-HT4-Agonist Prucaloprid.
- **Blähungen:**
  ○ Oberflächenaktive Substanzen (z.B. Dimethylpolysiloxan) werden meist schon von den Patienten versucht, sind aber nur unzuverlässig und dann meist hochdosiert wirksam.
  ○ Das topische Antibiotikum Rifaximin kann ebenfalls symptomlindernd wirken, ist für diese Indikation aber nicht zugelassen.
  ○ Umgekehrt sprechen manche Patienten günstig auf hochdosierte Probiotika an.
  ○ Nicht selten erreicht man mit Ernährungsumstellungen oder speziellen Diäten (s.o.) bessere Ergebnisse.
- **Moderne RDS-Therapieansätze** zielen auf die Behandlung mehrerer Symptome.
  ○ Der Guanylatcyclase-C-Aktivator Linaclotid weist eine ausgezeichnete Wirksamkeit gegen sämtliche Symptome des RDS-O auf und ist in dieser Indikation auch in Deutschland zugelassen.
  ○ Ebenfalls, allerdings fürs RDS-D, zugelassen ist der µ,δ,κ-Opioidrezeptor-Modulator Eluxadolin, für den signifikante Effekte auf Diarrhö, Schmerzen und Blähungen gezeigt wurden.
    – Zu beachten ist bei Eluxadolin allerdings ein geringes Risiko einer akuten Pankreatitis, besonders nach Cholezystektomie (Kontraindikation!).
    – Die Substanz wird in Deutschland und Europa aktuell nicht vermarktet, ist aber in den USA verfügbar.
  ○ Eine überzeugende Linderung der Symptomvielfalt des RDS-D zeigen außerdem 5-HT 3-Antagonisten, z.B. Alosetron, Ramosetron, Cilansetron oder Ondansetron.
    – Von diesen Substanzen ist lediglich Ondansetron in Deutschland zugelassen, aber nicht in der Indikation RDS.
    – Die Off-Label-Situation und die sehr seltene, aber potenziell schwerwiegende mögliche Nebenwirkung einer ischämischen Kolitis machen 5-HT3-Antagonisten somit allenfalls zu einer Behandlungsoption in schweren, anderweitig therapierefraktären Einzelfällen.

4.8.11 Verlauf und Prognose

- Der Verlauf ist definitionsgemäß chronisch, in der Regel aber nicht progredient.
- Die Beschwerden können sich über die Jahre allmählich zurückbilden.

4.8.12 Quellenangaben

[1] Andresen V, Lowe B, Broicher W et al. Post-infectious irritable bowel syndrome (PI-IBS) after infection with Shiga-like toxin-producing Escherichia coli (STEC) O104:H4: A cohort study with prospective follow-up. United European Gastroenterol J 2016; 4: 121–131
[2] Andresen V, Montori VM, Keller J et al. Effects of 5-hydroxytryptamine (serotonin) type 3 antagonists on symptom relief and constipation in nonconstipated irritable bowel syndrome: a systematic review and meta-analysis of randomized controlled trials. Clin Gastroenterol Hepatol 2008; 6: 545–555
[3] Atluri DK, Chandar AK, Bharucha AE et al. Effect of linaclotide in irritable bowel syndrome with constipation (IBS-C): a systematic review and meta-analysis. Neurogastroenterol Motil 2014; 26: 499–509
[4] Barbara G, Feinle-Bisset C, Ghoshal UC et al. The Intestinal Microenvironment and Functional Gastrointestinal Disorders. Gastroenterology 2016; 150: 1305–1318
[5] Corsetti M, Whorwell P. New therapeutic options for IBS: the role of the first in class mixed micro- opioid receptor agonist and delta-opioid receptor antagonist (mudelta) eluxadoline. Expert Rev Gastroenterol Hepatol 2017; 11: 285–292
[6] Ford AC, Quigley EM, Lacy BE et al. Effect of antidepressants and psychological therapies, including hypnotherapy, in irritable bowel syndrome: systematic review and meta-analysis. Am J Gastroenterol 2014; 109: 1350–1365
[7] Ford AC, Quigley EM, Lacy BE et al. Efficacy of prebiotics, probiotics, and synbiotics in irritable bowel syndrome and chronic idiopathic constipation: systematic review and meta-analysis. Am J Gastroenterol 2014; 109: 1547–1561
[8] Garsed K, Chernova J, Hastings M et al. A randomised trial of ondansetron for the treatment of irritable bowel syndrome with diarrhoea. Gut 2014; 63: 1617–1625
[9] Lacy BE, Chey WD, Cash BD et al. Eluxadoline Efficacy in IBS-D Patients Who Report Prior Loperamide Use. Am J Gastroenterol 2017; 112: 924–932
[10] Layer P, Andresen V, Pehl C et al. [Irritable bowel syndrome: German consensus guidelines on definition, pathophysiology and management]. Z Gastroenterol 2011; 49: 237–293
[11] Mearin F, Lacy BE, Chang L et al. Bowel Disorders. Gastroenterology 2016; 150: 1393–1407
[12] Miller V, Carruthers HR, Morris J et al. Hypnotherapy for irritable bowel syndrome: an audit of one thousand adult patients. Aliment Pharmacol Ther 2015; 41: 844–855
[13] Nanayakkara WS, Skidmore PM, O'Brien L et al. Efficacy of the low FODMAP diet for treating irritable bowel syndrome: the evidence to date. Clin Exp Gastroenterol 2016; 9: 131–142
[14] Ruepert L, Quartero AO, de Wit NJ et al. Bulking agents, antispasmodics and antidepressants for the treatment of irritable bowel syndrome. Cochrane Database Syst Rev 2011; 8: Cd003460

4.9 Kurzdarmsyndrom und Darmversagen

G. Lamprecht

4.9.1 Steckbrief

Die häufigste Ursache für ein Darmversagen oder eine Darminsuffizienz ist ein Kurzdarmsyndrom nach der Resektion größerer Darmabschnitte. Ein Darmversagen erfordert eine parenterale Substitution, eine Darminsuffizienz kann durch eine diätetische Intervention kompensiert werden. Die Klinik wird geprägt durch die sekretorische und osmotische Diarrhö, damit verbundene Elektrolytverluste und die hormonell-renale Gegenregulation sowie durch die Malabsorption von Makronährstoffen. Die parenterale Substitution muss alle Verluste kompensieren und einen ggf. bestehenden katabolen Zustand auffangen. Sie ist bei einem sich abzeichnenden Darmversagen frühzeitig und entsprechend intensiv zu beginnen.

4.9.2 Aktuelles

- Die Deutsche Gesellschaft für Ernährungsmedizin (DGEM) und die European Society for Parenteral and Enteral Nutrition (ESPEN) haben aktuelle Leitlinien formuliert, die insbesondere das interdisziplinäre und interprofessionelle Management beschreiben.
- Mit dem stabilen GLP2-Agonisten Teduglutide steht seit 2014 ein spezifischer medikamentöser Therapieansatz für das chronische, stabile, intravenös substitutionspflichtige Darmversagen zur Verfügung.

4.9.3 Synonyme

- keine

4.9.4 Keywords

- parenterale Ernährung
- Compounding
- Adaptation
- enterale Ernährung
- orale Autonomie
- Teduglutide (Revestive)

4.9.5 Definition

- **Darmversagen:** Unfähigkeit des Darms, in ausreichendem Maß Makronährstoffe und/oder Wasser und Elektrolyte zu resorbieren, Gesundheit und ggf. Wachstum sicherzustellen, sodass in der Folge eine parenterale Substitution notwendig ist.

- **Darminsuffizienz:** Einschränkung der Darmfunktion; kann durch spezifische Diät und Medikation kompensiert werden
- Häufigste Ursache für Darmversagen oder Darminsuffizienz ist ein Kurzdarmsyndrom nach Resektion größerer Darmabschnitte.
- Funktionelle Störungen in Form von Motilitätsstörungen oder Erkrankungen der Darmschleimhaut können ebenfalls zu einem Darmversagen oder einer Darminsuffizienz führen.

4.9.6 Epidemiologie

Häufigkeit
- Das Kurzdarmsyndrom/Darmversagen ist eine seltene Erkrankung.
- Die Prävalenz des chronischen substitutionspflichtigen Darmversagens wird in Deutschland auf 15/1 Million geschätzt.
- Die Inzidenz eines passageren substitutionspflichtigen Darmversagens, z. B. nach einer resezierenden Operation, wird auf 15/1 Million/Jahr geschätzt.

Altersgipfel
- 2 Altersgipfel: Kleinkindalter und mittleres Erwachsenenalter (ca. 50 Jahre)

Geschlechtsverteilung
- keine nennenswerte Geschlechtsdominanz

Prädisponierende Faktoren
- NOD2-Mutationen:
  - erhöhtes Risiko für das Auftreten eines Darmversagens und für die Notwendigkeit zur Darmtransplantation
  - verschlechterte Prognose nach Darmtransplantation

4.9.7 Ätiologie und Pathogenese
- primäre Ursachen bei Erwachsenen:
  - wiederholte Resektionen im Rahmen eines Morbus Crohn
  - meist einzeitige Resektion infolge einer arteriellen oder venösen Ischämie
- weitere Ursachen:
  - Ileus-Operationen
  - chirurgische Komplikationen
  - Volvulus
  - Trauma
  - Desmoide
  - kurative umfangreiche onkologische Resektion
  - vorangegangene Bestrahlung (chronische Strahlenenteritis)
- Die Ursachen eines allein funktionellen Darmversagens verteilen sich auf viele seltene Erkrankungen, wobei im Erwachsenenalter die Motilitätsstörungen führen.
- Bei Kindern spielen
  - die nekrotisierende Enterokolitis,
  - Fehlbildungen und
  - angeborene Funktionsstörungen eine deutlich größere Rolle.
- **Klinik und Paraklinik** des Kurzdarmsyndroms und des Darmversagens werden von zwei in quantitativ unterschiedlicher Weise gestörten Mechanismen bestimmt:
  - **eingeschränkten Absorption der Makronährstoffe** (Eiweiß, Kohlenhydrate und Fette):
    - in der Regel besteht Restabsorption von Makronährstoffen
    - Malabsorption kann/muss durch Hyperphagie oral oder durch parenterale Teilernährung intravenös ausgeglichen werden
  - **verminderte Resorption** oral zugeführter Flüssigkeit (und Elektrolyte) und vor allem **unvollständige Rückresorption** von Flüssigkeit und Elektrolyten, die in den oberen Gastrointestinaltrakt sezerniert werden (Magensaft, Galle, Pankreassekret, Dünndarmsekretion):
    - Ca. 9000 ml Flüssigkeit gelangen auf diese Weise in den oberen Dünndarm, die unter physiologischen Bedingungen im Dünn- und Dickdarm bis auf ca. 200 ml Stuhlwasser rückresorbiert werden würden.
    - In der Kurzdarmsituation geht entweder Dünndarmstuhl über ein Stoma (oder eine Fistel) mit einer fixierten Natriumkonzentration von ca. 100 mmol/l oder Dickdarmstuhl über Durchfall oder ein Kolostoma mit einer deutlich geringeren Natriumkonzentration von ca. 30 mmol/l verloren.
    - Die Flüssigkeits- und Elektrolytverluste übersteigen oft die orale Kompensationsfähigkeit, insbesondere bei einem Dünndarmstoma wegen der fixierten Natriumkonzentration im Dünndarmstuhl.
    - Vermehrtes Trinken ist in einer solchen Situation kontraindiziert, weil der Darm dadurch lediglich „durchgespült", aber keine vermehrte Wasserresorption erreicht wird.
- Der klinisch latente oder manifeste Volumenmangel führt über die Aktivierung des Renin-Angiotensin-Aldosteron-Systems (RAAS) zum sekundären Hyperaldosteronismus mit renalen Kalium- und Magnesiumverlusten, die sich in den Laborwerten und der typischen Klinik widerspiegeln.
- Bikarbonatverluste über den Stuhl können zur metabolischen Bikarbonatverlust-Azidose führen.
- Zink geht ebenfalls mit dem Stuhl verloren, sodass ein Zinkmangel entsteht, der die Darmfunktion weiter einschränkt. Klinisch kann sich eine Acrodermatitis enteropathica entwickeln.

- Abhängig von den resezierten oder aus der Chymus-Passage ausgeschalteten Darmabschnitten kann ein Vitamin-B_{12}-Mangel eine Kalziummalabsorption oder eine Eisenmalabsorption auftreten.
- Als Reaktion auf eine umfangreiche Dünndarmresektion kommt es zur **Adaptation**:
  - Strukturelle und funktionelle Veränderungen am verbliebenen Darm (Zottenhypertrophie, andere weniger gut charakterisierte Mechanismen) und am Gesamtorganismus (Hyperphagie, veränderte Diätpräferenz, verminderter Grundumsatz).
  - Adaptation ist ein langsamer Vorgang und kann bis zu 5 Jahre fortschreiten.
  - Oft wird eine orale Autonomie erreicht, wobei allerdings häufig passager parenteral Volumen und Elektrolyte sowie Makro- und Mikronährstoffe substituiert werden müssen.

4.9.8 Klassifikation und Risikostratifizierung

- Die funktionelle Anatomie des Kurzdarmsyndroms wird beschrieben als (▶ Abb. 4.17):
  - Typ I: Dünndarm-Enterostoma
  - Typ II: jejunokolische Anastomose
  - Typ III: jejunoileokolonische Anastomose
- Der klinisch-zeitliche Verlauf wird eingeteilt in:
  - akut (Typ I)
  - akut-komplikativ (Typ II)
  - chronisch-adaptiert (Typ III)
- Die ESPEN hat eine Schweregradeinteilung entlang der Intensität der Volumensubstitution einerseits und entlang der Energiesubstitution andererseits vorgeschlagen.

4.9.9 Symptomatik

- Nahrungsabhängiger und nahrungsunabhängiger **Durchfall** bzw. Stomaoutput
- **Durst**, ggf. mit Salzhunger
- klinische Zeichen des Volumenmangels: Orthostase, verminderte Urinproduktion, Tachykardie, Leistungsschwäche
- Gewichtsabnahme
- Eiweißmangelödeme
- klinische Manifestation der Hypokaliämie: Muskelschwäche, Herzrhythmusstörung
- Zeichen des Zinkmangels: trockene Haut, Mundwinkelrhagaden, Acrodermatitis enteropathica
- Zeichen des spezifischen **Mikronährstoffmangels**:
  - Vitamin-B_{12}-Mangel-Anämie
  - Eisenmangelanämie
  - Osteoporose durch Kalzium- und Vitamin-D-Mangel mit sekundärem Hyperparathyreoidismus
- **D-Laktat-Azidose:**
  - D-Laktat wird von Darmbakterien als Stoffwechselendprodukt gebildet, wenn nicht resorbierte Kohlenhydrate in den Dickdarm gelangen.
  - Anders als L-Laktat wird D-Laktat im menschlichen Metabolismus nicht abgebaut, sondern nur langsam ausgeschieden.
  - Die Klinik ähnelt einer akuten Alkoholintoxikation, begleitet von einer oft erheblichen metabolischen Additionsazidose, deren ursächliches Anion (D-Laktat) im Labor nicht erkannt wird, weil D-Laktat im üblichen L-Laktat-Assay nicht erfasst wird.
- **Refeeding-Syndrom** bei akuter Veränderung der Ernährung, z. B. Beginn einer parenteralen Ernährung: Vigilanzminderung Muskelschwäche, Laktatazidose, Hypokaliämie, Hypophosphatämie
- Die häufigste Komplikation bei Patienten mit einem Darmversagen, die eine parenterale Substitution über einen permanenten Katheter (getunnelter Katheter bzw. Port) erhalten, ist der **Katheterinfekt**.

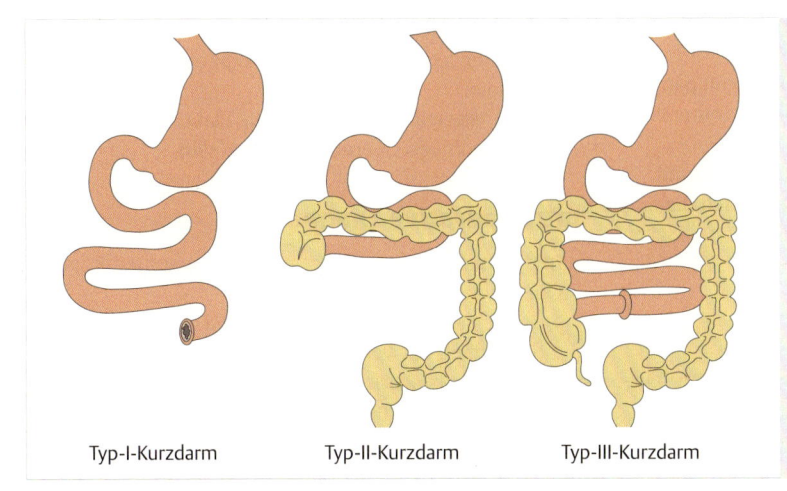

Abb. 4.17 Funktionelle Anatomie des Kurzdarmsyndroms.

Typ-I-Kurzdarm   Typ-II-Kurzdarm   Typ-III-Kurzdarm

- manifestiert sich zu 75 % klassisch mit Fieber und Schüttelfrost bei Beginn einer Infusion über den Katheter
- verläuft in 25 % der Fälle atypisch mit Abgeschlagenheit, verschlechterten Laborwerten (Bilirubinanstieg, Albuminabfall, Leberwertanstieg)
- Die Entwicklung einer beim Erwachsenen meist cholestatisch geprägten Hepatopathie wird als Intestinal Failure Associated Liver Disease (IFALD) bezeichnet.
  - Die diagnostischen Kriterien sind kontrovers und die therapeutische Herangehensweise oft komplex und multimodal.
  - Es wird auf die Spezialliteratur und auf Zentren mit spezifischer Expertise verwiesen.

4.9.10 Diagnostik

Diagnostisches Vorgehen

- Die Diagnose eines Kurzdarmsyndroms ergibt sich aus dem Ausmaß der stattgehabten Resektion(en) unter Berücksichtigung der spezifischen Dünndarmanteile, die reseziert wurden.
- Insofern kommt den OP-Berichten, in denen die Länge des verbliebenen Dünndarms und die postoperative Anatomie beschrieben sein sollten, entscheidende Bedeutung zu.
- Wenn mehrere Operationen stattgefunden haben oder Fisteln am Kurzdarmsyndrom funktionellen Anteil haben, kann eine Zeichnung mit Längen- und Lokalisationsangaben hilfreich sein.
- Anhand dieser Informationen kann die funktionelle Anatomie abgeleitet werden, die eine Abschätzung der bestehenden pathophysiologischen Mechanismen, der zu erwartenden Klinik und Komplikationen sowie der Prognose erlaubt.
- Um die Flüssigkeits- und Elektrolytverluste gezielt auszugleichen, empfiehlt sich eine genaue Bilanzierung von i. v.- und p. o.-Zufuhr, Urinproduktion und daraus errechneten Stoma- bzw. Durchfallverlusten. Gewichtskontrollen dienen dabei der Plausibilitätsprüfung und der Abschätzung von Substanzveränderungen (Muskel- und Fettmasse).
- Laborwertkontrollen sollten die verschiedenen pathophysiologischen Aspekte in deren zeitlicher Dynamik aufgreifen.
- Der Volumenstatus, der klinisch oft im Vordergrund steht, muss klinisch und kann ergänzend durch die Messung der Urinproduktion und der Natriumausscheidung im Urin erfasst werden.

Anamnese

- zugrunde liegende Erkrankungen am Gastrointestinaltrakt
- vorangegangene Operationen am Abdomen
- möglicherweise bereits lange zurückliegende Bestrahlung

Körperliche Untersuchung

- systematische Erfassung des Ernährungs- und Hydratationsstatus
- Auf Manifestationen eines spezifischen Mikronährstoffmangels sollte geachtet werden.

Labor

- Serumelektrolyte (Natrium, Kalium, Kalzium, Magnesium, Chlorid, Phosphat), einschließlich Bikarbonat und Kreatinin/Harnstoff erfassen die aktuelle Situation.
- Die Urinanalytik (24-h-Sammelurin: Natrium, Kalium, Kalzium, Phosphat, Magnesium) und Parathormon reflektieren oft besser die Kompensation bzw. die hormonell-renale Gegenregulation einer suboptimalen parenteralen Substitution.
- Albumin gibt zusammen mit dem klinischen Status einen Hinweis auf das Maß einer Malnutrition bzw. Sarkopenie.
- Die Leberwerte können in Folge einer zu intensiven Substitution mit Energieträgern ansteigen.
- Mikronährstoffe (Zink, Vitamin B_{12}, Eisen, Folsäure, Quickwert [Vitamin K]) sollten in größeren Abständen kontrolliert werden, z. B. alle 6–12 Monate.

Mikrobiologie und Virologie

Kulturen

- Katheterinfekte sind die häufigste Komplikation parenteral substituierter Patienten mit einem Darmversagen.
- Sie werden mittels gepaarter Blutkulturen aus dem Katheter und aus einer peripheren Vene gesichert, wobei die zentrale Blutkultur früher positiv wird als die periphere (differential time to positivity).

Bildgebende Diagnostik

- Die Sonografie kann bei der Verlaufsbeurteilung einer möglichen assoziierten Leberschädigung (IFALD) hilfreich sein.
- CT und MR-Sellink können für die Planung einer rekonstruktiven Operation sinnvoll sein.

Intraoperative Diagnostik

- Im Rahmen einer resezierenden oder rekonstruktiven Operation sollten
  - der genaue postoperative Situs und
  - die Längen der verschiedenen erhaltenen Darmsegmente beschrieben werden,
  - ggf. ist eine Zeichnung anzufertigen.

4.9.11 Differenzialdiagnosen

Tab. 4.22 Differenzialdiagnosen.

Differenzialdiagnose	Bemerkungen
funktionelle Störungen in Form von Motilitätsstörungen	können wie ein Kurzdarmsyndrom ebenfalls zu einem Darmversagen oder einer Darminsuffizienz führen
Erkrankungen der Darmschleimhaut	

4.9.12 Therapie

Therapeutisches Vorgehen

- Das Kurzdarmsyndrom manifestiert sich nach einer größeren Dünndarmresektion oft akut als Darmversagen mit hohen Stuhl- bzw. Stomaverlusten und den daran geknüpften Elektrolytstörungen.
- Die Indikation zur **parenteralen Substitution** mit Volumen und Elektrolyten sowie Makronährstoffen soll früh und großzügig gestellt werden.
- Im Krankenhaus können die verschiedenen Komponenten getrennt appliziert und eingestellt werden.
- Bei einer parenteralen Substitution in der Häuslichkeit im Sinne einer heimparenteralen Ernährung ist i. d. R. ein **Compounding** notwendig:
  - individuelle Zusammenstellung der parenteralen Substitution in einem einzigen Beutel, der meist nachts über 12–16 h über einen permanenten Katheter infundiert wird
  - Auf die Sicherung des Tagesbedarfs an Vitaminen und Spurenelementen mittels Kombipräparaten ist zu achten.
- Details der parenteralen Substitution sind in ▶ Tab. 4.23 aufgelistet, Aspekte der medikamentösen Therapie in ▶ Tab. 4.24.
- **diätetische Maßnahmen:**
  - Essen und Trinken zeitlich voneinander trennen
  - osmotischen Load verringern: keine Süßigkeiten, Softdrinks und Säfte 1:2 mit Wasser verdünnen
  - leicht aufzuspaltende Kohlenhydrate: Weißbrot, Kartoffel, geschälter Reis
  - Zwischenmahlzeiten, Hyperphagie!
  - falls Kolon in Konituität und Seatorrhö klinisch evident, vorsichtige Reduktion des Fettanteils in der Nahrung (Cave: Fette sind bedeutende Energieträger)
- Als permanente intravenöse Zugänge stehen getunnelte Katheter vom Typ Hickman/Broviac und Ports zur Verfügung.
  - Auch bereits liegende Dialysekatheter oder AV-Fisteln können prinzipiell genutzt werden.
  - Viele Daten sprechen dafür, dass die getunnelten Katheter weniger infektanfällig sind als Ports.

Tab. 4.23 Parenterale Substitution.

Komponente	Bedarf	Kontrolle/Anpassung
Aminosäuren	0,8–1,4 g/kg	Gewichtsverlauf, Harnstoff, BIA-Verlauf
Glukose	200–350 g/d, max. 5 mg/kg/min	Appetit, Gewichtsverlauf, HbA_{1c}
Fett	0,8–1,0(–1,3) g/kg MCT/LCT-Fette oder moderne Fettemulsionen	
Natrium	Grundbedarf: 1,0–1,5 mmol/kg bei Dünndarmstoma: plus 100 mmol/l Stomaoutput bei Kolon in Kontinuität: plus 10–60 mmol/l Durchfall bzw. Stomaoutput	Urinvolumen > 15 ml/kg Natrium im Urin > 20 mmol/l
Kalium	Grundbedarf: 0,6–1,0 mmol/kg bei Dünndarmstoma: plus 10–30 mmol/l bei Kolon in Kontinuität: plus 30–120 mmol/l Durchfall bzw. Stomaoutput	Serumkalium normwertig
Kalzium	0,1–0,15 mmol/kg/d	Parathormon normwertig
Magnesium	0,1–0,2 mmol/kg/d	Serummagnesium normwertig Magnesiumausscheidung im 24-Stunden-Urin normwertig
Phosphat	0,3–0,5 mmol/kg/d	Katabolie: Phosphatfreisetzung Anabolie: Phosphatbedarf Cave: Refeeding-Syndrom
Chlorid/Acetat	Verhältnis 2:1	
Zink	0,04 mmol/d plus 0,18 mmol/l Durchfall	Serumzink normwertig
Spurenelemente	vollständiges Kombinationspräparat	
Vitamine	vollständige Kombinationspräparate	Cernevit enthält kein Vitamin K
Volumen	30 ml/kg plus Durchfallverluste	
Laufzeit	12–16–24 h 2–7 d/Woche	individuell nach Verträglichkeit der Volumenbelastung, ggf. Rucksackpumpe

BIA: Bioimpedanzanalyse; LCT/MCT: lang-/mittelkettige Triglyzeride

Tab. 4.24 Medikamentöse Therapieoptionen.

Prinzip	Mechanismus	Präparat und Dosis
Säuresuppression	reduziert Flüssigkeitseinstrom in den oberen Gastrointestinaltrakt	z. B. Pantozol 40 mg i. v. 2×tgl
Gallensäurebindung	vermindert chologene Diarrhö, wenn terminales Ileum reseziert und Kolon in Kontinuität	Cholestyramin: 4 g 2–1–0 Cholsavelam: 625 mg 1–0–1
Motilitätsbremsung	langsamere Passage: mehr Zeit für Resorption	Loperamid: bis 8 mg tgl. (sublingual) Tinctura opii: bis 4×15° tgl.
GLP-2-Substitution	ersetzt GLP-2, das nahrungsabhängig aus L-Zellen im terminalen Ileum und Kolon freigesetzt wird: fördert Zottenhypertrophie, fördert Durchblutung, verlangsamt Passage	Teduglutide (Revestive): 0,05 mg/kg s. c. 1×tgl.

- Katheterinfekte sind die häufigste Komplikation.
  - Permanente Katheter sollten in der Regel nicht sofort entfernt, sondern in Abhängigkeit vom ursächlichen Erreger möglichst sterilisiert werden.
  - Entsprechende detaillierte und spezifische Empfehlungen sind von der Deutschen und Europäischen Fachgesellschaft formuliert worden.

4.9.13 Verlauf und Prognose

- Der zeitliche Verlauf der Adaptation an eine Kurzdarmsituation wird bestimmt durch:
  - die funktionelle Anatomie
  - die möglicherweise bestehende residuelle Erkrankung am Restdarm
  - das Alter
- Es handelt sich um einen langsamen Vorgang, der ggf. frühzeitig und intensiv durch parenterale Substitution unterstützt bzw. kompensiert werden muss.
- Im Gegensatz zu dieser prinzipiellen Besserungstendenz besteht bei den funktionellen Ätiologien einer Darminsuffizienz (Motilitätsstörung, Mukosaerkrankung) oft eine langsame Verschlechterungstendenz, die rechtzeitig erkannt werden muss, um die Indikation zur Intervention zu stellen.
- Der rekonstruktiven Chirurgie (Stoma-Rückverlagerung, Fistelsanierung etc.) kommt für die Prognose eine entscheidende Bedeutung zu. Hiermit kann oft eine orale Autonomie wiederhergestellt werden.
- Patienten mit einem Darmversagen und der Notwendigkeit der dauerhaften parenteralen Substitution im Sinne eines Organersatzverfahrens haben eine gute Prognose.
  - Diese hängt weniger vom Darmversagen und den Komplikationen der parenteralen Ernährung ab als von anderen interkurrenten bzw. additiven Erkrankungen.
  - Die Indikation zur Darm- bzw. Multiviszeraltransplantation besteht bei einem Scheitern der parenteralen Ernährung, am häufigsten durch den Verlust zentraler Zugänge oder das Auftreten einer IFALD.

4.10 Kolorektale Innervationsstörungen

T. Wedel, H. Krammer

4.10.1 Steckbrief

Kolorektale Innervationsstörungen umfassen primäre, anlagebedingte Fehlbildungen (Aganglionose, Hypoganglionose, intestinale neuronale Dysplasie, Ganglienektopien) und sekundäre, erworbene Schädigungen des enterischen Nervensystems, die zu schweren intestinalen Motilitätsstörungen führen können. Der Morbus Hirschsprung (kongenitales Megakolon) wird durch bildgebende und funktionelle Untersuchungen sowie den histopathologischen Nachweis einer Aganglionose an tiefen Rektumbiopsien diagnostiziert. Die Slow-Transit-Obstipation ist klinisch gekennzeichnet durch eine stark verlängerte Kolontransitzeit. Während der Morbus Hirschsprung chirurgisch behandelt wird, erfolgt die Therapie der Slow-Transit-Obstipation primär konservativ.

4.10.2 Synonyme

- enterische Neuropathien

4.10.3 Keywords

- Morbus Hirschsprung
- Slow-Transit-Obstipation
- Aganglionose
- enterisches Nervensystem

4.10.4 Definition

- Kolorektale Innervationsstörungen sind Erkrankungen des enterischen Nervensystems, die zu schweren Motilitätsstörungen des Dickdarms führen können.
- Primäre Innervationsstörungen betreffen entwicklungsbedingte Fehlanlagen des enterischen Nervensystems.

- Sekundäre Innervationsstörungen umfassen das Spektrum erworbener Schädigungen des enterischen Nervensystems.

4.10.5 Epidemiologie

Häufigkeit

- Kolorektale Innervationsstörungen sind seltene Erkrankungen, die nur bei einem sehr geringen Anteil der Patienten mit intestinalen Motilitätsstörungen vorliegen.
- Die Inzidenz der Morbus Hirschsprung (M. Hirschsprung) liegt bei 1:5000

Altersgipfel

- Die Slow-Transit-Obstipation tritt bevorzugt bei Frauen mit Altersgipfel in der 3. Lebensdekade auf.

Geschlechtsverteilung

- Bei M. Hirschsprung ist das männliche Geschlecht viermal häufiger betroffen.
- Die Slow-Transit-Obstipation tritt bevorzugt bei Frauen (10:1) auf.

Prädisponierende Faktoren

- keine weiteren prädisponierenden Faktoren (siehe oben)

4.10.6 Ätiologie und Pathogenese

Primäre kolorektale Innervationsstörungen

- M. Hirschsprung
  - Das vollständige Fehlen von intramuralen Nervenzellen (Aganglionose, ▶ Abb. 4.18c) bedingt eine dauerhafte Kontraktion des betroffenen Darmabschnittes. Die funktionelle Stenose führt zur Dilatation des prästenotischen Darms (kongenitales Megakolon).
  - Die Aganglionose ist zumeist auf das untere Rektum (ultrakurze Form) bzw. Rektosigmoid (kurze Form, 80%) beschränkt, kann sich als langstreckige Form auf den restlichen Dickdarm oder bis in den Dünndarm ausdehnen.
  - Die Aganglionose tritt gehäuft bei Trisomie 21 auf und kann genetische Ursachen mit sporadischem oder familiär gehäuftem Auftreten haben (z. B. Mutationen des Ret-Protoonkogens, EDN-3, EDNRB, GDNF, Sox10).
  - In seltenen Fällen wird eine – dann zumeist kurzstreckige – Aganglionose erst im Erwachsenenalter klinisch auffällig.

- Hypoganglionose (▶ Abb. 4.18b)
  - Durch verminderte Anzahl und Größe intramuraler Ganglien besteht ein reduzierter intramuraler Nervenzellgehalt (oligoneuronale Hypoganglionose), der zu intestinalen Motilitätsstörungen führen kann.
  - Hypoganglionosen können beim M. Hirschsprung zwischen aganglionären und normal innervierten Darmabschnitt (Übergangssegment) sowie bei der Slow-Transit-Obstipation vorliegen.
- intestinale neuronale Dysplasie (IND)
  - Es wird postuliert, dass die Hyperplasie des Plexus submucosus (Riesenganglien, hypertrophe Nervenfasern) zur gestörten luminalen Perzeption und intestinalen Propulsion führt.
  - Ob die histopathologische Entität tatsächlich Ursache einer intestinalen Motilitätsstörung ist, bleibt umstritten.
- Ganglienektopien
  - Ein Großteil der myenterischen Ganglien befindet sich ektop in der Muskulatur außerhalb der Plexusloge, was zu einer Fehlinnervation mit konsekutiver intestinaler Passagestörung führen kann.

Sekundäre kolorektale Innervationsstörungen

- postnatal erworbene Schädigungen des enterischen Nervensystem, die im Rahmen folgender Erkrankungen auftreten können:
  - zentralnervöse Erkrankungen (z. B. Morbus Parkinson, Morbus Alzheimer)
  - toxische Neuropathien (z. B. Blei-/Thallium-Exposition, Chemotherapeutika)
  - endokrine Neuropathien (diabetische autonome Neuropathie, Hypothyreose)
  - entzündliche Darmerkrankungen (Colitis ulcerosa, Morbus Crohn, Strahlenenteritis)
  - Systemerkrankungen (Sklerodermie, generalisierte Neurofibromatose)
- Bei der enterischen Ganglionitis (▶ Abb. 4.18e, ▶ Abb. 4.18d) führen autoimmunologisch getriggerte, inflammatorisch-neurodegenerative Veränderungen zum partiellen oder vollständigen myenterischen Nervenzelluntergang (erworbene Hypo- bzw. Aganglionose). Folgende Formen werden unterteilt:
  - paraneoplastisch (z. B. bei kleinzelligem Lungenkarzinom, Thymom)
  - postinfektiös (z. B. Chagas-Erkrankung, Zytomegalie-Virus, Ebstein-Barr-Virus)
  - idiopathisch

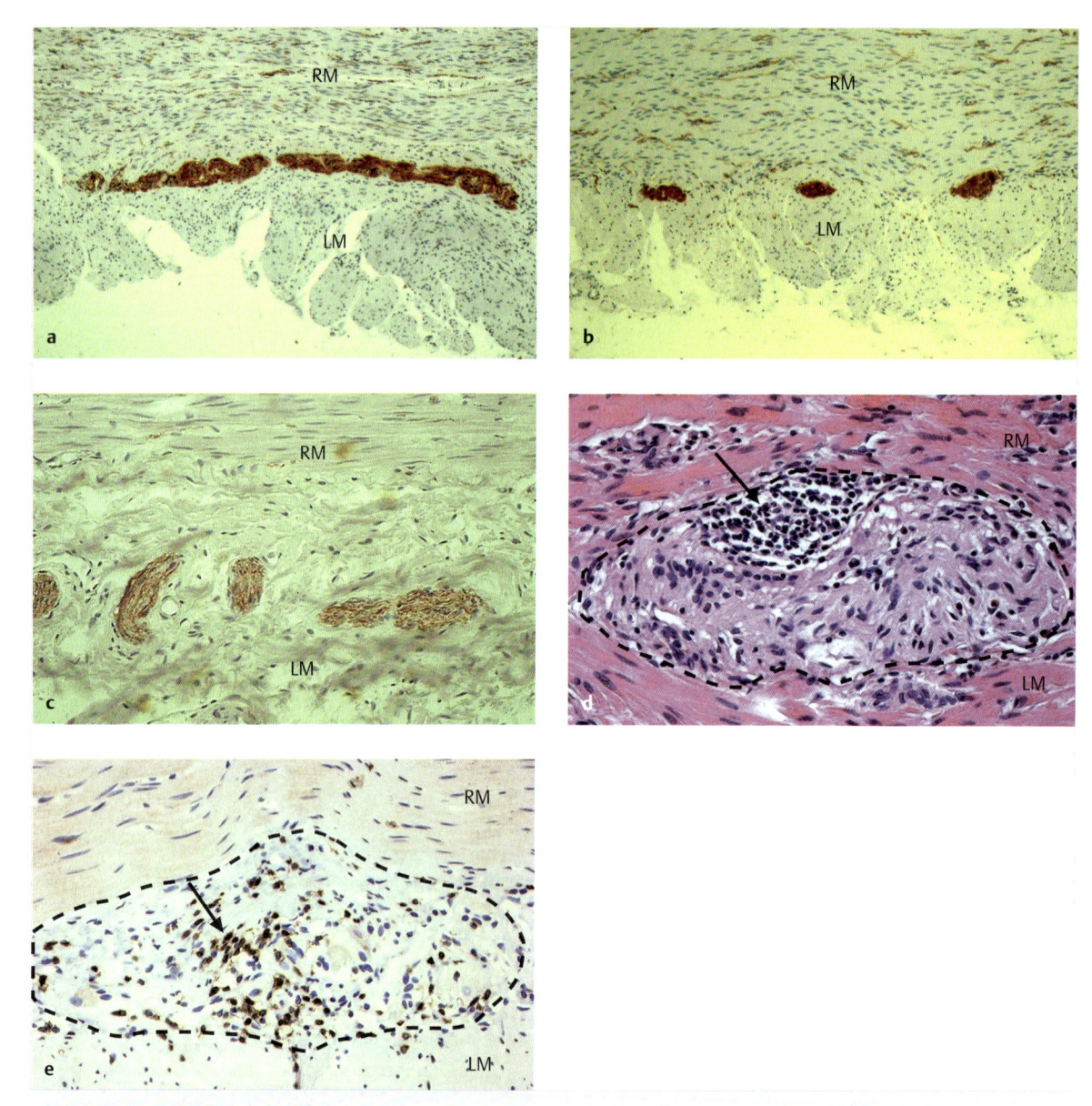

Abb. 4.18 Histopathologie kolorektaler Innervationsstörungen (**a–c**: Immunhistochemie, neuronaler Marker PGP 9.5).
RM: Ringmuskelschicht; LM: Längsmuskelschicht.
a Normalbefund des Plexus myentericus.
b Hypoganglionose mit verkleinerten, oligoneuronalen Ganglien.
c Aganglionose mit hypertrophierten Nervenfasern und fehlenden Ganglien.
d Myenterisches Ganglion (gestrichelte Linie) mit lymphozytären Infiltraten (Pfeil) bei enterischer Ganglionitis (HE-Färbung).
e Myenterisches Ganglion (gestrichelte Linie) mit lymphozytären Infiltraten (Pfeil) bei enterischer Ganglionitis (Immunhistochemie, T-Lymphozyten-Marker CD3).

4.10.7 Symptomatik
M. Hirschsprung

- Aufgrund der ausgeprägten klinischen Symptomatik werden ca. 90% aller Kinder bereits in der Neugeborenenperiode diagnostiziert:
  - abdominale Distension
  - Erbrechen
  - verspäteter Mekoniumabgang
  - Obstipation
- Nach der Neugeborenenperiode bis in das Erwachsenenalter dominieren:
  - schwere chronische Obstipation
  - Überlaufenkopresis
  - Subileus bzw. Ileus

Slow-Transit-Obstipation

- ausgeprägte chronische Obstipation mit deutlich reduzierter Stuhlfrequenz (< 2 Stuhlgänge/Woche), daraus resultierend harte Stuhlkonsistenz
- weitere Symptome, wie abdominelle Schmerzen und Meteorismus, nur in Folge ausgeprägter Obstipation
- überwiegend bei Frauen, meist seit Kindheit bzw. Pubertät bestehend

4.10.8 Diagnostik
Diagnostisches Vorgehen

- Anamnese
- körperliche Untersuchung einschließlich digital-rektaler Untersuchung
- Labor zum Ausschluss von Ursachen sekundärer Innervationsstörungen
- bildgebende Untersuchungen (Endoskopie, Radiologie) zum
  - Ausschluss einer mechanischen Obstruktion und
  - Nachweis morphologischer Veränderungen, z. B. Megakolon und Megarektum
- Kolontransitzeitmessung mit röntgendichten Markern (Hinton-Test) bei Slow-Transit-Obstipation > 72 h
- anorektale Manometrie mit Nachweis eines fehlenden inhibitorischen anorektalen Reflexes als Hinweis auf M. Hirschsprung
- Ausschluss von Motilitätsstörungen des oberen Gastrointestinaltrakts mittels
  - H_2-Laktulose-Atemtest (orozökale Transitzeit),
  - ^{13}C-Oktansäure-Atemtest oder
  - Szintigrafie (Magenentleerungszeit)
- gastroduodenojejunale Manometrie bei V. a. chronische intestinale Pseudoobstruktion
- histopathologische Untersuchungen der neuromuskulären Strukturen anhand adäquater Darmbiopsate in spezialisierten Zentren

Anamnese

- siehe unter 4.10.7

Körperliche Untersuchung

- körperliche Untersuchung insbesondere des Abdomens mit rektaler Untersuchung

Histologie, Zytologie und klinische Pathologie

- Die Diagnose einer Aganglionose erfolgt an tiefen Rektumbiopsien (submuköse Stufen-Saugbiopsien) durch den Nachweis fehlender Ganglien und hypertropher Nervenfasern.
  - Neben enzymhistochemischen Verfahren (u. a. erhöhte Acetylcholinesterase-Aktivität) kommen zunehmend immunhistochemische Verfahren (z. B. Calretinin) zur Anwendung.
- Die Diagnose aller weiteren kolorektalen Innervationsstörungen erfordert Ganzwandexzisate, insbesondere zur Beurteilung des Plexus myentericus und der Tunica muscularis.
  - Diese werden vorzugsweise laparoskopisch oder endoskopisch (Full-Thickness Resection Device) gewonnen.
- Neben Nervenzellen/Nervenfasern sollten auch die Muskulatur, intestinale Schrittmacherzellen sowie Entzündungszellen quantitativ und qualitativ immunhistochemisch beurteilt werden.

4.10.9 Differenzialdiagnosen

- ▶ Tab. 4.25 zeigt die intestinalen Motilitäts- bzw. Funktionsstörungen, die differenzialdiagnostisch vom M. Hirschsprung und der Slow-Transit-Obstipation abgegrenzt werden können.

Tab. 4.25 Differenzialdiagnosen.

Differenzialdiagnose	Bemerkungen
Reizdarmsyndrom	Stuhlunregelmäßigkeiten, Schmerz, Meteorismus
chronische Obstipation	Normal-Transit-Obstipation, Outlet-Obstipation
chronische intestinale Pseudoobstruktion	atoner, geblähter Darm (meist Dünndarm)
akute kolonische Pseudoobstruktion (Ogilvie-Syndrom)	häufig postoperativ, posttraumatisch oder bei schwerer Grunderkrankung
idiopathisches Megakolon/-rektum	atoner Dickdarm ohne distal verengtes Segment
anorektale Funktionsstörungen	Beckenbodendyssynergie, Anismus, Beckenbodenspastik

4.10.10 Therapie

Therapeutisches Vorgehen

M. Hirschsprung

- operative Therapie mit vollständiger Resektion des aganglionären Segments und des Übergangssegments mit oralem Absetzungsrand im normal innervierten Darmabschnitt
- Bei ultrakurzer Form erfolgt eine anorektale Myektomie.

Slow-Transit-Obstipation

- Allgemeinmaßnahmen zeigen nur geringe Wirkung, z. B. vermehrte Flüssigkeitszufuhr, gesteigerte körperliche Aktivität und zusätzliche Ballaststoffe.
- Langfristige maximale medikamentöse Therapie ohne Angst vor Nebenwirkungen oder Gewöhnung mit osmotischen Laxanzien (PEG-3350) und/oder stimulierenden (hydragogen) Laxanzien (Bisacodyl, Natriumpicosulfat) und Prokinetika (Prucaloprid).
- Die Indikation zur operativen Therapie (subtotale Kolektomie) besteht sehr selten und bleibt unter Berücksichtigung postoperativer Komplikationen (z. B. Diarrhö, Inkontinenz) auf langfristig therapierefraktäre Patienten bzw. Vorliegen morphologischer Veränderungen (z. B. Megakolon) beschränkt.
- Präoperativ müssen funktionelle Störungen (z. B. Reizdarmsyndrom) und Motilitätsstörungen des Magens und Dünndarms ausgeschlossen werden.

4.10.11 Verlauf und Prognose

M. Hirschsprung

- Nach vollständiger operativer Entfernung des fehlinnervierten Segments ist die Prognose gut.
- Es kann eine bedarfsweise Therapie mit Laxanzien/Prokinetika erforderlich sein.

Slow-Transit-Obstipation

- in der Regel durch eine lebenslange konservative Maximaltherapie gut beherrschbar

4.10.12 Quellenangaben

[1] Andresen V, Enck P, Frieling T et al. S 2k-Leitlinie Chronische Obstipation: Definition, Pathophysiologie, Diagnostik und Therapie. Gemeinsame Leitlinie der Deutschen Gesellschaft für Neurogastroenterologie und Motilität (DGNM) und der Deutschen Gesellschaft für Verdauungs- und Stoffwechselkrankheiten (DGVS), AWMF-Registriernummer: 021/019. AWMF online 2013; 1–55

[2] Keller J, Wedel T, Seidl H et al. S 3-Leitlinie der Deutschen Gesellschaft für Verdauungs- und Stoffwechselkrankheiten (DGVS) und der Deutschen Gesellschaft für Neurogastroenterologie und Motilität (DGNM) zu Definition, Pathophysiologie, Diagnostik und Therapie intestinaler Motilitätsstörungen, AWMF-Registriernummer: 021/018. Z Gastroenterol 2011; 49: 374–390

[3] Knowles CH, De Giorgio R, Kapur RP et al. The London classification of gastrointestinal neuromuscular pathology (GINMP): report on behalf of the Gastro 2009 International Working Group. Gut 2010; 59: 882–887

[4] Krammer H, Herold A. Chronische Obstipation in Praxis und Klinik. Bremen: UNI-MED Science; 2008

4.10.13 Wichtige Internetadressen

- Deutsche Gesellschaft für Neurogastroenterologie und Motilität (DGNM): www.neurogastro.de

4.11 Chronische intestinale Pseudoobstruktion und akute kolonische Pseudoobstruktion

J. Keller

4.11.1 Steckbrief

Motilitätsstörungen von Dünn- und Dickdarm können im Extremfall durch die Behinderung des Chymustransits zu Ileusbildern führen, ohne dass ein morphologisches Hindernis vorliegt. Die schwerste chronische Form ist die chronische intestinale Pseudoobstruktion (CIPO), die vorwiegend den Dünndarm betrifft und etwa 20 % der Fälle von chronischem Darmversagen verursacht. Ursachen sind primäre oder sekundäre Störungen der neuromuskulären Funktion. Die akute kolonische Pseudoobstruktion (AKPO) tritt demgegenüber praktisch immer sekundär auf als Folge einer schweren Grunderkrankung auf und ist mit einer starken, aber prinzipiell vollständig reversiblen Kolondilatation assoziiert. Beide Erkrankungen haben eine relevante Letalität.

4.11.2 Synonyme

Chronische intestinale Pseudoobstruktion

- keine

Akute kolonische Pseudoobstruktion

- Ogilvie-Syndrom

4.11.3 Keywords

- intestinale Motilität
- Kolonmotilität
- Dünndarmmanometrie
- Transittest
- prokinetische Therapie
- bakterielle Fehlbesiedlung
- endoskopische Dekompression

4.11.4 Definition
CIPO
- schwerste Form einer intestinalen Motilitätsstörung
- mit intermittierend oder chronisch auftretenden (Sub-)Ileuszuständen, die
  - nicht auf einem morphologischen Hindernis,
  - sondern auf einer Motilitätsstörung beruhen [2]

AKPO
- massive Kolondilatation, die sich auf dem Boden einer Motilitätsstörung innerhalb weniger Tage entwickelt
- ohne Vorliegen einer mechanischen Obstruktion
- tritt bei Patienten mit gravierenden, akuten Grunderkrankungen oder postoperativ auf [2]

4.11.5 Epidemiologie
Häufigkeit
- jeweils seltene Erkrankungen ohne exakte Daten zur Epidemiologie
- CIPO: sehr seltene Erkrankung
- AKPO: betrifft
  - etwa 1 % der hospitalisierten Patienten nach orthopädischen Operationen und
  - 0,6 % der Patienten mit schweren Verbrennungen [3]

Altersgipfel
- CIPO: zwei Altersgipfel für den Krankheitsbeginn:
  - einer im (frühen) Kindes- und Jugendalter,
  - der zweite im mittleren bis höheren Erwachsenenalter (40.–60. Lebensjahr) [2]
- AKPO: höchste Prävalenz um das 60. Lebensjahr [3]

Geschlechtsverteilung
- CIPO
- AKPO: Männer etwas häufiger betroffen als Frauen [3]

Prädisponierende Faktoren
CIPO
- genetische Prädisposition (z. B. MNGIE-Syndrom [Mitochondriale NeuroGastroIntestinale Enzephalopathie])
- allgemein Erkrankungen, die die glatte Muskulatur betreffen (z. B. autoimmune Myositis)
- Stoffwechselstörungen und endokrinologische Erkrankungen (z. B. Amyloidose, Porphyrie, Diabetes mellitus)
- neurologischen Erkrankungen (z. B. Morbus Parkinson)
- Infektionen (z. B. Chagas-Krankheit) bzw. postinfektiös (v. a. Zytomegalievirus, Ebolavirus, Herpes-Simplex-Virus)
- Paraneoplasien (v. a bei kleinzelligem Bronchialkarzinom)
- Medikamente und Noxen (trizyklische Antidepressiva, Opiate, Narkotika, Chemotherapeutika, Alkohol) [2]

AKPO
- in etwa 25 % der Fälle vorausgehende Operation
- in jeweils etwa 10 % der Fälle sonstige Traumata, Infektionen und kardiovaskuläre Erkrankungen
- Elektrolytentgleisungen
- neurologische Erkrankungen
- Neoplasien
- Medikamente (z. B. Opiate) [3]

4.11.6 Ätiologie und Pathogenese
CIPO
- schwere neuromuskuläre Dysfunktion vorwiegend des Dünndarms
- aber Beteiligung des gesamten Gastrointestinaltrakts sowie des Urogenitaltrakts möglich
- unterschieden werden
  - myopathische Form,
  - neuropathische Form und
  - Mischformen

AKPO
- Hypothese: Dysbalance der autonomen Innervation
  - mit Unterdrückung kontraktilitätsfördernder parasympathischer Einflüsse
  - durch metabolische, retroperitoneal- oder spinaltraumatische oder pharmakologische Einflüsse

4.11.7 Symptomatik
CIPO
- chronischer Verlauf oder Schübe
- Krankheitsepisoden mit Übelkeit, Erbrechen, Völlegefühl, Bauchschmerzen, Obstipation oder Diarrhö
- auch Miktionsstörungen und zusätzlich neurologische Symptome möglich
- kann perakut oder schleichend beginnen
- im Verlauf globales Malabsorptionssyndrom mit erheblichem Gewichtsverlust möglich
- im Schub bei körperlicher Untersuchung Befunde wie bei einem mechanischen Ileus

Cave

- Im Verlauf wird die Mehrzahl der Patienten mit CIPO (oft mehrfach) frustran laparotomiert.
  - durch Möglichkeit der Bridenbildung dann erhebliche Komplikation des Krankheitsbilds
- Bei bekannter Diagnose sollten weitere Laparotomien möglichst vermieden werden!

AKPO

- erhebliche Distension des Abdomens (tympanitisch, nicht gespannt)
- Übelkeit und/oder Erbrechen
- oft Sistieren von Stuhl- und Windabgang (Darmgeräusche teilweise, aber nicht obligat reduziert)
- Entwicklung von Schmerzen im Verlauf
- bei Komplikation durch Ischämie und Perforation sekundär Auftreten von
  - Peritonismus und
  - systemischen Symptomen (Fieber, Tachykardie, fehlen initial im Gegensatz zum toxischen Megakolon)

4.11.8 Diagnostik

Diagnostisches Vorgehen

CIPO

- **im akuten Schub**: Bildgebung → Ausschluss einer intestinalen Obstruktion
  - Abdomenübersichtsaufnahme
  - Sonografie
  - Passage mit wasserlöslichem Kontrastmittel [2]
- **im Intervall** Stufendiagnostik:
  - ausführliche Laboruntersuchungen zur Detektion von Komplikationen und zur Aufdeckung sekundärer Formen
  - Bildgebung von allen Abschnitten des Gastrointestinaltrakts zum Ausschluss einer Obstruktion
  - Transitmessungen in unterschiedlichen Abschnitten des Gastrointestinaltrakts
  - Test auf bakterielle Fehlbesiedlung des Dünndarms
  - Dünndarmmanometrie (zeigt typische Motilitätsstörungen i. d. R. auch im Intervall, ▶ Abb. 4.19)
    - zusätzliche manometrische Untersuchungen des Ösophagus/Kolons bei klinischer Symptomatik
  - histologische Untersuchungen (transmurale Biopsie und spezialisierter Untersucher erforderlich!)
  - neurologische und/oder urologische Untersuchungen → Ausschluss sekundärer Formen bzw. Erfassung betroffener Organe [2]

AKPO

- Verdachtsdiagnose aufgrund des klinischen Bilds
- Abdomenübersichtsaufnahme
- zur Bestätigung ggf. Abdomen-CT oder Kolonkontrasteinlauf (→ stark geweitetes Kolon, besonders Zökum)
- zusätzlich Laboruntersuchungen zur Detektion von Ursachen und Komplikationen [2]

Cave

Bei Diagnose AKPO bis zur Besserung von Klinik und Befund alle 12–24 h Abdomenübersichtsaufnahme und Bluttests wiederholen → frühzeitige Erfassung einer kritischen Dilatation und/oder von Komplikationen

Anamnese

- in der Regel Patienten mit gravierender Grunderkrankung bzw. vorausgehender Operation, Hinweise auf Kolon-(Sub-)Ileus

Körperliche Untersuchung

- s. 4.11.7 Symptomatik

Labor

CIPO

- Albumin
- Elektrolyte
- Entzündungsparameter
- Tumormarker
- thyreoideastimulierendes Hormon (TSH)
- C1-Esterase-Inhibitor
- Porphyrine
- Auto-Antikörper, einschließlich Anti-Hu (ANNA-1)

AKPO

- Blutbild
- Elektrolyte
- Leber-, Nieren- und Schilddrüsenfunktion
- ggf. Blutkultur

4.11.9 Differenzialdiagnosen

- Mit Abstand wichtigste Differenzialdiagnose der CIPO ist die mechanische Obstruktion.
  - Auch reversible, z. B. durch Medikamente bedingte, schwere Dünndarmtransitstörungen sind zu bedenken.
- Wichtige Differenzialdiagnosen der AKPO sind
  - toxisches Megakolon,
  - ischämische Kolitis und
  - mechanische Obstruktion.

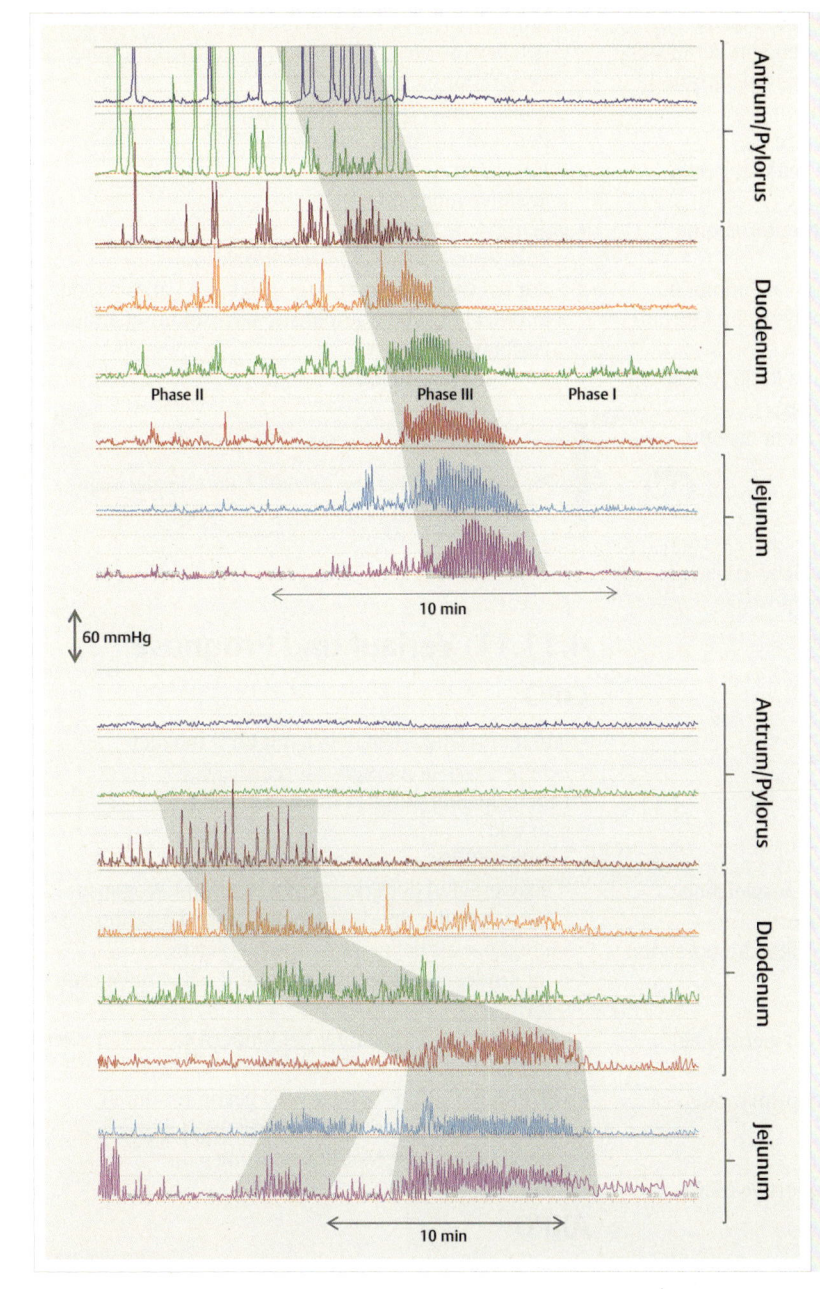

Abb. 4.19 Motilitätsmuster.
Oben: Normale Nüchternmotilität: Im Nüchternzustand laufen die Motilitätsmuster zyklisch ab, d. h., es findet sich ein regelmäßiger Wechsel von Phasen ohne motorische Aktivität (Phase I), Phasen mit unregelmäßiger motorischer Aktivität (Phase II, nimmt beim wachen Menschen ca. 80 % der Zyklusdauer ein) und Phasen mit regelmäßigen Kontraktionen in „slow wave"-Frequenz (3/min im Magen, 10–12/min im proximalen Dünndarm), die nach aboral propagiert werden (Phase III, grau hinterlegt). Die Gesamtzyklusdauer beträgt ca. 2 h.
Unten: Pathologisch propagierte, partiell retrograde Phase III (grau hinterlegt) bei einem Patienten mit einer hereditären Form einer CIPO. Weil die Propagation der Phase III über das enterische Nervensystem vermittelt wird, ist dies ein Zeichen für eine enterische Neuropathie. Ein weiterer retrograder Kontraktionskomplex in den distalen Kanälen, der nicht sicher von der Phase III abgegrenzt werden kann, ist ebenfalls grau hinterlegt. Antrale Kontraktionen sind nicht abgrenzbar.

4.11.10 Therapie

Therapeutisches Vorgehen

CIPO

- **im akuten Schub:**
  - Nahrungskarenz
  - ggf. parenterale Ernährung
  - Magensonde
  - Darmrohr
  - Prokinetikum (z. B. Domperidon Prostigmin/Distigmin, Prucaloprid)
- **im Intervall:**
  - Diät: viel (6–8) kleine, ballaststoffarme Mahlzeiten, Vitamin- und Spurenelementsubstitution
  - prokinetische Therapie, z. B. mit
    – Domperidon (3 × 10 mg) oder
    – Prucaloprid (2–4 mg),
    – in Einzelfällen auch Octreotid (z. B. 2 × 50–100 µg s. c.) erfolgreich
  - antibiotische Therapie (z. B. Rifaximin, 3 × 550 mg) bei bakterieller Fehlbesiedlung des Dünndarms (fast immer vorhanden, häufig rezidivierend)

- Steroidtherapie bei enterischer Ganglionitis oder autoimmuner Myositis (bzw. bei dringendem Verdacht)
  - Dosierung analog zur Schubtherapie bei chronisch entzündlichen Darmerkrankungen
- **bei schwerer, refraktärer Verlaufsform:**
  - enterale oder (heim-)parenterale Ernährung (falls erforderlich)
  - ggf. in Kombination mit Entlastungsenterostoma (auch endoskopisch [1])
  - resezierende chirurgische Verfahren fast immer erfolglos bei gleichzeitig hoher Morbidität und Mortalität [4]
  - Dünndarmtransplantation als Ultima Ratio (vor allem bei Kindern und jungen Erwachsenen)
    - 10-Jahres-Überlebensrate etwas mehr als 50 %

> **M!** Vorstellung der Patienten mit CIPO in einem Zentrum mit entsprechender Erfahrung wegen Schwierigkeiten bei der Diagnosesicherung und der langfristigen therapeutischen Führung

AKPO
- **supportive Therapie** bei allen Patienten [5]:
  - orale Nahrungskarenz
  - Magensonde (→ Dekompression)
  - Flüssigkeits- und Elektrolythaushalt ausgleichen
  - rektale Sonde zum Ableiten von Gasen
  - Reduktion bzw. Weglassen von motilitätshemmenden Medikamenten (sofern möglich)
  - Mobilisation soweit wie möglich
- Weitere Maßnahmen müssen getroffen werden bei Patienten mit
  - sehr weitem Kolon (Zökum ≥ 12 cm, primär oder unter supportiver Therapie),
  - bestehender AKPO seit > 3–4d oder
  - mit fehlendem Ansprechen auf supportive Maßnahmen innerhalb von 1–2d.
- **medikamentöse Therapie:**
  - bevorzugte Option: 2(–5)mg Neostigmin über 3–5 min i.v. (oder Infusion über 24h)
  - währenddessen EKG-Überwachung empfohlen
  - anschließend engmaschige klinische Überwachung
  - bei ca. 60–90 % der Patienten langfristig erfolgreich
  - positive Einzelfallberichte zu Prucaloprid und Methylnaltrexon
- **endoskopisch-interventionelle Therapie:**
  - bei Kontraindikationen oder Versagen der medikamentösen Therapie
  - Absaugen möglichst großer Mengen an Gas und Stuhl aus dem unvorbereiteten Kolon
  - Koloskop möglichst bis zur rechten Flexur vorschieben bzw. so weit, wie ohne wesentliche Erhöhung der Perforationsgefahr möglich
  - bei Ischämiezeichen abbrechen
  - Perforationsrate in Studien ca. 3 %
  - Ansprechrate ca. 60–95 %
  - Rezidive möglich
- **chirurgische Therapie:**
  - Zökostomie oder Kolon(teil-)resektion
  - nur bei weiterhin therapierefraktären Patienten oder Entwicklung von Komplikationen (Kolonischämie, Perforation)
  - Mortalität ca. 30–60 %

> **M!** Die supportive Therapie bei AKPO führt bei der Mehrzahl der Patienten zur erfolgreichen Behandlung.

4.11.11 Verlauf und Prognose

CIPO
- jahrzehntelanges Überleben mit CIPO möglich
- Lebenserwartung insgesamt reduziert
- Lebensqualität durch Erkrankung relevant eingeschränkt
- **primäre CIPO:**
  - Schweregrad der Erkrankung bestimmt Prognose
  - bei myopathischer Form in der Regel schlechtere Prognose als bei neuropathischer Form
  - im Kindes- und Jugendalter häufig schwere Verlaufsformen
  - entsprechend Mortalität bei Kindern ca. 20 % in zwei Jahren
- **sekundäre CIPO:** Prognose wird bestimmt durch
  - (Behandelbarkeit der) Grunderkrankung bzw.
  - Reversibilität der Motilitätsstörung

AKPO
- prinzipiell vollständig reversibel
- kann aber durch Ischämie, Perforation (3–15 % der Patienten) und Peritonitis kompliziert werden
- gesteigertes Risiko für Komplikationen bei
  - hohem Lebensalter bzw. Multimorbidität sowie
  - starker (kritisch: ab ca. 12 cm Zökumdurchmesser) und lang anhaltender Dilatation (steigendes Risiko bei > ca. 3d)
- gleichzeitig wesentliche Zunahme der Sterblichkeit:
  - bei AKPO allgemein 25–31 %
  - bei Ischämie und Perforation 40–50 %

4.11.12 Quellenangaben

[1] Di Nardo G, Karunaratne TB, Frediani S et al. Chronic intestinal pseudo-obstruction: Progress in management? Neurogastroenterol Motil 2017; 29: e13231
[2] Keller J, Wedel T, Seidl H et al. S3-Leitlinie der Deutschen Gesellschaft für Verdauungs- und Stoffwechselkrankheiten (DGVS) und der Deutschen Gesellschaft für Neurogastroenterologie und Motilität (DGNM) zu Definition, Pathophysiologie, Diagnostik und Therapie intestinaler Motilitätsstörungen. Z Gastroenterol 2011; 49: 374–390
[3] Keller J, Layer P. Akute Kolonpseudoobstruktion: Ogilvie-Syndrom. Med Klin Intensivmed Notfmed 2015; 110: 506–509
[4] Sabbagh C, Amiot A, Maggiori L et al. Non-transplantation surgical approach for chronic intestinal pseudo-obstruction: analysis of 63 adult consecutive cases. Neurogastroenterol Motil 2013; 25: e680–e686
[5] Zhao C, Xie T, Li J et al. Acute Colonic Pseudo-Obstruction with Feeding Intolerance in Critically Ill Patients: A Study according to Gut Wall Analysis. Gastroenterol Res Pract 2017; 2017: 9574592

4.12 Infektiöse Gastroenteritis und Enterokolitis

H.-J. Epple

4.12.1 Steckbrief

Die infektiöse Gastroenteritis und Enterokolitis gehören zu den häufigsten Erkrankungen weltweit. Sie können durch eine Vielzahl viraler, bakterieller und parasitärer Erreger ausgelöst werden. Die Transmission erfolgt in Deutschland meist über kontaminierte Nahrungsmittel. Leitsymptom ist die Diarrhö. Ist das klinische Bild zusätzlich von Übelkeit und Erbrechen geprägt, spricht man von einer Gastroenteritis. Eine blutig-schleimige Diarrhö verbunden mit krampfartigen Unterbauchschmerzen entspricht dem typischen Bild der Enterokolitis. Die akute Diarrhö dauert definitionsgemäß bis zu zwei Wochen und wird meist durch Viren oder Bakterien hervorgerufen. Der Ausgleich von Wasser- und Elektrolytverlusten ist die wichtigste Therapiemaßnahme. Eine Antibiotikatherapie ist nur in Ausnahmefällen gerechtfertigt, eine Erregeridentifikation meist nicht erforderlich. Protozoen sind die häufigsten infektiösen Ursachen einer chronischen Diarrhö. Bei ihr sollte eine Erregerdiagnostik und eine spezifische Therapie durchgeführt werden.

4.12.2 Synonyme

- infektiöse Enteritis
- infektiöse Diarrhö
- Magen-Darm-Grippe

4.12.3 Keywords

- Diarrhö
- Enteritis
- Ruhr
- Dysenterie

4.12.4 Definition

- **Diarrhö:** Erhöhung der Stuhlfrequenz auf täglich drei oder mehr Abgänge konsistenzgeminderten Stuhls
- **akute Diarrhö:** Dauer bis zu zwei Wochen
- **chronische Diarrhö:** Dauer länger als zwei Wochen
- **nosokomiale Diarrhö:** Patient bei stationärer Aufnahme noch nicht infiziert und Auftreten der ersten Symptome später als 48 Stunden nach stationärer Aufnahme

4.12.5 Epidemiologie

- Infektiöse Gastroenteritis und Enterokolitis sind ein weltweites Problem mit großen geografischen Unterschieden in Inzidenz, Mortalität und Erregerspektrum.
- Ein Drittel der assoziierten Todesfälle betrifft Kinder unter 5 Jahren in Entwicklungsländern.
- Viren, insbesondere Noro- und Rotavirus, gehören weltweit zu den häufigsten Auslösern.
- Campylobacter spp. und Enteritis-Salmonellen sind weltweit die am häufigsten gefundenen bakteriellen Enteritis-Erreger.
- Typisch für Länder mit hohem Einkommen in gemäßigten Klimazonen sind jahreszeitliche Inzidenzschwankungen. In Deutschland treten die meisten Noro- und Rotavirus-Infektionen in den Wintermonaten, die meisten Fälle von Camplobacter-Infektionen in den Sommermonaten auf.
- Ausbrüche können sowohl über kontaminierte Lebensmittel als auch, insbesondere bei der Norovirus-Infektion, durch Transmission von Mensch zu Mensch hervorgerufen werden.

Häufigkeit

- Aktuellen Schätzungen zufolge leben derzeit etwa 780 Millionen Menschen ohne Zugang zu sauberem Wasser. Dadurch erklärt sich die hohe Inzidenz der infektiösen Diarrhö in Entwicklungsländern.
- Nach Angaben der Weltgesundheitsorganisation ist die infektiöse Diarrhö die zweithäufigste Todesursache bei Kleinkindern, die in Ländern mit niedrigem Einkommen aufwachsen.
  - Dort erfahren Kinder unter drei Jahren durchschnittlich drei Diarrhö-Episoden pro Jahr.
  - Weltweit sterben jährlich mehr als eine halbe Million Kinder unter 5 Jahren an den Folgen einer Durchfallerkrankung.
- In Ländern mit hohem Einkommen ist die Mortalität der infektiösen Diarrhö gering. Hier stehen Morbidität und gesundheitsökonomische Aspekte im Vordergrund.
- Die Inzidenz der akuten Gastroenteritis unter erwachsenen Deutschen liegt, einer großen prospektiven Studie zufolge, bei 0,95 Episoden/Personenjahr.
  - Mehr als ein Drittel (37,8%) der in dieser Studie erfassten Patienten begaben sich in ambulante ärztliche Betreuung, 3–4% wurden hospitalisiert.

- Demgemäß erkranken in Deutschland pro Jahr ca. 65 Millionen Erwachsene an einer akuten Gastroenteritis, suchen knapp 25 Millionen Patienten deshalb einen Arzt auf und werden mehr als 2 Millionen Patienten stationär aufgenommen [7].
- Die Norovirus-Gastroenteritis (im Jahr 2016: 103 Erkrankungen pro 100 000 Einwohner), Campylobacter-Enteritis (90/100 000), Rotavirus-Gastroenteritis (28/100 000) und Salmonellen-Enteritis (16/100 000) gehören zu den Erkrankungen mit den höchsten Inzidenzen in Deutschland [5].
- Noro- und Rotavirus-Infektionen führen häufig zu Ausbrüchen. Nach der Definition des Robert-Koch-Instituts erfolgen 20–30 % dieser Infektionen im Rahmen von Ausbrüchen.
- Insbesondere die Norovirus-Infektion ist ein gefürchteter Erreger nosokomialer Ausbrüche. Im Jahr 2016 wurden mehr als 75 % der dem Robert-Koch-Institut gemeldeten nosokomialen Ausbrüche durch Norovirus hervorgerufen.
- Seltener sind Ausbrüche bei bakteriellen Erregern (2–5 % der Fälle von Campylobacter- bzw. Salmonellen-Infektion).

Altersgipfel

- Die angegebenen Altersgipfel basieren auf Meldedaten des Robert-Koch-Instituts. Da die Wahrscheinlichkeit eines Arztkontakts mit nachfolgender mikrobieller Diagnostik wegen akuter Gastroenteritis bei Kleinkindern und älteren Menschen mit Komorbidität erhöht ist, kann bei Betroffenen im mittleren Lebensalter von einer höheren Dunkelziffer ausgegangen werden.
- Die Rotavirus-Infektion ist am häufigsten bei Kleinkindern unter zwei Jahren.
  - Mit steigendem Alter nimmt die Inzidenz ab, um erst im höheren Lebensalter wieder anzusteigen.
  - Aufgrund der zunehmenden Vakzinierung von Kindern unter zwei Jahren ist und der damit einhergehenden Herden-Immunität ist die Inzidenz in allen Altersgruppen in den letzten Jahren deutlich rückläufig.
- Auch bei der Norovirus- und Salmonellen-Infektion finden sich die höchsten altersspezifischen Inzidenzen bei Kindern unter fünf (Norovirus) bzw. zehn (Salmonellose) und bei Menschen über 70 Jahren.
- Im Unterschied hierzu sind bei der Campylobacter-Infektion junge Erwachsenen (15–30 Jahre) häufiger betroffen als Kleinkinder, die die zweithöchste Inzidenzrate aufweisen.

Geschlechtsverteilung

- Nach dem vom Robert-Koch-Institut herausgegebenen infektionsepidemiologischen Jahrbuch für meldepflichtige Erkrankungen [5] waren weibliche Patienten in 2016 häufiger als männliche von (in abnehmender Differenz zwischen den geschlechtsbezogenen Inzidenzen) einer EHEC-Infektion, Rotavirus-Gastroenteritis, Kryptosporidiose, schweren Clostridium-difficile-Infektion oder einer Norovirus-Gastroenteritis betroffen.
- Umgekehrt erkrankten mehr männliche Patienten an einer Shigellose, Giardiasis, Campylobacter-Enteritis oder Salmonellen-Enteritis.

Prädisponierende Faktoren

- Für ressourcenarme Länder sind mangelnder Zugang zu sauberem Wasser und schlechte Abwasserhygiene die wichtigsten prädisponierenden Faktoren.
- Mangelernährung gilt als kritischer Risikofaktor für Morbidität und Mortalität der infektiösen Diarrhö, die ihrerseits die Mangelernährung befördert.
  - Um diesen Circulus vitiosus zu durchbrechen hat die Weltgesundheitsorganisation einen globalen Handlungsplan zur Bekämpfung der infektiösen Diarrhö bei Kindern entworfen.
- In Ländern mit hohem Einkommen werden die Infektionen meist über kontaminierte Lebensmittel übertragen. Unzureichende Nahrungsmittelhygiene ist daher ein wichtiger Risikofaktor, der allerdings vom individuellen Konsumenten nur bedingt kontrolliert werden kann.
- Eine säuresupprimierende Therapie erleichtert die Magenpassage von Erregern und gilt als patientenabhängiger Risikofaktor.

4.12.6 Ätiologie und Pathogenese

- Eine Vielzahl unterschiedlicher Viren, Bakterien, Protozoen und Helminthen können Diarrhö und Erbrechen auslösen (▶ Tab. 4.26 und ▶ Tab. 4.27).
- Das Kardinalsymptom der infektiösen Gastroenteritis bzw. Enterokolitis, die Diarrhö, resultiert aus einer Zunahme der Netto-Wassersekretion in das Darmlumen. Die erregerspezifischen Virulenzfaktoren und ihre molekularen Pathomechanismen sind so vielfältig, dass sie hier nicht im Einzelnen dargestellt werden können.
- Sinnvoll ist es, zwischen einer nicht inflammatorischen und inflammatorischen Diarrhö zu unterscheiden. Auch wenn sich die beiden Formen klinisch nicht immer eindeutig voneinander abgrenzen lassen, erlaubt die Zuordnung gewisse Rückschlüsse auf die Ätiologie.
- Pathophysiologisches Korrelat der **nicht inflammatorischen Diarrhö** ist eine auf das intestinale Epithel beschränkte Schädigung mit der Folge einer gesteigerten aktiven oder passiven Sekretion und/oder verminderten Resorption von Elektrolyten und Wasser.
  - Die Schädigung betrifft in erster Linie den Dünndarm.
  - Sie kann viraler oder bakterieller Genese sein und wird in letzterem Fall häufig über bakterielle Toxine vermittelt.

- Beispiele sind die durch Choleratoxin ausgelöste großvolumige Diarrhö und die durch Norovirus ausgelöste Leckflux-Diarrhö.
- Epitheliale Nekrosen oder mukosale Entzündung sind bei der nicht inflammatorischen Diarrhö nicht wesentlich beteiligt.
• Die **inflammatorische Diarrhö** wird meist durch bakterielle Erreger oder Protozoen hervorgerufen, die entweder über die Fähigkeit zur transepithelialen Invasion verfügen oder deren Toxine eine die Kontinuität des Epithels zerstörende Wirkung aufweisen.
- Typischerweise ist der Dickdarm betroffen.
- Als Folge von Epitheldestruktion und mukosaler Inflammation kommt es zum Übertritt von Leukozyten und Blut in das Darmlumen.
- Ihr diagnostischer Nachweis (z. B. sichtbare Hämatochezie, Nachweis von okkultem Blut oder Calprotektin im Stuhl) belegt die Inflammation.
- Beispiele sind die pseudomembranöse Kolitis durch Clostridium difficile (C. difficile), die bakterielle Dysenterie bei der Shigellose und die Amöbenruhr.

Tab. 4.26 Ätiologie der akuten infektiösen Diarrhö des Erwachsenen (Auswahl).

Pathogen	Inkubationszeit	Besonderheiten
Norovirus	24–48 h	Übertragung durch kontaminierte Lebensmittel oder von Mensch zu Mensch hoch kontagiös (Aerosolbildung bei Vomitus) häufig Ausbrüche (Altenheime, Kindergärten, Kreuzfahrtschiffe etc.) häufiger Erreger nosokomialer Infektionen jahreszeitliche Häufung in Wintermonaten Manifestation als nicht entzündliche Dünndarmdiarrhö
Rotavirus und andere enteropathogene Viren (z. B. Adeno-, Astro-, Sapovirus)	12–72 h	Übertragung durch kontaminierte Lebensmittel oder von Mensch zu Mensch Rotavirus ist wichtigste Ursache akuter Diarrhö bei Kindern unter 5 Jahren bei Erwachsenen meist milder Verlauf Manifestation als nicht entzündliche Dünndarmdiarrhö
Campylobacter	2–5 d	Übertragung meist durch kontaminierte Lebensmittel: Geflügel, nicht pasteurisierte Milch, rohes Hackfleisch auch Ansteckung bei Haustieren möglich reiseassoziiert Häufung in den Sommermonaten Manifestation als entzündliche oder nicht entzündliche Dickdarmdiarrhö
Enteritis-Salmonellen	6–72 h	Übertragung meist durch kontaminierte Lebensmittel: Eier bzw. eihaltige Speisen, nicht ausreichend erhitzte Fleischerzeugnisse Manifestation als entzündliche oder nicht entzündliche Dickdarmdiarrhö
Shigellen	12–96 h	Mensch ist einziges relevantes Reservoir Übertragung fäkal-oral durch direkten Kontakt als Schmierinfektion gehäuft bei Männern, die Sex mit Männern haben (MSM) Manifestation als entzündliche oder nicht entzündliche Dickdarmdiarrhö klassische Manifestation als bakterielle Dysenterie
Listerien	12 h–6 d	ubiquitärer Umweltkeim Übertragung durch kontaminierte Lebensmittel: Geflügel, Fleischerzeugnisse, Fisch, Rohmilchprodukte, pflanzliche Lebensmittel. Manifestation bei immunkompetenten Personen als kurdauernde, oft fieberhafte Gastroenteritis insbesondere bei immunkompromittierten Personen Risiko der Sepsis, septischen Streuung und Meningoenzephalitis
Enterohämorrhagische Escherichia coli	2–10 d	Reservoir: Rinder, Schafe, Ziegen, Rehe, Hirsche geringe Infektionsdosis Übertragung durch Tierkontakt, kontaminierte Lebensmittel, kontaminiertes Wasser, von Mensch zu Mensch Manifestation meist als nicht entzündliche Dickdarmdiarrhö, in 10–20 % der Fälle als schwere entzündliche Diarrhö mit hämorrhagischer Kolitis
Enterotoxische Escherichia coli	24–72 h	weltweit häufigster Erreger der Reisediarrhö Übertragung durch kontaminierte Lebensmittel bzw. Wasser Manifestation als nicht entzündliche Dünndarmdiarrhö
Clostridium difficile	unklar	Ansteckung durch Aufnahme von Bakterien oder Sporen intestinale Dysbiose ist wichtige Voraussetzung für Infektion Antibiotikaexposition wichtigster Risikofaktor Manifestation als entzündliche oder nicht entzündliche Dickdarmdiarrhö, Blutbeimengungen sind nicht typisch wichtigster Erreger der nosokomialen infektiösen Enterokolitis Auslöser von Krankenhausepidemien

Tab. 4.27 Ätiologie der chronischen infektiösen Diarrhö des Erwachsenen (Auswahl).

Pathogen	Inkubationszeit	Besonderheiten
Giardia lamblia	7–14 d	Protozoon mit Zystenbildung Reservoir: Menschen, Rinder, Haustiere niedrige Infektionsdosis Übertragung durch kontaminierte Lebensmittel bzw. Wasser erhöhtes Risiko bei Reisen in Länder mit niedrigem Hygienestandard, aber ca. zwei Drittel der Fälle in Deutschland autochthon erworben Manifestation als Dünndarmdiarrhö bei protrahiertem Verlauf Malabsorptionssyndrom möglich
Kryptosporidien	7–10 d	Protozoon Reservoir: Rinder, Pferde, Ziegen, Schafe, Hunde, Katzen, Vögel Infektion durch kontaminiertes Wasser (Baden), kontaminierte Lebensmittel, seltener von Mensch zu Mensch Manifestation als nicht entzündliche Dünndarmdiarrhö bei immunkompetenten Personen selbstlimitierend bei zellulärem Immundefekt (AIDS) chronisch persistierende Diarrhö möglich
Entamöba histolytica	Tage bis Monate	Protozoon verbreitet in (sub)tropischen Ländern mit schlechtem Hygienestandard Übertragung durch kontaminierte Lebensmittel bzw. Wasser Manifestation als entzündliche Dickdarmdiarrhö extraintestinale Manifestation am häufigsten als Leberabszess mit schwerem Krankheitsbild
Cyclospora	4–12 d	Protozoon Mensch ist einziger Wirt Verbreitung in Südamerika, Südostasien, indischer Subkontinent Übertragung durch Wasser bzw. kontaminierte Lebensmittel Reiseinfektion Manifestation als nicht entzündliche Dünndarmdiarrhö bei Patienten mit AIDS chronisch persistierender Verlauf möglich
Strongyloides		Zwergfadenwurm Reservoir: Mensch, Hunde, Affen Infektionsweg: Larven durchdringen aktiv die Haut und werden nach pulmobronchialer Passage geschluckt endemisch in ländlichen (sub)tropischen Ländern, besonders Zentralafrika, Südamerika bei zellulärem Immundefekt über Autoinfektion lebensbedrohliches Hyperinfektionssyndrom möglich

- In Deutschland sind (in abnehmender Häufigkeit) Norovirus, Campylobacter, Rotavirus und Enteritis-Salmonellen die am häufigsten isolierten Enteropathogene bei der ambulant erworbenen Gastroenteritis bzw. Enterokolitis. Regelmäßig werden mehr als 90 % der dem Robert-Koch-Institut gemeldeten Fälle durch diese vier Erreger verursacht.
- Die nosokomiale Form wird meistens durch C. difficile oder Norovirus hervorgerufen.

4.12.7 Symptomatik

- Leitsymptom ist die nach einer erregerabhängigen Inkubationszeit (▶ Tab. 4.26 und ▶ Tab. 4.27) einsetzende Diarrhö.
- Typisch für eine virale Genese sind oft noch vor Diarrhöbeginn plötzlich auftretende Übelkeit und Erbrechen. Aber auch eine Infektion mit bakteriellen Enteropathogenen kann von Übelkeit und Erbrechen begleitet werden.
- Insbesondere virale Infektionen können auch ohne Diarrhö verlaufen und nur Übelkeit und Erbrechen hervorrufen.
- Pathogene, die ihre Wirkung im Dünndarm entfalten, verursachen typischerweise eine wässrige, großvolumige Diarrhö („Dünndarmdiarrhö") oft begleitet von abdominellen Krämpfen und Meteorismus.
  - Blutbeimengungen treten in der Regel nicht auf.
  - Fieber ist eher selten und kurzdauernd.
- Bei Pathogenen, die primär die Dickdarmschleimhaut schädigen, kommt es zu einer hochfrequenten, aber kleinvolumigen Diarrhö mit Beimengung von Blut und Schleim („Dickdarmdiarrhö").
  - Typisch sind krampfartige Unterbauchschmerzen und Tenesmen.
  - Fieber ist ein häufiges Begleitsymptom.

4.12.8 Diagnostik
Diagnostisches Vorgehen
- Aufgrund des selbstlimitierenden Charakters der akuten infektiösen Gastroenteritis bzw. Enterokolitis ist eine Diagnostik zur Identifikation der Erreger meist nicht notwendig.
- Eine Erregerdiagnostik sollte durchgeführt werden bei:
  - schwerem Krankheitsbild
  - blutiger Diarrhö
  - Patienten mit erhöhtem Krankheitsrisiko (z. B. Begleiterkrankungen, Immunsuppression)
- Auch infektionsepidemiologische Gründe (z. B. Ausbruchsverdacht) oder die Prävention möglicher Übertragungen (z. B. nosokomiales Auftreten, Beschäftigte in Nahrungsmittelverarbeitung) können sinnvoller Anlass für eine Erregerdiagnostik sein.

Anamnese
- Das genaue Erfassen der gastrointestinalen Symptome hilft bei der Einschätzung des Schweregrads der Erkrankung.
- Bei typischer inflammatorischer Diarrhö ist eine virale Genese eher unwahrscheinlich.
- Erfragt werden sollte:
  - Beginn und Dauer der Symptomatik
  - Stuhlfrequenz
  - Vorliegen von Blut- oder Schleimbeimengungen
  - abdominelle Schmerzen
  - Tenesmen
  - Fieber
  - Übelkeit
  - Erbrechen
- Anhaltspunkte für einen schweren Verlauf sind Hinweise auf Dehydratation:
  - Oligurie
  - starkes Durstgefühl
  - Orthostase-Reaktion
  - Desorientiertheit
- Es sollte aktiv nach Hinweisen auf die Infektionsquelle gesucht werden:
  - Nahrungsmittelanamnese
  - Reiseanamnese
  - Berufsanamnese
  - Umgebungsanamnese (weitere Fälle im sozialen Umfeld?)
  - Tierkontakt vorhanden?
- Wegen des assoziierten Risikos einer C.-difficile-Infektion sollte nach Einnahme von Antibiotika innerhalb der letzten drei Monate gefragt werden.
- Komorbiditäten sowie Medikamentenanamnese sind detailliert zu erfassen.

Körperliche Untersuchung
- Bei der körperlichen Untersuchung muss auf Zeichen der Dehydratation sowie systemischen Entzündung geachtet werden.
- Eine sorgfältige Untersuchung des Abdomens ist obligat. Warnsymptome sind Peritonismus und Ileus-Zeichen.

Labor
- Laboruntersuchungen sind bei nicht schwerem Verlauf von untergeordneter Bedeutung.
- Bei Zeichen der Dehydratation sollten Retentionswerte und Serumelektrolyte bestimmt werden.
- Bei schwerem Krankheitsbild sollten die gängigen Entzündungs- und Sepsisparameter bestimmt und Blutkulturen abgenommen werden.
- Bei chronischer Diarrhö können Resorptionsparameter im Serum (z. B. Vitamin D, β-Carotin, Vitamin A, Folsäure, Vitamin B_{12}, Transferrinsättigung, Selen, Zink) und Albumin Hinweise auf eine Malabsorption geben.

Mikrobiologie und Virologie
- Wie oben erläutert, sollte eine mikrobiologische Diagnostik nur bei sinnvoller Indikation eingeleitet werden.
- Die Stuhlkultur ist die Standardmethode zur Identifikation bakterieller Enteropathogene.
- Virale Erreger können sensitiv mit PCR oder mit immunologischen Färbemethoden im Stuhl nachgewiesen werden.
- Für Protozoen und Helminthen sind Stuhlmikroskopie und Antigennachweis im Stuhl die wichtigsten Nachweismethoden.
  - Die Stuhlmikroskopie ist bei Verdacht auf Helminthose durch den Nachweis von Wurmeiern, von ganzen Würmer (z. B. Enterobius) oder von deren Bestandteile (z. B. T. saginata) sinnvoll.
- Der serologische Infektionsnachweis erfordert serielle Untersuchungen im Abstand von Wochen und ist für die Akutdiagnostik bakterieller Erreger nicht relevant. Bei manchen Helminthosen (z. B. Srongyloidiasis) stellt der serologische Nachweis ebenfalls einen wichtigen diagnostischen Baustein dar.
- Im Folgenden wird ein allgemeiner Überblick gegeben. Weiterführende Informationen finden sich in den Kapiteln zu den jeweiligen Erregern.

Kulturen
- In Ländern mit hohem Einkommen ist die Ausbeute der Stuhlkultur bei akuter Diarrhö niedrig.
- Die Standard-Stuhlkultur erfasst Campylobacter, Salmonellen, Shigellen und meist auch Yersinien.

- Bei Verdacht auf Infektion mit einem anderen bakteriellen Pathogen sollte das mikrobiologische Labor informiert werden.
- Insbesondere E.-coli-Spezies können nur unter Verwendung zusätzlicher mikrobiologischer Methoden identifiziert werden.
  - Daher muss bei Verdacht auf Infektion mit darmpathogenen E. coli, insbesondere bei Verdacht auf Enterohämorrhagischen E. coli (EHEC), explizit eine diesbezügliche Anforderung an das mikrobiologische Labor gerichtet werden.
  - Die namentliche Meldepflicht bei Verdacht auf EHEC-Infektion ist dabei zu beachten.

Serologie

- Standardmethode der Rotavirus-Diagnostik ist der immunologische Antigennachweis im Stuhl.
- Viele protozoale Infektionen, z. B. die Lambliasis und die Kryptosporidiose, können durch Stuhlmikroskopie verbunden mit immunologischem Antigennachweis nachgewiesen werden.
- Entameoba histolyica können durch Antigenfärbung oder mittels PCR von apathogenen Amöben unterschieden werden.
- Für die C.-difficile-Infektion ist der immunologische Nachweis der Glutamat-Dehydrogenase ein hochsensitiver Screeningtest, der allerdings durch ein Enterotoxin-basiertes Bestätigungsverfahren ergänzt werden muss.

Molekularbiologie

- Für die Norovirus-Infektion hat sich die Stuhl-PCR als Standardmethode etabliert.
- Moderne Multiplex-PCR-Verfahren können mit hoher Sensitivität viele verschiedene virale, bakterielle und protozoale Enteritis-Erreger aus einer einzigen Stuhlprobe detektieren.
  - Weil sie aber avitale Mikroorganismen und apathogene Spezies nicht von vitalen, virulenten Erregern differenzieren können, ist ihre Spezifität eingeschränkt.
  - Positive Ergebnisse müssen daher unter Berücksichtigung der jeweiligen klinischen Situation kritisch bewertet werden.

4.12.9 Differenzialdiagnosen

- Die umfangreiche Differenzialdiagnose umfasst eine Vielzahl infektiöser und nicht infektiöser Ursachen (▶ Tab. 4.28).
- Zur Differenzialdiagnose der nicht infektiösen Diarrhö sei auf das entsprechende Kapitel verwiesen (Kap. 2.13).
- Während bei der akuten Diarrhö die infektiöse Genese am häufigsten ist, treten mit zunehmender Dauer der chronischen Diarrhö in Ländern wie Deutschland nicht infektiöse Ursachen ganz in den Vordergrund.
- Aber auch die chronische Diarrhö kann erregerbedingt sein.
  - Anders als bei akuter Diarrhö, die meist durch Viren und Bakterien hervorgerufen wird, sind die häufigsten Erreger der chronischen Diarrhö Protozoen.
  - Eine Ausnahme bildet die Yersiniose, die häufig etwas länger als 2 Wochen persistiert.
- ▶ Tab. 4.26 und ▶ Tab. 4.27 geben einen Überblick über häufige infektiöse Ursachen der akuten und chronischen Diarrhö.

4.12.10 Therapie

Therapeutisches Vorgehen

- Die häufigste Komplikation sind die Dehydration und deren Folgen.
- Entsprechend ist die wichtigste und oft schon ausreichende therapeutische Maßnahme die Durchführung einer adäquaten Rehydrierungstherapie.
- Sie kann bei nicht schwerem Verlauf und Fähigkeit zur oralen Aufnahme durch eine orale Rehydrierungslösung erfolgen. Einzelheiten hierzu finden sich im Kapitel zur Cholera (Kap. 4.15).

Tab. 4.28 Differenzialdiagnosen.

Differenzialdiagnose	Bemerkung
nicht infektiöse Ursachen	z. B. chronisch entzündliche Darmerkrankungen, ischämische Kolitis, Pankreasinsuffizienz, Zöliakie; vgl. entsprechende Kapitel
infektiöse Ursachen der akuten Diarrhö	z. B. Norovirus, Rotavirus, Campylobacter, Enteritis-Salmonellen, vgl. ▶ Tab. 4.26
infektiöse Ursachen der chronischen Diarrhö	z. B. Giardia lamblia, Kryptosporidien, vgl. ▶ Tab. 4.27
Lebensmittelvergiftung durch bakterielle Toxine	z. B. S.-aureus-Toxin, Bacillus-cereus-Toxin
Lebensmittelvergiftung durch Toxine nicht bakterieller Herkunft	z. B. Ciguatoxin-Vergiftung nach Verzehr tropischer Fische, Scombroid-Vergiftung nach Verzehr von Fischen mit hohem Histamingehalt infolge unsachgemäßer Lagerung
unerwünschte Medikamentenwirkung	z. B. Laxanzien, nicht steroidale Antiphlogistika, Antazida, Antibiotika, Zytostatika, Antidiabetika, enterale Sondenkost

- Bei schwerem Verlauf (Zeichen sind z. B. hohe Stuhlfrequenz, blutige Diarrhö, hohes Fieber, Dehydrierung, Kreislaufinstabilität, Sepsis-Zeichen, Diarrhö-bedingte Hospitalisierung) oder Vorliegen von Risikofaktoren für einen solchen (z. B. Komorbidität, Immunsuppression, hohes Alter) sollte die Rehydrierung über parenterale Substitution erfolgen und eine empirische Antibiotikatherapie erwogen werden.
- Da in Deutschland Campylobacter die häufigste bakterielle Ursache ist, wird das diesen Keim – wie auch andere häufige bakterielle Enteropathogene – sicher erfassende Azithromycin als empirische Initialtherapie empfohlen.
  - Fluorchinolone sind wegen häufiger Resistenz von Campylobacter nicht sinnvoll.
  - Alternativ kann Ceftriaxon eingesetzt werden.
- Ergänzend kann eine symptomorientierte supportive Therapie (Antiemetika, Analgetika) eingeleitet werden.
- Auf Opiate (motilitätshemmend Wirkung) sollte bei blutiger Diarrhö wegen der Gefahr der Beförderung eines Megakolons (z. B. bei EHEC-Infektion, Shigellose) verzichtet werden.
- Nicht steroidale Antirheumatika (NSAR) sollten wegen deren schleimhautschädigender Wirkung nicht eingesetzt werden.

4.12.11 Verlauf und Prognose

- Die überwiegende Mehrzahl der zu Gastroenteritis bzw. Enterokolitis führenden enteralen Infektionen verläuft selbstlimitierend.
- Insbesondere bei bakteriellen Enterokolitiden (z. B. Campylobacteriose, Yersiniose) können auch postinfektiöse Komplikationen, z. B. eine reaktive Arthritis, ein Guillain-Barré-Syndrom, ein Erythema nodosum oder ein postinfektiöses Reizdarmsyndrom auftreten.
- Einige Parasitosen (z. B. Giardiasis, Amöbiasis, Strongyloidiasis) besitzen das Potenzial, auch bei immungesunden Infizierten chronisch persistierende Infektionen hervorzurufen.
- Immunkompromittierte Patienten unterliegen in Abhängigkeit vom Ausmaß und der Art des Immundefekts einem teils erheblich erhöhten Infektions- und Chronifizierungsrisiko.
  - Bei diesen Patienten können auch Infektionen, die beim Immunkompetenten immer ausheilen, schwere chronische Verläufe nehmen.
  - Beispiele hierfür sind die Kryptosporidiose bei Patienten mit fortgeschrittenem zellulärem Immundefekt und die Norovirus-Infektion bei myelosupprimierten Patienten nach Hochdosischemotherapie.

4.12.12 Prävention

- In ressourcenreichen Ländern wie Deutschland werden die meisten Fälle der akuten infektiösen Gastroenteritis bzw. Enterokolitis durch Verzehr kontaminierter Lebensmittel ausgelöst. Das Einhalten einer konsequenten Nahrungsmittelhygiene in
  - Produktion,
  - Distribution (strenge Hygiene und mikrobiologische Kontrolle bei der Erzeugung von Fleisch-, Ei- und Milchprodukten, lückenlose Kühlkette) und
  - der Zubereitung von Lebensmitteln (Fleisch gut durchgaren, Trennung von Fleisch und Gemüse in Aufbewahrung und Zubereitung, Händehygiene) ist folglich die wichtigste Maßnahme der Prävention.
- Das deutsche Infektionsschutzgesetz (IfSG) hat eine namentliche Meldepflicht festgesetzt für die gesicherte Infektion durch Campylobacter, Salmonellen, Yersinien, EHEC sowie sonstige darmpathogene E. coli, Shigellen, Giardia lamblia, humanpathogene Kryptosporiden, Rota- und Norovirus [2].
- Darüber hinaus ist innerhalb von 24 Stunden der Verdacht auf und die Erkrankung an einer akuten infektiösen Gastroenteritis namentlich zu melden, wenn
  - eine Person betroffen ist, die im Lebensmittelbereich oder Einrichtungen zur Gemeinschaftsverpflegung tätig ist, oder
  - wenn zwei oder mehr gleichartige Erkrankungen auftreten und ein epidemiologischer Zusammenhang vermutet wird.
- Ein Tätigkeitsverbot besteht für Personen, die an einer infektiösen Gastroenteritis erkrankt oder dessen verdächtig sind, und für Ausscheider von Shigellen, Salmonellen, enterohämorrhagischer Escherichia coli oder Choleravibrionen bei Tätigkeit in der Herstellung oder Distribution von Lebensmitteln oder in Küchen von Gaststätten oder sonstigen Einrichtungen mit Gemeinschaftsverpflegung.
  - Für Mitarbeiter dieser Bereiche besteht die Pflicht bei Hinweisen auf o. g. Umstände den Arbeitgeber umgehend zu informieren.
- Zur Vermeidung einer fäkal-oralen Übertragung von Mensch zu Mensch sollte insbesondere auf eine konsequente Händehygiene geachtet werden.
  - Bei hospitalisierten Patienten sollten erkrankte Personen isoliert werden und neben Kontaktisolations- auch geeignete Desinfektionsmaßnahmen getroffen werden.
- Nur für sehr wenige Enteropathogene sind Impfstoffe verfügbar.
  - Abgesehen von Reiseimpfungen gegen Cholera und Typhus, gibt es derzeit lediglich die Rotavirus-Impfung, die seit 2013 von der Ständigen Impfkommission für Säuglinge unter 6 Monaten empfohlen wird.
  - Wegen des erhöhten Risikos einer Invagination für ältere Impflinge muss die Impfung je nach verwendeter Vakzine bis spätestens zur Vollendung der 24. bzw. 32. Lebenswoche komplett erfolgt sein.

4.12.13 Quellenangaben

[1] Epple HJ, Zeitz M. Enteritis infectiosa. Internist 2011; 52: 1038–1044
[2] Gesetz zur Verhütung und Bekämpfung von Infektionskrankheiten beim Menschen (Infektionsschutzgesetz, IfSG).
[3] Hagel S, Epple HJ, Feurle GE et al. S 2k-Leitlinie Gastrointestinale Infektionen und Morbus Whipple. Z. Gastroenterol 2015; 53: 418–459
[4] Lübbert C, Vogelmann R, Hrsg. Gastroenterologische Infektiologie. Berlin: De Gruyter; 2017
[5] Robert-Koch-Institut. Hrsg. Infektionsepidemiologisches Jahrbuch meldepflichtiger Krankheiten für 2016. Berlin: Robert-Koch-Institut; 2017
[6] Robert-Koch-Institut. Ratgeber Infektionskrankheiten. Im Internet: https://www.rki.de/DE/Content/Infekt/EpidBull/Merkblaetter/merkblaetter_node.html; Stand: 26.07.2018
[7] Wilking H, Spitznagel H, Werber D et al. Acute gastrointestinal illness in adults in Germany: a population-based telephone survey. Epidemiol Infect 2013; 141: 2365–2375

4.12.14 Literatur zur weiteren Vertiefung

- Bavishi C, Dupont HL. Systematic review: the use of proton pump inhibitors and increased susceptibility to enteric infection. Aliment Pharmacol Ther 2011; 34: 1269–1281.
- Bennet JE, Dolin R, Blaser MJ, Hrsg. Mandell, Douglas, and Bennett's Principles and Practice of Infectious Diseases. 8. Aufl. Oxford: Elsevier Ltd; 2014
- Lozano R, Naghavi M, Foreman K et al. Global and regional mortality from 235 causes of death for 20 age groups in 1990 and 2010: a systematic analysis for the Global Burden of Disease Study 2010. Lancet 2012; 380: 2095
- Shane AL, Mody RK, Crump JA et al. 2017 Infectious Diseases Society of America Clinical Practice Guidelines for the Diagnosis and Management of Infectious Diarrhea. Clin Infect Dis 2017; 65: e45–e80
- Walker CL, Rudan I, Liu L et al. Global burden of childhood pneumonia and diarrhea. Lancet 2013: 381: 1405–1416

4.13 Norovirusinfektion

V. Moos, T. Schneider

4.13.1 Steckbrief

Die Infektion mit Noroviren betrifft weltweit alle Altersgruppen. Ein erhöhtes Risiko für schwerwiegende Komplikationen und Tod besteht bei älteren Menschen mit relevanten Begleiterkrankungen. Im Gegensatz dazu überstehen junge und gesunde Personen die Norovirusinfektion unproblematisch. Die Infektion hat aufgrund von Behandlungskosten und Arbeitsausfallzeiten enorme sozioökonomische Auswirkungen. Klinisch manifestiert sich die Infektion akut mit Übelkeit, Erbrechen und Diarrhö. Fakultativ können zusätzlich Fieber, Bauchschmerzen, allgemeines Unwohlsein und ein progredienter Gewichtsverlust auftreten.

4.13.2 Synonyme

- Norwalk-Virus-Infektion
- Norovirus-Gastroenteritis
- Brechdurchfall
- Magen-Darm-Grippe
- Magen-Darm-Katarrh

4.13.3 Keywords

- Epidemie
- Norovirus
- Enzym-Immunoassay
- PCR

4.13.4 Definition

- durch Noroviren ausgelöste, fäkal-oral übertragene hochansteckende und sehr fulminant verlaufende Gastroenteritis

4.13.5 Epidemiologie

Häufigkeit

- **häufig**; die meisten Erwachsenen haben Antikörper gegen Noroviren
- Norovirusinfektionen in gemäßigten Klimazonen während des gesamten Jahres; Häufung in den Wintermonaten
- Noroviren sind die Hauptursache leichter Gastroenteritiden
- **2016**: 84 575 Fälle laut Robert-Koch-Institut
  - Inzidenz: 103 Erkrankungen/100 000 Einwohner
  - Gesamtinzidenz unter dem Median der letzten 5 Jahre (111 Erkrankungen/100 000 Einwohner)
- Noroviren weltweit Hauptursache für epidemische Ausbrüche von Gastroenteritiden in allen Altersgruppen
- **Kleinkinder:**
  - Noroviren nach Rotaviren zweithäufigste Ursache einer Gastroenteritis
  - USA: nach Einführung der Impfung gegen Rotaviren wurden Noroviren zur führenden Ursache von behandlungsbedürftigen Gastroenteritiden bei Kleinkindern

Altersgipfel

- < 5 Jahre

Geschlechtsverteilung

- keine spezifische Präferenz für ein Geschlecht

Prädisponierende Faktoren

- **Blutgruppenantigene** der Systeme A, B, 0 und Lewis sind Rezeptoren für das Virus.
  - Bei Fehlen dieser Rezeptoren ist die Infektion erschwert.
- Bei **immunsupprimierten Personen** können die Erkrankung und die Ausscheidung der Viren verlängert sein.

4.13.6 Ätiologie und Pathogenese

- Das Norovirus ist ein kleines (27–32 nm im Durchmesser), hüllenloses, rundes, **ikosaedrisches Virus** mit elektronenmikroskopisch amorpher Oberfläche.
- Das Genom besteht aus einem etwa 7,5-kb-Plus-Strang-RNS-Molekül und codiert für nur ein Strukturprotein von 60kDa.
- Noroviren zählen zu den **enterischen Caliciviren** (bis 2002 als Norwalk-like-Viren bezeichnet).
- Bereits sehr wenige Virionen (10–100) reichen für eine Infektion aus.
- Die **Übertragung** erfolgt üblicherweise **fäkal-oral**, aber auch Erbrochenes beinhaltet Viren.
- Die Infektion kann auch durch Tröpfchen, durch Kontakt mit kontaminierten Gegenständen und von Person zu Person übertragen werden.
- Die virale Ausscheidung ist während der akuten Erkrankung am größten.
- Noroviren werden von asymptomatisch oder symptomatisch infizierten Personen
  - bereits vor der Erkrankung und
  - bis zu mehrere Wochen nach klinischer Besserung ausgeschieden.

4.13.7 Symptomatik

- Die durch Noroviren verursachte Gastroenteritis
  - setzt schlagartig ein,
  - nach einer Inkubationszeit von nur 24 h (12–72 h),
  - ist meist fulminant und kurz (12–60 h).
- **Symptome:**
  - Übelkeit
  - schwallartiges Erbrechen
  - Bauchkrämpfe
  - Durchfall
- **häufige Begleiterscheinungen:**
  - Kopfschmerzen
  - leichtes Fieber
  - Myalgien
- **Stuhlgang:**
  - breiig bis wässrig
  - nicht blutig
  - ohne Nachweis von Leukozyten

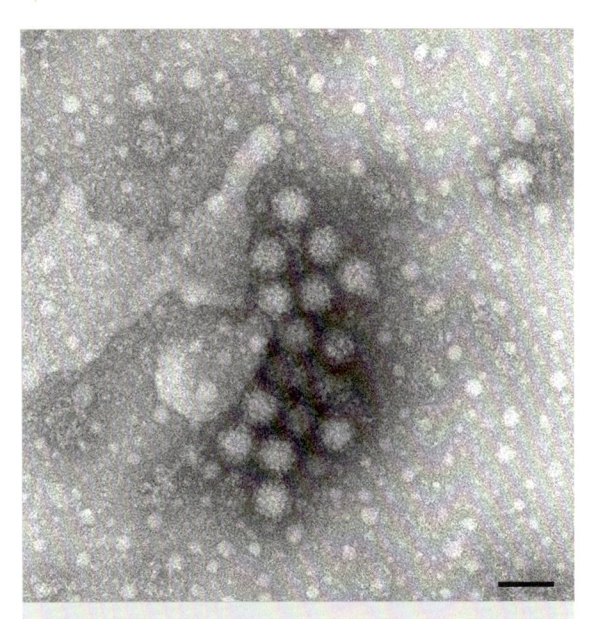

Abb. 4.20 Transmissionselektronenmikroskopie des Norovirus, negative Färbung (Balken = 50 nm). (Quelle: Robert Koch Institut, Berlin; Lars Möller (2008))

4.13.8 Diagnostik

Diagnostisches Vorgehen

- Für den **Nachweis von Noroviren im Stuhl** stehen derzeit drei verschiedene Nachweismethoden zur Verfügung:
  - Nachweis viraler Nukleinsäuren mittels PCR
  - Enzym-Immunoassay (EIA) für virale Proteine
  - Nachweis von Viruspartikeln im Elektronenmikroskop (▶ Abb. 4.20)

Anamnese

- Dauer der Symptome
- Erkrankte im Umkreis des Patienten
- Begleitsymptome (Schmerzen, Erbrechen, Fieber, Gewichtsverlust)
- Stuhlbeschaffenheit (wässrig, schleimig, blutig), Stuhlfrequenz und Stuhlmenge, nächtlicher Stuhlgang
- Medikamenteneinnahme (z. B. Antibiotika)

Körperliche Untersuchung

- abdominaler Tastbefund (z. B. Resistenzen, Abwehrspannung)
- Hydratationszustand

Labor

- Differenzialblutbild in der Regel unauffällig
- gelegentlich Leukozytose mit relativer Lymphopenie

Mikrobiologie und Virologie
Molekularbiologie

- **Amplifikation viraler Nukleinsäuren** ist diagnostischer Goldstandard
  - hohe Sensitivität und Spezifität
  - besonders in Form einer Real-Time-PCR zur raschen Aufklärung von Ausbrüchen geeignet
- **Sequenzierung von PCR-Produkten** ermöglicht molekulare Differenzierung der Viren; trägt bei zur Aufklärung
  - von Ausbrüchen und Übertragungswegen
  - der Bedeutung bestimmter Genotypen

Serologie

- derzeit 2 kommerzielle Norovirus-Antigen-EIA in der Routine
- Spezifität und Sensitivität der EIA wird diskutiert

Elektronenmikroskopie

- ermöglicht Sichtbarmachen der charakteristischen Viruspartikel im Stuhl

4.13.9 Differenzialdiagnosen

Tab. 4.29 Differenzialdiagnosen.

Differenzialdiagnose	Bemerkungen
Rotavirusinfektion	akut einsetzende wässrige Diarrhö als Hauptmerkmal, Erbrechen und Symptome der oberen Atemwege möglich, Dauer meist 2–6 Tage
bakterielle Durchfallerkrankungen	oft Leukozyten und Blut im Stuhl, Erreger können aus Stuhlkulturen nachgewiesen werden
Lebensmittelvergiftungen durch Staphylokokken-Toxine	Inkubationszeit ist kürzer, akuter Brechdurchfall nach dem Verzehr von kontaminierten Nahrungsmitteln
parasitäre Durchfallerkrankungen	i. d. R. ohne Erbrechen, Stuhl ist meist mit Blutbeimengungen, Nachweis der Erreger im Stuhl oder der Histologie möglich

4.13.10 Therapie
Therapeutisches Vorgehen

- **selbstlimitierend**, in der Regel keine Therapie notwendig
- **ausgeprägten Dehydratation:** orale oder parenterale Flüssigkeitssubstitution
- keine wirksamen antiviralen Medikamente zur Verfügung
- in der Regel keine medizinische Versorgung bei betroffenen Jugendlichen und Erwachsenen nötig
- **ältere Patienten mit Grunderkrankungen und Kleinkinder:**
  - ggf. kurzzeitige Hospitalisierung und
  - orale oder parenterale Flüssigkeitssubstitution
- Einsatz von **Antiemetika** bei starkem Erbrechen möglich

4.13.11 Verlauf und Prognose

- selbstlimitierend
- in der Regel ohne bleibende Schäden
- Todesfälle nur bei relevanter Dehydration von bereits geschwächten – meist älteren – Personen mit Begleiterkrankungen

4.13.12 Prävention

- **Isolierung** der Betroffenen einzeln oder in Kohorten mit eigenem WC
- Verlegungen von Patienten und Personalwechsel zwischen Stationen vermeiden
- **Hygienemaßnahmen** mit Viruziden und tägliche Desinfektion aller potenziell betroffenen Oberflächen und Gegenstände
- Wäsche bei über 60 °C waschen
- Ausbrüche in **Gemeinschaftseinrichtungen**:
  - Trinkwasser abkochen
  - Proben von evtl. kontaminierten Lebensmitteln nehmen
- Nach Abklingen der Symptome wird das Virus noch lange mit dem Stuhl ausgeschieden, daher ist eine sorgfältige Händedesinfektion weiterhin wichtig.

4.13.13 Besonderheiten bei Schwangeren

- Schwangere sollten besonders auf einen Ausgleich des Wasser- und Mineralhaushalts achten.

4.13.14 Besonderheiten bei Kindern

- Kleinkinder, die genug trinken, können zuhause behandelt werden.

4.14 Escherichia-coli-Enteritis

E. Schulz, H.-J. Epple

4.14.1 Steckbrief

Erkrankungen durch Escherichia coli (E. coli) gehören zu den häufigsten Infektionserkrankungen des Menschen. Klinisch manifestiert sich eine Infektion mit E. coli vor allem im Rahmen von Enteritiden, Harnwegsinfektionen, Wund- und Atemwegsinfektionen. Nicht selten kommt es bei E.-coli-Infektionen auch zu einer bakteriellen Translokation mit nachfolgender Bakteriämie. E. coli gehört auch bei Gesunden zur normalen intestinalen Mikrobiota. Von diesen kommensalen E. coli unterscheiden sich die darmpathogenen E. coli durch ihre Virulenzfaktoren. Bei Nachweis einer Infektion mit einem darmpathogenen E. coli besteht namentliche Meldepflicht. Die Indikationsstellung zu einer antibiotischen Therapie bei gesicherter gastrointestinaler Infektion mit darmpathogenen E. coli sollte restriktiv gestellt werden, da insbesondere bei toxinbildenden Erregern schwerwiegende Komplikationen möglich sind.

4.14.2 Aktuelles

- Verschiedene kommerzielle Testsysteme zur Diagnostik von Shigatoxin-produzierenden E. coli verwenden unterschiedliche Bezeichnungen:
  - enterohämorrhagische E. coli (EHEC)
  - Shigatoxin-bildenden E. coli (STEC)
  - Verotoxin-bildende E. coli (VTEC)
- Obwohl nicht alle Shigatoxin-bildenden E. coli eine hämorrhagische Enterokolitis auslösen können, sind laut Robert-Koch-Institut (RKI) alle positiv getesteten Personen als EHEC-Infektion namentlich zu melden.
- Das nationale Referenzzentrum für Salmonellen und andere bakterielle Enteritiserreger ist an der Einsendung von Isolaten interessiert. Die Bearbeitung erfolgt kostenfrei.

4.14.3 Synonyme

- infektiöse Gastroenteritis mit E. coli
- Infektion mit darmpathogenen E. coli

4.14.4 Keywords

- darmpathogene E.-coli-Infektion
- EHEC
- hämolytisch-urämisches Syndrom (HUS)

4.14.5 Definition

- durch darmpathogene Pathovare von E. coli hervorgerufene Entzündung des Magen-Darm-Trakts
- meist Kolon betroffen
- Das hämolytisch-urämische Syndrom (HUS) ist definiert durch das gleichzeitige Vorliegen von
  - mikroangiopathischer hämolytischer Anämie,
  - Thrombozytopenie und
  - akutem Nierenversagen.

4.14.6 Epidemiologie

Häufigkeit

- Jährlich werden den Gesundheitsämtern in Deutschland etwa 5000–10 000 Fälle von E.-coli-Enteritiden gemeldet, etwa ein Viertel hiervon entfallen auf EHEC.
- Da die darmpathogenen E.-coli-Pathovare in der Standard-Stuhlkultur nicht sicher erfasst werden, ist aufgrund der Dunkelziffer eine genaue Aussage zur Inzidenz der E.-coli-Enteritis in Deutschland schwierig.

Altersgipfel

- Es wird eine erhöhte Inzidenz im frühen Kindesalter beobachtet, insbesondere für die Pathovare
  - enteropathogene E. coli (EPEC) und
  - diffus adhärente E. coli (DAEC),
  - in (sub)tropischen Ländern auch für enterotoxische E. coli (ETEC).

Geschlechtsverteilung

- E.-coli-Infektionen treten bei Männern und Frauen gleich häufig auf.

Prädisponierende Faktoren

- Die Übertragung von darmpathogenen E. coli verläuft in Deutschland in der überwiegenden Mehrzahl der Fälle über kontaminierte Lebensmittel.
- Infektionen mit enterotoxischen E. coli (ETEC) werden häufig bei Reisen im außereuropäischen Ausland erworben, gelegentlich auch Infektionen mit enteroaggregativen (EAEC) und enteroinvasiven E. coli (EIEC).
- Kontakt zu Rindern und Schafen prädisponiert für eine Infektion mitenterohämorrhagischen E. coli (EHEC).
- Es gibt Hinweise für eine genetische Prädisposition für darmpathogene E.-coli-Infektionen.
- Auch die Entwicklung eines HUS nach EHEC-Infektion ist genetisch prädisponiert.

4.14.7 Ätiologie und Pathogenese

- Nach oraler Aufnahme der Bakterien meist über kontaminierte Lebensmittel kommt es zu intestinaler Kolonisation und Expression der individuellen Virulenzfaktoren.

- Die Inkubationszeit ist abhängig vom jeweiligen Pathovar und liegt zwischen 1–2 (ETEC) und 2–10 Tagen (EHEC).
- Bei der EHEC-Infektion spielen vom Erreger sezernierte Shigatoxine eine zentrale Rolle.
  - Sie binden an Rezeptoren des Kapillarendothels und führen über Hemmung der Proteinbiosynthese zum Zelltod der Zielzellen.
  - Als Folge der Mikroangiopathie kann es zu
    - der Bildung thrombozytenreicher Thromben,
    - hämolytischer Anämie,
    - Thrombozytopenie,
    - einem akutem Nierenversagen und
    - mikroangiopathischen ZNS-Symptomen kommen.
- Bei der ETEC-Infektion kommt es ähnlich wie bei der Cholera durch Enterotoxine zur Stimulation der intestinalen Chloridsekretion.
- EPEC können an Enterozyten adhärieren und sezernieren dann über ein Injektionssystem in die Epithelzellen Toxine, die mukosale Läsionen und eine erhöhte Epithelpermeabilität induzieren.
- EIEC besitzen – wie Shigellen – die Fähigkeit zur Invasion und intrazellulären Vermehrung in Enterozyten und zur lateralen Ausbreitung im Epithel. Sie induzieren eine teils schwere Entzündung in der Mukosa.
- Auch EAEC adhärieren an Enterozyten, wobei ein lichtmikroskopisch erkennbares, typisches Adhärenzmuster zur Diagnose genutzt werden kann. Nach Sekretion von Zytotoxinen kommt es zur Epithelschädigung.

4.14.8 Symptomatik

- wässrige Diarrhö (häufig)
- fakultativ, insbesondere Pathovare EHEC, EIEC und EAEC:
  - abdominelle Schmerzen
  - blutige Diarrhö
  - Übelkeit
  - Erbrechen
- Bei ca. 10–20 % der Fälle mit EHEC-Infektion treten mikroangiopathische Komplikationen auf.
- Beim HUS kommt es 7–10 Tage nach Beginn des Durchfalls zum Auftreten von
  - Petechien,
  - Oligurie,
  - Hämaturie,
  - Fieber,
  - peripheren Ödemen und
  - arteriellem Hypertonus.
  - Bestehen zusätzlich zentralnervöse Störungen, spricht man von thrombotisch-thrombozytopenischer Purpura (TTP).

4.14.9 Diagnostik

Diagnostisches Vorgehen

- Bei Verdacht auf eine Infektion mit darmpathogenen E. coli sollte insbesondere bei blutiger Diarrhö (mögliche EHEC-Infektion) eine Stuhluntersuchung zur Erregerdiagnostik erfolgen.
- EPEC werden in der Routine-Stuhlkultur nicht sicher erfasst. Bei Verdacht muss daher eine gezielte Anforderung an das mikrobiologische Labor gerichtet werden.
- Bei Verdacht auf eine EHEC-Infektion sollten im Verlauf Untersuchungen auf das Auftreten eines HUS bzw. einer TTP erfolgen.

Anamnese

- Das klinische Bild einer akuten E.-coli-Enteritis ist charakterisiert durch Durchfall und krampfartige Bauchschmerzen.
- Bei der Einschätzung des Schweregrads und bei der Eingrenzung der möglichen auslösenden Erreger helfen:
  - Stuhlanamnese (z. B. blutige Diarrhö)
  - Umfeldanamnese
  - Reiseanamnese
  - Erfassung von Begleitsymptome (z. B. Bauchkrämpfe, Fieber, Hämaturie)
- Typisch für die EHEC-Infektion ist die hämorrhagische Enterokolitis, wobei die Patienten trotz eines schweren Krankheitsbildes afebril sind.

Körperliche Untersuchung

- In der körperlichen Untersuchung sollte auf
  - Komplikationen (insbesondere Dehydratation) und
  - Hinweise für mögliche Differenzialdiagnosen geachtet werden.

Labor

- Das chemische Labor dient der Erfassung von Komplikationen der Infektion, z. B.
  - Nierenversagen
  - Elektrolytverschiebungen
  - Anämie
  - Hämolysezeichen
  - Thrombopenie
  - Hämaturie
  - Proteinurie

Mikrobiologie und Virologie

Kulturen

- Zur Diagnose einer E.-coli-Enteritis muss das Isolat einem E.-coli-Pathovar (EHEC, EPEC, ETEC, EIEC, EAEC, DAEC) zugeordnet werden.

Molekularbiologie

- Die Zuordnung zu einem E.-coli-Pathovar mittels Detektion eines Virulenzfaktor-Gens durch Nukleinsäurenachweis erfordert die vorherige Anzucht des betreffenden Stamms.

4.14.10 Differenzialdiagnosen

Tab. 4.30 Differenzialdiagnosen.

Differenzialdiagnose	Bemerkungen
sonstige infektiöse Diarrhö	insbesondere Infektionen mit anderen bakteriellen Enteropathogenen wie Salmonella spp., Campylobacter spp., Clostridium difficile, Shigella spp. vgl. Kap. 4.12
Lebensmittelvergiftung	S.-aureus-Toxin, Bacillus cereus-Toxin, typische Anamnese
nicht infektiöse Diarrhö	z. B. chronisch entzündliche Darmerkrankungen, ischämische Kolitis, Pankreasinsuffizienz, neuroendokrine Tumoren; vgl. Kap. 2.13
unerwünschte Medikamentenwirkung	z. B. Laxanzien, nicht steroidale Antiphlogistika, Antazida, Antibiotika, Zytostatika, Antidiabetika, enterale Sondenkost

4.14.11 Therapie

Therapeutisches Vorgehen

- Zu den allgemeinen Therapieprinzipien siehe Kap. 4.12.
- Insbesondere bei Vorliegen einer EHEC-Infektion sollte eine antibiotische Therapie zurückhaltend eingesetzt werden, da hierdurch möglicherweise die Wahrscheinlichkeit für ein HUS erhöht wird.
- Ist – möglicherweise aufgrund von Koinfektionen – dennoch eine antibiotische Therapie indiziert, sollten vorzugsweise Carbapeneme eingesetzt werden.
- Bei allen anderen Pathovaren gelten die in Kap. 4.12 dargelegten Erwägungen zur Indikationsstellung für eine Antibiotikatherapie.
- Nach Durchführung der Erregerdiagnostik kommen für die empirische Therapie in Frage (jeweils 5–7 Tage):
  ○ Ciprofloxacin 2 x 500 mg/d p. o. oder 2 x 400 mg/d i. v.
  ○ Ceftriaxon 2 g/d i. v.
  ○ Azithromycin 500 mg/d p. o.
- Die Komplikationen eine HUS oder einer TTP müssen entsprechend behandelt werden (z. B. Transfusionen, Dialyse, antiepileptische Therapie).
- Der Komplementsystem-blockierende Antikörper Eculimumab ist beim genetisch bedingten atypischen HUS wirksam und zugelassen.
  ○ Ob er auch bei EHEC-induziertem HUS oder TTP die Prognose verbessert, ist unklar.
  ○ Bei schwerem Verlauf kann sein Einsatz als Rescue-Therapie erwogen werden.
  ○ Das gleiche gilt für die Plasmapherese.

4.14.12 Verlauf und Prognose

- Die E.-coli-Enteritis ist eine selbstlimitierende Erkrankung.
- Die mittlere Dauer der Diarrhö hängt vom jeweiligen Pathovar ab und beträgt bei ETEC 2–4 Tage und bei EHEC 6–10 Tage.
- Nach einem HUS kann es zu Defektheilungen mit persistierender Niereninsuffizienz, arteriellem Hypertonus und ZNS-Symptomen kommen.

4.14.13 Quellenangaben

[1] Hagel S, Epple HJ, Feurle GE et al. S 2k-Leitlinie Gastrointestinale Infektionen und Morbus Whipple. Z. Gastroenterol 2015; 53: 418–459
[2] Robert-Koch-Institut. Ratgeber Infektionskrankheiten. Im Internet: https://www.rki.de/DE/Content/Infekt/EpidBull/Merkblaetter/merkblaetter_node.html; Stand: 26.07.2018

4.14.14 Literatur zur weiteren Vertiefung

- Kaper JB, Nataro JP, Mobley HL. Pathogenic Escherichia coli. Nat Rev Microbiol 2004; 2: 123–140
- Yang SC, Lin CH, Aljuffali IA et al. Current pathogenic Escherichia coli foodborne outbreak cases and therapy development. Arch Microbiol 2017; 199: 811–825

4.15 Cholera

H.-J. Epple

4.15.1 Steckbrief

Cholera ist eine akute infektiöse Diarrhö, die durch toxigene Stämme von Vibrio cholerae (V. cholerae) verursacht wird. Sie kann mit massiven Flüssigkeitsverlusten einhergehen und dadurch schnell zu einem gefährlichen Volumenmangel führen. Während die Erkrankung in Deutschland sehr selten und ausschließlich bei Reiserückkehrern diagnostiziert wird, tritt sie endemisch in tropischen Ländern Afrikas, in Südostasien, auf dem indischen Subkontinent und in der Karibik auf. Dort kommt es immer wieder auch zu Ausbrüchen mit meist erheblicher Letalitätsrate. Die entscheidende therapeutische Maßnahme ist die rasche Rehydratation. Eine Indikation zur zusätzlichen antibiotischen Therapie besteht bei schwerem Krankheitsbild. Sie sollte unter Berücksichtigung der lokalen Resistenzlage durchgeführt werden. Prinzipiell geeignet sind Makrolide, Fluorochinolone oder Tetrazykline. Für Deutschland besteht eine namentliche Meldepflicht bereits bei Krankheitsverdacht. Ein oraler Impfstoff ist verfügbar und induziert einen mehr als 50%igen Schutz für die Dauer von mindestens 2 Jahren.

4.15.2 Synonyme
- Infektion mit V. cholerae
- Gallenbrechdurchfall

4.15.3 Keywords
- V. cholerae
- orale Rehydratation
- Choleratoxin
- Reiserückkehrer
- Reiseimpfung

4.15.4 Definition
- akute sekretorische Diarrhö durch Infektion mit toxigenen V. cholerae

4.15.5 Epidemiologie
- Das natürliche Habitat von Vibrionen ist Frisch- und Salzwasser.
- Die Aufnahme von V. cholerae erfolgt meist über fäkal kontaminiertes Wasser, seltener als Schmierinfektion von Mensch zu Mensch.
- Länder mit niedrigem Hygienestandard und schlechter Trinkwasserversorgung sind besonders betroffen.
- Die höchsten Infektionsraten finden sich
  - in Afrika (mehr als 50 % der von der Weltgesundheitsorganisation [WHO] registrierten Fälle),
  - in Südostasien,
  - auf dem indischen Subkontinent und
  - in der Karibik.
- Das Risiko einer Epidemie steigt nach Naturkatastrophen und humanitären Krisen mit Versagen des Abwassersystems und der Trinkwasserversorgung.

Häufigkeit
- Im Jahr 2016 wurden der WHO 132 121 Erkrankungen und 2420 Todesfälle gemeldet.
- Die realen Erkrankungszahlen liegen wesentlich höher und werden auf 2–3 Millionen Infektionen pro Jahr geschätzt.
- In Deutschland und anderen europäischen Ländern ist die Cholera eine sehr seltene Infektion, die ausschließlich bei Reiserückkehrern diagnostiziert wird. Im Jahr 2016 wurde dem Robert-Koch-Institut (RKI) eine Infektion übermittelt, im Jahr 2015 waren es drei Infektionen.

Altersgipfel
- Es erkranken sowohl Kinder als auch Erwachsene.
- Kinder haben ein höheres Infektions- und Mortalitätsrisiko als Erwachsene.

Geschlechtsverteilung
- Geschlechtsspezifische Unterschiede für Infektion, Morbidität oder Mortalität sind nicht bekannt.

Prädisponierende Faktoren
- Mangelernährung
- Leben in Flüchtlingslagern, Slums oder unter ähnlichen Umständen mit engem Zusammenleben vieler Menschen bei schlechter Trinkwasserversorgung und unzureichender Abwasserhygiene.
- Achlorhydrie oder säurehemmende Therapie

4.15.6 Ätiologie und Pathogenese
- V. cholerae ist ein kommaförmiges gramnegatives Stäbchen. Die Einteilung erfolgt nach dem O-Antigen der Zellwand in 139 Serotypen.
- Nur toxinbildende Stämme sind Auslöser der Cholera. Sie gehören in aller Regel zu den Serogruppen O1 und O139.
- Nach oraler Aufnahme und Magenpassage kolonisieren die Erreger den Dünndarm und sezernieren dort das Choleratoxin.
- Die Vibrionen sind säuresensitiv, daher gilt die Achlorhydrie als Risikofaktor für die Infektion.
- Haupt-Virulenzfaktor ist das Choleratoxin.
  - Nach Bindung seiner B-Untereinheit an den epithelialen Gm1-Gangliosid-Rezeptor wird das Toxin endozytiert und die katalytische A-Untereinheit abgespalten.
  - Diese induziert über ADP-Ribosylierung stimulatorischer G-Proteine eine Daueraktivierung der Adenylatzyklase.
  - Die Stimulation der intestinalen Chloridsekretion über den apikal lokalisierten, cAMP-gesteuerten CFTR-Chloridkanal (CFTR: Cystic Fibrosis Transmembrane Conductance Regulator) ist das pathophysiologische Korrelat der charakteristischen sekretorischen Diarrhö.
- Zudem kommt es zu einer ausgeprägten Stimulation der cAMP-abhängigen intestinalen Mucinsekretion, die zu der „reiswasserartigen" Konsistenz der Diarrhö beiträgt.

4.15.7 Symptomatik
- Nach einer Inkubationszeit von 2–3 Tagen (18 h bis 5 d) manifestiert sich die Cholera als plötzlich einsetzende akute Diarrhö.
- Die meisten Infektionen mit V. cholerae verlaufen unter dem klinischen Bild einer milden bis moderaten infektiösen Enteritis.
- Begleitende Symptome sind Übelkeit, Erbrechen, und ggf. rasch zunehmende Zeichen der Dehydratation.
- Bei schwerer Verlaufsformen kann es innerhalb weniger Stunden über einen massiven enteralen Flüssigkeitsver-

lust (bis zu 1 L/h) zum hypovolämischen Schock und Exitus kommen.
- Keine andere infektiöse Diarrhö geht mit ähnlich massiven Flüssigkeitsverlusten einher wie die schwere Cholera.
- Je nach Ausmaß des Volumen- und Elektrolytverlusts kann es zu Komplikationen kommen, z. B. Nierenversagen, Hypokaliämie, Azidose, Krampfanfälle (Kinder)

4.15.8 Diagnostik

Diagnostisches Vorgehen
- Die Diagnosesicherung erfolgt mikrobiologisch.
- Weitere Labordiagnostik dient in erster Linie zur Erkennung von Dehydratations-bedingten Komplikationen.

Anamnese
- Reiseanamnese mit Rückkehr aus einem Endemie- bzw. Ausbruchsgebiet max. 5 Tage vor Beginn der Symptomatik
- Umgebungsanamnese (Reisepartner, Familienangehörige, Menschen aus sozialen Umfeld)
- Typisch ist die akut einsetzende, massive, wässrige Diarrhö. Die als „reiswasserartig" beschriebene Konsistenz erklärt sich aus Schleimbeimengung.
- Besonders zu Beginn treten häufig Übelkeit und Erbrechen als Begleitsymptome auf.
- Fieber ist kein typisches Initialsymptom.
- Schon anamnestisch ergeben sich oft Hinweise auf eine signifikante Dehydratation (z. B. Oligurie, Durst, Desorientiertheit).

Körperliche Untersuchung
- Das Ausmaß und die Geschwindigkeit der Dehydratation bestimmen die bei der körperlichen Untersuchung erhobenen Befunde:
  - Abgeschlagenheit
  - verminderter Hautturgor
  - trockene Schleimhäute
  - eingesunkene Augen
  - Tachykardie
  - Verwirrtheit
- Bei schwerem Verlauf kommt es zu Hypotension und Schockzeichen.

Labor
- fakultativ:
  - erhöhte Retentionswerte
  - Hypokaliämie
  - Azidose
  - Hypo- oder Hyperglykämie
  - Leukozytose

Mikrobiologie und Virologie

Dunkelfeldmikroskopie
- sensitiver Nachweis der mobilen Erreger im Stuhl
- in Deutschland selten eingesetzt

Stuhlkultur
- definitive Diagnosestellung
- Verwendung eines geeigneten Selektivmediums notwendig, daher spezifische Laboranforderung oder direkte Rücksprache mit dem Labor obligat.

Erregertypisierung
- bei Ausbrüchen Serotypisierung bzw. molekulare Feintypisierung

4.15.9 Differenzialdiagnosen

- Die weltweit am häufigsten mit Epidemien assoziierten Diarrhöerreger sind V. cholerae und Shigella dysenteriae (S. dysenteriae).
- V. cholerae verursacht eine wässrige Diarrhö, S. dysenteriae hingegen oft eine blutige Diarrhö und dysenterische Beschwerden.
- Weitere mikrobielle Auslöser einer in den Tropen erworbenen akuten wässrigen Diarrhö werden in absteigender Häufigkeit in ▶ Tab. 4.31 aufgeführt.

Tab. 4.31 Differenzialdiagnosen.

tropische Enteritiserreger	Bemerkungen
enterotoxische E. coli (ETEC)	häufigster Erreger der Reisediarrhö, insbesondere Lateinamerika, Karibik, Afrika
enteroaggregative E. coli (EAEC)	Lateinamerika, Asien
Norovirus	initiales Erbrechen, ubiquitär, weniger in Südostasien
Rotavirus	häufig bei Kindern < 5 Jahren, ubiquitär, weniger in Südostasien
Enteritis-Salmonellen	Afrika, Südostasien
Campylobacter	Asien
V. parahaemolyticus	häufigster Erreger der nahrungsmittelübertragenen Diarrhö (Rohfisch, Meeresfrüchte) in Ost- und Südostasien
Aeromonas spp.	Südostasien
Plesiomonas spp.	Südostasien
Bacteroides fragilis	toxinvermittelte Erkrankung
nicht O1/O139 V. cholerae	Afrika, Asien, Karibik

4.15.10 Therapie

Therapeutisches Vorgehen

- Obligat ist die rasche Initiierung einer Rehydrationstherapie.
- Fakultativ kann bei schwerem Verlauf eine antibiotische Therapie erwogen werden.
- Eine Begleittherapie mit dem Sekretionshemmer Racecadotril scheint keinen positiven Effekt auf Krankheitsschwere und -verlauf zu haben.

Allgemeine Maßnahmen

- Die meisten Patienten können mit einer oralen Rehydratationslösung effektiv behandelt werden.
- Bewährt hat sich die Rezeptur der WHO.
  - Hierfür werden in 1 l Wasser 13,5 g Glukose, 2,9 g Natriumcitrat, 2,6 g Natriumchlorid, 1,5 g Kaliumchlorid gelöst.
  - Der Glukose- und Natriumgehalt der Lösung gewährleistet eine ausreichende Flüssigkeitsaufnahme aus dem Darmlumen, weil auch bei massiver Diarrhö die Aktivität des intestinalen Natrium-Glukose-Kotransporters erhalten bleibt.
  - Zudem werden enterale Kalium- und Bikarbonatverluste ausgeglichen.
- Eine Indikation zur intravenösen Volumen- und Elektrolytsubstitution besteht bei Erbrechen, schwerer Dehydratation oder schlechtem Allgemeinzustand. Bei diesen Patienten sollte auch eine antibiotische Therapie erwogen werden.
- Das geschätzte Flüssigkeitsdefizit sollte innerhalb von 3–4 Stunden ausgeglichen werden.
- Erwachsene können bis zu 6 l orale Dehyratationslösung pro Tag zu sich nehmen.

Pharmakotherapie

- Bei schwerem Verlauf kann eine Antibiotikatherapie als Begleittherapie erwogen werden.
- Sie verkürzt die Dauer der Diarrhö um durchschnittlich 1 Tag und reduziert die enteralen Flüssigkeitsverluste um ca. 50 %.
- Da Antibiotika auch die Dauer der Erregerausscheidung verkürzen, ist ihr Einsatz im Rahmen von Ausbrüchen unter Umständen seuchenhygienisch sinnvoll.
- Wegen der weltweiten Zunahme antibiotikaresistenter Vibrionen sollte die Auswahl der empirischen Antibiotikatherapie unter Berücksichtigung der lokalen Resistenzlage erfolgen.
- Die größten Erfahrungen bestehen mit Tetrazyklinen, Fluorchinolonen und Makroliden.
- Aufgrund von Resistenzproblemen sollten Tetrazykline (Doxycyclin 300 mg/d als Einzeldosis oder Tetracyclin 4 × 500 mg/d über 3d) aktuell nur noch bei Ausbrüchen mit Stämmen nachgewiesener Empfindlichkeit eingesetzt werden.
- Auch für Fluorchinolone (Ciprofloxacin 1 g als Einzeldosis) wurden aus Afrika und Asien vermehrt Resistenzen berichtet.
- Für die empirische Initialtherapie ohne weitere Kenntnis der lokalen Resistenzsituation erscheinen daher Makrolide derzeit am besten geeignet (vorzugsweise Azithromycin 1000 mg als Einzeldosis, alternativ Erythromycin 4 × 250–500 mg/d über 3d).

4.15.11 Verlauf und Prognose

- Bei Ausbrüchen in Flüchtlingscamps und in vergleichbaren Settings wurde eine Letalität von bis zu 60 % berichtet.
- Mit einer adäquaten Rehydratationstherapie beträgt die Letalität weniger als 1 %.
- Wenn die akute Phase ohne Komplikationen überstanden wird, ist die Prognose gut.
- Die Diarrhö der selbstlimitierenden Erkrankung sistiert nach durchschnittlich 3–6 Tagen.

4.15.12 Prävention

- Die seuchenhygienisch wichtigsten Präventionsmaßnahmen sind die Sicherstellung der Versorgung mit keimfreiem Trinkwasser und eine adäquate Abwasserhygiene bzw. Entsorgung von Fäkalien.
- Die Prinzipien der individualmedizinischen Expositionsprophylaxe folgen den gängigen Reiseempfehlungen zur Trinkwasser- und Nahrungsmittelhygiene.
- Es gibt mehrere Impfstoffe gegen die Cholera.
  - In Deutschland ist derzeit ein Totimpfstoff (Dukoral) verfügbar.
  - Dieser Impfstoff ist eine Ganzzell-Vakzine mit O1-Stämmen und rekombinanten Choleratoxin-Bestandteilen.
  - Aufgrund der Sequenzhomologie von Choleratoxin mit dem hitzelabilen Toxin von enterotoxischen E. coli (ETEC) weist die Vakzine auch eine gewisse Schutzwirkung gegen ETEC-Infektionen auf.
  - Die Protektion setzt etwa 7–10 Tage nach der zweiten Dosis ein und vermittelt eine mehr als 50 %igen Schutz gegen Cholera für die Dauer von mindestens zwei Jahren.
  - Da selbst bei Reisen in Endemiegebiete für die meisten touristisch Reisenden nur ein sehr geringes Infektionsrisiko besteht, wird die Impfung vor allem für Menschen empfohlen, die sich unter schlechten Hygienebedingungen in Ausbruchsgebiete aufhalten.

4.15.13 Quellenangaben

[1] Robert-Koch-Institut, Hrsg. Steckbriefe seltener und importierter Infektionskrankheiten. Berlin: Robert-Koch-Institut; 2011
[2] Steffen R, Hill DR, DuPont HL. Traveler's diarrhea, a clinical review. JAMA 2015; 313: 71–80

4.15.14 Literatur zur weiteren Vertiefung

- Ali M, Lopez AL, You YA et al. The global burden of cholera. Bull World Health Organ 2012; 90: 209–218
- Bennet JE, Dolin R, Blaser MJ, Hrsg. Mandell, Douglas, and Bennett's Principles and Practice of Infectious Diseases. 8. Aufl. Oxford: Elsevier Ltd; 2014
- Leibovici-Weissman Y, Neuberger A, Bitterman R et al. Cochrane Database Syst Rev 2014; 19: CD008625
- Alam NH, Ashraf H, Khan WA et al. Efficacy and tolerability of racecadotril in the treatment of cholera in adults: a double blind, randomised, controlled clinical trial. Gut 2003; 52: 1419–1423
- World Health Organization. Global strategy for food safety: safer food for better health. WHO: Geneva; 2002

4.16 Campylobacter-Enteritis

M. Muche, H.-J. Epple

4.16.1 Steckbrief

Campylobacter spp. sind die häufigsten bakteriellen Erreger der infektiösen Diarrhö in Deutschland. Die Keime besitzen ein großes Reservoir in Wild- und Nutztieren. Die Übertragung erfolgt meist durch den Verzehr kontaminierter Lebensmittel. In der Regel verläuft die Infektion als akute, selbstlimitierende Diarrhö. Häufig ist ein kurzes fieberhaftes Prodromalstadium. Bei Kindern kann sich die Campylobacter-Enteritis auch als sog. Pseudoappendizitis mit rechtsseitigen Unterbauchschmerzen und wenig Durchfall manifestieren. Bakteriämische Verläufe sind möglich, aber seltener als bei der Salmonellose. Mögliche postinfektiöse Komplikation sind reaktive Arthritis, Erythema nodosum und postinfektiöses Reizdarmsyndrom. Das postinfektiöse Guillain-Barré-Syndrom ist zwar selten, aufgrund der hohen Inzidenz der Campylobacter-Infektion aber dessen häufigste infektiöse Ursache.

4.16.2 Synonyme

- Campylobacter-Infektion
- Campylobacteriose

4.16.3 Keywords

- infektiöse Diarrhö
- Enterokolitis
- Enteritis
- Zoonose
- postinfektiöse Komplikationen
- Pseudoappendizitis
- reaktive Arthritis
- Guillain-Barré-Syndrom

4.16.4 Definition

- Die Campylobacter-Enteritis ist eine entzündliche Diarrhö, hervorgerufen durch Bakterien der Gattung Campylobacter.

4.16.5 Epidemiologie

- Campylobacter-Enteritiden treten in jeder Klimazone auf, in gemäßigten Klimazonen vor allem in den Sommermonaten.
- In Deutschland werden auch gehäuft Infektionen in den ersten Januarwochen berichtet.

Häufigkeit

- Weltweit gehört Campylobacter zu den 4 häufigsten Durchfallerregern.
- seit 2001 zunehmende Inzidenz in Deutschland
- Im Jahr 2016 war die Campylobacter-Enteritis nach der Norovirusinfektion die zweithäufigste meldepflichtige Erkrankung in Deutschland.

Altersgipfel

- In industrialisierten Ländern gibt es neben einem Altersgipfel in früher Kindheit (<5 Jahre) einen zweiten Altersgipfel bei jungen Erwachsenen.
- In Entwicklungsländern kommt es bei Kleinkindern häufig zu wiederholten Infektionen, die zu Immunität und einer erhöhten Rate an asymptomatischen Trägern führen. Symptomatische Campylobacter-Enteritiden bei älteren Kindern oder Erwachsenen sind hier praktisch unbekannt.

Geschlechtsverteilung

- In Deutschland sind Männer etwas häufiger betroffen als Frauen.

Prädisponierende Faktoren

- Die Campylobacter-Enteritis ist eine Zoonose. Die Transmission erfolgt in den meisten Fällen über kontaminierte Lebensmittel tierischen Ursprungs (Fleisch, Rohmilch).

- Bereits eine vergleichsweise niedrige Erregerdosis (500–800 Bakterien) kann eine Infektion auslösen. Daher ist auch eine Ansteckung durch Verschlucken von Wasser in kontaminiertem Badeseen möglich.
- Achlorhydrie oder säurehemmende Therapie sind Risikofaktoren für eine Infektion mit dem säuresensitiven Erreger.

4.16.6 Ätiologie und Pathogenese

- Von den mehr als 20 bekannten Spezies sind Campylobacter jejuni und Campylobacter coli die wesentlichen Erreger beim Menschen.
- Campylobacter spp. können als Kommensale den Darm vieler Tiere kolonisieren. Daher besitzen sie ein großes Tier-Reservoir aus Wild-, Haus- (Hunde, Katzen) und Nutztieren (Geflügel, Milchrinder, Schweine).
- Nach oraler Aufnahme und Magenpassage kolonisieren die Erreger den Dünndarm, wobei der Kolonisationsresistenz der intestinalen Mikrobiota eine schützende Wirkung zukommt.
- Infolge von Invasion und Penetration der intestinalen Mukosa kommt es zu entzündlichen mukosalen Läsionen, vor allem im terminalen Ileum und Kolon.
- Klinisch resultiert typischerweise eine entzündliche Diarrhö (siehe Kap. 4.12).

4.16.7 Symptomatik

- Die Inkubationszeit beträgt 1–10 Tage.
- Bei Erwachsenen kommt es in etwa einem Drittel der Fälle vor Einsetzen der akuten Enteritis zu einem ein- bis maximal dreitägigem Prodromalstadium mit Fieber und grippalen Symptomen.
- Bei älteren Kindern kann der abdominelle Schmerz der Diarrhö vorausgehen oder auch die Diarrhö ausbleiben. In diesen Fällen kann die akute Ileozökal-Entzündung als Appendizitis fehlgedeutet werden (sog. Pseudoappendizitis).
- Die eigentliche Campylobacter-Enteritis ist klinisch nicht von Durchfallerkrankungen, die durch andere Erreger ausgelöst wurden, zu unterscheiden.
- Die Symptomatik besteht in
  - Diarrhö,
  - abdominellen Schmerzen und
  - Übelkeit mit oder ohne Erbrechen.
- Die Diarrhö ist selbstlimitierend und hält im Durchschnitt 7 Tage an.
- Nach durchschnittlich 2 Tagen kommt es bei 20 % der erwachsenen Patienten und bei mehr als 50 % der erkrankten Kinder zum Auftreten von blutigen Stühlen.

4.16.8 Diagnostik

Diagnostisches Vorgehen

- Bezüglich der allgemeinen Empfehlungen zur Indikation zur mikrobiologischen Diagnostik siehe Kap. 4.12.
- Weitere Labordiagnostik ist in erster Linie notwendig zur Erkennung von dehydratationsbedingten Komplikationen oder bei einem septischen Verlauf.

Anamnese

- Verzehr von nicht ausreichend gegartem Geflügel oder Hackfleisch.
- Verzehr nicht pasteurisierter Milch
- Kontakt zu Haustieren, insbesondere zu solchen mit Diarrhö
- Schwimmen in potenziell verunreinigten Gewässern
- Umgebungsanamnese: Reisepartner, Familienangehörige, Menschen aus sozialen Umfeld

Körperliche Untersuchung

- ggf. Zeichen der Dehydratation: verminderter Hautturgor, trockene Schleimhäute
- eventuell Fieber
- eventuell druckschmerzhaftes Abdomen

Labor

- fakultativ erhöhte Retentionswerte und Elektrolytentgleisungen
- erhöhte Entzündungsparameter wie Leukozytose und CRP

Mikrobiologie und Virologie

Kulturen

- Goldstandard der Diagnostik sind Stuhlkulturen.
- Lange Transportzeiten vermindern die Sensitivität.
- Bei bakteriämischem Verlauf sollte eine Anzucht in der Blutkultur versucht werden.
- Der positive Nachweis von Campylobacter ist für das untersuchende Labor meldepflichtig.

Serologie

- Der Nachweis von Campylobacter IgG- und IgA-Antikörpern im Serum weist bei dokumentiertem Titeranstieg auf eine durchgemachte Infektion hin.
- Aufgrund der Notwendigkeit serieller Bestimmungen sind sie nicht zum Ausschluss/zur Diagnose einer frischen Infektion geeignet.
- Eine mögliche Indikation ist die Ursachenklärung bei vermuteter Campylobacter-Folgeerkrankung wie etwa dem Guillain-Barré-Syndrom.

Molekularbiologie

- Mittels immunologischer Methoden (ELISA) oder Nukleinsäure-Nachweisfahren (z. B. PCR) können Campylobacter-Antigene oder -Gene im Stuhl nachgewiesen werden.
  - Vorteil dieser Methoden ist die rasche Verfügbarkeit der Ergebnisse.
  - Weil die Methoden auch positiv ausfallen können, wenn nur Erregerbestandteile oder avitale Bakterien im Stuhl vorhanden sind, ist ihre Spezifität und ihr damit verbundener positiver Vorhersagewert gegenüber der Kultur eingeschränkt.
  - Zudem ermöglichen sie keine Resistenztestung.
- Erregertypisierung:
  - sinnvoll zur Klärung epidemiologischer Fragestellungen, z. B. zur Identifizierung von möglichen Infektionsketten bei Ausbrüchen
  - Durchführung nur in mikrobiologischen Speziallaboratorien, z. B. dem nationalen Referenzlabor

4.16.9 Differenzialdiagnosen

- Wichtigste Differenzialdiagnose ist die Salmonellose. Eine klinische Unterscheidung ist nicht möglich.
- Auch andere Enteritis-Erreger kommen differenzialdiagnostisch in Betracht; für eine Übersicht sei auf das Kap. 4.12 verwiesen.
- Bei rechtsseitigen Unterbauchschmerzen ist, insbesondere bei Kindern, die Appendizitis differenzialdiagnostisch zu berücksichtigen.
- Bei Kleinkindern und Manifestation mit blutigen Stühlen ohne Diarrhö ist auch an eine Invagination zu denken.
- Einen allgemeinen Überblick gibt ▶ Tab. 4.32.

Tab. 4.32 Differenzialdiagnosen.

Differenzialdiagnose	Bemerkungen
sonstige infektiöse Diarrhö	insbesondere Infektionen mit anderen bakteriellen Enteropathogenen wie Salmonella spp., Yersinien, Shigella spp., C. difficile
Lebensmittelvergiftung	S. aureus-Toxin, Bacillus cereus-Toxin, typische Anamnese
nicht infektiöse Diarrhö	z. B. chronisch entzündliche Darmerkrankungen, ischämische Kolitis, Pankreasinsuffizienz, neuroendokrine Tumoren
unerwünschte Medikamentenwirkung	z. B. Laxanzien, nicht steroidale Antiphlogistika, Antazida, Antibiotika, Zytostatika, Antidiabetika, enterale Sondenkost

Therapeutisches Vorgehen

- Die Campylobacter-Enteritis ist eine selbstlimitierende Erkrankung.
- Im Vordergrund steht die symptomatische Therapie mit Flüssigkeits- und Elektrolytsubstitution.
- Fakultativ kann bei schwerem Verlauf eine antibiotische Therapie erwogen werden.

Allgemeine Maßnahmen

- Die meisten Patienten können mit einer oralen Rehydratationslösung effektiv behandelt werden (siehe Kap. 4.15).
- Die Indikation zu einer intravenösen Volumen- und Elektrolytsubstitution besteht bei
  - Erbrechen,
  - schwerer Dehydratation oder
  - schlechtem Allgemeinzustand.

Pharmakotherapie

- Eine Antibiotikatherapie verkürzt die Diarrhö nur um etwa einen Tag (0,6–2d).
- kann als Begleittherapie erwogen werden bei
  - schwerem Verlauf: über mehr als eine Woche persistierende Symptome, Fieber, septischer Verlauf, starke blutige Stühle
  - Patienten mit Risiko für einen schlechteren Verlauf (Immunsuppression)
- Vor Beginn der Antibiotikatherapie sollten Proben zur Anzucht und Resistenzbestimmung abgenommen werden.
- Aufgrund der weit verbreiteten Fluorchinolonresistenz von Campylobacter ist diese Antibiotikaklasse für die empirische Therapie obsolet.
- Für die empirische Initialtherapie ohne weitere Kenntnis der lokalen Resistenzsituation erscheinen derzeit Makrolide am besten geeignet: Azithromycin 500 mg über 3d oder 1000 mg einmalig)

4.16.10 Verlauf und Prognose

- Die Campylobacter-Enteritis ist eine selbstlimitierende Erkrankung mit in der Regel blanden Verlauf.
- Komplikationen sind selten.
- Bei immunsupprimierten Patienten können Bakteriämien und protrahierte Verläufe beobachtet werden.
- Akute Komplikationen einer Campylobacter-Enteritis sind
  - Cholezystitis,
  - Bakteriämie und
  - als Folge auch septische Fokalinfektionen, z. B. Perimyokarditis.

- Mögliche postinfektiöse Komplikationen sind
  - das Erythema nodosum,
  - die reaktive Arthritis,
  - das Guillain-Barré-Syndrom und
  - das postinfektiöses Reizdarmsyndrom.
- Die reaktive Arthritis tritt vor allem bei HLA-B27-positiven Patienten ungefähr 2 Wochen nach Auftreten der Enteritis unabhängig vom Schweregrad der Enteritis auf. Häufiger kommt es zu postinfektiösen Arthralgien ohne Arthritis-Zeichen im engeren Sinn.
- Selten (< 1 : 1000) kommt es nach einer Campylobacter-Enteritis zu einem postinfektiösen Guillain-Barré-Syndrom. Umgekehrt sind aber schätzungsweise 30–40 % aller Fälle eines Guillain-Barré-Syndroms mit einer Campylobacter-Infektion assoziiert.

4.16.11 Prävention

- Eine protektive Impfung ist nicht verfügbar und eine durchgemachte Infektion schützt nicht vor einer Reinfektion.
- Im Vordergrund der Empfehlung stehen die allgemeinen Hygienemaßnahmen im Zusammenhang mit der Produktion, Distribution und Zubereitung von Lebensmitteln. (siehe Kap. 4.12).

4.16.12 Quellenangaben

[1] Hagel S, Epple HJ, Feurle GE et al. S2k-Leitlinie Gastrointestinale Infektionen und Morbus Whipple. Z. Gastroenterol 2015; 53: 418–459
[2] Robert-Koch-Institut. Ratgeber Infektionskrankheiten. Im Internet: https://www.rki.de/DE/Content/Infekt/EpidBull/Merkblaetter/merkblaetter_node.html; Stand: 26.07.2018

4.16.13 Literatur zur weiteren Vertiefung

- Jung IS, Kim HS, Park H et al. The clinical course of postinfectious irritable bowel syndrome: a five-year follow-up study. J Clin Gastroenterol 2009; 43: 534–540
- Masanta WO, Heimesaat MM, Bereswill S et al. Modification of intestinal microbiota and its consequences for innate immune response in the pathogenesis of campylobacteriosis. Clin Dev Immunol 2013; 2013: 526860
- Shane AL, Mody RK, Crump JA et al. Infectious Diseases Society of America Clinical Practice Guidelines for the Diagnosis and Management of Infectious Diarrhea. Clin Infect Dis 2017; 65: e45–e80

4.17 Salmonellose

M. Muche, H.-J. Epple

4.17.1 Steckbrief

Die Salmonellose wird durch nicht typhoidale Salmonellen hervorgerufen und ist nach der Campylobacter-Enteritis die zweithäufigste bakterielle Durchfallkrankung in Deutschland. Die Transmission erfolgt vor allem über tierische Lebensmittel wie rohe Eier oder ungegartes Fleisch. Eine Bakteriämie mit möglicher septischer Absiedelung in verschiedene Organe (z. B. septische Arthritis, Endokarditis, Meningitis) kommt in weniger als 5 % der gemeldeten Fälle und vor allem bei Vorliegen von Risikofaktoren (Immunsuppression, Alter) vor. Eine antibiotische Therapie verkürzt weder die Dauer noch mindert sie die Schwere der Erkrankung und begünstigt sogar eine Langzeitausscheidung, weswegen die Indikation streng gestellt werden muss. Bei Nachweis von Salmonellen in Blutkulturen oder septischem Verlauf ist die Antibiotikatherapie allerdings zwingend erforderlich, bei einer Risikokonstellation sollte sie erwogen werden.

4.17.2 Synonyme

- Salmonellen-Enteritis
- Salmonelleninfektion

4.17.3 Keywords

- Salmonellen
- Salmonellen-Bakteriämie
- Diarrhö
- bakterielle Enteritis
- Zoonose

4.17.4 Definition

- Die Salmonellen-Enteritis ist eine infektiöse Durchfallerkrankung, hervorgerufen durch nicht typhoidale Salmonellen, vorrangig
  - Salmonella enteritidis (S. enteritidis) und
  - S. typhimurium.

4.17.5 Epidemiologie

Häufigkeit

- Die Salmonellen-Enteritis kommt weltweit vor und ist eine der vier häufigsten Durchfallerkrankungen.
- In Deutschland sind Salmonellen der zweithäufigste bakterielle Durchfallerreger.
- Die Inzidenz in Deutschland und Europa ist fallend.
- Typisch ist ein Erkrankungsgipfel im Spätsommer.

Altersgipfel

- Kinder, vor allem Kleinkinder, sind am häufigsten betroffen.

Geschlechtsverteilung

- Beide Geschlechter sind etwa gleich häufig betroffen.

Prädisponierende Faktoren

- Enteritis-Salmonellen sind weltweit verbreitet. Sie kolonisieren den Gastrointestinaltrakt eines großen Reservoirs an Tieren, darunter Rinder, Schweine und Geflügel.
- Im Gegensatz zu S. typhi und S. paratyphi, den Erregern des Typhus, ist die Infektionsdosis bei den nicht typhoidalen Enteritis-Salmonellen hoch.
  - Damit die Infektionsdosis erreicht werden kann, muss sich der Erreger in kontaminierten Nahrungsmitteln vermehren.
  - Kontaminierte Lebensmittel tierischen Ursprungs sind daher die wichtigste Infektionsquelle.
  - Eine Transmission über kontaminiertes Wasser ist unwahrscheinlich.
- Eine Kreuzkontamination (Kontakt mit infizierten Lebensmitteln, Kontamination von Arbeitsflächen) ist möglich.
- Seltener ist eine direkte Transmission von Tier zu Mensch oder von Mensch zu Mensch.
- Prädisponierende Faktoren sind Achlorhydrie oder säurehemmende Therapie und Immunsuppression.

4.17.6 Ätiologie und Pathogenese

- Die Salmonellen-Enteritis wird durch nicht typhoidale Salmonellen, vorrangig S. enteritidis und S. typhimurium hervorgerufen.
- Nach oraler Aufnahme gelangen die Erreger über die M-Zellen der Peyer-Plaques im distalen Dünndarm und Kolon in das Subepithel, vermehren sich in mukosalen Makrophagen und der Lamina epithelialis und können eine ausgeprägte mukosale Entzündung hervorrufen.
- Entsprechend manifestiert sich die Salmonellen-Enteritis typischerweise als entzündliche Diarrhö (siehe Kap. 4.12).

4.17.7 Symptomatik

- Die von der Infektionsdosis abhängige Inkubationszeit beträgt 6–72 Stunden.
- Neben einer akuten Diarrhö können Übelkeit, Erbrechen und abdominelle Schmerzen auftreten.
- Die Dauer der Diarrhö liegt zwischen 4–10 Tagen.
- Vor allem bei Kindern können auch blutige Stühle vorkommen.
- Häufiger treten auch Kopfschmerzen und leichtes Fieber auf, die meistens nach zwei Tagen sistieren.
- Selten, aber häufiger als bei anderen Enteritis-Erregern, kommt es zu einer Bakteriämie mit septischer Organabsiedlung und sekundären Fokalinfektionen (septische Arthritis, Abszesse, Endokarditis, Meningitis, Abszesse).
- Risikofaktoren für einen bakteriämischen Verlauf sind Immunsuppression, sehr junges und hohes Alter.
- Bei Patienten mit HIV ist die Salmonellen-Sepsis eine AIDS-definierende Erkrankung.

4.17.8 Diagnostik

Diagnostisches Vorgehen

- Bezüglich der allgemeinen Empfehlungen zur Indikation einer mikrobiologischen Diagnostik siehe Kap. 4.12.
- Weitere Labordiagnostik ist in erster Linie zur Erkennung von dehydratationsbedingten Komplikationen oder bei septischem Verlauf notwendig.

Anamnese

- Erfassen des Verzehrs von nicht ausreichend erhitzten Lebensmitteln tierischen Ursprungs (Eier, Hackfleisch, nicht pasteurisierte Milch)
- Umgebungsanamnese (Familienangehörige, Menschen aus sozialen Umfeld)

Körperliche Untersuchung

- Das Ausmaß der Dehydratation bestimmt die bei der körperlichen Untersuchung erhobenen Befunde (z. B. trockene Schleimhäute, verminderter Hautturgor).

Labor

- fakultativ erhöhte Retentionswerte und Elektrolytentgleisungen
- häufig erhöhte Entzündungsparameter wie Leukozytose und CRP

Mikrobiologie und Virologie

Kulturen

- Goldstandard der mikrobiologischen Diagnostik ist die Stuhlkultur.
- Bei bakteriämischem Verlauf muss eine Anzucht aus Blutkulturen versucht werden.
- Der positive Nachweis von Salmonellen im Stuhl ist für das untersuchende Labor meldepflichtig.

4.17.9 Differenzialdiagnosen

- Die wichtigste Differenzialdiagnose ist die Campylobacter-Enteritis. Eine klinische Unterscheidung ist nicht möglich.
- Andere Enteritis-Erreger kommen differenzialdiagnostisch auch in Betracht. Für eine Übersicht sei auf das Kap. 4.12 verwiesen.
- Auch nicht infektiöse Ursachen sind differenzialdiagnostisch zu berücksichtigen. Hierzu sei auf Kap. 2.13 verwiesen.
- Einen allgemeinen Überblick gibt ▶ Tab. 4.33.

Tab. 4.33 Differenzialdiagnosen.

Differenzialdiagnose	Bemerkungen
sonstige infektiöse Diarrhö	insbesondere Infektionen mit anderen bakteriellen Enteropathogenen wie Campylobacter spp., Yersinien, Shigella spp., C. difficile vgl. Kap. 4.12
Lebensmittelvergiftung	S.-aureus-Toxin, Bacillus-cereus-Toxin, typische Anamnese
nicht infektiöse Diarrhö	z. B. chronisch entzündliche Darmerkrankungen, ischämische Kolitis, Pankreasinsuffizienz, neuroendokrine Tumoren vgl. Kap. 2.13
unerwünschte Medikamentenwirkung	z. B. Laxanzien, nicht steroidale Antiphlogistika, Antazida, Antibiotika, Zytostatika, Antidiabetika, enterale Sondenkost

4.17.10 Therapie

Therapeutisches Vorgehen

- Die Salmonellen-Enteritis ist eine selbstlimitierende Erkrankung, im Vordergrund steht eine symptomatische Therapie mit Flüssigkeits- und Elektrolytsubstitution.
- Eine antibiotische Therapie muss bei Bakteriämie oder sonstigen Hinweisen auf einen systemischen Verlauf erfolgen.
- Sie sollte bei immunsupprimierten Patienten (z. B. auch Hämodialyse) erfolgen
- und kann bei Vorhandensein von Fremdmaterial, Gefäßprothesen oder Aneurysmen erwogen werden.

Allgemeine Maßnahmen

- Die meisten Patienten können mit einer oralen Rehydratationslösung effektiv behandelt werden (siehe Kap. 4.15).
- Die Indikation zu einer intravenösen Volumen- und Elektrolytsubstitution besteht bei Erbrechen, schwerer Dehydratation oder schlechtem Allgemeinzustand.

Pharmakotherapie

- Eine antibiotische Therapie hat keinen Einfluss auf Dauer und Schweregrad der Erkrankung.
- Nach antibiotischer Therapie kommt es häufiger zu einer Langzeitausscheidung.
- Deshalb ist die Indikation zur antibiotischen Therapie der Enteritis restriktiv zu stellen.
- Bei Bakteriämie oder Hinweisen auf systemischen Verlauf muss hingegen eine antibiotische Therapie erfolgen.
- Sie sollte durchgeführt werden, wenn Risikofaktoren für einen schweren Verlauf vorliegen (Immunsuppression, Babys, alten Menschen).
- Aufgrund der zunehmenden Resistenzentwicklung der nicht typhoidalen Salmonellen ist eine Resistenzbestimmung sinnvoll.
- Die antibiotische Therapie kann (mit ggf. Anpassung nach Vorlage der Resistenztestung)
  - mit Ciprofloxacin (500 mg 2 × tgl. p. o. oder 400 mg 2 × tgl. i. v.) oder
  - mit Ceftriaxon 2 g/d i. v. durchgeführt werden.
- Die Therapiedauer sollte bei immunkompetenten Patienten 5–7d betragen, bei immunsupprimierten Patienten 14d.
- Bei septischer Absiedelung wird die Therapiedauer gemäß den für die jeweilige Organinfektion bestehenden Empfehlungen festgelegt.
- Bei Nachweis von Salmonellen im Stuhl über mehr als 3 Monate kann ein Eradikationsversuch mit Ciprofloxacin für 4 Wochen durchgeführt werden.
  - Die Erfolgsquote hier beträgt etwa 75–93 %.
  - Vor der Therapie sollte die Empfindlichkeit der Erreger durch ein Resistogramm gesichert werden.

4.17.11 Nachsorge

- Eine asymptomatische Ausscheidung nach Sistieren der Diarrhö ist häufig und dauert meist 3–7 Wochen.
- Eine asymptomatische Langzeitausscheidung für mehr als 6 Monate wird bei weniger als 1 % der Fälle beobachtet.
- Wer beruflich mit Lebensmitteln zu tun hat, darf seine Arbeit während der Salmonellen-Enteritis nicht ausüben.
- Auch für Ausscheider kann durch das Gesundheitsamt ein Tätigkeitsverbot ausgesprochen werden.

4.17.12 Verlauf und Prognose

- in der Regel selbstlimitierende Erkrankung mit blandem Verlauf

4.17.13 Prävention

- Eine protektive Impfung ist nicht verfügbar.
- Industriell gefertigte Eiprodukte sollten pasteurisiert sein.
- Einhalten sinnvoller Hygienemaßnahmen beim Umgang mit Lebensmitteln.
- Der Verdacht auf eine infektiöse Gastroenteritis ist vom behandelnden Arzt innerhalb von 24 Stunden dem Gesundheitsamt meldepflichtig, wenn
  - der Patient beruflich Umgang mit Lebensmitteln hat oder in Einrichtungen zur Gemeinschaftsverpflegung beschäftigt ist,
  - mehrere (mindestens zwei) gleichartige Erkrankungen auftreten, bei denen ein epidemischer Zusammenhang vermutet wird,

4.17.14 Quellenangaben

[1] Hagel S, Epple HJ, Feurle GE et al. S 2k-Leitlinie Gastrointestinale Infektionen und Morbus Whipple. Z. Gastroenterol 2015; 53: 418–459
[2] Gesetz zur Verhütung und Bekämpfung von Infektionskrankheiten beim Menschen (Infektionsschutzgesetz, IfSG)
[3] Robert-Koch-Institut. Ratgeber Infektionskrankheiten. Im Internet: https://www.rki.de/DE/Content/Infekt/EpidBull/Merkblaetter/merkblaetter_node.html; Stand: 26.07.2018

4.17.15 Literatur zur weiteren Vertiefung

- Hohmann EL. Nontyphoidal salmonellosis. Clin Infect Dis 2001; 32: 263
- Karkey A, Thwaites GE, Baker S. The evolution of antimicrobial resistance in Salmonella Typhi. Curr Opin Gastroenterol 2018; 34: 25–30
- Lübbert C, Vogelmann R, Hrsg. Gastroenterologische Infektiologie. Berlin: De Gruyter; 2017
- Shane AL, Mody RK, Crump JA et al. Infectious Diseases Society of America Clinical Practice Guidelines for the Diagnosis and Management of Infectious Diarrhea. Clin Infect Dis 2017; 65: e45–e80

4.18 Typhus abdominalis

A. Stallmach, P. Reuken

4.18.1 Steckbrief

Typhus abdominalis ist eine Infektionskrankheit, die durch das Bakterium Salmonella typhi, ein gramnegatives Bakterium, verursacht wird. Die Übertragung erfolgt über verunreinigte Nahrungsmittel und Wasser. Betroffen sind insbesondere Menschen in Entwicklungsländern. Weltweit erkranken nach aktuellen Schätzungen jährlich ca. 22 Millionen Menschen an Typhus, von denen ca. 200 000 an der Erkrankung sterben. Die Symptome bestehen in den ersten Krankheitstagen aus hohem Fieber, Kopf- und Gliederschmerzen sowie einem allgemeinen Krankheitsgefühl. Im Verlauf können zusätzlich Bauchschmerzen und erbsbreiartiger Durchfall auftreten. Zur Therapie werden systemisch wirkenden Antibiotika eingesetzt.

4.18.2 Synonyme

- Typhus
- typhoides Fieber

4.18.3 Keywords

- Salmonella typhi
- kontaminiertes Trinkwasser
- Ciprofloxacin
- Ceftriaxon
- oraler Lebendimpfstoff

4.18.4 Definition

- potenziell letal verlaufende Infektionserkrankung
- verursacht durch Infektion mit dem ausschließlich humanpathogenen Bakterium Salmonella typhi

> **M!** Klinischer Verdacht auf, Erkrankung an und Tod durch Typhus sind gemäß § 6 Abs. 1 Nr. 1 IfSG namentlich meldepflichtig.

4.18.5 Epidemiologie

Häufigkeit

- weltweit verbreitet, insbesondere in Regionen mit schlechten hygienischen Bedingungen (Südostasien, Afrika, Südamerika)
- bis zu 22 Millionen Fälle pro Jahr, dabei bis zu 200 000 Todesfälle [1]
- Deutschland:
  - 2017 78 Erkrankungen an das Robert-Koch-Institut (RKI) gemeldet
  - seit 2001 in etwa konstante Fallzahlen
  - Ein Todesfall an Typhus wurde nicht an das RKI gemeldet.
- In Deutschland auftretende Fälle sind nahezu alle mit einer Reiseanamnese verbunden.
- Inzidenz in Deutschland 2017 ca. 0,1/100 000 Einwohner (1950 10,6/100 000 Einwohner)

Altersgipfel

- Betroffen sind weltweit vor allem Kinder von 5–12 Jahren.

- In Deutschland treten 75 % der Fälle bei Personen zwischen 10–49 Jahren auf.

Geschlechtsverteilung
- Die gemeldeten Fälle in Deutschland betrafen im Jahr 2016
  - in 55 % der Fälle männliche und
  - in 45 % der Fälle weibliche Personen.

Prädisponierende Faktoren
- Der wichtigste Faktor für die Infektion mit S. typhi ist der Kontakt zu kontaminiertem Trinkwasser.

4.18.6 Ätiologie und Pathogenese
- Typhus abdominalis wird durch eine Infektion mit dem Bakterium Salmonella enterica subsp. enterica Serovar Typhi verursacht.
- Eine Schlüsselrolle nimmt kontaminiertes Trinkwasser ein.
- Die direkte Mensch-zu-Mensch-Übertragung spielt nur eine untergeordnete Rolle.
- Inkubationszeit 1–2 Wochen (teilweise auch bis zu 60 Tage)
- hohe Erregerdosis von 10^7 Keimen aufgrund geringer Säuretoleranz notwendig

4.18.7 Klassifikation und Risikostratifizierung
- Der Typhus abdominalis zeigt einen charakteristischen mehrphasigen Verlauf:
  - 1. Krankheitsphase (**Stadium incrementi**)
  - gegen Ende der ersten Krankheitswoche Übergang in **Stadium fastigii**

4.18.8 Symptomatik
Stadium incrementi
- Müdigkeit und Abgeschlagenheit
- Kopfschmerzen
- unproduktiver Husten
- allgemeines abdominales Unwohlsein
- langsamer, treppenförmiger Fieberanstieg

Stadium fastigii
- häufig:
  - anhaltend hohes Fieber über 40 °C
  - Vigilanzminderungen bis hin zur Somnolenz
  - relative Bradykardie
  - Leukopenie, evtl. zusätzlich Anämie und Thrombopenie, selten Leukozytose
  - Hepatosplenomegalie
  - Diarrhöen ca. ab dem 14. Krankheitstag
    - verursacht durch Zerstörung der Peyer-Plaques des Dünndarms
    - erbsbreiartige Konsistenz
    - können auch vollständig fehlen
  - abdominelle Schmerzen, betont im Unterbauch
- selten:
  - 2–4 mm große, rosa-rötliche, fleckförmige, nicht juckende Hauteffloreszenzen (Roseolen) an Rumpf und Extremitäten
  - Typhuszunge (die Zunge ist in der Mitte grau-weißlich belegt, an den Rändern und der Zungenspitze zeigen sich rote Ränder)
  - gastrointestinale Blutungen durch die Zerstörung der Peyer-Plaques
  - Endokarditis
  - Meningitis
  - thrombembolische Ereignisse

4.18.9 Diagnostik
Diagnostisches Vorgehen
- Die Diagnose eines Typhus abdominalis stützt sich auf die Kombination von
  - klinischer Symptomatik,
  - Reiseanamnese und
  - bakteriologischer Befunde.
- Beweisend ist der mikrobiologische Erregernachweis.
  - Negative Kulturergebnisse schließen allerdings, gerade in der ersten Krankheitswoche, einen Typhus abdominalis nicht aus.

Anamnese
- Entscheidend ist die Erhebung einer Reiseanamnese, insbesondere die Reise in Hochendemiegebiete (Tropen, v. a. indischer Subkontinent).
- Kontakt zu bekannten Typhuspatienten

Körperliche Untersuchung
- klassische typhusassoziierte Zeichen:
  - Roseolen
  - Typhuszunge
- uncharakteristische Zeichen:
  - Abdomen:
    - diffuser abdominaler Druckschmerz mit punctum maximum im Unterbauch
    - ggf. mit Abwehrspannung
    - Hepatosplenomegalie
    - Schmerzen im Bereich der Nierenlager
  - Cor:
    - relative Bradykardie
    - Herzgeräusch bei Endokarditis (Fehlen schließt eine Endokarditis nicht aus)

- ZNS:
  - Meningismus (Fehlen schließt eine Meningitis nicht aus)
  - Vigilanzmindeurng bis zur Somnolenz

Labor

- Leukopenie, seltener Leukozytose
- Thrombopenie
- Anämie
- Aneosinophilie
- Leberfermentanstieg
- Erhöhung von C-reaktivem Protein, Blutsenkungsgeschwindigkeit und Procalcitonin

Mikrobiologie und Virologie

Kulturen

Blutkultur

- Die direkte Anzucht des Erregers aus Blutkulturen (die bei jeder fieberhaften Erkrankung entnommen werden) beweist die Infektion.
- Die besten Resultate finden sich bei nicht antibiotisch behandelten Patienten im Stadium fastigii.
- Ein negatives Resultat schließt eine Infektion nicht aus.
- Bei positivem Kulturbefund ist eine Resistenztestung möglich und anzustreben.

Stuhlkultur

- Nachweis des Erregers erst nach ca. 2–3 Wochen möglich.
- Auch dann nur in 75 % der Fälle positiv.
- Ein negatives Resultat schließt eine Infektion nicht aus.
- Einsatz zum Ausschluss anderer infektiöser Gastroenteritiden

> **Cave**
> Erregernachweis erst nach ca. 2–3 Wochen möglich.

Serologie

- Die Serologie spielt in der Diagnostik des Typhus abdominalis nur eine untergeordnete Rolle.
- In Hochendemiegebieten finden sich hohe Durchseuchungstiter, sodass dort die Gefahr falsch positiver Befunde besteht.
- In Ländern mit niedriger Inzidenz (wie Deutschland) kann ein 4-facher Titeranstieg einen Hinweis auf eine Infektion mit S. typhi liefern (unter antibiotischer Therapie kann der Titer falsch niedrig bleiben!).
- Nachweis von Antikörpern gegen O- und H-Antigen von S. typhi mittels Widal-Reaktion möglich

Bildgebende Diagnostik

Sonografie

- Hepatosplenomegalie
- Nachweis von freier Flüssigkeit oder Abszessen bei V. a. eine Darmperforation
- Darmwandverdickung

4.18.10 Differenzialdiagnosen

Tab. 4.34 Differenzialdiagnosen.

Differenzialdiagnose	Bemerkungen
jede über mehrere Tage anhaltende fieberhafte Erkrankung	Sofern ein anamnestisches Risiko (Reiseanamnese) besteht und kein anderer Fokus eruiert werden kann, sollte Typhus abdominalis in die differenzialdiagnostischen Überlegungen eingeschlossen werden.
andere tropische Fieber, v. a. Malaria	müssen bei entsprechender Reiseanamnese als mögliche Differenzialdiagnosen oder auch parallel bestehende Infektionen in Betracht gezogen werden Bei jedem Patienten mit Rückkehr aus einem Malaria-Risikogebiet sollte bei Vorliegen eines fieberhaften Infekts immer eine entsprechende Diagnostik mit Anfertigung eines „Dicken Tropfens" an mehreren (mind. 3) aufeinanderfolgenden Tagen erfolgen, alternativ stehen PCR-basierte Testverfahren zur Verfügung.
Paratyphus	
virale Hepatitiden	
HIV-Infektion	
Legionellose	
Meningitis	bei im Vordergrund stehender Bewusstseinseinschränkung
Erreger einer infektiösen Gastroenteritis	bei bestehender Diarrhö-Symptomatik

4.18.11 Therapie

Therapeutisches Vorgehen

- Grundlage der Therapie sind
  - die Gabe von Antibiotika sowie
  - supportive Maßnahmen (Ausgleich des Flüssigkeitsverlusts mittels oraler oder intravenöser Zufuhr von Flüssigkeit und Elektrolyten).

Pharmakotherapie

- Mittel der 1. Wahl sind
  - **Ciprofloxacin** 500 mg 2 × tgl. (Cave: nicht bei Kindern einsetzen) oder
  - **Ceftriaxon** 2 g 1–2 × tgl. über einen Zeitraum von 10–14 d.
- Chloramphenicol als klassisches Therapeutikum bei Typhus abdominalis besitzt eine geringe Effektivität und eine höhere Nebenwirkungsrate, sodass es nicht mehr als Mittel der ersten Wahl anzusehen ist.
- Ebenfalls geeignet sind Cotrimoxazol oder Amoxicillin
- Es zeigt sich eine zunehmende Resistenzentwicklung, insbesondere gegenüber Chinolonen, bei Rückkehrern vom indischen Subkontinent.
  - Hier kann Azithromycin eingesetzt werden.
- Wenn ein kultureller Erregernachweis gelingt, sollte eine Resistenztestung erfolgen und die Therapie entsprechend angepasst werden.
- Bei Enzephalopathie kann eine zusätzliche Gabe von Dexamethason zur Reduktion der Mortalität beitragen.

4.18.12 Nachsorge

- 2–5 % der Patienten scheiden dauerhaft Salmonellen im Stuhl aus.
- Dauerausscheider können trotz fehlender Symptome die Erkrankung übertragen.
- Daher werden Kontrollen auf eine Negativierung der Stuhlkultur insbesondere bei Personen empfohlen, die
  - im Lebensmittelbereich,
  - in Gemeinschaftsunterkünften oder
  - dem Gesundheitswesen arbeiten.

4.18.13 Verlauf und Prognose

- Bei rechtzeitiger Initiierung einer resistenzgerechten antibiotischen Therapie liegt die Letalität der Erkrankung unter 1 %.
- Da die Erreger intrazellulär vorliegen, kann in den ersten Tagen der Therapie die Symptomatik persistieren und erst im Verlauf eine Besserung zeigen.
- 2–5 % der Patienten scheiden nach durchgemachter Erkrankung dauerhaft Salmonellen im Stuhlgang aus.
  - Hier kann ein Therapieversuch mit Ciprofloxacin über 4 Wochen oder Ceftriaxon über 2 Wochen erfolgen.
- Insbesondere bei gleichzeitigem Vorliegen eines Gallensteinleidens ist oft zusätzlich eine Cholezystektomie notwendig.

4.18.14 Prävention

- Die wichtigste präventive Maßnahme bei Reisen in Endemiegebiete ist die **Einhaltung einer konsequenten Hygiene**, um die Übertragung von S. typhi zu verhindern.
- Da der Hauptübertragungsweg kontaminiertes Trinkwasser ist, sollte Wasser nur aus abgefüllten Flaschen getrunken werden.
  - Auch aus Leitungswasser hergestellte Eiswürfel/ Eis sollten vermieden werden.
  - Ebenso sollte Leitungswasser nicht zum Zähneputzen verwendet werden.
- Bei Reisen in Endemiegebiete steht ein **oraler Lebendimpfstoff** zur Verfügung, die Verabreichung von 3 Dosen führt bei ca. 60 % der Geimpften zu einer Immunität für 1 Jahr.
- Zudem steht ein paraenteraler Impfstoff zur Verfügung, der bei ca. 60 % der Geimpften zu einem Schutz über 2–3 Jahre führt.

> **Cave**
> 3 Tage vor und nach Einnahme des oralen Lebendimpfstoffs sollten Antibiotika und Antimalariamittel vermieden werden.

4.18.15 Quellenangaben

[1] Date KA, Newton AE, Medalla F et al. Changing Patterns in Enteric Fever Incidence and Increasing Antibiotic Resistance of Enteric Fever Isolates in the United States, 2008–2012. Clin Infect Dis 2016; 63: 322–329

[2] Hohmann E, Calderwood S, Baron E. Treatment and prevention of typhoid fever. In: Rose BD, Hrsg. UpToDate. Waltham, MA: UpToDate; 2008

[3] Mogasale V, Maskery B, Ochiai RL et al. Burden of typhoid fever in low-income and middle-income countries: a systematic, literature-based update with risk-factor adjustment. Lancet Glob Health 2014; 2: e570–e580

[4] Robert-Koch-Institut. Aktuelle Statistik meldepflichtiger Infektionskrankheiten, Deutschland. Epidemiol Bull 2018; 21: 202–204

[5] Robert-Koch-Institut. Ratgeber Typhus und Paratyphus. Im Internet: https://www.rki.de/DE/Content/Infekt/EpidBull/Merkblaetter/Ratgeber_Typhus_Paratyphus.html; Stand: 29.11.2018

4.19 Paratyphus

A. Stallmach, P. Reuken

4.19.1 Steckbrief

Beim Paratyphus handelt es sich um eine systemische Infektionskrankheit, verursacht durch eine Infektion mit Salmonella paratyphi. Die Symptomatik ist der einer Infektion mit Salmonella typhi sehr ähnlich, der Verlauf aber in der Regel milder. Die Therapie erfolgt mit systemisch wirkenden Antibiotika (Chinolone oder Cephalosporine).

4.19.2 Synonyme
- keine

4.19.3 Keywords
- Salmonella paratyphi
- kontaminiertes Trinkwasser
- Ciprofloxacin
- Ceftriaxon

4.19.4 Definition
- systemische Infektion durch das gramnegative Bakterium Salmonella paratyphi

> **M!**
> Klinischer Verdacht auf, Infektion an und Tod durch Paratyphus sind nach § 6 Abs. 1 Nr. 1 IfSG namentlich meldepflichtig.

4.19.5 Epidemiologie

Häufigkeit
- Die Serotypen A und C kommen insbesondere in warmen, tropischen Regionen vor, v. a. unter schlechten hygienischen Bedingungen.
- Der Serotyp B ist weltweit verbreitet.
- Deutschland: 2017 41 Erkrankungen an das Robert-Koch-Institut (RKI) gemeldet.
- In Deutschland auftretende Fälle sind nahezu alle mit einer entsprechenden Reiseanamnese verbunden
- Inzidenz in Deutschland 2017: 0,1/100 000 Einwohner
- Weltweit wird die Häufigkeit auf ca. 5 000 000 Fälle/Jahr geschätzt.

Altersgipfel
- nicht bekannt

Geschlechtsverteilung
- nicht bekannt

Prädisponierende Faktoren
- Der wichtigste Faktor für die Infektion mit Salmonella paratyphi ist der Kontakt zu kontaminiertem Trinkwasser.

4.19.6 Ätiologie und Pathogenese
- Paratyphus wird durch eine Infektion mit dem Bakterium Salmonella paratyphi verursacht.
- Es existieren **3 Serotypen** (A-C):
  - Serotyp A und C sind ausschließlich humanpathogen.
  - Von Typ B konnten einzelne Serovare auch in Rinder- und Geflügelbeständen nachgewiesen werden.
- Eine Schlüsselrolle nimmt kontaminiertes Trinkwasser ein.
- Die direkte Mensch-zu-Mensch-Übertragung spielt eine untergeordnete Rolle.
- Die Inkubationszeit beträgt 1–3 Wochen

4.19.7 Klassifikation und Risikostratifizierung
- Der Verlauf des Paratyphus entspricht in der Regel dem eines milden bis mittelschweren Typhus abdominalis.
- Dementsprechend ist auch der Krankheitsverlauf in die gleichen Stadien einteilbar:
  - 1. Krankheitsphase (**Stadium incrementi**)
  - gegen Ende der ersten Krankheitswoche Übergang in **Stadium fastigii**

4.19.8 Symptomatik

Stadium incrementi
- Müdigkeit und Abgeschlagenheit
- Kopfschmerzen
- unproduktiver Husten
- allgemeines abdominales Unwohlsein
- langsamer, treppenförmiger Fieberanstieg

Stadium fastigii
- **häufig:**
  - anhaltend hohes Fieber über 40 °C
  - Vigilanzminderungen bis hin zur Somnolenz
  - relative Bradykardie
  - Leukopenie, evtl. zusätzlich Anämie und Thrombopenie, selten Leukozytose
  - Hepatosplenomegalie
  - Diarrhöen ca. ab dem 14. Krankheitstag
    - verursacht durch Zerstörung der Peyer-Plaques des Dünndarms

- erbsbreiartige Konsistenz
- können auch vollständig fehlen
- i. d. R. im Vergleich zur restlichen Symptomatik bei Paratyphus stärker ausgeprägt als bei Typhus abdominalis
  - abdominelle Schmerzen, betont im Unterbauch
- **selten:**
  - 2–4 mm große, rosa-rötliche, fleckförmige, nicht juckende Hautefforeszenzen (Roseolen) an Rumpf und Extremitäten
  - Typhuszunge (die Zunge ist in der Mitte grau-weißlich belegt, an den Rändern und der Zungenspitze zeigen sich rote Ränder)
  - gastrointestinale Blutungen durch die Zerstörung der Peyer-Plaques
  - Endokarditis
  - Meningitis
  - thrombembolische Ereignisse

4.19.9 Diagnostik

Diagnostisches Vorgehen

- Die Diagnose eines Paratyphus stützt sich insbesondere auf
  - mikrobiologische Befunde in Kombination mit
  - der klinischen Symptomatik und
  - einer entsprechenden (Reise-)Anamnese.
- Beweisend ist der mikrobiologische Erregernachweis.
  - Negative Kulturergebnisse schließen allerdings, gerade in der ersten Krankheitswoche, einen Paratyphus nicht aus.

Anamnese

- Entscheidend ist die Erhebung einer Reiseanamnese, insbesondere die Reise in Hochendemiegebiete (Tropen, v. a. indischer Subkontinent).
- Kontakt mit bekannten Patienten mit Paratyphus

Körperliche Untersuchung

- klassische typhusassoziierte Zeichen können auch bei Paratyphus auftreten:
  - Roseolen
  - Typhuszunge
- uncharakteristische Zeichen:
  - Abdomen:
    - diffuser abdominaler Druckschmerz mit punctum maximum im Unterbauch
    - ggf. mit Abwehrspannung
    - Hepatosplenomegalie
    - Schmerzen im Bereich der Nierenlager
  - Cor:
    - relative Bradykardie
    - Herzgeräusch bei Endokarditis (Fehlen schließt eine Endokarditis nicht aus)
  - ZNS:
    - Meningismus (Fehlen schließt eine Meningitis nicht aus)
    - Vigilanzminderung bis zur Somnolenz

Labor

- Leukopenie, seltener Leukozytose
- Thrombopenie
- Anämie
- Aneosinophilie
- Leberfermentanstieg
- Erhöhung von C-reaktivem Protein, Blutsenkungsgeschwindigkeit und Procalcitonin

Mikrobiologie und Virologie

Kulturen

Blutkultur

- Die direkte Anzucht des Erregers aus Blutkulturen (die bei jeder fieberhaften Erkrankung entnommen werden) beweist die Infektion.
- Die besten Resultate finden sich bei nicht antibiotisch behandelten Patienten im Stadium fastigii.
- Ein negatives Resultat schließt eine Infektion nicht aus.
- Bei positivem Kulturbefund ist eine Resistenztestung sinnvoll.

Stuhlkultur

- Nachweis des Erregers erst nach ca. 2 Wochen möglich.
- Ein negatives Resultat schließt eine Infektion nicht aus.
- wichtig zum Ausschluss anderer infektiöser Gastroenteritiden

> **Cave**
> Erregernachweis erst nach ca. 2 Wochen möglich.

Serologie

- Die Serologie spielt in der Diagnostik des Paratyphus nur eine untergeordnete Rolle.
- In Hochendemiegebieten finden sich hohe Durchseuchungstiter, sodass dort die Gefahr falsch positiver Befunde besteht.
- In Ländern mit niedriger Inzidenz (wie Deutschland) kann ein 4-facher Titeranstieg einen Hinweis auf eine Infektion mit S. paratyphi liefern (unter antibiotischer Therapie kann der Titer falsch niedrig bleiben!).

Bildgebende Diagnostik

Sonografie

- Hepatosplenomegalie
- Nachweis von freier Flüssigkeit oder Abszessen bei V. a. eine Darmperforation
- Darmwandverdickung

4.19.10 Differenzialdiagnosen

Tab. 4.35 Differenzialdiagnosen.

Differenzialdiagnose	Bemerkungen
jede über mehrere Tage anhaltende fieberhafte Erkrankung	Sofern ein anamnestisches Risiko (Reiseanamnese) besteht und kein anderer Fokus eruiert werden kann, sollte Paratyphus in die differenzialdiagnostischen Überlegungen eingeschlossen werden.
andere tropische Fieber- und Durchfallerkrankungen, v. a. Malaria und Typhus abdominalis	müssen bei entsprechender Reiseanamnese als mögliche Differenzialdiagnosen oder auch parallel bestehende Infektionen in Betracht gezogen werden. Bei jedem Patienten mit Rückkehr aus einem Malaria-Risikogebiet sollte bei Vorliegen eines fieberhaften Infekts immer eine entsprechende Diagnostik mit Anfertigung eines „Dicken Tropfens" an mehreren (mind. 3) aufeinanderfolgenden Tagen erfolgen, alternativ stehen PCR-basierte Testverfahren zur Verfügung.
virale Hepatitiden	
HIV-Infektion	
Legionellose	
Meningitis	bei im Vordergrund stehender Bewusstseinseinschränkung
Erreger einer infektiösen Gastroenteritis	bei bestehender Diarrhö-Symptomatik

4.19.11 Therapie

Therapeutisches Vorgehen

- Grundlage der Therapie sind
  - die Gabe von Antibiotika sowie
  - supportive Maßnahmen (Ausgleich des Flüssigkeitsverlusts mittels oraler oder intravenöser Zufuhr von Flüssigkeit und Elektrolyten).
- Das therapeutische Vorgehen entspricht dem bei Vorliegen eines Typhus abdominalis (siehe Kap. 4.18).

Pharmakotherapie

- Mittel der 1. Wahl sind
  - **Ciprofloxacin** 500 mg 2 × tgl. (Cave: nicht bei Kindern einsetzen) oder
  - **Ceftriaxon** 2 g 1–2 × tgl. über einen Zeitraum von 10–14 d.
- Ebenfalls geeignet sind Cotrimoxazol oder Amoxicillin
- Es zeigt sich eine zunehmende Resistenzentwicklung, insbesondere gegenüber Chinolonen, bei Rückkehrern vom indischen Subkontinent.
  - Hier kann Azithromycin eingesetzt werden.
- Wenn ein kultureller Erregernachweis gelingt, sollte eine Resistenztestung erfolgen und die Therapie entsprechend angepasst werden.

4.19.12 Nachsorge

- Patienten können nach einer Infektion mit S. paratyphi dauerhaft Salmonellen im Stuhl ausscheiden.
- Dauerausscheider können trotz fehlender Symptome die Erkrankung übertragen.
- Daher werden Kontrollen auf eine Negativierung der Stuhlkultur insbesondere bei Personen empfohlen, die
  - im Lebensmittelbereich,
  - in Gemeinschaftsunterkünften oder
  - dem Gesundheitswesen arbeiten.

4.19.13 Verlauf und Prognose

- Bei rechtzeitiger Initiierung einer resistenzgerechten antibiotischen Therapie liegt die Letalität der Erkrankung unter 1 %.
- Da die Erreger intrazellulär vorliegen, kann in den ersten Tagen der Therapie die Symptomatik persistieren und erst im Verlauf eine Besserung zeigen.
- Patienten, die zu Salmonellen-Dauerausscheidern werden:
  - Therapieversuch mit Ciprofloxacin über 4 Wochen oder Ceftriaxon über 2 Wochen
  - Insbesondere bei gleichzeitigem Vorliegen eines Gallensteinleidens ist oft zusätzlich eine Cholezystektomie notwendig.

4.19.14 Prävention

- Die wichtigste präventive Maßnahme bei Reisen in Endemiegebiete ist die **Einhaltung einer konsequenten Hygiene**, um die Übertragung von S. paratyphi zu verhindern.
- Da der Hauptübertragungsweg kontaminiertes Trinkwasser ist, sollte Wasser nur aus abgefüllten Flaschen getrunken werden.
  - Auch aus Leitungswasser hergestellte Eiswürfel/Eis sollten vermieden werden.
  - Ebenso sollte Leitungswasser nicht zum Zähneputzen verwendet werden.

4.19.15 Quellenangaben

[1] Robert-Koch-Institut. Aktuelle Statistik meldepflichtiger Infektionskrankheiten, Deutschland. Epidemiol Bull 2018; 21: 202–204
[2] Robert-Koch-Institut. Ratgeber Typhus und Paratyphus. Im Internet: https://www.rki.de/DE/Content/Infekt/EpidBull/Merkblaetter/Ratgeber_Typhus_Paratyphus.html; Stand: 29.11.2018

4.20 Clostridium-difficile-Infektion

V. Moos, T. Schneider

4.20.1 Steckbrief

Die Clostridium-difficile-Infektion führt aufgrund von bakteriellen Toxinen zu einer Schädigung des Kolons. Die Infektion kann sich durch den Einsatz von Antibiotika und der damit induzierten Schädigung der Mikrobiota des Darms etablieren. Clostridium difficile (C. difficile) ist der häufigste bakterielle Erreger von nosokomialen Durchfällen. Die Infektion mit C. difficile betrifft vor allem ältere Patienten, die Häufigkeit ist in den letzten Jahren deutlich angestiegen. Die C.-difficile-Infektion wird durch Aufnahme von Sporen des Erregers oder ein verstärktes Wachstum geringer Zahlen bereits vorhandener Erreger verursacht. Die Erreger können sich aufgrund des fehlenden Schutzes durch das natürliche Darmmikrobiom vermehren und in der Folge Toxine sezernieren. Die Toxine verursachen schwere Diarrhöen und können Ursache einer pseudomembranösen Kolitis sein. Problematisch sind besonders rezidivierende Verläufe.

4.20.2 Aktuelles

- Vielversprechende Impfstoffe (z. B. ACAM-CDIFF™), die die Induktion von protektiven Antikörpern gegen Toxin A und B zum Ziel haben, befinden sich zurzeit in klinischen Phase-II/III-Studien; mit Ergebnissen kann voraussichtlich 2020 gerechnet werden.
- Bei hohem Rezidivrisiko und Vorliegen von Risikofaktoren für Komplikationen wie Immunsuppression oder Komorbidität kann der Einsatz von Fidaxomicin erwogen werden [7].
- Der Einsatz des humanisierten monoklonalen Antikörpers gegen C.-difficile-Toxin-B (Bezlotuxumab) zeigte einen Vorteil hinsichtlich der Vermeidung von Rezidiven [10].
- Die Antibiotika Fusidinsäure [2], Nitazoxamid [8], Teicoplanin [9], Ramoplanin [8], Surotomycin [1], Cadazolid [6] und das toxinbindende Polymer Tolevamer [4] befinden sich aktuell in Phase-III-Studien.

4.20.3 Synonyme

- Clostridium-difficile-assoziierte Diarrhö (CDAD)
- antibiotikaassoziierte Enteritis, Enterokolitis oder Kolitis
- Clostridienenteritis
- Clostridienenterokolitis
- Enterokolitis bzw. Kolitis durch Clostridium difficile
- pseudomembranöse (Entero-)Kolitis durch Clostridium difficile

4.20.4 Keywords

- Antibiotika
- Durchfall
- toxisches Megakolon
- pseudomembranöse Kolitis
- Ileus

4.20.5 Definition

- durch C.-difficile-Toxine ausgelöste Diarrhö und/oder Kolitis
- Ursache: verstärktes Wachstum von C. difficile im Dickdarm bei – in der Regel durch Antibiotikaeinsatz – gestörtem Mikrobiom

4.20.6 Epidemiologie

- C. difficile ist der häufigste Durchfallerreger im Krankenhaus.
- Die C.-difficile-Infektion zählt zu den wenigen identifizierbaren Ursachen, die zu einem Anstieg der Morbidität und Letalität im Krankenhaus von Patienten über 80 Jahren der letzten Jahre geführt haben.
  - Letalität stieg zwischen 2000 und 2007 um 400 %.
- In Europa werden ca. 65 Ribotypen von C. difficile beschrieben.
  - Die Prävalenz des in Nordamerika als besonders virulent beschriebenen Ribotyps 027 liegt bei etwa 5 %.
  - Im Gegensatz zu Nordamerika kann in Europa keine so eindeutige Korrelation der Schwere der Erkrankung mit dem Ribotypen 027 von C. difficile nachgewiesen werden.

Häufigkeit

- Die C.-difficile-Infektion betrifft ca. 1 % aller im Krankenhaus aufgenommenen Patienten und ist damit die häufigste Ursache einer nosokomialen Diarrhö. Nur in ca. 10 % der Fälle wird die Infektion ambulant erworben
- Weltweit nimmt die Häufigkeit der C.-difficile-Infektion zu.
- 2016 wurden dem Robert-Koch-Institut 2337 schwere Verlaufsformen der C.-difficile-Infektion gemeldet.

- In Sachsen, dem einzigen Bundesland mit genereller Meldepflicht, liegt die Inzidenz bei 5–20 Fällen pro 100 000 Einwohner.
- In den USA kommt es geschätzt zu 500 000 Erkrankungen pro Jahr. Etwa 6 % der Patienten sterben an deren Folgen.
- Bei mehr als 20 % der erwachsenen Patienten, die über eine Woche im Krankenhaus liegen, kann C. difficile in den Fäzes nachgewiesen werden. Mit der Dauer des Krankenhausaufenthalts steigt das Risiko, C. difficile zu erwerben.
- Die Durchseuchungsrate in der Bevölkerung liegt dagegen bei nur bei 1–3 %.

Altersgipfel

- Die C.-difficile-Infektion tritt vor allem bei älteren Patienten (Durchschnittsalter ca. 75 Jahre) mit schwerer Grunderkrankung oder Immunsuppression auf.

Geschlechtsverteilung

- Die Geschlechtsverteilung ist ausgeglichen.

Prädisponierende Faktoren

- Der wichtigste prädisponierende Faktor ist die Einnahme von Antibiotika für mehr als 10 Tage während der letzten 3 Monate.
- Als erste Präparate wurden Clindamycin, Ampicillin und Cephalosporine mit einer C.-difficile-Infektion in Verbindung gebracht.
- Zweit- und Drittgenerations-Cephalosporine, besonders Cefotaxim, Ceftriaxon, Cefuroxim und Ceftazidim sind ebenfalls häufig mit dieser Erkrankung assoziiert.
- Die Fluorochinolone Ciprofloxacin, Levofloxacin und Moxifloxacin sind insbesondere bei Ausbrüchen in Krankenhäusern relevant.
- Auch Vancomycin und Metronidazol erhöhen das Risiko einer C.-difficile-Infektion.
- Ein geringeres Risiko besteht bei Kombinationspräparaten von Penicillin und Betalaktamase-Hemmern, wie Ticarcillin/Clavulansäure und Piperacillin/Tazobactam.
- Nur in Einzelfällen erkranken Patienten ohne vorherige Antibiotikaeinnahme.
- Ebenfalls zu den Risikofaktoren zählen:
  - Alter > 65 Jahre
  - lange Krankenhausaufenthalte, insbesondere auf der Intensivstation
- Die Einnahme von Protonenpumpeninhibitoren kann die Infektion fördern.
- Weitere prädisponierende Faktoren sind:
  - Malignome
  - Chemotherapie
  - Immunsuppression
  - parenterale Ernährung
  - abdominale Operationen

- Rezidive sind seltener, wenn Patienten der Erstinfektion vermehrt Antikörper gegen C.-difficile-Toxine bilden.
- Neben den häufigeren Komorbiditäten wird daher auch die Alterung des Immunsystems (Immunoseneszenz) als Ursache für schwere Verläufe bei älteren Patienten angenommen.

4.20.7 Ätiologie und Pathogenese

- C. difficile ist ein obligat anaerobes, grampositives, sporenbildendes Stäbchenbakterium und wird von symptomatischen und asymptomatischen Patienten und zahlreichen Tieren mit dem Stuhl ausgeschieden.
- Die Sporen sind in der Natur weit verbreitet, überleben aerob, sind extrem resistent gegenüber Umwelteinflüssen und kommen gehäuft in Krankenhäusern, Alten- und Pflegeheimen vor.
- Die Sporen werden oral aufgenommen, überleben die Magenpassage, vermehren sich im Dünndarm und besiedeln den Dickdarm.
- Im Kolon produzieren toxinbildende C. difficile drei Toxine:
  - Toxin A, ein Enterotoxin
  - Toxin B, ein Zytotoxin
  - das binäre Toxin (CDT)
- CDT wurde bei bisher etwa 6 % aller Isolate nachgewiesen.
  - Es ist mit dem C.-perfringens-Iota-Toxin verwandt und seine Bedeutung bei der Pathogenese der C.-difficile-Infektion ist noch unklar.
  - Es ist allerdings in allen Isolaten des sich zunehmend international ausbreitenden Stamms vom Ribotyp 027 (NAP1/BI/027) vorhanden, der teilweise als hochvirulent beschrieben ist.
- Studien mit molekularer Auftrennung der Toxingene in isogene Mutanten weisen darauf hin, dass Toxin B der wichtigere Virulenzfaktor ist.
- Wenn Patienten nicht ausreichend neutralisierende Antikörper gegen die Toxine produzieren, manifestiert sich die Infektion.
- Die Toxine lösen Prozesse aus, die zu einer Barrierestörung, Durchfall und der Ausbildung von Pseudomembranen führen. Eine epitheliale Barrierestörung wird durch die Zerstörung des Zytoskeletts der Zelle ausgelöst, was zu einem Verlust der Zellform, der Adhärenz und des Zellkontakts führt

4.20.8 Symptomatik

- C. difficile verursacht in der Regel Durchfall.
- Der Stuhl ist selten blutig, variiert in der Konsistenz von weich und ungeformt bis wässrig oder schleimig und riecht meist charakteristisch faulig.
- Es können bis zu 20 Stühle pro Tag vorkommen
- Weitere auffällige klinische Symptome und Laborbefunde sind:

- Leukozytose bei ca. 50 %
- Fieber bei ca. 28 %
- kolikartige Bauchschmerzen bei ca. 22 % der Patienten
- In etwa der Hälfte der Fälle kann es zu einer pseudomembranösen Kolitis kommen.
  - Hierbei kommt es zu starken entzündlichen Schäden der Darmschleimhaut.
  - Bei der endoskopischen Untersuchung fallen weißliche bis gelbliche Auflagerungen aus nekrotischen Leukozyten, Fibrin, Schleim und Zelldebris auf der Mukosa auf, die als Pseudomembranen bezeichnet werden.
- In etwa 20 % der Fälle tritt ein paralytischer Ileus als Hauptsymptom auf, bei dem häufig nicht an eine C.-difficile-Infektion gedacht wird. Tritt der Ileus jedoch in Kombination mit einer Leukozytose über 15 000/mm^3 auf, sollte eine mögliche C.-difficile-Infektion unbedingt überprüft werden, da diese Patienten ein erhöhtes Risiko für Komplikationen wie Sepsis oder ein toxisches Megakolon aufweisen.
- Bei prolongierter Symptomatik kann eine Hypalbuminämie und ein enterales Eiweißverlustsyndrom auftreten.
- Sepsis, SIRS (Systemisches inflammatorisches Response-Syndrom) und Nierenversagen können die Folgen einer schweren Infektion sein.

4.20.9 Diagnostik

Diagnostisches Vorgehen

- Die Diagnose einer C.-difficile-Infektion basiert auf der Kombination folgender klinischer Kriterien:
  - Durchfall ohne anderen erkennbaren Grund ($\geq$ 3 ungeformte Stühle in 24 h für $\geq$ 2 Tage)
  - Nachweis von Toxin A oder B oder von toxinbildendem C. difficile im Stuhl
  - Nachweis von Pseudomembranen bei der Koloskopie
- Trotz der zahlreichen vorhandenen Testverfahren hat kein einzelner der herkömmlichen Tests für sich eine hohe Sensitivität, Spezifität oder eine schnelle Bearbeitungszeit, sodass oft eine Kombination von schnellen, eventuell nicht sehr sensitiven (z. B. Toxin-Enzym-Immunoassay) mit langsamen, aber sensitiven Tests (z. B. anaerobe toxigene Kultur, Zellkultur, Zytotoxizitätstest) notwendig ist.

Anamnese

- Durchfälle, die bei Patienten über 65 Jahren nach Einnahme von Antibiotika auftreten, sind mit hoher Wahrscheinlichkeit C. difficile assoziiert.
- Prädisponierende Faktoren, z. B. Immunsuppression oder Chemotherapie, müssen abgefragt werden.

Körperliche Untersuchung

- Bei der körperlichen Untersuchung imponiert oft das Kolon vor allem ausgedehnt im linken Unterbauch.
- Meist besteht nur geringer lokaler Druckschmerz
- In schweren Fällen ohne Durchfall kann ein akutes Abdomen (mit oder ohne toxisches Megakolon) Zeichen einer Obstruktion, eines Ileus oder einer Verdickung der Darmwand aufweisen.

Labor

- Eine Leukozytose kann bei der Hälfte der Patienten nachgewiesen werden.
- Der CRP kann erhöht sein, besonders bei bei pseudomembranöser Kolitis.
- Eine Leukozytose (> 15 000/mm^3), reduziertes Serumalbumin (< 30 g/L) und ein Anstieg des Serumkreatinins ($\geq$ 1,5 mg/dl) weisen auf einen schweren Verlauf hin.

Mikrobiologie und Virologie

Kulturen

- Die Stuhlkultur toxinbildender C. difficile ist ein bei symptomatischen Patienten der Goldstandard zur Diagnose der C.-difficile-Infektion.
  - sensitivster Test mit sehr hoher Spezifität
  - dauert oft zu lange (48–96h)
- Zytotoxintest in der Zellkultur:
  - sehr spezifisch, aber weniger sensitiv als die Stuhlkultur
  - dauert lange und ist nicht überall in die Routine integriert

Serologie

- Enzym-Immunoassay (EIA) für GDH:
  - sensitiver initialer Suchtest
  - benötigt aber einen zusätzlichen Bestätigungstest für toxigene Infektion
- EIA für Toxin A oder Toxine A und B aus dem Stuhl:
  - Test ist schnell
  - weniger sensitiv als Stuhlkultur oder der Zellkultur-Zytotoxintest

Molekularbiologie

- Nukleinsäure-Amplifikations-Tests (NAAT), einschließlich der PCR für die C.-difficile-Toxine A und B sind zur Diagnostik zugelassen und stellen ein schnelles sowie hochsensitives und hochspezifisches Verfahren dar.
- Der PCR-Nachweis der Glutamatdehydrogenase (GDH) von C. difficile benötigt zusätzlichen Bestätigungstest für toxigene Infektion.

Bildgebende Diagnostik

Sonografie

- In Fällen, bei denen der Toxin- oder Erregernachweis nicht möglich ist, kann die Kolitis mittels Sonografie nachgewiesen werden.
- Bei den schweren Fällen ohne Durchfall kann ein Ileus, ein toxisches Megakolon oder eine verdickte Darmwand sichtbar gemacht werden.
- Bei schweren Verläufen kann mittels Sonografie des Abdomens ein Aszites nachgewiesen werden.

CT

- Wie bei der Sonografie können mittels Computertomografie (CT) des Abdomens nachgewiesen werden:
  - Kolitis
  - Ileus
  - toxisches Megakolon
  - verdickte Darmwand (▶ Abb. 4.21)
  - Aszites

Instrumentelle Diagnostik

Koloskopie

- Der Nachweis von Pseudomembranen bei der Koloskopie sichert die Diagnose der Infektion mit C. difficile.
- Die Endoskopie ist ein das schnellste diagnostische Verfahren bei schwerkranken Patienten, bei denen der Verdacht auf eine pseudomembranöse Kolitis und akutes Abdomen vorliegt.
- Ein negatives Ergebnis dieser Untersuchung schließt eine C.-difficile-Infektion jedoch nicht aus.

4.20.10 Differenzialdiagnosen

Tab. 4.36 Differenzialdiagnosen.

Differenzialdiagnose	Bemerkungen
chronisch entzündliche Darmerkrankung (CED)	Bei ca. einem Viertel der Patienten mit CED, besonders Colitis ulcerosa, ist im akuten Schub C. difficile im Stuhl nachweisbar. Daher kann zwischen Besiedelung und Superinfektion weder klinisch noch histologisch unterschieden werden.
funktionelle antibiotikaassoziierte Diarrhö	Diese antibiotikaassoziierte Diarrhö kann alle Patienten treffen, wird in der Regel durch Amoxycillin/Clavulansäure oder Erythromycin ausgelöst, ist meist mild und zeitlich limitiert. Sie entsteht aufgrund einer Schädigung des Mikrobioms durch die Antibiose und verminderter Metabolisierung von Kohlenhydraten und kurzkettigen Fettsäuren oder aufgrund einer Steigerung der Darmmotilität.
antibiotikaassoziierte hämorrhagische Kolitis (AAHC)	AAHC wird meistens durch Penicillinderivate ausgelöst und ist im Vergleich zur C.-difficile-Infektion deutlich seltener. Das klinische Bild präsentiert sich oft mit starken abdominellen Schmerzen und blutiger Diarrhö. Die AAHC betrifft eher junge Patienten und ist mit toxinproduzierenden Stämmen von Klebsiella oxytoca assoziiert.
andere intestinale Infektion	Diagnose über Erregernachweis

4.20.11 Therapie

Therapeutisches Vorgehen

- Die initiale Überlegung bei einer C.-difficile-Infektion muss immer sein, ob das induzierende Antibiotikum abgesetzt werden kann und ob dies als Behandlung bereits genügt.

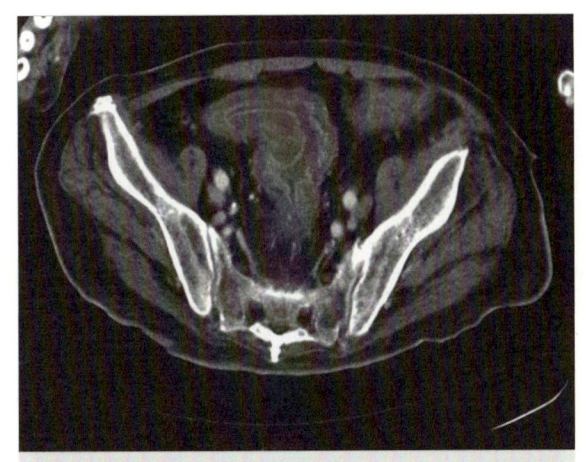

Abb. 4.21 CT bei C.-difficile-Infektion: verdickte Wand des Rektums bei C.-difficile-Kolitis.

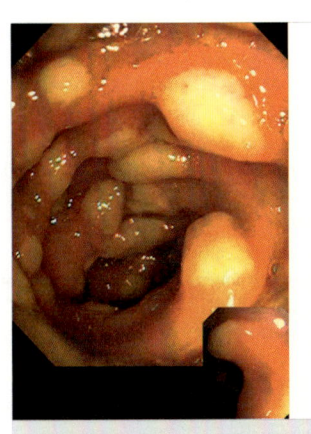

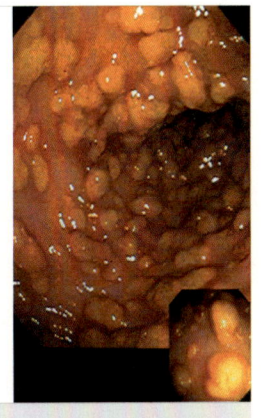

Abb. 4.22 Koloskopie der pseudomembranösen Kolitis: makroskopisches Erscheinungsbild der Schleimhautoberfläche bei einem Patienten mit pseudomembranöser Kolitis.

- Bei schwereren Verläufen, multimorbiden älteren Patienten und bei Patienten, die durch die C.-difficile-Infektion aufgrund des hohen Alters, Immunsuppression, Colitis ulcerosa oder Begleiterkrankungen stark gefährdet sind, kann sich der Zustand sehr schnell verschlechtern.
- Daher sollte bereits bei klinischem Verdacht, bevor Ergebnisse der Stuhldiagnostik vorliegen, neben Substitution von Flüssigkeit und Elektrolyten rasch eine spezifische Therapie eingeleitet werden.

Pharmakotherapie

- Primär sollte die Therapie mit Metronidazol oder Vancomycin eingeleitet werden (▶ Tab. 4.37).
- Vancomycin hat den pharmakodynamischen Vorteil, dass es nicht wie Metronidazol zunächst resorbiert und dann im Darm sezerniert werden muss und daher ohne Verzögerung wirksam ist.
- Bei schwerkranken Patienten, die nicht schlucken können, kann Vancomycin über eine Sonde oder als Einlauf verabreicht werden.
- Fidaxomicin hat den Vorteil, dass es möglicherweise die Darmmikrobiota weniger schädigt als andere nicht resorbierbare Antibiotika.
  - Dies könnte auch erklären, dass Rezidive nach Fidaxomicin gegenüber Vancomycin seltener auftraten.
  - Die extrem hohen Kosten von Fidaxomicin sind allerdings ein Grund, warum es vielerorts nur als Reservemedikament für Patienten mit mehr als einem Rezidiv oder speziellen klinischen Problemen gilt.
- Therapie von Rezidiven:
  - Rezidive ereignen sich bei 15–35 % der Patienten nach primärer Erkrankung.
  - Die häufigste Ursache ist eine erneute Behandlung mit einem Antibiotikum, häufig ohne klare Indikation.
  - Da Resistenzen von C. difficile gegen Vancomycin und Metronidazol nicht bekannt sind kann laut ▶ Tab. 4.37 vorgegangen werden.
- Immunglobuline:
  - Bezlotozumab (humanisierter monoklonaler Antikörper gegen C.-difficile-Toxin-B) zeigte in ersten klinischen Studien einen Vorteil hinsichtlich der Vermeidung von Rezidiven, aber nicht beim initialen Ansprechen.
  - Bezlotozumab wurde daher zur Behandlung von Rezidiven in Kombination mit einem wirksamen Antibiotikum für Erwachsene zugelassen.

Tab. 4.37 Behandlungsempfehlungen bei C.-difficile-Infektion.

Klinik	Behandlung
Erstinfektion, leicht oder moderat*	Metronidazol (2–3 × 500 mg/d p. o. für 10–14 d) Alternativen: Vancomycin (4 × 125 mg/d über 10–14 d) könnte wirksamer sein als Metronidazol
Erstinfektion, schwer (Leukozyten > 15 000/μL und Anstieg von Kreatinin um ≥ 50 %)*,**	Vancomycin (4 × 125 mg/d p. o. für 10–14 d) Alternativen: Fidaxomicin (2 × 200 mg/d über 10 d)
Erstinfektion mit schweren Komplikationen oder fulminanter Verlauf (Hypotonie, Schock, Ileus oder toxischem Megakolon)**	Vancomycin (500 mg p. o. oder über Magensonde) plus Metronidazol (500 mg i. v. alle 8 h) plus ggf. rektale Instillation von Vancomycin (500 mg in 100 ml 0,9 %iger Kochsalzlösung als Retentionseinlauf alle 6–8 h) für teilweise über 2 Wochen Alternativen: statt Metronidazol kann Tigecyclin (100 mg zur Aufsättigung und anschließend 50 mg alle 12 h) erwogen werden
Erstrezidiv	wie bei Erstinfektion, sonst Behandlung dem Schweregrad anpassen Alternativen: Fidaxomicin (2 × 200 mg/d über 10 d) oder Bezlotoxumab (Zinplava; i. v. einmal 10 mg/kg über eine Stunde) plus Vancomycin
Zweitrezidiv	Vancomycin, in abnehmender Dosierung Beispiel für ein Behandlungsschema: 125–500 mg/d 4 × tgl. für 10–14 d, dann 2 × tgl. für 7 d, dann 1 × tgl. für 1 Woche, dann alle 2–3 Tage für 2–8 Wochen Alternativen: Fidaxomicin (2 × 200 mg/d über 10 d) oder Bezlotoxumab (Zinplava; i. v. einmal 10 mg/kg über eine Stunde) plus Vancomycin
mehrere Rezidive	folgende Optionen erwägen: erneut Vancomycinbehandlung in abnehmender Dosierung wie beim Zweitrezidiv Vancomycin (4 × 125 mg/d für 10–14 d), anschließend Rifaximin (2 × 400 mg/d für 2 Wochen) Nitazoxanid (2 × 500 mg für 10 d) Transplantation fäkaler Mikrobiota (Studien belegen die Überlegenheit gegenüber der Behandlung mit hochdosiertem Vancomycin) i. v. Immunglobulin Bezlotozumab (400 mg/kg)

* Primär sprechen 75–95 % der Patienten auf Metronidazol oder Vancomycin an.
** Bisher gibt es keine Studien bei Patienten mit schwerer oder komplizierter C.-difficile-Infektion mit direktem Vergleich von Metronidazol, Vancomycin und Fidaxomicin. Es gibt nur indirekte Vergleiche, wie auch die letzte Cochrane-Analyse gezeigt hat.

- **Stuhltransplantation:**
  - In einigen Fallserien wurden gute Ergebnissen einer Stuhltransplantation bestätigt.
  - Leider sprechen schwerkranke und komplizierte Patienten auf diese Option eher schlecht an.
  - Auch ist das Wissen über die wirksamen Bestandteile der Stuhltransplantate noch gering und standardisierte Transplantate fehlen [3], [5].
- **Probiotika:**
  - Die Ergebnisse von Studien zur Behandlung und Prophylaxe der C.-difficile-Infektion mit Probiotika sind bisher wenig überzeugend.
  - Eine Cochrane-Gruppe zeigte nach der Analyse von 23 Studien, dass Probiotika effektiv und sicher sind.
  - Dennoch hat die amerikanische Gesellschaft für Infektionserkrankungen Probiotika nicht in ihre Empfehlungen aufgenommen, da gute Studien fehlten und die Gefahr von Blutinfektionen durch Probiotika bei schwerkranken Patienten bestünde.
  - Wir sehen zurzeit keine Indikation für Probiotika in der Prophylaxe oder in der Therapie der C.-difficile-Infektion.

Operative Therapie

- Bei Patienten, die auf eine konservative Therapie nicht ansprechen, oder bei Peritonitis und Darmperforation, kann eine Kolektomie lebensrettend sein. Es sollte operiert werden, bevor die Serumlaktatkonzentration 5 mmol/L überschreitet.
- Die Morbidität und Letalität von ca. 40 % bei der Kolektomie können möglicherweise vermindert werden,
  - wenn eine laparoskopische Ileostomie durchgeführt wird,
  - gefolgt von einer Spülung des Kolons mit Polyethylenglykol und
  - einer Gabe von Vancomycin über das Ileostoma.

4.20.12 Nachsorge

- Eine Untersuchung von asymptomatischen Patienten oder Eradikationsversuche bei asymptomatischen Patienten, bei denen der Erreger nach der Behandlung anzüchtbar, aber das Toxin nicht mehr nachweisbar ist, sollten nicht durchgeführt werden.
- Untersuchungen nach einer Therapie und Rückbildung der Diarrhö sind nicht zu empfehlen, da C. difficile und die Toxine bei mehr als 50 % der Patienten weiterhin nachweisbar sind.

4.20.13 Verlauf und Prognose

- Bei ca. 15–20 % der Patienten mit einer C.-difficile-Infektion tritt ein Rezidiv auf, bei etwa der Hälfte dieser Patienten sogar mehrfach.
- Die Letalität der C.-difficile-Infektion ist abhängig von der Schwere der Symptomatik, den Grunderkrankungen sowie dem Alter und liegt zwischen 3–14 %.

4.20.14 Prävention

- Die effektivste Prävention für die C.-difficile-Infektion ist das Vermeiden von Antibiotikaprophylaxen.
- Bei Patienten reicht häufig eine einzige prä- oder perioperative Gabe eines Antibiotikums aus, um eine C.-difficile-Infektion auszulösen.
- Die C.-difficile-Infektion stellt ca. 30 % der Nebenwirkungen dar, die innerhalb von 90 Tagen nach Gabe von Antibiotika auftreten.
- Alle Antibiotika können die Infektion fördern, wobei die Assoziation mit oralen Cephalosporinen und Clindamycin besonders stark und die mit Cotrimoxazol und Doxycyclin geringer ist.
- hygienische Aspekte:
  - Patienten mit C.-difficile-Infektion sollten einzeln oder in Kohorten mit eigener Toiletten isoliert werden.
  - Eine angemessene Schutzkleidung (Handschuhe und Schutzkittel) bei Pflege und Behandlung ist obligat.
  - Alle Untersuchungsgeräte sollte nach dem Gebrauch desinfiziert werden und die Flächendesinfektion sollte mit sporoziden Mitteln erfolgen.
- Impfung:
  - Vielversprechende Impfstoffe befinden sich zurzeit in klinischen Phase-II/III-Studien.
  - In einer Phase-III-Studie wird die Induktion von Antikörpern gegen Toxin A und B untersucht und mit ersten Ergebnissen Ende 2020 gerechnet.

4.20.15 Besonderheiten bei Kindern

- Während der ersten 6 Lebensmonate kann C. difficile bei mehr als 50 % der asymptomatischen Säuglinge nachgewiesen werden.
- Eine manifeste Erkrankung ist bei diesen Kindern aber extrem selten.

4.20.16 Quellenangaben

[1] Daley P, Louie T, Lutz JE et al. Surotomycin versus vancomycin in adults with Clostridium difficile infection: primary clinical outcomes from the second pivotal, randomized, double-blind, Phase 3 trial. J Antimicrob Chemother 2017; 72: 3462–3470
[2] Hedge DD, Strain JD, Heins JR et al. New advances in the treatment of Clostridium difficile infection (CDI). Ther Clin Risk Manag 2008; 4: 949–964
[3] Hocquart M, Lagier JC, Cassir N et al. Early Fecal Microbiota Transplantation Improves Survival in Severe Clostridium difficile Infections. Clin Infect Dis 2018; 66: 645–650
[4] Johnson S, Louie TJ, Gerding DN et al. Vancomycin, metronidazole, or tolevamer for Clostridium difficile infection: results from two multinational, randomized, controlled trials. Clin Infect Dis 2014; 59: 345–354

[5] Kelly CR, Khoruts A, Staley C et al. Effect of Fecal Microbiota Transplantation on Recurrence in Multiply Recurrent Clostridium difficile Infection: A Randomized Trial. Ann Intern Med 2016; 165: 609–616
[6] Louie T, Nord CE, Talbot GH et al. Multicenter, Double-Blind, Randomized, Phase 2 Study Evaluating the Novel Antibiotic Cadazolid in Patients with Clostridium difficile Infection. Antimicrob Agents Chemother 2015; 59: 6266–6273
[7] Mullane KM, Winston DJ, Nooka A et al. A Randomized, Placebo-Controlled Trial of Fidaxomicin for Prophylaxis of Clostridium difficile Associated Diarrhea in Adults undergoing Hematopoietic Stem Cell Transplantation. Clin Infect Dis 2018; DOI:10.1093/cid/ciy484.
[8] Musgrave CR, Bookstaver PB, Sutton SS et al. Use of alternative or adjuvant pharmacologic treatment strategies in the prevention and treatment of Clostridium difficile infection. Int J Infect Dis 2011; 15: e438–448
[9] Popovic N, Korac M, Nesic Z et al. Oral teicoplanin versus oral vancomycin for the treatment of severe Clostridium difficile infection: a prospective observational study. Eur J Clin Microbiol Infect Dis 2018; 37: 745–754
[10] Zar FA. In C difficile infection, adding IV bezlotoxumab to standard antibiotics reduced recurrence at 12 weeks. Ann Intern Med 2017; 166: JC 53

4.20.17 Literatur zur weiteren Vertiefung

- Drekonja D, Reich J, Gezahegn S et al. Fecal Microbiota Transplantation for Clostridium difficile Infection: A Systematic Review. Ann Intern Med 2015, 162: 630
- Hagel S, Epple HJ, Feurle GE et al. [S 2k-guideline gastrointestinal infectious diseases and Whipple's disease]. Z Gastroenterol 2015, 53: 418

4.21 MRGN-Kolonisation und -Infektion

T. Kruis, H.-J. Epple

4.21.1 Steckbrief

Weltweit lässt sich in den letzten Jahren eine Zunahme multiresistenter gramnegativer Stäbchenbakterien (MRGN) beobachten. Multiresistente Enterobakterien und nicht fermentierende Bakterien wie P. aeruginosa oder A. baumanii kolonisieren den Gastrointestinaltrakt und sind wichtige Erreger extraintestinaler Infektionen (primäre Bakteriämien, nosokomiale und beatmungsassoziierte Pneumonien, Wund- oder Harnwegsinfektionen). Durch multiresistente Erreger ausgelöste Erkrankungen gehen im Vergleich zu Infektionen mit empfindlichen Stämmen mit einer schlechteren Prognose einher. Besonders problematisch sind Carbapenemase-bildende Erreger, da hier zumeist nur sehr limitierte therapeutische Optionen bestehen. In solchen Fällen muss häufig auf nebenwirkungsreiche Colistin-basierte Kombinationstherapien zurückgegriffen werden.

4.21.2 Synonyme

- Infektion durch multiresistente gramnegative Erreger

4.21.3 Keywords

- 3MRGN
- 4MRGN
- ESBL
- Carbapenemase

4.21.4 Definition

- Viele verschiedene Resistenzgene können zur Entstehung von MRGN beitragen. Daher hat sich in Deutschland eine Einteilung der MRGN auf Basis der phänotypischen Resistenz gegenüber 4 Antibiotikaklassen durchgesetzt.
- Gemäß den Empfehlungen der Kommission für Krankenhaushygiene und Infektionsprävention (KRINKO) des Robert-Koch-Instituts (RKI) erfolgt die Einteilung (▶ Tab. 4.38) anhand des Resistenzmusters gegenüber
  ○ Acylureidopenicillinen,
  ○ Cephalosporinen der 3. und 4. Generation,
  ○ Carbapenemen und
  ○ Fluorchinolonen.
- **3MRGN**: Resistenz gegenüber 3 der genannten Antibiotikagruppen
- **4MRGN**: Resistenz gegenüber 4 der genannten Antibiotikagruppen
- Gramnegative Stäbchen mit nachgewiesener Carbapenemase werden immer als 4MRGN klassifiziert, auch wenn noch Empfindlichkeit gegenüber Flourchinolonen oder Carbapenemen bestehen sollte.

Tab. 4.38 Klassifizierung multiresistenter gramnegativer Stäbchen (MRGN) auf Basis ihrer phänotypischen Resistenzeigenschaften gemäß KRINKO-Empfehlung.

Antibiotikagruppe	Leitsubstanz	Enterobakterien		P. aeruginosa		A. baumanii	
		3MRGN	4MRGN	3MRGN	4MRGN	3MRGN	4MRGN
Acylureidopenicilline	Piperacillin	R	R	nur eine der 4 Antibiotikagruppen wirksam (S oder I)	R	R	R
Cephalosporine der 3./4. Generation	Cefotaxim und/oder Ceftazidim	R	R		R	R	R
Carbapeneme	Imipenem und/oder Meropenem	S oder I	R		R	S oder I	R
Fluorchinolone	Ciprofloxacin	R	R		R	R	R

S: sensibel; I: sensibel bei erhöhter Exposition; R: resistent oder intermediär empfindlich

4.21.5 Epidemiologie
Häufigkeit
- Nach Erhebungen der Paul-Ehrlich-Gesellschaft lässt sich seit 1995 ein deutlicher Anstieg der Prävalenz verschiedener 3MRGN- und 4MRGN-Stäbchenbakterien in Deutschland feststellen.
- Im Jahr 2013 fand sich ein 3MRGN-Phänotyp bei
  - 11 % der untersuchten E. coli,
  - 13 % der getesteten K. pneumoniae und
  - 8 % der Enterobacter spp.
- Mit 1,3 % war ein 4MRGN-Phänotyp bei K. pneumoniae deutlich häufiger als bei E. coli, die in weniger als 0,1 % resistent gegenüber Carbapenem waren.
- Jeweils 5 % der P.-aeruginosa-Isolate wurden im gleichen Zeitraum jeweils als 3MRGN bzw. 4MRGN klassifiziert.
- Bei A. baumanii war in 31 % der untersuchten Fälle eine Carbapenemresistenz feststellbar.

Altersgipfel
- Kolonisation oder Infektion durch MRGN-Bakterien findet sich häufiger in der erwachsenen Bevölkerung als bei Kindern und Jugendlichen.
Die Prävalenz scheint in der Gruppe der > 60-Jährigen am höchsten.

Geschlechtsverteilung
- Es existiert kein geschlechtsabhängiges Risiko für eine Kolonisation oder Infektion durch MRGN-Bakterien.

Prädisponierende Faktoren
- Etablierte Risikofaktoren für eine Besiedlung mit MRGN:
  - vorausgegangene Antibiotikabehandlung
  - invasive Maßnahmen
  - einliegende Fremdkörper
  - Hämodialyse
  - Aufnahme aus einer Pflegeeinrichtung
  - Langzeit-Krankenhausaufenthalt
  - Immunsuppression nach Organtransplantation
- Eine nosokomiale Übertragung wird zudem begünstigt durch Überbelegungen von Allgemeinstationen oder Langzeitaufenthalte auf Intensivstationen.
- Auch der Aufenthalt in Hochendemiegebieten wie Griechenland, Indien oder Pakistan ist ein Risikofaktor – insbesondere, wenn örtliche Gesundheitseinrichtungen in Anspruch genommen wurden.

4.21.6 Ätiologie und Pathogenese
- Verbreitungswege:
  - Ausgehend von der intestinalen Kolonisation kommt es zur fäkal-oralen Verbreitung.
  - Enterobacteriaceae finden sich in Wasser, in Lebensmitteln und auf Oberflächen. Bei Ausbrüchen von umweltbeständigen Spezies wie Klebsiella spp. oder Serratia spp. müssen daher auch Punktquellen aus der unbelebten Umwelt in Betracht gezogen werden.
  - Nass- und Feuchtbereiche des Krankenhauses sind relevante Reservoire für ubiquitäre Erreger wie P. aeruginosa oder A. baumanii.
  - Während bei 3MRGN-E.-coli in hohem Maße eine Verbreitung im ambulanten Bereich vermutet wird, erfolgt die Übertragung multiresistenter Klebsiella spp. regelmäßig im Krankenhaus.
  - Auch für andere multiresistente Enterobacteriaceae und nicht fermentierende Bakterien sind krankenhausassoziierte, klonale Ausbrüche dokumentiert.
- Es kann davon ausgegangen werden, dass einer Infektion durch multiresistente gramnegative Enterobacteriaceae die intestinale Kolonisation vorausgeht.
  - Die Wahrscheinlichkeit einer Infektion hängt von der individuellen Risikokonstellation und der Errergerspezies ab. Bei vulnerablen Patienten sind Infektionsraten von 10–30 % während eines Krankenhausaufenthalts beschrieben.
- Hinsichtlich ihrer Virulenzfaktoren unterscheiden sich MRGN in der Regel nicht von sensiblen Stämmen.
- Fluorchinolonresistenz ist in der Regel durch Mutationen der Topoisomerase-Gene verursacht.
- Der 3MRGN-Phänotyp resultiert je nach Spezies aus einer Kombination der Fluorchinolonresistenz mit einer ESBL oder einer AmpC-β-Laktamase (▶ Tab. 4.39).
- Die Carbapenemresistenz determiniert den 4MRGN-Phänotyp.
  - Bei Enterobacteriaceae finden sich zwei unterschiedliche molekulare Konstellationen:
    – eine Kombination aus der Expression einer ESBL oder AmpC-β-Laktamase und Zellwandmodifikationen oder
    – die Expression einer Carbapenemase (▶ Tab. 4.39).
    – Diese sind regelmäßig auf mobilen genetischen Elementen kodiert.
- Die der Multiresistenz von P. aeruginosa zugrunde liegenden Mechanismen sind komplex und beruhen häufig auf chromosomalen Veränderungen. Durch Akkumulation verschiedener Mutationen können P.-aeruginosa-Stämme schließlich gegen alle klinisch einsetzbaren Antibiotika resistent werden.

Tab. 4.39 Resistenzmechanismen des 3MRGN- und 4MRGN-Phänotyps.

3MRGN-Phänotyp	4MRGN-Phänotyp
ESBL oder AmpC plus Topoisomerase-Mutation	ESBL oder AmpC plus Zellwandmodifikation oder Carpapenemase plus Topoisomerase-Mutation

ESBL: Extended-Spectrum-β-Laktamase

4.21.7 Symptomatik

- Die Symptomatik wird durch die Art der Infektion bestimmt.
- In der Regel handelt es sich um extraintestinale Infektionen.
- Von besonderer Bedeutung sind:
  - primäre Bakteriämie
  - nosokomiale und beatmungsassoziierte Pneumonie
  - Harnwegsinfektionen
  - Wundinfektionen
  - Gallenwegsinfektionen
- Infektionen des Gastrointestinaltrakts durch MRGN spielen in Deutschland eher eine untergeordnete Rolle. Allerdings sollte bei Reiserückkehrern aus Hochendemiegebieten wie Indien oder Pakistan bei bakteriellen Durchfallerkrankungen auch an die Möglichkeit einer Infektion durch multiresistente Enteropathogene gedacht werden.

4.21.8 Diagnostik

Diagnostisches Vorgehen

- Die Diagnose einer MRGN-Infektion erfolgt durch das mikrobiologische Labor aus geeigneten Proben (Blut, respiratorisches Material, Urin, Galle, Wundabstriche u. a.).
- Hierzu stehen verschiedene kulturelle und molekularbiologische Methoden zur Verfügung.
- In Risikobereichen oder Ausbruchssituationen kann ein Screening auf eine Besiedlung durch MRGN mittels Rektalabstrich sinnvoll sein.

Anamnese

- Risikofaktoren für eine Besiedlung mit MRGN sollten gezielt erfragt werden.
- Sofern vorhanden, müssen mikrobiologische und Hygienevorbefunde gewürdigt werden.

Körperliche Untersuchung

- Spezifische körperliche Untersuchungsbefunde, die eine MRGN-Infektion von einer Infektion mit sensiblen gramnegativen Erregern abgrenzen würde, existieren nicht.
- Allerdings sind einliegende Fremdkörper ein Risikofaktor für eine MRGN-Besiedlung.

Mikrobiologie und Virologie

Kulturen

- Bei Nachweis einer Infektion durch Carbapenem-resistente gramnegative Stäbchen sollte die Sensibilitätsprüfung auf Reserveantibiotika ausgeweitet werden.
- In Betracht kommen Colistin, Fosfomycin, Tigecyclin, Aminoglycoside, Rifampicin und die neueren Betalaktam/Betalaktamaseinhibitor-Kombinationen Ceftazidim/Avibactam und Ceftolozan/Tazobactam.

Molekularbiologie

- Die Identifizierung spezifischer β-Laktamasen bzw. Carbapenemasen ist nicht nur im Rahmen der Infektionskontrolle von Bedeutung, sondern kann dem Experten wertvolle Hinweise bei der Auswahl der Antibiotikatherapie geben.

4.21.9 Differenzialdiagnosen

Tab. 4.40 Differenzialdiagnosen.

Differenzialdiagnose	Bemerkungen
Kolonisierung ohne Krankheitswert	Gelingt der Nachweis in der Blutkultur, ist die Infektion bewiesen. Erfolgt die Erregerisolation dagegen aus primär nicht sterilen Materialien wie Bronchialsekret, Wundabstrichen, Urin, Galle oder Stuhl, kann die Differenzierung zwischen Besiedlung und Infektion schwierig sein, besonders bei Befunden mit polymikrobiellem Wachstum.

4.21.10 Therapie

Therapeutisches Vorgehen

- Die Therapie von Infektionen durch Carbapenem-resistente, insbesondere durch Carbapenemase-bildende gramnegative Stäbchen ist ein ernsthaftes Problem, weil die antibiotischen Behandlungsmöglichkeiten limitiert sind.
- Das Management sollte in solchen Fällen daher in Absprache mit einem Experten in der Behandlung von multiresistenten Bakterien erfolgen.

Pharmakotherapie

- Die Therapie von ESBL- oder AmpC-β-Laktamase-exprimierenden Erregern macht in der Regel den Einsatz von Carbapenemen notwendig, da häufig auch eine Resistenz gegen Fluorchinolone und somit ein 3MRGN-Phänotyp besteht.
- Durch die steigende Prävalenz von 3MRGN-Stäbchenbakterien wird der Einsatz von Cephalosporinen der 3. und 4. Generation zur empirischen Therapie lebensbedrohlicher Infektionen zunehmend eingeschränkt.
- Bei schweren 4MRGN-Infektionen hängt die Therapie u. a. vom zugrunde liegenden Resistenzmechanismus und dem Resistogramm des Isolats ab.
- Die Betreuung der Patienten sollte interdisziplinär, die Auswahl des Antibiotikaregimes durch einen Infektiologen oder sonstigen Experten in der Therapie multiresistenter Erreger erfolgen.
- Meist wird eine Kombinationstherapie eingesetzt. Sofern der Erreger sensibel getestet wurde, sind Ceftazidim/Avibactam und Ceftolozan/Tazobactam wirksame Therapieoptionen mit günstigem Nebenwirkungsprofil.
- In vielen Fällen muss bei Carbapenemresistenz auf das nephrotoxische Colistin zurückgegriffen werden.
  - Zur Vermeidung nephrotoxischer Effekte sind eine engmaschige Kontrolle der Nierenfunktion und eine regelmäßige Bestimmung des Colistinspiegels zu empfehlen.
  - Colistin sollte möglichst im Rahmen einer Kombinationstherapie eingesetzt werden.
  - Sofern die minimale Hemmkonzentration (MHK) des Erregers ≤ 8–16 µg/ml beträgt, bietet sich Meropenem als Kombinationspartner an.
  - Daneben kommt Tigecyclin als Kombinationspartner bei intraabdominellen Infektionen in Frage, da hier eine gute Gewebegängigkeit besteht.
  - Auch Fosfomycin oder Rifampicin werden in Kombination mit Colistin eingesetzt.
- Bei beatmungsassoziierten Pneumonien können Colistin oder Tobramycin mittels Ultraschall effektiv vernebelt werden.

4.21.11 Verlauf und Prognose

- Schwere Infektionen durch MRGN gehen im Vergleich zu empfindlichen Stämmen mit einer erhöhten Mortalität einher.
- Infektionen durch 4MRGN-Stäbchenbakterien haben eine schlechtere Prognose als Infektionen durch 3MRGN.
- Besonders problematisch sind Infektionen durch Carbapenemase-bildende Erreger. Hier liegt die Mortalität bakteriämischer Erkrankungen bei 40–60 %.
- Die ungünstigeren Verläufe bei Infektion durch MRGN lassen sich einerseits auf die geringere Wahrscheinlichkeit einer initial wirksamen empirischen Behandlung zurückführen. Andererseits stehen bei Carbapenemresistenz für die gezielte Therapie nur Substanzen mit z. T. eingeschränkter Wirksamkeit oder ungünstigerem Nebenwirkungsprofil zur Verfügung.

4.21.12 Prävention

- Gemäß den Empfehlungen der KRINKO werden in Nicht-Risikobereichen für **3MRGN-Träger** in der Regel keine über die Basishygiene hinausgehenden Maßnahmen empfohlen.
- In Risikobereichen mit besonders infektionsgefährdeten Patienten wird auch bei Kolonisation mit 3MRGN-Bakterien die Unterbringung im Einzelzimmer mit eigener Nasszelle oder – gleiche Spezies und gleicher Resistenzphänotyp vorausgesetzt – die Kohortenisolierung empfohlen.
- Bei **4MRGN-Stäbchenbakterien** sollte – aufgrund des besonders ungünstigen Outcomes und der hohen Wahrscheinlichkeit einer nosokomialen Übertragung – in allen Bereichen eine Isolation mit erweiterten Hygienemaßnahmen erfolgen.
- Antibiotic-Stewardship-Programme tragen zur rationalen Antibiotikaverwendung bei und reduzieren den Selektionsdruck und Resistenzraten.

4.21.13 Quellenangaben

[1] Bundesamt für Verbraucherschutz und Lebensmittelsicherheit, Paul-Ehrlich-Gesellschaft für Chemotherapie e. V., Hrsg. GERMAP 2015 – Bericht über den Antibiotikaverbrauch und die Verbreitung von Antibiotikaresistenzen in der Human- und Veterinärmedizin in Deutschland. Rheinbach: Antiinfectives Intelligence; 2016

[2] Gutiérrez-Gutiérrez B, Salamanca E, de Cueto M et al. Effect of appropriate combination therapy on mortality of patients with bloodstream infections due to carbapenemase-producing Enterobacteriaceae (INCREMENT): a retrospective cohort study. Lancet Infect Dis 2017; 17: 726–734

[3] Hamprecht A, Rohde AM, Behnke M et al. Colonization with third-generation cephalosporin-resistant Enterobacteriaceae on hospital admission: prevalence and risk factors. A antimicrob Chemother 2016; 71: 2957–2063

[4] Kommission für Krankenhaushygiene und Infektionsprävention (KRINKO) beim Robert-Koch-Institut (RKI). Hygienemaßnahmen bei Infektionen oder Besiedlung mit multiresistenten gramnegativen Stäbchen: Empfehlung der Kommission für Krankenhaushygiene und Infektionsprävention (KRINKO) beim Robert Koch-Institut (RKI). Bundesgesundheitsbl 2012; 55: 1311–1354

[5] Pogue JM, Ortwine JK, Kaye KS. Clinical considerations for optimal use of the polymyxins: a focus on agent selection and dosing. Clin Microbiol Infect 2017;23: 229–233

[6] Tamma PD, Goodman KE, Harris AD et al. Comparing the outcomes of patients with carbapenemase-producing and non-carbapenemase-producing carbapenem-resistant Enterobacteriaceae bacteremia. Clin Infect Dis 2016; 64: 257–276

[7] Tumbarello M, Viale P, Viscoli C et al. Predictors of mortality in bloodstream infections caused by KPC-producing Klebsiella pneumoniae: importance of combination therapy. Clin Infect Dis 2012; 55: 943–950

[8] Van Duin D, Lok JJ, Earley M et al. Colistin versus ceftazidime-avibactam in the treatment of infections due to carbapenem-resistant Enterobacteriaceae. Clin Infect Dis 2018; 66: 163–171

4.22 Morbus Whipple

V. Moos, T. Schneider

4.22.1 Steckbrief

Der Morbus (M.) Whipple ist die systemische Infektion mit Tropheryma (T.) whipplei. Neben dem klassischen M. Whipple mit Manifestationen in Gelenken und Gastrointestinaltrakt kommen sehr unterschiedliche klinische Präsentationen vor. Prinzipiell kann jedes Organ infiziert sein. Besonders problematisch ist die Beteiligung des zentralen Nervensystems, die trotz adäquater Therapie oft irreparable Schäden verursacht. T. whipplei ist schwer kultivierbar, wächst extrem langsam und ist widerstandsfähig gegenüber Umwelteinflüssen und Desinfektionsmitteln. Er kommt häufig bei gesunden Ausscheidern und selbstlimitierten Infektionen vor. Der M. Whipple manifestiert sich jedoch nur selten.

4.22.2 Synonyme

- intestinale Lipodystrophie
- Whipple-Krankheit

4.22.3 Keywords

- Tropheryma whipplei
- Liquordiagnostik
- Ceftriaxon

4.22.4 Definition

- systemische Infektion mit T. whipplei

4.22.5 Epidemiologie

Häufigkeit

- Die Inzidenz des M. Whipple wird auf 1:1000000 geschätzt.
- T. whipplei kommt häufig vor.
  - Asymptomatische Ausscheider sind abhängig von den hygienischen Bedingungen in 4–40 % der Bevölkerung beschrieben.
  - T. whipplei kann oft als einziger Erreger selbstlimitierender Gastroenteritiden von Kleinkindern oder von Pneumonien nachgewiesen werden.
  - Die isolierte T.-whipplei-Endokarditis macht ca. 6 % aller Endokarditiden in Deutschland aus.

Altersgipfel

- Bei der Diagnose sind Patienten im Schnitt 55 Jahre alt.
- Die Symptome beginnen ca. 7 Jahre früher.

Geschlechtsverteilung

- Der klassische M. Whipple mit gastrointestinaler Beteiligung betrifft hauptsächlich kaukasische Männer mittleren Alters.
- Im uns bekannten Patientenkollektiv liegt das Verhältnis von Frauen zu Männern bei 1:3.

Prädisponierende Faktoren

- Bei Patienten mit M. Whipple liegen als prädisponierende Faktoren vor:
  - Verlust der erregerspezifischen T-Zell-Abwehr
  - mangelnde Aktivierung von Makrophagen
  - Reifungsstörung dendritischer Zellen
- Es besteht eine Assoziation des M. Whipple mit
  - bestimmten HLA-Allelen und
  - Varianten von Zytokingenen.

4.22.6 Ätiologie und Pathogenese

- Der Erreger **T. whipplei** (früher T. whippelii) wurde nach Amplifizierung der Gene seiner 16S ribosomalen RNS den G-C reichen grampositiven Actinomycetales innerhalb der Actinobacteria zugeordnet.
- Die Erkrankung ist unabhängig vom infizierenden Erregerstamm.
- Bisher konnte als Reservoir von T. whipplei nur der Mensch identifiziert werden.
- T. whipplei ist
  - in der Routine nicht kultivierbar,
  - weist eine Generationszeit von 18 Tagen auf und
  - ist resistent gegenüber Umweltfaktoren;
  - einzigartig ist seine Widerstandsfähigkeit gegenüber Glutaraldehyd.
- Das Genom spricht für eine intrazelluläre Lebensweise.
- Der Kontakt mit T. whipplei scheint häufig und die Infektion fäkal-oral zu erfolgen.
- Es kommt nur sehr selten zur systemischen Infektion, dem **M. Whipple**.
  - Der Erreger dringt vermutlich über die Darmschleimhaut in den Körper ein.
  - Mit T. whipplei infizierte Makrophagen besiedeln langsam verschiedene Organe.
  - Klassisch ist der Befall des Duodenums.
  - Aber auch andere Teile des Gastrointestinaltrakts, Lymphknoten, ZNS, Haut, Gelenke, Auge, Knochenmark, Herzmuskel oder Herzklappen können betroffen sein.

4.22.7 Symptomatik

- ▶ Tab. 4.41 fasst die gängigsten Symptome zusammen.
- **Charakteristische Manifestationen** des klassischen M. Whipple sind
  - gastrointestinale Symptome und
  - Gelenkbeschwerden.

- Ein Befall des Dünndarms mit T. whipplei verursacht
  - chronische Durchfälle und in der Folge
  - Malabsorption und
  - Gewichtsverlust, bis zur
  - Kachexie.
- In Folge der Hypalbuminämie können Aszites und periphere Ödeme entstehen.
- Bereits vor gastrointestinalen Manifestationen weisen Symptome häufig auf einen M. Whipple hin.
- **Erste Anzeichen** sind oft
  - Fieber,
  - ein chronisch entzündliches Syndrom mit hohem CRP und BSG und
  - Abgeschlagenheit.
- **Gelenkbeschwerden** manifestieren sich meist Jahre vor gastrointestinalen Symptomen.
  - oft Fehleinschätzung einer seronegativen rheumatoiden Arthritis
- Lymphknoten sind oft vergrößert.
- **Erstmanifestationen** können sich auch präsentieren als
  - Uveitis,
  - chronischer Husten,
  - Hautmanifestationen,
  - kardiale Auffälligkeiten und
  - neurologische und psychiatrische Veränderungen (charakteristisch sind hier Blicklähmung und Myoklonus).
- Ein neuronaler Befall ist oft asymptomatisch.

Tab. 4.41 Häufigste Symptome beim M. Whipple.

Symptom	Auftreten in %
Gewichtsverlust	85–95
Anämie	80–90
Gelenkbeschwerden	70–85
Diarrhö	70–80
abdominelle Schmerzen	55–60
Lymphadenopathie	45–60
Fieber	40–45
ZNS-Beteiligung	10–40
Augenbeschwerden	5–10

4.22.8 Diagnostik

Diagnostisches Vorgehen

- Der M. Whipple sollte in die Differenzialdiagnose einbezogen werden bei allen Patienten mittleren Alters, die
  - eine behandlungsresistente seronegative rheumatoide Arthritis oder
  - ungeklärte neurologische Symptome aufweisen.
- Die **Diagnose eines M. Whipple** sollte gesichert werden durch Kombination von histologischen und molekularbiologischen Methoden
  - mittels PAS-Reaktion sowie
  - T.-whipplei-spezifischer PCR oder Immunhistochemie.
- In der Regel sind Dünndarmbiopsien geeignet.
- Bei ca. 15 % der Patienten müssen alternative symptomatische Gewebe zur Diagnose herangezogen werden.
- Die Serologie ist derzeit nicht zielführend.

Anamnese

- Der M. Whipple ist sehr selten.
- Daher müssen andere häufigere Ursachen für die folgenden Punkte zunächst abgeklärt werden:
  - chronische Diarrhö, Malabsorption und Gewichtsverlust
  - behandlungsresistente seronegative, in der Regel springende und anfallsartige Gelenkbeschwerden
  - ungeklärte Schwellungen der Lymphknoten
  - ungeklärte neurologische Symptome

Körperliche Untersuchung

- Untersuchung des Abdomens auf
  - Darmbewegungen
  - Druckschmerz
  - Abwehrspannung
  - Meteorismus
  - vergrößerte Leber oder Milz
- Inspektion der Haut auf Störungen in der Hautpigmentierung oder Uveitis
- Untersuchung der Extremitäten auf Polyarthritis
- Untersuchung der Lymphknotenstationen
- Auskultation von Herz und Lunge
- neurologische Untersuchung auf
  - Blicklähmung
  - Gangstörungen
  - gestörten Schlaf-Wach-Rhythmus

Labor

- Häufig sind
  - CRP, BSG Leukozyten und Thrombozyten erhöht sowie
  - Hämoglobin und Erythrozyten verringert.

Mikrobiologie und Virologie

Kulturen

- T. whipplei ist nicht durch Routinekulturen nachweisbar.
- Seine Anzucht in spezialisierten Forschungseinrichtungen kann für die individuelle Resistenztestung wichtig sein.

Molekularbiologie

- Der Nachweis von T.-whipplei-DNA per **PCR** ist wichtiger Bestandteil der diagnostischen Routine.
- Die PCR ermöglicht
  - den Erregernachweis durch die Untersuchung verschiedener Zielgene und
  - die Sequenzierung der PCR-Produkte.
- In Geweben und Flüssigkeiten ohne Umweltkontakt (z. B. Liquor, Synovialfluid, Lymphknoten, Aszites) kommt der PCR ein hoher diagnostischer Stellenwert zu.
- Bei Proben aus dem Gastrointestinaltrakt oder Stuhl muss die PCR wegen möglicher asymptomatischer Trägerschaft kritisch betrachtet werden.
- Daher und aufgrund der Gefahr von Kontaminationen sollte eine einzelne positive PCR zur Absicherung der Diagnose unbedingt bestätigt werden mittels
  - Histologie oder
  - einer zweiten PCR aus „aseptischen" Proben.

Bildgebende Diagnostik

Sonografie, CT, MRT

- Veränderungen von Lymphknoten oder Darmwänden können sichtbar gemacht werden.
- Bei neuronalen Symptomen ist das MRT oft auffällig, jedoch nicht spezifisch für den M. Whipple.

Echokardiografie

- Befall der Herzklappen mit T. whipplei kann isoliert oder in Kombination mit anderen Manifestationen auftreten.
- Bei Verdacht sollten mögliche Vegetationen ausgeschlossen werden.

Instrumentelle Diagnostik

Ösophago-Gastro-Duodenoskopie (ÖGD)

- Standard zur Diagnose des M. Whipple
- Makroskopisch ist der Befund meist unauffällig.
- Selten kommen die als typisch beschriebenen Lymphangiektasien („Schneegestöber", ▶ Abb. 4.23) vor.
- Sichtbar sein können eine
  - Zottenatrophie,
  - Duodenitis,
  - Rötungen oder
  - Ulzerationen.
- Auch bei unauffälliger Schleimhaut müssen wegen oft punktuellen Befalls multiple Biopsien für weiterführende Untersuchungen (Histologie und PCR) entnommen werden.

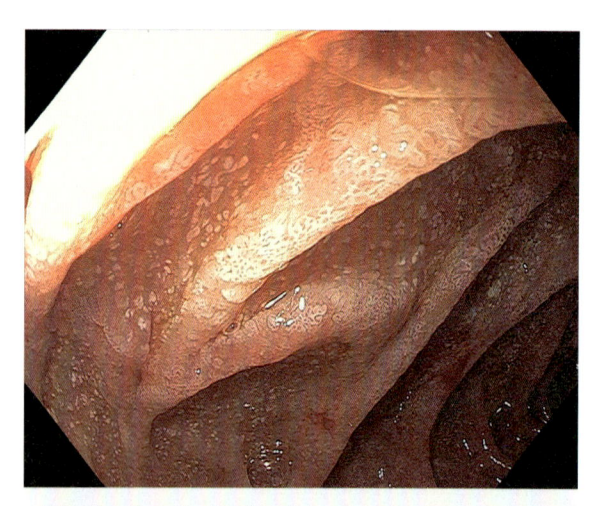

Abb. 4.23 Charakteristische, aber seltene Präsentation der duodenalen Mukosa beim Morbus Whipple. Auffällig sind die Lymphangiektasien, die auch als „Schneegestöber" bezeichnet werden. (Quelle: Dr. Andreas Fischer, Charité Universitätsmedizin Berlin)

Liquorpunktion

- Der eventuelle Befall des Liquors sollte bei allen Patienten mittels PCR kontrolliert werden.
- Im Liquor kann T.-whipplei-DNA bei ca. 40 % aller Patientin nachgewiesen werden.
- ZNS Symptome kommen nur bei ca. 20 % der Patienten vor.

Histologie, Zytologie und klinische Pathologie

Histologische Diagnostik aus Dünndarmschleimhaut und anderen Geweben

- Die Diagnose kann in 85 % der Fälle durch Histologie von Duodenum (oder Ileum) etabliert werden.
- Morphologisch fallen eine **Zottenatrophie** und **Lymphangiektasien** auf.
- Meist können die für den M. Whipple typischen diastaseresistenten, **PAS-positiven SPC-Zellen** (SPC: sickle-particle containing) in der Lamina propria dargestellt werden (▶ Abb. 4.24).
- Bei unauffälligen Dünndarmbiopsien (ca. 15 % der Patienten) muss die Diagnostik auf Proben aus klinisch symptomatischen Geweben erweitert werden, z. B.
  - Synovia
  - Lymphknoten
  - Haut
  - Lunge
  - Muskelgewebe
  - Knochenmark
- Die PAS-Färbung von Kolon oder ZNS ist unspezifisch und sollte ohne Bestätigung nicht zur Diagnose herangezogen werden.

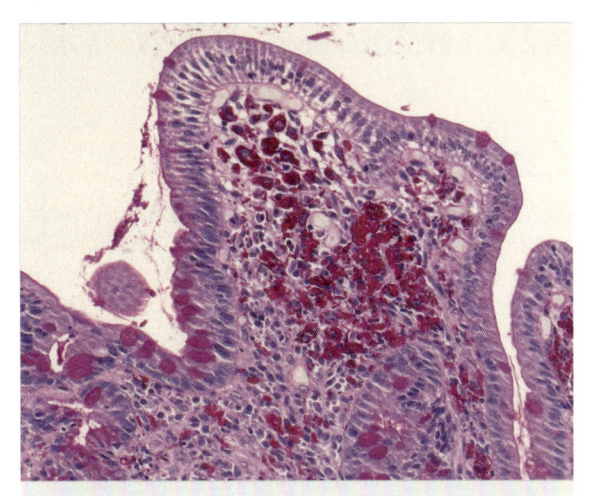

Abb. 4.24 Intensiv PAS-positive Makrophagen in einer duodenalen Biopsie eines unbehandelten Patienten mit M. Whipple mit verplumpten Zolle.

- Die T.-whipplei-spezifische **Immunhistochemie** steht nur in speziellen Forschungseinrichtungen zur Verfügung.
  - Sie kann bei uneindeutiger oder negativer PAS-Färbung als spezifischer Nachweis der Infektion dienen.

Liquordiagnostik

- essenziell bei isolierten neuronalen Manifestationen
- Hohe Entzündungsparameter, Eiweiß, Albumin, Immunglobuline und Zellen oder oligoklonale Banden können, müssen aber nicht vorliegen.
- T.-whipplei-spezifische PCR ist Standard.
- Selten gelingt auch hier der Nachweis PAS-positiver Zellen.

4.22.9 Differenzialdiagnosen

Tab. 4.42 Differenzialdiagnosen.

Differenzialdiagnose	Bemerkungen
seronegative rheumatoide Arthritis, palindromer Rheumatismus	Bei Patienten mit M. Whipplei ist eine immunsuppressive Therapie frustran, der Nachweis von T. whipplei direkt aus den Gelenken kann per Histologie oder PCR erfolgen.
Ursachen chronischer Diarrhö, z. B. Morbus Crohn, Colitis ulcerosa, Zöliakie, tropische Sprue, mykobakterielle Enteropathien	Ein Erregernachweis durch Stuhlkultur gelingt bei M. Whipple nicht, die Ziehl-Neelsen-Färbung von Geweben ist negativ. Die Mukosa weist in der Regel nur wenige Zeichen einer Entzündung auf und die Symptome bessern sich nicht unter Immunsuppression. Bei Patienten mit gastrointestinalen Symptomen im Rahmen des M. Whipple ist die PAS-Färbung gastrointestinaler Proben praktisch immer positiv.

4.22.10 Therapie

Therapeutisches Vorgehen

- Der Verlauf des klassischen M. Whipple ist ohne Behandlung in der Regel fatal.
- Es gibt nur zwei prospektive Behandlungsstudien:
  - Die erste Studie zeigte, dass eine 14-tägige Induktionstherapie mit entweder Meropenem (tgl. 3 × 1 g i. v.) oder Ceftriaxon (tgl. 1 × 2 g i. v.) gefolgt von einer oralen Erhaltungstherapie mit Trimethoprim/Sulfamethoxazol (Cotrimoxazol, tgl. 2 × 960 mg) für 12 Monate gleichwertig sind.
  - Die zweite Studie ergab, dass eine Erhaltungstherapie mit Cotrimoxazol für 3 oder 12 Monate bei Initialtherapie mit Ceftriaxon gleichwertig ist.

Allgemeine Maßnahmen

- Bei stark kachektischen und exsikkierten Patienten muss auf einen raschen Ausgleich der Mangelzustände geachtet werden.
- Bei ausgeprägter Malabsorption oder Schluckbeschwerden sollten Antibiotika zunächst intravenös verabreicht werden, bis die orale Aufnahme gesichert werden kann.

Pharmakotherapie

- 14-tägige intravenöse **Induktionstherapie** mit Ceftriaxon, gefolgt von einer oralen **Erhaltungstherapie** mit Trimethoprim/Sulfamethoxazol (Cotrimoxazol) für 12 Monate
- Behandlungsalternative ist die Kombination von Doxycyclin (tgl. 2 × 100 mg) und Hydroxychloroquin (tgl. 3 × 200 mg).
  - Auf die Induktionstherapie kann dabei verzichtet werden.
  - In in-vitro-Kulturen von T. whipplei war diese Kombination am effektivsten.
- Gegen Sulfamethoxazol, die wirksame Komponente des Cotrimoxazols, können Resistenzen entstehen.
  - bei mangelndem Therapieerfolg auf Doxycyclin mit Hydroxychloroquin umstellen
- Statt Ceftriaxon kann Meropenem eingesetzt werden.
- Minocyclin plus Chloroquin war bei wiederkehrenden neuronalen Infektionen effektiv.
- Die zur Therapie eingesetzten **Antibiotika** sollten **liquorgängig** sein, um neuronale Rezidive zu verhindern.
  - Diese Rezidive sind beim früheren Einsatz von Substanzen mit schlechterer Penetration der Blut-Hirn-Schranke oder bei Monotherapien häufig aufgetreten.
- Eine vor der Diagnose eingesetzte immunsuppressive Therapie sollte unbedingt langsam ausgeschlichen werden.
- Bei schwerkranken Patienten und ZNS-Manifestationen kann die zusätzliche Gabe von Kortikosteroiden mit Beginn der Antibiose hilfreich sein.

4.22.11 Nachsorge

- Unter Therapie kommt es meist zu einem raschen klinischen Ansprechen.
- Der Therapieerfolg kann bei Wiederholung der diagnostisch relevanten Untersuchungen nachgewiesen werden
  - durch negative PCR und
  - histologisch durch Veränderung der PAS-positiven Zellen.

4.22.12 Verlauf und Prognose

- Viele Patienten genesen komplett.
- Bei den zurzeit eingesetzten Antibiotika kommen Rezidive nur selten vor.
- Die prädisponierten Patienten sind prinzipiell jedoch lebenslang suszeptibel für eine erneute Infektion.
- Bei ZNS-Befall und starker Gelenkbeteiligung können strukturelle Gewebeschäden mit Defektheilungen zu irreversiblen Problemen führen.
- Bei ZNS-Manifestationen kann der M. Whipple trotz erfolgreicher Behandlung progredient bis hin zum Tod verlaufen.
- Die häufigste Komplikation der antibiotischen Therapie ist das **inflammatorische Immunrekonstitutionssyndrom** (IRIS).
  - Eine immunsuppressive Therapie vor der Diagnose des M. Whipple ist der größte Risikofaktor für das Auftreten des IRIS.
  - Nach einem zunächst guten Ansprechen auf die Therapie kommt es im Rahmen des IRIS zum erneuten Auftreten entzündlicher Reaktionen (Fieber, gastrointestinale Probleme bis hin zur Darmperforation, Arthritis, Orbitopathie).
  - Seltener kommt es zum hypothalamischen Syndrom, Erythema nodosum, Pleuritis, Meningitis oder Hirnabszessen.
  - IRIS ist eine lebensbedrohliche Situation.
  - Ein replikationsfähiger Erreger ist zum Zeitpunkt des IRIS meist nicht mehr nachweisbar.
  - Da prospektive Studien fehlen, ist die Therapie des IRIS empirisch.
  - Meist ist die zusätzliche Therapie mit Kortikosteroiden erfolgreich (Prednisolon 1,5 mg/kg Körpergewicht/d).

4.22.13 Quellenangaben

[1] Feurle GE, Moos V, Schinnerling K et al. The immune reconstitution inflammatory syndrome in whipple disease: a cohort study. Ann Intern Med 2010; 153: 710–717
[2] Lagier JC, Raoult D. Whipple's disease and Tropheryma whipplei infections: when to suspect them and how to diagnose and treat them. Curr Opin Infect Dis 2018; 31: 463–470
[3] Marth T, Moos V, Muller C et al. Tropheryma whipplei infection and Whipple's disease. Lancet Infect Dis 2016; 16: e13–e22

4.23 Yersiniose

M. Muche, H.-J. Epple

4.23.1 Steckbrief

Die Yersiniose wird durch Yersinia enterocolitica (Y. enterocolitica), seltener Y. pseudotuberculis, hervorgerufen. In Deutschland ist sie nach der Campylobacter- und Salmonellen-Enteritis die dritthäufigste bakterielle Durchfallerkrankung. Die Yersinien-Infektion ist eine Zoonose; die Transmission erfolgt über Lebensmittel tierischen Ursprungs, vor allem über nicht ausreichend gegartes Schweinefleisch. Die typische Symptomatik ist die einer infektiösen Enterokolitis. Sie kann sich aber auch primär mit Unterbauchschmerzen präsentieren und dann einer Appendizitis ähneln (Pseudoappendizitis). Mögliche Begleitsymptome sind eine grippale Symptomatik mit Fieber und Pharyngitis. Septische Verläufe sind selten, enden aber häufig letal. Eisenüberladungssyndrome sind ein prädisponierender Faktor für Lokalinfektionen und für bakteriämische Verläufe. Als immunpathologische Folgeerkrankungen können eine reaktive Arthritis oder ein Erythema nodosum auftreten. Die Diagnose kann mittels Stuhlkultur gesichert werden. Aufgrund des meist blanden und selbstlimitierenden Verlaufs der Yersinien-Enteritis ist eine antibiotische Therapie meist nicht indiziert.

4.23.2 Synonyme

- Yersinien-Infektion
- Yersinien-Enteritis
- Yersinien-Enterokolitis

4.23.3 Keywords

- Yersinien
- Diarrhö
- bakterielle Enteritis
- Zoonose
- reaktive Arthritis
- Erythema nodosum
- Pseudoappendizitis

4.23.4 Definition

- Die Yersinien-Enteritis ist eine infektiöse Durchfallerkrankung, hervorgerufen durch Bakterien der Gattung Yersinia.

4.23.5 Epidemiologie

Häufigkeit

- Yersinien sind der dritthäufigste bakterielle Durchfallerreger in Deutschland und Europa.

- Im Jahr 2016 wurden in Deutschland 2774 Erkrankungen gemeldet.
- Saisonale Häufungen werden nicht beobachtet.
- Die Yersinien-Enteritis kommt häufiger in nordeuropäischen Ländern vor als in den USA und ist sehr selten in den Tropen.

Altersgipfel

- Am häufigsten sind Kleinkinder unter zwei Jahren betroffen.

Geschlechtsverteilung

- Männer sind etwas häufiger betroffen als Frauen.

Prädisponierende Faktoren

- Das natürliche Reservoir der Yersinien sind verschiedene Tierarten.
- Entsprechend zählt die Yersiniose zu den Zoonosen.
- Y. enterocolitica, der wichtigste Erreger der Yersiniose, kann den Intestinaltrakt vieler verschiedener Säugetiere kolonisieren, darunter Schweine, Rinder, Schafe, Hunde und Katzen.
- Als wichtigstes Reservoir für die Transmission auf den Menschen gelten Schweine.
- Auch die seltener isolierte Y. pseudotuberculosis kommt bei einer Vielzahl von Säugetieren und Vögeln vor.
- Die Übertragung erfolgt meist über Lebensmittel tierischen Ursprungs.
- Das höchste Risiko besteht nach Verzehr von rohem Schweinehackfleisch (Mett, Hackepeter).
- Eine fäkal-orale Übertragung von Mensch zu Mensch ist sehr selten.
- In Fallberichten wurde auch eine Übertragung durch Haustiere beschrieben.
- Eisenüberladungssyndrome prädisponieren sowohl für eine enterale Lokalinfektion als auch für bakteriämische Verläufe.

4.23.6 Ätiologie und Pathogenese

- Yersinien sind gramnegative Stäbchen, die zur Familie der Enterobacteriaceae gehören.
- Verschiedene Sero- und Biotypen exprimieren unterschiedliche Virulenzfaktoren und unterscheiden sich somit in ihrer Pathogenität.
- Es gibt zwei enteropathogene Spezies: Y. enterocolitica und Y. pseudotuberculosis.
- Die dritte humanpathogene Yersinia-Spezies, Y. pestis, ist der Erreger der Pest, einer hochkontagiösen, schweren Infektionskrankheit mit möglichem Befall von Lymphknoten, Lunge, Meningen und septischen Verläufen.
- Nach oraler Aufnahme gelangen die Bakterien über die M-Zellen der Peyer-Plaques in die Submukosa.
- Aufgrund bestimmter Virulenzfaktoren sind sie Phagozytose-resistent, vermehren sich im Mucosa-assoziierten lymphatischen Gewebe und können in regionale Lymphknoten disseminieren.
- Y. enterocolitica bildet ein hitzestabiles Enterotoxin, das wahrscheinlich für die Diarrhö verantwortlich ist.

4.23.7 Symptomatik

- Die mittlere Inkubationszeit beträgt ungefähr eine Woche (1–14 d).
- Symptome sind:
  - Diarrhö
  - abdominelle Schmerzen
  - Übelkeit mit oder ohne Erbrechen
- Typischerweise persistiert die Diarrhö länger (im Mittel 12–22 d) als bei anderen bakteriellen Durchfallerregern, sodass häufig die Definition einer chronischen Diarrhö erfüllt wird (siehe Kap. 4.12).
- Bei Kindern kommt es häufiger als bei Erwachsenen zu hohem Fieber und Erbrechen, während abdominelle Schmerzen weniger häufig beobachtet werden.
- Ebenfalls sind Kinder häufiger von blutiger Diarrhö (20–60 %) betroffen als Erwachsene (< 10 %).
- Bei Erwachsenen treten häufig extraintestinale Begleitsymptome auf:
  - Fieber
  - Lymphadenopathie
  - Splenomegalie
  - Pharyngitis: tritt bei etwa 20 % der Patienten auf und hilft dann in der differenzialdiagnostischen Abgrenzung gegenüber anderen bakteriellen Durchfallerregern, bei denen Halsschmerzen als Begleitsymptomatik nicht auftreten.
- Infektionen mit Y. pseudotuberculosis verursachen häufig eine mesenteriale Lymphadenopathie, die klinisch wie eine akute Appendizitis imponieren kann.
- Bei systemischer Disseminierung kann es zu Sepsis und Abszessbildung kommen.
- Postinfektiöse Komplikationen sind die reaktive Arthritis, insbesondere bei HLA-B27-positiven Patienten und das Erythema nodosum.
- In Asien wurde bei Infektion mit Y. pseudotuberculosis ein Scharlach- bzw. Kawasaki-ähnliches Syndrom („Far East Scarlet-like Fever") beschrieben, das mit schwerer systemischer Entzündung, Fieber, morbiliformem Exanthem und Arthralgien einhergeht.

4.23.8 Diagnostik

Diagnostisches Vorgehen

- Der Nachweis einer enteralen Yersinien-Infektion hat beim immungesunden Patienten ohne Komorbidität meist keine therapeutische Konsequenz.

- Steht die akute Diarrhö im Vordergrund der Symptomatik, ist eine Erregerdiagnostik im Allgemeinen nicht erforderlich, sondern sollte nur bei Risikokonstellation erfolgen (siehe Kap. 4.12).
- Auch eine Yersinien-induzierte mesenterialen Lymphadenopathie erfordert in der Regel keine spezifische Therapie. Aus differenzialdiagnostischen Gründen kann in solchen Fällen aber der Erregernachweis zur ätiologischen Klärung hilfreich sein.
- Die Diagnosesicherung erfolgt mikrobiologisch durch Stuhlkultur.
- Es besteht eine Labormeldepflicht für den Nachweis von pathogenen Yersinien.
- Weitere Labordiagnostik dient der Erkennung von Komplikationen.
- Die Erregertypisierung dient der Identifizierung möglicher Infektionsketten bei Ausbrüchen. Sie ist nur in Speziallaboratorien verfügbar, z. B. dem nationalen Referenzlabor.

Anamnese

- Verzehr von nicht ausreichenden gegarten Schweinefleisch.
- Verzehr von nicht pasteurisierter Milch.
- Umgebungsanamnese (Familienangehörige, Menschen aus sozialen Umfeld)
- Blutbeimengungen im Stuhl
- abdominelle Schmerzen
- Halsschmerzen
- Fieber

Körperliche Untersuchung

- Neben allgemeine Zeichen der Dehydratation ist besonders zu achten auf:
  - Fieber
  - Schmerzen im rechten Unterbauch
  - Pharyngitis
  - Lymphadenopathie
  - Splenomegalie
- Nach durchgemachter Yersiniose auf:
  - Arthritis
  - Erythema nodosum

Labor

- keine spezifischen Befunde
- fakultativ:
  - erhöhte Retentionswerte
  - Elektrolytentgleisungen
  - erhöhte Entzündungsparameter

Mikrobiologie und Virologie

Kulturen

- Goldstandard der mikrobiologischen Diagnostik ist die Stuhlkultur.
- Bei V. a. bakteriämischen Verlauf müssen Blutkulturen abgenommen werden.
- Bei entsprechender Symptomatik kann ein kultureller Nachweis auch aus Rachenabstrichen oder exstirpierten mesenterialen Lymphknoten versucht werden.

Serologie

- Nachweis von anti-Yersinien-IgG- und IgA-Antikörpern im Serum.
- Die Serologie ist bei schlechter Sensitivität und Spezifität nicht zum Ausschluss oder zur Diagnose einer frischen Infektion geeignet.
- Sie kann sinnvoll sein bei unklaren immunpathologischen Folgeerkrankungen, wie z. B. einer Reaktiven Arthritis oder einem Erythema nodosum.

4.23.9 Differenzialdiagnosen

- Die Yersinien-Enteritis unterscheidet sich in ihrer Symptomatik nicht spezifisch von anderen infektiösen Diarrhöen, sodass das ganze Spektrum der infektiösen und nicht infektiösen Diarrhöursachen differenzialdiagnostisch in Frage kommt (siehe ▶ Tab. 4.43 und Kap. 4.12).
- Wird die Diarrhö allerdings von einer Pharyngitis begleitet, ist dies ein wichtiger Hinweis auf eine Yersiniose.
- Stehen rechtsseitige Unterbauchschmerzen im Vordergrund, sind neben der Campylobacter-Enteritis, die ebenfalls ein Pseudoappendizitis-ähnliches Bild auslösen kann, und der seltenen Darmtuberkulose, nicht infektiöse Ursachen zu bedenken, z. B.
  - die Appendizitis akuta oder
  - ein Morbus Crohn mit Ileozökalbefall.
- Die Differenzialdiagnose der reaktiven Arthritis ist breit. Tritt sie nach einer infektiösen Diarrhö auf, kommen folgende Erreger als Auslöser in Frage:
  - Salmonellen
  - Shigellen
  - Campylobacter
  - Clostridium difficile
  - Enteroviren

Tab. 4.43 Differenzialdiagnosen.

Differenzialdiagnose	Bemerkungen
sonstige infektiöse Diarrhö	insbesondere Infektionen mit anderen bakteriellen Enteropathogenen wie Salmonella spp., Campylobacter spp., Shigella spp., C. difficile vgl. Kap. 4.12
Lebensmittelvergiftung	S.-aureus-Toxin, Bacillus cereus-Toxin, typische Anamnese
nicht infektiöse Diarrhö	z. B. chronisch entzündliche Darmerkrankungen, ischämische Kolitis, Pankreasinsuffizienz, neuroendokrine Tumoren vgl. Kap. 2.13
unerwünschte Medikamentenwirkung	z. B. Laxanzien, nicht steroidale Antiphlogistika, Antazida, Antibiotika, Zytostatika, Antidiabetika, enterale Sondenkost

4.23.10 Therapie

Therapeutisches Vorgehen

- Die Yersinien-Enteritis ist eine selbstlimitierende Erkrankung.
- Im Vordergrund steht eine symptomatische Therapie mit Flüssigkeits- und Elektrolytsubstitution, vorzugsweise mit einer oralen Rehydratationslösung, in schweren Fällen parenteral (vgl. Kap. 4.12).

Pharmakotherapie

- Obwohl durch eine antibiotische Behandlung die Ausscheidung im Stuhl rasch abnimmt, gibt es keine Evidenz dafür, dass die Symptomatik verkürzt oder Komplikationen (auch postinfektiöse) durch Antibiotika verhindert werden.
- Bei Patienten mit Risiko für einen schlechteren Verlauf, schwerem Krankheitsbild oder protrahierten Verlauf ohne Besserung der klinischen Symptomatik kann eine Antibiotikatherapie erwogen werden.
- Eine dringende Indikation zur antibiotischen Therapie besteht bei septischem Verlauf.
- Yersinien sind meist resistent gegenüber Makroliden, eine Resistenzbestimmung des Erregers kann hilfreich sein.
- Die Y. enterocolitica sind häufig resistent gegen Penicilline und Cephalosporine der 1. Generation.
- Zur empirische Behandlung der Yersinien-Enteritis kann Ciprofloxacin (2 × 500 mg/d) über 5 Tage oder, bei pädiatrischen Patienten, Trimethoprim (8 mg/kg KG/d) in Kombination mit Sulfamethoxazol (40 mg/kg KG/d) (Kombinationspräparat Cotrimoxazol) eingesetzt werden.
- Bei Yersinien-Sepsis sollte eine intravenöse Therapie mit einem Drittgenerations-Cephalosporin (z. B. Ceftriaxon 2 g/d bei Erwachsenen, 100 mg/kg KG/d bei Kindern) oder mit Ciprofloxacin (2 × 400 mg/d) erfolgen.
  - Bei guter Nierenfunktion kann die (initiale) Kombination von Ceftriaxon und Gentamicin erwogen werden.
  - Die Dauer der Therapie sollte 1–2 Wochen betragen.
  - Eine orale Sequenztherapie z. B. mit Ciprofloxacin kann bei klinischer Besserung im Verlauf erfolgen.

4.23.11 Nachsorge

- Eine asymptomatische Erregerausscheidung kann 1–4 Monate andauern.
- Da asymptomatische Ausscheider nicht als relevante Infektionsquelle angesehen werden, gibt es keinen medizinischen Grund, Yersinien-Ausscheidern den Besuch von Gemeinschaftseinrichtungen zu untersagen.
  - Dies gilt allerdings nur, wenn allgemeine Hygieneregeln eingehalten werden, wie etwa das Waschen der Hände nach dem Toilettengang.
  - Da dies von Kindern unter 6 Jahren nicht erwartet werden kann, gilt für sie diesbezüglich eine Einschränkung nach § 34 des Infektionsschutzgesetzes.
- Während einer Yersinien-Enteritis besteht ein Tätigkeitsverbot für Menschen, die beruflich mit Lebensmitteln zu tun haben.

4.23.12 Verlauf und Prognose

- Bei der Yersinien-Infektion handelt es sich in der überwiegenden Mehrzahl der Fälle um eine selbstlimitierende Erkrankung mit blandem Verlauf.
- Gastrointestinale Komplikationen sind selten, aber möglich (z. B. ulzerierende Ileokolitis, intestinale Perforation, Peritonitis, paralytischer Ileus)
- Eine Yersinien-Bakteriämie, die zur Sepsis oder fokalen Absiedlungen führen kann, ist selten, hat aber eine hohe Letalität.
- Postinfektiöse Komplikationen beinhalten die reaktive Arthritis, das Erythema nodosum und das postinfektiöse Reizdarmsyndrom
- Ein Erythema nodosum kommt häufiger bei Frauen vor und tritt bei bis zu einem Drittel der Patienten etwa einen Monat nach Infektion auf.
- Die reaktive Arthritis kommt vor allem bei HLA-B27-positiven Patienten als Oligoarthritis der Gelenke der unteren Körperhälfte vor.

4.23.13 Prävention

- Eine präventive Impfung ist nicht verfügbar.
- Yersinien können sich in einem Temperaturbereich von 0–43 °C vermehren. Eine Lagerung im Kühlschrank ist daher nicht präventiv.
- Die wichtigste Präventionsmaßnahme ist die Einhaltung einer adäquaten Hygiene im Zusammenhang mit der Produktion, Distribution und Zubereitung von Lebensmitteln (siehe dazu auch Kap. 4.12).

- Ein besonderes Risiko besteht durch den Umgang mit und den Verzehr von nicht durchgegartem Schweinefleisch.

4.23.14 Quellenangaben

[1] Gesetz zur Verhütung und Bekämpfung von Infektionskrankheiten beim Menschen (Infektionsschutzgesetz, IfSG).
[2] Hagel S, Epple HJ, Feurle GE et al. S2k-Leitlinie Gastrointestinale Infektionen und Morbus Whipple. Z. Gastroenterol 2015; 53: 418–459
[3] Robert-Koch-Institut. Yersiniose – Risikofaktoren in Deutschland. Epid Bull 2012; 6: 48–54

4.23.15 Literatur zur weiteren Vertiefung

- Bennet JE, Dolin R, Blaser MJ, Hrsg. Mandell, Douglas, and Bennett's Principles and Practice of Infectious Diseases. 8. Aufl. Oxford: Elsevier Ltd; 2014
- Epple HJ, Zeitz M. Enteritis infectiosa. Internist 2011; 52: 1038–1044
- Lübbert C, Vogelmann R. Gastroenterologische Infektiologie. Berlin: De Gruyter; 2017
- Schmidt SK. Reactive Arthritis. Infect Dis Clin North Am 2017; 31: 265–277
- Shane AL, Mody RK, Crump JA et al. 2017 Infectious Diseases Society of America Clinical Practice Guidelines for the Diagnosis and Management of Infectious Diarrhea. Clin Infect Dis 2017; 65: e45–e80

4.24 Shigellose

H.-J. Epple

4.24.1 Steckbrief

Die Shigellose ist eine akute infektiöse Diarrhö, hervorgerufen durch Bakterien der Gattung Shigella. Das Spektrum der Symptome reicht von der milden, wässrigen Diarrhö bis zum Erscheinungsbild einer infektiösen Enterokolitis mit blutig-schleimiger Diarrhö, abdominellen Krämpfen und Zeichen der systemischen Inflammation. Dieses Krankheitsbild wird auch als bakterielle Ruhr oder bakterielle Dysenterie bezeichnet. Die Shigellose kann eine Vielzahl intestinaler und extraintestinaler Komplikationen verursachen. Gefürchtet sind die bei Shigatoxin-bildenden Stämmen möglichen mikroangiopathischen Komplikationen, die wie bei einer Infektion mit enterohämorrhagischen E. coli (EHEC) ein hämolytisch-urämisches Syndrom (HUS) nach sich ziehen können.

4.24.2 Aktuelles

- In den letzten Jahren ist weltweit eine Zunahme multiresistenter Shigellastämme zu beobachten.
- Wiederholt wurde über Ausbrüche bei Männern, die Sex mit Männern haben (MSM), berichtet.

4.24.3 Synonyme

- bakterielle Dysenterie
- bakterielle Ruhr

4.24.4 Keywords

- Shigella
- Ruhr
- Dysenterie
- Reiserückkehrer

4.24.5 Definition

- akute infektiöse Diarrhö durch Infektion mit Bakterien der Gattung Shigella

4.24.6 Epidemiologie

- Shigellen sind weltweit verbreitet.
- Der Mensch ist ihr einziger Wirt.
- Shigellen sind den E. coli eng verwandt. Vier Spezies besitzen die größte pathogene Bedeutung:
  - Shigella flexneri (S. flexneri) sind häufige Ursache endemischer Infektionen in Ländern mit niedrigem und mittlerem Einkommen.
  - Shigella-sonnei-Infektionen kommen häufiger in Ländern mit hohem Einkommen vor.
  - Shigella dysenteriae, Serotyp 1, ist ein gefährlicher Epidemiestamm, der immer wieder Ausbrüche mit hoher Anfallsrate und Mortalität verursacht.
  - Shigella bodyi kann ebenfalls eine infektiöse Diarrhö hervorrufen, wird aber sehr viel seltener als Erreger isoliert als die anderen drei.
- Shigellen sind säurestabil, die Infektionsdosis ist niedrig (10–100 Erreger).
- Die Übertragung erfolgt auf dem fäkal-oralen Transmissionsweg meist direkt von Mensch zu Mensch, seltener über kontaminiertes Wasser bzw. kontaminierte Lebensmittel. Bei fäkaler Umweltkontamination ist auch eine Übertragung durch Hausfliegen möglich.
- Es besteht eine namentliche Meldepflicht bei nachgewiesener Infektion.

Häufigkeit

- Die Shigellose verursacht weltweit mehr als 180 Millionen Infektionen und mehr als 160 000 Todesfälle pro Jahr, die meisten davon in Südasien und den südlich der Sahara gelegenen Ländern Afrikas.
- Ein Drittel der Shigellose-assoziierten Todesfälle betrifft Kinder unter 5 Jahren.
- In Deutschland ist die Shigellose eine seltene Infektion.

- Es werden ca. 500–1000 Fälle pro Jahr gemeldet, wobei wegen der Labilität der Erreger von einer präanalytischen Sensitivitätseinbuße auszugehen ist.
- Etwa jeweils 50 % der Fälle sind autochthon erworben, der Rest ist reiseassoziiert.
- Nach Angaben des Robert-Koch-Instituts werden bei ca. 70 % der in Deutschland diagnostizierten Fällen S. sonnei, bei 20 % S. flexneri gefunden.

Altersgipfel

- Es erkranken sowohl Kinder als auch Erwachsene.
- Kinder haben ein höheres Infektions- und Mortalitätsrisiko als Erwachsene.

Geschlechtsverteilung

- Geschlechtsspezifische Unterschiede für Infektion, Morbidität oder Mortalität sind nicht bekannt.

Prädisponierende Faktoren

- Risikogruppen:
  - in ressourcenarmen Ländern: Kinder < 5 Jahre, Mangelernährte
  - in ressourcenreichen Ländern: Kinder in Tagesbetreuungseinrichtungen und ihre Haushaltskontaktpersonen
  - MSM
  - Reisende in Endemiegebiete

4.24.7 Ätiologie und Pathogenese

- Shigellen besitzen die Fähigkeit zur Invasion von Kolonepithelzellen und subepithelialen Makrophagen.
- Nach Aufnahme in die Zellen lysieren sie das Phagozytose-Vesikel und vermehren sich im Zytoplasma.
- Durch Umlagerung von Aktinfilamenten können sich Shigellen innerhalb der Zelle fortbewegen und über fingerartige Zellausstülpungen in Nachbarzellen eindringen.
- Auf diese Weise verbreiten sie sich lateral innerhalb des Kolonepithels.
- Durch Infektion des Epithels und subepithelialer Makrophagen wird eine ausgeprägte lokale Inflammation ausgelöst, die zur Destruktion der Mukosa und dem typischen klinischen Erscheinungsbild einer inflammatorischen Diarrhö führt.
- Trotz ihres lokal-invasiven Charakters sind bakteriämische Verläufe bei der Shigellose extrem selten.
- Insbesondere S. dysenteriae Typ 1 können ein Shigatoxin produzieren, das, ähnlich wie die strukturell eng verwandten Shigatoxine von EHEC, über mikrovaskuläre Schädigung ein HUS auslösen kann (siehe Kap. 4.14).

4.24.8 Symptomatik

- Die Inkubationszeit beträgt typischerweise 1–4 Tage, bei S. dysenteriae bis zu 8 Tage.
- Nach einem kurzdauernden Prodromalstadium mit Fieber, Kopfschmerzen, Krankheitsgefühl, Inappetenz und Erbrechen setzt eine wässrige Diarrhö ein.
- Nur ein Teil der Erkrankten entwickelt im weiteren Verlauf ein dysenterisches Krankheitsbild mit häufigem Absetzten kleinvolumiger, blutig-schleimiger Stühle, krampfartigen abdominellen Schmerzen, Tenesmen, Fieber und ausgeprägten Allgemeinsymptomen.
- Mögliche akute intestinale Komplikationen sind Perforation, intestinale Obstruktion, toxisches Megakolon und Rektumprolaps. Im Anschluss an die Akutphase kann es zu einem postinfektiösen Reizdarmsyndrom kommen.
- Zu den potenziellen extraintestinalen Komplikationen gehören Krampfanfälle (insbesondere Kleinkinder), HUS bei Infektion mit einem S. dysenteriae und die postinfektiöse reaktive Arthritis.
- Bakteriämische Verläufe oder septische Absiedlungen sind möglich, aber selten.

4.24.9 Diagnostik

Diagnostisches Vorgehen

- Die Diagnosestellung erfolgt bei klinischem Verdacht mittels Stuhlkultur.
- Die Identifizierung der Subspezies erfolgt im Wesentlichen serologisch.

Anamnese

- Reiseanamnese mit Rückkehr aus einem Endemiegebiet max. 8 Tage vor Beginn der Symptomatik
- Umgebungsanamnese (Reisepartner, Familienangehörige, Menschen aus sozialen Umfeld)
- Sexualanamnese
- intestinale Symptomatik:
  - eher kleinvolumige, dabei hochfrequente Diarrhö
  - Blut- und Schleimbeimengungen
  - Erbrechen
  - krampfartige Bauchschmerzen
  - Tenesmen
- Allgemeinsymptome:
  - Fieber
  - Kopfschmerzen
  - Krankheitsgefühl

Körperliche Untersuchung

- Bauchschmerzen, rege Peristaltik
- bei Megakolon oder Obstruktion auch Zeichen eines Ileus
- Fieber

- Tachykardie
- Dehydratation ist möglich, aber meist nicht schwer.

Labor

- Leukozytose
- Erhöhung von Akut-Phase-Proteinen
- insbesondere bei Kindern auch metabolische Entgleisungen (Elektrolyte, Blutzucker)

Mikrobiologie und Virologie
Kulturen

- Die Stuhlkultur ist die Methode der Wahl zur Diagnosestellung.
- Aufgrund der Infektiosität und der potenziellen Schwere der Shigellose wurde der Erreger in das Panel der gängigen Routinestuhlkultur aufgenommen.
- Aufgrund der Labilität von Shigellen sinkt durch längere Transportwege die Sensitivität der Kultur. Sie kann durch Verwendung spezieller Transport- bzw. Konservierungsmedien erhöht werden.
- Bei positiver Kultur ist die Resistenztestung obligat.

4.24.10 Differenzialdiagnosen

- Die weltweit am häufigsten mit Epidemien assoziierten Diarrhöerreger sind V. cholerae und S. dysenteriae.
- Die Symptomatik gleicht oft derjenigen anderer bakterieller Enteritiden, vgl. Kap. 4.12.
- Bei typischer Dysenterie ist die Amöbenruhr differenzialdiagnostisch zu berücksichtigen.
- Aufgrund der großen Ähnlichkeit der Erreger ist die Infektion mit enteroinvasiven E. coli von einer Shigellose nur durch mikrobiologische Differenzierung zu unterscheiden.
- Wenn die abdominellen Schmerzen im Vordergrund stehen, müssen auch nichtinfektiöse Differenzialdiagnosen bedacht werden.

Tab. 4.44 Differenzialdiagnosen.

Differenzialdiagnosen	Bemerkungen
bakterielle Enteritis (z. B. Campylobacter, Salmonellose, Yersiniose)	Zeichen der inflammatorischen Diarrhö (blutige Diarrhö, Leukozyten(marker) im Stuhl) Protrahierter Verlauf und Fieber sprechen für eine bakterielle Ursache. vgl. Kap. 4.12
Amöbenruhr	Stuhlantigentests, Serologie
Appendizitis	typische Appendizitiszeichen, ggf. Bildgebung
nekrotisierende Enterokolitis	Früh- und Neugeborene
Intussuszeption	Säuglinge und Kleinkinder

4.24.11 Therapie
Therapeutisches Vorgehen

- Ersatz von Flüssigkeits- und Elektrolytverlusten
- Motilitätshemmer (Loperamid, Opiate) sind kontraindiziert.
- Die Antibiotikatherapie hat nicht nur das Ziel der rascheren klinischen Verbesserung, sondern soll auch die Ausbreitung der hochinfektiösen Erreger minimieren.

Pharmakotherapie

- Eine effektive antibiotische Therapie verkürzt die Dauer der Diarrhö um ca. 3 Tage, führt zu rascherer Entfieberung und zu schnellerem Sistieren der Erregerausscheidung.
- Das Risiko für ein HUS scheint bei der Shigellose durch Antibiotika nicht erhöht zu werden.
- Bei Vorliegen der obligaten Resistenztestung erfolgt die gezielte Therapie antibiogrammgerecht.
- Ein hochgradiger klinischer Verdacht auf eine Shigellose stellt eine Indikation zur empirischen Antibiotikatherapie dar.
- Ebenso sollte gemäß den allgemeinen Therapieempfehlungen zur infektiösen Gastroenteritis eine empirische Therapie eingeleitet werden
  - bei schwerem Krankheitsbild,
  - bei Immunsupprimierten und
  - bei Patienten, die aufgrund von Alter oder Komorbidität besonders gefährdet sind.
- Für die empirische Therapie eignen sich
  - Azithromycin (500 mg/d für 3d) oder, falls eine parenterale Therapie notwendig sein sollte,
  - Ceftriaxon (2 g/d für 3–5d).
  - Aufgrund zunehmender Resistenzen bei Reiserückkehrern und MSM, sollte Ciprofloxacin (2 × 400–500 mg/d für 3–5d) bei diesen Patienten nur noch bei gesicherter Empfindlichkeit eingesetzt werden.
- 1–2 d nach Beginn der Antibiose sollte eine klinische Verbesserung erkennbar sein.
- Ein Nicht-Ansprechen kann ein Hinweis sein auf
  - Resistenz,
  - Vorliegen eines anderen (zweiten?) Enteropathogens,
  - eine Komplikation oder
  - eine andere zugrunde liegende Ätiologie der Symptome.

4.24.12 Verlauf und Prognose

- Die Shigellose ist eine selbstlimitierende Erkrankung.
- Die mittlere Dauer der Diarrhö liegt bei ca. 7d.

4.24.13 Prävention

- Die seuchenhygienisch wichtigsten Präventionsmaßnahmen sind die Sicherstellung einer hygienischen Trinkwasserversorgung und eine adäquate Abwasserhygiene.
- Reisende in Endemiegebieten sollten die gängigen Reiseempfehlungen zur Trinkwasser- und Nahrungsmittelhygiene befolgen.
- Bei Erkrankten, die im Krankenhaus versorgt werden, müssen Kontakt-Isolationsmaßnahmen ergriffen werden.
- Gemäß dem Infektionsschutzgesetz dürfen Patienten, bei denen eine Shigellose festgestellt wurde, keiner Tätigkeit in einer Gemeinschaftseinrichtung nachgehen, bis sie nach ärztlichem Urteil nicht mehr infektiös sind. Die Gesundheitsämter fordern hierfür in der Regel den Nachweis von drei negativen Stuhluntersuchungen.

4.24.14 Quellenangaben

[1] Hagel S, Epple HJ, Feurle GE et al. S 2k-Leitlinie Gastrointestinale Infektionen und Morbus Whipple. Z. Gastroenterol 2015; 53: 418–459
[2] Robert-Koch-Institut. Ratgeber Infektionskrankheiten. Im Internet: https://www.rki.de/DE/Content/Infekt/EpidBull/Merkblaetter/merkblaetter_node.html; Stand: 26.07.2018

4.24.15 Literatur zur weiteren Vertiefung

- Bennet JE, Dolin R, Blaser MJ, Hrsg. Mandell, Douglas, and Bennett's Principles and Practice of Infectious Diseases. 8. Aufl. Oxford: Elsevier Ltd; 2014
- Christopher PR, David KV, John SM et al. Antibiotic therapy for Shigella dysentery. Cochrane Database Syst Rev 2010
- Epple HJ, Zeitz M. Enteritis infectiosa. Internist 2011; 52: 1038–1044
- GBD Diarrhöal Diseases Collaborators. Estimates of global, regional, and national morbidity, mortality, and aetiologies of Diarrhöal diseases: a systematic analysis for the Global Burden of Disease Study 2015. Lancet Infect Dis 2017; 17: 909–948
- Hoffmann C, Sahly H, Jessen A et al. High rates of quinolone-resistant strains of Shigella sonnei in HIV-infected MSM. Infection 2013; 41: 999–1003
- Jung IS, Kim HS, Park H et al. The clinical course of post-infectious irritable bowel syndrome: a five-year follow-up study. J Clin Gastroenterol 2009; 43: 534–540
- Kotloff KL, Riddle MS, Platts-Mills JA et al. Shigellosis. Lancet. 2018; 391: 801
- Lübbert C, Vogelmann R, Hrsg. Gastroenterologische Infektiologie. Berlin: De Gruyter; 2017
- Shane AL, Mody RK, Crump JA et al. 2017 Infectious Diseases Society of America Clinical Practice Guidelines for the Diagnosis and Management of Infectious Diarrhea. Clin Infect Dis 2017; 65: e45–e80

4.25 Lambliasis

J. Richter, A. Lindner, C. Lübbert, G. Equihua-Martinez

4.25.1 Steckbrief

Bei der Lambliasis handelt es sich um eine durch das Protozoon Giardia lamblia hervorgerufene Darminfektion, die üblicherweise mit chronischen, vornehmlich meteoristischen abdominellen Beschwerden einhergeht. Die Diagnose erfolgt üblicherweise durch gezielte Untersuchung mehrerer angereicherter Stuhlproben mittels Mikroskopie, spezifischem Antigen-Test und/oder PCR aus dem Stuhl. Standard-Laboruntersuchungen sind nicht hinweisend. Die antiparasitäre Therapie besteht aus der Gabe von 5-Nitroimidazolen. Sie ist zunehmend erschwert durch resistente Lamblienstämme, sodass auf Alternativpräparate wie Mepacrin (Quinacrine) oder Kombinationen mit Paromomycin, Chloroquin, Nitazoxanid und Benzimidazolen zurückgegriffen werden muss. Nach erfolgreicher Therapie tritt im Allgemeinen eine Restitutio ad integrum ein.

4.25.2 Synonyme

- Giardiasis
- Giardia-lamblia-Infektion
- Giardia-duodenalis-Infektion
- Giardia-intestinalis-Infektion

4.25.3 Keywords

- chronische Diarrhö
- Trophozoit
- Nitroimidazolpäparat
- Metronidazol

4.25.4 Definition

- Infektion des oberen Dünndarms durch Giardia lamblia, meist verbunden mit
  - Bauchschmerzen,
  - Durchfall und
  - Blähungen.

4.25.5 Epidemiologie

Häufigkeit

- Die Lambliasis ist weltweit verbreitet und betrifft insbesondere Länder mit eingeschränkter Trinkwasserhygiene.
- Ihre Prävalenz wird auf 2–5 % in Industrieländern geschätzt.
- Die Prävalenz in Mitteleuropa liegt < 1 %.

- In Europa wurden 2014 etwa 17 000 Fälle, in Deutschland 2016 etwa 4600 Fälle gemeldet.
- Hauptsächlich betroffene Personengruppen in Deutschland waren
  - kleine Kinder und
  - Tropenreisende, insbesondere Rucksacktouristen nach Aufenthalt in Indien, sowie
  - Migranten aus tropischen und subtropischen Ländern.
- Seit Beginn der Meldepflicht in Deutschland fällt auf, dass die Infektion auch bei kleinen Kindern ohne eindeutige Reiseanamnese gemeldet wird.
  - Dabei ist nicht geklärt, ob es sich um autochthone Infektionen handelt.
- Die Inzidenz einer Infektion mit Giardia lamblia hierzulande liegt bei ca. 5/100 000/Jahr, wobei von einer hohen Dunkelziffer ausgegangen werden muss.

Altersgipfel

- Die Befallshäufigkeit mit Lamblien in Slumgebieten von Entwicklungsländern kann über
  - 80 % bei Kindern betragen und
  - 30 % bei Erwachsenen.
- In Deutschland sind zwei Häufigkeitsgipfel zu beobachten:
  - bei kleinen Kindern und
  - bei jungen Erwachsenen

Geschlechtsverteilung

- Es besteht kein geschlechtsspezifischer Unterschied.

Prädisponierende Faktoren

- Patienten mit schweren immunologischen Störungen, insbesondere mit angeborenem IgA-Mangel (z. B. bei variablem Immundefektsyndrom, CVID), sind prädisponiert für
  - einen besonders schweren Verlauf und
  - ein schlechtes Therapieansprechen.
- Zu einem erhöhten Infektionsrisiko können sexuelle Praktiken führen, die mit fäkal-oraler Kontamination assoziiert sind (z. B. bei Männern, die Sex mit Männern haben).

4.25.6 Ätiologie und Pathogenese

- Die Lambliasis wird **fäkal-oral** übertragen und hängt von ungenügender Lebensmittel- und Trinkwasserhygiene ab.
- Auch eine direkte Mensch-zu-Mensch-Übertragung durch Schmierinfektion ist möglich.
- Eine Übertragung kann auch indirekt über Fliegen erfolgen.
- Da es auch ein Tierreservoir für bestimmte Lambliensubtypen gibt, die zugleich für den Menschen pathogen sind, ist zusätzlich eine zoonotische Übertragung denkbar, vor allem von Haustieren.
  - Neuere Beobachtungen, besonders bei Personal in Kleintierpraxen, lassen dies vermuten.
- Ein gleichzeitiger Befall mit verschiedenen intestinalen Parasitosen und anderen fäkal-oral übertragenen Infektionen ist in Endemiegebieten häufig.
- Die Infektion erfolgt durch **orale Aufnahme von Zysten**, die im ausgereiften Stadium vier Kerne besitzen.
- Im oberen Dünndarm erfolgt die Exzystierung mit der Umwandlung in die beweglichen Trophozoiten.
- Die **Trophozoiten** der Lamblien verbleiben in den oberen Dünndarmabschnitten.
  - Sie besitzen Geißeln für eine rasche Fortbewegung und saugen sich an der intestinalen Schleimhautoberfläche mittels einer ventralen Saugscheibe fest.
  - Die Vermehrung erfolgt durch Längsteilung.
- Lamblien dringen auch in die Schleimhaut ein, lösen jedoch kein Gewebe auf und führen daher nicht zu ulzerösen Entzündungen.
- Nicht sicher ist, ob sie sich auch längere Zeit in den Gallenwegen aufhalten können.
- Bei massivem Befall im Dünndarm entsteht eine mikroskopisch auffällige Störung der Zottenarchitektur mit Abflachung der Mikrovilli.
  - Bei starker Ausprägung führt diese zur Abnahme der Enterozytenfunktion.
  - Dies kann mit Verdauungsstörungen unterschiedlichen Ausmaßes verbunden sein.
  - Anfangs entsteht mitunter eine sekundäre Laktoseintoleranz, später kann der Prozess bei sehr starker Ausprägung zum Vollbild eines Malabsorptionssyndroms führen.
  - Ein Zusammenhang mit der tropischen Sprue ist wahrscheinlich.
- Der Befall mit Lamblien kann selbstlimitierend verlaufen, jedoch auch jahrelang bis jahrzehntelang bestehen bleiben.
- Einige der Trophozoiten gelangen dabei in die tieferen Darmabschnitte, wo sich ein großer Teil von ihnen enzystiert.
  - Dabei werden die Geißeln eingeschlagen und die Zysten mit einer kräftigen Membran umgeben.
- Trophozoiten gehen, wenn sie mit dem Stuhl ausgeschieden werden, im Freien rasch zugrunde.
- Die Zysten sind sehr umweltresistent und bleiben in feuchter und etwas kühlerer Umgebung monatelang infektiös.
  - Sie widerstehen auch der Chlorierung von Wasser.

4.25.7 Symptomatik

- Die Symptomatik reicht von vollständiger Symptomfreiheit bis zu
  - Bauchschmerzen unterschiedlichen Ausmaßes,
  - abdominellen Krämpfen,

- Übelkeit,
- Appetitlosigkeit,
- ausgeprägtem Meteorismus,
- Flatulenz und
- oft übelriechenden Durchfällen.
- Typischerweise geben die Patienten ein „Grummeln im Bauch" an.
- Die Krankheitserscheinungen können mitunter auch mit Fettstühlen, wie bei exokriner Pankreasinsuffizienz, einhergehen, bis hin zur Entstehung eines Malabsorptionssyndroms mit Gewichtsverlust.
- Die Durchfälle bei Lambliasis sind beim Erwachsenen typischerweise weder mit Fieber noch mit Blutabgang verbunden.
- Bei Kindern können im akuten Anfangsstadium starke Schmerzen im Oberbauch und Erbrechen auftreten.
  - Gewichtsverlust und Gedeihstörungen sind nicht selten.

4.25.8 Diagnostik
Diagnostisches Vorgehen
- wiederholte angereicherte Stuhluntersuchungen
- Antigentests, Immunfluoreszenz
- spezifische PCR aus dem Stuhl

Anamnese
- Reise- und Expositionsanamnese erlauben Rückschlüsse auf das Risiko einer Infektion.
- Insbesondere bei Reiserückkehrern aus dem indischen Subkontinent und Nordafrika ist mit einer Lambliasis zu rechnen.

Körperliche Untersuchung
- Außer einem unspezifischen Meteorismus sind üblicherweise keine hinweisenden körperlichen Untersuchungsbefunde zu erheben.

Labor
- Im Routinelabor, einschließlich Differenzialblutbild und Entzündungsparametern, sind üblicherweise keine Auffälligkeiten festzustellen.
- Ausnahme ist eine gelegentliche γ-GT-Erhöhung.

Mikrobiologie und Virologie
Stuhlmikroskopie
- Für den mikroskopischen Nachweis wird zunächst Stuhl untersucht.
- Da die Zystenausscheidung im chronischen Infektionsstadium deutliche Schwankungen aufweist, sollten mehrmalige Stuhluntersuchungen an verschiedenen Tagen erfolgen.
- Im Stuhl finden sich überwiegend Zysten von Giardia lamblia, selten auch (in frischen Stuhlproben) Trophozoiten.
- Wenn der Stuhl sofort körperwarm nativ untersucht wird, können die Trophozoiten durch ihre lebhaften Fortbewegungen mittels der Geißeln mikroskopisch rasch entdeckt werden.
- Dieses Vorgehen ist zu Beginn besonders bei stark wässrigen Durchfällen zu empfehlen, die Trophozoiten in höherer Anzahl enthalten.
- Ansonsten erfolgt im Routinelabor die Untersuchung des Stuhls jedoch mit Laboranreicherungsmethoden (SAF-Methode).
- Durch spezielle Anreicherungs-, Konservierungs- und Färbeeigenschaften lassen sich dann besonders die Zysten gut erkennen, während die Trophozoiten zerstört werden.
- höhere Sensitivität:
  - fluoreszenzmikroskopische Untersuchungen, die heute in kommerziellen Testkits häufig zusätzlich mit zur Anwendung kommen
  - antigenspezifische Stuhluntersuchung mittels ELISA

Serologie
- Serologische Untersuchungen sind nicht sinnvoll und auch nicht regulär verfügbar.

Molekularbiologie
- Besonders sensitiv sind molekularbiologische Nachweisverfahren (PCR).
- Molekulargenetische Typisierungen mit Feststellung des Genotyps und Beurteilung, ob es sich um einen human- oder tierpathogenen Stamm handelt (zukünftig evtl. auch mit Resistenzbestimmungen), sind bis dato nur in wenigen spezialisierten Zentren möglich, die sich wissenschaftlich intensiver mit der Lambliasis beschäftigen.

Instrumentelle Diagnostik
Ösophago-Gastro-Duodenoskopie (ÖGD)
- Obwohl multiple Stuhluntersuchungen mit adäquaten Nachweisverfahren in der Regel sensitiver als endoskopischen Verfahren sind, können Lamblien bei negativem Befund auch mittels endoskopischer Materialgewinnung im oberen Dünndarmtrakt erfasst werden.
- Dabei handelt es sich fast ausschließlich um Trophozoiten.
- Untersucht werden nativer Duodenalsaft sowie Duodenalschleimhautproben, die bei tiefer ÖGD durch Aspiration und Biopsie leicht gewonnen werden können.
- Bei sofortiger mikroskopischer Untersuchung von nativem Duodenalsaft werden die Trophozoiten leicht an ihren lebhaften Bewegungen erkannt.

- In Abstrichpräparaten von Biopsiepartikeln der Duodenalschleimhaut sind diese ebenfalls gut zu erkennen.

Histologie, Zytologie und klinische Pathologie

Histologische Mukosadiagnostik

- Die Trophozoiten befinden sich auf der Schleimhaut bzw. im bereits fortgeschrittenen Stadium zwischen den Mikrovilli.
- Als Färbeverfahren geeignet sind die May-Grünwald- bzw. Giemsa-Färbung.
- Die Duodenoskopie mit Duodenalbiopsie erlaubt gleichzeitig eine morphologische Beurteilung, inwieweit bereits eine Störung der Zottenatrophie eingetreten ist.

4.25.9 Differenzialdiagnosen

Tab. 4.45 Differenzialdiagnosen.

Differenzialdiagnose	Bemerkungen
Amöbiasis	Eine Infektion durch invasive Entamoeba histolytica unterscheidet sich von einer Lambliasis durch den deutlich schwereren klinischen Verlauf mit Blutbeimengungen. Extraintestinale Aussaat von Parasiten, die zu einem Leberabszess führen kann, wird bei der Lambliasis nicht beobachtet.
andere intestinale Protozoeninfektionen	Fakultativ pathogene Darmprotozoen wie Blastocystis hominis oder Dieantamoeba fragilis können Lambliasis-ähnliche Symptome hervorrufen. Sie werden durch die Mikroskopie angereicherter oder frischer Stuhlproben nachgewiesen. Cyclospora cayetanensis und Kryptosporidien bedürfen spezifischer Nachweisverfahren.
bakterielle Enteritis	Im Gegensatz zur Lambliasis verlaufen bakterielle Enteritiden üblicherweise akut und sind selbstlimitierend. Andererseits sind simultane Ko-Infektionen nicht selten.
Reizdarmsyndrom	Das Bild eines postinfektiösen Reizdarmsyndroms vom Diarrhötyp ähnelt dem einer chronischen Lambliasis und kann auch als Folgeerscheinung einer Lambliasis auftreten.
Malabsorptionssyndrome	Spezifische Antikörper wie Transglutaminase- oder Antigliadin-Antikörper sind bei der Lambliasis nicht nachzuweisen. Dies gilt allerdings auch für eine evtl. tropische Sprue, die histologisch nachgewiesen wird.

4.25.10 Therapie

Therapeutisches Vorgehen

- Die Erstlinientherapie erfolgt mit **Nitroimidazolpräparaten**, wie Tinidazol, Ornidazol oder Secnidazol.
- In Deutschland muss auf **Metronidazol** zurückgegriffen werden, da die moderneren, effektiveren und besser verträglichen Nitroimidazolpräparate nicht oder nicht mehr im Handel sind.
- Wegen einer allgemein abnehmenden Sensibilität der Erreger liegen die empfohlenen Dosierungen bei Erwachsenen für
  - Metronidazol bei 4 × 500 mg p. o. für 5–10 d
  - Tinidazol, Ornidazol und Secnidazol bei 2 g/d p. o. für 2(–5) d.
  - Die Empfehlungen zur Therapiedosierung und -dauer beruhen auf der Analyse der rückläufigen Empfindlichkeit der Erreger auf antiparasitäre Substanzen. Wenn diese gut vertragen werden, ziehen die Autoren die in Klammern angegebene Therapiedauer der ursprünglich vom Hersteller eruierten Therapiedauer vor.
- Eine systematische Resistenztestung, wie bei Bakterien, wird es auf längere Sicht für die Routine jedoch noch nicht geben.
- Bei einem Therapieversagen wird empfohlen, einen erneuten Therapieversuch mit einem anderen, vorher noch nicht eingesetzten, Nitroimidazolpäparat in Kombination mit Paromomycin in einer Dosis von 25–35 mg/kg Körpergewicht p. o. über 7–10 d durchzuführen.
- Die Behandlung einer multiresistenten Lambliasis besteht aus einer simultanen **Kombinationstripletherapie** mit einer Gabe von
  - Chloroquin 2 × 250 mg bzw. 2 × 4 mg/kg Körpergewicht plus
  - Mebendazol 3 × 200 mg/d oder Albendazol 400 mg/d für 5 d, simultan verabreicht mit
  - der 10-tägigen Gabe eines 5-Nitroimidazolpräparats.
- Bei Chloroquingabe sollte eine EKG-Kontrolle erfolgen, da Chloroquin Endstreckenveränderungen hervorrufen kann.
- Im Falle eines Therapieversagens führt eine **Monotherapie mit Mepacrin (Quinacrine)** 3 × 100 mg/d über 5 d nicht selten zum Erfolg.
- Mepacrin (Quinacrine) und Furazolidon (2 × 200 mg/d für 7–10 d) sind Reservemedikamente, die ebenfalls in Deutschland nicht im Handel sind.
- Bei schwer behandelbaren Fällen (CVID) ist eine prolongierte Therapie, ggf. mit Hinzugabe von Nitazoxanid in einer Dosis von 2 × 500 mg/d zu diskutieren.
  - Letzteres Medikament ist in Deutschland nicht im Handel.
  - Nach bisherigen Erfahrungen als Monopräparat scheint es keine bessere Wirksamkeit im Vergleich mit den vorgenannten Medikamenten zu besitzen.
- Die Sanierung eines asymptomatischen Trägers ist nicht zwingend notwendig.
  - Eine weitere klinische Beobachtung mit Stuhlkontrollen sollte jedoch in größeren Zeitabständen erfolgen.

4.25.11 Verlauf und Prognose

- Eine adäquate Therapie führt zu einer Restitutio ad integrum.
- Folgeschäden können auch nach Therapie über einen gewissen Zeitraum fortbestehen, bis die Zottenarchitektur wiederhergestellt ist, z. B.
  - sekundäre Laktoseintoleranz und
  - Reizdarmsyndrom.

4.25.12 Prävention

- Der Schutz vor einer Lamblieninfektion bei einem Aufenthalt in den Endemiegebieten entspricht den allgemeinen Verhaltensregeln zur Vermeidung intestinaler Infektionen.
- Lamblienausscheider dürfen nicht im Lebensmittelbereich arbeiten.
- Da von Tieren, insbesondere Haustieren, nach neueren Beobachtungen auch für den Menschen pathogene Lamblienstämme übertragen werden können, ist
  - ein entsprechendes Hygieneverhalten im Umgang mit erkrankten Haustieren und
  - eine enge Zusammenarbeit mit dem Tierarzt wichtig.

4.25.13 Besonderheiten bei Schwangeren

- Je nach Beschwerdebild ist im Allgemeinen eine Verschiebung einer Therapie in die späte Schwangerschaft oder nach Entbindung vertretbar.

4.25.14 Quellenangaben

[1] Robert-Koch-Institut, Hrsg. Infektionsepidemiologisches Jahrbuch für 2016. Berlin: Robert-Koch-Institut; 2016: 80–83
[2] Charité-Universitätsmedizin Berlin. Embryotox – Arzneimittelsicherheit in Schwangerschaft und Stillzeit. Im Internet: https://www.embryotox.de/arzneimittel/; Stand: 09.10.2018

4.25.15 Literatur zur weiteren Vertiefung

- Escobedo AA, Hanevik K, Almirall P et al. Management of chronic Giardia infection. Expert Rev Anti Infect Ther 2014; 12: 1143–1157
- Granados CE, Reveiz L, Uribe LG et al. Drugs for treating giardiasis. Cochrane Database Syst Rev 2012; 12: CD007787
- Poursanidis S. Multicenterstudie über die Therapieoptionen bei Infektion mit Giardia lamblia Diss. HHU Düsseldorf 2017. http://d-nb.info/1132248388
- Wahnschaffe U, Ignatius R, Loddenkemper C et al. Diagnostic value of endoscopy for the diagnosis of giardiasis and other intestinal diseases in patients with persistent diarrhea from tropical or subtropical areas. Scand J Gastroenterol 2007; 42: 391–396

4.26 Amöbiasis

G. Equihua Martinez, A. Lindner, J. Richter

4.26.1 Steckbrief

Unter Amöbiasis versteht man eine Infektion durch das Protozoon Entamoeba (E.) histolytica, das primär den Dickdarm des Menschen besiedelt. Die Amöbiasis kann in unterschiedlichen Verlaufsformen auftreten. Sie kann asymptomatisch verlaufen oder durch schwere invasive Verläufe charakterisiert sein, bei denen der Parasit das Gewebe durchdringt und das Darmlumen verlässt. Neben intestinalen invasiven Verläufen (Amöbenkolitis) können durch hämatogene Streuung auch extraintestinale Manifestationen auftreten, die sich überwiegend als Amöbenleberabszesse manifestieren. Die mikroskopische Diagnostik erlaubt meist keine eindeutige Differenzialdiagnose zwischen den apathogenen Spezies E. dispar, E. bangladeshi und E. moshkowskii einerseits und der pathogenen Spezies E. histolytica sensu stricto andererseits. Bei Nachweis von E. histolytica durch PCR ohne Hinweise auf einen invasiven Verlauf erfolgt die Darmlumendekontamination mit Paromomycin. Bei invasiven Verläufen ist eine hochdosierte zusätzliche Therapie mit Metronidazol erforderlich.

4.26.2 Synonyme

- Amöbenruhr

4.26.3 Keywords

- Entamoeba histolytica
- Amöbenkolitis
- Amöbenleberabszess

4.26.4 Definition

- Bei der Amöbiasis handelt es sich um eine Infektion durch das Protozoon E. histolytica, das primär den Dickdarm des Menschen besiedelt.
- Die Amöbiasis kann in unterschiedlichen Verlaufsformen auftreten:
  - Sie kann asymptomatisch verlaufen (nicht invasive Amöbiasis) oder
  - durch schwere invasive Verläufe charakterisiert sein, bei denen der Parasit das Gewebe durchdringt (invasive Amöbiasis).
  - Invasive Verläufe manifestieren sich am häufigsten als Amöbenkolitis oder Amöbenleberabszess.

4.26.5 Epidemiologie
Häufigkeit
- Die Inzidenz der weltweit durch den E.-histolytica-Komplex hervorgerufenen Infektionen wird auf 500 Millionen jährlich geschätzt.
- Davon werden 90 % von den apathogenen Spezies E. dispar und E. moshkowskii hervorgerufen.
- Die weltweite Inzidenz einer Infektion mit E. histolytica sensu stricto beträgt 50 Millionen Fälle jährlich. Davon verlaufen 5–10 Millionen jährlich klinisch invasiv, die zu 50 000–100 000 Todesfällen jährlich führen.

Altersgipfel
- Die Infektion kann in allen Altersstufen erworben werden.
- Das Infektionsalter hängt von der lokalen epidemiologischen Situation ab, die Infektion tritt bereits im frühen Kindesalter auf.

Geschlechtsverteilung
- Die Zahl der Infektionen unterscheidet sich nicht zwischen weiblichen und männlichen infizierten Patienten.
- Amöbenleberabszesse treten mehr als 5-mal häufiger bei Männern im Vergleich zu Frauen auf.

Prädisponierende Faktoren
- Prädisponiert zum Erwerb der Infektion sind Menschen, die unter eingeschränkten hygienischen Bedingungen mit mangelhafter Trinkwasserhygiene leben.
- Touristen in endemischen Gebieten, insbesondere Rucksacktouristen, sind infektionsgefährdet.
- Zu einem erhöhten Infektionsrisiko können gewisse sexuelle Praktiken führen, die zur fäkal-oralen Kontamination prädisponieren, z. B. bei Männern, die Sex mit Männern haben (MSM).
- Einem erhöhten Risiko sind auch in Deutschland Menschen ausgesetzt, die beruflichen Kontakt mit Abwässern haben, z. B. Kanalarbeiter.

4.26.6 Ätiologie und Pathogenese
- Die Amöbiasis wird fäkal-oral übertragen und hängt von unzureichender Lebensmittel- und Trinkwasserhygiene ab.
- Eine Übertragung kann auch indirekt über Fliegen erfolgen.
- Ein gleichzeitiger Befall mit verschiedenen intestinalen Parasiten und anderen fäkal-oral übertragenen Infektionen ist in Endemiegebieten häufig.

4.26.7 Klassifikation und Risikostratifizierung
- Infektion durch apathogene Amöben E. dispar, E. bangladeshi und E. moshkowskii
- Nicht invasive Infektion durch E. histolytica sensu stricto
- Amöbenkolitis
- extraintestinale invasive Amöbiasis

4.26.8 Symptomatik
- Die Amöbiasis kann asymptomatisch verlaufen oder durch eine mehr oder weniger schwere Kolitis gekennzeichnet sein, die besonders das Sigma und Rektum betrifft. Meist verläuft diese afebril.
- Hinweis auf einen Leberabszess:
  - dumpfer Schmerz im rechten Hypochondrium, der in die Scapula ausstrahlen kann
  - begleitet von Allgemeinsymptomen wie Fieber und Malaise

4.26.9 Diagnostik
Diagnostisches Vorgehen
- Untersuchung von Nativ-Frischstuhl auf vegetative Formen und Magnaformen
- parasitologische Untersuchung von angereicherten Stuhlproben (SAF)
- E.-histolytica-spezifischer Koproantigen-ELISA
- Polymerasekettenreaktion (PCR)

> **Cave**
> Die PCR erlaubt die Differenzierung zwischen pathogener E. histolytica sensu stricto und apathogenen Amöben. Die PCR ist sensitiver als die Stuhlmikroskopie.

Anamnese
- Exposition in Hochendemiegebieten
- Tätigkeit mit erhöhtem Expositionsrisiko (Kanalarbeiter)
- MSM

Körperliche Untersuchung
- Die körperliche Untersuchung ist in der Regel nicht richtungsweisend.
- Bei Vorliegen eines Leberabszesses kann das rechte Hypochondrium mäßig bis stark druckdolent sein.

Labor

- Entzündungsparameter im Blut
- neutrophile Leukozytose oder unauffälliges Blutbild
- evtl. erhöhtes Calprotectin im Stuhl
- positive Tests für okkultes Blut im Stuhl
- erhöhte Leberwerte deuten auf einen Amöbenleberabszess hin

Mikrobiologie und Virologie

Kulturen

- Bakteriologische Stuhlkulturen können indiziert sein zum Ausschluss einer gleichzeitig erworbenen Salmonellose, Shigellose, Yersiniose oder Campylobacter-Infektion und ggf. zur Untersuchung auf Clostridien-Toxine.
- Das Anlegen einer bakteriologischen Kultur eines Abszesspunktats ist zur Differenzialdiagnose sinnvoll bzw. zur Diagnose/zum Ausschluss einer bakteriellen Superinfektion.

Serologie

- Nachweis von Serumantikörpern gegen E. histolytica:
  - z. B. ELISA, IIFT (zur Sicherung der Diagnose einer invasiven Amöbiasis)
  - können in der Frühphase noch falsch negativ oder grenzwertig ausfallen

Molekularbiologie

- Sind Stuhlmikroskopie und Koproantigen-ELISA negativ, ist bei fortbestehendem Verdacht (anhaltende Symptomatik, Ausschluss anderer Erkrankungen) an ein falsch negatives Testergebnis zu denken und die PCR zu veranlassen.
- bei positivem Amöbennachweis: Stuhl-PCR auf E.-histolytica-DNA zur Abgrenzung von den apathogenen Formen E. dispar und E. moshkowskii
- eventuell Escherichia-coli-PCR zum Ausschluss einer enterovirulenten E.-coli-Infektion

Bildgebende Diagnostik

Sonografie

- Die **Kolonsonografie** erlaubt die nicht invasive Darstellung des durch Amöben hervorgerufenen Entzündungsprozesses und die Darstellung von Kolonperforationen.
- Kolonsonografisch lässt sich die Amöbenruhr nicht von anderen entzündlichen oder infektiösen Darmkrankheiten abgrenzen.
- **Oberbauchsonografisch** zeigt sich ein Leberabszess als eine runde oder ovale, meist solitäre Raumforderung peripher im rechten Leberlappen gelegen.
  - Eine klar definierte Wand ist oft nicht nachweisbar.

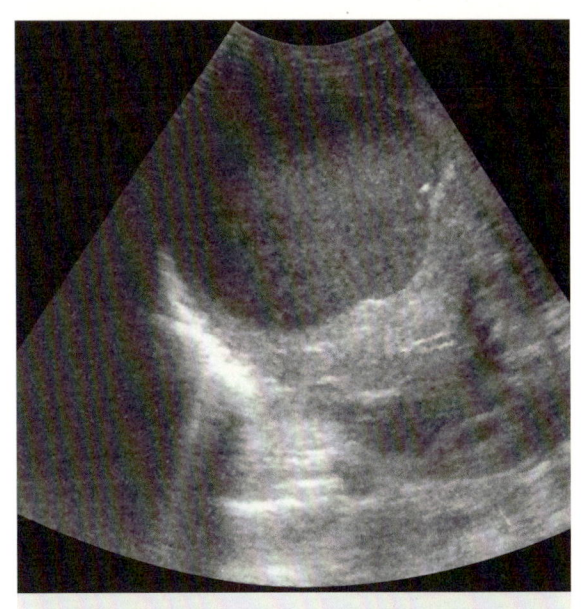

Abb. 4.25 Amöbenleberabszess. (Quelle: Richter J. Bildgebung bei tropenspezifischen und parasitären Erkrankungen. In: Löscher T, Burchard GD, Hrsg. Tropenmedizin in Klinik und Praxis. 4. Aufl. Stuttgart: Thieme; 2010)

- Sonografisch kann sich der Amöbenleberabszess in vielfältiger Form darstellen (▶ Abb. 4.25):
  - Am häufigsten stellt sich ein Amöbenleberabszess als echoarme Raumforderung dar. Eine Wand lässt sich im Gegensatz zu einer Echinokokkuszyste nicht darstellen.
  - Allerdings kann der Amöbenleberabszess auch als echoreich imponieren, gelegentlich auch heterogen mit echoreichen und echoarmen Anteilen. Diese echoreichen Abszesse werden im weiteren Verlauf meist echoarm.
  - Komplikationen des Amöbenleberabszesses, insbesondere Rupturen, sind sonografisch gut zu diagnostizieren.
- Die Sensitivität der Ultraschalluntersuchung ist bei Patienten mit entsprechender Anamnese und Klinik hoch.
  - Die Spezifität ist niedrig, da ein pyogener Leberabszess nicht sicher abgegrenzt werden kann.
  - Darüber hinaus können Amöbenleberabszesse sekundär bakteriell superinfiziert werden.
  - Indirekte klinisch-anamnestische Kriterien, die für einen Amöbenleberabszess sprechen, sind das männliche Geschlecht des Patienten und eine entsprechende Expositionsanamnese.
  - Eine Cholezystitis oder andere bakterielle Infektion im Bauchraum und eine fehlende Exposition in endemischen Gebieten sprechen für einen bakteriellen Abszess.
  - In Südostasien werden überdies gehäuft Klebsiellenleberaszesse erworben.

- Ein akuter parasitärer Abszess, der durch große Leberegel (Fasciola hepatica) oder Askariden hervorgerufen werden kann, geht immer mit einer ausgeprägten Eosinophilie einher. Antikörper gegen Fasciola hepatica oder Ascaris lumbricoides sind in dieser Phase meist schon nachweisbar.
- Untersuchung, ob ein Pleuraerguss oder Perikarderguss vorliegt
- Zur Wertigkeit der kontrastmittelgestützten Sonografie gibt es Einzelfallberichte. Ein Amöbenleberabszess kann von komplizierten Zysten dadurch differenziert werden, dass der die Raumforderung umgebende Leberparenchymsaum im Gegensatz zu Zysten eine entzündungsbedingte Kontrastmittelanreicherung aufweist.

Histologie, Zytologie und klinische Pathologie

Histologische Mukosadiagnostik

- Darmbiopsiepräparate zeigen ein sog. Flaschenhals- oder Knopflochulkus: Ein Geschwür mit unregelmäßiger Tiefenausdehnung, das scharf abgegrenzte, unterminierte Ränder aufweist.
- Im Allgemeinen ist eine diagnostische Punktion eines Amöbenleberabszesses nicht indiziert, es sei denn es besteht eine erhöhte Rupturgefahr.
  - Charakteristisch ist, im Gegensatz zu bakteriellen Abszessen, die bräunliche Färbung des Abszessinhalts („Anchovispaste").
  - Mikroskopische Untersuchungen und molekularbiologische Untersuchungen des Punktats erbringen meist keinen Erregernachweis.

4.26.10 Differenzialdiagnosen

Tab. 4.46 Differenzialdiagnosen.

Differenzialdiagnose	Bemerkungen
bakterielle Ruhr	Charakteristisch für eine bakterielle Ruhr ist der mikroskopische Nachweis von reichlich Leukozyten, während bei einer Amöbenkolitis Erythrozyten prädominieren. Der kulturelle bzw. molekulare Nachweis bei fehlendem Nachweis von pathogenen Amöben erlaubt die endgültige Differenzialdiagnose.
bakterieller Leberabszess	sonografische Abgrenzung (S. 479)
intestinale Billharziose	parasitologische und serologische Differenzialdiagnose
chronisch entzündliche Darmerkrankung	Ausschluss der infektiösen Genese
Lambliasis	parasitologischer Nachweis von Giardia Eine Lambliasis verläuft nie invasiv. Eine Erhöhung von Entzündungsparametern wie BSG, CRP oder Calprotectin spricht gegen eine Lambliasis.

4.26.11 Therapie

Therapeutisches Vorgehen

- Infektion durch apathogene E. dispar, E. bangladeshi oder E. moshkowskii: keine Therapie
- Infektion durch nicht invasive E. histolytica: Paromomycin 25–30 mg/kg/d, in 3 Einzeldosen für 10 d
- Infektion durch invasive E. histolytica (Amöbenkolitis, Amöbenleberabszess):
  - Metronidazol 3 × 10 mg/kgKG (max. 2,4 g/d) für 10 d (ggf. Beginn i. v.) gefolgt von oder gleichzeitig
  - Paromomycin 25–30 mg/kg/d in 3 Einzeldosen für 10 d.
  - Eine therapeutische Punktion eines Leberabszesses ist nur gerechtfertigt, wenn eine akute Rupturgefahr insbesondere in das Perikard oder die Pleurahöhle besteht.

4.26.12 Verlauf und Prognose

- Relevante Folgeerscheinungen sind bei adäquater Therapie nicht zu erwarten.
- Kriterium für das Therapieansprechen ist die prompte Besserung des Allgemeinzustands und des Befindens des Patienten sowie der Rückgang der erhöhten Entzündungsparameter.
- Die Größe eines Amöbenleberabszesses kann auch unter suffizienter Therapie zunächst zunehmen bzw. nicht abnehmen, was nicht als Indikator für ein Therapieversagen missinterpretiert werden sollte.
- Die Resorption des Amöbenleberabszesses kann ein Jahr betragen, Restbefunde (Verkalkungen) können persistieren.

4.26.13 Prävention

- in Endemiegebieten Trennung von Trink- und Abwasser
- Vorkehrungen zur Prävention („cook it, peel it or forget it") bei Reisen in Endemiegebiete.

4.26.14 Besonderheiten bei Schwangeren

- Die sichere Unterscheidung zwischen apathogenen und pathogen Amöben ist Grundbedingung für eine Therapieentscheidung.
- Bei schweren Fällen muss das Risiko für die erkrankte werdende Mutter abgewogen werden.
  - In einer Reihe von Studien mit über 3000 ausgewerteten Schwangerschaften ergaben sich keine Hinweise auf ein erhöhtes Fehlbildungsrisiko nach Anwendung von Metronidazol.
  - Im ungarischen Fehlbildungsregister wurde ein vermehrtes Auftreten von Malformationen bei einer vaginalen Metronidazol-Exposition beobachtet. Diese

Beobachtung konnte in anderen Untersuchungen jedoch nicht bestätigt werden.
- Insbesondere gibt es auch keine Hinweise für mutagene oder kanzerogene Effekte bei intrauteriner Exposition. Bisherige Beobachtungen im 2.–3. Trimenon sprechen nicht für ein fetotoxisches Risiko.

4.26.15 Quellenangaben

[1] Charité – Universitätsmedizin Berlin. Embryotox – Arzneimittelsicherheit in Schwangerschaft und Stillzeit. Im Internet: https://www.embryotox.de/arzneimittel/; Stand: 01.04.2019
[2] Deutsche Gesellschaft für Tropenmedizin und internationale Gesundheit (DTG). S 1-Leitlinie 042-002: Diagnostik und Therapie der Ämöbiasis. AWMF online; 2018

4.26.16 Literatur zur weiteren Vertiefung

- Shirley DT, Farr L, Watanabe K et al. A Review of the Global Burden, New Diagnostics, and Current Therapeutics for Amebiasis. Open Forum Infect Dis 2018; 5: ofy161

4.27 Kryptosporidiose

V. Moos, T. Schneider

4.27.1 Steckbrief

Kryptosporidien gehören zu den häufigen sekundären Enteropathogenen bei Patienten mit erworbenem Immundefekt. Die Übertragung erfolgt in der Regel fäkal-oral über kontaminierte Lebensmittel, Wasser oder Tierkontakt. Bei immunkompetenten Personen verläuft die Kryptosporidiose oft asymptomatisch oder als akute, selbstlimitierende Diarrhö. Bei Patienten mit Immundefekt entsteht dagegen ein schweres enteritisches Krankheitsbild, abhängig von der Ausprägung der Immunsuppression. Die intestinale Kryptosporidiose kommt in Ländern, in denen eine hochaktive antiretrovirale Therapie (HAART) zur Behandlung der HIV-Infektion breit eingesetzt wird, nur noch selten vor. Charakteristisch kommt es zu großvolumigen wässrigen Diarrhöen, Malabsorption und Gewichtsverlust.

4.27.2 Synonyme

- Kryptosporidien-Gastroenteritis
- Kryptosporidien-Enteritis
- Kryptosporidien-Infektion

4.27.3 Keywords

- Kryptosporidien
- Immunsuppression
- Oozyste

4.27.4 Definition

- Gastroenteritis, die durch die Besiedelung des Darms mit Parasiten der Gattung Cryptosporidium verursacht wird.

4.27.5 Epidemiologie

- Kryptosporidien werden derzeit in 19 Spezies eingeteilt.
- Sie sind weltweit verbreitet, mit einer Häufung in wenig entwickelten Ländern.
- Besonders gefährdet sind immunsupprimierte Patienten, z. B.
  - Patienten mit einer HIV-Infektion,
  - Patienten nach einer Organtransplantation und
  - kleine Kinder.
- Krankheitsausbrüche können durch mit Kryptosporidien verunreinigtes Wasser oder Lebensmittel verursacht werden.
- Cryptosporidium hominis kommt fast ausschließlich beim Menschen vor.
- Weitere Träger für Kryptosporidien außer dem Menschen, insbesondere für C. parvum, sind
  - Nutztiere (Rinder, Pferde, Ziegen und Schafe) und
  - Haustiere (Hunde, Katzen und Vögel).

Häufigkeit

- In industrialisierten Ländern konnten bei 2–4 % der Patienten mit Diarrhö Kryptosporidien im Stuhl nachgewiesen werden.
- Kryptosporidien werden auch in < 1–4 % der Fälle von gesunden, asymptomatischen Individuen mit dem Stuhl ausgeschieden.
- Die bundesweite Inzidenz der Kryptosporidiose lag 2016 bei 2,3/100 000 Einwohner.
  - Damit stieg sie im Vergleich zu den fünf Vorjahren an (Median 1,9).
- Die Kryptosporidiose zeigt saisonale Schwankungen mit einer Häufung in der zweiten Jahreshälfte von August bis November.
- Die Prävalenz der Kryptosporidiose liegt in Schwellenländern deutlich höher.

Altersgipfel

- Aktuell kommen in Deutschland die meisten Fälle bei Kindern < 10 Jahren vor, insbesondere bei 1- und 2-Jährigen.

Geschlechtsverteilung

- Die Geschlechtsverteilung ist ausgeglichen.

Prädisponierende Faktoren

- Immunsuppression:
  - besonders bei T-Zell-Defekten im Rahmen einer HIV-Infektion entwickelt sich i. d. R. ein schwerer und chronischer Verlauf

4.27.6 Ätiologie und Pathogenese

- Kryptosporidiose wird hauptsächlich durch die parasitären Protozoen Cryptosporidium hominis und Cryptosporidium parvum verursacht.
- Seltener kommen Cryptosporidium-Spezies wie C. canis oder C. felis vor.
- Die Kryptosporidien bilden als Dauerform **Oozysten**:
  - werden vom Wirt mit dem Stuhl ausgeschieden
  - infektiöse Form der Erreger
- Bei ausreichender Feuchtigkeit überleben die Oozysten bis zu zwei Jahre in der Umwelt.
  - hohe Resistenz gegenüber vielen Desinfektionsmitteln (inkl. Chlor)
- Die Infektion erfolgt meist durch **kontaminiertes Wasser** (z. B. Trinkwasser, Eiswürfel, Badewasser).
- Auch **fäkal-orale Übertragungen** von
  - Mensch zu Mensch, oder
  - Tier zu Mensch sind möglich.
- Infektionen können ebenfalls über **kontaminierte Lebensmittel** stattfinden (z. B. mit Oozysten kontaminiertes Fleisch).
- Bereits bei der Inokulation von 10–1000 Oozysten erkranken 50 % der Exponierten.
- Die Oozysten enthalten **Sporozoiten**, die
  - nach der fäkal-oralen Aufnahme im Dünndarm freigesetzt werden,
  - sich an die Oberfläche der Mikrovilli der Darmepithelzellen anheften und
  - den Vermehrungszyklus im Epithel in Gang setzen.
- Es werden zwei Arten von Oozysten gebildet:
  - Die Mehrheit ist dickwandig und wird 5–21 d nach Infektion mit dem Stuhl ausgeschieden.
  - Etwa 20 % sind nur von einer Membran umgeben und können bereits im Darm des Wirts erneut Sporozoiten freisetzen und eine Autoinfektion bewirken.
- Inkubationszeit: ca. 10 d

4.27.7 Symptomatik

- **breites Spektrum:**
  - asymptomatische Infektionen
  - milde Diarrhö
  - schwere Enteritiden, die im Extremfall zum Tode führen können
- Der Schweregrad der Erkrankung hängt vom Ausmaß der Immunschwäche ab.
- Extraintestinale Manifestationen kommen vor allem bei stark immunsupprimierten Patienten vor.
- Bei immunkompetenten Patienten manifestiert sich die Infektion als akute Gastroenteritis mit Diarrhö und ist selbstlimitierend (3–10 d).
- Der Durchfall bei Säuglingen und immunsupprimierten Patienten, insbesondere bei von AIDS betroffenen Personen, kann sehr lange anhalten.
- Bei schweren Krankheitsbildern kommt es zu erheblichen wässrigen Durchfällen und teils großen Flüssigkeitsverlusten.
- **Begleiterscheinungen:**
  - Malabsorption
  - Gewichtsverlust
  - Übelkeit und Erbrechen
  - Inappetenz
  - Fieber
  - abdominelle, krampfartige Schmerzen
- **extraintestinale Symptome:**
  - Abgeschlagenheit
  - Arthralgien
  - Augenschmerzen
  - Kopfschmerzen
  - unspezifische respiratorische Symptome, z. B. Husten
- Wenn die Gallenwege betroffen sind, kann es zu
  - Cholezystitis,
  - sklerosierender Cholangitis,
  - Strikturen oder
  - Ikterus kommen.

4.27.8 Diagnostik

Diagnostisches Vorgehen

- Die übliche Methode ist der mikroskopische Nachweis von Oozysten im Stuhl.
- Spezifischere Tests erlauben die Bestimmung der Spezies.

Anamnese

- nicht oder schlecht therapierte HIV-Infektion?
- kürzlicher Aufenthalt auf dem Bauernhof oder in Badegewässern oder Neuanschaffung von Haustieren?
- Begleitsymptome (Schmerzen, Erbrechen, Fieber, Gewichtsverlust)
- Stuhlbeschaffenheit (wässrig, schleimig, blutig), Stuhlfrequenz und -menge, nächtlicher Stuhlgang
- Medikamenteneinnahme (z. B. Antibiotika)

Körperliche Untersuchung

- Abdominalbefund
- Beurteilung der Exsikkose zur Einschätzung des Schweregrads der Infektion

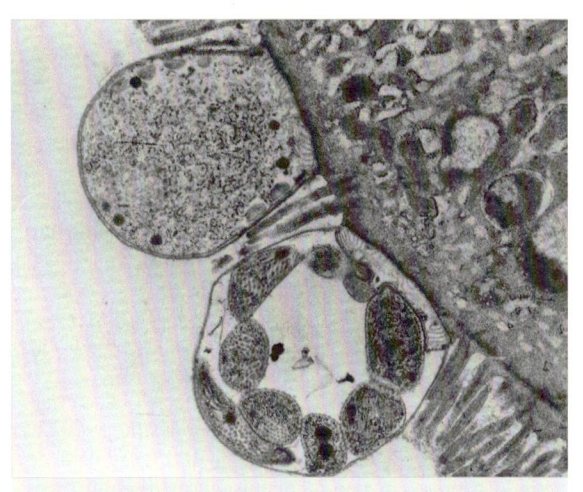

Abb. 4.26 Elektronenmikroskopische Aufnahme: an eine Epithelzelle angeheftete Kryptosporidien.

Mikrobiologie und Virologie

Stuhlmikroskopie

- Die übliche Methode zur Diagnose ist der Nachweis von Kryptosporidien-Oozyten im Stuhl.
- Der Nachweis gelingt mit
  - Spezialfärbungen, z. B.
    - säurefeste Kinyoun-Färbung (modifizierte Ziehl-Neelsen-Färbung),
    - modifizierte Trichrom-Färbung oder
  - spezifischer Immunfluoreszenzfärbung und
  - anschließender Mikroskopie (▶ Abb. 4.26).
- Zum sicheren Nachweis sollten drei Stuhlproben untersucht werden

Molekularbiologie

- Die molekularbiologische Diagnostik per PCR ist meist Referenzinstitutionen vorbehalten.
- Eine einzelne RT-PCR liefert in etwa die gleiche Sensitivität wie drei mikroskopische Stuhluntersuchungen.
- Mit einer konventionellen PCR und nachfolgender Sequenzierung ist die Bestimmung von Spezies und Typisierung möglich.

Serologie

- Es gibt verschiedene kommerzielle ELISA-Systeme zur Detektion von Kryptosporidien Antigenen im Stuhl.

Instrumentelle Diagnostik

Endoskopie

- Der Nachweis von Kryptosporidien kann mittels säurefester Kinyoun-Färbung auch in Biopsien aus dem Dünndarm, seltener dem Dickdarm, gelingen.

4.27.9 Differenzialdiagnosen

Tab. 4.47 Differenzialdiagnosen.

Differenzialdiagnose	Bemerkungen
Enteritiden durch andere Parasiten, Bakterien oder Viren	Ausschluss oder Bestätigung durch Erregernachweis
Infektionen mit anderen Kokzidien, z. B. Zyklosporose	Ausschluss oder Bestätigung durch Erregernachweis

4.27.10 Therapie

Therapeutisches Vorgehen

- Es gibt bisher keine spezifische Therapie zur zuverlässigen Eradikation der Parasiten.
- Bei Patienten mit HIV-Infektion sollte eine Optimierung der HAART vorgenommen werden.

Allgemeine Maßnahmen

- Die Therapie erfolgt im Allgemeinen symptomatisch durch geeignete Maßnahmen zum Ersatz von Flüssigkeit und Elektrolyten.

Pharmakotherapie

- Therapieversuche mit Paromomycin oder die symptomatische Therapie mit Loperamid oder Somatostatinanaloga:
  - führen in weniger als 50 % der Fälle zur klinischen Besserung
  - Besserung ist auf Dauer der Einnahme der Therapeutika beschränkt
- Als teilweise wirksame Mittel können Nitazoxanid, Paromomycin und Azithromycin eingesetzt werden.
  - Diese führen zu einer Reduktion der klinischen Inzidenz.

4.27.11 Verlauf und Prognose

- Der Verlauf und die Prognose sind von der Grunderkrankung abhängig.
- Bei immunkompetenten Personen ist der Verlauf in der Regel unproblematisch und die Prognose sehr gut.
- Schwer immuninkompetente Patienten können an einer chronischen Infektion versterben.

4.27.12 Prävention

- Minimieren des Ansteckungsrisikos:
  - gute Hygiene
  - gründliches Händewaschen
    - nach jedem Toilettengang
    - vor der Zubereitung und Aufnahme von Nahrung
- Immunsupprimierte Patienten sollten
  - Kontakt mit infizierten Menschen und Tieren vermeiden sowie

○ das Trinken bzw. Verschlucken von Wasser aus Badegewässern oder Schwimmbädern.
- Bei Anschaffung von Haustieren, insbesondere Welpen, sollte ggf. eine tierärztliche Untersuchung auf Kryptosporidien durchgeführt werden.
- Bei stationärer Unterbringung sollte
  ○ eine eigene Toilette zur Verfügung stehen und
  ○ der Kontakt zu immunsupprimierten Patienten vermieden werden

4.27.13 Quellenangaben

[1] Abd-Ella OH. Diagnosis and treatment of cryptosporidiosis: an update review. J Egypt Soc Parasitol 2014; 44: 455–466
[2] O'Connor RM, Shaffie R, Kang G et al. Cryptosporidiosis in patients with HIV/AIDS. AIDS 2011; 25: 549–560
[3] Vanathy K, Parija SC, Mandal J et al. Cryptosporidiosis: A mini review. Trop Parasitol 2017; 7: 72–80

4.28 Zestodeninfektionen

C. Lübbert

4.28.1 Steckbrief

Zestoden (Bandwürmer) leben im Dünndarm ihrer Endwirte und bestehen aus einem Kopf (Scolex) und mehreren Gliedern (Proglottiden), die eine Gliederkette (Strobila) bilden. Sie sind Zwitter und befruchten sich selbst. Die befruchteten Eier werden direkt oder in abgetrennten Proglottiden ausgeschieden. Die Eier werden vom Zwischenwirt aufgenommen, bei dem sich dann in der Muskulatur sog. Finnen ausbilden. Die Endwirte verzehren die Zwischenwirte und nehmen dabei Finnen mit den darin enthaltenen Cysticerci auf. Im Gastrointestinaltrakt des Endwirts entwickelt sich daraus der adulte Wurm. Bandwürmer können im Menschen bis zu 25 Jahre alt werden und verursachen in der Regel kaum Symptome.

4.28.2 Synonyme

- Infektionen mit Bandwürmern

4.28.3 Keywords

- Bandwürmer
- Zestoden
- Taeniasis
- Taenia solium
- Taenia saginata
- Diphyllobothriasis
- Diphyllobotrium latum

4.28.4 Definition

- Die Taeniasis ist eine parasitäre Infektion des Menschen, die durch Bandwürmer der Gattung Taenia hervorgerufen wird, insbesondere durch den Schweine- und den Rinderbandwurm.
- Bei der Diphyllobothriasis liegt eine parasitäre Infektion durch Fischbandwürmer der Gattung Diphyllobotrium vor.

4.28.5 Epidemiologie

Häufigkeit

- Von den 32 bekannten Arten von Taenia sind vor allem T. solium, der Schweinebandwurm, und T. saginata, der Rinderbandwurm, von medizinischer Bedeutung.
- Ungefähr 50 Millionen Menschen gelten als befallen, hauptsächlich in Afrika, Südamerika, Süd- und Südostasien und einigen Teilen Süd- und Osteuropas.
- T. solium und T. saginata sind weltweit verbreitet und treten besonders in Schweine- bzw. Rinderzuchtländern auf, in denen unzureichend gegartes Fleisch verzehrt wird.
- In Deutschland sind T.-solium-Infektionen sehr selten.
- In muslimischen Ländern kommen Erkrankungen durch T. solium so gut wie nicht vor.
- Die Diphyllobothriasis (Fischbandwurm-Erkrankung) wird hauptsächlich durch Diphyllobotrium latum hervorgerufen.
- Die Diphyllobothriasis ist vorwiegend in Nordeuropa, Japan und den ehemaligen Sowjetstaaten verbreitet.
- In Japan sind auch Infektionen durch D. nihonkaiense möglich.
- Fische, die mit den Larven von Diphyllobotrium infiziert sind, können jedoch in alle Regionen der Erde transportiert werden.

Altersgipfel

- Es ist kein spezifischer Altersgipfel bekannt.
- In Entwicklungs- und Schwellenländern sind eher jüngere Menschen mit einem Altersmedian von 30–40 Jahren betroffen.

Geschlechtsverteilung

- Es besteht kein geschlechtsspezifischer Unterschied.

Prädisponierende Faktoren

- Verzehr von rohem/ungekochtem Rindfleisch oder Schweinefleisch bzw. rohem Fisch in Endemiegebieten.

4.28.6 Ätiologie und Pathogenese

- Das Zielorgan der adulten Bandwürmer ist der menschliche Dünndarm.
- Der Lebenszyklus von **Taenia** ist in ▶ Abb. 4.27 dargestellt.
  - Befallene Menschen scheiden befruchtete Eier von Taenia mit den Fäzes aus.
  - Diese reifen auf kontaminierten Weideflächen, wo sie durch Rinder oder Schweine mit der Nahrung aufgenommen werden.
  - Im Zwischenwirt werden aus den Eiern die Embryonen freigesetzt, welche die Darmwand aktiv penetrieren, in den Blutkreislauf gelangen und sich im Muskelgewebe enzystieren (Finnenstadium).
  - Die Larven in den Finnen (sog. Cysticerci oder „Protoscolices") werden innerhalb von 2–3 Monaten infektiös.
  - Menschen entwickeln eine Bandwurminfektion, indem sie rohes oder ungekochtes Rindfleisch oder Schweinefleisch essen.
  - Der Cysticercus wird im Dünndarm aktiviert, über den Saugapparat des Scolex „befestigt" sich der Parasit an der intestinalen Mukosa und entwickelt sich zum reifen Bandwurm.
  - Dieser Entwicklungsprozess dauert 5–12 Wochen bei T. solium und 10–12 Wochen bei T. saginata.
  - Der Rinderbandwurm kann 6–10 m lang werden und ist somit deutlich größer als der Schweinebandwurm.
  - Ein einzelner Bandwurm produziert durchschnittlich 50 000 Eier pro Tag und kann bis zu 25 Jahre alt werden.
- Bei **Diphyllobotrium** erfolgt die Aufnahme von sog. Plerozerkoiden (Vollfinnen) oral über ungenügend gegartes oder geräuchertes Fleisch von Süß- oder Brackwasserfischen (Sushi, Sashimi, Ceviche).

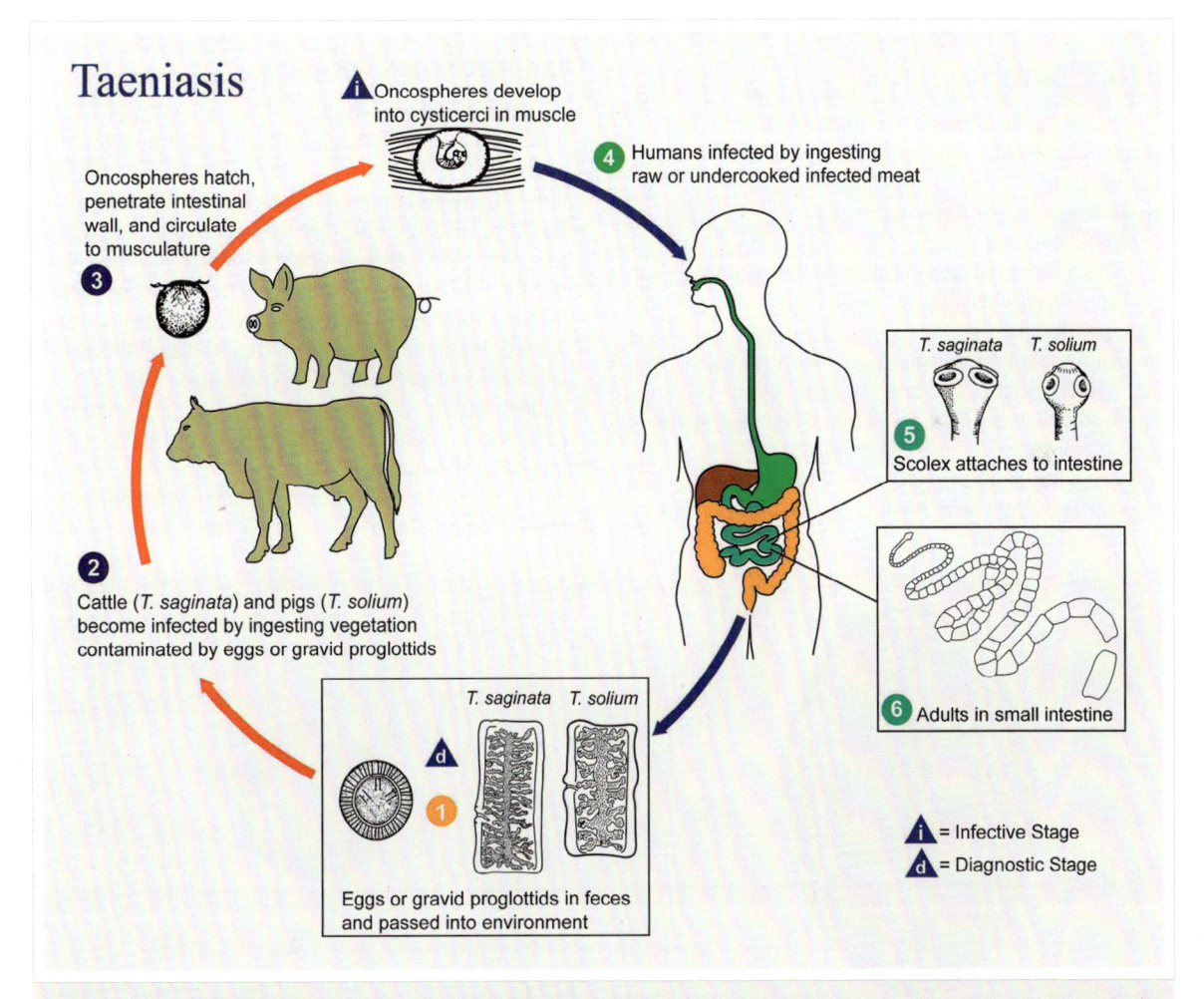

Abb. 4.27 Lebenszyklus von Taenia. 1) Eier oder gravide Proglottiden gelangen mit den Fäzes in die Umwelt. 2) Rinder (T. saginata) oder Schweine (T. solium) infizieren sich über den Verzehr kontaminierter Pflanzen. 3) Hakenlarven (sog. Onkosphären) schlüpfen, penetrieren die Dünndarmwand und gelangen mit dem Blutstrom in die Muskulatur der Tiere. i) In der Muskulatur entwickeln sich die Onkosphären zu Cysticerci („Blasenwurm"). 4) Menschen infizieren sich durch den Verzehr von rohem oder ungenügend gegartem Fleisch. 5) Der Bandwurm heftet sich mit seinem Scolex an die intestinale Mukosa an. 6) adulter Bandwurm im Dünndarm. (Quelle: CDC)

- D. latum ist mit einer Länge von bis zu 20 m die größte humanpathogene Bandwurmspezies.
- Der adulte Parasit lebt analog zu Taenia im menschlichen Dünndarm, wo er Proglottiden und Eier in den Stuhl abgibt.
- Wenn die Eier ins Wasser gelangen, werden sie dort vom ersten Zwischenwirt, kleinen Krebs- oder Krustentieren, aufgenommen.
- Diese werden von Fischen, dem zweiten Zwischenwirt, gefressen, wodurch sie Prozerkoidlarven aufnehmen, die dann zu Plerozerkoiden heranreifen.

• Zestodenlarven verlieren ihre Haut beim Eindringen in ihren Wirt.
- Mesodermzellen aus dem Körperinneren verschmelzen miteinander zu einer neuen Außenhülle, die als „Neodermis" bezeichnet wird.
- Über die Neodermis nimmt der Wurm Nahrung auf, und sie schützt ihn davor, selbst vom Wirt verdaut zu werden.

4.28.7 Symptomatik

- Symptomatische Verläufe sind eher selten.
- Die häufigsten Anzeichen eines Bandwurmbefalls sind:
  - Dyspepsie
  - abdominelle Schmerzen
  - Gewichtsverlust
  - analer Pruritus (durch Proglottidenbewegung)
  - Wechsel zwischen Episoden mit starkem Hunger und Appetitlosigkeit
- Neben den adulten Würmern, die die intestinale Form der Bandwurminfektion hervorrufen, sind die Larven bei T. solium in der Lage, im Rahmen einer Autoinfektion die sog. Zystizerkose zu verursachen.
  - Zystizerken können in jedes Organ des Menschen gelangen und dort beim Absterben zu Fibrose und Sklerosierungen führen.
  - Bei intrazerebralem Befall kann es zu fokal-neurologischer Symptomatik der entsprechenden Region kommen (Krampfanfälle).
  - Verwirrtheit, Schwindel, Kopfschmerzen oder Urtikaria werden bei der sog. Neurozystizerkose ebenfalls häufiger beobachtet.

• D. latum ist in der Lage, Vitamin B_{12} aus dem Intestinaltrakt zu absorbieren, was zu einem konsekutiven Mangel beim Wirt führen kann.
- Je nach Ausprägung kann es somit zu einer makrozytär-hypochromen Anämie bis zur Panzytopenie kommen.
- Zusätzlich können Dyspnoe, Glossitis und neurologische Symptome vorliegen.
- Ein ausgeprägter Wurmbefall kann zu einem mechanischen (Sub-)Ileus mit entsprechender Symptomatik führen.

4.28.8 Diagnostik

Diagnostisches Vorgehen

- Diagnostisch beweisend ist
  - der Nachweis von Proglottiden bzw. Eiern im Stuhl oder
  - der Nachweis adulter Bandwürmer im Dünndarm.
- Da Darmparasiten bzw. ihre Eier nicht kontinuierlich ausgeschieden werden, sollten mindestens 3 verschiedene Stühle zur Untersuchung herangezogen werden.
- Im Gegensatz zur Untersuchung von Proglottiden bzw. Scolices erlaubt der alleinige Ei-Nachweis (▶ Abb. 4.28) keine eindeutige Speziesdifferenzierung.
- Endoskopische Nachweise von Zestoden (z. B. mittels Kapselendoskopie des Dünndarms, ▶ Abb. 4.29) sind meist Zufallsbefunde.
- Bei ca. 5–15 % der Betroffenen kommt es zu einer peripheren Eosinophilie.

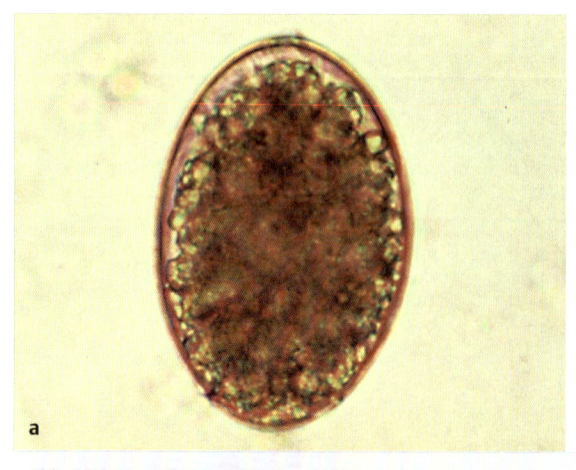

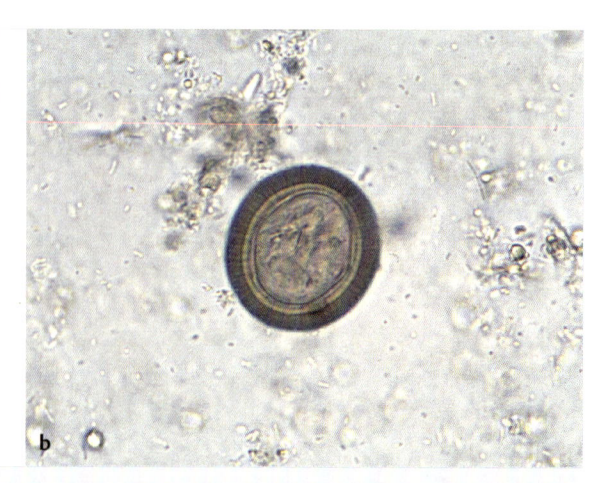

Abb. 4.28 Zestodeneier. (Quelle: CDC)
a Zestodenei von D. latum.
b Zestodenei von Taenia.

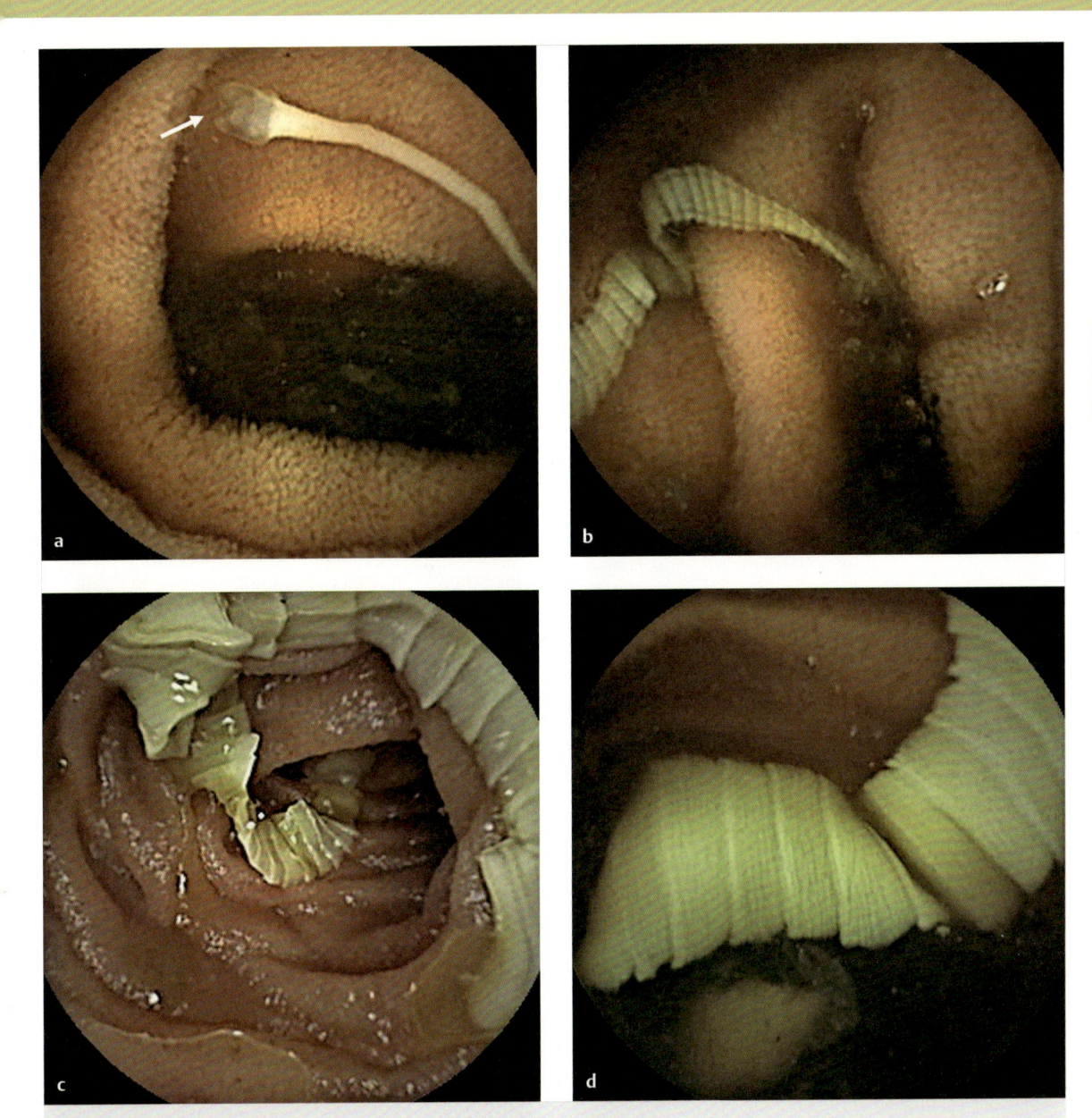

Abb. 4.29 Visualisierung von Taenia spp. mittels Kapselendoskopie des Dünndarms.
a Kopfpartie (Scolex, Pfeil).
b Gliederkette mit einzelnen Bandwurmsegmenten (Strobila).
c Gliederkette mit einzelnen Bandwurmsegmenten (Strobila).
d Gliederkette mit einzelnen Bandwurmsegmenten (Strobila).

- Zusätzlich steht bei Patienten mit V. a. Zystizerkose ein Antikörpernachweis mittels ELISA mit sehr hoher Sensitivität und Spezifität zur Verfügung.
- Bei Zystizerkose können verkalkte Zysten durch bildgebende Verfahren wie Ultraschall, CT oder MRT nachgewiesen werden.
- Spezielle PCR-Verfahren für Zestoden werden in der Regel nur im Rahmen klinischer Forschungsarbeiten angewandt.

Anamnese

- Reise- und Expositionsanamnese erlauben Rückschlüsse auf das Risiko einer Infektion.

Körperliche Untersuchung

- Außer unspezifischen abdominellen Beschwerden und möglichem perianalen Juckreiz durch Proglottiden-

abgang sind üblicherweise keine hinweisenden körperlichen Untersuchungsbefunde zu erheben.
- Auch ein Gewichtsverlust ist eher selten.
- Bei der Diphyllobothriasis kann selten (bei < 5% der Befallenen) eine makrozytäre Anämie durch einen Vitamin-B_{12}-Mangel auftreten, der mit der Aufnahme dieses Vitamins in größeren Mengen durch den Fischbandwurm im Dünndarm erklärt wird.

4.28.9 Differenzialdiagnosen
- Die Morphologie der adulten Würmer bzw. der Eier ist für humanpathogene Zestoden charakteristisch, jedoch nicht speziesspezifisch.

Tab. 4.48 Differenzialdiagnosen.

Differenzialdiagnose	Bemerkungen
andere Helminthosen	Symptome wie bei Zestodeninfektionen: abdominelle Schmerzen, Gewichtsverlust, evtl. analer Pruritus

4.28.10 Therapie
Therapeutisches Vorgehen
- Praziquantel (10 mg/kg KG p.o.) als Einmalgabe ist das Mittel der Wahl.
- Die Therapieerfolgskontrolle erfolgt mittels Stuhlmikroskopie.
- Bei der Zystizerkose sollte eine operative Entfernung der Zysten angestrebt werden.
- Anschließend empfiehlt es sich, 14d mit Albendazol (2 × 400 mg/d p.o.) und Kortikosteroiden zu behandeln.
- Allerdings wurden auch bei bedrohlichen Formen zerebraler Zystizerkose überzeugende Therapieerfolge mit Praziquantel beobachtet.
- Unter der Therapie auftretende Nebenwirkungen wie Fieber, Kopfschmerzen, Schwindel, Erbrechen und Meningismus bzw. Hirndrucksymptome sind offenbar nicht dem Medikament selbst anzulasten, sondern eine Folge der Zerstörung von Zysten mit Freiwerden von Fremdeiweiß und resultierender entzündlicher Reaktion.
- Obwohl derartige Reaktionen durch Kortikosteroidgabe unterdrückt werden können, sollte eine Neurozystizerkose stets unter stationären Bedingungen in einer entsprechend erfahrenen Spezialabteilung therapiert werden.
- Die Behandlung einer okulären Zystizerkose mit Praziquantel ist kontraindiziert.
- Alternative zu Praziquantel bei rein intestinaler Infektion ist Niclosamid (2 g p.o. als Einzeldosis).

4.28.11 Verlauf und Prognose
- Die Erfolgsrate der Einmalbehandlung mit Praziquantel liegt bei 95–100 %.
- Aufgrund der zestoziden Aktivität von Praziquantel verliert der Bandwurm seine Fähigkeit, sich der Verdauung durch den Wirt zu widersetzen.
- Aus diesem Grund werden ganze Bandwürmer einschließlich der Scolices nur sehr selten nach der Verabreichung von Praziquantel ausgeschieden.
- In vielen Fällen werden nur zerfallene und teilweise verdaute Anteile von Taenia bzw. Diphyllobotrium im Stuhl gesehen.
- Die meisten Bandwürmer werden im Wirtsorganismus verdaut und sind im Fäkalmaterial nicht mehr nachweisbar.
- Schwieriger gestaltet sich der Verlauf bei Vorliegen einer Zystizerkose.
- Trotz wirksamer Medikamente leidet eine beträchtliche Anzahl von Patienten mit Neurozystizerkose an neurologischen Spätfolgen wie Krampfanfällen und Kopfschmerzen.

4.28.12 Prävention
- Wichtigste Elemente der Prophylaxe sind konsequente Fleischbeschauung und Vermeidung des Verzehrs von rohem Fleisch bzw. Fisch.
- Die Bandwurmfinnen können beim Durchgaren oder Tiefgefrieren (mindestens −18 °C) des potenziell befallenen Fleischs abgetötet werden.

4.28.13 Quellenangaben
[1] Kern P. Cestodeninfektionen. In: Tropenmedizin in Klinik und Praxis. Burchard GD, Löscher T, Hrsg. 4. Aufl. Stuttgart: Thieme; 2010: 706–717
[2] Webb C, Cabada MM. Intestinal cestodes. Curr Opin Infect Dis 2017; 30: 504–510
[3] Wenk P, Renz A. Parasitologie: Biologie der Humanparasiten. Stuttgart: Thieme; 2003
[4] Piekarski G. Medizinische Parasitologie in Tafeln. 3. Aufl. Berlin, Heidelberg, New York: Springer; 1987
[5] Beglinger C. Gastrointestinale und biliäre Parasitosen – Update. Gastroenterologie up2date 2015; 11: 101–117
[6] Mehlhorn H. Die Parasiten des Menschen. Erkrankungen erkennen, bekämpfen und vorbeugen. 7. Aufl. Heidelberg: Spektrum Akademischer Verlag; 2012
[7] Lübbert C, Richter J. Für den Gastroenterologen wichtige parasitologische Verfahren. In: Gastroenterologische Infektiologie. Lübbert C, Vogelmann R, Hrsg. Berlin: De Gruyter; 2017: 13–17

4.28.14 Wichtige Internetadressen
- Detaillierte Erregersteckbriefe aller in diesem Kapitel genannten Zestoden sind im Internet abrufbar über:
  - www.rki.de
  - www.who.int
  - www.cdc.gov

4.29 Askariasis

H. Trawinski

4.29.1 Steckbrief

Der menschliche Spulwurm (Ascaris lumbricoides) ist weltweit verbreitet. Hauptsächlich sind jedoch Kinder aus Regionen mit schlechten hygienischen Bedingungen betroffen. Die Infektion erfolgt über die orale Aufnahme der infektiösen Eier mit der Nahrung, dem Trinkwasser oder durch kontaminierte Böden. Nach Schlüpfen der Larve im oberen Dünndarm unternimmt diese eine Körperwanderung mit dem klinischen Bild einer eosinophilen Pneumonitis. Die adulten Würmer leben für 1–2 Jahre im Dünndarm. Meist ist die Infestation asymptomatisch. Bei starkem Befall kann es jedoch zu Malnutrition, intestinaler Obstruktion, Appendizitis sowie Perforation mit Peritonitis kommen. Auch Ikterus, Cholangitis, Leberabszesse und Pankreatitis können die Folge sein. Die Diagnose erfolgt durch den Nachweis der adulten Würmer bzw. der Wurmeier im Stuhl. Zur Therapie werden Mebendazol oder Albendazol für 1–3 Tage eingesetzt.

4.29.2 Synonyme

- Spulwurmbefall
- Ascaris-lumbricoides-Infektion
- Ascaris-suum-Infektion

4.29.3 Keywords

- Spulwurm
- Löffler-Syndrom
- eosinophile Pneumonitis
- Cholangitis

4.29.4 Definition

- Die Askariasis ist eine Infektion des Dünndarms durch den Nematoden Ascaris lumbricoides.
- Die Infektion ist nach einer initialen Lungenwanderung meist asymptomatisch.
- Es kann jedoch auch zu schweren Komplikationen kommen, z. B. zu
  - einem mechanischen Ileus oder
  - einer Pankreatitis.

4.29.5 Epidemiologie

Häufigkeit

- Weltweit sind laut WHO geschätzt 820 Millionen Menschen infiziert, vor allem in Gebieten mit
  - schlechten hygienischen Bedingungen,
  - fehlender Abwasserentsorgung und
  - warmem, feuchtem Klima (Prävalenzen > 50–90 %).
- In Mittel- und Westeuropa liegt die Prävalenz bei ca. 1 % und betrifft v. a.
  - Personen aus ländlichen Regionen und
  - Personen mit regelmäßigem beruflichen Kontakt zu Schweinen (Infektion durch den Schweine-Spulwurm Ascaris suum).
- In Ost- und Südosteuropa wurden höhere Prävalenzen beschrieben.

Altersgipfel

- Die höchste Prävalenz und Intensität der Infektion betrifft Kinder im Alter von 3–8 Jahren in Gebieten mit schlechten hygienischen Bedingungen.

Geschlechtsverteilung

- Es besteht kein geschlechtsspezifischer Unterschied.

Prädisponierende Faktoren

- risikobehaftetes Verhalten in der Lebensmittel- und Sanitärhygiene
- individuelle genetische Unterschiede der Immunantwort gegenüber Helmintheninfektionen

4.29.6 Ätiologie und Pathogenese

- Die mit dem Stuhl ausgeschiedenen Wurmeier müssen im Erdboden reifen, was bei optimalen Bedingungen (Temperatur 30 °C, hohe Feuchtigkeit) 10–14 Tage, sonst Monate dauert.
- Die Übertragung erfolgt durch direkten Kontakt mit dem kontaminierten Erdboden
  - über die Hände,
  - vor allem aber über kontaminierte Salate, Gemüse und Obst (Fäkaliendüngung).
- Es gibt keine direkte Mensch-zu-Mensch-Übertragung.
- Nach der oralen Aufnahme der infektiösen Eier
  - schlüpfen die L2-Larven im oberen Dünndarm,
  - penetrieren die Mukosa und
  - wandern mit Blut und Lymphe über Leber (L3-Larven) und rechtes Herz in die Lunge, die sie am Tag 4–16 nach Infektion erreichen.
- Nach Penetration der Alveolarwand wandern die ausgereiften Larven (L4-Larven) über Bronchien und Trachea in den Pharynx, wo sie verschluckt werden.
- Aus den L4-Larven entwickeln sich die adulten Weibchen (20–40 cm) und Männchen (15–30 cm).
- Diese leben 1–2 Jahre im Dünndarm und ernähren sich vom Darminhalt.
- Die Eierproduktion beginnt 9–11 Wochen nach der Infektion (Präpatenzzeit) und beträgt bis zu 200 000 Eier pro Tag.

- Die Eier werden mit dem Stuhl ausgeschieden und bleiben bei optimalen Bedingungen jahrelang im Erdboden infektiös.
- Eine Vermehrung der Würmer im Darm findet nicht statt.
- Die Lungenwanderung der Larven führt v. a. bei sensibilisierten Patienten nach Reinfektion zu einer fokalen, eosinophilen, granulomatösen Entzündung (Löffler-Syndrom), welche typischerweise mit einer periphere Eosinophilie einhergeht.
- Die adulten Würmer können bei ausgeprägtem Befall zu Darmobstruktion, Volvulus und Intussuszeption führen.
- Aufgrund der „Wanderlust" der Würmer kann es zu einer Cholangitis, Cholezystitis, Pankreatitis, granulomatösen Hepatitis und Appendizitis kommen.
- Malnutrition, Eiweiß- und Vitamin-A-Mangel können infolge einer ausgeprägten Infektion auftreten.

4.29.7 Symptomatik

- Nur 8–15 % der infizierten Personen zeigen eine assoziierte Symptomatik.
- pulmonale Askariasis:
  - Urtikaria
  - trockener Husten
  - Dyspnoe
  - Giemen
  - erhöhte Temperaturen
  - Hämoptysen
  - Pleuritis
  - Pleuraerguß
  - Während der Migrationsphase der Larven kann es auch zu einer leichtgradigen Hepatomegalie kommen. Diese Symptome sistieren nach 1–2 Wochen.
- intestinale Askariasis:
  - Ein geringer Befall ist meist asymptomatisch.
  - Bauchschmerzen, Übelkeit, Durchfall, Appetitlosigkeit und Gewichtsverlust können auftreten.
  - Ein massiver Befall kann sich als akutes Abdomen infolge eines Dünndarmileus (meist im terminalen Ileum lokalisiert), einer Appendizitis, eines Volvulus, einer Darmperforation mit Peritonitis oder einer Darmischämie manifestieren.
- pankreatobiliäre Askariasis:
  - Gallenkolik
  - akute Cholangitis
  - akalkulöse Cholezystitis
  - Leberabszesse
  - akute Pankreatitis
  - rezidivierende eitrige Cholangitis
- Eine Wanderung der Würmer in das weibliche Genital, den Magen, Trachea und Bronchien mit entsprechenden Symptomen ist möglich.

4.29.8 Diagnostik

Diagnostisches Vorgehen

- pulmonale Askariasis:
  - Nachweis einer peripheren Eosinophilie, der typischen Infiltrate im Röntgen und evtl. der filariformen Larven im Sputum, in der BAL-Flüssigkeit oder im Magensaft.
  - Eine Stuhluntersuchung macht zu diesem Zeitpunkt keinen Sinn (Präpatenzzeit).
- intestinale Askariasis:
  - Dreimalige mikroskopische Stuhluntersuchung zum Nachweis der typischen Wurmeier (▶ Abb. 4.30).
  - Direktnachweis der adulten Würmer durch Sonografie, Röntgen, CT oder Endoskopie (▶ Abb. 4.31).

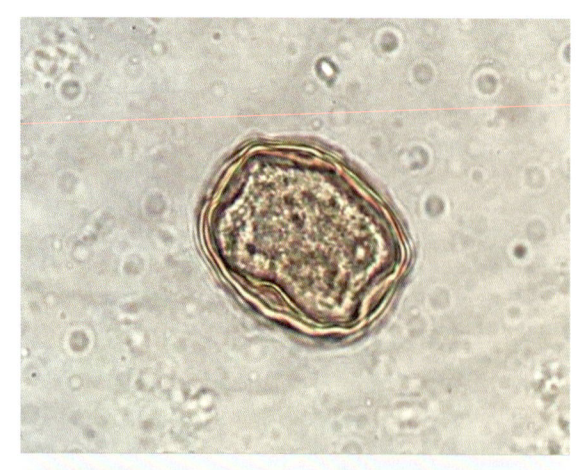

Abb. 4.30 Ei von Ascaris lumbricoides im Stuhl. (Quelle: Lippmann N, Wendt S, Lübbert C. 44-jährige Afrikareisende mit „regenwurmartiger" Struktur im Stuhl. Dtsch med Wochenschr 2018; 143: 13–14)

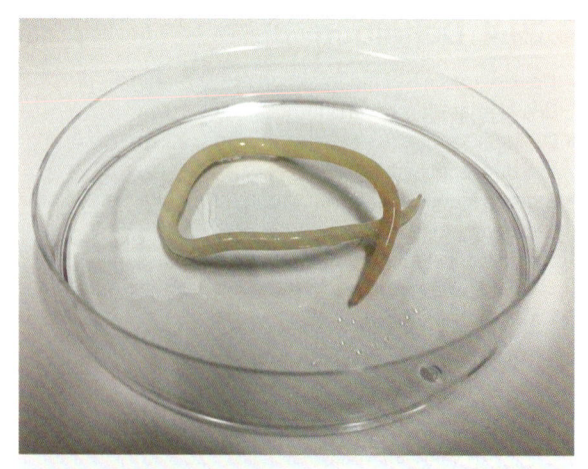

Abb. 4.31 Ascaris lumbricoides Adultwurm. (Quelle: Lippmann N, Wendt S, Lübbert C. 44-jährige Afrikareisende mit „regenwurmartiger" Struktur im Stuhl. Dtsch med Wochenschr 2018; 143: 13–14)

- Zu diesem Zeitpunkt besteht meist keine Eosinophilie mehr.

Anamnese

- **Reise-/Migrationsanamnese:**
  - Genuss von potenziell kontaminierten, nicht gewaschenen oder gekochten pflanzlichen Lebensmitteln während der Reise in einem Endemiegebiet
  - Herkunft aus einem Endemiegebiet
- **Berufsanamnese:** enger Kontakt zu Schweinen oder Schweinedung (Ascaris suum)

Körperliche Untersuchung

- auskultatorisch trockene Rasselgeräusche während der pulmonalen Askariasis
- Hepatomegalie

Labor

- Blutbild: periphere Eosinophilie (meist > 1500/µl) während der Migrationsphase

Mikrobiologie und Virologie

Stuhlmikroskopie:

- aufgrund der variablen, diskontinuierlichen Eiausscheidung dreimalige Stuhluntersuchung empfohlen
- Verwendung von Stuhlanreicherungsverfahren (z. B. MIF- oder SAF-Methode)
- sinnvoll frühestens 2–3 Monaten nach Infektion (Präpatenzzeit)

Serologie

- während der Präpatenzzeit (eosinophile Pneumonitis) oder bei geringer Infektionsintensität mit fehlendem Einachweis zur Diagnosesicherung evtl. sinnvoll
- Kreuzreaktionen mit anderen Helminthen beachten

Bildgebende Diagnostik

- Die bildgebende Diagnostik hat keine ausreichende Sensitivität, um bei fehlendem Nachweis typischer Zeichen eine Askariasis auszuschließen.
- Sie ist nur bei Komplikationen oder unklarer Diagnose indiziert.

Sonografie

- **hepatobiliäre-pankreatische Askariasis:**
  - Direktnachweis der adulten Würmer in den Gallengängen, der Gallenblase und im Pankreasgang
  - Indirekte Hinweise sind z. B. Gallengangsdilatation oder -strikturen, Leberabszesse oder multiple intrahepatische Verkalkungen.
  - Der endoskopische Ultraschall (EUS) hat v. a. bei Befall des Pankreasgangs eine höhere Sensitivität.
- **intestinale Askariasis:**
  - Direktnachweis der Einzelwürmer oder Wurmkonglomerate im Darmlumen
  - Nachweis einer Darmobstruktion, Intussuszeption oder eines Volvulus

Röntgen

- **pulmonale Askariasis:** Nachweis wandernder, z. T. perihilär konfluierender Infiltrate mit vollständiger Rückbildung nach einigen Wochen
- **intestinale Askariasis:** Nachweis eines mechanischen Ileus bei hoher Wurmlast oder freier intraabdomineller Luft nach Perforation bei Ulkus

Instrumentelle Diagnostik

Ösophago-Gastro-Duodenoskopie (ÖGD)

- ÖGD bzw. Kapselendoskopie ermöglichen den Nachweis der Adultwürmer im oberen Dünndarm.
- Gelegentlich können ein Schleimhauterythem, Erosionen und Blutungen in Wurmnähe nachgewiesen werden.

ERCP

- **Indikation:**
  - Diagnose unklarer Fälle hepatobiliärer-pankreatischer Askariasis
  - eitrige Cholangitis
  - Leberabszesse
  - akute Pankreatitis
  - ausbleibender Wurmabgang und/oder persistierende Symptome unter konservativen Therapiemaßnahmen
- **Befund:**
  - Nachweis von Kontrastmittelaussparungen in den Gallenwegen oder im Pankreasgang bzw. Direktnachweis der Würmer
  - Möglichkeit der direkten endoskopischen Extraktion der Würmer aus den Gallenwegen bzw. dem Pankreasgang

Bronchoskopie

- **pulmonale Askariasis:**
  - Bild einer Bronchitis
  - Nachweis der Larven und/oder einer Eosinophilie im Sputum, der BAL-Flüssigkeit oder im Magenaspirat

4.29.9 Differenzialdiagnosen

Tab. 4.49 Differenzialdiagnosen.

Differenzialdiagnose	Bemerkungen
Hakenwurm-Infestation (N. americanus, A. duodenale), Strongyloidiasis, Toxocariasis, Schistosoma spp. Lungenegelbefall (P. westermani), Filariosen (z. B. Loa-Loa)	Parasiten mit Lungen-/Gewebswanderung (Löffler-Syndrom) bzw. mit Lungenbefall der Larven oder Adultwürmer (eosinophile Pneumonie, Granulom-, Zystenbildung). Bis auf die Toxocariasis werden diese Infektionen typischerweise in (sub-)tropischen Regionen erworben. Nachweis durch Stuhl-, Urin- oder Sputummikroskopie auf Wurmeier, Serologie bzw. mikroskopischen Mikrofilariennachweis im peripheren Blut
intestinale Parasitosen	Der Darmbefall durch andere Helminthen wie Hakenwürmer, Peitschenwurm (Trichuris trichiura), Strongyloides stercoralis oder Bandwürmer (Taenia saginata/solium) kann in unterschiedlicher Intensität ebenfalls zu Durchfällen, Bauchschmerzen und Malabsorption/-nutrition führen. Intestinale Infektionen durch Darmprotozoen (Giardia lamblia, Entamoeba histolytica) sowie die bakterielle Enteritis (z. B. Campylobacter) haben typischerweise einen akuteren Verlauf.
Ileus	mechanisch: Darmadhäsionen, Hernien, Malignome, Obstipation, Volvulus, Divertikulitis u. a. paralytisch: postoperativ, medikamentös, akute Pankreatitis u. a.
akute Cholangitis/Cholezystitis	Cholezysto-, Choledocholithiasis, Malignome, bakterielle Infektion, Leberegelbefall (Fasciola hepatica, Clonorchis sinensis, Opisthorchis viverrini/felineus) u. a.
akute und chronische Pankreatitis	akute biliäre Pankreatitis, akute ethyltoxische Pankreatitis, medikamentös, viral (z. B. Coxsackie-Virus, Zytomegalievirus, Mumpsvirus), bakteriell (z. B. Mykoplasmen, Legionellen, Salmonellen), parasitär (z. B. Toxoplasmose, Kryptosporidose), Hypertriglyzeridämie u. a.
Leberabszesse/-raumforderungen	bakteriell (z. B. Klebsiella pneumoniae), Amöben (E. histolytica), Malignome (hepatozelluläres Karzinom, Metastasen), Echinokokkose (E. granulosus, E. multilocularis), Hämangiom u. a.

4.29.10 Therapie

Therapeutisches Vorgehen

- Alle Patienten, die älter als 2 Jahre sind, werden behandelt mit
  - einer Einmaldosis Albendazol 400 mg bzw. Mebendazol 500 mg oder
  - Mebendazol 2 × tgl. 100 mg über 3d.
- Alternative: Ivermectin in einer Einzeldosis von 150–200 µg/kg Körpergewicht
- stärkere Infektionen und/oder Koinfektionen mit Haken- und/oder Peitschenwurm: Albendazol 400 mg/d über 3d
- Die WHO bewertet die Therapie mit Albendazol und Mebendazol bei Kindern ab 1 Jahr und Schwangeren nach dem 1. Trimenon als sicher.
  - Jedoch sind in Deutschland Mebendazol nicht unter 2 Jahren, Albendazol nicht unter 6 Jahren und Ivermectin nicht bei einem Körpergewicht unter 15 kg zugelassen.
  - Eine Alternative ist Pyrantel (Zulassung ab 6 Monaten; 10 mg/kg/d über 1–3d, Maximaldosis 1 g/d).
  - Andere wirksame Medikamente (Piperazin, Levamisol, Nitazoxanid) sind in Deutschland nicht im Handel verfügbar.
- Bei dringender Indikation einer Therapie in der Schwangerschaft wird in Deutschland Pyrantel empfohlen (möglichst nach dem 1. Trimenon).
- **pulmonale Askariasis:**
  - symptomatische Therapie: Bronchodilatatoren, Kortikosteroide
  - Die antihelminthische Therapie erfolgt nach Ausreifung der Würmer (2–3 Monate).
- **Darmverschluss:**
  - konservativer Therapieversuch: Nulldiät, Magenablaufsonde, Infusionstherapie, Spasmolytika
  - Die Ultima Ratio ist die chirurgische Wurmentfernung.
  - Die antihelminthische Therapie wird erst nach Auflösung der Obstruktion empfohlen.
- **pankreatobiliäre Askariasis:**
  - Nach antihelminthischer und spasmolytischer Therapie kommt es meist zum Abgang der Würmer.
  - Die endoskopische Extraktion ist bei Komplikationen (eitrige Cholangitis, Pankreatitis) oder bei fehlendem Abgang der Würmer und persistierenden Symptomen trotz medikamentöser Therapie angezeigt.

4.29.11 Verlauf und Prognose

- Die Erfolgsrate der o. g. antihelminthischen Therapie liegt bei > 90 %.
- Todesfälle (weltweit ca. 20 000/Jahr) treten bei massivem Befall durch Darmverschluss/-perforation, akute Cholangitis und Pankreatitis auf.
- In Endemiegebieten besteht ein sehr hohes Reinfektionsrisiko.

4.29.12 Prävention

- Die WHO empfiehlt in Regionen mit einer Prävalenz > 20 % regelmäßige (1–2 ×/Jahr) präventive Behandlungen im Alter von 12 Monaten bis 12 Jahren, bei Frauen im gebärfähigen Alter sowie Schwangeren nach dem 1. Trimester mit einer Einzeldosis Albendazol oder Mebendazol.
- **individuelle Prophylaxe:**
  - Händewaschen nach Kontakt mit möglicherweise kontaminierten Böden bzw. Schweinedung
  - Vermeiden möglicherweise kontaminierter roher Nahrungsmittel in Risikogebieten (z. B. Salate)

4.29.13 Quellenangaben

[1] Bharti B, Bharti S, Khurana S. Worm Infestation: Diagnosis, Treatment and Prevention. Indian J Pediatr 2017; DOI: 10.1007/s12098-017-2505-z
[2] Burchard GD, Löscher T. Askariasis. In: Löscher T, Burchard GD, Hrsg. Tropenmedizin in Klinik und Praxis. 4. Aufl. Stuttgart: Thieme; 2010
[3] Dietrich CF, Sharma M, Chaubal N et al. Ascariasis imaging: pictorial essay. Z Gastroenterol 2017; 55: 479–489
[4] Jourdan PM, Lamberton PHL, Fenwick A et al. Soil-transmitted helminth infections. Lancet 2018; 391: 252–265
[5] Khuroo MS, Rather AA, Khuroo NS et al. Hepatobiliary and pancreatic ascariasis. World J Gastroenterol 2016; 22: 7507–7517
[6] Lamberton PHL, Jourdan PM. Human Ascariasis: Diagnostic Update. Curr Trop Med Rep 2015; 2: 189–200

4.30 Trichuriasis

H. Trawinski

4.30.1 Steckbrief

Infektionen durch den Peitschenwurm (Trichuris trichiura) sind weltweit verbreitet, treten jedoch v. a. in Ländern mit schlechter Hygiene und warmem, feuchtem Klima auf. Die Eier werden oral aufgenommen. Die Larven schlüpfen im Dünndarm und wandern in das Kolon. Die adulten Würmer (3–5 cm) leben vor allem im Zäkum und Colon ascendens, bei stärkerem Befall im gesamten Kolon und terminalen Ileum. Leichtere Infektionen sind meist asymptomatisch. Bei stärkeren Infektionen kann ein Dysenterie-Syndrom mit schleimig-blutigen Durchfällen, Tenesmen und Rektumprolaps auftreten. Ein chronischer Befall führt zu Eisenmangelanämie und Malnutrition. Die Diagnose wird durch Nachweis der Adultwürmer oder der typischen Eier im Stuhl gestellt. Therapiert wird mit Albendazol oder Mebendazol über 3 Tage.

4.30.2 Synonyme

- Peitschenwurm-Befall
- Trichuris-trichiura-Infektion

4.30.3 Keywords

- Rektumprolaps
- Dysenterie
- Eisenmangelanämie
- Malnutrition

4.30.4 Definition

- Bei der Trichuriasis handelt es sich um eine Nematodeninfektion des Dickdarms durch Trichuris trichiura.
- Die Infektion kann bei starkem Befall zu
  - blutigen Durchfällen,
  - Tenesmen,
  - Rektumprolaps,
  - Eisenmangelanämie und
  - Malnutrition führen.

4.30.5 Epidemiologie

Häufigkeit

- Weltweit sind laut WHO geschätzt 440 Millionen Menschen infiziert.
- Die Prävalenz in tropischen Entwicklungsländern liegt regional bei > 90 %, in West- und Mitteleuropa < 1 %, in Ländern Ost- und Südosteuropas z. T. deutlich höher (z. B. Albanien 12 %).
- Oft finden sich Koinfektionen mit anderen intestinalen Nematoden (Askariasis, Hakenwürmer), Amöben oder Shigellen.

Altersgipfel

- Hauptsächlich sind Kinder vom 5.–10. Lebensjahr betroffen.

Geschlechtsverteilung

- Es besteht kein geschlechtsspezifischer Unterschied.

Prädisponierende Faktoren

- Bestimmte genetische Eigenschaften führen zu einer erhöhten Empfindlichkeit für T.-trichiura-Infektionen.
- Folge ist eine ungleichmäßige Infektionsintensität (Wurmlast) bei identisch exponierten Populationen.

4.30.6 Ätiologie und Pathogenese

- Die Infektion ist weltweit verbreitet, kommt aber v. a. in Ländern mit warmem, feuchtem Klima und unzureichender Sanitärhygiene vor.
- Die ausgeschiedenen Eier reifen im Erdboden bei optimalen Bedingungen über ca. 2 Wochen, sonst mehrere Monate, und können im feuchtwarmen Klima mehrere Jahre infektionstüchtig bleiben.

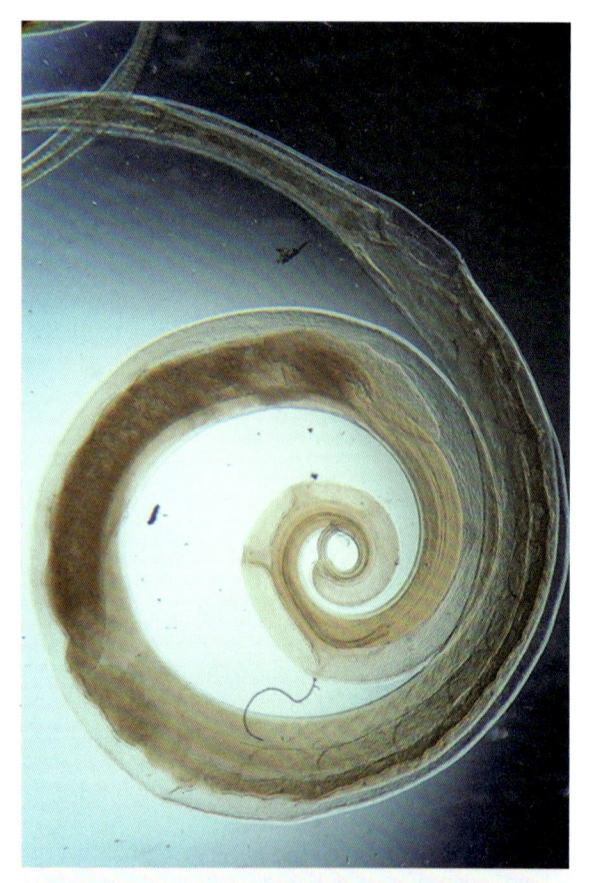

Abb. 4.32 Trichuris-trichiura-Männchen mit ventral eingerolltem, verdicktem Hinterende und peitschenartigem Vorderende. (Quelle: Sebastian Wendt, Universitätsklinikum Leipzig, Institut für Medizinische Mikrobiologie und Infektionsepidemiologie)

- Die Eier werden oral durch verunreinigte Nahrung (Fäkaliendüngung) oder Kontakt mit kontaminierten Erdböden (Geophagie) aufgenommen.
- Nach oraler Aufnahme der infektiösen Eier schlüpfen die Larven im Dünndarm.
- Die Entwicklung zu den geschlechtsreifen Adulten (3–5 cm, weißlich) dauert 2–3 Monate und findet ausschließlich im Darm statt.
- Die Adulten sind im Zäkum und oberen Kolon lokalisiert, bei stärkerem Befall auch im distalen Kolon und Rektum.
- Sie bohren sich mit ihrem dünnen, peitschenartigen Vorderende in die Mukosa, wo sie sich von Gewebsflüssigkeit ernähren, während das dickere Hinterende frei im Darmlumen flottiert (▶ Abb. 4.32).
- Bei stärkerem Befall kommt es zu ausgeprägten entzündlichen Epithelläsionen mit
  - Blutungen,
  - Kryptenhyperplasien und
  - zu einer ödematösen Schwellung der Mukosa.
- Die Weibchen legen abhängig von der Wurmlast 3000–20 000 Eier pro Tag (Präpatenzzeit 2–3 Monate).
- Die Würmer überleben 1–3 Jahre.
- Eine Vermehrung im Menschen findet nicht statt.
- Neben dem Menschen sind auch Affen ein Reservoir für T. trichiura.
- Menschliche Infektionen mit dem Hunde- und Schweine-Peitschenwurm (T. vulpis, T. suis) sind epidemiologisch bedeutungslos.
- Eine direkte Mensch-zu-Mensch-Übertragung findet nicht statt.

4.30.7 Symptomatik

- Leichte Infektionen sind meist asymptomatisch.
- Stärkerer Befall kann zu
  - chronischen Durchfällen,
  - Übelkeit,
  - Erbrechen,
  - Gewichtsverlust und
  - abdominellen Schmerzen führen.
- Ein massiver Wurmbefall des gesamten Kolons führt zu einem dysenterischen Syndrom mit
  - blutig-schleimigen Durchfällen,
  - Malnutrition,
  - Wachstumsverzögerung,
  - Eisenmangelanämie sowie
  - ausgeprägten Tenesmen mit Prolaps der massiv ödematös geschwollenen Rektumschleimhaut (reponibel).
- Der intestinale Blutverlust hängt von der Wurmlast ab (pro Wurm 0,005 ml/d).
  - Eine Eisenmangelanämie tritt geschätzt ab einer Wurmlast von mindestens 800 auf und wird v. a. durch eine Koinfektion mit Hakenwürmern verstärkt (Blutverlust pro Wurm ca. 0,5 ml/d).

4.30.8 Diagnostik

Diagnostisches Vorgehen

- Die Diagnosestellung erfolgt durch
  - Nachweis der charakteristischen Wurmeier im Stuhl oder
  - Direktnachweis der Würmer in der Endoskopie.

Anamnese

- **Reiseanamnese:**
  - Genuss von potenziell kontaminierten, nicht gewaschenen oder gekochten Lebensmitteln
  - Kontakt mit kontaminierten Böden in einem Endemiegebiet

Körperliche Untersuchung

- Blässe
- Trommelschlegelfinger
- aufgeblähter Bauch

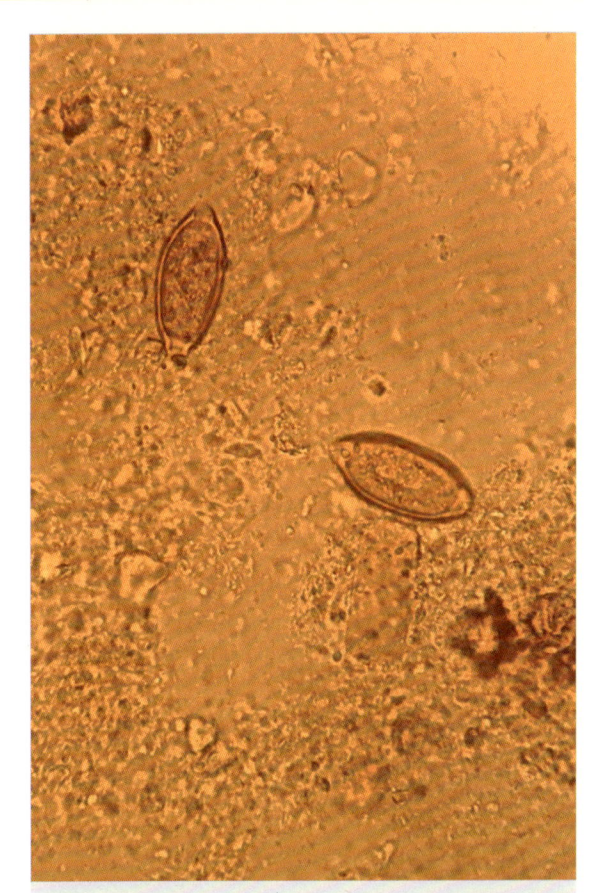

Abb. 4.33 Ei von Trichuris trichiura im Stuhl. (Quelle: Sebastian Wendt, Universitätsklinikum Leipzig, Institut für Medizinische Mikrobiologie und Infektionsepidemiologie)

- Rektumprolaps
- Wachstumsverzögerung

Labor
- Eosinophilie
- Eisenmangelanämie
- Hypalbuminämie

Mikrobiologie und Virologie
Stuhlmikroskopie
- Die typischen Eier sind
  - oval,
  - ca. 50–55 × 20–25 µm groß,
  - haben eine dicke hellbraune Schale und
  - 2 charakteristische „Polpröpfchen" (▶ Abb. 4.33).
- Bei leichterem Befall sind wiederholte Stuhluntersuchungen notwendig.

Instrumentelle Diagnostik
Koloskopie
- Nachweis der 3–5 cm langen, an der Schleimhaut haftenden Würmer

4.30.9 Differenzialdiagnosen

Tab. 4.50 Differenzialdiagnosen.

Differenzialdiagnose	Bemerkungen
Dysenterie	chronisch entzündliche Darmerkrankung (CED), Amöbiasis, Shigellose, EHEC-Infektion, EIEC-Infektion
Eisenmangelanämie	Malignom, Ulzera, erosive Gastritis, CED, Hakenwurminfektion, Malnutrition u. a.

4.30.10 Therapie
Therapeutisches Vorgehen
- Mebendazol 2 × tgl. 100 mg oder Albendazol 1 × tgl. 400 mg über 3 d
  - In Deutschland ist Mebendazol nicht bei einem Alter unter 2 Jahren und Albendazol nicht unter 6 Jahren zugelassen.
- Alternativen:
  - Ivermectin 200 µg/kg KG 1 × tgl. über 3 d (ab einem Körpergewicht von 15 kg zugelassen)
  - Pyrantel 10 mg/kg KG 1 × tgl. über 3 d (ab 6 Monaten zugelassen)
- Bei schwerem Befall sind ggf. wiederholte Therapiezyklen notwendig.
- Eine Eisensubstitution sollte bei schwerer, symptomatischer Anämie erfolgen.

4.30.11 Verlauf und Prognose
- Trotz hoher Heilungsraten (90–100 %) unter o. g. Therapie sollte eine Therapiekontrolle (Stuhluntersuchungen) erfolgen.

4.30.12 Prävention
- individuelle Prophylaxe:
  - Händewaschen nach Kontakt mit möglicherweise kontaminierten Böden
  - Vermeiden möglicherweise kontaminierter roher Nahrungsmittel in Risikogebieten (z. B. Salate)

4.30.13 Quellenangaben
[1] Burchard GD, Löscher T. Askariasis. In: Löscher T, Burchard GD, Hrsg. Tropenmedizin in Klinik und Praxis. 4. Aufl. Stuttgart: Thieme; 2010
[2] Hotez PJ, Gurwith M. Europe's neglected infections of poverty. Int J Infect Dis 2011; 15: e611–e619
[3] Jourdan PM, Lamberton PHL, Fenwick A et al. Soil-transmitted helminth infections. Lancet 2018; 391: 252–265

4.31 HPV-assoziierte Infektionen

J. M. Kittner

4.31.1 Steckbrief

Humane Papillomaviren (HPV) sind sehr kontagiös und umweltstabil. Es sind mehr als 210 Virustypen bekannt, die typenabhängig spezifische Areale der dermalen oder mukosalen Basalzellschicht infizieren und dort eine unkontrollierte Zellproliferation induzieren. Die Durchseuchung ist sehr hoch; die Mehrzahl der Infektionen ist transient und asymptomatisch oder verursacht gutartige Warzen oder Kondylome. Eine protrahierte Replikation wird durch Immundefekte begünstigt. Karzinogenes Potenzial haben insbesondere die Virustypen 16 und 18, die mit Plattenepithelkarzinomen an Zervix oder Anus, aber auch Hals-Kopf-Tumoren assoziiert sind. Virusspezifische Therapien stehen nicht zur Verfügung, jedoch eine effektive Impfung.

4.31.2 Aktuelles

- Die nonavalente Impfung (Gardasil-9) ist mittlerweile zugelassen und verfügbar.
  - Zusätzlich zu den Virustypen 6 und 11 (Erreger gutartiger genitaler Warzen) und 16 und 18 (assoziiert mit Malignomen) sind die Virustypen 31, 33, 45, 52 und 58 enthalten, die für zusätzliche 15–20 % der Zervixkarzinome verantwortlich gemacht werden [14].
  - Die Immunogenität ist mit der Vierfachimpfung vergleichbar [8].
- Kopf- und Halstumoren sind bis zu 70 % mit HPV-Infektionen assoziiert.
  - Die Häufigkeit nimmt in der westlichen Welt trotz Reduktion des Nikotinkonsums weiter zu.
  - Mutmaßlich spielen zunehmende sexuelle orogenitale Übertragungen eine Rolle [15].
  - Lokale Vorstufen können im Rachenraum nicht detektiert werden [13], was die Früherkennung erschwert.

4.31.3 Synonyme

- keine

4.31.4 Keywords

- Verrucae vulgares
- Condylomata acuminata
- Oropharyngealkarzinom
- HSIL
- Analkarzinom

4.31.5 Definition

- lokale Infektion einer dermalen oder mukosalen Basalzellsicht mit einem oder mehreren HPV-Typen
- Folge: unkontrollierte Zellproliferation, in Abhängigkeit vom Virustyp mit malignem Entartungspotenzial

4.31.6 Epidemiologie

Häufigkeit

- häufigster sexuell übertragener Erreger mit Durchseuchungsraten > 50 %
- meist Mischinfektion mit verschiedenen Virustypen
- bei hoher Umweltresistenz auch Schmierinfektion möglich
- Bevölkerungsprävalenz von anogenitalen Kondylomen: 1–2 % [9]
- replikative HPV-Infektion:
  - zervikal bei HIV-negativen Frauen 6–8 %
  - anal bei HIV-positiven Männern bis zu 90 %, dadurch Risiko eines Analkarzinoms um Faktor 80 erhöht [16]

Altersgipfel

- replikative Infektion: junges Erwachsenenalter (bis 25 Jahre)

Geschlechtsverteilung

- vergleichbar [10]

Prädisponierende Faktoren

- frühe Aufnahme sexueller Aktivität
- häufiger Partnerwechsel
- Immundefekt
- Rauchen [4]

4.31.7 Ätiologie und Pathogenese

- HP-Viren mit geringer Mutationsrate, lange Koevolution mit dem Menschen
- strikter Tropismus für humanes mehrschichtiges Epithel einer spezifischen Körperregion
- persistierende Infektion der basalen Zellschicht, mit zunehmender Virusmenge in den oberflächlichen Schichten (Stratum spinosum et granulosum)
- HPV inhibiert Immunantwort, erleichtert dadurch längerfristige Replikation [1]
- benigne anogenitale Läsionen hervorgerufen insbesondere durch HPV 6, 11 (gutartige Condylomata nahezu ohne Entartungstendenz)
- Gemäß WHO gelten folgende Typen als karzinogen: 16, 18, 31, 33, 35, 39, 45, 51, 52, 56, 58, 59, 66 [5]

- Onkogene virale Proteine E6 und E7 stimulieren die Basalzellen zur Proliferation durch Interaktion mit p53 und Rb-Tumorsuppressor-Gen [6].

4.31.8 Symptomatik

- anale intraepitheliale Neoplasien (AIN): rötlich-bräunliche, leicht erhabene Papeln oder Maculae oder exophytisch-hyperkeratotisch
- Buschke-Löwenstein-Tumor: lokal destruierendes Plattenepithelkarzinom, aber ohne Neigung zur Metastasierung
- anogenitale Karzinome: 10–20 Jahre nach HPV-Infektion, in Einzelfällen aber auch nur wenige Monate
- Analkarzinom: immer Plattenepithel
- Zervixkarzinom: selten auch Adenokarzinom
- Juckreiz
- Fremdkörpergefühl
- häufig aber asymptomatisch

4.31.9 Diagnostik

Diagnostisches Vorgehen

- typische Morphologie kutan oder in Ano-/Koloskopie, ggf. unterstützt durch lokal aufgebrachte Essigsäure oder Lugolsche Lösung, mit gezielter Biopsie
- Virustypisierung molekulargenetisch möglich, aber häufig nicht sinnvoll

Anamnese

- Sexualverhalten (sexuelle Präferenz, Schutzmaßnahmen)
- sexuell übertragbare Erkrankungen
- letzter HIV-Test

Körperliche Untersuchung

- bei hohem Risiko jährlich:
  - Inspektion und Palpation der Anogenitalregion
  - digital-rektale Untersuchung

Mikrobiologie und Virologie

Serologie

- serologische Diagnostik möglich, auch für einzelne HPV-Genotypen
  - Etwa 1/3 der Infektionen führen allerdings nicht zur einer Serokonversion [2].
  - Darüber hinaus erlaubt die Serologie keine Aussage über eine anhaltende Replikation.
  - Außerhalb von epidemiologischen Studien daher nicht sinnvoll.
- genitale Läsionen als Markerkrankheit für Risikoverhalten:
  - Lues-Serologie (Treponema-pallidum-Partikel-Agglutination [TPPA])
  - HIV-Test anbieten

Molekularbiologie

- mittels PCR Nachweis einer replikativen HPV-Infektion inkl. Genotypenbestimmung möglich
  - kein Bestandteil der Routinediagnostik
  - unterstützende Information für das Überwachungsintervall, insbesondere bei Hochrisikotypen

Histologie, Zytologie und klinische Pathologie

- bei hohem Risiko jährlich: zytologische anale Abstrichdiagnostik
- wenn analer Tastbefund unklar oder Zytologie auffällig: High Resolution Anoskopie, ggf. Biopsie

4.31.10 Differenzialdiagnosen

Tab. 4.51 Differenzialdiagnosen.

Differenzialdiagnose	Bemerkungen
syphilitische Infektionen, z. B. als Condylomata lata	anogenitale Raumforderungen Trigger für HIV-Serologie und TPPA

4.31.11 Therapie

Therapeutisches Vorgehen

- Verbesserung des Immunstatus sofern möglich (bei HIV-Infektion, medikamentöser Immunsuppression)
- Behandlung anogenitaler Warzen/analer intraepithelialer Neoplasien, nach histologischer Sicherung der Benignität:
  - Eigenanwendung:
    - Podophyllotoxin 0,15 % Creme (Wartec) alle 12 h für 3d, ggf. wochenweise wiederholen
    - Imiquimod (Aldara) 5 % 3 × /Woche, Behandlungsdauer max. 16 Wochen
    - Extrakte aus grünem Tee (Sinecatechine), z. B. als Veregen-Salbe 10 %
  - ärztlich angewendet:
    - Kryotherapie
    - Trichloressigsäure 80–90 % (m/V) Lösung, 1 × /Woche mittels Tupfer aufgebracht
    - Exzision (Kürettage, konventionelles Skalpell)
    - Laserverfahren (z. B. CO_2-, Nd:YAG-, Dioden-, Erbium-Laser)
    - Elektrokoagulation
  - aufgrund des hohen Rezidivrisikos und der Assoziation mit malignen Veränderungen regelmäßige jahrelange Nachbeobachtung

- Therapie des Analkarzinoms: siehe Kap. 4.57
  - entsprechende Behandlung kann auch bei Patienten mit HIV-Infektion durchgeführt werden, sofern stabil behandelt

4.31.12 Verlauf und Prognose

- spontane Rückbildung auch von High grade squamous intraepithelial Lesions (HSIL) möglich, aber auch (rascher) Progress zum Malignom

4.31.13 Prävention

- sexuelle Abstinenz, Kondombenutzung
- Impfung mit Viruskapsiden aus rekombinant hergestellten viralen L1-Proteinen:
  - Gardasil-4 oder -9, quatro- bzw. nonavalent (Genotypen 6, 11, 16, 18, bzw. zusätzlich 31, 33, 45, 52, 58)
  - Cervarix, bivalent (Genotypen 16, 18)
- Deutschland: STIKO-Impfempfehlung (und dadurch Kostenerstattung durch die gesetzlichen Krankenkassen) nur für Mädchen bis zum 18. Lebensjahr
- Impfschema:
  - 9– < 15 Jahre: 2 Dosen, Mindestabstand 5 Monate
  - ≥ 15 Jahre: 3 Impfungen (0, 2, 6 Monate)
- Auffrischimpfungen sind nach aktuellem Kenntnisstand nicht erforderlich [11].
- Impfung reduziert auch anale Neoplasien [12] sowie HPV-assoziierte oropharyngeale Tumoren [3].
- Impfung auch für männliche Jugendliche sinnvoll [7] und auch zugelassen (Gardasil-4), bislang aber keine Kostenübernahme
- Impfung möglicherweise auch nach Aufnahme sexueller Aktivität sinnvoll.
- gute Verträglichkeit und hohe Sicherheit der Impfung, bei breiter Anwendung [17]

4.31.14 Quellenangaben

[1] Bashaw AA, Leggatt GR, Chandra J et al. Modulation of antigen presenting cell functions during chronic HPV infection. Papillomavirus Res 2017; 4: 58–65
[2] Carter JJ, Koutsky LA, Hughes JP et al. Comparison of Human Papillomavirus Types 16, 18, and 6 Capsid Antibody Responses Following Incident Infection. J Infect Dis 2000; 181: 1911–1919
[3] Chaturvedi AK, Graubard BI, Broutian T et al. Effect of Prophylactic Human Papillomavirus (HPV) Vaccination on Oral HPV Infections Among Young Adults in the United States. J Clin Oncol 2018; 36: 262–267
[4] Chatzistamatiou K, Moysiadis T, Vryzas D et al. Cigarette Smoking Promotes Infection of Cervical Cells by High-Risk Human Papillomaviruses, but not Subsequent E7 Oncoprotein Expression. Int J Mol Sci 2018; 19: 422
[5] Cogliano V, Baan R, Straif K et al. Carcinogenicity of human papillomaviruses. Lancet Oncol 2005; 6: 204
[6] Fakhry C, Gillison ML. Clinical Implications of Human Papillomavirus in Head and Neck Cancers. J Clin Oncol 2006; 24: 2606–2611
[7] Hintze JM, O'Neill JP. Strengthening the case for gender-neutral and the nonavalent HPV vaccine. Eur Arch Otorhinolaryngol 2018; 275: 857–865
[8] Joura EA, Giuliano AR, Iversen OE et al. A 9-Valent HPV Vaccine against Infection and Intraepithelial Neoplasia in Women. N Engl J Med 2015; 372: 711–723
[9] Kjaer SK, Tran TN, Sparen P et al. The burden of genital warts: a study of nearly 70,000 women from the general female population in the 4 Nordic countries. J Infect Dis 2007; 196: 1447–1454
[10] Lorenzon L, Terrenato I, Donà MG et al. Prevalence of HPV infection among clinically healthy Italian males and genotype concordance between stable sexual partners. J Clin Virol 2014; 60: 264–269
[11] Nygård M, Saah A, Munk C et al. Evaluation of the Long-Term Anti-Human Papillomavirus 6 (HPV6), 11, 16, and 18 Immune Responses Generated by the Quadrivalent HPV Vaccine. Clin Vaccine Immunol 2015; 22: 943–948
[12] Palefsky JM, Giuliano AR, Goldstone S et al. HPV Vaccine against Anal HPV Infection and Anal Intraepithelial Neoplasia. N Engl J Med 2011; 365: 1576–1585
[13] Prigge ES, von Knebel Doeberitz M, Reuschenbach M. Clinical relevance and implications of HPV-induced neoplasia in different anatomical locations. Mutat Res Mutat Res 2017; 772: 51–66
[14] Serrano B, Alemany L, Tous S et al. Potential impact of a nine-valent vaccine in human papillomavirus related cervical disease. Infect Agent Cancer 2012; 7: 38
[15] Shah A, Malik A, Garg A et al. Oral sex and human papilloma virus-related head and neck squamous cell cancer: a review of the literature. Postgrad Med J 2017; 93: 704–709
[16] Silverberg MJ, Lau B, Justice AC et al. Risk of Anal Cancer in HIV-Infected and HIV-Uninfected Individuals in North America. Clin Infect Dis 2012; 54: 1026–1034
[17] Stillo M, Carrillo Santisteve P, Lopalco PL. Safety of human papillomavirus vaccines: a review. Expert Opin Drug Saf 2015; 14: 697–712

4.31.15 Literatur zur weiteren Vertiefung

- Darai G, Handermann M, Sonntag HG et al., Hrsg. Lexikon der Infektionskrankheiten des Menschen. 3. Aufl. Berlin, Heidelberg: Springer; 2012

4.31.16 Wichtige Internetadressen

- Robert-Koch-Institut zur HPV-Impfung: www.rki.de/HPV_Impfen
- Nationales Referenzzentrum für Papillomaviren: www.virologie.uk-koeln.de
- International HPV Reference Center: www.ki.se/international-hpv-reference-center
- S 2k-Leitlinie zu anogeitalen Läsionen: www.awmf.org/S 2k_HPV.pdf
- HPV-Impfleitlinie der Paul-Ehrlich-Gesellschaft: www.hpv-impfleitlinie.de

4.32 Reisediarrhö

C. Lübbert, T. Weinke

4.32.1 Steckbrief

Die Reisediarrhö ist die häufigste Infektionsproblematik bei Fernreisen und wird überwiegend durch toxinbildende Escherichia-coli-Stämme (ETEC), aber auch andere pathogene E.-coli-Stämme, Campylobacter, Salmonellen, Shigellen und Noroviren verursacht. Die Möglichkeiten einer Prophylaxe sind begrenzt, da Hinweise zur Nahrungsmittelhygiene oft nicht beachtet werden. Reisende sollten über die Möglichkeiten einer Behandlung in Eigenregie mittels Rehydratation, Motilitätshemmern und Sekretionshemmern informiert werden. In seltenen Fällen kann auch die Mitnahme eines Antibiotikums zur Selbsttherapie indiziert sein (Ciprofloxacin, Azithromycin oder Rifaximin). Eine allgemeine Antibiotikaprophylaxe ist nicht gerechtfertigt. In den letzten Jahren hat sich herauskristallisiert, dass neben Einschränkungen in der akuten Phase der Infektion auch relevante längerfristige Auswirkungen wie die Entwicklung eines postinfektiösen Reizdarmsyndroms oder eine intestinale Besiedelung mit multiresistenten Erregern zu bedenken sind.

4.32.2 Synonyme

- Reisedurchfall
- Montezumas Rache
- Delhi-Bauch
- Aztekenzweierschritt
- Griechischer Galopp

4.32.3 Keywords

- Enteropathogene
- ETEC
- Escherichia coli
- Campylobacter
- Salmonellen
- Shigellen
- Noroviren
- Giardia lamblia
- multiresistente Erreger
- postinfektiöses Reizdarmsyndrom

4.32.4 Definition

- Als Reisediarrhö wird eine Infektion des Gastrointestinaltrakts bezeichnet, die im Rahmen einer Reise auftritt und mit Durchfall einhergeht.
- Sie ist definiert durch
  - mindestens 3 ungeformte Stühle pro Tag und
  - mindestens eines der folgenden Begleitsymptome:
    - Übelkeit und Erbrechen
    - Bauchschmerzen
    - Stuhldrang
    - Tenesmen
    - Fieber
    - blutig-schleimige Stuhlbeimengungen

4.32.5 Epidemiologie

Häufigkeit

- Das Risiko einer Reisediarrhö liegt Studien zufolge bei 30–40 % (▶ Abb. 4.34).
- Bei Personen, die aus gemäßigten Zonen in die Tropen und Subtropen reisen, handelt es sich um die häufigste Reisekrankheit überhaupt.
- Allein in Deutschland sind alljährlich schätzungsweise 2 Millionen Touristen von einer Reisediarrhö betroffen.
- Bei bis zu 20 % der Betroffenen kommt es zu vorübergehender Bettlägerigkeit, bei knapp 1 % ist eine stationäre Behandlung erforderlich.

Altersgipfel

- Junge Erwachsene und Kinder haben aufgrund eines anderen Reisestils und anderer Essgewohnheiten ein erhöhtes Risiko.

Geschlechtsverteilung

- Es besteht kein geschlechtsspezifischer Unterschied.

Prädisponierende Faktoren

- Da die Infektionserreger der Reisediarrhö fäkal-oral übertragen werden (kontaminierte Flüssigkeiten und Nahrungsmittel), ist der Hygienestandard ein entscheidender Risikofaktor.
- Am häufigsten kommt es daher bei Reisen unter einfachen Bedingungen oder bei engem Kontakt zur einheimischen Bevölkerung zur Reisediarrhö.
- Bei verminderter Magensäurebildung (langfristige PPI-Einnahme, Z. n. Gastrektomie) kann bereits eine geringe Infektionsdosis zur Erkrankung führen.
- Auch genetische Faktoren scheinen eine – wenn auch untergeordnete – Bedeutung zu haben.
- Patienten mit chronisch entzündlichen Darmerkrankungen (Colitis ulcerosa, Morbus Crohn) sind anfälliger für komplizierte Verläufe der Reisediarrhö. Zudem kann ein akuter Schub ihrer chronischen Erkrankung ausgelöst werden.
- Eine weitere besonders gefährdete Gruppe sind Patienten mit reduzierter Immunabwehr.

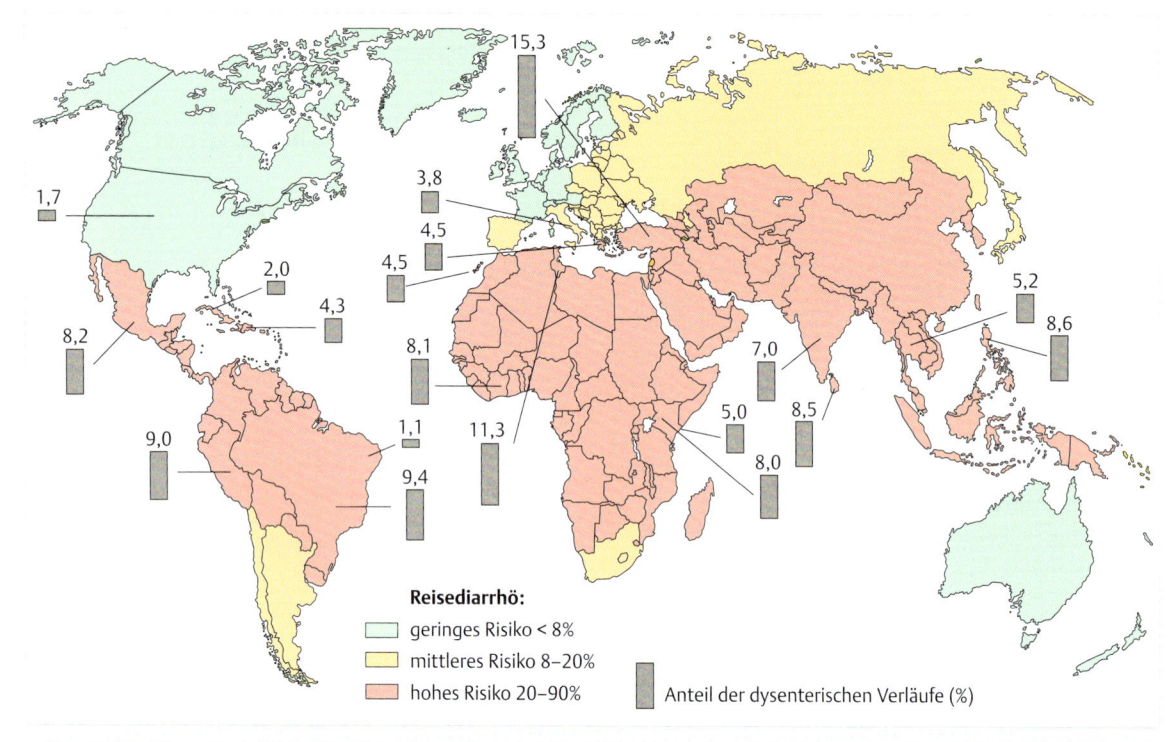

Abb. 4.34 Inzidenzrate der Reisediarrhö bei Reisenden aus industrialisierten Ländern in den ersten 2 Wochen nach Reisebeginn in verschiedenen Regionen der Welt. (Daten aus: Steffen R. Epidemiology of Traveler's Diarrhea. Clin Infect Dis 2005; 41: 536–540)

4.32.6 Ätiologie und Pathogenese

- Verschiedene Bakterien, Viren und Parasiten können eine Reisediarrhö auslösen, wobei der Erregernachweis nur in 40–60 % der untersuchten Fälle gelingt. Die prozentuale Verteilung kann von Ort zu Ort erheblichen Schwankungen unterworfen sein.
- Bei der chronischen Reisediarrhö (Dauer des Durchfalls länger als 4 Wochen), die zahlenmäßig nur etwa 5 % der Fälle ausmacht, müssen im Gegensatz zur akuten Reisediarrhö auch Parasiten (Protozoen) bedacht werden (insbesondere Giardia lamblia und Entamoeba histolytica).
- Grundsätzlich ist zu beachten, dass auch asymptomatische Reisende Enteropathogene ausscheiden können und dass etwa 15 % der Erkrankten mehrere Erreger akquirieren.

4.32.7 Symptomatik

- Eine Reisediarrhö tritt zu 90 % innerhalb der ersten 2 Wochen der Reise auf und hält durchschnittlich 3–5 Tage an.
- Bei 10 % der Erkrankten dauert die Symptomatik länger als 1 Woche.
- Nur in 5–10 % der Fälle persistiert die Reisediarrhö mehr als 2 Wochen, in 1–3 % sogar mehr als 4 Wochen.
- Wichtigste Begleitsymptome des Durchfalls sind:
  - Übelkeit und Erbrechen (in ca. 15 % der Fälle)
  - Bauchschmerzen
  - Stuhldrang
  - evtl. Tenesmen
- Meist hat die Erkrankung einen selbstlimitierenden Charakter, ist für den Erwachsenen als leicht bis mittelschwer einzustufen und nur selten bedrohlich.
- Besondere wirtsspezifische Faktoren (Immunitätsfaktoren, genetische Prädisposition, Altersunterschiede, Hypo-/Anazidität, präexistente chronisch entzündliche Darmerkrankung) können Ausmaß und Schwere der Erkrankung beeinflussen.
- In 10–20 % der Fälle kann die Reisediarrhö mit Komplikationen verlaufen, d. h. mit Fieber, anhaltenden profusen Diarrhöen und/oder Erbrechen, Blutbeimengungen, Exsikkose und Kreislaufdysregulation.

4.32.8 Diagnostik
Diagnostisches Vorgehen

- Aufgrund des überwiegend kurzen und selbstlimitierenden Verlaufs erübrigt sich in der Mehrzahl der akuten Fälle eine spezifische bzw. mikrobiologische Stuhldiagnostik.
- Stuhluntersuchungen zum Nachweis von Salmonellen, Shigellen, Campylobacter (Stuhlkulturen, ggf. Antigen-Tests) und ggf. Noroviren (PCR) sollten durchgeführt werden:
  - bei persistierenden Beschwerden
  - schwerer Allgemeinsymptomatik
  - Nachweis von Zeichen einer invasiven Erkrankung wie Fieber und Blutbeimengungen im Stuhl
  - bei Gruppenerkrankungen
- Nach Antibiotikaeinnahme ist auch an toxinbildende Clostridium-difficile-Stämme als Erreger zu denken.
- Bei allen Fällen einer chronischen Reisediarrhö sollte eine sorgfältige mikrobiologische bzw. parasitologische Aufarbeitung erfolgen.
  - Zusätzlich ist dann eine mikroskopische Stuhluntersuchung auf Protozoen und Wurmeier sinnvoll.
  - Blutige Diarrhöen können ein Hinweis auf eine symptomatische Amöbiasis sein, die z. B. mittels Mikroskopie einer noch warmen nativen Stuhlprobe bzw. spezifischem Antigennachweis oder PCR im Stuhl diagnostiziert werden kann.

Anamnese

- Reise- und Expositionsanamnese erlauben Rückschlüsse auf den mutmaßlichen Erreger sowie das Risiko der Akquisition multiresistenter Bakterien (MRE).

Körperliche Untersuchung

- Neben einer sorgfältigen abdominellen Untersuchung inklusive der Prüfung klinischer Exsikkosezeichen sollte vor allem auch auf Warnzeichen geachtet werden, wie
  - Fieber,
  - Blutbeimengungen im Stuhl sowie
  - extraintestinale Symptome.
- Neben allgemeinen Hygieneregeln sind bei der körperlichen Untersuchung von Patienten mit Durchfall Isolationspflicht und eventuell spezifische Barrieremaßnahmen zu beachten.

4.32.9 Differenzialdiagnosen

- Von der akuten Reisediarrhö (mindestens 90 % der Fälle) abzugrenzen sind persistierende (länger als 14 Tage) und chronische Verläufe (länger als 4 Wochen), die eine Intensivierung der Diagnostik und eine Abgrenzung zu anderen Erkrankungen erforderlich machen.

Tab. 4.52 Differenzialdiagnosen.

Differenzialdiagnose	Bemerkungen
chronisch entzündliche Darmerkrankungen	
chronische Diarrhö	vgl. Kap. 2.13
Malaria tropica	Bei fieberhaft verlaufender Durchfallerkrankung nach Rückkehr aus einem Malaria-Endemiegebiet muss immer eine entsprechende Ausschlussdiagnostik als Sofortmaßnahme erfolgen (Dicker Tropfen und Blutausstrich, immunchromatografischer Malaria-Schnelltest, ggf. PCR)

4.32.10 Therapie
Therapeutisches Vorgehen

- Die einfachste und gleichzeitig komplikationsverhindernde Therapie der Reisediarrhö ist die orale Rehydratation.
- In schweren Fällen (Verlust von > 10 % des Körpergewichts) muss der Ersatz von Flüssigkeit und Elektrolyten parenteral erfolgen.
- Zur Therapie der Reisediarrhö stehen weiterhin Antibiotika, Motilitätshemmer und Sekretionshemmer zur Verfügung.
  - Die Behandlung kann als Selbsttherapie während der Reise durchgeführt werden oder ärztlich indiziert nach der Rückkehr ins Heimatland.
  - Eine Selbsttherapie des Reisenden sollte nur im Rahmen eines ausführlichen Beratungsgesprächs empfohlen werden.

Pharmakotherapie
Antibiotika

- Mehrere Studien haben belegt, dass Antibiotika die Diarrhödauer und -frequenz verkürzen und somit auch das Risiko für ein mögliches Flüssigkeitsdefizit vermindern.
- Antibiotika sind (auch empirisch) klar indiziert bei fieberhaften Verläufen und blutiger Diarrhö.
- Für eine empirische antimikrobielle Therapie kommen primär in Frage:
  - Fluorchinolone (Ciprofloxacin: 2 × 500 mg für 3 d)
  - Azithromycin (1 × 500 mg für 3 d, alternativ einmalig 1000 mg)
  - Rifaximin (3 × 200 mg für 3 d, alternativ 2 × 400 mg für 3 d)
- Fluorchinolone wie **Ciprofloxacin** wirken bakterizid und galten bisher als Mittel der Wahl; sie sind in zahlreichen Studien gut untersucht.
  - Allerdings sollte – neben den potenziellen Nebenwirkungen der Fluorchinolone – die zunehmende Inzidenz von Infektionen mit Ciprofloxacin-resistenten

Erregern berücksichtigt werden, die bei Enterobakterien bei 20–50 % liegen kann.
- Ferner sind Campylobacter-Spezies in hohem Maße (je nach Reiseregion 50–95 % der Isolate) gegen Fluorchinolone resistent (Alternative: Azithromycin).
- **Azithromycin** war in vergleichenden Studien mit Ciprofloxacin mindestens gleich gut wirksam.
  - Die Substanz kann (im Gegensatz zu Fluorchinolonen) auch Kindern gegeben werden.
  - Es besteht wie bei anderen Makroliden u. a. das Risiko erhöhter Digoxinspiegel, peripherer Gefäßspasmen und einer QT-Zeitverlängerung.
    – Dies ist gerade bei der Selbsttherapie zu bedenken.
- **Rifaximin**, ein nur oral applizierbares Antibiotikum wird selbst bei einer stark entzündlich veränderten Schleimhaut nur minimal resorbiert.
  - Es erfährt hierdurch eine hohe intraluminale Konzentration und wird zu 97 % unverändert mit den Fäzes ausgeschieden.
  - Die Wirksamkeit von Rifaximin war in Studien (bei nicht invasiver Diarrhö) vergleichbar mit Ciprofloxacin, mit dem Vorteil fehlender systemischer Nebenwirkungen oder Arzneimittelinteraktionen und dem Nachteil der fehlenden Zulassung für invasive bakterielle Erreger.

Motilitätshemmer

- Motilitätshemmer reduzieren die Stuhlfrequenz durch Verminderung der propulsiven intestinalen Aktivität.
- Der Einsatz eines Motilitätshemmers ist daher in erster Linie als überbrückende Maßnahme bei der unkomplizierten Reisediarrhö und für maximal 48 h sinnvoll.
- Am bekanntesten ist das synthetische Opioid Loperamid.
- Es sollten initial 4 mg p. o. gegeben werden und nach jedem weiteren ungeformten Stuhl 2 mg, wobei die Tagesgesamtdosis von 16 mg nicht überschritten werden darf.
- Bei fieberhafter oder blutiger Diarrhö ist Loperamid kontraindiziert, ebenso bei Kleinkindern.
- Erbrechen und Stuhlverhalt und die Gefahr der Entwicklung eines toxischen Megakolons sind mögliche Komplikationen unter dieser Therapie.

Sekretionshemmer

- Bei **Racecadotril** handelt es sich um ein Prodrug, das im Körper zur Wirkform Thiorphan aktiviert wird.
- Thiorphan ist ein sog. Enkephalinase-Hemmer.
- Enkephaline sind endogene Neuropeptide mit antisekretorischer Wirkung, die bei Durchfallerkrankungen im Sinne einer Gegenregulation wirksam werden, d. h., weniger Wasser und Elektrolyte werden in den Darm abgegeben.
- In randomisierten doppelblinden Vergleichsstudien zwischen Loperamid und Racecadotril konnte gleiche Wirksamkeit hinsichtlich Wirkeintritt, Reduktion der Stuhlfrequenz und Durchfalldauer für die Behandlung der akuten unkomplizierten Diarrhö gezeigt werden.

4.32.11 Verlauf und Prognose

- Bei der Mehrheit der Fälle von Reisediarrhö handelt es sich um kurze (bis max. 14 Tage) und milde, meist selbstlimitierende Krankheitsverläufe ohne bleibende Gesundheitsschäden.
- Sehr selten (< 5 % der Fälle) treten gravierende Komplikationen auf:
  - Hypotonie mit prärenalem Nierenversagen
  - schwere Elektrolytverschiebungen mit neurologischen (u. a. Vigilanzverlust) oder kardialen Komplikationen
  - signifikante Verschlechterung einer Grunderkrankung
  - pseudomembranöse Kolitis bei Clostridium-difficile-assoziierter Diarrhö
  - Ausbildung eines hämolytisch-urämischen Syndroms (HUS) bei EHEC-Infektion
  - Sepsis bei Durchwanderungsperitonitis
- Weitere Komplikationen können
  - eine postinfektiöse Arthritis (besonders nach Shigellen-Infektion) oder
  - ein Guillain-Barré-Syndrom (z. B. nach Campylobacter-Infektion) sein.
- Als Komplikation einer intestinalen Amöbiasis kann ein Amöbenleberabszess (siehe Kap. 4.26) auftreten, aber nicht jedem Amöbenleberabszess muss eine Diarrhö vorausgehen.
- In letzter Zeit wurde zunehmend das postinfektiöse Reizdarmsyndrom (RDS) als Problem definiert, welches Patienten über Monate bis Jahre beeinträchtigen kann.
  - Dabei können sich Diarrhöen mit Phasen von Obstipation in Verbindung mit Bauchschmerzen und Meteorismus abwechseln.

4.32.12 Prophylaxe

- Die Möglichkeiten der Prävention sind begrenzt.
- Eine Expositionsprophylaxe („cook it, boil it, peel it or forget it") sollte zwar propagiert werden, dennoch ist klar belegt, dass mehr als 95 % der Reisenden Diätfehler begehen.
- Eine Reihe von älteren Studien belegt die Effektivität einer Antibiotikaprophylaxe.
  - Die meisten Daten existieren für Fluorchinolone (besonders Ciprofloxacin), aber auch für Rifaximin liegen mehrere gute Studien vor.
  - Dennoch wird eine längere Antibiotikaprophylaxe unter Risiko-Nutzen-Aspekten bei Urlaubsreisenden nicht empfohlen.

○ Dies wird erhärtet durch die erhöhte Kolonisationsrate mit multiresistenten Erregern nach Antibiotikaeinnahme.

4.32.13 Quellenangaben

[1] Arcilla MS, van Hattem JM, Haverkate MR et al. Import and spread of extended-spectrum β-lactamase-producing Enterobacteriaceae by international travellers (COMBAT study): a prospective, multicentre cohort study. Lancet Infect Dis 2017; 17: 78–85
[2] Burchard GD, Hentschke M, Weinke T et al. Reisediarrhö. Dtsch Med Wochenschr 2013; 138: 1673–1678
[3] DuPont HL, Ericsson CD, Farthing MJ et al. Expert review of the evidence base for self-therapy of travelers' diarrhea J Travel Med 2009; 16: 161–171
[4] Kantele A, Lääveri T, Mero S et al. Antimicrobials increase travelers´ risk of colonization by extended-spectrum betalactamase-producing Enterobacteriaceae. Clin Infect Dis 2015; 60: 837–846
[5] Kantele A, Mero S, Kirveskari J et al. Increased risk for ESBL-producing bacteria from co-administration of loperamide and antimicrobial drugs for travelers´ diarrhea. Emerg Inf Dis 2016; 22: 117–120
[6] Lübbert C, Straube L, Stein C et al. Colonization with extended-spectrum beta-lactamase-producing and carbapenemase-producing Enterobacteriaceae in international travelers returning to Germany. Int J Med Microbiol 2015; 305: 148–156
[7] Ruppé E, Armand-Lefèvre L, Estellat C et al. High rate of acquisition but short duration of carriage of multidrug-resistant Enterobacteriaceae after travel to the tropics. Clin Infect Dis 2015; 61: 593–600
[8] Steffen R, Hill DR, DuPont HL. Traveler´s diarrhea: a clinical review. JAMA 2015; 313: 71–80
[9] Weinke T, Liebold I, Burchard GD et al. Prophylactic immunisation against traveller's diarrhöa caused by enterotoxin-forming strains of Escherichia coli and against cholera: does it make sense and for whom? Travel Med Infect Dis 2008; 6: 362–367
[10] Weinke T, Liebold I. Intestinale Protozoeninfektionen. Dtsch Med Wochenschr 2013; 138: 709–711

4.32.14 Wichtige Internetadressen

- Aktuelle Informationen zum Krankheitsbild der Reisediarrhö und detaillierte Erregersteckbriefe dazu sind im Internet abrufbar über:
  ○ www.rki.de
  ○ www.who.int
  ○ www.cdc.gov

4.33 Lebensmittelvergiftungen

J. M. Kittner

4.33.1 Steckbrief

Eine Lebensmittelvergiftung durch bakterielle Toxine ist auch in Industrieländern sehr häufig. Die alleinige Erhitzung am Ende des Zubereitungsprozesses führt nur zur Abtötung von Keimen, nicht aber zur Inaktivierung hitzestabiler Toxine von Staphylococcus aureus oder Bacillus cereus. Sie können bereits in kleinsten Mengen 1–7 Stunden nach oraler Aufnahme starke Übelkeit, Erbrechen und Diarrhö auslösen. Aber auch hitzestabile Sporen (Clostridium perfrigens) können auskeimen, wenn Speisen über längere Zeit inadäquat (< 50 °C) warmgehalten werden. Angereicherte Algentoxine lösen die Ciguatera-Erkrankung nach dem Verzehr tropischer Raubfische aus. Eine bakterielle Histaminbildung in unsachgemäß gelagertem Fisch kann zu allergieartigen Symptomen führen (Scombrotoxin-Vergiftung).

4.33.2 Synonyme

- Lebensmittelintoxikationen

4.33.3 Keywords

- Enterotoxin
- Ciguatera
- Scombrotoxin

4.33.4 Definition

- akute, selbstlimitierende (< 24 h) gastrointestinale (starke Übelkeit, Erbrechen, Diarrhö, kein Fieber) oder allergieartige Symptomatik durch die Resorption von Toxinen, die von Mikroorganismen in Lebensmitteln gebildet worden sind

4.33.5 Epidemiologie

Häufigkeit

- in Industrieländern etwa eine Episode einer Gastroenteritis pro Jahr und Einwohner [9]
- Nur Ausbrüche von Gastroenteritiden sind meldepflichtig.
- Gemäß European Food Safety Authority (EFSA) und European Center for Disease Control (ECDC) werden in Europa 10–20 % der gemeldeten Ausbrüche durch Toxine verursacht, führend durch S. aureus.
- Bei schwerer Komorbidität kann es zu Todesfällen kommen, z. B. 6 pro Jahr in den USA.
- Ca. 30 % aller Menschen sind mit S. aureus besiedelt.
- Clostridium perfringens (C. perfringens) und B. cereus sind zur Sporenbildung in der Lage und kommen ubiquitär vor (z. B. in Erdboden, Reis).
- Nachweis von S.-aureus-Enterotoxin in frisch zubereiteten Speisen weltweit: 0,019 % in Istanbul [8], bis 55,5 % in China [10].
- Ciguatera-Fischvergiftung: etwa 20 Fälle (ausbruchsartig)/Jahr in Deutschland
- Scombrotoxin-Fischvergiftung: in Deutschland sehr selten

Altersgipfel

- alle Altersgruppen gleichermaßen betroffen

Geschlechtsverteilung
- beide Geschlechter gleichermaßen betroffen

Prädisponierende Faktoren
- keine prädisponierenden Faktoren
- Stärke der klinischen Symptomatik ist stark abhängig von:
  - aufgenommener Toxinmenge
  - Toxintyp
  - Konstitution des Patienten

4.33.6 Ätiologie und Pathogenese
- Eine Kontamination bei der Zubereitung und eine inadäquate Lagerung (10–50 °C) führen zu bakterieller Proliferation und damit Toxinanreicherung, besonders in proteinreichen Speisen.
- keine mukosale Schädigung, sondern direkter Einfluss auf enterale Nervenendigungen und eine Rückmeldung an das Brechzentrum in der Medulla oblongata [1].
- S. aureus:
  - 23 Enterotoxine, am häufigsten ursächlich Staphylokokken-Enterotoxin A (SEA) [4].
  - Die Toxingene liegen auf mobilen Genelementen oder werden durch Phagen übertragen.
  - Staphylokokken-Enterotoxine können durch Auslösung einer nichtspezifischen T-Zell-Proliferation auch als Superantigen wirken.
  - Die Stabilität der Enterotoxine ist sehr hoch gegenüber Hitze (> 2 h bei 100 °C), Proteasen des Gastrointestinaltrakts sowie einem niedrigen pH-Wert.
  - Bereits minimale Toxinmengen (z. B. SEA > 0,015 ng/g) sind ausreichend.
- B. cereus:
  - Reis ist häufig mit B.-cereus-Sporen verunreinigt [3], deren Auskeimung zur Produktion der emetogenen Cereulid-Toxine (18 Varianten) führt [6].
  - Einzelfälle eines akuten Leberversagens durch Cereulide wurden berichtet [7].
- C. perfringens:
  - C.-perfringens-Sporen sind ubiquitär vorhanden.
  - Weniger als 5 % sind zur C.-perfringens-Enterotoxinbildung in der Lage [5].
- Die Ciguatera-Fischvergiftung entsteht durch Anreicherung eines Algentoxins in tropischen Raubfischen über die Nahrungskette.
- Die inadäquate Lagerung, besonders von Thunfischen, führt zur bakteriellen Histaminbildung (Scombrotoxin).

4.33.7 Symptomatik
- plötzlicher Beginn mit für den Patienten oft überraschend heftigem Erbrechen 1–7 h nach der Toxiningestion, außerdem:
  - Übelkeit
  - oft auch wässrige Diarrhö
  - krampfartige Bauchschmerzen
  - Krankheitsgefühl
  - kein Fieber
- nach 12–24 h komplett reversibel
- Ciguatera-Vergiftung:
  - initiale gastroenteritische Symptomatik
  - zusätzlich neurologische Symptome mit Dysästhesien, typisch mit Kalt-Warm-Umkehr und ggf. Lähmungen, die u. U. erst nach mehreren Monaten vollständig reversibel sind
- Scombrotoxin-Vergiftung: unmittelbar einsetzende allergische Symptomatik in unterschiedlicher Intensität

4.33.8 Diagnostik
Diagnostisches Vorgehen
- im Einzelfall keine Diagnostik
- In Ausbruchssituationen können Toxine aus Speiseresten bestimmt werden, Kontaminationsketten können durch genetische Erregertypisierung oder durch Pulsfeld-Gelelektrophorese (PFGE) nachvollzogen werden.

Anamnese
- Bericht über mit hoher Wahrscheinlichkeit auslösendes Lebensmittel

Körperliche Untersuchung
- Vitalparameter
- Hydratationszustand
- abdominelle Untersuchung

Labor
- Elektrolyt- und Kreatininkontrollen nur bei ausgeprägter Symptomatik/Komorbidität

4.33.9 Differenzialdiagnosen

Tab. 4.53 Differenzialdiagnosen.

Differenzialdiagnose	Bemerkungen
Norovirus, Rotavirus	häufig, vor allem im Winterhalbjahr klinisch praktisch nicht zu unterscheiden Isolationsmaßnahmen notwendig
bakterieller Erreger wie Campylobacter, Yersinien, Salmonellen, ETEC, oder Protozoon, z. B. Kryptosporidien	oft fieberhaft Erbrechen seltener längere Krankheitsdauer
Shigellen, EHEC	enteroinvasiv – blutiger Stuhl!
sonstiges Toxin, z. B. durch Pilzmahlzeit	Anamnese

4.33.10 Therapie

Therapeutisches Vorgehen

- bei klinischer Notwendigkeit: Volumen- und Elektrolytsubstitution, wenn möglich oral
- Antiemetika:
  - z. B. Dimenhydrinat i. v. (Ampulle mit 10 ml à 62 mg), max. Tagesdosis 400 mg
  - falls therapierefraktär: Serotoninrezeptor-Antagonisten, z. B. Ondansetron (4–8 mg p. o. oder i. v.) oder Granisetron (1–3 mg p. o. oder i. v.)
- Ciguatera: bei schlaffen Lähmungen mechanische Ventilation
- Scombrotoxin: Antihistaminika

4.33.11 Verlauf und Prognose

- Die Symptomatik sistiert spontan.
- Eine stationäre Aufnahme ist nur in den seltensten Fällen bei Komorbiditäten erforderlich.
- Ciguatera: neurologische Symptome voll reversibel

4.33.12 Prävention

- keimarme, rasche Verarbeitung, durchgehende Kühlung < 10 °C
- Warmhaltung von Speisen < 50 °C vermeiden
- Immunität gegenüber den gebildeten Toxinen entsteht nicht.

4.33.13 Quellenangaben

[1] Alouf JE, Müller-Alouf H. Staphylococcal and streptococcal superantigens: molecular, biological and clinical aspects. Int J Med Microbiol 2003; 292: 429–440
[2] Denayer S, Delbrassinne L, Nia Y et al. Food-Borne Outbreak Investigation and Molecular Typing: High Diversity of Staphylococcus aureus Strains and Importance of Toxin Detection. Toxins (Basel) 2017; 9: 407
[3] Ehling-Schulz M, Frenzel E, Gohar M. Food–bacteria interplay: pathometabolism of emetic Bacillus cereus. Front Microbiol 2015; 6: 704
[4] Hennekinne J-A, De Buyser M-L, Dragacci S. Staphylococcus aureus and its food poisoning toxins: characterization and outbreak investigation. FEMS Microbiol Rev 2012; 36: 815–836
[5] Lindström M, Heikinheimo A, Lahti P et al. Novel insights into the epidemiology of Clostridium perfringens type A food poisoning. Food Microbiol 2011; 28: 192–198
[6] Marxen S, Stark TD, Frenzel E et al. Chemodiversity of cereulide, the emetic toxin of Bacillus cereus. Anal Bioanal Chem 2015; 407: 2439–2453
[7] Tschiedel E, Rath P-M, Steinmann J et al. Lifesaving liver transplantation for multi-organ failure caused by Bacillus cereus food poisoning. Pediatr Transplant 2015; 19: E11–4
[8] Ulusoy BH, Çakmak Sancar B et al. Prevalence of Staphylococcal Enterotoxins in Ready-to-Eat Foods Sold in Istanbul. J Food Prot 2017; 80: 1734–1736
[9] Wilking H, Spitznagel H, Werber D et al. Acute gastrointestinal illness in adults in Germany: a population-based telephone survey. Epidemiol Infect 2013; 141: 2365–2375
[10] Xing X, Li G, Zhang W et al. Prevalence, Antimicrobial Susceptibility, and Enterotoxin Gene Detection of Staphylococcus aureus Isolates in Ready-to-Eat Foods in Shaanxi, People's Republic of China. J Food Prot 2014; 77: 331–334

4.33.14 Wichtige Internetadressen

- Robert-Koch-Institut: www.rki.de
- European Food Safety Authority: www.efsa.europa.eu
- European Center for Disease Control: www.ecdc.europa.eu
- Bundesamt für Verbraucherschutz und Lebensmittelsicherheit: www.bvl.bund.de

4.34 Hämangiome und Angiodysplasien

D. Hartmann

4.34.1 Steckbrief

Hämangiome und Angiodysplasien sind Gefäßerweiterungen im Gastrointestinaltrakt, die zu einem akuten (selten) oder chronischen Blutverlust führen können. Die Diagnostik erfolgt durch konventionelle Endoskopie, bei Befall des Dünndarms mit der Kapselendoskopie und/oder Ballonenteroskopie. Vor allem Angiodysplasien können durch Thermokoagulation endoskopisch behandelt werden. Bei Hämangiomen kommen je nach Ausdehnung und Größe auch resezierende Verfahren in Betracht.

4.34.2 Synonyme

Hämangiom
- Blutschwamm
- Erdbeerfleck

Angiodysplasie
- vaskuläre Dysplasie

4.34.3 Keywords

- Endoskopie
- Kapselendoskopie
- Ballonenteroskopie
- Argon-Plasma-Koagulation

4.34.4 Definition

- Hämangiome und Angiodysplasien sind Gefäßerweiterungen im Gastrointestinaltrakt.

- differenziert werden:
  - Angiodysplasien
  - Teleangiektasien (dilatierte oberflächliche Gefäße)
  - Hämangiome (gutartige Gefäßtumoren)

4.34.5 Epidemiologie

Häufigkeit

- Angiodysplasien sind die häufigsten Gefäßmissbildungen im Gastrointestinaltrakt.
- Bei einer nicht varikösen Blutung des oberen Verdauungstrakts sind Angiodysplasien bei 4–7 % die Ursache.
- Bei einer Dünndarmblutung sind Angiodysplasien mit über 50 % die häufigsten Veränderungen in der Kapselendoskopie.
- Angiodysplasien werden vor allem im rechten Kolon gefunden [5].
- Hämangiome sind sehr viel seltener als Angiodysplasien und in der Regel assoziiert mit dem Auftreten an anderen Stellen des Körpers im Rahmen von Systemerkrankungen.

Altersgipfel

- Angiodysplasien werden oftmals erst im Alter von über 60 Jahren diagnostiziert.
- Bei Patienten mit einer chronischen Niereninsuffizienz können Angiodysplasien bereits in jüngeren Jahren auftreten.
- Da Hämangiome des Gastrointestinaltrakts regelhaft mit einer Systemerkrankung einhergehen, können sie auch bereits im Kindesalter auftreten.

Geschlechtsverteilung

- Unterschiede in der Verteilung zwischen Mann und Frau sind nicht bekannt.

Prädisponierende Faktoren

- **Heyde-Syndrom und Von-Willebrand-Erkrankung:**
  - Angiodysplasien können mit einer Aortenklappenstenose in Verbindung stehen (Heyde-Syndrom) [3].
    - Ein pathogenetischer Zusammenhang ist nicht eindeutig geklärt.
  - Patienten mit einer Von-Willebrand-Erkrankung haben ein erhöhtes Blutungsrisiko in Folge von Angiodysplasien, v. a. des Kolons.
    - Ursächlich ist ein verminderter Spiegel des hochmolekularen Von-Willebrand-Faktor-Multimers (vWF-Multimers).
    - Durch die Scherkräfte bei der Passage einer stenosierten Aortenklappe kann es zu einer Reduktion des hochmolekularen vWF-Multimers kommen, was zu einer erhöhten Blutungsneigung aus Angiodysplasien führt [7].

- **chronische Niereninsuffizienz**: Angiodysplasien kommen häufiger bei Patienten mit einer chronischen Niereninsuffizienz vor [8].

4.34.6 Ätiologie und Pathogenese

- Pathogenetisch werden zwei Hypothesen diskutiert:
  - Angiodysplasien entstehen als Folge degenerativer Veränderungen von Venen in der Darmwand mit der Folge eines arteriovenösen Kurzschlusses.
  - Angiodysplasien sind die Folge einer chronischen Ischämie [5].
- Die Angiogenese scheint in der Pathogenese der Angiodysplasien eine wesentliche Rolle zu spielen.
- Die Neubildung von Gefäßen entsteht durch das Ungleichgewicht zwischen pro- und anti-angiogenetischen Faktoren.
- In-vitro-Untersuchungen haben gezeigt, dass bei Patienten mit Angiodysplasien des Kolons die Expression des VEGF (vascular endothelial growth factor) erhöht ist.
- In weiteren Untersuchungen konnte gezeigt werden, dass die Inhibition des vWF zu einer gesteigerten Expression der VEGF-abhängigen Gefäßproliferation führt und somit ebenfalls in der Pathogenese von Angiodysplasien eine Rolle spielen könnte [5].
- Im Fall der hereditären hämorrhagischen Teleangiektasien wie beim Morbus Osler-Weber-Rendu spielen genetische Faktoren die entscheidende pathogenetische Rolle.

4.34.7 Klassifikation und Risikostratifizierung

Angiodysplasien/Teleangiektasien

- Angiodysplasien und Teleangiektasien des Gastrointestinaltrakts werden in der Literatur oftmals nicht eindeutig voneinander getrennt.
- Beide Läsionen haben ein identisches makroskopisches Erscheinungsbild.
- Pathogenetisch sind Angiodysplasien erworben und Teleangiektasien im Zusammenhang mit hereditären oder Systemerkrankungen zu nennen (z. B. Morbus Osler-Weber-Rendu, CREST-Syndrom).

Hereditäre hämorrhagische Teleangiektasien (z. B. Morbus Osler-Weber-Rendu)

- autosomal-dominant vererbt
- gekennzeichnet durch die Entwicklung abnormer Blutgefäße
- auch jüngere Patienten sind betroffen
- Auftreten v. a. im Magen und proximalen Dünndarm, Kolon ist weniger betroffen

- klinisches Bild bestimmt durch das Befallsmuster der verschiedenen Organe
  - Gehirn, Lunge, Haut, Nase, Leber und Gastrointestinaltrakt bevorzugt involviert
- Die Diagnose sollte anhand der Curaçao-Kriterien gestellt werden [6].
- Befunde:
  - Epistaxis (spontan oder rezidivierend)
  - Teleangiektasien an Haut und Schleimhaut: multipel an charakteristischen Stellen (Gesicht, Lippen, Mundhöhle und Finger)
  - viszerale arteriovenöse Missbildungen (Lunge, Gehirn, Leber, Wirbelsäule) oder gastrointestinale Teleangiektasien (mit oder ohne Blutung)
  - familiäre Belastung: ein Verwandter ersten Grades
- Wahrscheinlichkeit der Diagnose:
  - definitive Diagnose: > 3 Kriterien erfüllt
  - wahrscheinliche Diagnose: 2 Kriterien erfüllt
  - unwahrscheinlich: < 2 Kriterien erfüllt

Teleangiektasien bei Strahlenproktitis

- Bei 5–10 % der Patienten treten nach Bestrahlung im kleinen Becken postradiogene Teleangiektasien im Rektum auf.
- Diese Endarteritis führt zum einen zu einer chronischen Schleimhautischämie und zum anderen zu einer Neovaskularisation mit Bildung teleangiektatischer Gefäße.
- Rezidivierende Blutungen sind häufig.

Hämangiome

- Gastrointestinale Hämangiome sind häufig assoziiert mit einer kutanen Hämangiomatose.
- **Blue-Rubber-bleb-Nävus-Syndrom:**
  - wird autosomal-dominant vererbt
  - leicht erhabene Schleimhautknoten mit einer aufgelagerten bläulich roten Kappe
  - neben Gastrointestinaltrakt können zahlreiche andere Organe befallen sein
  - gastrointestinale Blutung häufigste Todesursache der Patienten
- **Maffucci-Syndrom:**
  - Assoziation des Blue-Rubber-bleb-Nävus-Syndroms mit zerebellären Medulloblastomen, chronischer lymphatischer Leukämie, Hypernephromen, pulmonalem Hochdruck, Thrombozytopenie und Verbrauchskoagulopathie
- **Klippel-Trénaunay-Weber-Syndrom:**
  - kann ebenfalls mit gastrointestinalen Hämangiomen einhergehen
  - Erkrankung charakterisiert durch die Trias Gliedmaßenriesenwuchs, Varizen und Naevus flammeus
- **Turner-Syndrom:**
  - Folge einer Monosomie des X-Chromosoms oder einer Mosaik-Chromosomenaberration (XO/XX)
  - Hierdurch kommt es zu einer Gonadendysgenesie mit hypergonatropem Hypogonadismus.
  - Hämangiome und Phlebektasien des Gastrointestinaltrakts sind ebenfalls beschrieben.

4.34.8 Symptomatik

- Angiodysplasien und Hämangiome sind oftmals asymptomatisch und ein Zufallsbefund im Rahmen der endoskopischen Abklärung von gastrointestinalen Symptomen.
- Am häufigsten kommt es zu gastrointestinalen Blutungen.
  - Diese können akut oder chronisch verlaufen.
  - Oftmals finden sich jedoch keine Blutungszeichen, sondern eine chronische Eisenmangelanämie.
- Bei sehr großen Hämangiomen kann es in seltenen Fällen zu Zeichen der Darmobstruktion bis hin zum Ileus kommen.

4.34.9 Diagnostik

Diagnostisches Vorgehen

- Angiodysplasien führen v. a. bei älteren Patienten zu einer Eisenmangelanämie.
- Das Risiko einer Blutung erhöht sich, wenn blutverdünnende Medikamente eingenommen werden.
- Diagnostisch sollte zunächst eine bidirektionale Endoskopie (Ösophago-Gastro-Duodenoskopie und Ileokoloskopie) durchgeführt werden (▶ Abb. 4.35).
- Findet sich keine Blutungsquelle, erfolgt bei klinischer Relevanz die Untersuchung des Dünndarms mittels Kapselendoskopie (▶ Abb. 4.36).
- Bei Nachweis einer Blutungsquelle sollte eine Ballonenteroskopie mit der Option der Therapie angeschlossen werden.
- Bei dringendem Verdacht auf eine Dünndarmblutung oder bei wiederholten Blutungen kann die Ballonenteroskopie auch primär erfolgen.
- Die intraoperative Enteroskopie ist heute nur als Rescue-Verfahren anzusehen, wenn die Blutungsquelle nicht mit der Ballonenteroskopie erreicht werden kann.
- Im Fall einer akuten Blutung kann die CT-Angiografie helfen, die Diagnose zu stellen und die Lokalisation der Blutung zu identifizieren.
- Dies kann auch mit einer invasiven Mesenterikografie mit der zusätzlichen Option der Therapie erreicht werden.

Anamnese

- Frage nach klinischen Zeichen der gastrointestinalen Blutung (Teerstuhl, Hämatochezie)
- Einnahme von oralen Antikoagulanzien und Thrombozytenaggregationshemmern erfragen

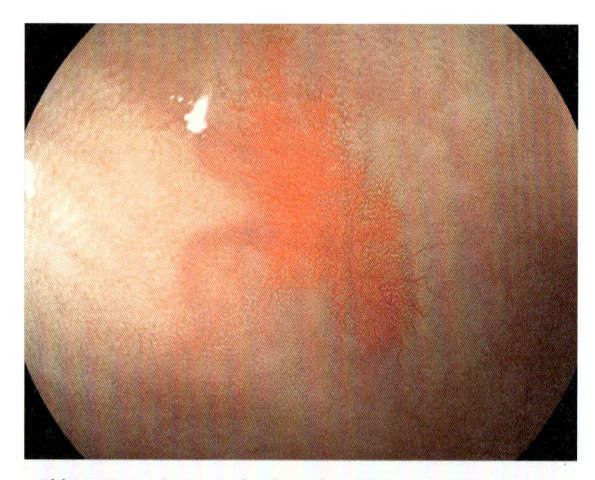

Abb. 4.35 Große Angiodysplasie des Colon ascendens.

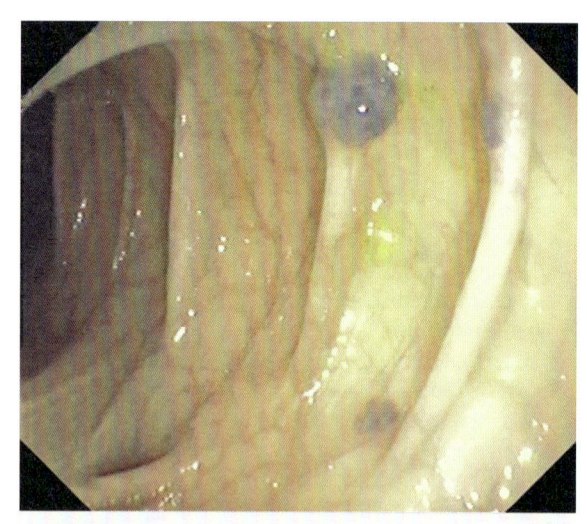

Abb. 4.37 Drei Hämangiome im Colon transversum nahe der rechten Flexur. (Quelle: Barnert J. Gefäßmissbildungen und sonstige vaskuläre Läsionen. In: Messmann H, Hrsg. Lehratlas der Koloskopie. Stuttgart: Thieme; 2004)

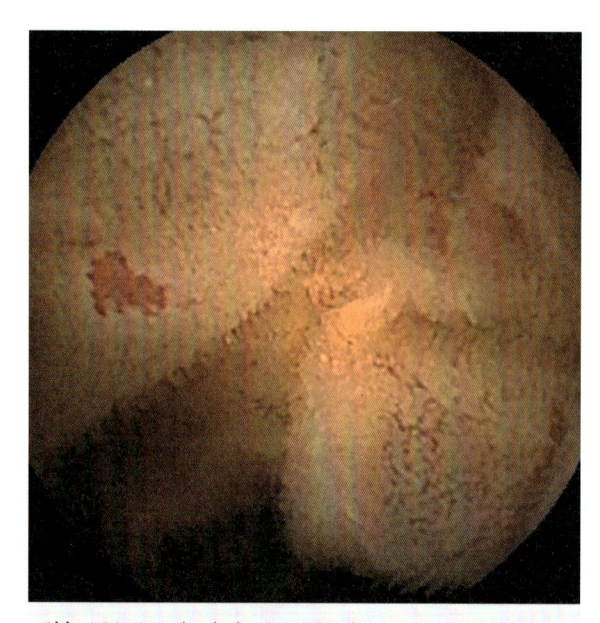

Abb. 4.36 Kapselendoskopie mit Nachweis einer typischen Angiodysplasie des Dünndarms.

Labor

- Bei der Differenzialdiagnose der Anämie spielen Laboruntersuchungen eine entscheidende Rolle.

Instrumentelle Diagnostik

Endoskopie

- Endoskopisch sind umschriebene rötliche Verfärbungen der Schleimhaut zu sehen, mit einem Durchmesser von kaum einem Millimeter bis zu mehreren Zentimetern (▶ Abb. 4.37).
- Häufig sind die Läsionen kleiner als 5 mm und imponieren dann als runde und leicht unregelmäßig begrenzte runde Flecken im Schleimhautniveau.
- Nicht selten haben Angiodysplasien spinnenförmige Ausläufer und erinnern an die Spider naevi bei Patienten mit Leberzirrhose.
- Radiologische Verfahren sind nur sinnvoll, wenn eine aktive Blutung vorliegt.
- Die nicht invasive CT-Angiografie und die konventionelle selektive Mesenterikografie mit der Möglichkeit der selektiven Embolisation stehen im Vordergrund.
- Bei kavernösen Hämangiomen wird zwischen einem polypoiden und einem infiltrierenden Typ unterschieden.
  - Der polypoide Typ imponiert endoskopisch durch einzelnstehende oder multiple, breitbasig aufsitzende, erdbeerartige Gebilde von dunkelroter oder livider Farbe mit einem Durchmesser von in der Regel 5–10 mm.

Körperliche Untersuchung

- Die rektal-digitale Untersuchung zum Nachweis von Teerstuhl oder frischem Blut ist obligatorisch.
- Ein Systolikum über der Aortenklappe kann auf ein Heyde-Syndrom hinweisen.
- Die Inspektion von Haut und Schleimhäuten lässt vaskuläre Malformationen wie Teleangiektasien oder Hämangiome erkennen, was für eine Systemerkrankung sprechen könnte.

○ Beim infiltrativen Typ sieht man vor allem im Rektum eine unscharf begrenzte blaurote oder schwärzliche Masse, die sich ins Lumen vorwölbt. Bei einer Röntgenaufnahme des Beckens kann man charakteristischerweise Phlebolithen erkennen.

4.34.10 Differenzialdiagnosen

- Angiodysplasien und Hämangiome haben ein typisches Erscheinungsbild und lassen nur wenige Differenzialdiagnosen zu.

Tab. 4.54 Differenzialdiagnosen.

Differenzialdiagnose	Bemerkungen
instrumentell durch das Endoskop verursachte Artefakte	Die Unterscheidung fällt insbesondere bei scharf umgrenzten kleinen Läsionen nicht leicht. Manchmal hilft die Lokalisation weiter: ein umschriebener Fleck im Sigma spricht mehr für ein Artefakt als für eine Gefäßmissbildung.
Phlebektasien	können vom Aspekt wie Hämangiome imponieren Es handelt sich um erweiterte Schleimhautvenen, jedoch nicht um gutartige Gefäßtumoren.

4.34.11 Therapie

Therapeutisches Vorgehen

- Zufällig entdeckte vaskuläre Läsionen ohne Symptomatik – wie Blutung oder Anämie – müssen nicht behandelt werden.
- Bei symptomatischen Veränderungen kommen in Betracht:
  ○ endoskopische Therapie,
  ○ chirurgische Resektion,
  ○ radiologisch-interventionelle Verfahren und
  ○ medikamentöse Optionen (▶ Abb. 4.38).

Pharmakotherapie

- Da es sich bei Hämangiomen um benigne Gefäßtumoren handelt und sie häufig im Rahmen einer Systemerkrankung auftreten, können sie nicht medikamentös beeinflusst werden.
- Seit Jahrzenten wird die Wirksamkeit einer Hormontherapie auf Angiodysplasien kontrovers diskutiert.
  ○ Erste, weitgehend kleine und unkontrollierte Studien in den 1990er Jahren und Anfang des 21. Jahrhunderts konnten einen Effekt auf die Blutungsrate und den Transfusionsbedarf nachweisen.
  ○ In großen und aktuelleren Untersuchungen konnte dieser Effekt jedoch nicht bestätigt werden [4].
- Thalidomid verhindert die Expression des VEGF-Rezeptors.
  ○ Mehrere Fallserien und eine kontrollierte Studie konnten zeigen, dass Blutungsereignisse und die Transfusionshäufigkeit um 50 % reduziert werden können [1].
  ○ Zwei Drittel der Patienten haben jedoch nicht unerhebliche Nebenwirkungen.
- In zahlreichen Studien konnte der Effekt des Somatostatin-Analogons Octreotid auf die Transfusionshäufigkeit nachgewiesen werden [2].
- In der Literatur gibt es Einzelfallberichte über den Einsatz des Angiogenesehemmers Bevazicumab bei Patienten mit Morbus Osler-Weber-Rendu und therapierefraktären Blutungen.

Interventionelle Therapie

Argon-Plasma-Koagulation

- Die Therapie der Wahl von Angiodysplasien bei symptomatischen Patienten mit Anämie oder peranalem Blutabgang ist die Argon-Plasma-Koagulation (APC).
- Die Einstellungen des Generators sollten so gewählt werden, dass vor allem in Darmabschnitten mit einer dünnen Wand (Dünndarm, Zökum) die Eindringtiefe möglichst gering gehalten wird.
- Perforationen wurden berichtet und können ggf. durch ein submukosales Kochsalzpolster vor der APC-Therapie verhindert werden.
- Bei einer aktiven Blutung können die Läsion und das zuführende Gefäß auch mit einem Hämoclip versorgt werden.
- Die Therapie von Hämangiomen hängt von ihrer Größe und ihrer Ausdehnung ab.
- Neben Segmentresektionen der betroffenen Abschnitte sind auch interventionelle Therapieoptionen mit Thermokoagulation beschrieben (▶ Abb. 4.39).

Radiologische Therapie

- Die radiologische Therapie wird eingesetzt bei Versagen der endoskopischen Therapie oder wenn die Blutungsquelle endoskopisch nicht erreicht werden kann.
- Zur Identifizierung der Blutungsquelle muss in der Regel eine aktive Blutung vorliegen.
- Standard ist die superselektive Embolisation mit Coils oder Flüssigembolisat.

Operative Therapie

- Die endoskopische Therapie erfordert eine chirurgische Resektion heute nur noch in Einzelfällen.
- Vor einer chirurgischen Resektion sollte die Blutungslokalisation bekannt sein oder mittels intraoperativer Enteroskopie identifiziert werden.

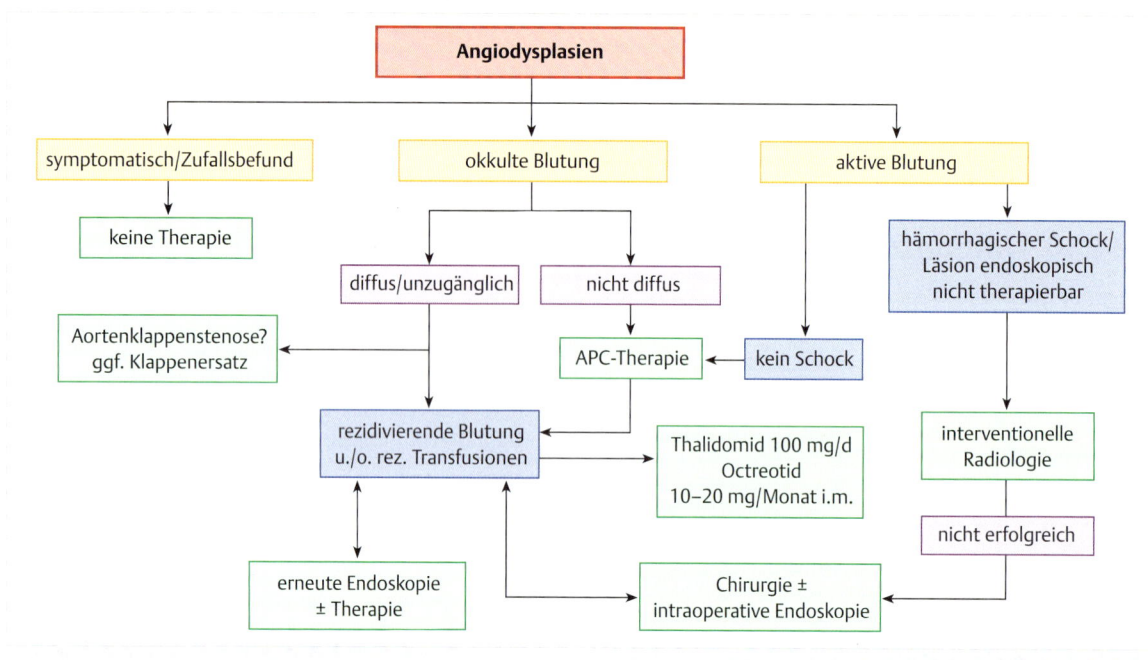

Abb. 4.38 Therapiealgorithmus Angiodysplasien. APC: Argon-Plasma-Koagulation.

4.34.12 Verlauf und Prognose

- Der Verlauf von Angiodysplasien bei älteren Menschen ist gutartig.
- Sind Angiodysplasien symptomatisch, können sie in vielen Fällen erfolgreich endoskopisch therapiert werden.
- Bei Teleangiektasien im Rahmen des Morbus Osler-Weber-Rendu ist der Verlauf bestimmt durch rezidivierende gastrointestinale Blutungen, die mit einer beträchtlichen Morbidität einhergehen können.
- Vor allem bei großen und infiltrierend wachsenden Hämangiomen sind die therapeutischen Möglichkeiten limitiert. Sehr häufig kommt es bereits im Kindesalter zu wiederholten Blutungen.

4.34.13 Quellenangaben

[1] Bauditz J. Effective treatment of gastrointestinal bleeding with thalidomide - Chances and limitations. World J Gastroenterol 2016; 22: 3158–3164
[2] Brown C, Subramanian V, Wilcox CM et al. Somatostatin analogues in the treatment of recurrent bleeding from gastrointestinal vascular malformations: an overview and systematic review of prospective observational studies. Dig Dis Sci 2010; 55: 2129–2134
[3] Heyde EC. Gastrointestinal bleeding in aortic stenosis. N Engl J Med 1958; 259: 196
[4] Junquera F, Feu F, Papo M et al. A multicenter, randomized, clinical trial of hormonal therapy in the prevention of rebleeding from gastrointestinal angiodysplasia. Gastroenterology 2001; 121: 1073–1079
[5] Sami SS, Al-Araji SA, Ragunath K. Review article: gastrointestinal angiodysplasia – pathogenesis, diagnosis and management. Aliment Pharmacol Ther 2014; 39: 15–34
[6] Shovlin CL, Guttmacher AE, Buscarini E et al. Diagnostic criteria for hereditary hemorrhagic telangiectasia (Rendu-Osler-Weber syndrome). Am J Med Genet 2000; 91: 66–67
[7] Vincentelli A, Susen S, Le Tourneau T et al. Acquired von Willebrand syndrome in aortic stenosis. N Engl J Med 2003; 49: 343–349
[8] Zuckerman GR, Cornette GL, Clouse RE et al. Upper gastrointestinal bleeding in patients 8 with chronic renal failure. Ann Intern Med 1985; 102: 588–592

4.35 Akuter mesenterialer Arterienverschluss

F. Rockmann

4.35.1 Steckbrief

Beim akuten mesenterialen Arterienverschluss kommt es durch einen Embolus und/oder eine Plaqueruptur zu einem akuten Verschluss einer oder mehrerer Mesenterialarterien. Ist der Thrombus klein und dadurch der Verschluss nur peripher, kann durch die Anastomosierung im Endstromgebiet eine ausreichende Restperfusion erhalten sein. In diesem Fall ist die Darmfunktion nur vorübergehend eingeschränkt. Ist der Verschluss zentral (abgangsnah), kommt es im Verlauf zu einer Ischämie des Darms mit Verlust der Barrierefunktion, einer bakteriellen Translokation mit Sepsis und schließlich zum Organversagen aufgrund eines septischen Schocks.

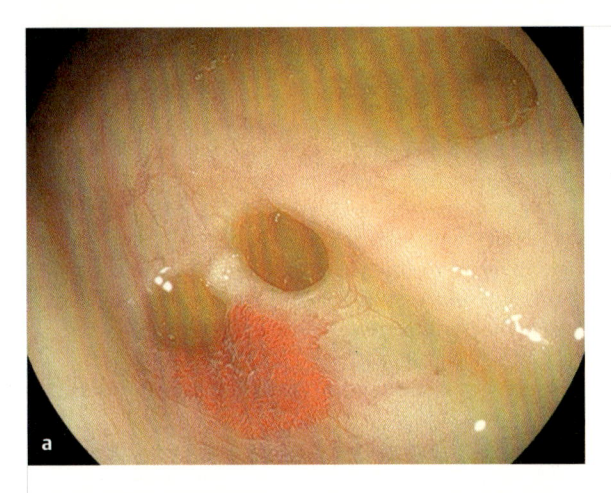

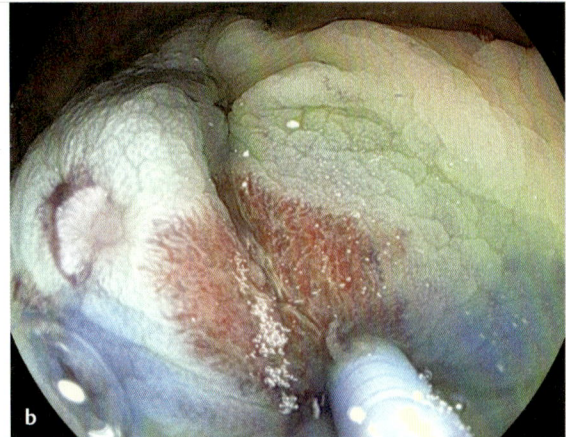

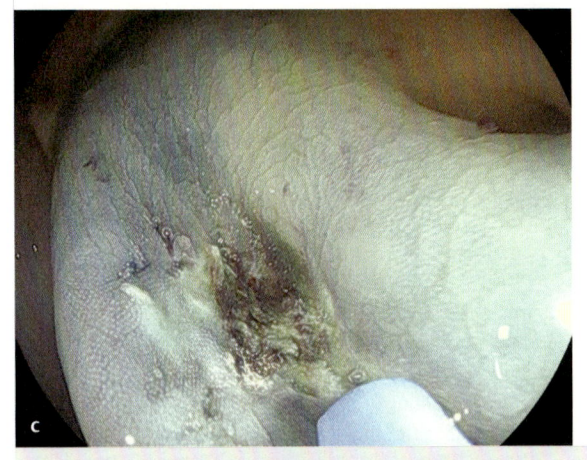

Abb. 4.39 Angiodysplasie im Kolon am Rand eines Divertikels.
a Vor der Therapie.
b Nach Unterspritzung mit Kochsalzlösung.
c Nach Argon-Plasma-Koagulation.

4.35.2 Aktuelles

- Das I-FABP (intestinal fatty acid-binding protein) ist sowohl aus pathophysiologischer Überlegung als auch in klinischen Studien ein vielversprechender Marker für die frühe Schädigung der intestinalen Mukosa.
- Damit ist es potenziell in der Lage, als „Troponin des Darms" zu fungieren.
- Ob sich dies bewahrheitet, werden zukünftige Studien abschließend beurteilen.

4.35.3 Synonyme

- akute Mesenterialarterienembolie
- akute Mesenterialarterienthrombose
- akute Darmischämie

4.35.4 Keywords

- Arterienverschluss
- A. mesenterica superior
- Anastomosierung
- Revaskularisierung

4.35.5 Definition

- akuter Verschluss einer oder mehrerer Mesenterialarterien durch eine Thrombose oder Embolie

4.35.6 Epidemiologie

Häufigkeit

- jährliche Inzidenz zwischen 5,4–12/100 000 Einwohner

Altersgipfel

- Die Erkrankungswahrscheinlichkeit steigt ab einem Alter von 65 Jahren deutlich an.
- Es gibt keinen Gipfel; Je älter der Patient, desto höher die Inzidenz.

Geschlechtsverteilung

- Bei jüngeren Patienten (< 75 Jahre) ist das männliche Geschlecht zu > 80 % betroffen, bei einem Alter > 75 Jahre ist das männliche Geschlecht nur noch zu 27 % vertreten.
- Dies muss aber in Relation zur allgemeinen Lebenserwartung gesehen werden.

Prädisponierende Faktoren

Tab. 4.55 Risikofaktoren für den akuten arteriellen Gefäßverschluss der Mesenterialgefäße (Daten aus [1], [13], [17]).

Risikofaktor	prozentuale Verteilung
koronare Herzerkrankung	78 %
Vorhofflimmern	70 %
periphere arterielle Verschlusskrankheit	68 %
Bluthochdruck	51 %
Myokardinfarkt	50 %
aktiver Raucher	27 %
Diabetes mellitus	27 %
stattgehabter Apoplex	15 %
Aortenaneurysma	14 %
Arteriosklerose der Aorta	16–25 %
Malignom	7 %

4.35.7 Ätiologie und Pathogenese

- Beim akuten mesenterialen Arterienverschluss kommt es durch einen Embolus und/oder eine Plaqueruptur zu einem akuten Verschluss einer oder mehrerer Mesenterialarterien, meist der A. mesenterica superior (▶ Abb. 4.40, ▶ Abb. 4.41, ▶ Abb. 4.42).
- Ist der Thrombus klein und dadurch der Verschluss nur peripher, kann durch die Anastomosierung im Endstromgebiet eine ausreichende Restperfusion erhalten sein. Die Darmfunktion ist nur vorübergehend eingeschränkt.
- Ist der Verschluss zentral (abgangsnah), kommt es im Verlauf zu
  - einer Ischämie des Darms mit Verlust der Barrierefunktion,
  - einer bakteriellen Translokation mit Sepsis und
  - schließlich zur einem Organversagen aufgrund eines septischen Schocks [4], [10].
- Eine kurzfristige Durchblutungsstörung des Darms kommt außerdem bei vielen physiologischen aber auch pathophysiologischen Zuständen vor:
  - Bei physischen Anstrengungen kommt es zu einer Umverteilung des Blutflusses mit Reduktion der Splanchnikusdurchblutung um bis zu 80 % [18], [21]. Der hierdurch (und durch andere Situationen) verursachte Schaden kann vollständig wiederhergestellt werden und bleibt somit in der Regel folgenlos für den Organismus [6].
  - Kommt es allerdings zu einem kompletten Perfusionsausfall mit länger anhaltender Ischämie (mehr als 30 min), tritt eine Ablösung von Mukosazellen aus dem villösen Zellverband auf.

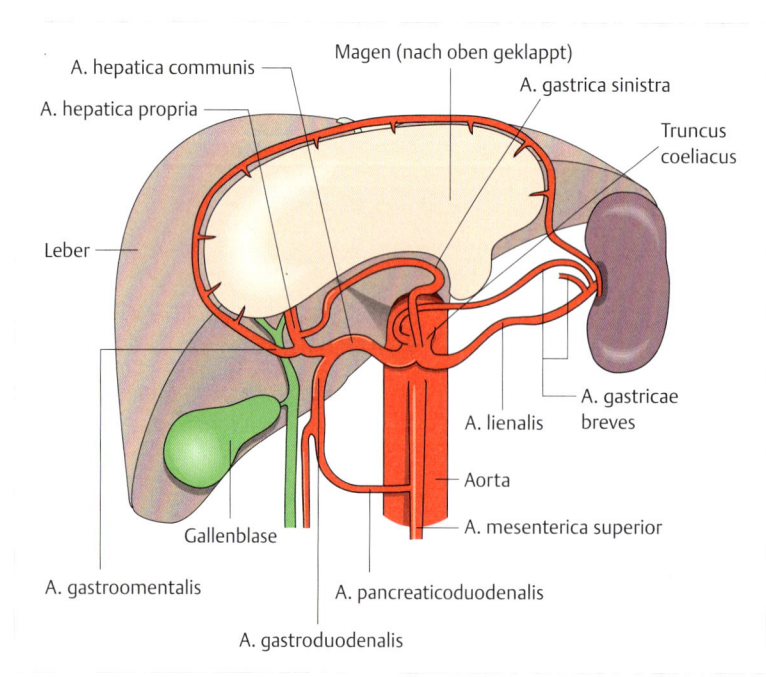

Abb. 4.40 Der Truncus coeliacus mit Abgängen: durch die Anastomosierung im Magenbereich kommt es hier selten zu relevanten arteriellen Durchblutungsstörungen.

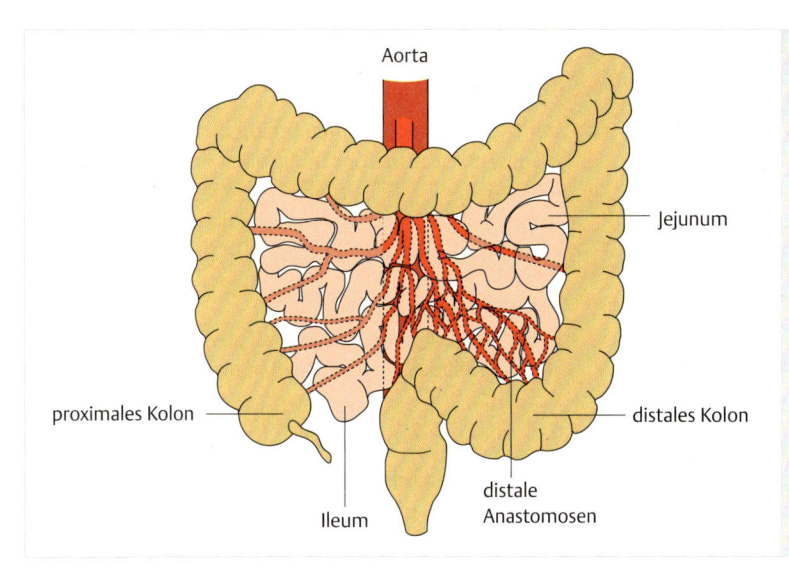

Abb. 4.41 Arteria mesenterica superior mit Darstellung des Versorgungsgebietes bis zum Colon transversum und den distalen intraarteriellen Anastomosen.

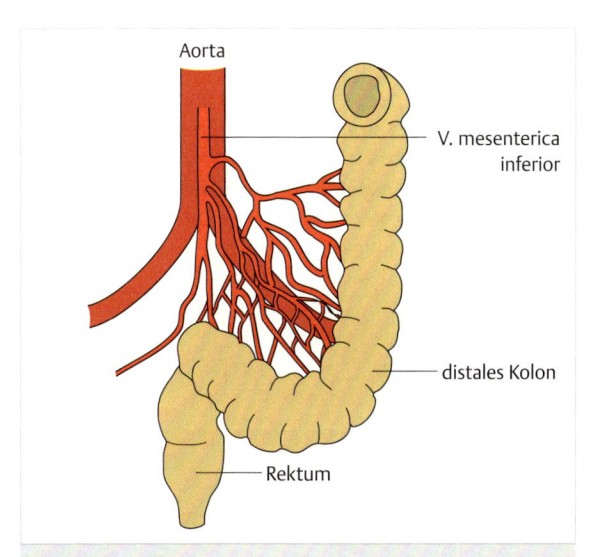

Abb. 4.42 Versorgungsgebiet der Arteria mesenterica inferior.

- Dies führt in der Regel noch nicht zu einer signifikanten Störung der Darm-Blut-Barriere, da die Darmvilli sich vorübergehend zusammenziehen und dies verhindern [9], [16].
- Erst nach einer Ischämie von mehr als 45–60 min ist dieser Kompensationsmechanismus auf zellulärer Ebene erschöpft, und die Darmmukose wird irreparabel geschädigt.
- Dies führt im weiteren Verlauf zur Aufhebung der Barrierefunktion, zur Nekrose des betroffenen Darmabschnitts und damit zum terminalen Krankheitsbild [1].

4.35.8 Symptomatik

- Patienten mit einem akuten arteriell-mesenterialen Gefäßverschluss, der ca. 50 % aller mesenterialen Ischämien ausmacht, präsentieren sich in der Regel mit akut einsetzenden Bauchschmerzen.
- Je nach Präsentationszeitpunkt variiert jedoch die Symptomatik von blandem Untersuchungsbefund (in den ersten Stunden der mesenterialen Ischämie) bis zum Vollbild des akuten Abdomens. Daher ergeben sich keine typischen klinischen Zeichen für die Erkrankung.
- Oft werden jedoch
  - Erbrechen (56 %),
  - Durchfall (22 %),
  - abdomineller Druck (19 %) und
  - abdominelle Gespanntheit (83 %) genannt [13].
  - Ebenso kann mikroskopisch wie makroskopisch Blut im Stuhl auftreten.

4.35.9 Diagnostik

Diagnostisches Vorgehen

- Entscheidend bei dem diagnostischen Vorgehen ist es, überhaupt an eine mesenteriale Ischämie zu denken: Bei Bauchschmerzen mit fehlenden Hinweisen auf andere Diagnosen müssen Anamnese und körperliche Untersuchung auch auf die mesenteriale Ischämie abzielen.
- Die Diagnose kann nicht aufgrund eines einzigen Laborparameters, eines klinischen Zeichens oder eines anamnestischen Aspekts gestellt werden.
- Ist die mesenteriale Ischämie eine denkbare Differenzialdiagnose, muss eine Computertomografie diese bestätigen oder ausschließen.
- Neben den klinischen Befunden wurden viele serologische Marker zur Früherkennung der mesenterialen

Ischämie getestet. Keiner dieser Marker erfüllt jedoch die Erwartungen an Sensitivität und Spezifität, um eine mesenteriale Ischämie zu beweisen oder auszuschließen [8].

Anamnese

- Wichtige zu erfragende Faktoren in der Anamnese:
  - Vorhofflimmern (auch mit Antikoagulation)
  - periphere arterielle Verschlusskrankheit (pAVK)
  - koronare Herzerkrankung (KHK)
- Spezifische Fragen bei dieser Erkrankung ergeben sich nicht.
- Die weitere Anamnese bezieht sich auf Differenzialdiagnosen.

Körperliche Untersuchung

- Typisch ist der plötzliche Schmerzbeginn, der sehr ausgeprägt sein kann, bei einem in der Untersuchung relativ unauffälligen Abdominalbefund.

Labor

- Laktat als der klassische Marker einer Ischämie trägt bei der mesenterialen Ischämie nicht zur Diagnosefindung bei.
- Weitere Laborparameter dienen nur der Erfassung von Differenzialdiagnosen und zur Risikoabschätzung der Diagnostik.

Bildgebende Diagnostik

Sonografie

- Der Ultraschall kann einen proximalen Verschluss der A. mesenterica superior mit großer Sicherheit darstellen.
- In einer aktuellen Studie konnte mittels Duplex-Untersuchung eine Sensitivität von 100 % bei einer Spezifität von 64 % bezüglich eines Verschlusses der A. mesenterica superior erzielt werden.
- In der Regel wird der Ultraschall aber nur zum Ausschluss weiterer Differenzialdiagnosen eingesetzt.

CT

- Der Goldstandard der Diagnostik bleiben der klinische Verdacht und zur endgültigen Diagnostik die i. v.-kontrastmittelgestützte Computertomografie mit Angiografie (CTA, ▶ Abb. 4.43, ▶ Abb. 4.44).
- Die Sensitivität beträgt je nach Studie 64–96 %, die Spezifität 92–100 % [20], in ganz neuen Arbeiten sogar bis zu 100 % [23].
- Die CTA wird in der arteriellen und portalvenösen Phase ohne orales Kontrastmittel durchgeführt.
- Bei der Interpretation der Befunde werden verschiedene radiologische Aspekte bezüglich der drei Entitäten akuter arterieller Verschluss, Thrombose der Mesenterialvenen und nicht okklusive mesenteriale Ischämie beschrieben (▶ Tab. 4.56).

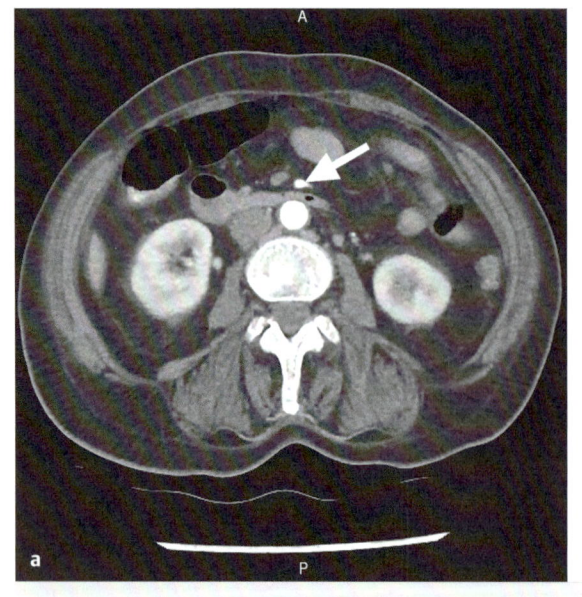

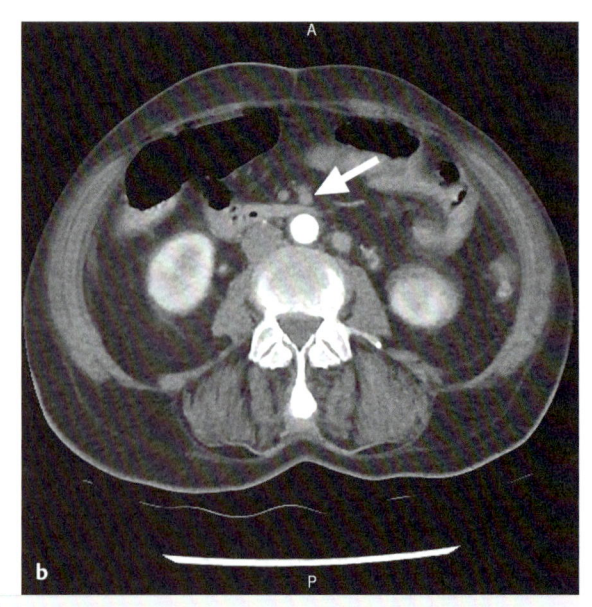

Abb. 4.43 Axiales kontrastmittelgestütztes CT.
a A. mesenterica superior ist noch offen.
b Eine Schicht weiter: Verschluss der A. mesenterica superior (Pfeil).

Tab. 4.56 Übersicht zu CT-morphologischen Befunde bei der mesenterialen Ischämie (Daten aus [11]).

Charakteristik	arterieller Verschluss	venöser Verschluss	kein Verschluss
Darmwandveränderung	ausgedünnt, unverändert oder verdickt Verdickung vor allem bei der Reperfusion	verdickt	ausgedünnt, unverändert oder verdickt Verdickung vor allem bei der Reperfusion
involvierte Gefäße und Ort	periphere Region ist okkludiert		
Signalverstärkung der Darmwand beim Kontrastmittel-CT	reduziert oder fehlend „Target Sign" entwickelt sich erst bei der Reperfusion	reduziert, fehlend oder verstärkt „Target Sign" vorhanden	reduziert oder fehlend „Target Sign" entwickelt sich erst bei der Reperfusion
Dilatation des Darms	nicht vorhanden oder als hypotone Weitstellung	moderat bis prominent, z. T. mit Flüssigkeitsfüllung	fehlend
Aussehen der Mesenterialgefäße	Kontrastmittel-Unterbrechung (en) in den Arterien Stenosen mit/ohne Kalzifizierungen Durchmesser der A. mesenterica superior ist größer als der der V. mesenterica superior	Aussparungen in der V. portae/ V. mesenterica superior venöse Gefäße verdickt (gestaut)	keine Kontrastmittel-Aussparungen in den Gefäßen grundsätzlich enggestellte Arterien (auch kleinere V. mesenterica superior)
Aussehen des Mesenteriums	unspezifisch bis zum endgültigen Infarkt	unscharf, Aszites!	unspezifisch bis zum endgültigen Infarkt

4.35.10 Differenzialdiagnosen

Tab. 4.57 Differenzialdiagnosen.

Differenzialdiagnose	Bemerkungen
alle Erkrankungen, die mit Bauchschmerzen einhergehen	mesenteriale Ischämie hat kaum einen signifikanten anamnestischen oder klinischen Befund, der spezifisch auf diese Erkrankung hinweist CT-Diagnostik mit arterieller Phase zwingend, um mesenteriale Ischämie auszuschließen oder zu diagnostizieren

4.35.11 Therapie

Therapeutisches Vorgehen

- Ist die Diagnose der akuten mesenterialen Ischämie gestellt, ist der Patient als zeitkritischer Notfall zu behandeln.
- Alle im Folgenden beschriebenen Maßnahmen sind unverzüglich einzuleiten:
  - Flüssigkeitstherapie
  - Blutverdünnung
  - interventionelle und/oder operative Therapie
- Eine intensivmedizinische Betreuung muss spätestens jetzt erfolgen, sollte jedoch bereits bei der Verdachtsdiagnose begonnen worden sein:
  - engmaschige Kontrolle von Vitalparametern
  - weiteres medizinisches Management: interdisziplinäre, unmittelbare Besprechung der weiteren Maßnahmen zwischen den Verantwortlichen aus Viszeral- und Gefäßchirurgie, Notfall- und Intensivmedizin sowie Anästhesie.

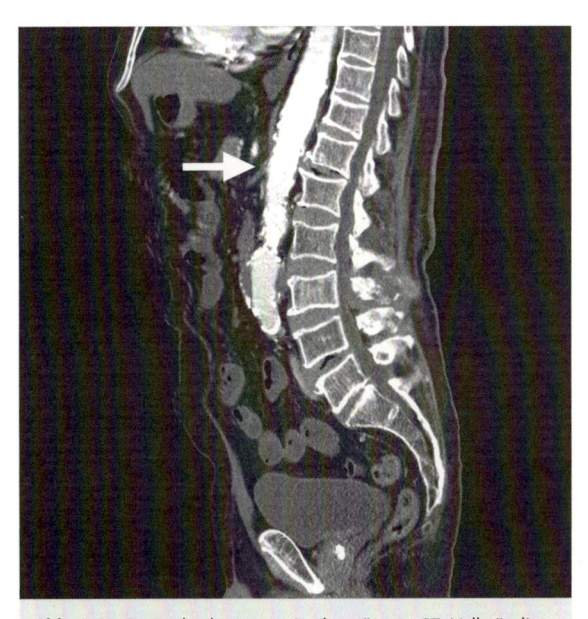

Abb. 4.44 Sagittales kontrastmittelgestütztes CT: Vollständiger abgangsnaher Verschluss der A. mesenterica superior.

Allgemeine Maßnahmen

- bilanzierte Flüssigkeitstherapie mit dem Ziel, das intravaskuläre Volumen zu stabilisieren und das Herzzeitvolumen aufrecht zu erhalten
- Patienten mit einer akuten intestinalen Ischämie haben häufig Flüssigkeitsverschiebungen in den Extravasalraum, sodass auch größere Infusionsmengen nötig sein können.

- Eine begleitende Azidose und Hyperkaliämie müssen bei der Infusionstherapie berücksichtigt werden.

Pharmakotherapie

- Zur Ersttherapie der mesenterialen Ischämie gehört die Blutverdünnung (in der Regel unfraktioniertes Heparin)
  - mit einem Anfangsbolus von 50–70 IE/kg KG und
  - einer Erhaltungstherapie per kontinuierlicher Infusion mit einer Ziel-PTT (partielle Thromboplastinzeit) von 60–80 s [7].
- Die Gabe einer Breitspektrumantibiotikums wird bereits präoperativ empfohlen [3].

Interventionelle Therapie

- Endovaskuläre Therapiemöglichkeiten sind [11]:
  - kathetergestützte Lysetherapie, in der Regel in Kombination mit kathetergeführter mechanischer Zerkleinerung
  - Thrombusaspiration/Embolektomie
  - Stentimplantation in die A. meseneterica superior
- Auch bei offenem Vorgehen kann eine zusätzliche endovaskuläre Technik zur Unterstützung der Revaskularisierung gewählt werden.
  - Hier ist zusätzlich zu den oben genannten Therapien auch die retrograde Stentversorgung möglich [5].

Operative Therapie

- Beim akuten Verschluss eines arteriellen Gefäßes ist eine operative Intervention die Therapie der Wahl.
- Hierbei kommt es auf den Zeitfaktor an: Je rascher die Revaskularisierung erfolgt, umso besser ist das Outcome für den Patienten.
- Die operative Therapie wird unterteilt in:
  - den **reinen Gefäßeingriff:** Unterscheidung zwischen offenem Verfahren und geschlossenen (endovaskulären) Techniken
  - den **viszeralchirurgischen Eingriff:**
    - Beurteilung der Vitalität des Darms vor und nach dem Gefäßeingriff steht im Vordergrund
    - Indikation zur Revaskularisierung wird gestellt (bzw. ein rein palliatives Prozedere entschieden)
    - Resektion von Darmteilen wird durchgeführt
    - Erholung des ischämischen Darmabschnitts nach Revaskularisierung wird beurteilt
    - kann in einem einzeitigen oder zweizeitigen Verfahren (Second-Look-OP nach 24h) erfolgen
- Die Kombination aus endovaskulären und offenen Operationsverfahren hat bei der akuten intestinalen Ischämie eine Reduktion der Mortalität zur Folge.
- Die Grenze zum palliativen Vorgehen muss im Einzelfall entschieden werden. Einen Anhalt für relevante Darmverluste geben die Restdarmlängen, unter denen sicher eine dauerhafte parenterale Therapie nötig ist [14], [15]:
  - 100 cm bei endständiger Jejunostomie (Verlust des Kolons)
  - 65 cm bei jejunokolischer Anastomose (Erhalt des Kolons)
  - 35 cm bei jejunoilealer Anastomose mit Erhalt der Ileozökalregion

4.35.12 Verlauf und Prognose

- Der Verlauf und die Prognose der akuten arteriellen mesenterialen Ischämie sind abhängig vom Zeitpunkt der Diagnose.
- Je später die Diagnose gestellt wird und je mehr Darm bereits nekrotisch ist, desto schlechter ist die Prognose mit einer Mortalität bis zu 100 %.
- Umgekehrt kann durch eine frühe endovaskuläre Intervention die Mortalität auf 42 % gesenkt werden [12].
- Insgesamt bleibt die akute mesenteriale Ischämie durch einen arteriellen Verschluss aber immer noch eine lebensbedrohliche Erkrankung, die auch heute noch mit einer beachtlichen Mortalität einhergeht.

4.35.13 Quellenangaben

[1] Acosta S, Ogren M, Sternby NH et al. Clinical implications for the management of acute thromboembolic occlusion of the superior mesenteric artery: autopsy findings in 213 patients. Ann Surg 2005; 241: 516–522

[2] Adeva-Andany MM, Perez-Felpete N, Fernandez-Fernandez C et al. Liver glucose metabolism in humans. Biosci Rep 2016; 36: e00416

[3] Bala, M, Kashuk J, Moore EE et al. Acute mesenteric ischemia: guidelines of the World Society of Emergency Surgery. World J Emerg Surg 2017; 12: 38

[4] Bharadwaj S, Tandon P, Rivas JM et al. Update on the management of intestinal failure. Cleve Clin J Med 2016; 83: 841–848

[5] Blauw JT, Meerwaldt R, Brusse-Keizer M et al. Retrograde open mesenteric stenting for acute mesenteric ischemia. J Vasc Surg 2014; 60: 726–734

[6] Blikslager AT, Moeser AJ, Gookin JL et al. Restoration of barrier function in injured intestinal mucosa. Physiol Rev 2007; 87: 545–564

[7] Clair DG, Beach JM. Mesenteric Ischemia. N Engl J Med 2016; 374: 959–968

[8] Derikx JP, Schellekens DH, Acosta S. Serological markers for human intestinal ischemia: A systematic review. Best Pract Res Clin Gastroenterol 2017; 31: 69–74

[9] Florian P, Schoneberg T, Schulzke JD et al. Single-cell epithelial defects close rapidly by an actinomyosin purse string mechanism with functional tight junctions. J Physiol 2002; 545: 485–499

[10] Kalogeris T, Baines CP, Krenz M et al. Ischemia/Reperfusion. Compr Physiol 2016; 7: 113–170

[11] Kanasaki S, Furukawa A, Fumoto K et al. (2018). Acute Mesenteric Ischemia: Multidetector CT Findings and Endovascular Management. Radiographics 2018; 38: 945–961

[12] Karkkainen JM, Acosta S. Acute mesenteric ischemia (part I) – Incidence, etiologies, and how to improve early diagnosis. Best Pract Res Clin Gastroenterol 2017; 31: 15–25

[13] Kim HK, Hwang D, Park S et al. Effect of Clinical Suspicion by Referral Physician and Early Outcomes in Patients with Acute Superior Mesenteric Artery Embolism. Vasc Specialist Int 2017; 33: 99–107

[14] Klar E, Rahmanian PB, Bucker A et al. Akute mesenteriale Ischämie – ein vaskulärer Notfall. Dtsch Arztebl Int 2012; 109: 249–256

[15] Messing B, Crenn P, Beau P et al. Long-term survival and parenteral nutrition dependence in adult patients with the short bowel syndrome. Gastroenterology 1999; 117: 1043–1050
[16] Nusrat A, Delp C, Madara JL. Intestinal epithelial restitution. Characterization of a cell culture model and mapping of cytoskeletal elements in migrating cells. J Clin Invest 1992; 89: 1501–1511
[17] O'Grady G, Ghambir S, Koelmeyer TD. Death by midgut infarction: clinical lessons from 88 post-mortems in Auckland, New Zealand. ANZ J Surg 2009; 79: 38–41
[18] Perko MJ, Nielsen HB, Skak C et al. Mesenteric, coeliac and splanchnic blood flow in humans during exercise. J Physiol 1998; 513: 907–913
[19] Scheiner B, Lindner G, Reiberger T et al. Acid-base disorders in liver disease. J Hepatol 2017; 67: 1062–1073
[20] van Dijk LJ, van Petersen AS, Moelker A. Vascular imaging of the mesenteric vasculature. Best Pract Res Clin Gastroenterol 2017; 31: 3–14
[21] van Wijck K, Lenaerts K, van Loon LJ et al. Exercise-induced splanchnic hypoperfusion results in gut dysfunction in healthy men. PLoS One 2011; 6: e22366
[22] Vincent JL, Quintairos ESA, Couto L et al. The value of blood lactate kinetics in critically ill patients: a systematic review. Crit Care 2016; 20: 257
[23] Yikilmaz A, Karahan OI, Senol S et al. Value of multislice computed tomography in the diagnosis of acute mesenteric ischemia. Eur J Radiol 2011: 297–302

4.36 Akuter mesenterialer Venenverschluss

F. Rockmann

4.36.1 Steckbrief

Der akute mesenteriale Venenverschluss ist für ca. 10 % der mesenterialen Ischämien verantwortlich. Hierbei kommt es zu einem akuten Verschluss der den Darm drainierenden Mesenterialvenen.

4.36.2 Synonyme

- akute Mesenterialvenenthrombose
- akute Darmischämie

4.36.3 Keywords

- Mesenterialvene
- Venenverschluss
- Thrombose

4.36.4 Definition

- akuter Verschluss einer oder mehrerer Mesenterialvenen durch eine Thrombose

4.36.5 Epidemiologie

Häufigkeit

- Die jährliche Inzidenz schwankt zwischen 2,0–2,7/100 000 Einwohner [3].

Altersgipfel

- Die Erkrankungswahrscheinlichkeit hat ihren Gipfel in der 5. und 6. Lebensdekade, ist jedoch abhängig von der ggf. zugrunde liegenden Erkrankung [6].

Geschlechtsverteilung

- leichte Dominanz des männlichen Geschlechts

Prädisponierende Faktoren

- Risikofaktoren für die Thrombose der Mesenterialvenen [8]:
  - tiefe Venenthrombose, Lungenarterienembolie
  - Hyperkoagulopathien (Protein-C- oder Protein-S-Mangel, Polycythaemia vera, Faktor-V-Leiden)
  - Abdominaltrauma
  - abdominelle Infektionen
  - Leberzirrhose
  - nephrotisches Syndrom
  - akute Pankreatitis
  - Malignome
  - Hypersplenismus

4.36.6 Ätiologie und Pathogenese

- Der akute mesenteriale Venenverschluss ist für ca. 10 % der mesenterialen Ischämien verantwortlich.
- Hierbei kommt es zu einem akuten Verschluss der den Darm drainierenden Mesenterialvenen (▶ Abb. 4.45).
- Dies geschieht durch angeborene oder erworbene Koagulopathien, die eine Hyperkoagulopathie zur Folge haben:
  - angeboren: z. B. Protein-C- oder Protein-S-Mangel, Faktor-V-Leiden
  - erworben: z. B. Antiphospholipid-Antikörper-Syndrom, Störungen der Fibrinolyse durch Antikörper gegen gewebespezifischen Plasminogenaktivator
- Die Thrombophilie kann auch sekundär ausgelöst werden, z. B. durch [1]:
  - maligne Erkrankungen
  - hämatologische Erkrankungen
  - orale Kontrazeptiva
- Bei zusätzlichen weitere Risikofaktoren – insbesondere der portalen Hypertension bei Leberzirrhose, Pankreatitis, Sepsis oder Trauma – kommt es zu einer weiteren Verlangsamung des Blutflusses und zur intravasalen Thrombenbildung mit Verschluss der Mesenterialvenen.
- Entzündung oder andere lokale Faktoren (z. B. stattgehabte chirurgische Eingriffe am Darm, Trauma) sind häufiger für eine Thrombosierung größerer Gefäße verantwortlich, Koagulopathien führen eher zu einer Thrombose in den kleineren Gefäßen [6].

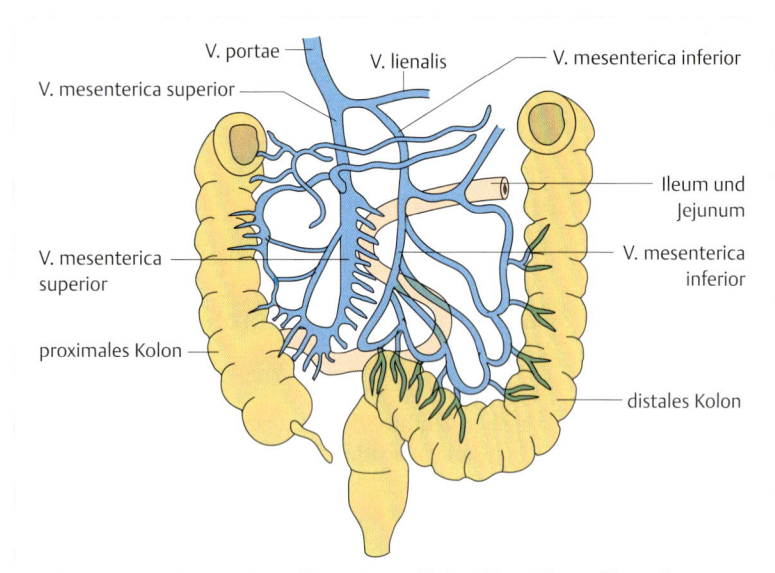

Abb. 4.45 Das den Darm drainierende venöse System bestehend aus V. mesenterica superior und V. mesenterica inferior.

- Durch den behinderten Abfluss wird auch die arterielle Durchblutung stark eingeschränkt, es kommt zum ausgeprägten Ödem der Mukosa und Submukosa (Stase) und einer sekundären Ischämie des betroffenen Darmabschnitts [2].

4.36.7 Symptomatik

- Die Klinik der Venenthrombose unterscheidet sich in der Regel nur wenig von der Ischämie bei arteriellem Verschluss (siehe Kap. 4.35).
- Hier sind insbesondere die Risikofaktoren (S. 517) zu evaluieren.
- Außerdem ist der Beginn der Beschwerden häufig weniger plötzlich, sondern erstreckt sich über einen längeren Zeitraum [2].
- Entwickelt sich primär eine Pfortaderthrombose und entsteht erst im Verlauf eine Mesenterialvenenthrombose, stehen im Vordergrund:
  - die Aszitesbildung und
  - die abdominelle Distension als Symptom [6].
- Bei der klinischen Untersuchung zeigen sich keine typischen Veränderungen.
- Fieber ist regelhaft nicht vorhanden.

4.36.8 Diagnostik

Diagnostisches Vorgehen

- Die Diagnose gründet sich wie bei der arteriellen Durchblutungsstörung auf das Zusammenspiel von Labor- und Schnittbilddiagnostik.
- Bei den Laborwerten sind die D-Dimere bei der akuten Thrombose (wie überall) erhöht, aber in keiner Weise diagnostisch.
- Wie gewöhnlich stehen Anamnese und körperliche Untersuchung am Beginn des diagnostischen Ablaufes.
- Eine Antikoagulation bzw. HIT-Diagnostik (HIT: heparininduzierte Thrombozytopenie) ergänzt die Liste der zu erhebenden Befunde.

Anamnese

- Bei der Anamnese, bei der die Risikofaktoren erhoben und die Begleiterkrankungen erfragt werden, gibt insbesondere die aktuelle medikamentöse Therapie Hinweise auf die Erkrankung.
- Die weitere Anamnese bezieht sich auf Differenzialdiagnosen.

Körperliche Untersuchung

- Die körperliche Untersuchung sollte nach den klinischen Zeichen der pathophysiologischen Ursachen der Erkrankung suchen:
  - Aszites
  - tiefe Venenthrombose
  - Leberzirrhose
  - Hypersplenismus

Bildgebende Diagnostik

Sonografie

- zum Ausschluss weiterer Differenzialdiagnosen

CT

- Die Diagnose wird wie beim arteriellen Verschluss im Mesenterialsystem mittels CT-Angiografie gestellt (siehe Kap. 4.35).
- Die Charakteristika der CT-Befunde zeigt ▶ Tab. 4.56 in Kap. 4.35.

4.36.9 Differenzialdiagnosen

Tab. 4.58 Differenzialdiagnosen.

Differenzialdiagnose	Bemerkungen
alle Erkrankungen, die mit Bauchschmerzen einhergehen	mesenteriale Ischämie hat kaum einen signifikanten anamnestischen oder klinischen Befund, der spezifisch auf diese Erkrankung hinweist CT-Diagnostik mit arterieller Phase zwingend, um mesenteriale Ischämie auszuschließen oder zu diagnostizieren

4.36.10 Therapie

Therapeutisches Vorgehen

- Bei der Mesenterialvenenthrombose liegt das Hauptaugenmerk auf der konservativen Therapie (allgemeine Maßnahmen, Vollantikoagulation).
- Patienten, bei denen die konservative Therapie innerhalb der ersten 24–48 h zu keiner Stabilisierung führt, oder deren klinischer Zustand sich in dieser Zeit verschlechtert (Peritonismus, Sepsisentwicklung etc.), sind weiter interventionell und/oder chirurgisch zu therapieren:
    - mechanische Thrombektomie, Thrombolyse, offene intraarterielle Thrombolyse [2], [3]
    - Verfahren mit portalvenösem Zugang durch die Leber (mittels eines intrahepatischen portosystemischen Shunts) [4]
- Trotz primär häufig konservativer Therapie ist der akute mesenteriale Venenverschluss ein Krankheitsbild, dass mit Diagnosestellung ein interdisziplinäres Behandlungskonzept erfordert. Hier muss zwischen den beteiligten Gastroenterologen, interventionellen Radiologen, Gefäß- und Viszeralchirurgen zu Beginn und im Verlauf der ersten 48 h ein individuelles Behandlungskonzept erstellt werden, um die in der Literatur beschriebene Mortalität von maximal 20 % zu erreichen [3].

Allgemeine Maßnahmen

- Unterbrechung der oralen Nahrungszufuhr
- Schmerztherapie nach WHO-Stufenschema
- intravenöse Flüssigkeitstherapie wie beim arteriellen Verschluss der Mesenterialgefäße

Pharmakotherapie

- Zusätzlich ist die frühzeitige Vollantikoagulation
    - mit nicht fraktioniertem Heparin (in therapeutischer Dosierung) oder
    - mit niedermolekularem Heparin (in gewichtsadaptierter therapeutischer Dosierung) der zentrale therapeutische Ansatz [7].
- Die Vollantikoagulation ermöglicht die Rekanalisation frischer Thrombosen in bis zu zwei Drittel der Fälle im Stromgebiet der V. mesenterica superior [5].
- Die Therapie mit Antibiotika ist hier (noch) nicht indiziert, kann aber – je nach Entwicklung des Krankheitsbilds – notwendigerweise ergänzt werden.

4.36.11 Verlauf und Prognose

- Verglichen mit der arteriellen Verschlusskrankheit der Darmarterien ist die Überlebenswahrscheinlichkeit bei einer akuten Thrombose der Mesenterialvenen mit 44 % deutlich höher.
- Haupteinflussgrößen der Prognose:
    - Ausmaß der Darmresektion (falls nötig)
    - rezidivierende Thrombosen
    - Grunderkrankung
- Rezidivthrombosen treten häufig in den ersten 30 Tagen nach dem Initialereignis auf.
- Die chronische Form der Mesenterialthrombose hat eine bessere Prognose.
    - 5-Jahres-Überlebenszeit: ca. 80 %
    - Die in der Regel begleitende portale Hypertension ist der entscheidende Einflussfaktor für die Prognose [3].

4.36.12 Quellenangaben

[1] Bala M, Kashuk J, Moore EE et al. Acute mesenteric ischemia: guidelines of the World Society of Emergency Surgery. World J Emerg Surg 2017; 12: 38
[2] Clair DG, Beach JM. Mesenteric Ischemia. N Engl J Med 2016; 374: 959–968
[3] Hmoud B, Singal AK, Kamath PS. Mesenteric venous thrombosis. J Clin Exp Hepatol 2014; 4: 257–263
[4] Kim HS, Patra A, Khan J et al. Transhepatic catheter-directed thrombectomy and thrombolysis of acute superior mesenteric venous thrombosis. J Vasc Interv Radiol 2005; 16: 1685–1691
[5] Plessier A, Darwish-Murad S, Hernandez-Guerra M et al. Acute portal vein thrombosis unrelated to cirrhosis: a prospective multicenter follow-up study. Hepatology 2010; 51: 210–218
[6] Russell CE, Wadhera RK, Piazza G. Mesenteric venous thrombosis. Circulation 2015; 131: 1599–1603
[7] Salim S, Zarrouk M, Elf J et al. Improved Prognosis and Low Failure Rate with Anticoagulation as First-Line Therapy in Mesenteric Venous Thrombosis. World J Surg 2018; 42: 3803–3811
[8] Tilsed JV, Casamassima A, Kurihara H et al. ESTES guidelines: acute mesenteric ischaemia. Eur J Trauma Emerg Surg 2016; 42: 253–270

4.37 Nicht okklusive mesenteriale Ischämie

F. Rockmann

4.37.1 Steckbrief

Die nicht okklusive mesenteriale Ischämie (NOMI) ist eine Erkrankung, die sich in der Regel bei intensivpflichtigen Patienten entwickelt. Als Folge einer anderen schweren Erkrankung kommt es zu einer ungenügenden mesenterialen arteriellen Durchblutung und damit zu einer Darmischämie.

4.37.2 Synonyme

- akute Darmischämie

4.37.3 Keywords

- Herzzeitvolumen
- Katecholamine

4.37.4 Definition

- Ausschluss eines thromboembolischen Verschlusses bei nachgewiesener Ischämie des Darms
- gleichbedeutend mit einer funktionalen Darmischämie

4.37.5 Epidemiologie

Häufigkeit

- Die jährliche Inzidenz schwankt zwischen 4–5/100 000 Einwohner.

Altersgipfel

- nicht bekannt

Geschlechtsverteilung

- nicht bekannt

Prädisponierende Faktoren

- Risikofaktoren der NOMI [1], [6], [13]:
  - Schock (kardiogen, Volumenmangel, septisch etc.)
  - vasokonstriktive Medikamente (besonders hohes Risiko bei Epinephrin)
  - schwere Allgemeinerkrankung mit Behandlung auf der Intensivstation (Trauma, Sepsis, akutes Atemnotsyndrom, Operation etc.)
  - extrakorporale Membranoxygenierung (ECMO)
  - Dialysepflichtigkeit
  - herzchirurgische Eingriffe

4.37.6 Ätiologie und Pathogenese

- Die Verteilung des Blutflusses in die splanchnischen Gefäße ist von vielen Faktoren abhängig.
  - Bereits in physiologischen Zuständen (nüchtern, nach Nahrungsaufnahme) verändert sich die Durchblutung des Darms stark.
  - Selbst bei sportlicher Betätigung kann es zu einer signifikanten Abnahme der Splanchnikusdurchblutung mit nachfolgenden Veränderungen an der Darmvillispitze kommen, vergleichbar mit einer akuten intestinalen Ischämie bei Gefäßverschluss [14].
- Die Arterienwände der mesenterialen Gefäße sind weniger empfindlich für relaxierende Transmitter, dafür stark empfindlich für vasokonstriktive Subtanzen wie Epinephrin, Prostaglandine und Bradykinin [12]. Dies führt in physiologischen Zuständen zu einer wechselnden Darmdurchblutung, die 10–35 % des gesamten Herzzeitvolumens (HZV) betragen kann.
- Die Gesamtdurchblutung im revaskularisierten Gefäßsystem, bestehend aus A. mesenterica superior und Truncus coeliacus, variiert zwischen 300–1200 ml/min [9].
  - In pathologischen Situationen zeigt sich diese Variabilität noch weiter ausgedehnt.
  - Somit ist die Grenze zur Pathologie fließend, die Autoren Lock und Schölmerich nannten dieses Low-Flow-Syndrom in Zusammenhang mit der nicht okklusiven mesenterialen Ischämie [8].
- Eine relative Minderperfusion einzelner Darmabschnitte oder des gesamten Darms tritt auf
  - in Situationen mit erniedrigtem HZV und Gefäßkonstriktion durch vasoaktive Substanzen, aber auch
  - beim Einsatz von vasoaktiven Substanzen bei kritisch kranken Menschen mit zwar erhöhtem HZV, aber verminderter Splanchnikusperfusion [11].

4.37.7 Symptomatik

- Die Klinik der NOMI ist variabel und in der Regel nicht eindeutig für die Diagnose.
- Da es sich um schwer kranke Patienten handelt, die die NOMI in der Regel als Komplikation ihrer Grunderkrankung erleiden, ist das einzelne Symptom bzw. ein Symptomkomplex nicht regelhaft ausgebildet bzw. bei Intensivpatienten nicht beurteilbar.
- Übereinstimmend werden unspezifische abdominelle Symptome genannt:
  - Schmerzen
  - Übelkeit
  - Erbrechen (Reflux)
  - Diarrhö
- Der (Sub-)Ileus als paralytischer Ileus ist klinisch häufig das wegweisende Symptom [6].

- An eine NOMI sollte beim Vorliegen dieser unspezifischen Symptome in Zusammenschau mit folgenden Risikofaktoren gedacht werden [2]:
  - Diabetes
  - periphere arterielle Verschlusskrankheit (pAVK)
  - koronare Herzerkrankung (KHK)
  - Vorhofflimmern
  - Schockgeschehen: häufiger Sepsis bzw. septischer Schock, hypovolämer Schock oder hämorrhagischer Schock

4.37.8 Diagnostik

Diagnostisches Vorgehen

- Bei der Diagnose kommt der abdominellen Computertomografie entscheidende Bedeutung zu [6], [10]:
  - Ausschluss arterieller Verschlüsse
  - Darstellung typischer Veränderungen passend zu einer NOMI
- Da die Diagnose einer nicht okklusiven mesenterialen Ischämie immer einen Ausschluss einer okklusiven Ischämie voraussetzt, erfolgt das diagnostische Vorgehen gemäß der Darstellung in Kap. 4.35.
- Die Angiografie bleibt der Goldstandard zur Diagnose einer NOMI.
- Eine weitere diagnostische Möglichkeit ist die bettseitige Laparoskopie des intensivpflichtigen Patienten:
  - kann die Frage nach der therapeutische Konsequenz eindeutig beantworten [4].
  - wird (noch) nicht regelhaft angewendet

Anamnese

- Wichtigster anamnestisch zu erhebender Befund ist die Behandlung mit Katecholaminen bei:
  - schwer kranken Patienten bzw. Patienten auf der Intensivstation
  - Patienten, die große Operation vor bzw. hinter sich haben

Körperliche Untersuchung

- Beim wachen Patienten sind
  - Bauchschmerzen,
  - eine Distension des Abdomens und
  - verminderte Darmgeräusche zu erheben.
- Beim intubierten Patienten weisen in der Regel Zeichen der Darmparalyse klinisch auf die mesenteriale Ischämie hin, z. B. keine Darmgeräusche, erhöhter Reflux etc.

Bildgebende Diagnostik

Sonografie

- zum Ausschluss von Differenzialdiagnosen

CT

- Die CT in der arteriellen und portalvenösen Phase sichert die Diagnose und verwirft die möglichen Differenzialdiagnosen aus dem Bereich der vaskulären Ursachen der Symptomatik:
  - arterieller Verschluss
  - venöse Thrombosen
- Die diagnostischen CT-Kriterien sind in ▶ Tab. 4.56 in Kap. 4.35 aufgeführt.

Angiografie

- Die Angiografie bleibt zwar der Goldstandard der Diagnostik, wird aber in der Routine zunehmend durch die CT-Untersuchung als primäres Diagnostikum abgelöst [7].
- Kriterien zur primären Angiografie werden u. a. von dem American College of Radiology regelmäßig aktualisiert und veröffentlicht [5].
- Letztendlich ist die lokale Therapie nur durch eine Angiografie möglich, sodass hier der Schwerpunkt des Verfahrens liegt.
- Neben dem Ausschluss der Gefäßobstruktion (arterielle Thrombose/Embolie, venöse Thrombose) ist die Beurteilung der Darmintegrität entscheidend, da sich hieraus die therapeutischen Konsequenzen (konservative medikamentöse) Therapie versus operative Therapie (ggf. mit Darmresektion) ergeben.

4.37.9 Differenzialdiagnosen

Tab. 4.59 Differenzialdiagnosen.

Differenzialdiagnose	Beispiele
weitere vaskuläre Erkrankungen der Mesenterialgefäße	
mechanischer Ileus	
paralytischer Ileus aus anderen Gründen	
Erkrankungen der Bauchaorta	
andere Ursachen für Reflux und Distension	Pankreatitis, Tumoren, Entzündungen

4.37.10 Therapie

Therapeutisches Vorgehen

- Die Therapie der NOMI besteht in der Regel aus primär konservativen Maßnahmen:
  - Verbesserung des Schocks
  - Verbesserung der Hämodynamik
  - antibiotische Therapie zur Vermeidung der bakteriellen Translokation durch die geschädigte Darmwand
- Die Vermeidung der zusätzlichen Gefäßkonstriktion durch den Verzicht auf Epinephrin als Katecholamin, Digitalis etc. ist selbstverständlich.

Tab. 4.60 Intraarterielle Medikamente zur lokalen Therapie der NOMI [6].

Wirkstoff	Dosierung	Kontrollangiografie
Papaverin (Paveron)	Bolus: 5–10 mg, perfusorgestützte Dauerinfusion mit 60 mg/h	nach 12–24 h
Prostaglandin E1 (Iloprost)	Bolus: 20 µg, perfusorgestützte Dauerinfusion 0,1–0,6 ng/kg KG/min, je nach Schweregrad der NOMI	

Allgemeine Maßnahmen

- bilanzierte Flüssigkeitstherapie mit dem Ziel, das intravaskuläre Volumen zu stabilisieren und das Herzzeitvolumen aufrecht zu erhalten
- Patienten mit einer akuten intestinalen Ischämie haben häufig Flüssigkeitsverschiebungen in den Extravasalraum, sodass auch größere Infusionsmengen nötig sein können.
- Eine begleitende Azidose und Hyperkaliämie müssen bei der Infusionstherapie berücksichtigt werden.

Pharmakotherapie

- Eine antibiotische Therapie ist indiziert, ebenso wie eine Vollantikoagulation mit unfraktioniertem Heparin (falls keine Kontraindikationen bestehen).
- Eine spezifische Pharmakotherapie erfolgt in der Angiografie über einen intraarteriellen Katheter in der Regel abgangsnah im Bereich der A. mesenterica superior.

Interventionelle Therapie

- Bessert sich die klinische Situation nicht oder sind die CT-Befunde nicht wegweisend, ist eine Angiografie zur endgültigen Bestätigung der NOMI und zur Therapie indiziert.
- Bei der therapeutischen Angiografie kommen intraarterielle vasoaktive Substanzen zum Einsatz (▶ Tab. 4.60).

Operative Therapie

- Neben den Therapieverfahren, die in Kap. 4.35 beschrieben sind, ist zur operativen Therapie Folgendes anzumerken:
  - Entscheidend (wie bei allen anderen Ischämien des Darms) ist es, die chirurgische Diagnostik und Therapie von Anfang an miteinzubeziehen.
  - Genau wie beim thrombotischen oder embolischen Verschluss ist allein durch die Vasokonstriktion eine Ischämie mit konsekutiver Nekrose einzelner Darmabschnitte möglich.
  - Nur eine operative Darmresektion (unterstützt durch interventionelle radiologische Maßnahmen) ermöglicht in diesem Fall ein Überleben des Patienten.
  - Somit ist auch die NOMI ein interdisziplinäres Krankheitsbild, dass nicht nur durch eine möglichst frühe Diagnose behandelbar wird, sondern in gleichem Maße den Intensivmediziner, Chirurgen und interventionellen Radiologen am Patienten fordert.

4.37.11 Verlauf und Prognose

- Der Verlauf und die Prognose der Erkrankung wird von der zugrunde liegenden Erkrankung bestimmt.
- Die Gesamtmortalität beim Auftreten einer NOMI liegt zwischen 50–83 % [3].
- Entscheidend ist zusätzlich, ob eine Darmnekrose aufgetreten ist, diese rechtzeitig erkannt und chirurgisch versorgt wird. Das Resektionsausmaß spielt für die weitere Lebensqualität eine weitere wichtige Rolle.

4.37.12 Quellenangaben

[1] Acosta S, Ogren M, Sternby NH et al. Clinical implications for the management of acute thromboembolic occlusion of the superior mesenteric artery: autopsy findings in 213 patients. Ann Surg 2005; 241: 516–522
[2] Bourcier S, Oudjit A, Goudard G et al. Diagnosis of non-occlusive acute mesenteric ischemia in the intensive care unit. Ann Intensive Care 2016; 6: 112
[3] Clair DG, Beach JM. Mesenteric Ischemia. N Engl J Med 2016; 374: 959–968
[4] Cocorullo G, Mirabella A, Falco N et al. An investigation of bedside laparoscopy in the ICU for cases of non-occlusive mesenteric ischemia. World J Emerg Surg 2017; 12: 4
[5] Expert Panel on Interventional Radiology, Fidelman N, AbuRahma AF et al. ACR Appropriateness Criteria Radiologic Management of Mesenteric Ischemia. J Am Coll Radiol 2017; 14 (Suppl. 5): S 266–S 271
[6] Kammerer S, Köhler M, Schülke C et al. Nichtokklusive mesenteriale Ischämie (NOMI): Moderne diagnostische und therapeutisch interventionelle Strategien aus radiologischer Sicht. Med Klin Intensivmed Notfmed 2015; 110: 545–550
[7] Kammerer S, Schuelke C, Berkemeyer S et al. The role of multislice computed tomography (MSCT) angiography in the diagnosis and therapy of non-occlusive mesenteric ischemia (NOMI): Could MSCT replace DSA in diagnosis? PLoS One 2018; 13: e0193698
[8] Lock G, Schölmerich J. Non-occlusive mesenteric ischemia. Hepatogastroenterology 1995; 42: 234–239
[9] McMillan WD, McCarthy WJ, Bresticker MR et al. Mesenteric artery bypass: objective patency determination. J Vasc Surg 1995; 21: 729–740
[10] Pérez-García C, de Miguel Campos E, Fernández Gonzalo A et al. Non-occlusive mesenteric ischaemia: CT findings, clinical outcomes and assessment of the diameter of the superior mesenteric artery. Br J Radiol 2018; 91: 20170492
[11] Reilly PM, Wilkins KB, Fuh KC et al. The mesenteric hemodynamic response to circulatory shock: an overview. Shock 2001; 15: 329–343
[12] Rosenblum JD, Boyle CM, Schwartz LB. The mesenteric circulation. Anatomy and physiology. Surg Clin North Am 1997; 77: 289–306
[13] Scheurlen M. Akute Mesenterialischämie. Med Klin Intensivmed Notfmed 2015; 110: 491–499
[14] van Wijck K, Lenaerts K, van Loon LJ et al. Exercise-induced splanchnic hypoperfusion results in gut dysfunction in healthy men. PLoS One 2011; 6: e22366

4.38 Chronische mesenteriale Ischämie

F. Rockmann

4.38.1 Steckbrief

Das Krankheitsbild der chronischen mesenterialen Ischämie gehört zwar namentlich zu den Ischämien, zählt aber eher zum Krankheitsspektrum der peripheren arteriellen Verschlusskrankheit (pAVK). Die chronische mesenteriale Ischämie wird durch atherosklerotische Stenosen/Verschlüsse der Viszeralarterien verursacht und führt zu einer Minderdurchblutung des betroffenen Darmabschnitts.

4.38.2 Synonyme

- chronische Darmischämie

4.38.3 Keywords

- periphere arterielle Verschlusskrankheit
- Minderdurchblutung
- Atherosklerose
- Wilkie-Syndrom
- Dunbar-Syndrom

4.38.4 Definition

- Die chronische mesenteriale Ischämie wird durch atherosklerotische Stenosen/Verschlüsse der Viszeralarterien verursacht.
- Sie ist gekennzeichnet durch ein lang andauerndes, zunehmendes Missverhältnis aus
  - Sauerstoffangebot an den Darm und
  - Sauerstoffverbrauch im Darm.

4.38.5 Epidemiologie

Häufigkeit

- Die jährliche Inzidenz liegt bei ca. 6,1/100 000 Einwohner [6].

Altersgipfel

- Häufigkeit steigt mit zunehmendem Alter
- Prävalenz der arteriellen Verschlusskrankheit des Darms
  - bei 40–60-Jährigen: 14 %
  - bei > 80-Jährigen: 67 % [5]

Geschlechtsverteilung

- nicht bekannt

Prädisponierende Faktoren

- Risikofaktoren der chronischen mesenterialen Ischämie [5], [6]:
  - Atherosklerose (Nikotin, arterielle Hypertonie, Übergewicht etc.)
  - Vaskulitiden
  - familiäre fibromuskuläre Dysplasie
  - Dissektionen

4.38.6 Ätiologie und Pathogenese

- Je nach Lokalisation der Engstelle im arteriellen System führen atherosklerotische Veränderungen am Gefäßbett zu einer Minderdurchblutung des Darmabschnitts.
- Weitere Ursachen für eine Gefäßverengung sind
  - Entzündungen (Vaskulitiden des Mesenterialsystems) und die
  - Risikofaktoren Nikotin, Bluthochdruck, Übergewicht und Hyperlipidämie.
- Auch Patienten mit chronischen Hypoxämien sind für die Entwicklung von chronischen mesenterialen Ischämien empfindlicher, was durch eine hypoxische bedingte Umverteilung des Blutflusses erklärt wird [3].
- Je nach Geschwindigkeit der Entwicklung der Minderdurchblutung kommt es zu Kompensationen aus den anastomotischen Verbindungen der verschiedenen abdominellen Gefäßsysteme.
- Eine Sonderform der chronischen Ischämie kommt durch iatrogene Veränderungen des Gefäßsystems zustande: Bei der Therapie des Bauchaortenaneurysmas wird regelhaft die A. mesenterica inferior verschlossen, was zu einer chronischen Minderperfusion des distalen Kolons mit entsprechenden Symptomen führen kann.

4.38.7 Symptomatik

- Die Klinik richtet sich in erster Linie nach
  - der Lokalisation der Engstelle und
  - dem Zeitraum der Entwicklung einer relevanten Engstelle.
- Die Symptome reichen von
  - leichten, unspezifischen abdominellen Schmerzen, die postprandial aber auch völlig unabhängig von der Nahrungsaufnahme auftreten können, bis hin zu
  - einer ausgeprägten Angina abdominalis bei bereits geringster Nahrungsaufnahme.
- Weiterhin sind Durchfälle ein typisches Zeichen der distal betonten Durchblutungsstörung.
- Bei langanhaltenden Beschwerden ist der Gewichtsverlust im Verlauf nahezu obligat [5].

4.38.8 Diagnostik

Diagnostisches Vorgehen

- Da es sich um eine chronische Erkrankung handelt, entfällt der Zeitdruck, der sich bei den anderen mesenterialen Ischämien ergibt.
- Es ist daher auf eine ausführliche und sorgfältige Anamnese (Risikofaktoren) und Vorerkrankungen/Operationen zu achten.
- Die Diagnose wird in der Regel durch eine CT-Angiografie gestellt; die Angiografie mit Intervention ist der zentrale Eingriff [3].

Anamnese

- Abfrage der genauen Symptomreihenfolge: zeitlicher Zusammenhang zur Nahrungsaufnahme gibt Hinweise auf den Hauptort der Ischämie
- Risikofaktorenabfrage
- Medikamentenanamnese
- obligatorische Abfrage des Gewichtsverlaufs

Körperliche Untersuchung

- Auffällig sind
  - BMI,
  - distendiertes Abdomen nach Nahrungsaufnahme,
  - diffuser Druckschmerz ohne lokale Abwehrspannung.

Bildgebende Diagnostik

Sonografie

- zum Ausschluss von Differenzialdiagnosen

CT

- Die CT in der arteriellen und portalvenösen Phase sichert die Diagnose und verwirft die möglichen Differenzialdiagnosen aus dem Bereich der vaskulären Ursachen der Symptomatik:
  - arterieller Verschluss
  - venöse Thrombosen
- Die diagnostischen CT-Kriterien sind in ▶ Tab. 4.56 in Kap. 4.35 aufgeführt.

Instrumentelle Diagnostik

- Bei der chronischen Ischämie wird die Endoskopie eingesetzt:
  - direkte Visualisierung der Schleimhaut
  - Erhalten von Informationen über die funktionellen Auswirkungen der Einschränkung der Durchblutung mit der sog. Visible-Light-Spektroskopie oder der gastrointestinalen Tonometrie [9]
- Die Sigmoidoskopie gehört heute nach einer interventionellen Bauchaortenversorgung zur Beurteilung der Darmperfusion zum Standard [10].

4.38.9 Differenzialdiagnosen

Tab. 4.61 Differenzialdiagnosen.

Differenzialdiagnose	Beispiele
weitere vaskuläre Erkrankungen der Mesenterialgefäße	
mechanischer Ileus	
paralytischer Ileus aus anderen Gründen	
Erkrankungen der Bauchaorta	
andere Ursachen für Reflux und Distension	Pankreatitis, Tumoren, Entzündungen
Kompressionssyndrome	Wilkie-Syndrom: duodenale Kompression durch einen steilen Abgang der A. mesenterica superior Dunbar-Syndrom: Kompression des Truncus coeliacus durch das mediane Ligamentum arcuatum

4.38.10 Therapie

Therapeutisches Vorgehen

- Die Therapie richtet sich immer nach der Klinik und nimmt die Revaskularisierung in den Fokus.
- Bei nur geringen Beschwerden wird durch Nüchternheit, Schmerzmedikation und ausreichende Hydrierung eine vollständige Wiederherstellung des Patienten möglich sein.
- Je stärker die Symptome, desto früher wird nach der Diagnosestellung eine Intervention/Operation notwendig.
- Erneut sollten die Interventionsmöglichkeiten in einer interdisziplinären Fallbesprechung zwischen dem Gastroenterologen, dem Gefäßmediziner und dem interventionellen Radiologen erörtert und durchgeführt werden [1], [2], [7].
- Je akuter und ausgeprägter die Beschwerden sind, desto eher wird ein operatives Vorgehen mit Entfernung der betroffenen Kolonabschnitte und interventioneller Revaskularisierung gewählt werden [6].
- Bei den Kompressionsyndromen muss immer eine operativ-interventionelle Therapie gewählt werden.

4.38.11 Verlauf und Prognose

- Bei der chronischen Ischämie ist der Verlauf deutlich abhängig vom Zeitpunkt der Diagnose.
- Bei Patienten, die bereits einen ausgeprägten Gewichtsverlust haben und einer offenen chirurgischen Therapie bedürfen, ist die Prognose deutlich eingeschränkter als

bei Patienten, bei denen einzig die Kontrolle der Risikofaktoren und eine Blutverdünnung nötig ist [3].
- Patienten mit einer chronischen Ischämie aufgrund einer externen Beeinflussung der Durchblutung (Wilkie-Syndrom oder Dunbar-Syndrom) haben nach chirurgischer Therapie eine sehr gute Prognose.

4.38.12 Quellenangaben

[1] Alahdab F, Arwani R, Pasha AK, et al. A systematic review and meta-analysis of endovascular versus open surgical revascularization for chronic mesenteric ischemia. J Vasc Surg 2018; 67: 1598–1605
[2] Harki J, Vergouwe Y, Spoor JA et al. Diagnostic Accuracy of the Combination of Clinical Symptoms and CT or MR Angiography in Patients With Chronic Gastrointestinal Ischemia. J Clin Gastroenterol 2017; 51: e39–e47
[3] Kolkman JJ, Geelkerken RH. Diagnosis and treatment of chronic mesenteric ischemia: An update. Best Pract Res Clin Gastroenterol 2017; 31: 49–57
[4] Lorentziadis ML. Wilke's syndrome. A rare cause of duodenal obstruction. Ann Gastroenterol 2011; 24: 59–61
[5] Mensink PB, Moons LM, Kuipers EJ. Chronic gastrointestinal ischaemia: shifting paradigms. Gut 2011; 60: 722–737
[6] Misiakos EP, Tsapralis D, Karatzas T et al. Advents in the Diagnosis and Management of Ischemic Colitis. Front Surg 2017; 4: 47
[7] Pillai AK, Kalva SP, Hsu SL et al. Quality Improvement Guidelines for Mesenteric Angioplasty and Stent Placement for the Treatment of Chronic Mesenteric Ischemia. J Vasc Interv Radiol 2018; 29: 642–647
[8] Rubinkiewicz M, Ramakrishnan PK, Henry BM et al. Laparoscopic decompression as treatment for median arcuate ligament syndrome. Ann R Coll Surg Engl 2015; 97: e96–e99
[9] van Noord D1, Kolkman JJ. Functional testing in the diagnosis of chronic mesenteric ischemia. Best Pract Res Clin Gastroenterol 2017; 31: 59–68
[10] von Meijenfeldt GCI, Vainas T, Mistriotis GA et al. Accuracy of Routine Endoscopy Diagnosing Colonic Ischaemia After Abdominal Aortic Aneurysm Repair: A Meta-analysis. Eur J Vasc Endovasc Surg 2018; 56: 22–30

4.39 Colitis cystica profunda

4.39.1 Steckbrief

S. Daum

Die Colitis cystica profunda (CCP) ist eine seltene, gutartige Erkrankung mit schleimgefüllten Zysten in der Kolonwand. Die Ursache für diese Erkrankung bleibt unklar. Die CCP kann isoliert im Rektum auftreten, sehr selten auch als Enteritis cystica profunda in der Dünndarmwand. Gelegentlich treten abdominelle Schmerzen, Diarrhöen, ein Gewichtsverlust oder eine Hämatochezie auf. Therapeutisch kann lokal Budesonid bei Rektumbefall hilfreich sein. Bei Rektumprolaps als Ursache kann operativ vorgegangen werden bzw. können stuhlregulierende Maßnahmen eingesetzt werden.

4.39.2 Aktuelles

- häufigere Diagnose durch Einsatz der kompletten Ileokoloskopie

4.39.3 Synonyme

- Enteritis cystica profunda
- Rektumprolapssyndrom

4.39.4 Keywords

- Schleimzysten
- Stenose
- Rektumprolaps

4.39.5 Definition

- Ansammlung von schleimgefüllten Zysten in der Kolon-, Rektum- oder selten Dünndarmwand
- bei Befall des Rektums nicht immer vom Rektumprolapssyndrom zu unterscheiden

4.39.6 Epidemiologie

Häufigkeit

- keine epidemiologischen Untersuchungen
- sehr seltene Erkrankung

Altersgipfel

- Das Alter der Erkrankten liegt in den Einzelfallberichten zumeist zwischen 30 und 50 Jahren.

Geschlechtsverteilung

- Frauen und Männer scheinen gleich häufig betroffen zu sein.

Prädisponierende Faktoren

- Zusammenhang mit chronisch entzündlichen Darmerkrankungen möglich
- siehe auch 4.39.7 Ätiologie und Pathogenese

4.39.7 Ätiologie und Pathogenese

- Für den solitären Rektumbefall dürften am ehesten mechanische Ursachen ursächlich sein. Hierfür spricht das gemeinsame Auftreten eines Rektumprolaps mit der CCP.
- Prinzipiell wird eine Schleimhautläsion als Ursache hypothetisiert, die dann zu intramuralen schleimbildenden Zysten führt.
- Hierfür spricht das gehäufte gemeinsame Auftreten mit
  - chronisch entzündlichen Darmerkrankungen,

- Polypen (inkl. Peutz-Jeghers-Syndrom),
- infektiösen Darmerkrankungen und
- Strahlenkolitis.

4.39.8 Symptomatik

- bei Auftreten im Zusammenhang mit einem Rektumprolaps:
  - Inkontinenz
  - peranale Schleimabgänge
  - rektale Schmerzen
  - Hämatochezie
- bei anderen Befallsmustern:
  - Diarrhöen
  - abdominale Tenesmen
  - weitgehende Symptomfreiheit

4.39.9 Diagnostik

Diagnostisches Vorgehen

- Die Endoskopie (Rektoskopie bei Rektumbefall, sonst Koloskopie) zeigt das typische endoskopische Bild schleimgefüllter Zysten (nach klinischer rektaler Untersuchung zum Ausschluss eines Rektumprolaps).
- Zum Ausschluss adenomatöser Veränderungen muss eine Schlingenbiopsie zur Gewinnung submuköser Anteile erfolgen.
- In der Regel ist jedoch das endoskopische Bild wegweisend.
- Sonografie, Schnittbildgebung oder Endosonografie können hilfreich sein.
- Primär sollte ein Malignomausschluss konsequent verfolgt werden.

Anamnese

- abdominelle Schmerzattacken
- rezidivierende Durchfälle
- ggf. Rektumschleimhautprolaps

Körperliche Untersuchung

- nur bei Rektumprolaps hinweisend, sonst eher unergiebig

4.39.10 Differenzialdiagnosen

Tab. 4.62 Differenzialdiagnosen.

Differenzialdiagnose	Bemerkungen
Pneumatosis intestinalis	Nachweis von schleimgefüllten Zysten bei der CCP
adenomatöse Polypen	Endosonografie mit Schleimnachweis, Histologie
kolorektales Karzinom	Histologie wesentlich

4.39.11 Therapie

Therapeutisches Vorgehen

- Bei parallel bestehendem Rekumprolapssyndrom werden stuhlregulierende Maßnahmen (Laxanzien) empfohlen.
  - Außerdem sollte die verstärkte Bauchpresse bei der Defäkation vermieden werden.
- Bei rektalem Befall kann in Einzelfällen die lokale Steroidtherapie (Budesonid) versucht werden.
- Bei Versagen der konservativen Therapie sollte der Rektumprolaps chirurgisch versorgt werden.
- Bei Befall der weiteren oralen intestinalen Abschnitte orientiert sich das chirurgische und medikamentöse Vorgehen an der Klinik.

4.39.12 Verlauf und Prognose

- Bei entsprechender sorgfältiger Diagnose und Therapie besteht eine exzellente Prognose.

4.39.13 Quellenangaben

[1] Abid S, Khawaja A, Bhimani SA et al. The clinical, endoscopic and histological spectrum of the solitary rectal ulcer syndrome: a single-center experience of 116 cases. BMC Gastroenterol 2012; 12: 72

4.40 Pneumatosis cystoides intestinalis

S. Daum

4.40.1 Steckbrief

Die Pneumatosis cystoides intestinalis (PCI) ist eine seltene Erkrankung mit gasgefüllten Zysten in der Darmwand. Bei alleinigem Kolonbefall wird die Bezeichnung Pneumatosis cystoides coli verwendet. Die Symptome sind unspezifisch, einige Patienten sind sogar asymptomatisch. Bei ca. 20% findet sich keine Ursachen, bei ca. 80% liegen systemische Erkrankungen, mechanische Ursachen oder eine bakterielle Infektion zugrunde. Therapeutisch erfolgt bei bakteriell verursachten Fällen die antibiotische Therapie und parallel die Gabe von Sauerstoff. Chirurgisch wird eingegriffen bei konservativ nicht beherrschbaren Situationen bzw. beim Vorliegen von Stenosen, Tumoren und Perforationen.

4.40.2 Aktuelles

- Insbesondere bei Patienten mit einem Immundefekt, z. B. unter Chemotherapie, sollte sofort eine antibiotische Therapie eingeleitet werden.

- Die Pneumatosis kann als Komplikation der Einnahme eines neuen Antidiabetikums (Alpha-Glucosidase-Inhibitor) oder neuer gezielter Tumortherapeutika (z. B. Gefitinib) auftreten.

4.40.3 Synonyme
- keine

4.40.4 Keywords
- Gasansammlung
- bakterielle Infektion
- pulmonale Erkrankung
- Darmwandischämie
- Stenose

4.40.5 Definition
- Ansammlung von gasgefüllten Zysten in der Kolonwand (Pneumatosis cystoides coli)
  - auch mit Befall des Dünndarms (Pneumatosis intestinalis)
- kann als Folgeerkrankung (sekundäre Form) bzw. ohne erkennbare Ursache (primäre Form) auftreten

4.40.6 Epidemiologie
- Inzidenz aufgrund der häufigen asymptomatischen Form bei Erwachsenen schwierig zu ermitteln
- sehr seltene Erkrankung
- alleiniger Dünndarmbefall bei 42 % der Fälle, alleiniger Kolonbefall bei 36 % der Fälle, Befall beider Segmente bei ca. 20 % der Fälle [3]

Häufigkeit
- In einer US-amerikanischen retrospektiven Registerstudie fanden sich 500 Patienten über 5 Jahre.
- Genauere Zahlen, insbesondere für Europa, existieren nicht [1].

Altersgipfel
- bei Säuglingen, bei z. B. nekrotisierender Kolitis
- sekundäre Form hat Häufigkeitsgipfel zwischen dem 40. und 60. Lebensjahr [2]

Geschlechtsverteilung
- Männer sind häufiger betroffen als Frauen (m : w = 57 % : 43 %) [1].

Prädisponierende Faktoren
- mechanische Irritationen der Darmwand
- Zusammenhang mit schwerer COPD möglich
- siehe auch 4.40.7 Ätiologie und Pathogenese

4.40.7 Ätiologie und Pathogenese
- Mechanische Ursachen wie Mikroperforationen sind eine Eintrittspforte für Gas in die Darmwand.
- Gelegentlich findet sich im Rahmen der Diagnostik dann eine Stenose, die zu einer Druckerhöhung geführt hatte.
- Bei Vorliegen von pulmonalen Erkrankungen, wie einer schweren COPD, wird hypothetisiert, dass es zu einem Lufteintritt über das Mediastinum in die Darmwände kommt.
- Es gibt Einzelfallbeschreibungen über einen Zusammenhang mit Alpha-Glucosidase-Inhibitoren bzw. einer gezielten Tumortherapie, z. B. mit Gefitinib.

4.40.8 Klassifikation und Risikostratifizierung
- Unterschieden werden zwei Formen:
  - primäre Form: tritt v. a. ohne erkennbare Ursache im Kolon Erwachsener auf
  - sekundäre Form: tritt auf Boden zugrunde liegender Erkrankungen (COPD, instestinale Stenosen u. a.) auf
- Gelegentlich wird die bei Säuglingen auftretende Enterocolitis necroticans auch unter der sekundären Form der Pneumatosis cystoides coli subsummiert.

4.40.9 Symptomatik
- bei der primären Form häufig asymptomatisch bzw. „Blähgefühl"
- Bei der sekundären Form finden sich entsprechend der jeweiligen Ursache gehäuft
  - abdominelle Schmerzen,
  - Meteorismus,
  - Nausea,
  - Emesis,
  - gelegentlich Fieber und Diarrhö.
- Bei progredienter Erkrankung ohne frühzeitig einsetzende Therapie können alle Symptome einer Sepsis auftreten.

4.40.10 Diagnostik
Diagnostisches Vorgehen
- Bei der **primären Form** wird die Diagnose häufig im Rahmen einer Abklärung unspezifischer abdomineller Beschwerden als Zufallsbefund in der abdominalen So-

nografie, Koloskopie bzw. einer Schnittbildgebung gestellt.
  ◦ In der Koloskopie zeigen sich in das Lumen prolabierende Zysten, die bei Biopsie in sich zusammenfallen (sog. „Kissenzeichen").
- Die **sekundäre Form** wird in der Regel bei plötzlich aufgetretenem abdominellen Druckschmerz und im Verlauf auftretender Verschlechterung durch eine Computertomografie diagnostiziert (▶ Abb. 4.46).
  ◦ Eine Koloskopie zur Diagnosesicherung ist nicht notwendig.
  ◦ Unablässig ist bei progredientem Verlauf die Bestimmung von Sepsisparametern. Eine Laktatämie von > 2,0 mmol/L hatte hier eine negative prognostische Aussage [1].

Anamnese
- Blähgefühl
- uncharakteristische Bauchschmerzen

Körperliche Untersuchung
- häufig unergiebig

4.40.11 Differenzialdiagnosen

Tab. 4.63 Differenzialdiagnosen.

Differenzialdiagnose	Bemerkungen
Peritonitis	Ausschluss einer Ursache wie Perforation oder Dilatation mittels Computertomografie
abdomineller Abszess	Ausschluss mittels Computertomografie
intestinale Stenose	Ausschluss mittels Schnittbildgebung/Koloskopie

4.40.12 Therapie

Therapeutisches Vorgehen
- Bei sekundärer symptomatischer Erkrankung erfolgt die Sauerstoffgabe und Nahrungskarenz bzw. die Gabe einer Elementardiät.
- Eine antibiotische Therapie mit z. B. Metronidazol, ggf. in Kombination mit einem Breitspektrumantibiotikum, soll evtl. ursächliche Anaerobier treffen.
- Die hyperbare Sauerstofftherapie erfolgt bei refraktären Fällen trotz o. g. konservativem Management.
  ◦ Die Effektivität ist jedoch nicht prospektiv belegt.
- Bei Versagen der konservativen Therapie muss ggf. chirurgisch vorgegangen werden.

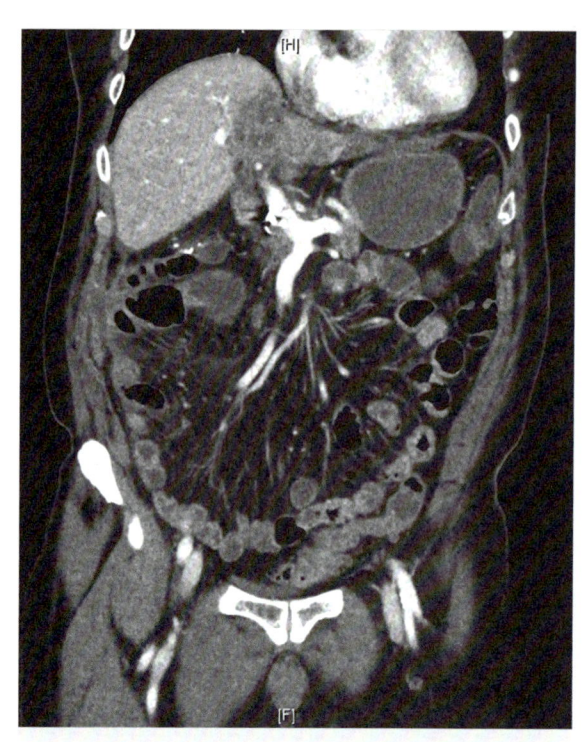

Abb. 4.46 Pneumatosis intestinalis. CT mit i. v. Kontrastmittel und Nachweis intraluminaler Luft nach Leukopenie unter Chemotherapie.

4.40.13 Verlauf und Prognose
- Bei der primären Form kommt es bei > 50 % der Fälle zu einer spontanen Rückbildung der Zysten.
- Der Verlauf der sekundären Form ist abhängig von der Grunderkrankung.
  ◦ Bei zügig eingeleiteter Therapie ist die Prognose gut.

4.40.14 Quellenangaben
[1] DuBose JJ, Lissauer M, Maung AA et al. Pneumatosis Intestinalis Predictive Evaluation Study (PIPES): a multicenter epidemiologic study of the Eastern Association for the Surgery of Trauma. J Trauma Acute Care Surg 2013; 75: 15–23
[2] Ferrada P, Callcut R, Bauza G et al. Pneumatosis Intestinalis Predictive Evaluation Study: A multicenter epidemiologic study of the American Association for the Surgery of Trauma. J Trauma Acute Care Surg 2017; 82: 451–460
[3] Khalil PN, Huber-Wagner S, Ladurner R et al. Natural history, clinical pattern, and surgical considerations of pneumatosis intestinalis. Eur J Med Res 2009; 4: 231–239

4.41 Mikroskopische Kolitis

S. Miehlke

4.41.1 Steckbrief

Die mikroskopische Kolitis ist eine besondere Form einer chronisch entzündlichen Darmerkrankung, die nur histologisch diagnostiziert werden kann. Das Leitsymptom ist die chronische, meist wässrige, nicht blutige Diarrhö. Risikofaktoren sind das weibliche Geschlecht, höheres Lebensalter, Rauchen und bestimmte Medikamente. Der endoskopische Befund ist meistens unauffällig. Histologisch werden vor allem die kollagene Kolitis und die lymphozytäre Kolitis unterschieden. Therapie der Wahl für die Remissionsinduktion und die Remissionserhaltung ist orales Budesonid [1], [6].

4.41.2 Synonyme

- keine

4.41.3 Keywords

- chronisch entzündliche Darmerkrankung
- Diarrhö
- kollagene Kolitis
- lymphozytäre Kolitis

4.41.4 Definition

- idiopathische, chronisch entzündliche Dickdarmerkrankung
- Diagnosesicherung nur histologisch möglich
- histologische Subtypen: kollagene Kolitis, lymphozytäre Kolitis

4.41.5 Epidemiologie

Häufigkeit

- Die mikroskopische Kolitis ist vermutlich ähnlich häufig wie die klassischen chronisch entzündlichen Darmerkrankungen, wobei regionale Unterschiede bestehen.
- kollagene Kolitis:
  - durchschnittliche Inzidenzrate: 4,1/100 000 Einwohner
  - durchschnittliche Prävalenzrate: 49/100 000 Einwohner
- lymphozytäre Kolitis:
  - durchschnittliche Inzidenzrate: 4,8/100 000 Einwohner
  - durchschnittliche Prävalenzrate: 63/100 000 Einwohner

Altersgipfel

- Das mediane Alter bei Diagnosestellung liegt bei 65 Jahren für die kollagene Kolitis und bei 62 Jahren für die lymphozytäre Kolitis.
- 25 % der Patienten sind jünger als 45 Jahre.

Geschlechtsverteilung

- Frauen sind etwa 3-mal häufiger betroffen als Männer.

Prädisponierende Faktoren

- Rauchen ist ein starker Risikofaktor.
  - Rauchern erkranken signifikant früher als Nichtraucher.
  - Aktives Rauchen ist mit einer höheren klinischen Aktivität und einem schlechteren Therapieansprechen assoziiert.
- Es bestehen Assoziationen zwischen der mikroskopischen Kolitis und bestimmten Medikamenten:
  - Protonenpumpeninhibitoren (PPI)
  - nicht steroidale Antirheumatika (NSAR)
  - selektive Serotonin-Reuptake-Inhibitoren (SSRI)
  - Die Kombination von PPI und NSAR scheint das Risiko noch weiter zu erhöhen.

4.41.6 Ätiologie, Pathogenese

- Das Zytokinprofil der mikroskopischen Kolitis entspricht einer typischen TH1-Immunantwort.
- Intraluminale Agenzien scheinen eine ätiologische Rolle zu spielen. Durch Anlage einer Ileostomie (fecal stream diversion) kann eine histologische Remission erreicht werden.
- Bei einem Drittel der Patienten besteht ein Gallensäuren-Verlustsyndrom.

4.41.7 Symptomatik

- Die klinische Manifestation der mikroskopischen Kolitis unterscheidet sich nicht wesentlich zwischen den histologischen Subtypen [6].
- Leitsymptom ist die chronische, wässrige, nicht blutige Diarrhö, die häufig akut einsetzen kann.
- Darüber hinaus können Bauchschmerzen, nächtliche Diarrhö, imperativer Stuhldrang, Inkontinenz sowie ein milder Gewichtsverlust bestehen.
- Es besteht eine erhebliche Symptomüberlappung zum Reizdarmsyndrom vom Diarrhö-Typ und zur funktionellen Diarrhö (30–50 %).
- Die Lebensqualität ist erheblich reduziert, vergleichbar mit der Colitis ulcerosa.
- Schwere Manifestationsformen mit klinisch signifikanter Dehydratation sind selten.

- Häufig bestehen anderen Autoimmunerkrankungen (Schilddrüsenerkrankungen, rheumatoide Arthritis, Psoriasis, Diabetes mellitus).

4.41.8 Diagnostik

Diagnostisches Vorgehen
- Für die sichere Diagnose wird eine komplette Koloskopie mit Entnahme von Stufenbiopsien aus allen Kolonsegmenten empfohlen.
- Der endoskopische Befund der mikroskopischen Kolitis ist meistens unauffällig.

Anamnese
- Diarrhödauer, nächtliche Diarrhö, Inkontinenz
- Medikamente (PPI, NSAR, SSRI)
- Autoimmunerkrankungen

Körperliche Untersuchung
- allgemeine körperliche Untersuchung Zeichen der Dehydrierung

Labor
- Laborchemische Veränderungen sind selten.
- Valide Biomarker existieren bisher nicht.
- Das fäkale Calprotectin ist häufig erhöht, aber nicht ausreichend sensitiv.

Histologie, Zytologie und klinische Pathologie

Kolonbiopsie
- Die histologische Diagnostik basiert auf einer Hämatoxillin-Eosin-Färbung.
- Das diagnostische Kriterium der kollagenen Kolitis ist ein subepithelial verdicktes Kollagenband > 10 µm (▶ Abb. 4.47) [2].
- Eine lymphozytäre Kolitis gilt als gesichert, wenn die Anzahl der intraepithelialen Lymphozyten mehr als 20 pro 100 Epithelzellen beträgt (▶ Abb. 4.48) [2].
- In unklaren oder grenzwertigen Fällen können zusätzliche Färbungen eingesetzt werden, um das Kollagenband (z. B. Tenascin, van Gieson) oder die intraepithelialen Lymphozyten (CD3-Färbung) genauer darzustellen [2].

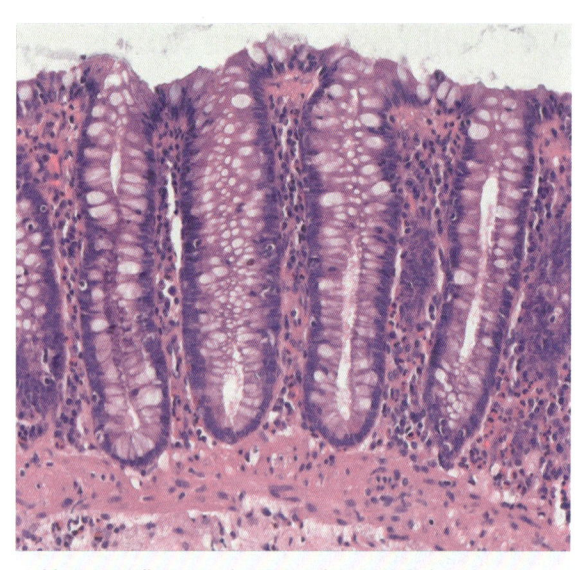

Abb. 4.47 Kollagene Kolitis (HE-Färbung, 20-fache Vergrößerung). (Quelle: Prof. Dr. Daniela Aust, Institut für Pathologie, Universitätsklinikum CGC Dresden)

4.41.9 Differenzialdiagnosen

Tab. 4.64 Differenzialdiagnosen.

Differenzialdiagnose	Bemerkungen
Diarrhö-dominantes Reizdarmsyndrom	komplette Ileokoloskopie mit Stufenhistologie
gastrointestinale Infektionen	Stuhlkultur, ggf. Duodenalbiopsie
andere chronisch entzündliche Darmerkrankungen	komplette Ileokoloskopie mit Stufenhistologie

4.41.10 Therapie

Therapeutisches Vorgehen
- Therapie der Wahl ist orales Budesonid (▶ Abb. 4.49).
- Nach 6- bis 8-wöchiger Therapie mit Budesonid 9 mg täglich werden klinische und histologische Remissionsraten von 80 % und mehr erreicht [4], [5].
- Nach Erreichen einer klinischen Remission sollte die Therapie zunächst beendet und der weitere Verlauf beobachtet werden.
- Ein Ausschleichen von Budesonid aus Sicherheitserwägungen ist nicht zwingend erforderlich.
- Nach Absetzen der Therapie erleiden ca. 40–80 % der Patienten mit einer kollagenen Kolitis ein klinisches Rezidiv, meistens innerhalb der ersten 3 Monate.
- Als remissionserhaltende Therapie wird niedrigdosiertes Budesonid (6–3 mg täglich) empfohlen [3], [7].
- Probiotika und Antibiotika werden aufgrund fehlender Wirksamkeitsnachweise nicht empfohlen.
- Systemisches Prednisolon und Mesalazin sind weniger wirksam als Budesonid.

4.41 Mikroskopische Kolitis

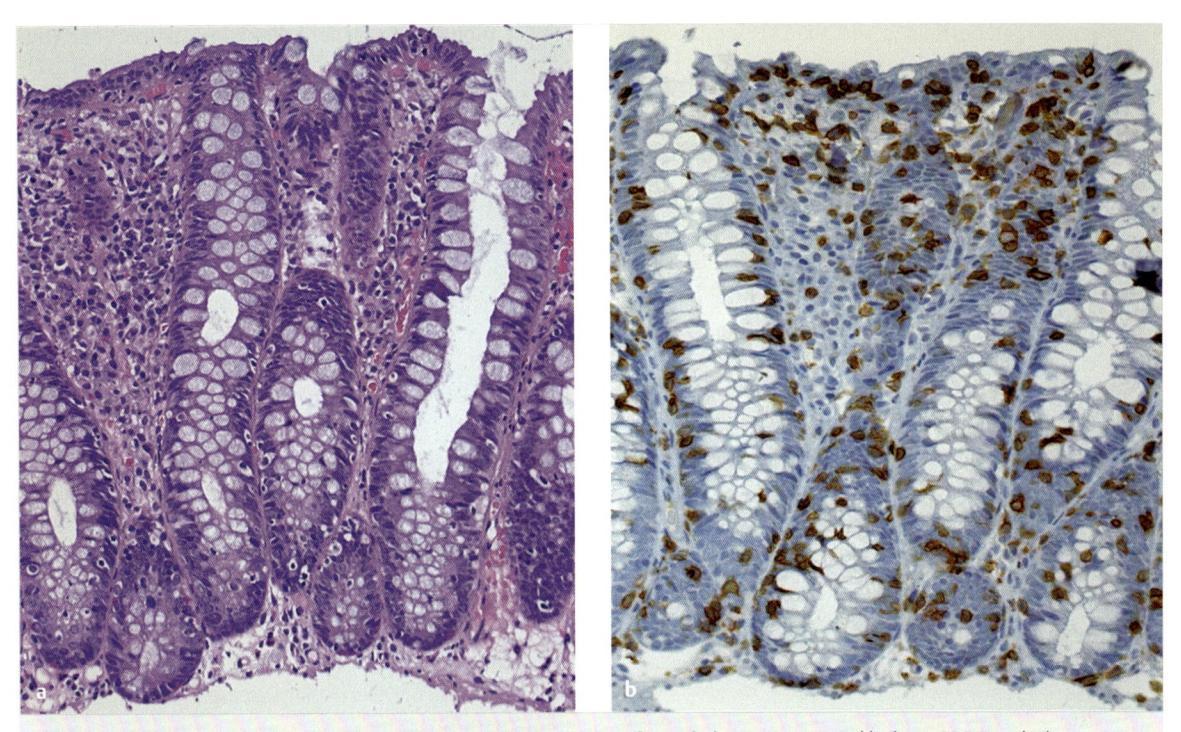

Abb. 4.48 Lymphozytäre Kolitis. (Quelle: Prof. Dr. Daniela Aust, Institut für Pathologie, Universitätsklinikum CGC Dresden)
a Lymphozytäre Kolitis (HE-Färbung, 20-fache Vergrößerung).
b Lymhozytäre Kolitis (CD3-Färbung, 20-fache Vergrößerung).

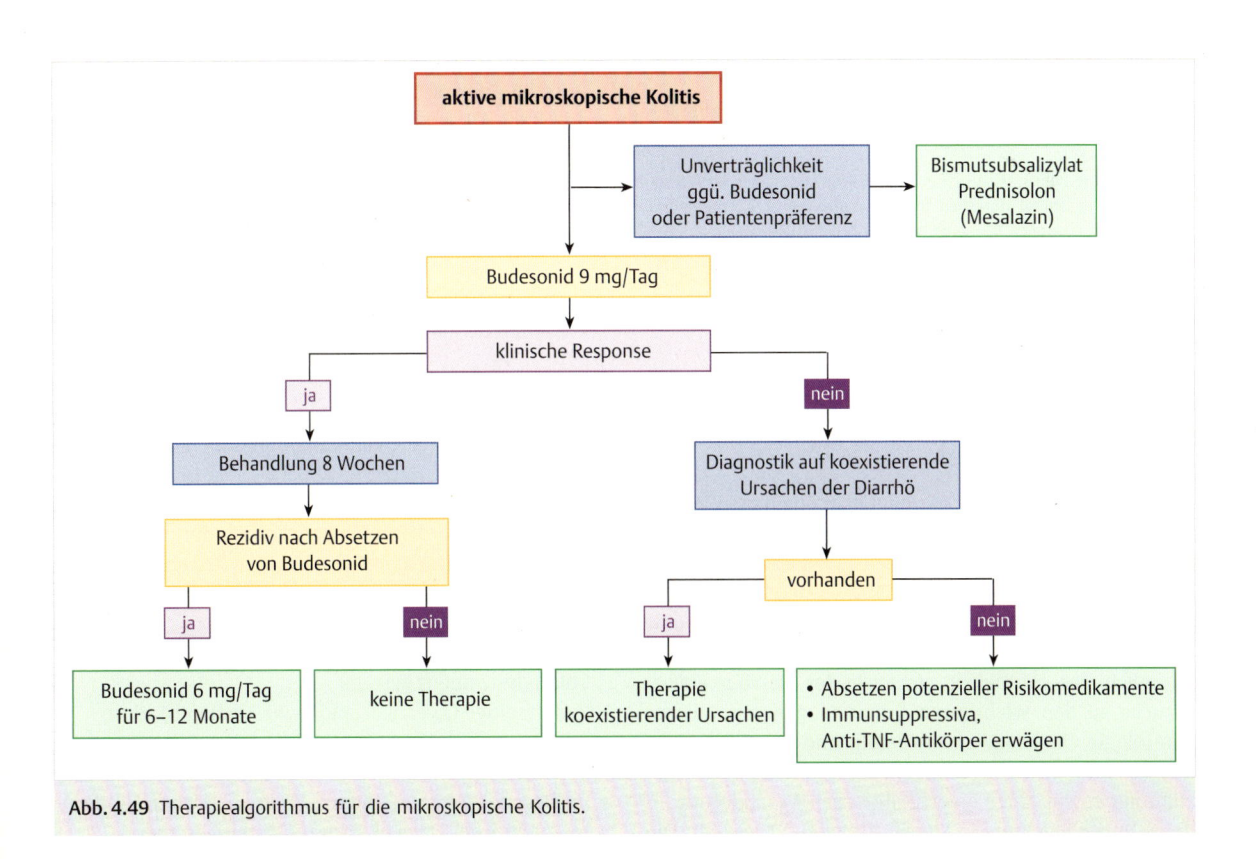

Abb. 4.49 Therapiealgorithmus für die mikroskopische Kolitis.

- Loperamid kann bei milden Verläufen als Symptomtherapie allein oder zusätzlich eingesetzt werden.
- Bei fehlendem Ansprechen auf Budesonid oder bei langfristiger Notwendigkeit einer hochdosierten Budesonidtherapie (> 6 mg täglich) kann der Einsatz von Immunsuppressiva oder Anti-TNF-Antikörpern erwogen werden (▶ Abb. 4.49).

4.41.11 Verlauf und Prognose

- Der Verlauf der Erkrankung ist chronisch rezidivierend oder chronisch aktiv.
- Spontanremissionen sind möglich.
- Es besteht kein erhöhtes Risiko für Kolonadenome oder kolorektale Karzinome.

4.41.12 Quellenangaben

[1] Geoffrey C, Nguyen GC, Smalley WE et al. American Gastroenterological Association Institute Guideline on the Medical Management of Microscopic Colitis. Gastroenterology 2016; 150:242–246
[2] Langner C, Aust D, Ensari A et al. Histology of Microscopic Colitis: Practical Approach for Pathologists. Histopathology 2015; 66: 613–626
[3] Miehlke S, Madisch A, Bethke B et al. Oral budesonide for maintenance treatment of collagenous colitis: a randomized, double-blind, placebo-controlled trial. Gastroenterology 2008; 135: 1510–1516
[4] Miehlke S, Madisch A, Karimi D et al. Budesonide is effective in treating lymphocytic colitis: a randomized double-blind placebo-controlled study. Gastroenterology 2009; 136: 2092–2100
[5] Miehlke S, Madisch A, Kupcinskas L et al. Budesonide Is More Effective Than Mesalamine or Placebo in Short-term Treatment of Collagenous Colitis. Gastroenterology 2014; 146: 1222–1230
[6] Miehlke S, Verhaegh B, Tontini G et al. Microscopic colitis: pathophysiology and clinical management. Lancet Gastroenterol Hepatol 2019; 4: 305–314
[7] Münch A, Bohr J, Miehlke S et al. Low-dose budesonide for maintenance of clinical remission in collagenous colitis: A randomized, placebo-controlled 12-month trial. Gut 2016; 65: 47–56

4.42 Divertikelkrankheit

S. Böhm

4.42.1 Steckbrief

Die Divertikulose ist eine der häufigsten benignen Veränderungen des Kolons. Die Prävalenz ist stark altersabhängig und beträgt vor dem 40. Lebensjahr weniger als 10 %, bei den über 80-Jährigen 50–70 %. Das lebenslange Risiko, dass sich eine Divertikulitis entwickelt, wird heute mit etwa 5 % angegeben. Die Divertikelkrankheit zählt sowohl bezüglich der Häufigkeit als auch des Ressourcenverbrauchs zu den wichtigsten Erkrankungen der Gastroenterologie. Die Diagnose wird aufgrund von Schmerzen zumeist im linken Unterbauch, dem Nachweis einer Entzündung sowie einer divertikulitischen Veränderung in der Schnittbildgebung in Sonografie oder CT gestellt. Die Classification of Diverticular Disease (CDD) erlaubt eine präzise Differenzierung der Erkrankungstypen, denen unmittelbar das therapeutische Vorgehen zugeordnet werden kann. Letzteres ist hinsichtlich der konservativen und operativen Therapie defensiver als in der Vergangenheit.

4.42.2 Aktuelles

- Einteilung der Erkrankungsformen nach Classification of Diverticular Disease (CDD)
- Verzicht auf Antibiotika bei unkomplizierter Divertikulitis ohne Risikofaktoren
- Verzicht auf OP bei Typ-2a-CDD sowie OP nach dem 2. Schub bei Typ-3b-CDD

4.42.3 Synonyme

- Divertikulitis
- Sigmadivertikulitis

4.42.4 Keywords

- Divertikelblutung
- Classification of Diverticular Disease (CDD)
- Ballaststoffhypothese
- Sigmaresektion

4.42.5 Definition

Divertikel des Kolons

- Ausstülpung von Mukosa und Teilen der Submukosa durch die Muskularis propria
- die die Muskularis penetrierenden Vasa recta sind „loci minoris resistentiae"
- **Graser-Divertikel**:
  - eigentlich Pseudodivertikel: Herniierung von Teilen der Wand im Gegensatz zu echten Divertikeln, bei denen die gesamte Wand ausgestülpt ist
  - werden dennoch als Kolondivertikel bezeichnet

Divertikulose

- Nachweis von Divertikeln im Kolon ohne Vorliegen von Beschwerden
- Nachdem zwischen 80–95 % der Divertikelträger zeitlebens beschwerdefrei bleiben, kommt der reinen Präsenz von Divertikeln kein Krankheitswert zu.
- Die Zahl der Divertikel kann von einzelnen bis zu mehreren Hundert variieren.
- In 95 % der Fälle sind die Divertikel im Sigma und im Colon descendens gelegen.
- Rechtsseitige Divertikel sind in westlichen Ländern selten, nehmen aber mit zunehmendem Alter der Betroffenen zu.
- Im Gegensatz hierzu finden sich in asiatischen Ländern bis zu 70 % der Divertikel im rechtsseitigen Kolon.

Divertikelkrankheit

- Eine Divertikelkrankheit liegt vor, wenn eine Divertikulose zu Symptomen und/oder Komplikationen führt.
- Die verschiedenen Ausprägungsformen der Divertikelkrankheit sind Gegenstand der Klassifikation (S. 534).

4.42.6 Epidemiologie

Häufigkeit

Divertikulose

- Die Prävalenz der Divertikulose wird
  - im Rahmen der Screening-Koloskopie mit 28–43 %,
  - im Rahmen des Barium-Kontrasteinlaufes mit 45 % und
  - in Autopsiestudien mit 43 % angegeben.

Divertikelkrankheit

- Das lebenslange Risiko, dass sich bei Divertikelträgern eine Divertikulitis entwickelt,
  - wurde langjährig mit etwa 20 % beziffert;
  - aktuelle Arbeiten geben dieses nun mit 4,3 % bzw. 7 % deutlich niedriger an.
- Die Inzidenz der Divertikulitis zeigt dabei in den letzten 20 Jahren einen Anstieg um 50 %.
- Von den Patienten mit einem ersten Divertikulitis-Schub haben ca. 20 % innerhalb eines Jahres einen weiteren Schub oder mehrere weitere Schübe.
- Die Divertikelkrankheit zählt sowohl bezüglich der Häufigkeit als auch der Kosten und des Ressourcenverbrauchs zu den wichtigsten Erkrankungen der Gastroenterologie.

Altersgipfel

Divertikulose

- deutliche Altersabhängigkeit der Prävalenz
- 40–49 Jahre: ca. 25 %
- 50–59 Jahre: ca. 35 %
- 60–69 Jahre: ca. 50 %
- 70–79 Jahre: ca. 65 %
- > 80 Jahre: ca. 70 %

Divertikelkrankheit

- klare Altersabhängigkeit der Inzidenz mit einem gewissen Anstieg bei jüngeren Patienten in der jüngeren Vergangenheit
  - 18–44 Jahre: Anstieg von 151/1 Million auf 251/1 Million in den USA (1998 und 2005)
  - 45–64 Jahre: Anstieg von 659/1 Million auf 777/1 Million
  - 65–74 Jahre: Inzidenz stabil mit 1360/1 Million
  - > 75 Jahre: Inzidenz leicht gesunken

Geschlechtsverteilung

Divertikulose

- Daten inhomogen
- Daten schwanken
  - zwischen einem Männerübergewicht,
  - einem ausgeglichenen Geschlechterverhältnis und
  - einem Frauenüberhang bis ca. 61 %.

Divertikelkrankheit

- Daten für Hospitalisierung wegen Divertikelkrankheit in den USA für die Jahre 2000–2010:
  - 1,2-facher Frauenüberhang
  - insbesondere bei den über 60-Jährigen

Prädisponierende Faktoren

Divertikulose

Nicht beeinflussbare Faktoren

- Alter
- Genetik
  - Gemäß einer Zwillingsstudie beträgt der Einfluss genetischer Faktoren für die Entstehung der Divertikelkrankheit 40 % gegenüber 60 % für Umweltfaktoren.
  - Nachdem die Divertikulose Voraussetzung für das Auftreten der Divertikelkrankheit ist, dürfte eine ähnliche Aufteilung auch für die Entstehung der Divertikulose gelten.
  - Einige **seltene genetische Syndrome** weisen eine starke Prädisposition zur Ausbildung von Divertikeln des Kolons auf:
    – Marfan-Syndrom, Ehlers-Danlos-Syndrom, Williams-Beuren-Syndrom, Coffin-Lowry-Syndrom, polyzystische Nierenerkrankung
    – Bei den Betroffenen entwickeln sich die Kolondivertikel bereits in einem jungen Lebensalter.
    – Gemeinsam sind diesen Syndromen Defekte einer Komponente der extrazellulären Matrix bzw. Bindegewebsfasern; dies legt eine Rolle dieser Strukturen auch in der Pathogenese der spontanen Divertikulose nahe.

Beeinflussbare Faktoren

- **Ballaststoffhypothese:**
  - Painter und Burkitt (60er/70er Jahre): Mangel an Ballaststoffen in der Diät der Bevölkerung der westlichen Industrienationen im Gegensatz zur Diät afrikanischer oder asiatischer Völker ist wichtigster Lifestyle-assoziierter Risikofaktor für die Entwicklung der Divertikulose und Divertikelkrankheit.
  - Obwohl die Ballaststoffhypothese in den letzten Jahren vermehrt hinterfragt wurde, bleibt eine definitive Verifizierung oder Falsifizierung schwierig.

- Ferner bestehen Hinweise auf ein **erhöhtes Risiko** für eine Divertikulose **durch**
  - Alkoholkonsum,
  - Übergewicht, sowie
  - bei Hypothyreose,
  - Diabetes mellitus und
  - arterieller Hypertonie.

Divertikelkrankheit

- **Nahrungs- und Genussmittel:**
  - Risikoreduktion für die Entwicklung einer Divertikelkrankheit durch:
    – Ballaststoffe
    – Nüsse
    – Körner
    – Mais, Popcorn
  - erhöhtes Risiko besteht für:
    – rotes Fleisch
    – Rauchen
  - Daten für Alkohol sind uneinheitlich.
  - Kaffee hat keinen Einfluss auf das Risiko.
- **Lebensstil:**
  - erhöhtes Risiko durch Übergewicht
  - reduziertes Risiko durch körperliche Aktivität
- **Medikamente:**
  - nicht steroidale Antirheumatika (NSAR), Azetylsalizylsäure (ASS), Paracetamol, Kortikosteroide sowie Opioide erhöhen das Risiko für das Auftreten einer Divertikelkrankheit, in den meisten Fällen speziell einer Perforation.
  - Coxibe können ohne Risiko eingesetzt werden.
  - Kalziumantagonisten und Statine haben sogar einen protektiven Effekt.
- **Komorbiditäten:** erhöhtes Risiko für das Auftreten einer Divertikelkrankheit inklusive Divertikelblutung bei
  - arterieller Hypertonie
  - polyzystischer oder anderer Nierenerkrankung
  - Immunsuppression
  - allergischer Disposition
  - Hyperlipidämie
  - Hyperurikämie
  - koronarer Herzkrankheit

4.42.7 Ätiologie und Pathogenese

- Das Kolon ist durch besondere anatomische und physiologische Eigenschaften besonders anfällig für die Entwicklung von Pseudodivertikeln.
- Aufgrund wechselnder luminaler Füllungsstände besitzt die Kolonwand eine hohe Dehnbarkeit, Schleimhaut liegt als „Substrat" für die Divertikelbildung im Überschuss vor.
- Die Längsmuskulatur im Kolon ist auf drei Tänien konzentriert; im Rektum mit zirkulär vorliegender Längsmuskulatur treten keine Divertikel auf.
- Im Kolon kommen hohe Drücke bis zu 90 mmHg vor, diese fungieren als treibende Kraft für die Ausstülpung der Schleimhaut entlang der transmuskulären bindegewebigen, perivaskulären Septen.
- **mögliche pathogenetische Mechanismen** für die Entwicklung einer Divertikulitis:
  - lokale Ischämie des prolabierten Gewebes
  - vermehrte Keimexposition mit bakterieller Translokation
  - mechanische Ulzeration durch retinierte Fäkolithen (sterkorales Trauma)
  - Mikroperforationen der nur durch Serosa gedeckten Divertikelkuppe
- Weitere für die Pathogenese der Divertikelkrankheit **bedeutsame Faktoren** betreffen Veränderungen
  - des Bindegewebes,
  - der enterischen Muskulatur,
  - des enterischen Nervensystems und
  - der intestinalen Motilität.

4.42.8 Klassifikation und Risikostratifizierung

- Die deutsche S 2k-Leitlinie Divertikelkrankheit/Divertikulitis schlägt eine neue, inzwischen auch international publizierte Klassifikation des Krankheitsbilds vor: die **Classification of Diverticular Disease** (CDD) (▶ Tab. 4.65).
- Die CDD eliminiert Schwächen der bislang am weitesten verbreiteten Klassifikationen.
- Die Hansen-Stock-Klassifikation teilte konservativ zu behandelnde Krankheitsformen der akuten unkomplizierten und der akuten komplizierten Divertikulitis (phlegmonös) unterschiedlichen Stadien zu.
- Die Klassifikation nach Hinchey-Wasvary konzentrierte sich auf die Stratifizierung der Operationsverfahren bei unterschiedlichen Ausprägungen einer makroskopisch perforierten Divertikulitis mit Abszess oder freier Perforation.
- Die CDD erlaubt
  - eine bessere Zuordnung von diagnostischen Resultaten zu einzelnen „Typen" der Divertikelkrankheit und
  - eine klarere „typenabhängige" therapeutische Stratifizierung.
- Der Begriff der Krankheitstypen anstelle von -stadien vermeidet den Eindruck, es handele sich um eine stadienhaft verlaufende Erkrankung.

4.42.9 Symptomatik

- Die Divertikulose (Typ-0-CDD) geht definitionsgemäß nicht mit Beschwerden einher und besitzt per se keinen Krankheitswert.

Tab. 4.65 Klassifikation der Divertikulitis/Divertikelkrankheit (Classification of diverticular disease, CDD) (Zusammenstellung von Daten aus [8] und eigenen Daten).

Typen		Präsentation	Therapie
Typ 0	asymptomatische Divertikulose	Zufallsbefund; asymptomatisch, keine Krankheit	Primärprophylaxe (positive und negative Faktoren (S. 534))
Typ 1	akute unkomplizierte Divertikelkrankheit/Divertikulitis		konservativ
Typ 1a	Divertikelkrankheit/Divertikulitis ohne Umgebungsreaktion	auf die Divertikel beziehbare Symptome Entzündungszeichen (Labor) optional; typische Schnittbildgebung	konservativ Verzicht auf Antibiotika bei Fehlen von Risikofaktoren
Typ 1b	Divertikulitis mit phlegmonöser Umgebungsreaktion	Entzündungszeichen (Labor) obligat: phlegmonöse Divertikulitis in der Schnittbildgebung	konservativ Verzicht auf Antibiotika bei Fehlen von Risikofaktoren
Typ 2	akute komplizierte Divertikulitis wie 1b, zusätzlich:		operativ
Typ 2a	Mikroabszess	gedeckte Perforation, kleiner Abszess (≤ 1 cm); minimale parakolische Luft	konservativ Antibiotika operativ nur bei fehlender Besserung; ggf. laparoskopische Sigma-Kontinuitätsresektion
Typ 2b	Makroabszess	para- oder mesokolischer Abszess (> 1 cm)	zunächst konservativ Antibiotika bei Abszess > 3–4 cm ggf. Drainage im Verlauf elektive laparoskopische Sigma-Kontinuitätsresektion
Typ 2c	freie Perforation	freie Perforation, freie Luft/Flüssigkeit generalisierte Peritonitis	Notfall-Operation, Sigmaresektion, Ziel: Kontinuitätsresektion
Typ 2c1	eitrige Peritonitis		operativ
Typ 2c2	fäkale Peritonitis		operativ
Typ 3	chronische Divertikelkrankheit/ rezidivierende oder anhaltende symptomatische Divertikelkrankheit		OP-Indikation abhängig vom Beschwerdebild, nicht von der Anzahl der Schübe
Typ 3a	symptomatische unkomplizierte Divertikelkrankheit (SUDD)	typische Klinik Entzündungszeichen (Labor) optional	konservativ: Rifaximin – Mesalazin ?
Typ 3b	rezidivierende Divertikelkrankheit ohne Komplikationen	Entzündungszeichen (Labor) vorhanden typische Schnittbildgebung	konservativ: Rifaximin – Mesalazin – Probiotika – ggf. elektive laparoskopische Sigma-Kontinuitätsresektion
Typ 3c	rezidivierende Divertikelkrankheit mit Komplikationen	Nachweis von Stenosen, Fisteln, Konglomerat	elektive laparoskopische Sigma-Kontinuitätsresektion
Typ 4	Divertikelblutung	Nachweis der Blutungsquelle	Koloskopie, ggf. mit Blutstillung (Unterspritzung, Clip, Ligatur des invertierten Divertikels), Embolisation, Resektion

– = aktuell kein Stellenwert; ? = fraglicher Stellenwert

- Der Patient mit **Sigmadivertikulitis (Typ-1- und -2-CDD)** präsentiert sich typischerweise mit **Spontanschmerz im linken unteren Quadranten**, verstärkt durch Bewegung und lokale Abwehrspannung bei der Palpation.
- Ein weit nach rechts reichendes Sigma kann auch zu Schmerzen im rechten Unter- oder Mittelbauch führen.
- Eine rechtsseitige Divertikulitis (gehäuft in der asiatischen Population) kann Schmerzen im rechten Oberbauch verursachen.
- **weitere mögliche Symptome:**
  - Meteorismus, spontaner peranaler Stuhl- oder Luftabgang
  - veränderte Stuhlkonsistenz (Obstipation oder Diarrhö)
  - Passagestörung, Subileus, Ileus (bei Typ-3c-CDD)
  - Hämatochezie (eher selten, außer bei Typ-4-CDD)
  - Übelkeit ohne Erbrechen
  - Pollakisurie, Dysurie, Pneumaturie, Fäkalurie, Hämaturie (Nähe des Sigmas zur Blase, Fisteln) (z. T. bei Typ-3c-CDD)

- Beschwerden im Genitalbereich, Dyspareunie, vaginaler Luft- oder Stuhlabgang (kolovaginale Fistel) (z. T. bei Typ-3c-CDD)
- Septikämie, Pylephlebitis, Leberabszess
• Die **symptomatische unkomplizierte Divertikelkrankheit** (SUDD; Typ-3a-CDD) ist nicht zuverlässig von einem Reizdarmsyndrom abzugrenzen:
  - lokale, abdominelle Spontan- und Druckschmerzen bei Vorliegen einer Divertikulose
  - ohne Zeichen der Entzündung in Labor oder Bildgebung

4.42.10 Diagnostik
Diagnostisches Vorgehen
• Ein diagnostischer Algorithmus ist in der S2k-Leitlinie Divertikelkrankheit/Divertikulitis auf S. 66 wiedergegeben (https://www.dgvs.de/wp-content/uploads/2016/11/021-020l_S2k_Divertikelkrankheit_Divertikulus_2014-05.pdf).
• Die **Verdachtsdiagnose Sigmadivertikulitis** wird gestellt anhand von
  - Anamnese,
  - klinischem Befund,
  - Basislabor und
  - Urinstatus.
• **Patienten mit akutem Abdomen** werden nach entsprechender Bildgebung (Sonografie, Röntgen-Abdomen-Übersicht, CT-Abdomen) der chirurgischen Therapie zugeführt.
• **Patienten ohne akutes Abdomen** gliedern sich in Patienten mit
  - erstem Schub bzw.
  - chronisch rekurrierender Divertikulitis.
• Bei **Patienten mit erstem Schub** ohne akutes Abdomen kann die Höhe des CRP einen Hinweis auf den Typ der Divertikulitis geben.
  - Dieser wird durch Sonografie und, falls notwendig, CT-Abdomen festgelegt.
  - Es erfolgt eine dem Typ entsprechende Therapie.
  - Eine Koloskopie erfolgt bei Patienten ohne Nachweis einer Divertikulitis sowie bei den Patienten mit Divertikulitis im Intervall.
• Bei **Patienten mit chronisch rekurrierender Divertikulitis** dienen Sonografie und, falls notwendig, CT-Abdomen, ggf. auch Koloskopie,
  - der Diagnosesicherung sowie
  - der Entdeckung von Stenosen oder Fisteln und
  - der Abgrenzung gegenüber anderen Krankheitsbildern.
  - Es erfolgt die befundgerechte Therapie.

Anamnese
• Angesichts der relativ unspezifischen Symptomatik und einer sich breit auffächernden Differenzialdiagnose (S. 540) kann die Anamnese zur Primärdiagnose nicht entscheidend beitragen.
• **Hauptaufgaben:**
  - Einschätzung des potenziellen Krankheitswerts einer Divertikulose mit Beantwortung der Fragen ob
    – Divertikel-assoziierte Beschwerden vorliegen könnten und
    – Komplikationen zu erwarten sind
  - Erfassung potenziell schädlicher Faktoren:
    – Lebensstil (z. B. Nikotinkonsum)
    – Medikation (z. B. NSAR, Immunsuppressiva)
    – Komorbiditäten (S. 534)

Körperliche Untersuchung
• Vitalparameter (insbesondere Temperatur, Puls, Blutdruck)
• abdominelle Untersuchung (Schmerz häufig im linken unteren Quadranten, Abwehrspannung, Loslassschmerz, entzündliche Walze palpabel)
• rektale Untersuchung (Schmerzempfindlichkeit, nur selten Blut)
• ggf. gynäkologische Untersuchung (Differenzialdiagnose gynäkologische Ursache der Beschwerden)
• harter Bauch, diffuse Abwehrspannung und hämodynamische Instabilität signalisieren freie Perforation und generalisierte Peritonitis

Labor
• **Basislaborpanel:** Na, K, Kreatinin, GPT, LDH, Lipase, Laktat, Blutbild, CRP, BSG, PTT, INR, Urinstatus
• **Leukozytose, CRP, ggf. BSG:**
  - Erfassung einer entzündlichen Aktivität
  - in zweiter Linie Abgrenzung gegenüber SUDD (Typ 3a) bzw. akuter unkomplizierter Divertikulitis Typ 1a
  - Bei der akuten unkomplizierten Divertikulitis (Typ 1 CCD) findet sich nur selten eine Leukozytose, CRP und BSG sind regelhaft erhöht.
  - Im Gegensatz hierzu sind bei der akuten komplizierten Divertikulitis alle drei Parameter erhöht und das in stärkerem Ausmaß als bei der Divertikulitis Typ 1 CCD.
  - CRP < 50 mg/l: Perforation unwahrscheinlich (NPV 79 %)
  - CRP > 200 mg/l: starker Indikator für Vorliegen einer Perforation (PPV 69 %)
• **Calprotectin** im Stuhl ist für die Akutdiagnostik **ungeeignet**, die Wertigkeit in der Differenzialdiagnose der SUDD (Typ-3a-CDD) und des Reizdarmsyndroms ist nicht ausreichend geklärt.
• Ein **diagnostischer Score** aus anamnestischen und klinischen Parametern sowie Laborwerten sagt die **akute, linksseitige Divertikulitis** mit einer diagnostischen Genauigkeit von 86 % ohne Bildgebung voraus.
• In den Score gehen ein:
  - Alter

- eine oder mehrere vorausgegangene Divertikulitis-Episoden
- Druckschmerz im linken Unterbauch
- Verschlechterung der Beschwerden bei Bewegung
- CRP > 50 mg/l
- Absenz von Erbrechen

Bildgebende Diagnostik

Sonografie

- Methode der ersten Wahl laut S 2k-Leitlinie:
  - Diagnosestellung
  - Festlegen des Schweregrads der Divertikulitis
  - Erkennen von Differenzialdiagnosen
  - Stratifizieren des therapeutischen Vorgehens
- Detailauflösung der Sonografie übersteigt die der konkurrierenden Verfahren
- Vermeiden von Strahlenexposition und ggf. kontrastmittelinduzierter Nephropathie
- Sensitivität, Spezifität, positiver und prädiktiver Wert liegen für Sonografie und CT vergleichbar bei > 90–95 %.
- am maximalen Schmerzpunkt finden sich folgende **typische Befunde** (▶ Abb. 4.50, ▶ Abb. 4.51):
  - echoarme Wandverdickung des Kolons bei Muskelhypertrophie und entzündeter Mukosa
  - (in Abhängigkeit von der Präsenz oder Absenz eines Fäkolithen) variabel echoarme Darstellung des entzündeten Divertikels,
  - umgeben von einer eher echoreichen Netzkappe (perikolische entzündliche Fettgewebsreaktion) und
  - echoarmen Entzündungsstraßen bzw. Abszessen

CT

- Methode der Wahl bei:
  - zur Klinik diskrepanten Befunden
  - ungeübtem Untersucher
  - nicht eindeutigem Ultraschallbefund
- **Multidetektor-CT (MDCT) erlaubt**:
  - Detektion der Divertikulitis
  - Darstellung des Schweregrads
  - Erkennen von Differenzialdiagnosen mit ähnlichen Qualitätsparametern wie die Sonografie
- **Stärken der CT gegenüber der Sonografie**:
  - bessere Übersicht (Abszesse im kleinen Becken, mesenterialer Abszess)
  - Darstellung pathologischer Nachbarstrukturen (z. B. Stauungsniere durch entzündlichen Konglomerattumor)
  - Erfassung anderer wichtiger Befunde fern der Schmerzlokalisation (freie Luft im Oberbauch, Leberabszess)
- Beispiele der CT-Diagnostik s. ▶ Abb. 4.52 und ▶ Abb. 4.53.
- Üblicherweise wird die CT mit i. v. Kontrastmittelgabe und rektaler Kontrastierung zur besseren Beurteilung des Rektums und des Sigmas durchgeführt.
- Moderne Mehrzeilen-CT erzielen offensichtlich auch mit niedrigerer Röhrenspannung (Low-dose-CT) und unter Verzicht auf i. v.- und rektale Kontrastierung eine vergleichbare diagnostische Aussagekraft.
- Auch die CT ist ein untersucherabhängiges Verfahren.
- Die Treffsicherheit der radiologischen Diagnose bezogen auf die korrekte Typeneinteilung der Divertikelkrankheit wird heute in der Breite der Versorgungssituation und vor dem Hintergrund der aktuellen Literatur kritisch bewertet.

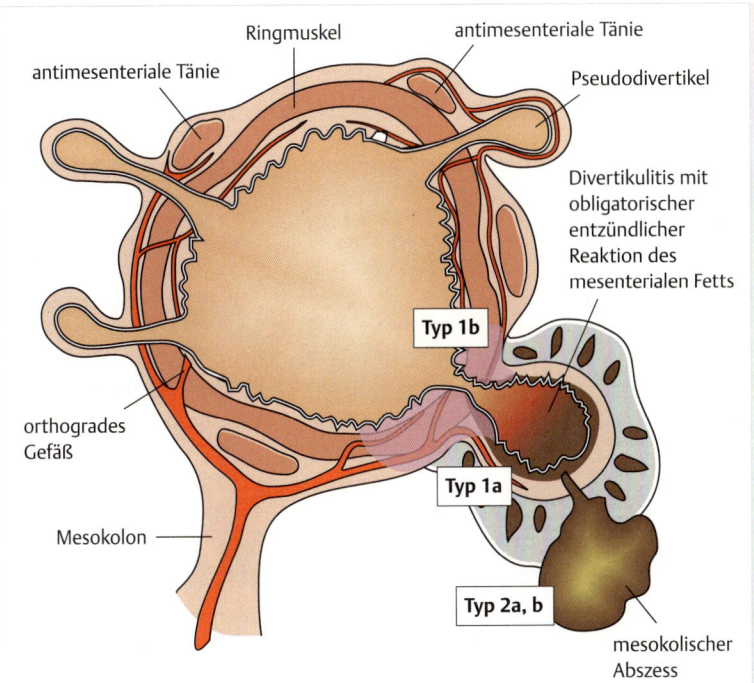

Abb. 4.50 Strukturelle Veränderungen der akuten Divertikulitis im Ultraschall. Die phlegmonöse Entzündung (Typ 1b) kann sowohl auf die Darmwand als auch auf das mesenteriale Fett übergreifen. Abszesse (Typ 2a und 2b) werden aufgrund ihrer Größe differenziert (Typ 2a ≤ 1 cm; Typ 2b > 1 cm). (Quelle: Lembcke B. Ultrasonography in acute diverticulitis – credit where credit is due. Z Gastroenterol 2016; 54: 47–57)

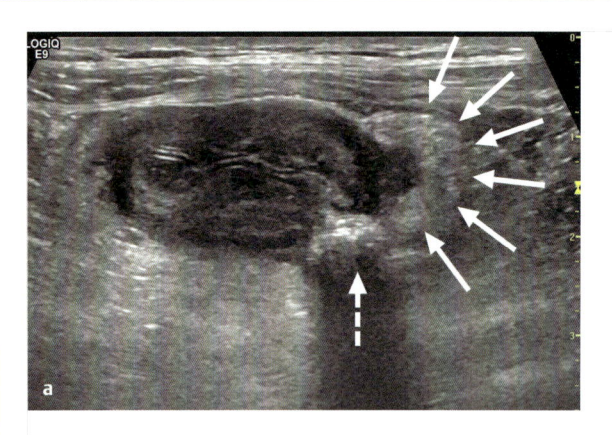

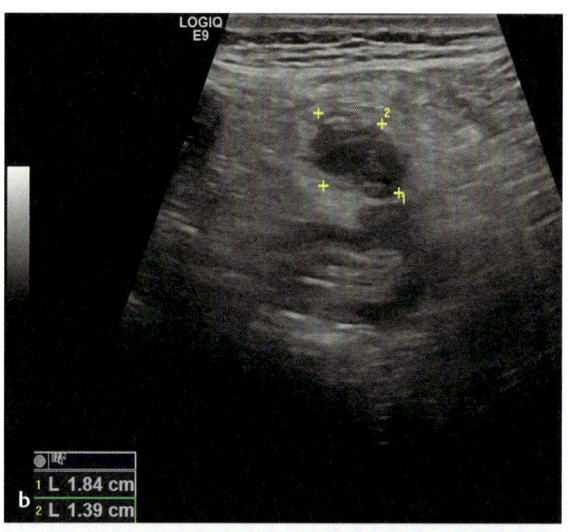

Abb. 4.51 Divertikulitis. (Quelle: Lembcke B. Ultrasonography in acute diverticulitis – credit where credit is due. Z Gastroenterol 2016; 54: 47–57)
a CDD Typ 1. Divertikel mit von der umgebenden Fettgewebsreaktion (kurze Pfeile) unterschiedlicher Echogenität. Der gestrichelte Pfeil weist auf ein benachbartes Divertikel, das mit Gas bzw. einem Koprolithen gefüllt ist und einen dorsalen Schallschatten aufweist.
b CDD Typ 2b. Parakolischer Abszess > 1 cm oberflächennah (markiert durch Messmarker), in der Tiefe Kolon mit Divertikel.

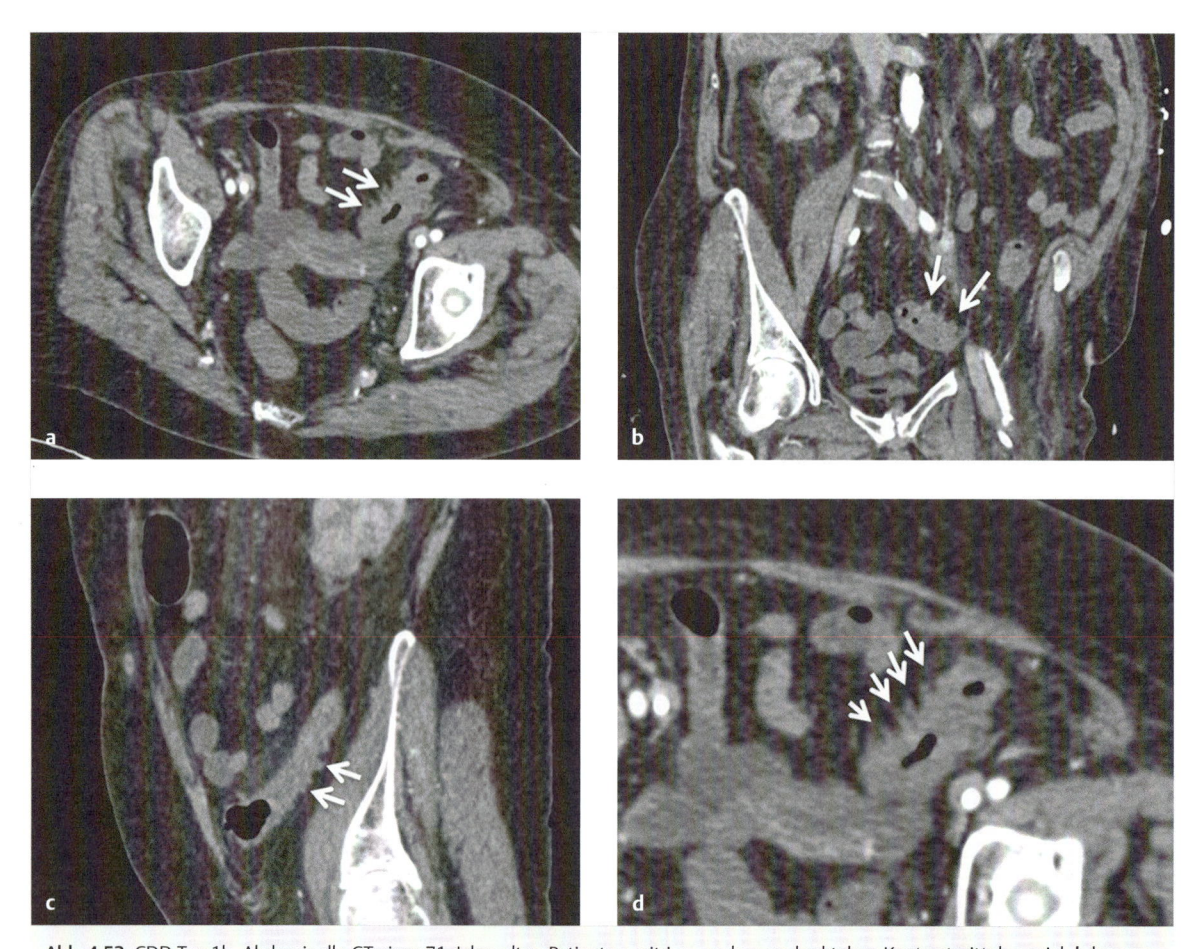

Abb. 4.52 CDD Typ 1b. Abdominelle CT eines 71 Jahre alten Patienten mit i. v., oralem und rektalem Kontrastmittel. **a** axial, **b** koronar, **c** sagittal, **d** vergrößerte axiale Schicht. Zusätzlich zu der verdickten Kolonwand und der vermehrten Vaskularisation findet sich eine phlegmonöse Reaktion des umgebenden Gewebes. (Quelle: Pustelnik D et al. Das CDD-System in der computertomografischen Diagnostik der Divertikelkrankheit. Fortschr Röntgenstr 2017; 189: 740–747)

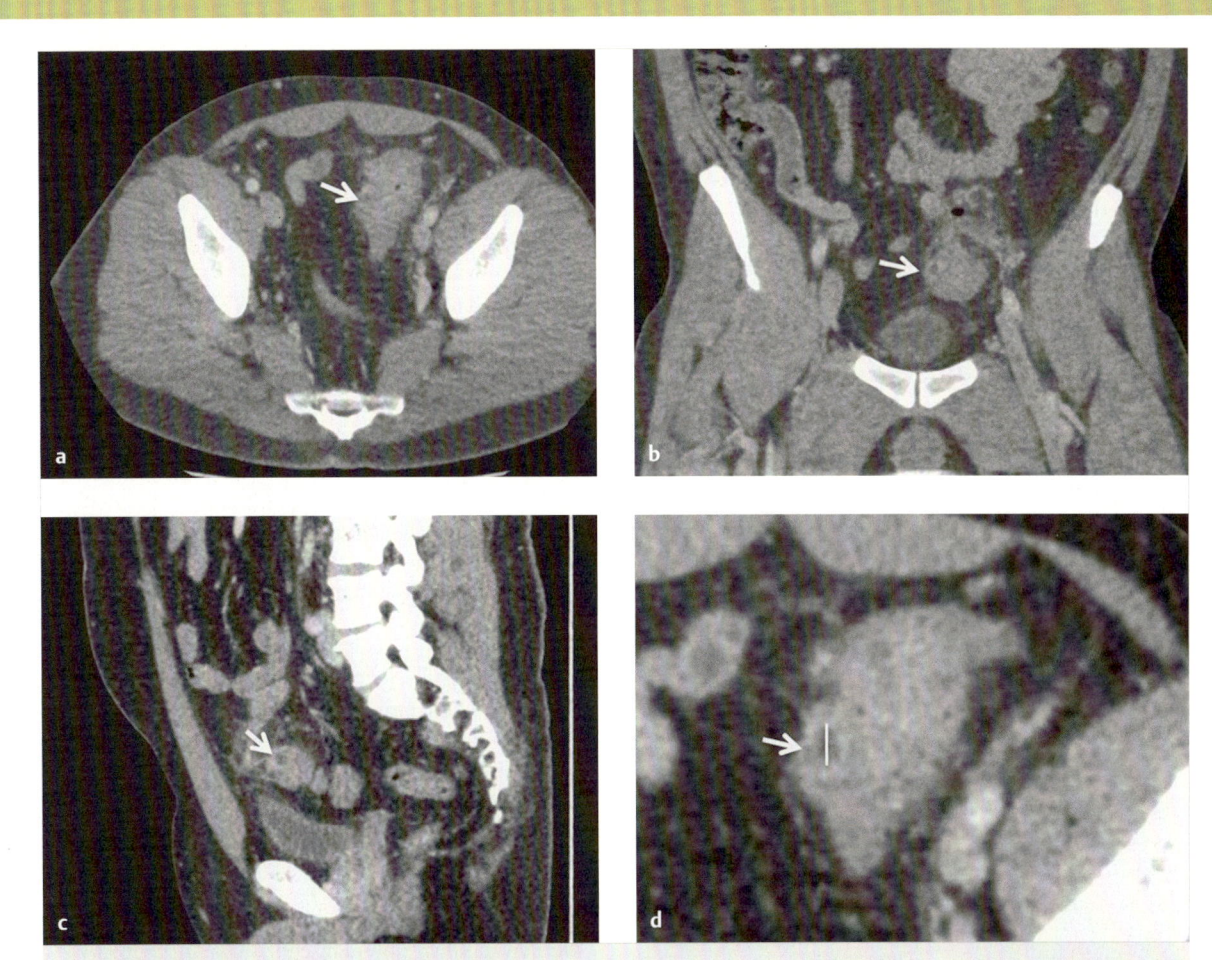

Abb. 4.53 CDD Typ 2b. Abdominelle CT einer 59 Jahre alten Patientin mit i. v., oralem und rektalem Kontrastmittel. **a** axial, **b** koronar, **c** sagittal, **d** vergrößerte axiale Schicht. Das entzündete Divertikel erfüllt die Kriterien des Typ-1-CDD, aufgrund der Abszessgröße von 5 cm liegt jedoch ein Typ 2b vor. (Quelle: Pustelnik D et al. Das CDD-System in der computertomografischen Diagnostik der Divertikelkrankheit. Fortschr Röntgenstr 2017; 189: 740–747)

M!

Diagnose der akuten Divertikulitis erfordert die Trias:
- primär lokalisierte Schmerzen entsprechend der Divertikellokalisation (± peritoneale Reizung)
- Nachweis einer Entzündung (CRP, mit geringerer Sensitivität Leukozytose, Temperaturerhöhung)
- Nachweis einer divertikulitischen Veränderung in der Schnittbildgebung (Sonografie, CT)

MRT

- Zur MRT liegen sowohl in Studien als auch in der Praxis nur limitierte Erfahrungen vor.
- Unter dem Gesichtspunkt der Strahlenhygiene kann die MRT insbesondere bei jüngeren Patienten eine Alternative zur CT sein.

Instrumentelle Diagnostik

Koloskopie

- Die Koloskopie hat für die Diagnose der akuten Divertikulitis keinen Stellenwert.
- Der entscheidende pathogenetische Prozess spielt sich jenseits der endoskopisch beurteilbaren Mukosa ab.
- Bei uncharakteristischem klinischen Bild oder Verlauf kann eine Koloskopie jedoch
  - mit wahrscheinlich gering erhöhtem Risiko für eine Perforation bei akuter Divertikulitis erfolgen,
  - wenn eine gedeckte Perforation und Abszedierung in der Schnittbildgebung ausgeschlossen ist.
- 4–6 Wochen **nach ausgeheilter konservativ behandelter Divertikulitis bzw. vor einer elektiven Sigmaresektion** sollte die Indikation zur Koloskopie großzügig gestellt werden:
  - Ausschluss anderer Erkrankungen mit ähnlicher Symptomatik
  - Detektion von Adenomen oder Karzinomen

- Bei der **Divertikelblutung** (Typ-4-CDD) ist die früh durchgeführte Koloskopie (< 24h) die Methode der Wahl.
  - Nachdem die Divertikelblutung in der Regel nicht Ausdruck einer Divertikulitis ist, besteht durch den Eingriff keine außergewöhnliche Gefährdung.
  - 75–92 % der Divertikelblutungen sistieren spontan, bei verzögerter Endoskopie ist eine Identifizierung der Blutungsquelle oft nicht mehr möglich.

4.42.11 Differenzialdiagnosen

Tab. 4.66 Differenzialdiagnosen.

Differenzialdiagnose	Bemerkungen
gastrointestinal	
akute Enteritis/Kolitis	akute, infektiöse Enteritis/Kolitis
chronische Kolitis	chronische, infektiöse Kolitis ischämische Kolitis Strahlenkolitis NSAR-Kolitis neutropene Kolitis
chronisch entzündliche Darmerkrankungen	Morbus Crohn Colitis ulcerosa
akute Appendizitis	
seltene entzündliche Krankheitsbilder	Appendicitis epiploica Meckel-Divertikulitis
Kolonkarzinom	
obstruktive Krankheitsbilder	Obstipation inkarzerierte Hernie Invagination Volvulus
Reizdarmsyndrom	
urogenital	
Pyelonephritis	
Nierenstein	
Ureterstein	
Zystitis	
Prostatitis	
Vesiculitis seminalis	
Mittelschmerz	
Adnexitis	
Torsion des Ovars	
hämorrhagische oder rupturierte Ovarialzyste	
Varikosis pelvis (pelvic congestion syndrome)	
Uterusmyome	
Endometriose	
Ovarialtumor	
ektope bzw. Tubar-Gravidität	
Fehlgeburt	

Tab. 4.66 Fortsetzung

Differenzialdiagnose	Bemerkungen
vaskulär	
Aortitis/Vaskulitis	
Gefäßdissektion/-aneurysma	
andere	
Bauchwandabszess	
Bauchwandhämatom	
Psoasabszess	
retroperitoneale Einblutung	

4.42.12 Therapie

Therapeutisches Vorgehen

- Das therapeutische Vorgehen hängt wesentlich ab von
  - der Schwere des Krankheitsbilds,
  - dem Vorliegen von Komplikationen und Komorbiditäten.
- Im ersten Schritt muss festgelegt werden, ob eine unkomplizierte (Typ-1-CDD) oder komplizierte (Typ-2-CDD) Krankheitsform vorliegt.
- Die Einteilung der Erkrankungstypen in der CDD gibt auch das Gerüst für die indizierten therapeutischen Maßnahmen vor.
- Die Mehrheit der Patienten mit unkomplizierter Divertikulitis kann unter Verzicht auf Antibiotika ambulant behandelt werden (Typ 1a, b).
- Patienten mit komplizierter Divertikulitis (Typ 2a, b) werden stationär unter Einschluss von Antibiotika therapiert.
- Abszesse > 3–4 cm erfordern die Einlage einer Drainage.
- Patienten mit einer freien Perforation (Typ 2c) erfordern eine notfallmäßige chirurgische Therapie (s. ▶ Tab. 4.65).

Allgemeine Maßnahmen

- **ambulant vs. stationär**
  - Voraussetzungen für eine ambulante Therapie laut **deutsche S 2k-Leitlinie**:
    - Fehlen von Fieber, Leukozytose, Abwehrspannung, Stuhlverhalt, CRP nur gering erhöht
    - Gewährleistung adäquater Compliance, oraler Nahrungs- und Flüssigkeitszufuhr, engmaschiger ärztlicher Kontrolle
    - Vorliegen einer unkomplizierten Divertikulitis (CDD Typ 1a, b)
  - In der **US-amerikanischen Literatur** wird die ambulante Therapie auch auf den Typ-2a-CDD ausgedehnt, wenn folgende Bedingungen erfüllt sind:
    - Absenz eines schweren klinischen Krankheitsbildes
    - instabilen Komorbiditäten
    - Immunsuppression
    - Fähigkeit zur oralen Nahrungsaufnahme
    - soziale Unterstützung

- Diät/Ernährung
  - Ernährungsempfehlungen im akuten Schub können sich kaum auf Daten stützen.
  - Häufig wird bei den Krankheitsformen Typ 1a und b sowie 2a eine Diät mit klaren Flüssigkeiten über 2–3 Tage mit Übergang auf eine ballaststoffarme Diät bei Besserung der Schmerzen empfohlen.
  - Zumindest für die unkomplizierte Divertikulitis scheint eine ad libitum Diät keine Nachteile zu haben.
  - Stationär betreute Patienten mit einer schweren Krankheitsform sollten bis zur Stabilisierung Nahrungskarenz einhalten.
  - Nach Ausheilung der Divertikulitis wird eine ballaststoffreiche Diät empfohlen, die arm an rotem Fleisch ist.
- Schmerztherapie
  - Auch zur Schmerztherapie fehlen Daten.
  - NSAR sind ein Risikofaktor für das Auftreten einer Divertikulitis.
  - Opioide sind mit einem erhöhten Risiko für Perforationen assoziiert.
  - Präparate der ersten Wahl sind Paracetamol und Spasmolytika wie Buscopan oder Dicyclomine.
  - Bei refraktären Schmerzen werden trotz der Assoziation mit Perforationen Opioide eingesetzt.

Pharmakotherapie

- Antibiotika
  - Patienten mit einer **unkomplizierten Divertikulitis** (Typ-1-CDD) können bei
    - Fehlen von Fieber > 38,5 °C,
    - Zeichen der Bakteriämie oder Septikämie,
    - schweren Komorbiditäten, insbesondere einer Immunsuppression,
    - in über 90 % **ohne Einsatz von Antibiotika** behandelt werden.
  - Die Antibiotikatherapie beschleunigt weder die Rekonvaleszenz noch hilft sie, Komplikationen zu vermeiden.
  - Etwa 4 % der Patienten müssen wegen nicht ausreichender Besserung oder Entwicklung von Komplikationen erneut behandelt werden.
  - Typische Antibiotika-Schemata für die Therapie der akuten Divertikulitis finden sich in ▶ Tab. 4.67.
  - Zur Antibiotikatherapie liegen so gut wie keine evidenzbasierten Daten vor, weder bzgl. einer Überlegenheit einer Kombinationstherapie gegenüber einer Monotherapie noch einer intravenösen Therapie gegenüber einer peroralen Therapie.
  - Die Auswahl der Präparate und der Applikationsweg der Antibiotika bedürfen einer individuellen Entscheidung, die Allgemeinzustand und Risikoprofil des Patienten sowie die lokale Resistenzlage berücksichtigt.
- **Rifaximin, Mesalazin, Probiotika**
  - Die drei genannten Substanzen wurden geprüft für
    - die Therapie der symptomatischen, unkomplizierten Divertikelkrankheit (SUDD) (Typ-3a-CDD) und
    - die Sekundärprophylaxe der rekurrierenden Divertikulitis (Typ-3b-CDD).
  - Einzig für Mesalazin bestehen präliminäre positive Daten für die Therapie der SUDD.

Interventionelle Therapie

- endovaskuläre, superselektive Embolisationsbehandlung bei akuten arteriellen Divertikelblutungen (Typ-4-CDD)
- sonografisch oder CT-gesteuerte Drainage von Abszessen > 3–4 cm

Tab. 4.67 Typische Antibiotika-Schemata für die Therapie der akuten Divertikulitis unterschiedlicher Schwere. Die Dosierungen gelten für Patienten mit normaler Nieren- und Leberfunktion.

Behandlungssituation	Monotherapie	Kombinationstherapie	Dauer
ambulant	Co-Amoxicillin 625 (500/125 mg) 3 × 1/d p. o. Co-Amoxicillin 1000 (875/125 mg) 2 × 1/d p. o. Moxifloxacin 400 mg 1 × 1/d p. o.	Ciprofloxacin 500 mg 2 × 1/d p. o. Levofloxacin 750 mg 1 × 1/d p. o. Levofloxacin 500 mg 2 × 1/d p. o. Trimethoprim/Sulfamethoxazol 160/800 mg 2 × 1/d jeweils plus Metronidazol 500 mg 3 × 1/d p. o.	4–7 Tage
stationär milde bis moderate komplizierte Divertikulitis	Ertapenem 1 g 1 ×/d i. v. Moxifloxacin 400 mg 1 × 1/d i. v.	Cefuroxim 1,5 g 3 × 1/d i. v. Ceftriaxon 2 g 1 ×/d i. v. Ciprofloxacin 400 mg 2 × 1/d i. v. Levofloxacin 500 mg 2 × 1/d i. v. jeweils plus Metronidazol 500 mg 2–3 ×/die i. v.	4–7 Tage
stationär schwere komplizierte Divertikulitis, Peritonitis	Imipenem-Cilastatin 500 mg 4 × 1/d i. v. oder Imipenem-Cilastatin 1 g 3 × 1/d i. v. Meropenem 1 g 3 × 1/d i. v. Piperacillin-Tazobactam 4,5 g 3 × 1/d i. v.	Cefepim 2 g 3 × 1/d i. v. Ceftazidim 2 g 3 × 1/d i. v. Ciprofloxacin 400 mg 2 × 1/d i. v. Levofloxacin 500 mg 2 × 1/d i. v. jeweils plus Metronidazol 500 mg 2–3 × 1/d i. v.	4–7 Tage

Operative Therapie

- Die Indikationen für die operative Therapie der Divertikelkrankheit sind im Kern in ▶ Tab. 4.65 zusammengefasst.
- Bei der **unkomplizierten Divertikelkrankheit** Typ-1-CDD besteht grundsätzlich **keine Indikation** für die operative Therapie.
- **wesentliche Entwicklungen der letzten Jahre**:
  - Typ 2a mit Mikroabszess ≤ 1 cm, gedeckter Perforation bzw. minimaler parakolischer Luft
    – spricht in der Regel gut auf eine konservative Therapie an und
    – ist keine Operationsindikation.
  - Für die chronisch rezidivierende Form ohne Komplikationen Typ 3b bestand über viele Jahrzehnte die Empfehlung zur Resektion nach dem zweiten Schub.
    – Heute soll die Indikation zur Resektion unter sorgfältiger Nutzen-Risiko-Abwägung und Berücksichtigung von Risikofaktoren, Beschwerdebild, Lebensalter sowie Komorbiditäten und Lebensumständen gestellt werden.
- **OP-Verfahren**
  - Der **laparoskopische Zugangsweg** hat sich gegenüber der offenen Operation zum Standardverfahren für die **Sigmaresektion** entwickelt.
  - Die proximale Resektionsgrenze wird ca. 8–10 cm oralwärts des entzündlich veränderten Darmsegments gewählt, die distale im oberen Rektumdrittel unter Mitnahme der sog. Hochdruckzone.
  - Prinzipielles Ziel sollte, auch in der Notfallsituation mit freier Perforation, immer die Wiederherstellung der Kontinuität sein.
  - Die primäre Anastomose kann ggf. mit einem protektiven Ileostoma geschützt werden, die Entscheidung zu einer Hartmann-Operation sollte wegen der Folgeproblematik kritisch überprüft werden.

4.42.13 Verlauf und Prognose

- **Risiko für einen erneuten Schub**
  - nach einer ersten Episode nach 10 Jahren: ca. 20 %
  - nach einer zweiten Episode nach 10 Jahren: ca. 55 %
  - nach einer dritten Episode nach 3 Jahren: ca. 40 %
- **Risiko für Abszess oder Perforation** kurz nach einer Episode einer unkomplizierten Divertikulitis: 2 %
- 40 % der Patienten mit einer Episode einer unkomplizierten Divertikulitis berichten 1 Jahr danach über milde bis moderate Bauchschmerzen.
- **Risikofaktoren für eine rezidivierende Divertikelkrankheit:**
  - junges Manifestationsalter
  - Schwere der initialen Episode
  - Anzahl der Rezidive
  - Ausmaß des betroffenen Kolons bei der initialen Episode
  - positive Familienanamnese
- **30-Tage-Mortalität** stationär eingewiesener Patienten: 4,7 % (elektiv: 1,2 %; Notfall: 5,8 %)
- **1-Jahres-Mortalität** stationär eingewiesener Patienten: 9,8 % (elektiv: 4,8 %; Notfall: 11,3 %)

4.42.14 Quellenangaben

[1] Böhm S, Kruis W. Divertikulitis. Domäne der konservativen bzw. der medikamentösen Therapie? Internist 2017; 58: 745–752
[2] Böhm SK, Kruis W. Life style and other risk factors for diverticulitis. Minerva Gastroenterol Dietol 2017; 63: 110–118
[3] Böhm SK. Diagnostik und Klassifikation der Divertikelkrankheit. Viszeralmedizin 2012; 28: 171–181
[4] Böhm SK. Risk factors for divertikulosis, diverticulitis, diverticular perforation, and bleeding: a plea for more subtle history taking. Viszeralmedizin 2015; 31: 84–94
[5] Cuomo R, Barbara G, Pace P et al. Italian consensus conference for colonic diverticulosis and diverticular disease. UEG Journal 2014; 2: 413–442
[6] Germer CT, Leifeld L, Kruis W, Hrsg. Divertikulose und Divertikelkrankheit. Interdisziplinäre Diagnostik und Therapie. Berlin Heidelberg: Springer; 2018
[7] Kruis W, Leifeld L. Divertikelkrankheit. Bremen: Uni-Med Science; 2010
[8] Leifeld L, Germer CT, Böhm S et al. S 2k-Leitlinie Divertikelkrankheit/Divertikulitis. Z Gastroenterol 201; 52: 663–710
[9] Lembcke B. Ultrasonography in acute diverticulitis – credit where credit is due. Z Gastroenterol 2016; 54: 47–57
[10] Pustelnik D, Elsholtz FHJ, Bojarski C et al. Das CDD System in der computertomographischen Diagnostik der Divertikelkrankheit. Fortschr Röntgenstr 2017; 189: 740–747
[11] Schreyer AG, Layer G. S 2k-Leitlinie Divertikelkrankheit und Divertikulitis: Diagnostik, Klassifikation und Therapie für die Radiologie. Fortschr Röntgenstr 2015; 187: 676–684
[12] Swanson SM, Strate LL. Acute colonic diverticulitis. Ann Intern Med 2018; 168: ITC 65–ITC 80

4.43 Benigne Dünndarmtumoren

S. Daum

4.43.1 Steckbrief

Benigne Dünndarmtumoren bleiben aufgrund ihrer Seltenheit, häufigen Symptomfreiheit und schwierigen Diagnostik häufig unerkannt. Zu den benignen Dünndarmtumoren zählen Leiomyom, Adenom, Fibrom, Lipom, Hamartom (inkl. Brunner-Drüsen), Hämangiom und die noduläre lymphoide Hyperplasie. Es existiert eine familiäre Häufung für Hamartome (Peutz-Jeghers-Syndrom, Cowden-Syndrom) und Kolonkarzinome (familiäre adenomatöse Polyposis coli, hereditäres nichtpolypöses kolorektales Karzinom) sowie eine Assoziation mit entzündlichen Dünndarmerkrankungen (Zöliakie, Morbus Crohn) für Adenome. Aufgrund der modernen Bildgebungs- (Spiral-CT, MRT-Enterografie) und endoskopischen Verfahren (Kapselendoskopie, Ballonenteroskopie) werden Dünndarmtumoren heute häufiger und früher diagnostiziert.

4.43.2 Synonyme
- gutartige Dünndarmtumoren

4.43.3 Keywords
- Brunner-Hamartome
- familiäre adenomatöse Polyposis (FAP)
- Morbus Osler-Weber-Rendu
- hereditäres nicht polypöses kolorektales Karzinom (HNPCC)
- intestinale noduläre Hyperplasie

4.43.4 Definition
- gutartige Tumoren, primär von Zellen des Dünndarms ausgehend
- zwischen Pylorus und Bauhin-Klappe gelegen

4.43.5 Epidemiologie

Häufigkeit
- In Autopsiestudien zeigte sich, dass die meisten benignen Dünndarmtumoren asymptomatisch bleiben, während Dünndarmtumoren, die zu Lebzeiten Beschwerden machen, in der Regel maligne sind.
- Systematische Daten existieren nicht.

Altersgipfel
- zumeist ab dem 70. Lebensjahr als Alterserkrankung [2]

Geschlechtsverteilung
- Die Geschlechtsverteilung scheint anhand der vorliegenden Daten ausgeglichen.

Prädisponierende Faktoren
- Systemerkrankungen wie Peutz-Jeghers-Syndrom
- Assoziation mit Zöliakie und M. Crohn möglich

4.43.6 Ätiologie und Pathogenese
- Die meisten benignen Dünndarmtumoren entstehen sporadisch:
  - Fibrome
  - Leiomyome
  - Lipome
  - Brunner-Hamartome
- Andere Tumoren treten in Assoziation mit erblichen Erkrankungen auf:
  - **Gefäßtumoren:** Morbus Osler-Weber-Rendu, Sturge-Weber-Syndrom, Klippel-Trenaunay-Weber-Syndrom, diffuse intestinale Hämangiomatose
  - **Adenome:** erbliches Kolonkarzinom-Syndrom, vermehrte Inzidenz von Kolonadenomen bzw. Kolonkarzinomen
  - **Hamartome:** Peutz-Jeghers-Syndrom, Cowden-Syndrom
  - **intestinale noduläre Hyperplasie:** gehäuft bei Patienten mit IgA-Mangel oder variablem Immundefektsyndrom

4.43.7 Symptomatik
- Die meisten benignen Dünndarmtumoren werden als Zufallsbefund detektiert.
- Intermittierende gastrointestinale Blutungen und parallel eine Stenosesymptomatik können Folge einer Intussuszeption sein.
  - kommt am häufigsten bei Lipomen vor
  - bei Kindern gehäuft bei intestinaler nodulärer Hyperplasie
- Alleinige gastrointestinale Blutung ist ein Symptom, z. B. bei Gefäßtumoren
- Generell weist ein Gewichtsverlust eher auf einen malignen Tumor hin.

4.43.8 Diagnostik

Diagnostisches Vorgehen
- Initial erfolgt eine Ösophago-Gastro-Duodenoskopie (ÖGD)
  - Dabei können aufgrund ihrer proximalen Lokalisation v. a. Brunner-Hamartome durch Einsicht des Duodenums diagnostiziert werden.
- Bei tieferem Sitz des Tumors erfolgen ggf.
  - Schnittbildgebung,
  - Enteroskopie oder
  - nach Ausschluss einer signifikanten Stenose eine Kapselendoskopie.
- Im Einzelfall erfolgt die explorative Laparotomie mit ggf. intraoperativer Enteroskopie bei intraoperativ nicht palpablem Tumor.

Anamnese
- erbliche Systemerkrankung
- Anhalt für Teerstuhl, rezidivierende abdominelle Beschwerden im Sinne von Subilei
- in der Regel kein Gewichtsverlust

Körperliche Untersuchung
- Zeichen eines mechanischen Ileus im Sinne eines distendierten Abdomens, abdominellen Druckschmerzes, ggf. klingende Darmgeräusche
- Anämiezeichen
- Zeichen einer erblichen Systemerkrankung:
  - Teleangiektasien bei Morbus Osler-Weber-Rendu
  - venöse Tumoren bei Klippel-Trenaunay-Weber-Syndrom

Bildgebende Diagnostik

Sonografie

- Der abdominelle Ultraschall vermag Darmwandverdickungen über längere Strecken zu detektieren,
- Kleinere intramurale oder gar intraluminale Tumoren werden in der Regel nicht gesehen.
- Daneben existieren die bekannten Limitationen für den abdominellen Ultraschall:
  - Luftüberlagerung
  - Abhängigkeit vom jeweiligen Untersucher
  - Konstitution des Patienten

CT und MRT

- Die Computertomografie, möglichst mit Enterografie, stellt zusammen mit der MRT-Enterografie aktuell den Goldstandard der Diagnostik.
- Vorteil der Schnittbildgebung gegenüber der Kapselendoskopie, die in der Regel zur Blutungsquellensuche eingesetzt wird, ist die Wanddarstellung, sodass auch Tumoren in ihrer Lokalisation und Größe nachgewiesen werden können.
- Die PET-CT hat bei benignen Tumoren aufgrund des fehlenden erhöhten Glukosemetabolismus keinen Stellenwert.

Instrumentelle Diagnostik

Endoskopie

- initial ÖGD bei häufiger proximaler Lokalisation von Brunner-Hamartomen und Adenomen
- in der Regel Kapselendoskopie bei Indikation „unklare GI-Blutung"
- danach Einsatz der (Ballon-)Enteroskopie von oral oder aboral je nach Lokalisation
- bei Vorliegen eines (Sub-)Ileus in der Akutsituation Schnittbilddiagnostik; keine Endoskopie in diesem Fall

4.43.9 Differenzialdiagnosen

Tab. 4.68 Differenzialdiagnosen.

Differenzialdiagnose	Bemerkungen
Adenokarzinom	Histologie
neuroendokrine Tumoren	Histologie, wenn endoskopisch möglich
gastrointestinale Stromatumoren	Histologie (CD117-Färbung), wenn endoskopisch möglich

4.43.10 Therapie, Verlauf und Prognose

Therapeutisches Vorgehen

- **Dünndarmadenome** sind die häufigsten asymptomatischen Dünndarmtumoren.
  - Hochgradige Dysplasien, ein villöser Anteil und eine Größe > 2 cm sind Malignitätsfaktoren.
  - Aufgrund einer fast 50 %igen Malignitätsrate bei villösen Adenomen des Duodenums wird die chirurgische oder endoskopische Entfernung empfohlen.
- Histologisch bestehen **Brunner-Hamartome** aus Brunner-Drüsen, Bindegewebe, lymphoiden Infiltraten und teilweise Fettgewebe.
  - Die Oberfläche ist in der Regel mit normaler Schleimhaut bedeckt, sodass eine konventionelle Biopsie häufig nicht weiterführend ist.
  - Endosonografisch können Brunner-Hamartome sowohl solide als auch zystisch imponieren.
  - Über eine maligne Transformation von Brunner-Hamartomen gibt es Einzelfallberichte.
  - Bei entsprechender Symptomatik kann eine endoskopische oder auch offene chirurgische Resektion erfolgen.
- **Leiomyome** des Dünndarms zählen zu den mesenchymalen Tumoren, worunter auch Schwannome, Neurofibrome, Desmoidfibrome, Glomustumoren, aber auch gastrointestinale Stromatumoren (GIST) fallen.
  - Durch die Charakterisierung der GIST als eigene Entität wird die Diagnose eines Leiomyoms heutzutage sehr viel seltener gestellt.
  - Die wichtigste differenzialdiagnostische Methode zum GIST ist die immunhistologische Färbung auf c-kit (CD117).
  - Therapeutisch sollte bei Symptomen die Resektion erfolgen.
  - Bei fehlendem Nachweis einer malignen Differenzierung kann eine Enukleation ausreichen.
- Die **intestinale noduläre Hyperplasie** ist durch multiple Lymphfollikel charakterisiert, die als submuköse Tumoren erscheinen.
  - Die intestinale noduläre Hyperplasie ist im Erwachsenenalter ohne zugrunde liegende Immundefizienz eine Zufallsdiagnose.
  - Ein Zusammenhang der intestinalen nodulären Hyperplasie mit dem Entstehen eines intestinalen Non-Hodgkin-Lymphoms ist nicht belegt.
- Bei **Lipomen** ist eine maligne Transformation nicht bekannt.
  - Wenn klinisch apparent, fallen sie durch eine intermittierende Stenosesymptomatik oder gastrointestinale Blutung durch Intussuszeption auf.
  - In der CT stellen sie sich homogen mit einer entsprechenden Fettattenuation dar.

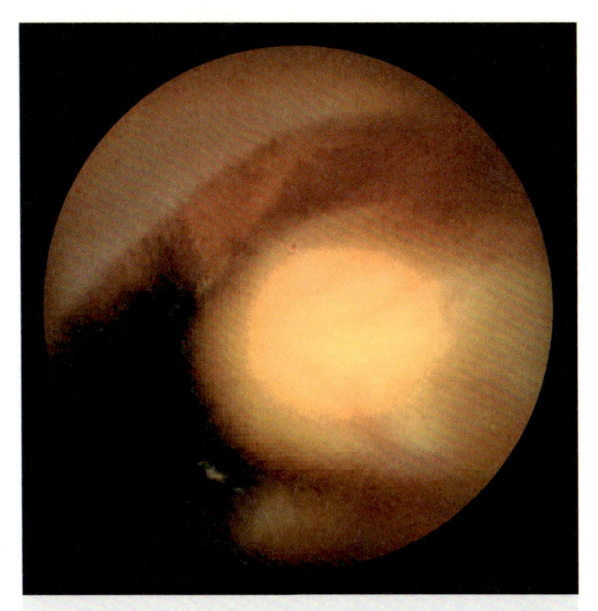

Abb. 4.54 Nachweis eines Lipoms in der Kapselendoskopie: typische gelbliche Farbe, relativ scharf begrenzte Konturen.

- ○ Typische endoskopische Charakteristika sind eine gelborange Farbe und eine beim Betasten weiche, eindrückbare Oberfläche (▶ Abb. 4.54).
- ○ Nach Biopsie entleert sich häufig eine gelbliche Flüssigkeit.
- ○ Bei Zufallsbefunden ist keine weitere Therapie nötig.
- **Intestinale Hämangiome** fallen durch rezidivierende Blutungen oder abdominelle Beschwerden inklusive einer Stenosesymptomatik bei Intussuszeption auf.
  - ○ Im Fall einer akuten Operationsindikation empfiehlt sich jedoch die Enteroskopie, bzw. die intraoperative Endoskopie, um die Ausdehnung einzugrenzen und das zu resezierende Areal zu markieren.
  - ○ Kleinere einzelne Hämangiome können endoskopisch behandelt werden.
  - ○ Eine früher propagierte Östrogenbehandlung hat in systematischen Untersuchungen keinen Erfolg gezeigt.
  - ○ primär endoskopische Therapie mittels Neodymium-YAG-Laser oder Argon-Plasma-Koagulationsgerät
  - ○ In refraktären Einzelfällen wird ein Ansprechen auf Thalidomid beschrieben.
  - ○ Im Notfall kann eine chirurgische Resektion nötig sein.

4.43.11 Verlauf und Prognose

Dünndarmadenome

- Die Prognose hängt vom Vorliegen maligner Anteile ab.
- Im Fall einer endoskopischen Tumorentfernung werden zunächst jährliche Kontrollendoskopien empfohlen.

Leiomyome

- Entsprechend der benignen Histologie ist die Prognose gut.
- Aufgrund der häufigen Lage der Leiomyome in der Muscularis propria geht eine endoskopische Abtragung mit einer erhöhten Komplikationsrate einher und ist bisher trotz kleinerer Fallserien nicht Standard.

4.43.12 Quellenangaben

[1] Blanchard DK, Budde JM, Hatch GF et al. Tumors of the small intestine. World J Surg 2000; 24: 421–429
[2] Mendes da Costa P, Beernaerts A. Benign tumours of the upper gastro-intestinal tract (stomach, duodenum, small bowel): a review of 178 surgical cases. Belgian multicentric study. Acta Chir Belg 1993; 93: 39–42

4.44 Adenokarzinome des Dünndarms

S. Daum

4.44.1 Steckbrief

Adenokarzinome des Dünndarms werden aufgrund ihrer erschwerten Diagnostik häufig spät erkannt. Es findet sich eine familiäre Häufung (Peutz-Jeghers-Syndrom, familiäre adenomatöse Polyposis coli), aber auch ein Zusammenhang mit entzündlichen Dünndarmerkrankungen (Zöliakie, Morbus Crohn). Durch die moderne Bildgebung und neue endoskopische Verfahren werden auch Tumoren im weiteren aboralen Dünndarm häufiger und früher diagnostiziert. Es bleibt jedoch abzuwarten, ob durch die Detektion in frühen kurativen Stadien die Prognose verbessert werden kann. Therapeutisch orientiert sich die medikamentöse Therapie an den Therapieprinzipien des Kolonkarzinoms.

4.44.2 Synonyme

- Dünndarmkarzinom
- Duodenalkarzinom

4.44.3 Keywords

- Zöliakie
- Poylposis-Syndrom
- Duodenalresektion

4.44.4 Definition

- histologischer Nachweis eines Adenokarzinoms distal des Pylorus und oral der Bauhin-Klappe.

- Davon abgegrenzt werden müssen Adenokarzinome der Papille, was jedoch auch mittels Immunhistochemie nicht immer gelingt.

4.44.5 Epidemiologie

Häufigkeit

- Obwohl die Fläche des Dünndarms 90 % der gesamten gastrointestinalen Fläche ausmacht, entwickeln sich lediglich maximal 2 % aller gastrointestinalen Malignome im Bereich des Dünndarms [2].
- Im Unterschied zu Kolon und Magen sind lediglich ca. 30–40 % der Dünndarmmalignome Adenokarzinome.
- Belastbarere Zahlen zur Inzidenz liegen nicht vor. Bei einer Inzidenz von 3/100 000 für Dünndarmtumoren in den USA ist von einer Inzidenz für Adenokarzinome des Dünndarms zwischen 1–2/100 000 auszugehen.

Altersgipfel

- Das Hauptmanifestationsalter liegt bei ca. 70 Jahren [4].

Geschlechtsverteilung

- Prädisposition für das männliche Geschlecht trotz Zöliakie als Risikofaktor mit ca. 1,5:1 [4].

Prädisponierende Faktoren

- Prinzipiell haben Patienten mit einem Adenokarzinom des Dünndarms ein erhöhtes Risiko für ein Adenokarzinom des Kolorektums und umgekehrt.
  - Dieses erhöhte Risiko weist auf ähnliche zugrunde liegende Mechanismen hin (genetisch oder andere).
- Bestimmte Polyposis-Syndrome (familiäre adenomatöse Poylposis, hereditäres nicht polypöses Kolonkarzinom, Peutz-Jeghers-Syndrom) weisen ein erhöhtes Risiko für Dünndarmkarzinome auf, die in der Regel aus Adenomen entstehen.
- Erkrankungen mit einer chronischen Entzündung, wie die Zöliakie oder ein Dünndarmbefall durch einen Morbus Crohn, zeigen ebenfalls eine erhöhte Assoziation mit einem Dünndarmkarzinom.
- Ebenfalls im Sinne einer chronischen Inflammation dürfte der Risikofaktor Urinableitung über ein Ileumconduit wirken.
- Diätetische Faktoren scheinen nur eine geringe Rolle zu spielen: Verzehr von rotem Fleisch mindestens einmal wöchentlich, geräuchertes und gepökeltes Fleisch mindestens dreimal monatlich.

4.44.6 Ätiologie und Pathogenese

- Für die sporadisch auftretenden Adenokarzinome wird pathogenetisch die hohe Konzentration von Gallensäuren und Pankreasenzymen im Duodenum und proximalen Jejunum (primäre Lokalisation) diskutiert.
- Letztlich bleibt aber weiter die hohe Inzidenz von kolorektalen Karzinomen im Vergleich zu Adenokarzinomen des Dünndarms unklar.
- Unterschiedliche Konzentrationen und Zusammensetzungen der bakteriellen Flora und die unterschiedliche Transitzeit könnten eine Rolle spielen.
- Prinzipiell entsteht das Adenokarzinom des Dünndarms ähnlich dem Kolonkarzinom aus einem Adenom im Sinne der Adenom-Karzinom-Sequenz.
- Das Vorliegen eines Adenokarzinoms korreliert mit der Größe des Adenoms, dem Nachweis von villösen Strukturen und dem Auftreten von hochgradigen Dysplasien.

4.44.7 Klassifikation und Risikostratifizierung

- Das Staging erfolgt analog dem TNM-System [1].

4.44.8 Symptomatik

- Die klinische Präsentation ist unspezifisch.
- Häufigstes Symptom sind abdominelle Schmerzen, gefolgt von Übelkeit und Erbrechen im Sinne einer Stenosesymptomatik.
- Eine Anämie oder offene intestinale Blutung treten bei ca. 10 % der Patienten auf.
- Ein Ikterus oder Gewichtsverlust sind bereits Zeichen einer fortgeschrittenen Erkrankung.

4.44.9 Diagnostik

Diagnostisches Vorgehen

- Initial erfolgt eine ÖGD, bei der ca. 90 % der Dünndarmkarzinome aufgrund ihrer proximalen Lokalisation durch Einsicht des Duodenums diagnostiziert werden können.
- Bei Assoziation mit einem Morbus Crohn ist die Diagnose aufgrund der Abgrenzbarkeit zu entzündlichen und stenotischen Veränderungen zusätzlich erschwert.
- Bei tieferem Sitz des Tumors erfolgen ggf.
  - eine Schnittbildgebung,
  - Enteroskopie oder
  - ggf. nach Ausschluss einer signifikanten Stenose nach Schnittbildgebung eine Kapselendoskopie.
- Im Einzelfall wird eine explorative Laparotomie mit ggf. intraoperativer Enteroskopie bei nicht palpablem Tumor durchgeführt.

Anamnese

- unspezifisch:
  - häufigstes Symptom abdominelle Schmerzen
  - Übelkeit und Erbrechen im Sinne einer Stenosesymptomatik
- Eine Anämie oder intestinale Blutung mit klinischen Zeichen wie Teerstuhl treten nur bei ca. 10 % der Patienten auf.
- Ikterus oder Gewichtsverlust treten eher als Zeichen einer fortgeschrittenen Erkrankung auf.

Körperliche Untersuchung

- Bei der körperlichen Untersuchung findet sich selten eine abdominelle Resistenz.
- Bei fortgeschrittenen Prozessen können ein lokaler Peritonismus, Borborygmi und ein geblähtes Abdomen auftreten.
- Bei hepatischer Metastasierung findet sich eine palpable, eventuell indurierte Leber.
- Bei tumorbedingter mechanischer Cholestase kann die prall gefüllte Gallenblase im Sinne eines Courvoisier-Zeichens tastbar sein.

Labor

- In einigen Fällen findet sich eine mikrozytäre Anämie im Sinne einer Eisenmangelanämie.
- Bei Infiltration des Tumors in Richtung Ductus hepatocholedochus (DHC) finden sich klinisch und laborchemisch Zeichen einer Cholestase.

Bildgebende Diagnostik

Röntgen

- Ein früher angewendeter radiologischer Test ist die sog. Enteroklyse, auch „Röntgen nach Sellink" genannt.
  - Hier wurden nach Positionierung einer nasogastralen Sonde bariumhaltiges Kontrastmittel und appliziert, um einen Kontrastmittelniederschlag an der distendierten Schleimhaut zu erhalten.
- Diese Methode wurde verlassen, da flache, die Schleimhaut infiltrierende Läsionen nicht detektiert wurden und eine Diagnostik außerhalb des Intestinums bereits methodisch ausgeschlossen war.

CT

- CT-Enterografie mit Applikation einer wässrigen Lösung mit verdünntem Barium:
  - hohe Sensitivität und Spezifität
  - vermeidet Applikation einer nasojejunalen Sonde
- Die alleinige Durchführung eines konventionellen CT-Abdomen führt in 70–80 % der Fälle zur Diagnose (▶ Abb. 4.55).

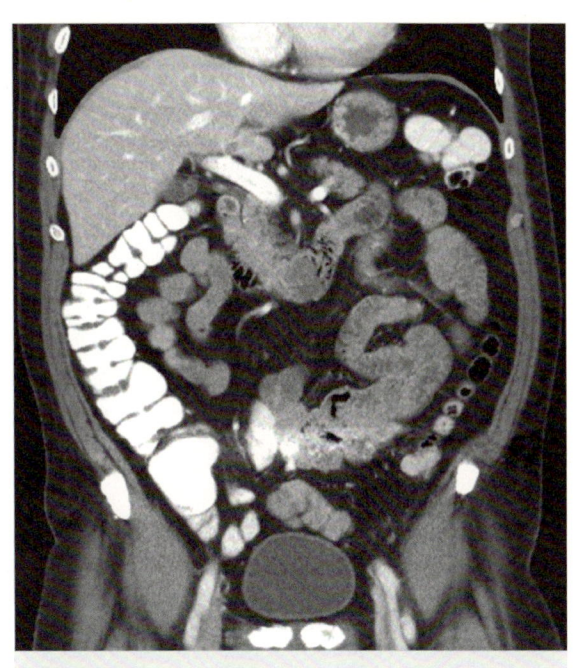

Abb. 4.55 CT eines fortgeschrittenen Duodenalkarzinoms.

- Daneben erfolgt neben der Diagnosestellung das Staging mittels eventueller Diagnose von Fernmetastasen und pathologisch vergrößerten Lymphknoten als sog. One-Stop-Shoppings [3].

MRT

- Auch wenn keine direkt vergleichenden Studien vorliegen, konkurriert die MRT mit der CT.
- In zwei retrospektiven Studien wurden mit der MRT Sensitivitäten und Spezifitäten von 94 % bzw. 95 % erreicht [7].

PET/PET-CT

- Der Stellenwert der PET-CT liegt bisher in der sensitiveren Diagnostik von Rezidiven bei z. B. im Verlauf steigenden Tumormarkern nach primärer Resektion.
- Systematische Untersuchungen zum Stellenwert der PET-CT beim Dünndarmkarzinom liegen nicht vor.

Instrumentelle Diagnostik

Ösophago-Gastro-Duodenoskopie (ÖGD)

- Aufgrund der häufigen Lage im Duodenum können ca. 90 % der Dünndarmkarzinome bereits allein durch den Einsatz der ÖGD diagnostiziert und histologisch gesichert werden.

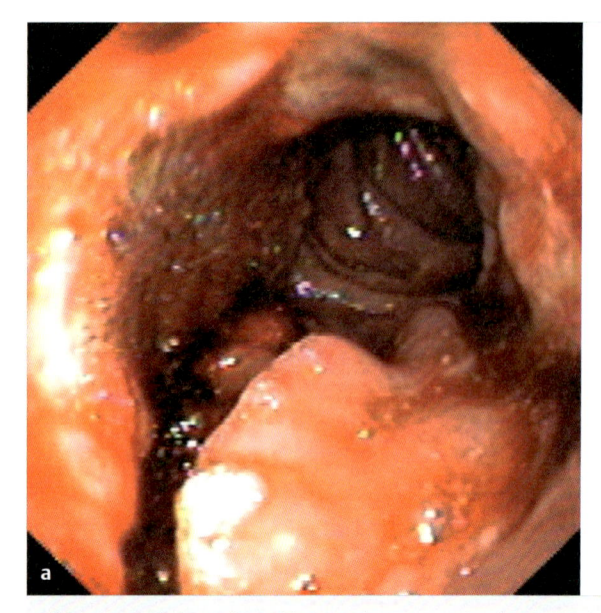

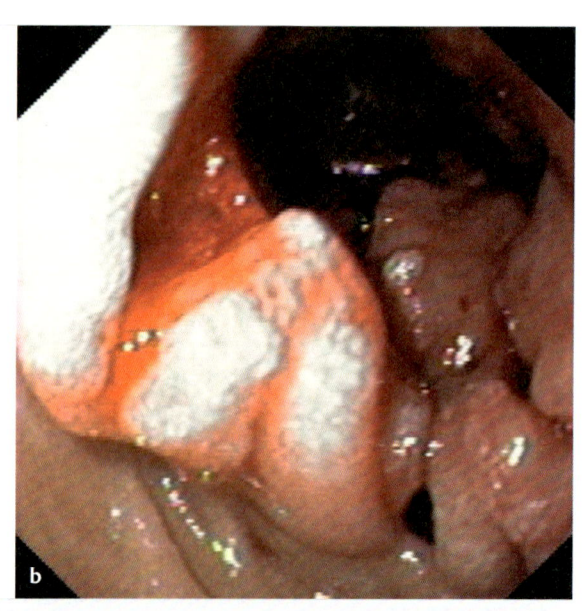

Abb. 4.56 Endoskopisches Bild eines ulzerierten Adenokarzinoms im Bereich des Treitz-Bands (a und b).

ERCP

- Die ERCP hat ihren Stellenwert lediglich interventionell bei Auftreten einer mechanischen Cholestase.
- Ein häufiges Problem ist hier der erschwerte Zugang in das Duodenum bei eventuell tumoröser Ummauerung desselben, sodass dann auf eine PTCD ausgewichen werden muss.

Kapselendoskopie

- Die Kapselendoskopie bietet die Möglichkeit der luminalen Diagnostik bei primär bildgebend nicht weiterführenden Befunden und hohem klinischen Verdacht auf einen Dünndarmtumor (▶ Abb. 4.56).
- Vor Einsatz der Kapselendoskopie sollte mittels Schnittbildgebung eine Stenose ausgeschlossen worden sein.
- Zu beachten ist, dass auch die Kapselendoskopie lediglich ca. 70 % der Schleimhaut einsehen kann.

Histologie, Zytologie und klinische Pathologie

Histologische Mukosadiagnostik

- Die Diagnose erfolgt letztendlich durch den Pathologen.
- Prinzipiell sind die Tumoren histologisch mit Kolonkarzinomen vergleichbar.
- Als Hinweis für eine intestinale Genese im Sinne eines Dünndarmkarzinoms finden sich häufig Adenomanteile in Nähe des Karzinoms.
- Zumeist sind die Tumoren vom gut bis mittelgradig differenzierten Typ und weisen saures Muzin auf.
- Unterscheidung vom Adenokarzinom des Pankreas- bzw. Gallengangs: Nachweis eines Adenokarzinoms vom intestinalen Typ in Abgrenzung zum hepatobiliären Typ (inklusive immunhistologischer Kriterien)

Molekulargenetische Diagnostik

- In Analogie zum Kolonkarzinom finden sich KRAS-Mutationen, die ebenfalls – auch wenn es keine prospektiven Untersuchungen hierzu gibt – eine Responseprädiktion auf eine EGFR-Therapie zulassen.

4.44.10 Differenzialdiagnosen

Tab. 4.69 Differenzialdiagnosen.

Differenzialdiagnose	Bemerkungen
Adenokarzinom des Pankreas	das Duodenum infiltrierende Pankreaskarzinome; Histologie und Schnittbildgebung als differenzialdiagnostische Hilfe
Dünndarmlymphome	Histologie als Differenzialdiagnose, Dünndarmdiagnostik mittels z. B. Ballonenteroskopie
Morbus Crohn	Histologie zur Differenzialdiagnose, Dünndarmdiagnostik mittels z. B. Ballonenteroskopie
andere Dünndarmtumoren	Histologie zur Differenzialdiagnose, Dünndarmdiagnostik mittels z. B. Ballonenteroskopie

4.44.11 Therapie
Therapeutisches Vorgehen

- Obwohl Adenokarzinome des Dünndarms im Vergleich zu anderen Dünndarmtumoren früher detektiert werden, sind sie häufig bereits bei Diagnose nicht mehr kurativ resektabel.
- Eine Kuration kann lediglich chirurgisch oder bei kleineren Tumoren durch eine endoskopische Mukosaresektion erzielt werden.
- Bei Adenokarzinomen des Duodenums muss bei kurativer Intention und Resektabilität häufig eine Pankreatikoduodenektomie als möglichst kleiner Eingriff erfolgen, alternativ eine Duodenektomie, möglichst mit Lymphonodektomie.
- Bei Lokalisation in anderen Dünndarmsegmenten erfolgt eine großzügige Segmentresektion unter Mitnahme des Mesenteriums [6].
- Daten zu einer neoadjuvanten oder adjuvanten Radio-/Chemotherapie liegen nicht vor, sodass häufig in Analogie zum Kolonkarzinom entschieden wird (Kap. 4.50).
  - Gleiches gilt für die palliative Chemotherapie [5].

4.44.12 Nachsorge

- Die Nachsorge kann aufgrund fehlender Daten in Analogie zum Kolonkarzinom erfolgen (Kap. 4.50).

4.44.13 Verlauf und Prognose

- Negative Prognosefaktoren sind
  - Lokalisation im Duodenum und
  - ein Alter > 75 Jahre.
- Weiter wird die Prognose bestimmt durch
  - die Resektabilität,
  - die R-Klassifikation,
  - das histologische Grading und
  - das Vorhandensein von Lymphknotenmetastasen.
- Das 5-Jahres-Gesamtüberleben für Patienten mit einem duodenalen Adenokarzinom wird mit 20 bis 35 % angegeben.
  - Bei alleinig mukosalem Befall konnte ein 100 %iges 5-Jahres-Überleben gezeigt werden.
  - Bei Tumoren ohne Lymphknoten aboral des Duodenums ließ sich ein 45–70 %iges 5-Jahres-Überleben nachweisen, im Vergleich zu 12–14 % bei Tumoren mit Lymphknotenbefall.

4.44.14 Quellenangaben

[1] Brierley JD, Gospodarowicz MK, Wittekind C, Hrsg. TNM Classification of Malignant Tumours. 8. Aufl. Hoboken: Wiley-Blackwell; 2017
[2] Delaunoit T, Neczyporenko F, Limburg PJ et al. Pathogenesis and risk factors of small bowel adenocarcinoma: a colorectal cancer sibling? Am J Gastroenterol 2005; 100: 703–710
[3] Horton KM, Fishman EK. Multidetector-row computed tomography and 3-dimensional computed tomography imaging of small bowel neoplasms: current concept in diagnosis. J Comput Assist Tomogr 2004; 28: 106–116
[4] Lepage C, Bouvier AM, Manfredi S et al. Incidence and management of primary malignant small bowel cancers: a well-defined French population study. Am J Gastroenterol 2006; 101: 2826–2832
[5] Overman MJ, Kopetz S, Wen S et al. Chemotherapy with 5-fluorouracil and a platinum compound improves outcomes in metastatic small bowel adenocarcinoma. Cancer 2008; 113: 2038–2045
[6] Poultsides GA, Huang LC, Cameron JL et al. Duodenal adenocarcinoma: clinicopathologic analysis and implications for treatment. Ann Surg Oncol 2012; 19: 1928–1935
[7] van Weyenberg SJ, Meijerink MR, Jacobs MA et al. MR enteroclysis in the diagnosis of small-bowel neoplasms. Radiology 2010; 254:765–773

4.45 Lymphome des Darms

W. Fischbach

4.45.1 Steckbrief

Primäre Lymphome des Dünndarms umfassen verschiedene B-Zell-Lymphome sowie das nur hier auftretende Enteropathie-assoziierte T-Zell-Lymphom. Sie sind damit eine hinsichtlich des biologischen Verhaltens und der Prognose heterogene Gruppe. Demzufolge sind unterschiedliche Behandlungsstrategien erforderlich. Im Hinblick auf Ausbreitungsdiagnostik und Stadieneinteilung ergeben sich viele Gemeinsamkeiten mit den Magenlymphomen, weshalb explizit auf Kap. 3.24 verwiesen wird. Lymphome des Dickdarms sind eine extreme Rarität. Für sie gelten die gleichen Grundsätze wie für Lymphome des Dünndarms.

4.45.2 Synonyme

- intestinale Lymphome

4.45.3 Keywords

- Enteropathie-assoziiertes T-Zell-Lymphom
- Burkitt-Lymphom
- MALT-Lymphom
- diffuses großzelliges B-Zell-Lymphom

4.45.4 Definition

- Intestinale Lymphome sind isoliert im Dünndarm lokalisiert oder finden sich dort im Rahmen eines disseminierten gastrointestinalen Befalls durch ein B-Zell-Lymphom.

4.45.5 Epidemiologie

Häufigkeit

- Im Gegensatz zu den Magenlymphomen finden sich keine konkreten Angaben zur Inzidenz der intestinalen Lymphome.
- Geschätzt wird, dass sich unter den gastrointestinalen Lymphomen weniger als 20 % im Dünndarm manifestieren; ein Dickdarmbefall ist noch sehr viel seltener.
- Innerhalb der intestinalen Lymphome
  - sind über 80 % B-Zell-Lymphome,
  - T-Zell-Lymphome machen nur 13 % aus [5].

Altersgipfel

- Dünndarmlymphome zeigen einen Altersgipfel in der sechsten Lebensdekade.
- Sie sind aber von der Jugend bis ins hochbetagte Alter weit verteilt.

Geschlechterverteilung

- in etwa ausgeglichen
- leichtes Überwiegen der Männer (1,7:1)

Prädisponierende Faktoren

- intestinale lymphoproliferative Erkrankungen:
  - chronisch entzündliche Darmerkrankungen, insbesondere Morbus Crohn
- Enteropathie-assoziierte T-Zell-Lymphome:
  - glutensensitive Zöliakie

4.45.6 Ätiologie und Pathogenese

- Ätiologie und Pathogenese der Dünndarmlymphome sind weitgehend unbekannt.
- Ausnahme sind die Enteropathie-assoziierten T-Zell-Lymphome: Zöliakie ist als Risikofaktor anerkannt.

4.45.7 Klassifikation und Risikostratifizierung

- ▶ Tab. 4.70 zeigt die derzeitige WHO-Klassifikation der primären gastrointestinalen Lymphome.

Tab. 4.70 WHO-Klassifikation der primären gastrointestinalen Lymphome [5].

B-Zell-Lymphome	T-Zell-Lymphome
extranodales Marginalzonen-B-Zell-Lymphom (MZBZL) des MALT (MALT-Lymphom) follikuläres Lymphom (Grad I–III) Mantelzelllymphom (lymphomatöse Polypose) diffuses großzelliges B-Zell-Lymphom (DGBZL) mit/ohne MALT-Komponente Burkitt-Lymphom Immundefizienz-assoziierte Lymphome	Enteropathie-assoziiertes T-Zell-Lymphom (EATZL) peripheres T-Zell-Lymphom (Nicht-EATZL)

4.45.8 Symptomatik

- Klinisch präsentieren sich die intestinalen Lymphome sehr unterschiedlich.
- Das Spektrum umfasst
  - völlige Beschwerdefreiheit
  - Bauchschmerzen
  - B-Symptome (Nachtschweiß, Gewichtsabnahme, Fieber)
  - manifeste oder okkulte Blutungen
  - Perforation
  - akutes Abdomen
- Weitaus häufiger als Magenlymphome treten intestinale Lymphome durch ein akutes klinisches Ereignis in Erscheinung.
  - Mitunter führt eine Notfalloperation zur Primärdiagnose.

4.45.9 Diagnostik

Diagnostisches Vorgehen

- ▶ Abb. 4.57 zeigt einen diagnostischen Algorithmus als Basis für eine histologiegerechte und stadienadaptierte Therapie.

Anamnese

- Die Anamnese ist oft nicht zielführend.
- Im Einzelfall weist sie auf eine abdominelle Beschwerdesymptomatik hin.

Körperliche Untersuchung

- Die Palpation des Abdomens kann eine Druckschmerzhaftigkeit anzeigen.
- In manchen Fällen präsentieren sich die Patienten mit dem Bild eines akuten Abdomens.

Labor

- Routinemäßig erhobene Laborbefunde sind in der Regel nicht wegweisend.

4.45 Lymphome des Darms

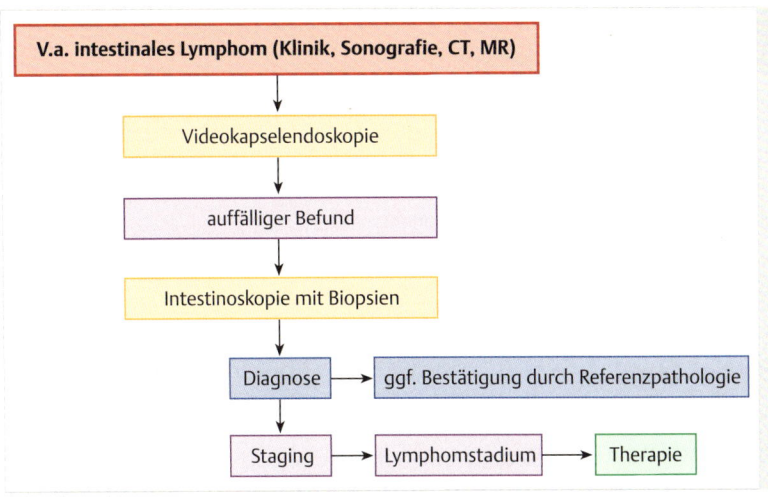

Abb. 4.57 Diagnostischer Algorithmus bei intestinalen Lymphomen.

- Allenfalls kann eine Anämie die weitere endoskopische Abklärung bedingen.

Bildgebende Diagnostik

- Die bildgebende Diagnostik (Sonografie, Computertomografie, Kernspintomografie) kann im Rahmen der diagnostischen Abklärung einer abdominellen Symptomatik den Verdacht auf einen intestinalen Tumor lenken.
- Nach Diagnose eines intestinalen Lymphoms werden die bildgebenden Methoden gezielt im Rahmen des Stagings zur Erfassung des Lymphomstadiums (siehe Tab. 3.44 in Kap. 3.24) eingesetzt.

Instrumentelle Diagnostik

Kapselendoskopie und Enteroskopie

- Zur Visualisierung eines intestinalen Tumors eignet sich die Kapselendoskopie als invasive Methode mit hoher diagnostischer Aussagekraft [4] (▶ Abb. 4.58).
- Zeigt sie einen auffälligen Befund, schließt sich eine Einfach- oder Doppelballonenteroskopie an.
- Diese bieten die Möglichkeit der
  - Biopsieentnahme und
  - histologischen Diagnosesicherung.

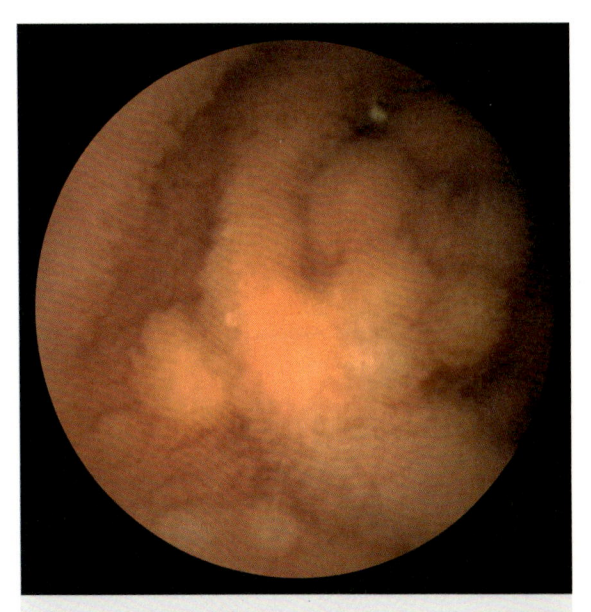

Abb. 4.58 Kapselendoskopie mit typischen kleinen weißlichen Noduli bei follikulärem Dünndarmlymphom.

4.45.10 Differenzialdiagnosen

Tab. 4.71 Differenzialdiagnosen.

Differenzialdiagnose	Bemerkungen
andere maligne und benigne intestinale Erkrankungen	insbesondere: verschiedene Subtypen der Lymphome (siehe ▶ Tab. 4.70) refraktäre Zöliakie Typ 2 entzündliche Dünndarm- erkrankungen

4.45.11 Therapie

Therapeutisches Vorgehen

- Das therapeutische Vorgehen wird ganz wesentlich bestimmt durch
  - den histologischen Typ des intestinalen Lymphoms und
  - das Lymphomstadium.
- ▶ Tab. 4.72 gibt einen Überblick über die Behandlungsstrategien bei den intestinalen B-Zell-Lymphomen.
- Nachfolgend wird auf die einzelnen Lymphomentitäten im Detail eingegangen.

Tab. 4.72 Therapie der intestinalen B-Zell-Lymphome.

Lymphom	Therapie
MALT-Lymphom	Hp-Eradikation; CTx; RTx
diffuses großzelliges B-Zell-Lymphom (DGBZL)	CTx: R-CHOP (+ Radiatio)
follikuläres Lymphom I/II	Watch-and-Wait
Mantelzelllymphom	CTx: R-Bendamustin
Burkitt-Lymphom	B-ALL-Protokolle

Hp: Helicobacter pylori; RTx: Radiotherapie; CTx: Chemotherapie; B-ALL: akute lymphatische B-Zell-Leukämie

Marginalzonen-B-Zell-Lymphome des MALT (MALT-Lymphome)

- MALT-Lymphome treten ganz überwiegend im Magen auf und sind fast immer mit einer Helicobacter-pylori-Infektion assoziiert (Kap. 3.24).
- Die erfolgreiche Eradikation des Keims führt dort zu einer kompletten und anhaltenden Lymphomremission in etwa 80 % der Fälle.
- Zeigt sich ein MALT-Lymphom in Dünn- oder Dickdarm, wird zunächst ebenfalls eine H.-pylori-Eradikation vorgenommen.
- Darüber hinaus bieten sich an [3]:
  - bei Bedarf eine Immunchemotherapie mit Rituximab plus Bendamustin oder C(H)OP bei disseminiertem Befall
  - eine Strahlentherapie
  - im Einzelfall eine endoskopische Resektion bei umschriebenen Befunden

Diffuse großzellige B-Zell-Lymphome (DGBZL)

- Eine Immunchemotherapie mit dem CD20-Antikörper Rituximab und CHOP ist die Standardtherapie.
- Üblicherweise werden
  - 6 Zyklen R-CHOP mit
  - 2 nachfolgenden Gaben von Rituximab appliziert.
- Eine zusätzliche Bestrahlung ist möglich bei
  - initial großem Tumor („bulk") und
  - residualem Lymphom nach R-CHOP (sehr selten).

Follikuläre Lymphome

- Patienten mit einem follikulären Lymphom des Dünndarms Grad I/II können einer Watch-and-Wait-Strategie zugeführt werden [6].
- Sie zeigen eine exzellente Prognose.
- Die seltenen follikulären Lymphome Grad III bedürfen einer R-CHOP Therapie.

Mantelzelllymphome

- Diese Entität macht weniger als 10 % aller intestinalen B-Zell-Lymphome aus.
- Meist präsentieren sich Mantelzelllymphome in Form multipler Polypen, was zur Bezeichnung lymphomatöse Polyposis geführt hat.
- Sie zeichnen sich durch eine schlechte Prognose aus.
- Zwar lassen sich durch eine R-CHOP Therapie häufig Remissionen erzielen; diese sind jedoch meist von kurzer Dauer.
- Das mediane Überleben liegt bei 3–4 Jahren.
- Im Einzelfall kann daher bei geeigneten Patienten eine Hochdosistherapie mit nachfolgender autologer Stammzelltransplantation erwogen werden.

Burkitt-Lymphome

- Sie sind hochaggressiv und werden daher in Analogie zur akuten lymphatischen B-Zell-Leukämie (B-ALL) behandelt.
- Diese intensive Therapie eröffnet den Patienten durchaus eine Perspektive.
  - erfordert guten Allgemeinzustand
  - häufig kombiniert mit einer intrathekalen Gabe von Methotrexat
- Rezidive nach kompletter Remission sind selten.

Enteropathie-assoziierte T-Zell-Lymphome (EATZL)

- Die EATZL zeichnen sich durch eine besonders schlechte Prognose aus.
- In einer retrospektiven Zusammenstellung aus den USA betrug das Gesamtüberleben lediglich 7 Monate [7].
- In einer deutschen multizentrischen Studie lag die 2-Jahres-Überlebensrate nach CHOP mit oder ohne Radiatio bei 28 % im Vergleich zu 94 % bei den intestinalen B-Zell-Lymphomen [1].
- Eine aktuelle Studie der asiatischen Lymphomstudiengruppe beschreibt eine Therapieansprechrate von 46 % und ein medianes Gesamtüberleben von 7 Monaten [9].
- Erfahrungen mit einer Hochdosistherapie mit nachfolgender autologer oder gar allogener hämatopoetischer Stammzelltransplatation sind sehr begrenzt.
  - Für geeignete Patienten scheint es die beste Option darzustellen.

- Für andere Patienten kommen nur supportive Maßnahmen mit Budesonid und eine Ernährungstherapie in Betracht.
- Nach der deutschen S2k-Leitlinie sollten Patienten mit EATZL in einem Zentrum vorgestellt werden [2].
- Letztlich ist eine Standardtherapie für die EATZL bislang nicht etabliert.

4.45.12 Nachsorge

- Konkrete Nachsorgeempfehlungen können für die intestinalen Lymphome nicht gegeben werden.
- Die Planung muss individuell erfolgen.

4.45.13 Verlauf und Prognose

- Verlauf und Prognose sind für die unterschiedlichen Lymphomentitäten extrem unterschiedlich.

4.45.14 Quellenangaben

[1] Daum S, Ullrich R, Heise W et al. Intestinal non-Hodgkin's lymphoma: a multicenter prospective clinical study from the German Study Group on Intestinal non-Hodgkin's Lymphoma. Clin Oncol 2003; 21: 2740–2746

[2] Felber J, Aust D, Baas S et al. Ergebnisse einer S2k-Konsensuskonferenz der Deutschen Gesellschaft für Gastroenterologie, Verdauungs- und Stoffwechselerkrankungen (DGVS) gemeinsam mit der deutschen Zöliakie-Gesellschaft (DZG) zur Zöliakie, Weizenallergie und Weizensensitivität. Z Gastroenterol 2014; 52: 711–743

[3] Fischbach W. Colorectal MALT lymphoma: a rare clinical entity. Z Gastroenterol 2018; 56: 905–911

[4] Flieger D, Keller R, May A et al. Capsule Endoscopy in Gastrointestinal lymphomas. Endoscopy 2005; 37: 1174–1180

[5] Kim SJ, Choi CW, Mun YC et al. Multicenter retrospective analysis of 581 patients with primary intestinal non-hodgkin lymphoma from the consortium for Improving Survival of Lymphoma (CISL). BMC Cancer 2011; 11: 321–313

[6] Schmatz AI, Streubel B, Kretschmer-Chott E et al. Primary follicular lymphoma of the duodenum is a distinct mucosal/submucosal variant of follicular lymphoma: a retrospective study of 63 cases. J Clin Oncol 2011; 29: 1445–1451

[7] Sharaiha RZ, Lebwohl B, Reimers L. Increasing incidence of enteropathy-associated T-cell lymphoma in the United States, 1973–2008. Cancer 2012; 118: 3786–3792

[8] Swerdlow SH, Campo E, Pileri SA et al. The 2016 revision oft he World Health Organization classification of lymphoid neoplasms. Blood 2016; 127: 2375–2390

[9] Tse E, Gill H, Loong F et al. Type II enteropathy-associated T-cell lymphoma: A multicenter analysis from the Asia Lymphoma Study Group. Am J Hematol 2012; 87: 663–668

4.46 Peutz-Jeghers-Syndrom

R. Kiesslich, A. Tannapfel

4.46.1 Steckbrief

Das Peutz-Jeghers-Syndrom (PJS) ist ein autosomal-dominant vererbtes Syndrom, das durch multiple hamartomatöse Polypen im Bereich des Gastrointestinaltrakts charakterisiert ist. Daneben besteht eine verstärkte Pigmentation der Haut. Das Risiko für gastrointestinale und andere Krebserkrankungen ist erhöht.

4.46.2 Synonyme

- Hutchinson-Weber-Peutz-Syndrom
- Peutz-Jeghers-Hamartose

4.46.3 Keywords

- Polyposis
- mukokutane Pigmentation
- hamartomatöse Polypen
- STK11-Gen

4.46.4 Definition

- Das PJS ist eine autosomal-dominant vererbbare Erkrankung, die durch multiple hamartomatöse Polypen im Bereich des Gastrointestinaltrakts charakterisiert ist.

4.46.5 Epidemiologie

Häufigkeit

- Die Prävalenzschätzungen reichen von 1/25 000 bis 1/300 000 Geburten in den Vereinigten Staaten.
- Hamartomatöse Polypen können an jeder Stelle des Gastrointestinaltrakts auftreten, sind aber im Dünndarm am häufigsten.

Altersgipfel

- Trotz hoher Variabilität zwischen den Familien treten charakteristische PJS-Polypen in der Regel in der Kindheit und im frühen Erwachsenenalter auf.
- Der Altersgipfel ist in den ersten 10 Lebensjahren.

Geschlechtsverteilung

- keine Präferenz

Prädisponierende Faktoren

- familiäres Vorkommen des PJS

4.46.6 Ätiologie und Pathogenese

- Das PJS ist eine autosomal-dominant vererbbare Erkrankung, die durch eine Keimbahnmutation im STK11/LKB1-Gen ausgelöst wird.
- Das STK11-Gen ist ein Gen, das beim PJS defekt ist. Das Gen kodiert eine Serin-Threoinin-Kinase/Liver Kinase B1. Dies ist eine zytoplasmatische Kinase, die an der Regualtion von Zellteilungs- und Differenzierungsvorgängen beteiligt ist.
- Die Krankheit tritt bei Genträgern in über 90 % der Fälle bis zum 30. Lebensjahr auf.
- 10–20 % der Betroffenen haben keinen familiären Hintergrund.
- Durch das defekte Gen kommt es
  - zu einem frühen Auftreten von Hamartomen im Gastrointestinaltrakt (hauptsächlich im Dünndarm) und
  - zu einer verstärkten Pigmentierung der Haut (vor allem perioral).
- Patienten mit PJS haben ein erhöhtes Krebsrisiko, welches sich nicht nur auf den Gastrointestinaltrakt beschränkt.
  - Das Lebenszeitrisiko, an einem Malignom zu erkranken, liegt zwischen 85–90 %.
  - Krebsrisiken für Tumoren des Magen-Darm-Trakts:
    - Kolon: 39 %
    - Magen: 29 %
    - Dünndarm: 13 %
    - Pankreas: 20 %
  - Zusätzlich ergeben sich geschlechtsspezifisch weitere erhöhte Krebsrisiken:
    - Frauen: Brust, Ovar und Zervix
    - Männer: Sertoli-Zell-Tumoren (Hoden)

4.46.7 Klassifikation und Risikostratifizierung

Mukokutane Pigmentation

- Die mukokutane Pigmentation betrifft 95 % der Patienten mit PJS.
- Sie entsteht durch mit Pigment befüllten Makrophagen, die sich in der Dermis ablagern.
  - Die Makrophagen haben eine Größe von 1–5 mm.
- Hauptlokalisationsstellen sind:
  - periorale Region (94 %)
  - Handflächen (74 %)
  - Wangenschleimhaut (66 %)
  - Fußsohlen (62 %)
- Die Pigmentierungen entwickeln sich in den ersten beiden Lebensjahren und schwächen sich nach der Pubertät wieder ab.
- Eine maligne Transformation ist extrem selten.

Hamartomatöse Polypen

- Die hamartomatösen Polypen entwickeln sich hauptsächlich im Dünndarm (60–90 %, ▶ Abb. 4.59).
- Die Hauptlokalisation ist das Jejunum.
- Die Polypen können aber den gesamten Gastrointestinaltrakt befallen.
- Sie finden sich (mit etwas geringerer Häufigkeit) auch in
  - der Blase,
  - der Lunge und
  - dem Nasopharynx.

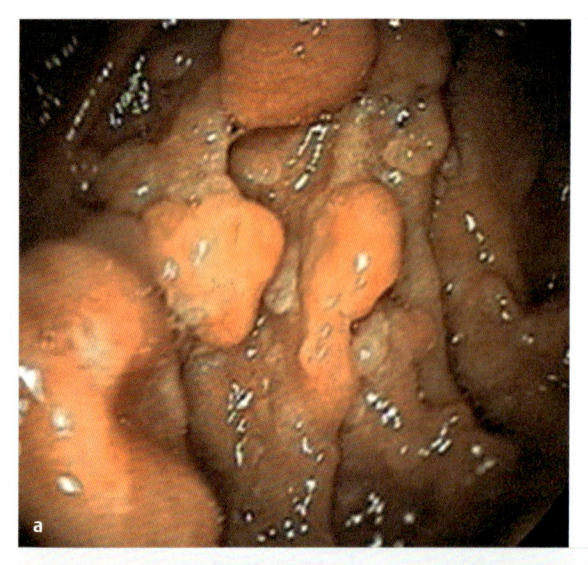

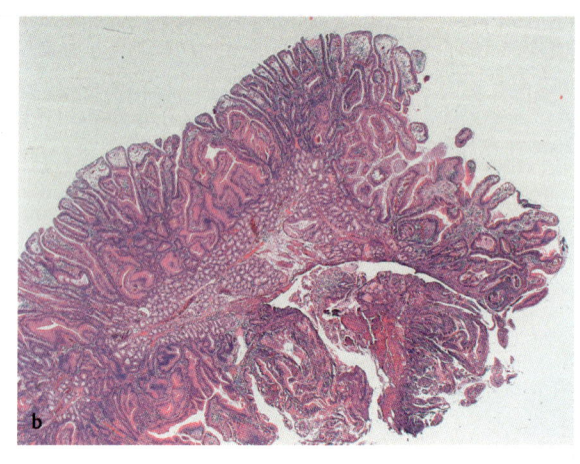

Abb. 4.59 Peutz-Jeghers-Syndrom.
a Endoskopie der Peutz-Jeghers-Polypen im Dünndarm.
b Typische histologische Abbildungen eines Peutz-Jeghers-Polypen. Die hamartösen Polypen zeigen hier ausgeprägte, baumartig aufzweigende und fein verästelnde Lamina muscularis mucosae, die bis nach apikal nachweisbar sind. Die einzelne Krypten sind zystisch erweitert, die Lamina propria ist ödematös.

- Hamartomatöse Polypen entwickeln sich in der ersten Lebensdekade, werden in der Regel aber erst zwischen dem 10. und 30. Lebensjahr symptomatisch (z. B. gastrointestinale Blutung, intestinale Obstruktion).
- Histologisch sind die hamartomatösen Polypen durch glatte Muskelzellen charakterisiert, die sich bis in die Lamina propria erstrecken.
  - Das oberflächliche Epithel entspricht der normalen Darmschleimhaut.

4.46.8 Symptomatik

- Erste Symptome sind ein okkulter oder overter peranaler Blutabgang, gefolgt von
  - intestinaler Obstruktion,
  - veränderten Stuhlgewohnheiten und
  - klassischen B-Symptomen (Appetitverlust, Gewichtsabnahme, Nachtschweiß) der sich manifestierenden Krebsentwicklung).
- Invagination mit Ileus
- chronische Anämie des Kindesalters

4.46.9 Diagnostik

Diagnostisches Vorgehen

- Die klinische Diagnose eines PJS richtet sich nach 4 Kategorien:
  - 2 oder mehr histologisch bestätigte PJS-Polypen
  - mindestens ein PJS-Polyp bei einem Patienten aus einer Familie mit PJS
  - charakteristische mukokutane Pigmentation bei einem Patienten mit familiärem PJS
  - mindestens ein PJS-Polyp und Vorhandensein einer mukokutanen Pigmentation
- Die oben genannten Patienten sollten einer genetischen Testung (STK11) zugeführt werden.
  - Ein positives Ergebnis bestätigt das PJS.
  - Ein negativer Gentest schließt die Erkrankung jedoch nicht vollständig aus, da nicht alle Genmutationen des Syndroms bekannt sind.
- Patienten mit PJS sollten sich ab dem 10. Lebensjahr regelmäßigen endoskopischen Untersuchungen unterziehen (Gastroskopie, Koloskopie, Kapselendoskopie bzw. Enteroskopie).

Anamnese

- Bei hereditären Erkrankungen ist die Familienanamnese ein wichtiger Teil der Diagnostik.

Körperliche Untersuchung

- Die körperliche Untersuchung ist für die Diagnostik des PJS nicht zielführend.

4.46.10 Differenzialdiagnosen

- Die endoskopisch-histologische Abgrenzung eines PJS und einer juvenilen Polyposis von dem auf PTEN-Mutationen beruhenden Cowden-Syndrom oder dem vermutlich nicht erblichen Cronkhite-Canada-Syndrom kann problematisch sein.
- Die Differenzierung erfolgt in der Regel durch das im Vordergrund stehende extraintestinale Tumorspektrum und die Molekulargenetik (▶ Tab. 4.73).
- Beim Cowden-Syndrom ist insbesondere das Risiko für Mamma- und Schilddrüsenkarzinome erhöht.
  - Das Risiko für kolorektale Karzinome scheint nach neueren Daten mit einem Lebenszeitrisiko von 9 % ebenfalls erhöht zu sein.
  - Weiterhin wurden erhöhte Risiken für Karzinome des Endometriums und der Nieren sowie für Melanome beschrieben.
- Das Bannayan-Riley-Ruvalcaba-Syndrom wird als Variante des Cowden-Syndroms betrachtet.
- Beide Syndrome sind mit Keimbahnmutationen des PTEN-Gens assoziiert und werden unter der Bezeichnung PTEN-Hamartom-Tumor-Syndrom (PHTS) zusammengefasst.

4.46.11 Therapie

Therapeutisches Vorgehen

- Eine Heilungsoption für das PJS gibt es nicht.
- Durch einen frühen Beginn endoskopischer und klinischer Überwachungsprogramme wird versucht, das Auftreten eines Malignoms möglichst frühzeitig zu entdecken.
- Eine Anbindung an ein Zentrum mit spezieller Erfahrung mit seltenen hereditären Erkrankungen ist zu empfehlen.
- ▶ Tab. 4.74 zeigt das vom Universitätsklinikum Bonn empfohlene Vorgehen.

4.46.12 Verlauf und Prognose

- Die Prognose hängt von der Schwere der Polypenkomplikationen und der Entwicklung von Malignomen ab.

Tab. 4.73 Differenzialdiagnosen.

Differenzialdiagnose	Bemerkungen			
	Erblichkeit	genetische Abnormalität	klinische Bilder	Karzinom im Gastrointestinaltrakt
familiäre adenomatöse Polypose	autosomal-dominant	FAP-Tumorsuppresor-Gen auf Chromosom 5q21–22	Adenomatosis coli, Adenome in Dünndarm und Magen	ja
Gardner-Syndrom	autosomal-dominant	wie FAP	wie FAP + Osteome und intraabdominale Fibromatose	ja
Turcot-Syndrom	autosomal-dominant	wie FAP	wie FAP + Medulloblastom	ja
juvenile Polypose	autosomal-dominant	SMAD4 auf Chromosom 18a21.1, BMPR1A, TGF-β-Signaltransduktion	juvenile Polypen des Gastrointestinaltrakts	ja
Muir-Torre-Syndrom	autosomal-dominant	wahrscheinlich Mismatch-Repair-Gene, hMLH1, hMLH2	Karzinom im Gastrointestinaltrakt und gynäkologische Karzinome	ja
Cowden-Syndrom	autosomal-dominant	Chromosom 10q PTEN-Gen	hamartomatöse Polypen des Gastrointestinaltrakts, gingivale Hyperplasie und Karzinome der Mamma und der Schilddrüse	nein

Tab. 4.74 Vom Universitätsklinikum Bonn empfohlenes Vorgehen bei Peutz-Jeghers-Syndrom.

Beginn	Untersuchung	Frequenz
ab dem 8.–10. Lebensjahr	Darstellung des Dünndarms (Kapselendoskopie oder CT-/MR-Enterografie) Untersuchung des Hodens	wenn unauffällig, ab 18 Jahren alle 2–3 Jahre jährlich
ab dem 12. Lebensjahr	körperliche Untersuchung Endoskopie des oberen und unteren Gastrointestinaltrakts	einmal jährlich alle 2–3 Jahre
ab dem 18. Lebensjahr	gynäkologische Untersuchung, transvaginale Ultraschalluntersuchung	einmal jährlich
ab dem 25. Lebensjahr	klinische Untersuchung der Brust Mammografie/MRT der Brust	halbjährlich einmal jährlich
ab dem 30. Lebensjahr	pankreatobiliäres MRT (MRCP) oder Endosonografie	alle 1–2 Jahre

Bei Nachweis von Polypen werden die Untersuchungsintervalle auf ein Jahr verkürzt.

4.46.13 Quellenangaben

[1] Leitlinienprogramm Onkologie (Deutsche Krebsgesellschaft, Deutsche Krebshilfe, AWMF). S3-Leitlinie Kolorektales Karzinom, Langversion 2.0, 2017, AWMF Registrierungsnummer: 021/007OL. Im Internet: http://www.leitlinienprogramm-onkologie.de/leitlinien/kolorektales-karzinom/; Stand: 03.01.2018

4.46.14 Wichtige Internetadressen

- Peutz-Jeghers-Syndrom Germany e.V.: www.peutz-jeghers.eu

4.47 Familiäre adenomatöse Polyposis

R. Kiesslich, A. Tannapfel

4.47.1 Steckbrief

Die familiäre adenomatöse Polyposis (FAP) gehört zu den hereditären Polyposis-Syndromen und ist charakterisiert durch das Vorhandensein multipler kolorektaler Adenome (in der klassischen Form mehr als hundert). Die FAP wird durch eine Keimbahnmutation in dem APC (von Adenomatosis polyposis coli) genannten Tumorsuppressorgen verursacht. Das APC-Gen ist auf dem Chromosomenabschnitt 5q21-q22 lokalisiert. Bisher wurden über 1000 verschiedene Mutationen im APC-Gen festgestellt, fast jede Familie hat eine andere Mutation. Die Position der Mutation im APC-Gen bestimmt den Schweregrad der Polyposis und das Auftreten und die Schwere der extrakolischen Manifestationen. Kolonadenome entstehen oft schon im Kindesalter, gehäuft in der zweiten Lebensdekade. Unbehandelt führt die FAP obligat zur malignen Transformation einzelner Adenome (im Durchschnitt im Alter von 36 Jahren).

4.47.2 Aktuelles

- Die 2017 erschienene S3-Leitlinie Kolorektales Karzinom der Deutschen Gesellschaft für Gastroenterologie, Verdauungs- und Stoffwechselerkrankungen fasst
  - die aktuellen Empfehlungen zur genetischen Testung der Familienangehörigen sowie
  - die Diagnostik und Therapie von Patienten mit FAP im Detail zusammen.

4.47.3 Synonyme

- Polyposis coli

4.47.4 Keywords

- familiäre Polyposis
- hereditäre Polyposis-Syndrome
- Desmoidtumor
- Drüsenkörperzyste
- Spigelman-Klassifikation

4.47.5 Definition

- Die FAP gehört zu den hereditären Polyposen.
- Sie ist charakterisiert durch das Vorhandensein multipler kolorektaler Adenome (in der klassischen Form mehr als hundert)
- Die Krankheit wird autosomal-dominant vererbt und durch eine Keimbahnmutation ausgelöst.

- Eine Unterform der FAP ist die attenuierte adenomatöse Polyposis coli (attenuierte FAP).
  - Die attenuierte FAP ist eine milde Verlaufsform der FAP, zumeist mit weniger als 100 kolorektalen Adenomen.
  - Die Adenome sind oft viel kleiner und flacher als bei der FAP und hauptsächlich im rechten Hemikolon lokalisiert; das Rektum ist in der Regel nicht betroffen.

4.47.6 Epidemiologie

Häufigkeit

- Die FAP hat eine Prävalenz von 3/100 000 Personen.
- Sie macht weniger als 1% aller kolorektalen Karzinome aus, betrifft die Patienten jedoch deutlich früher.

Altersgipfel

- Bei Patienten mit FAP entwickelt sich das kolorektale Karzinom im Schnitt mit 36 Jahren.

Geschlechtsverteilung

- Wegen der autosomal-dominanten Vererbung sind Männer und Frauen gleich häufig betroffen.

Prädisponierende Faktoren

- Verwandte eines Patienten mit FAP, die aufgrund des autosomal-dominanten Erbgangs als Mutationsträger in Betracht kommen, werden als Risikopersonen bezeichnet.
  - Eine humangenetische Beratung und ein Gentest werden ab dem 10. Lebensjahr empfohlen.

4.47.7 Ätiologie und Pathogenese

- Die FAP wird durch die Mutation des APC-Gens ausgelöst (Tumorsuppressorgen, ▶ Abb. 4.60).
- Die Vererbung ist autosomal-dominant.
- 25% der Fälle entstehen durch eine De-novo-Mutation (Patienten haben keine positive Familienanamnese).
- Das APC-Gen ist auf dem Chromosomenabschnitt 5q21-q22 lokalisiert.
- Bisher sind mehr als 1000 Mutationen des APC-Gens bekannt, die zur Erkrankung führen können.
- Die Lokalisation der Mutation spielt eine Rolle bei der Ausprägung der Erkrankung.
  - Alle Patienten weisen eine Polyposis coli auf.
  - Die extrakolischen Manifestationen können je nach Mutation unterschiedlich ausgeprägt sein.

Oligomerisierung

β-Catenin-Herunterregulierung (20-Aminosäuren-Repeat)

Armadillo-Repeat

Axin/Conductin-Bindung

β-Catenin-Bindung (15-Aminosäuren-Repeat)

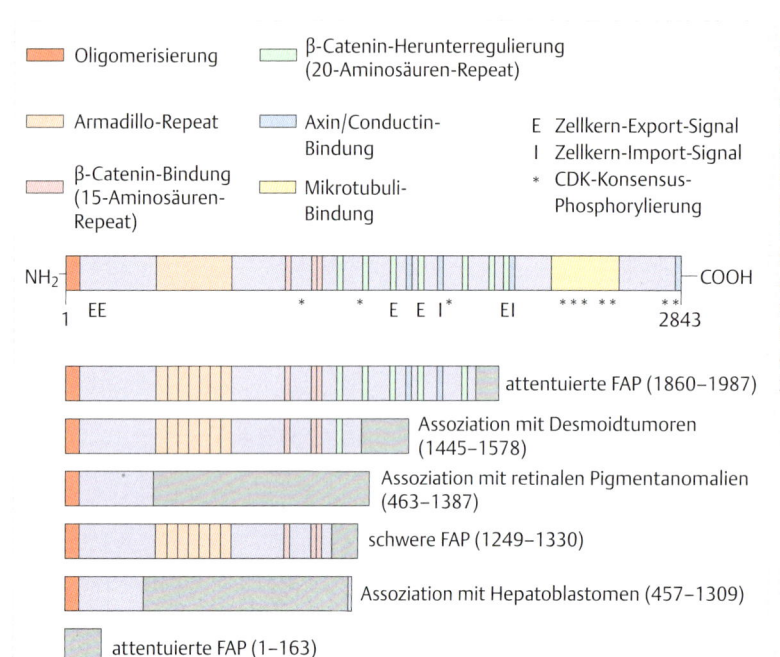

Mikrotubuli-Bindung

E Zellkern-Export-Signal
I Zellkern-Import-Signal
* CDK-Konsensus-Phosphorylierung

Abb. 4.60 Struktur des APC-Gens (obere Bildhälfte) und Phänotyp von Mutationen, die zum vorzeitigen Kettenabbruch und somit zur Synthese trunkierter APC-Proteine führen (untere Bildhälfte). Graue Balken kennzeichnen Trunkierungsregionen mit bekannten klinischen Manifestationen. Die Zahlen in Klammern in der rechten unteren Bildhälfte bezeichnen Aminosäurepositionen. (Quelle: Von Weizsäcker F. Molekulare Diagnostik und Genetik. In: Riemann J, Fischbach W, Galle P, Mössner J, Hrsg. Gastroenterologie in Klinik und Praxis. Stuttgart: Thieme; 2007: 168–178)

- attentuierte FAP (1860–1987)
- Assoziation mit Desmoidtumoren (1445–1578)
- Assoziation mit retinalen Pigmentanomalien (463–1387)
- schwere FAP (1249–1330)
- Assoziation mit Hepatoblastomen (457–1309)
- attentuierte FAP (1–163)

4.47.8 Klassifikation und Risikostratifizierung

Klassische FAP

- siehe auch (▶ Abb. 4.61)
- 100–1000 Adenome im Kolon
- Entwicklung der Polypen beginnt im Kindesalter
- Kolonkarzinomrisiko: 100 %
- 80 % der Patienten mit einem Kolonkarzinom weisen ein synchrones Kolonkarzinom auf.
- 80 % der Tumoren entwickeln sich im linksseitigen Kolon.
- Das Karzinomrisiko eines singulären Adenoms entspricht dem eines sporadischen Adenoms.
- Das deutlich erhöhte Krebsrisiko wird durch die Vielzahl und das frühe Vorkommen der Adenome manifestiert.

Attenuierte Polyposis coli

- 10–99 Adenome im Kolon
- Adenome und Malignome treten später auf als bei der FAP (Erkrankungsgipfel zwischen 44 und 58 Jahren).
- Die Polypen und Malignome finden sich eher im proximalen Kolon.
- Kolonkarzinomrisiko (Lebenszeitrisiko): 80 %

Extrakolische Manifestationen

- Polypen im oberen Gastrointestinaltrakt finden sich bei 30–100 % der Patienten mit FAP.
- **Fundus- und Korpusdrüsenzysten** des Magens (▶ Abb. 4.62) finden sich bei einer Vielzahl der Patienten.
  - Die Ausprägung ist variabel, einzelne Patienten haben hunderte Polypen.
  - Das Malignomrisiko ist gering, auch wenn bei bis zu 50 % eine niedriggradige Dysplasie diagnostiziert werden kann.
- **Duodenaladenome** (▶ Abb. 4.63) treten bei 10–15 % der Patienten auf.
  - Die Malignomprogression ist langsamer als im Kolon.
  - Das Malignomrisiko für Duodenaladenome und Papillenadenome beträgt 5 %.
- **Desmoidtumoren** finden sich bei 10–15 % der Patienten.
  - Sie sind charakterisiert durch ein langsames Wachstum ohne Metastasierungsrisiko.
  - Diese mesenchymalen Tumoren können aber durch kontinuierliches Wachstum Kompressionen, Strikturen und Invaginationen auslösen.
- **Schilddrüsenkarzinome** kommen bei 1–12 % der Patienten vor.
  - 95 % betreffen Frauen.
  - Der Erkrankungsgipfel liegt zwischen dem 24. und 33. Lebensjahr.
  - histologischer Typ: kribriforme Variante eines papillären Schilddrüsenkarzinoms

4.47 Familiäre adenomatöse Polyposis

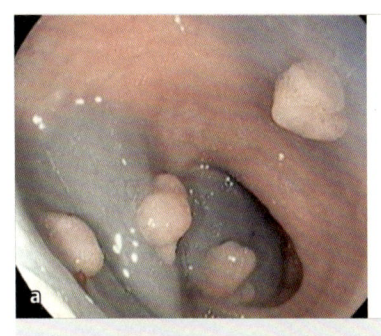

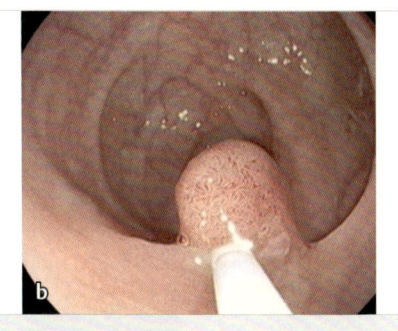

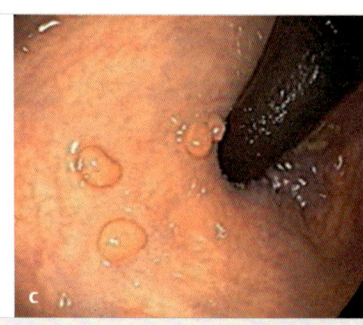

Abb. 4.61 Koloskopie bei familiärer adenomatöser Polyposis (FAP).
a Multiple Polypen im Kolon, die für eine endoskopische Resektion mit verdünnter Blaulösung unterspritzt wurden.
b Polypektomie eines Polypen.
c Inversion im Rektum mit Nachweis von 4 Adenomen.

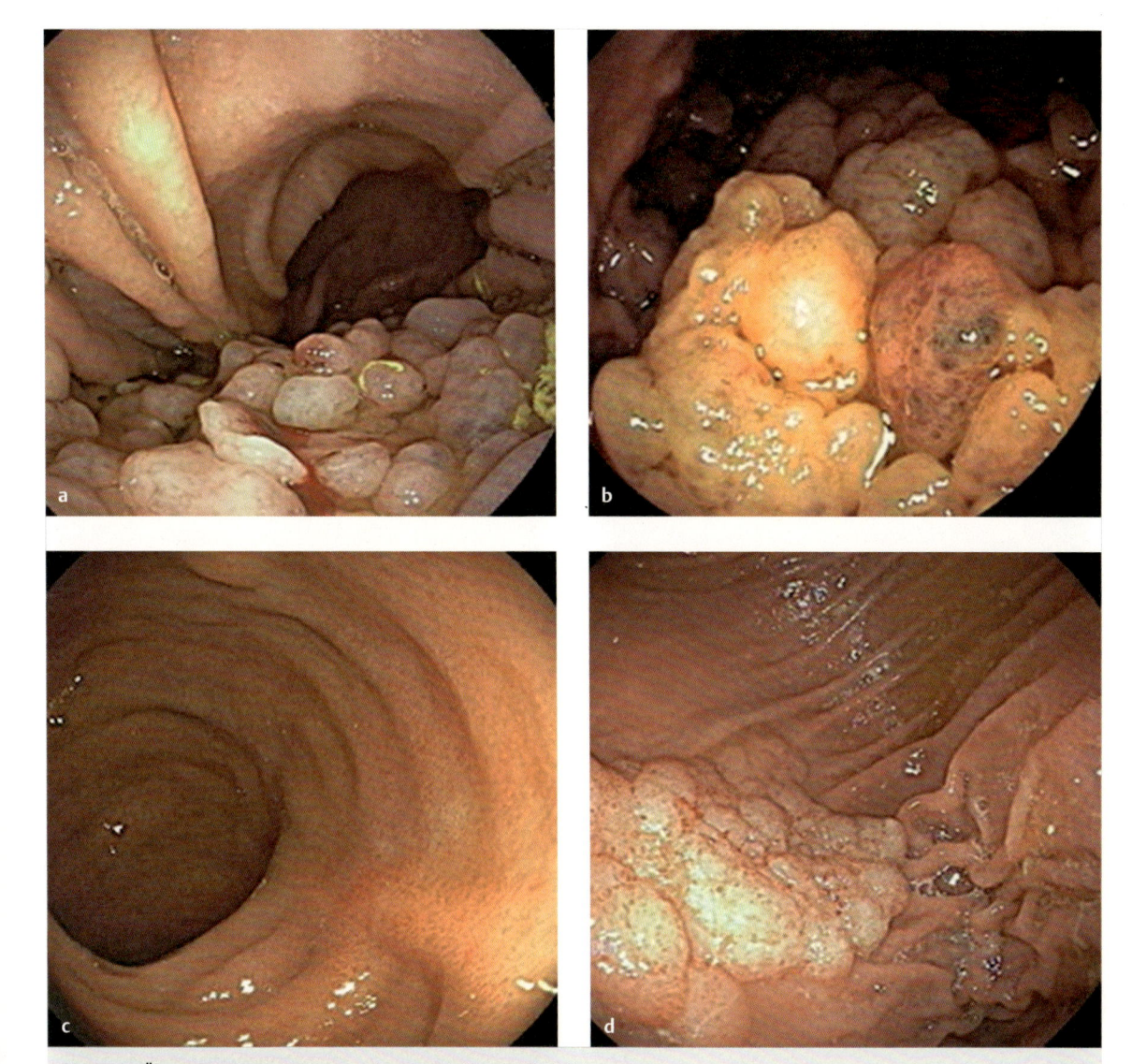

Abb. 4.62 Überwachungsendoskopie nach stattgehabter Proktokolektomie.
a Drüsenkörperzysten des Magens.
b Drüsenkörperzysten des Magens.
c Blick in den Pouch nach stattgehabter Proktokolektomie.
d Rezidivadenom an der Anastomose nach stattgehabter Proktokolektomie.

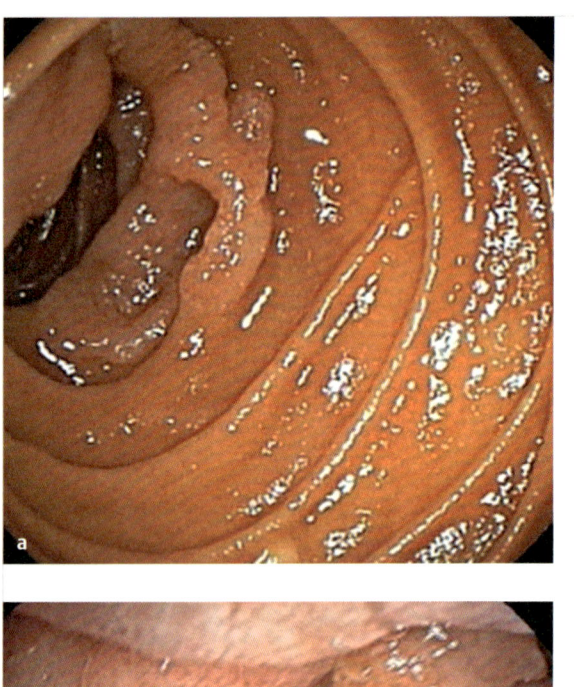

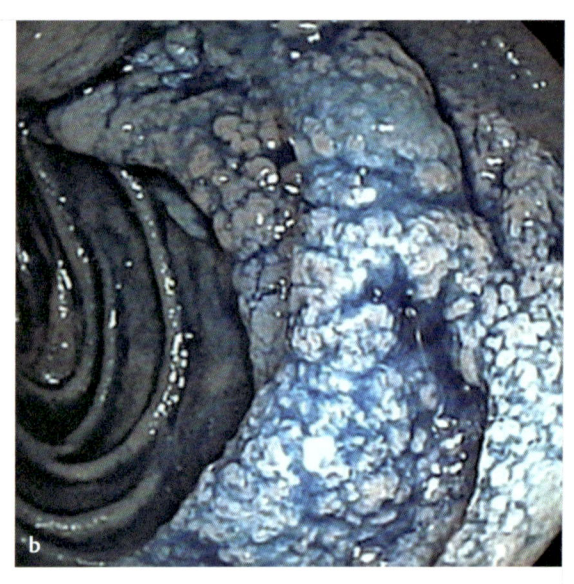

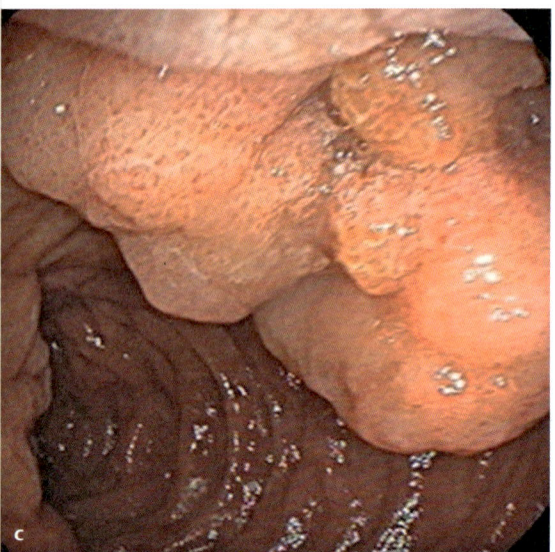

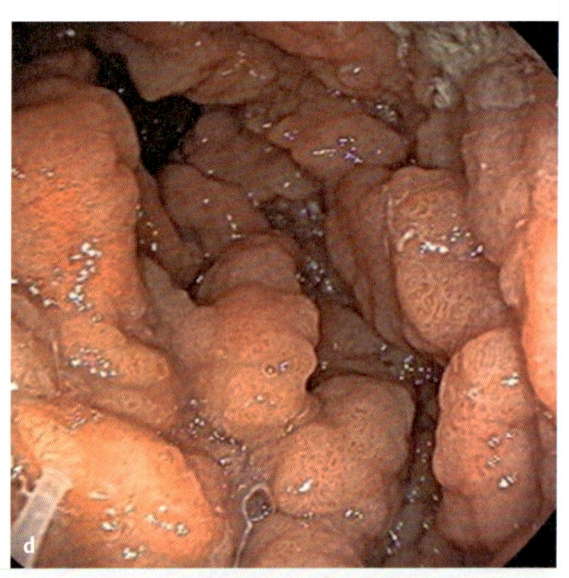

Abb. 4.63 Duodenaladenome bei familiärer adenomatöser Polyposis (FAP).
a Semizirkulär wachsendes Duodenaladenom.
b Nahansicht des Adenoms nach Chromoendoskopie mit villöser Oberfläche.
c Großes Duodenaladenom im Bereich der Papilla Vateri.
d Multiple Duodenaladenome, die den Bulbus duodeni komplett ausfüllen (Erstdiagnose einer FAP bei einer 18-jährigen Patientin).

- seltenere Tumormanifestationen:
  - Hepatoblastom (1,6 % der Patienten, hauptsächlich Jungen)
  - Hirntumoren (1–2 % der Patienten)
  - epidermale Zysten
  - Lipome
  - Osteome
  - Fibrome
  - Augenmanifestationen (z. B. CHRPE: kongenitale Hypertrophie des retinalen Pigmentepithels)

4.47.9 Symptomatik

- Die Mehrzahl der Patienten bleibt asymptomatisch, bis die Polypen
  - Obstruktionen,
  - Blutungen oder
  - eine maligne Transformation aufweisen.
- Erste Symptome sind ein okkulter oder overter, peranaler Blutabgang, gefolgt von
  - intestinaler Obstruktion,

- veränderten Stuhlgewohnheiten und
- klassischen B-Symptomen (Appetitverlust, Gewichtsabnahme, Nachtschweiß) der sich manifestierenden Dickdarmkrebsentwicklung.

4.47.10 Diagnostik

Diagnostisches Vorgehen

- Die Diagnostik der FAP betrifft den Patienten und dessen Familie, da die Erkrankung autosomal-dominat vererbt wird.
- Die initiale Diagnostik umfasst
  - eine humangenetische Beratung,
  - eine Gentestung und
  - die endoskopische Diagnostik des oberen und unteren Gastrointestinaltrakts.
- Daneben erfolgen Untersuchungen zur Identifikation möglicher extrakolischer Manifestationen.
  - Die Spiegelung des Augenhintergrunds hat an Bedeutung verloren.
    - In Einzelfällen kann aber der charakteristische Nachweis der kongenitalen Hypertrophie des retinalen Pigmentepithels (CHRPE) sinnvoll sein.

Anamnese

- Sobald ein Patient mit FAP sicher diagnostiziert ist, sollte eine Familienanamnese erfolgen, um weitere Personen mit möglicher Keimbahnmutation zu identifizieren.

Körperliche Untersuchung

- Die körperliche Untersuchung ist für die Diagnostik der FAP nicht zielführend.

Labor

- Zur Früherkennung eines Hepatoblastoms kann die Bestimmung des α-Fetoproteins (AFP) bei Kleinkindern mit FAP alle 6 Monate erwogen werden (vor allem bei Mutationen im Kodon 1444).

Bildgebende Diagnostik

Sonografie

- Ein Ultraschall der Schilddrüse sollte ab dem 15. Lebensjahr bei Patientinnen erfolgen, um das Auftreten eines Schilddrüsenkarzinoms früh zu erkennen.
- Regelmäßige Ultraschalluntersuchungen des Abdomens zur Früherkennung eines Hepatoblastoms können bei Kleinkindern mit FAP alle 6 Monate erwogen werden (vor allem bei Mutationen im Kodon 1444).

Instrumentelle Diagnostik

Koloskopie

Klassische FAP

- Bei Personen mit Risikokonstellation (positive Familienanamnese und/oder positiver Gentest) sollte eine Sigmoidoskopie zwischen dem 10. und 12. Lebensjahr erfolgen.
- Sollten sich in dem eingesehenen Bereich kolorektale Adenome finden, ist eine komplette Koloskopie zeitnah anzustreben (▶ Abb. 4.61).
- Mehrere Polypen sollten zur histologischen Sicherung entfernt werden, und die Größe, Form und Lage der Polypen muss dokumentiert werden.
- Eine jährliche komplette Koloskopie ist bis zur geplanten Proktokolektomie zur Krebsfrüherkennung empfohlen.
- Auch bei fehlendem Polypennachweis (aber positivem Gentest) sollten jährliche Koloskopien durchgeführt werden.

Attenuierte adenomatöse Polyposis coli

- Die attenuierte Polyposis manifestiert sich später und die Adenome treten eher im proximalen Kolon auf.
- Deshalb empfiehlt sich schon initial eine komplette Koloskopie, die mit dem 25. Lebensjahr starten sollte.
- Die Diagnostik der kolorektalen Adenome erfolgt analog zur klassischen FAP.
- Jedoch muss nicht obligat eine Operation erfolgen (bei 20 % der Patienten entwickelt sich kein Kolonkarzinom).
- Deshalb sollte versucht werden, relevante Polypen während der Koloskopie auch zu entfernen.

Ösophago-Gastro-Duodenoskopie (ÖGD) und Kapselendoskopie

- Eine ÖGD sollte bei Patienten mit FAP wegen des Risikos für Duodenaladenome und Magenpolypen ebenfalls früh beginnen:
  - entweder mit Manifestation der kolorektalen Polyposis oder
  - zwischen dem 25. und 30. Lebensjahr, wenn bis dahin noch keine Polyposis aufgetreten ist
- Die ÖGD sollte auch eine Seitblickuntersuchung umfassen, damit die Papillenregion (Papilla Vateri) sicher eingesehen werden kann.
- Bei nachgewiesenen Duodenaladenomen sollte die ÖGD jährlich wiederholt werden, ansonsten alle 3 Jahre.
- Die Kapselendoskopie wird zur Diagnostik von Duodenaladenomen nicht generell empfohlen, kann aber individuell erwogen werden (z. B. bei multiplen und großen Duodenaladenomen).

Histologie, Zytologie und klinische Pathologie

Molekulargenetische Diagnostik

- Die humangenetische Beratung erfolgt in der Regel ab dem 10. Lebensjahr, bei Kindern nach Rücksprache mit den Erziehungsberechtigten.
- Eine sichere prädiktive Gentestung
  - kann nur bei zuvor identifizierter pathogener Keimbahnmutation bei einem betroffenen Familienmitglied erfolgen und
  - muss in eine humangenetische Beratung eingebettet sein.
- Ein Mutationsnachweis gelingt bei ca. 70–80 % der Patienten.

4.47.11 Differenzialdiagnosen

- Die Differenzialdiagnose umfasst alle anderen Polyposis-Syndrome (▶ Tab. 4.75).
- Dabei werden adenomatöse und nicht adenomatöse Polypen des Gastrointestinaltrakts unterschieden.
- Die Differenzialdiagnose erfolgt anhand
  - des Erscheinungsbilds,
  - des Alters des Patienten bei der klinischen Manifestation,
  - der Histologie und
  - der Anzahl und der Lage der Polypen.
- Entscheidende Diagnosekriterien sind jedoch die Mutationsanalysen der verschiedenen Gene.
  - Hier hat es in den letzten Jahren einen erheblichen Erkenntnisgewinn ergeben.

4.47.12 Therapie

Therapeutisches Vorgehen

- Die FAP führt in allen Fällen zur Entwicklung eines kolorektalen Karzinoms.
  - Bei der attenuierten familiären Polyposis sind 80 % der Patienten betroffen.
- Die chirurgische Entfernung des Dickdarms vor Auftreten des Karzinoms ist die Methode der Wahl, um die Krebsentwicklung zu verhindern.
- Die Überwachung der extrakolischen Manifestationen bestimmt die Prognose der Patienten nach der Operation.
  - Dabei geht das größte Krebsrisiko von den Duodenaladenomen aus.
- Die Überwachung und Therapie der Magen- und Duodenalpolypen erfolgt in der Regel endoskopisch.
  - Operation sind hierbei eher selten notwendig.
- Desmoidtumoren treten bei 10–30 % aller Patienten mit einer FAP auf.
  - Asymptomatische und nicht größenprogrediente Desmoidtumoren bedürfen oft keiner Therapie.
  - Eine Pharmakotherapie ist möglich, s. u.
  - Progrediente Tumoren, die auf die Pharmakotherapie nicht ansprechen, sollten mit einer Chemotherapie oder einer Strahlentherapie behandelt werden.
  - Chirurgische Resektionen beschränken sich in der Regel auf Einzelfälle.

Tab. 4.75 Differenzialdiagnosen.

Differenzialdiagnose	Bemerkungen				
	Anzahl der Kolonpolypen	Altersprävalenz für Polypen (Jahre)	Altersprävalenz des Kolonkarzinoms (Jahre)	Vererbung	betroffenes Gen
adenomatöse Syndrome					
familiäre adenomatöse Polyposis (FAP)	>20 bis tausende	16	36	dominant	APC
MYH-assoziierte Polyposis (MAP)	>10 bis hunderte	50	45–59	rezessiv	MUTYH
Polymerase-proofreading-assoziierte Polyposis (PPAP)	20–100	16–74	26–78	dominant	POLE, POLD1
NTHL1-assoziierte Polyposis	8–50	50	40–67	rezessiv	NTHL1
MSH3-assoziierte Polyposis	<100	30–50	>50	rezessiv	MSH3
nicht adenomatöse Syndrome					
Peutz-Jeghers-Syndrom	mehrere	10–15	43	dominant	STK11
multiple Hamartome	mehrere	10–15	38–46	dominant	PTEN
juvenile Polyposis	4 bis hunderte	<20	34	dominant	DMAD4, BMPR1A
hereditäre mixed Polyposis	mehrere	40–50	noch unklar	dominant	GREM1
serratiertes Polyposis-Syndrom	5–20	30–40	noch unklar	dominant	RNF43

- Die Pharmakotherapie zur Reduktion der Adenomentwicklung und zur Verhinderung der malignen Transformation ist aktuell Thema intensiver Forschung.
  - Außer bei dem Auftreten von Desmoidtumoren ist die Pharmakotherapie jedoch (noch) kein Standard.

Pharmakotherapie

- Eine Pharmakotherapie von Adenomen im oberen oder unteren Gastrointestinaltrakt wird von der aktuellen Leitlinie nicht empfohlen.
  - Die Verwendung von COX-2-Inhibitoren könnte bei selektionierten Patienten zur Verzögerung einer Kolektomie und bei subtotaler Kolektomie zur Reduzierung der Rektumpolypenlast führen.
  - Bei schwerer Duodenalpolyposis, erhöhtem Operationsrisiko oder erhöhtem Perforations- und Blutungsrisiko bei Polypektomie ist in Einzelfällen eine Chemoprävention gerechtfertigt.
  - Basierend auf einer 2018 publizierten Studie kann auch die Kombinationstherapie von Sulindac und Erlotinib als Pharmakotherapie erwogen werden.
- Desmoidtumoren:
  - Erwogen werden kann
    - eine medikamentöse Therapie mit Sulindac (300 mg) oder Tamoxifen (40–120 mg)
    - oder eine Kombinationstherapie.
  - Eine alternative Therapie ist mit Raloxifen möglich.

Interventionelle Therapie

Endoskopie

Magenpolypen

- Drüsenkörperzysten des Magenfundus und -korpus finden sich gehäuft bei Patienten mit FAP.
- Sie haben kein malignes Transformationsrisiko.
- Biopsien werden jedoch empfohlen, um die endoskopische Verdachtsdiagnose auch histologisch zu bestätigen.
- Größere oder irregulär erscheinende Polypen sollten endoskopisch entfernt werden.
- Polypen des Magenantrums sind in der Regel Adenome und sollten endoskopisch entfernt werden.

Duodenalpolypen

- Duodenaladenome treten bei mehr als der Hälfte der Patienten auf.
- Sie bestimmen die Prognose der Patienten nach erfolgreicher Proktokolektomie.
- Maligne Transformationen finden sich gehäuft im Bereich der Papilla Vateri.
- Die Schwere des Befalls mit Duodenaladenomen wird mittels der Spigelman-Klassifikation (▶ Tab. 4.76) graduiert.
- Größere Duodenalpolypen (> 1 cm) sollten endoskopisch entfernt werden.
- Symptomatische oder größere Adenome (mit höhergradiger Dysplasie) der Papilla Vateri können in der Regel auch endoskopisch entfernt werden (endoskopische Papillektomie).
  - Das Komplikationsrisiko muss dem Patienten erläutert werden und gegen ein operatives oder abwartendes Vorgehen abgewogen werden.

Operative Therapie

FAP

- Die rechtzeitige Proktokolektomie ist entscheidend, um die Entwicklung eines kolorektalen Karzinoms zu verhindern.
- Die Relevanz des molekulargenetischen Befunds für therapeutische Entscheidungen ist begrenzt, da
  - der Nachweis einer Mutation nur selten eine individuelle Abschätzung des Krankheitsverlaufs erlaubt und
  - bei einem nennenswerten Teil der klinisch sicher erkrankten Personen keine ursächliche Mutation identifiziert werden kann.
- Die Operation sollte zwischen Abschluss der Pubertät und dem 20. Lebensjahr erfolgen, dabei sind jedoch immer auch individuelle Faktoren zu berücksichtigen.
- Es gibt zwei Operationsmethoden:
  - Proktokolektomie mit ileopouchanaler Anastomose oder
  - die subtotale Kolektomie mit Belassung eines Rektumstumpfs
- Wegen des erhöhten Krebsrisikos bei Belassen eines Rektumstumpfs wird die Proktokolektomie empfohlen.

Tab. 4.76 Modifizierte Spigelman-Klassifikation.

Merkmal	1 Punkt	2 Punkte	3 Punkte
Anzahl der Polypen	1–4	5–20	> 20
Polypengröße (mm)	1–4	5–10	> 10
Histologie	tubulär	tubulovillös	villös
Grad der Dysplasie	niedriggradig	-	hochgradig

Klassifikation: Spigelman 0: kein Polyp; Spigelman I: 1–4 Punkte; Spigelman II: 5–6 Punkte; Spigelman III: 7–8 Punkte; Spigelman IV: 9–12 Punkte

Attenuierte FAP

- Der Zeitpunkt der Operation muss individuell abgewogen werden.
- Bei Patienten mit bestehender Operationsindikation, aber weniger als 5 Rektumpolypen, ist unter Umständen eine ileorektale Anastomose mit Belassen eines Rektumstumpfs vertretbar.

4.47.13 Nachsorge

- Nach stattgehabter Proktokolektomie werden jährliche Endoskopien (Pouchoskopie) empfohlen.
- Bei subtotaler Kolektomie ist die mindestens jährliche Rektoskopie mit begleitenden Polypektomien notwendig, um metachrone Karzinome zu verhindern.
- Die Nachsorgeintervalle für Duodenaladenome richten sich nach der Spigelman-Klassifikation (▶ Tab. 4.76):
  - Stadium 0: alle 4 Jahre
  - Stadium I und II: alle 3 Jahre
  - Stadium III: alle 6–12 Monate
  - Stadium IV: pankreaserhaltende Duodenektomie

4.47.14 Verlauf und Prognose

- Bei rechtzeitiger Diagnose der FAP kann die frühe Entwicklung eines kolorektalen Karzinoms durch eine Proktokolektomie überwunden werden.
- Nach erfolgreicher und rechtzeitiger Operation ist die Lebenserwartung kaum eingeschränkt.
- Eine lebenslange Nachsorge inklusive Pouchoskopie und Gastroskopie ist jedoch notwendig.

4.47.15 Quellenangaben

[1] Basso G, Bianchi P, Malesci A et al. Hereditary or sporadic polyposis syndromes. Best Pract Res Clin Gastroenterol 2017; 31: 409–417
[2] Chung C. Clinical manifestations and diagnosis of familial adenomatous polyposis. Waltham, MA: UpToDate Inc. 2018
[3] Chung C. Familial adenomatous polyposis: Screening and management of patients and families. Waltham, MA: UpToDate Inc. 2018
[4] Leitlinienprogramm Onkologie (Deutsche Krebsgesellschaft, Deutsche Krebshilfe, AWMF). S3-Leitlinie Kolorektales Karzinom, Langversion 2.0, 2017, AWMF Registrierungsnummer: 021/007OL. Im Internet: http://www.leitlinienprogramm-onkologie.de/leitlinien/kolorektales-karzinom/; Stand: 03.01.2018
[5] Samadder NJ, Kuwada SK, Boucher KM et al. Association of Sulindac and Erlotinib vs Placebo With Colorectal Neoplasia in Familial Adenomatous Polyposis: Secondary Analysis of a Randomized Clinical Trial. JAMA Oncol 2018; 4: 671

4.47.16 Wichtige Internetadressen

- Selbsthilfegruppe: http://familienhilfe-polyposis.de

4.48 Juveniles Polyposis-Syndrom

R. Kiesslich, A. Tannapfel

4.48.1 Steckbrief

Das juvenile Polyposis-Syndrom (JPS) ist eine seltene, autosomal-dominant vererbte Erkrankung, charakterisiert durch das Auftreten von hamartomatösen Polypen des Gastrointestinaltrakts. Betroffene Patienten haben ein erhöhtes Magen- und Darmkrebsrisiko. Vom juvenilen Polyposis-Syndrom muss das Auftreten sporadischer juveniler Polypen abgegrenzt werden, die bei 1–2 % ansonsten gesunder Kinder auftreten.

4.48.2 Synonyme

- juvenile Polyposis
- familiäre juvenile Polyposis

4.48.3 Keywords

- juveniler Polyp
- SMAD4-Gen
- BMPR1A-Gen

4.48.4 Definition

- Das JPS ist eine seltene, autosomal-dominant vererbte Erkrankung.
- Charakteristisch sind hamartomatöse Polypen des Gastrointestinaltrakts.

4.48.5 Epidemiologie

Häufigkeit

- seltene Erkrankung
- geschätzte Jahresinzidenz: 1/100 000–160 000

Altersgipfel

- Die Polypen können in jedem Alter auftreten, vom Kleinkind- bis in das Erwachsenenalter.
- Bei den meisten Betroffenen entwickeln sich Polypen in der Adoleszenz oder im frühen Erwachsenenalter.

Geschlechtsverteilung

- keine Präferenz

Prädisponierende Faktoren

- familiäres Vorkommen des JPS

4.48.6 Ätiologie und Pathogenese

- Das JPS ist eine autosomal-dominant vererbte Erkrankung mit inkompletter Penetranz.
- Es handelt sich um eine Keimbahnmutation im Bereich der SMAD4- (MADH4-) oder BMPR1A-Gene, die für den TGF-β-Signalweg zuständig sind.
- 25 % der betroffenen Patienten haben eine De-novo-Mutation
- Es besteht eine Assoziation zwischen dem JPS und dem Auftreten einer hereditären, hämorrhagischen Teleangieektasie.
- Die hamartösen Polypen entstehen in der Regel in der ersten Lebensdekade (▶ Abb. 4.64, ▶ Abb. 4.65).
- Hauptsächlich ist das Kolon befallen (98 %), gefolgt von
  ○ Magen (14 %),
  ○ Duodenum (7 %),
  ○ Jejunum und Ileum (zusammen 7 %).
- Die meisten Patienten werden spätestens bis zum 20. Lebensjahr symptomatisch.
- Histologisch sind die hamartösen Polypen charakterisiert durch
  ○ eine verbreiterte Lamina propria,
  ○ Entzündungszellen und
  ○ muzingefüllte Zysten.
- Bei 50 % der Patienten entwickeln sich auch kolorektale Adenome
- Kolorektale Karzinome entstehen bei bis zu 20 % der JPS-Patienten bis zum 35. Lebensjahr, knapp 70 % der 68-Jährigen sind betroffen.
- Das Magenkarzinomrisiko beträgt 20–30 % (Lebenszeitrisiko).

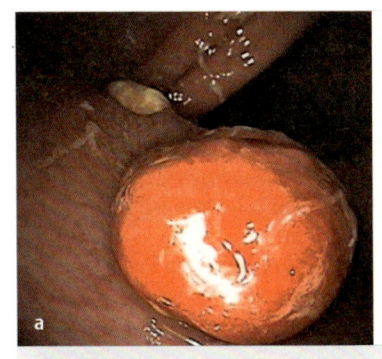

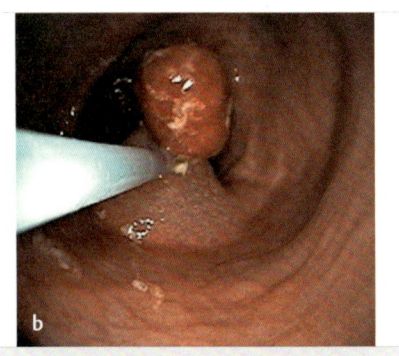

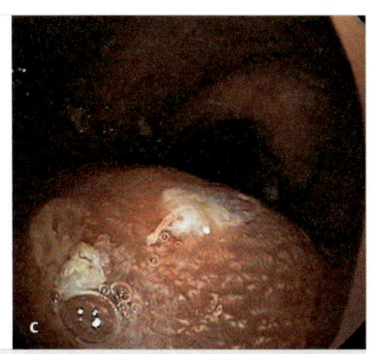

Abb. 4.64 Juvenile Polyposis.
a Juveniler Polyp vor der Resektion.
b Endoskopische Resektion.
c Z. n. Resektion.

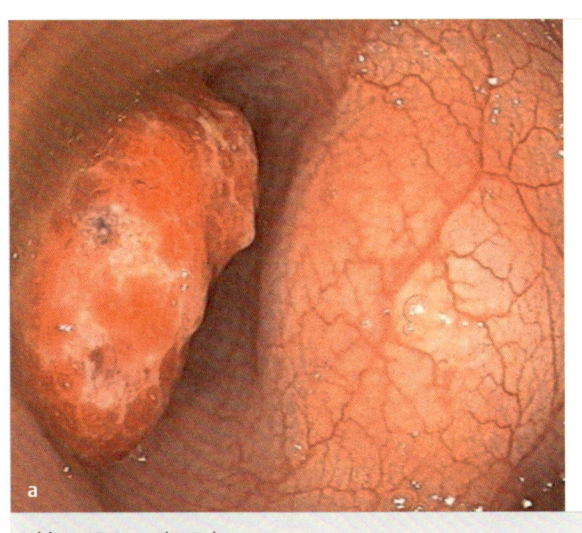

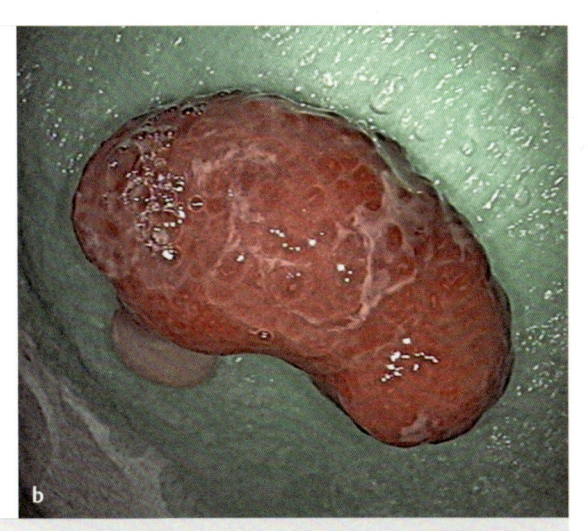

Abb. 4.65 Juveniler Polyp.
a Vor der Resektion.
b Nach der Resektion.

4.48.7 Symptomatik

- Die rektale Blutung ist das häufigste Symptom und tritt bei mehr als der Hälfte der Betroffenen auf.
- chronische Anämie
- Prolaps eines Polypen
- Invagination mit Ileus

4.48.8 Diagnostik

Diagnostisches Vorgehen

- Die klinische Diagnose eines JPS richtet sich nach 3 Kategorien:
  - mehr als 5 juvenile Polypen im Kolon
  - multiple juvenile Polypen in anderen Teilen des Gastrointestinaltrakts
  - mindestens ein juveniler Polyp bei einem Patienten mit familiärer Belastung
- Betroffene Individuen sollten einem Gentest zugeführt werden (BMPR1A-, SMAD4-Gene).

Anamnese

- Die Familienanamnese ist ein wichtiger Bestandteil der Diagnostik, da die Erkrankung autosomal-dominat vererbt wird.

Körperliche Untersuchung

- Die körperliche Untersuchung ist für die Diagnostik des JPS nicht zielführend.

4.48.9 Differenzialdiagnosen

- Die endoskopisch-histologische Abgrenzung eines Peutz-Jeghers-Syndroms und einer juvenilen Polyposis von dem auf PTEN-Mutationen beruhenden Cowden-Syndrom oder dem vermutlich nicht erblichen Cronkhite-Canada-Syndrom kann problematisch sein.
- Die Differenzierung erfolgt in der Regel durch das im Vordergrund stehende extraintestinale Tumorspektrum und die Molekulargenetik.
- Beim Cowden-Syndrom ist insbesondere das Risiko für Mamma- und Schilddrüsenkarzinome erhöht.
  - Das Risiko für kolorektale Karzinome scheint nach neueren Daten mit einem Lebenszeitrisiko von 9 % ebenfalls erhöht zu sein.
  - Weiterhin wurden erhöhte Risiken für Karzinome des Endometriums und der Nieren sowie für Melanome beschrieben.
- Das Bannayan-Riley-Ruvalcaba-Syndrom wird als Variante des Cowden-Syndroms betrachtet.
- Beide Syndrome sind mit Keimbahnmutationen des PTEN-Gens assoziiert und werden unter der Bezeichnung PTEN-Hamartom-Tumor-Syndrom (PHTS) zusammengefasst.
- Die Unterscheidung zwischen einem Peutz-Jeghers-Syndrom und einer juvenilen Polyposis gelingt phänotypisch durch den Nachweis
  - einer mukokutanen Pigmentierung bei Peutz-Jeghers-Syndrom und
  - der Prädilektionsstelle der Polypen im Dünndarm.

Tab. 4.77 Differenzialdiagnosen.

Differenzialdiagnose	Bemerkungen			
	Erblichkeit	genetische Abnormalität	klinische Bilder	Karzinom im Gastrointestinaltrakt
familiäre adenomatöse Polypose	autosomal-dominant	FAP-Tumorsuppresor-Gen auf Chromosom 5q21–22	Adenomatosis coli, Adenome in Dünndarm und Magen	ja
Gardner-Syndrom	autosomal-dominant	wie FAP	wie FAP + Osteome und intraabdominale Fibromatose	ja
Turcot-Syndrom	autosomal-dominant	wie FAP	wie FAP + Medulloblastom	ja
Peutz-Jeghers-Syndrom	autosomal-dominant	STK11 (Tumorsuppressorgen auf Chromosom 19)	Peutz-Jeghers-Polypen des Gastrointestinaltrakts, Keimstrangtumoren mit annulären Tuvuli (SCTAT), großzelliger kalzifizierender Sertolizelltumor, Adenoma malignum der Zervix, Mammakarzinom, mukosale und kutane Hyperpigmentierung	ja
Muir-Torre-Syndrom	autosomal-dominant	wahrscheinlich Mismatch-Repair-Gene, hMLH1, hMLH2	Karzinom im Gastrointestinaltrakt und gynäkologische Karzinome	ja
Cowden-Syndrom	autosomal-dominant	Chromosom 10q PTEN-Gen	hamartomatöse Polypen des Gastrointestinaltrakts, gingivale Hyperplasie und Karzinome der Mamma und der Schilddrüse	nein

4.48.10 Therapie
Therapeutisches Vorgehen

- Eine Heilungsoption für das juvenile Polyposis-Syndrom besteht nicht.
- Durch einen frühen Beginn endoskopischer klinischer Überwachungsprogramme wird versucht, das Auftreten eines Malignoms möglichst frühzeitig zu entdecken und mittels endoskopischer Therapie (Polypektomie) zu verhindern.
- Eine Anbindung an ein Zentrum mit spezieller Erfahrung mit seltenen, hereditären Erkrankungen ist zu empfehlen.
- Die Vorsorgeuntersuchungen bei dem JPS sollten bei
  ○ erkrankten Personen,
  ○ allen Risikopersonen mit nachgewiesener Mutation und
  ○ allen Risikopersonen, die sich nicht vorhersagend testen lassen möchten, durchgeführt werden.
- Derzeit wird folgendes Vorgehen empfohlen:
  ○ ab dem 10. bis 15. Lebensjahr:
    – komplette Darmspiegelung alle 1–3 Jahre, abhängig vom Befund
    – Magen-Zwölffingerdarm-Spiegelung alle 1–3 Jahre, abhängig vom Befund
    – regelmäßige Überwachung von Blutbild und Ultraschallkontrolle des Bauchraums
- Bei schweren Verläufen kann die teilweise oder komplette Entfernung des Dickdarms (Kolektomie) erforderlich sein.
- Bei SMAD4-Mutationsträgern wird ein Screening auf vaskuläre Malformationen in den ersten Lebensmonaten empfohlen.

4.48.11 Verlauf und Prognose

- Entscheidend für die Prognose ist die endoskopische Überwachung und Therapie.
- Unbehandelt limitiert ein Magen-Darm-Karzinom oder ein Pankreaskarzinom in frühen Jahren (2.–3. Lebensjahrzehnt) die Prognose.

4.48.12 Quellenangaben

[1] Leitlinienprogramm Onkologie (Deutsche Krebsgesellschaft, Deutsche Krebshilfe, AWMF). S3-Leitlinie Kolorektales Karzinom, Langversion 2.0, 2017, AWMF Registrierungsnummer: 021/007OL. Im Internet: http://www.leitlinienprogramm-onkologie.de/leitlinien/kolorektales-karzinom/; Stand: 03.01.2018

4.48.13 Wichtige Internetadressen

- www.humangenetics.uni-bonn.de/de/beratung/erbliche-tumorerkrankungen

4.49 Hereditäres nicht polypöses kolorektales Karzinom

R. Kiesslich, A. Tannapfel

4.49.1 Steckbrief

Das hereditäre nicht polypöse kolorektale Karzinom (HNPCC: Hereditary Non-Polyposis Colorectal Carcinoma) ist die häufigste erbliche Darmkrebsform. Patienten mit autosomal-dominant erblichem Darmkrebs ohne Polyposis haben ein deutlich erhöhtes Risiko für verschiedene Tumoren, insbesondere für Kolon- und Endometriumkarzinome. Das Syndrom beruht auf einer Mutation in einem der Gene des DNA-Mismatch-Reparatursystems (MMR). Die Diagnostik erfolgt stufenweise: Bei Verdacht auf ein HNPCC (frühes Erkrankungsalter, familiäre Häufung) wird Tumormaterial auf einen Defekt des MMR (Mikrosatelliteninstabilität, Ausfall eines Reparaturproteins) untersucht. Bei einem positiven Befund wird eine Mutationssuche angeschlossen. Ein Mutationsnachweis sichert die Diagnose und ermöglicht eine prädiktive Diagnostik bei Familienangehörigen. Die Diagnostik sollte in eine humangenetische Beratung eingebunden sein.

4.49.2 Aktuelles

- Die 2017 erschienene S3-Leitlinie Kolorektales Karzinom umfasst im Detail die aktuellen Empfehlungen
  ○ zur genetischen Testung der Familienangehörigen,
  ○ zur Diagnostik und
  ○ zur Therapie von Patienten mit HNPCC [1].

4.49.3 Synonyme

- Lynch-Syndrom (häufig als Synonym verwendet; genaue Definition s. u.)

4.49.4 Keywords

- hereditäre Polyposis-Syndrome
- kolorektales Karzinom
- Endometriumkarzinom
- Amsterdam-Kriterien
- Bethesda-Kriterien

4.49.5 Definition

- Beim HNPCC handelt es sich um ein autosomal-dominant vererbtes Tumorsyndrom.
- Das HNPCC ist gekennzeichnet durch ein deutlich erhöhtes Risiko für die Entstehung verschiedener Krebserkrankungen.
- Typisch ist das Auftreten von Dickdarmkrebs (kolorektales Karzinom) in jungen Jahren.

- Der Ausdruck „Non-Polyposis" soll das Krankheitsbild von den verschiedenen Polyposis-Syndromen des Magendarmtrakts abgrenzen.
  - Im Unterschied zu Patienten mit Polyposis haben Patienten mit HNPCC in der Regel nur einzelne Dickdarmpolypen.
- Zum Tumorspektrum der Erkrankung gehören neben den kolorektalen Karzinomen (KRK) auch Krebserkrankungen anderer Organe, insbesondere
  - der Gebärmutterschleimhaut (Endometriumkarzinom),
  - der Eierstöcke,
  - des Dünndarms,
  - des Magens,
  - der ableitenden Harnwege,
  - der Haut,
  - des Gallengangs,
  - der Bauchspeicheldrüse und
  - des Gehirns.
- Die wesentlichen klinischen Charakteristika eines HNPCC sind
  - junges Erkrankungsalter,
  - syn-/metachrone Tumoren,
  - familiäre Häufung,
  - spezifisches Tumorspektrum,
  - häufig muzinöse/siegelringzellige Adenokarzinome mit entzündlicher Infiltration.
- Die Begriffe **HNPCC und Lynch-Syndrom** werden häufig synonym verwendet.
  - Das Lynch-Syndrom verweist dabei auf die Keimbahnmutation, wohingegen das HNPCC anhand bestimmter Risikomerkmale (Amsterdam- und revidierte Bethesda-Kriterien) definiert ist.

4.49.6 Epidemiologie

Häufigkeit

- Das HNPCC verursacht etwa 3 % aller KRK und ist damit die häufigste Form der erblichen Krebserkrankungen im Dickdarm.
- Das Risiko, dass sich bei HNPCC-Anlageträgern mindestens ein HNPCC-assoziiertes Karzinom entwickelt, wird mit 80–90 % angegeben.
  - Das **KRK** ist die mit Abstand häufigste Tumorentität (Lebenszeitrisiko 60–70 %).
- Das **Endometriumkarzinom** ist nach dem KRK der zweithäufigste Tumor bei HNPCC.
  - Das Lebenszeitrisiko für ein Endometriumkarzinom bei weiblichen Anlageträgerinnen beträgt 40–60 %.
- Häufigkeit weiterer **HNPCC-assoziierter Karzinome** (Lebenszeitrisiko):
  - Ovar: 10–15 %
  - Magen: 2–13 %
  - Dünndarm: 4–8 %
  - Ureter/Nierenbecken: 1–2 %
  - Gallenwege: 0–1 %
  - Pankreas/Gehirn: leicht erhöhtes Risiko
- Beim **Muir-Torre-Syndrom** handelt es sich um eine seltene phänotypische Variante des HNPCC.
  - Neben den bereits genannten HNPCC-Tumoren treten vor allem Talgdrüsenadenome oder -karzinome auf.

Altersgipfel

- KRK treten im Rahmen eines HNPCC im Mittel im 44. Lebensjahr auf.
  - Vor dem 25. Lebensjahr sind KRK bei HNPCC sehr selten.
- Das mediane Erkrankungsalter für ein Endometriumkarzinom liegt bei 46–48 Jahren.

Geschlechtsverteilung

- Das kumulative Lebenszeitrisiko eines HNPCC-Anlageträgers für ein KRK liegt für Männer ca. 10 % höher als für Frauen.

Prädisponierende Faktoren

- hereditäre Erkrankung

4.49.7 Ätiologie und Pathogenese

- Das hohe Krebsrisiko von Patienten mit HNPCC ist auf einen **Defekt der DNA-Reparatur** zurückzuführen.
- Dieser Defekt ist bedingt durch eine **Mutation in einem MMR-Gen**.
  - Betroffen sind vier verschiedene DNA-Reparaturgene (MLH1, MSH2, MSH6, PMS 2).
- Da die Mutation in der Regel von einem Elternteil vererbt wurde, trägt zunächst jede Körperzelle eine defekte sowie eine funktionstüchtige Genkopie.
- Die funktionstüchtige Genkopie erhält die DNA-Reparatur in den Zellen aufrecht.
- Erst wenn in einer Zelle auch die zweite Genkopie durch ein zufälliges Mutationsereignis (somatische Mutation) funktionslos wird (Zwei-Treffer-Hypothese nach Knudson), entwickelt die Zelle einen DNA-Reparaturdefekt.
- Durch den DNA-Reparaturdefekt kommt es zu einer Anhäufung somatischer Mutationen in der Zelllinie und in der Folge zu einer beschleunigten malignen Entartung.
- Eine Mutationsanalyse in den MMR-Genen wird bei Hinweisen auf einen DNA-Reparaturdefekt im Tumor durchgeführt, wobei Mutationen in den einzelnen MMR-Genen unterschiedlich häufig vorkommen.
- Zusätzlich können Bruchstückverluste (Deletionen) in dem vor dem MSH2-Gen gelegenen EPCAM-Gen HNPCC verursachen.

- Mutationen in den Genen MLH1 und MSH2 beeinträchtigen die DNA-Reparatur stärker als Mutationen in den anderen beiden MMR-Genen.
  - Patienten mit einer MLH1- oder MSH2-Mutation haben daher ein deutlich höheres Tumorrisiko als Patienten mit einer MSH6- oder PMS 2-Mutation.
- KRK sind die häufigste Tumorentität bei HNPCC.
  - Die Karzinome finden sich gehäuft im rechtsseitigen Kolon und haben in der Regel eine flache Wuchsform.
  - Die maligne Transformation erfolgt schneller als bei sporadischen Adenomen.
  - Deshalb werden jährliche Vorsorgekoloskopien (mittels Chromoendoskopie) und weitere Vorsorgeuntersuchungen ab dem 25. Lebensjahr für betroffene Personen empfohlen.

4.49.8 Klassifikation und Risikostratifizierung

Amsterdam-Kriterien

- Die Verdachtsdiagnose HNPCC kann klinisch gestellt werden, wenn in der Familie des Patienten die so genannten Amsterdam-1-Kriterien erfüllt sind.
- Die Amsterdam-2-Kriterien beziehen extrakolische Manifestationen in die Diagnosestellung ein.
- **Amsterdam-Kriterien**:
  - mindestens drei Familienmitglieder mit HNPCC-assoziierte Karzinomen (Kolon/Rektum, Endometrium, Dünndarm, Urothel [Urether/Nierenbecken])
  - mindestens zwei aufeinanderfolgende Generationen betroffen
  - ein Familienmitglied erstgradig verwandt mit den beiden anderen
  - ein Erkrankter zum Zeitpunkt der Diagnose jünger als 50 Jahre
  - Ausschluss einer familiären adenomatösen Polyposis

Revidierte Bethesda-Kriterien

- Die weniger spezifischen, modifizierten Bethesda-Kriterien begründen den Verdacht HNPCC auch in kleineren Familien und in Einzelfällen, bei denen die Amsterdam-Kriterien nicht beurteilt werden können.
- **revidierte Bethesda-Kriterien** (Tumoren von Patienten, die eines der folgenden Kriterien erfüllen, sollten auf eine Mikrosatelliteninstabilität untersucht werden):
  - Patient mit kolorektalem Karzinom vor dem 50. Lebensjahr
  - Patient mit synchronen oder metachronen kolorektalen Karzinomen oder anderen HNPCC-assoziierten Tumoren (Kolon, Rektum, Endometrium, Magen, Ovar, Pankreas, Ureter, Nierenbecken, biliäres System, Dünndarm, Gehirn [v. a. Glioblastom], Haut [Talgdrüsenadenome und –karzinome, Keratoakanthome]), unabhängig vom Alter bei Diagnose.
  - Patient mit kolorektalem Karzinom vor dem 60. Lebensjahr mit typischer Histologie eines MSI-H-Tumors (tumorinfiltrierende Lymphozyten, crohnähnliche lymphozytäre Reaktion, muzinöse/Siegelring-Differenzierung, medulläres Karzinom)
  - Patient mit kolorektalem Karzinom, der einen Verwandten 1. Grades mit einem kolorektalen Karzinom oder einem HNPCC-assoziierten Tumor vor dem 50. Lebensjahr hat
  - Patient mit kolorektalem Karzinom (unabhängig vom Alter), der mindestens zwei Verwandte 1. oder 2. Grades hat, bei denen ein kolorektales Karzinom oder ein HNPCC-assoziierter Tumor (unabhängig vom Alter) diagnostiziert wurde

4.49.9 Symptomatik

- Patienten mit HNPCC fallen häufig durch Darmkrebserkrankungen vor dem 50. Lebensjahr auf (mittleres Erkrankungsalter 45 Jahre).
- Bei etwa einem Drittel der Patienten tritt innerhalb von zehn Jahren ein weiterer HNPCC-typischer Tumor auf.
- Zudem findet sich auch in der Familie oft eine Häufung entsprechender Tumoren.

4.49.10 Diagnostik

Diagnostisches Vorgehen

- Bei positiven Amsterdam- oder Bethesda-Kriterien ist die Indikation für eine molekularpathologische Untersuchung des Karzinoms auf HNPCC-typische Veränderungen gegeben:
  - Untersuchung auf Mikrosatelliteninstabilität und
  - immunhistochemische Darstellung der MMR-Proteine
- Hierfür kann
  - entweder an dem Tumorgewebe primär eine qualitätsgesicherte Untersuchung der immunhistochemischen Expression der DNA-Mismatch-Reparatur-Proteine MLH1, MSH2, MSH6 und PMS 2 erfolgen, oder
  - eine Untersuchung auf Mikrosatelliteninstabilität.
- Um ein HNPCC sicher auszuschließen, soll
  - bei unauffälliger immunhistochemischer Expression der DNA-Mismatch-Reparatur-Proteine
  - zusätzlich eine Untersuchung auf Mikrosatellitenstabilität angeschlossen werden.
- Bei Patienten mit hoch mikrosatelliteninstabilen Tumoren und einem Ausfall des MLH1-Proteins in der immunhistochemischen Untersuchung soll eine Analyse hinsichtlich einer somatischen BRAF-Mutation p.Val600Glu durchgeführt werden, um ein HNPCC auszuschließen.
  - Hintergrund: Ungefähr 15 % der sporadischen KRK zeigen im Tumorgewebe HNPCC-typische Veränderungen im Sinne einer MSI-H und eines Ausfalls des

MLH1-Proteins in der immunhistochemischen Untersuchung (IHC).
- Ursächlich hierfür ist in der Regel eine somatische Methylierung des MLH1-Promotors.
- Die Methylierung geht wiederum mit der somatischen Mutation p.Val600Glu im BRAF-Gen einher.
- Bei Tumoren mit MSI-H und einem Ausfall des MLH1-Proteins in der IHC sollte daher zusätzlich eine BRAF-Analyse angeschlossen werden.
- Durch diese Untersuchung ist es möglich, HNPCC-assoziierte von sporadischen KRK zu unterscheiden, da HNPCC-assoziierte KRK keine BRAF-Mutation aufweisen.

Anamnese

- Bei hereditären Erkrankungen ist die Familienanamnese ein wichtiger Teil der Diagnostik.

Körperliche Untersuchung

- Die körperliche Untersuchung ist für die Diagnostik des HNPCC nicht zielführend.

Bildgebende Diagnostik

Sonografie

- Bei weiblichen Patienten und Risikopersonen sollte ab dem 25. Lebensjahr zusätzlich zur jährlichen gynäkologischen Untersuchung ein transvaginaler Ultraschall im Hinblick auf Endometrium- und Ovarialkarzinome durchgeführt werden.

Instrumentelle Diagnostik

Koloskopie

- Patienten mit HNPCC und Risikopersonen sollen in der Regel ab dem 25. Lebensjahr jährlich koloskopiert werden.
- Dabei ist die Pan-Chromoendoskopie mit Methylenblau oder Indigokarmin besonders zu empfehlen.
  - Dadurch können die in der Regel flachen Neoplasien im Kolon besser erkannt werden.
- Bei weiblichen Patienten mit HNPCC und Risikopersonen sollte ab dem 35. Lebensjahr zusätzlich jährlich eine Endometriumbiopsie durchgeführt werden.

Ösophago-Gastro-Duodenoskopie

- Bei Patienten mit HNPCC und Risikopersonen sollte ab dem 35. Lebensjahr zusätzlich regelmäßig eine ÖGD durchgeführt werden.

Histologie, Zytologie und klinische Pathologie

Molekulargenetische Diagnostik

- Risikopersonen für ein HNPCC ist mit Erreichen der Einwilligungsfähigkeit (in der Regel ab dem 18. Lebensjahr), jedoch vor dem 25. Lebensjahr, eine genetische Beratung zu empfehlen.
- Sobald die krankheitsverursachende Mutation in der betreffenden Familie bekannt ist, sollten Risikopersonen auf die Möglichkeit einer prädiktiven Testung hingewiesen werden.

4.49.11 Differenzialdiagnosen

Tab. 4.78 Differenzialdiagnosen.

Differenzialdiagnose	Bemerkungen
sporadische Karzinome	HNPCC-assoziierte Kolonkarzinome können makroskopisch nicht sicher von sporadischen Karzinomen differenziert werden. Deshalb sind bei positiver Familienanamnese oder dem pathologischen Nachweis einer Mikrosatelliteninstabilität im Tumorgewebe weitere immunhistochemische und molekulargenetische Untersuchungen notwendig (siehe Diagnostik).

4.49.12 Therapie

Therapeutisches Vorgehen

- Eine kausale Therapie des HNPCC gibt es nicht.
- Ziel ist es, durch Früherkennungsmaßnahmen das Auftreten von intestinalen Tumoren
  - möglichst frühzeitig zu erkennen und
  - endoskopisch oder operativ zu entfernen.
- Auch nach erfolgreicher Operation ist eine intensive und lebenslange Nachsorge in Anlehnung an die oben genannten Vorsorgeuntersuchungen empfohlen.
- Mit Patientinnen mit Lynch- und HNPCC-Syndrom sollte mit 40 Jahren, bzw. fünf Jahre vor dem frühesten Erkrankungsalter in der Familie, eine prophylaktische Hysterektomie und ggf. eine Ovarektomie besprochen werden.
- Eine prophylaktische Pharmakotherapie des HNPCC wird von der aktuellen Leitlinie nicht empfohlen.

4.49.13 Nachsorge

- Nach Auftreten eines HNPCC-assoziierten Karzinoms ist eine lebenslange Nachsorge empfohlen.
- jährliche Untersuchungen:
  - Gastroskopie
  - Koloskopie
  - abdominaler Ultraschall
  - transvaginaler Ultraschall

4.49.14 Verlauf und Prognose

- Bei unbehandelten Betroffenen besteht ein hohes Letalitätsrisiko.
- Die engmaschige Vor- und Nachsorge betroffener Personen verbessert die Prognose deutlich.
  - In diesem Fall ergeben sich keine Überlebensunterschiede zwischen Patienten mit sporadischen oder HNPCC-assoziierten Kolonkarzinomen.

4.49.15 Quellenangaben

[1] Leitlinienprogramm Onkologie (Deutsche Krebsgesellschaft, Deutsche Krebshilfe, AWMF). S 3-Leitlinie Kolorektales Karzinom, Langversion 2.0, 2017, AWMF Registrierungsnummer: 021/007OL. Im Internet: http://www.leitlinienprogramm-onkologie.de/leitlinien/kolorektales-karzinom/; Stand: 03.01.2018

[2] Steinke V, Engel C, Büttner R et al. Hereditary Nonpolyposis Colorectal Cancer (HNPCC), Lynch-Syndrom, Erblicher Darmkrebs ohne Polyposis. Dtsch Arztebl Int 2013; 110: 32–38

4.49.16 Wichtige Internetadressen

- Selbsthilfegruppe: http://familienhilfe-polyposis.de/

4.50 Kolorektale Karzinome

T. J. Ettrich, T. Seufferlein

4.50.1 Steckbrief

Kolorektale Karzinome (KRK) sind in Europa die zweithäufigsten Karzinome und die zweithäufigste Krebstodesursache mit etwa 200 000 Todesfällen pro Jahr. Die Prognose von Patienten mit KRK verbessert sich seit Beginn der 1990er Jahre durch präventive Maßnahmen und Fortschritten in der Therapie kontinuierlich.

4.50.2 Synonyme

- Darmkrebs
- Dickdarmkrebs

4.50.3 Keywords

- Kolonkarzinom
- Rektumkarzinom
- FOLFIRI
- FOLFOX
- Darmkrebsvorsorge

4.50.4 Definition

- KRK sind maligne Erkrankungen der Schleimhaut des Kolons (ca. 60–70 %) und des Rektums (ca. 30–40 %).
- Rektumkarzinome und Kolonkarzinome besitzen viele Gemeinsamkeiten hinsichtlich Ätiologie, Risikofaktoren, Histologie (95 % Adenokarzinome) und Therapie.

4.50.5 Epidemiologie

Häufigkeit

- Das KRK ist in Europa die zweithäufigste Krebstodesursache.
- In Deutschland erkranken pro Jahr mehr als 60 000 Menschen an einem KRK.
- Bei etwa einem Drittel der Neudiagnosen handelt es sich um Rektumkarzinome.

Altersgipfel

- Das mittlere Erkrankungsalter liegt bei Männern bei 72 Jahren, bei Frauen bei 75 Jahren.

Geschlechtsverteilung

- Männer: dritthäufigste Tumorerkrankung (nach Prostatakarzinom und Lungenkrebs)
- Frauen: zweithäufigste Tumorerkrankung (nach Brustkrebs)

Prädisponierende Faktoren

- **Risikofaktoren** für die Entstehung eines KRK:
  - höheres Alter
  - männliches Geschlecht
  - vermehrter Verzehr von rotem Fleisch (u. a. Schwein, Rind)
  - Adipositas
  - Rauchen
  - hoher Alkoholkonsum
  - Diabetes mellitus
- Patienten mit **chronisch entzündlichen Darmerkrankungen:**
  - Bei der Colitis ulcerosa hängt das Darmkrebsrisiko von der Erkrankungsdauer und -ausdehnung ab.
  - Es konnte gezeigt werden, dass auch Patienten mit Morbus Crohn und Befall des Kolons ein erhöhtes Darmkrebsrisiko aufweisen.
- Bei etwa 15–20 % der Patienten liegt eine **positive Familienanamnese** vor, d. h. eine Darmkrebserkrankung bei erstgradig Verwandten (Eltern, Geschwister).
  - Das Erkrankungsrisiko ist bei einem betroffenen, erstgradig verwandten Angehörigen bereits verdoppelt.
  - Nur in ca. 3 % der Fälle von familiärem Darmkrebs sind monogenetische, sog. hereditäre, Darmkrebsformen zu finden.

- **Lynch-Syndrom** (hereditäres nicht polypöses KRK, HNPCC):
  - Das autosomal-dominant vererbte Lynch-Syndrom (Mutation in einem von vier Mismatch-Reparatur-Genen: MSH 1, MLH 2, MSH 6, PMS 2) führt zu einem beschleunigten Ablauf der Adenom-Karzinom-Sequenz.
  - Betroffene erkranken häufig in jüngerem Alter (Durchschnitt: 44 Jahre) und die Tumoren treten häufiger im rechtsseitigen Kolon auf.
  - Das Lebenszeitrisiko für Darmkrebs beträgt 50–70 %.
  - Daneben treten vermehrt weitere Karzinome wie Endometrium-, Ovar-, Magen-, Dünndarm- und Urothelkarzinome auf.
  - Zur Klärung, ob ein Lynch-Syndrom vorliegen könnte, wurden die Amsterdam- und Bethesda-Kriterien entwickelt, die im Rahmen eines Anamnesegesprächs bzw. mittels eines strukturierten Fragebogens erhoben werden können.
- **Familiäre adenomatöse Polyposis (FAP):**
  - Bei der im Vergleich zum Lynch-Syndrom deutlich selteneren familiären adenomatösen Polyposis (FAP) liegt eine autosomal-dominante Keimbahnmutation im APC-Gen vor.
  - Charakterisiert ist die Erkrankung durch bereits im Kindesalter auftretende Adenome.
  - Im Erwachsenenalter liegen typischerweise mehrere hundert Adenome vor.
  - Ohne Proktokolektomie entwickeln sich bei nahezu allen Patienten Dickdarmkarzinome (Adenom-Karzinom-Sequenz, Durchschnitt: 36. Lebensjahr).
  - Bei Anlageträgern treten auch gehäuft Neoplasien in Duodenum und Magen sowie Desmoide auf.
- **Attenuierte familiäre adenomatöse Polyposis (AFAP):**
  - Die AFAP ist durch weniger als 100 kolorektale Adenome und/oder ein etwa 10–15 Jahre späteres Auftreten von Adenomen und KRK als bei klassischer FAP charakterisiert.
  - Das Lebenszeitrisiko für die Entwicklung eines KRK ist ebenfalls sehr hoch.
  - Extrakolische Manifestationen (z. B. Desmoide) können auftreten.
  - Die klinisch definierte AFAP ist aus genetischer Sicht eine heterogene Gruppe.
  - Keimbahnmutationen im APC-Gen lassen sich in 15–30 % der Familien nachweisen.
  - Bei einem Großteil der Patienten gelingt kein Mutationsnachweis, sodass von Mutationen in weiteren, bisher nicht identifizierten Genen ausgegangen werden muss.
- **MUTYH-assoziierte Polyposis (MAP):**
  - Die autosomal-rezessiv vererbte MAP wird durch Keimbahnmutationen im DNA-Reparaturgen MUTYH verursacht und ist die wichtigste Differenzialdiagnose der APC-assoziierten FAP.
  - Der intestinale Phänotyp der MAP ähnelt dem der AFAP.
  - Unbehandelt beträgt das KRK-Lebenszeitrisiko 70–80 %.
  - Bei bis zu einem Drittel der biallelischen MUTYH-Mutationsträger entwickelt sich ein KRK ohne kolorektale Polypen.
  - Daneben wurden bei bis zu 50 % der MAP-Patienten hyperplastische Polypen beschrieben.
  - Bei etwa 20 % der Patienten besteht zusätzlich eine Duodenalpolyposis.
  - Das Lebenszeitrisiko für ein Duodenalkarzinom beträgt etwa 4 %.
  - Typische FAP-assoziierte extraintestinale Tumoren wie Osteome oder Desmoide treten bei der MAP nicht auf.

4.50.6 Ätiologie und Pathogenese

- Die Mehrzahl der KRK entwickelt sich aus Adenomen im Rahmen einer **Adenom-Karzinom-Sequenz**.
- In dieser Sequenz kommt es zur Akquise von aktivierenden Mutationen in Onkogenen, z. B. dem K-Ras- (45 % aller KRK), N-Ras- (etwa 4 % aller KRK) oder B-Raf-Gen (4 % aller KRK).
- Daneben treten inaktivierende Mutationen in Tumorsuppressorgenen wie dem APC-Gen (Adenomatous-polyposis-coli-Gen, 30 % aller KRK) oder dem p53-Gen (etwa 50 %) auf.
- Die „klassische" Adenom-Karzinom-Sequenz wird vor allem im linksseitigen Kolon gefunden und vollzieht sich in etwa 5–10 Jahren.
- alternative Wege der Karzinomentstehung:
  - **serratierter Karzinogeneseweg:**
    - Vorläuferläsion ist das sessile serratierte Adenom (SSA).
    - Eine Schlüsselmutation für die alternative serratierte Route liegt im B-Raf-Gen.
    - Es treten Störungen der Apoptose auf, Seneszenz mit Promotor-(CpG)-Methylierungen und Ausfälle in DNA-Reparaturgenen und Tumor-Suppressorgenen (z. B. hMLH1, MGMT, p16).
    - Oft liegt eine meist hochgradige Mikrosatelliteninstabilität (MSI-H) vor.
    - Serratierte Adenome kommen überwiegend im rechtsseitigen Kolon vor und zeigen eine schnellere Karzinogenese, die in 3 Jahren vom Adenom zum Karzinom führen kann.
  - **Mischtyp:**
    - vereint molekulare Charakteristika der beiden anderen Karzinogenesewege
    - Vorläuferläsionen: traditionelles serratiertes Adenom (TSA) oder villöse Adenome

4.50.7 Klassifikation und Risikostratifizierung

Tab. 4.79 Kolorektales Karzinom: Klassifikation des Tumorstadiums nach UICC [21] und korrespondierende 5-Jahres-Überlebensraten (SEER Datenbank, Patienten 2004–2010; https://seer.cancer.gov).

Tumorstadium (UICC)	T-Stadium/ Primärtumor	N-Stadium/ Nodalstatus	M-Stadium/ Fernmetastasen	5-Jahres-Überlebensraten	
				Kolonkarzinom	Rektumkarzinom
0	Tis	N0	M0	-	-
I	T1, T2	N0	M0	92%	87%
IIa	T3	N0	M0	87%	80%
IIb	T4a	N0	M0	63%	49%
IIc	T4b	N0	M0		
IIIa	T1, T2	N1	M0	89%	84%
IIIb	T3, T4	N1	M0	69%	71%
IIIc	alle T	N2	M0	53%	58%
IVa	alle T	alle N	M1a	11%	12%
IVb	alle T	alle N	M1b		

4.50.8 Symptomatik

Tab. 4.80 Klinische Symptome bei Erstdiagnose eines kolorektalen Karzinoms.

Symptom	Häufigkeit
Hämatochezie	40%
Wechsel der Stuhlgewohnheiten	38%
abdominelle Schmerzen	27%
allgemeines Schwächegefühl	14%
Subileus/Ileus	14%
Gewichtsverlust	8%
Anämie	7%
Appetitverlust	7%

4.50.9 Diagnostik

Diagnostisches Vorgehen

- Bei Verdacht auf das Vorliegen eines KRK erfolgt zuerst eine Koloskopie mit histologischer Sicherung auffälliger Befunde durch Biopsie oder Polypektomie.
- In den aktuellen Leitlinien (z. B. der deutschen S3-Leitlinie [15]) findet sich ein evidenzbasierter Katalog an diagnostischen Maßnahmen.
- Diese ermöglichen einen umfassenden Überblick hinsichtlich der lokalen Ausdehnung aber auch einer etwaigen Fernmetastasierung (▶ Tab. 4.79, ▶ Tab. 4.81).

Ausbreitungsdiagnostik (Staging)

- Eine komplette **Koloskopie** mit Biopsie ist obligater Bestandteil der präoperativen Diagnostik, da sich z. B. in 5% der Rektumkarzinome ein synchrones Zweitkarzinom im restlichen Kolon findet.
- Sollte keine vollständige Koloskopie präoperativ möglich sein, ist diese postoperativ anzustreben.
- Bezüglich möglicher Fernmetastasen sollte als Mindeststandard ein Röntgen-Thorax in 2 Ebenen und ein abdomineller Ultraschall erfolgen.
- Allerdings setzt sich zunehmend die Kontrastmittel-CT von Thorax und Abdomen durch.
- **Rektumkarzinome** stellen an die Diagnostik weitere Anforderungen:
  - Die digital-rektale Untersuchung ermöglicht bei tiefsitzenden Rektumkarzinomen eine erste Höhenlokalisation und erlaubt zusätzlich eine grobe Abschätzung der Sphinkterfunktion.
  - Da flexible Endoskope keine zuverlässige Abstandsmessung erlauben, ist beim Rektumkarzinom die starre Rektoskopie obligat.
    – Hier wird der Abstand des proximalen Tumorendes zur Anokutanlinie bestimmt.
    – Das Rektum wird dafür nach den Kriterien der UICC (Union Internationale Contre le Cancer) in Drittel eingeteilt.
    – Rektumkarzinome sind Tumoren, deren aboraler Rand starr ausgemessen ≤ 16 cm von der Anokutanlinie entfernt ist.
- **weitere wichtige Parameter:**
  - lokale Ausbreitung des Tumors in die Tiefe (T-Stadium)
  - möglicher Befall lokoregionärer Lymphknoten (N-Stadium)
  - Abstand des Tumors zur mesorektalen Faszie
    – wichtiger prognostischer Faktor, da diese Ebene bei der sog. totalen mesorektalen Exzision (TME) den zirkumferentiellen Resektionsrand (CRM) darstellt
    – Ist der CRM infiltriert, bzw. reicht der Tumor bis 1 mm an die Faszie heran (CRM+), ist das Lokalrezidivrisiko erhöht.

Tab. 4.81 Ausbreitungsdiagnostik bei Erstdiagnose eines kolorektalen Karzinoms.

Untersuchung/Diagnostik	Anmerkung
komplette Koloskopie	kolorektale Zweitmalignome?
Abdomensonografie	hepatische Filiae? (Minimalanforderung)
CT-Abdomen	hepatische Filiae? (bei insuffizientem Ultraschall)
Röntgen-Thorax in 2 Ebenen	pulmonale Filiae? (Minimalanforderung)
CT-Thorax	pulmonale Filiae? (alternativ zum Röntgen)
karzinoembryonales Antigen (CEA)	prätherapeutische Bestimmung
zusätzlich bei V. a. Rektumkarzinom	
starre Rektoskope	Abstandsmessung aboraler Tumorrand zu Linea anocutanea
MRT-Becken	Infiltrationstiefe, Beurteilung lokoregionärer Lymphknoten und Abstandsmessung Tumor zu mesorektaler Faszie
Endosonografie	Infiltrationstiefe, Beurteilung lokoregionärer Lymphknoten
Zystoskopie, gyn. Untersuchung	nur bei V. a. Tumorinfiltration

- Zur Beurteilung des T-Stadiums und des N-Stadiums ist aktuell das kontrastmittelverstärkte Becken-MRT das Mittel der Wahl (alternativ Kontrastmittel-CT-Becken mit Endosonografie).
- Bei V. a. einen T 1-Tumor oder zur zusätzlichen Beurteilung des Nodalstatus sollte eine Endosonografie des Rektums durchgeführt werden (▶ Tab. 4.81).

Anamnese

- **Vorerkrankungen**, z. B. chronische entzündliche Darmerkrankungen
- **Familienanamnese**
- **Symptome**: zu Beginn meist keine oder nur geringe klinische Symptome (▶ Tab. 4.80).
  - häufigste klinische Zeichen:
    - Blutauflagerungen oder Blutbeimengungen im Stuhl
    - Wechsel der Stuhlgewohnheiten, insbesondere bei distalen Karzinomen
  - bei fortgeschrittenen Tumorerkrankungen:
    - unspezifische Symptome im Vordergrund: Schwäche, Appetit- und Gewichtsverlust
    - abdominelle Schmerzen und Krämpfe, hervorgerufen durch Tumorinfiltration in Nachbarorgane, Lebermetastasen mit Leberkapselschmerz oder Stenose-Symptomatik (Subileus/Ileus).

Körperliche Untersuchung

- evtl. hochgestellte Darmgeräusche und abdominelle Schmerzen als Ausdruck eines mechanischen Ileus bei stenosierenden Tumoren
- digital-rektalen Untersuchung:
  - Blut am Fingerling bei Tumorblutung
  - tiefsitzendes Rektumkarzinom

Labor

- Bei okkulten Tumorblutungen über einen längeren Zeitraum kommt es blutungsbedingt zu einer mikrozytären, hypochromen Anämie.
  - Auch wenn makroskopisch sichtbares Blut im Stuhl viele andere Ursachen haben kann, findet sich bei ca. 10 % der Patienten über 45 Jahre mit neu aufgetretener Hämatochezie als Ursache ein KRK.
- Der Tumormarker CEA (karzinoembryonales Antigen) eignet sich nicht für die Erstdiagnose einer KRK, da zu diesem Zeitpunkt der CEA-Wert nur bei ca. 30 % der Patienten erhöht ist.
  - Eine prätherapeutische Bestimmung des CEA-Werts sollte jedoch erfolgen, um später ggf. den CEA-Wert als Verlaufsparameter nutzen zu können.

4.50.10 Differenzialdiagnosen

Tab. 4.82 Differenzialdiagnosen.

Differenzialdiagnose	Bemerkungen
lokalisierte, meist entzündliche Prozesse im Dickdarm	können klinisch anfangs mit einem KRK verwechselt werden histologische Sicherung bringt meist Gewissheit
in den Darm einwachsender Primärtumor aus z. B. Prostata, Harnblase, Ovar	kann in der Bildgebung gelegentlich nicht von einem großen Primarius, der in Nachbarorgane einwächst, differenziert werden Histologie zur Unterscheidung
Metastasen im Dickdarm/Rektum	selten, aber z. B. bei Melanomen möglich

4.50.11 Therapie

Therapeutisches Vorgehen

Therapie des Kolon- und Rektumkarzinoms im Stadium UICC I

- Lokale chirurgische (z. B. transanale) oder endoskopische Tumorenxzision im Sinne einer endoskopischen Mukosaresektion, Submukosaresektion oder Vollwandresektion bei Kolon- und Rektumkarzinomen im Stadium pT 1 in einer Niedrigrisiko-Situation, d. h.
  - R0-Resektion,
  - Tumorgröße < 3 cm
  - gut/mäßig differenzierter Tumoren (G1/2)
  - keine Lymphgefäßinfiltration (L0)
  - keine Ausdehnung in die Tiefe von mehr als ein Drittel des Submukosadurchmessers

Therapie des Kolonkarzinoms im Stadium UICC II und III

- **onkologische Resektion:**
  - Ziel des kurativen Therapieansatzes ist die onkologische Resektion des KRK, d. h.
    - inklusive Lymphadenektomie (≥ 12 Lymphknoten),
    - Sicherheitsabstand zum gesunden Gewebe und
    - En-bloc-Resektion von tumoradhärenten Organen
- **adjuvante Therapie des Kolonkarzinoms:**
  - Im UICC-Stadium III kann durch eine adjuvante Chemotherapie mit einem Oxaliplatin-haltigen Protokoll (FOLFOX, XELOX) das Gesamtüberleben signifikant verbessert werden.
    - Standardtherapie bis zu einem Alter von 70 Jahren
    - Bei älteren Patienten ist der Nutzen der Kombinationschemotherapie nicht eindeutig belegt, sodass hier eine Monotherapie mit Fluoropyrimidinen (Capecitabin bzw. 5-FU/FS) gegeben werden sollte.
  - Im Stadium II ist der Nutzen einer adjuvanten Systemtherapie bei ohnehin günstigerer Prognose geringer.
    - nur bei Vorliegen von Risikofaktoren: T 4, Tumorperforation/-einriss, Notoperation, Anzahl untersuchter Lymphknoten zu gering
    - nur in Form einer Monotherapie mit Fluoropyrimidinen
    - Ausschluss eines sog. Mikrosatelliten-instabilen Tumors, da Patienten nicht von einer adjuvanten Chemotherapie profitieren
  - Die Therapie sollte innerhalb von 8 Wochen postoperativ begonnen werden, da durch einen späteren Beginn ihr Nutzen deutlich abnimmt.
  - Die Dauer der adjuvanten Therapie sollte 6 Monate betragen.
  - Allerdings kann eine Kombinationstherapie (FOLFOX/XELOX) im Stadium III bei Tumoren mit guter Prognose (pT 1–3, N1, M0) ohne wesentliche Einbußen bei der Effektivität auf 3 Monate verkürzt werden.

Therapie des Rektumkarzinoms im Stadium UICC II und III

- Ziel des kurativen Therapieansatzes ist auch hier analog dem Kolonkarzinom die **onkologische Resektion**.
  - unteres/mittleres Rektumdrittel: totale mesorektale Exzision (TME)
  - oberes Rektumdrittel: partielle Mesorektumexzision (PME)
- Ziel der Therapie insbesondere bei Primärtumoren mit größerer Infiltrationstiefe (UICC II) und mit lokoregionärem Lymphknotenbefall (UICC III), ist aber auch die **Verhinderung eines Lokalrezidivs**.
  - Daher ist bei diesen Tumoren die neoadjuvante Radio- oder Radiochemotherapie für Tumoren des mittleren und unteren Rektumdrittels zur Reduktion der Rate an Lokalrezidiven indiziert.
  - Tumoren des oberen Rektumdrittels können auch analog dem Kolonkarzinom mit einer primären onkologischen Resektion und ggf. anschließender adjuvanter Systemtherapie behandelt werden.
- Zur **präoperativen Radio- bzw. Radiochemotherapie** stehen zwei wesentliche Fraktionierungsschemata zur Verfügung:
  - Kurzzeitbestrahlung mit 25 Gy (5 Gy an 5 Tagen), unmittelbar gefolgt von der Operation
  - konventionelle Radiochemotherapie (Gesamtreferenzdosis 45–50,4 Gy in 25–28 Fraktionen + Capecitabin), gefolgt von der Operation nach 4–6 Wochen
- Der Stellenwert einer adjuvanten Systemtherapie nach neoadjuvanter Radiochemotherapie ist aktuell unklar.
  - Wenn jedoch trotz vorhandener Indikation keine neoadjuvante Radiochemotherapie erfolgt ist, soll eine adjuvante Radiochemotherapie durchgeführt werden.

Therapie des metastasierten Kolonkarzinoms (Stadium UICC IV)

- Bei etwa 50 % aller an einem Kolonkarzinom erkrankten Patienten entwickeln sich im Laufe ihres Krankheitsverlaufs Fernmetastasen – als Rezidiv (metachron) oder bereits zum Zeitpunkt der Erstdiagnose (ca. 20 %, synchron).
- Metastasen treten am häufigsten in Leber (75 %), Lunge (15 %) und dem Skelettsystem (5 %) auf.

Prognostische Überlegungen

- Die Resektion von synchronen und metachronen isolierten Leber- und/oder Lungenmetastasen eines KRK macht Sinn, da sie eine Chance auf Heilung oder zumindest eine längere tumorfreie Lebenszeit ermöglicht (15–27 % 10-Jahres-Langzeitüberleber).

- Dabei ist es irrelevant, ob es sich um primär resektable Metastasen handelt oder um Metastasen, die erst nach Vortherapie sekundär resektabel werden.
- Die Metastasenresektion ermöglicht darüber hinaus, in Phasen der makroskopischen Tumorfreiheit auf eine Systemtherapie zu verzichten („drug holidays").
- Es gibt prognostischen Faktoren um Patienten zu identifizieren, die mit hoher Wahrscheinlichkeit von einer Metastasenresektion profitieren.
- Dazu wurden **Risikoscores** v. a. für Lebermetastasen entwickelt.
- Klinisch etabliert ist der Score nach Fong et al. (▶ Tab. 4.83, ▶ Tab. 4.84) [7].
- Bei isolierten Lungenmetastasen hat sich bisher nur ein erhöhter CEA-Wert präoperativ als prognostisch negativer Marker erwiesen.

Tab. 4.83 Fong-Score zur Prognoseabschätzung bei Lebermetastasenresektion [7].

Kriterium	Punktzahl
krankheitsfreies Intervall (von Resektion bis Rezidiv) < 1 Jahr	1
nodal positives Karzinom bei Erstdiagnose (N+)	1
mehr als eine Lebermetastase in der Bildgebung	1
größte Lebermetastase > 5 cm in der Bildgebung	1
Tumormarker CEA > 200 ng/ml (präoperativ)	1

Tab. 4.84 Einfluss des Fong-Scores zur Prognoseabschätzung auf das Gesamtüberleben (OS).

Punktzahl	1-Jahres-OS	5-Jahres-OS
0	93 %	57 %
1	91 %	57 %
2	89 %	47 %
3	86 %	16 %
4	70 %	8 %
5	71 %	0 %

Systemtherapie des metastasierten KRK

- Vor der Auswahl der Therapie stellt sich die grundsätzliche Frage nach dem **Therapieziel**.
- Meist lässt sich dieses bereits zum Zeitpunkt der Erstdiagnose festlegen.
- Therapieziel, aber auch im Verlauf notwendige Änderungen, sollten im Rahmen einer interdisziplinären Tumorkonferenz festgelegt werden.
- Beim Therapieziel spielen neben dem klinischen Bild des Patienten (z. B. Lebensalter, Komorbiditäten) und seinen Wünschen und Erwartungen auch molekularbiologische Aspekte des Tumors eine Rolle.

- Zur Behandlung des metastasierten KRK stehen unterschiedliche **Chemotherapeutika** zur Verfügung.
  - Fluoropyrimidine: 5-FU kombiniert mit Folinsäure (5-FU/FS) i. v. oder Capecitabin als orale Applikationsform; häufig kombiniert mit
    - dem Topoisomerase-I-Inhibitor Irinotecan (FOLFIRI) oder
    - dem Platinderivat Oxaliplatin (FOLFOX).
  - Kombination aller drei Substanzen – 5FU/FS, Oxaliplatin und Irinotecan – ist möglich (FOLFOXIRI), bei allerdings deutlich höherer Toxizität, v. a. auf das blutbildende System.
  - Bei Progress der Erkrankung wird auf das in der Erstlinie nicht eingesetzte Protokoll umgestellt.
  - In der Drittlinie steht mit oral applizierbaren Trifluridin/Tipiracil (Tas102) ein weiteres Fluoropyrimidinderivat für die Therapie zur Verfügung.
- Daneben stehen sog. **gezielte Therapeutika** zur Verfügung, die in tumorspezifische Mechanismen eingreifen:
  - **Blockade des EGFR** (epidermaler Wachstumsfaktor-Rezeptor) durch monoklonale Antikörper, z. B. Cetuximab oder Panitumumab
  - **Hemmung der** durch den VEGF (Vascular Endothelial Growth Factor) vermittelten **Tumorangiogenese**, z. B. Bevacizumab, Aflibercept, Ramucirumab
  - substanzspezifische Nebenwirkungen siehe
    ▶ Tab. 4.85
  - Einschränkungen:
    - Anti-EGFR-Therapien verbessern das progressionsfreie und das Gesamtüberleben nur, wenn der Tumor einen Wildtypstatus in den kleinen G-Proteinen KRAS und NRAS aufweist (etwa 40–50 % der KRK).
    - Auch die Lokalisation des Primärtumors spielt eine Rolle.
    - Nur Patienten mit RAS-Wildtyp-Status, deren Primärtumor im linken Kolon (ab der linken Flexur bis zum Rektum) lokalisiert ist, haben einen signifikanten Überlebensvorteil durch den Einsatz von anti-EGFR-Antikörpern in der Erstlinientherapie.
    - Gründe dafür sind wahrscheinlich u. a. eine unterschiedliche Entwicklungsbiologie der beiden Anteile des Dickdarms (aus Foregut/Vorderdarm bzw. Hindgut/Hinterdarm) sowie die unterschiedlichen Karzinogenesewege.
    - Bei Ras-mutierten Kolonkarzinomen oder Tumoren im rechsseitigen Kolon stehen als Erstlinienoptionen die duale oder dreifache Chemotherapie mit oder ohne anti-VEGF-Antikörper (Bevacizumab) zur Verfügung.

Tab. 4.85 Häufige Nebenwirkungen von monoklonalen Antikörpern in der Therapie des metastasierten kolorektalen Karzinoms.

Substanz	Nebenwirkungen
Anti-EGFR-Antikörper (Panitumumab, Cetuximab)	Haut: RASH – akneiforme, papulopustulöse Veränderungen (Gesicht/Oberkörper) Hautatrophie Nägel: Paronychien Haarverlust gastrointestinale Beschwerden
Anti-VEGF-Substanzen (Bevacizumab, Aflibercept, Ramucirumab)	Proteinurie arterielle Thromboembolien arterieller Hypertonus Wundheilungsstörung Perforationen

Therapie bei primär resektabler Metastasierung

- Primär R0-resektable Leber- und/oder Lungenmetastasen sollten einer **onkologischen Resektion** bzw. im Einzelfall auch lokaltherapeutischen Verfahren zugeführt werden.
- Die Einschätzung eines synchron metastasierten Tumors als R0-resektabel sollte die zuvor ausgeführten prognostischen Überlegungen und die chirurgische Expertise des Zentrums beinhalten.
- Zusätzlich sollten vor Metastasenresektion weitere Metastasen ausgeschlossen werden und eine postoperativ ausreichende Organfunktion (Leber, Lunge) sichergestellt sein.
- Über die Sequenz der Therapie besteht aktuell noch keine Einigkeit.
- Bei nicht stenosierendem Primärtumor und resektablen Lebermetastasen kann, falls eine einzeitige Resektion beider Tumorlokalisationen nicht möglich ist, die Resektion der prognosebestimmenden Lebermetastasen zuerst erfolgen (Liver-first-Konzepz).
- Dies kann z. B. auch bei einseitigen Lungenmetastasen der Fall sein.
- Bei stenosierendem oder blutendem Primärtumor kann auch eine primäre Resektion des Primarius indiziert sein.
- Der Stellenwert einer perioperativen oder neoadjuvanten Systemtherapie zur Verbesserung des Gesamtüberlebens ist in dieser Situation aktuell unklar.

Therapie bei primär nicht resektabler Metastasierung

- Bei Patienten mit primär nicht R0-resektablen, aber potenziell resektablen Leber- und/oder Lungenmetastasen sollte mittels einer sog. **Konversionstherapie** versucht werden, die Metastasen zu verkleinern, um damit eine sekundäre Resektabilität zu erreichen.
- Ob in dieser Situation der Primärtumor vorher reseziert werden muss (z. B. bei Blutungsneigung) oder z. B. eine Anus-praeter-Anlage durchgeführt wird, ist individuell zu beurteilen.
- Auch bei einer späteren Resektion kann eine einzeitige Resektion, aber auch ein Liver/Lung-First-Konzept in Abhängigkeit vom klinischen Bild erfolgen.
- Für die Konversionstherapie kommen **intensive Therapieprotokolle mit hohen Ansprechraten**, z. B. Dreifach-Chemotherapieprotokolle unter Beachtung der molekularbiologischen Aspekte zur Anwendung (▶ Tab. 4.86).
- Die Systemtherapie sollte wegen der durch die Therapie induzierten Lebertoxizität so kurz wie möglich erfolgen.
- Daher soll die Resektabilität in kurzen Abständen (6–8 Wochen) evaluiert werden.

Tab. 4.86 Therapieregime mit hohen Ansprechraten in der Erstlinientherapie des metastasierten kolorektalen Karzinoms.

Regime	Tumoransprechen (partielle/komplette Remissionen)	Referenz
FOLFOX + Panitumumab vs. FOLFOX	60 % vs. 47 %	[5]
FOLFOX6 + Panitumumab vs. FOLFOX + Bevacizumab	65 % vs. 60 %	[13]
FOLFOXIRI + Bevacizumab vs. FOLFIRI + Bevacizumab	65 % vs. 53 %	[2]
FOLFOXIRI vs. FOLFIRI	60 % vs. 34 %	[6]

Adjuvante/additive Systemtherapie nach Metastasenresektion

- Der Nutzen einer adjuvanten/additiven Chemotherapie nach einer R0/R1-Resektion von Leber- und/oder Lungenmetastasen ist unklar.
- Nach aktueller Datenlage zeigt sich eine grenzwertig signifikante Verbesserung des progressionsfreien Überlebens ohne Beeinflussung des Gesamtüberlebens.
- Es kann daher auch nach Resektion eine adjuvante/additive Systemtherapie angeboten werden.
- Die S3-Leitlinie empfiehlt lediglich eine regelmäßige Kontrolle [15].

Therapie bei nicht resektabler Metastasierung

- Bei vielen Patienten mit metastasiertem KRK ist die Metastasierung zum Zeitpunkt der Erstdiagnose diffus (z. B. pulmonal, lymphonodal, peritoneal, ossär) und die Wahrscheinlichkeit sehr gering, eine sekundäre Resektabilität aller Tumormanifestationen zu erreichen.
- In dieser Situation geht es um
  - die Verlängerung des Überlebens,
  - die Behandlung tumorassoziierter Symptome und
  - den Erhalt und ggf. die Verbesserung der Lebensqualität.

Tab. 4.87 Therapieregime in der Therapie des metastasierten kolorektalen Karzinoms.

	mittleres PFS (Monate)	mittleres OS (Monate)	Referenz
Erstlinientherapie			
FOLFOX4	7,9	20,2	[4]
FOLFOX4 + Pan (RAS-WT)	10,1	26,0	
mFOLFOX6 + Bev	10,1	28,9	[16]
mFOLFOX6 + Pan (RAS-WT)	13,0	41,3	
FOLFIRI + Bev	10,2	25,6	[10]
FOLFIRI + Cet (All-RAS-WT)	10,4	33,1	[18]
FOLFIRI/FOLFOX + Bev (RAS-WT)	11,3	31,2	[12]
FOLFIRI/FOLFOX + Cet (RAS-WT)	11,4	32,0	
5-FU/LV	5,2	13,8	[11]
5-FU/LV + Bev	9,0	21,5	
Capecitabin	5,1	–	[3]
Capecitabin + Bev	9,1	–	
FOLFOX4/XELOX + Plc	8,0	19,9	[14]
FOLFOX4/XELOX + Bev	9,4	21,3	
Erhaltungstherapie			
Capecitabin + Bev	11,7	21,7	[17]
Observation	8,5	18,2	
FP + Bev	6,2	23,8	[9]
Bev	4,8	26,2	
Therapiepause	3,6	23,1	
Zweitlinientherapie			
FOLFOX	4,7	10,8	[8]
FOLFOX + Bev	7,3	12,9	
Bev	2,7	10,2	
Chemotherapie	5,7	11,2	[1]
Chemotherapie + Bev	4,1	9,8	
FOLFIRI + Plc	4,7	12,1	[19]
FOLFIRI + Afl	6,9	13,5	
FOLFIRI + Plc	5,7	11,7	[20]
FOLFIRI + Ram	4,5	13,3	

PFS: progressionsfreies Überleben; OS: Gesamtüberleben; Pan: Panitumumab; Bev: Bevacizumab; Cet: Cetuximab; Plc: Placebo; FP: Fluoropyrimidin; Ram: Ramucirumab; Afl: Aflibercept

- Bei symptomatischer Tumorerkrankung bzw. hoher Tumorlast ist eine **Zweifach-Kombinationschemotherapie oder Dreifachchemotherapie** (z. B. FOLFOXIRI) sinnvoll, um eine „Tumorschrumpfung" zu erzielen.
- Bei Erreichen des Ziels kommen dann weniger aktive, aber auch weniger aggressive Erhaltungstherapien zum Einsatz (▶ Tab. 4.87).
- Betagte Patienten (> 75 Jahre), Patienten mit erheblicher, nicht tumorbedingter Komorbidität oder mit einer wenig aggressiven Tumorerkrankung stellen andere Anforderungen an die Therapie.:
  ○ Hier spielt der Erhalt der Lebensqualität eine Rolle.
  ○ Eine hohe Rate an Nebenwirkungen durch eine sehr aggressive Therapie ist hier nicht günstig.
  ○ Es bieten sich daher weniger belastende Therapiekonzepte wie eine Monotherapie mit Fluoropyrimidinen bzw. eine effektivere, aber nicht wesentlich nebenwirkungsreichere Kombinationen aus Fluoropyrimidin und Bevacizumab an (▶ Tab. 4.87).

Therapie des metastasierten Rektumkarzinoms (Stadium UICC IV)

- Beim synchron metastasierten Rektumkarzinom richtet sich die Auswahl der Therapie nach der prognosebestimmenden Metastasierung.
- Bei sehr wahrscheinlich nicht erreichbarer sekundärer Resektabilität wird eine Systemtherapie in palliativer Intention in Abhängigkeit vom ECOG-Performance Status, von Komorbiditäten und vom Therapiewunsch des Patienten durchgeführt.
- Die Therapie erfolgt dabei analog den Therapieschemata des metastasierten Kolonkarzinoms.
- Handelt es sich um Patienten mit primär resektablen Metastasen oder Patienten mit potenziell sekundär resektablen Metastasen, gibt es verschiedene präoperative Vorgehensweisen:
  ○ Kurzzeitbestrahlung gefolgt von intensivierter Systemtherapie (auch in umgekehrter Reihenfolge möglich)
  ○ konventionelle Radiochemotherapie mit Intensivierung der begleitenden Systemtherapie, z. B. durch Hinzunahme von Oxaliplatin zu 5-FU/FS

4.50.12 Nachsorge

- Die strukturierte Tumornachsorge beginnt mit der Tumorresektion und soll durch ein frühzeitiges Erkennen des Rezidivs einen erneuten kurativen Therapieansatz ermöglichen.
- Sie macht nur Sinn, wenn Patienten hinsichtlich des Allgemeinzustands und der Komorbidität im Falle eines Rezidivs einer erneuten Therapie zugeführt werden können.
- Da das Risiko eines Rezidivs des KRK im **UICC Stadium I** sehr gering ist, wird für diese Patienten neben der Kontrollkoloskopie **keine strukturierte Tumornachsorge** empfohlen.
- Anders sieht es dagegen im **Tumorstadium II und III** aus.
  ○ Hier wird neben den Kontrollkoloskopien eine **strukturierte Nachsorge über 5 Jahre** empfohlen (▶ Tab. 4.88).
- Trotz mangelhafter Datenlage sollten auch Patienten im **Stadium IV** nach Resektion von Metastasen vor dem Hintergrund einer ggf. erneut kurativen Therapieoption eine **strukturierte Nachsorge** erhalten.
  ○ Im klinischen Alltag haben sich hier die Bestimmung des Tumormarkers CEA sowie eine Bildgebung alle 3 Monate bewährt.

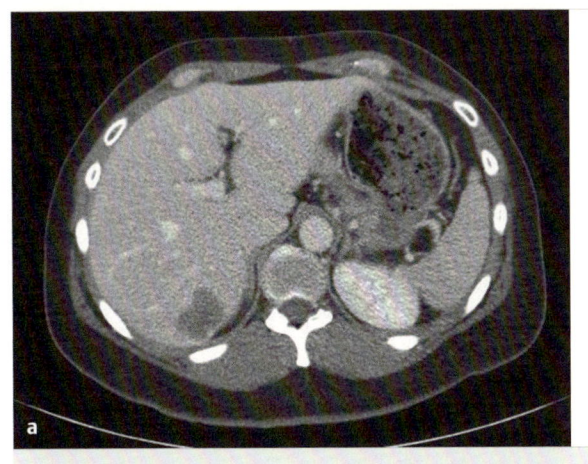

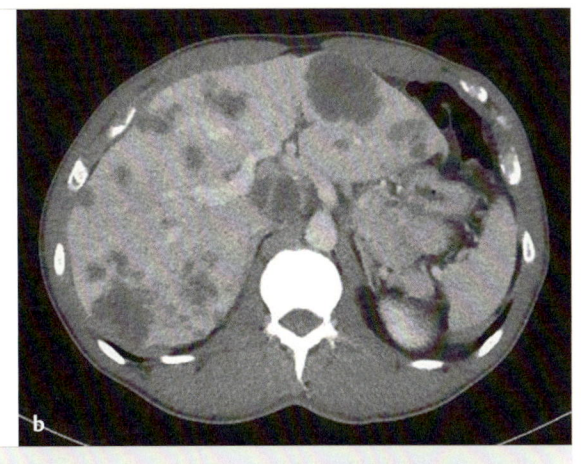

Abb. 4.66 Abdomen-CT. (Quelle: Universitätsklinikum Ulm, Klinik für Diagnostische und Interventionelle Radiologie)
a Resektable Leberfiliae.
b Irresektable Leberfiliae.

Tab. 4.88 Strukturierte Tumornachsorge bei kolorektalem Karzinom im Stadium UICC II und III.

Untersuchung/Monat nach Resektion	3	6	12	18	24	36	48	60
Anamnese		x	x	x	x	x	x	x
körperliche Untersuchung		x	x	x	x	x	x	x
Abdomensonografie		x	x	x	x	x	x	x
CEA		x	x	x	x	x	x	x
Röntgen-Thorax (nur bei Rektumkarzinom)			x		x	x	x	x
Koloskopie*		x**	x					
Sigmoidoskopie/Rektoskopie (nur bei Rektumkarzinomen ohne Radiochemotherapie)		x	x	x	x			
Computertomografie (nur bei Rektumkarzinom)	x							

* bei unauffälliger Koloskopie erneute Kontrollen alle 5 Jahre, bei Adenomnachweis entsprechend der Leitlinie früher;
** nur bei unvollständiger präoperativer Koloskopie; CEA: karzinoembryonales Antigen

4.50.13 Verlauf und Prognose

- Die Prognose des KRK ist stadienabhängig (▶ Tab. 4.79).
- Das Lebenszeitrisiko, an Darmkrebs zu erkranken, beträgt für die Allgemeinbevölkerung 6 %, das mittlere Erkrankungsalter liegt für Männer bei 72, für Frauen bei 75 Jahren.
- Über 95 % der Betroffenen sind bei der Diagnose älter als 50 Jahre.
- Zwei Drittel der Erkrankungen betreffen das Kolon, ein Drittel das Rektum.
- Etwa ein Drittel aller Karzinome betreffen die Darmabschnitte proximal des Colon descendens und werden damit als rechtsseitige Tumoren bezeichnet, die sich hinsichtlich der Therapieoptionen und der Prognose von linksseitigen Tumoren unterscheiden.
- In den letzten Jahren zeigt sich in Deutschland erstmals eine rückläufige Tendenz der altersstandardisierten Inzidenz und Mortalität.
  - Die Ursachen sind multifaktoriell, die Einführung der Vorsorgekoloskopie dürfte aber ein wesentlicher Faktor bei dieser Entwicklung sein.
  - Durch eine signifikante Erhöhung der Teilnahmeraten an der Darmkrebsvorsorge könnte sich dieser sehr erfreuliche Trend weiter fortsetzen.

4.50.14 Prävention

- Das Risiko, an einem KRK zu erkranken, kann durch eine **Umstellung des Lebensstils** reduziert werden. Dies bedeutet im Wesentlichen:
  - Nikotinverzicht,
  - Reduktion des Alkoholkonsums
  - Gewichtsabnahme bei Übergewicht
  - regelmäßige Bewegung
  - ballaststoffreiche Ernährung
  - seltener Konsum von rotem Fleisch.

- Die Heilungschancen bei KRK sind besser, wenn der Tumor in einem frühen Stadium (UICC I und II) erkannt wird.
- Daher wurde in Deutschland ein **Screeningprogramm** zur Vorsorge eingeführt.
  - In der asymptomatischen Bevölkerung ohne familiäre Risikofaktoren soll das Screening im Alter von 50 Jahren beginnen.
  - Für Personen ab dem 50. Lebensjahr sowie für Personen, die ein endoskopisches Screening ablehnen, wird die jährliche Durchführung eines FIT (immunologischer Test auf okkultes Blut im Stuhl mit Antikörpern gegen humanes Hämoglobin) empfohlen.
  - Ab dem 55. Lebensjahr wird die Koloskopie als derzeitiger Goldstandard der Darmkrebsvorsorge von den Krankenkassen erstattet.
  - Die Koloskopie sollte bei unauffälligem Befund nach 10 Jahren wiederholt werden.
  - Genetische Stuhl- oder Bluttests, CT- und MRT-Kolonografie und die Kapselendoskopie werden derzeit für die Damkrebsvorsorge nicht empfohlen.

4.50.15 Quellenangaben

[1] Bennouna J, Sastre J, Arnold D et al. Continuation of bevacizumab after first progression in metastatic colorectal cancer (ML 18147): a randomised phase 3 trial. Lancet Oncol 2013; 14: 29–37
[2] Cremolini C, Loupakis F, Antoniotti C et al. FOLFOXIRI plus bevacizumab versus FOLFIRI plus bevacizumab as first-line treatment of patients with metastatic colorectal cancer: updated overall survival and molecular subgroup analyses of the open-label, phase 3 TRIBE study. Lancet Oncol 2015; 16: 1306–1315
[3] Cunningham D, Lang I, Marcuello E et al. Bevacizumab plus capecitabine versus capecitabine alone in elderly patients with previously untreated metastatic colorectal cancer (AVEX): an open-label, randomised phase 3 trial. Lancet Oncol 2013; 14: 1077–1085
[4] Douillard JY, Oliner KS, Siena S et al. Panitumumab-FOLFOX4 treatment and RAS mutations in colorectal cancer. N Engl Med 2013; 369: 1023–1034
[5] Douillard JY, Siena S, Peeters M et al. Impact of early tumour shrinkage and resection on outcomes in patients with wild-type RAS metastatic colorectal cancer. Eur J Cancer 2015; 51: 1231–1242
[6] Falcone A, Ricci S, Brunetti I et al. Phase III trial of infusional fluorouracil, leucovorin, oxaliplatin, and irinotecan (FOLFOXIRI) compared with infusional fluorouracil, leucovorin, and irinotecan (FOLFIRI) as first-line treatment for metastatic colorectal cancer: the Gruppo Oncologico Nord Ovest. J Clin Oncol 2007; 25: 1670–1676
[7] Fong Y, Fortner J, Sun RL et al. Clinical score for predicting recurrence after hepatic resection for metastatic colorectal cancer: analysis of 1001 consecutive cases. Ann Surg 1999; 230: 309–318
[8] Giantonio BJ, Catalano PJ, Meropol NJ et al. Bevacizumab in combination with oxaliplatin, fluorouracil, and leucovorin (FOLFOX4) for previously treated metastatic colorectal cancer: results from the Eastern Cooperative Oncology Group Study E3200. J Clin Oncol 2007; 25: 1539–1544
[9] Hegewisch-Becker S, Graeven U, Lerchenmuller CA et al. Maintenance strategies after first-line oxaliplatin plus fluoropyrimidine plus bevacizumab for patients with metastatic colorectal cancer (AIO 0207): a randomised, non-inferiority, open-label, phase 3 trial. Lancet Oncol 2015; 16: 1355–1369
[10] Heinemann V, von Weikersthal LF, Decker T et al. FOLFIRI plus cetuximab versus FOLFIRI plus bevacizumab as first-line treatment for patients with metastatic colorectal cancer (FIRE-3): a randomised, open-label, phase 3 trial. Lancet Oncol 2014; 15: 1065–1075
[11] Kabbinavar F, Hurwitz HI, Fehrenbacher L et al. Phase II, randomized trial comparing bevacizumab plus fluorouracil (FU)/leucovorin (LV) with FU/LV alone in patients with metastatic colorectal cancer. J Clin Oncol 2003; 21: 60–65
[12] Lenz H, Niedzwiecki D, Innocenti F et al. CALGB/SWOG 80405: PHASE III trial of irinotecan/5-FU/leucovorin (FOLFIRI) or oxaliplatin/5-FU/leucovorin (mFOLFOX6) with bevacizumab (BV) or cetuximab (CET) for patients (pts) with expanded ras analyses untreated metastatic adenocarcinoma of the Kolon or rectum (mCRC). Ann Onc 2014; 25: 1–41
[13] Rivera F, Karthaus M, Hecht JR et al. Final analysis of the randomised PEAK trial: overall survival and tumour responses during first-line treatment with mFOLFOX6 plus either panitumumab or bevacizumab in patients with metastatic colorectal carcinoma. Int J Colorectal Dis 2017; 32: 1179–1190
[14] Saltz LB, Clarke S, Diaz-Rubio E et al. Bevacizumab in combination with oxaliplatin-based chemotherapy as first-line therapy in metastatic colorectal cancer: a randomized phase III study. J Clin Oncol 2008; 26: 2013–2019
[15] Schmiegel W, Buchberger B, Follmann M et al. S 3-Leitlinie – Kolorektales Karzinom. Z Gastroenterol 2017; 55: 1344–1498
[16] Schwartzberg LS, Rivera F, Karthaus M et al. PEAK: a randomized, multicenter phase II study of panitumumab plus modified fluorouracil, leucovorin, and oxaliplatin (mFOLFOX6) or bevacizumab plus mFOLFOX6 in patients with previously untreated, unresectable, wild-type KRAS exon 2 metastatic colorectal cancer. J Clin Oncol 2014; 32: 2240–2247
[17] Simkens LH, van Tinteren H, May A et al: Maintenance treatment with capecitabine and bevacizumab in metastatic colorectal cancer (CAIRO3): a phase 3 randomised controlled trial of the Dutch Colorectal Cancer Group. Lancet 2015; 385: 1843–1852
[18] Stintzing S, Jung A, Rossius L, Modest DP et al. Analysis of KRAS/NRAS and BRAF mutations in FIRE-3 A randomized phase III study of FOLFIRI plus cetuximab or bevacizumab as first-line treatment for wild-type KRAS (exon 2) metastatic colorectal cancer patients. In ESMO/ECCO, 2013; Abstract E17–7073
[19] Tabernero J, van Cutsem E, Lakomy R et al. Aflibercept versus placebo in combination with fluorouracil, leucovorin and irinotecan in the treatment of previously treated metastatic colorectal cancer: prespecified subgroup analyses from the VELOUR trial. Eur J Cancer 2014; 50: 320–331
[20] Tabernero J, Yoshino T, Cohn AL et al. Ramucirumab versus placebo in combination with second-line FOLFIRI in patients with metastatic colorectal carcinoma that progressed during or after first-line therapy with bevacizumab, oxaliplatin, and a fluoropyrimidine (RAISE): a randomised, double-blind, multicentre, phase 3 study. Lancet Oncol 2015; 16: 499–508
[21] Wittekind C, Hrsg. TNM Klassifikation maligner Tumoren. 8. Aufl. Weinheim: Wiley-VCH; 2017

4.50.16 Wichtige Internetadressen

- Surveillance, Epidemiology and End Results (SEER) Program: https://seer.cancer.gov

4.51 Hämorrhoidalleiden
A. Herold, H. Krammer

4.51.1 Steckbrief

Das Hämorrhoidalleiden ist eine sehr häufige anorektale Erkrankung. Im Laufe des Lebens ist jeder Zweite ein- oder mehrmals betroffen. Frühe Stadien werden konservativ behandelt, bei fortgeschrittenen Fällen ist meist eine Operation indiziert. Die große Mehrzahl der Patienten wird mit konservativen Maßnahmen suffizient behandelt. Die stadienadaptierte Therapie orientiert sich an der Größe der Veränderung: Hämorrhoiden I. Grades werden konservativ behandelt. Zusätzlich zur ballaststoffreichen Ernährung kommt die Sklerosierung zum Einsatz. Bei Hämorrhoiden II. Grades ist die ambulante Gummibandligatur nach Barron die Therapie der Wahl. Hämorrhoiden III. Grades sind i. d. R. zu operieren. Mit den heute zur Verfügung stehenden unterschiedlichen Operationstechniken ist das Ziel eine individualisierte Therapie und Indikationsstellung. Damit ist eine hohe Heilungsrate, niedrige Komplikationsrate und hohe Patientenzufriedenheit erreichbar.

4.51.2 Synonyme
- Hämorrhoiden

4.51.3 Keywords
- Sklerosierung
- Gummibandligatur
- Hämorrhoidalprolaps

4.51.4 Definition
- Hyperplasie des Corpus cavernosum recti mit zusätzlich auftretenden Beschwerden

4.51.5 Epidemiologie

Häufigkeit
- Die Inzidenz von Patienten, die sich in ärztliche Behandlung ergeben, wird mit 4%, die jährliche Inzidenz einer Hämorrhoidektomie mit 40–50/100 000 Erwachsene angegeben.
- Auf Deutschland bezogen ist jährlich mit bis zu 3,5 Millionen Behandlungsfällen und ca. 40 000–50 000 Hämorrhoiden-Operationen zu rechnen.
- In einer Untersuchung aus dem Jahr 2010 in Österreich fand sich eine Prävalenz von knapp 40%, davon bei 45% mit Beschwerden.

Altersgipfel
- Der Häufigkeitsgipfel liegt zwischen dem 45. und 65. Lebensjahr

Geschlechtsverteilung
- In manchen Studien sind Frauen und Männer gleich verteilt, in anderen Studien sind Männer häufiger betroffen.

Prädisponierende Faktoren
- Die Beschwerden und damit verbundene morphologische Veränderungen können sowohl genetisch bedingt als auch Folge einer gestörten Defäkation bzw. mangelhafter Stuhlkonsistenz sein.
- Langjähriges übermäßiges Pressen führt im Verlauf von Jahren zur Vergrößerung und Dislokation des Hämorrhoidalgewebes nach distal.
- Auch ein breiiger bis durchfallartiger Stuhl kann ein Hämorrhoidalleiden provozieren.
- Diskutiert werden auch:
  - Schwangerschaft
  - Laxanzienmissbrauch
  - Übergewicht
  - extremer Alkohol- und Kaffeegenuss
  - scharfe Gewürze
  - Sitzen auf kalter Unterlage

4.51.6 Ätiologie und Pathogenese
- Oberhalb der Linea dentata, unter der Rektummukosa, findet sich ein zirkulär angelegtes arteriovenöses Gefäßkonglomerat, das Corpus cavernosum recti [9].
- Erst bei einer Hyperplasie dieser Gefäßstrukturen spricht man von Hämorrhoiden und erst bei zusätzlich auftretenden Beschwerden von einem Hämorrhoidalleiden.
- Dabei handelt sich nicht um Venen, sondern um arteriovenöse Schwellkörper mit Prädilektionsstellen bei 3, 7 und 11 Uhr in Steinschnittlage.
- Diese Gefäßpolster haben eine wichtige Funktion bei der Feinkontinenz.

4.51.7 Klassifikation und Risikostratifizierung
- Bei Hämorrhoiden unterscheidet man entsprechend dem Ausmaß des Vorfalls zwischen Hämorrhoiden I. bis IV. Grades.
- Stadien des Hämorrhoidalleidens (▶ Abb. 4.67):
  - Grad I: proktoskopisch sichtbare Polster (▶ Abb. 4.68)
  - Grad II: Prolaps bei der Defäkation – retrahiert sich spontan (▶ Abb. 4.69)
  - Grad III: Prolaps bei der Defäkation – manuell reponibel (▶ Abb. 4.70)
  - Grad IV: Prolaps fixiert, fibrosiert, thrombosiert – nicht reponibel (▶ Abb. 4.71)

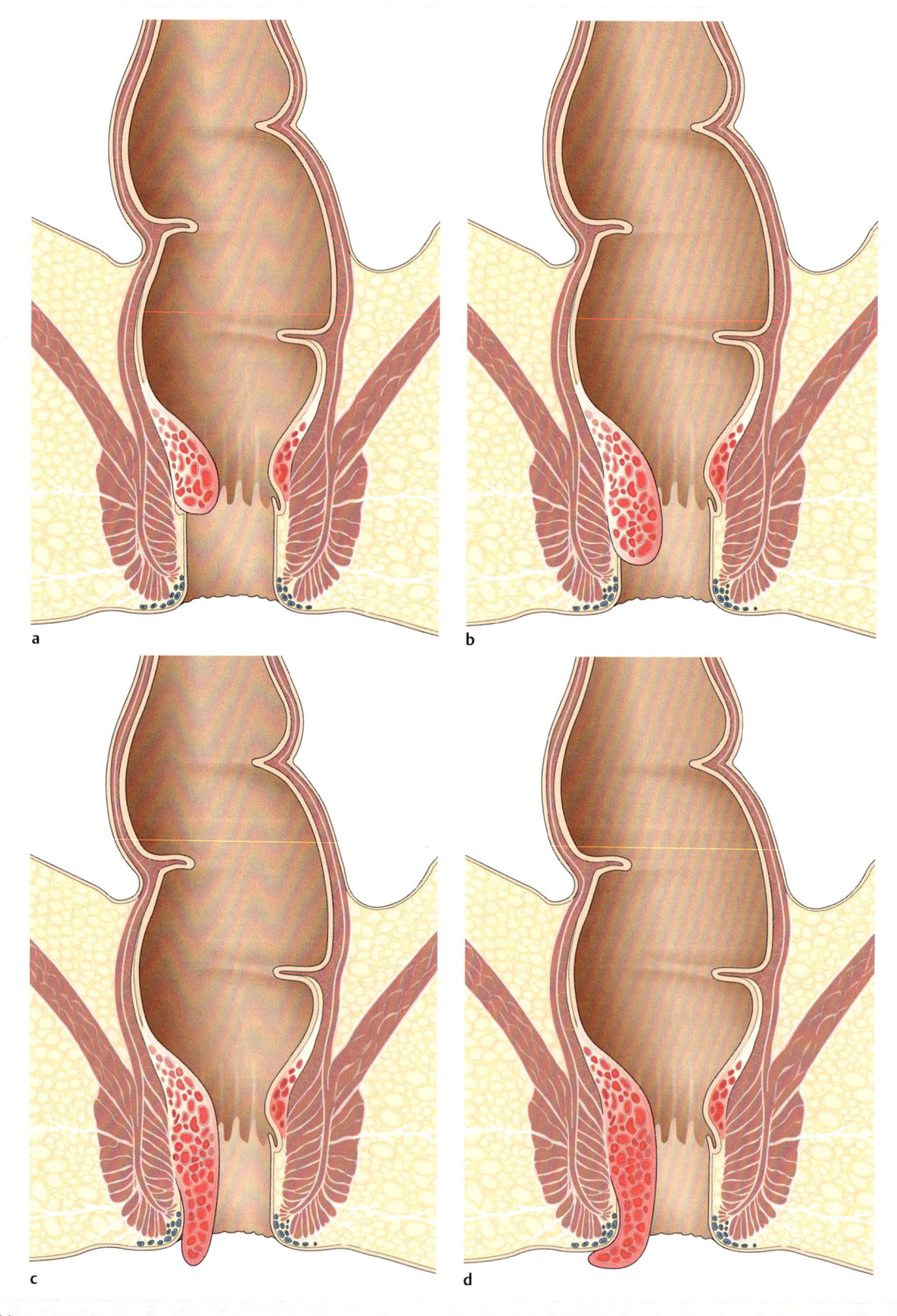

Abb. 4.67 Stadien des Hämorrhoidalleidens. **a** Grad I. **b** Grad II. **c** Grad III. **d** Grad IV. (Quelle: Joos A, Herold A. Hämorrhoidalleiden und Analvenenthrombose. Allgemein- und Viszeralchirurgie up2date 2010; 4: 387–402)

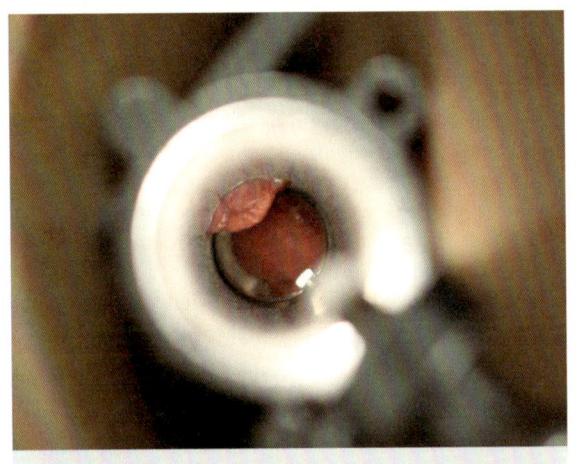

Abb. 4.68 Hämorrhoiden I. Grades.

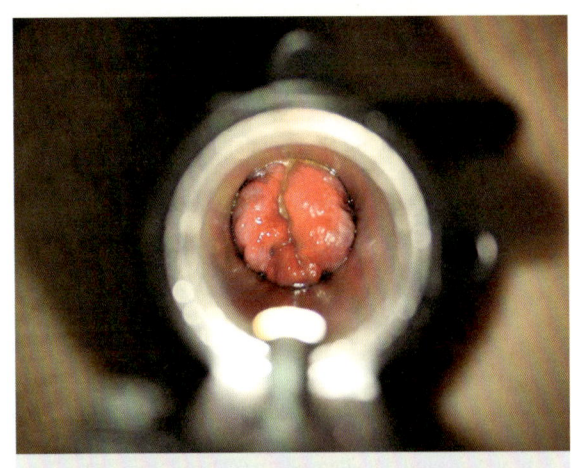

Abb. 4.69 Hämorrhoiden II. Grades.

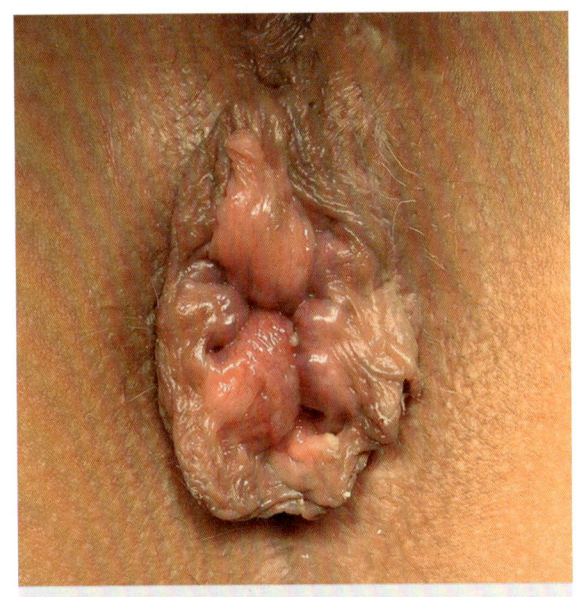

Abb. 4.70 Hämorrhoiden III. Grades.

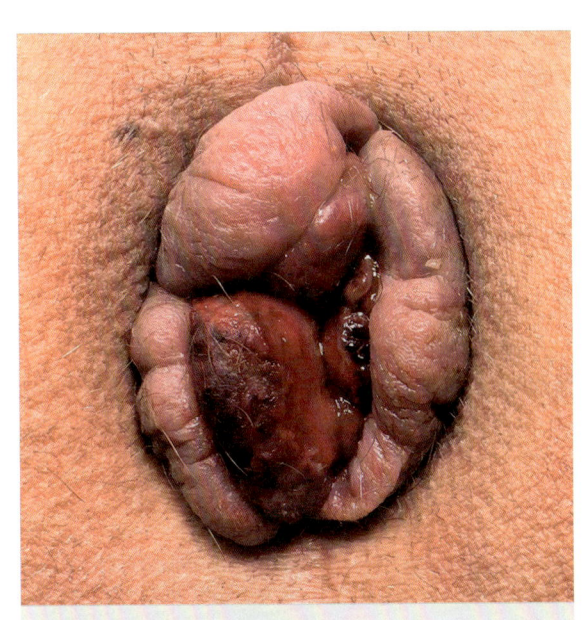

Abb. 4.71 Hämorrhoiden IV. Grades.

4.51.8 Symptomatik

- Die auf Hämorrhoiden zurückzuführenden Beschwerden sind uncharakteristisch und auch bei vielen anderen proktologischen Erkrankungen in ähnlicher Weise vorhanden.
- Sie sind nicht von der Größe der Hämorrhoiden abhängig.
- Häufigstes Symptom ist die anale Blutung.
  - Sie tritt meist beim Stuhlgang bzw. nach der Defäkation auf und ist sehr wechselnd in ihrer Intensität.
- Patienten berichten zudem über Nässen, Schmieren und stuhlverschmutzte Wäsche.
- Mit Juckreiz einhergehende Analekzeme sind eine indirekte Folge des Hämorrhoidalleidens.
- Hämorrhoiden verursachen – soweit sie nicht thrombosiert sind – keine Schmerzen.
- Schmerzen sind oft auf eine synchron bestehende kleine Fissur zurückzuführen.

4.51.9 Diagnostik

Diagnostisches Vorgehen

- Zur Diagnostik des Hämorrhoidalleidens ist ausschließlich eine proktologische Untersuchung mit Inspektion, Palpation und Proktoskopie erforderlich.
- Eine Rektoskopie ist zum Ausschluss anderer zusätzlicher analer Erkrankungen bzw. zur Differenzialdiagnostik notwendig.

- Die Veranlassung weiterer Diagnostik bei Verdacht auf andere Erkrankungen orientiert sich an diesen Vermutungen, trägt aber nicht zur eigentlichen Diagnostik des Hämorrhoidalleidens bei.
- Eine Koloskopie sollte aber bei der – vor allem wiederholten – Angabe von Blut beim Stuhl zum Ausschluss eines kolorektalen Karzinoms unbedingt angeraten werden.

Anamnese

- Die Patienten berichten fast immer über eine mehr oder weniger starke anale Blutung.
- Jucken, Brennen, Stechen in wechselnder Intensität werden berichtet.
- Schmerzen sind dagegen selten vorhanden. Wenn, dann bei Hämorrhoiden IV. Grades.

Körperliche Untersuchung

- Zur Diagnosestellung völlig ausreichend ist die proktologische Standarduntersuchung mit
  - Inspektion,
  - Palpation,
  - Proktoskopie und
  - Rektoskopie.

4.51.10 Differenzialdiagnosen

Tab. 4.89 Differenzialdiagnosen.

Differenzialdiagnose	Bemerkungen
Marisken	werden häufig mit Hämorrhoiden verwechselt liegen oft mit Hämorrhoiden kombiniert vor, ggf. zusätzlich mit einem Anodermprolaps
perianale Thrombosen	Thrombosierungen in den subkutanen Analrandvenen nur Mukosa ohne vergrößerte Hämorrhoiden
segmentaler Rektummukosaprolaps	zirkuläre Falten im Vergleich zu radiären Falten bei Hämorrhoiden
zirkulärer manifester Rektumprolaps	Anoderm prolabiert, oft kombiniert mit Hämorrhoiden
Anodermprolaps (Analprolaps)	meist durch Induration zu differenzieren
Malignom (Analkanalkarzinom, tiefsitzendes Rektumkarzinom)	
koloproktologische Erkrankungen, die mit einer Blutung einhergehen können	sind in Bezug auf das Symptom Blutung abzugrenzen und mit adäquater Diagnostik auszuschließen

4.51.11 Therapie

Therapeutisches Vorgehen

- Da das Corpus cavernosum recti in physiologischer Lage und Größe die Kontinenz gemeinsam mit anderen Faktoren herstellt, kann es nicht das Therapieziel sein, das hämorrhoidale Gewebe komplett zu beseitigen.
- Ziel jeder Therapie ist es daher immer, den physiologischen Zustand wiederherzustellen.
- Anatomie und Physiologie werden wieder normalisiert und so die Beschwerden beseitigt [5], [8].

Pharmakotherapie

- Von einer lokalen Behandlung mit Salben, Suppositorien oder Analtampons ist bei Beschwerden, die ausschließlich auf Hämorrhoiden zurückzuführen sind (z. B. Blutungen), kein Erfolg zu erwarten.
- Allerdings können die bei Hämorrhoiden auftretenden entzündlichen, ödematösen Begleitveränderungen günstig beeinflusst werden.
- So kann z. B. eine perianale Salbenbehandlung beim Begleitekzem indiziert sein.
- Methoden, die auch der Prävention dienen, z. B. eine konsequente Stuhlregulation, sind auch bei frühen Stadien effektiv, bzw. auch in Kombination mit den spezifischen konservativen Maßnahmen.

Interventionelle Therapie

Sklerosierungsbehandlung

- Die Sklerosierung ist die erste Wahl bei Hämorrhoiden I. Grades.
- Bei dieser Methode wird die Sklerosierungslösung (z. B. Äthoxysklerol) – je nach Konzentration 1–3 ml zirkulär oberhalb der Linea dentata submukös direkt in die hämorrhoidalen Knoten injiziert.
- Überwiegend kommt Äthoxysklerol 3–10 % zum Einsatz.

Gummibandligatur

- Diese gilt als Therapie erster Wahl zu Behandlung von Hämorrhoiden II. Grades.
- Mithilfe eines speziellen Ligators werden über ein Proktoskop knotig vergrößerte Hämorrhoiden mit Hilfe von kleinen Gummiringen so abgeschnürt, dass sie innerhalb von wenigen Tagen nekrotisieren und abfallen.

Dopplergesteuerte Hämorrhoidalarterienligatur (HAL)

- Bei Hämorrhoiden II. und III. Grades lassen sich die zuführenden Hämorrhoidalarterien mit einem Spezialproktoskop orten und gezielt ligieren.

- Dies führt innerhalb kurzer Zeit zu einem Schrumpfen der Hämorrhoidalkonvolute.
- Durch eine zusätzliche Raffung des betroffenen Gewebes (RAR) wurde die Technik mittlerweile erweitert.

Operative Therapie

- Hämorrhoiden III. Grades sind nur in Ausnahmefällen noch konservativ mit zufriedenstellendem Ergebnis therapierbar.
- Meist ist die Indikation zur Operation gegeben.
- Insbesondere bei segmentären Hämorrhoidalvorfällen ist die Segment-Hämorrhoidektomie nach Milligan-Morgan und Ferguson empfehlenswert [3], [6]:
  - Die vergrößerten Hämorrhoidalknoten werden segmentär reseziert.
  - Die Rezidivrate liegt bei 3–5 %.
  - Mit modernen Geräten wird heute bevorzugt eine Versiegelungstechnik eingesetzt, was insbesondere die Rate an Blutungen reduziert.
- Als subanodermale/submuköse Resektion der Hämorrhoiden mit gleichzeitiger Reposition des dislozierten Anoderms – somit bei fortgeschritteneren Befunden zu bevorzugen – kommt alternativ die Operationstechnik nach Parks zur Anwendung [7].
- Die Hämorrhoidenoperation mit dem Zirkularstapler gilt mit der mittlerweile vorliegenden Erfahrung als die ideale Indikation bei zirkulären Hämorrhoidalleiden III. Grades.
  - Der Vorteil liegt insbesondere in den geringeren postoperativen Schmerzen [4], [10].
- Ist der Hämorrhoidalprolaps nicht mehr reponibel, so liegen Hämorrhoiden IV. Grades vor.
  - Im Fall einer akuten Thrombosierung oder Inkarzeration ist die konservative Therapie mit Antiphlogistika, Analgetika und lokalen Maßnahmen zu bevorzugen.
  - In erfahrenen Händen kann auch eine sofortige Operation zum Einsatz kommen.
  - Bei chronischen, fibrosierten, fixierten Befunden meist mit einem begleitenden zirkulären Anodermprolaps sind auch plastisch-rekonstruktive Verfahren sinnvoll.

4.51.12 Verlauf und Prognose

- **Sklerosierungsbehandlung:**
  - Hämorrhoidale Beschwerden (Blutungen) sind nach 2–3 Sklerosierungsbehandlungen schon in 70–80 % der Fälle abgeklungen.
  - Langfristig ist mit einer hohen Rezidivquote zu rechnen, die nach drei Jahren bei 70 % liegt.
- **Gummibandligatur:**
  - Die Behandlungserfolge bei Hämorrhoiden II. Grades liegen bei 70–80 %
  - Die Rezidivrate liegt bei 25 % in den ersten 4 Jahren [1], [2].
- **Dopplergesteuerte Hämorrhoidalarterienligatur (HAL):**
  - Publikationen berichten einen Therapieerfolg in 50–90 % der Fälle.
- Bei allen **Operationstechniken** liegt die Beschwerdefreiheit nach 2 Jahren über 90 %.
  - Rezidive nehmen im Zeitverlauf zu, sind aber meist mit konservativen Maßnahmen beherrschbar.
  - Die Reoperationsrate liegt unter 5 %, in neueren Studien unter 1 %.

4.51.13 Prävention

- Bei der kausalen bzw. auch prophylaktischen Behandlung steht eine physiologische Stuhlregulierung an erster Stelle.
- Der Stuhl sollte weich geformt sein (nicht hart oder breiig) und ohne Pressen entleert werden.
- Mit einer ballaststoffreichen Kost können die auf Hämorrhoiden zurückzuführenden Blutungen günstig beeinflusst werden, insbesondere bei obstipierten Patienten.
- Lange Sitzungen auf der Toilette sollten vermieden werden.

4.51.14 Quellenangaben

[1] Barron J. Office ligation treatment of hemorrhoids. Dis Colon Rectum 1963; 6: 109–113
[2] Brown S, Tiernan J, Watson A et al. Haemorrhoidal artery ligation versus rubber band ligation for the management of symptomatic second-degree and third-degree haemorrhoids (HubBLe): a multicentre, open-label, randomised controlled trial. Lancet 2016; 388: 356–364
[3] Ferguson JA, Mazier WP, Ganchrow MI et al. The closed technique of hemorrhoidectmy. Surgery 1971; 70: 480–484
[4] Giordano P, Gravante G, Sorge R et al. Long-term Outcomes of Stapled Hemorrhoidopexy vs Conventional Hemorrhoidectomy. Arch Surg 2009; 144: 266–272
[5] Herold A. Hämorrhoiden. In: Brühl W, Wienert V, Herold A, Hrsg. Aktuelle Proktologie. 4. Aufl. Bremen: UNI-MED; 2011
[6] Milligan ET, Morgan CN, Lord LE. Surgical anatomy of the anal canal, and the operative treatment of haemorrhoids. Lancet 1937; II: 1119–1124
[7] Parks AG. The surgical treatment of haemorrhoids. Br J Surg 1956; 43: 337–351
[8] Rivadeneira, D, Steele S, Ternent C et al. Practice Parameters for the Management of Hemorrhoids (Revised 2010). Dis Colon Rectum 2011; 54: 1059–1064
[9] Stelzner F, Staubesand J, Machleidt H. Das Corpus cavernosum recti – die Grundlage der inneren Haemorrhoiden. Langenbeck's Arch Chir 1962; 299: 302–312
[10] Watson A, Hudson J, Wood J et al. Comparison of stapled haemorrhoidopexy with traditional excisional surgery for haemorrhoidal disease (eTHoS): a pragmatic, multicentre, randomised controlled trial. Lancet 2016; 388: 2375–2385

4.51.15 Wichtige Internetadressen

- www.koloproktologie.org
- www.coloproktologen.de
- www.escp.eu.com

4.52 Perianalthrombose

H. Krammer, A. Herold

4.52.1 Steckbrief

Die Perianalthrombose ist eine spontan auftretende Thrombose in den perianalen Venen der äußeren Analregion, die durch die Überdehnung des Anoderm zu starken Schmerzen führt. Differenzialdiagnostisch muss sie vor allem von einem thrombosierten Anal- und Hämorrhoidalprolaps unterschieden werden. Auslösende Faktoren können Obstipation, Pressen bei der Defäkation, Diarrhö, Schwangerschaft, Entbindung, anstrengende körperliche Tätigkeit, scharf gewürzte Speisen und Alkohol sein. Die Therapie ist in den meisten Fällen konservativ: lokale Kühlung, kortikoid- oder lidocainhaltige Salbe, oral nicht steroidale Antirheumatika. Bei großen Thrombosen und starken Schmerzen kann die Exzision des Befunds in Lokalanästhesie sinnvoll sein.

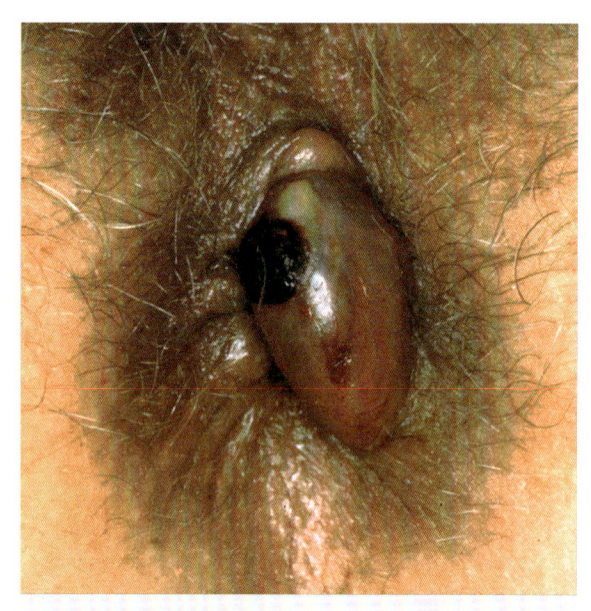

Abb. 4.72 Perianalthrombose mit Spontanperforation.

4.52.2 Synonyme

- Perianalvenenthrombose
- Analthrombose
- Analrandthrombose

4.52.3 Keywords

- Thrombophlebitis
- Hämorrhoidalleiden

4.52.4 Definition

- spontan auftretendes unterschiedlich großes (erbsen- bis pflaumengroßes) Koagel
  - in den perianalen Venen der äußeren Analregion (▶ Abb. 4.72),
  - das durch die Überdehnung des Anoderms zu starken Schmerzen führt [1], [3]

4.52.5 Epidemiologie

Häufigkeit

- Analvenenthrombosen kommen relativ häufig vor (ca. 5 % der Patienten in proktologischen Praxen).

Altersgipfel

- Betroffen sind alle Altersgruppen.

Geschlechtsverteilung

- Männer doppelt so häufig betroffen wie Frauen, Altersgipfel zwischen 20 und 50 Jahren

Prädisponierende Faktoren

- nicht bekannt

4.52.6 Ätiologie und Pathogenese

- Eine Analvenenthrombose (Hämatom) entsteht durch Ruptur oder Thrombophlebitis in einer Vene des perianalen Venenplexus.
- Dadurch kommt es zu einer Überdehnung des sehr sensiblen Anoderms und der Perianalhaut [3].
- auslösende Faktoren können sein:
  - Obstipation
  - Pressen bei der Defäkation
  - Diarrhö
  - massives Abführen vor Koloskopie
  - Schwangerschaft
  - Entbindung
  - anstrengende körperliche Tätigkeit
  - scharf gewürzte Speisen
  - Alkohol

4.52.7 Symptomatik

- Die Thrombose führt zu Spannung, Fremdkörpergefühl und zum Teil sehr starken Schmerzen.
- Sie kann auch zu einer Nekrose der Haut führen, die perforiert.
  - Dadurch kommt es zu Blutung, Entlastung und Schmerzlinderung [4].

4.52.8 Diagnostik

Diagnostisches Vorgehen

- Inspektion und Palpation
- Proktoskopie zum Ausschluss von Differenzialdiagnosen

Anamnese

- Dauer der Schmerzen
- Ausmaß der Schwellung

Körperliche Untersuchung

- Inspektion und digital-rektale Untersuchung

4.52.9 Differenzialdiagnosen

Tab. 4.90 Differenzialdiagnosen.

Differenzialdiagnose	Bemerkungen
thrombosierter Anal- und Hämorrhoidalprolaps	prolabierendes Hämorrhoidalgewebe inkarzeriert und thrombosiert; somit eine Komplikation des Hämorrhoidalleidens [4]
Abszess	hochschmerzhaft, mit Entzündungszeichen
segmentaler Rektummukosaprolaps	Schleimhaut erkennbar und eher nicht so schmerzhaft
Fistel	in der Inspektion bzw. Proktoskopie unterscheidbar
Fissur mit Vorpostenfalte [1]	unterschiedlicher Befund in Inspektion

4.52.10 Therapie

Therapeutisches Vorgehen

- primär konservative Therapie:
  - Kühlen
  - antiphlogistisch wirksamen Lokaltherapeutika (Salben, Analtampons)
  - systemische nicht steroidale Antiphlogistika
- Rückbildung innerhalb von Tagen bis mehreren Wochen durch
  - Organisation,
  - Resorption,
  - in manchen Fällen auch Rekanalisation [2].
- Bei starken Schmerzen oder Blutungen nach Perforation kann eine komplette Exzision in Lokalanästhesie erwogen werden.
- Eine Inzision ist nicht zu empfehlen, da die Stellen verkleben und es durch nachlaufendes Blut zu einem „Rezidiv" kommen kann.

4.52.11 Verlauf und Prognose

- Schmerzen sind nach 8–14 Tagen meist abgeklungen.
- Knoten bilden sich in den nächsten Wochen zurück.

4.52.12 Quellenangaben

[1] Brühl W. Analvenenthrombose. In: Brühl W, Herold A, Wienert V, Hrsg. Aktuelle Proktologie. 4. Aufl. Bremen: UNI-MED Science; 2011
[2] Chan KK, Arthur JD. External haemorrhoidal thrombosis: evidence for current management. Tech Coloproctol 2013; 17: 21–25
[3] Jongen J. Perianalthrombose. Verdauungskrankheiten 2015; 23: 68–76
[4] Jongen J, Dubinskaya A, Peleikis HG et al. Konservative und operative Therapie der Analvenenthrombose. Coloproctology 2009; 31: 93–99

4.52.13 Wichtige Internetadressen

- www.koloproktologie.org
- www.coloproktologen.de
- www.escp.eu.com

4.53 Analfissur

H. Krammer, A. Herold

4.53.1 Steckbrief

Analfissuren sind ein häufiges proktologisches Leiden, das durch defäkationsabhängige Schmerzen und anale Blutung charakterisiert ist. Das längliche Ulkus im Anoderm ist zu 90 % in der hinteren Mittellinie lokalisiert. Besteht die Fissur über 6 Wochen oder kommen sekundäre Veränderungen vor, handelt es sich um eine chronische Analfissur. Mittel der Wahl in der konservativen Therapie sind Nitrosalben. Alternativ können kalziumantagonisthaltige Salben verwendet werden. Wenn die konservative Therapie nicht zur Abheilung der Fissur führt, ist die chirurgische Therapie indiziert. Hierbei ist die Fissurektomie in Deutschland Therapieverfahren der Wahl [2], [5].

4.53.2 Synonyme

- Fissura ani
- Afterriss

4.53.3 Keywords

- Nitrosalben
- laterale Sphinkterotomie
- Fissurektomie

4.53.4 Definition

- Bei der Analfissur handelt es sich um einen schmerzhaften länglichen, ulkusartigen Defekt im Anoderm.

- Bei 90% der Fälle ist sie in der dorsalen Mittellinie des Analkanals (bei 6 Uhr in Steinschnittlage) lokalisiert.
- Unterschieden werden die akute und die chronische Form.
- Bei Bestehen der Fissur über 8 Wochen handelt es sich um eine chronische Verlaufsform.
- Von einer chronischen Fissur spricht man auch, wenn bereits sekundäre Veränderungen vorhanden sind, z. B.:
  - freiliegende oder sklerosierte Muskelfasern
  - eine Hautfalte am äußeren Ende des Analkanals (Vorpostenfalte)
  - eine hypertrophe Analpapille
  - narbige Läsionen
- Mögliche Komplikationen sind Abszess- oder Fistelbildung und Analstenosen [2], [5].

4.53.5 Epidemiologie

Häufigkeit

- Genaue Zahlen über die Häufigkeit von Analfissuren liegen nicht vor.
- In proktologischen Praxen ist bei ca. 10–15 % der Fälle damit zu rechnen.

Altersgipfel

- Der Häufigkeitsgipfel liegt zwischen dem 30. und 40. Lebensjahr [2].

Geschlechtsverteilung

- annähernd gleich, tendenziell mehr Männer, Altersgipfel 20 bis 50 Jahre

Prädisponierende Faktoren

- nicht bekannt

4.53.6 Ätiologie und Pathogenese

- Im Zentrum der multifaktoriellen Genese stehen:
  - nicht optimale Stuhlkonsistenz
  - erhöhter Sphinktertonus
- Eine mechanische Läsion kann über Schmerz, Sphinkterspasmus, Minderdurchblutung und Ischämie zu einer Chronifizierung des Krankheitsprozesses führen.

4.53.7 Symptomatik

- Im Vordergrund stehen Schmerzen, die mit der Defäkation einsetzen und bis zu mehreren Stunden anhalten können.
- Blutungen treten intermittierend auf. Sie imponieren als hellrote Blutauflagerungen auf dem Stuhl, meist auf dem Toilettenpapier.

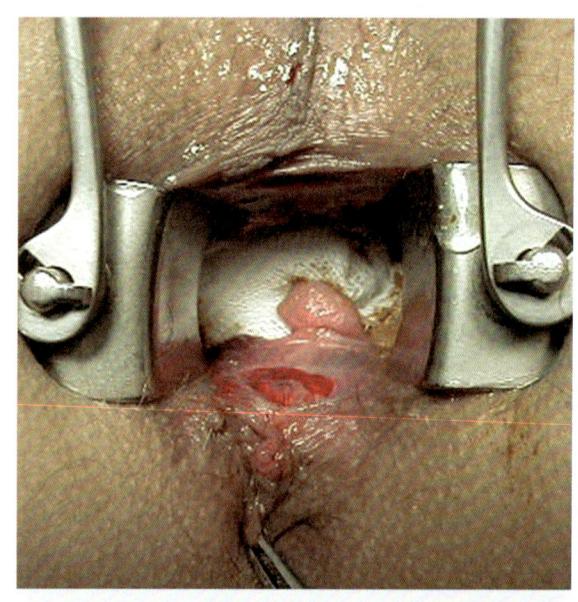

Abb. 4.73 Intraoperativer Befund einer chronischen Analfissur bei 6 Uhr in Steinschnittlage.

- Die sekundären Hautveränderungen können zu Problemen bei der Analhygiene führen.

4.53.8 Diagnostik

Diagnostisches Vorgehen

- Bei der Inspektion und digitalen Palpation unter vorsichtigem Spreizen der Nates ist der Unterrand der Fissur meist bei 6 Uhr in Steinschnittlage gut erkenn- und tastbar (▶ Abb. 4.73).
- Die vorsichtige Prokto-Rektoskopie dient dem Ausschluss anderer proktologischer Erkrankungen [5].
- Weitere Diagnostik ist nur beim Verdacht auf andere ursächliche Erkrankungen erforderlich, z. B.
  - Endoskopie bei Verdacht auf chronisch entzündliche Erkrankungen,
  - Serologie und Abstrich bei Verdacht auf Infektionserkrankungen.

Anamnese

- Art und Ausmaß der Schmerzen und Blutung

Körperliche Untersuchung

- Inspektion
- rektal-digitale Untersuchung

4.53.9 Differenzialdiagnosen

Tab. 4.91 Differenzialdiagnosen.

Differenzialdiagnose	Bemerkungen
Morbus Crohn	auf Hinweise in der Endoskopie achten
Infektionen (sexuell übertragbare Erkrankungen, HIV)	auf Anamnese und weitere Befunde im Anorektum achten
Analkarzinom	bei verdächtigem Befund Biopsie für Histologie

4.53.10 Therapie

Therapeutisches Vorgehen

- Optimierung der Stuhlkonsistenz (z. B. mit Flohsamenschalen)
- An erster Stelle steht die topische Behandlung mit Nitrosalben.
- Die Injektion von Botulinumtoxin in den Analsphinkter führt auch zu einer passageren Relaxation über ca. 2–3 Monate und zu besseren Durchblutung und Heilung (63 %).
  - Der Effekt ist zwar wissenschaftlich belegt, jedoch ist die Therapie als Off-Label-Use klinisch wenig verbreitet [1].
- Wenn die konservative Therapie nicht zur Abheilung der Fissur und zur Beschwerdefreiheit führt, ist die chirurgische Therapie indiziert – insbesondere, wenn bereits sekundäre Hautveränderungen vorliegen.

Pharmakotherapie

- Nitrosalbe wirkt relaxierend auf den glattmuskulären internen analen Sphinkter und sorgt damit für eine bessere Durchblutung des Anoderms und eine bessere Abheilung der Fissur [3], [6].
- Eine 0,4 %ige Glyceroltrinitrat-Salbe ist als zugelassenes Fertigarzneimittel (Rectogesic) erhältlich.
- Meist werden jedoch preisgünstigere Rezepturen in der Praxis eingesetzt, z. B. Isosorbiddinitrat 40 % 1,5g in Basiscreme DAC ad 50,0.
- Eine Nebenwirkung in den ersten Tagen kann Kopfschmerz sein.
- Alternativ werden gern kalziumantagonisthaltige Salben (z. B. Diltiazem HCL 1,0 in DAB Basiscreme ad 50,0) verwendet.
  - Dafür gibt es keine Zulassung eines Fertigarzneimittels in Deutschland.

Operative Therapie

- Die effektivste Therapie ist die Operation.
- Die effektivste operative Therapie ist die laterale Sphinkterotomie.
- In Deutschland wird die Fissurektomie nach Gabriel bevorzugt, da die Inkontinenzraten geringer sind als bei der Sphinkterotomie.
  - Dabei werden das vernarbte Fissurgewebe und die umgebenden Sekundärveränderungen unter Schonung des M. sphincter ani internus exzidiert [3], [4].

4.53.11 Verlauf und Prognose

- Bei der Behandlung mit Nitrosalbe beträgt die Heilungsrate ca. 60 % [4].
- laterale Sphinkterotomie: Heilungsrate 93 %, Inkontinenzraten 9 %
- Fissurektomie: Heilungsrate 80 %, Inkontinenzraten 5 %

4.53.12 Prävention

- Optimierung der Stuhlkonsistenz (z. B. Flohsamenschalen)
- äußerliche Anwendung von Zinkpaste

4.53.13 Quellenangaben

[1] Brisinda G, Maria G, Bentivoglio AR et al. A comparison of injections of botulinum toxin and topical nitroglycerin ointment for the treatment of chronic anal fissure. N Engl J Med 1999; 341: 65–69
[2] Brühl W. Analfissuren. In: Brühl W, Wienert V, Herold A, Hrsg. Aktuelle Proktologie. 4. Aufl. Bremen: UNI-MED; 2011
[3] Collins EE, Lund JN. A review of chronic anal fissure management. Tech Coloproctol 2007; 112: 209–223
[4] Ebinger SM, Hardt J, Warschkow R et al. Operative and medical treatment of chronic anal fissures-a review and network meta-analysis of randomized controlled trials. J Gastroenterol 2017; 52: 663–676
[5] Klose M, Krammer H, Herold A. Konservative Therapie der Analfissur. Verdauungskrankheiten 2015; 23: 68–76
[6] Lund JN, Scholefield JH. A randomized, prospective, double-blind, placebo-controlled trial of glyceryl trinitrate in treatment of anal fissure. Lancet 2007; 349: 11–14

4.53.14 Wichtige Internetadressen

- www.koloproktologie.org
- www.coloproktologen.de
- www.escp.eu.com

4.54 Analfistel und -abszess

A. Herold, H. Krammer

4.54.1 Steckbrief

Analfisteln und Analabszesse sind häufige anorektale Erkrankungen, die meist aus dem Infekt einer Proktodealdrüse entstehen. Es kommt entweder zu einer akuten Abszedierung oder einer chronischen Fistelung. Ein Abszess muss zeitnah operativ therapiert werden. Die Fisteln werden nach ihrer Beziehung zum Sphinkter klassifiziert:

subkutan, subanodermal, intersphinkter, transsphinkter, suprasphinkter und extrasphinkter. Distale Fisteln mit wenig beteiligter Schließmuskulatur werden komplett exzidiert, proximale Fisteln werden mit einem muskelschonenden Verfahren behandelt. Bei der Therapiewahl muss die Chance auf Heilung immer gegen das Risiko einer Kontinenzstörung abgewogen werden. Schlussendlich spielt die Erfahrung des koloproktologischen Operateurs eine entscheidende Rolle.

4.54.2 Synonyme

Analfistel
- Perianalfistel

Analabszess
- Perianalabszess
- periproktitischer Abszess

4.54.3 Keywords
- Periproktitis
- Paraproktitis
- Kontinenz

4.54.4 Definition
- Analfisteln und Analabszesse sind unterschiedliche Verlaufsformen derselben Erkrankung.
- Der Abszess ist die akute Form, die Fistel die chronische Form der Entzündung.
- Ein Abszess ist eine wenige Millimeter bis viele Zentimeter große, mit eitrigem Sekret gefüllte Höhle.
- Bei einer Analfistel handelt es sich um eine nicht physiologische gangartige Verbindung vom Anorektum zur perianalen Haut.
- Die Abszesse und Fisteln werden nach ihrer Beziehung zum Sphinkter klassifiziert: subanodermal, intersphinkter, ischioanal und pelvirektal bzw. subkutan, subanodermal, intersphinkter, transsphinkter, suprasphinkter und extrasphinkter [5] (▶ Abb. 4.74).

4.54.5 Epidemiologie

Häufigkeit
- Spärlich vorhandene Daten geben beim Analabszess eine Inzidenz von 35–75 pro 100 000 Personen pro Jahr, bei der Analfistel etwa 20 pro 100 000 pro Jahr an [5].

Altersgipfel
- Der Häufigkeitsgipfel liegt zwischen dem 30. und dem 50. Lebensjahr [5].

Geschlechtsverteilung
- Männer sind häufiger betroffen als Frauen [5].

Prädisponierende Faktoren
- chronisch entzündliche Darmerkrankungen, z. B. Morbus Crohn.

4.54.6 Ätiologie und Pathogenese
- In 90 % der Fälle sind anorektale Abszesse auf eine Infektion im Bereich der rudimentär angelegten Proktodealdrüsen zurückzuführen.
- Dorsoanal sind diese kryptoglandulären Strukturen am häufigsten vorhanden.
- Wenn sich die Entzündung ihren Weg entlang vorgegebener anatomischer Strukturen submukös, subanodermal, intersphinkter oder transsphinkter bahnt, führt dies zu Abszessen.
- Unbehandelt kommt es je nach Lage des Abszesses zur Perforation in das Rektum, in den Analkanal oder nach außen.
- So entsteht von der inneren Öffnung eine Verbindung zur Oberfläche mit einer weiteren Öffnung: eine Fistel.
- Eine Fistel ist somit nicht ein idealisierter schmaler, glatter Kanal, sondern eine Röhre mit Ausbuchtungen, Aussackungen und unterschiedlich großen Höhlen.
- In der Mehrzahl der Fälle resultiert aus der ständigen bakteriellen Kontamination bei unzureichender spontaner Drainage dann die persistierend sezernierende Fistel; in 20–40 % der Fälle sind komplette Ausheilungen beschrieben.
- Durch die destruierende Entzündung ist eine Beeinträchtigung und Funktionseinschränkung des Kontinenzorgans möglich.

4.54.7 Symptomatik
- Beim Abszess sind Schmerz und Schwellung (▶ Abb. 4.75), bei der Fistel Sekretion und Juckreiz die führenden Symptome (▶ Abb. 4.76).
- Beim Abszess reichen die Beschwerden
  - vom unangenehmen Druck oder Fremdkörpergefühl
  - bis zu stärksten Schmerzen mit Fieber oder Schüttelfrost.
- Bei perianalen Fisteln führt die unterschiedlich starke Sekretion oft zu einem umgebenden Analekzem.
  - Durch Epithelialisierung der äußeren Fistelöffnung ist eine vorübergehende Pseudoheilung möglich, indem das äußere Ostium vorübergehend mit einer dünnen Epithelschicht verschlossen wird, ohne dass damit die gesamte Fistel komplett ausheilt.

4.54 Analfistel und -abszess

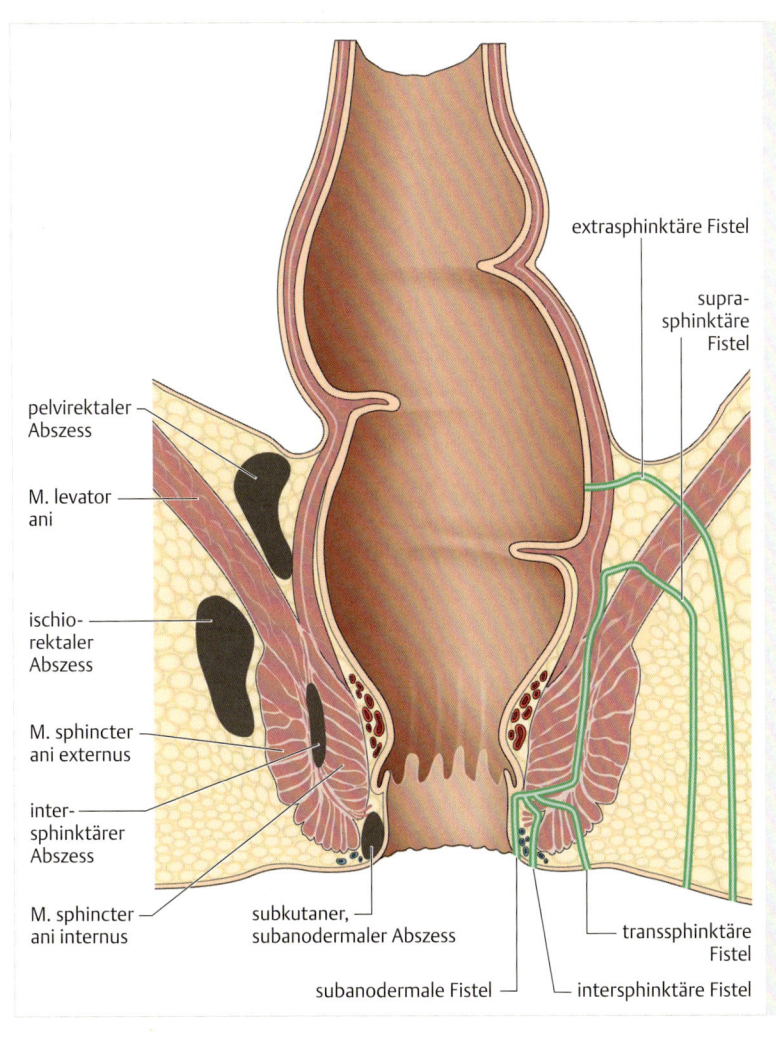

Abb. 4.74 Abszess- und Fistelklassifikationen. (Quelle: Joos A, Bussen D, Herold A. Abszess, Analfistel, Analfissur. Allgemein- und Viszeralchirurgie up2date 2009; 4: 221–236)

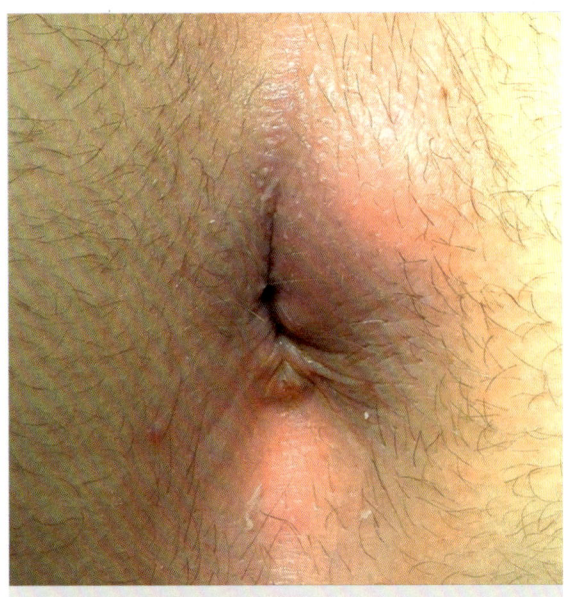

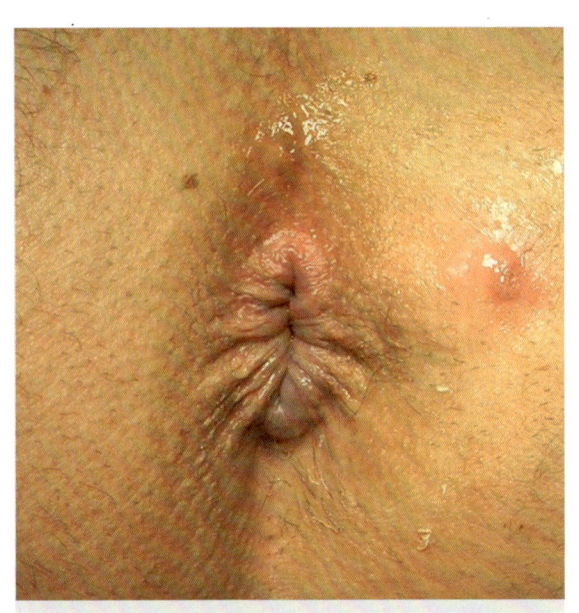

- pelvirektaler Abszess
- M. levator ani
- ischiorektaler Abszess
- M. sphincter ani externus
- intersphinktärer Abszess
- M. sphincter ani internus
- subkutaner, subanodermaler Abszess
- extrasphinktäre Fistel
- suprasphinktäre Fistel
- transsphinktäre Fistel
- intersphinktäre Fistel
- subanodermale Fistel

Abb. 4.75 Ischionaler Abszess.

Abb. 4.76 Transsphinktere Analfistel.

- Es ist nur eine Frage der Zeit, bis sich im Gang wieder Sekret staut, die dünne Epithelschicht perforiert bis die Fistel wieder sezerniert.
- Tritt keine Perforation ein, so kann sich der Sekretverhalt zu einem wiederholten Abszess entwickeln.

4.54.8 Diagnostik

Diagnostisches Vorgehen

- Ein **Abszess** ist allein anhand der typischen Anamnese mittels Inspektion und Palpation zu diagnostizieren.
  - Oberflächliche Abszesse zeigen die typische schmerzhafte Rötung und Schwellung.
  - Die seltenen sehr tief gelegenen – z. B. pararektalen – Abszesse sind von außen nicht zu erkennen, meist aber durch transanale Palpation zu vermuten und dann mit weiterführender Diagnostik zu sichern.
- **Fisteln** weisen eine äußere Fistelöffnung mit unterschiedlich stark ausgeprägter Induration der Umgebung bzw. in Richtung der inneren Fistelöffnung ziehend auf.
  - Mit dünnen Sonden lässt sich der Fistelverlauf bei entsprechender Erfahrung gut verfolgen.
  - Lässt sich mit dieser einfachen klinischen Untersuchung die Fistel nicht darstellen, ist eine Untersuchung in Narkose als nächster Schritt erforderlich.
  - Hier kann dann nicht nur die Fistel dargestellt, sondern gleich eine entsprechend erforderliche Therapie erfolgen.
  - Nur in speziellen – meist komplizierten – Fällen ist eine apparative Diagnostik erforderlich: Mit Endosonografie, Computertomografie oder Kernspintomografie lassen sich vorhandene Höhlen, Seitengänge, narbige Läsionen und insbesondere Fistelverläufe darstellen.
  - Eine röntgenologische Darstellung von Fisteln (Fistulografie) ist verzichtbar, da nicht weiterführend.

Anamnese

- **Abszess:** rasche Entwicklung, Schwellung, Schmerz
- **Fistel:** langsame Entwicklung, wechselnde Sekretion

Körperliche Untersuchung

- proktologische Standarddiagnostik mit
  - Inspektion
  - Palpation
  - Proktoskopie und Rektoskopie
- weitere Untersuchung nicht erforderlich

4.54.9 Differenzialdiagnosen

Tab. 4.92 Differenzialdiagnosen.

Differenzialdiagnose	Bemerkungen
Fistel durch Morbus Crohn	häufigste Differenzialdiagnose; bei strenger Definition eigentlich keine Differenzialdiagnose, sondern eine Zusatzdiagnose
Sinus pilonidalis in der Rima ani	Differenzialdiagnose bereitet normalerweise keine Schwierigkeiten
perianale Akne inversa (Synonym: Hidradenitis suppurativa)	kann durchaus differenzialdiagnostische Schwierigkeiten bereiten, insbesondere in der Abgrenzung einer perianalen Crohn-Erkrankung

4.54.10 Therapie

Therapeutisches Vorgehen

- Es gibt keine konservative Therapie, die Analfisteln zuverlässig heilen kann.
  - Außerdem existieren nur wenige Hinweise, dass Fisteln bei Morbus Crohn durch Antibiotika oder Immuntherapeutika zu heilen seien.
  - Meist tritt hier jedoch nur ein Rückgang der entzündlichen Reaktion (z. B. Sekretion) ein bzw. eine Pseudoheilung mit nur Besserung in der Phase der Therapie.
  - Eine verlässliche Dauerheilung tritt nur sehr selten ein.
- Ein anorektaler Abszess muss operativ saniert werden.

Operative Therapie

- Ein anorektaler Abszess wird grundsätzlich unverzüglich nach Diagnose operativ saniert.
- Da immer die Gefahr einer fortschreitenden Infektion bis hin zur generalisierten Sepsis besteht, ist ein zeitlicher Aufschub stets kontraindiziert.
- Die Therapie erfolgt durch breite trichterförmige Eröffnung der Haut mit anschließender Sekundärheilung.
- Bei sehr großen ischio- oder pelvirektalen Abszesshöhlen, z. B. auch einer Hufeisenfistel, kann zur Vermeidung einer riesigen Wunde eine kleine Inzision mit Gegeninzision zur ausreichenden Drainage ausreichen.
- Eine ausschließliche oder ergänzende Therapie mit Antibiotika ist nur in ganz wenigen Fällen sinnvoll, z. B. bei Immunsuppression, begleitender Weichteilphlegmone oder schwerer septischer Begleitreaktion.
- Bei jeder Operation eines anorektalen Abszesses sollte in gleicher Narkose vom erfahrenen Operateur nach der Ursache gefahndet werden.
- Lässt sich die Fistelverbindung zum Analkanal finden,
  - wird die Fistel primär operiert oder
  - mit einem Faden für einige Wochen drainiert und
  - später dann chirurgisch versorgt.
- Das Ziel jeder Fistelchirurgie ist die Sanierung ohne Kontinenzeinbuße und ohne Rezidiv.

- Die operative Maßnahme orientiert sich am Verlauf der Fistel, somit an deren Bezug zum Sphinkterapparat [1], [4].
- Subanodermale, submuköse, intersphinktere und distale (tiefe) transsphinktere Fisteln, die nur einen kleinen Anteil der Sphinktermuskulatur umfassen, können ohne Einschränkung der Kontinenz komplett gespalten werden.
  - Die Rezidivrate liegt unter 10 %, während die Kontinenzstörung direkt vom Ausmaß der Sphinkterbeteiligung abhängt.
  - Hat man in früheren Jahren bis zu zwei Drittel der Muskelmasse durchtrennt, geht man heute zurückhaltender vor.
  - In der Literatur werden daher Daten der postoperativen Kontinenzleistung mit enormer Streuung angegeben: 5–40 %.
- Proximale (hohe) transsphinktere, suprasphinktere und extrasphinktere Fistelgänge, die wesentliche Muskelanteile durchbohren, werden primär fadendrainiert und im nicht entzündlichen Stadium in zweiter Sitzung exstirpiert und plastisch verschlossen.
  - Hierzu wird nach kompletter Exstirpation des Fistelgangs – insbesondere der kryptoglandulären Region – eine direkte Naht der Sphinktermuskulatur durchgeführt, diese mit einem Verschiebelappen aus Mukosa oder Mukosa/Submukosa/Internus gesichert und somit die innere Fistelöffnung verschlossen.
  - Eine unmittelbare Nahtinsuffizienz tritt in bis zu 10–25 % der Fälle auf, die Rezidivrate liegt zwischen 5 % und 30 % [2], [7].
- In Einzelfällen kommen auch andere Techniken zum Einsatz:
  - primäre komplette Spaltung und einzeitige oder zweizeitige Sphinkterrekonstruktion
  - Verschluss des inneren Fistelostiums mittels spezieller Plugs aus Materialien, die den Fibroblasten als Matrix dienen und gleichzeitig aufgelöst werden (z. B. Cook Anal Fistula Plug) [6]
  - Verschluss des inneren Ostiums mit einem Metall-Clip (Over-the-Scope-Clip, OTSC, ähnlich wie in der Endoskopie)
  - Interposition von Muskulatur z. B. Musculus gracilis oder Musculus rectus abdominis
  - langzeitige Fadendrainage
  - Fibrinklebung
- Eine Sonderform der anorektalen Fistel ist die rekto- bzw. anovaginale Fistel.
  - Sie wird analog obigen Prinzipien diagnostiziert und therapiert.
  - Aufgrund ihrer Lage sind jedoch meist plastische Verfahren notwendig.
  - Bedingt durch das in diesem Bereich fehlende umgebende Binde- und Muskelgewebe des Septum rektovaginale sind die Erfolgsraten schlechter als bei den anderen Anorektalfisteln.
- Anale Crohn-Fisteln sind wie 75 % der anderen Fisteln kryptoglandulären Ursprungs und folgen obigen Verläufen.
  - Dagegen folgen 25 % nicht den anatomischen Strukturen und durchdringen destruierend das Gewebe.
  - Ihre Therapie erfolgt ebenfalls entsprechend den obigen Strategien.
  - Da aufgrund der hohen Rezidivrate der Grunderkrankung in vielen Fällen wiederholte chirurgische Eingriffe notwendig werden, sollte eine Schonung der Sphinktermuskulatur besonders beachtet werden.
  - Vor jeder rekonstruktiven Fistelsanierung muss die systemische Erkrankung kontrolliert und die lokalen Verhältnisse entzündungsfrei sein.
  - Bei komplexen Fisteln mit rezidivierenden Schüben ist die lockere Langzeitfadendrainage über Monate und Jahre eine vom Patienten in der Regel sehr gut tolerierte Maßnahme, die die Stomaanlage verhindert oder zumindest verzögert.

4.54.11 Verlauf und Prognose

- Nach definitiver Heilung ist ein Fistelrezidiv selten.
- In sehr seltenen Einzelfällen sind Fistelkarzinome beschrieben.

4.54.12 Prävention

- Es gibt keine Studien bzw. wissenschaftliche Erkenntnisse zur Vermeidung von Abszessen oder Fisteln.
- Gelegentlich wird berichtet, dass unphysiologische Stuhlentleerung – also Diarrhö oder Obstipation – einen negativen Einfluss haben könnte.

4.54.13 Quellenangaben

[1] Corman M. Anorectal abscess and anal fistula. In: Corman M, Hrsg. Colon and rectal surgery. Philadelphia: Lippincott-Raven; 1998: 224–271
[2] Heitland W. Fisteln und Fissuren. Teil I: Perianale Fisteln. Chirurg 2008; 79: 430–438
[3] Herold A. Hämorrhoiden, Fissur, Fistel, Abszeß. In: Brühl W, Wienert V, Herold A, Hrsg. Aktuelle Proktologie. 2. Aufl. Bremen: UNI-MED; 2005
[4] Joos AK, Bussen D, Herold A. Abszess, Analfistel, Analfissur. Allgemein- und Viszeralchirurgie up2date 2009; 4: 221–236
[5] Nivatvongs S. Anorectal disorders. In: Greenfield LJ, Hrsg. Surgery: Scientific Principles and Practice. Philadelphia: Lippincott Williams & Williams; 2001: 1158–1183
[6] Ortiz H, Marzo J, Ciga F et al. Randomized clinical trial of anal fistula plug versus endorectal advancement flap for the treatment of high cryptoglandular fistula in ano. Br J Surg 2009; 96: 608–612
[7] Ommer A, Herold A, Berg A et al. S3-Leitlinie: Kryptoglanduläre Analfistel. Coloproctology 2011; 33: 295–324

4.54.14 Wichtige Internetadressen

- www.koloproktologie.org
- www.coloproktologen.de
- www.escp.eu.com

4.55 Rektumprolaps und Ulcus simplex recti

H. Krammer, A. Herold

4.55.1 Steckbrief

Beim Rektumprolaps werden drei Grade unterschieden [1]. Symptome sind Druck- und Fremdkörpergefühl, erschwerte Defäkation, Inkontinenz sowie Blut- und Schleimbeimengungen im Stuhl. Differenzialdiagnosen sind der Analprolaps und prolabierende Hämorrhoiden. Die Therapie beim Prolaps Grad I und II ist konservativ. Für die operative Therapie des Prolaps Grad III stehen abdominelle und perineale Verfahren zur Verfügung. Das Ulcus simplex recti ist ulkusartiger Defekt an der Vorderwand des Rektums direkt oberhalb der Linea dentata. Ursächlich ist ein Invaginations- bzw. Prolapsgeschehen als Folge ständigen Pressens beim Stuhlgang. Häufig ist es asymptomatisch. Die Diagnose erfolgt endoskopisch und bioptisch.

4.55.2 Synonyme

- keine

4.55.3 Keywords

- Obstipation
- Intussuszeption
- Inkontinenz

4.55.4 Definition

- Der Rektumprolaps ist der Vorfall aller Schichten des Rektums durch den Anus.
  - Der innere Prolaps wird als Intussuszeption bezeichnet, der äußere Prolaps als echter Rektumprolaps.
- Das Ulcus simplex recti ist ulkusartiger Defekt an der Vorderwand des Rektums oberhalb der Linea dentata.

4.55.5 Epidemiologie

Häufigkeit

- nicht bekannt

Altersgipfel

- Ein Rektumprolaps kann in jedem Lebensalter auftreten.
- Die Inzidenz nimmt mit dem Lebensalter zu und ist im 8. Lebensjahrzehnt am höchsten.

Geschlechtsverteilung

- In 80–98 % der Fälle sind Frauen betroffen.

Prädisponierende Faktoren

- mehrfache vaginale Entbindungen
- neurologische Störungen
- chronische Obstipation mit langjährigem Pressen

4.55.6 Ätiologie und Pathogenese

- Zu den möglichen Ursachen eines Rektumprolaps gibt es keine gesicherten Untersuchungen, diskutiert werden:
  - ungenügende Fixation
  - starke Beckenbodenbelastung durch Geburten
  - Lockerung des Beckenbodengefüges
- Ursächlich für das Ulcus simplex recti ist ein Invaginations- bzw. Prolapsgeschehen als Folge ständigen Pressens beim Stuhlgang.
  - Durch die tägliche mechanische Belastung entsteht zunächst eine lokale Reizung.
  - Diese geht über in eine Erosion bis hin zum Mukosadefekt und zur chronischen Vernarbung.

4.55.7 Klassifikation und Risikostratifizierung

- Beim Rektumprolaps werden 3 Schweregrade unterschieden:
  - Rektumprolaps Grad I: innere Intussuszeption des Rektums oberhalb des Analkanals
  Rektumprolaps Grad II: innere Intussuszeption des Rektums in den Analkanal hinein, den Analkanalunterrand aber nicht erreichend
  - Rektumprolaps Grad III: ausgeprägte Einstülpung der Rektumwand, die über den Analkanalunterrand hinausreicht, also als zirkulärer, externer Prolaps diagnostiziert wird (▶ Abb. 4.77).

4.55.8 Symptomatik

Rektumprolaps

- Druck- und Fremdkörpergefühl
- erschwerte Defäkation,
- Inkontinenz
- Blut- und Schleimbeimengungen im Stuhl
- je nach Ausmaß auch präanaler Vorfall

4.55 Rektumprolaps und Ulcus simplex recti

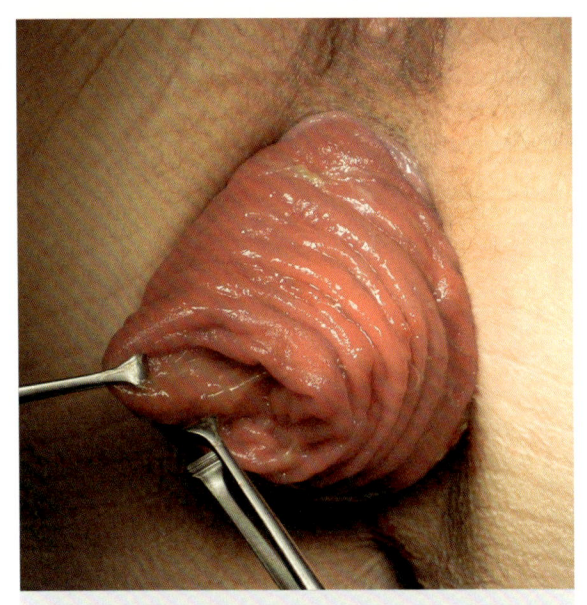

Abb. 4.77 Rektumprolaps Grad III.

- Blut- und Schleimbeimengungen
- erschwerte Stuhlentleerung

Körperliche Untersuchung

- Inspektion der Analregion während der Bauchpresse
- rektal-digitale Untersuchung

4.55.10 Differenzialdiagnosen

Tab. 4.93 Differenzialdiagnosen.

Differenzialdiagnose	Bemerkungen
Rektumprolaps	
Analprolaps	je nach Grad vorwölbende Rektumschleimhaut erkennbar
prolabierende Hämorrhoiden	ausschließliche Vorwölbung des Hämorrhoidalplexus
Ulcus simplex recti	
Rektumkarzinom	bei suspekten Befunden Biopsie für Histologie
medikamenteninduzierte Läsionen	Läsionen, z. B. durch nicht steroidale Antiphlogistika

Ulcus simplex recti
- Das Ulcus simplex recti selbst kann asymptomatisch sein.
- Beschwerden entsprechend einer Entleerungsstörung oder sonstiger Stuhlunregelmäßigkeiten
- Große Ulzera können zu Blut- und Schleimabgang führen.

4.55.9 Diagnostik
Diagnostisches Vorgehen
- Inspektion der Analregion während der Bauchpresse in Linksseitenlage oder Steinschnittlage
- Ist der Prolaps nicht eindeutig darstellbar, sollte eine Untersuchung in sitzender Position erfolgen, am besten auf einem Toilettenstuhl.
- Bei der rektal-digitalen Palpation kann sich ein erniedrigter Sphinktertonus zeigen.
- Zur Planung des operativen Vorgehens können weiterführende, auch gynäkologische und urologische, Beckenbodenuntersuchungen sinnvoll sein, um begleitende, zusätzliche Erkrankungen zu erkennen und zu behandeln.
- Das Ulcus simplex recti wird endoskopisch diagnostiziert und histologisch bestätigt.
- Zur Klärung der Ursache ist das gesamte Becken einzubeziehen (z. B. dynamische MR-Defäkografie).

Anamnese
- präanaler Vorfall (je nach Ausmaß)
- Zeichen der Stuhlinkontinenz

4.55.11 Therapie
Therapeutisches Vorgehen
- Stuhl- und Entleerungsregulierung (Flohsamenschalen)
- Ernährungsberatung
- Entleerungshilfen (Lecicarbon-Suppositorien, Practoklys-Klysmen)
- Vermeidung von unnötigem, übermäßigem Pressen
- Verhaltenstherapie
- Biofeedback
- lokale antientzündliche Therapie kann initial hilfreich sein
- Ein manifester Vorfall (Stadium Grad III) kann nur operativ beseitigt werden.
  - abdomineller oder perineale Zugang
  - Ergebnisse aller perinealen Verfahren in Bezug auf Rezidiv- und Obstipationsrate schlechter als bei abdominellen Techniken
- Beim Ulcus simplex recti ist die Indikation zur Operation mit größter Zurückhaltung zu stellen, z. B. bei langjähriger Persistenz und hartnäckigen, klinischen Symptomen.
  - Perineale Verfahren sind meist nicht effektiv.
  - Eine abdominelle Pexie, ggf. auch Resektion, kann indiziert sein.

4.55.12 Verlauf und Prognose
- Je nach Verfahren liegt die Rezidivrate beim manifesten Rektumprolaps bei 5–40 %.
- Ein Ulcus simplex recti ist meist konservativ zufriedenstellend behandelbar.

4.55.13 Quellenangaben

[1] Herold A. Rektumprolaps und Ulcus simplex recti. In: Brühl W, Herold A, Wienert V, Hrsg. Aktuelle Proktologie. 4. Aufl. Bremen: UNI-MED; 2011

4.55.14 Wichtige Internetadressen

- www.koloproktologie.org
- www.coloproktologen.de
- www.escp.eu.com

4.56 Anale Kondylome

A. Herold, H. Krammer

4.56.1 Steckbrief

Anale Kondylome sind epitheliale Tumoren ganz unterschiedlicher Ausprägung, die von humanen Papillomaviren (HPV) ausgelöst werden. Sie werden zu den sexuell übertragbaren Krankheiten gerechnet, meist sind beide Geschlechter zwischen dem 20. und 40. Lebensjahr betroffen. Trotz effektiver konservativer und operativer Therapie ist die Rezidivrate hoch.

4.56.2 Synonyme

- Condylomata acuminata
- anale Feigwarzen
- spitze Kondylome

4.56.3 Keywords

- humane Papillomaviren (HPV)
- Hochrisiko-Typen
- Niedrigrisiko-Typen
- Analhygiene

4.56.4 Definition

- Anale Kondylome sind benigne epitheliale Tumoren, die von HPV induziert werden.

4.56.5 Epidemiologie

Häufigkeit

- wenig zuverlässige Information zur Inzidenz
- deutliche Zunahme weltweit

Altersgipfel

- zwischen dem 20. und 40. Lebensjahr

Geschlechtsverteilung

- beide Geschlechter gleich häufig betroffen

Prädisponierende Faktoren

- Feuchtigkeit
- Nässe
- Ekzeme

4.56.6 Ätiologie und Pathogenese

- Die Durchseuchung mit HPV ist in Deutschland mit über 70 % sehr hoch.
- Bei über 100 Virustypen werden Niedrigrisiko-Typen (z. B. HPV-6, HPV-11) und Hochrisiko-Typen (z. B. HPV-16, HPV-18) in Bezug auf eine maligne Entwicklung unterschieden.
- Verantwortlich für die Entstehung ist nicht allein das Vorhandensein des Virus, auch andere Faktoren sind mitentscheidend, z. B. Feuchtigkeit, Nässen, Ekzeme.
- Bei immungeschwächten Menschen werden Kondylome häufiger beschrieben [1].

4.56.7 Symptomatik

- Kondylome führen meist nur zu geringen Beschwerden.
- Die oberflächlichen Knoten fallen bei der Analhygiene auf.
- Gelegentlich werden Juckreiz, Nässen und Blutspuren berichtet.
- Kondylome können als stecknadelkopfgroße Knötchen auftreten (▶ Abb. 4.78) oder sich zirkulär blumenkohlartig zu extremen Tumoren entwickeln (▶ Abb. 4.79).
- Große Kondylome können dabei maligne entarten und destruierend wachsen (Buschke-Löwenstein-Tumor).

4.56.8 Diagnostik

Diagnostisches Vorgehen

- Die proktologische Basisdiagnostik ist ausreichend.
- Da die Kondylome nicht nur perianal auftreten, sondern auch intraanal, selten auch im distalen Rektum, ist immer eine Prokto-Rektoskopie erforderlich.
- Eine Untersuchung auch von beschwerdefreien Sexualpartnern wird empfohlen.

Anamnese

- Patient berichtet über anale Knoten.
- Außerdem können Juckreiz, gelegentlich Brennen, selten Schmerzen auftreten.

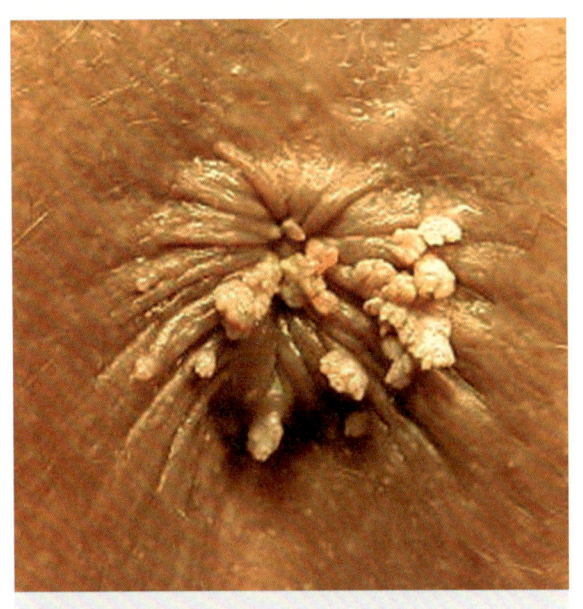

Abb. 4.78 Einzelne, kleine, perianale Kondylome.

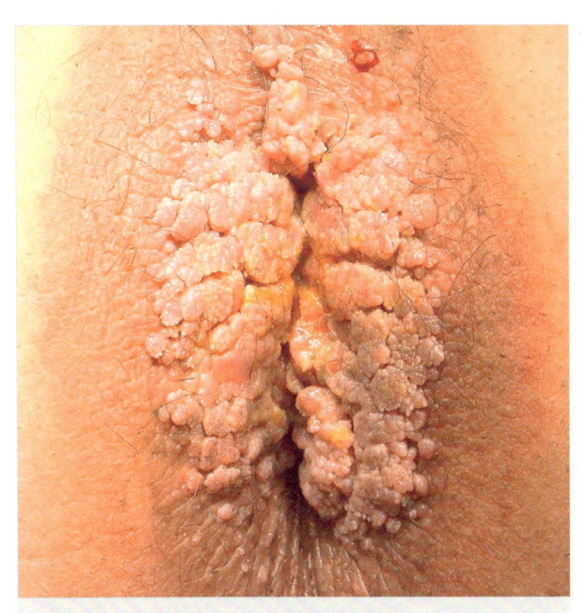

Abb. 4.79 Ausgedehnte, perianale Kondylome.

Körperliche Untersuchung

- Mit der Inspektion ist perianal die Diagnose schon gestellt.
- Bei intraanalem Befall sollte eine Proktoskopie erfolgen.

4.56.9 Differenzialdiagnosen

Tab. 4.94 Differenzialdiagnosen.

Differenzialdiagnose	Bemerkungen
andere Formen von Warzen	
polyzyklische Marisken	
lichenifizierte Ekzemläsionen	
anale intraepitheliale Neoplasien	können im Kondylom selbst herdförmig vorkommen; im Zweifel histologische Klärung

4.56.10 Therapie

Therapeutisches Vorgehen

- Die Therapie orientiert sich in erster Linie an der Ausdehnung und der Lokalisation.
- Nur wenige kleinere, perianale Herde können konservativ behandelt werden mit
  - Podophyllotoxin-Creme,
  - Imiquimod-Creme oder
  - Veregen-Salbe.
- Multiple Knoten, große Herde und intraanale Läsionen sind meist nur operativ zu sanieren:
  - Exzision mittels Schere oder Skalpell
  - Exzision mittels mono- und bipolarer Elektrokoagulation
  - Destruktion mittels Laser- und Kryotherapie
- Da es sich um oberflächliche epidermale Läsionen handelt, sind keine tiefen Exzisionen nötig, eine narbenfreie Heilung ist möglich.

4.56.11 Verlauf und Prognose

- Die primäre Heilung bei einer operativen Entfernung liegt meist über 90 %, aber die Rezidivrate ist mit 20–40 % hoch [2].

4.56.12 Prävention

- Da die Rezidivrate sehr hoch ist, ist eine Prophylaxe wichtig.
- Eine korrekte Analhygiene und die Verwendung von Kondomen beim Sexualverkehr werden empfohlen, Sicherheit ist jedoch damit nicht gegeben.
- Die konsequente Therapie von Ekzemen kann Kondylome verhindern.
- Durch die Impfung von jugendlichen Mädchen (möglichst auch Jungen) gegen HPV zur Verhinderung von Zervixkarzinomen wird gleichzeitig eine Prophylaxe aller HPV-induzierten Läsionen eingeleitet.
- Die Impfung zeigte sich in ersten Studien als hoch effektiv [3].
- Eine Impfung von Patienten, die bereits mit Kondylomen befallen sind, wird derzeit nicht empfohlen.

4.56.13 Quellenangaben

[1] Wienert V. Anale Feigwarzen. In: Brühl W, Herold A, Wienert V, Hrsg. Aktuelle Proktologie. 4. Aufl. Bremen: UNI-MED; 2011: 18
[2] Kirby B. Perianal Skin Conditions. In: Herold A, Lehur PA, Matzel K et al., Hrsg. European Manual of Medicine: Coloproctology. 2 Aufl. Berlin-Heidelberg: Springer; 2017: 75
[3] Salat A. HPV und AIN. In: Sailer M, Aigner F, Hetzer F, Hrsg. Expertise Allgemein- und Viszeralchirurgie: Koloproktologie. Stuttgart: Thieme; 2016: 254

4.56.14 Wichtige Internetadressen

- www.koloproktologie.org
- www.coloproktologen.de
- www.escp.eu.com

4.57 Analkarzinom

C. Pox

4.57.1 Steckbrief

Das Analkarzinom ist eine seltene Erkrankung des Analkanals und -rands, assoziiert mit einer HPV-Infektion. Histologisch handelt es sich überwiegend um Plattenepithelkarzinome, Fernmetastasen treten selten auf. Die Mehrzahl der Patienten wird durch Stuhlblutauflagerungen symptomatisch. Standardtherapie ist eine kombinierte Radiochemotherapie mit 5-Fluorouracil und Mitomycin C. Eine Resektion sollte nur bei Tumorpersistenz oder -rezidiv durchgeführt werden. Liegen keine Fernmetastasen vor, betragen die Heilungsraten bis zu 90 %. Rezidive treten am häufigsten lokal auf, sodass eine regelmäßige Nachsorge durchgeführt werden sollte.

4.57.2 Synonyme

- Analkrebs

4.57.3 Keywords

- Analkarzinom
- HPV-Infektion
- kombinierte Radiochemotherapie
- Salvage-Operation

4.57.4 Definition

- Karzinome des Analrands (15 %) und des Analkanals (85 %)

4.57.5 Epidemiologie

Häufigkeit

- seltene Erkrankung: 1–2 % aller gastrointestinalen Tumoren

Altersgipfel

- am häufigsten zwischen 58. und 64. Lebensjahr

Geschlechtsverteilung

- Frauen sind etwas häufiger betroffen als Männer (0,5–1/100 000 versus 0,3–0,8/100 000).

Prädisponierende Faktoren

- Infektion mit dem humanen Papillomavirus (HPV), vor allem HPV 16 und 18 (eine HPV-Infektion wird bei 80–85 % nachgewiesen)
- Immunsuppression (HIV-Infektion, Organtransplantationen, Steroidmedikation)
- Analverkehr
- Rauchen

4.57.6 Ätiologie und Pathogenese

- Der HPV-Infektion kommt ähnlich wie beim Zervixkarzinom eine wichtige Rolle bei der Entstehung von Analkarzinomen zu.
- Vorläuferstufe ist eine anale intraepitheliale Neoplasie.

4.57.7 Klassifikation und Risikostratifizierung

- Histologisch handelt es sich vorwiegend um Plattenepithelkarzinome, seltener um Adenokarzinome.
- Fernmetastasen treten selten auf (etwa 10 %) und werden am häufigsten in der Leber gefunden, gefolgt von der Lunge.

Tab. 4.95 TNM-Klassifikation von Analkarzinomen.

Kategorie	Beschreibung
T-Kategorie	
Tis	Carcinoma in situ, Morbus Bowen, hochgradige plattenepitheliale intraepitheliale Neoplasie (HISL), anale intraepitheliale Neoplasie (AIN II–III)
T1	Tumorausdehnung < 2 cm
T2	Tumorausdehnung zwischen 2–5 cm
T3	Tumorausdehnung > 5 cm
T4	Tumor jeder Größe mit Infiltration benachbarter Organe, z. B. Harnblase, Vagina, Harnröhre

Tab. 4.95 Fortsetzung

Kategorie	Beschreibung
N-Kategorie	
N0	keine regionären Lymphknoten
N1	Metastasen in regionären Lymphknoten
N1a	Metastasen in inguinalen, mesorektalen Lymphknoten u./o. entlang der Arteria iliaca interna
N1b	Metastasen in Lymphknoten entlang der Arteria iliaca externa
N1c	Metastasen in Lymphknoten entlang der Arteria iliaca extern und/oder mesorektal u./o. entlang der Arteria iliaca interna
M-Kategorie	
M0	keine Fernmetastasen
M1	Fernmetastasen vorhanden

Tab. 4.96 Einteilung der Analkarzinomen nach UICC.

Stadium	Kategorie
0	Tis N0 M0
I	T1 N0 M0
IIA	T2 N0 M0
IIB	T3 N0 M0
IIIA	T1/T2 N1 M0
IIIB	T4 N0 M0
IIIC	T3/T4 N1 M0
IV	jedes T, jedes N M1

4.57.8 Symptomatik

- Blutauflagerungen auf dem Stuhl (am häufigsten)
- Schmerzen bei der Defäkation
- Fremdkörpergefühl
- Brennen und Jucken
- Inkontinenz (bei Sphinkterinfiltration)
- vergrößerte Lymphknoten in der Leiste
- in 20 % der Fälle Zufallsbefunde, z. B. im Rahmen einer Koloskopie oder anorektalen Inspektion (▶ Abb. 4.80)

4.57.9 Diagnostik

Diagnostisches Vorgehen

- Diagnosesicherung durch Histologie
- Staging zur Tumorausbreitung

Anamnese

- Abfragen der Symptome und möglicher Risikofaktoren (S. 598)

Körperliche Untersuchung

- Inspektion der Analregion
- digital-rektale Untersuchung

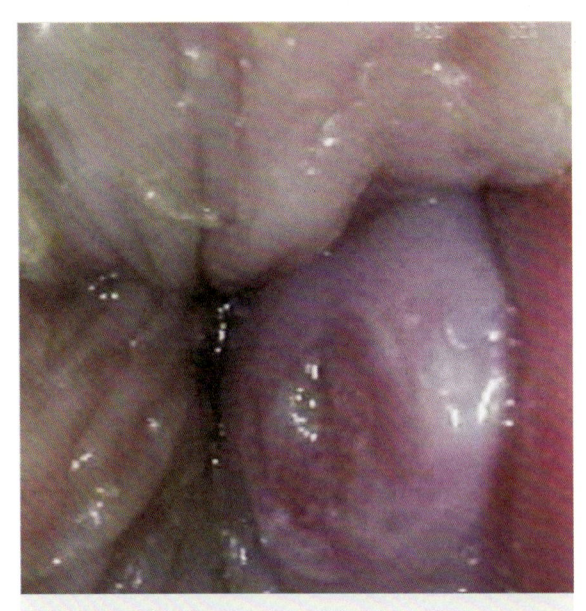

Abb. 4.80 Zufallsdiagnose eines Analkarzinoms im Rahmen einer Vorsorgekoloskopie.

- Inspektion der Leistenregion mit der Frage nach vergrößerten Lymphknoten
- bei Frauen zusätzlich Ausschluss einer Zervixneoplasie

Labor

- HIV-Test

Bildgebende Diagnostik

Sonografie

- bei umschriebenen Tumoren **rektale Endosonografie**:
  - höchste Genauigkeit bei T 1-Karzinomen
  - keine Beurteilung iliakaler und inguinaler Lymphknoten möglich (▶ Abb. 4.81)
- **Abdomensonografie** zum Ausschluss von Fernmetastasen

Röntgen

- Röntgen-Thorax zum Ausschluss von Fernmetastasen

CT

- Abdomen-CT zum Ausschluss von Fernmetastasen

MRT

- **Becken-MRT**: ermöglicht Aussage zur Tumorausdehnung und Beurteilung der perirektalen, iliakalen und inguinalen Lymphknoten

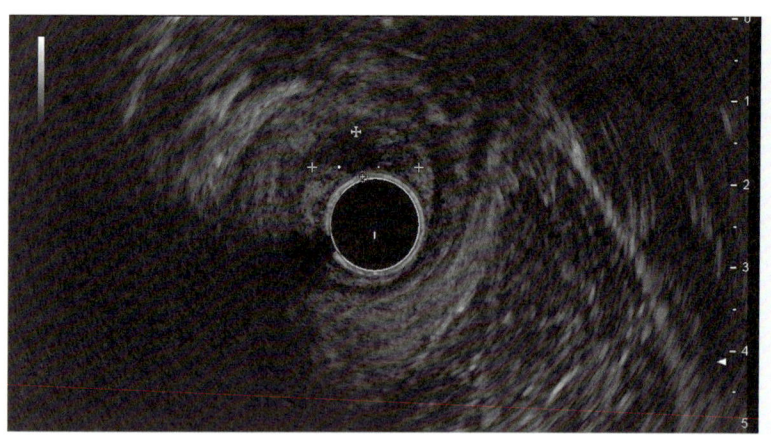

Abb. 4.81 Endosonografie eines umschriebenen Analkanalkarzinoms im proximalen Analkanal mit Infiltration der Submukosa (uT 1).

PET/PET-CT

- **PET-CT:** höchste Sensitivität für Lymphknoten, bisher jedoch kein Standard

Instrumentelle Diagnostik

Rektoskopie/Proktoskopie

- Proktoskopie obligat
- bei Läsionen im proximalen Analkanal/distalen Rektum ist Rektoskopie mit einem flexiblen Endoskop mit der Möglichkeit der Inversion im Rektum hilfreich zur:
  - Festlegung der Tumorausdehnung
  - histologischen Sicherung mittels Biopsie

4.57.10 Differenzialdiagnosen

Tab. 4.97 Differenzialdiagnosen.

Differenzialdiagnose	Bemerkungen
gutartige Veränderungen wie Mariksen, hypertrophe Analpapillen, Kondylome	in der Regel Blickdiagnosen, ggf. Abgrenzung mittels Histologie
distale Rektumadenome und -karzinome	Abgrenzung mittels Lokalisation und Histologie

4.57.11 Therapie

Therapeutisches Vorgehen

- Bei nachgewiesenen Karzinomen ohne Fernmetastasen besteht die Therapie der Wahl in einer **kombinierten Radiochemotherapie**:
  - Radiotherapie des Primärtumors inklusive der inguinalen Lymphknoten mit 50,4–59 Gy (abhängig von der Tumorausdehnung und befallenen Lymphknoten)
  - 5-Fluorouracil (FU) 800 mg/m^2/d i. v./24 h an Tag 1–5 und Tag 29–33 während der Bestrahlung oder
  - Capecitabin 2 × 825 mg/m^2/d p. o. an Tag 1–29, jeweils kombiniert mit
  - Mitomycin C 10 mg/m^2/d als Kurzinfusion an Tag 1 und 29.
- Eine **operative Therapie mit lokaler Exzision** ist eine mögliche Alternative zur Radiochemotherapie beim umschriebenen Analrandkarzinom (T 1, N0), nicht aber beim Analkanalkarzinom.
- Eine **radikale Resektion** (Salvage-Operation) mit Rektumexstirpation und Stomaanlage ist nur indiziert
  - bei einem histologisch gesicherten Resttumor nach kombinierter Radiochemotherapie,
  - bei einem lokoregionären Tumorrezidiv nach Radiochemotherapie,
  - bei einem lokal weit fortgeschrittenen Tumor mit Infiltration von Nachbarorganen nach Abschluss einer kombinierten Radiochemotherapie.
- Bei Nachweis von **Fernmetastasen** liegt in der Regel eine palliative Situation vor.
- Bei einzelnen gut zugänglichen Lebermetastasen kann eine operative Resektion sinnvoll sein.
- Eine **palliative Chemotherapie** kann mit Cisplatin/5-FU oder einem taxolhaltigen Protokoll erfolgen.
- Erste Daten weisen auf eine Wirksamkeit des PD1-Antikörpers Nivolumab beim vorbehandelten metastasierten Analkarzinom hin.

4.57.12 Nachsorge

- Am häufigsten treten Rezidive in Form von Lokalrezidiven auf.
- Fernmetastasen treten selten auf.
- in den ersten 2 Jahren Nachsorge alle 3 Monate, in den drei darauffolgenden Jahren alle 6 Monate:
  - Anamnese
  - lokale Inspektion
  - digital-rektale Untersuchung
  - Palpation inguinaler Lymphknoten
- alle 6–12 Monate Proktoskopie (aufgrund von Schmerzen häufig nicht möglich, dann ggf. mit flexiblem Endoskop, am besten Gastroskop)

- bei T 3/T 4-Karzinomen und/oder Befall inguinaler Lymphknoten zusätzlich alle 12 Monate Abdomensonografie und Röntgenthorax
- in den ersten drei Jahren zusätzlich jährlich Becken-MRT

4.57.13 Verlauf und Prognose

- Nach Einführung der kombinierten Radiochemotherapie als Standardverfahren werden bei Fehlen von Fernmetastasen 5-Jahres-Überlebensraten von 80–90 % erreicht, nach operativer Therapie 47–71 %.
- Das maximale Ansprechen auf eine kombinierte Radiochemotherapie ist teilweise erst nach 6 Monaten erreicht.
- Bei Resttumor oder Lokalrezidiv werden nach einer Salvage-Operation 5-Jahres-Überlebensratenvon 30–60 % erreicht.
- Unabhängige Prognosefaktoren sind:
  - männliches Geschlecht
  - Vorhandensein von Lymphknotenmetastasen
  - Tumorgröße > 5 cm
  - Tumordifferenzierung
- Bei Nachweis von Fernmetastasen ist der Stellenwert einer operativen Metastasenresektion umstritten, kann aber bei solitären metachronen Metastasen erfolgen.

4.57.14 Prävention

- Es darf davon ausgegangen werden, dass durch eine Impfung gegen HPV ähnlich wie bei Zervixkarzinomen die Entstehung von Analkarzinomen verhindert wird.

4.57.15 Quellenangaben

[1] Beachler DC, Kreimer AR, Schiffman M et al. Multisite HPV16/18 vaccine efficacy against cervical, anal and oral HPV infection. J Natl Cancer Inst 2015; 108: djv302
[2] Benson AB 3 rd, Venook AP, Al-Hawary MM et al. Anal Carcinoma, Version 2.2018, NCCN Clinical Pracitic Guidelines in Oncology. J Natl Compr Canc Netw 2018; 16: 852–871
[3] Glynne-Jones R, Nilsson PJ, Aschele C et al. Anal cancer: ESMO-ESSO-ESTRO Clinical Practice Guidelines for diagnosis, treatment and follow up. Ann Oncol 2014; 25 (Suppl. 3): iii10–iii20
[4] Lin C, Franceschi S, Clifford GM. Human papillomavirus types from infection to cancer in the anus, according to sex and HIV status: a systematic review and meta-analysis. Lancet Infect Dis 2018; 18: 198–206
[5] Morris VK, Salem ME, Nimeiri H et al. Nivolumab for previously treated unresectable metastataic anal cancer (NCI9673): a multicentre, single-arm, phase 2 study. Lancet Oncol 2017; 18: 446–453
[6] Raptis D, Schneider I, Matzel KL et al. Differentialdiagnose und interdisziplinäre Therapie des Analkarzinoms. Dtsch Arztebl Int 2015; 112: 243–249
[7] Stier EA, Chigurupati NL, Fung L. Prophylactic HPV vaccination and anal cancer. Hum Vacinn Immunother 2016; 12: 1348–1351

Kapitel 5

Krankheitsbilder – Leber und Gallenwege

5.1	Hepatitis A	605
5.2	Hepatitis B	607
5.3	Hepatitis D	614
5.4	Hepatitis C	618
5.5	Hepatitis E	623
5.6	Non-A-E-Hepatitis	627
5.7	Zystische Echinokokkose	634
5.8	Alveoläre Echinokokkose	640
5.9	Schistosomiasis	645
5.10	Viszerale Leishmaniose	650
5.11	Fasziolose	654
5.12	Clonorchiasis und Opisthorchiasis	657
5.13	Hepatische Candidiasis und Aspergillose	660
5.14	Leptospirose	663
5.15	Leberabszess	666
5.16	Morbus Wilson	670
5.17	Genetische Hämochromatose und Eisenüberladungssyndrome	679
5.18	Proteinaseinhibitormangel	686
5.19	Glykogenosen	688
5.20	Medikamentös-toxische Leberschädigung	691
5.21	Alkoholische Lebererkrankung	696
5.22	Nicht alkoholische Fettlebererkrankung	702
5.23	Autoimmune Hepatitis	712

5.24	Primär sklerosierende Cholangitis	719
5.25	Primär biliäre Cholangitis	725
5.26	Budd-Chiari-Syndrom	730
5.27	Sinusoidales Obstruktionssyndrom	733
5.28	Stauungsleber	739
5.29	Akutes Leberversagen	742
5.30	Leberzirrhose	750
5.31	Portale Hypertension	762
5.32	Pfortaderthrombose	768
5.33	Hepatorenales Syndrom	773
5.34	Hepatopulmonales Syndrom, portopulmonale Hypertonie	776
5.35	Hepatische Enzephalopathie	782
5.36	Schwangerschaftsassoziierte Lebererkrankungen	787
5.37	Cholelithiasis	794
5.38	Hepatozelluläres Karzinom	803
5.39	Cholangiokarzinom	809
5.40	Papillentumor	818
5.41	Benigne Leberraumforderungen: Leberhämangiom	822
5.42	Benigne Leberraumforderungen: Fokal noduläre Hyperplasie	823
5.43	Benigne Leberraumforderungen: Leberzelladenom	826
5.44	Spontan bakterielle Peritonitis	829

5 Krankheitsbilder – Leber und Gallenwege

5.1 Hepatitis A

G. Gerken, O. Anastasiou

5.1.1 Steckbrief

Die Hepatitis-A-Infektion wird durch das Hepatitis-A-Virus (HAV) verursacht. Das HAV verursacht in der Regel eine selbstlimitierende, oft asymptomatische Hepatitis. Akutes Leberversagen kommt in weniger als 1 % der Fälle vor. Zu den Symptomen gehören unspezifische gastrointestinale Beschwerden, eine Dunkelfärbung des Urins und eine Entfärbung des Stuhls und Ikterus. Es gibt keine spezifische Therapie. Die Infektion verläuft nur akut und hinterlässt lebenslange Immunität. Eine Impfung steht zur Verfügung und ist indiziert für Reisende in Gebiete mit hoher Hepatitis-A-Prävalenz, Patienten mit chronischen Lebererkrankungen und andere Bevölkerungsgruppen mit erhöhtem Ansteckungsrisiko.

5.1.2 Aktuelles

- 2015 gab es 11 000 Todesfälle (0,8 % der Mortalität durch virale Hepatitiden) durch Hepatitis A weltweit.

5.1.3 Synonyme

- HAV-Infektion
- Hepatitis infectiosa
- Hepatitis epidemica

5.1.4 Keywords

- Hepatitis-A-Virus (HAV)
- akutes Leberversagen
- Antikörper

5.1.5 Definition

- Hepatitis A ist eine durch das HAV verursachte akute Hepatitis.
- HAV ist ein RNA-Virus aus der Familie der Picornaviridae mit ausgeprägter Umweltstabilität und hoher Desinfektionsmittelresistenz.

5.1.6 Epidemiologie

Häufigkeit

- Das HAV ist weltweit verbreitet, vor allem in Entwicklungsländern.
- Die Inzidenz in Deutschland wird als sehr niedrig (< 2 Fälle/100 000) klassifiziert (Fälle nach Referenzdefinition 2017: 1199 laut Robert-Koch-Institut).
- Die Inzidenz der Infektion steigt in den EU-Ländern seit 2011.
- Eine „Reisehepatitis" (Hepatitis durch Reisen in Länder mit ausgeprägter HAV-Verbreitung) lag in den letzten Jahren bei etwa 40–50 % aller in Deutschland gemeldeten Hepatitis-A-Fälle vor.
- Die Infektion kann
  - sporadisch (z. B. bei Urlaubern),
  - epidemisch (z. B. in Gemeinschaftseinrichtungen) oder
  - endemisch (z. B. in Ländern mit niedrigem Hygienestandard) vorkommen.
- Das HAV ist kälteresistent, säurestabil und überlebt mäßiges Erhitzen.

Altersgipfel

- zwischen 5–10 Jahren
- im Erwachsenenalter abnehmende Fallzahl nach dem 45. Lebensjahr

Geschlechtsverteilung

- Männer/Frauen: 1,2:1

Prädisponierende Faktoren

- Risikogruppen:
  - Personal im Gesundheitsdienst
  - Personen mit einem Sexualverhalten mit hoher Infektionsgefährdung (z. B. MSM)
  - Personen in psychiatrischen oder vergleichbaren Einrichtungen
  - Personen mit substitutionspflichtiger Hämophilie
  - Kanalisations- und Klärwerksarbeiter mit direktem Kontakt zu Abwasser

5.1.7 Ätiologie und Pathogenese

- Menschen sind das einzige bekannte Reservoir des Virus.
- Der Erreger wird über den Darm ausgeschieden.
- Das Virus wird meistens fäkal-oral durch Kontakt- oder Schmierinfektion übertragen, z. B.
  - durch kontaminierte Lebensmittel,
  - Wasser,
  - Gebrauchsgegenstände oder
  - im Rahmen enger Personenkontakte durch infizierte Personen.
- Übertragung durch Blut und Blutprodukte oder durch orale-anale Kontakte beschrieben.
- Die Inkubation beträgt ca. 15–50 Tage (im Allgemeinen 25–30 Tage).

- Infektiosität: 1–2 Wochen vor und bis zu 1 Woche nach Auftreten des Ikterus oder der Transaminasenerhöhung ansteckend

5.1.8 Symptomatik

- Die akute HAV-Infektion ist meistens selbstlimitierend und oft asymptomatisch.
- Die Erkrankung bleibt in der Kindheit oft asymptomatisch, Erwachsene entwickeln im Vergleich häufiger Symptome.
- Akutes Leberversagen tritt in weniger als 1 % der Fälle ein, Risikofaktoren sind:
  ○ hohes Alter
  ○ Lebervorschädigung
- Die Ausheilung tritt bei 85 % der Fälle innerhalb der ersten 2–3 Monate ein, bei fast allen Fällen innerhalb der ersten 6 Monate.
- Die Infektion verläuft nur akut und verlässt lebenslange Immunität.
- Bis zu 10 % der Patienten mit manifester Hepatitis-A-Infektion entwickeln protrahierte Verlaufsformen mit einer Dauer von mehreren Monaten oder ein Rezidiv der Symptomatik innerhalb der ersten 6 Monate.
- **Symptome:**
  ○ anfangs unspezifische gastrointestinale Beschwerden (Übelkeit, Erbrechen, Fieber, Appetitlosigkeit, abdominelle Schmerzen)
  ○ Dunkelfärbung des Urins
  ○ Entfärbung des Stuhls
  ○ Ikterus
  ○ Pruritus
  ○ extrahepatische Manifestationen:
    – Arthralgien und flüchtiges Exanthem (10–15 % der Fälle),
    – selten autoimmun getriggerte Manifestationen, z. B. Glomerulonephritis, Autoimmunhepatitis, Guillain-Barre-Syndrom, Pankreatitis
  ○ Lebervergrößerung
  ○ bei etwa 25 % der Patienten Milzvergrößerung

5.1.9 Diagnostik

Diagnostisches Vorgehen

- Screening bei Patienten mit Ikterus oder erhöhten Transaminasen
- Im Falle einer HAV-Infektion können HAV-IgM-Antikörper nachgewiesen werden.
- Antikörper sind beim Auftreten der ersten Symptome nachweisbar (vor oder innerhalb der ersten 5–10 Tage der Symptomatik).
- HAV-IgG-Antikörper-Positivität ohne HAV-IgM-Antikörper-Positivität deutet auf eine abgelaufene Infektion oder stattgehabte Impfung gegen HAV hin.
- Nachweis von HAV-Antigen mittels ELISA im Stuhl oder von HAV-RNA mittels PCR im Stuhl oder Blut ist möglich, aber für die Diagnose nicht notwendig.

Anamnese

- fäkal-orale Schmierinfektion (z. B. Exkremente, Wasser, Muscheln, Salat)
- risikogeneigte Tätigkeiten oder -Reisegebiete

Körperliche Untersuchung

- Ikterus
- Hepatosplenomegalie
- selten Urticaria
- Arthritis

5.1.10 Differenzialdiagnosen

Tab. 5.1 Differenzialdiagnosen.

Differenzialdiagnose	Bemerkungen
andere Virushepatitiden	Hepatitis-B-, Hepatitis-C-, Hepatitis-D- oder Hepatitis-E-Virus, Epstein-Barr-Virus, Herpes-Simplex-Virus, Zytomegalievirus, Adenovirus
HIV	
Malaria	
Hepatitiden nicht infektiöser Genese	z. B. medikamentös-toxische Leberschädigung, Autoimmunhepatitis

5.1.11 Therapie

Therapeutisches Vorgehen

- keine spezifische Therapie
- Vermeiden von hepatotoxischen Medikamenten oder Substanzen (z. B. Alkohol)
- Im Fall eines akuten Leberversagens ist die Lebertransplantation eine therapeutische Option.

5.1.12 Verlauf und Prognose

- akut, selten fulminant (< 1 % Leberversagen)
- immer ausheilend, selten Kryoglobulinämie

5.1.13 Prävention

Präexpositionsprophylaxe

- aktive Impfung (HAV-Impfstoff, zweimal i. m. innerhalb von 4 bis 6 Monaten; kombinierter HA/B-Impfstoff, dreimal i. m. innerhalb von 4 bis 6 Monaten) indiziert für
  ○ Reisende in Gebiete mit hoher Hepatitis-A-Prävalenz
  ○ Personen mit chronischen Leberkrankheiten
  ○ Personen in psychiatrischen oder vergleichbaren Einrichtungen

- Personen mit einem Sexualverhalten mit hoher Infektionsgefährdung (z. B. MSM)
- Personen mit substitutionspflichtiger Hämophilie
- gefährdetes Personal im Gesundheitsdienst
- Kanalisations- und Klärwerksarbeiter mit direktem Kontakt zu Abwasser
- passive Impfung mit humanem Immunglobulin:
  - wird heutzutage selten eingesetzt
  - effektiv für 12–20 Wochen nach Injektion
  - effektiv gegen die Symptome der Hepatitis, aber kein 100 %iger Schutz gegen eine HAV-Infektion
  - hohe Kosten

Postexpositionsprophylaxe

- aktive Impfung:
  - Effektivität von 73–76 %
  - Gabe soll innerhalb der ersten zwei Wochen nach Exposition erfolgen
- passive Impfung mit humanem Immunglobulin:
  - Effektivität von 80–90 %
  - Gabe soll innerhalb der ersten zwei Wochen nach Exposition erfolgen
- Bei aktueller Exposition und erhöhtem Risiko für ungünstigen Verlauf sind aktive und passive Impfung möglich.

Hygienische Maßnahmen

- Bei einer Infektion sind die Benutzung einer eigenen Toilette und eine sorgfältige Händehygiene erforderlich.
- Bei stationären Fällen ist die Isolierung bis zu 2 Wochen nach Auftreten der ersten klinischen Symptome und eine Woche nach Auftreten des Ikterus angezeigt.

> Es besteht namentliche Meldepflicht bei Verdacht auf, Labornachweis von, Erkrankung an und Tod durch Hepatitis A.

5.1.14 Quellenangaben

[1] European Centre for Disease Prevention and Control. Hepatitis A virus in the EU/EEA, 1975–2014. Stockholm: ECDC; 2016
[2] Lemon SM, Ott JJ, Van Damme P et al. Type A viral hepatitis: A summary and update on the molecular virology, epidemiology, pathogenesis and prevention. J Hepatol 2018; 68: 167–184
[3] Robert-Koch-Institut. RKI-Ratgeber Hepatitis A. Im Internet: https://www.rki.de/DE/Content/Infekt/EpidBull/Merkblaetter/Ratgeber_HepatitisA.html; Stand: 29.08.2018
[4] WHO. Global Hepatitis Report 2017. Genf: World Health Organization; 2017

5.1.15 Wichtige Internetadressen

- www.rki.de/HepatitisA.html

5.2 Hepatitis B

M. Sprinzl

5.2.1 Steckbrief

Die Hepatitis B ist die häufigste chronische Virushepatitis weltweit. Sie wird durch das Hepatitis-B-Virus (HBV) verursacht. Die HBV-Infektion erfolgt durch Sexualkontakt, iatrogene und akzidentielle Blutübertragungen sowie vertikal von der Mutter auf das Neugeborene. Die akute HBV-Infektion bei Erwachsenen heilt in über 95 % der Fälle aus. Persistiert die Infektion über 6 Monate, handelt es sich um eine chronische HBV-Infektion. Die chronische Hepatitis B kann zur einer Leberzirrhose führen und ist ein wichtiger Risikofaktor für die Entstehung des hepatozellulären Karzinoms. Die Krankheitsaktivität der chronischen Hepatitis B kann mittels antiviraler Therapie kontrolliert werden, was die Morbidität und Mortalität reduziert. Mit der Impfung gegen das HBV steht eine effektive Prävention zur Verfügung.

5.2.2 Synonyme

- Virushepatitis B
- Hepatitis-B-Virusinfektion

5.2.3 Keywords

- Hepatitis-B-Virus (HBV)
- HBsAg
- HBeAg

5.2.4 Definition

- Die Hepatitis B ist eine durch HBV ausgelöste Entzündung der Leber, die mit einer akuten und chronischen Leberschädigung einhergehen kann.

5.2.5 Epidemiologie

Häufigkeit

- Die Hepatitis B ist eine der häufigsten Virusinfektionen mit ca. 240 Millionen HBV-infizierten Personen weltweit.
- **Prävalenz:**
  - < 2 % in Niedrigprävalenzgebieten
  - > 8 % in Hochprävalenzgebieten (Ostasien, Afrika).
  - geschätzte Prävalenz in Deutschland: 0,3 %
- **Inzidenz:** 3,7 Infektionen auf 100 000 Einwohner pro Jahr in Deutschland

Altersgipfel

- Männer: Häufigkeitsgipfel mit 15–19 Jahren
- Frauen: Häufigkeitsgipfel mit 25–29 Jahren

Geschlechtsverteilung

- Männer sind deutlich häufiger mit HBV infiziert als Frauen
- Verhältnis der Geschlechtsverteilung Männer zu Frauen mindestens 2:1

Prädisponierende Faktoren

- Herkunft aus Endemiegebieten der Hepatitis B
- positive Familienanamnese für Hepatitis B
- Personen mit HBV-Infektion im häuslichen Umfeld
- Drogenabusus
- sexuelle Risikokonstellation (Promiskuität, Homosexualität)
- berufliches Expositionsrisiko (z. B. Gesundheitspersonal)
- Piercings oder Tätowierungen ohne Einhaltung aktueller Hygienestandards
- Bluttransfusionen (vor Einführung des Hepatitis-B-Screenings)
- medizinische Eingriffe (Operationen, Endoskopien, zahnärztliche Behandlung)
- fehlender Impfschutz

5.2.6 Ätiologie und Pathogenese

- Die Hepatitis B wird durch das HBV verursacht, das durch Kontakt mit virushaltigen Körperflüssigkeiten von Mensch zu Mensch parenteral übertragen wird.
- Die Infektion mit HBV erfolgt häufig
  - durch ungeschützten Sexualkontakt sowie
  - durch akzidentielle oder iatrogene Übertragungen von Blut bzw. Blutbestandteilen.
- In Endemiegebieten der Hepatitis B ist die vertikale HBV-Infektion von der infizierten Mutter auf das neugeborene Kind ein wichtiger Übertragungsweg.
- Ein relevantes tierisches HBV-Reservoir existiert nicht.
- HBV ist ein **hepatotropes DNA-Virus** (Hepadnavirus), welches nur in Leberzellen effizient repliziert.
  - Aufgrund eines reversen Transkriptionsschritts wird HBV auch den Pararetroviren zugeordnet.
  - Das infektiöse HBV-Partikel (Virion) besteht aus einer äußeren Lipoproteinhülle (Envelope) und einem inneren Proteinkern (Core), in dem das Virusgenom verpackt ist.
  - Das HBV-Genom gelangt nach Infektion der Leberzelle in den Zellkern und wird in ein zirkuläres Replikationsintermediat (cccDNA) umgeschrieben, welches stabil in der Wirtszelle verbleibt.
- Das **HBV-Genom** kodiert sieben virale Proteine: Hüllproteine (präS 1, präS 2 und S), Coreprotein (C), lösliches Coreprotein (E), RNA-Polymerase (P) und transaktivierendes Protein-X (X).
  - Aus den Strukturproteinen, der Polymerase und dem Virusgenom werden die HBV-Virionen gebildet und aus der Wirtszelle freigesetzt.
  - Daneben werden subvirale Lipoproteinpartikel (HBsAg) und lösliches Core-Antigen (HBeAg) in die Blutbahn abgegeben.
- Die **Leberschädigung** der Hepatitis B resultiert hauptsächlich aus der Immunantwort des Wirts gegen das Virus.
  - Zytopathische Effekte der HBV-Replikation spielen eine untergeordnete Rolle.
  - Im Zusammenspiel der angeborenen und adaptiven Immunanwort heilt die HBV-Infektion in der Regel aus.
  - Es resultiert die stabile Immunkontrolle mit Suppression der HBV-Replikation und humoraler Elimination von HBV-Partikeln aus der Blutbahn durch neutralisierende Anti-HBsAg-Antikörper.
  - Aufgrund immunologisch anerger Replikationsintermediate (cccDNA, HBV integrate) erreicht das Immunsystem hierbei keine komplette HBV-Elimination aus dem Organismus.
  - Auch nach der Ausheilung sind demnach HBV-Reaktivierungen unter Immunsuppression möglich.
- Gelingt dem Immunsystem keine vollständige Kontrolle, kann eine chronische Hepatitis B entstehen.
- Das Risiko eines chronischen Verlaufs ist nach einer HBV-Infektion in den ersten Lebensjahren am höchsten, da ein unreifes Immunsystem des infizierten Wirts vorliegt.

5.2.7 Klassifikation und Risikostratifizierung

- Die HBV-Infektion wird in eine akute und chronische Verlaufsform unterteilt.
- Virologische HBV-Marker (HBsAg, HBeAg, HBV-DNA) dienen zur Abgrenzung von Krankheitsphasen.
- Sie ermöglichen die Risikoeinschätzung der HBV-assoziierten Morbidität und Mortalität.

Akute HBV-Infektion

- Die akute Hepatitis B tritt nach einer Inkubationszeit von 4–12 Wochen auf und geht mit erhöhten Transaminasen einher.
- Die Ausheilungsrate binnen 6 Monaten erreicht:
  - > 95 % bei immunkompetenten Erwachsenen
  - 30–65 % bei Säuglingen und Kleinkindern
  - < 10 % bei Neugeborenen
- Zeichen der Ausheilung ist die HBsAg-Serokonversion mit Produktion von neutralisierenden Antikörpern (Anti-HBs-Antikörper) und der Viruselimination (HBsAg, HBV-DNA) aus der Blutzirkulation.
- In seltenen Fällen (0,5–1 %) kann der fulminante Verlauf der akuten Hepatitis B zu einer schweren Leberschädigung bis hin zum akuten Leberversagen führen.

Chronische HBV-Infektion

- Die chronische HBV-Infektion dauert länger als 6 Monate nach dem Infektionsereignis an.
- Sie zeigt einen variablen Verlauf mit wechselnden Phasen höherer und geringerer entzündlicher Aktivität.
- Im Langzeitverlauf der chronischen Hepatitis B steigt das kumulative Risiko der Leberzirrhose und die Rate der hepatischen Dekompensation.
- Das hepatozelluläre Karzinom (HCC) ist eine gefürchtete Komplikation der chronischen Hepatitis B.
- Es werden fünf Phasen der chronischen HBV-Infektion unterschieden, die nicht alle durchlaufen werden müssen.
- **Phase 1:** HBeAg-positive chronische Infektion
  - geringe entzündliche Aktivität ohne relevante Erhöhung der Transaminasen
  - HBV-Replikation liegt auf hohem Niveau
  - HBeAg im Serum nachweisbar
  - günstige Prognose
- **Phase 2:** HBeAg-positive chronische Hepatitis
  - Es liegt eine entzündliche Aktivität in der Leber vor, die mit einer progredienten Leberfibrose einhergeht.
  - Ausgang dieser Phase variabel
  - Verbleiben Patienten lange in dieser aktiven Phase, resultiert eine Progression des chronischen Leberschadens bis hin zur Zirrhose.
  - Im Erwachsenenalter kommt es jedoch häufig zur HBeAg-Serokonversion und damit zum Übertritt in die HBeAg-negative Phase.
- **Phase 3:** HBeAg-negative chronische Infektion
  - HBV-Replikation auf niedrigem Niveau
  - bei nachweisbarer Anti-HBe-Antikörperbildung kein HBeAg mehr im Serum
  - Transaminasen langfristig normal oder nur minimal erhöht
  - Progressionsrate der Leberfibrose gering
- **Phase 4:** HBeAg-negative chronische Hepatitis
  - Chronische Hepatitis B weist eine undulierende Aktivität auf und geht mit einer fortschreitenden Leberfibrose einher.
  - Auch nach HBeAg-Verlust tritt keine spontane Krankheitsremission ein.
  - Häufig liegen HBV-Varianten mit precore/core-promotor Mutationen vor, die eine verminderte HBeAg-Expression aufweisen.
- **Phase 5:** HBsAg-negative chronische Infektion
  - HBsAg nicht mehr im Serum nachweisbar
  - Antikörper gegen HBV-core-Antigen (Anti-HBc) und optional Antikörper gegen HBsAg (Anti-HBs)
  - normale Leberenzyme
  - meistens keine HBV-DNA im Serum
  - HBsAg-Verlust kann während der chronischen Infektion spontan in 1–3 % der Fälle pro Jahr eintreten.
  - Nach HBsAg-Verlust ist die Prognose günstig, sofern keine Leberzirrhose vorliegt.

5.2.8 Symptomatik

- Die akute HBV-Infektion macht typischerweise keine spezifische Symptomatik.
- Ein Krankheitsgefühl kann nach einer Inkubationszeit von 4–12 Wochen einsetzen.
- Die Beschwerden bessern sich meist mit dem Auftreten eines Ikterus, der über mehrere Wochen persistieren kann.
- Im Fall eines progredienten Leberversagens treten die Symptome der Lebersyntheseinsuffizienz in den Vordergrund.
- mögliche **Symptome der akuten HBV-Infektion:**
  - Müdigkeit, Abgeschlagenheit
  - grippeartige Symptome
  - Muskel- und Gliederscherzen
  - rechtsseitige Oberbauchschmerzen
  - Druckgefühl in der Leberloge
  - Inappetenz
  - Ikterus, dunkler Urin und acholischer lehmfarbener Stuhlgang
  - Palmarerythem
  - Sugillationen, Petechien
  - Somnolenz, Stupor, Koma, Asterixis
  - periphere Ödeme, Aszites
- Die chronische HBV-Infektion zeigt meist keine oder nur milde Symptome mit undulierender Ausprägung.
- Infolge der chronischen Leberschädigung können die Symptome der Leberzirrhose und der Leberinsuffizienz in den Vordergrund treten.
- mögliche **Symptome der chronischen HBV-Infektion:**
  - Müdigkeit, Abgeschlagenheit
  - rechtsseitige Oberbauchschmerzen
  - Druckgefühl in der Leberloge
  - Inappetenz
  - Ikterus, dunkler Urin und acholischer lehmfarbener Stuhlgang
  - Palmarerythem
  - Spider nävi
  - Lackzunge

5.2.9 Diagnostik

Diagnostisches Vorgehen

- Die diagnostische Aufarbeitung einer HBV-Infektion beinhaltet
  - Anamnese,
  - körperliche Untersuchung und
  - laborchemische Beurteilung der hepatischen Krankheitsaktivität.
- Die HBV-Infektion selbst wird durch **serologische und virologische Marker** gesichert.
- Ein **Ultraschall** der Leber ist bei allen Patienten mit HBV-Infektion indiziert, um das Vorliegen von Fibrose oder Tumoren zu erkennen.

- Gegebenenfalls kann eine **Elastografie** helfen, das Stadium der Leberfibrose einzuschätzen.
- Zur Kontrolle der HBV-Krankheitsaktivität und zur Früherkennung HBV-assoziierter Komplikationen (HCC) sind regelmäßige Labor- und Ultraschallkontrollen (1–4 × jährlich) erforderlich.

Anamnese

- Die Anamnese sollte die Risikofaktoren für eine HBV-Infektion umfassen.
- Zur Eingrenzung der Krankheitsdauer sind zurückliegende Symptome einer Hepatitis und die Erstmanifestation erhöhter Leberwerte wichtige Informationen.
- Die Familienanamnese dient der Identifikation erblicher Kopathogenesen und der Erfassung des familiären HCC-Risikos.
- Prognoserelevant für die Hepatitis B ist
  - der Nikotin- und Alkoholkonsum sowie
  - das metabole Risiko, z. B. Ernährungsgewohnheiten, körperliche Aktivität und Adipositas.

Körperliche Untersuchung

- Die körperliche Untersuchung liefert eventuell Hinweise auf das Vorliegen einer chronischen Leberschädigung.
- Leicht zu erfassen sind
  - Sklerenikterus,
  - Lackzunge und
  - das Palmarerythem als Manifestation der Virushepatitis.
- Die gezielte Untersuchung der abdominellen Organe (Leber und Milz) ist indiziert.
- Häufig ist die Leber vergrößert tastbar.
- Im Fall einer fortgeschrittenen Leberzirrhose treten Befunde des portalen Hypertonus und der Leberfunktionsstörung hinzu.

Labor

- Laborparameter erlauben die Einschätzung
  - der nekroinflammatorischen Aktivität (Transaminasen),
  - der Leberfunktion und
  - des portalen Hypertonus (Thrombopenie).
- Darüber hinaus gelingt eine Abgrenzung der Hepatitis von einer Gallengangsschädigung.
- empfohlene Labordiagnostik:
  - Transaminasen: GOT (AST), GPT (ALT), DeRitis-Quotient (GOT/GPT) < 1
  - Cholestaseparameter: AP, GGT
  - Leberfunktionsparameter: Bilirubin, Albumin, Immunglobulin G
  - Gerinnung: Prothrombinzeit (Quick, INR)
  - Blutbild: Hämoglobin, Hämatokrit, Leukozyten, Thrombozyten

- Scoringsysteme aus biochemischen Parametern und demografischen Befunden erlauben zudem eine Prognoseeinschätzung.
  - So ermöglicht zum Beispiel der PAGE-B-Score (Alter, Geschlecht und Thrombozytenzahl) eine HCC-Risikostratifizierung bei Patienten unter effektiver antiviraler Therapie.

Mikrobiologie und Virologie

Serologie

- Die Detektion viraler Antigene (HBsAg, HBeAg) und der HBV-DNA im Serum bestätigen die HBV-Infektion (▶ Tab. 5.2).
- Der indirekte Nachweis von Antikörpern gegen HBsAg, HBeAg und HBcAg belegt die stattgehabte HBV-Exposition.
- Der Verlauf virologischer Marker findet sich in ▶ Abb. 5.1.

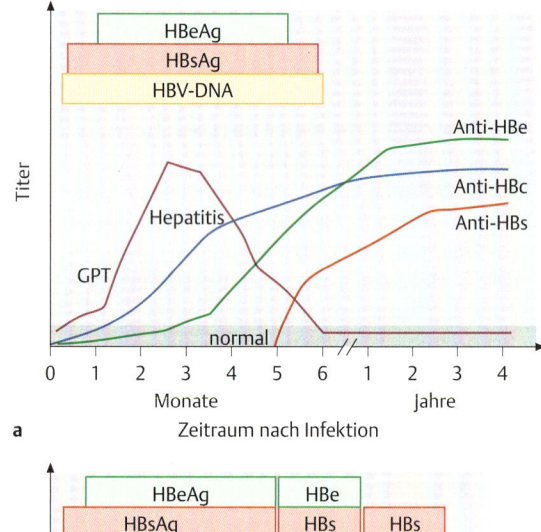

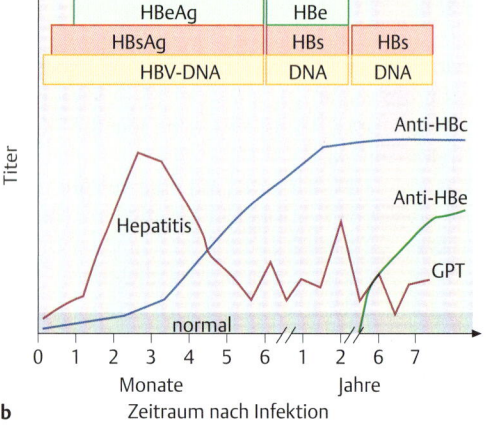

Abb. 5.1 Serologische Befundkonstellationen der HBV-Infektion im Verlauf: akute selbstlimitierte Hepatitis B (**a**), chronische Hepatitis B (**b**). (Quelle: Böcher W. Hepatitis B und D. In: Riemann J, Fischbach W, Galle P, Mössner J, Hrsg. Gastroenterologie in Klinik und Praxis. Thieme; 2007: 1314–1320)

Tab. 5.2 Serologische Befundkonstellationen der HBV-Infektion.

HBV-Infektion	HBsAg	Anti-HBs	HBeAg	Anti-HBe	Anti-HBc (IgM)	Anti-HBc (IgG)	HBV-DNA
akut	+	–	+	–	+	–/+	+
chronisch	+	–	+/–	–/+	–	+	+
ausgeheilt	–	+/–	–	–/+	–	+	–
geimpft	–	+	–	–	–	–	–

- **HBcAg/Anti-HBc:**
  - HBcAg ist mit konventionellen Methoden nicht in der Blutzirkulation nachweisbar und findet sich im Kern infizierter Hepatozyten.
  - Anti-HBc-Antikörper (IgG) kann als einziger indirekter Nachweis der HBV-Infektion vorliegen.
  - Anti-HBc-Antikörper (IgM) ist nach der Ansteckung mit HBV nachweisbar und hilft bei der Abgrenzung einer akuten Infektion.
- **HBeAg/Anti-HBe:**
  - Der HBeAg-Verlust mit Anti-HBe-Antikörper-Serokonversion ist ein Indikator für eine Teilimmunität gegen das HBV.
  - Es ist ein wichtiger prognostischer Faktor und wird zur Einteilung in die Infektionsphasen herangezogen.
- **HBsAg/Anti-HBs:**
  - HBsAg korreliert mit dem intrazellulären Pool der HBV-Replikationsmatrizen.
  - Die Quantifizierung des HBsAg dient der Prognoseeinschätzung und der Prädiktion des Therapieansprechens.
  - Die HBsAg-Elimination durch Anti-HBs-Antikörper aus dem Serum markiert die Immunkontrolle der HBV-Infektion und die Ausheilung.
  - Anti-HBs-Antikörper schützen nach Impfung vor einer HBV-Infektion.
- **HBV-DNA (HBV-Viruslast):**
  - Die HBV-DNA ist Korrelat der replikativen Aktivität des Virus und dient der Prognoseeinschätzung sowie der Kontrolle des Ansprechens unter antiviraler Therapie.
  - Die HBV-DNA korreliert mit der Anzahl infektiöser HBV-Virionen im Blut, sodass auch die HBV-Viruslast als synonymer Begriff gebräuchlich ist.

Molekularbiologie

- Die molekulargenetische Differenzierung der HBV-Genotypen (A, B, C und D) ist kein Bestandteil der Routinediagnostik.
- HBV-Genotypen können aber zur Prognoseeinschätzung bei der Planung einer IFN-basierten Therapie (IFN: Interferon) herangezogen werden.

Bildgebende Diagnostik
Sonografie

- Die Sonografie des Abdomens ist essenzieller Bestandteil der Hepatitis-B-Abklärung.
- Anhand morphologischer Kriterien und durch die Farbdoppler-verstärkte Darstellung der Lebergefäße gelingt die zuverlässige Diagnose der Leberzirrhose.
- Ergänzend kann mit Hilfe der Leberelastografie eine Einschätzung der Leberfibrosestadien vorgenommen werden.
- Die Sonografie dient auch der Früherkennung des hepatozellulären Karzinoms und wird bei Patienten mit zugrunde liegender Leberzirrhose alle 3–6 Monate empfohlen.
- Bei Patienten mit geringer Krankheitsaktivität und ohne relevante Leberfibrose sind Sonografiekontrollen in längeren Intervallen ausreichend.

Radiologische Schnittbildgebung

- Das CT-/MRT-Abdomen ist der bildgebende Goldstandard zur diagnostischen Abklärung von HCC-verdächtigen Leberraumforderungen.
- Die radiologische Schnittbildgebung kann zur HCC-Suche eingesetzt werden, sofern eine Ultraschalluntersuchung nicht ausreichend ist.

Histologie, Zytologie und klinische Pathologie
Histologische Leberdiagnostik

- Die Leberhistologie hat durch die Einführung der nicht invasiven Leberfibrosemessung an Bedeutung eingebüßt.
- Sie bleibt jedoch der Goldstandard zur Einordnung der nekroinflammatorischen Entzündungsaktivität und des Fibrosestadiums anhand histologischer Scores (z. B. Desmet/Scheuer-Score).
- Die Leberhistologie ist außerdem für die Abklärung hepatischer Begleiterkrankungen essenziell.
- Zudem sollte eine Histologie bei therapierefraktären Verläufen der Hepatitis B in Erwägung gezogen werden.

5.2.10 Differenzialdiagnosen

- Die diagnostische Sicherung der Hepatitis B gelingt eindeutig mittels serologischer und molekularbiologsicher Methoden.
- Die differenzialdiagnostische Betrachtung spielt insbesondere für die Identifikation von Begleitdiagnosen bei der Erstabklärung eine Rolle.
- Eine erweiterte Abklärung sollte wiederholt werden, sofern trotz adäquater Therapie die Krankheitsaktivität der HBV-Infektion hoch bleibt.

Tab. 5.3 Differenzialdiagnosen.

Differenzialdiagnose	Bemerkungen
nutritiv-toxische, alkoholische Hepatopathie	häufigste Hepatopathie in Deutschland Die Abgrenzung von anderen Hepatopathien gelingt anhand der Alkoholanamnese und nach Ausschluss anderer Ätiologien.
nicht alkoholische Fettlebererkrankung	Hepatopathie mit deutlich steigenden Prävalenzen Die Abgrenzung von anderen Hepatopathien gelingt anhand metabolischer Risikofaktoren und nach Ausschluss anderer Ätiologien. ggf. histologische Diagnosesicherung sinnvoll
Hepatitis A	fäkal-oral übertragene Virushepatitis, die durch das Hepatitis-A-Virus verursacht wird Es finden sich keine chronischen Verläufe der Hepatitis A. Die Diagnose der Hepatitis A erfolgt mit spezifischen serologischen und molekularbiologischen Methoden.
Hepatitis C	parenteral übertragene Virushepatitis, die durch das Hepatitis-C-Virus verursacht wird Die Hepatitis C zeigt typischerweise chronische Verläufe. Die Diagnose der Hepatitis C erfolgt mit spezifischen serologischen und molekularbiologischen Methoden.
Hepatitis D	parenteral übertragene Hepatitis, die durch das Hepatitis-D-Virus (HDV) verursacht wird Das HDV ist ein defektes Viroid, das nur bei einer HBV-Koinfektion in Gegenwart von HBsAg repliziert. Die Diagnose der Hepatitis D erfolgt mit spezifischen serologischen und molekularbiologischen Methoden. HBsAg-Träger sollten immer ein Hepatitis-D-Screening erhalten.
Hepatitis E	fäkal-oral übertragene Virushepatitis, die durch das Hepatitis-E-Virus (HEV) verursacht wird Die klinischen Verläufe sind abhängig vom HEV-Serotyp. In Europa sind subklinische Infektionen die Regel. Die Diagnose der Hepatitis E erfolgt mit spezifischen serologischen und molekularbiologischen Methoden.
autoimmune Hepatopathien	Autoimmune Hepatopathien betreffen vorwiegend Frauen und gehen oft mit extrahepatischen Autoimmunerkrankungen einher. Serologisch lassen sich Autoantikörper nachweisen. Die Abgrenzung von anderen Hepatopathien gelingt anhand der Leberhistologie und nach Ausschluss anderer Ätiologien.
Hämochromatose	Die hereditäre Hämochromatose betrifft vorwiegend Männer und geht mit extrahepatischen Manifestationen der Eisenüberladung einher. Die Abgrenzung von anderen Hepatopathien gelingt anhand serologischer Marker und durch humangenetische Untersuchungen.
weitere Hepatopathien	z. B. Morbus Wilson, α1-Antitrypsinmangel, Cholangiopathien

5.2.11 Therapie

Therapeutisches Vorgehen

- Die Indikation zur Therapie wird bei einem erhöhten kumulativen Risiko einer HBV-assoziierten Komplikation gestellt.
- Patienten, die eine HBV-Infektion mit geringer Aktivität aufweisen, benötigen in der Regel keine antivirale Therapie.
- Aktuell stehen mit der IFN-basierten Immunstimulation und den antiviralen Nukleosid-/Nukleotid-Analoga zwei Therapiestrategien zur Verfügung.

Allgemeine Maßnahmen

- Patienten benötigen regelmäßige Kontrollen der Krankheitsaktivität, um die Therapieindikation im Kontext der aktuellen Infektionsphase überprüfen zu können.
- Die Kontrollen sind in Phasen niedriger Aktivität alle 6–12 Monate ausreichend.
- In Erkrankungsphasen hoher Aktivität bzw. bei fortgeschrittener Leberfibrose/Zirrhose sind Kontrollintervalle von 3–6 Monaten zu empfehlen.
- Patienten sollten dazu angehalten werden, das Rauchen aufzugeben und den Alkoholkonsum einzustellen.
- Darüber hinaus ist die Modifikation metabolischer Risikofaktoren sinnvoll.

Pharmakotherapie

- Die Hepatitis B mit Transaminasenerhöhung (GPT > 1,5 ULN), hoher HBV-Viruslast (> 2000 IU/ml) und/oder Leberfibrose (Stadium > F1) sollte antiviral behandelt werden.
- Bei Patienten mit hohem HCC-Risiko oder mit extrahepatischen Manifestationen sollte eine Behandlung erwogen werden.
- Patienten mit ausgeheilter oder inaktiver HBV-Infektion sollten bei einer relevanten Immunsuppression eine prophylaktische Therapie mit Nukleosid-/Nukleotid-Analoga erhalten.

Antivirale Therapie (Nukleosid-/Nukleotid-Analoga)

- Die Nukleosid-/Nukleotid-Analoga sind als orale Langzeittherapie der chronischen HBV-Infektion mit gutem Nebenwirkungsprofil etabliert.
- Sie erreichen die Suppression der HBV-Viruslast in > 90 % der Fälle, die Normalisierung der Transaminasen bei mehr als der Hälfte der Patienten.
- Sie senken die Rate der hepatischen Dekompensation und reduzieren das HCC-Risiko signifikant.
- Zur Verfügung stehen
    - Entecavir (0,5–1 mg/Tag p. o.),
    - Tenofovir Disoproxil (245 mg/Tag p. o.) und
    - Tenofovir Alafenamid (25 mg/Tag, p. o.).
    - Adefovir dipivoxil (10 mg/Tag, p. o.)
    - Telbivudin (600 mg/Tag, p. o.)
    - Lamivudin (100 mg/Tag, p. o.) wird als Nukleosid-Analogon der ersten Generation nur noch in Ausnahmefällen zur Prophylaxe der HBV-Reaktivierung eingesetzt.

Immuntherapie (IFN)

- Die IFN-basierte Therapie der Hepatitis B ist zeitlich begrenzt.
- IFN erreicht HBeAg-Serokonversionsraten von ca. 30 % und HBsAg-Verlustraten von ca. 3–4 %.
- Die IFN-basierte Therapie zeichnet sich durch eine schlechtere Verträglichkeit aus und sollte ausgewählten Patienten vorbehalten bleiben.
- Als Therapeutikum ist pegyliertes Interferon α-2a (Pegasys 180 µg 1 × wöchentlich s. c.) über einen Zeitraum von 48 Wochen zugelassen.

5.2.12 Verlauf und Prognose

- Weltweit ist die Anzahl HBV-bedingter Todesfälle auf ca. 900 000 pro Jahr angestiegen.
- Diese Entwicklung resultiert aus den Komplikationen der HBV-Infektion.
- Die kumulative 5-Jahres-Inzidenz für Zirrhose liegt zwischen 8–20 %.
- Bei Patienten mit HBV-assoziierter Zirrhose erreicht die 5-Jahres-Inzidenz der hepatischen Dekompensation bis zu 20 %.
- Die HCC-Rate der HBV-assoziierten Zirrhose liegt bei 2–5 % pro Jahr.

5.2.13 Prävention

- Die HBV-Impfung ist die effektivste Präventionsmaßnahme.
- Die Impfung wird allen Säuglingen und Kleinkindern angeboten.
- Daneben wird die Impfung für HBV-Risikogruppen (z. B. Gesundheitspersonal) bereitgestellt und sollte vor Reisen in HBV-Endemiegebiete wahrgenommen werden.
- Zum Schutz gegen die peripartale HBV-Übertragung von der HBV-infizierten Mutter auf das Neugeborene sollte das Kind unmittelbar nach der Geburt simultan passiv und aktiv gegen HBV geimpft werden.

5.2.14 Besonderheiten bei Schwangeren

- Die antivirale Therapieindikation ist bei schwangeren Frauen mit HBV-Infektion streng zu stellen.
- In der Schwangerschaft steht die Behandlung mit Tenofovir Disoproxil als Therapieoption zu Verfügung.

5.2.15 Besonderheiten bei Kindern

- Die IFN-basierte Therapie ist derzeit die einzige für Kinder zugelassene Therapieoption.

5.2.16 Quellenangaben

[1] Cornberg M, Protzer U, Petersen J et al. S 3-Leitlinie zur Prophylaxe, Diagnostik und Therapie der Hepatitis B Virusinfektion. Z Gastroenterol 2011; 49: 871–930
[2] European Association for the Study oft he Liver. EASL 2017 Clinical Practice Guidelines on the management of hepatitis B virus infection. J Hepatol 2017; 67: 370–398
[3] Von Laer A, Simeonova Y, Harder T, Zimmermann R et al. Virushepatitis B und D im Jahr 2016. Epid Bull 2017; 31: 297–308

5.2.17 Wichtige Internetadressen

- www.rki.de
- www.dgvs.de
- www.easl.eu

5.3 Hepatitis D

M. Sprinzl

5.3.1 Steckbrief

Die Hepatitis D wird durch das Hepatitis-D-Virus (HDV) übertragen. Das defekte HDV kann nur mit Hilfe des Hepatitis-B-Virus (HBV) replizieren, da es HBV-Hüllproteine in die eigene Virushülle inkorporiert. Die HDV-Infektion erfolgt wie die HBV-Infektion durch Sexualkontakt und Blutübertragungen. Die simultane HDV/HBV-Infektion heilt in über 90% der Fälle aus, während die HDV-Superinfektion eines chronischen HBV-Trägers in ca. 80% der Fälle chronisch persistiert. Die chronische Hepatitis D zeigt einen aggressiven Verlauf mit relativ rascher Progression zur Zirrhose und hohem Risiko für die Entwicklung eines hepatozellulären Karzinoms (HCC). Die Therapieoptionen beschränken sich auf Interferon α mit mäßiger Reduktion der Hepatitis-D-assoziierten Morbidität und Mortalität. Die Hepatitis D kann aufgrund ihres HBV-abhängigen Replikationszyklus auch durch eine HBV-Impfung effektiv verhindert werden.

5.3.2 Synonyme

- Virushepatitis D
- Hepatitis-D-Virusinfektion

5.3.3 Keywords

- Virushepatitis
- Hepatitis-D-Virus (HDV)
- HDV/HBV-Koinfektion
- HDV-Superinfektion

5.3.4 Definition

- Die Hepatitis D resultiert aus der Koinfektion des inkompletten HDV und des HBV.
- Das HDV benötigt für die Bildung infektiöser HDV-Partikel das HBV-Hüllprotein (HBsAg).
- Die Hepatitis D hat typischerweise einen chronisch aktiven Verlauf mit schlechter Prognose.

5.3.5 Epidemiologie

Häufigkeit

- **Prävalenz:**
  - ca. 15 Millionen Menschen weltweit D betroffen; entspricht ca. 5% der HBsAg-positiven Personen
  - Hochprävalenzgebiete: bis zu 60–80% der Patienten mit aktiver Hepatitis B
- **Inzidenz:** 0,04 Infektionen pro 100 000 Einwohner in Deutschland

Altersgipfel

- Der Häufigkeitsgipfel der Inzidenz liegt zwischen 30–49 Jahren

Geschlechtsverteilung

- Männer/Frauen: 2:1

Prädisponierende Faktoren

- Die prädisponierenden Faktoren entsprechen denen der Hepatitis B (siehe Kap. 5.2).
- Vor allem die Herkunft aus HBV-Hochendemiegebieten (Afrika, Asien und Südamerika) ist ein Risiko für eine zusätzliche Hepatitis D.

5.3.6 Ätiologie und Pathogenese

- Die Hepatitis D wird durch die **Koinfektion mit HBV und HDV** verursacht:
  - Simultaninfektion beider Viren oder
  - Superinfektion bei einer bestehenden chronischen HBV-Infektion
- Die Übertragungswege von HDV und HBV sowie der Hepatotropismus sind ähnlich.
- Die vertikale Übertragung der Hepatitis D von der Mutter auf das Neugeborene ist jedoch selten.
- HDV ist ein **defektes Virus** (Viroid), dessen RNA-Genom für zwei Hepatitis-D-Antigene (S-HDAg und L-HDAg) kodiert.
  - Das transaktivierende S-HDAg reguliert die HDV-Replikation und übernimmt die Transkriptionsmaschinerie der Wirtszelle.
  - Das L-HDAg verpackt das RNA Genom und leitet die Zusammenstellung (Assembly) der HDV-Partikel ein.
  - Es erfordert die HBV-kodierten Hüllproteine (L, M und S), um die defekten HDV-Partikel mit einer Lipoproteinhülle zu vervollständigen.
  - Typischerweise wird hierbei die HBV-Replikation selbst durch die Transaktivatoren der Hepatitis D supprimiert, was zu niedrigen HBV-DNA-Konzentrationen im Serum führt.
- Die Hepatitis D ist durch eine hohe **nekroinflammatorische Aktivität** gekennzeichnet, die durch die Immunantwort der Wirtsorganismus unterhalten wird.
- Die transaktivierende Interaktion des Virus mit der Wirtszelle wird zusätzlich verantwortlich gemacht für
  - die relativ hohe Krankheitsaktivität und
  - das HCC-Risiko der Hepatitis D.

5.3.7 Klassifikation und Risikostratifizierung

- Die Hepatitis D wird in eine akute und chronische Verlaufsform unterteilt.

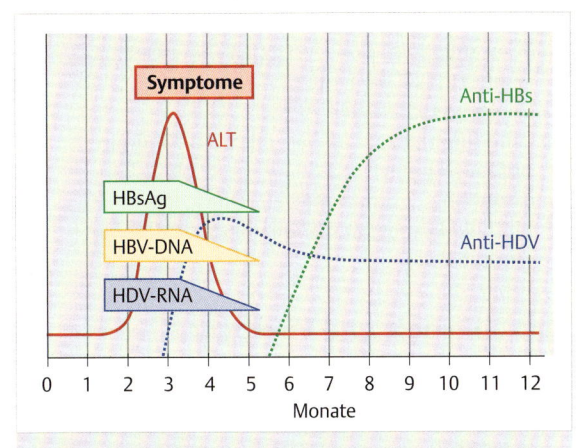

Abb. 5.2 HBV-HDV-Simultaninfektion. (Quelle: Moradpour D, Blum H. Diagnostik. In: Battegay E, Hrsg. Differenzialdiagnose Innerer Krankheiten. 21. Aufl. Thieme; 2017)

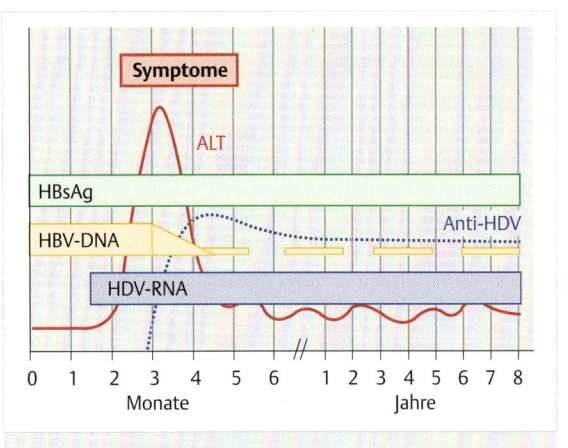

Abb. 5.3 HDV-Superinfektion. (Quelle: Moradpour D, Blum H. Diagnostik. In: Battegay E, Hrsg. Differenzialdiagnose Innerer Krankheiten. 21. Aufl. Thieme; 2017)

- Die **akute Hepatitis D** besteht unmittelbar nach der HDV-Infektion über einen Zeitraum von 6 Monaten.
- Die **chronische Hepatitis D**
  - persistiert > 6 Monate im Wirtsorganismus und
  - zeigt in 60–70 % der Fälle den Verlauf einer chronisch aktiven Hepatitis mit
    - erhöhten Transaminasen und
    - meist rascher Progression der Leberfibrose.
- Daneben werden die Umstände der HDV-Erstinfektion in eine **Simultaninfektion** und **Superinfektion** unterteilt.
- **HDV-Simultaninfektion** (▶ Abb. 5.2):
  - gleichzeitige Infektion mit HDV und HBV
  - oft mit einer akuten Hepatitis assoziiert, die auch einen fulminanten Verlauf nehmen kann
    - Patienten mit HBV/HDV-Simultaninfektion: akute Hepatitis in 17,4 % der Fälle
    - HBV-Monoinfizierte: akute Hepatitis in bis zu 4 % der Fälle
  - chronifiziert in 2,4 % der Fälle
- **HDV-Superinfektion** (▶ Abb. 5.3):
  - tritt im Verlauf bei einer vorbestehenden chronischen Hepatitis B auf.
  - kann mit einem entzündlichen Schub einhergehen
  - führt regelhaft (ca. 80 %) zu einem chronisch aktiven Verlauf der Hepatitis D

5.3.8 Symptomatik

- Die Symptomatik der Hepatitis D unterscheidet sich nicht wesentlich von der Symptomatik einer HBV-Monoinfektion (siehe Kap. 5.2):
  - Müdigkeit, Abgeschlagenheit
  - grippeartige Symptome
  - Muskel- und Gliederscherzen
  - rechtsseitige Oberbauchschmerzen
  - Druckgefühl in der Leberloge
  - Inappetenz
  - Ikterus, dunkler Urin und acholischer lehmfarbener Stuhlgang
  - Palmarerythem
  - Sugillationen, Petechien
  - Somnolenz, Stupor, Koma, Asterixis
  - periphere Ödeme, Aszites
- Infolge der raschen progredienten Leberschädigung treten die Symptome der **Leberfunktionsstörung** und der **Leberzirrhose** mit der Zeit in den Vordergrund.

5.3.9 Diagnostik

Diagnostisches Vorgehen

- Alle Patienten mit HBV-Infektion sollte auf das Vorliegen eine Hepatitis D gescreent werden.
- Die diagnostische Aufarbeitung einer HDV-Infektion entspricht der Herangehensweise zu Abklärung der Hepatitis B und erfordert
- Anamnese,
- körperliche Untersuchung und
- laborchemische Beurteilung zur Erfassung der hepatischen Krankheitsaktivität.
- Bei der Hepatitis D gelten die prognostischen Marker der Hepatitis B nicht im gleichen Umfang, da die Aktivität der Erkrankung primär von der HDV-Infektion bestimmt wird.
- Die Ausheilung der Hepatitis B (Anti-HBsAg-Serokonversion) führt jedoch zur Remission der Hepatitis D.

Anamnese

- Die Anamnese sollte die **Risikofaktoren** für eine HBV-Infektion umfassen.
- Zur Eingrenzung der Krankheitsdauer sind zurückliegende Symptome einer Hepatitis und die Erstmanifestation erhöhter Leberwerte wichtige Informationen.
- Die **Familienanamnese** dient der Identifikation erblicher Kopathogenesen und der Erfassung des familiären HCC-Risikos.
- Prognoserelevant für die Hepatitis B ist
  - der Nikotin- und Alkoholkonsum sowie
  - das metabole Risiko, z. B. Ernährungsgewohnheiten, körperliche Aktivität und Adipositas.

Körperliche Untersuchung

- Die körperliche Untersuchung liefert eventuell Hinweise auf das Vorliegen einer **chronischen Leberschädigung**.
- Leicht zu erfassen sind
  - Sklerenikterus,
  - Lackzunge und
  - das Palmarerythem als Manifestation der Virushepatitis.
- Die gezielte Untersuchung der **abdominellen Organe** (Leber und Milz) ist indiziert.
- Häufig ist die Leber vergrößert tastbar.
- Im Fall einer fortgeschrittenen Leberzirrhose treten Befunde des portalen Hypertonus und der Leberfunktionsstörung hinzu.

Labor

- Die Erkrankungsaktivität wird mit Hilfe biochemischer Parameter erfasst.
- Sie erlauben eine Einschätzung
  - der nekroinflammatorischen Aktivität (Transaminasen),
  - der Leberfunktion und
  - des portalen Hypertonus.

- **empfohlene Labordiagnostik:**
  - Transaminasen: GOT (AST), GPT (ALT), DeRitis-Quotient (GOT/GPT < 1)
  - Cholestaseparameter: AP, GGT
  - Leberfunktionsparameter: Bilirubin, Albumin, Immunglobulin G
  - Gerinnung: Prothrombinzeit (Quick, INR)
  - Blutbild: Hämoglobin, Hämatokrit, Leukozyten, Thrombozyten

Mikrobiologie und Virologie

Serologie

- Die Diagnose der Hepatitis D wird gestellt durch:
  - Virusserologie (Anti-HDV-Antikörper)
  - HDV-RNA-Direktnachweis (HDV-Viruslast)
- Die **HDV-Viruslast** weist die replikative Hepatitis D nach.
- Es sind derzeit 8 HDV-Genotypen (1–8) bekannt, die eine regionale Verteilung aufweisen und sich durch ihre Pathogenität unterscheiden.
- Die Abklärung der Hepatitis D sollte immer in Kombination mit der HBV-Infektion erfolgen.

Histologie, Zytologie und klinische Pathologie

Histologische Leberdiagnostik

- Die Leberhistologie kann in Einzelfällen ergänzend zu nicht invasiven diagnostischen Verfahren (Ultraschall, Leberelastografie, Fibrosescores etc.) indiziert sein.
- Die Leberhistologie ist vor allem für die **Abklärung hepatischer Begleiterkrankungen** hilfreich.

5.3.10 Differenzialdiagnosen

- Die Hepatitis D ist durch das Hepatitis-D-Virus eindeutig charakterisiert, sodass die diagnostische Sicherung mittels serologischer und molekularbiologischer Methoden gelingt.
- Die differenzialdiagnostische Betrachtung erfolgt analog zur Hepatitis B (▶ Tab. 5.4).

Tab. 5.4 Differenzialdiagnosen.

Differenzialdiagnose	Bemerkungen
nutritiv-toxische, alkoholische Hepatopathie	häufigste Hepatopathie in Deutschland Die Abgrenzung von anderen Hepatopathien gelingt anhand der Alkoholanamnese und nach Ausschluss anderer Ätiologien.
nicht alkoholische Fettlebererkrankung	Hepatopathie mit deutlich steigenden Prävalenzen Die Abgrenzung von anderen Hepatopathien gelingt anhand metabolischer Risikofaktoren und nach Ausschluss anderer Ätiologien. Ggf. histologische Diagnosesicherung sinnvoll.
Hepatitis A	fäkal-oral übertragene Virushepatitis, die durch das Hepatitis-A-Virus verursacht wird Es finden sich keine chronischen Verläufe der Hepatitis A. Die Diagnose der Hepatitis A erfolgt mit spezifischen serologischen und molekularbiologischen Methoden.
Hepatitis C	parenteral übertragene Virushepatitis, die durch das Hepatitis-C-Virus verursacht wird Die Hepatitis C zeigt typischerweise chronische Verläufe. Die Diagnose der Hepatitis C erfolgt mit spezifischen serologischen und molekularbiologischen Methoden.
Hepatitis E	fäkal-oral übertragene Virushepatitis, die durch das Hepatitis-E-Virus (HEV) verursacht wird Die klinischen Verläufe sind abhängig vom HEV-Serotyp. In Europa sind subklinische Infektionen die Regel. Die Diagnose der Hepatitis E erfolgt mit spezifischen serologischen und molekularbiologischen Methoden.
autoimmune Hepatopathien	Autoimmune Hepatopathien betreffen vorwiegend Frauen und gehen oft mit extrahepatischen Autoimmunerkrankungen einher. Serologisch lassen sich Autoantikörper nachweisen. Die Abgrenzung von anderen Hepatopathien gelingt anhand der Leberhistologie und nach Ausschluss anderer Ätiologien.
Hämochromatose	Die hereditäre Hämochromatose betrifft vorwiegend Männer und geht mit extrahepatischen Manifestationen der Eisenüberladung einher. Die Abgrenzung von anderen Hepatopathien gelingt anhand serologischer Marker und durch humangenetische Untersuchungen.
weitere Hepatopathien	z. B. Morbus Wilson, α1-Antitrypsinmangel, Cholangiopathien

5.3.11 Therapie

Therapeutisches Vorgehen

- Die Indikation zur Therapie ist bei einer replikativen Hepatitis D mit entzündlicher Aktivität immer gegeben.
- **Ziel der Therapie** ist
  - eine Elimination der HDV-Viruslast aus dem Serum und
  - die Reduktion der entzündlichen Aktivität.
- Alternativ kann die Elimination der HBV-Koinfektion zu einer Ausheilung der Hepatitis D beitragen.
- Aktuell ist nur die **Therapie mit pegyliertem Interferon α-2a** (Pegasys 180 µg 1 ×/Woche s. c.) über 48 Wochen als gesicherte Behandlungsoption etabliert.
  - kann in 17–47 % der Fälle einen Abfall der zirkulierenden HDV-RNA unter die Nachweisgrenze im Serum erreichen
  - positive Auswirkungen auf den Langzeitverlauf der Hepatitis D
- In der **Zweitlinienbehandlung** kann die Therapie mit antiviralen Nukleosid-/Nukleotid-Analoga bei einer Hepatitis D mit replikativer HBV-Koinfektion erwogen werden.
- Es stehen weitere Wirkstoffe gegen HBV zur Verfügung, welche die HDV-Replikation hemmen; die Phase-III-Studie und Zulassung stehen aus.
- Patienten mit einer HDV-Infektion benötigen darüber hinaus die **regelmäßige Kontrolle**
  - der Krankheitsaktivität und
  - der HDV-assoziierten Komplikationen (Zirrhose, HCC).
- In Erkrankungsphasen hoher Aktivität bzw. bei fortgeschrittener Leberfibrose/Zirrhose sind Kontrollintervalle von 3–6 Monaten zu empfehlen.
- Patienten sollten dazu angehalten werden, den Alkoholkonsum einzustellen.
- Darüber hinaus ist die Modifikation metabolischer Risikofaktoren sinnvoll.

5.3.12 Verlauf und Prognose

- Die Hepatitis D gilt als die **aggressivste Form der Virushepatitiden**.
- Sie zeigt eine progressive Leberfibrose mit Zirrhoseraten von
  - 23 % nach 10 Jahren,
  - 41 % nach 20 Jahren und
  - 77 % nach 30 Jahren Erkrankungsdauer.
- Eine rapide Zirrhoseprogression innerhalb von nur 2 Jahren wurde in 10–15 % der Patienten beobachtet.
- Im Vergleich zur Hepatitis B ist bei der Hepatitis D
  - das Risiko einer hepatischen Dekompensation um das 2,2-Fache erhöht,
  - das Risiko einer HCC-Entwicklung um das 2,2-Fache.

5.3.13 Prävention

- Die wichtigste Hepatitis-D-Prävention ist die **HBV-Impfung**, die auch effektiv vor einer HDV-Infektion schützt.
- Darüber hinaus gelten die Empfehlungen
  - zum sexuellen Barriereschutz (Kondom)
  - zur Einhaltung von allgemeinen Hygienemaßnahmen zur Prävention der HDV-Transmission:
    - Nutzung eigener Hygieneartikel (Zahnbürste, Rasierer, Nagelschere etc.)
    - Vermeidung einer Wund- bzw. Blutexposition durch Desinfektion oder Wundabdeckung

5.3.14 Quellenangaben

[1] Cornberg M, Protzer U, Petersen J et al. S 3-Leitlinie zur Prophylaxe, Diagnostik und Therapie der Hepatitis B Virusinfektion. Z Gastroenterol 2011; 49: 871–930
[2] Botelho-Souza LF, Pinheiro Alves Vasconcelos M, de Oliveira dos Santos A et al. Hepatitis delta: virological and clinical aspects. J Virol 2017; 14: 177
[3] Romeo R. Hepatitis Delta: Natural History and Outcome. Clin Liver Dis 2013; 2: 235–236
[4] Wedemeyer H, Manns MP. Epidemiology, pathogenesis and management of hepatitis D: update and challenges ahead. Nat Rev Gastroenterol Hepatol 2010; 7: 31–40

5.3.15 Literatur zur weiteren Vertiefung

- Von Laer A, Simeonova Y, Harder T, Zimmermann R et al. Virushepatitis B und D im Jahr 2016. Epid Bull 2017; 31: 297–308

5.3.16 Wichtige Internetadressen

- www.rki.de
- www.dgvs.de
- www.easl.eu

5.4 Hepatitis C

K.-H. Peiffer, S. Zeuzem

5.4.1 Steckbrief

Das Hepatitis-C-Virus (HCV) ist ein hepatotropes RNA-Virus, das eine akute Infektion der Leber verursacht. Die Chronifizierungsrate liegt bei 50–70 %. Die chronische HCV-Infektion ist eine Hauptursache für Lebererkrankungen und kann extrahepatische Manifestationen verursachen. Unbehandelt kann die HCV zu schwerwiegenden Komplikationen führen, z.B. zur Leberzirrhose und zum hepatozellulären Karzinom (HCC). Etwa ein Drittel der Leberzirrhosen und HCCs in Europa sind auf eine chronische HCV-Infektion zurückzuführen. Eine komplette Viruseradikation und damit Heilung durch eine antivirale Therapie ist möglich. Durch die Einführung direkt antiviraler Medikamente (auch direkt antivirale Agenzien, kurz DAA) stehen heute für nahezu alle Patientengruppen hocheffektive, nebenwirkungsarme, interferonfreie Therapiemöglichkeiten zur Verfügung. Die Therapiedauer beträgt im Mittel 12 Wochen, die Heilungsraten liegen bei über 95 %.

5.4.2 Aktuelles

- Die nebenwirkungsbehaftete interferonbasierte HCV-Therapie ist obsolet.
- Durch die Kombination verschiedener DAA können Patienten nebenwirkungsarm und hocheffizient interferonfrei behandelt werden.
- Die Therapieauswahl von DAA-Kombinationen basiert u. a. auf
  - dem HCV-Genotyp,
  - der Vortherapie und
  - dem Stadium der Leberfibrose/-zirrhose
- Ribavirin wird weiterhin in bestimmten (sehr seltenen) Indikationen empfohlen.

5.4.3 Synonyme

- Hepatitis-C-Virusinfektion
- früher: Non-A/Non-B-Hepatitis

5.4.4 Keywords

- virale Hepatitis
- direkt antivirale Medikamente (DAA)
- dauerhaftes virologisches Ansprechen (SVR: sustained virologic response)

5.4.5 Definition

- Infektion mit dem hepatotropen Hepatitis-C-Virus (RNA-Virus der Familie der Flaviviridae)
- Kann einhergehen mit:
  - akuter oder chronischer (> 6 Monate) Entzündung (Hepatitis) der Leber
  - Fibrosierung der Leber
  - extrahepatischen Manifestationen

5.4.6 Epidemiologie

Häufigkeit

- Laut WHO sind weltweit ca. 70 Millionen Menschen chronisch mit HCV infiziert [9].
- höchste Prävalenz: östlicher Mittelmeerraum, Asien und Südamerika [9]
- Deutschland [10]:
  - Anti-HCV-Prävalenz (Vorliegen von Antikörpern gegen HCV) bei ca. 0,5 %

- höhere Prävalenzen in städtischen Gebieten
- Hohe Prävalenz von Anti-HCV und HCV-RNA bei
  - Drogengebrauchenden (25–45 %) und
  - Gefängnisinsassen (9–14 %) [2], [6], [8].

Altersgipfel

- Inzidenzgipfel im jüngeren bis mittleren Erwachsenenalter (25–45 Jahre)

Geschlechtsverteilung

- Inzidenz bei Männern im Vergleich zu Frauen mehr als doppelt so hoch

Prädisponierende Faktoren

- Nadelstichverletzungen (Übertragungsrisiko nach Stich mit Hohlnadel ca. 1 %)
- intravenöser und nasaler Drogengebrauch
- Tätowierung, Piercing
- Akupunktur mit unsterilen Nadeln
- Männer, die Sex mit Männern haben (MSM)
- Transfusion von Blutprodukten und Organtransplantationen vor 1991 (seit 1991 Testung aller Blutprodukte auf HCV, Restrisiko < 1:1 000 000)

5.4.7 Ätiologie und Pathogenese

- parenteraler Übertragungsweg
- **RNA-Virus** mit
  - 3 strukturbildenden (C: Kern, E1 und E2: Hüllproteine) und
  - 7 nicht strukturbildenden Proteinen (p7, NS 2, NS 3, NS 4a, NS 4B, NS 5A, NS 5B) [7]
- HCV-Replikation über RNA-abhängige RNA-Polymerase im Zytoplasma von Hepatozyten
- kein relevanter direkter zytotoxischer Effekt von HCV
- **Schädigung der Hepatozyten durch immunologische Reaktionen:**
  - Aktivierung von natürlichen Killerzellen (NK) und zytotoxischen T-Lymphozyten (CD8 +) mit
    - Freisetzung von Zytokinen und Perforin und
    - konsekutiver Apoptose des HCV-infizierten Hepatozyten.
  - Dann zeitverzögert Aktivierung von CD4 + -T-Helferzellen durch Antigen-präsentierende Zellen mit Induktion von Zytokinen, die
    - einerseits indirekt die antivirale Replikation hemmen und
    - andererseits die T-Zell-Proliferation steigern [7].

5.4.8 Klassifikation und Risikostratifizierung

- Unterscheidung in 8 Genotypen (1–8) und über 50 Subtypen infolge ausgeprägter genetischer Variabilität
- in Europa und USA vorwiegend Genotypen 1, 2 und 3 (in Deutschland v. a. Genotyp 1 mit > 60 %)
- keine relevanten genotypenspezifische Unterschiede in der Virulenz, aber unterschiedliches Therapieansprechen

5.4.9 Symptomatik

- **akute Infektion:**
  - zumeist klinisch apparenter Verlauf
  - in ca. 20–25 % der Fälle mit ikterischer Hepatitis [10]
  - Ca. 50–70 % der akuten Infektionen chronifizieren (Nachweis von HCV-RNA > 6 Monate) [10].
- **chronische Infektion:**
  - häufig unspezifische Symptome wie Müdigkeit, Leistungsminderung, rechtsseitige Oberbauchbeschwerden
  - psychische Beeinträchtigungen mit Depression, Konzentrations- und Gedächtnisstörung
  - bei fortgeschrittener Lebererkrankung ggf. zusätzliche Symptome und Komplikationen der Leberinsuffizienz
- eventuell zusätzliche Symptome bei **extrahepatischen Manifestationen** (▶ Tab. 5.5) [5]

Tab. 5.5 Mögliche Symptome bei extrahepatischen Manifestationen einer HCV-Infektion.

Manifestation	Symptome
endokrinologisch	Insulinresistenz/Diabetes mellitus* autoimmune Schilddrüsenerkrankungen (v. a. Hashimoto-Thyreoditis) Vitamin-D-Mangel
ZNS	Fatique; Leistungsminderung* Depression*
dermatologisch	palpable Purpura Porphyrea cutanea tarda Lichen planus Pruritus
rheumatologisch	membranoproliferative Glomerulonephritis (GN)* membranöse GN* gemischte Kryoglobulinämie* kryoglobulinämische Vaskulitis* periphere Neuropathie* Rheumafaktor-Positivität*
hämatologisch	lymphoproliferative Erkrankungen/Non-Hodgkin-Lymphome* Immunthrombozytopenie monoklonale Gammopathie* autoimmunhämolytische Anämie
andere	Myopathie Kardiomyopathie/Myokarditis peripher arterielle Erkrankungen idiopathische Pulmonalfibrose Nicht-Lebermalignome (Lunge, Pankreas, Niere, Rektum)

* Manifestationen, bei denen der kausale Zusammenhang als gesichert gilt.

5.4.10 Diagnostik

Diagnostisches Vorgehen

- Bei Verdacht auf das Vorliegen einer chronischen Hepatitis C ist der Anti-HCV-Test das klassische Suchverfahren.
- Der Nachweis positiver HCV-RNA sichert die Diagnose einer replikativen HCV-Infektion.
- Ein „HCV-Screening" sollte erfolgen bei Patienten
  - mit erhöhten Transaminasen u./o.
  - mit Risikofaktoren für eine HCV-Übertragung.

Anamnese

- ausführliche Anamnese inkl. der o. g. Risikofaktoren:
  - Reiseanamnese
  - Drogenanamnese
  - Sexualpartneranamnese

Körperliche Untersuchung

- allgemeine internistische Untersuchung mit Fokus auf Zeichen
  - einer Lebererkrankung, z. B. Ikterus, Zeichen einer portalen Hypertension
  - extrahepatischen Manifestation, z. B. Hautveränderungen, die auf eine Vaskulitis hindeuten

Labor

- (Differenzial-)Blutbild
- Transaminasen (ALT, AST)
- γGT
- Bilirubin
- Lebersyntheseparameter (TPZ/INR, Albumin)
- Glukose
- Kreatinin
- TSH
- evtl. AFP (α1-Fetoprotein) bei Leberzirrhose u./o. Leberherd

Mikrobiologie und Virologie

Serologie

- Anti-HCV-Antikörper mittels **Anti-HCV-Immunoassay** der dritten Generation:
  - Sensitivität 98 %, Spezifität 100 %
  - keine Differenzierung zwischen IgM und IgG sinnvoll (▸ Abb. 5.4)
- zusätzlich serologische Diagnostik auf Hepatitis A, B (Impfstatus) und HIV

Molekularbiologie

- HCV-RNA mittels **RT-PCR** aus Serum oder Plasma
  - verschiedene kommerzielle Testsysteme mit hoher Sensitivität und Spezifität
  - auch sinnvoll bei negativer Anti-HCV bei immunkompromittierten Patienten und bei V. a. akute Infektion (diagnostisches Fenster der Anti-HCV-Antikörper)
- HCV-Genotypisierung mittels **Typisierungsassay**

Bildgebende Diagnostik

Sonografie

- **Oberbauchsonografie**, v. a. mit Frage nach
  - Leberparenchymschädigung
  - direkten und indirekten Leberzirrhosezeichen
  - HCC-verdächtigen Leberläsionen
- ggf. ultraschallbasierte Messungen der Lebersteifigkeit (**Elastografie**) zur Abschätzung des Fibrosestatus:
  - hohe Sensitivität (83–87 %) und
  - hohe Spezifität (89–95 %) zur Diagnose einer Leberzirrhose [10]

Histologie, Zytologie und klinische Pathologie

Histologische Leberdiagnostik

- Bei Diagnosestellung einer Hepatitis C muss geprüft werden, ob bereits eine LCI vorliegt.

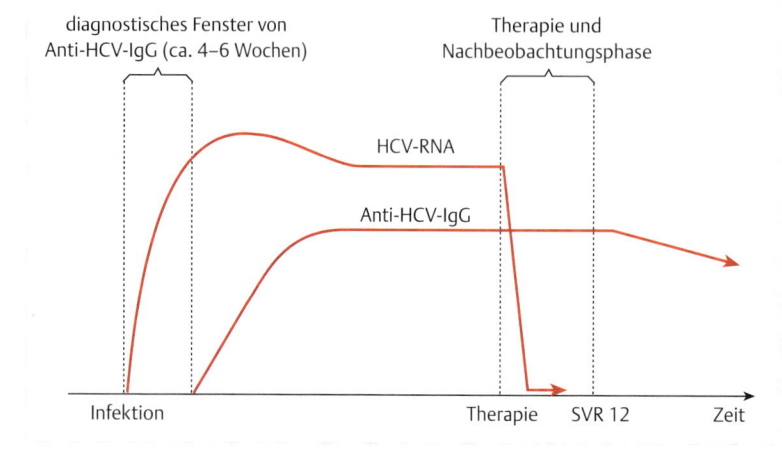

Abb. 5.4 Nachweisbarkeit von HCV-RNA und Anti-HCV-IgG im zeitlichen Verlauf einer HCV Infektion.

- Die **Leberbiopsie** ist weiterhin der Goldstandard zur Beurteilung der entzündlichen Aktivität und Fibrose. Sie ist allerdings nur noch in seltenen Fällen indiziert, da die Diagnose Leberzirrhose durch laborchemische und sonografische Kriterien, evtl. in Kombination mit der Elastografie, in den meisten Fällen sichergestellt werden kann.

5.4.11 Differenzialdiagnosen

Tab. 5.6 Differenzialdiagnosen.

Differenzialdiagnose	Bemerkungen
andere virale Hepatitis	serologische Diagnostik
alkoholische Lebererkrankung	Anamnese, GGT, MCV, DeRitis-Quotient, Kohlenhydrat-defizientes Transferrin (CDT), PNPLA3-Genotyp
autoimmune Hepatitis/Cholangitiden	IgG, IgM, Autoantikörper
hereditäre Lebererkrankungen	Screening-Tests: Coeruloplasmin (Morbus Wilson), α1-Antitrypsin (α1-Antitrypsinmangel), Ferritin und Transferrinsättigung (Hämochromatose)
nicht alkoholische Steatohepatitis (NASH)	Lipidstatus, HbA_{1c}, HOMA-Index, häufig Sonografie mit Steatose wegweisend

5.4.12 Therapie

Therapeutisches Vorgehen

- Die akute HCV-Infektion ist im Allgemeinen keine Indikation für eine antivirale Therapie, da sie nicht als fulminante Hepatitis vorkommt.
- Hier kann der Spontanverlauf zunächst beobachtet werden.
- Jedem Patienten mit einer chronischen HCV-Infektion soll jedoch eine Therapie angeboten werden.
- Eine fortgeschrittene Leberfibrose (≥ F3) bedingt eine dringliche Therapieindikation [4].
- **Ziel der Therapie:** Viruseradikation, dauerhaftes virologisches Ansprechen (SVR: sustained virologic response)
- Eingesetzt werden verschiedene **direkt antivirale Medikamente (DAA)**, die NS 3/4A, NS 5A oder NS 5B inhibieren (▶ Abb. 5.5), in Ausnahmen in Kombination mit Ribavirin.
- Interferon sollte nicht mehr eingesetzt werden.
- Durch die Kombination von mindestens zwei DAA mit unterschiedlichen Zielmolekülen sind hocheffiziente Therapien für alle HCV-Genotypen möglich.
- **relevante Faktoren zur Auswahl einer Therapie/Therapiedauer:**
  - HCV-Genotyp
  - Vorhandensein einer (de)kompensierten Leberzirrhose
  - Vortherapie und Begleiterkrankungen (z. B. Niereninsuffizienz)
- Bestimmung des Therapieerfolgs mittels HCV-RNA frühestens 12 Wochen nach Therapieende

> **Cave**
> Interaktion der direkten antiviralen Medikamente (DAA) mit anderen Medikamenten beachten!

Pharmakotherapie

- Folgende koformulierte (fixe) Regime sind klinisch in Deutschland relevant [4]:
- **Sofosbuvir/Ledipasvir (Harvoni):**
  - fixe Kombination (nukleotidischer NS 5B-Inhibitor/NS 5A-Inhibitor)
  - wirksam bei HCV-Genotypen 1, 4, 5, 6 mit und ohne Leberzirrhose
  - Standardtherapiedauer: 12 Wochen
  - Therapieverkürzung auf 8 Wochen bei therapienaiven, nichtzirrhotischen Patienten mit einer Viruslast (HCV-RNA) von < 6 Millionen IE/ml
  - ggf. Gabe von Ribavirin bei Patienten mit Leberzirrhose und vorbehandelten Patienten
  - Dosierung: 1 Tablette/d (400 mg Sofosbuvir/90 mg Ledipasvir)
- **Sofosbuvir/Velpatasvir (Epclusa):**
  - fixe Kombination (nukleotidischer NS 5B-Inhibitor/NS 5A-Inhibitor)
  - pangenotypisch wirksam bei Patienten mit und ohne Leberzirrhose
  - Standardtherapiedauer: 12 Wochen
  - Zusätzliche Gabe von Ribavirin (600 mg) bei dekompensierter Leberzirrhose
  - Dosierung: 1 Tablette/d (400 mg Sofosbuvir/100 mg Velpatasvir)
- **Grazoprevir/Elbasvir (Zepatier):**
  - fixe Kombination (NS 3/4A-Proteaseinhibitor/NS 5A-Inhibitor)
  - wirksam bei HCV-Genotypen 1 und 4 mit und ohne kompensierter Leberzirrhose
  - Standardtherapiedauer: 12 Wochen
  - Bei Genotyp 1a und Viruslast > 800 000 IU/ml Therapie über 16 Wochen oder Ausschluss von Resistenzvarianten
  - Dosierung: 1 Tablette/d (100 mg Grazoprevir/50 mg Elbasvir)
- **Glecaprevir/Pibrentasvir (Maviret):**
  - fixe Kombination (NS 3/4A-Protease-Inh./NS 5A-Inh.)
  - pangenotypisch wirksam bei Patienten mit und ohne kompensierter Leberzirrhose
  - Standardtherapiedauer: 8 (therapienaiv, keine Leberzirrhose) oder 12 Wochen (Zirrhose)
  - Dosierung: 3 Tabletten/d (pro Tablette 100 mg Glecaprevir/40 mg Pibrentasvir)

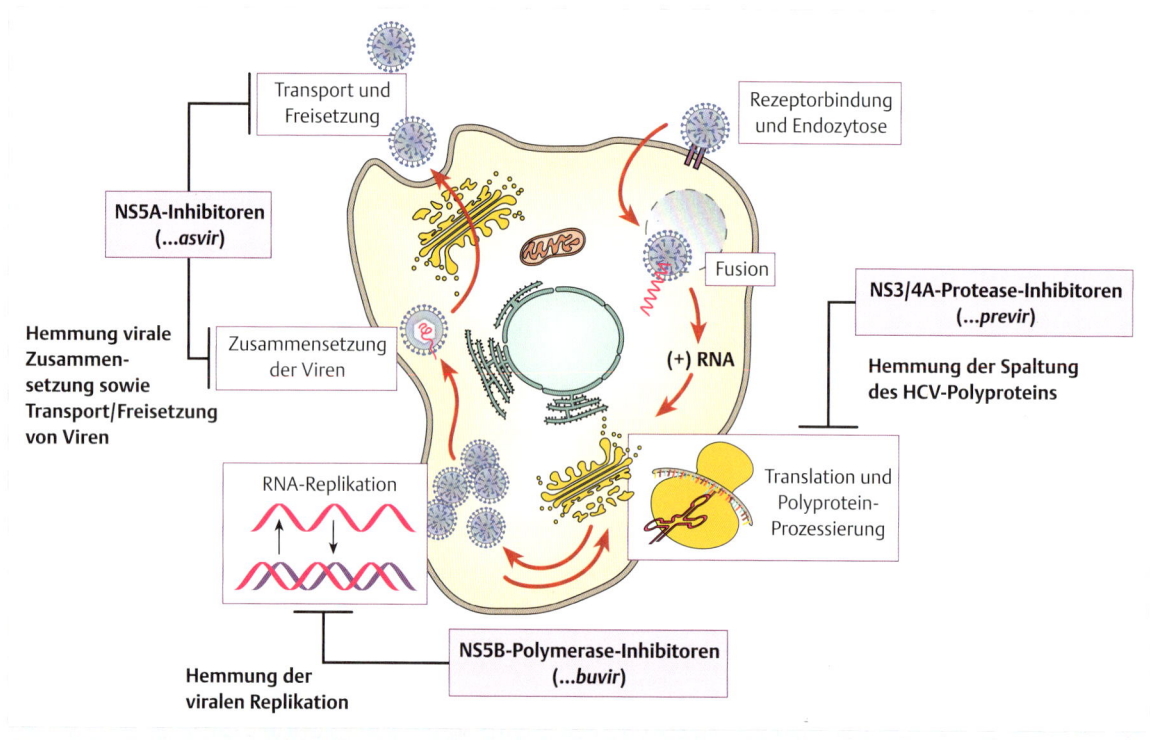

Abb. 5.5 Angriffpunkte der direkt antiviralen Medikamente (DAA).

- Therapiemöglichkeiten bei Patienten mit Nichtansprechen auf eine vorangegangene DAA-Kombinationstherapie:
  - Therapie in einem spezialisierten Zentrum auf Grundlage einer molekularen Resistenzanalyse
  - Therapie mit Sofosbuvir/Velpatasvir/Voxilaprevir (Vosevi; pangenotypisch wirksam, 12 Wochen)

5.4.13 Nachsorge

- bei Patienten mit Leberzirrhose lebenslange HCC-Surveillance mittels Sonografie und AFP alle 6 Monate
- Weitere HCV-RNA-Kontrollen nach SVR müssen nicht erfolgen, Spätrückfälle sind sehr selten.
- keine protektive Immunität, daher Neuinfektionen möglich

5.4.14 Verlauf und Prognose

Akute HCV

- seltene Diagnose aufgrund fehlender Symptomatik
- chronischer Verlauf in 50–80 % der Fälle

Chronische HCV (unbehandelt)

- variabler Verlauf mit langsam progredienter Hepatitis
- Fibroseprogression sehr variabel, bei 20–40 % der Patienten entwickelt sich eine Leberzirrhose nach 20–25 Jahren
- beschleunigter Krankheitsverlauf bei
  - höherem Alter zum Zeitpunkt der Infektion
  - Koinfektionen (z. B. mit HBV, HIV)
  - zusätzlichem Alkoholabusus
- häufigste Spätfolgen: Leberzirrhose und ihre Komplikationen
- Wenn Leberzirrhose vorhanden, entwickelt sich bei 2–5 % der Patienten pro Jahr ein HCC.

Prognose nach SVR

- Verbesserung der Lebensqualität
- hohe Chance auf Regression der morphologischen Veränderungen der Leber (Fibroseregression)
- Bei etablierter Leberzirrhose:
  - hohe Wahrscheinlichkeit auf Verbesserung der Leberfunktion
  - Rückgang der portalen Hypertension
  - Reduktion des HCC-Risikos (ca. 70–80 %) [4]

5.4.15 Prävention

- Es gibt **keine Impfung** gegen HCV.
- Für Personen im Umfeld von Patienten mit HCV-Infektion:
  - Einhaltung allgemeiner Hygienerichtlinien
  - keine gemeinsame Verwendung von Gegenständen, die mit Blut kontaminiert sein könnten
- Benutzung von Kondomen
  - während Menstruationsblutung
  - bei verletzungsintensiven Sexualpraktiken
  - bei Männern, die Sex mit Männern haben
- Kein Needle Sharing bei Drogenkonsumierenden
- Nadelstichverletzung oder Exposition mit HCV-kontaminierter Flüssigkeit im medizinischen Bereich:
  - HCV-RNA-Testung nach 2–4 und 6–8 Wochen
  - Test auf Anti-HCV und ALT nach 12 und 24 Wochen
  - frühzeitige antivirale Therapie
  - keine Postexpositionsprophylaxe

5.4.16 Besonderheiten bei Schwangeren

- Eine antivirale Therapie während der Schwangerschaft ist aufgrund fehlender Daten zum teratogenen Risiko nicht empfohlen
- Vertikales Transmissionsrisiko bei HCV-monoinfizierten schwangeren Patientinnen: < 5 %
  - Eine Sectio vermindert das Transmissionsrisiko nicht.
  - Vom Stillen wird nicht abgeraten.

5.4.17 Besonderheiten bei Kindern

- Erste Daten zeigen eine hohe Wirksamkeit von Sofosbuvir/Ledipasvir bei guter Verträglichkeit bei 6–11- und 12–17-jährigen Kindern [1], [3].

5.4.18 Quellenangaben

[1] Balistreri WF, Murray KF, Rosenthal P et al. The safety and effectiveness of ledipasvir-sofosbuvir in adolescents 12–17 years old with hepatitis C virus genotype 1 infection. Hepatology 2017; 66: 371–378
[2] Meyer MF, Wedemeyer H, Monazahian M et al. Prevalence of hepatitis C in a German prison for young men in relation to country of birth. Epidemiol Infect 2007; 135: 274–280
[3] Murray K, Balisteri W, Bansal S et al. Ledipasvir/sofosbuvir +/- ribavirin for 12 or 24 weeks is safe and effective in children 6–11 years old with chronic hepatitis C infection. J Hepatol 2017; 66: S 57–S 58
[4] Peiffer K, Zeuzem S. Aktuelle Therapie der Hepatitis C: Wo stehen wir 2018? Gastroenterologie up2date 2018; 14: 135–146
[5] Sarrazin C, Zimmerman T, Berg T et al. S 3-Leitlinie „Prophylaxe, Diagnostik und Therapie der Hepatitis-C-Virus(HCV)-Infektion". Z Gastroenterol 2018; 56: 756–838
[6] Schulte B, Stover H, Thane K et al. Substitution treatment and HCV/HIV-infection in a sample of 31 German prisons for sentenced inmates. Int J Prison Health 2009; 5: 39–44
[7] Webster DP, Klenerman P, Dusheiko GM. Hepatitis C. Lancet 2015; 385: 1124–1135
[8] Wenz B, Nielsen S, Gassowski M et al. High variability of HIV and HCV seroprevalence and risk behaviours among people who inject drugs: results from a cross-sectional study using respondent-driven sampling in eight German cities (2011–14). BMC Public Health 2016; 16: 927
[9] World Health Organization. Hepatitis C in the WHO European Region. Geneva: World Health Organization; 2017
[10] Zeuzem S. Treatment Options in Hepatitis C. Dtsch Arztebl Int 2017; 114: 11–21

5.4.19 Literatur zur weiteren Vertiefung

- Sarrazin C, Zimmerman T, Berg T et al. S 3-Leitlinie „Prophylaxe, Diagnostik und Therapie der Hepatitis-C-Virus(HCV)-Infektion". Z Gastroenterol 2018; 56: 756–838
- Zeuzem S. Treatment Options in Hepatitis C. Dtsch Arztebl Int 2017; 114: 11–21

5.4.20 Wichtige Internetadressen

- Datenbank für Medikamenteninteraktionen für DAA: www.hep-druginteractions.org
- RKI-Ratgeber Hepatitis C: www.rki.de/Ratgeber_HepatitisC.html

5.5 Hepatitis E

H. Wedemeyer

5.5.1 Steckbrief

Die Hepatitis E wird durch eine Infektion mit dem Hepatitis-E-Virus (HEV) verursacht. Mehr als 400 000 HEV-Neuinfektionen pro Jahr werden für Deutschland angenommen, die in der überwiegenden Mehrzahl der Fälle asymptomatisch verlaufen. Hauptübertragungswege sind Verzehr von rohen Schweinefleischprodukten sowie die Transfusion von HEV-positiven Blutprodukten. Selten kann es zu schweren akuten Verläufen kommen, insbesondere, wenn bereits andere Lebererkrankungen vorliegen. Bei immunkompetenten Personen heilt die Infektion in wenigen Wochen spontan aus, progressive chronische Verläufe sind aber für immunkompromittierte Personen beschrieben, z. B. nach Organtransplantation. HEV-Infektionen sind zudem mit zahlreichen extrahepatische Manifestationen assoziiert, insbesondere mit neurologischen Krankheitsbildern. Ribavirin ist eine mögliche Therapieoption.

5.5.2 Synonyme

- HEV-Infektion
- Virushepatitis E

5.5.3 Keywords
- Hepatitis-E-Virus (HEV)
- Anti-HEV-IgM-Antikörper
- Zoonose
- Ribavirin
- chronische Hepatitis

5.5.4 Definition
- Die Hepatitis E ist eine durch das HEV verursachte Hepatitis.

5.5.5 Epidemiologie
Häufigkeit
- In Deutschland gibt es mehr als 400 000 HEV-Infektion pro Jahr.
- Zwischen 15–20 % der Bevölkerung sind Anti-HEV-IgG-positiv als Zeichen einer durchgemachten Hepatitis E.
  - Diese Zahl nimmt kontinuierlich mit dem Alter zu.

Altersgipfel
- HEV-Infektionen können in jedem Lebensalter auftreten.

Geschlechtsverteilung
- Symptomatische HEV-Infektionen werden häufiger bei Männern diagnostiziert (Verhältnis etwa 60:40).

Prädisponierende Faktoren
- Verzehr von nicht ausreichend erhitzten rohen Schweinefleischprodukten
- Transfusion von HEV-RNA-positiven Blutprodukten
- Reisen in Endemiegebiete

5.5.6 Ätiologie und Pathogenese
- Das HEV ist ein RNA-Virus.
  - Es werden mindestens 8 Genotypen unterschieden (▶ Tab. 5.7).
- Für die HEV-Genotypen 1 und 2 sind Infektionen bisher nur beim Menschen beschrieben.
  - Der HEV-Genotyp 1 ist in Südasien und Afrika verbreitet und die Hauptursache für reiseassoziierte Hepatitis-E-Fälle.
- Der HEV-Genotyp 3 ist in Europa endemisch.
  - HEV-Genotyp-3-Infektionen des Menschen sind primär Zoonosen.
  - Wild- und Hausschweine sind die wichtigsten Reservoire für HEV in Zentraleuropa.
- Der Verzehr von nicht ausreichend erhitzten rohen Schweinefleischprodukten ist der Hauptrisikofaktor für HEV-Infektionen in Deutschland.
  - Vulnerable Personen, z. B. Personen nach Organtransplantation, sollten Schweinefleisch nur nach Erhitzung auf mindestens 70 °C für 3–20 min konsumieren.
- Eine weitere wesentliche Infektionsquelle sind HEV-RNA-positive Blutprodukte.
  - Eine regelhafte Testung von Blutspendern auf HEV-RNA wird ab Anfang 2020 implementiert.
  - Eine Transfusion von HEV-RNA-positiven Blutprodukten sollte insbesondere für immunsupprimierte Personen und Patienten mit Leberzirrhose vermieden werden.
- HEV wird über den Stuhl ausgeschieden, wobei HEV-RNA im Stuhl länger als im Blut nachweisbar ist.

Tab. 5.7 Epidemiologie und Verlauf von Infektionen mit verschiedenen HEV-Genotypen.

HEV-Genotyp	Vorkommen	Wirt	Charakteristika	chronische Verläufe?
1	Asien (Indien, Südasien); Afrika	Mensch	schwere akute Hepatitiden, fulminante Verläufe bei Schwangeren; Pankreatitiden (?)	bisher nicht beschrieben
2	Mexiko, Zentralafrika	Mensch		bisher nicht beschrieben
3	weltweit	Schwein, Mensch, zahlreiche andere Tierarten	meist asymptomatische Infektion diverse extrahepatische Manifestationen (Guillain-Barre-Syndrom, neuralgische Schulteramyotrophie)	möglich bei Immunsuppression Therapie mit Ribavirin möglich
4	hauptsächlich Ostasien, Einzelfälle in Europa	Schwein, Mensch, (andere Spezies)		möglich bei Immunsuppression
5	Japan	Wildschwein	keine Infektion von Menschen beschrieben	-
6	Japan	Wildschwein	keine Infektion von Menschen beschrieben	-
7	Naher Osten	Kamele	Übertragung auf Menschen möglich	möglich bei Immunsuppression

5.5.7 Symptomatik

Reiseassoziierte akute Hepatitis E
- meist durch den HEV-Genotyp 1 verursacht
- Häufig kommt es zu einer schweren akuten Hepatitis mit entsprechenden Symptomen, wie
  - Ikterus,
  - Abgeschlagenheit und
  - Schmerzen im rechten Oberbauch.
- Die Infektion heilt spontan aus, wobei Symptome über mehrere Wochen persistieren können.
- Chronische Verläufe sind, auch bei immunsupprimierten Personen, für den HEV-Genotyp 1 nicht beschrieben worden.
- Fulminante Verläufe können bei Schwangeren auftreten und zu einer erhöhten fötalen und maternalen Morbidität und Mortalität führen.

Autochthone, durch den zoonotischen HEV-Genotyp 3 verursachte Hepatitis E
- in über 90 % der Fälle asymptomatischer Verlauf
- selten unspezifische Symptome einer Infektion
- Die Infektion heilt bei immunkompetenten Personen in fast allen Fällen innerhalb weniger Wochen aus.
- Extrahepatische Manifestationen sind für zahlreiche Organe mit einer HEV-Infektion assoziiert worden.
  - Insbesondere bei neurologischen Krankheitsbildern (Guillain-Barre-Syndrom, neuralgische Schulteramyotrophie) sollte eine HEV-Infektion ausgeschlossen werden.
- Chronische Infektionen sind bei immunsupprimierten Personen möglich.

5.5.8 Diagnostik

Diagnostisches Vorgehen
- Die Diagnose einer HEV-Infektion erfolgt bei immunkompetenten Personen mittels Testung auf Anti-HEV-IgM-Antikörper, die für einige Monate nachweisbar bleiben (▶ Abb. 5.6).
- Gesichert werden kann die Infektion durch den direkten Nachweis von HEV-RNA im Blut oder im Stuhl.
  - Allerdings ist die HEV-RNA-Bestimmung aktuell im ambulanten Bereich nicht erstattungsfähig.
- Bei immunsupprimierten Patienten können Antikörper gegen HEV negativ bleiben oder erst mit deutlicher Verzögerung positiv werden, sodass hier nur der HEV-Nukleinsäurenachweis bleibt.
- Verfügbar ist zudem eine HEV-Antigentest, dessen Wertigkeit jedoch noch nicht ausreichend definiert ist.
  - Möglicherweise können bei Patienten nach Organtransplantation akute und chronische Verläufe je nach Höhe des HEV-Antigens unterschieden werden.
  - Allerdings muss ein HEV-Antigennachweis nicht notwendigerweise eine Infektiosität des Patienten anzeigen, da das HEV-Antigen für Monate nach HEV-RNA-Negativierung positiv bleiben kann.

Anamnese
- Konsumiert der Patient rohe Schweinefleischprodukte?
- Lag eine Reise in den letzten 2–3 Monaten nach Südostasien oder nach Afrika vor?
- Liegt eine andere chronische Lebererkrankung vor?
- Besteht eine Immunsuppression?
- vegetative Anamnese?
- Bestehen Hinweise auf neurologische Erkrankungen?

Körperliche Untersuchung
- Leberhautzeichen?
- Hepatomegalie?
- Ikterus?
- neurologische Untersuchung (periphere Nerven, Schulter- und Zwerchfellnerven)

5.5.9 Differenzialdiagnosen

Tab. 5.8 Differenzialdiagnosen.

Differenzialdiagnosen	Bemerkungen
Infektionen mit anderen Hepatitisviren	serologische Tests zur Differenzierung
Autoimmunhepatitis (AIH)	Die Diagnose einer AIH kann nur nach Ausschluss einer HEV-Infektion gestellt werden. Eine AIH kann durch eine Hepatitis E getriggert werden. Histologisch ist keine eindeutige Differenzierung möglich.
medikamenten-induzierte Hepatitis	Anamnese, serologische und molekulare Tests zur Differenzierung

5.5.10 Therapie

Therapeutisches Vorgehen
- Eine antivirale Therapie ist bei chronischer Hepatitis E indiziert.
  - Ribavirin hat eine antivirale Wirksamkeit gegen HEV.
- Patienten mit akuter Hepatitis E müssen nicht behandelt werden.
- In seltenen Fällen einer sehr schweren akuten Hepatitis oder eines durch HEV verursachten Akut-auf-chronischen Leberversagens mit eingeschränkter Lebersyntheseleistung (z. B. INR > 1,5), kann bei nachgewiesener HEV-RNA ein Therapieversuch mit Ribavirin unternommen werden.

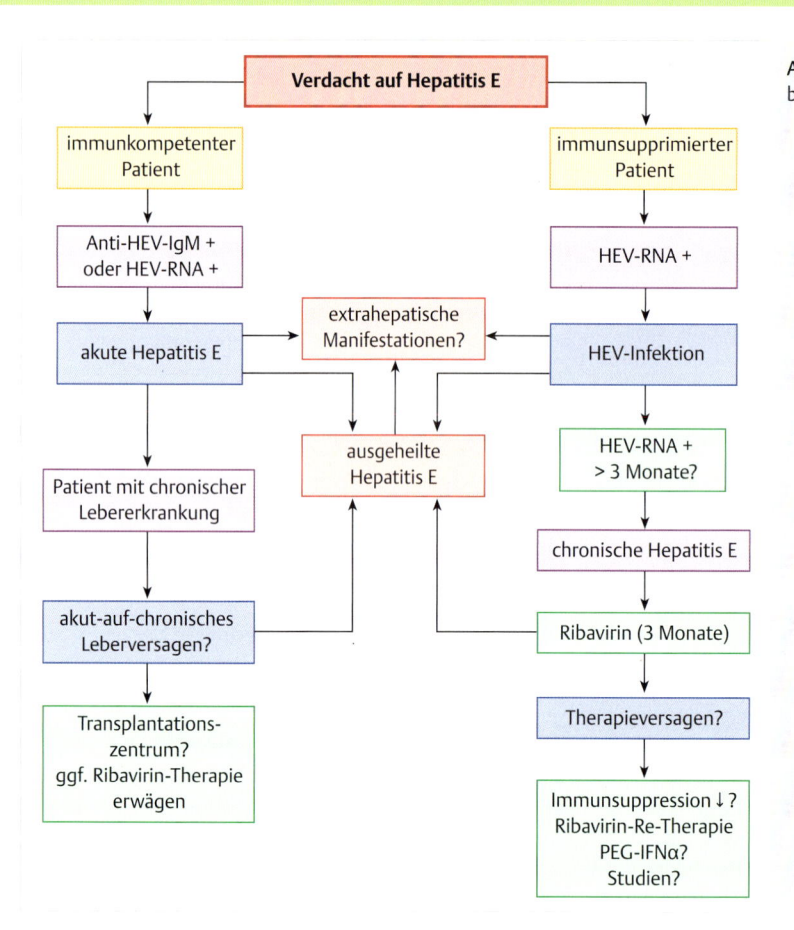

Abb. 5.6 Diagnostisches Vorgehen bei Verdacht auf Hepatitis E.

Pharmakotherapie

- Bei einer persistierenden HEV-Virämie über 3 Monate kann bei immunsupprimierten Patienten eine Therapie mit Ribavirin erfolgen (mindestens 10 mg/kg Körpergewicht/d).
- Eine Ribavirin-Monotherapie über 12 Wochen führt bei mehr als 80 % der Patienten zu einer dauerhaften Ausheilung der Infektion.
- Die Viruslast sollte nach 4 und 12 Wochen im Blut und im Stuhl kontrolliert werden.
- Kommt es nach Therapieende zu einem Rückfall, sollte die Therapie erneut begonnen werden.
  - Eine Behandlung über 6 Monaten erscheint sinnvoll.
  - Hiermit sind die meisten Infektionen auszuheilen.
- Die wenigen Patienten, die auf eine Ribavirin-Therapie nicht ansprechen, sollten in Studien behandelt werden.
- Die Frage ob Zinkpräparate oder Sofosbuvir eine zusätzliche Aktivität gegen HEV haben, ist aktuell nicht abschließend geklärt.

5.5.11 Verlauf und Prognose

- Akute Infektionen heilen in der Regel folgenlos aus.
- Es besteht nach Ausheilung keine sterilisierende Immunität, d. h., Reinfektionen sind möglich.
- Chronische Infektionen bei immunsupprimierten Personen können unbehandelt rasch progredient verlaufen und innerhalb von Monaten zu Zirrhosen führen.

5.5.12 Prävention

- Eine Impfung gegen Hepatitis E ist bisher nur in China zugelassen.
- Der nur in China verfügbare Impfstoff (HEV-239) verhindert symptomatische Hepatitis-E-Infektionen, vermittelt aber keine sterilisierende Immunität.

5.5.13 Quellenangaben

[1] Behrendt P, Bremer B, Todt D et al. Hepatitis E Virus (HEV) ORF2 Antigen Levels Differentiate Between Acute and Chronic HEV Infection. J Infect Dis 2016; 214: 361–368
[2] Behrendt P, Steinmann E, Manns MP et al. The impact of hepatitis E in the liver transplant setting. J Hepatol 2014; 61: 1418–1429

[3] European Association for the Study of the Liver. EASL Clinical Practice Guidelines on hepatitis E virus infection. J Hepatol 2018; 68: 1256–1271
[4] Faber M, Willrich N, Schemmerer M et al. Hepatitis E virus seroprevalence, seroincidence and seroreversion in the German adult population. J Viral Hepat 2018; 25: 752–758
[5] Kamar N, Izopet J, Tripon S et al. Ribavirin for chronic hepatitis E virus infection in transplant recipients. N Engl J Med 2014; 370: 1111–1120
[6] Manka P, Bechmann LP, Coombes JD et al. Hepatitis E Virus Infection as a Possible Cause of Acute Liver Failure in Europe. Clin Gastroenterol Hepatol 2015; 13: 1836–1842
[7] Pischke S, Behrendt P, Bock CT et al. Hepatitis E in Deutschland – eine unterschätzte Infektionskrankheit. Dtsch Arztebl Int 2014; 111: 577–583
[8] Todt D, Gisa A, Radonic A et al. In vivo evidence for ribavirin-induced mutagenesis of the hepatitis E virus genome. Gut 2016; 65: 1733–1743
[9] Westhölter D, Hiller J, Denzer U et al. HEV-positive blood donations represent a relevant infection risk for immunosuppressed recipients. J Hepatol 2018; 69: 36–42
[10] Zhang J, Zhang XF, Huang SJ et al. Long-term efficacy of a hepatitis E vaccine. N Engl J Med 2015; 372: 914–922

5.6 Non-A-E-Hepatitis

T. Goeser

5.6.1 Steckbrief

Eine Reihe von Viren zeigt vorwiegend hepatotrope Eigenschaften, charakterisiert durch eine nicht regelhafte Erhöhung der Transaminasen im Rahmen einer Virämie sowie eine virale Replikation in den Hepatozyten. Typische Vertreter sind das humane Pegivirus (HPgV), das TT-Virus (TTV), das Sanban-Virus, das Yonban-Virus, das SEN-Virus und das TTV-like-Minivirus. Für keines dieser Viren ist jedoch eine zweifelsfreie Rolle als Verursacher einer Hepatitis gezeigt. Im Gegensatz zu den klassischen Virushepatitiden A-E sind hier die Transaminasen nur mäßig erhöht und es ist mit keinen wesentlichen Schädigungen oder Folgeerkrankungen der Leber zu rechnen. Ebenso erscheint eine fulminante Hepatitis verursacht durch diese Viren fraglich. Abzugrenzen von diesen vorwiegend hepatotropen Viren sind Begleithepatitiden im Rahmen einer generalisierten, systemischen Virusinfektion. Bedeutsam sind hier Erkrankungen durch das das humane Immundefizienzvirus (HIV), das Ebstein-Barr-Virus (EBV), das Zytomegalievirus (CMV), das Herpes-simplex-Virus (HSV), das Varizella-zoster-Virus (VZV), das schwere akute respiratorische Syndrom (SARS), das Parvovirus B19 und das humane Herpesvirus 6 (HHV-6).

5.6.2 Synonyme

Humanes Pegivirus

- Hepatitis-G-Virus
- GB-Virus Typ C (GBV-C)

Epstein-Barr-Virusinfektion

- infektiöse Mononukleose
- Pfeiffersches Drüsenfieber

5.6.3 Keywords

- humanes Pegivirus
- TT-Virus
- Sanban-Virus
- Yonban-Virus
- SEN-Virus
- Epstein-Barr-Virus
- Herpes-simplex-Virus
- Zytomegalievirus

5.6.4 Definition

Humanes Pegivirus

- Das HPgV ist ein RNA-Virus der Spezies Pegivirus innerhalb der Familie der Flaviviridiae.
- Trotz Ähnlichkeiten mit dem Hepatitis-C-Virus hat sich letztlich gezeigt, dass das HPgV keine Hepatitis induziert, obwohl es in Hepatozyten nachweisbar ist und dort auch repliziert.

TT-Virus

- Das TTV wurde bereits 1977 im Serum eines Patienten (mit den Initialen TT) mit transfusionsassoziierter Non-A-/Non-B-Hepatitis identifiziert.
- Es handelt sich um nicht umhülltes, einzelsträngiges DNA-Virus mit Ähnlichkeiten zu den im Tierreich vorkommenden Circoviridiae, die aber nicht als humanpathogen gelten.
- Entsprechend konnte auch hier nie zweifelsfrei das TTV als kausales Agens für eine Virushepatitis identifiziert werden.

Sanban-Virus, Yonban–Virus, SEN-Virus und TTV-like-Minivirus

- Verschiedene kleine DNA Viren, übertragen parenteral und fäkooral, die im Rahmen einer unklaren Hepatitis isoliert wurden.
- Eine Assoziation mit einer Lebererkrankung ist nicht zweifelsfrei belegt.
  - Beim SEN-Virus liegen diesbezüglich widersprüchliche Daten bei sehr wenigen Patienten vorliegen.

Epstein-Barr-Virus

- Das EBV ist ein humanpathogenes, behülltes, doppelsträngiges DNA-Virus aus der Familie der Herpesviridae.

- Die akute EBV-Infektion ist häufig und kann eine Vielzahl von Organen betreffen und damit verschiedene Symptome hervorrufen.

Herpes-simplex-Virus

- Das HSV ist nur in sehr seltenen Fällen Ursache einer fulminanten, lebensbedrohlichen Hepatitis, wobei sowohl HSV-1 als auch HSV-2 und HSV-6 in Frage kommen.
- Betroffen sind Neugeborene, immunsupprimierte Personen, Patienten mit HIV-und Tumoren sowie Schwangere.

Zytomegalievirus

- CMV gehört zu den Herpesviren, ist weit verbreitet und führt zu einer lebenslangen Viruspersistenz.

5.6.5 Epidemiologie

Häufigkeit

Humanes Pegivirus

- Das Virus ist weltweit verbreitet.
- Zumindest fünf Genotypen mit weltweiter Verteilung werden unterschieden:
  - Westafrika (GT 1),
  - Westeuropa (GT 2),
  - Asien (GT 3),
  - Südostasien (GT 4) und
  - Südamerika (GT 5).
- Es sind etwa 750 Millionen Menschen aktiv mit diesem Virus infiziert.
- 0,75–1,5 Milliarden Menschen tragen Marker einer durchgemachten HPgV-Infektion.
- Zwischen 14–38 % der Personen mit häufigen parenteralen Kontakten weisen eine Virämie für das HPgV auf.
  - 50–70 % dieser Personen sind seropositiv auf protektive Antikörper E2.
- Auch bis zu 16 % der Blutspender weisen Antikörper gegen E2 auf.
- Die Häufigkeit von aktiver oder zurückliegender Infektion mit HPgV zeigt bei Blutspendern mit normalen oder erhöhten Transaminasen keinen Unterschied.

TT-Virus

- TTV-Infektionen kommen weltweit vor.
- Die Infektionsrate nimmt mit dem Alter in der Kindheit zu und erreicht Prävalenzen von 40–100 % bei Blutspendern.
- Auch in Primaten ist das Virus nachweisbar.
- TTV wird über alle parenteralen und orale Wege effizient übertragen, was die hohe Prävalenz schon in der Kindheit erklärt.

Sanban-Virus, Yonban-Virus, SEN-Virus und TTV-like-Minivirus

- Das SEN-Virus wurde 1999 bei einem HIV-positiven Patienten mit unklarer Posttransfusionshepatitis isoliert.
- Die Prävalenz des SEN-Virus ist am höchsten bei Personen mit parenteralem Risiko.
- Gesunde Blutspender weisen das SEN-Virus in 2–10 % auf.

Epstein-Barr-Virus

- 98 % der Vierzigjährigen in Westeuropa sind mit dem Virus infiziert.
- Bis zu 90 % der Patienten mit akuter Mononukleose haben eine Erhöhung der Transaminasen auf das 2–5-Fache der Norm im Sinne einer Begleithepatitis, gelegentlich auch mit milder Hyperbilirubinämie.
- Die Schwere der Hepatitis scheint mit dem Alter zuzunehmen.
- Umgekehrt ist eine alleinige Infektion mit dem EBV nur in weniger als 1 % aller Patienten mit akuter Virushepatitis als Ursache nachzuweisen.

Herpes-simplex-Virus

- sehr selten bei immunkompromittierten, Rarität bei immunkompetenten Patienten

Zytomegalievirus

- Durchseuchungsgrad 30–90 %, höher bei schlechten hygienischen Verhältnissen
- typische Ursache der neonatalen Hepatitis

Altersgipfel

TT-Virus

- Die Infektionsrate nimmt mit dem Alter in der Kindheit zu.

Epstein-Barr-Virus

- Die Infektion findet zumeist im Kindesalter oder bei jungen Erwachsenen statt.

Zytomegalievirus

- Primärinfektion früh im Leben

Geschlechtsverteilung

- nicht bekannt

Prädisponierende Faktoren

Epstein-Barr-Virus

- Eine fulminante EBV-Hepatitis wurde bei immunkompetenten, aber auch imminkompetenten Patienten beschrieben.

- Dabei scheint eine besonders hohe Viruslast mit Infektion der T-Lymphozyten eine Rolle zu spielen.
- Bei immunkompromittierten Patienten kann es zu einer Reaktivierung der EBV-Infektion kommen, in einzelnen Fällen auch zu einer chronischen Hepatitis.

Herpes-simplex-Virus

- Auftreten v. a. bei
  - Neugeborenen
  - Patienten unter Steroiden
  - Patienten mit HIV
  - Patienten mit Myelodysplasie
  - Patienten mit Tumoren
  - Schwangeren

Zytomegalievirus

- Immunsuppression

5.6.6 Ätiologie und Pathogenese

Humanes Pegivirus

- Bislang konnte nie zweifelsfrei gezeigt werden, dass das HPgV eine Erkrankung beim Menschen induziert, obwohl HPgV RNA in Lebergewebe, Milz, Knochenmark und Zerebrospinalflüssigkeit nachgewiesen werden konnte.
- Daten zur Replikation im Lebergewebe hingegen waren nie eindeutig.
- Möglicherweise spielt die Infektion von infiltrierenden Lymphozyten eine Rolle.
  - Deswegen ist es eher als lymphotropes als als hepatotropes Virus zu charakterisieren.

TT-Virus

- Nach Infektion kann die Virämie über Jahre persistieren, sowohl bei immunkompetenten als auch bei immunkompromittierten Personen.
- Trotzdem finden sich in der Regel weder laborchemisch noch histologisch Zeichen einer Virushepatitis.
- Ein Hepatotropismus ist trotzdem anzunehmen, da die Viruskonzentration in der Leber höher gemessen wurde als im Serum.
- Ebenso ist eine Replikation in stimulierten PBMC (mononukleäre Zellen des peripheren Bluts) oder Knochenmarkszellen gefunden worden.
- Der Verlauf einer gleichzeitigen HCV- oder HIV-Infektion wird durch das TTV nicht beeinflusst

Sanban-Virus, Yonban-Virus, SEN-Virus und TTV-like-Minivirus

- Bei 45 % der Patienten mit einer SEN-Virämie nach Transfusion persistierte die Virämie über zumindest ein Jahr, ohne dass sich bei 86 % eine klinische Hepatitis manifestiert hätte.
- Keiner der Patienten mit leichter Hepatitis zeigte einen schweren Verlauf oder Zeichen eines chronischen Leberschadens.
- Andere Studien assoziierten das SEN-Virus mit fulminanten Verläufen einer Hepatitis oder Leberzellkarzinomen.
  - Eine Kausalität konnte jedoch nicht definitiv bestätigt werden.

Epstein-Barr-Virus

- Die Übertragung erfolgt durch Tröpfcheninfektion über den Nasenrachenraum mit einer Inkubationszeit von 4–7 Wochen, bei Kindern kürzer.
- Nach Infektion persistiert das Virus lebenslang im Körper.
- zu unterscheiden sind:
  - eine Begleithepatitis durch Infiltration der Leber mit mononukleären Zellen, in der Regel ohne wesentliche Nekrose der Hepatozyten
  - eine akute Hepatitis mit Lymphozytose und Splenomegalie und gelegentlich leichter Thrombopenie
  - eine möglicherweise letal verlaufende, fulminante Hepatitis mit hoher Viruslast
  - eine chronisch aktive Form bereits zu Beginn der Erkrankung, die einer infektiösen Mononukleose ähnelt; mit ausgedehnter Beteiligung von Lunge, Leber und anderen Organen, die zum Tode führen kann, ebenfalls mit hoher Viruslast
  - ein hämophagozytisches Lymphohistiozytose-Syndrom mit Fieber, Hepatosplenomegalie, Lebersynthesestörungen, Panzytopenie und schwerer Hyperferritinämie im Rahmen einer primären oder reaktivierten EBV-Infektion

Zytomegalievirus

- Infektionen können sich als primäre oder rekurrierende Infektionen äußern.
- Bei immunkompetenten Patienten findet sich neben dem Bild der infektiösen Mononukleose meist ein milder klinischer Verlauf.
- Eine Leberbeteiligung ist häufig und mild mit oder ohne Hepatosplenomegalie.
- Selten treten granulomatöse Hepatitiden mit z. T. schwerer Leberzellnekrose auf, die fatal verlaufen können.
- Daneben findet sich bei Säuglingen die neonatale CMV-Hepatitis oder ein CMV-Syndrom.
- Bei immunsupprimierten Patienten treten lebensbedrohliches Multiorganversagen inkl. Hepatitis auf.

5.6.7 Symptomatik

Humanes Pegivirus

- Bis heute sind keine Symptome mit der HPgV-Virämie assoziiert.

Epstein-Barr-Virus

- Während bei Säuglingen und Kindern oft asymptomatische Verläufe auftreten, findet sich bei Erwachsenen typischerweise die Trias aus
  - Fieber,
  - Pharyngitis und
  - generalisierter Lymphadenopathie.
- Eine Leberbeteiligung tritt bei 20 % als leichte Erhöhung der Transaminasen auf, selten jedoch auch mit schweren ikterischen Verläufen bis hin zum akuten Leberversagen.

Herpes-simplex-Virus

- Fieber
- Bauchschmerzen
- Übelkeit
- Erbrechen
- Ikterus
- Bild des akuten Leberversagens
- typische orale oder genitale Effloreszenzen nur in 30 % der Fälle

Zytomegalievirus

Immunkompetente Patienten

- Bild der infektiösen Mononukleose wie bei der EBV-Infektion
- Leberbeteiligung häufig und diskret mit milder Erhöhung der Transaminasen (88 %) und der alkalischen Phosphatase (64 %)
- bei granulomatösen Verläufen auch Ikterus
- sehr selten schwere Leberzellnekrose mit letalem Ausgang
- kongenitales CMV-Syndrom:
  - Ikterus
  - Hepatosplenomegalie
  - thrombozytopenische Purpura
  - neurologische Symptome

Immuninkompetente, v. a. gestörte T-Zellfunktion

- disseminierte, lebensbedrohliche Verlaufsformen
- schwere Hepatitis, Pankreatitis oder akalkulöse Cholezystitis typisch bei AIDS
- AIDS-assoziierte, durch CMV induzierte, Cholangiopathie mit PSC-artigem Bild oder Papillenstenose
- aggressive Hepatitis nach Organtransplantationen (CMV-positives Organ bei CMV-negativem Empfänger)
  - oft auch als fibrosierende cholestatische Hepatitis
  - jedoch keine Cholangiopathie wie bei AIDS

5.6.8 Diagnostik

Diagnostisches Vorgehen

Humanes Pegivirus

- Das Virus ist mittels kommerzieller Primer und RT-PCR nachweisbar.
- Für die Antikörper gegen E2 kann ein ELISA verwendet werden.
- Standardisierte kommerzielle Tests sind nicht verfügbar.

Sanban-Virus, Yonban-Virus, SEN-Virus und TTV-like-Minivirus

- Kommerzielle Tests sind mangels klinischer Bedeutung dieser Viren nicht verfügbar.

Epstein-Barr-Virus

- Entscheidend ist der Lymphknotenstatus.
- Besonders vergrößerte retroaurikuläre und nuchale Lymphknoten müssen an einen akuten EBV-Infekt denken lassen.

Herpes-simplex-Virus

- Die wesentliche Diagnostik besteht in einer Leberbiopsie (ggf. transjugulär bei Gerinnungsstörung).
- Histologisch imponieren fokale oder konfluierende Nekrosen ohne wesentliches entzündliches Infiltrat.
- In erhaltenen Hepatozyten des Nekrosenrandbereichs zeigen sich eosinophile Inklusionskörperchen.

Zytomegalievirus

- Bei immunkompetenten Patienten mit entsprechenden Veränderungen im Blutbild sollten nach Ausschluss einer EBV-Infektion zunächst die CMV-IgG- und -IgM-Antikörper bestimmt werden.
- Typisch ist ein mindestens 4-facher Titeranstieg innerhalb von 2–3 Wochen.
- Der direkte Virusnachweis im Urin oder Speichel beweist keine frische Infektion, da die Ausscheidung über lange Zeit auch bei klinischer ausgeheilter CMV-Infektion persistieren kann.
- Bei immuninkompetenten Patienten ist die CMV-DNA-PCR in Plasma, Serum oder Vollblut sowie der immunhistologische Nachweis im Gewebe von zentraler Bedeutung.

Anamnese

Epstein-Barr-Virus

- Aufgrund der ubiquitären Infektionsquellen (Kissing Disease) dient die Anamnese vor allem dem Ausschluss anderer Ursachen einer Hepatitis.

Herpes-simplex-Virus

- Hinweise auf Tumor, Myelodysplasie oder Immunsuppression (Steroide)?

Körperliche Untersuchung

Epstein-Barr-Virus

- In der Regel besteht
  - Fieber bis 39 °C,
  - eine diffuse Lymphadenopathie sowie
  - eine Hepatosplenomegalie.
- Als Hinweis auf eine Begleithepatitis kann ein leichter Sklerenikterus zu sehen sein.

Zytomegalievirus

- immunkompetente Patienten:
  - Pharyngitis
  - Lymphadenopathie
  - Hepatosplenomegalie
- immuninkompetente Patienten: Bild der Hepatitis oder Cholangitis mit Ikterus

Labor

Epstein-Barr-Virus

- Bei Begleithepatitis findet sich eine leichte Erhöhung von GOT, GPT und LDH sowie der alkalischen Phosphatase und gelegentlich auch des direkten Bilirubins.
- Bei Erhöhung des indirekten Bilirubins ist nach einer autoimmun-hämolytischen Anämie zu suchen.
- Die Transaminasen steigen über 1–2 Wochen an, um sich dann nach etwa einem Monat wieder zu normalisieren.
- Im Blutbild zeigen sich atypische mononukleäre Zellen.

Herpes-simplex-Virus

- hohe Transaminasen
- Koagulopathie
- Thrombopenie

Zytomegalievirus

- relative Lymphozytose mit hohem Anteil an atypischen Lymphozyten und Monozyten (Mononukleose)

Mikrobiologie und Virologie

Serologie und Molekularbiologie

Epstein-Barr-Virus

- Der sog. EBV-Schnelltest zum Nachweis heterophiler Antikörper vom Typ IgM ist bei 70–85 % der erwachsenen Patienten in der Frühphase der Infektion positiv.
  - Häufig ist jedoch mit unspezifisch falsch positiven Befunden zu rechnen.
- Kinder sind nur in etwa 50 % der Fälle positiv, Kleinkinder noch seltener.
- Daher sollten bei einer frischen Infektion Antikörper gegen das virale Kapsid (VCA IgG und IgM) bestimmt werden, wobei insbesondere der IgM-Antikörper beweisend ist.
- Aufgrund der üblichen Viruspersistenz ist die PCR in der Regel nicht hilfreich, gelegentlich muss die Avidität der Antikörper mit Immunoblot überprüft werden.
- Antikörper gegen das nukleäre Antigen (EBNA-1-IgG) beweisen das Vorhandensein des Virus.
  - Sie treten aber erst nach Wochen auf, weswegen ein eindeutiger Nachweis eine frische Infektion ausschließt.

Zytomegalievirus

- Die quantitative PCR auf CMV-DNA aus Plasma, Vollblut oder Gewebe ist der empfindlichste Test.
- Der direkte Proteinnachweis gelingt mit dem CMV-pp65-Antigen in peripheren Leukozyten, wobei die Antigenämie mit der Virämie korreliert.
- Allerdings zeigen sich bei Leukopenie Einschränkung der Sensitivität.
- Eine positive CMV-DNA erlaubt nicht die Unterscheidung zwischen einer asymptomatischen Reaktivierung oder einer klinisch relevanten Primärinfektion.
- Hier hilft der Anti-CMV-IgG-Aviditätstest.
- Weitere Analysen betreffen
  - die T-Zell-Antwort auf CMV (Interferon-γ-Release-Assay, IGRA) und
  - der CMV-Resistenztest zur Therapieentscheidung.
- Im Gewebe kann CMV durch Einschlusskörper oder immunhistologisch nachgewiesen werden und unterstützt so die Diagnose einer invasiven Erkrankung.

Histologie, Zytologie und klinische Pathologie

Histologische Leberdiagnostik

Epstein-Barr-Virus

- Eine Leberbiopsie wird nur selten indiziert sein.
- Im Regelfall ist nur die Infiltration durch mononukleären Zellen ohne wesentliche Nekrose sichtbar, die aber in schweren Fällen auftreten kann.

Zytomegalievirus

- Im Fall einer Hepatitis bei immunkompetenten Patienten finden sich mononukleäre Zellinfiltrate mit geringem hepatozellulärem Schaden.
- Das Bild kann einer Diphenylhydantoin-induzierten Hepatitis ähneln.
- Riesenzellen und virale Einschlusskörper finden sich nur bei der neonatalen Hepatitis und bei immunkompromittierten Patienten.

5.6.9 Differenzialdiagnosen

Tab. 5.9 Differenzialdiagnosen.

Differenzialdiagnose	Bemerkungen
Epstein-Barr-Virusinfektion	
Zytomegalievirusinfektion	v. a. bei typischem Bild einer Mononukleose und negativer EBV-Diagnostik in Betracht ziehen
Herpesvirusinfektion	v. a. bei schwerer Hepatitis bei immunkompromittierten Patienten, Schwangere im 3. Trimester, Begleithepatitis bei leichten Verläufen
Hepatitis A–E	Risikofaktoren?
medikamentös-toxische Hepatitis	detaillierte Medikamentenanamnese
autoimmune Hepatitis	siehe Kap. 5.23
cholestatische Lebererkrankungen	primär biliäre Cholangitis, primär sklerosierende Cholangitis
metabolische Lebererkrankungen	bei Ferritin > 1000 ng/l Hämochromatose ausschließen, insbesondere bei unklarer schwerer Hepatitis mit und ohne Hämolyse an Morbus Wilson denken
andere Viruserkrankungen (sehr selten klinisch relevant)	Varizella-Zoster-Virus (VZV): Kinder, 3–4 % leichte Hepatitis schweres akutes respiratorisches Syndrom (SARS): Leberbeteiligung leicht und häufig, Apoptose (Histologie), lobuläre Hepatitis Parvovirus B19: Kinder, sehr selten Hepatitis oder Leberversagen humanes Herpesvirus 6 (HHV-6): möglicherweise fulminante Hepatitis, v. a. nach Lebertransplantation
Herpes-simplex-Virusinfektion	
alle anderen Ursachen eines akuten Leberversagens	
weitere Differenzialdiagnosen siehe Epstein-Barr-Virusinfektion	
Zytomegalievirusinfektion	
Infektion mit Epstein-Barr-Virus	
weitere Differenzialdiagnosen siehe Epstein-Barr-Virusinfektion	

5.6.10 Therapie

Therapeutisches Vorgehen

Humanes Pegivirus

- Eine Therapie ist bei diesem offensichtlich apathogenen Virus nicht indiziert.
- Bei Patienten mit HIV/HCV/HPgV-Koinfektion führte die Behandlung mit Peginterferon in 31 % der Fälle zu einer Ausheilung der HPgV-Infektion.

TT-Virus

- Es gibt keine dedizierten Studien zur Therapie der TTV-Infektion.
- Einzelbeobachtungen an Patienten mit HCV/TTV-Koinfektion zeigten zum Teil eine TT-Viruselimination unter Peginterferon plus Ribavirin.
  - Allerdings traten auch nachfolgende virale Rezidive auf.

Sanban-Virus, Yonban-Virus, SEN-Virus und TTV-like-Minivirus

- Eine Therapie ist nicht indiziert.
- Die Therapie oder der Verlauf klassischer Hepatitisviren war durch die zusätzliche Infektion nicht beeinflusst.

Epstein-Barr-Virus

- Eine spezifische Therapie der EBV-Hepatitis existiert nicht.
- Aciclovir wies in einer Metanalalyse keinen klinischen Effekt gegenüber Placebo auf.
- Sowohl die akute als auch die chronische EBV-Hepatitis können mit Ganciclovir behandelt werden, bei allerdings dürftiger Datenlage.
- Bei akutem Leberversagen wurde die Transplantation vereinzelt und erfolgreich eingesetzt.
- Ein Rezidiv der EBV-Infektion tritt postoperativ nur selten auf, aber es besteht eine Assoziation mit dem Auftreten eines Posttransplantationslymphoms (PTLPD).

Herpes-simplex-Virus

- Acyclovir 3 × 5–10 mg/kg KG/d i. v.
- Behandlung des akuten Leberversagens

Zytomegalievirus

- Für eine systemische Therapie der Hepatitis stehen zur Verfügung:
  - Ganciclovir,
  - Valganciclovir und
  - Foscarnet.
- Diese wurden jedoch alle nur bei immunkompromittierten Patienten ausführlich untersucht.
- Bei immunkompetenten Patienten mit primärer CMV-Infektion verläuft die Erkrankung meist mild und selbstlimitierend.
  - Eine antivirale Therapie ist nicht erforderlich.
- Für die antivirale Therapie immunkompetenter Patienten gibt es lediglich Einzelfallberichte bei schweren klinischen Verläufen.
  - Die Wirksamkeit bei der letztlich selbstlimitierten Erkrankung ist schwierig abzuschätzen.
  - Hier muss eine Einzelfallentscheidung die Risiken der Therapie, wie Knochenmarkssuppression und Kanzerogenität, entsprechend abwägen.
- Bei immunkompromittierten Patienten ist eine Therapie indiziert.
- Prävention der CMV-Erkrankung nach Organtransplantation:
  - CMV-Hyperimmunglobulin (0,5 g/kg KG i. v. 1 × /Woche für 6 Wochen) und Ganciclovir i. v. mit möglicher Umstellung auf Valganciclor oral

Pharmakotherapie

Zytomegalievirus

- Ganciclovir initial 2 × 5 mg/kg KG/d als Infusion, danach 1 × 5 mg/kg KG/d
  - langsame Infusion (> 1h)
  - Dauer üblicherweise 2–3 Wochen
  - individuell festlegen
- Valganciclovir oral initial 2 × 900 mg/d für 3 Wochen, dann 1 × 900 mg/d
- Foscarnet 3 × 60 mg/kg KG als Infusion (> 1h)
  - Dosisanpassung bei Niereninsuffizienz
  - Dauer individuell festlegen

5.6.11 Verlauf und Prognose

Humanes Pegivirus

- Die spontane Heilung einer HPgV-Infektion ist mit etwa 75 % deutlich häufiger als bei der HCV-Infektion.
- Weder eine Einschränkung der Lebensqualität noch -erwartung ist mit einer persistierenden Virusinfektion assoziiert.
- Bei HIV-Koinfektion ist nicht nur die Lebenserwartung der Patienten mit HIV verlängert, sondern auch das Ansprechen auf die antivirale Therapie verbessert:
  - rascherer Anstieg der CD4-Zellen und
  - schnellerer Abfall der HIV-RNA.
- Kinder mit Infektion durch das HPgV unter der Geburt haben ein verringertes Risiko, durch die Mutter mit HIV infiziert zu werden.

Epstein-Barr-Virus

- Die Prognose der infektiösen Mononukleose ist gut.
- Die Erkrankung klingt innerhalb von 2–3 Wochen bei 60–70 % der Patienten ab, bei Kindern fast regelhaft.
- Insbesondere bei Leberbeteiligung kann die Abheilung sich verzögern, wobei ein über Wochen anhaltender Ikterus und erhöhte Transaminasen möglich sind.
- Bei Kindern wurden EBV-induzierte chronisch aktive Hepatitiden beschrieben.
- Selten sind neurologische Komplikationen, wie eine Meningoenzephalitis, Hirnnervenbeteiligungen oder ein Guillain-Barre-Syndrom.
  - Die Mortalität steigt bei Enzephalitis auf 8–33 %.
- Selten treten Milzrupturen in der 2. oder 3. Krankheitswoche auf.
- Tödlich verlaufende Lebererkrankungen sind sehr selten.
- In den USA werden etwa 40 Todesfälle/Jahr der infektiösen Mononukleose zugeschrieben, geschätzt etwa jede 3000. Erkrankung.
- Betroffen sind vor allem Kinder, die mit septisch-hämorrhagischem oder enzephalitischem Krankheitsbild oder einer Hepatitis (43 %) sterben
- Prinzipiell bleibt zu bedenken, dass der Körper das EBV nach einmal erfolgter Infektion nicht wieder eliminieren kann.
  - Endogene Reaktivierungen sind somit bei schlechter Abwehrlage möglich.
- Ebenso besteht eine Assoziation mit Burkitt- oder ZNS-Lymphomen, vor allem bei fortgeschrittenen HIV-Infektionen.
- Nach Organtransplantationen kann eine EBV-assoziierte lymphoproliferative Erkrankung (PTLD) auftreten.
- Auch für weitere Tumoren ist eine gesicherte Assoziation gezeigt.

Herpes-simplex-Virus

- Letalität unbehandelt > 80 %

Zytomegalievirus

- Bei immunkompetenten Patienten handelt es sich meist um eine oligosymptomatische, selbstlimitierende Erkrankung mit lebenslanger, asymptomatischer Viruspersistenz.

- Bei Immunsuppression ist mit Neuinfektionen oder Reaktivierungen zu rechnen.
  - Dabei entscheidet das Ausmaß der Immunsuppression über die Notwendigkeit einer dauerhaften antiviralen Therapie.

5.7 Zystische Echinokokkose

M. Stojkovic, T. Junghanss, T. Weber

5.7.1 Steckbrief

Krankheitsverläufe, Therapie und Prognose sind bei der zystischen (CE) und alveolären (AE) Echinokokkose grundsätzlich verschieden. Die zystische Echinokokkose ist eine im Vergleich zur alveolären Echinokokkose „benigne" Parasitose. Sie kommt heute in Deutschland praktisch nur noch als „importierte" Erkrankung vor und wird daher häufig differenzialdiagnostisch falsch eingeordnet. Die Diagnose wird primär mittels Bildgebung gestellt, die Serologie ist lediglich bestätigend mit einer hohen Rate an falsch negativen Resultaten. Die Zystenstadieneinteilung der WHO unterstützt die primäre Diagnose und ist wegweisend für die Wahl der Therapiemodalität. Abhängig von Zystenstadium und Größe stehen 4 Therapiemöglichkeiten zur Verfügung: medikamentöse Therapie mit Benzimidazolen, perkutane Verfahren, Chirurgie und beobachtendes Zuwarten (Watch-and-wait-Strategie). Um posttherapeutische Rückfälle zu erfassen, sind jahrelange Nachbeobachtungszeiten erforderlich.

5.7.2 Synonyme

- Hundebandwurm-Erkrankung
- Echinococcus-granulosus-Infektion

5.7.3 Keywords

- Hydatide
- Endozyste
- Rosettenzeichen
- Wasserlilienzeichen
- Wollknäuelzeichen

5.7.4 Definition

- verdrängend wachsende, das umgebende Gewebe atrophierende Zysten der Leber, Lunge und in geringem Anteil anderer Organe
- verursacht durch die orale Aufnahme des Larvenstadiums des Hundebandwurms (Echinococcus granulosus)

5.7.5 Epidemiologie

Häufigkeit

- bei der deutschen Bevölkerung äußerst selten
- bei Personen aus Endemiegebieten entsprechend der Prävalenz des Herkunftslands (siehe www.who.int/echinococcosis/epidemiology)

Altersgipfel

- abhängig von Endemizität und Lebensweise
- Schon Kleinkinder können erkranken.

Geschlechtsverteilung

- keine Geschlechtsbevorzugung

Prädisponierende Faktoren

- keine

5.7.6 Ätiologie und Pathogenese

- **Zoonose mit Hauptendwirt Hund** (beherbergt im Dünndarm den Hundebandwurm) und Paarhufern als Zwischenwirte
- Der **Mensch ist Fehlwirt** und infiziert sich durch die Eier, die der Hund mit dem Stuhl ausscheidet.
- Nach Umwandlung in Larven im menschlichen Dünndarm erreicht der Parasit über die Pfortader
  - die Leber (ca. 70%),
  - die Lunge (ca. 20%) und
  - andere Organe.
- Dort etabliert sich der Parasit in Form einer **Hydatide**, die aus einer äußeren laminierten Membran und einer inneren Keimschicht besteht, von der **Protoskolices** gebildet werden.
- Die beiden Schichten bilden die **Endozyste**.
- Bei aktiven Zysten ist die Hydatide flüssigkeitsgefüllt.
- Wirtsseitig wird reaktiv eine Bindegewebskapsel gebildet (Perizyste).
- Gelangen Protoskolices oder Keimschichtzellen bei Spontanruptur oder therapeutischen Manipulationen auf das Peritoneum, die Pleura oder Endothelien, bilden sich dort Hydatiden.
- Beim Kollaps der Endozyste (spontan oder therapieinduziert; z. B. Übergang von Zystenstadium CE1 in CE3a) werden präformierte zystobiliäre und zystobronchiale Fisteln patent mit gravierenden klinischen Konsequenzen.

5.7.7 Klassifikation und Risikostratifizierung

- Die ultraschallbasierte Klassifikation der WHO Informal Working Group on Echinococcosis (WHO-IWGE) dient der Zystenstadieneinteilung in
  - aktive (CE1, CE2, CE3a, CE3b) und
  - inaktive (CE4, CE5) Zysten (▶ Abb. 5.7).
- Auf dieser Einteilung beruht die stadienspezifische Therapie.

5.7.8 Symptomatik

- Die klinische Symptomatik wird bestimmt durch
  - Zystenstadium,
  - Lokalisation,
  - Größe und
  - Anzahl der Zysten.
- **Unkomplizierte Zysten** können eine beträchtliche Größe erreichen und
  - dennoch asymptomatisch bleiben (Zufallsbefund bei Bildgebungen aus anderen Gründen) oder
  - unspezifische Beschwerden hervorrufen (Völlegefühl, Druckschmerz).
- **Komplizierte Zysten** präsentieren mit akuten Symptomenkomplexen:
  - kolikartige, rechtsseitige Oberbauchschmerzen mit Ikterus (Abgang von Zystenmaterial über zystobiliäre Fisteln, die nach spontanem oder therapieinduziertem Endozystenkollaps patent werden),
  - kommt eine Cholangitis hinzu, zusätzlich Fieber.
- **Abhusten von Zystenmaterial**, vor allem Hydatidenflüssigkeit und Hämoptyse weist auf eine Lungenzyste mit zystobronchialer Fistel hin.
- **Anaphylaktische Symptome** treten bei Zystenrupturen auf.
- Fieber bei unklaren Raumforderungen kann auf eine **abszedierte Zyste** hinweisen.

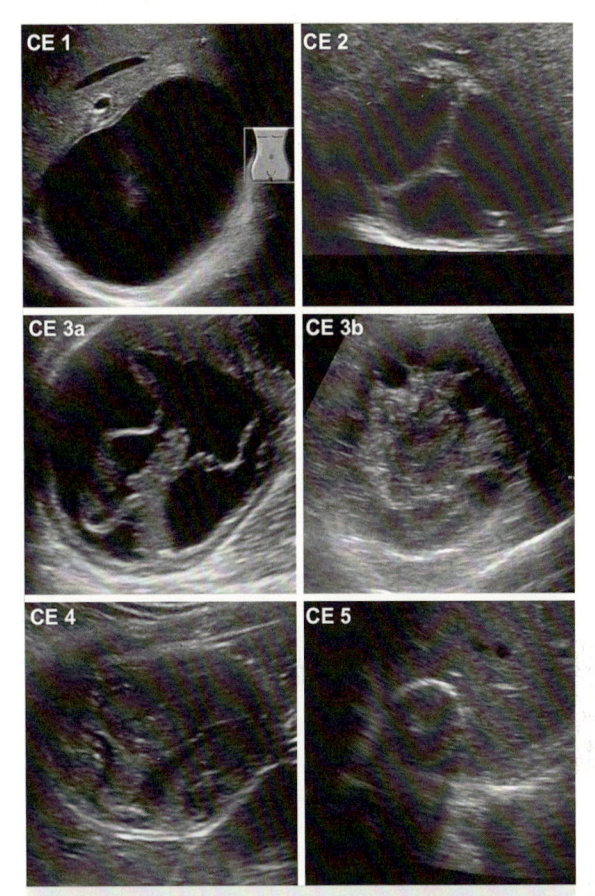

Abb. 5.7 Klassifikation der CE-Zystenstadien nach WHO (CE: zystische Echinokokkose). CE1: Doppelwandzeichen, pathognomonisch; CE2: Zyste mit multiplen Tochterzysten, „Honigwabenmuster"; CE3a: „Wasserlilienzeichen", pathognomonisch; CE3b: multiple Tochterzysten in solider Matrix; CE4: solide Zystenmatrix mit kanalikulären Strukturen, pathognomonisch; CE5: solide Zystenmatrix mit Verkalkung der Zystenwand. (Quelle: Stojkovic M, Hoffmann H, Mehrabi A et al. Diagnose und Therapie der Echinokokkosen. Dtsch med Wochenschr 2017; 142: 1111–1116)

5.7.9 Diagnostik

Diagnostisches Vorgehen

- Die Diagnose der zystischen Echinokokkose erfolgt primär **bildgebend**.
- Sind pathognomonische Zeichen darstellbar, ist die Bildgebung hochspezifisch.
- **Serologische Untersuchungen** dienen der Bestätigung des bildgebenden Verdachts einer CE.

Anamnese

- Die diagnostisch leitende anamnestische Frage bei einer Raumforderung ist die Frage nach der **Herkunft aus einem der Endemiegebiete**.
- Schwerpunktgebiete sind der Mittelmeerraum einschließlich dem Mittleren und Nahen Osten, die Länder des Balkans, Nord- und Ostafrika, China und Lateinamerika (insbesondere die Andenregion).
- Auffällig ist, dass kurze touristische Aufenthalte äußerst selten zu einer Infektion führen.

Körperliche Untersuchung

- Es finden sich keine spezifischen Untersuchungsbefunde.

Labor

- Die immer wieder bei Helminthiasen als diagnostisch hilfreich angeführte **Eosinophilie** (> 500 eosinophile Zellen/µl) ist bei der CE **selten zu finden**.

- **Ausnahme** ist ein rascher Anstieg nach **Zystenruptur**; oft auf Werte mehrerer tausend eosinophiler Zellen pro μl.

Mikrobiologie und Virologie

Serologie

- Einem sensitiven Suchtest (**ELISA**) wird ein spezifischer Bestätigungstest (**Immunoblot**) nachgeschaltet.
- Die Rate falsch negativer Resultate bei frühen (CE1) und späten (CE4, CE5) Zystenstadien ist hoch.

Molekularbiologie

- **PCR-Nachweisverfahren**, die zwischen Echinococcus granulosus und Echinococcus multilocularis unterscheiden, stehen in Forschungslaboren zur Verfügung.

Bildgebende Diagnostik

- Die **Sonografie** ist das Mittel der ersten Wahl für Erstdiagnose und Verlaufsbeurteilung der hepatischen CE.
- Echinokokkenzysten verändern sich über die Zeit in einem stadienhaften Ablauf (▶ Abb. 5.7).
- **MRT oder CT** sind indiziert bei
  - multifokalem Leberbefall,
  - extrahepatischer Manifestation oder
  - Verdacht auf durch Fistelbildung, Ruptur oder Superinfektion komplizierte CE.
- Die MRT ist der CT vorzuziehen aufgrund der Überlegenheit in Bezug auf die Darstellbarkeit der Zystenmatrix und damit den Nachweis stadienspezifischer Zeichen.
- Prinzipiell unterschieden werden **unilokuläre von multilokulären Zysten**.
- Die Inaktivierung von Echinokokkenzysten äußert sich in der Konsolidierung der Zystenmatrix.
- Im **Stadium CE1** liegt eine unilokuläre Zyste vor, die
  - sich durch die Differenzierbarkeit von Endozyste und Perizyste in der Sonografie kennzeichnet (Doppellinienzeichen),
  - im Einzelfall aber nicht von einer dysontogenetischen Zyste zu unterscheiden ist (dann **Stadium CL**).
- In der CE1-Mutterzyste können sich zusätzliche Tochtervesikel entwickeln, sodass eine multilokuläre Zyste entsteht, die dem aktiven **Zystenstadium CE2** zugeordnet wird (Rosettenzeichen).
- Löst sich in einer CE1-Zyste die Endozyste ab, entsteht eine **CE3a-Zyste** (Wasserlilienzeichen oder Girlandenzeichen).
  - Dies entspricht einer beginnenden Involution der Zyste, sodass die CE3a-Zyste eine intermediäre Aktivität aufweist.
- Die **CE3b-Zyste**
  - entsteht durch partielle Konsolidierung der Matrix einer CE2-Zyste und
  - wird nach aktuellem Diskussionsstand wegen des schlechten Ansprechens auf eine medikamentöse Therapie auch als aktive Zyste betrachtet.
- Durch vollständige Konsolidierung einer CE3a- oder CE3b-Zyste entsteht eine solide, als inaktiv betrachtete **CE4-Zyste**.
  - In dieser können Endozystenanteile oder Zystenwände als kanalikuläre Matrix sichtbar bleiben (Wollknäuelzeichen).
  - Rezidive aus CE4-Zysten mit Entwicklung neuer Tochtervesikel kommen insbesondere bei medikamentös induzierter Inaktivierung vor.
  - Zysten, die ohne spezifische Therapie inaktiviert sind, reaktivieren i. d. R. nicht.
- Das Vorhandensein ausgeprägter Verkalkungen definiert das **CE5-Stadium**, wobei Wandverkalkungen in jedem Zystenstadium beobachtet werden können.

Sonografie

- Die Sonografie ist der **Goldstandard** zur Bildgebung der hepatischen CE.
- Die einzelnen Zystenstadien besitzen pathognomonische Zeichen, die mit der Sonografie nachgewiesen werden können.
- Nur mit der Sonografie kann
  - auch bei jungen unilokulären Echinokokkuszysten die Diagnose gestellt werden und
  - eine Abgrenzung gegenüber dysontogenetischen Zysten erfolgen.
- Das **Stadium CE1** ist gekennzeichnet durch die Differenzierbarkeit
  - einer hypoechogenen Perizyste von
  - einer hyperechogenen Endozyste.
- Der **Zysteninhalt** ist entweder homogen echofrei oder weist schwerkraftabhängig umverteilende Schwebeteilchen auf (von der Endozyste freigesetzte Protoskolices, Schneegestöberzeichen).
- In der multilokulären **CE2-Zyste** sind Tochtervesikel vorhanden,
  - die das Rosettenzeichen hervorrufen,
  - sofern die gesamte Mutterzyste von zahlreichen Tochtervesikeln eingenommen wird.
- Zur **Abgrenzung** gegenüber komplexen **dysontogenetischen Zysten** ist die Analyse der Durchgängigkeit der Septierungen hilfreich:
  - Bei komplexen dysontogenetischen Zysten sind die Septen oft unterbrochen, während
  - bei der **CE2-Zyste** in sich abgeschlossene Kammerungen vorhanden sind.
- Bei der **CE3a-Zyste** schwebt die partiell oder vollständig abgelöste Endozyste girlandenartig im Zysteninhalt.
- Die Konsolidierung einer CE3a- zu einer **CE4-Zyste** ist ein kontinuierlicher Prozess mit
  - im zeitlichen Verlauf zunehmendem Nebeneinander von

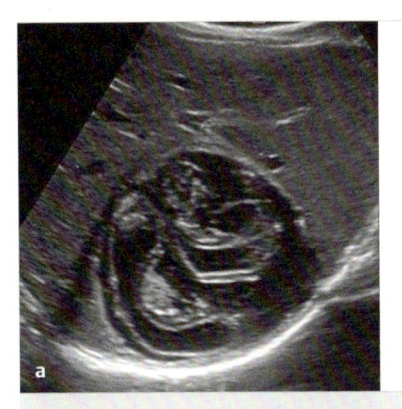

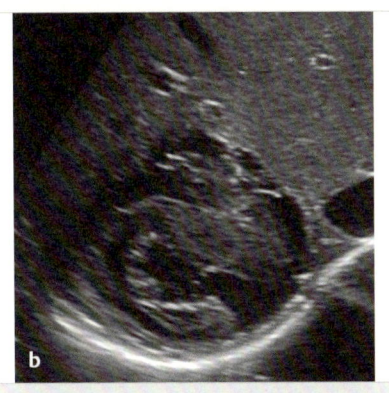

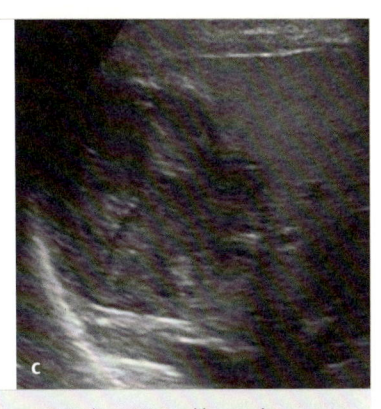

Abb. 5.8 Inaktivierung einer zystischen Echinokokkose. **a** CE3-Zyste in der Leber mit pathognomonischem Wasserlilien- oder Girlandenzeichen bei Diagnosestellung. **b** 9 Monate später lässt eine zunehmende Konsolidierung vormals liquider Zystenbestandteile erkennen. **c** Nach weiteren 6 Monaten ist eine vollständige Konsolidierung der nun im Stadium CE4 befindlichen Zyste nachweisbar. Die abgelöste Endozyste ist in die solide Zystenmatrix eingebettet und als kanalikuläre Struktur noch zu erkennen (Wollknäuelzeichen).

- mehr oder weniger flüssigen und soliden Komponenten (▶ Abb. 5.8).
- Bei einer **CE5-Zyste** mit ausgiebiger Verkalkung ist in der Sonografie lediglich eine posteriore Schallauslöschung zu finden.

Röntgen

- Die aus anderen Indikationen angefertigte Thoraxübersichtsaufnahme liefert oft als Zufallsbefund den ersten Nachweis einer pulmonalen CE.
- Die **unkomplizierte Lungenzyste** zeigt sich als
  - scharf begrenzte,
  - homogen verschattete Raumforderung.
- Bei Ausbildung einer **zystobronchialen Fistel** kommt es
  - zur partiellen Entleerung der Zyste und
  - zur Ablösung der sodann auf der Restflüssigkeit schwimmenden Endozyste, wodurch
  - das sog. Wasserlilienzeichen entsteht.

CT

- Die CT der Leber ist nicht ausreichend geeignet, um die Binnenstruktur und damit das Stadium einer Echinokokkuszyste zu definieren.
- Das Doppellinienzeichen der Zystenwand ist im Hinblick auf die Abgrenzung gegenüber dysontogenetischen Zysten nicht als solches nachweisbar.
- Allerdings kann die Zystenwand dicker imponieren und stärker Kontrastmittel aufnehmen, als man es von einer dysontogenetischen Zyste erwarten würde.
- Die CT der Lunge ist gut geeignet, um zystobronchiale Fisteln bei pulmonalen Echinokokkenzysten nachzuweisen.
- Ansonsten ist auch in der Lunge die Beurteilbarkeit des Zystenstadiums problematisch.

MRT

- Die MRT ist – mit Ausnahme der CE1-Zyste – vergleichbar zur Sonografie in Bezug auf die Stadienzuordnung.
- **Vorteile gegenüber der Sonografie** bestehen
  - hinsichtlich des Nachweises von zystobiliären Fisteln und
  - der objektivierbaren und vollständigen Bilddokumentation.
- Für die CE1-Zyste gilt wie für die CT, dass
  - das Doppellinienzeichen nicht erkennbar ist,
  - die Zystenwand jedoch relativ dick dargestellt sein kann.
- Leitsequenz für die Beurteilung von Echinokokkenzysten ist eine **stark T2-gewichtete Sequenz**.

Instrumentelle Diagnostik

ERCP

- Die ERCP wird eingesetzt für die **Entfernung von Zysteninhalt aus den Gallenwegen**,
  - das über zystobiliäre Fisteln dort hingelangt und
  - meist unmittelbar vor der Papille eine Obstruktion verursacht.

Histologie, Zytologie und klinische Pathologie

Punktion

- Die histologische Untersuchung erlaubt eine sichere Unterscheidung von zystischer und alveolärer Echinokokkose.
  - Die Kriterien sind jedoch leider nicht in allen pathologischen Einrichtungen ausreichend bekannt.
- Die Hydatidenflüssigkeit kann mittels Eosinfärbung auf viable Protoskolices untersucht werden.

5.7.10 Differenzialdiagnosen

Tab. 5.10 Differenzialdiagnosen.

Differenzialdiagnose	Bemerkungen
einfache (dysontogenetische) vs. CE1-Zyste	Idealerweise präsentiert sich die **CE1-Zyste** mit einem Doppellinienzeichen. Dieses ist pathognomonisch, kann jedoch bei hohem Binnendruck in der Zyste fehlen. Dies kann schwerwiegende Konsequenzen haben, z. B. Abdeckung der für eine einfache Zyste gehaltene zystische Echinokokkose im Stadium CE1 mit Austritt von Hydatidenflüssigkeit in die Bauchhöhle. Die in der Flüssigkeit enthaltenen germinativen Zellen und Protoskolices siedeln sich am Peritoneum an und führen zu einer disseminierten peritonealen zystischen Echinokokkose; diagnostizierbar Monate bis Jahre nach Intervention. Die **einfache** (dysontogenetische) **Zyste** stellt sich als anechogene Zyste dar, wobei keine Zystenwand abgrenzbar ist.
komplexe einfache Zyste vs. CE2-Zyste	Eine multivesikuläre zystische Raumforderung mit abgeschlossenen Kammerungen und abgrenzbarer Wand spricht für eine zystische Echinokokkose im Stadium **CE2**. Dagegen sprechen diskontinuierliche Septen für eine **komplex dysontogenetische Zyste**. Einblutungen kommen bei der komplexen dysontogenetischen Zyste vor, jedoch nicht bei der zystischen Echinokokkose.
biliäres Zystadenom (BCA) vs. CE2-Zyste	Das **BCA** ist eine komplexe zystische Raumforderung mit irregulären, im Gegensatz zur zystischen Echinokokkose oft durchbrochenen, Septierungen. Septen und murale Knoten können Kontrastmittel aufnehmen. Einblutungen kommen vor. Eine intraläsionäre Kontrastmittelaufnahme kommt bei der **zystischen Echinokokkose** nicht vor. Zystadenokarzinome lassen sich nicht allein auf der Basis der Bildgebung vom Zystadenom abgrenzen.
Lebermetastasen vs. CE3b Zyste	**Metastasen** mit soliden und zystischen Anteilen können in nicht kontrastverstärkten Bildgebungen der zystischen Echinokokkose ähneln. Derartige Metastasen kommen zum Beispiel bei neuroendokrinen Neoplasien vor. Die soliden Anteile sind im Gegensatz zu **CE3b-Zysten** jedoch vaskularisiert. Dies kann mittels Farbduplex und Kontrastmittelbildgebung dargestellt werden.
alveoläre Echinokokkose vs. zystische Echinokokkose	Durch Echinococcus multilocularis (**alveoläre Echinokokkose, AE**) infiltrierte und nekrotisch zerfallende Leberareale können in der Bildgebung pseudozystisch imponieren und mit der **zystischen Echinokokkose (CE)** verwechselt werden. Diese Fehlinterpretation der Bildgebung wird oft durch unspezifische (kreuzreagierende) serologische Untersuchungsergebnisse unterstützt. Die intraläsionäre Heterogenität ist bei der alveolären Echinokokkose aufgrund des Nebeneinanders von Flüssigkeit, Debris, Fibrose und Kalk jedoch größer als bei der zystischen. Bei der alveolären Echinokokkose ist meist auch wenigstens in einem Teilabschnitt eine infiltrative Komponente nachweisbar. Verkalkungen bei der AE sind frühzeitig im Inneren der Läsion zu finden. Bei der CE sind die Verkalkungen meist in der Zystenwand und erst bei sehr alten Zysten auch in der Zystenmatrix zu finden.

5.7.11 Therapie

Therapeutisches Vorgehen

- Die Therapie der CE sollte in bzw. in Abstimmung mit ausgewiesenen Behandlungszentren erfolgen.
- Die Therapie richtet sich nach
  - WHO-Zystenstadium,
  - Zystengröße,
  - Organlokalisation sowie
  - dem Vorliegen von Zysten-Komplikationen.
- **Vier Therapiemodalitäten** werden unterschieden, die einzeln oder in Kombination eingesetzt werden:
  - medikamentöse Therapie mit Benzimidazolen (Albendazol, Mebendazol)
  - perkutane Verfahren
  - Chirurgie
  - beobachtendes Zuwarten

Pharmakotherapie

- Die **Benzimidazole** sind bis heute die einzige Medikamentengruppe, die zur Therapie der zystischen Echinokokkose zur Verfügung steht.
- Bei unilokulären Zysten oder disseminierter Erkrankung kommt die primär medikamentöse Therapie zum Einsatz.
- Die **Albendazol-Wirksamkeit** liegt bei den Zystenstadien CE1 und CE3a (mit einem Durchmesser < 6 cm) und einer Therapiedauer von 3–6 Monaten bei 40–60 %.
- **zu beachten:**
  - Tagesdosis von 10–15 mg Albendazol/kg Körpergewicht
  - Einnahme mit fettreicher Nahrung
  - keine Therapiepausen während der mehrmonatigen Behandlung
  - häufigste **Nebenwirkung** ist **toxische Hepatitis**
    – Kontrolle der Transaminasen an Tag 0, 5, 14 und 30, danach weiter monatlich

– Absetzen von Albendazol, wenn GPT auf > 3-Fache der Norm steigt
– nach Normalisierung der GPT nochmalige einschleichende Erprobung
○ **Schädigung der Endozyste** unter Albendazol (Endozystenruptur)
– bei Vorliegen einer zystobiliären Fistel wird diese patent
– Zystenmaterial kann in die Gallenwege übertreten (biliäre Obstruktion)
○ bei nicht ausreichend von Leberparenchym gedeckten Zysten Möglichkeit der Ruptur in die Peritonealhöhle (sekundäre peritoneale CE)
○ Therapierfolg (Inaktivierung der Zyste) oft erst 6–12 Monate nach Therapiestart
○ Serologie nicht zum Nachweis des Therapieerfolgs geeignet
○ **jährliche bildgebende Nachuntersuchungen** nach Inaktivierung müssen über 10 Jahre erfolgen (Spätrezidive!)
○ Behandeln von Lungenzysten primär mit Albendazol nur bei spezieller Indikationsstellung

Interventionelle Therapie

PAIR

- PAIR (Punktion, Aspiration, Instillation, Reaspiration) ist das älteste, klassische perkutane Verfahren.
- Nach Aspiration des Zysteninhalts wird 95%iger Alkohol zur Sterilisierung des Zysteninhalts eingebracht.
- PAIR wird heute nur noch bei unilokulären Zysten (CE1, CE3a) > 5 cm bis < 10 cm durchgeführt.
- periinterventionelle Albendazol-Prophylaxe
- Es muss mit absoluter Sicherheit garantiert sein, dass 95%iger Alkohol nicht
  ○ in die Gallenwege (Fistelausschluss!) bzw.
  ○ auf das Peritoneum gelangt.
- Die folgenreichen Risiken des Einbringens toxischer protoskolizider Substanzen haben dazu geführt, dass einige Zentren die Instillation weglassen.
  ○ Diese Methode heißt dementsprechend **PA** (Punktion, Aspiration) und beschränkt sich ebenso auf unilokuläre Zysten (CE1, CE3a) > 5 cm bis < 10 cm.
  ○ Diese wird mit einer längeren Albendazol-Therapie (z. B. 3–6 Monate) kombiniert.

MoCat

- **Großkalibrige Kathetertechniken** (z. B. MoCat) eignen sich
  ○ für die komplexen Zysten CE2 und CE3b sowie
  ○ für alle aktiven Zysten > 10 cm.
- Die Techniken sind jedoch noch nicht für den allgemeinen Einsatz evaluiert, in Expertenzentren allerdings bereits erfolgreich eingesetzt.

Operative Therapie

- Komplizierte Zysten und Zysten werden in der Regel **chirurgisch** behandelt:
  ○ komplexe Zystenstadien CE2, CE3b
  ○ alle anderen aktiven Zystenstadien > 10 cm
- Sollte sich die Zystendrainage mit großkalibrigen Kathetern weiter bewähren, kann sich dies in Zukunft ändern.
- Es gibt prinzipiell **2 chirurgische Vorgehensweisen** bei der häufigsten Form der CE, der CE der Leber (ca. 70% der CE-Zysten):
  ○ Endozystektomie
  ○ resektive Verfahren
- **Endozystektomie:**
  ○ Die Zyste wird eröffnet (Trokar),
  ○ der Zysteninhalt abgesaugt (Endozyste, Hydatidenflüssigkeit einschließlich Protoskolices),
  ○ die freie Perizyste soweit wie möglich reseziert (Abdeckelung),
  ○ Fisteln werden verschlossen (Perizyste) und
  ○ die Residualhöhle mit protoskolizider 20%iger NaCl-Lösung behandelt sowie
  ○ mit einer Omentoplastik versorgt.
  ○ zwei zystische Echinokokkose-spezifische Komponenten müssen **streng beachtet** werden:
    – Es darf keinerlei Zysteninhalt (Endozyste, Hydatidenflüssigkeit, Protoskolices) an das Peritoneum gelangen (disseminierte zystische Echinokokkose)!
    – Bei Behandlung der Residualhöhle muss mit absoluter Sicherheit garantiert sein, dass das 20%ige NaCl nicht in die Gallenwege (Fistelausschluss/-verschluss!) bzw. auf das Peritoneum gelangt.
- **resektive Verfahren:**
  ○ Die Zyste wird en bloc mit dem umgebenden Lebergewebe entfernt.
  ○ Perioperativ wird Albendazol verabreicht, bei Endozystektomie je nach Verlauf der Operation für einen bis mehrere Monate fortgeführt.
  ○ Bei resektiven Verfahren kann Albendazol sofort nach der Operation abgesetzt werden.

Beobachtendes Abwarten (Watch-and-wait-Strategie)

- Beobachtendes Abwarten (Watch-and-wait-Strategie) wird angewendet bei
  ○ primär inaktiven Zysten der Stadien CE4 und CE5,
  ○ die durch natürliche Involution ein inaktives Stadium erreicht haben.
- Diese Zysten rezidivieren auf der Basis der bisher vorliegenden Evidenz, wenn überhaupt, sehr selten.
- Es wird dennoch zu Nachbeobachtungszeiten von mindestens 5 Jahren mit jährlicher Bildgebung geraten.

5.7.12 Nachsorge

- Bei allen Therapiemodalitäten muss über viele Jahre (idealerweise 10 Jahre) jährlich bildgebend nachuntersucht werden.
- Dies dient dem Erfassen von Rezidiven, die sehr spät auftreten können.
- Die Serologie ist hierfür bis heute keine Option.

5.7.13 Verlauf und Prognose

- Die CE weist ein **weites Verlaufs- und Prognosespektrum** auf.
- Dies reicht von
  - **abortiven Verläufen**, die folgenlos bleiben und nie entdeckt werden, über
  - **substanzielle Befunde**, die jedoch ohne Therapie das Zystenstadium CE4 und CE5 erreicht haben und, sofern asymptomatisch, nicht therapiert werden müssen, bis zu
  - **Zysten**, die auf Grund der Lage und Größe vitale anatomische Strukturen kompromittieren oder aufgrund von Komplikationen (z. B. Fistel) zu lebensgefährlichen Komplikationen führen.
- Adäquat und rechtzeitig therapiert sind weder Lebensqualität noch -erwartung beeinträchtigt.

5.7.14 Prävention

- Hygienemaßnahmen (Schmierinfektion, kontaminierte Nahrung und Trinkwasser)
- Kontrolle der Zoonose

5.7.15 Besonderheiten bei Schwangeren

- Kontraindikation/eingeschränkte Indikation der Benzimidazole
- Zystenruptur unter Geburt (Sectio, definitive operative Therapie während der Schwangerschaft)

5.7.16 Besonderheiten bei Kindern

- Darreichungsformen, die für Kleinkinder geeignet sind, fehlen.

5.7.17 Quellenangaben

[1] Brunetti E, Kern P, Vuitton DA. Expert consensus for the diagnosis and treatment of cystic and alveolar echinococcosis in humans. Acta tropica 2010; 114: 1–16
[2] Hosch W, Stojkovic M, Jaenisch T et al. MR imaging for diagnosing cysto-biliary fistulas in cystic echinococcosis. Eur J Radiol 2008; 66: 262–267
[3] Stojkovic M, Adt HM, Rosenberger K et al. Follow-up of surgically treated patients with cystic echinococcosis: can novel recombinant antigens compete with imaging? Analysis of a patient cohort. Trop Med Int Health 2017; 22: 614–621
[4] Stojkovic M, Rosenberger K, Kauczor HU et al. Diagnosing and staging of cystic echinococcosis: how do CT and MRI perform in comparison to ultrasound? PLoS Negl Trop Dis 2009; 6: e1880
[5] Stojkovic M, Rosenberger KD, Steudle F et al. Watch and Wait Management of Inactive Cystic Echinococcosis – Does the Path to Inactivity Matter – Analysis of a Prospective Patient Cohort. PLoS Negl Trop Dis 2016; 10: e0005243
[6] Stojkovic M, Zwahlen M, Teggi A et al. Treatment Response of Cystic Echinococcosis to Benzimidazoles: A Systematic Review. PLoS Negl Trop Dis 2009; 3: e524

5.7.18 Literatur zur weiteren Vertiefung

- Stojkovic M, Gottstein B, Junghanss T. Echinococcosis. In: Farrar J, Hotez P, Junghanss T et al., Hrsg. Manson's Tropical Diseases. 23. Aufl. Philadelphia: W.B. Saunders Ltd; 2014
- Thompson RCA, Deplazes P, Lymbery AJ, Hrsg. Echinococcus and Echinococcosis, Part A and B. Advances in Parasitology. Cambridge: Academic Press; 2017

5.7.19 Wichtige Internetadressen

- www.who.int/echinococcosis

5.8 Alveoläre Echinokokkose

M. Stojkovic, T. Junghanss, T. Weber

5.8.1 Steckbrief

Krankheitsverläufe, Therapie und Prognose der alveolären und zystischen Echinokokkose sind grundsätzlich verschieden. Die alveoläre Echinokokkose (AE) ist eine im Vergleich zur zystischen Echinokokkose (CE) „maligne" Parasitose. Die auf der Nordhalbkugel inkl. Deutschland endemische alveoläre Echinokokkose muss in die Differenzialdiagnose maligner Tumoren der Leber einbezogen werden. Die Bildgebung ist bei der Diagnostik führend, serologische Methoden konfirmierend, z. T. irreführend. Die Radikalität chirurgischer Maßnahmen, die grundsätzlich tumorchirurgischen Prinzipien folgt, ist nicht in gleichem Maße gerechtfertigt wie bei hochmalignen Tumoren. Die Option einer Suppressionstherapie mit Benzimidazolen (Albendazol) ist eine Alternative mit sehr guter Langzeitprognose.

5.8.2 Synonyme

- Fuchsbandwurm-Erkrankung
- Echinococcus-multilocularis-Infektion

5.8.3 Keywords

- Zoonose
- Hagelsturmmuster
- Benzimidazole

5.8.4 Definition

- infiltrativ wachsender Tumor der Leber, sehr selten anderer Organe
- verursacht durch die orale Aufnahme des Larvenstadiums des Fuchsbandwurms (Echinococcus multilocularis)

5.8.5 Epidemiologie

Häufigkeit

- entsprechend der Prävalenz in den Endemiegebieten (siehe https://journals.plos.org/plosntds/article/figure)

Altersgipfel

- abhängig von Endemizität und Lebensweise
- Schon Kleinkinder können erkranken.

Geschlechtsverteilung

- keine Geschlechtsbevorzugung

Prädisponierende Faktoren

- evtl. gleichzeitig vorliegende Malignome
- immunsuppressive Therapie

5.8.6 Ätiologie und Pathogenese

- **Zoonose mit Hauptendwirt Fuchs** (beherbergt im Dünndarm den Fuchsbandwurm) und Nagetieren als Zwischenwirte.
- Auch der Hund kann als – allerdings weniger kompetenter – Endwirt fungieren.
- Der **Mensch ist Fehlwirt** und infiziert sich durch die Eier, die der Fuchs (Hund) mit dem Stuhl ausscheidet.
- Nach Umwandlung in Larven im Dünndarm erreicht der Parasit über die Pfortader die Leber (fast in 100 % der Fälle) und andere Organe (sehr selten).
- Dort etabliert sich der Parasit, indem das Keimepithel sprossenbildend das Gewebe des befallenen Organs infiltriert.
- Im Zwischenwirt werden vom Keimepithel ausgehend zahlreiche **Protoscolices** gebildet, die das infektiöse Stadium für den Endwirt Fuchs darstellen.
- Beim Fehlwirt Mensch ist dies die Ausnahme.

5.8.7 Klassifikation und Risikostratifizierung

- Verschiedene bildgebende Klassifikationssysteme wurden publiziert.
- Es bleibt abzuwarten, ob sich diese in der Praxis bewähren.

5.8.8 Symptomatik

- Die alveoläre Echinokokkose der Leber kann beträchtliche Ausmaße erreichen und
  - dennoch asymptomatisch bleiben (Zufallsbefund bei Bildgebungen) oder
  - unspezifische Beschwerden hervorrufen (Völlegefühl, Druckschmerz).
- Ein **Ikterus** ist das präsentierende klinische Zeichen, sobald es zu relevanter Infiltration der Gallenwege kommt.
- Sobald eine Cholangitis hinzukommt oder eine Nekrosehöhle sekundär bakteriell infiziert ist, tritt **Fieber** hinzu.
- Bei Übertritt von Nekrosematerial und infiltrativ bedingten Gallewegsstenosen können **kolikartige Schmerzen** auftreten.

5.8.9 Diagnostik

Diagnostisches Vorgehen

- Die primäre Diagnostik ist **bildgebend**.
- Es gibt jedoch im Gegensatz zur CE keine pathognomonischen Zeichen, die eine alleinige radiologische Diagnose erlauben.
- **Serologische Untersuchungen** dienen der Bestätigung des bildgebenden Verdachts einer AE.

Anamnese

- Es gibt keine auch nur im weitesten Sinne spezifische anamnestische Frage, die auf eine AE hinleitet.

Körperliche Untersuchung

- Es finden sich keine spezifischen Untersuchungsbefunde.

Labor

- Die immer wieder bei Helminthiasen als diagnostisch hilfreich angeführte **Eosinophilie** (> 500 eosinophile Zellen/µl) ist bei der AE **selten zu finden**.

Mikrobiologie und Virologie

Serologie

- Einem sensitiven Suchtest (**ELISA**) wird ein spezifischer Bestätigungstest (**Immunoblot**) nachgeschaltet.
- Kreuzreaktionen mit Echinococcus granulosus und Malignomen sind ein Problem.

Molekularbiologie

- PCR-Nachweisverfahren, die zwischen Echinococcus multilocularis und Echinococcus granulosus unterscheiden, stehen in Forschungslaboren zur Verfügung.

Bildgebende Diagnostik

- Die Morphologie der AE in der Bildgebung ist ausgesprochen mannigfaltig (▶ Abb. 5.9).
- Daher sollte die AE stets in differenzialdiagnostische Überlegungen bei unklaren Leberläsionen einbezogen werden.
- **Typisch** ist eine
  - diffus infiltrierende Raumforderung mit
  - einem Nebeneinander von zystischen und soliden Anteilen.
- Solide Komponenten sind vorrangig auf Fibrose zurückzuführen.
- Zystoide Komponenten sind
  - zum einen Ausdruck der mikrovesikulären Grundstruktur des parasitären Infiltrats und
  - zum anderen Folge einer Kolliquationsnekrose des infiltrierten Gewebes, ggf. mit Anschluss an große Gallenwege („Pseudozysten").
- Die Läsionen breiten sich oft entlang portalvenöser oder venöser Gefäßstrukturen aus und haben deshalb dann eine sektorale oder territoriale Konfiguration.
- Eine Infiltration in den Leberhilus liegt häufig vor und ist eine diagnostische Herausforderung.
- **Hervorzuheben** sind die
  - meist ausgesprochen schlechte Vaskularisation und
  - das Vorhandensein von intraläsionären Verkalkungen.
- Diese beiden Eigenschaften sind wichtige Diskriminatoren gegenüber malignen Erkrankungen (Cholangiokarzinom).

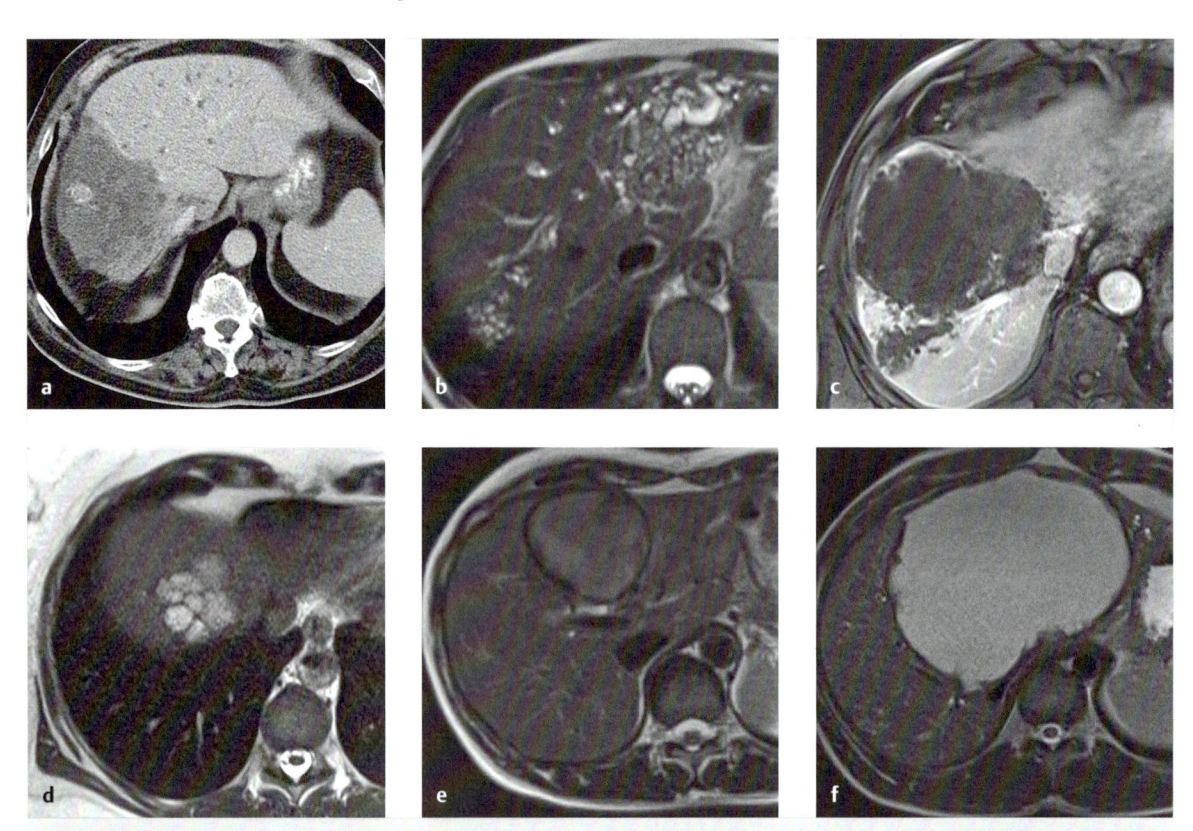

Abb. 5.9 Spektrum der alveolären Echinokokkose der Leber. **a** kontrastverstärkte CT mit Nachweis einer sektoral infiltrierenden Raumforderung im rechten Leberlappen. **b** T 2-gewichtete MRT mit Nachweis von mikrovesikulär infiltrierenden Raumforderungen im linken und rechten Leberlappen sowie dilatierten Gallenwegen innerhalb der linken Läsion. **c** kontrastverstärkte MRT mit Nachweis einer heterogen nekrotisierenden, hypovaskularisierten Raumforderung mit infiltrativen Anteilen. **d** T 2-gewichtete MRT mit Nachweis einer recht scharf begrenzten multivesikulären Raumforderung im Leberdom. **e** T 2-gewichtete MRT mit Nachweis einer scharf begrenzten Nekrose ausgefüllt mit heterogenem Debris. **f** T 2-gewichtete MRT mit Nachweis einer zystischen Raumforderung mit irregulärer Wandung.

Sonografie

- Im Sonogramm stellt sich die AE als Raumforderung mit heterogener Echogenität dar.
- Solide Komponenten sind typischerweise hyperechogen gegenüber dem Leberhintergrund.
- Verkalkungen führen zu posterioren Schallauslöschungen.
- In Kombination mit einem diffus infiltrierenden Wachstum spricht man von einem **Hagelsturmmuster**.
- Pseudozystische Nekrosen enthalten Debris und sind meist echokomplex.
- Andere Manifestationsformen ähneln
  - Hämangiomen (homogener Echoreichtum) oder
  - Metastasen (ringartige Binnenstruktur).

CT

- Mit der CT lassen sich am besten **intraläsionäre Verkalkungen** nachweisen.
- Ansonsten zeigt sich eine heterogen hypodense, nach Kontrastmittelgabe gegenüber dem Leberhintergrund hypokontrastierte Raumforderung.
- In spätvenösen Kontrastmittelphasen kann vor allem in der Peripherie eine geringe Hyperkontrastierung nachweisbar sein, die das inflammatorisch alterierte periläsionäre Lebergewebe betrifft.
- Die Infiltration in den Leberhilus erfolgt perivaskulär und ist als diffuse hypodense Gewebemanschette um die Gefäßleitstrukturen zu erkennen.

MRT

- Mit der MRT lässt sich am besten die **Grundstruktur der Läsionen** definieren (▶ Abb. 5.10a, b, f).
- In stark T2-gewichteten Sequenzen sind zystoide Komponenten hyperintens und solide Komponenten aufgrund des Bindegewebsanteils hypointens.
- Mit der MRCP lassen sich Gallengangstenosen und Gallefisteln nachweisen.

- Das Verhalten in kontrastmittelverstärkten Serien entspricht dem in der CT.
- Bei Vorliegen einer mikrovesikulären Grundstruktur können die Zystenwände septal Kontrastmittel anreichen.
- Unter Therapie können sich mikrovesikuläre Komponenten zugunsten von Fibrose zurückbilden.

PET/PET-CT

- Dem FDG-PET/CT wird ein Stellenwert zur Aktivitätsbeurteilung zugeschrieben (▶ Abb. 5.10e).
- Eine Tracer-Aufnahme in der Peripherie
  - kennzeichnet aktive Läsionen und
  - repräsentiert die inflammatorische Wirtsreaktion auf den Parasitenbefall.
- Ein Verlust der Tracer-Aufnahme unter medikamentöser Behandlung wird als positiver Therapieeffekt angesehen.

Instrumentelle Diagnostik

ERCP

- Die ERCP wird eingesetzt zur Darstellung der
  - Gallenwegsinfiltration und
  - damit in Verbindung stehenden Nekrosehöhlen.

Histologie, Zytologie und klinische Pathologie

Punktion

- Die histologische Untersuchung erlaubt eine sichere Unterscheidung von alveolärer und zystischer Echinokokkose.
- Die Kriterien sind jedoch leider nicht in allen pathologischen Einrichtungen ausreichend bekannt.

5.8.10 Differenzialdiagnosen

Tab. 5.11 Differenzialdiagnosen.

Differenzialdiagnose	Bemerkungen
solide Leberläsionen	
intrahepatisches Cholangiokarzinom	selten Verkalkungen, selten zystische Komponenten, stärkere Kontrastmittelaufnahme insbesondere intraläsionärer solider Komponenten
hepatozelluläres Karzinom	Vorliegen einer Leberzirrhose, in der nodulären Form typischerweise starke arterielle Kontrastmittelaufnahme und venöses Washout, auch in der diffus infiltrierenden Form stärkere Vaskularisation, selten Verkalkungen
Hämangiom	typisches Muster der dynamischen Kontrastmittelaufnahme (Irisblendenphänomen), scharfe Begrenzung, homogene Grundstruktur
biliäres Zystadenom/Zystadenokarzinom (BCA)	nach außen hin scharf begrenzt, alveoläre Echinokokkose-Läsionen haben auch bei vorrangig pseudozystischem Erscheinungsbild einen infiltrativ wachsenden Anteil, beim BCA können intraläsionäre Strukturen (verdickte Septen, murale Knoten) stärker Kontrastmittel aufnehmen
zystische Echinokokkose	Schwierigkeiten der Unterscheidung zwischen zystischer (CE) und alveolärer Echinokokkose (AE) können insbesondere bei pseudozystischem Erscheinungsbild der AE bestehen. Die CE ist rundlich und scharf begrenzt, Verkalkungen vorrangig peripher in der Zystenwand. Der Zysteninhalt bei der zystischen Echinokokkose weist je nach Stadium charakteristische Eigenschaften auf (z. B. für sich abgeschlossene Tochtervesikel, abgelöste Endozyste, kanalikuläre Matrix)

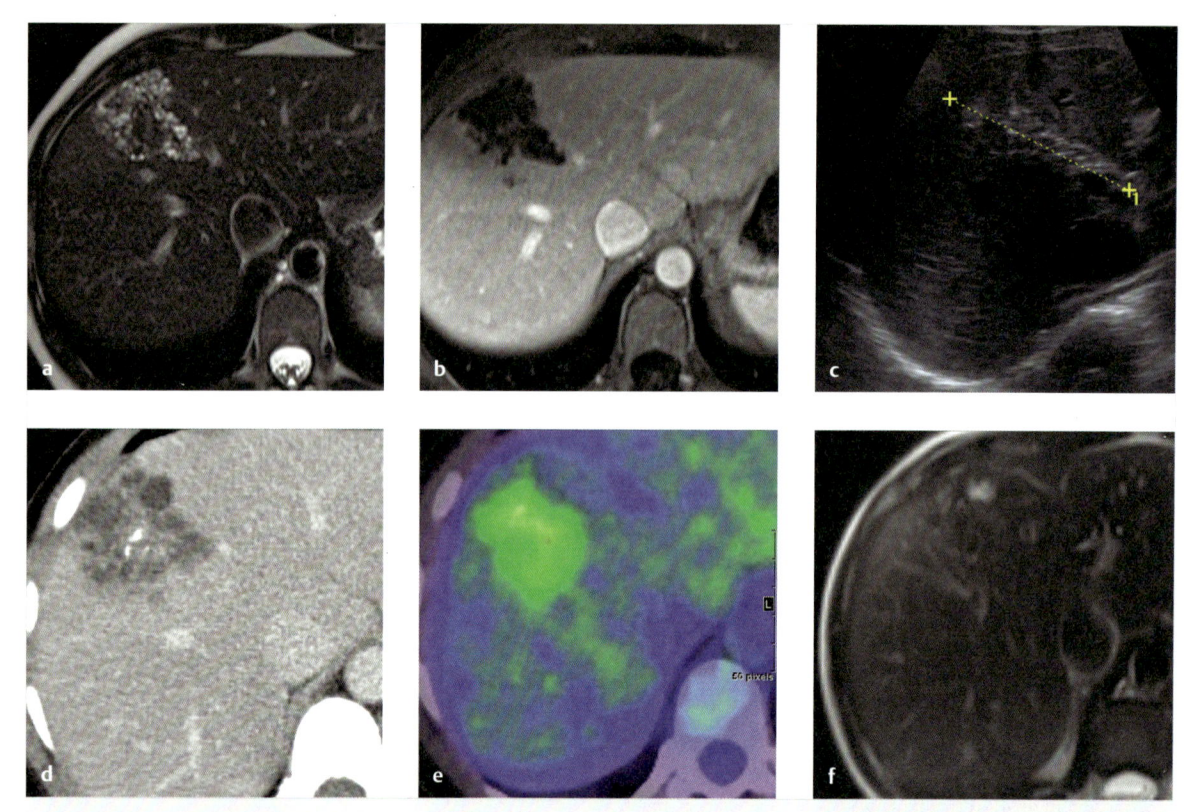

Abb. 5.10 Alveoläre Echinokokkose der Leber. **a** Die T 2-gewichtete MRT in zeigt eine aus mikrovesikulären und fibrösen Komponenten bestehende Leberraumforderung mit sektoraler Konfiguration. **b** In der kontrastverstärkten MRT ist die Läsion ausgesprochen hypovaskulär. **c** In der Sonografie ist die Läsion hyperechogen gegenüber dem Leberhintergrund. **d** Die kontrastverstärkte CT lässt intraläsionäre Verkalkungen erkennen. **e** Die FDG-PET/CT vor Therapiebeginn zeigt eine verstärkte Tracer-Aufnahme. **f** 6 Jahre nach medikamentöser Behandlung haben sich in der T 2-gewichteten MRT die mikrovesikulären Komponenten zugunsten von Fibrose zurückgebildet.

5.8.11 Therapie

Therapeutisches Vorgehen

- Die Therapie der AE sollte in bzw. in Abstimmung mit ausgewiesenen Behandlungszentren erfolgen.
- Unterschieden werden
  - kurativ resezierende Verfahren und
  - lebenslange medikamentöse Suppressionstherapie mit Benzimidazolen (wegen der besseren Bioverfügbarkeit vorzugsweise Albendazol).

Pharmakotherapie

- Die **Benzimidazole** sind bis heute die einzige Medikamentengruppe, die zur Therapie der AE zur Verfügung steht.
- Vorgehen bei **ausschließlich medikamentöser Therapie** (fortgeschrittene, nicht kurativ resezierbare AE) und bei **2-jähriger Nachbehandlung** nach kurativer Resektion:
  - Tagesdosis von 10–15 mg Albendazol/kg Körpergewicht
  - Einnahme mit fettreicher Nahrung
  - keine Therapiepausen
  - häufigste **Nebenwirkung** ist **toxische Hepatitis**
    - Kontrolle der Transaminasen an Tag 0, 5, 14 und 30, danach weiter monatlich
    - Absetzen von Albendazol, wenn GPT auf > 3-Fache der Norm steigt
    - nach Normalisierung der GPT nochmalige einschleichende Erprobung
  - zu Beginn der Therapie mehrfache Kontrolle des Albendazol-Sulfoxid-Spiegels
    - sobald stabile, als therapeutisch geltende Spiegel erreicht sind, Kontrolle mindestens einmal jährlich
  - minimaler Zeitabstand für **Bildgebungskontrolluntersuchungen**: 1 × jährlich

Interventionelle Therapie

Endoskopie

- Bei zentral gelegenen Leberläsionen mit Cholestase liegen erste vielversprechende Ergebnisse mit endoskopischen Therapieverfahren (Ballondilatation ± Stenteinlage) vor.

Operative Therapie

- Die **kurative Chirurgie** der AE folgt den Prinzipien der onkologischen Metastasenchirurgie.
- Bis anhin wird aufgrund bildgebend und makroskopisch nicht erkennbarer Infiltrationen ein Resektionssicherheitsbereich von ca. 2 cm genannt.
- Bei kurativ operierten Patienten wird die postoperative Albendazol-Therapie auf 2 Jahre beschränkt.
- Ein sehr wichtiger Unterschied besteht jedoch vor allem gegenüber hochmalignen Tumoren:
  - Bei der AE gibt es die Alternative der Langzeit-Albendazol-Therapie.
  - Diese kann als wachstumssuppressive Behandlung lebenslang mit sehr guten Resultaten durchgeführt werden.

5.8.12 Nachsorge

- Patienten mit nicht kurativ resezierbarer AE müssen lebenslang betreut werden.
- Nach kurativer Resektion Nachsorge
  - auf jeden Fall über 10 Jahre jährlich,
  - danach in größeren Anständen (2-jährlich über weitere 10 Jahre).

5.8.13 Verlauf und Prognose

- Die AE weist ein **weites Verlaufs- und Prognosespektrum** auf.
- Dies reicht von
  - abortiven Verläufen, die folgenlos bleiben und nie entdeckt werden, bis zu
  - Manifestationen, die
    - aufgrund der Lage und Größe vitale anatomische Strukturen bereits kompromittieren oder
    - aufgrund von Komplikationen (z. B. Infiltration der Gallenwege und Gefäße) zu lebensgefährlichen Komplikationen geführt haben.
- Rechtzeitig und adäquat therapiert sind weder Lebensqualität noch -erwartung beeinträchtigt.

5.8.14 Prävention

- Hygienemaßnahmen (Schmierinfektion, kontaminierte Nahrung und Trinkwasser)
- Kontrolle der Zoonose

5.8.15 Besonderheiten bei Schwangeren

- Kontraindikation/eingeschränkte Indikation der Benzimidazole

5.8.16 Besonderheiten bei Kindern

- Darreichungsformen, die für Kleinkinder geeignet sind, fehlen.

5.8.17 Quellenangaben

[1] Brunetti E, Kern P, Vuitton DA. Expert consensus for the diagnosis and treatment of cystic and alveolar echinococcosis in humans. Acta tropica 2010; 114: 1–16
[2] Stojkovic M, Junghanss T, Veeser M et al. Endoscopic Treatment of Biliary Stenosis in Patients with Alveolar Echinococcosis – Report of 7 Consecutive Patients with Serial ERC Approach. PLoS Negl Trop Dis 2016; 10: e0004278
[3] Stojkovic M, Mickan C, Weber T et al. Pitfalls in diagnosis and treatment of alveolar echinococcosis: a sentinel case series. BMJ Open Gastroenterology 2015; 2: e000036

5.8.18 Literatur zur weiteren Vertiefung

- Stojkovic M, Gottstein B, Junghanss T. Echinococcosis. In: Farrar J, Hotez P, Junghanss T et al., Hrsg. Manson's Tropical Diseases. 23. Aufl. Philadelphia: W.B. Saunders Ltd; 2014
- Thompson RCA, Deplazes P, Lymbery AJ, Hrsg. Echinococcus and Echinococcosis, Part A and B. Advances in Parasitology. Cambridge: Academic Press; 2017

5.9 Schistosomiasis

M. Stojkovic, T. Junghanss, T. Weber

5.9.1 Steckbrief

Die Schistosomiasis verursacht durch Ablage von Wurmeiern in den gastrointestinalen oder urogenitalen Organen langfristig schwere funktionelle Schäden. Dies wird fast ausschließlich bei aus Endemiegebieten stammenden Patienten mit hoher Parasitenlast beobachtet. Bei Touristen und Besuchern in Endemiegebieten entwickeln sich äußerst selten chronische Organpathologien. Bei Letzteren wird jedoch die akute Schistosomiasis (Katayama-Fieber) mit Fieber, schwerer Allgemeinsymptomatik und Hypereosinophilie wenige Wochen bis ca. 3 Monate nach Primärinfektion beobachtet. In dieser Phase kann es durch ektope Eiablage zu fokalen Organkomplikationen (z. B. im ZNS, Myelon) kommen. Die Therapie der postakuten Schistosomiasis erfolgt mit Praziquantel, im akuten Stadium zusätzlich mit Steroiden.

5.9.2 Synonyme

- Bilharziose

5.9.3 Keywords

- Schistosoma spp.
- Zerkariendermatitis
- Katayama-Fieber
- Praziquantel

5.9.4 Definition

- Infektion mit Trematoden (Saugwürmer) der Schistosoma spp. verursacht

5.9.5 Epidemiologie

- Die Schistosomiasis ist in tropischen und subtropischen Regionen weit verbreitet.
- Von den 16 humanpathogenen Schistosomenspezies sind 5 für die Mehrheit der Infektionen des Menschen verantwortlich.
- 85 % der Erkrankungen kommen in Subsahara-Afrika vor.
- **Endemiegebiete der intestinalen und hepatosplenischen Schistosomiasis:**
  - Schistosoma mansoni: Subsahara-Afrika, Osten Südamerikas (Brasilien), südliche Karibikinseln
  - Schistosoma japonicum: entlang des Yangtse in China, Philippinen, Indonesien (Sulawesi)
  - Schistosoma mekongi: entlang des Mekong
  - Schistosoma intercalatum: Zentralafrika
- **Endemiegebiete der urogenitalen Schistosomiasis:**
  - Schistosoma haematobium: Subsahara-Afrika, entlang des Euphrat und Tigris im Mittleren Osten, Arabische Halbinsel.
  - Diese Spezies war auch für den europäischen Ausbruch im Fluss Cavu auf Korsika verantwortlich.

Häufigkeit

- Weltweit wird die Zahl der akut oder chronisch infizierten Personen auf über 239 Millionen geschätzt.
- In Subsahara-Afrika wird die Sterblichkeit auf 200 000 Todesfälle/Jahr geschätzt.

Altersgipfel

- Die höchste Parasitenlast wird in den ersten zwei Lebensdekaden beobachtet.
- Insgesamt hängt die Schwere der Erkrankung von der Intensität der Exposition ab.

Geschlechtsverteilung

- keine Geschlechtspräferenz

Prädisponierende Faktoren

- Bei hepatosplenischer Schistosomiasis ist eine chronische Hepatitis-B- oder Hepatitis-C-Infektion ein zusätzliches Risiko für eine Schädigung des Leberparenchyms.

5.9.6 Ätiologie und Pathogenese

- Das Hauptreservoir und der Endwirt der Erkrankung ist der Mensch.
  - Ausnahme ist Schistosoma japonicum in Asien, für das auch ein tierisches Reservoir (Wasserbüffel, Hunde, Katzen, Schweine) besteht.
- Zwischenwirt sind Süßwasserschnecken.
- Die Infektion erfolgt durch Süßwasserexposition (Seen, Flüsse, Tümpel).
- Der Parasit dringt im Zerkarienstadium über die äußere Haut ein.
- Innerhalb von 4–12 Wochen entwickeln sich adulte Würmer.
  - Habitat sind die Mesenterialvenen bzw. die Venenplexus des Urogenitaltrakts.
- Die chronische Pathologie der Erkrankung entsteht durch
  - Eiablage im Gewebe,
  - konsekutiver reaktiver Granulombildung und
  - Fibrose.

5.9.7 Symptomatik

- Die **Zerkariendermatitis** („swimmers itch") ist ein flüchtiges, prurides, makulopapulöses Exanthem.
  - Es entsteht direkt nach Exposition in kontaminierten Gewässern.
- Die akute Bilharziose (**Katayama-Fieber**) tritt ca. 3–8 Wochen nach Infektion auf und manifestiert sich mit
  - Fieber,
  - Urtikaria,
  - Arthralgie,
  - Husten,
  - Diarrhö,
  - Hepatosplenomegalie und
  - einer ausgeprägten Eosinophilie.
- Das Katamaya-Fieber ist eine systemische Hypersensitivitätsreaktion auf Schistosomen-Antigen.
  - koinzidiert mit dem Beginn der Eiproduktion (rasche Zunahme der Antigenlast)
  - meist bei Patienten mit Erstkontakt gegenüber Schistosomen-Antigen, z. B. Reisende
- Die **intestinale Schistosomiasis** kann bei hoher Parasitenlast zu gastrointestinalen Beschwerden mit Blutbeimengungen im Stuhl führen.
- Bei der **hepatosplenischen Schistosomiasis** entsteht die Organpathologie durch Eieintrag über die Pfortader in die Leber mit

- konsekutiver portaler Leberfibrose („Symmer's pipe-stem fibrosis"),
- portaler Hypertension,
- Splenomegalie und
- Ösophagusvarizen.
- Ösophagusvarizenblutungen können in Endemiegebieten bereits im Kindesalter auftreten.
- Bei hochgradigen Infektionen mit portokavalem Shunt können Schistosomeneier
  - in die Lungenarterien embolisieren und
  - eine pulmonale Hypertonie mit Cor pulmonale verursachen.
- Bei der **urogenitalen Schistosomiasis** kommt es zur Ablage von Wurmeiern, v. a. in
  - der Harnblase,
  - den Ureteren und Nieren sowie
  - den Geschlechtsorganen.
- Hauptbefunde sind Mikro- oder Makrohämaturie.
- Die Blasenbilharziose ist ein Risikofaktor für die Entstehung von Plattenepithelkarzinomen der Blase.
- Durch Befall der Geschlechtsorgane kann u. a. eine sekundäre Sterilität entstehen.
- In seltenen Fällen wird aufgrund ektoper Parasitenlokalisation, z. B. im ZNS oder Myelon, eine **neurologische Symptomatik** beobachtet.

5.9.8 Diagnostik

Diagnostisches Vorgehen

- Die Diagnostik sollte
  - bei Patienten aus Endemiegebieten im Sinne eines Screenings immer erfolgen,
  - bei touristisch Reisenden in der Regel nur bei entsprechender Exposition.
- Die Diagnostik sollte unter Rücksprache mit einem spezialisierten Zentrum erfolgen.
- Der Goldstandard für die Diagnose und Speziesdifferenzierung ist der **mikroskopische Direktnachweis von Wurmeiern** in Stuhl oder Urin.
  - Die Präpatenzzeit (Infektion bis zum Einachweis) von bis zu 12 Wochen muss bei der Diagnostik berücksichtigt werden.
- Molekulare Nachweisverfahren zum Nachweis spezifischer parasitärer DNA in Stuhl, Urin und Serum stehen zur Verfügung.
- Serologische Nachweisverfahren sind insbesondere bei negativem Direktnachweis eine wichtige Ergänzung der Diagnostik.
- Gewebebiopsien sind nur in Ausnahmefällen erforderlich.

Anamnese

- Die Expositionsanamnese ist diagnostisch oft wegweisend.
- Bei Patienten, die aus Endemiegebieten stammen, sollte grundsätzlich von einer Exposition ausgegangen werden.
- Ansonsten sind Reisen in Endemiegebiete und Süßwasserkontakt als Exposition zu werten.
- Die unter Symptomatik aufgeführten Symptome können anamnestisch erfragt werden.

Körperliche Untersuchung

- Beim Katayama-Fieber kann ein urtikarieller Hautausschlag vorliegen.
- Bei fortgeschrittener hepatosplenischer Schistosomiasis können Splenomegalie und andere Zeichen einer portalen Hypertension auftreten.

Labor

- Beim Katayama-Fieber besteht in der Regel eine hohe Eosinophilie.

Mikrobiologie und Virologie

Mikroskopie

- Zum Nachweis der intestinalen bzw. hepatosplenischen Schistosomiasis (S. mansoni, S. japonicum u. a.) erfolgen
  - 3 parasitologische **Stuhluntersuchungen** mit
  - speziellen Anreicherungsverfahren zur Erhöhung der diagnostischen Sensitivität.
- Der S.-haematobium-Nachweis gelingt am besten im **Sammelurin**.
  - Hierfür wird Urin über die Mittagszeit von 9–14 Uhr gesammelt (zirkadiane Eiausscheidung mit Maximum um die Mittagszeit) und filtriert (Mikrofilter/Nuclepore-Filter).
  - Auch hier wird die Sensitivität durch mehrfache Untersuchungen erhöht (3×).

Serologie

- Bei kürzlicher Exposition kann die Zeit bis zur Serokonversion bis zu 12 Wochen betragen.
- Die Serologie ist bei Patienten mit negativem Direktnachweis von Schistosomeneiern bedeutsam (niedriggradige Infektionen, Touristen).
- Der Antikörpernachweis erfolgt je nach Labor mittels
  - ELISA,
  - Radioimmunoassay,
  - indirekter Hämagglutination und
  - Western Blot.
- Je nach Test werden verschiedene Antigene verwendet (adulter Wurm, Zerkarien, Ei).
- Antikörperspiegel korrelieren nicht mit der Schwere der Infektion und sind nicht als Verlaufsparameter der Krankheitsaktivität geeignet.

> **Cave**
> Vorsicht bei Patienten aus Endemiegebieten: erhöhte Wahrscheinlichkeit einer falsch negativen Serologie!

Molekularbiologie

- Der PCR-basierte Nachweis parasitärer DNA ist in Stuhl, Urin und Serum möglich.
- Diese Untersuchungen werden nur in Speziallabors durchgeführt.

Bildgebende Diagnostik

- Das bildgebende Verfahren der ersten Wahl bei der chronischen hepatosplenischen und urogenitalen Schistosomiasis ist die Sonografie.
- Als Alternative kommen die MRT und CT in Frage.
- Bei der akuten Schistosomiasis kann neben einer Hepatosplenomegalie auch ein pulmonales Infiltrat nachweisbar sein.
- **hepatosplenische Schistosomiasis**:
  - Es zeigt sich eine periportale Fibrose mit Verdickungen der Pfortaderwände.
  - Das Ausmaß der Fibrose korreliert mit dem Schweregrad der Leberschädigung.
  - Unterschieden werden zentrale und periphere Fibrosemuster, die üblicherweise in Kombination vorkommen.
  - Bei der Infektion mit S. mansoni besteht vor allem eine zentrale periportale Fibrose, die nach peripher fortschreitet.
  - Bei der Infektion mit S. japonicum dominiert eine periphere periportale Fibrose.
  - Die Milz ist vergrößert.
  - Andere Stigmata der portalen Hypertension können sichtbar sein.
- **urogenitale Schistosomiasis**:
  - Vorzugsweise ist die Harnblase im Bereich des Blasenbodens und des Trigonums betroffen.
  - Die granulomatöse Entzündung im oberen Harntrakt führt zur Fibrosierung im Verlauf der Harnleiter, distal beginnend und nach kranial fortschreitend.
  - Spätfolge ist eine obstruktive Uropathie mit Harnstauungsnieren.
  - Typisch für die Blasenbilharziose sind eierschalenartige Verkalkungen der Harnblasenwand.
  - Auch entlang der Harnleiter treten Verkalkungen auf.

Sonografie

Hepatosplenische Schistosomiasis

- Die periportale Fibrose der hepatosplenischen Schistosomiasis äußert sich im Sonogramm als hyperechogene Verbreiterung der Pfortaderwände.
- Hyperechogene Reflexe im Verlauf der kleinen und sehr kleinen Pfortaderäste mit dem Erscheinungsbild eines „Sternenhimmelmusters" oder „Pfeifenrohrmusters" sind frühe Manifestationen einer peripheren periportalen Fibrose.
- Erst in Kombination mit zentraler periportaler Fibrose deuten diese hinreichend wahrscheinlich auf eine Schistosomiasis durch S. mansoni (▶ Abb. 5.11).
- Mit der Sonografie lässt sich das Ausmaß der Leberfibrose durch Musterzuordnung kategorisieren) (siehe unter https://www.who.int/tdr/publications/documents/ultrasound-schistosomiasis.pdf; S. 45/46).
- Bei der durch S. japonicum verursachten hepatosplenischen Schistosomiasis findet sich ein polygonales Netzwerk von Fibrosebändern, zwischen denen relativ normales Leberparenchym vorliegt.
  - Spätfolge ist ein als „Schildkrötenpanzer" bezeichnetes Aussehen der Leber, hervorgerufen durch tiefe Einfurchungen der Leberoberfläche.
  - Extrahepatisch sind Zeichen der portalen Hypertension nachweisbar.

Urogenitale Schistosomiasis

- Die Blasenbeteiligung zeigt sich als Irregularität der Harnblasenwand mit oder ohne Verdickung auf > 5 mm.
- Fokale Raumforderungen und Pseudopolypen kommen vor.
- Raumforderungen sollten den Verdacht auf das Vorliegen eines Harnblasenkarzinoms lenken, für welches das Risiko erhöht ist.
- Die chronische Zystitis führt zu einer gestörten Form der kontrahierten Harnblase.

CT

- Bei der **hepatosplenischen Schistosomiasis** durch S. mansoni äußert sich die periportale Fibrose in der nativen CT als
  - hypodense Bänder und
  - Ringe um die zentralen Pfortaderäste.
- Nach Kontrastmittelgabe besteht in venösen Phasen eine Anreicherung der Fibrosestränge.
- Bei S. japonicum kommen Kapselverdickungen und feine periphere Septenbildungen zur Darstellung.
  - Im Gegensatz zur S.-mansoni-Infektion verkalken diese häufig.
- Bei der **urogenitalen Schistosomiasis** ist die native CT das beste Verfahren zur Darstellung der Verkalkungen in der Harnblase und entlang der Harnleiter.

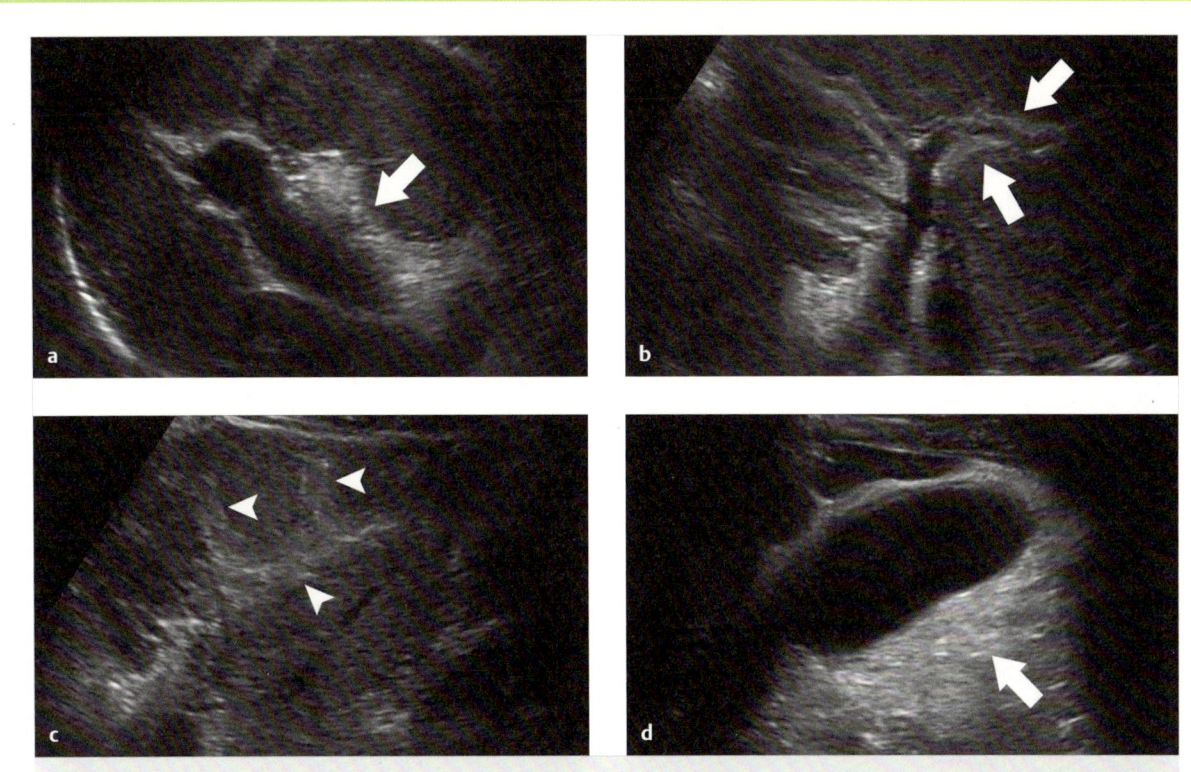

Abb. 5.11 Patient mit periportaler Leberfibrose aufgrund einer chronischen Infektion mit Schistosoma mansoni. Der Ultraschall zeigt hyperechoische fibrotische Bänder, die sich vom zentralen Periportalraum (**a**) über segmentale und subsegmentale Portalvenenäste erstrecken (**b**, **c**). Die Gallenblase ist ebenfalls von fibrotischem Gewebe umgeben (**d**). (Quelle: Stojkovic M, Müller J, Junghanss T et al. Radiologische Diagnosen im Migrationskontext: Infektionskrankheiten. RöFo 2018; 190: 121–133)

MRT

- Bei der hepatosplenischen Schistosomiasis sind die Fibrosestränge
  - in T1-Wichtung iso- bis hypointens,
  - in T2-Wichtung hyperintens sowie, wie im CT, kontrastmittelanreichernd.

Instrumentelle Diagnostik

Ösophago-Gastro-Duodenoskopie (ÖGD)

- bei portaler Hypertonie zum Nachweis von Ösophagusvarizen

Koloskopie

- bei gastrointestinaler Symptomatik und Befunden (z. B. Blutbeimengungen im Stuhl)
- auch zum Ausschluss anderer Pathologien
- Die intestinale Schistosomiasis kann zu Darmulzerationen, Polypen und „sandy patches" (verkalkte Granulome) führen.

Rektoskopie/Proktoskopie

- z. T. in der Literatur ergänzend zum Direktnachweis erwähnt, jedoch nicht indiziert

Zystoskopie

- diagnostisch nicht indiziert
- kann indiziert sein
  - bei sonografischen Auffälligkeiten der Blasenwand und
  - zur differenzialdiagnostischen Abklärung einer bestehenden Hämaturie
- Die Blasenbilharziose
  - kann Blasenwandverdickungen, Polypen und Verkalkungen verursachen und
  - gilt als Risikofaktor für Plattenepithelkarzinome der Blase.
- Durch den chronisch fibrosierenden Entzündungsprozess kann es auch zu Harnabflussstörungen mit Hydroureteren bzw. Hydronephrose kommen.

Histologie, Zytologie und klinische Pathologie

- Die Histopathologie ist nicht Teil der Routinediagnostik.
- In Einzelfällen (z. B. ektope Eiablage) kann jedoch der Nachweis von Schistosomeneiern im Gewebe diagnostisch relevant sein.

5.9.9 Differenzialdiagnosen

Tab. 5.12 Differenzialdiagnosen.

Differenzialdiagnose	Bemerkungen
Trichinellosis, Opisthorchis, Clonorchis, Fasciola	Fieber und Eosinophilie
Ulcus duodeni/ventriculi, Cholangiopathie, Pankreatitis	obere gastrointestinale Beschwerden
Dysenterie, chronisch entzündliche Darmerkrankung	untere gastrointestinale Beschwerden
Harnwegsinfekt, Nephritis, urogenitale Tuberkulose, Blasenkarzinom	Hämaturie
Hepatosplenomegalie	viszerale Leishmaniose, tropische Splenomegalie, hämatologische Malignome

5.9.10 Therapie

Therapeutisches Vorgehen

- Die zur Verfügung stehende antiparasitäre Therapie
  - ist nur gegen adulte Schistosomen wirksam und
  - sollte daher bei asymptomatischen Patienten erst nach Ablauf der Präpatenzzeit (12 Wochen nach Exposition) erfolgen.
- Mit der Therapie sistiert die Eiproduktion und somit die Ablage von Schistosomeneiern im Gewebe.
  - Daher kann durch die Therapie eine weitere Organschädigung verhindert werden.
- Die Therapie sollte unter Rücksprache mit einem spezialisierten Zentrum erfolgen.
- Die Einnahme der ersten Praziquanteldosis sollte wegen möglicher Nebenwirkungen (allergische Symptome, Schwindel, Erbrechen) unter ambulanter Beobachtung erfolgen (6 Stunden nach Einnahme).
- Die Therapie der akuten Schistosomiasis (Katayama-Fieber) erfolgt zunächst symptomatisch mit Steroiden.
  - Eine einmalige frühzeitige antiparasitäre Behandlung kann zur Reduktion der Eilast erwogen werden.
  - Es wird die damit evtl. erzielbare Verminderung des Risikos einer ektopen Schistosomiasis als Frühkomplikation diskutiert.
  - Diese Behandlung sollte wegen möglicher immunpathologischer Komplikationen unter stationären Bedingungen und unter Steroidschutz erfolgen.

Pharmakotherapie

- Die antiparasitäre Therapie erfolgt für S. mansoni, S. haematobium und S. intercalatum mit **Praziquantel** 40 mg/kg KG als Einmaldosis für 3d.
- S.-japonicum- und S.-mekongi-Infektionen werden mit Praziquantel 60 mg/kg KG für 3d behandelt.
  - Die Gabe erfolgt in 2 Dosen im Abstand von 4–6 h.

5.9.11 Nachsorge

- Generell sind Nachsorgeuntersuchungen 6, 12 und 24 Monate nach Therapie empfohlen.
- Neben der klinischen Verlaufskontrolle sollte bei initial positivem Direktnachweis von Schistosomeneiern im Stuhl und/oder Urin das Sistieren der Eiausscheidung verifiziert werden.
- Ist bei Erstuntersuchung bereits eine Organpathologie festgellt worden, sind die Verlaufskontrollen je nach Art und Ausprägung des Organbefunds individuell festzulegen.

5.9.12 Verlauf und Prognose

- abhängig von Art und Ausmaß der Organbeteiligung

5.9.13 Prävention

- Vermeiden von Baden in kontaminierten Gewässern
  - Generell ist Baden in Seen und Flüssen in Endemiegebieten streng zu vermeiden.
  - Lokale Angaben zur Gewässersituation sind nicht verlässlich.

5.9.14 Quellenangaben

[1] Bustinduy AL, King CH. Schistosomiasis. In: Farrar J, Hotez PJ, Junghanss T, Kang G, Lalloo D, White NJ, Hrsg. Manson's Tropical Diseases. 23. Aufl. Philadelphia: Elsevier Saunders; 2014: 698–725

[2] Clerinx J, Soentjens P. Epidemiology, pathogenesis, and clinical manifestations of schistosomiasis. Waltham, MA: UpToDate Inc. 2018

[3] Manzella A, Ohtomo K, Monzawa S et al. Schistosomiasis of the liver. Abdom Imaging 2008; 33: 144–150

[4] Poturalski MJ, Magi-Galluzzi C, Liu PS. Squamous Cell Carcinoma of the Bladder Complicating Schistosomiasis: AIRP Best Cases in Radiologic-Pathologic Correlation. RadioGraphics 2017; 37: 500–504

[5] Stojkovic M, Müller J, Junghanss T et al. Radiological Diagnoses in the Context of Emigration: Infectious diseases (German version). Rofo 2018; 190: 121–133

5.10 Viszerale Leishmaniose

M. Stojkovic, T. Junghanss, T. Weber

5.10.1 Steckbrief

Die viszerale Leishmaniose (VL) ist eine wichtige Differenzialdiagnose bei Patienten mit protrahiertem Fieber, Gewichtsverlust, ausgeprägter Hepatosplenomegalie und Panzytopenie, die sich in Endemiegebieten für Leishmaniose aufgehalten haben oder von dort stammen. Bei klinischem Verdacht sollte die Diagnose mittels Leishmanien-Direktnachweis bestätigt werden. Eine HIV-VL-Koinfektion muss bei Diagnosestellung ausgeschlossen werden, da dies Konsequenzen für die Therapie, Nachsorge und Prognose der Erkrankung hat. Die am besten evaluierte und nebenwirkungsärmste Therapie ist liposomales Amphotericin B. Therapie und Nachsorge sollte mit einem spezialisierten Zentrum abgestimmt werden.

5.10.2 Synonyme

- Kala-Azar
- Dum-Dum-Fieber
- Assam-Fieber
- schwarzes Fieber

5.10.3 Keywords

- Panzytopenie
- Hepatosplenomegalie
- Post-Kala-Azar-Hautleishmaniose
- liposomales Amphotericin B

5.10.4 Definition

- Infektion mit Leishmania donovani complex oder Leishmania infantum (Synonym L. chagasi)
- Übertragung des Erregers über Sandfliegen (Phlebotomus spp.)

5.10.5 Epidemiologie

- Die Epidemiologie der VL wird bestimmt durch
  - die Leishmanien-Spezies,
  - die Phlebotomus-Spezies sowie
  - durch das Säugetierreservoir.
- **Endemiegebiete:**
  - L. donovani:
    - Südasien (Indien, Bangladesch, Nepal) und Ostafrika (Sudan, Äthiopien, Eritrea, Somalia, Kenia und Uganda).
    - Die VL durch L. donovani ist eine Anthroponose.
    - Auf dem indischen Subkontinent ist der Mensch das Reservoir, wohingegen in Ostafrika der Mensch und Nagetiere wie Ratten oder Wüstenrennmäuse als Reservoir der Erkrankung dienen.
  - L. infantum:
    - mediterraner Raum (Tunesien, Algerien, Marokko, Libyen, Portugal, Spanien, Italien, Balkanländer, Griechenland und Türkei), Mittlerer Osten, Afghanistan, Pakistan und Brasilien.
    - Die VL durch L. infantum ist eine Zoonose, das Hauptreservoir der Erkrankung sind Hunde.
- In seltenen Fällen kann eine Leishmaniose erworben werden durch
  - Bluttransfusion,
  - Organtransplantation,
  - intravenöser Drogenabusus oder
  - Inokulation im Labor.

Häufigkeit

- Die Häufigkeit der Erkrankung wird auf 200 000–400 000 neue Fälle/Jahr geschätzt.

Altersgipfel

- In Europa und Brasilien erkranken hauptsächlich
  - Kinder oder
  - Erwachsene mit HIV-Koinfektion.

Geschlechtsverteilung

- keine Geschlechtsbevorzugung

Prädisponierende Faktoren

- HIV-Infektion
- Immunsuppression

5.10.6 Ätiologie und Pathogenese

- Die Vermehrung der amastigoten Leishmanien erfolgt innerhalb von Makrophagen.
- Die Entwicklung einer klinischen oder subklinischen Infektion und das Therapieansprechen (komplett oder partiell) hängt ab von
  - der Immunantwort des Wirtes (Th 1, Th 2),
  - genetischen Faktoren,
  - dem Ernährungsstatus und
  - den Komorbiditäten.

5.10.7 Klassifikation und Risikostratifizierung

- Patienten mit Immunsuppression oder HIV-Infektion sind eine besondere Risikogruppe:
  - höhere Infektions- und Erkrankungsrate
  - häufiger Therapieversagen
- Während der Schwangerschaft ist eine intrauterine Infektion möglich (wenige Fallberichte).

5.10.8 Symptomatik

- Die Inkubationszeit der VL liegt zwischen 2–8 Monaten, kann jedoch von 10 Tagen bis > 2 Jahre variieren.
- Die **führenden Symptome** sind
  - Fieber,
  - Gewichtsverlust,
  - Gedeihstörung,
  - Druckgefühl im Oberbauch (Splenomegalie),
  - zudem Husten,
  - Epistaxis und
  - gastrointestinale Beschwerden.
- Das meist tägliche Fieber, ein morgendlicher und abendlicher Fiebergipfel, ist charakteristisch.
- Zu Krankheitsbeginn ist der Allgemeinzustand des Patienten trotz z. T. hohen Fiebers relativ unbeeinträchtigt.

- Eine **Nierenbeteiligung** unterschiedlicher Ausprägung (milde Funktionseinschränkung bis zum akuten Nierenversagen) kann auftreten, mit
  - nephrotischem Syndrom,
  - Glomerulonephritis oder
  - Tubulusnekrose.
- Bei sehr langer Laufzeit der Erkrankung bestehen Kachexie und Hypoalbuminämie mit peripheren Ödemen, selten Aszites.
- **Hyperpigmentierung** des Gesichts, der Hände, Füße und des Abdomens kommen vor (Kala Azar = schwarze Krankheit).
- **Neurologische Komplikationen** sind beschrieben, wie
  - Verwirrtheit,
  - Tremor,
  - Ataxie,
  - Krampfanfälle,
  - Schwerhörigkeit.
- Komplizierend treten durch die zunehmende Knochenmarkssuppression bedingte Infektionen auf, wie
  - bakterielle Pneumonien,
  - Sepsis,
  - Dysenterie,
  - Masern,
  - Tuberkulose.
- Anämiebedingtes Herzversagen und Blutungen (Thrombopenie) sind für die hohe Letalität der untherapierten VL verantwortlich.
- **Hämophagozytische Lymphohistiozytose (HLH)** ist eine seltene Komplikation der viszeralen Leishmaniose.
- **Post-Kala-Azar-Hautleishmaniose** (PKDL) ist eine prolongierte inflammatorische Reaktion im Bereich der Haut und Schleimhäute nach erfolgreicher Therapie der VL (meist L. donovani).
  - Dieses chronische Hautexanthem tritt meist im Gesicht auf und weist hyper- oder hypopigmentierte Maculae auf, die zu papulären, nodulären oder verrukösen Hautveränderungen fortschreiten können.
  - Diese Hautveränderungen können Wochen bis Jahre nach Therapie auftreten.
- Patienten mit Immunsuppression oder HIV-Infektion haben ein erhöhtes Infektions- und Erkrankungsrisiko.
  - Die VL ist eine AIDS-definierende opportunistische Infektion.
  - Die klinische Präsentation bei einer CD4-Zahl < 50/μl ist oft atypisch.
  - So sind bei diesen Patienten ausgedehnte Beteiligungen des Gastrointestinaltrakts (Mundschleimhaut, Ösophagus, Magen, Dünndarm) mit chronischer Diarrhö sowie Lungen- und Pleurabeteiligung beschrieben.

5.10.9 Diagnostik

Diagnostisches Vorgehen

- Die Diagnosestellung erfolgt durch
  - mikroskopischen Direktnachweis von Amastigoten aus Knochenmark oder Gewebe (meist Leberbiopsie) und
  - Nachweis von Promastigoten in der Leishmanien-Kultur.

Anamnese

- über mehrere Wochen bis Monate bestehendes Fieber, Gewichtsverlust
- evtl. Begleitsymptome, z. B.
  - Husten
  - Druckgefühl im Oberbauch
  - gastrointestinale Beschwerden
- Bei Patienten, die nicht aus Endemiegebieten stammen:
  - Expositionsanamnese
  - Aufenthalt kann > 2 Jahre zurückliegen

Körperliche Untersuchung

- Hepatosplenomegalie häufigstes klinisches Zeichen
- gelegentlich Lymphadenopathie oder Ikterus
- selten Mukosa- oder Retina-Einblutungen, neurologische Zeichen

Labor

- Anämie: durch Knochenmarkssuppression, Hämolyse und Hypersplenismus
- Neutropenie
- Thrombozytopenie
- Hypergammaglobulinämie durch polyklonale B-Zell-Stimulation
- erhöhte Leberwerte
- erhöhte Nierenretentionsparameter

Mikrobiologie und Virologie

Molekularbiologie

- Der PCR-Nachweis von Leishmanien-DNA erfolgt meist aus dem Knochenmarksaspirat oder aus der Leberbiopsie.
- Lymphknoten- und Milzpunktate sind ebenfalls geeignet.
- Die Milzpunktion gilt als die Untersuchungsmethode mit der höchsten Sensitivität, diese wird jedoch außerhalb von Endemiegebieten wegen des Blutungsrisikos selten durchgeführt.
- Bei HIV-positiven Patienten kann der Leishmanien-PCR-Nachweis auch aus EDTA-Blut und anderen Gewebebiopsien/Proben erfolgen.

Kulturen

- Leishmanien-Kulturen sollten angelegt werden aus
  - Knochenmarksaspirat und
  - Gewebeproben,
  - bei HIV-positiven Patienten auch aus dem Blut (buffy coat).

Serologie

- In der Regel ist der Antikörpernachweis bei VL bei immunkompetenten Patienten hoch positiv.
- Zur Anwendung kommen Immunfluoreszenz und ELISA-Techniken.

Bildgebende Diagnostik

- Die **radiologischen Zeichen** der VL sind **unspezifisch**.
- Im Vordergrund stehen der Nachweis einer Splenomegalie und Hepatomegalie.
- Eine Lymphadenopathie kann beobachtet werden.
- In Leber und Milz können noduläre Raumforderungen vorkommen, meist ist das Parenchym jedoch homogen.
- Milzläsionen wären
  - im Sonogramm typischerweise hypoechogen,
  - im T2-gewichteten MRT hypointens und
  - im CT hypodens gegenüber dem Milzhintergrund.

Histologie, Zytologie und klinische Pathologie

Knochenmark-/Gewebediagnostik

- Der mikroskopische Direktnachweis von Amastigoten kann erfolgen aus
  - Knochenmark,
  - Lymphknoten und
  - Leber.
- Bei immunsupprimierten Patienten ist der mikroskopische Nachweis auch aus anderen Geweben/Proben möglich.

5.10.10 Differenzialdiagnosen

Tab. 5.13 Differenzialdiagnosen.

Differenzialdiagnose	Bemerkungen
Malaria	Fieber, Splenomegalie nach Aufenthalt in einem Malariagebiet
Histoplasmose	Bei akuter Histoplasmose kann ebenfalls Fieber, Hepatosplenomegalie und Panzytopenie bestehen.
Schistosomiasis	Bei fortgeschrittener Schistosomiasis kann eine ausgeprägte Splenomegalie mit portaler Hypertension bestehen. meist kein Fieber, Patienten stammen aus Endemiegebieten
Lymphom	B-Symptomatik, Lymphknoten-, Leber- und Milzvergrößerung mit Blutbildveränderungen Patienten mit VL werden häufig wegen V. a. Lymphom primär hämatologisch abgeklärt. Die Differenzialdiagnose Leishmaniose wird leider oft erst sehr spät ins Spiel gebracht.

5.10.11 Therapie

Therapeutisches Vorgehen

- Die Therapie richtet sich nach der Leishmanien-Spezies und der geografischen Region, in der die Leishmaniose erworben wurde.
- Regionale Resistenzen sind ein Problem, die ein Medikament ausschließen können oder eine höhere Dosierung erfordern.
- Auch der Immunstatus des Patienten spielt eine Rolle.
- Die Therapie sollte in Abstimmung mit einem spezialisierten Zentrum erfolgen.
- Verschiedene Substanzen finden in der Therapie der VL Anwendung:
  - liposomales Amphotericin B
  - Miltefosin
  - Paromomycin (parenteral)
  - pentavalente Antimonpräparate
- Im Weiteren wird nur auf die in Deutschland gebräuchlichen Substanzen eingegangen.

Pharmakotherapie

- **liposomales Amphotericin B**
  - Medikament der Wahl für die Therapie der viszeralen Leishmaniose
  - Dosierung für immunkompetente Patienten: 3 mg/kg Körpergewicht/d an Tag 1–5, Tag 14 und Tag 21 (Gesamtdosis 20–21 mg/kg Körpergewicht)
  - immunsupprimierte Patienten: höhere Gesamtdosen, Möglichkeit einer Sekundärprophylaxe nach Abschluss der Therapie
- **Miltefosin**
  - einziges orales Therapeutikum für VL
  - Standarddosierung: 2,5 mg/kg Körpergewicht/d für 28 d
  - Resistenzen müssen berücksichtigt werden.

5.10.12 Nachsorge

- Die Verlaufskontrolle unter und nach Therapie ist klinisch:
  - Entfieberung
  - Normalisierung des Blutbilds und der Milzgröße
- Immunkompetente Patienten sollten für die Dauer von 12–24 Monaten nachbeobachtet werden.
- Die Serologie ist zur Verlaufskontrolle nicht geeignet, da Antikörpertiter lebenslang persistieren können.
- Bei Patienten mit HIV sollte eine lebenslange Nachbeobachtung im Hinblick auf Rezidive erfolgen.
  - Rezidive der VL können auch bei CD4-Zahlen > 350/µl auftreten.
  - Bei CD4 Zahl < 200/µl sollte eine Sekundärprophylaxe erwogen werden (z. B. monatliche Gaben von liposomalem Amphotericin B).

5.10.13 Verlauf und Prognose

- Die Prognose ist abhängig vom Immunstatus des Patienten.
- Patienten mit HIV, die unter antiretroviraler Therapie nicht immunrekonstituieren, zeigen ein schlechtes Ansprechen auf die Therapie.

5.10.14 Prävention

- Prävention von Insektenstichen im Endemiegebiet durch
  - Repellenzien und
  - Verwendung von Mückennetzen.

5.10.15 Besonderheiten bei Schwangeren

- In seltenen Fällen wurde eine intrauterine Mutter-zu-Kind-Übertragung beschrieben.

5.10.16 Quellenangaben

[1] Bern C. Visceral leishmaniasis: Epidemiology and control. Waltham, MA: UpToDate Inc. 2018
[2] Bern C. Visceral leishmaniasis: Clinical manifestations and diagnosis. Waltham, MA: UpToDate Inc. 2018
[3] Bern C. Visceral leishmaniasis: Treatment. Waltham, MA: UpToDate Inc. 2018
[4] Boelaert M, Sundar S. Leishmaniasis. In: Farrar J, Hotez PJ, Junghanss T et al., Hrsg. Manson's Tropical Diseases. 23. Aufl. Philadelphia: W.B. Saunders Ltd; 2014: 631–651
[5] Rodríguez Carnero P, Hernández Mateo P, Martín-Garre S et al. Unexpected hosts: imaging parasitic diseases. Insights Imaging 2017; 8: 101–125
[6] Stojkovic M, Müller J, Junghanss T et al. Radiologische Diagnosen im Migrationskontext: Infektionskrankheiten. Rofo 2018; 190: 121–133

5.11 Fasziolose

M. Stojkovic, T. Junghanss, T. Weber

5.11.1 Steckbrief

Die Fasziolose ist eine Infektion, die durch den großen Leberegel hervorgerufen wird. Es handelt sich um eine Zoonose, die durch den Verzehr kontaminierter Wasserpflanzen erworben wird. In der ersten, akuten Phase der Erkrankung kommt es während der Larvenwanderung durch das Lebergewebe in die Gallenwege zu unspezifischen Allgemeinsymptomen mit Fieber, evtl. Hepatomegalie und Eosinophilie. Die chronische, biliäre Krankheitsphase ist geprägt durch gallenwegsassoziierte Pathologien. Die Diagnose kann am zuverlässigsten serologisch und radiologisch gestellt werden. In manchen Fällen gelingt auch der Nachweis von Wurmeiern im Stuhl. Die Therapie erfolgt mit Triclabendazol.

5.11.2 Synonyme

- Infektion mit großem Leberegel
- Faszioliasis

5.11.3 Keywords

- Zoonose
- Passageeier
- Triclabendazol

5.11.4 Definition

- Infektion der Gallenwege durch Fasciola hepatica oder Fasciola gigantica
- Extrahepatische Manifestationen sind selten.

5.11.5 Epidemiologie

- **Fasciola hepatica** ist eine Zoonose mit weltweiter Verbreitung und betrifft insbesondere Regionen mit Schaf- und Rinderzucht.
- In Europa sind Portugal, Spanien, Frankreich und die Türkei Hauptverbreitungsgebiete.
- **Hochendemiegebiete:**
  - Zentral- und Südamerika, v. a. Bolivien und Peru
  - Asien, v. a. China, Vietnam, Taiwan, Korea und Thailand
  - Afrika
  - Mittlerer Osten
- **Fasciola gigantica** ist hauptsächlich in Afrika, im Westpazifik, in Hawaii und Südostasien verbreitet.
- Wurmeier werden vom Endwirt (Schaf, Rind) und Fehlwirt (Mensch; „Passageeier") ausgeschieden, ca. 3–4 Monate nach Aufnahme von Metazerkarien mit
  - Wasserpflanzen, z. B. Wasserkresse (Europa), Wasserspinat (Asien),
  - kontaminiertem Wasser oder
  - roher Leber.

Häufigkeit

- Die Anzahl der weltweit infizierten Personen wird auf bis zu 17 Millionen in mehr als 51 Ländern geschätzt.

Altersgipfel

- Der Altersgipfel kann regional nach Ernährungsgewohnheiten variieren.

Geschlechtsverteilung

- keine Geschlechtsbevorzugung

Prädisponierende Faktoren

- keine

5.11.6 Ätiologie und Pathogenese

- In der **akuten Krankheitsphase**
  - wandert der unreife Leberegel durch die Leber und
  - verursacht entzündliche Gewebsveränderungen, die durch eosinophile Granulozyten vermittelt werden (hepatische Phase).
- In der **chronischen Krankheitsphase**
  - befindet sich der adulte Egel an seinem Zielort, den Gallenwegen, und
  - verursacht dort entzündliche Veränderungen und mechanische Obstruktion (biliäre Phase).
- Fasciola hepatica kann eine Größe von 20–30 × 13 mm, Fasciola gigantica von 20–75 × 12 mm erreichen.

5.11.7 Symptomatik

- Schätzungsweise sind mehr als die Hälfte der Infektionen asymptomatisch.
- Die Morbidität steigt mit der Parasitenlast.
- Die **akute Krankheitsphase** beginnt ca. 6–12 Wochen nach Infektion und ist charakterisiert durch
  - Fieber,
  - Schmerzen im rechten Oberbauch,
  - Anorexie,
  - Husten,
  - Kopfschmerzen,
  - Nachtschweiß.
- Die **chronische Krankheitsphase** ist gekennzeichnet durch die Symptomatik einer
  - Cholangitis,
  - Cholelithiasis,
  - Cholezystitis,
  - Pankreatitis oder
  - biliären Zirrhose.
- Eine ursächliche Assoziation der Fasziolose mit dem cholangiozellulären Karzinom ist nicht bekannt.
- Selten kommt es zu einer ektopen Wanderung der reifenden Leberegel, was vor allem differenzialdiagnostisch berücksichtigt werden muss.

5.11.8 Diagnostik

Diagnostisches Vorgehen

- Die **Serologie** ist die einfachste und sensitivste diagnostische Methode.
  - Sie ist zudem bereits früh in der Phase der Gewebsmigration des Parasiten positiv, wenige Wochen nach Infektion.
- Der **Direktnachweis von Parasiteneiern** im Stuhl ist wenig sensitiv und erst ca. 3–4 Monate nach Infektion positiv.
  - Zudem können sog. Passageeier irreführend sein.
- **radiologische Darstellung** der Leberegel und der damit assoziierten Gallenwegs- bzw. Lebergewebspathologie mittels MRT, MRC, Ultraschall oder ERCP

Anamnese

- geografische Anamnese
- Nahrungsmittelanamnese: Wasserpflanzen, (rohe) Leber, kontaminiertes Wasser

Körperliche Untersuchung

- in der akuten Krankheitsphase evtl. Hepato- und Splenomegalie

Labor

- in der akuten Krankheitsphase Eosinophilie
- in der chronischen Krankheitsphase Laborbefund abhängig von gallenwegsassoziierter Pathologie

Mikrobiologie und Virologie

Serologie

- Verschiedene serologische Nachweisverfahren (z. B. Hämagglutination, KBR, ELISA) werden verwendet.
- Sie alle zeichnet eine relativ gute Sensitivität und suboptimale Spezifität wegen Kreuzreaktionen mit anderen parasitären Infektionen aus.
- Antikörper sind bereits 2–4 Wochen nach Infektion nachweisbar.
- Die breiteste Anwendung finden ELISA-Verfahren, die genusspezifische Antigene verwenden.
- Auch der Nachweis zirkulierender Parasitenantigene mittels ELISA basierter „antigen-capture"-Technik findet Anwendung.

Stuhlmikroskopie

- Der Direktnachweis von Wurmeiern im Stuhl ist ein wenig sensitives diagnostisches Verfahren.
- Es sollten daher mehrere Stuhlproben (> 5) auf Wurmeier mittels spezieller Anreicherungsverfahren untersucht werden.

> **Cave**
> Passage von Wurmeiern nach Verzehr von Leber, ggf. Stuhluntersuchung wiederholen!

Bildgebende Diagnostik

Sonografie

- Die Befunde in bildgebenden Verfahren hängen von der Erkrankungsphase ab.
- In der **hepatischen Phase** entwickeln sich multiple kleine Nekrosehöhlen und Abszesse entlang des Wegs der Larvenmigration.

- Diese Mikroabszesse erstrecken sich von der Leberoberfläche tief in das Leberparenchym.
- Im Ultraschall bestehen hypoechogene noduläre und tubuläre Läsionen, diee konfluieren und ein malignes Erscheinungsbild haben können.
- In der **biliären Phase** sind dilatierte Gallenwege mit ggf. Wandverdickungen nachweisbar.
- Solide Komponenten im Lumen können dem Erreger selbst oder Debris entsprechen.

CT

- In der **hepatischen Phase** kommen im CT die charakteristischen subkapsulären Leberläsionen als typischerweise clusterartig angeordnete hypodense Rundherde mit Kontrastmittelanreicherung im Randbereich zur Darstellung.
- In der Umgebung dieser Nekrosen kann es zu schlecht definierten hypodensen Parenchymveränderungen kommen.
- Verkalkungen sind selten.
- In der **biliären Phase** dominieren Gallengangserweiterungen mit verstärkter Kontrastmittelanreicherung der Gallengangswand und ein periportales Ödem.

MRT

- Die MRT sollte inklusive einer MRCP durchgeführt werden.
- In der **hepatischen Phase** kann im MRT eine Verdickung der durchschrittenen Leberkapsel nachweisbar sein.
- Auch hier ist der Migrationspfad durch eine kleinherdige Ansammlung von Nekrosen und Mikroabszessen gekennzeichnet, mit hoher Signalintensität in T2-gewichteten Sequenzen und peripherer Hyperkontrastierung nach Kontrastmittelgabe.
- In der **biliären Phase** können adulte Parasiten in den dilatierten Gallenwegen als bogenförmig linear verlaufende Füllungsdefekte erkennbar sein.

Instrumentelle Diagnostik

ERCP

- Im biliären Stadium der Infektion können adulte Leberegel in den Gallenwegen oder der Gallenblase dargestellt werden, häufig assoziiert mit Gallensteinen.
- Behandlung Fasciola-bedingter Gallenwegsobstruktion

5.11.9 Differenzialdiagnosen

Tab. 5.14 Differenzialdiagnosen.

Differenzialdiagnose	Bemerkungen
Toxokariasis	viszerale Larva migrans, Larvenmigration durch Leber und Lunge, serologische Diagnose (akute Krankheitsphase)
Katayama-Fieber (akute Schistosomiasis)	systemisches Krankheitsbild mit Fieber, Urtikaria, Myalgien, Husten, Diarrhö, Eosinophilie Reiseanamnese, serologische Diagnose (akute Krankheitsphase)
Opisthorchis, Clonorchis, biliäre Askariasis	Differenzierung über Nachweis von Wurmeiern im Stuhl, endoskopisch
Cholelithiasis, Cholangitis, Cholezystitis	Differenzierung von nicht infektiösen Ursachen
primäre oder sekundäre Lebermalignome	Bei radiologischem Nachweis multipler Leberläsionen kann sich die Differenzialdiagnose zu metastatischen Absiedlungen und primären Lebertumoren stellen.

5.11.10 Therapie

Therapeutisches Vorgehen

- Mittel der Wahl zur Therapie: **Triclabendazol** 10 mg/kg Körpergewicht für 1–2d
- Die Wirksamkeit umfasst alle Stadien der Fasziolose und wird auf ca. 90% geschätzt.
- Zur besseren Resorption sollte das Medikament postprandial eingenommen werden.
- Triclabendazol-Resistenzen sind beschrieben.
- Triclabendazol ist in Deutschland nicht erhältlich; es kann jedoch über die internationale Apotheke z. B. aus Frankreich bezogen werden (Stand 9/2018).
- Es stehen kaum alternative Therapeutika zur Verfügung.
- Nitazoxanide kann bei Therapieversagen erwogen werden.

5.11.11 Nachsorge

- Der Therapieerfolg kann über
  - den Direktnachweis von Wurmeiern (falls initial positiv),
  - die Verlaufskontrolle der Eosinophilie und
  - abfallende serologische Antikörpertiter erfolgen.
- radiologische Verlaufskontrolle bei bereits eingetretenen Gallenwegsveränderungen

5.11.12 Verlauf und Prognose

- Die Prognose der Erkrankung ist gut, hängt jedoch ab von
  - dem Stadium der Erkrankung und
  - evtl. bei Diagnosestellung und spezifischer antiparasitärer Therapie bereits vorliegenden chronischen, irreversiblen Schäden der Gallenwege.

5.11.13 Prävention

- Nahrungsmittelhygiene
- Familienmitglieder der erkrankten Person sollten gescreent werden.

5.11.14 Quellenangaben

[1] Leder K, Weller P. Liver flukes: Fascioliasis. Waltham, MA: UpToDate Inc. 2018
[2] Patel NU, Bang TJ, Dodd GD. CT findings of human Fasciola hepatica infection: case reports and review of the literature. Clin Imaging 2016; 40: 251–255
[3] Rodríguez Carnero P, Hernández Mateo P, Martín-Garre S et al. Unexpected hosts: imaging parasitic diseases. Insights Imaging 2017; 8: 101–125
[4] Sithtihaworn P, Sripa B, Kaewkes S et al. Food-borne Trematodes. In: Farrar J, Hotez PJ, Junghanss T et al., Hrsg. Manson's Tropical Diseases. 23. Aufl. Philadelphia: W.B. Saunders Ltd; 2014: 726–736
[5] Webb CM, Cabada MM. Recent developments in the epidemiology, diagnosis, and treatment of Fasciola infection. Curr Opin Infect Dis 2018; 31: 409–414

5.12 Clonorchiasis und Opisthorchiasis

M. Stojkovic, T. Junghanss, T. Weber

5.12.1 Steckbrief

Die Infektion mit den in Asien endemischen Leberegeln Clonorchis und Opisthorchis erfolgt durch den Verzehr von rohem Fisch. Unterschieden werden ein akutes Krankheitsstadium während der Reifung und Migration des Leberegels in die Gallenwege mit Fieber, Eosinophilie, Allgemeinsymptomen und ein chronisches Krankheitsstadium durch die mechanische Verlegung der Gallenwege. Die chronische Infektion ist mit einem erhöhten Risiko für ein cholangiozelluläres Karzinom (CCA) assoziiert. Die Therapie erfolgt mit Praziquantel.

5.12.2 Synonyme

- Leberegel-Infektion

Clonorchiasis
- Clonorchis-Infektion
- Infektion mit chinesischem Leberegel

Opisthorchiasis
- Opisthorchis-Infektion
- Katzenleberegel-Infektion

5.12.3 Keywords

- cholangiozelluläres Karzinom (CCA)
- Praziquantel

5.12.4 Definition

- Infektion der Gallenwege mit
  - Clonorchis sinensis,
  - Opisthorchis felineus oder
  - Opisthorchis viverrini

5.12.5 Epidemiologie

- Endemiegebiete:
  - **Clonorchis sinensis**: Ostasien, v. a. China, Japan, Taiwan, Vietnam und Korea, fernöstliches Russland
  - **Opisthorchis felineus**: Südostasien, Zentral- und Osteuropa, v. a. Sibirien und andere Staaten der früheren Sowjetunion
  - **Opisthorchis viverrini**: Thailand, Vietnam, Kambodscha und Laos
- C. sinensis und O. viverrini sind die weltweit führende Ursache für das CCA.

Häufigkeit
- Nach aktuellen Schätzungen sind weltweit ca. 35 Millionen Menschen mit C. sinensis, O. felineus und O. viverrini infiziert.

Altersgipfel
- Die Prävalenz und Intensität der Erkrankung steigt mit dem Alter.

Geschlechtsverteilung
- leichte Prädominanz männlicher Patienten

Prädisponierende Faktoren
- keine

5.12.6 Ätiologie und Pathogenese

- Das Reservoir der Erkrankung sind **fischfressende Säugetiere**, v. a. Katzen und Hunde (**Endwirt**).
- Der **Mensch ist Fehlwirt** des Parasiten und wird durch Verzehr von rohem, eingesalzenem, sauer eingelegtem oder geräuchertem Süßwasserfisch infiziert.
- Nach Ingestion aszendieren die Parasitenlarven über die Papilla Vateri in die Gallenwege.
- Die adulten Leberegel halten sich in den intrahepatischen Gallenwegen auf und verursachen eine chronische Entzündungsreaktion mit periduktaler Fibrose.
- Auch granulomatöse Entzündungen um Wurmeier herum werden beobachtet.
- Die adulten Egel
  - von C. sinensis erreichen eine Größe von 10–25 × 3–5 mm,
  - von O. felineus und O. viverrini 8–12 × 1–3 mm.
- Als **Ursache für die Entstehung des CCA** werden
  - ein Zusammenwirken aus mechanischer und chemischer Gallenwegsirritation sowie
  - immunologisch vermittelte Mechanismen geltend gemacht.

5.12.7 Symptomatik

- **C. sinensis und O. viverrini:**
  - Die meisten Infektionen sind in der frühen Phase asymptomatisch.
  - Symptome entstehen mit zunehmender Dauer und (kumulativer) Intensität der Infektion.
- Bei **O. felineus** treten ca. 10–28 Tage nach dem Verzehr von rohem Fisch Symptome der akuten Infektion auf mit
  - Fieber,
  - Anorexie,
  - Bauchschmerzen sowie
  - Arthralgien und Myalgien.
- **Chronische Infektionen** führen zu
  - Hepatomegalie und
  - Schmerzen im rechten Oberbauch mit Appetitlosigkeit, Gewichtsverlust und Diarrhö.
- **Komplikationen** entstehen durch die mechanische Verlegung der Gallenwege und beinhalten
  - Ikterus,
  - Cholangitis,
  - Pankreatitis und
  - Leberabszess.
- Hauptkomplikation der chronischen Infektion ist das **CCA**.
  - Es wird geschätzt, dass das CCA-Risiko bei chronischen Infektionen mit O. viverrini um das 5–15-Fache erhöht ist.

5.12.8 Diagnostik

Diagnostisches Vorgehen

- Die Diagnose beruht auf dem Direktnachweis von Wurmeiern
  - im Stuhl,
  - Duodenalsaft oder
  - in Galleflüssigkeit.
- Serologische Tests sind nicht routinemäßig verfügbar.
- Die radiologische Diagnostik bildet eine wichtige Ergänzung zur Beurteilung der Gallenwegspathologie.

Anamnese

- Herkunft aus einem Endemiegebiet
- Verzehr von rohem Fisch

Körperliche Untersuchung

- Bei länger bestehender Infektion kann eine Hepatomegalie auftreten.

Labor

- Eosinophilie
- IgE-Erhöhung
- evtl. erhöhte Cholestaseparameter

Mikrobiologie und Virologie

Mikroskopie

- Der Direktnachweis von Wurmeiern im Stuhl ist ca. 4 Wochen nach Infektion möglich.
- Der diagnostische Goldstandard ist das **Anreicherungsverfahren mit der Formalin-Ethylacetat-Technik**.
- Bei niedriggradigen Infektionen müssen mehrere Stuhlproben untersucht werden.
- Die mikroskopische Differenzierung von Clonorchis- und Opisthorchis-Eiern ist schwierig, sodass hierfür auch die Geografie der Exposition berücksichtigt werden muss.

Serologie

- in Speziallabors verfügbar
- ELISA- und Immunoblot-Verfahren auf Basis parasitärer Antigene
- Kreuzreagibilität der Antikörpernachweise mit anderen parasitären Infektionen erschweren Testinterpretation

Molekularbiologie

- PCR-basierte Verfahren zum Nachweis von Clonorchis- und Opisthorchis-DNA im Stuhl wurden entwickelt, sind jedoch nur in Speziallaboren verfügbar.

Bildgebende Diagnostik

- Bildgebende Basisdiagnostik ist die Sonografie.
- CT und MRT mit MRCP sind ergänzende Methoden, insbesondere bei Verdacht auf CCA.

Sonografie

- Im Sonogramm sind die **kleinen peripheren Gallenwege dilatiert**.
- Die betroffenen Gallenwege können durch periduktale Fibrose wandverdickt zur Darstellung kommen.
- Bei schweren Infektionen kann der kleine Leberegel als echoreicher intraduktaler Fokus dargestellt werden.
- Die großen Gallenwege können mit Detritus oder Steinen gefüllt sein.
- Das Ausmaß der Gallengangsdilatation hängt von der Schwere der Infektion ab.
- Die Sonografie dient in Endemiegebieten als Screeningmethode.
- Die Sonografie kann bei chronischen Infektionen zur Früherkennung des CCA verwendet werden.

CT

- Die CT zeigt eine **diffuse uniforme Dilatation der kleinen intrahepatischen Gallenwege** bei fehlender oder nur geringer Dilatation der großen Gallenwege.
- Eine fokale Ursache für die Obstruktion ist nicht auszumachen.
- Das Ausmaß der Gallengangsdilatation hängt von der Schwere der Infektion ab.
- Periduktale Inflammation und Fibrose zeigen sich als lineare Kontrastmittelaufnahme entlang der Gallenwege.
- Das CCA kann sich in Assoziation mit der Infektion durch den kleinen Leberegel sowohl als extrahepatischer als auch intrahepatischer Tumor manifestieren.
- Der Nachweis einer fokalen soliden Stenose der extrahepatischen Gallenwege sollte den Verdacht auf das Vorliegen eines CCA lenken.
- Die häufigste intrahepatische Manifestationsform ist die Ausbildung einer irregulär begrenzten rundherdartigen Raumforderung.

MRT

- Die MRT ist der CT zur Beurteilung der Gallenwege vorzuziehen.
- Eine MRCP sollte Teil des MRT-Protokolls sein.
- Auch hier findet sich eine **diffuse uniforme Dilatation vor allem der kleinen intrahepatischen Gallenwege**.
- In den großen Gallenwegen kann der kleine Leberegel in der MRCP als hypointenser Fokus sichtbar sein.
- Periduktale Inflammation und Fibrose zeigen sich als lineare Kontrastmittelaufnahme entlang der Gallenwege.
- Die MRT mit MRCP ist besser geeignet als die CT, um das extrahepatische CCA über den Nachweis einer fokalen Gallengangsobstruktion darzustellen.
- Für das intrahepatische CCA mit rundherdartiger Wuchsform sind CT und MRT gleichermaßen geeignet.

Instrumentelle Diagnostik

ERCP

- Im Cholangiogramm kann der kleine Leberegel als **länglicher Füllungsdefekt in den kleinen peripheren Gallenwegen** sichtbar sein.
- Die kleinen Gallenwege sind dilatiert.
- Die großen Gallenwege erscheinen unauffällig, da diese weit genug sind, um offen zu bleiben, auch wenn Leberegel vorhanden sind.
- Behandlung der durch adulte Egel bedingten Gallenwegsobstruktion

5.12.9 Differenzialdiagnosen

Tab. 5.15 Differenzialdiagnosen.

Differenzialdiagnose	Bemerkungen
Fasziolose	Differenzierung erfolgt serologisch, über Nachweis von Wurmeiern im Stuhl und über radiologische Charakteristika
chronische Schistosomiasis	Differenzierung erfolgt epidemiologisch und klinisch (z. B. portale Hypertension), bildgebend (z. B. periportale Fibrose), serologisch und über Stuhldiagnostik
Strongyloidose	ähnliche gastrointestinale Symptomatik wie bei Akutinfektion, kombiniert mit Eosinophilie, Differenzierung erfolgt serologisch und über Stuhldiagnostik
Choledocholithiasis	Differenzierung erfolgt radiologisch
cholangiozelluläres Karzinom	bei epidemiologischem Risiko muss Clonorchis und Opisthorchis als Ursache berücksichtigt werden, radiologische Differenzierung
primär sklerosierende Cholangitis	Differenzierung erfolgt cholangiografisch

5.12.10 Therapie

Therapeutisches Vorgehen

- Die Therapie erfolgt mit **Praziquantel** 25 mg/kg Körpergewicht/Dosis 3 × tgl. für 2 d.
- Es gibt alternative Dosierungsschemata.
- Albendazol und Mebendazol sind mögliche therapeutische Alternativen.

5.12.11 Nachsorge

- Es gibt keine formalen Nachsorgeempfehlungen.
- Bei chronischer Schädigung der Gallenwege sind langfristige sonografische Untersuchungen empfehlenswert (CCA!).

5.12.12 Verlauf und Prognose

- Die Prognose hängt ab von
  - dem Stadium der Erkrankung und
  - dem möglichen Vorliegen chronischer, irreversibler Schäden der Gallenwege und den dadurch bestehenden Risiken.

5.12.13 Prävention

- Nahrungsmittelhygiene
- Verzehr von rohem Fisch vermeiden
- Familienmitglieder der erkrankten Person sollten gescreent werden.

5.12.14 Quellenangaben

[1] Leder K, Weller PF. Liver flukes: Clonorchis, Opisthorchis, and Metorchis. Waltham, MA: UpToDate Inc. 2018
[2] Lim JH, Mairiang E, Ahn GH. Biliary parasitic diseases including clonorchiasis, opisthorchiasis and fascioliasis. Abdom Imaging 2008; 33: 157–165
[3] Rodríguez Carnero P, Hernández Mateo P, Martín-Garre S et al. Unexpected hosts: imaging parasitic diseases. Insights Imaging 2017; 8: 101–125
[4] Sithtihaworn P, Sripa B, Kaewkes S et al. Food-borne Trematodes. In: Farrar J, Hotez PJ, Junghanss T et al., Hrsg. Manson's Tropical Diseases. 23. Aufl. Philadelphia: W.B. Saunders Ltd; 2014: 726–736

5.13 Hepatische Candidiasis und Aspergillose

B. Appenrodt

5.13.1 Steckbrief

Die hepatische Candidiasis und Aspergillose sind invasive Pilzinfektionen mit Befall der Leber, die ohne Therapie einen infausten Verlauf nehmen. Die hepatische Candidiasis ist insgesamt selten und daher in der Differenzialdiagnose leicht zu übersehen. Sie tritt fast nur in Risikogruppen auf, z. B. bei immunsupprimierten Patienten. An einer Aspergillose erkranken insbesondere Patienten mit hämatologischen Neoplasien oder Patienten unter Immunsuppression. Invasive Aspergillosen sind deutlich seltener als die invasiven Candidosen und haben einen schwereren Verlauf. Eine frühzeitige Diagnose und eine antimykotische Therapie sind entscheidend.

5.13.2 Synonyme

Candidiasis

- Candidose, Kandidose
- Candidosis
- Candidamykose, Kandidamykose

Aspergillose

- keine

5.13.3 Keywords

- Organmykosen
- intraabdominelle Infektionen
- Pilze

5.13.4 Definition

- Organmykosen gehören zu den invasiven bzw. disseminierten Pilzinfektionen.
- Der häufigste Erreger der invasiven **Candidiasis** ist Candida albicans.
- Die häufigsten Erreger einer **Aspergillose** sind Aspergillus fumigatus, Aspergillus flavus und Aspergillus niger.

5.13.5 Epidemiologie

Häufigkeit

- Die **Candidiasis** ist die häufigste Pilzinfektion der Leber, selten ist dabei auch die Milz betroffen.
  - An einer invasiven Candidiasis erkranken ca. 5–15 % der Patienten mit hämatologischen Neoplasien, insbesondere Patienten mit akuten Leukämien unter einer Hochdosischemotherapie.
  - Sehr viel seltener sind Patienten mit soliden Malignomen oder Lymphomen betroffen.
  - Ein Befall der Leber zeigt sich bei ca. 10 % der Patienten mit systemischen Befall.
- Die hepatische **Aspergillose** ist selten.
  - Sie kommt seltener vor als die hepatische Candidiasis.
  - Bei Patienten mit eingeschränktem Immunsystem liegt die Häufigkeit < 5 %.

Altersgipfel

- Es gibt keinen eindeutigen Altersgipfel.

Geschlechtsverteilung

- Es gibt keine eindeutige Geschlechtsverteilung.

Prädisponierende Faktoren

- Immunsuppression nach Organtransplantation
- intensivmedizinisch versorgte Patienten
- Patienten mit Aplasie (z. B. Leukämiepatienten)
- Patienten mit immunkompromittierender Grunderkrankung (z. B. AIDS)
- lang dauernde, myelosuppressive Chemotherapie

5.13.6 Ätiologie und Pathogenese

Candidiasis

- Voraussetzung ist eine Kolonisation der Candida-Spezies im Gastrointestinaltrakt.
- Innerhalb des Organismus ist die fehlende Phagozytosefähigkeit der Leukozyten bei myelosuppressiver Therapie oder immunsuppressiver Erkrankung eine weitere Voraussetzung.
- Sind die betroffenen Patienten aplastisch, wird die disseminierte Candidiasis häufig erst nach Regeneration der Leukozyten symptomatisch.

Aspergillose

- Der Infektionsweg ist in erster Linie aerogen durch die Inhalation von Aspergillussporen, die ubiquitär vorkommen.
- Sporenabgebende Quellen mit der Gefahr der Inhalation von Sporen, z. B. Blumenerde oder defekte Klimaanlagen, sollten von gefährdeten Patienten ferngehalten werden.

5.13.7 Symptomatik

- Symptome sind **unspezifisch**:
  - Verschlechterung des Allgemeinzustands
  - Fieber
  - neu aufgetretene Hautläsionen (embolischer Genese)
  - Druckschmerz im Oberbauch
  - Inappetenz

5.13.8 Diagnostik

Diagnostisches Vorgehen

- Anamnese
- körperlichen Untersuchung
- Bildgebung: Kombination von Ultraschall und CT/MRT
- Erregernachweis v. a. aus Biopsien

Anamnese

- Die wesentliche Anamnese zielt auf weitere systemische Erkrankungen, die o. g. Risikofaktoren einschließt, z. B. akute Leukämien mit myelosuppressiver Chemotherapie.

Körperliche Untersuchung

- Es können sich unspezifische Zeichen zeigen, wie Fieber, Tachykardie und Schüttelfrost.
- In der abdominellen Untersuchung soll insbesondere der **rechte Oberbauch** mit der Frage nach Druckschmerzhaftigkeit untersucht werden.
- Die **Haut** sollte hinsichtlich embolischer Läsionen inspiziert werden.

Mikrobiologie und Virologie

Kulturen

- Ein direkter Erregernachweis kann durch einen Nachweis aus Blut oder gewonnenem Gewebe durch eine entsprechende gezielte Leberpunktion erfolgen.
- Anzucht und Erregernachweis in den Blutkulturen gelingen aber nur selten; eine bioptische Sicherung steht daher an erster Stelle.

Serologie

- Die serologische Diagnostik spielt bei der hepatischen **Candidiasis** eine untergeordnete diagnostische Rolle.
  - Bei dem indirekten serologischen Erregernachweis werden Antigen und Antikörper im Serum bestimmt.
  - Jedoch schließen negative Ergebnisse keine Infektion aus.
- Bei der **Aspergillose** hat die serologische Diagnostik eine größere Bedeutung, da die Möglichkeit des Nachweises des Aspergillus-Polysaccharids Galaktomannan besteht.

Bildgebende Diagnostik

Sonografie

- Das B-bildmorphologische Befallsmuster einer hepatischen **Candidose** ist uncharakteristisch.
  - Typische Zeichen können ein echoreiches Zentrum sein, das
    - einer Schießscheibe ähnelt (Bull Eye) oder
    - einem Rad im Rad entspricht (Wheel in Wheel).
  - Meist sind es kleinere, multiple disseminierte Läsionen < 2 cm Größe.
- **Aspergillusherde** zeigen sich im Vergleich zu den Herden bei der Candidiasis als echoarme Raumforderungen im Ultraschall.

CT

- In der CT-Untersuchung mit Kontrastmittel stellen sich die Läsionen einer **Candidiasis** hypodens dar (▶ Abb. 5.12).
- **Aspergillusherde** zeigen sich als hypodense, eher rundliche, disseminierte Läsionen.

MRT

- Die MRT-Untersuchung gilt als sensitivstes bildgebendes Verfahren für die hepatische Candidiasis.
- Hierbei stellen sich die Herde im T1-gewichteten Bild signalarm dar.
- Nach Kontrastmittelgabe kommt es zu einem Enhancement des Randbereichs (Target Sign).

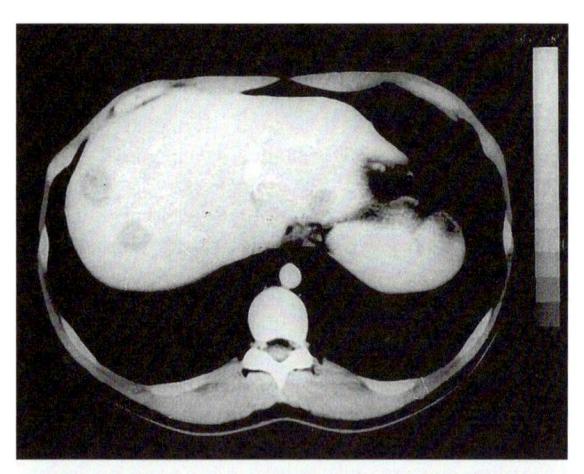

Abb. 5.12 CT-Bild einer hepatischen Candidiasis mit multiplen Herden. (Quelle: Appenrodt B, Sauerbruch T. Pilzinfektionen der Leber. In: Riemann J, Fischbach W, Galle P, Mössner J, Hrsg. Gastroenterologie in Klinik und Praxis. Stuttgart: Thieme; 2007: 1352–1356)

Histologie, Zytologie und klinische Pathologie

Histologische Leberdiagnostik

- Bei der hepatischen Mykose ist der direkte Erregernachweis im Gewebe der diagnostische Goldstandard.
- Bei der **Candidiasis** finden sich fadenförmige Pseudomyzelen und Hyphen, die sich in der Gramfärbung anfärben lassen.
  - Die bioptische Sicherung der Leberherde wird zur Abgrenzung zu nicht mykotischen Ursachen empfohlen.
    - Dabei ist jedoch die gezielte Punktion bei meist sehr kleinen mykotischen Herden in der Leber technisch schwierig.
    - Weiterhin fällt häufig der kulturelle Nachweis von Pilzen bei bereits antimykotisch therapierten Patienten negativ aus.
    - Bei Patienten ohne antimykotische Therapie hingegen gelingen bei 20–50 % der Patienten ein positives Kulturergebnis sowie ein histologischer Nachweis.
- Der direkte Erregernachweis aus der Biopsie ist auch bei der **Aspergillose** entscheidend.
  - Bei dem eher selten anzutreffenden Aspergillus terreus besteht eine Primärresistenz gegen Amphotericin B.

5.13.9 Differenzialdiagnosen

- pyogener Leberabszess
- Metastasen
- Karzinom

5.13.10 Therapie

Therapeutisches Vorgehen

Candidiasis

- Bei einer invasiven Candidiasis ist eine systemische Therapie erforderlich.
- Ohne Therapie verläuft die disseminierte Candidiasis mit Befall der Leber tödlich.
- Es gibt eine Bandbreite effektiver Antimykotika.
- Neben der antimykotischen Therapie sollten zentralvenöse Verweilkatheter – wenn möglich – entfernt werden, da sie als infektiösen Fokus unabhängig von der Pathogenese der Candidiasis gelten.
- Weiterhin sollte möglichst die immunsuppressive Therapie abgesetzt oder reduziert werden.

Aspergillose

- Die antimykotische Therapie ist durch Einführung neuer Azole und der Echinocandine effektiv und sicher geworden.

Pharmakotherapie

Candidiasis

- Die Therapie sollte mit liposomalen Amphotericin (AmB) oder mit einem Echinocandin (Micafunin, Caspfungin) für einige Wochen begonnen werden.
- Dies kann dann mit einer oralen Therapie mit Fluconazol fortgesetzt werden (bei Patienten ohne Fluconazolresistenz).
- Als Grundlage für die Therapieentscheidung werden zwei Patientengruppen gebildet:
  - granulozytopenische Patienten und
  - nicht granulozytopenische Patienten
- In der Initialtherapie der nicht granulozytopenischen Patienten können Fluconazol oder Echinocandine eingesetzt werden.
  - Alternativen sind das AmB und Voriconazol.
- Bei granulozytopenischen Patienten sollten letztgenannte Antimykotika aufgrund ihrer Wirkungsstärke bereits als Initialtherapie verwendet werden.
- Die Therapiedauer beträgt in der Regel mehrere Monate bis zum einem bilddokumentierten vollständigen Rückgang der hepatischen Läsionen.

Aspergillose

- Für die Erstlinientherapie ist Voriconazol Mittel der Wahl.
- Der Therapieeffekt für Voriconazol bei invasiver Aspergillose ist gut belegt.
- Alternativ kann eine Therapie mit liposomalen Amphotericin B erfolgen.

- Bei dem Bild einer refraktären Aspergillose sollte in der Therapie ein Klassenwechsel von Azol zu Polyen und Candinen erfolgen.
- In der Zweitlinientherapie können Caspofungin, Micafungin und Posaconazol eingesetzt werden.
- Therapiedauer:
  - bis zum vollständigen Verschwinden der Läsionen in der Bildgebung
  - mindestens so lange die Neutropenie andauert
  - in der Regel eine Dauer von 6–12 Wochen
  - Ein Anstieg des Galactomannan-Antigens kann ein Hinweis auf einen refraktären Verlauf geben; ein Abfall auf Normwerte (< 0,5) alleine ist jedoch noch kein Grund für eine Beendigung der Therapie.

5.13.11 Verlauf und Prognose

- Bei der **Candidiasis** zeigt sich unter antimykotischer Therapie ein gutes Ansprechen.
  - Bei Verkalkungen oder vollständigem Rückgang der Läsionen ist von einem Therapieerfolg auszugehen.
  - Letalität ohne Therapie > 30 %
- Bei einer hepatischen **Aspergillose** sind Verlauf und Prognose unter einer gezielten antimykotischen Therapie ebenfalls gut.
  - Letalität ohne Therapie > 50 %

5.13.12 Quellenangaben

[1] Groll AH, Buchheidt D, Cornely O et al. Diagnose und Therapie von Candida-Infektionen. Gemeinsame Empfehlungen der Deutschsprachigen Mykologischen Gesellschaft (DMYKG) und der Paul-Ehrlich-Gesellschaft für Chemotherapie (PEG). Chemother J 2011; 20: 67–93

[2] Ruhnke M, Rickerts V, Cornely OA et al. Diagnosis and therapy of Candida infections: joint recommendations of the German Speaking Mycological Society and the Paul-Ehrlich-Society for Chemotherapy. Mycoses 2011; 54: 279–310

5.14 Leptospirose

B. Appenrodt

5.14.1 Steckbrief

Bei der Leptospirose handelt es sich um eine weltweit verbreitete Zoonose durch das Bakterium Leptospira interrogans. In Deutschland ist sie relativ selten. Die Erkrankung kann ein sehr unterschiedliches Erscheinungsbild haben. Das Spektrum reicht von leichten grippalen Symptomen bis hin zu einem schweren Erkrankungsbild mit Organversagen. Die initiale Phase ist charakterisiert durch hohes Fieber und unspezifische grippale Allgemeinsymptome. In einer zweiten Phase kann es zu erneutem Fieber und vor allem zu Organbeteiligungen kommen, insbesondere der Niere und der Leber. Dieser schwere Verlauf ist jedoch deutlich seltener. Die Therapie erfolgt antibiotisch und je nach Verlaufsform mit zusätzlichen supportiven Maßnahmen bei Organkomplikationen. Insgesamt ist die Prognose gut, die selten vorkommenden schweren Verläufe können jedoch tödlich verlaufen.

5.14.2 Synonyme

- Morbus Weil

5.14.3 Keywords

- Leberinfektion
- Hepatitis
- Leptospira interrogans
- Zoonose

5.14.4 Definition

- Die Leptospirose ist eine Zoonose.
- Die Erreger (Leptospiren) gehören zur Familie der Leptospiraceae und in die Klasse der Spirochäten.
- Die eher historische Bezeichnung „Morbus Weil" umfasst einen schweren Verlauf mit der klinischen Trias aus
  - Ikterus,
  - Splenomegalie und
  - Nierenversagen.

5.14.5 Epidemiologie

Häufigkeit

- Die Leptospirose kommt weltweit vor.
- Die höchste Inzidenz besteht in tropischen und subtropischen Ländern.
- In Deutschland ist sie sehr selten:
  - seit dem Jahr 2000 an das Robert-Koch-Institut gemeldete Fälle pro Jahr zwischen 37 und 166

Altersgipfel

- Es gibt keinen bestimmten Altersgipfel.

Geschlechtsverteilung

- Es gibt keine bestimmte Geschlechtsverteilung.

Prädisponierende Faktoren

- Personen mit Kontakt zu Tieren (Nutztiere, Wildtiere) sind besonders gefährdet.
  - Infektionen häufig bei Schafen (Prävalenz: ca. 14 %) und bei Pferden (Prävalenz: ca. 4 %)
  - Leptospirose bei Hunden in Deutschland nimmt zu.

5.14.6 Ätiologie und Pathogenese

- Infizierte Tiere scheiden die Leptospiren mit dem Urin aus.
- Folge ist eine Kontamination des Bodens und darüber auch des Wassers.
- Der Erreger wird aufgenommen über
  - die Schleimhäute oder
  - kleine Läsionen der Haut und
  - Aerosol.
- Selten ist eine direkte Übertragung durch z. B. Rattenbisse.
- Nach Aufnahme des Erregers kommt es rasch zu einer hämatogenen Streuung, insbesondere in Niere und Leber.

5.14.7 Symptomatik

- sehr **variables Krankheitsbild**:
  - sehr milder oder klinisch stummer Verlauf bis hin zu
  - fulminantem, schwerem Verlauf mit Organversagen und hoher Letalität
- Insgesamt ist aber in ca. 90 % der Fälle von einem milden Verlauf auszugehen.
- Die Erkrankung hat häufig einen biphasischen Verlauf.
- **Symptome der Akutphase** (bis zu ca. 1 Woche):
  - grippeähnliche Symptome
  - hohes Fieber
  - Kopfschmerzen
  - Gelenk- und Muskelschmerzen
  - ggf. diffuse abdominelle Beschwerden
  - ggf. masernähnliches Exanthem
  - ggf. Meningitis
- **Symptome der 2. Phase** (nach ca. 5–7 Tagen):
  - erneuter Fieberanstieg
  - Organbeteiligungen
    - Leber (Hepatitis)
    - Nieren (Nephritis, akutes Nierenversagen)
    - ZNS (lymphozytäre Meningitis)
    - Herz (Peri- und Myokarditis)
    - Lunge (pulmonale Hämorrhagien)
- Die WHO teilt die Erkrankung in **4 grobe klinische Kategorien** ein:
  - grippeähnliche Symptome
  - Morbus Weil
  - Meningitis/Menigoenzephalitis
  - pulmonale Hämorrhagie mit respiratorischer Insuffizienz

5.14.8 Diagnostik

Diagnostisches Vorgehen

- Anamnese
- körperliche Untersuchung
- direkte und indirekte Erregerdiagnostik
- bildgebende Diagnostik

Anamnese

- Die Anamnese ist entscheidend:
  - Aufenthalt in tropischen und subtropischen Ländern
  - Kontakt bzw. Umgang mit Tieren

Körperliche Untersuchung

- Die Erkrankung hat häufig einen biphasischen Verlauf.
- Somit können die Befunde der körperlichen Untersuchung je nach Phase auch unterschiedlich sein.
- bei bestehenden Organbeteiligungen:
  - Ikterus
  - Zeichen der Meningitis wie Kopfschmerzen
  - urämisches und/oder hepatisches Koma
  - Dyspnoe, ggf. Hämoptysen

Mikrobiologie und Virologie

Serologie

- Bei der mikrobiologischen Diagnostik erfolgt eine Stufendiagnostik für den Nachweis spezifischer Antikörper.
- Initial sollte das ELISA-Verfahren durchgeführt werden.
- Hier können bereits frühzeitig (innerhalb von 5–7 Tagen nach Erkrankungsbeginn) spezifische Antikörper nachgewiesen werden.
- Zur Bestätigung wird ein Mikroagglutinationstest (MAT) empfohlen.
  - Goldstandard in der Leptospirendiagnostik
  - > 1:100: positiver Befund
- Von einer akuten Infektion ist bei einem Anstieg des Antikörpertiters auszugehen (mind. um das 4-Fache).
- Verlaufsuntersuchungen sollten in einem Abstand von 1–2 Wochen erfolgen.
- Bei einer stattgehabten Infektion können die Antikörper auch über Jahre persistieren.

Kulturen

- Ein direkter Erregernachweis (▶ Abb. 5.13) ist schwierig aufgrund einer
  - langsamer Vermehrung in der Kultur und
  - schwierigen Anzüchtung über Wochen.
- Somit ist der direkte Erregernachweis in der Akutdiagnostik nicht entscheidend.
- Dabei gelingt eine Anzüchtung aus dem Urin am ehesten in der 2. Erkrankungswoche.

Molekularbiologie

- Neben dem kulturellen Nachweis kann auch mittels PCR-Diagnostik ein Nachweis von Leptospiren-DNA aus
  - Blut,
  - Liquor,
  - Urin oder
  - Gewebe gelingen.

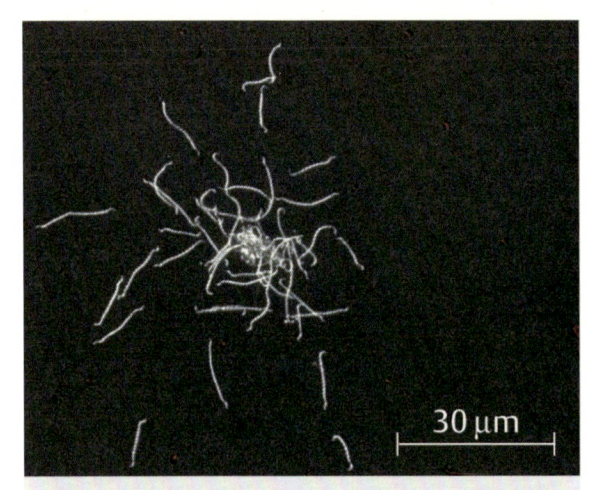

Abb. 5.13 Leptospira interrogans. Kulturpräparat. Dunkelfeld. Feine, gewundene Stäbchen von 10–20 µm Länge und 0,1–0,2 µm Dicke. Geißeln sind nicht vorhanden. Beweglichkeit kommt durch rotierende Bewegungen des Zellleibs zustande. (Quelle: Kayser F, Böttger E. Leptospira (Leptospirose, Morbus Weil). In: Kayser F, Böttger E, Deplazes P et al., Hrsg. Taschenlehrbuch Medizinische Mikrobiologie. 13. Aufl. Stuttgart: Thieme; 2014)

Bildgebende Diagnostik

Sonografie

- Die bildgebende Diagnostik erfolgt durch die Sonografie und die Schnittbildgebung.
- Sie richtet sich nach dem Bild der Organbeteiligung.
- Bei einer milden Verlaufsform ist keine bildgebende Diagnostik notwendig.
- Bei einer Organbeteiligung der Leber zeigt sich
  - das Parenchym echoarm und
  - die Leber ggf. leichtgradig vergrößert,
  - ggf. das Bild einer Hepatitis.
- Raumforderungen oder andere Formationen der Leber zeigen sich nicht.
  - sonografische Bildgebung in der Regel ausreichend

5.14.9 Differenzialdiagnosen

Tab. 5.16 Differenzialdiagnosen.

Differenzialdiagnose	Bemerkungen
Malaria	bei Reiserückkehr aus Endemiegebiet
Rickettsiosen	bei Reiserückkehr aus Endemiegebiet
Typhus	bei Reiserückkehr aus Endemiegebiet
Arbovirus-Infektion	bei Reiserückkehr aus Endemiegebiet
Hantavirus-Infektion	bei Nierenbeteiligung
Meningoenzephalitiden anderer Genese	bei zentralnervöser Beteiligung

5.14.10 Therapie

Therapeutisches Vorgehen

- Entscheidend ist es,
  - frühzeitig an die Diagnose Leptospirose zu denken und
  - eine frühzeitige Therapie bereits bei klinischem Verdacht zu beginnen.
- Eingesetzt wird primär eine antibiotische Therapie.
- Je nach Schweregrad und Organbeteiligung kann ergänzt werden:
  - organspezifische, supportive Therapie
  - Organersatzverfahren (Hämodialyse, maschinelle Beatmung)

Pharmakotherapie

- Bezüglich der Wahl des Antibiotikums gibt es keine klare einheitliche Therapieempfehlung.
- Therapie der 1. Wahl ist **Doxycyclin**.
- Alternativen sind **Penicillin G** oder ein **Cephalosporin der 3. Generation**.
  - Diese sollte bei einem schweren Verlauf gewählt werden.
  - Dabei kann insbesondere unter Penicillin eine Jarisch-Herxheimer-Reaktion auftreten.
  - Die Inzidenz für diese Reaktion ist unbekannt; insgesamt kommt sie aber selten vor.
- In der Regel beträgt die Gesamtdauer der antibiotischen Therapie 4–6 Wochen.
- Dabei sollte initial eine parenterale Therapieform gewählt werden.
  - Diese sollte für minimal 2 bis ca. 4 Wochen beibehalten werden.
- Eine orale Therapie sollte erfolgen nach
  - entsprechendem klinischen Verlauf und
  - Antibiogramm im weiteren Verlauf,
  - frühestens nach 2–4 Wochen.
- Therapieziel ist eine vollständige Remission des bildgebenden Befunds.
- Bis dahin ist eine antibiotische Therapie notwendig.

5.14.11 Verlauf und Prognose

- Die meisten Infektionen (ca. 90 % der Fälle) verlaufen mit geringer Symptomatik oder klinisch stumm.
  - Diese sind meist selbstlimitierend.
- Bei schweren Verläufe mit Organbeteiligung und ggf. Organversagen liegt die Letalität bei bis zu 20 %.

5.14.12 Quellenangaben

[1] Brehm TT, Schulze Zur Wiesch J, Lütgehetmann M et al. Epidemiology, clinical and laboratory features of 24 consecutive cases of leptospirosis at a German infectious disease center. Infection 2018; 46: 847–853

[2] Gerosa D, Walder A, Schwegler B et al. Muskelschmerzen, Ikterus und akutes Nierenversagen. Praxis (Bern 1994) 2017; 106: 1007–1010
[3] Guidugli, Castro AA, Atallah AN. Antibiotics for treating leptospirosis. Cochrane Database Syst Rev 2000; 2: CD001306
[4] Plank R, Dean D. Overview of the epidemiology, microbiology, and pathogenesis of Leptospira spp.in humans. Microbes Infect 2000; 2: 1265–1276

5.14.13 Wichtige Internetadressen
- www.rki.de
- www.who.int

5.15 Leberabszess
B. Appenrodt

5.15.1 Steckbrief
Der Leberabszess ist eine seltene, lebensgefährliche Erkrankung. Ca. 45 % aller viszeralen Abszesse sind Leberabszesse. Die häufigsten Ursachen sind cholangitische Erkrankungen, daneben kommen hämatogene Streuungen aus dem Pfortadergebiet, arterielle Aussaat bei Sepsis oder eine parasitologische Infektion bzw. Infektion mit Entamoeba histolytica (Amöbenabszess) vor. Eine frühzeitige ggf. multimodale Therapie aus interventioneller Drainageanlage bzw. chirurgischer Resektion und antiinfektiver Therapie ist notwendig und prognosebeeinflussend. In der Vergangenheit war die chirurgische Resektion die Therapieform der Wahl. Mittlerweile ist die perkutane Drainage ein ebenbürtiges Therapieverfahren, das in speziellen Fällen mit einer geringeren Komplikationsrate assoziiert ist. Die Letalität ist aufgrund immer besser werdender Therapiemöglichkeiten deutlich gesunken und beträgt heute ca. 2–12 %.

5.15.2 Synonyme
- keine

5.15.3 Keywords
- Erregerdiagnostik
- Leberraumforderung
- Drainage
- Abszessruptur

5.15.4 Definition
- Ein Leberabszess ist eine Ansammlung von putridem Sekret in der Leber.
- Der Abszess entsteht entweder
  - primär durch
    - Bakterien (z. B. Streptokokken, E. coli oder Anaerobier),
    - parasitische und einzellige Infektionserreger (z. B. Entamoeba histolytica) oder
  - sekundär nach Eingriffen (z. B. operativ oder nach Chemoembolisation).

5.15.5 Epidemiologie

Häufigkeit
- Die Inzidenz liegt zwischen
  - 3 Fällen/100 000 Einwohner in den USA und
  - knapp 18 Fällen/100 000 Einwohner in Taiwan.

Altersgipfel
- Der Altersgipfel ist in den letzten Jahren gestiegen und liegt bei 50–60 Jahren.

Geschlechtsverteilung
- Männer sind häufiger betroffen.

Prädisponierende Faktoren
- immunsuppressive Therapien oder Erkrankungen
- chronische Erkrankungen, z. B. Diabetes mellitus

5.15.6 Ätiologie und Pathogenese
- **häufigste Ursache**: Erkrankung bzw. Infektion der Gallengänge mit einer biliären Entstehung des Leberabszesses (40–60 %)
- **weitere mögliche Ursachen:**
  - Thrombosen der splanchnischen Gefäße, insbesondere Pfortaderthrombose
    - Hier findet sich zusätzlich häufig eine weitere intestinale Ursache, z. B. Pankreatitis, Appendizitis oder Divertikulitis.
  - systemische Infektion mit Bakteriämie
    - häufiger bei Patienten mit eingeschränkter Immunabwehr
  - Seltener können sich Abszesse nach Lebertraumata bilden oder sich nach einer Infektion der Gallenblase lokal ausbreiten.
  - Besonderheit (in ca. 10 % der Fälle): Amöbenabszess verursacht durch Entamoeba histolytica
  - Erstmanifestation eines gastrointestinalen Tumors in ca. 10 % der Fälle
- typisches **Erregerspektrum**:
  - häufig Isolate von E. coli, Streptococcus-Spezies und anaerobe Bakterien
  - insbesondere in Asien deutliche Zunahme von Klebsiella pneumoniae
  - Amöbeninfektion durch E. histolytica in Tropen und Subtropen fast endemisch

5.15.7 Symptomatik

- Fieber, Schüttelfrost
- Allgemeinzustandsverschlechterung
- diffuse abdominelle Beschwerden, insbesondere rechtsseitige Schmerzen
- ggf. Ikterus
- **invasive Amöbeninfektion:**
  - abdominelle Beschwerden
  - Durchfallsymptomatik

5.15.8 Diagnostik

Diagnostisches Vorgehen

- Die Diagnostik besteht aus
  - Anamnese,
  - körperlicher Untersuchung,
  - Labordiagnostik,
  - Erregernachweis und
  - Bildgebung (▶ Abb. 5.14).

Anamnese

- **Reise-/Herkunftsanamnese** (in den letzten 6 Monaten): Frage nach Endemiegebieten der Amöben (zur Unterscheidung zwischen bakteriellem Abszess und Amöbenabzess)
- **Anamnese bestimmte Risikofaktoren:**
  - chronische Erkrankung
  - immunsuppressive Therapien bzw. Erkrankungen
- **Anamnese bezüglich Magen-Darm-Trakt:**
  - Krebserkrankungen in der Vergangenheit
  - Vorsorgemaßnahmen

Körperliche Untersuchung

- Die **typische klinische Präsentation** findet sich bei ca. 30 % der Patienten:
  - Fieber,
  - Allgemeinzustandsverschlechterung und
  - abdominelle Schmerzen
- in ca. 90 % der Fälle Fieber führendes Symptom
- in ca. 75 % der Fälle abdominelle Schmerzen führendes Symptom, insbesondere im rechten Oberbauch
- in ca. 50 % der Fälle begleitender Ikterus.
- evtl. druckschmerzhafte, ggf. vergrößerte Leber
- Begleitphänomen: evtl. rechtsseitiger Pleuraerguss oder Aszites (selten)
- Entzündungszeichen: Fieber, Schüttelfrost oder auch Tachykardie

> **M!** Entscheidend ist es, trotz der unspezifischen Symptome an einen Leberabszess zu denken!

Labor

- häufig Anstieg der Entzündungsparameter:
  - Leukozytose mit Linksverschiebung
  - CRP-Anstieg
- Anstieg der Leber- und vor allem der Cholestaseparameter:
  - führend: Erhöhung der alkalischen Phosphatase
- teilweise Hypalbuminämie

Mikrobiologie und Virologie

Kulturen

- Das Erregerspektrum des bakteriellen Abszesses ist breit.
- Ein rascher Erregernachweis ist für eine gezielte antibiotische Therapie unter Beachtung eventueller Resistenzen notwendig und prognosebeeinflussend.
- Für einen direkten Erregernachweis ist daher eine **Biopsie aus dem Abszessareal** indiziert.
  - Dadurch gelingt eine Erregersicherung in über 80 % der Fälle.
  - Umgekehrt kann es bei Asservierung von Material über die Drainage zu falsch positiven Ergebnissen und Verfälschung durch Hautflora kommen.
- Zusätzlich zu der Erregerdiagnostik über eine Punktion des Herds sollten initial vor Einleitung einer antibiotischen Therapie **Blutkulturen** asserviert werden.
  - Häufig findet sich zusätzlich eine systemische Bakteriämie.
  - In einer Fallserie war die Blutkultur in 50 % der Fälle positiv.
  - Dabei zeigen sich teilweise andere bzw. weitere Bakterienspezies im Vergleich zu dem Erregernachweis des Abszesses.
- Häufig liegt auch eine polymikrobielle Infektion vor, u. a. auch mit Nachweis von Anaerobiern.
  - So konnten in einer größeren Studie in mehr als 30 % der Fälle Anaerobier nachgewiesen werden.
- Auf der Seite der aeroben Erreger finden sich hauptsächlich Streptokokken, seltener Enterokokken.
  - Die Häufigkeit von E. coli als nachgewiesener Erreger scheint regional unterschiedlich zu sein:
    – ca. 10 % aller Fälle in europäischen Studien
    – häufigster Keim des Leberabszesses in den USA
- Bei Patienten, die aus Asien kommen, sollte differenzialdiagnostisch auch an den Erreger Burkholderia pseudomallei gedacht werden.

> **M!** Die häufigsten Erreger sind Anaerobier, Streptokokken und gramnegative Bakterien wie Klebsiella pneumoniae und E. coli. Häufig findet sich ein polymikrobielles Bild.

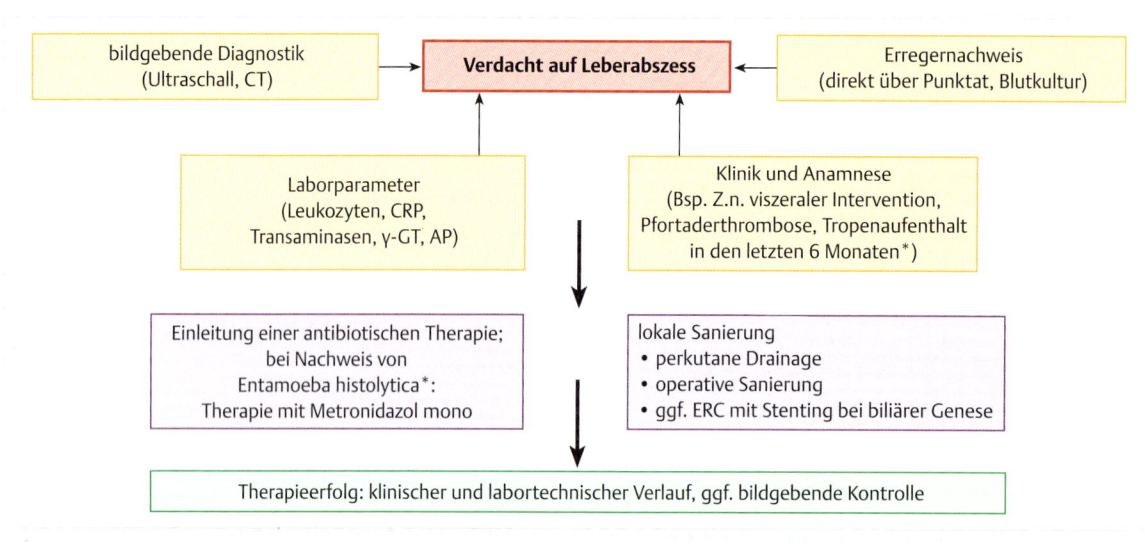

Abb. 5.14 Vorgehen bei Verdacht auf Leberabszess. *Amöbenabszess

Bildgebende Diagnostik
Sonografie und CT
- Die bildgebende Diagnostik erfolgt durch die **Sonografie** und die **Schnittbildgebung**.
- Es zeigt sich typischerweise eine hypo- oder hyperechogene Flüssigkeitsansammlung mit perifokalem Ödem.
- Differenzialdiagnostisch ist ein Tumor abzugrenzen und in manchen Fällen auch an eine komplizierte Zyste zu denken.
- Sensitivität beider Untersuchungsverfahren sehr hoch (jeweils > 90 %)
  - Sensitivität der CT-Untersuchung im Vergleich zur Sonografie höher (93–97 % vs. 83–95 %)
- Kernspintomografie der Computertomografie nicht überlegen
- Bildgebend kann keine Differenzierung zwischen bakteriellem Abszess und Amöbenabszess getroffen werden.
- Häufig findet sich ein einzelner Leberabszess im rechten Leberlappen.
- Ein Abszess im Lobus caudatus ist sehr selten.

Instrumentelle Diagnostik
ERCP
- Bei **Verdacht auf eine biliäre Genese** sollte eine zusätzliche Darstellung der Gallengänge mittels Cholangiopankreatikografie erfolgen (MRCP oder ERCP).
  - Im Rahmen der ERCP kann eventuell einzeitig eine therapeutische Intervention erfolgen (Anlage einer nasobiliären Drainage bzw. eines Stents).

5.15.9 Differenzialdiagnosen

Tab. 5.17 Differenzialdiagnosen.

Differenzialdiagnose	Bemerkungen
(nekrotische) Tumoren	Tumorerkrankung in der Anamnese
Metastasen	Nachweis eines Primarius
infizierte Zyste	

5.15.10 Therapie
Therapeutisches Vorgehen
- Bei den bakteriellen Abszessen ist die Kombination aus
  - systemischer antibiotischer Therapie und
  - lokaler Sanierung (Drainage) notwendig.
- Beim Amöbenabszess ist nur eine systemische Therapie erforderlich.

Pharmakotherapie
- Es gibt aktuell keine Empfehlung einer empirischen antibiotischen Therapie.
- In den meisten Fällen beinhaltet die Therapie bei **bakteriellen Abszessen**
  - ein β-Laktam-Antibiotikum in Kombination mit
  - einer gegenüber Anaerobiern wirksamen Substanz.
- Die bisher veröffentliche Zahl der Fälle von Abszessen von ESBL-Bildnern ist bislang sehr gering, einzelne Fallberichte kommen aus Asien ESBL: Extended-Spektrum-β-Laktamasen).
  - Bei Nachweis von ESBL-Bildnern ist eine Therapie mit Imipenem die Therapie der ersten Wahl.

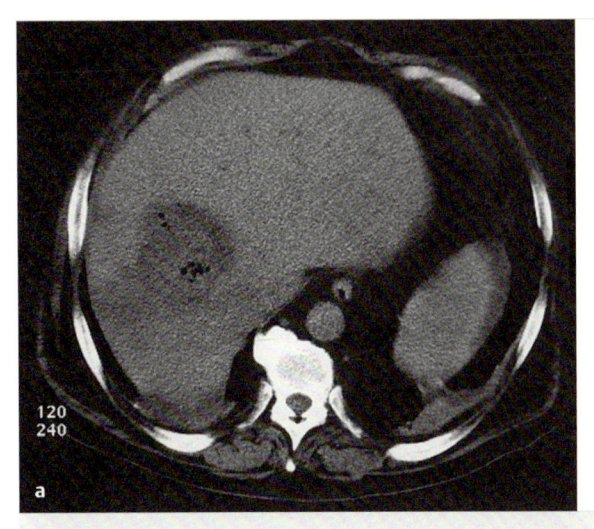

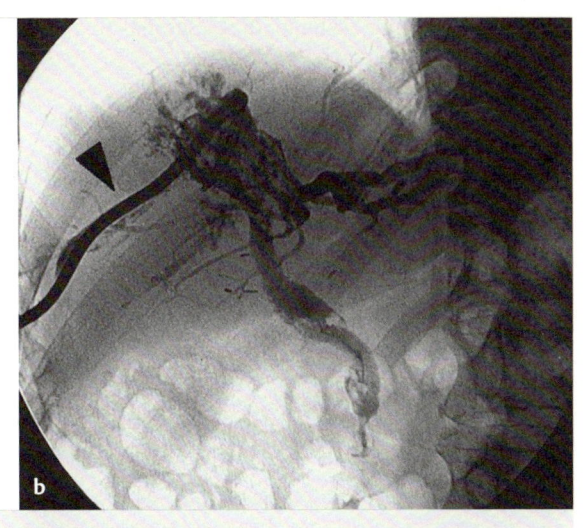

Abb. 5.15 Pyogener Leberabszess im rechten Leberlappen. (Quelle: Grünhage F, Sauerbruch T. Leberabszess. In: Riemann J, Fischbach W, Galle P, Mössner J, Hrsg. Gastroenterologie in Klinik und Praxis. Stuttgart: Thieme; 2007: 1336–1339)
a Computertomografie.
b Cholangiogramm. Der Abszess wurde durch die Einlage einer perkutanen Drainage versorgt (Pfeil).

- Bei bestehender hoher Resistenzlage gegen Chinolone bei den Enterobakterien ist ggf. eine Therapie indiziert mit
  - einem Cephalosporin der 3. Gruppe plus
  - Metronidazol oder Piperacillin/Tazobactam.
  - Hier sollte das lokale Resistenzspektrum eine Grundlage für die Therapieentscheidung sein.
- **Therapiedauer:**
  - Gesamtdauer der antibiotischen Therapie i. d. R. 4–6 Wochen
  - initial parenterale Therapieform für 2–4 Wochen beibehalten
  - orale Therapie nach entsprechendem klinischen Verlauf und Antibiogramm im weiteren Verlauf
- **Therapieziel:**
  - vollständige Remission des bildgebenden Befunds
  - bis dahin antibiotische Therapie
- Die systemische Therapie der **Amöbenabszesse** ist eine Therapie mit Metronidazol für mindestens 10 Tage.

Interventionelle Therapie
Abszessdrainage
- Bei einem solitären, größeren Abszess kann die **perkutane Anlage einer Drainage** neben der systemischen Therapie ausreichend sein.
- Abszessgröße < 5 cm: evakuierendes Absaugen ohne zusätzliche Spülung
- Abszessgröße > 5 cm: Spüldrainage
- In bis zu 30 % der Fälle ist zusätzlich eine chirurgische Sanierung notwendig.
- Bei einer suffizienten perkutanen Drainage mit adäquaten Fördermengen kann diese meist innerhalb von 10 Tagen wieder entfernt werden bzw. spätestens, wenn diese nicht mehr fördert.
- Je nach Lokalisation kann auch eine transduodenale Punktion über die Gallengänge mittels ERC-Untersuchung erfolgen.

Operative Therapie
- Indikation bzw. prädisponierende Faktoren für eine **primäre chirurgische Sanierung** bzw. für die Notwendigkeit eines Wechsels auf eine chirurgische Sanierung:
  - multiple, sehr kleine Abszesse,
  - drohende Abszessruptur bei sehr großen Abszessen (> 6 cm)
  - insuffiziente perkutane Drainage mit fehlendem adäquaten Ansprechen innerhalb der ersten 7 d
  - perkutan nicht suffizient zugänglicher Ort des Abszesses

5.15.11 Verlauf und Prognose
- Insgesamt ist die Letalität durch eine spezifische Therapie gesunken auf ca. 3–30 %.
- Der Therapieerfolg kann nach dem klinischen Zustand und dem laborchemischen Verlauf der Entzündungsparameter abgeschätzt werden.
- Eine Verlaufsbildgebung sollte vor allem bei persistierender klinischer Symptomatik durchgeführt werden.
- Ein mögliches Risiko ist die **Ruptur des Abszesses**:
  - selten

- prädisponierende Faktoren: Abszessgröße > 6 cm, begleitende Leberzirrhose
- Therapie abhängig von Art der Ruptur:
  - gedeckte Ruptur ohne Aussaat in das Peritoneum: perkutane Drainage
  - disseminierten Peritonitis: umgehend chirurgische Sanierung
  - begleitend in jedem Fall antibiotische Therapie

5.15.12 Quellenangaben

[1] Alvarez Pérez JA, Gonzàlez JJ, Baldonedo RF et al. Clinical course, treatment and multivariate analysis of risk factors for pyogenic liver abscess. Am J Surg 2001; 181: 177–186
[2] Cerwenka H. Pyogenic liver abscess: differences in etiology and treatment in Southeast Asia and Central Europe. World J Gastroenterol 2010; 16: 2458–2462
[3] Dull JS, Topa L, Balgha V et al. Non-surgical treatment of biliary liver abscesses: efficacy of endoscopic drainage and local antibiotic lavage with nasobiliary catheter. Gastrointest Endosc 2000; 51: 55–59
[4] Heneghan HM, Healy NA, Martin ST et al. Modern management of pyogenic hepatic abscess: a case series and review of the literature. BMC Res Notes 2011; 4: 80
[5] Huang CJ, Pitt HA, Lipsett PA et al. Pyogenic hepatic abscess. Changing trends over 42 years. Ann Surg 1996; 223: 600–605
[6] Lai HC, Lin HC. Cryptogenic pyogenic liver abscess as a sign of colorectal cancer: a population-based 5-year follow-up study. Liver Int 2010; 30: 1387–1393
[7] Liu Y, Wang JY, Jiang W. An increasing prominent disease of Klebsiella pneumoniae liver abscess: etiology, diagnosis, treatment. Gastroenterol Res Pract 2013; 2013: 258514
[8] Malik AA, Bari SU, Rouf KA et al. Pyogenic liver abscess: changing patterns in approach. World J Gastrointest Surg 2010; 2: 395–401
[9] Qu K, Liu C, Wang ZX et al. Pyogenic liver abscesses associated with nonmetastatic colorectal cancers: an increasing problem in eastern Asia. World J Gastroenterol 2012; 18: 2948–2955
[10] Rahimian J, Wilson T, Oram V et al. Pyogenic liver abscess: recent trends in etiology and mortality. Clin Infect Dis 2004; 39: 1654–1659
[11] Ruiz-Hernàndez JJ, Leòn-Mazorra M, Conde-Martel A et al. Pyogenic liver abscesses: mortality-related factors. Eur J Gastroenterol Hepatol 2007; 19: 853–858
[12] Sharara AI, Rockey DC. Pyogenic liver abscess. Curr Treat Options Gastroenterol 2002; 5: 437–442
[13] Su YJ, Lai YC, Lin YC et al. Treatment and prognosis of pyogenic liver abscess. Int J Emerg Med 2010; 3: 381–384

5.16 Morbus Wilson

D. Huster

5.16.1 Steckbrief

Der Morbus Wilson ist eine autosomal-rezessiv vererbte Kupferstoffwechselstörung. Mutationen des Kupfertransportproteins ATP7B, das insbesondere in der Leber und im Gehirn exprimiert wird, sind Ursache der Erkrankung. Die klinischen Auswirkungen sind variabel mit hepatischer und/oder neurologischer sowie gelegentlich psychiatrischer Manifestation. Symptombeginn bzw. klinische Manifestation variieren und reichen von der frühen Kindheit über das Jugendalter bis selten zum höheren Lebensalter. Die Diagnosestellung erfolgt modular auf Grundlage klinischer, biochemischer und molekularbiologischer Befunde. Die Therapie mit Kupferchelatoren oder Zinksalzen ist effektiv und sollte rasch nach Diagnosestellung bzw. vor Erkrankungsausbruch beginnen.

5.16.2 Aktuelles

- In einer aktuellen Phase-II-Studie zeigte sich die Einmalgabe von Tetrathiomolybdat als neue, vielversprechende und nebenwirkungsarme Alternative zur Therapieverbesserung [12].
- Eine Phase-III-Studie ist geplant.

5.16.3 Synonyme

- Hepatolentikuläre Degeneration
- Pseudosklerose Westphal

5.16.4 Keywords

- ATP7B-Mutation
- autosomal-rezessiv
- Leber
- Zentralnervensystem
- Kupfertoxizität

5.16.5 Definition

- autosomal-rezessiv vererbte Störung des Kupferstoffwechsels
- Grund: ATP7B-Mutationen
- Folge: Kupferspeicherung und -toxizität vor allem in Leber und Gehirn

5.16.6 Epidemiologie

Häufigkeit

- seltene hereditäre Erkrankung
- Prävalenz weltweit: ca. 1:30 000 (1:40 000–1:75 000)
- Frequenz einer ATP7B-Mutation in der Normalbevölkerung: ca. 1:90

Altersgipfel

- Hepatische Verläufe manifestieren sich meist früher bereits im Kindes- bzw. Jugendalter.
- Neurologische Symptome manifestieren sich etwas später im frühen Erwachsenenalter.
- Selten werden sehr frühe Manifestationen (< 3 Jahre) oder Spätmanifestationen (> 50 Jahre) beobachtet.

Geschlechtsverteilung

- Es besteht eine ausgewogene Geschlechterverteilung.

Prädisponierende Faktoren

- Aufgrund der hereditären Genese der Erkrankung bestehen keine prädisponierenden Faktoren.
- Es wird diskutiert, ob Umwelteinflüsse zu einer früheren bzw. schwereren Manifestation führen.

5.16.7 Ätiologie und Pathogenese

- ATP7B ist ein 165kDa transmembranaler Kupfertransporter mit **2 Hauptaufgaben**:
  - Bindung von Kupfer an Apo-Coeruloplasmin
  - biliäre Ausscheidung von überschüssigem Kupfer
- > 500 Mutationen im ATP7B-Gen (Chromosom 13) identifiziert (H1069Q-Mutation am häufigsten im deutschsprachigen Raum)
- **Mutation** führt zu ATP7B-Funktionsstörungen und Kupferspeicherung in der Leber und sekundär im Zentralnervensystem und anderen Organen.
- Eine überzeugende Genotyp-Phänotyp-Korrelation ist bisher nicht gezeigt.
- Kupfer weist ein hohes Redoxpotenzial auf und führt über Bildung freier Radikale zu
  - Zell-, Gewebs- und Organschäden
  - mit schädlichen Folgen für den gesamten Organismus,
  - insbesondere betroffen sind die Leber und das extrapyramidale motorische System.

5.16.8 Klassifikation und Risikostratifizierung

- initial: asymptomatisches bzw. präsymptomatisches Stadium
- Beobachtet werden
  - eine vorwiegend hepatische Verlaufsform,
  - eine vorwiegend neurologische Verlaufsform sowie
  - eine Mischform.
- Bezüglich bestimmter Risikosituationen liegen nur wenige gesicherte Erkenntnisse vor.
  - Akutes Leberversagen kommt häufiger bei Frauen vor (Frauen/Männer ca. 4:1).
  - Ursache sind möglicherweise Unterschiede im Hormonhaushalt.
- Eine Verlaufsbeeinflussung durch eine hohe Kupferbelastung in Umwelt bzw. Lebensmitteln scheint wahrscheinlich, gesicherte Daten liegen hierzu nicht vor.

5.16.9 Symptomatik

- Symptomausprägung sehr heterogen (▶ Tab. 5.18)
- **Allgemeinsymptome:**
  - Fatigue
  - Lethargie
  - Anorexie
  - Abdominalschmerzen
  - Ikterus
- **hepatische Verlaufsform:** Spektrum vom
  - asymptomatischen, milden Transaminasenanstieg über
  - Fettleber,
  - chronische Hepatitis bis zum
  - akuten Leberversagen und
  - Vollbild der Leberzirrhose.
- bei akutem Leberversagen häufig Coombs-negative Hämolyse
- Maligne primäre Lebertumoren (hepatozelluläres Karzinom, Cholangiokarzinom) sind selten.
- neurologische Verläufe fast immer mit **extrapyramidal motorischen Symptomen**, vordergründig Motorik- und Koordinationsstörungen
- **neurologische Subtypen:**
  - parkinsonoid
  - pseudosklerotisch
  - arrhythmisch-hyperkinetisch
- **wichtige Symptome:**
  - Rigor und Akinese
  - Tremor (Kopf-, Rumpf-, Extremitätentremor, typisch sog. „Flügelschlagen")
  - Dystonie
  - Ataxie
  - Schreibstörung
  - Sprach- und Sprechstörung
- in ca. einem Drittel der Fälle **psychiatrische Symptome** wie
  - Depression
  - Stimmungsschwankungen
  - Impulsivität
  - selten psychotische Symptomatik
- Der **Kayser-Fleischer-Kornealring** (▶ Abb. 5.16) kann fast als pathognomonisch betrachtet werden, allerdings liegt er nicht immer vor:

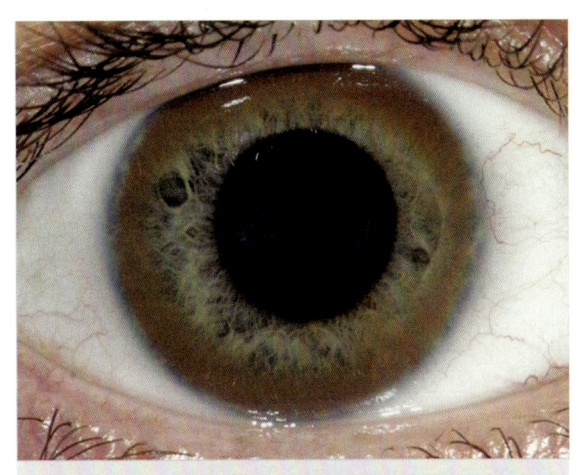

Abb. 5.16 Kayser-Fleischer-Kornealring – klassisches Symptom des Morbus Wilson. (Quelle: Huster D. Morbus Wilson. In: Riemann J, Fischbach W, Galle P, Mössner J, Hrsg. Gastroenterologie in Klinik und Praxis. Thieme; 2007: 1369–1375)

Tab. 5.18 Symptome bei Morbus Wilson.

Bezug		Symptomatik
Lebererkrankung	akut	asymptomatische Erhöhung der Transaminasen* akute Hepatitis*, akutes Leberversagen*
	chronisch	chronisch aktive Hepatitis*, Fibrose* Hepatomegalie*, Leberzirrhose*, Splenomegalie*
ZNS – neurologische Erkrankung:	Motorik	Tremor* (verschiedene Formen), Gangstörungen* Dysarthrie*, Rigor*, Akinese* Dystonie* (unwillkürliche Bewegungen), Dysphagie Schreibstörungen* (Mikro-/Makrografie)
	Koordination	Probleme bei wechselnden Bewegungen (Ataxie) * eingeschränkte Mimik*
	Sonstige	Hypersalivation*, zerebrale Anfälle*
ZNS – psychiatrische Erkrankung	allgemein	depressive Verstimmung* Konzentrationsstörungen*, Schlafstörungen* Persönlichkeitsstörung, Impulsivität Verhaltensauffälligkeiten, kognitiver Leistungsabfall Störung der emotionalen Kontrolle Angstkrankheit, Panikattacken
	psychotisch	Halluzinationen, Wahn, Katatonie
ophthalmologisch		Kayser-Fleischer-Ring*, Sonnenblumenkatarakt**
andere Organsysteme	Fertilität	Menstruationsstörungen, Aborte, Infertilität
	Skelett	Gelenkentzündungen*, Osteoarthritis*, Osteoporose*
	Urogenitaltrakt	renale tubuläre Funktionsstörungen (bis Fanconi-Syndrom) **, Hämaturie**, Nephrokalzinose**, Nephrolithiasis**
	Herz	Kardiomyopathie**, Rhythmusstörungen** (höheres Risiko für Vorhofflimmern und Herzinsuffizienz)
	hämatologisch	Hämolyse (Coombs-negativ), Anämie, Thrombopenie
	Sonstige	Pankreatitis**, Gallensteine** (insbes. bei Hämolyse), Hypoparathyreoidismus**, Gigantismus**

*   besonders häufige Symptome
** selten beobachtete Symptome

- neurologische Verläufe: fast immer vorhanden
- hepatische Verläufe: nur in ca. 45–60 % der Fälle vorhanden
• Manifestationen in anderen Organen sind seltener:
  - Knochen und Gelenke
  - Nieren

> **Cave**
> Neurologische Frühformen werden häufig nicht erkannt → Verzögerung der Diagnosestellung!

5.16.10 Diagnostik

Diagnostisches Vorgehen

• Die **Diagnosestellung** erfolgt **modular** aus
  - klinischen,
  - biochemischen und
  - molekularbiologischen Befunden.

• **Bildgebende Untersuchungen** ergänzen das diagnostische Spektrum.
  - Diagnostischer Wert liegt in der Beurteilung von Organschäden und Verlaufskontrolle.
  - Diagnosestellung allein durch bildgebende Diagnostik ist nicht möglich.
• Symptome (besonders neuropsychiatrische) manifestieren sich häufig unspezifisch und verzögert.
  - Symptome werden deshalb häufig verkannt.
  - Dies kann zur Diagnose- und Therapieverzögerung um Monate bis Jahre führen.
• Je nach klinischer Situation orientiert sich Diagnostik an vorhandenen Leitsymptomen.
• Einen Vorschlag für das diagnostische Vorgehen bei Morbus Wilson zeigt ▶ Abb. 5.17.
• Kein einzelner Parameter reicht aus, um die Diagnose sicher auszuschließen oder zu bestätigen.
  - einzige Ausnahme: Vorliegen von 2 gesicherten Mutationen (homozygot oder compound-heterozygot) bei molekularbiologischer Testung
• **Diagnostische Scores** zur Diagnosestellung und Dringlichkeit für Lebertransplantation:

5.16 Morbus Wilson

Diagnostik-Trigger

klinische/anamnestische Verdachtsmomente für Morbus Wilson:
- Morbus Wilson bei erstgradig Verwandten (Geschwister, eigenes Kind)
- Lebererkrankung unklarer Ursache
- neurologische/psychiatrische Symptome (insbesondere Rigor, Tremor, Akinese, Ataxie, Schreibstörung)
- Kayser-Fleischer-Kornealring als Zufallsbefund

Basis-Diagnostik

Familien- und Eigenanamnese:	Lebererkrankung? neurologische/psychiatrische Erkrankung?
klinische Untersuchung:	Leberzeichen? Bewegungsstörungen? Feinmotorik?
Basislabor:	Blutbild (Hämolyse?), Leberfunktionsparameter, Blutgerinnung, Nierenretentionsparameter, Urinstatus
Lebersonografie:	„Pfeffer-und-Salz-Muster", Sonoelastografie, Zirrhosezeichen?
Spaltlampenuntersuchung:	Kayser-Fleischer-Kornealring?
Kupferstoffwechsel:	Coeruloplasmin, Kupferausscheidung im 24-h-Urin, Serumkupfer (coeruloplasmingebunden und freies Cu)

→ **Befundkonstellation**

erweiterte Diagnostik (optional)

- keine Symptome
- Morbus Wilson bei **erstgradig Verwandten** (Geschwister, eigenes Kind)

- klinischer Verdacht - Coeruloplasmin normal - kein Kayser-Fleischer-Ring - Kupfer im 24-h-Urin normal - Leberfunktionstests normal	- Coeruloplasmin **niedrig** - kein Kayser-Fleischer-Ring - Kupfer im 24-h-Urin normal - Leberfunktionstests normal - keine neuropsychiatrischen Symptome	- Coeruloplasmin **niedrig** - kein Kayser-Fleischer-Ring - Kupfer im 24-h-Urin > 40 µg/d - Leberfunktionstests **pathologisch**	- Coeruloplasmin **niedrig** - kein Kayser-Fleischer-Ring - Kupfer im 24-h-Urin normal - Leberfunktionstests normal - neuropsychiatrische Symptome **vorhanden**	- Coeruloplasmin **verringert** - Kayser-Fleischer-Ring **vorhanden** - Kupfer im 24-h-Urin > 100 µg/d

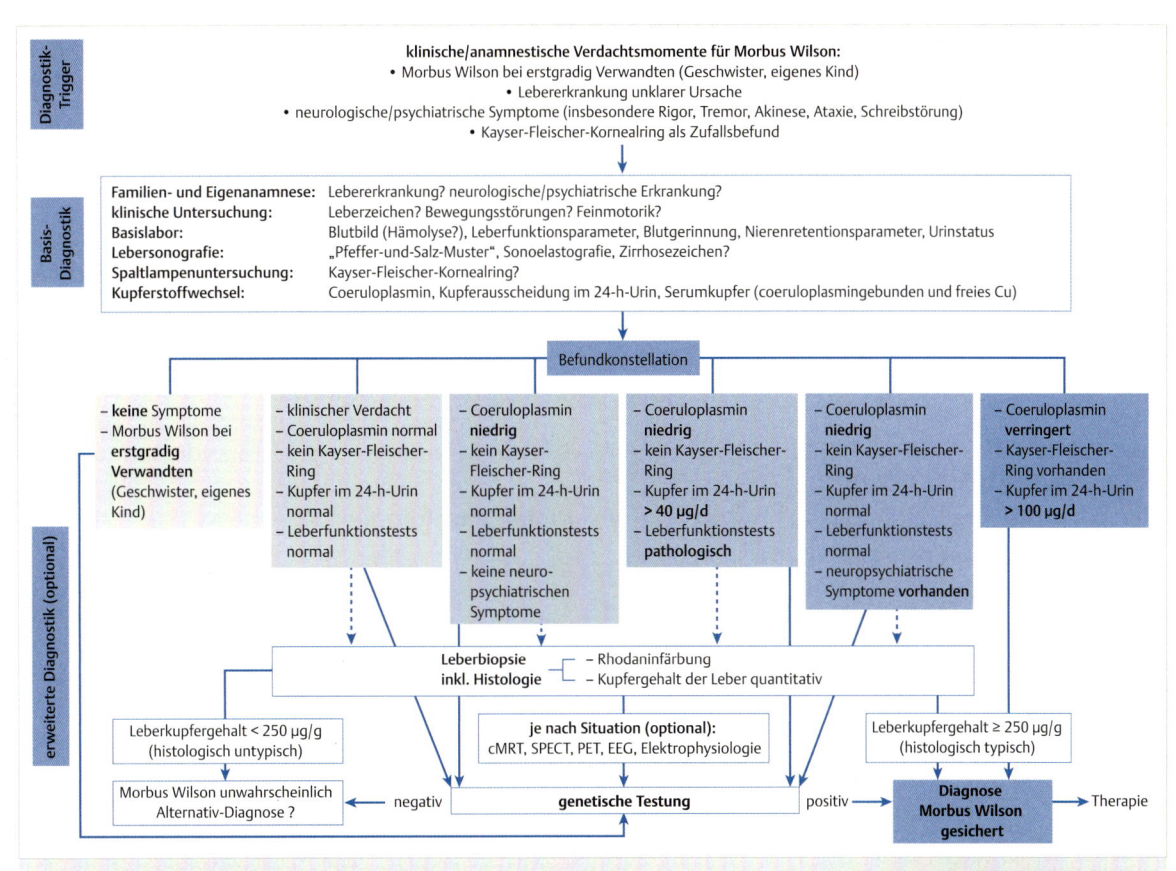

Leberbiopsie inkl. Histologie – Rhodaninfärbung – Kupfergehalt der Leber quantitativ

je nach Situation (optional): cMRT, SPECT, PET, EEG, Elektrophysiologie

- Leberkupfergehalt < 250 µg/g (histologisch untypisch) → Morbus Wilson unwahrscheinlich Alternativ-Diagnose?
- Leberkupfergehalt ≥ 250 µg/g (histologisch typisch)

→ **genetische Testung** → negativ / positiv → **Diagnose Morbus Wilson gesichert** → Therapie

Abb. 5.17 Diagnosealgorithmus für Morbus Wilson bei unterschiedlichen Ausgangsbedingungen. (Quelle: Reuner U, Huster D. Morbus Wilson. In: Höglinger GU, Hrsg. Parkinson-Syndrome kompakt. Diagnostik und Therapie in Klinik und Praxis. Stuttgart: Thieme; 2019)

- **Leipzig-Score**
  - 2001 in Leipzig durch Expertengruppe entwickelt
  - Kombination klinischer und paraklinischer Befunde zur Diagnosevereinfachung (▶ Tab. 5.19)
  - Score ist validiert, hohe Testgenauigkeit, Bestandteil aktueller Leitlinien
- **klinische Beurteilungsskalen**
  - Zur klinischen Bewertung der Krankheitsschwere und Verlaufskontrolle neurologischer Symptome wurden Beurteilungsskalen entwickelt.
  - Global Assessment Scale for Wilson's disease (GAS for WD), Unified Wilson's Clinical Rating Scale (UWDRS)
- **modifizierter Nazer-Score**
  - prognostischer Score zur Bewertung der Transplantationsdringlichkeit bei akutem Leberversagen
  - **Bewertung:** 1–4 Punkte je nach Höhe des Parameters (Serumbilirubin, AST, INR, Leukozytenzahl, Albumin); Score > 11 Punkte ist assoziiert mit hoher Sterblichkeit ohne Transplantation

Tab. 5.19 Leipzig-Score [2].

Kriterium	Bewertung in Punkten
Kayser-Fleischer-Ring	fehlend: 0 vorhanden: 2
neuropsychiatrische Symptome	fehlend: 0 vorhanden: 2
Coombs-negative hämolytische Anämie	fehlend: 0 vorhanden: 1
Urin-Kupfer-Ausscheidung:	normal: 0 1–2-fach erhöht: 1 > 2-fach erhöht: 2
Leber-Kupfer, quantitativ (Normal: < 50 µg/d Trockengewicht)	normal: -1 50–249 µg/g: 1 > 250 µg/g: 2
Leber-Kupfer, Rhodaninfärbung	fehlend: 0 vorhanden: 1
Coeruloplasmin (Normal > 0,2 g/l)	normal: 0 0,1–0,2 g/l: 1 < 0,1 g/l: 2
Mutationsnachweis	negativ: 0 Nachweis auf 1 Chromosom: 1 Nachweis auf 2 Chromosomen: 2
0–1 Punkt: Diagnose unwahrscheinlich; 2–3 Punkte: Diagnose möglich, weitere Untersuchungen erforderlich; 4 Punkte: Diagnose hochwahrscheinlich	

Anamnese

- **Familienanamnese** häufig leer (da autosomal-rezessive Erkrankung)
- Geschwisterkinder von Betroffenen müssen identifiziert werden (25 % Erkrankungsrisiko)
- **Eigenanamnese:**
  - Lebererkrankungen
  - neuropsychiatrische Störungen
  - andere Erkrankungen
- Ausschluss von Drogen- oder Alkoholabusus
- **Berufsanamnese:**
  - Toxine
  - Schwermetalle

Körperliche Untersuchung

- Zeichen der fortgeschrittenen Lebererkrankung
- besondere Bedeutung der eingehenden neurologischen, ggf. psychiatrischen Untersuchung
- klinische Untersuchung feinmotorischer Leistungen, z. B. Schreibleistung (Mikro-, Makrografie, tremoröse Linienführung)

Labor

Allgemeine Labordiagnostik

- **klinisch-chemische Laboruntersuchungen**
  - Differenzialblutbild
  - Leberfunktions- und Cholestaseparameter
  - Blutgerinnung
  - Elektrolyte
  - Nierenretentionswerte
  - Urinstatus
- **Zusatzuntersuchungen** abhängig von klinischer Situation (z. B. akutes Leberversagen):
  - Säure-Basen-Status
  - Hämolyseparameter
  - Coombs-Test
  - Autoantikörper

Kupferstoffwechselparameter

- **Kupferausscheidung** im 24-Stunden-Sammelurin: fast immer erhöht
- **Serum-Coeruloplasmin**
  - klassischerweise erniedrigt
  - kann als Akutphaseprotein bei bestimmten klinischen Situationen (Entzündungen, Schwangerschaft, Kontrazeptivaeinnahme) normal oder erhöht sein
  - niedriger prädiktiver Wert bei akutem Leberversagen
- **Gesamtkupfer** im Serum: in der Regel erniedrigt
- **freies Serumkupfer**
  - nicht an Coeruloplasmin gebunden, auf Basis von Coeruloplasmin und Gesamtkupferkonzentration berechnet
  - erhöht bei akuten Verläufen oder inadäquater Therapie
- **D-Penicillamin-Belastungstest**
  - Messung der Urinkupferausscheidung nach D-Penicillamingabe (500 mg, nach 12 h weitere 500 mg, gefolgt von Kupferbestimmung im 24-h-Sammelurin)
  - Test nur für Kinder standardisiert
  - zeigt nicht immer zuverlässige Ergebnisse (ungeeignet für asymptomatische Geschwister, nicht empfohlen für Erwachsene)
- **Radiokupfertest**
  - diagnostischer Radiokupfertest mit hoher Testgenauigkeit (aktuell in Deutschland nicht verfügbar)
  - Radiokupfertest zur Verlaufskontrolle bei Zinktherapie (ebenfalls aktuell nicht verfügbar)

Molekularbiologie

- zunehmende Bedeutung
- Molekulardiagnostik sollte (nach genetischer Beratung) insbesondere zur Identifikation erkrankter, aber noch präsymptomatischer Geschwister eines manifest erkrankten Patienten angestrebt werden (aufgrund des ca. 25 %igen Risikos).
- Kinder Betroffener haben ein ca. 0,5 %iges Risiko, die frühe Gendiagnostik kann angezeigt sein.
- Aufgrund der hohen Anzahl möglicher Mutationen (> 500 über 21 Exone verteilt) ist ein einfacher und zugleich treffsicherer **genetischer Screening-Test nicht verfügbar**.
- Diagnostik mittels **Gensequenzierung**:
  - in der Regel als Stufendiagnostik
  - häufige Mutationen aus der geografischen Region werden zuerst berücksichtigt, sofern bekannt
- Mutationsnachweis auf beiden Chromosomen sichert die Diagnose
- häufig sog. **Compound-Heterozygotie**, d. h. unterschiedliche Mutationen auf zwei Allelen
- Weitere Vereinfachung und Verbesserungen der genetischen Diagnostik werden aufgrund technologischer Fortschritte erwartet, gegenwärtig sind noch hohe Kosten zu berücksichtigen.

Bildgebende Diagnostik

Sonografie

- hoher Stellenwert zur Erkennung von Leberschäden
- **unspezifisches Bild**
  - Steatose
  - homogen verdichtetes Reflexmuster
  - Pfeffer-und-Salz-Muster
  - echoarme herdförmige Läsionen
- **Leberzirrhosezeichen**
  - inhomogene Echoverdichtung
  - Oberflächenveränderungen
  - Pfortaderhochdruck

- Aszites
- Splenomegalie
- in Verbindung mit Elastizitätsmessung (z. B. Transiente Elastografie, ARFI) Abschätzung des Fibrose-/Zirrhosegrades: ggf. prognostische Aussage möglich

MRT

- Beurteilung zerebraler Veränderungen bei neurologischen Verläufen
- Symptomatische Patienten weisen häufig morphologische Veränderungen der Basalganglien auf.
- Atrophiezeichen in basalganglionären und zerebellären Strukturen
- relativ typisches Zeichen im Mittelhirn: „giant panda sign"
- Signalveränderungen korrelieren mit Befundschwere, Möglichkeit zur Verlaufskontrolle
- indirekte Zeichen der hepatischen Enzephalopathie

PET/PET-CT

- Abweichungen vom Normalbefund korrelieren mit extrapyramidalen Symptomen
- **SPECT** (Einzelphotonen-Emissions-CT): charakteristische prä- und postsynaptische Funktionsstörungen im nigrostriatalen System
- Therapiemonitoring neurologischer Verläufe
- **PET-CT** (Positronen-Emissions-Tomografie): verminderter Glukoseumsatz bei neurologischem Verlauf

Instrumentelle Diagnostik

Spaltlampenuntersuchung

- Detektion eines Kayser-Fleischer-Kornealrings, wenn dieser nicht bereits klinisch erkennbar ist

EEG und Elektrophysiologie

- Nachweis subklinischer neurologischer Läsionen und Verlaufskontrolle
- pathologisch veränderte akustisch und somatisch evozierte Potenziale
- **EEG:** allenfalls leichte Allgemeinveränderungen, jedoch differenzialdiagnostische Bedeutung

Histologie, Zytologie und klinische Pathologie

Histologische Leberdiagnostik

- Histologie sehr facettenreich, aber **unspezifisch**:
  - Steatose
  - Inflammation
  - Nekrose
  - Leberfibrose und -zirrhose
- **typische zelluläre Veränderungen**
  - nukleäre Glykogenablagerungen
  - Ballooning
  - Mallory-Bodies
  - Mitochondrienveränderungen
- **Rhodaninfärbungen** (Kupfernachweis) häufig falsch negativ
- obligatorische Bestimmung der **Kupferkonzentration** bezogen auf Trockenmasse:
  - erhöht bis stark erhöht
  - Kupferakkumulation kann jedoch heterogen sein (Sampling Error mit falsch niedriger Kupferkonzentration)

5.16.11 Differenzialdiagnosen

- Ausschluss infektiöser und nicht infektiöser Ursachen einer Lebererkrankung
- Die neurologische/psychiatrische Differenzialdiagnose ist sehr umfangreich.
- Ausschluss insbesondere von
  - Bewegungs- und Koordinationstörungen sowie
  - psychiatrischen Erkrankungen
- Aufgrund der Komplexität wird auf entsprechende Speziallliteratur verwiesen.

Tab. 5.20 Differenzialdiagnosen.

Differenzialdiagnose	Bemerkungen
infektiöse Hepatitis	Alle relevanten Erreger sind durch geeignete Labordiagnostik auszuschließen.
Autoimmunhepatitis	Labordiagnostik und ggf. Leberbiopsie
Hämochromatose	Labordiagnostik, Molekulardiagnostik, ggf. Leberbiopsie
nicht alkoholische und alkoholische Steatohepatitis	Anamnese, Ernährungsgewohnheiten, ggf. Leberbiopsie
medikamentös-toxische Lebererkrankung	wichtige Differenzialdiagnose bei akutem Verlauf, Anamnese!
neurologische Erkrankungen	extrapyramidal-motorische Störungen, siehe neurologische Fachliteratur
psychiatrische Erkrankungen	siehe psychiatrische Fachliteratur

5.16.12 Therapie

Therapeutisches Vorgehen

- Therapie nach klinischer Situation, im Wesentlichen **3 Therapielinien** (▶ Abb. 5.18):
  - **Initialtherapie** bei akutem Auftreten (hepatisch und/oder neurologisch) bzw. nach Erstdiagnose bei klinischer Symptomatik
  - **Erhaltungstherapie** bei stabilem Verlauf nach erfolgreicher Initialtherapie

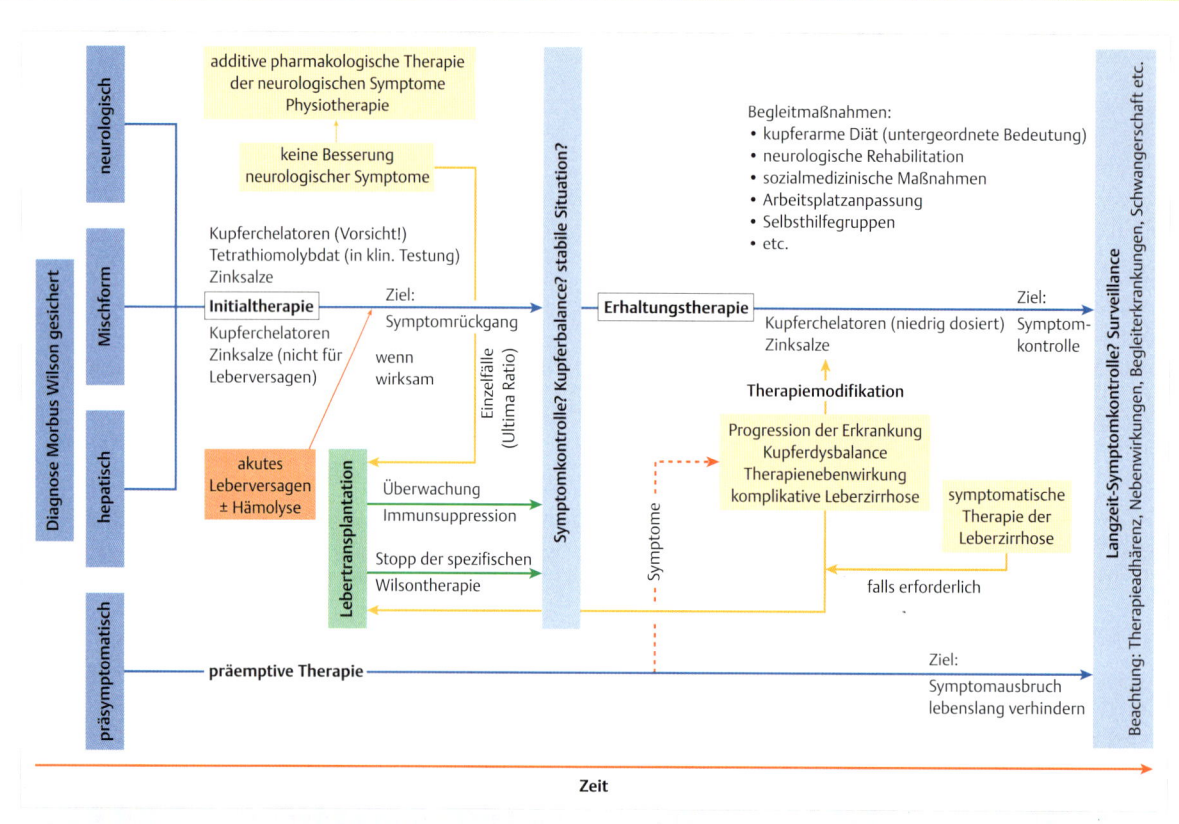

Abb. 5.18 Therapiestrategien bei Morbus Wilson. (Quelle: Reuner U, Huster D. Therapie des Morbus Wilson. In: Höglinger GU, Hrsg. Parkinson-Syndrome kompakt. Diagnostik und Therapie in Klinik und Praxis. Stuttgart: Thieme; 2019)

- **präemptive Therapie** im asymptomatischem/präsymptomatischen Stadium zur Verhinderung der Krankheitsmanifestation (präsymptomatische Geschwisterkinder mit nachgewiesenen Mutationen)
- zusätzliche Therapieoptionen:
  - Allgemeinmaßnahmen
  - Supportivtherapien
  - ggf. Lebertransplantation

Allgemeine Maßnahmen

- Allgemeinmaßnahmen sind von untergeordnetem Stellenwert, entscheidend ist die spezifische Therapie der Kupferstoffwechselstörung.

Kupferarme Diät und Trinkwasser

- extrem kupferarme Ernährung bei zuverlässiger Pharmakotherapie entbehrlich
- übermäßigen Genuss kupferreicher Lebensmittel (Nüsse, Innereien [Leber], Schalentiere [Meeresfrüchte]) zumindest initial vermeiden
- Trinkwasser enthält unter adäquaten behördlichen Kontrollen nur geringe Mengen Kupfer
- Lebensmittelbehälter und Kochgeschirr aus Kupfer vermeiden

Symptomorientierte Therapie

- Pharmakotherapie neurologischer Störungen mit Substanzen wie L-Dopa, Clonazepam, Tiaprid, Antidepressiva, Antipsychotika, Botulinumtoxin etc. zur Symptomkontrolle
- Physiotherapie
- Therapie bei dekompensierter Leberzirrhose (Aszites, Varizen, Enzephalopathie etc.)

Supplementäre medikamentöse Therapie

- Antioxidanzien (z. B. Vitamin E) wurden als supportive Therapie angewendet, die abschließende Bewertung steht jedoch aus.

Pharmakotherapie

- Mittelpunkt therapeutischer Maßnahmen, entscheidend für Prognose der Erkrankung (▶ Tab. 5.21)
- Nachteilig ist das fast völlige Fehlen qualitativ hochwertiger, prospektiver, randomisierter, kontrollierter Therapiestudien.
- Daher sind einzelne Aspekte der Pharmakotherapie kontrovers, die hier gegebenen Empfehlungen basieren auf den Leitlinien.

Tab. 5.21 Medikamentöse Therapie des Morbus Wilson (siehe auch Fachinformationen).

Medikament	Wirkung	Vorteile	Nachteile	Dosierung	Bemerkungen
D-Penicillamin	Kupferchelator renale Eliminierung	hocheffektiv schneller Wirkeintritt langjährige Erfahrung	Nebenwirkungen häufig, teils schwerwiegend; Cave: Proteinurie, teratogen? Verstärkung neurologischer Symptome bei Therapiebeginn	individuell: 0,6–1,8 g/d getrennt von Mahlzeit höhere Dosen möglich (10–20 mg/kg KG)	Therapiebeginn einschleichend Substitution von tgl. 20–40 mg Vitamin B_6
Trientine (Cuprior)	Kupferchelator renale Eliminierung Inhibition der Kupferresorption	effektiv schwere Nebenwirkungen seltener	teuer teratogen? Verstärkung neurologischer Symptome bei Therapiebeginn	individuell: 450–975 mg/d, getrennt von Mahlzeit	Therapiebeginn einschleichend schwächere Wirkung als D-Penicillamin
Zinksalze (Zinkacetat, -sulfat, -gluconat)	Induktion von Metallothionein in Enterozyten und Inhibition der intestinalen Kupferresorption	nicht toxisch	Wirkungseintritt langsam gastrointestinale Unverträglichkeit gelegentlich ungenügende Wirkung	Kinder: 3 × 25 mg Erwachsene: 3 × 50 mg getrennt von Mahlzeit	Beginn mit Gesamtdosis Initialtherapie bei Lebererkrankung nicht empfohlen, da unzureichende Wirkung
Tetrathiomolybdat (Bis-choline-tetra-thiomolybdate [WTX101])	Komplexbildung: Kupfer-Protein-Thiomolybdat Kupfer wird durch Komplexbildung nicht resorbiert	schnelle Wirkung weniger Nebenwirkungen günstiger bei neurolog. Verlauf?	wenig Langzeiterfahrung aktuell (noch) nicht zugelassen	Einmalgabe 15–60 mg/d	Phase-II-Studie abgeschlossen, Phase-III-Studie laufend Ammoniumtetrathiomolybdat wirksam, aber nicht zugelassen

Initialtherapie

- Kupferchelatoren langsam aufdosieren zur Vermeidung einer möglichen klinischen Verschlechterung bzw. toxischer Nebenwirkung
- Zinksalze sind Therapiealternative für neurologische Verläufe (zur Initialbehandlung der Lebererkrankung und bei akutem Leberversagen unzureichend)
- Äußerste Vorsicht bei Initialtherapie neurologischer Verläufe (zu Beginn niedrige Dosis!), da die Therapie mit Kupferchelatoren (insbesondere bei zu rascher Aufdosierung) zu schweren irreversiblen neurologischen Funktionseinschränkungen führen kann.
- Therapieerfolg zeigt sich an der Normalisierung der Urinkupferausscheidung sowie der Verbesserung der Symptome und Laborparameter.

Erhaltungstherapie

- Nach erfolgreicher Initialtherapie folgt die Erhaltungstherapie mit Kupferchelatoren in niedrigstmöglicher Dosierung oder Zinksalzen.
- Zielparameter:
  - stabiler symptomfreier klinischer Zustand
  - Urinkupferausscheidung im Normbereich (dazu ist kurzfristige Therapiepause von maximal 72 h erforderlich)
  - unauffällige Leberfunktionsparameter
  - normales freies Serumkupfer
  - Vermeidung von Spät- bzw. Folgeschäden (z. B. dekompensierte Leberzirrhose, irreversible neurologische Verschlechterung)
  - Vermeidung von Komplikationen (z. B. Leberversagen bei Non-Compliance oder unzureichender Wirksamkeit)
- Erhaltungstherapie erfolgt lebenslang und darf nie unterbrochen werden (Ausnahme: kurze Pause zur Beurteilung der Kupferausscheidung bei Therapie mit Chelatoren)
- Therapienebenwirkungen (Blutbildveränderungen, Proteinurie etc.) beachten und vermeiden, ggf. Alternativtherapie einleiten

Therapie im präsymptomatischen Stadium

- niedrigdosierte Kupferchelatoren oder Zinksalze (insbesondere bei Kindern)

Operative Therapie

- Lebertransplantation zur Therapie des akuten Leberversagens bei unzureichender medikamentöser Therapie
- bei dekompensierter Zirrhose mit entsprechenden Kriterien (MELD) orthotope Lebertransplantation
- Lebertransplantation zur alleinigen Behandlung schwerwiegender neurologischer Symptome ohne gleichzeitige Leberbeteiligung wird kontrovers diskutiert und nicht allgemein empfohlen.

Zellbasierte Verfahren

- Therapeutische Alternativen (Gentherapie, Hepatozytentransplantation, hepatische Stammzelltherapie) sind wünschenswert bei
  - unzureichender Wirksamkeit,
  - Nebenwirkungen,
  - schweren neurologischen Verläufen.
- experimentelle Forschung mit ersten positiven Ergebnissen (Tiermodelle)
- gegenwärtig kein Stellenwert in klinischer Routine

5.16.13 Nachsorge

- sorgfältige Überwachung des Therapie- und Langzeitverlaufs
- initial stationäre engmaschige klinische bzw. laborchemische Kontrollen
- nach medikamentöser Einstellung ambulante Behandlung
- regelmäßige klinische Kontrollen und Untersuchungen der Leberfunktion und des Kupferstoffwechsels
  - Kupferausscheidung im Sammelurin (mit und ohne Chelatorgabe)
  - freies Serumkupfer
  - Untersuchungsfrequenz richtet sich nach Verlauf
- Ausschluss von Therapienebenwirkungen (Chelatoren) oder -versagen (Zinksalze, mangelnde Adhärenz etc.)
- regelmäßige Sonografie bei Patienten mit Leberzirrhose
- Bedeutung interdisziplinärer Zusammenarbeit und spezialisierter Zentren (Pädiatrie, Hepatologie, Neurologie, Psychiatrie, Labormedizin, Ophthalmologie, Radiologie, Pathologie, Humangenetik, Transplantationsmedizin etc.)
- Einbeziehung von Angehörigen, Freunden sowie sozialmedizinischer Institutionen in Therapiekonzept ist essenziell zur erfolgreichen Bewältigung medizinischer, sozialer und beruflicher Probleme der teils schwer erkrankten bzw. funktionell eingeschränkten Patienten
- Patientenorganisation Verein Morbus Wilson e. V.: wichtiger Beitrag zur Verbesserung der Situation von Betroffenen und Familien

5.16.14 Verlauf und Prognose

- bei frühzeitiger Diagnose und Therapie meist günstige Prognose
- Lebensqualität und Lebenserwartung kaum verschieden von Allgemeinbevölkerung
- Voraussetzung sind
  - rasche Diagnosestellung,
  - angemessene ärztliche Betreuung und
  - Therapieadhärenz des Patienten.
- Akut lebensbedrohlich ist fulminantes Leberversagen, wenn medikamentöse Therapie unzureichend ist oder ein Spenderorgan fehlt.
- Bei verspäteter Diagnosestellung, inadäquater Therapie oder mangelnder Therapietreue sind komplikative Verläufe und irreversible Symptome häufig.

5.16.15 Besonderheiten bei Schwangeren

- Schwangerschaft bei dekompensierter Leberzirrhose ist hohes Risiko für Mutter und Kind: Überwachung in spezialisierten Zentren
- Mehrzahl der Schwangerschaften bei stabiler Erkrankung verläuft günstig
- vor geplanter Schwangerschaft sollte Kupferstoffwechsel der Patientin optimal eingestellt sein
- keinesfalls Absetzen der medikamentösen Therapie aus Furcht vor Nebenwirkungen
- Stillen wird während Chelator- bzw. Zinktherapie nicht empfohlen (wird allerdings wahrscheinlich häufig praktiziert und Probleme werden kaum berichtet).

5.16.16 Besonderheiten bei Kindern

- Präsymptomatische Geschwister werden bei Mutationsnachweis präemptiv behandelt.
- bevorzugter Einsatz von Zinksalzen
- herausfordernd ist Behandlung von Heranwachsenden und Jugendlichen (Therapieadhärenz)
- Fehlende Therapietreue kann fatale Auswirkungen auf den Erkrankungsverlauf haben (irreversible Symptomverschlechterung, Leberversagen, tödlicher Ausgang etc.).

5.16.17 Quellenangaben

[1] Dhawan A, Taylor RM, Cheeseman P et al. Wilson's disease in Children: 37-year experience and revised King's score for liver transplantation. Liver Transplant 2005; 37: 1475–1492
[2] Ferenci P, Caca K, Loudianos et al. Diagnosis and phenotypic classification of Wilson disease. Liver Int 2003; 23: 139–142
[3] Ferenci P, Członkowska A, Stremmel W et al. EASL Clinical Practice Guidelines: Wilson's disease. J Hepatol 2012; 56: 671–685
[4] Herrmann W, Huster D. Diagnostik des Morbus Wilson. Nervenarzt 2018; 89: 115–123
[5] Hermann W, Huster D, Ransmayr G et al. Morbus Wilson. In: Diener H, Weimar C, Hrsg. Leitlinien für Diagnostik und Therapie in der Neurologie. Stuttgart: Thieme; 2012
[6] Huster D. Morbus Wilson. Internist (Berl) 2018; 59: 159–174
[7] Huster D, Hermann W, Bartels M. Akuter Morbus Wilson. Internist (Berl) 2011; 52: 815–822
[8] Karlas T, Hempel M, Troltzsch M et al. Non-invasive evaluation of hepatic manifestation in Wilson disease with transient elastography, ARFI, and different fibrosis scores. Scand J Gastroenterol 2012; 47: 1353–1361
[9] Nicastro E, Rannuci G, Vajro P et al. Re-evaluation of the diagnostic criteria for Wilson disease in children with mild liver disease. Hepatology 2010; 52: 1948–1956
[10] Roberts EA, Schilsky ML Diagnosis and treatment of Wilson disease: an update. Hepatology 2008; 47: 2089–2111
[11] Volpert HM, Pfeiffenberger J, Gröner JB et al. Comparative assessment of clinical rating scales in Wilson's disease. BMC Neurology 2017; 17: 140

[12] Weiss KH, Askari FK, Członkowska A et al. Bis-choline tetrathiomolybdate in patients with Wilson's disease: an open-label, multicentre, phase 2 study. Lancet Gastroenterol Hepatol 2017; 2: 869–876

5.16.18 Literatur zur weiteren Vertiefung

- Brewer GJ. Wilson's disease. A clinician's guide to recognicion, diagnosis, and management. Dordrecht: Kluwer Academic Publishers; 2001
- Członkowska A, Schilsky ML, Hrsg. Handbook of Clinical Neurology. Wilson Disease, Volume 142. München: Elsevier; 2017
- Kaler SG, Lutsenko S, Schilsky ML, Thiele DJ, Huster D, Hrsg. Human Disorders of Copper Metabolism I/II. Ann N Y Acad Sci 2014; Bd. 1314, 1315

5.16.19 Wichtige Internetadressen

- EuroWilson: www.eurowilson.org
- Wilson Disease Mutation Database: www.wilsondisease.med.ualberta.ca
- US National Library of Medicine: https://medlineplus.gov/wilsondisease.html
- Verein Morbus Wilson e. V.: https://morbus-wilson.de

5.17 Genetische Hämochromatose und Eisenüberladungssyndrome

T. Höhler

5.17.1 Steckbrief

Hämochromatose ist eine genetisch heterogene Eisenüberladungserkrankung. Der Eisenstoffwechsel wird zentral in der Leber durch Hepcidin reguliert. Hämochromatose und andere Eisenüberladungssyndrome sind endokrine Erkrankungen mit fehlender oder inadäquat niedriger Produktion von Hepcidin. Diese Erkrankungen entstehen durch Mutationen in Proteinen, die an der Überwachung des Serumeisenspiegels oder seiner Regulation beteiligt sind. Folgen sind eine gesteigerte intestinale Eisenabsorption und die vermehrte Eisenablagerung und Schädigung parenchymatöser Organe [11]. Die Bestimmung der Transferrinsättigung, von Ferritin und ggf. ein HFE-Gentest ermöglichen die frühe Diagnosestellung [12].

5.17.2 Synonyme

- Eisenüberladungserkrankungen
- Eisenspeichererkrankungen

5.17.3 Keywords

- HFE
- Hepcidin
- Hämojuvelin
- Transferrinrezeptor 2
- Ferroportin
- Leberzirrhose
- Aderlass

5.17.4 Definition

- Hämochromatose und andere Eisenüberladungssyndrome sind eine genetisch heterogene Erkrankungsgruppe.
- Sie sind durch eine fehlende oder inadäquat niedrige Hepcidinexpression in der Leber charakterisiert.
- Die Erkrankungen sind die Folge von angeborenen Mutationen in Genen, die an der Serumeisenregulation (Hämojuvelin, HFE, Transferrinrezeptor 2 und Hepcidin) oder dem Eisentransport (Ferroportin) beteiligt sind.
- Die genetische Hämochromatose (Typ 1) ist bedingt durch einen Polymorphismus im HFE-Gen (845G-A), der zum Austausch von Cystein gegen ein Tyrosin (C 282Y) im Protein führt [11].

5.17.5 Epidemiologie

Häufigkeit

- Hämochromatose (Typ 1) ist die häufigste genetische Erkrankung in Nordeuropa.
- Die Häufigkeit des C 282Y-Polymorphismus liegt bei 0 % in Südeuropa, 7 % in Deutschland und 12,5 % in Irland.
- Die Prävalenz der C 282Y-Homozygotie liegt bei 1:200–300 [11].
- Unter europäischen Patienten mit gesicherter Hämochromatose liegt die Prävalenz der C 282Y-Homozygotie je nach geografischer Herkunft um 80 %.
  - In einer großen Metaanalyse waren knapp 6 % der Patienten kombiniert heterozygot für C 282Y/H63D, 14 % der Fälle waren nicht HFE-bedingt.
- Nicht HFE-bedingte Hämochromatosen bei Erwachsenen sind seltener und meist bedingt durch TfR2-Mutationen (Typ 3). Diese wurden in verschiedenen ethnischen Gruppen beschrieben [11].

Altersgipfel

- Die genetische Hämochromatose (HFE Typ 1) ist eine angeborene Erkrankung, die schon bei jungen Erwachsenen mit einer erhöhten Nüchtern-Transferrinsättigung diagnostiziert werden kann.
- Irreversible Organschädigungen manifestieren sich in Abhängigkeit anderer Einflussfaktoren meist erst nach dem 40. Lebensjahr (▶ Abb. 5.19).

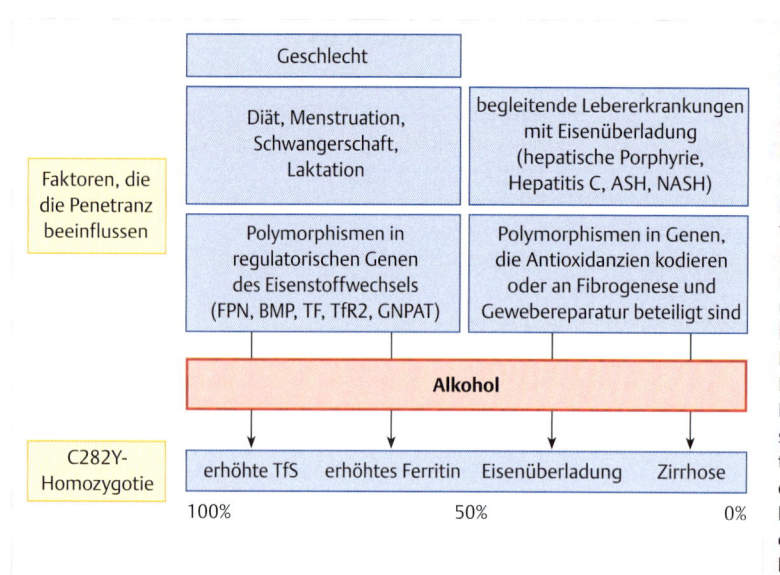

Abb. 5.19 Interaktion zwischen Wirtsfaktoren und Genetik bei der Penetranz der HFE-bedingten genetischen Hämochromatose. (N)ASH: (nicht) alkoholische Steatohepatitis. Die C 282Y-Homozygotie führt zu einer fehlenden Expression des HFE-Proteins im eisensensitiven Komplex auf der Hepatozytenoberfläche und einer Hemmung der Hepcidinproduktion in den Hepatozyten. Hieraus resultiert eine gesteigerte intestinale Eisenresorption mit laborchemisch erhöhter Transferrinsättigung, erhöhtem Ferritin und mit zunehmendem Alter einer Eisenüberladung parenchymatöser Organe. Konsequenz kann die irreversible Organschädigung (Leberzirrhose) sein. Die Penetranz und Erkrankungsausprägung wird zum einen durch das Geschlecht und genetische Polymorphismen in regulatorischen Genen des Eisenstoffwechsels, zum anderen durch Diät, Alkoholkonsum und begleitende Lebererkrankungen beeinflusst.

Geschlechtsverteilung

- HFE-C 282Y-Homozygotie manifestiert sich früher und häufiger bei Männern als bei Frauen.
- In einer großen Bevölkerungsstudie zeigten knapp 30–42 % der Männer, aber nur gut 2,7–4 % der Frauen eine Leberfibrose und Eisenüberladung [2].
- Für die biochemische Penetranz (Ferritin und Transferrinsättigung erhöht) wurde in Studien in Nordeuropa 75 % für Männer und 50 % für Frauen angegeben [1].
- Der protektive Effekt des weiblichen Geschlechts ist bedingt durch physiologische Eisenverluste während der Menstruation, Schwangerschaft und Laktation.
- Testosteron hat einen hemmenden Effekt auf die Hepcidinexpression in der Leber [12].

Prädisponierende Faktoren

- Exzessiver Alkoholkonsum beschleunigt die Manifestation und Erkrankungsprogression bei C 282Y-homozygoten Patienten (▶ Abb. 5.19).
- Alkoholkonsum von mehr als 60 g/Tag führt zu signifikant höheren Ferritin- und Transferrinsättigungswerten [7].
- Weitere Risikofaktoren, die den Erkrankungsverlauf beschleunigen, sind
  - Steatosis hepatis (bedingt durch Übergewicht, metabolisches Syndrom, Diabetes oder Alkohol) oder
  - koexistierende Hepatitis-C-Infektionen [2].

5.17.6 Ätiologie und Pathogenese

- Der normale Eisengehalt im Körper beträgt 3–4 g.
- Mehr als die Hälfte des Körpereisens ist im Hämoglobin gebunden.
- Größere Mengen an Eisen sind weiterhin in Proteinen wie Myoglobin, Zytochromen und Katalasen vorhanden (400 mg).
- Eisen wird vor allem in der Leber, der Milz und dem Knochenmark in Form von Ferritin gespeichert (ca. 1000 mg) [2] (▶ Abb. 5.20).
- Plasmaeisenspiegel werden durch die intestinale Eisenresorption reguliert.
- Täglich werden ca. 10–20 mg Eisen mit der Nahrung aufgenommen, von denen nur etwa 1–2 mg im Duodenum resorbiert werden.
- Patienten mit **genetischer Hämochromatose** resorbieren Eisen sehr viel effizienter und nehmen täglich etwa 2–4 mg aus dem Darm auf.
- Da der Körper kein spezifisches Eisenausscheidungssystem besitzt (täglicher Eisenverlust ca. 1 mg über Schweiß und abgeschilferte Epithelien) entwickelt sich bei Patienten mit Hämochromatose eine progrediente Eisenüberladung.
- Bei Erschöpfung der Eisentransport- und Eisenspeicherkapazitäten kommt es zum Auftreten von nicht-Transferrin-gebundenem Eisen, das in parenchymatösen Organen wie Leber, Pankreas, endokrinen Drüsen und dem Herz abgelagert wird.
- Die Folge ist zunehmender oxidativer Stress durch die Generierung reaktiver Sauerstoffradikale mit verstärkter Lipidperoxidation, Schädigung von Zellorganellen und DNA [11].

5.17 Genetische Hämochromatose und Eisenüberladungssyndrome

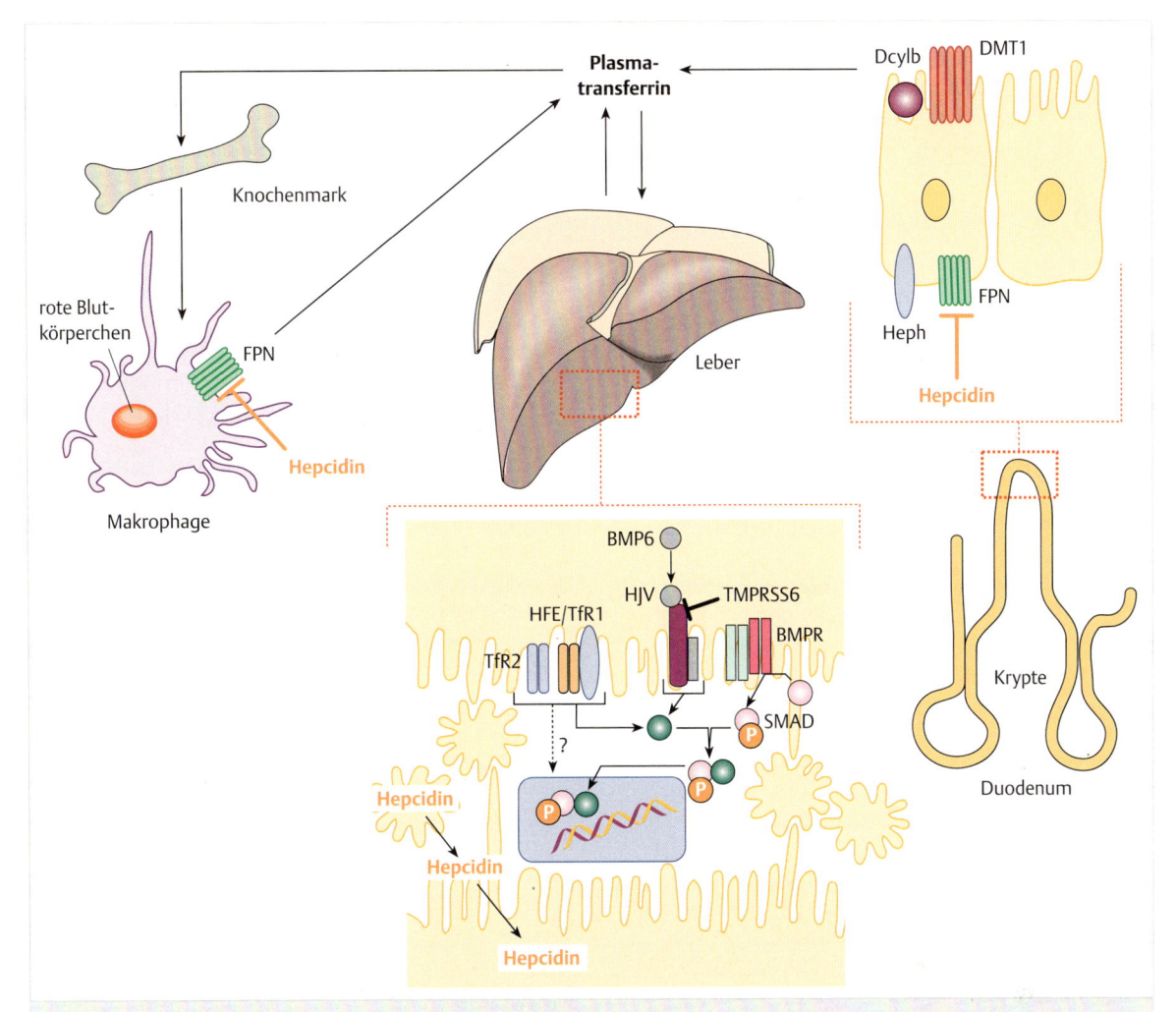

Abb. 5.20 Regulation des Eisenstoffwechsels. Hepcidin ist das zentrale Hormon des Eisenstoffwechsels. Es wird fast ausschließlich von Hepatozyten produziert. Der eisensensitive Komplex an der Hepatozytenoberfläche, bestehend aus den Bone-Morphogenetic-Protein-Rezeptor (BMPR), Hämojuvelin (HJV), Transferrinrezeptor 2 (TFR2), und dem HFE-Protein reguliert die Hepcidinproduktion in den Hepatozyten. Hohe Eisenspiegel, BMP6 (produziert durch sinusoidale Endothelzellen) und eisengesättigtes Transferrin (Fe-Tf) stimulieren die Hepcidinproduktion. Hepcidin blockiert die Ferroportinexpression (FPN-Expression), mit der Folge einer verminderten intestinalen Eisenresorption und verminderter Eisenfreisetzung aus Makrophagen. Die C282Y-Homozygotie führt zu einer Fehlregulation des eisensensitiven Komplexes auf den Hepatozyten mit verminderter Hepcidinproduktion und in der Folge gesteigerter Eisenresoption. Eisenmangel führt zu einer verstärkten Expression der Transmembranprotease Serin 6 (TMPRSS 6), die den eisensensitiven Komplex auf der Hepatozytenoberfläche wahrscheinlich durch die Spaltung von HJV inaktiviert und damit die Hepcidinexpression hemmt. Inaktivierende TMPRSS 6-Mutationen führen zu schwerer eisenrefraktärer Eisenmangelanämie mit Hepcidinüberexpression.

- **Genetische Eisenüberladungssyndrome** sind das Ergebnis einer exzessiven Eisenaufnahme oder eines gestörten Eisenrecyclings, die zu einer erhöhten Transferrinsättigung und einer parenchymatösen Eisenüberladung führen [12].
- Pathophysiologisch liegt der Eisenüberladung meist eine inadäquat niedrige oder fehlende Hecipidinproduktion in der Leber oder ein fehlendes Ansprechen von Ferroportin auf Hepcidin zugrunde [11], [12].
- Hepcidin wurde ursprünglich als antimikrobielles Protein aus dem Urin isoliert.

- Das Proprotein von 84 Aminosäuren wird vor allen in Hepatozyten synthetisiert und von einer Konvertase durch Abspaltung eines Peptids von carboxyterminalen Ende aktiviert.
- Die aktive Form von Hepcidin hat 25 Aminosäuren und bindet an das Eisentransportprotein Ferroportin (FPN) auf Makrophagen, Hepato- und Enterozyten.
- Hepcidin induziert die Endozytose und Degradation von FPN und reduziert damit die Eisenfreisetzung aus diesen Zellen [11].

- Bei Eisenmangel sinkt die Hepcidinproduktion, umgekehrt steigt die intestinale FPN-Expression.
- Bei vollen Eisenspeichern wird vermehrt Hepcidin produziert, was zu einer Herabregulation der intestinalen FPN-Expression und zu einer verminderten Eisenabsorption führt.
- Die Hepcidinsynthese in der Leber unterliegt der Kontrolle durch eine Reihe von Proteinen (HFE, Hämojuvelin, Transferrinrezeptor 2), die einen heterotetrameren Signalkomplex auf der Zelloberfläche bilden [11].
- Transferrinrezeptor 2 (TfR2) ist ein Transferrinrezeptor mit niedriger Affinität, der auf Hepatozyten und Erythrozytenvorläuferzellen zu finden ist.
- HFE und TfR2 bilden ein Heterodimer in der Zellmembran, das eine zentrale Rolle bei der Messung von Transferrin-gebundenem Eisen im Serum spielt.
- Sowohl HFE- (Typ 1) als auch TfR-2-Mutationen (Typ 3) können zu einer Herabregulation der Hepcidinexpression führen.
- Die in Deutschland häufigste Form der genetischen Hämochromatose ist durch eine Mutation im HFE-Gen (Typ 1) verursacht.
- HFE ist ein MHC-Klasse-I-Protein, das mit Transferrinrezeptor 1 (TfR 1) interagiert.
  - Die C282Y-Mutation zerstört eine Disulfidbrücke, die für die Bindung von β2-Mikrglobulin und die Zelloberflächenexpression mit TfR 1 erforderlich ist.
  - Die H63D-Mutation, ein weiterer häufiger Polymorphismus, interferiert nicht mit der HFE-TfR-Interaktion [12].
- Mutationen im Hämojuvelin-Gen (HJV, Chromosom 1, Typ 2A) sind viel seltener und führen zu einer sehr schweren Eisenüberladung bereits im Jugendalter [11].
- Ein ähnliches Bild entsteht durch Mutationen im HAMP-Gen (Hepcidin, Chromosom 19, Typ 2B).
  - Die Folgen inaktivierender Mutationen sind die unkontrollierte Überexpression von Ferroportin an der Zelloberfläche von Makrophagen und Enterozyten, die zu einer Freisetzung von Eisen führen.
- Genmutationen mit Funktionsverlust des Ferroportinproteins (Typ 4A) verhindern den Eisentransport und führen zu einer Eisenakkumulation im Zellinneren insbesondere in Makrophagen.
  - Die Folge ist eine ausgeprägte mesenchymale Eisenüberladung.
- Ferroportinmutationen mit Funktionsgewinn (Typ 4B) führen zu einem Wirkungsverlust von Hepcidin [11].

5.17.7 Symptomatik

- Unspezifische Frühsymptome der Erkrankung sind
  - Müdigkeit,
  - Arthralgien und
  - Libidoverlust.
- Die typischen Spätmanifestationen der Erkrankung betreffen
  - die Leber (Leberzirrhose),
  - die Haut (zunehmende Pigmentation),
  - das endokrine Pankreas (Diabetes mellitus),
  - Gelenke (Arthropathie),
  - das Herz (Kardiomyopathie, Herzinsuffizienz und Überleitungsstörungen) sowie
  - die männlichen Gonaden [2].
- Die klassische Trias Zirrhose, Diabetes mellitus und Hautpigmentation (Bronzediabetes) wird erst sehr spät im Erkrankungsverlauf beobachtet, wenn der Körpereisengehalt über 20 g liegt.
  - Die Erkrankung wird heute häufig bei asymptomatischen Patienten aufgrund erhöhter Ferritinwerte und Transferrinsättigung diagnostiziert [12].

Leber

- Eine progrediente Eisenüberladung führt zu Hepatomegalie, erhöhten Transaminasen und schließlich zur Leberzirrhose.
- Die Eisenüberladung beschleunigt die Fibroseprogression bei Patienten mit gleichzeitig bestehender Hepatitis C, alkoholischen und nicht alkoholischen Fettlebererkrankungen [3].
- Hepatozelluläre Karzinome werden bei Patienten mit hereditärer Hämochromatose ca. 20–200-mal so häufig beobachtet wie in der gesunden Normalbevölkerung.
  - Das Risiko ist besonders hoch bei Männern und bei schon etablierter Leberzirrhose.
  - Es ist allerdings umstritten, ob Patienten mit genetischer Hämochromatose ein erhöhtes Risiko für die Entwicklung anderer Tumorerkrankungen haben [3].

Pankreas

- Die Eisenakkumulation in der Bauchspeicheldrüse führt zu einer selektiven Zerstörung pankreatischer Betazellen.
- Bei Patienten mit Leberzirrhose besteht häufig auch schon ein Diabetes mellitus.

Gelenke

- Die Arthropathie bei Eisenüberladung zeigt das typische klinische Bild von Kalziumpyrophosphatablagerungen (Chondrokalzinose, chronische Arthropathie, Pseudogicht).
- Charakteristischerweise finden sich diese Manifestationen an den Metakarpophalangealgelenken von Zeige- und Mittelfinger.
- Grundsätzlich können aber alle Gelenke betroffen sein [14].

Herz

- Eisenablagerungen im Myokard können zu einer dilatativen Kardiomyopathie und Herzinsuffizienz sowie Erregungsweiterleitungsproblemen wie bei einem Sick-Sinus-Syndrom führen.
- Im Kardio-MRT zeigt sich die Eisenüberlagerung durch eine sehr niedrige Signalintensität des Myokards [5], [13].

Hypophyse

- Verstärkte Eisenablagerungen in der Hypophyse bedingen erniedrigte Serumspiegel verschiedener Hypophysenhormone im Sinne einer Hypophyseninsuffizienz [8].
- Ein sekundärer Hypogonadismus mit erniedrigter Libido und Impotenz ist das häufigste endokrine Symptom bei Patienten mit genetischer Hämochromatose [12].
- Der Hypogonadismus ist neben der Leberzirrhose mitverantwortlich für die Osteoporose, die bei Patienten mit fortgeschrittener Erkrankung beobachtet wird.
- Andere endokrine Dysfunktionen sind selten (Hypothyreose, Amenorrhö).

Infektionen

- Serumeisenspiegel können die bakterielle Virulenz steigern, während die Eisenüberlagerung in Makrophagen zu einer Störung der Phagozytose führt.
- Infektionen mit Listerien, Yersinia entrocolitica und Vibrio vulnificus wurden häufiger und mit schwereren Verläufen bei Patienten mit Hämochromatose beobachtet [4], [15].

5.17.8 Diagnostik

Diagnostisches Vorgehen

- Ein gesteigertes Bewusstsein bezüglich der Häufigkeit der Erkrankung und die Verfügbarkeit des HFE-Gentests führen heute dazu, dass viele Patienten bei Gesundheitschecks oder Familienuntersuchungen vor der Entwicklung von Symptomen diagnostiziert werden [12].
- Bei Verdacht auf das Vorliegen einer genetischen Hämochromatose sollten Ferritin und die Transferrinsättigung sowie die Transaminasen bestimmt werden (▶ Abb. 5.21).
- Ferritin ist ein Akutphaseprotein und kann in frühen Phasen der Erkrankung normal sein.
- Umgekehrt führen Entzündungen, metabolische Erkrankungen, Tumorerkrankungen und chronischer Alkoholismus ebenfalls zu erhöhten Ferritinwerten.
- Die Nüchtern-Transferrinsättigung ist ein spezifischerer und sensitiverer Parameter.
  - Sie ist schon in der Frühphase der Erkrankung erhöht.
  - Werte von > 50 % können ein Frühzeichen für eine HFE-C 282Y-Homozygotie sein und sollten zu einer Gentestung führen [11], [12].

Anamnese

- Anamnestisch wegweisend kann eine familiäre Häufung von Leberzirrhose- und Diabeteserkrankungen sein.

Körperliche Untersuchung

- Nur im fortgeschrittenen Stadium finden sich die klassischen Leberhautzeichen als Hinweise auf eine Leberzirrhose.

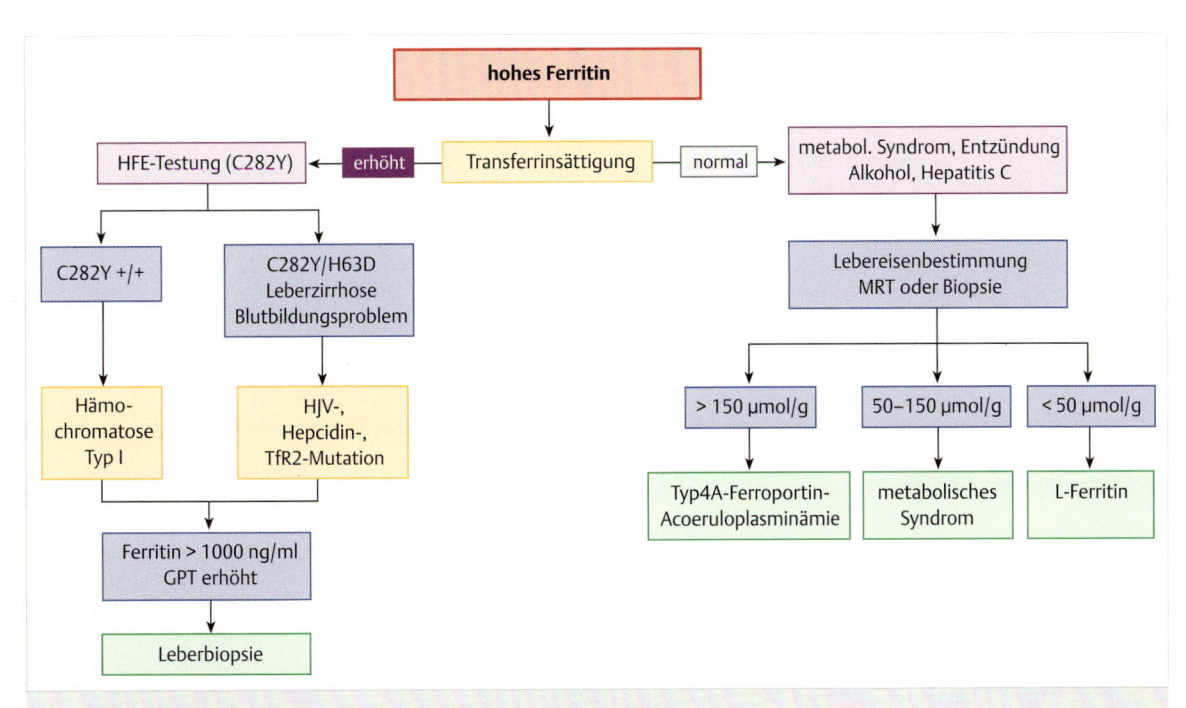

Abb. 5.21 Diagnostischer Algorithmus bei Verdacht auf Hämochromatose.

Labor

- Die laborchemische Diagnostik bei Hämochromatose ergibt folgende Befunde:
  - erhöhte Transferrinsättigung (> 50 % bei Frauen, > 60 % bei Männern),
  - erhöhtes Serumferritin (> 200 ng/ml bei Frauen, > 300 ng/ml bei Männern),
  - erhöhte Transaminasen, v. a. Glutamat-Pyruvat-Transaminase (GPT),
  - Nachweis einer Homozygotie der C 282Y-Mutation im HFE-Gen.

Bildgebende Diagnostik

MRT

- Nichtinvasive bildgebende Verfahren, wie das MRT, können bei der Abschätzung der Eisenüberladung parenchymatöser Organe helfen.
- In T 2-gewichteten MRT-Sequenzen nimmt die Signalintensität mit zunehmender Eisenakkumulation ab und ermöglicht die Abschätzung der Lebereisenkonzentration [9].
- Im Gegensatz zur Leberbiopsie erlaubt diese Bildgebung keine Einschätzung prognostisch wichtiger Parameter wie des Leberfibrosegrads.

Elastografie

- Eine nicht invasive Alternative zur Fibrosebestimmung könnte die Ultraschallelastografie sein.
- Bei Patienten mit Hämochromatose und einem Ferritin > 1000 ng/ml konnten zwar Patienten mit einer Lebersteifigkeit < 6,4 kPa (keine Fibrose) und größer als > 13,9 kPa (fortgeschrittene Fibrose oder Zirrhose) richtig klassifiziert werden.
- Es blieb aber ein großer Graubereich, in dem keine Klassifikation möglich war [10].

Histologie, Zytologie und klinische Pathologie

Leberbiopsie

- Der zuverlässigste Test zur Diagnose einer Eisenüberladung ist die Leberbiopsie.
- Eine parenchymatöse Eisenüberladung kann in der Berliner-Blau-Färbung nachgewiesen werden.
- Die Standard HE-Färbung erlaubt die Einschätzung des Fibrosegrads.
- Bei C 282Y-homozygoten Patienten mit normalen Leberwerten und einem Ferritin < 1000 mg/dl ist eine Leberbiopsie zur Prognoseeinschätzung nicht erforderlich, da die Wahrscheinlichkeit einer signifikanten Fibrose sehr gering ist.

5.17.9 Differenzialdiagnosen

- Die Differenzialdiagnose umfasst
  - die sehr viel selteneren genetischen Ursachen der Eisenüberladung,
  - andere chronische Lebererkrankungen mit Eisenüberladung,
  - hämatologische Erkrankungen und
  - diätetisch bedingte Eisenüberladungssyndrome (▶ Tab. 5.22).

Tab. 5.22 Differenzialdiagnosen.

Differenzialdiagnose	Bemerkungen
genetisch bedingte Eisenüberladung (primär)	
genetische Hämochromatose Typ 1	HFE-Gen
juvenile Hämochromatose	Hämojuvelin-Gen (Typ 2A) Hepcidin-Gen (Typ 2B)
genetische Hämochromatose Typ 3	Transferrinrezeptor-2-Gen (TFR-2-Gen)
genetische Hämochromatose Typ 4	Ferroportin-Gen (SLC 40A1-Gen)
Acoeruloplasminämie	
kongenitale Atransferrinämie	
sekundäre, erworbene Formen der Eisenüberladung	
Anämien mit Eisenüberladung	Thalassaemia major sideroblastische Anämie chronisch hämolytische Anämien
alimentäre Eisenüberladung	
chronische Lebererkrankungen	nicht alkoholische Fettleber und Fettleberhepatitis alkoholbedingte Lebererkrankungen Hepatitis C portokavale Shunts Endstadien der Leberzirrhose Porphyria cutanea tarda
neonatale Eisenüberladung	
afrikanische Eisenüberladung	

5.17.10 Therapie

Therapeutisches Vorgehen

- Sicherste, effektivste und ökonomischste Therapieform der genetischen Hämochromatose ist die **Aderlasstherapie**.
  - Eine vor Etablierung einer Leberzirrhose oder eines Diabetes eingeleitete Aderlasstherapie reduziert Morbidität und Mortalität und kann sich auch positiv auf eine schone etablierte Fibrosierung der Leber auswirken.
  - Die Therapie sollte bei asymptomatischen Patienten mit erhöhten Ferritinwerten eingeleitet werden.
  - Es sollten zunächst 250–500 ml Blut wöchentlich entfernt werden, bis die Ferritinwerte bei 50–100 ng/ml liegen.
  - Danach kann die Aderlasstherapie aufgrund der langsamen Eisenakkumulation in größeren zeitlichen Abständen durchgeführt werden [12].
  - Vor allem in den frühen Stadien sind die Symptome mit einer Aderlasstherapie reversibel, wobei auch für Patienten mit fortgeschrittener Fibrose und beginnender Zirrhose deutliche Verbesserungen beschrieben wurden.
  - Die Aderlasstherapie beeinflusst auch eine schon etablierte portale Hypertension positiv [6].
  - Das Therapieansprechen anderer Symptome ist in ▶ Tab. 5.23 dargestellt.
- Eine spezielle Diät ist nicht erforderlich.
- Der Alkoholkonsum sollte eingeschränkt werden.
  - Alkohol ist hepatotoxisch und hemmt die Hepcidinsynthese.
- Eisenchelatbildner wie Deferasirox haben zahlreiche Nebenwirkungen, sind teuer und einer Aderlasstherapie nicht überlegen.
  - Sie sollten nur in begründeten Ausnahmefällen angewendet werden [12].
- Die Einnahme von Protonenpumpenhemmern hemmt die Eisenaufnahme im oberen Dünndarm.
  - Patienten mit genetischer Hämochromatose akkumulieren Eisen sehr viel langsamer bei laufender Therapie mit Protonenpumpenhemmern [12].
- Bei Patienten mit einer fortgeschrittenen Leberzirrhose oder einem hepatozellulären Karzinom muss ggf. eine **Lebertransplantation** erfolgen.
  - Frühe Beobachtungen ließen vermuten, dass das Überleben von Patienten mit Hämochromatose im Vergleich zu Patienten mit anderen Lebererkrankungen aufgrund von infektiologischen und kardialen Problemen mit Infektionen reduziert sei.
  - Inzwischen konnte eine kleine Studie mit 18 C282Y-homozygoten Patienten zeigen, dass der Posttransplantationverlauf dieser Patienten nicht komplikationsträchtiger ist.
  - Interessanterweise normalisierte die Lebertransplantation die Hepcidinproduktion und verhinderte die Reakkumulation von Eisen nach der Transplantation.
  - Die Beobachtung belegt, dass der zentrale Defekt der Erkrankung in der Leber liegt.

Tab. 5.23 Therapieansprechen bei Aderlasstherapie. (Quelle: Höhler T. Genetische Hämochromatose und Eisenüberladungssyndrome. In: Riemann J, Fischbach W, Galle P, Mössner J, Hrsg. Gastroenterologie in Klinik und Praxis. Stuttgart: Thieme; 2007: 1363–1369)

Symptom	Ansprechen auf Aderlasstherapie
Müdigkeit, Abgeschlagenheit	Besserung
Erhöhung der Transaminasen	Normalisierung
Erhöhtes Ferritin	Normalisierung
Hepatomegalie	Normalisierung
Leberzirrhose	keine Veränderung
erhöhtes Risiko für hepatozelluläres Karzinom	besteht bei etablierter Zirrhose fort
Kadiomyopathie	Besserung selten
Arthropathie	gelegentliche Besserung
Diabetes mellitus	Besserung selten
Hypothyreose	Besserung selten
Hypogonadismus	Besserung selten

5.17.11 Verlauf und Prognose

- Patienten mit genetischer Hämochromatose, bei denen zum Zeitpunkt der Diagnose keine Leberzirrhose besteht, haben mit Einleitung einer Aderlasstherapie eine normale Lebenserwartung [12].
- Besteht bei Diagnosestellung bereits eine Leberzirrhose oder ein Diabetes mellitus, ist die Prognose deutlich eingeschränkt.
- Todesursachen sind hepatozelluläres Karzinom, Komplikationen der Leberzirrhose, Kardiomyopathie und Diabetes mellitus.
- Eine Lebertransplantation korrigiert den Gendefekt [12].

5.17.12 Quellenangaben

[1] Aguilar-Martinez P, Bismuth M, Blanc F et al. The southern French registry of genetic hemochromatosis: a tool for determining clinical prevalence of the disorder and genotype penetrance. Haematologica 2010; 95: 551–556

[2] Allen KJ, Gurrin LCP, Constantine CCP et al. Iron-overload-related disease in HFE hereditary hemochromatosis. N Engl J Med 2008; 358: 221–230

[3] Bacon BR, Adams PC, Kowdley KV et al. Diagnosis and management of hemochromatosis: 2011 practiceguideline by the American Association for the Study of Liver Diseases. Hepatology 2011; 54: 328–343

[4] Cherchi GB, Pacifico L, Cosselu S et al. Prospective study of Yersinia enterocolitica infection in thalassemic patients. Pediatr Infect Dis J 1995; 14: 579

[5] Easley RM Jr, Schreiner BF Jr, Yu PN. Reversible cardiomyopathy associated with hemochromatosis. N Engl J Med 1972; 287: 866

[6] Falize L, Guillygomarc'h A, Perrin M et al. Reversibility of hepatic fibrosis in treated genetic hemochromatosis: a study of 36 cases. Hepatology 2006; 44: 472–477
[7] Fletcher LM, Dixon JL, Purdie DM et al. Excess alcohol greatly increases the prevalence of cirrhosis in hereditary hemochromatosis. Gastroenterology 2002; 122: 281
[8] Fujisawa I, Morikawa M, Nakano Y et al. Hemochromatosis of the pituitary gland: MR imaging. Radiology 1988; 168: 213
[9] Gandon Y, Olivié D, Guyader D et al. Non-invasive assessment of hepatic iron stores by MRI. Lancet 2004; 363: 357–362
[10] Legros L, Bardou-Jacquet E, Latournerie M et al. Non-invasive assessment of liver fibrosis in C282Y homozygous HFE hemochromatosis. Liver Int 2015; 35: 1731–1738
[11] Pietrangelo A. Genetics, genetic testing, and management of hemochromatosis: 15 years since hepcidin. Gastroenterology 2015; 149: 1240–1251
[12] Powell LW, Seckington R, Deugnier Y. Haemochromatosis. Lancet 2016; 388: 706–716
[13] Rahko PS, Salerni R, Uretsky BF. Successful reversal by chelation therapy of congestive cardiomyopathy due to iron overload. J Am Coll Cardiol 1986; 8: 436
[14] Sahinbegovic E, Dallos T, Aigner E et al. Musculoskeletal disease burden of hereditary hemochromatosis. Arthritis Rheum 2010; 62: 3792
[15] van Asbeck BS, Verbrugh HA, van Oost BA et al. Listeria monocytogenes meningitis and decreased phagocytosis associated with iron overload. Br Med J 1982; 284: 542

5.17.13 Wichtige Internetadressen

- European Society for the Study of the Liver EASL, Leitlinie Hämochromatose: www.easl.eu
- American Association for the Study of Liver Diseases (AASLD): www.aasld.org
- DGVS-EASL-Leitlinie Hämochromatose: www.haemochromatose.org
- Hämochromatose Vereinigung Deutschland e. V.: www.haemochromatose.org

5.18 Proteinaseinhibitormangel

W. Stremmel, U. Merle

5.18.1 Steckbrief

Der Proteinaseinhibitormangel ist eine erbliche Stoffwechselerkrankung. Aufgrund eines genetischen Polymorphismus des Proteinasesystems kommt es zur Bildung pathologischer Phänotypen des α1-Antitrypsins. Ein Mangel an Proteinaseinhibitoren führt zu Leberzirrhose und Lungenemphysem. Bei Verdacht auf α1-Antitrypsinmangel sollte der Serumspiegel gemessen werden. Bei deutlich unter der Norm liegendem Spiegel ist eine Phänotypisierung zur Diagnosestellung indiziert. Als Therapie werden im Fall einer Lungenerkrankung allgemeine Maßnahmen empfohlen, wie Nikotinkarenz. Eine kausale Therapie des Proteinaseinhibitormangels existiert bezüglich der Lebermanifestation derzeitig noch nicht.

5.18.2 Synonyme

- α1-Antitrypsinmangel

5.18.3 Keywords

- α1-Antitrypsin
- Stoffwechselerkrankung
- PiZZ
- Leberzirrhose
- Lungenemphysem

5.18.4 Definition

- Der Proteinaseinhibitormangel ist eine erbliche Stoffwechselerkrankung aufgrund eines Polymorphismus des Proteinasesystems, bei der als genetische Variante pathologische Phänotypen des α1-Antitrypsins auftreten.
- Ein Mangel an Proteinaseinhibitoren führt zu Leberzirrhose und Lungenemphysem.

5.18.5 Epidemiologie

Häufigkeit

- Die Häufigkeit eines homozygoten α1-Antitrypsinmangels in der Bevölkerung Europas wird auf etwa 0,01–0,02 % geschätzt.
- Nur bei einem Teil der betroffenen Personen wird die Krankheit manifest.

Altersgipfel

- Innerhalb der ersten 4 Lebensdekaden steht vor allem die mögliche Leberdysfunktion im Vordergrund, wohingegen in dieser Lebensspanne die Lungenfunktionsstörung von geringerer Bedeutung ist.
- In späteren Lebensdekaden wird die Abnahme der Lungenfunktion relevanter, wobei hier insbesondere Zigarettenrauchen ein wesentlicher Manifestationsfaktor ist.

Geschlechtsverteilung

- Ein Unterschied zwischen den Geschlechtern ist nicht bekannt.

Prädisponierende Faktoren

- Lungenbeteiligung: Zigarettenrauchen

5.18.6 Ätiologie und Pathogenese

- α1-Antitrypsin ist ein Glykoprotein, das vorwiegend in der Leber als Proteinaseinhibitor synthetisiert wird und

bei der Proteinelektrophorese in der α1-Globulin-Fraktion wandert.
- Die normale Serumkonzentration beträgt 150–350 mg%.
- Die Synthese des α1-Antitrypsins wird von zwei autosomal-kodominanten Allelen kontrolliert.
- 75 verschiedene genetische Varianten des α1-Antitrypsins sind identifiziert.
- Der physiologische Phänotyp des α1-Antitrypsins wird als PiMM bezeichnet.
- Pathologische Phänotypen sind PiZZ, PiSZ, PiMZ und PiMS, die zu unterschiedlich ausgeprägtem α1-Antitrypsinmangel führen (▶ Tab. 5.24).

Tab. 5.24 Phänotypen des α1-Antitrypsins.

Phänotyp	Prävalenz	α1-Antitrypsinkonzentration im Serum
PiZZ	0,2 %	10–20 %
PiSZ	0,2 %	40 %
PiMZ/PiMS	2/10 %	> 40 %

- Krankheitsursächlich ist beim PiZZ-Phänotyp eine Störung der Sekretion des veränderten α1-Antitrypsins.
- In der Folge kommt es zu einer chronischen Leber- und Lungenschädigung.
- Ursache der chronischen Leberschädigung ist der hepatotoxische Effekt des im endoplasmatische Retikulum der Hepatozyten retinierten, mutierten α1-Antitrypsins.
- Die chronische Lungenerkrankung ist hingegen durch die verminderte Proteinaseinhibitoraktivität im Lungengewebe bedingt.

5.18.7 Symptomatik

- Die aus den erniedrigten α1-Antitrypsinspiegeln im Serum resultierende verminderte Proteinaseinhibitoraktivität führt zu einer Zerstörung des Lungengerüsts mit Entwicklung eines progredienten Lungenemphysems.
- Der Grad des Lungenemphysems ist umso ausgeprägter, je niedriger der α1-Antitrypsinspiegel im Plasma ist.
- Zudem verstärkt Rauchen die Emphysembildung.
- In der Leber führt das pathologisch veränderte α1-Antitrypsin zu einer Leberschädigung mit Entwicklung einer Fibrose und Zirrhose.
- Bei Vorliegen eines homozygoten PiZZ-Phänotyps kommt es bei etwa 10–20 % der Fälle zur Entwicklung einer Hepatopathie im Kindesalter.
  - Diese ist gekennzeichnet durch eine im Säuglingsalter auftretende akute ikterische Hepatitis mit Hepatosplenomegalie, die dem physiologischen Neugeborenenikterus folgt.
  - Mit zunehmendem Alter schreitet die Lebererkrankung bis hin zur Leberzirrhose fort.
- Etwa 15–47 % der Patienten mit homozygotem Phänotyp PiZZ entwickeln eine Hepatopathie im Erwachsenenalter.
  - Diese manifestiert sich meist zwischen dem 5. und 6. Lebensjahrzehnt als Leberzirrhose.
  - Zudem besteht, auch ohne Vorliegen einer Leberzirrhose, ein erhöhtes Risiko für die Entwicklung eines hepatozellulären Karzinoms (HCC).
- Auch Patienten mit heterozygotem α1-Antitrypsinmangel (PiMZ, PiMS, PiSZ) können eine relevante Lebererkrankung entwickeln, insbesondere, wenn zusätzliche Noxen vorhanden sind.
  - Bei heterozygotem α1-Antitrypsinmangel tritt die Lebererkrankung jedoch später auf, meist erst ab dem 6. Lebensjahrzehnt.
- Weitere mögliche, in ihrer Pathophysiologie nicht vollständig geklärte, Manifestationen eines α1-Antitrypsinmangels sind eine
  - membranös-proliferative Glomerulonephritis,
  - Vaskulitis,
  - Pannikulitis,
  - Pankreatitis und
  - Pankreasfibrose.

5.18.8 Diagnostik

Diagnostisches Vorgehen

- Das Fehlen von α1-Antitrypsin in der Serumelektrophorese lässt die Erkrankung vermuten, bestätigt wird sie durch die direkte Messung der α1-Antitrypsinkonzentration im Serum sowie Bestimmung der Phänotypen PiZZ/PiSZ/PiMZ (mittels Gelelektrophorese oder molekulargenetischer Diagnostik).
- Histologisch lassen sich in einer Leberbiopsie hepatozelluläre, PAS-positive Einschlusskörperchen nachweisen, die immunhistochemisch α1-Antitrypsin-Ablagerungen entsprechen.
- Zudem sollte jeder Patient mit α1-Antitrypsimangel einer Lungenfunktionsprüfung unterzogen werden.

Anamnese

- Im Fokus der Anamnese stehen insbesondere Symptome, die auf eine Lebererkrankung und auf ein Lungenemphysem deuten.

Körperliche Untersuchung

- Eine komplette körperliche Untersuchung wird empfohlen, auch um differenzialdiagnostische Hinweise zu erhalten.

5.18.9 Differenzialdiagnosen

Tab. 5.25 Differenzialdiagnosen.

Differenzialdiagnose	Bemerkungen
andere zugrunde liegende Lebererkrankungen	infektiöse, immunologische oder stoffwechselbedingte Lebererkrankungen
andere Gründe für ein Lungenemphysem	

5.18.10 Therapie

Therapeutisches Vorgehen

- allgemeine Maßnahmen bei α1-Antitrypsinmangel mit Lungenbeteiligung:
  - strikte Nikotinkarenz
  - Infektprophylaxe
  - frühzeitige antibiotische Infektbehandlung
  - optimierte antiobstruktive Therapie
- Für die Behandlung von Patienten mit PiZZ-Phänotyp und mäßig eingeschränkter Lungenfunktion ist eine α1-Antitrypsin-Substitutionstherapie mit synthetisch oder rekombinant hergestelltem α1-Antitrypsin (z. B. Prolastin) möglich.
- Bei prädominanater Leberschädigung sind α1-Antitrypsingaben nicht indiziert, da eine zusätzliche Akkumulation von α1-Antitrypsin die Krankheit aggravieren kann.
- Bei fortgeschrittener Leberzirrhose besteht die Indikation zur Lebertransplantation.

5.18.11 Verlauf und Prognose

- Bei etwa 5 % der betroffenen Neugeborenen entwickelt sich innerhalb des 1. Lebensjahrs eine progrediente Lebererkrankung bis hin zur dekompensierten Leberzirrhose.
  - Etwa 25 % der betroffenen Kinder versterben im Alter von 6 Monaten bis 17 Jahren an den Folgen einer dekompensierten Leberzirrhose,
  - weitere 25 % zeigen im Verlauf eine Normalisierung der Leberfunktion.
  - Der Rest zeigt bei klinisch gutem Zustand während des 1. Lebensjahrzehnts pathologisch erhöhte Transaminasen, wobei 50 % histologisch eine Leberzirrhose aufweisen.
  - Die Ursache des sehr variablen Langzeitkrankheitsverlaufs bei Manifestation im Kindesalter ist bisher nicht geklärt.
  - Im Gegensatz zum Erwachsenen verursacht ein heterozygoter α1-Antitrypsinmangel beim Neugeborenen keine Lebererkrankung.
- Beim Erwachsenen ist die Hauptmanifestation des homozygoten α1-Antitrypsinmangels die chronisch obstruktive Lungenerkrankung.
  - Sowohl homo- als auch heterozygoter α1-Antitrypsinmangel prädisponieren beim Erwachsenen zur Entwicklung einer chronischen Hepatitis und Leberzirrhose.
  - Zudem besteht ein erhöhtes HCC-Risiko.
  - Der Stellenwert begleitender Noxen (wie Alkoholabusus, chronische Hepatitis B oder C, Steatosis hepatis), insbesondere beim heterozygoten α1-Antitrypsinmangel, ist aktuell noch nicht endgültig geklärt.

5.19 Glykogenosen

W. Stremmel, U. Merle

5.19.1 Steckbrief

Glykogenosen sind angeborene Störungen des enzymatischen Auf- und Abbaus von Glykogen. Die Speichererkrankungen wurden ursprünglich in Reihenfolge der Erstentdeckung des jeweils zugrunde liegenden Enzymdefekts eingeteilt (Typ I–Typ VII). Da Leber und Muskel die größten Glykogenspeichervorräte besitzen, sind sie in der Regel am häufigsten und am schwersten betroffen. Leitsymptom der hepatischen Glykogenosen (Typ I, III, IV, VI und IX) ist eine Hepatomegalie und eine unterschiedlich ausgeprägte Hypoglykämieneigung. Leberhistologisch fallen bei den Glykogenosen Typ I, II, III und VI vergrößerte, durch Glykogeneinlagerung leer erscheinende Hepatozyten auf. Kardinalsymptome der primär im Muskel lokalisierten Glykogenosen (Typ V und VII) sind Muskelkrämpfe unter Belastung und rasche Ermüdbarkeit.

5.19.2 Synonyme

- Glykogenspeicherkrankheiten

5.19.3 Keywords

- Enzymdefekt
- Hepatomegalie
- Hypoglykämieneigung

5.19.4 Definition

- Glykogenosen sind angeborene Störungen des enzymatischen Auf- und Abbaus von Glykogen.

5.19.5 Epidemiologie

Häufigkeit

- Die Inzidenz aller Glykogenosen wird in Europa auf ca. 1:25 000 geschätzt.
- Sie schwankt im Einzelfall je nach Typ und ethnischer Zusammensetzung der Bevölkerung beträchtlich.

Altersgipfel

- Zum Großteil manifestieren sich Glykogenosen im Kindesalter.

Geschlechtsverteilung

- Ein Unterschied zwischen den Geschlechtern ist nicht bekannt.

Prädisponierende Faktoren

- keine

5.19.6 Ätiologie und Pathogenese

- **Glykogenose Typ I** (Glucose-6-Phosphatase- oder Transketolasemangel; von-Gierkesche-Erkrankung):
  - Die autosomal-rezessiv vererbte Typ-I-Glykogenose ist durch einen Defekt des Glucose-6-Phosphatasesystems gekennzeichnet und kann in zwei Subtypen unterteilt werden.
    – Beim Typ Ia liegt eine Störung der Glukose-6-Phosphatase vor,
    – beim Typ Ib handelt es sich um einen Defekt der Glucose-6-Phosphat-Transketolase.
- **Glykogenose Typ II** (lysosomaler α-1,4-Glukosidase-Mangel; Pompe-Krankheit):
  - Die autosomal-rezessiv vererbte Typ-II-Glykogenose ist durch einen Defekt der sauren α-1,4-Glukosidase gekennzeichnet und kann in drei verschiedene Verlaufsformen unterteilt werden:
    – infantile,
    – juvenile und
    – adulte Form.
- **Glykogenose Typ III** (Amylo-1,6-Glukosidase-Mangel; Cori-Krankheit):
  - Die autosomal-rezessiv vererbte Typ-III-Glykogenose ist durch einen Mangel des Debranching-Enzyms Amylo-1,6-Glukosidase gekennzeichnet, welches die Verzweigungen des Glykogens spaltet.
  - Klinisch und biochemisch lassen sich unterscheiden:
    – Typ IIIa mit Leber- und Muskelbeteiligung
    – Typ IIIb (ca. 15 % aller Fälle) mit ausschließlicher Leberbeteiligung
- **Glykogenose Typ IV** (Amylo-(1,4)-(1,6)-Transglukosidase-Mangel; Andersen-Krankheit):
  - Der zugrunde liegende Mangel an Amylo-1,4–1,6-Transglukosidase (Branching-Enzym) führt zur Speicherung eines Glykogens mit abnormer Struktur ähnlich dem Amylopektin.
  - Die Krankheit ist selten, hat oft einen schweren Verlauf und wird autosomal-rezessiv vererbt.
- **Glykogenosen Typ VI/IX** (genetische Defekte im Leberphosphorylase/Phosphorylase-Kinase-Enzymsystem; Hers-Krankheit):
  - Bei der autosomal-rezessiv vererbten Glykogenose Typ VI besteht ein Mangel an Glykogenphosphorylase.
  - Bei der X-chromosomal vererbten Glykogenose Typ IX besteht ein Mangel an der phosphorylaseaktivierenden Phosphorylasekinase.

5.19.7 Symptomatik

Glykogenose Typ I (Ia und Ib)

- Häufig tritt die Erkrankung in den ersten Lebensmonaten durch Hepatomegalie und/oder Hypoglykämien in Erscheinung.
- Die Nüchtern-Hypoglykämien können bereits nach einer kurzen Nüchternperiode auftreten und sind immer mit einer Laktatazidose verbunden.
- Durch eine gestörte Thrombozytenfunktion kommt es zum vermehrten Auftreten von Hämatomen und Nasenbluten.
- Intermittierend können auch Diarrhöen auftreten, deren Ursache bisher nicht geklärt ist.
- Zusätzlich zeigt die Typ-Ib-Glykogenose eine Neigung zu rekurrenten bakteriellen Infekten bedingt durch eine Neutropenie und Funktionsstörung der neutrophilen Granulozyten.
- Häufig wird eine dem Morbus Crohn ähnliche entzündliche Darmerkrankung beobachtet, in deren Pathogenese die gestörte Immunantwort die entscheidende Rolle zu spielen scheint.

Glykogenose Typ II

- Die Symptome betreffen hauptsächlich Herz und/oder Skelettmuskel.

Glykogenose Typ III

- Leitsymptome sind
  - Hepatomegalie,
  - ketotische Hypoglykämie,
  - Minderwuchs,
  - Hyperlipidämie und
  - Transaminasenerhöhung hepatischen Ursprungs.
- Bei Typ IIIa besteht zusätzlich variable neuromuskuläre Beteiligung.

Glykogenose Typ IV

- Die klinischen Verläufe sind außerordentlich variabel.
- Die schwersten Formen werden schon vor der Geburt manifest und führen zum perinatalen Tod.
- Bei der klassischen Form sind die Kinder bei Geburt normal, manifestieren aber in den ersten Lebensmonaten eine Hepatomegalie und Muskelhypotonie, welche bis zur Leberzirrhose mit Tod in der frühen Kindheit fortschreitet.
- Hypoglykämische Episoden sind selten.

Glykogenose Typ VI/IX

- Bei diesen Leberglykogenosen ist in der Kindheit mit schweren ketotischen Hypoglykämien zu rechnen.
- Die Leber ist deutlich vergrößert, die Transaminasen sind erhöht, es besteht eine Hyperlipidämie.
- Bei Erwachsenen hat sich die Hepatomegalie zurückgebildet.
  - Bezüglich der Laborparameter haben sich die Serumtransaminasen normalisiert.

5.19.8 Diagnostik

Diagnostisches Vorgehen

Glykogenose Typ I

- Typisch sind Hepatomegalie (bei meist normalen Leberwerten) mit Hypoglykämieneigung und Hyperlipidämie (insbesondere Hypertriglyzeridämie), Hyperurikämie sowie Laktatazidose.
- Die Verdachtsdiagnose lässt sich mittels eines oralen Glukosetoleranz- oder Glukagontests erhärten.
- Typisch sind initial erhöhte und nach Glukosebelastung fallende Laktatspiegel.
- Beim Glukagontest (30 µg/kg KG, max. 1 mg) kommt es typischerweise zu einem deutlichen Laktatanstieg, verbunden mit einem unphysiologisch geringen Blutglukoseanstieg.
- Bestätigt wird die Verdachtsdiagnose durch molekulargenetische Untersuchungen.
- Messungen der Enzymaktivitäten in der Leberbiopsie sind möglich, jedoch zur Diagnose nicht zwingend.

Glykogenose Typ II

- Typisch sind Erhöhungen der CK, GOT und LDH.
- Diagnosestellung durch Muskelbiopsie

Glykogenose Typ III

- Typisch sind morgendliche Nüchtern-Hypoglykämien verbunden mit erhöhten Triglyzeriden und Ketonkörpern bei normwertigen Laktat- und Harnsäurewerten.
- Die definitive Diagnose wird durch Nachweis der verminderten Enzymaktivität in Erythrozyten und Leukozyten gestellt (▶ Abb. 5.22).

Glykogenose Typ IV

- Histologisch kann in einer Leberbiopsie die typische Speicherung von Amylopektin-ähnlichen Strukturen mit ausgeprägter Fibrose nachgewiesen werden.
- Zudem sichert der Nachweis des Enzymmangels in Leber, Muskel, Erythrozyten oder Fibroblasten die Diagnose.
- Eine molekulargenetische Diagnostik ist möglich.

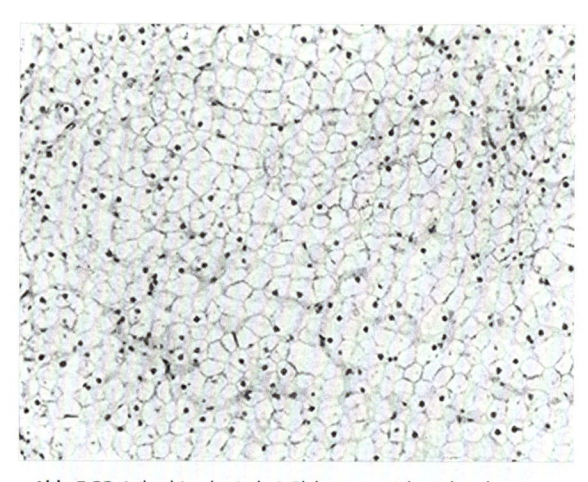

Abb. 5.22 Leberhistologie bei Glykogenspeichererkrankung. Gleichmäßig vergrößerte Hepatozyten mit Rarefizierung des Zytoplasmas hier im Fall einer Glykogenose Typ III. Beginnende Fibrose erkennbar am linken Bildrand. (Quelle: Merle U, Stremmel W. Glykogenspeichererkrankungen. In: Riemann, Fischbach, Galle, Mössner J, Hrsg. Gastroenterologie in Klinik und Praxis. Stuttgart: Thieme; 2007: 1377–1381)

Glykogenose Typ VI/IX

- Die Diagnosestellung erfolgt durch Nachweis des Enzymmangels im betreffenden Gewebe oder molekulargenetisch.

Anamnese

- Im Fokus der Anamnese stehen insbesondere Symptome, die auf eine Lebererkrankung und Hypoglykämieepisoden deuten.

Körperliche Untersuchung

- Eine komplette körperliche Untersuchung wird empfohlen, auch um differenzialdiagnostische Hinweise zu erhalten.

5.19.9 Differenzialdiagnosen

- metabolische, autoimmune oder virale Lebererkrankungen
- Hypoglykämien durch hormonelle Störungen
- infektiöse, immunologische oder stoffwechselbedingte Lebererkrankungen

5.19.10 Therapie

Therapeutisches Vorgehen

Glykogenose Typ I und III

- Hauptziel der diätetischen Therapie ist die Vermeidung von Hypoglykämien.
- Dies wird erreicht durch häufige kohlenhydratreiche Mahlzeiten, ungekochte Maisstärke und nächtliche Glukosepolymerinfusionen.
- Bei Typ I ist zudem die Elimination von Galaktose und Fruktose aus der Nahrung relevant.

Glykogenose Typ II

- Die Wirksamkeit der Enzymersatztherapie mit rekombinanter humaner α-1,4-Glucosidase (Myozyme) ist für die infantile, juvenile und adulte Form belegt und für Patienten jeden Alters zugelassen.

Glykogenose Typ IV

- Eine spezifische Therapie gibt es nicht.
- Bei schweren Formen ohne kardiale Beteiligung kann eine Lebertransplantation indiziert sein.

Glykogenose Typ VI/IX

- Die Therapie ist bei guter Prognose in der Regel symptomatisch.
- Kohlenhydratreiche Ernährung und häufige Nahrungszufuhr verhindern Hypoglykämien, allerdings benötigen die meisten Patienten keine solche Therapie.

5.19.11 Verlauf und Prognose

Glykogenose Typ I

- Im 2. oder 3. Lebensjahrzehnt treten bei den meisten Patienten mit Typ-I-Glykogenose hepatische Adenome auf, die einbluten können und in seltenen Fällen maligne entarten.
- Unter intensiver diätetischer Behandlung konnte die früher schlechte Prognose der Erkrankung wesentlich gebessert werden.
- Unter optimaler Therapie ist eine körperlich und geistig altersentsprechende Entwicklung möglich.

Glykogenose Typ II

- Die Prognose der infantilen und juvenilen Form ist bisher infaust.
- Für die adulte Form ist die Prognose nicht wesentlich eingeschränkt.

Glykogenose Typ III

- Besserung der hepatischen Symptome mit zunehmendem Alter
- Im Krankheitsverlauf entwickeln einige Patienten Leberadenome.

Glykogenose Typ VI/IX

- Die Symptomatik verschwindet nach der Pubertät nahezu völlig.
- Der Großteil der betroffenen Erwachsenen ist beschwerdefrei.

5.20 Medikamentös-toxische Leberschädigung

K. L. Streetz

5.20.1 Steckbrief

Toxische Schädigungsmuster der Leber umfassen ein weites Spektrum möglicher Ursachen und zeigen einen hochgradig variablen Verlauf. Zu unterscheiden sind dabei ernährungs- und genussmittelbedingte Schädigungen, durch Medikamente und Nahrungszusatzstoffe bedingte toxische Reaktionen sowie Beeinträchtigungen der Leberfunktion durch Umwelteinflüsse. Dieses Kapitel befasst sich mit den wesentlichsten arzneimittelbedingten Schädigungsmustern der Leber (DILI: Drug-induced Liver Injury). Eine bekannte hepatotoxische Wirkung wird mittlerweile durch mehr als 1000 verschiedene Substanzen hervorgerufen. Das Manifestationsspektrum reicht von der subklinischen Laborwertveränderung über eine hepatische/biliäre Schädigung, vaskuläre Veränderungen in der Leber bis hin zum akuten Leberversagen mit der Notwendigkeit einer Lebertransplantation.

5.20.2 Synonyme

- DILI
- toxische Hepatitis

5.20.3 Keywords

- Acetaminophen
- Paracetamol
- Zytochrom P450
- idiosynkratische Reaktion

5.20.4 Definition

- Bei einer DILI kommt es zu einer dosisabhängigen oder dosisunabhängigen sehr variablen Schädigung der Leber durch Arzneimittel.

- Das Ausmaß der Schädigung reicht von der asymptomatischen Leberwerterhöhung bis zum Leberversagen.
- In den meisten Fällen ist eine idiosynkratische metabolische Reaktion auf eine Substanz ursächlich.

5.20.5 Epidemiologie

- Toxische Schädigungen der Leber treten mit dem Aufkommen neuer Substanzen und zunehmender Pharmakotherapie immer häufiger auf, insbesondere vor dem Hintergrund einer zunehmend alternden Bevölkerung.
- Zu den häufigsten Verursachern zählen:
  - Paracetamol
  - Antibiotika (Amoxicillin/Clavulansäure)
  - Tuberkulostatika (Isoniacid)
  - Immunsuppressiva (Azathioprin)
  - Antiepileptika
- Eine besondere, weil kaum zu kategorisierende, Problematik sind Nebenwirkungen durch pflanzliche Wirkstoffe, wie sie z. B. in Kräuterpräparationen, Tees und anderen Nahrungsmitteln vorkommen.

Häufigkeit

- Inzidenzraten schwanken zwischen 14–34/100 000 Einwohner für die nicht durch Acetaminophen induzierten akuten schweren Fälle.
- Nicht eingerechnet sind einfache Leberwerterhöhungen, die um ein Vielfaches häufiger auftreten.

Altersgipfel

- variabel, kann bereits in sehr jungen Jahren auftreten

Geschlechtsverteilung

- Studien weisen eine häufigere Betroffenheit des weiblichen Geschlechts nach.
- Es gibt aber ebenso deutliche Ausnahmen, wie z. B. bezüglich antiretroviraler Medikamente – hier sind mehr Männer betroffen.

Prädisponierende Faktoren

- Das Risiko, eine DILI zu entwickeln, hängt von 3 Faktoren ab:
  - dem Individuum,
  - der Umwelt,
  - dem auslösenden Agens.
- Umwelteinflüsse sind unklar – eine klare Assoziation mit Alkohol, Kaffeekonsum oder Ernährungsgewohnheiten gibt es nicht.
- Ein als „Rule of two" [3] bekannter Risikofaktor zeigt das höhere Risiko für die Entwicklung einer DILI bei lipophilen Medikamenten mit bekannt hoher hepatischer Elimination.

5.20.6 Ätiologie und Pathogenese

- Die Pathogenese einer toxischen Leberschädigung kann als obligat oder fakultativ kategorisiert werden.

Obligate Schädigung

- Im Fall einer obligaten Schädigung tritt mit einer kurzen Latenz eine vorhersehbare und dosisabhängige Leberschädigung ein.
- Prominentestes Beispiel hierfür ist die arzneimittelbedingte Beeinträchtigung des Lebermetabolismus durch Paracetamol.

Fakultative Schädigung

- Bei einer fakultativen – idiosynkratrischen – Schädigung kommt es dosisunabhängig mit einer variablen zeitlichen Latenz zu einer nicht vorhersehbaren Störung des Leberstoffwechsels.
- Pathogenetisch wird zwischen der metabolischen und einer immunologisch bedingten Idiosynkrasie unterschieden.

Metabolische Idiosynkrasie

- Bei einer metabolischen Idiosynkrasie liegt eine veränderte Biotransformation von Stoffen vor, die in der Leber als Hauptdetoxifizierungsorgan üblicherweise zweistufig erfolgt.
- Wesentlicher Detoxifizierungsmechanismus der Leberzelle ist das Zytochrom-P450-System.
- Dabei werden zunächst über das mitochondrial gebundene P450-System reaktive Gruppen in die abzubauenden Fremdstoffe eingeführt.
- Anschließend erfolgt durch Glucuronidierungsprozesse die Konjugation und endgültige Hydrophilisierung und damit Vorbereitung einer Substanz auf die Ausscheidung.
- Genetische Polymorphismen können jetzt zu einer Verlangsamung von Stoffwechselprozessen führen oder aber bestimmte Komponenten der zellulären Entgiftungsmaschinerie werden durch Medikamente oder toxische Genussgifte, wie z. B. Alkohol, in ihrer Aktivität beeinflusst.
- Dabei kann es sowohl zu Hemmungen als auch zu Beschleunigungsprozessen dieser Enzymaktivitäten kommen.

Immunologisch bedingte Idiosynkrasie

- Hier scheint das auslösende Agens (Medikament, Zusatzstoff, Metabolit) als ein die Immunantwort verstärkendes Hapten an ein Protein der Detoxifizierungsmaschinerie zu binden.

- Diese Protein-Medikamenten-Komplex getriggerten Immunreaktionen sind für 23–37 % aller idiosynkratischen DILI-Fälle verantwortlich [5].
- Lipophile Eigenschaften verstärken das Risiko, da hierbei Stoffe mit höherer Affinität aus dem Blut in Leberzellen aufgenommen werden.
- Dabei entstehende noch größere Mengen an reaktiven Metaboliten überlasten Transportproteine und mitochondriale Membranen.
- So kommt es zur Induktion von oxidativem Stress, mitochondrialer Schädigung und Störungen der hepatobiliären Transportfunktion.
- Sollte die mitochondriale Funktion bereits vorab beeinträchtigt sein, kann es sehr schnell zur Inhibition der β-Oxidation mit Ausfall der Atmungskette und damit zum Zellversagen kommen.
- Weiter kann über das Neoantigen vermittelt die Aktivierung von MHC-II-Oberflächenantigenen eine CD8(+)-zytotoxische Reaktion auslösen und damit eine immunologische Entzündungssituation in Gang setzen.
- Zytotoxische Zellen können dann über FAS-Ligand und Tumornekrosefaktor-α programmierten Zelltod (Apoptose) vermitteln [2].
- Andere immunologisch getriggerte Schädigungsmechanismen, z. B. im Fall der Halothan-induzierten Hepatopathie, laufen über eine Clusteraktivierung von CD4(+)-Zellen und die Ausschüttung von IgE- und IgG-Molekülen gerichtet gegen Metaboliten der auslösenden Substanz.
- Formen der idiosynkratischen DILI mit schwerem allergischem Phänotyp können mit Hautausschlägen, Eosinophilie und Fieber einhergehen und treten dann mit nur sehr kurzer Latenz zur Exposition auf.

5.20.7 Klassifikation und Risikostratifizierung

Tab. 5.26 Klassifikation der arzneimittelbedingten Leberschädigung.

	obligater Typ	fakultativer Typ
dosisabhängig	+	–
vorhersehbar	+	–
reproduzierbar: Patient Normalperson Versuchstier	+ + +	+ – –
toxisch-metabolisch	+	+
allergisch-reproduzierbar	–	+

Tab. 5.27 Medikamentengruppen als Auslöser einer arzneimittelbedingten Leberschädigung.

Immunsuppressiva	Infliximab Azathioprin
Antibiotika	Amoxicillin-Clavulansäure Nitrofurantoin Doxycycline Cotrimoxazole Ciprofloxacin
Tuberkulostatika	Isonicotinsäurehydrazid (INH)
Antikonvulsiva	Leflunamide Carbamazine Phenytoin
Kräuter	Ayurvedic
Andere	Diclofenac Ibuprofen Isotretinoin Atorvastatin

5.20.8 Symptomatik

- Das klinische Bild einer medikamentös verursachten Leberschädigung unterscheidet sich zunächst nicht von dem einer anderweitig getriggerten Lebererkrankung.
- Dieses reicht von asymptomatischen Verläufen über ikterische Verläufe bis hin zum akuten Leberversagen.
- Seltener sind schwere Cholangitiden, hepatische Blutzirkulationskomplikationen durch vaskuläre Schäden oder Lebertumoren.
- Die Zeit bis zur klinischen Manifestation einer (Arznei-)toxischen Reaktion der Leber ist sehr variabel und reicht von wenigen Tagen (z. B. Tetracycline) über mehrere Wochen (Chlorpromazin etc.) bis hin zu Monaten (Methyldopa).
- Es sind auch Fälle bekannt, in denen es noch Wochen nach Absetzen eines Medikaments erst zur Manifestation einer klinischen Hepatitis kam.
- Nach neuesten Erkenntnissen sollte daher ein Patient mit relevanter DILI für 12 Monate in der Nachbeobachtung bleiben [8].
- Insbesondere cholestatische Verlaufsformen können sehr lang anhalten und in echte Cholangiopathien übergehen, die das Bild einer primär biliären Cholangitis mit portaler Hypertension entwickeln können.

5.20.9 Diagnostik

Diagnostisches Vorgehen

- Die Diagnosestellung erfolgt über den Ausschluss anderer Ursachen und dem Vorhandensein bestimmter Diagnosekriterien.
- **Diagnosekriterien:**
  - Ausschluss anderer Lebererkrankungen
  - Auftreten 1–12 Wochen nach Beginn der Medikamenteneinnahme
  - rasche Rückbildung nach Absetzen der Medikamente

- erneutes Auftreten der Lebererkrankung nach Reexposition
- Alter > 50 Jahre
- Einnahme verschiedener Medikamente
- Einnahme eines bekannten hepatotoxischen Medikaments
- Nachweis spezifischer Autoantikörper: anti-LKM-2, anti-CyP1A2, anti-CyP2E1
- Nachweis toxischer Blut-Medikamenten-Spiegel (z. B. Paracetamol)
- Histologie: mikrovesikuläre Steatose, eosinophile Infiltrate, zentrilobuläre Nekrosen, Granulome
- In der Regel finden sich unterschiedlich hohe Werte für Transaminasen, alkalische Phosphatase oder γ-GT als Marker der Zellschädigung, Bilirubin ist fakultativ erhöht.
- Begleitend findet sich vor allem bei schwereren Verläufen eine Nierenfunktionseinschränkung oder eine Knochenmarksschädigung.
- Variabel anzutreffen ist eine Eosinophilie.
- Bei leichteren Verläufen steigt als Marker der toxischen Schädigung sehr häufig zunächst nur die γ-GT.
- Ein relevanter Transaminasenanstieg ist dann bereits ein Zeichen einer eingetretenen Parenchymschädigung (Nekrosezeichen).
- Autoantikörpernachweise gelingen nur selten (z. B. anti-LKM-2) und sind kein sicheres Zeichen.
- Das wichtigste apparative Diagnoseverfahren ist die **Sonografie**.
  - Augenmerk muss vor allem auf eine mögliche Verfettung, beginnende Umbauzeichen sowie die Beurteilung der Durchblutung gelegt werden.
- Eine nicht invasive Fibrosemessung kann zwar Hinweise auf eine vorbestehende relevante Leberschädigung liefern, ist aber besonders bei akuten Verläufen nicht evaluiert.
- Andere bildgebende Verfahren (CT, MRT, ERCP) dienen in erster Linie einer Ausschlussdiagnostik.
- Zur endgültigen Diagnose kann schließlich die Leberbiopsie dienen.
  - Vom US-amerikanischen DILI-Netzwerk wurden hierzu 18 verschiedene Kategorien aufgestellt.
  - Diese beschreiben
    - die Art der Entzündung (hepatitisch vs. cholestatisch),
    - den Verfettungsgrad und
    - gehen auf Veränderungen der Gewebsarchitektur (nodulär regenerative Hyperplasien, Nekrosemuster) ein [6].
  - Zu den häufigsten Kategorien gehören die akute und chronische Hepatitis mit und ohne cholestatischer Komponente. Sie sind oft mit Schädigungen durch Fluoroquinolone, Nitrofurantoin, Methyldopa und Amoxicillin-Clavulansäure assoziiert.
  - Damit ist die Leberbiopsie ein integraler Bestandteil der Diagnostik und dient vor allem der Abgrenzung von einer echten autoimmunen Hepatitis (AIH) [1].
- Zusammenfassung der **DILI-Leitlinien** der American Gastroenterology Association (AGA) [7]:
  - **notwendige Kriterien zur Diagnose einer DILI:**
    - bekannte Expositionsdauer
    - Begleitmedikation und Erkrankungen
    - Veränderung nach Absetzen (Wiederauftreten nach Reexposition)
    - Symptome, Hautausschlag, Eosinophilie
    - ausreichende Durchführung einer Ausschlussdiagnostik (Virushepatitis, inkl. Herpesviren etc., autoimmune Beteiligung, Bildgebung)
    - ausreichend lange Krankheitsbeobachtung
  - **Leberbiopsie:**
    - nicht notwendig, wenn spontane Resolution
    - hilfreich zur Sicherung eines Verdachts, aber keine Spezifität
    - wichtig zur Differenzierung einer autoimmunen Erkrankung
    - Ausschluss einer viralen Begleitentzündung, Fettleber, alkoholischen Schädigung oder anderen chronischen Lebererkrankung
    - Ausschluss eines DILI vor Reexposition
  - **Reexposition:**
    - sollte vermieden werden, außer bei absolut fehlender Alternative
  - **Herstellung von Kausalzusammenhängen:**
    - Roussel Uclaf Causality Assessment Method [4]
    - Konsensusmeinungen
    - Expertenkonsultationen
    - besondere Vorsicht bei begleitender chronischer viraler Hepatitis (Ausschluss eines Flairs, stabile virale Situation vor Reexposition)
    - sehr schwierige Herstellung eines Kausalzusammenhangs mit Kräutermischungen, da hier die Zusammensetzung oft unklar und die Reinheit der Substanzen nicht gegeben ist
- Ein heute noch gültiges Schlüsselelement zur Beantwortung der klinischen Frage, ob eine DILI vorliegt oder nicht, ist die Anwendung der Hy's law (benannt nach dem Hepatologen Hyman Zimmerman) [9].
  - Danach ist die Wahrscheinlichkeit für eine DILI sehr hoch, wenn eine > 3-fache Erhöhung von ALT/AST zusammen mit einem Gesamtbilirubin > 2-fach ohne cholestatische Schädigung (AP < 2-fach erhöht) vorliegt – wenn gleichzeitig kein weiterer identifizierbarer Grund vorhanden ist.

Anamnese

- Besonders zu beachten sind Vorerkrankungen der Leber (z. B. virale Hepatitiden, NASH, Alkoholkonsum), die auch bei unauffälligen Transaminasen eine relevante Vorschädigung der Leber mit bedingen können.

- Aufmerksamkeit ist auf die Berufs- und Hobbyanamnese zu legen (potenziell leberschädigende Agenzien, Lösungsmittel, Düngemittel etc.).
- Wechselwirkungen mit anderen Medikamenten, nicht nur bei hepatischer Elimination, müssen beachtet werden.
- Besonderes Augenmerk gilt der Einnahme von Nahrungsergänzungsmitteln, Tees, naturkundlichen Heilstoffen etc.

Körperliche Untersuchung

- Zu beachten sind das Hautkolorit, die Skleren- und Zungenschleimhaut sowie das Vorhandensein typischer Leberzeichen (Ikterus, fahle Blässe, Lackzunge, Gefäße, Spidernaevi, Palmarerythem) als mögliche Zeichen einer fortgeschrittenen Lebererkrankung.
- Spezifische Merkmale einer speziell durch eine DILI verursachten Leberschädigung gibt es jedoch nicht.

5.20.10 Differenzialdiagnosen

Tab. 5.28 Differenzialdiagnosen.

Differenzialdiagnose	Bemerkungen
virale Hepatitis	Ausschluss führen (HAV, HBV, HCV, HDV, HEV), weiterhin Ausschluss seltenerer viraler Hepatitiden (EBV, CMV etc.)
autoimmune Lebererkrankungen	Ausschluss je nach Verlaufsmuster: Autoimmunhepatitis oder cholestatische autoimmune Lebererkrankungen (PSC, PBC)
metabolische Lebererkrankungen	Ausschluss von Hämochromatose, Morbus Wilson, alpha1-AT-Mangel, Zöliakie
Tumorerkrankung	Metastasen-, HCC-, Adenom-, Lymphomausschluss
vaskuläre Erkrankungen	Morbus Osler, Budd-Chiari-Syndrom, venookulsive Erkrankung

5.20.11 Therapie

Therapeutisches Vorgehen

- Sofern das auslösende Agens bekannt ist, muss es abgesetzt werden.
- Spezifische Therapien existieren nicht.
- Eine häufig den Verlauf bessernde Maßnahme ist die Therapie mit Ursodeoxycholsäure.
- Wenn die Genese einer immunologisch allergisch getriggerten Schädigung entspricht, kann eine Therapie mit Steroiden erwogen werden.
- Eine zielgerichtete Therapie im Falle eines idiosynkratisch bedingten Leberschadens ist nicht existent.
- Lediglich im Fall einer Acetaminophen-bedingten Leberschädigung hat sich die Therapie mit N-Acetylcystein als wirksam erwiesen.
- Andere spezifische Strategien sind
  - die Folsäuresupplementation bei Metothrexat,
  - die Carnethingabe bei Valproinsäure oder
  - ein enterohepatisches Auswaschregime im Fall von Leflunamide.
- Plasmaaustausch und Leberersatzverfahren sind maximal Bridgingkonstrukte im Falle einer notwendigen Transplantation bei Entwicklung eines akuten Leberversagens.

5.20.12 Verlauf und Prognose

- Im Fall einer obligaten Leberschädigung normalisieren sich die Leberwerte nach Absetzen des auslösenden Agens meist wieder.
- Bei fakultativen toxischen Leberproblemen kann im Gegensatz eine prolongierte, oft cholestatische, Verlaufsform evident sein.
  - Diese sind oft auch nach Absetzen der auslösenden Substanz – sofern bekannt – fortschreitend.
  - Die Prognose hängt zudem hauptsächlich davon ab, welches Muster einer Leberschädigung auftritt.
  - Akut hepatitische Verläufe führen nach einer schweren akuten Phase zu einer Restitution des Organs.
  - Demgegenüber haben cholestatische Verläufe oft eine schlechte Prognose.
- Bestimmte durch Medikamente hervorgerufene toxische Reaktionen der Leber führen oft auch zu einer nur temporären Leberwerterhöhung.
  - Hierzu zählen Immunsuppressive (Azathioprin, Infliximimab), Antituberkulostatika, Antiepileptika.
  - Hier muss im Einzelfall über das Nutzen-Risikoverhältnis der Fortführung einer Therapie entschieden werden.
  - So kann bei entsprechend bestehender harter Indikation und einer noch moderaten (max. 3–5-fachen) Transaminasenerhöhung diese unter engmaschiger Kontrolle auch fortgesetzt werden.

5.20.13 Quellenangaben

[1] Chalasani NP, Hayashi PH, Bonkovsky HL et al. ACG Clinical Guideline: the diagnosis and management of idiosyncratic drug-induced liver injury. Am J Gastroenterol 2014; 109: 950–966
[2] Chen M, Suzuki A, Borlak J et al. Drug- induced liver injury: Interactions between drug properties and host factors. J Hepatol 2015; 63: 503–514
[3] Chen M, Tung CW, Shi Q et al. A testing strategy to predict risk for drug-induced liver injury in humans using high-content screen assays and the 'rule-of-two' model. Arch Toxicol 2014; 88: 1439–1449
[4] Danan G, Benichou C. Causality assessment of adverse reactions to drugs-I. A novel method based on the conclusions of International Consensus Meeting: application to drug-induced liver injuries. J Clin Epidemiol 1993; 46: 1323–1330
[5] Fisher K, Vuppalanchi R, Saxena R. Drug-Induced Liver Injury. Arch Pathol Lab Med 2015; 139: 876–887
[6] Kleiner DE, Chalasani NP, Lee WM et al. Hepatic histological findings in suspected drug-induced liver injury: systematic evaluation and clinical associations. Hepatology 2014; 59: 661–670

[7] Lewis JH. The Art and Science of Diagnosing and Managing Drug-induced Liver Injury in 2015 and Beyond. Clin Gastroenterol Hepatol 2015; 13: 2173–2189
[8] Medina-Caliz I, Robles-Diaz M, Garcia-Muñoz B et al. Definition and risk factors for chronicity following acute idiosyncratic drug-induced liver injury. J Hepatol 2016; 65: 532–542
[9] Temple R. Hy's law: predicting serious hepatotoxicity. Pharma coepidemiol Drug Saf 2006; 15: 241–243

5.20.14 Wichtige Internetadressen

- https://livertox.nih.gov
- www.deutsche-leberstiftung.de
- https://repository.niddk.nih.gov/studies
- https://clinicaltrials.gov
- www.utsouthwestern.edu

5.21 Alkoholische Lebererkrankung

H. K. Seitz

5.21.1 Steckbrief

Die alkoholische Lebererkrankung (ALE) ist die häufigste Lebererkrankung in Deutschland. Jährlich sterben über 20 000 Menschen an den Folgen dieser Lebererkrankung. Ab einer gewissen täglich konsumierten Alkoholmenge, die individuell unterschiedlich ist, entwickelt sich eine ALE. Die ALE beinhaltet die reine alkoholische Fettleber, die alkoholische Steatohepatitis, die Leberfibrose und -zirrhose sowie das hepatozelluläre Karzinom (HCC). Neben diesen histomorphologischen Entitäten gibt es darüber hinaus das klinische Syndrom der alkoholischen Hepatitis mit Ikterus und schwerer Leberfunktionseinbuße. Risikofaktoren für eine ALE sind neben Alkoholkonsum weibliches Geschlecht, vorbestehende Lebererkrankungen, Exposition gegenüber bestimmten Medikamenten und Toxinen, Rauchen und eine hohe Vitamin-A-Zufuhr.

5.21.2 Synonyme

- alkoholische Hepatitis

5.21.3 Keywords

- Leberzirrhose
- hepatozelluläres Karzinom
- Alkohol
- Acetaldehyd
- Endotoxine
- Steroidtherapie
- Lebertransplantation

5.21.4 Definition

- Die ALE ist eine durch chronischen Alkoholkonsum hervorgerufene Erkrankung der Leber.
- Sie beinhaltet
  - die alkoholische Fettleber,
  - die alkoholische Steatohepatitis,
  - die Leberfibrose,
  - die Leberzirrhose und
  - das HCC.
- Die alkoholische Hepatitis ist ein klinisches Syndrom mit Leberausfall und hoher Mortalität (acute on chronic disease).

5.21.5 Epidemiologie

Häufigkeit

- Weltweit wird davon ausgegangen, dass im Jahr 2010 eine Million Menschen an den Folgen einer alkoholischen Leberzirrhose gestorben sind.
- Die entspricht ungefähr 2 % der alkoholassoziierten Gesamtmortalität und 0,9 % aller Todesfälle ursachenunabhängig [11].
- Alkohol ist die Hauptursache aller Lebererkrankungen einschließlich Zirrhose und HCC (ca. 500 000 Tote/Jahr, d. h. 50 % aller Todesfälle durch Zirrhose in Europa).
- In Frankreich sind 69 % aller HCC auf Alkoholkonsum zurückzuführen [6].
- Die ALE ist die häufigste Lebererkrankung in Deutschland.
  - Jährlich sterben über 20 000 Menschen an den Folgen dieser Lebererkrankung, wobei die genaue Zahl unklar ist und wahrscheinlich eine hohe Dunkelziffer existiert.
- In Deutschland gibt es ca. 1,5 Millionen Alkoholabhängige, 2 Millionen Alkoholgeschädigte und ca. 5 Millionen Menschen mit einem Risikogebrauch von Alkohol [6].

Altersgipfel

- Die ALE tritt in jedem Alter auf.
- Die Lebenserwartung für Alkoholabhängige beträgt für Männer ungefähr 58 Jahre und für Frauen 60 Jahre und ist damit im Vergleich zur Normalbevölkerung deutlich verkürzt.

Geschlechtsverteilung

- Männer erkranken häufiger an einer ALE als Frauen, da sie häufiger und mehr Alkohol als Frauen konsumieren.
- Andererseits sind Frauen wesentlich empfindlicher gegenüber Alkohol als Männer und entwickeln in kürzerer Zeit und nach niedrigerem Konsum eine fortgeschrittene ALE.

Prädisponierende Faktoren

- **Trinkmenge, Trinkdauer, Trinkmuster:**
  - Es besteht eine signifikante Dosis-Wirkungs-Beziehung: Je mehr Alkohol pro Zeiteinheit getrunken wird, desto größer ist das Risiko, eine ALE zu entwickeln.
  - Das Risiko beginnt bei Männern ab 40 g/Tag, bei Frauen bei ca. 20 g/Tag.
- **Rauchen:** Das Rauchen von 20 Zigaretten pro Tag erhöht das Risiko um einen Faktor von 3 gegenüber Nichtrauchern.
- **gleichzeitige Exposition gegenüber hepatotoxischen Xenobiotika und Medikamenten:**
  - Paracetamol
  - Isoniazid (INH)
  - Methotraxat
- **Übergewicht und Adipositas:** Übergewichtige haben bei gleichem Alkoholkonsum ein höheres Risiko als Normalgewichtige, eine fortgeschrittene Lebererkrankung zu entwickeln.
- **Untergewicht und Mangelernährung:** Patienten mit chronischem Untergewicht und Mangelernährung (Maldigestions- und Malabsorptionssyndrome) haben ein erhöhtes Risiko für eine ALE.
- **weibliches Geschlecht:**
  - Frauen haben gegenüber Männern bei gleichem täglichem Alkoholkonsum ein höheres Risiko zur Entwicklung einer ALE [3].
  - Während Männer bei Alkoholkarenz eine relativ gute Prognose ihrer Lebererkrankung haben, kann die Lebererkrankung bei Frauen trotz Abstinenz fortschreiten.
  - Die Ursache für den Unterschied ist unklar.
- **andere gleichzeitig bestehende Lebererkrankungen:**
  - **Hepatitis-B-Virus-Infektion:** Patienten mit HBV-Infektion haben ein ca. 3-fach erhöhtes Risiko, ein HCC zu entwickeln, wenn sie Alkohol in einer Dosis von über 40 g/Tag regelmäßig konsumieren.
  - **Hepatitis-C-Virus-Infektion:**
    - Chronische Alkoholzufuhr von über 40–50 g/Tag führt bei diesen Patienten zu einer gesteigerten Fibrosierung, zu früherem Auftreten einer Leberzirrhose und einem HCC.
    - Einige Daten weisen darauf hin, dass dies schon bereits bei kleineren Mengen Alkohol der Fall ist [9].
  - **hereditäre Hämochromatose (HH):** Chronische Alkoholzufuhr steigert die Eisenabsorption und aggraviert die Eisenablagerung bei HH.
  - **Heterozygote des α1-Antitrypsinmangels:** Heterozygote Träger des für den α1-Antitrypsinmangel verantwortlichen Gens haben ein erhöhtes Risiko für eine ALE, wenn sie Alkohol regelmäßig konsumieren.
  - **nicht alkoholische Steatohepatitis (NASH):** Bei der NASH scheint gleichzeitige Alkoholzufuhr das Risiko für ein HCC signifikant zu erhöhen [12].
- **Genetik:** Zwischenzeitlich wurden 3 Genloci gefunden, die das Risiko für die alkoholische Lebererkrankung modifizieren [4], [15].
  - Sequenzvariationen des Gens, das für patatine-like phospholipase-3 (PNPLA3, adiponutrin, rs738409 C/G, I148M) kodiert, korrelieren mit dem Risiko für Steatose, Entzündung, Fibrose und HCC. PNPLA3 rs738409 ist ein signifikanter genetischer Risikolocus sowohl für die alkoholische Leberzirrhose als auch für die alkoholische Hepatitis.
  - Membrane bound O-acyltransferase domain containing 7 (MBOAT 7-TMC 4, rs 641738 Variante). Diese Variante verursacht eine Störung der Phophatidylinositol-Acetylierung.
  - Transmembrane 6 superfamily member 2 (TM6SF2, rs58542926 C/T). Die E167K-Variante verursacht eine intrahepatische Fettakkumulation mit einem Defekt der VLDL-Sekretion.

5.21.6 Ätiologie und Pathogenese

- Die Pathophysiologie der alkoholischen Lebererkrankung ist komplex.
- Toxische, metabolische, immunologische und genetische Faktoren spielen eine Rolle.
- Chronische Alkoholzufuhr führt in ca. 90–100 % aller Fälle zum Auftreten einer alkoholischen Fettleber, die häufig unter Alkoholkarenz reversibel ist.
- Die Ursache für die alkoholische Fettleber ist in erster Linie metabolischer Natur.
- Verschiedene Mechanismen tragen dazu bei [14]:
  - Eine vermehrte Zufuhr von freien Fettsäuren aus dem Darm als Chylomikronen und eine vermehrte Freisetzung von freien Fettsäuren aus dem Fettgewebe über eine Lipaseaktivierung durch Katecholamine.
  - Eine Veränderung des Redoxpotenzials der Leber durch eine Oxidation von Ethanol, Acetaldehyd und der Generierung von NADH.
    - NADH hemmt die β-Oxidation von freien Fettsäuren in den Mitochondrien und stimuliert die Produktion von freien Fettsäuren aus Acetyl-CoA. Das Ergebnis ist eine Akkumulation von Triglyzeriden.
    - Acedaldehyd hemmt das mikrotubuläre System der Leber, was zu einer Sekretionsstörung von VLDL führt.
  - Alkohol verändert verschiedene Transkriptionsfaktoren, die die Lipogenese und die Fettsäureoxidation beeinflussen können.
    - Hierzu zählt die gesteigerte Expression von sterol regulatory element-binding protein 1c (SREBP-1c), ein Transkriptionsfaktor, der den Fettstoffwechsel reguliert.
    - Weiterhin inaktiviert Alkohol den peroxisome proliferator-activated receptor α (PPAR-α), einen nukleären Hormonrezeptor, der die Expression verschiedener Gene hochreguliert, die in den Fett-

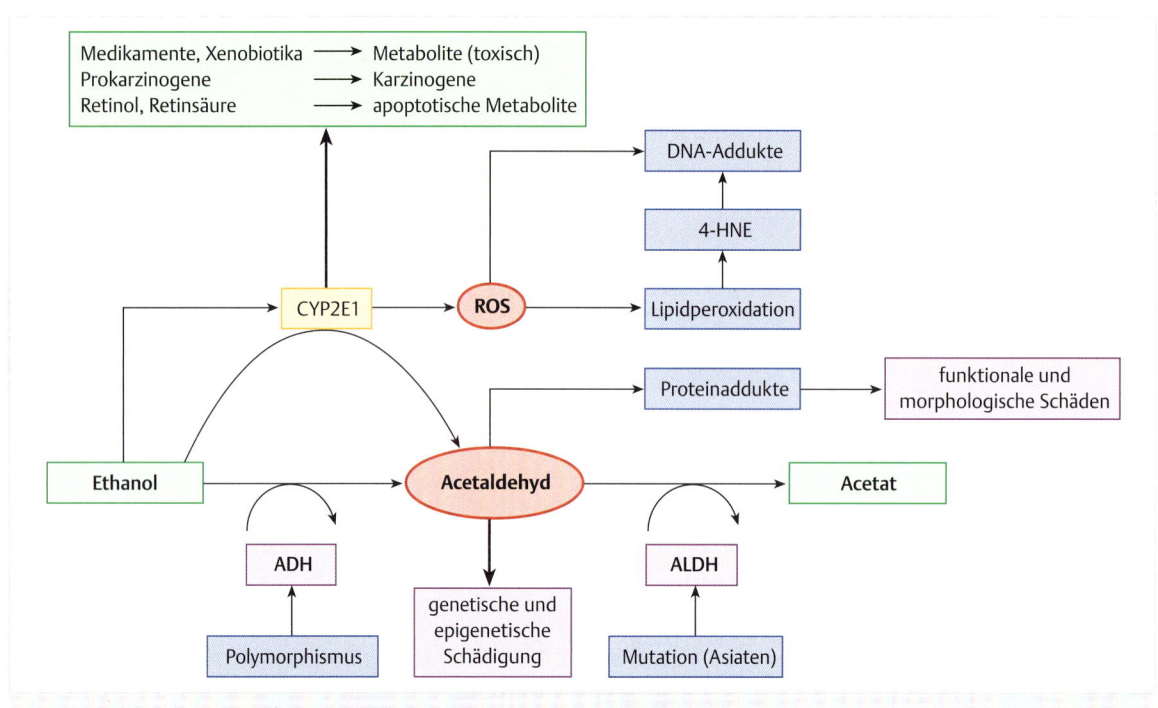

Abb. 5.23 Alkoholstoffwechsel und seine Folgen. Alkohol wird primär über Alkoholhydrogenase (ADH) zu Acetaldehyd metabolisiert, das verschiedene toxische Effekte aufweist, u. a. die DNA-Reparatur hemmt, zu DNA-Addukten führt und die Methylierung der DNA verhindert. Acetaldehyd wird über Aldehyd-Dehydrogenasen (ALDH) zu nicht toxischem Acetat verstoffwechselt. Die ADH unterliegt einem Polyphormismus mit unterschiedlichen Aktivitäten. Dasselbe gilt für die ALDH, die bei 40 % aller Asiaten nur eine geringe Aktivität aufweist. Acetaldehyd führt weiterhin zu Proteinaddukten mit funktioneller und morphologischer Schädigung dieser Proteine. Ein weiterer Stoffwechselweg führt über Zytochrom P4502E1, das durch Alkohol induziert wird. Hierbei entstehen reaktive Sauerstoffspezies (ROS), die zur Lipidperoxidation und letztendlich zu DNA-Addukten führen. CYP2E1 ist auch in den Stoffwechsel von Medikamenten, die Aktivierung von Prokarzinogenen und den Abbau von Retinol und Retinsäure involviert.

säuretransport und in die Fettsäureoxidation involviert sind.
– Diese Effekte werden wahrscheinlich über Acetaldehyd vermittelt.
• Weitere Faktoren der Leberschädigung sind durch den **Alkoholstoffwechsel** bedingt (▶ Abb. 5.23).
  ○ Alkohol wird zunächst mit Hilfe der Alkohol-Dehydrogenase (ADH) zu Acetaldehyd und dann mit Hilfe der Acetaldehyd-Dehydrogenase (ALDH) zu Acetat umgewandelt.
  ○ Acetaldehyd ist ein Zellgift, das an verschiedene Proteine der Leber und auch an DNA bindet, die Mitochondrien und das mikrotubuläre System schädigt und den Glutathionspiegel der Leber reduziert.
  ○ Acetaldehyd ist weiterhin ein starkes Karzinogen und spielt bei der alkoholassoziierten Karzinogenese eine bedeutende Rolle.
• Von weiterer Bedeutung ist die Induktion von **Zytochrom P4502E1** (CYP2E1) durch chronische Alkoholzufuhr.
  ○ Dieses Zytochromsystem kann nicht nur Alkohol zu Acetaldehyd umwandeln, sondern führt auch zur Produktion von reaktiven Sauerstoffspezies (ROS), z. B. Hydroxyethylradikal (HER), die eine verstärkte Lipidperoxidation verursachen können.
  ○ HER kann z. B. kovalent an Proteine binden; diese Neoantigene führen zu einer Produktion von Antikörpern mit autoimmuner Reaktion.
  ○ Lipidperoxidationsprodukte, wie 4-Hydroxynonenal (4-HNE) oder Malondialdehyd (MDA) können an DNA-Basen binden und zur Generierung von exozyklischen Etheno-DNA-Addukten führen, die hochkarzinogen sind.
  ○ Die Induktion von CYP2E1 wird bereits bei 40 g Alkohol/Tag über 1–2 Wochen beobachtet, ist aber interindividuell sehr unterschiedlich.
  ○ Es ist anzunehmen, dass Menschen mit hoher Induktion und langem Bestehen der CYP2E1-Induktion ein erhöhtes Risiko für eine ALE haben.
  ○ Neuere Daten zeigen zudem, dass die Höhe der CYP2E1-Induktion mit der Leberfibrose korreliert.
• Ein weiterer wesentlicher pathogenetischer Faktor, insbesondere auch für das Auftreten einer alkoholischen Steatohepatitis, ist die Freisetzung von **Zytokinen** aus Kupffer-Zellen der Leber, stimuliert durch Endotoxine aus dem Darm.

- Chronische Alkoholzufuhr führt zu einer Veränderung des Mikrobioms im Darm sowie zu einer vermehrten Durchlässigkeit der Mukosa, die wiederum eine vermehrte Translokation von Endotoxinen (Bakterien und Bakterienspaltprodukte) ermöglicht.
- Lipopolysaccharide binden an den Endotoxinrezeptor CD14 und aktivieren die myd88-unabhängige Signalkaskade über TLR4.
- Die Folgen sind eine Sekretion von Akutphase-Zytokinen (IL 1, IL 6 und TNF-α, die den Leberschaden verstärken.
- Vor allem TNF-α, aber auch IL 1 weisen zytotoxische Effekte gegen Hepatozyten auf, was zu Nekrose führen kann, wobei auch die TNF-α induzierte Apoptose gesteigert ist.
- Weitere Zytokine und Chemokine, die hier eine Rolle spielen, sind IL 8 und 17, sowie Osteopontin CX CL 1, CX CL 4, CX CL 5 und CXCL 6. Diese Chemokine spielen insbesondere bei der alkoholischen Hepatitis eine wesentliche Rolle.
- Bei der Leberfibrose wird Leberparenchym durch extrazelluläre Matrix ersetzt.
  - Dies geschieht durch Aktivierung von hepatischen Sternzellen (HSC und Myofibroblasten).
  - Verschiedene Trigger können Lebermakrophagen, also Kupfferzellen und andere Entzündungszellen, aktivieren.
  - Das führt zur Produktion von profibrogenen Zytokinen, wie platelet-derived growth factors (PDG) und transforming growth factors ß1 (TGF-ß1).
  - Diese aktivieren Sternzellen und Myofibroblasten und regen die Kollagenproduktion an.
  - Während die Kollagenproduktion insbesondere durch die Induktion von TGF-ß vermehrt ist, ist der Kollagenabbau aufgrund einer Herunterregulierung der entsprechenden Enzyme vermindert, der Matrix-Metalloproteinasen.
  - Das führt zu einer Nettoakkumulation von Matrix und zur Fibrose.
  - Bei der ALE werden die Sternzellen vor allem simuliert durch Acetaldehyd, ROS, Leptin, Endocannabinoide und Leptinperoxide.
- Der Einfluss von Alkohol auf die Leberkarzinogenese beinhaltet neben der zirrhotischen Transformation als Voraussetzung für die Entstehung eines HCC zusätzliche Mechanismen.
  - Insbesondere die Entstehung von Etheno-DNA-Addukten und epigenetische Veränderungen der DNA-Methylierung spielen eine Rolle.

5.21.7 Symptomatik

- Die ALE zeigt über viele Jahre keine klinische Symptomatik, selbst bei Vorliegen einer Leberzirrhose.
- Die Vergrößerung der Leber durch Fetteinlagerung kann einen Kapselschmerz verursachen.
- Alkoholabhängige zeigen Symptome der Alkoholsucht [10]:
  - Unruhe
  - Schwitzen
  - vegetativen Symptomen
  - Toleranzentwicklung gegenüber Alkohol
  - Entzugssymptome
- Bei Vorliegen einer alkoholischen Leberzirrhose zeigt die Zirrhose dieselben Komplikationen wie Zirrhosen anderer Ätiologien:
  - Störung der Leberfunktion
  - portale Hypertension mit Aszites
  - Ösophagusvarizen
  - hepatorenales Syndrom
- Patienten mit einer alkoholischen Hepatitis haben eine schwere Leberfunktionsstörung mit Ikterus, Gerinnungsstörung und Aszites.

5.21.8 Diagnostik

Diagnostisches Vorgehen

- Bei Verdacht auf eine ALE (Alkoholanamnese) wird wie folgt vorgegangen:
  - Labor,
  - Sonografie der Leber und transiente Elastografie (Fibroscan),
  - bei zusätzlicher Leberraumforderung Abklärung durch Bildgebung (Kontrastmittelsonografie, MRT) und ggf. Leberbiopsie.

Anamnese

- **Alkoholanamnese:**
  - Alkoholmenge pro Tag
  - Art des alkoholischen Getränks
  - Trinkmuster
- Zur Klärung, ob eine Alkoholabhängigkeit vorliegt, können der sog. CAGE-Test oder andere Fragebögen angewandt werden [7]:
  - CAGE-Test (Alkoholabhängigkeit wahrscheinlich, wenn mindestens 2 Fragen mit „Ja" beantwortet werden:
    - Haben Sie jemals versucht, Ihren Alkoholkonsum zu reduzieren? (cut down)
    - Haben Sie sich jemals betroffen gefühlt, wenn Sie jemand über ihren Alkoholkonsum angesprochen hat? (annoyed)
    - Haben Sie sich jemals wegen ihres Alkoholkonsums schuldig gefühlt? (guilty)
    - Benötigen Sie Alkohol am Morgen, um in die Gänge zu kommen? (eye opener)
- Des Weiteren ist in diesem Zusammenhang eine Befragung des Ehepartners sinnvoll.
- Weiterhin ist die Erfassung folgender Punkte notwendig, um eine Interaktion mit Alkohol einzuschätzen:
  - Medikamentenanamnese

- Einnahme illegaler Drogen?
- Vitamin-A-Einnahme?

Körperliche Untersuchung

- mögliche Zeichen einer Alkoholabhängigkeit (Zittern, Schwitzen, vegetative Dystonie)
- Zeichen chronischen Alkoholmissbrauchs (Parotitis, Polyneuropathie, Rhinophym)
- Zeichen einer chronischen Lebererkrankung (Spider nävi, Lackzunge, Palmaerythem)
- Zeichen der Leberdekompensation (z. B. Aszites)

Labor

- Zum Nachweis des chronischen Alkoholmissbrauchs existieren Serummarker, die kürzlich zurückliegenden Alkoholkonsum nachweisen:
  - Aktivität der Serum-γ-GT
  - mittleres Erythrozythenvolumen (MCV)
- Diese Laborwerte sind unspezifisch, da sie auch bei anderen Erkrankungen auftreten können.
- Spezifischer ist das kohlenhydrateffiziente Transferrin (CDT), das einen Alkoholkonsum von über 60 g in den letzten zwei bis vier Wochen nachweisen kann.
- Ethylglucuronid (EtG) kann im Serum oder Urin auf einen wesentlich kürzer zurückliegenden Alkoholkonsum hinweisen; ähnliches gilt für Phosphatidylethanol (PEth).
- Eine sehr genaue Nachweisbarkeit des Alkoholkonsums mit zeitlicher Zuordnung kann durch eine Haaranalyse erreicht werden.
- Differenzialdiagnose der singulären γ-GT-Erhöhung:
  - Alkohol
  - nicht alkoholische Fettlebererkrankung (NAFLD)
  - Medikamente
  - Herzinfarkt
  - akute Pankreatitis
  - Hypothyreose
  - Anorexia Nervosa
  - myotone Muskeldystrophie
  - Guillain-Barre-Syndrom
  - Porphyria cutanea tarda
  - neurologische Erkrankungen (Friedreich-Ataxie)
  - maligne Erkrankungen (Radiotherapie)
- Bei Serum-γ-GT-Aktivitäten über 500 kommt nur Alkohol als Ursache in Frage.
- Die γ-GT trägt zur Ätiologie der Erkrankung bei, hat aber keinen Stellenwert bezüglich Lebertoxizität oder Leberfunktion.
- Wichtig erscheint, dass auch erhöhte Serum-Harnsäurewerte alkoholbedingt sein können.
- Liegt ein Leberschaden vor, verliert die γ-GT ihre Spezifität, dann ist das Verhältnis zwischen der Serumaktivität von GOT und GPT von Bedeutung.
  - Dieser De-Ritis-Quotient ist bei der ALE immer ≥ 2 und kommt sonst nur noch bei mitochondrialen Schäden durch Medikamente oder bei einer NASH mit schlechter Prognose vor.
- Patienten mit einer Dekompensation der Leber, entweder im Sinne einer schweren alkoholischen Hepatitis oder einer alkoholischen Leberzirrhose, zeigen Zeichen einer verminderten Leberfunktion (vermindertes Albumin, Gerinnungsstörungen und Ikterus).

Bildgebende Diagnostik

Sonografie

- Die Sonografie der Leber ist eine essenzielle diagnostische Methode.
  - Sie ermöglicht eine Aussage über Leberverfettung, Leberstruktur, den Verdacht einer Leberzirrhose, kann eine Pfortaderthrombose ausschließen und ein HCC zeigen.
- Bei Nachweis einer Raumforderung in der Leber kann zur weiteren Abklärung eine Kontrastmittelsonografie, ein MRT oder ein CT durchgeführt werden.

Elastografie

- Die transiente Elastografie (Fibroscan) kann eine gute Aussage über die Leberfibrose geben [10].
- Cut-off-Werte für eine normale Leber liegen bei < 6 kPa, für eine Leberzirrhose bei der ALE bei > 12,5 kPa.
- Erwähnenswert ist hierbei, dass die Serum-Transaminasenaktivität < 100 U/l sein soll, da bei Lebertoxizität ein entzündliches Ödem auftritt, das den Fibroscan falsch positiv beeinflusst.
- Weitere Faktoren, die zu einem falsch erhöhten Steifigkeitswert der Leber führen, sind Ikterus und Rechtsherzstauung.
  - Beides führt zu einem erhöhten Druck in der Leber und damit auch zu falsch positiven Werten des Fibroscans.
- Ein neueres Verfahren zur Bestimmung des Leberfetts ist der Controlled Attenuation Parameter (CAP), mit dessen Hilfe das Leberfett digital gemessen werden.

Instrumentelle Diagnostik

Ösophago-Gastro-Duodenoskopie (ÖGD)

- Eine ÖGD sollte beim Vorliegen einer ALE durchgeführt werden – insbesondere, wenn der Fibroscan einen Wert von > 20kPa zeigt. Dann muss mit einem erhöhten Risiko für Ösophagusvarizen gerechnet werden.

Koloskopie

- Patienten mit einer ALE sollten ebenfalls einer Koloskopie unterzogen werden, da Alkohol ein Risikofaktor für das kolorektale Karzinom ist.

Histologie, Zytologie und klinische Pathologie

Histologische Leberdiagnostik

- Zur Diagnose einer ALE ist die Leberbiopsie nicht unbedingt notwendig.
- Die Leberbiopsie kann bei der alkoholischen Hepatitis differenzialdiagnostisch von Bedeutung sein.
- Des Weiteren kann die Biopsie Ausmaß und Schwere gleichzeitig bestehender Lebererkrankungen, wie Virushepatiten, definieren und prognostisch wertvolle Informationen liefern.
- Klassisch für die ALE ist der Beginn der Leberfibrose perivenulär. Eine perivenuläre Fibrose ist ein prognostisch ungünstiges Zeichen.
- Bei der alkoholischen Hepatitis finden sich neben der deutlichen Leberzellverfettung eine Infiltration mit polymorphen Leukozyten, eine Schwellung der Leberzellen (sog. Ballooning), perisinusoidale Fibrose, gelegentlich Mallory-Denk-Körper und eine Cholestase.
- Der Alcoholic Hepatitis Histological Score (AHHS; ▶ Tab. 5.29) kann die Prognose der alkoholischen Hepatitis beurteilen [1].

Tab. 5.29 Histologischer Score zur Beurteilung der Prognose bei der alkoholischen Hepatitis.

	Beschreibung	Punkte
Fibrose	keine oder portale Fibrose	0
	expansive Fibrose	0
	Bridging-Fibrose oder Zirrhose	+3
Bilirubinostase	keine	0
	nur hepatozellulär	0
	kanalikulär oder duktulär	+1
	kanalikulär oder duktulär plus hepatozellulär	+1
PMN Infiltration	keine oder milde Infiltration	+2
	ausgeprägte Infiltration	0
Megamitochondrien	keine	+2
	vorhanden	0

Beurteilung: 0–3: milder Verlauf; 4–5: intermediärer Verlauf; 6–9 schwerer Verlauf

5.21.9 Differenzialdiagnosen

Tab. 5.30 Differenzialdiagnosen.

Differenzialdiagnose	Bemerkungen
nicht alkoholische Fettlebererkrankung (NAFLD)	unterschiedliche Anamnese und Klinik (metabolisches Syndrom), unterschiedliches Labor
Sepsis	Differenzialdiagnose der akuten alkoholischen Hepatitis
DILI (Drug-induced Liver Injury)	Differenzialdiagnose der akuten alkoholischen Hepatitis

5.21.10 Therapie

Therapeutisches Vorgehen

- **Alkoholkarenz:** Patienten, die alkoholabhängig sind, müssen zunächst einem qualifizierten Entzug unterzogen werden, der zwei bis drei Wochen stationär dauert.
  - Als Entzugstherapie kommt Distraneurin oder ein Benzodiazepinderivat infrage.
  - Nach einer stationären Entgiftungstherapie folgt eine Entwöhnungstherapie im Sinne einer Einzelgesprächs- oder Gruppengesprächstherapie.
  - Dies kann durch Antigraving-Medikamente unterstützt werden, z. B. Akamprosat, Baclofen oder Namelfen.
- Eine spezifische Therapie der Lebererkrankung existiert nicht.
- Bei der alkoholischen Leberzirrhose werden die Komplikationen der Leberzirrhose behandelt.
- In Deutschland werden ca. 28 % aller Lebertransplantationen bei der fortgeschrittenen ALE durchgeführt.
- Die Therapie der alkoholischen Hepatitis besteht aus Alkoholkarenz, Ernährungstherapie, Steroidgabe (eventuell mit N-Acetylcystein).
- Die Lebertransplantation bei der alkoholischen Hepatitis ist derzeit in der Diskussion.
- Bei der AH wird zunächst ein Prognosescore erhoben.
- existierende **Prognosescores**:
  - Maddrey Score (Maddrey discriminant function, DF): Bilirubin, Prothrombinzeit (PT)/INR
  - MELD Score (model of end stage liver disease): Builirubin, PT/INR, Kreatinin
  - GAHS Score (Glasgow Alcohol Hepatitis Score): Bilirubin, PT/INR, Kreatinin, Leukozyten, Alter
  - ABIC Score (Age, Bilirubin, INR, Kreatinin): Bilirubin, PT/INR, Kreatinin, Alter, Albumin
  - Lille Score: Bilirubin, PT/INR, Kreatinin, Alter, Albumin, Veränderung von Serum Bilirubin Tag 0–7
- Liegt der Maddrey-DF > 32, beträgt die 1-Monats-Mortalität > 50 %. Ist der GAHS zusätzlich ≥ 9, sollte eine Steroidtherapie mit 40 mg Prednisolon begonnen werden.
  - Voraussetzung ist, dass Infektionen vorher behandelt werden.
  - Gleichzeitig kann ein N-Acetylcystein (NAC) in folgender Dosierung gegeben werden:
    - Tag 1: 150, 50 und 100 mg/kg Körpergewicht in 250, 500 und 1000 ml 5 %iger Glukose über 30 Minuten, 4 Stunden und 16 Stunden.
    - Tag 2–5: 100 mg/kg Körpergewicht/Tag in 1000 ml 5 %iger Glukose
- Spricht der Patient auf die Steroidtherapie an, d. h., fällt sein Bilirubinwert innerhalb von einer Woche ab, sollte eine Steroidtherapie über 4 Wochen fortgesetzt werden.
- Gleichzeitig sollte auf Infektionen geachtet werden und adäquat behandelt werden.

- Patienten mit einer alkoholischen Hepatitis müssen, wenn sie mangelernährt sind, eine Ernährungstherapie mit mindestens 2000 kcal pro Tag erhalten.
- Zur Verhinderung einer Wernicke-Enzephalopathie wird Vitamin B1 i. v. verabreicht.
- Bezüglich der etablierten und experimentellen Therapie wird auf weiterführende Literatur verwiesen [13].
- Reagiert der Patient nicht auf Steroide, ist die Prognose schlecht.
  - Neuere Studien haben gezeigt, dass diese Patienten eine Lebertransplantation ohne 6-monatige Abstinenz erhalten können.
  - Obwohl die Ergebnisse genauso gut wie bei 6-monatiger Karenz sind und die Rückfallrate vergleichbar ist [8], ist diese Indikation umstritten.
- Patienten mit einer schweren alkoholischen Hepatitis müssen eine intensivmedizinische Behandlung erhalten.

5.21.11 Verlauf und Prognose

- Alle Formen der ALE haben unter Alkoholkarenz eine relativ gute Prognose.
- Bei Patienten mit einer alkoholischen Steatohepatitis (morphologische Diagnose) entwickelt sich innerhalb von 2–3 Jahren eine Leberzirrhose, wenn sie weiterhin Alkohol trinken.
- Die 4-Jahres-Überlebensdaten sind wie folgt:
  - alkoholische Fettleber 70 %,
  - alkoholische Hepatitis 58 %,
  - alkoholische Zirrhose 49 %,
  - alkoholische Zirrhose mit Hepatitis 35 %.
- Die 5-Jahres-Mortalität bei Patienten mit einer alkoholischen Leberzirrhose im Stadium Child A liegt
  - unter Alkoholkarenz bei 10 %,
  - wenn weiter getrunken wird bei 30 %,
  - entsprechend im Stadium Child C bei 40 % bzw. bei 70 % [5].

5.21.12 Quellenangaben

[1] Altamirano J et al. A histological scoring system for prognosis of patients with alcoholic hepatitis. Gastroenterology 2014; 146: 1231–1239
[2] Anzenbacher P, Zanger UM. Metabolism of Drugs and other Xenobiotics. Weinheim: Wiley-VCH; 2012
[3] Becker U, Deis A, Sorensen TI et al. Prediction of risk of liver disease by alcohol intake, sex, and age: a prospective population study. Hepatol 1996; 23: 1025–1029
[4] Buch S, Stickel F, Trépo E et al. A genome-wide association study confirms PNPLA3 and identifies TM 6SF2 and M BOAT 7 as risk loci for alcohol-related cirrhosis. Nat Genet 2015; 47: 1143–1148
[5] Chedid A, Mendenhall CL, Gartside P et al. Prognostic factors in alcoholic liver disease. Am J Gastroenterol 1991; 86: 210–216
[6] Deutsche Hauptstelle für Suchtfragen (DHS). Jahrbuch Sucht 2015. Lengerich: Pabst; 2015
[7] Lesch OM, Walter H. Alkohol und Tabak. Wien-New York: Springer; 2009
[8] Mathurin P, Moreno C, Samuel D et al. Early liver transplantation for severe aloholic hepatitis. N Engl J Med 2011; 365: 1790–1800
[9] Mueller S, Millonig G, Seitz HK. Alcohol and hepatitis C – a frequently underestimated clinical situation. World J Gastroenterol 15; 3462–3471
[10] Mueller S, Seitz HK, Rausch V. Non-invasive diagnosis of alcoholic liver disease. World J Gastroenterol 2014; 20: 14626–14641
[11] Rehm J, Samokhvalov AV, Shield KD. Global Burden of alcoholic liver disease. J Hepatol 2013; 59: 160–168
[12] Seitz HK, Mueller S, Hellerbrand C et al. The effect of chronic alcohol comsumption on the development and progression on non alcoholic fatty liver disease (NAFLD). Hepatobil Sur Nutr 2015; 4: 147–151
[13] Seitz HK, Mueller S. Etablierte Therapie und neue therapeutische Ansätze bei der alkoholischen Lebererkrankung. Z Gastroenterol 2017; 55: 291–303
[14] Seitz HK, Mueller S. Alcoholic liver disease. In: Dancygier H, Hrsg. Clinical Hepatology: Principles and practice of hepatobiliary disorders (Volume 2). Berlin-Heidelberg: Springer; 2010
[15] Stickel F, Buch S, Berg T et al. Genetic variation in the PNPLA3 gene is associated with alcoholic liver injury in caucasians. Hepatology 2011; 53: 86–95

5.21.13 Literatur zur weiteren Vertiefung

- EASL Clinical Practice Guidelines: Management of Alcoholic Liver Disease. J Hepatol 2012; 57: 399–420

5.21.14 Wichtige Internetadressen

- Deutsche Hauptstelle für Suchtfragen (DHS): www.dhs.de
- European Society for Biomedical Research on Alcoholism (ESBRA): www.esbra.com

5.22 Nicht alkoholische Fettlebererkrankung

J. M. Schattenberg

5.22.1 Steckbrief

Die nicht alkoholische Fettlebererkrankung (NAFLD: Non-alcoholic fatty Liver Disease) ist die häufigste Lebererkrankung weltweit. Wesentliche Risikofaktoren sind eine durch Fehl- und Überernährung hervorgerufene abdominelle Adipositas und Insulinresistenz. In metabolischen Risikogruppen beträgt die Prävalenz bis zu 80 %. Neben den externen Risikofaktoren sind intrinsische, genetische Faktoren wesentlich an der Entstehung und dem Verlauf beteiligt. Die Erkrankungsstadien sind histologisch definiert und bedürfen einer Leberbiopsie zur Abgrenzung. Die Pathophysiologie der Erkrankung wird zunehmend besser verstanden. Im Zentrum stehen Insulinresistenz und Entzündungsreaktionen. Diese entzündlichen Prozesse sind Teil einer systemischen, metabolischen Aktivierung des angeborenen Immunsystems, die letztendlich auch zur Schädigung von anderen Organen führen. Die Lebenserwartung wird um 4 Jahre verkürzt.

Ein aktiver Lebensstil und die Vermeidung von Ernährungsfehlern steht im Vordergrund der Prävention und der Behandlung.

5.22.2 Aktuelles

- In den kommenden Jahren sind nachhaltige Neuerungen bei Diagnostik und Therapie zu erwarten, da auf dem Gebiet der NAFLD zurzeit intensiv geforscht wird.
- Im Jahr 2019 laufen insgesamt 5 Phase-III-Therapiestudien in der Indikation NASH.
- Weiterhin wurden international Forschungskonsortien gegründet, um die Entwicklung und Validierung von Biomarkern voran zu treiben.
- Die Dynamik dieser Initiativen lässt erwarten, dass in den kommenden Jahren neue Biomarker zum Einsatz kommen. Diese werden die Leberbiopsie ergänzen, die erforderlich ist, um die Erkrankungsstadien voneinander abzugrenzen.
- Mit der Zulassung von Medikamenten mit neuen, leberspezifischen Wirkmechanismen kann gerechnet werden.

5.22.3 Synonyme

- Fettleber
- nicht alkoholische Steatohepatitis (NASH)
- nicht alkoholische Fettleber (NAFL)
- Leberverfettung
- nutritive Hepatopathie
- PNPLA3-Hepatopathie

5.22.4 Keywords

- NASH
- Fibrose
- Zirrhose
- Diabetes mellitus Typ 2
- Fettstoffwechselstörung
- Steatohepatitis

5.22.5 Definition

- Die NAFLD umfasst ein Erkrankungsspektrum, das die Stadien
  - der Fettleber (NAFL),
  - der Steatohepatitis (NASH) und
  - der Fettleberzirrhose unterscheidet (▶ Tab. 5.31).
- Die Abgrenzung der Stadien voneinander erfolgt basierend auf histologischen Veränderungen, so dass die Diagnostik eine Leberbiopsie erfordert.
- Als nicht alkoholische Fettleber wird gemäß den deutschen Leitlinien eine Fettleber angesehen, wenn der Alkoholkonsum 10 g/Tag für Frauen und 20 g/Tag bei Männern nicht überschreitet.

- Dies unterscheidet sich von der europäischen Leitlinie, die eine nicht alkoholische Fettleber bei Konsum von mehr als 20 g/Tag für Frauen und 30 g/Tag bei Männern ausschließt.
- Abzugrenzen von der primären Fettleber sind sekundäre Formen der Leberverfettung, die durch Medikamente oder andere Lebererkrankungen hervorgerufen werden.
- Allerdings kann eine NAFLD durchaus zusätzlich zu anderen Lebererkrankungen bestehen und auch bei schädigendem Alkoholkonsum zu einem rascheren Erkrankungsprogress führen.
- Da die Kombination von metabolisch bedingter Leberverfettung und schädigendem Alkoholkonsum als besonders ungünstig gilt, wurde diese Kombination von einzelnen Experten auch als „duale Ätiologie der Steatohepatitis" (DASH) bezeichnet.

5.22.6 Epidemiologie

Häufigkeit

- Die NAFLD ist die häufigste Lebererkrankung weltweit.
- Die Prävalenz der NAFLD in der allgemeinen Bevölkerung beträgt 25 %, mit der höchsten Prävalenz in Südamerika und dem Mittleren Osten, danach in absteigender Häufigkeit Asien, USA und Europa.
- Von 2005–2010 ist die Prävalenz der NAFLD von 15 % auf 25 % gestiegen.
- Die NAFLD betrifft bis zu 30 % der adulten Bevölkerung in Deutschland.
- Global gibt es deutliche Unterschiede, die abhängig sind von:
  - Untersuchungsmethode
  - Alter
  - Geschlecht
  - Abstammung
- In Hochrisikogruppen, z. B. Patienten mit Diabetes mellitus Typ 2, liegt die Prävalenz bei bis zu 70 %.
- Daten zur Prävalenz der NASH liegen nicht vor, da es keine biopsiebasierten Studien in der Allgemeinbevölkerung gibt.
  - Näherungen basierend auf Leberwerten und Ultraschalluntersuchungen suggerieren, dass 20–25 % der Patienten mit NAFLD von einer NASH betroffen sind.
  - Allerdings schließen Leberwerte im Referenzbereich eine NASH nicht aus.
  - In den USA ist die NASH heute die zweit häufigste Indikation zur Anmeldung für eine Lebertransplantation aufgrund einer Leberzirrhose.
  - Die Prävalenz wird in den kommenden Jahren voraussichtlich weiter zunehmen [14].

Altersgipfel

- Die Prävalenz steigt mit zunehmendem Alter an.
- Der Häufigkeitsgipfel liegt jenseits von 50 Jahren.

- Körperliches Übergewicht im Kindes- und Jugendalter geht mit einem erhöhten Risiko für eine NAFLD im späteren Leben einher.

Geschlechtsverteilung

- In den meisten Regionen der Welt sind Männer häufiger und schwerer betroffen als Frauen.
- Diese Tatsache kann einerseits durch Kofaktoren, z. B. sozialem Alkoholgebrauch, aber auch durch methodische Unterschiede, z. B. geschlechtsspezifische Referenzwerte von Transaminasen, beeinflusst werden.
- Mit dem Eintreten in die Menopause steigt die Prävalenz auch bei Frauen an, sodass auch Geschlechtshormone – unabhängig vom Alter – ursächlich beitragen könnten.

Prädisponierende Faktoren

- Prädisponierend sind Faktoren, die zum metabolischen Syndrom gerechnet werden bzw. eine korrespondiere medikamentöse Therapie:
    - Bauchumfang > 94 cm bei Männern und > 80 cm bei Frauen
    - arterielle Hypertonie (RR > 130/85 mmHg)
    - Nüchternglukose > 100 mg/dl (> 5,6 mmol/l)
    - Hypertriglyzeridämie > 150 mg/dl (> 1,7 mmol/l)
    - HDL-Cholesterin < 40 mg/dl bei Männern und < 50 mg/dl bei Frauen (< 1,0/ < 1,3 mmol/l)
- Genetische Faktoren sind ebenfalls wesentlich an der Entstehung beteiligt und können aggravierend wirken.
- Alkoholkonsum unterhalb der Schwellenwerte, die eine NAFLD definieren, werden vereinzelt mit einer verbesserten Insulinsensitivität in Verbindung gebracht. Eine absolute Alkoholkarenz wird zurzeit nicht von den Leitlinien empfohlen.

5.22.7 Ätiologie und Pathogenese

- Die Pathophysiologie der Erkrankung wird zunehmend besser verstanden.
- Im Zentrum stehen Insulinresistenz und Entzündungsreaktionen.
- Diese entzündlichen Prozesse sind Teil einer systemischen, metabolischen Aktivierung des angeborenen Immunsystems, die letztendlich auch zur Schädigung von anderen Organen führen.
- Beteiligt an der Entstehung sind
    - abdominelles Fettgewebe,
    - Zytokine,
    - Adipokine,
    - Apoptose,
    - angeborene Immunität („innate immunity"),
    - Lipotoxizität,
    - oxidativer Stress,
    - Fibrogenese,
    - Hepatokarzinogenese.

5.22.8 Klassifikation und Risikostratifizierung

- Die Klassifikation der Erkrankungsstadien erfolgt histologisch und in Abgrenzung zu den sekundären Ursachen einer Leberverfettung, d. h. nach Ausschluss von relevantem Alkoholkonsum und Medikamenten, die eine Steatohepatitis hervorrufen können.
- Als einziger unabhängiger prognostischer Faktor für die Mortalität von Patienten mit NAFLD wurde die Ausprägung (Schweregrad) der Leberfibrose in der Leberbiopsie identifiziert.
- In den histologisch definierten Stadien F0 (keine Fibrose) bis hin zum Stadium F4 (Zirrhose) steigt die leberspezifische Mortalität exponentiell an (▶ Abb. 5.24, ▶ Tab. 5.31).
- Die Fibroseprogression ist abhängig von Entzündungen und Zellschäden, die histologisch als lobuläre Inflammation und ballonierte Hepatozyten zusammengefasst werden.
- Der Fibroseprogress von Patienten mit NASH liegt bei einem histologischen Stadium alle 7 Jahre.
    - Das ist doppelt so schnell wie bei Patienten mit einer Fettleber ohne Steatohepatitis (NAFL).
- In allen Analysen zur Bedeutung von Kofaktoren war nur das Fibrosestadium in der Leberbiopsie ein Prädiktor für die Gesamtmortalität, kardiovaskuläre und leberspezifische Mortalität.
- Beim Vorliegen einer fortgeschrittenen Fibrose, d. h. dem histologischen Stadium F3 oder F4, besteht das höchste Mortalitätsrisiko.
- Eine weitere Risikostratifizierung ist auf dem Boden von genetischen Eigenschaften in Form von sog. Einzelnukleotid-Polymorphismen (SNP: Single Nucleotide Polymorphism) möglich.
    - Patienten mit einem homozygoten Genotyp M/M im PNPLA3-Gen zeigen eine stärkere Ausprägung der Steatohepatitis und ein erhöhtes Risiko für die Entwicklung eines hepatozellulären Karzinoms (HCC).
    - Weitere SNPs wurden beschrieben, sind aber weniger bedeutend.
    - Zukünftige Studien werden die Bedeutung von genetisch „belasteten" Patienten untersuchen.

5.22.9 Symptomatik

- Die Symptome der NAFLD sind unspezifisch.
- Patienten können ein Druckgefühl im rechtsseitigen Oberbauch berichten.
- Tagesmüdigkeit und Abgeschlagenheit werden ebenfalls oft berichtet.
- Insgesamt ist die gesundheitsbezogene Lebensqualität bei Patienten mit NAFLD deutlich reduziert [13].

5.22 Nicht alkoholische Fettlebererkrankung

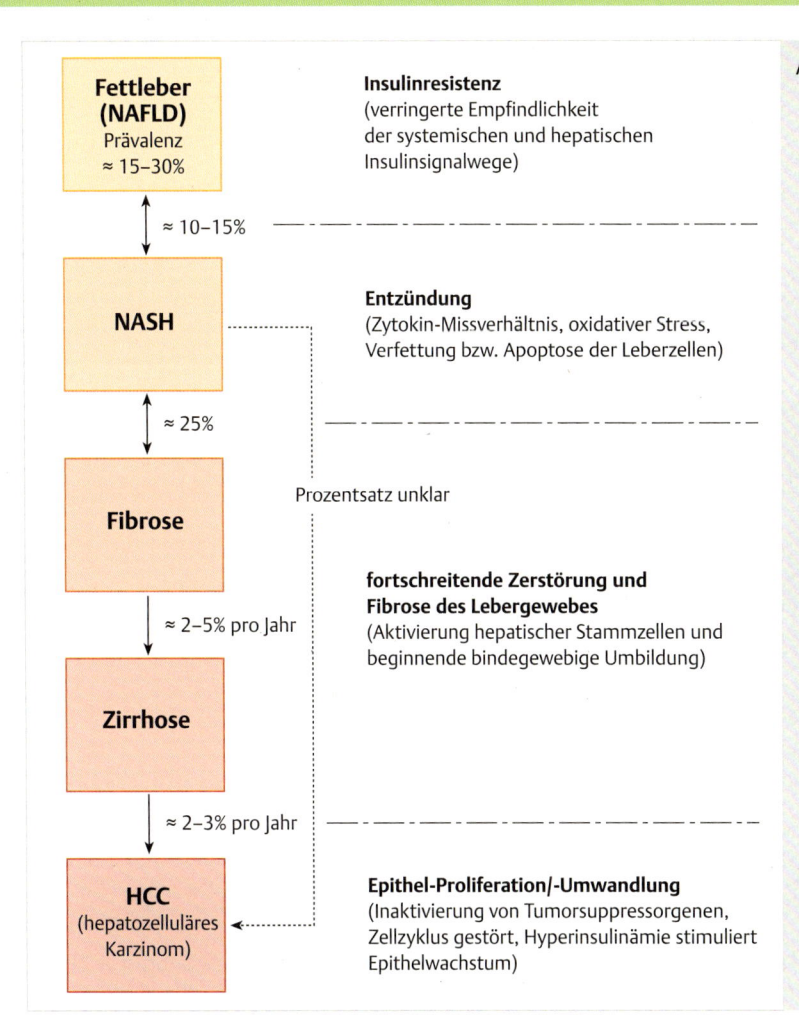

Abb. 5.24 Spektrum der Lebererkrankung.

Fettleber (NAFLD) Prävalenz ≈ 15–30%

↓ ≈ 10–15%

Insulinresistenz (verringerte Empfindlichkeit der systemischen und hepatischen Insulinsignalwege)

NASH

↓ ≈ 25%

Entzündung (Zytokin-Missverhältnis, oxidativer Stress, Verfettung bzw. Apoptose der Leberzellen)

Prozentsatz unklar

Fibrose

↓ ≈ 2–5% pro Jahr

fortschreitende Zerstörung und Fibrose des Lebergewebes (Aktivierung hepatischer Stammzellen und beginnende bindegewebige Umbildung)

Zirrhose

↓ ≈ 2–3% pro Jahr

HCC (hepatozelluläres Karzinom)

Epithel-Proliferation/-Umwandlung (Inaktivierung von Tumorsuppressorgenen, Zellzyklus gestört, Hyperinsulinämie stimuliert Epithelwachstum)

Tab. 5.31 Spektrum der NAFLD. Die NAFLD umfasst ein Erkrankungsspektrum, das histologisch definiert und mit metabolischen Risikofaktoren assoziiert ist.

histologische Kategorie	Subklassen
normales Lebergewebe	Fettgehalt < 5 % (▶ Abb. 5.25a)
nicht alkoholische Fettleber (NAFL)	Verfettung ohne Entzündung (▶ Abb. 5.25b) Verfettung mit geringer lobulärer Inflammation
nicht alkoholische Steatohepatitis (NASH)	NASH mit wenig oder fehlender Fibrose (F0–F1) Nash mit intermediärer (F2) oder fortgeschrittener Fibrose (F3) (▶ Abb. 5.25c) NASH-Zirrhose (F4) HCC (pathognomonische Veränderungen bilden sich zurück, ▶ Abb. 5.25d)

5.22.10 Diagnostik

Diagnostisches Vorgehen

- Die Diagnostik bei NAFLD beinhaltet in einem ersten Schritt die Abgrenzung der primären NAFLD von sekundären Formen, hervorgerufen durch schädlichen Alkoholkonsum oder Medikamente.
- Es gibt keine Empfehlung zur Durchführung von Screening-Untersuchungen, sodass eine Leberverfettung in der Regel akzidentiell bei radiologischen oder sonografischen Untersuchungen festgestellt wird.
- Auch im Kontext der Bestimmung von Leberwerten kann sich der Verdacht auf eine NAFLD ergeben, wobei Patienten mit NAFLD und NASH normwertige Transaminasen aufweisen können.
- Tatsächlich ist die Frage nach dem geeigneten Referenzwert zur Erkennung von NAFLD und NASH nicht abschließend beantwortet.
- Bei Patienten mit Verdacht auf NAFLD sollten BMI, Bauchumfang und Blutdruck ermittelt werden.

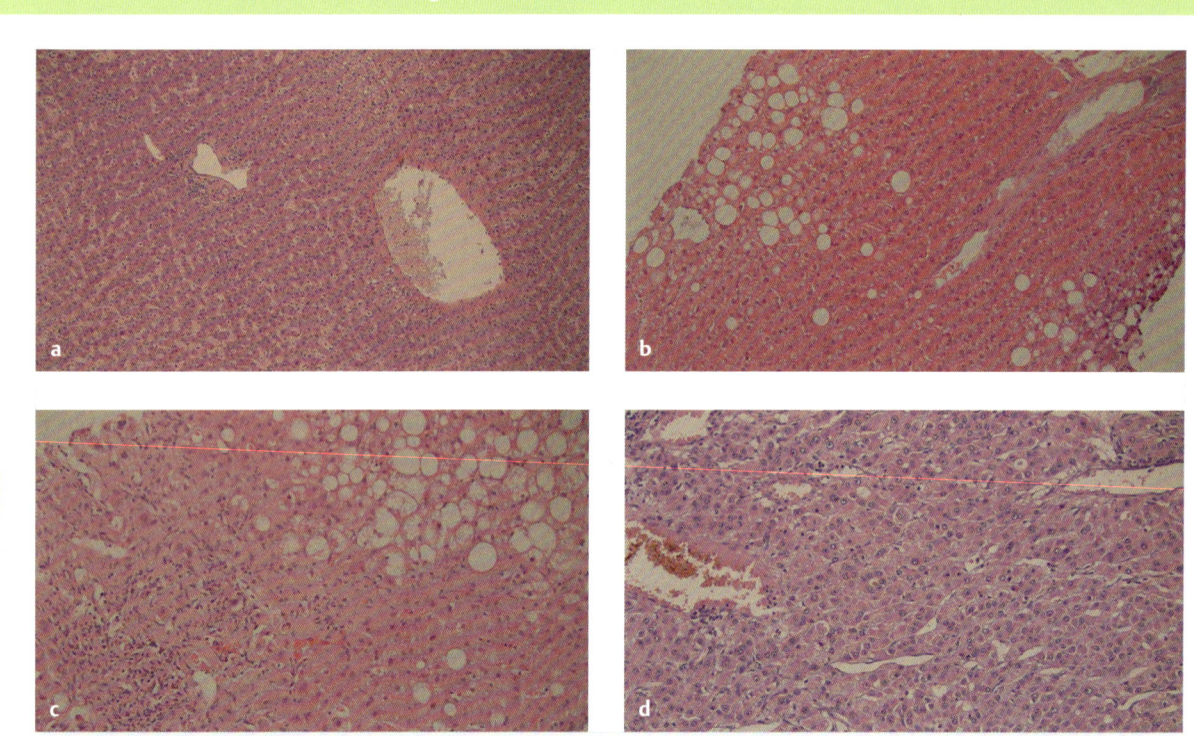

Abb. 5.25 Spektrum der NAFLD. (Quelle: Prof. Dr. B. K. Straub, Universitätsmedizin Mainz)
a Normalleber, < 5 % Fett.
b Nicht alkoholische Fettleber, 20-fache Vergrößerung.
c NASH mit fortgeschrittener Fibrose, 20-fache Vergrößerung.
d HCC.

- Weiterhin sind Untersuchungen zum Erkennen anderer metabolischer Erkrankungen durchzuführen.
- Bei Vorliegen einer Fettleber ist insbesondere die Anamnese zur Erhebung des Alkoholkonsums von Bedeutung.
- Im Rahmen von wissenschaftlichen Untersuchungen werden hierbei Fragebögen zum Erkennen eines krankhaften Alkoholkonsums eingesetzt, die in der klinischen Routine jedoch nur eine nachrangige Bedeutung haben.
- Weiterhin sind Untersuchungen zum Ausschluss weiterer Lebererkrankungen von Bedeutung, die als Kofaktoren den Verlauf beeinflussen können.
- Eine **transabdominelle Ultraschalluntersuchung** wird eingesetzt, um die Leberverfettung zu erkennen und eine Leberzirrhose auszuschließen.
  - Der Ultraschall erlaubt jedoch keine Unterscheidung von NAFLD und NASH und kann auch ätiologisch keine weitere Eingrenzung vornehmen.
- Im Kontext der Erstdiagnose müssen Patienten mit fortgeschrittener Fibrose von Patienten ohne relevante oder mit geringer Fibrose unterschieden werden, da diese Gruppen eine unterschiedliche Mortalität und einen unterschiedlichen Behandlungs- bzw. Nachsorgebedarf aufweisen.
- Der Goldstandard zur Bestimmung des Fibrosegrads ist die **histologische Untersuchung** des Lebergewebes nach Biopsie.
  - Trotz Ungenauigkeiten, die zwangsläufig durch eine Probeentnahme entstehen, da die charakteristischen Veränderungen uneinheitliche in der Leber verteilt sind, kann nur die Leberbiopsie eine NASH von einer NAFL unterscheiden.
  - Der sog. Sampling Error kann durch die Entnahme einer Biopsie mit mindestens 12 Portalfeldern und insgesamt von mindestens 2 cm Länge nach Fixierung reduziert werden.
  - Die Indikation zur Leberbiopsie ergibt sich auch im Zusammenhang mit der Abklärung erhöhter Leberwerte, um andere Lebererkrankungen abzugrenzen, insbesondere autoimmune Lebererkrankungen (▶ Abb. 5.26).
- Zur Identifikation von Patienten mit fortgeschrittener Fibrose wurden eine Reihe nicht invasiver **Bewertungsskalen** entwickelt, die in zwei kürzlich publizierten Übersichtsarbeiten gut zusammenfasst sind [7], [12].
  - Durch die Kombination von Standardlaborwerten in Punktwertsystemen können nach Anwendung dieser Tests positiv prädiktive Werte (PPV) von bis zu 90 % erreicht werden.

5.22 Nicht alkoholische Fettlebererkrankung

Ebene 1

Indikation zur Abklärung einer NAFLD
- erhöhte Leberwerte zur Abklärung, Zufallsbefund Fettleber (Bildgebung), kardiovaskuläre Erkrankungen

Ebene 2
- metabolische Komorbidität abklären
- Alkoholkonsum quantifizieren
- persönliche Anamnese und Familienanamnese in Bezug auf Diabetes, arterielle Hypertonie und kardiovaskuläre Erkrankungen
- BMI, Bauchumfang und Veränderungen des Gewichts in den letzten 5 Jahren
- Laboruntersuchung zur Differenzialdiagnostik von Lebererkrankungen und metabolischen Kofaktoren (Hepatitis-B-/Hepatitis-C-Virusinfektion, Medikamente, ALT und AST, γ-Glutamyltransferase, Nüchternglukose, HbA1c, OGTT, Nüchterninsulin [HOMA-IR], Blutbild, Gesamt- und HDL-Cholesterin, Triglyzeride, Harnsäure)
- fakultativ: Ferritin- und Transferrinsättigung, Ausschluss von Zöliakie, obstruktiver Schlafapnoe, Hypothyreodismus, polyzystisches ovarielles Syndrom (PCOS), seltenen Lebererkrankungen (Morbus Wilson, autoimmune Hepatitis, α1-Antitrypsinmangel)

Ebene 3
- nicht invasive Scores einsetzen, um Patienten mit fortgeschrittener Fibrose zu erkennen
- Elastografie-Verfahren zum Ausschluss fortgeschrittener Fibrose und Zirrhose
- bei unklaren Befunden und zur Abgrenzung anderer Lebererkrankungen Leberbiopsie anstreben

Abb. 5.26 Diagnostischer Algorithmus der NAFLD.

- Die deutsche S2k-Leitlinie empfiehlt den NAFLD Fibrose Score (NFS), der durch eine logarithmische Verrechnung von Alter, BMI, Glukose, Thrombozytenzahl, Albumin und AST/ALT Quotient (http://nafldscore.com) berechnet werden kann.
  - Die hohe Testgenauigkeit führt jedoch zu einer großen Gruppe von Patienten, die nicht adäquat beurteilt werden kann.
  - Die deutschen S2k-Leitlinie empfiehlt in dieser Patientengruppe die Untersuchung mittels Elastografie, um den Fibrosegrad abzuschätzen.
- Die Leberbiopsie dient in der sequenziellen Abfolge der diagnostischen Maßnahmen dazu, das histologische Stadium der Erkrankung zu definieren und andere Erkrankungen auszuschließen (▶ Abb. 5.26).

Anamnese

- Für die Anamnese von Patienten mit NAFLD ist die Abschätzung des Alkoholkonsums und anderer metabolischer Risikofaktoren von großer Bedeutung.
- Die Genussmittelanamnese und die Erfassung des Lebensstils mit Ernährungsgewohnheiten können helfen, auf die Vermeidung von erkennbaren Ernährungsfehlern hinzuweisen.
  - Insbesondere der Konsum von gesüßten Limonaden und Softdrinks ist bei Jugendlichen und Erwachsenen eine häufige Quelle überschüssiger Energieaufnahme.
  - Der Konsum fruktosereicher Getränke ist stark mit der Entstehung einer NAFLD assoziiert.
- Die Familienanamnese hilft, Patienten mit einer metabolischen Belastung zu erkennen.
  - Auch das familiäre Auftreten einer Leberzirrhose oder eines HCC sollte erhoben werden, um das individuelle Risiko einzugrenzen.
- Die Sozial- und Arbeitsanamnese hilft, das Aktivitätslevel im Alltag abzuschätzen und kann zur Empfehlung von Lebensstiländerungen durch Erhöhung der körperlichen Aktivität dienen.
- Medikamente, die zu einer sekundären Fettleber führen, müssen erfragt werden.
- Auch die Befragung von Lebenspartnern und Angehörigen kann helfen, um Patienten, die an einer obstruktiven Schlafapnoe (OSA) leiden, zu erkennen, und einer weiterführenden Behandlung zu zuführen.

Körperliche Untersuchung

- Bei der körperlichen Untersuchung sollen Befunde gezielt untersucht werden, die auf eine fortgeschrittene Lebererkrankung hinweisen.
- Vor allem im Stadium der Leberzirrhose können körperliche Befunde richtungsweisend sein.
- Darüber hinaus ist sind bedeutsam:
  - Körperkomposition (Gewicht, Größe, Bauch- und Taillenumfang),

- Zeichen eines Diabetes mellitus,
- Hinweise auf eine arterielle oder venöse Durchblutungsstörung.

Labor

- Die Labordiagnostik bei NAFLD ist umfangreich und muss differenzialdiagnostisch andere Lebererkrankungen abgrenzen.
  - Virushepatitiden
  - autoimmune Leber- und Gallenwegserkrankungen
  - Eisen- und Kupferstoffwechselstörungen
- Bei der NAFLD sollten zu Bestimmung der metabolischen Kofaktoren gemessen werden:
  - Nüchternglukose
  - HbA_{1c}
  - Triglyzeride
  - Gesamt-, HDL- und LDL-Cholesterin
- Der NAFLD Fibrose Score (NFS), der von der deutschen Leitlinie zur Abgrenzung von Patienten mit fortgeschrittener Fibrose empfohlen wird, benötigt darüber hinaus:
  - Alter
  - BMI (kg/m^2)
  - IGF/Diabetes (ja/nein)
  - AST
  - ALT
  - Thrombozyten
  - Albumin
- Sehr selten können angeborene Stoffwechseldefekte, z. B. lysosomale Speichererkrankungen oder mitochondriale Funktionsstörungen zur Fettleber führen.
- Die Messung von Alkohol im Blut hat augrund der kurzer Halbwertzeit keinen Stellenwert.
- Ebenso sind ETG im Urin oder CDT-Messungen nicht Teil der klinischen Routine, können aber im Verlauf – insbesondere im Kontext der Vorbereitung zur Lebertransplantation bei Zirrhose – zur Beurteilung erforderlich werden.

Mikrobiologie und Virologie

Serologie

- Im differenzialdiagnostischen Vorgehen ist die Untersuchung von Hepatitis-B- und Hepatitis-C-spezifischen Antikörpern und -Virusantigen erforderlich.

Bildgebende Diagnostik

Sonografie

- Die Sonografie steht als einfache, günstige und rasch umsetzbare Diagnostik am Anfang der Diagnostik.
- Im Ultraschallbild kann eine Verfettung der Leber ab einem hepatischen Fettgehalt von > 30 % mit sehr hoher Sensitivität erfasst werden.
- Im klinischen Alltag werden oft drei Grade der Verfettung im Sonografiebefund unterschieden, die in Abgrenzung zur hypoechogenen Nierenrinde zu sehen sind.

Elastografie

- Weiterentwicklungen im Bereich der Sonografie sind Elastografieverfahren, die eine Quantifizierung des Leberfettgehalts oder eine Quantifizierung der hepatischen Fibrose ermöglichen.
- Die vibrationskontrollierte transiente Elastografie (VCTE) ist eine ultraschallbasierte Technik und misst die Geschwindigkeit eine Schallwelle mit niedriger Amplitude in einem oberflächlichen Bereich des Lebergewebes und berechnet daraus die Steifigkeit des Lebergewebes als Surrogat für den Fibrosegrad in kPa.
  - Die VCTE hat eine gute Genauigkeit zur Identifikation der fortgeschrittenen Fibrose (F3; Sensitivität 85 % und Spezifität 82 %) und eine sehr gute Genauigkeit für Zirrhose (F4; 92 % Sensitivität und 92 % Spezifität).
  - Dahingegen könne niedriger Fibrosestadien nicht zuverlässig abgegrenzt werden [6].
  - Einschränkungen ergeben sich auch durch ungültige Messungen, die durch Übergewicht, subkutanes Fett oder Unerfahrenheit des Untersuchers entstehen.
  - Durch die Kombination mit einer sog. CAP-Untersuchung (Controlled Attenuation Parameter), die auf demselben Gerät angeboten wird und die die Abschwächung von Ultraschallwellen durch den Fettgehalt quantifiziert, kann auch der Leberfettgehalt näherungsweise bestimmt werden.
- Eine andere kommerziell angebotene Methode zur Quantifizierung der Leberfibrose ist die Schwerwellen-Elastografie, die die sog. ARFI-Technologie (Acoustic Radiation Force Impulse) einsetzt.
  - Hierbei werden akustische Impulse in einer zu definierenden Region verwendet, um die mechanischen Eigenschaften des Lebergewebes zu untersuchen.
  - Im Vergleich zur VCTE-Technik liegt der Vorteil in den größeren Freiheitsgraden bei der Auswahl der zu untersuchenden Region in der Leber.

MRT

- MRT-Technologien haben eine sehr hohe Genauigkeit in der Beurteilung des Lebergewebes bei der Quantifizierung des Leberfettgehalts.
- Es wurden spezifische Anwendungen entwickelt, um durch quantitative Messungen unter Einsatz von T1-, T2-, und PDFF-Sequenzen Eisengehalt, Leberentzündung, Fibrose und Leberfettgehalt zu bestimmen.
- Die Effektivität dieser Techniken ist sehr hoch.
- Im Gegensatz zu den ultraschallbasierten Techniken wird die Untersuchung bei Vorliegen von Aszites oder Übergewicht nicht in der Aussagekraft beeinträchtigt.

- Dagegen stehen die deutlich höheren Kosten und längeren Untersuchungszeiten.
- Die Magnetresonanz-Elastografie (MRE) kann durch die Kombination einer Phasen-Kontrast-Methode und einer Schallwelle Leberfibrose mit der höchsten Genauigkeit nichtinvasiv messen.
- Aufgrund der großen Genauigkeit bei gleichzeitig hohen Kosten werden diese Techniken heute vor allem in klinischen Studien eingesetzt.

Histologie, Zytologie und klinische Pathologie

Histologische Leberdiagnostik

- Die Leberbiopsie ist der Goldstandard zur Diagnostik einer NAFLD und des Erkrankungsstadiums.
- Die zwei am häufigsten verwendeten Bewertungssysteme bewerten
  - Verfettung (Seatose),
  - lobuläre und portale Entzündung (Inflammation),
  - Ballonierung von Leberzellen als Ausdruck von zellulärem Stress und Zellschäden,
  - Fibrosestadium.
- Von einer Leberverfettung – die in aller Regel makrovesikulär ist – wird ab einem Fettgehalt von > 5 % der Leberzellen gesprochen.
  - Das Verteilungsmuster im Leberläppchen kann sich in Abhängigkeit der auslösenden Ursache deutlich unterscheiden.
  - Weiterhin ist es zwischen Kindern (Zone 1) und Erwachsenen (perizentrale Verfettung; Zone 3) unterschiedlich.
- Um die NAFL von der NASH abzugrenzen, müssen lobuläre Entzündung und Leberzellschädigung – histomorphologisch durch ballonierte Hepatozyten beschrieben – in der Leberbiopsie vorliegen.
- In der Literatur werden heute im Wesentlichen zwei Scoringsysteme gefunden, die die Aktivität der Erkrankung graduieren:
  - Der **NAFLD Activity Score** (NAS) wird als Summe von Verfettung (0–3), lobulärer Entzündung (0–3) und Ballonierung (0–2) gebildet.
    - Der Summenpunktwert gibt dabei eine Aktivität wieder, die regelhaft verwendet wird, um einen Aussage über die Veränderungen über die Zeit, oder z. B. nach einer therapeutischen Intervention, zu machen.
    - Allerdings ersetzt der Punktwert nicht die Beurteilung eines Pathologen, ob eine NASH bzw. eine NAFL vorliegt.
    - Der NAS bezieht das Fibrosestadium nicht mit ein, da er primär zur Beurteilung von rasch reversiblen histologischen Kriterien entwickelt wurde.
  - Der **SAF-Score** (Steatose, Aktivität, Fibrose) bewertet die Steatose (S 0–S 3), die Aktivität der Erkrankung (A0–A4) und das Fibrosestadium (F0–F4).
    - Die Aktivität wurde dabei als Summe aus lobulärer Entzündung (0–2) und hepatozellulärer Ballonierung (0–2) gebildet.
    - Im Gegensatz zum NAS kann anhand eines Aktivität-Scores von A > 2 die Diagnose einer NASH gestellt werden.

Molekulargenetische Diagnostik

- Die genetische Diagnostik zählt nicht zum klinischen Standard in der Diagnostik der NAFLD.
- Differenzialdiagnostisch ist vor allem bei Patienten mit hohen Ferritinwerten die Bestimmung des HFE-Gens C 282Y erforderlich, um eine hereditäre Hämochromatose auszuschließen.
- Einschränkend ist zu sagen, dass Patienten mit NAFLD oft eine Ferritinerhöhung aufweisen, Werte von 1000 ng/ml aber in der Regel nicht überschreiten.
- Im Kontext der NAFLD wurden mehrere Risikoallele beschrieben:
  - Im Zusammenhang mit der Dallas-Heart-Studie wurde ein SNP für die Patatin-like phospholipase domain-containing 3 (PNPLA3) rs738409 ‚M Variante' (43928847C > G codierend für PNPLA3-I148M) beobachtet, der mit einer verstärkten Speicherung von Fett in der Leber assoziiert ist, auch schon bei geringer Ausprägung von metabolischen Risikofaktoren.
  - Weniger deutlich ist der Zusammenhang von weiteren SNPs, die in genomweiten Assoziationsstudien (GWAS) beobachtet wurden.
    - Dazu zählen der Transmembran 6 Superfamilie Member 2 (TM6SF2) rs58542926 ‚K variant' (19268740C > T, codierend für TM6SF2-E167K) und
    - der Glucokinase Regulator (GCKR) rs1260326 ‚L variant' (27730940C > T, codierend für GCKR-P446L).
  - Ein weiterer SNP wurde für membrane-bound O-acyltransferase domain-containing 7 (MBOAT 7) beschrieben, das den hepatischen Phospholipidstoffwechsel reguliert.
    - Der MBOAT 7 rs641738 Polymorphismus (codierend für MBOAT 7-G17E) kommt bei bis zu 40 % in manchen Populationen vor und korreliert mit dem Auftreten einer NAHS und Fibrose [9].
- Heute sind diese genetischen Untersuchungen kein Teil der klinischen Routineversorgung.
- Allerdings ist es gut vorstellbar, dass die genetische Diagnostik zukünftig herangezogen wird
  - zur individuellen Risikostratifizierung,
  - zum besseren Verständnis von Patienten mit geringerer Ausprägung von Risikofaktoren oder
  - zur Risikostratifizierung.

5.22.11 Differenzialdiagnosen

Tab. 5.32 Differenzialdiagnosen.

Differenzialdiagnose	Bemerkungen
alkoholische Fettleber	Abgrenzung durch Anamnese, ggf. unter Einbeziehung von Bezugspersonen Fragebögen zur Alkoholabhängigkeit spielen im klinischen Alltag eine untergeordnete Rolle. Laborchemisch ist die Bestimmung von Ethanol im Blut möglich. Im Kontext der Vorbereitung zur Lebertransplantation kommen Alkoholaddukte, z. B. Ethylglucuronid (EtG) im Urin, zum Einsatz. Das Carbohydrat-defiziente Transferrin (CDT) spielt in der Routinediagnostik eine untergeordnete Rolle. Indirekte Labormarker, z. B. IgA- oder MCV-Erhöhungen haben eine geringe Spezifität und deuten vor allem bei zugrunde liegender Zirrhose nicht auf Alkoholkonsum hin.
medikamentenassoziierte sekundäre Fettleber	Kortikosteroide, Tamoxifen, Methotrexat, Valproinsäure, Tetrazykline, Nukleosidanaloga, Didanosin, Stavudin, MDMA (Amphetamine), Amiodaron, antiretrovirale Therapeutika (ART)
Hepatitis-C-Virus	Genotyp 3
Fettstoffwechselstörungen und metabolische Erkrankungen	Abetalipoproteinämie Hypobetalipoproteinämie familiäre Hyperlipidämie Glykogenosen Weber-Christian-Syndrom Lipodystrophie Cholesterolesterspeichererkrankung (CESD) hereditäre Fruktoseintoleranz
weitere ernährungsbedingte Ursachen	totale parenterale Ernährung Mangelernährung Kurzdarmsyndrom
weitere Ursachen	akute Schwangerschaftsfettleber, Zöliakie, Morbus Wilson, Reye-Syndrom

5.22.12 Therapie

Therapeutisches Vorgehen

- Die Empfehlungen zur Behandlung der NAFLD beschränken sich heute auf Lebensstiländerungen.
- Ziel ist es, die begleitenden metabolischen Kofaktoren zu beeinflussen und dadurch einen positiven Effekt auf die erhöhte Mortalität zu erreichen.
- Eine lebergerichtete medikamentöse Therapie ist in Deutschland im Jahr 2018 nicht verfügbar.
- Es ist jedoch absehbar, dass in den kommenden 2–3 Jahren Substanzen mit einem antiinflammatorischen Ansatz zur Behandlung der Leber zugelassen werden.
- Die Behandlung von Patienten, bei denen eine NAFLD festgestellt wurde, besteht aus einem schrittweisen Vorgehen.
- Im Vordergrund stehen dabei das Erkennen und die Verbesserung der metabolischen Kofaktoren, da hierdurch ein positiver Effekt auf die insgesamt erhöhte kardiovaskuläre Mortalität erwartet werden kann.
- Die Empfehlungen in den aktuellen Leitlinien sind dabei einfach gehalten und sprechen davon, dass „die Kalorienaufnahme dem Energiebedarf angepasst werden sollte (starker Konsens)".
  - Diese Empfehlung geht an der Realität vieler Patienten vorbei, die nicht ohne intensive Ernährungs- und Verhaltenstherapie eine Umstellung der Ernährung oder von Lebensgewohnheiten erreichen können.
- Neben der Beeinflussung der metabolischen Kofaktoren ist das Erkennen von Patienten mit fortgeschrittener Fibrose und Zirrhose auf dem Boden der NAFLD erforderlich, da in dieser Gruppe die leberspezifische Mortalität erhöht ist und beeinflusst werden kann.

Allgemeine Maßnahmen

- Die Empfehlungen zur Behandlung der NAFLD sind heute recht allgemein gehalten und sprechen von Lebensstiländerungen:
  - Steigerung der körperlichen Aktivität
  - Reduktion der Kalorienaufnahme,
  - ohne spezifisches diätetisches Vorgehen
- Mehrere Studien, zum Teil biopsiekontrolliert, haben eine Verbesserung der Leberhistologie durch eine Gewichtsreduktion gezeigt.
  - Eine Reduktion des Körpergewichts um 5 % reicht aus, um den hepatischen Fettgehalt zu reduzieren.
  - Zum Verschwinden der NASH kommt es bei 90 % der Patienten, die eine Gewichtsreduktion von ca. 7–10 % erreichen [12].
  - Allerdings gelingt auch unter Studienbedingungen nur jedem fünften Probanden mit NASH diese Gewichtsreduktion.
  - Ähnlich ernüchternde Ergebnisse hat die prospektiv durchgeführte Look-Ahead-Studie ergeben, in der versucht wurde, durch Gewichtsreduktion kardiovaskuläre Endpunkte zu verbessern. Trotz intensiven Trainings wurde über einen Zeitraum von 8 Jahren

nur ein durchschnittlicher Gewichtsverlust von < 5 % erreicht
- Alkoholkonsum sollte von Patienten – vor allem bei Vorliegen einer fortgeschrittenen Fibrose – komplett vermieden werden.
- Zu den Genussstoffen, denen eine protektive Wirkung in Bezug auf die Fibroseprogression zugeschriebenen wird, zählt Filterkaffee. Ab einer Menge von 3 Tassen pro Tag ist ein schützender Effekt in epidemiologischen Studien zu sehen.

Pharmakotherapie

- Es ist keine medikamentöse Therapie mit der Indikation NAFLD zugelassen.
- Das injizierbare Glucagon-like-Peptid-1-Analog **Liraglutid** hat einen positiven Effekt auf die histologischen Veränderungen in der Leber gezeigt:
  - In einer kleineren Phase-II-Studie mit 52 Patienten mit histologisch nachgewiesener NASH zeigte sich bei 9 von 23 Patienten im Vergleich zu 2 von 22 Patienten in der Placebogruppe, dass die Steatohepatitis nach 48 Wochen verschwunden war [2].
  - Liraglutid ist in Deutschland zur Kombinationsbehandlung des Diabetes mellitus Typ 2 zugelassen und kann in dieser Patientengruppe – sollte eine NASH vorliegen – basierend auf der dargestellten Studie gezielt eingesetzt werden.
  - Liraglutid führt über Motilitätsbeeinflussung im Magendarmtrakt zu einer Gewichtsreduktion und kann auch in dieser Indikation von Patienten benutzt werden.
- An weiteren Untersuchungen hatte Pioglitazon bei Patienten mit Diabetes ebenfalls einen günstigen Effekt auf die Leber gezeigt. Allerdings darf Pioglitazon nur unter strenger Risiko-Nutzen Abwägung – auf Grund möglicher Nebenwirkungen – eingesetzt werden.
- Obwohl das breit eingesetzte Metformin keinen positiven Effekt auf die Ausprägung der Steatohepatitis hat, entwickeln sich bei Patienten, die Metformin einnehmen, seltener HCC.
  - Metformin kann somit im Sinne einer Chemoprävention eingesetzt werden.
  - Auch bei Patienten mit kompensierter NAHS-Zirrhose ist aus diesem Grund der Einsatz zu erwägen.
- Aktuelle werden mehrere Phase-II- und Phase-III-Therapiestudien durchgeführt, die leberspezifische Endpunkte untersuchen. Die Bedeutung des gewählten Endpunkte in klinischen Studien fasst eine kürzlich erschienene Übersicht zusammen [10].

Operative Therapie

- Die **bariatrische Chirurgie** ist die effektivste Methode, um eine Gewichtsreduktion zu erzielen und zu erhalten.
- Die Therapie wird schwerpunktmäßig bei Patienten eingesetzt, die unter morbider Adipositas und deren Komplikationen leiden.
- Im Zusammenhang mit der NAFLD konnte gezeigt werden, dass auch in kurzen Beobachtungszeiträumen durch den massiven Gewichtsverlust sowohl Entzündung als auch Fibrose zurückgehen.
- Allerdings kann es durch den Eingriff zu operativen und postoperativen Komplikationen kommen.
  - Patienten, bei denen sich bereits eine Leberzirrhose entwickelt hat, sind aufgrund des Risikos einer hepatischen Dekompensation keine geeigneten Kandidaten.
  - Auch haben Langzeitbeobachtungen von Patienten nach bariatrische Chirurgie Sicherheitsbedenken ergeben, da die psychische Gesundheit beeinträchtigt werden kann: In einer kürzlich erschienenen Analyse zur Effektivität nach Roux-en-Y-Bypass zeigten sich in der operativen Gruppe 7 Suizide und damit deutlich mehr als in der nicht operierten Gruppe.

5.22.13 Verlauf und Prognose

- Das Vorliegen einer NAFLD reduziert die Lebenserwartung um 4 Jahre [1].
- Die NAFLD ist eine dynamisch und langsam progredient verlaufende Erkrankung.
- Die Progression der Lebererkrankung beträgt ungefähr 1 histologisches Fibrosestadium alle 14 Jahre bei Fettleber (NAFL) und alle 7 Jahren bei NASH.
- Wenn Komorbidität vorliegt, insbesondere arterielle Hypertonie, beschleunigt sich der Erkrankungsprogress deutlich.
- Hauptsächliche Todesursachen sind Herz-Kreislauf-Erkrankungen, maligne Tumoren und an leberspezifische Komplikationen.
- Die Mortalität ist wesentlich von dem histologischen Fibrosestadium bei Erstdiagnose abhängig.
- Die Bedeutung der hepatischen bzw. systemischen Entzündung bei der NASH für die erhöhte Rate an Herz-Kreislauf-Komplikationen wurde intensiv untersucht und ist unabhängig von den klassischen kardiovaskulären Risikofaktoren.
  - So zeigen Patienten mit NASH vermehrt präatherogene Läsionen und einen veränderten kardialen Energiemetabolismus.
  - Auch das Risiko für ein HCC ist bei NASH erhöht – auch unabhängig von einer Leberzirrhose. Ungefähr 30 % der Patienten mit NASH-HCC weisen keine Zirrhose bei Erstdiagnose auf.

5.22.14 Prävention

- Zur Prävention der NAFLD ist eine Gesundheitserziehung unter Einbindung von Ernährungslehre erforderlich.

- Die ansteigende Prävalenz bei Kindern lässt eine weitere Zunahme der NAFLD in den kommenden Jahren erwarten.
- Erwachsenen haben oft ein unzureichendes Verständnis einer ausgewogenen Ernährung und tragen damit als negatives Vorbild zur Manifestation von Ernährungs- und Genussmittelgewohnheiten bei.

5.22.15 Besonderheiten bei Kindern

- Durch die Zunahme von Übergewicht und Diabetes mellitus Typ 2 bereits im jugendlichen Alter, ist auch bei Kindern die Prävalenz der NAFLD stark ansteigend.
- Bei der Behandlung von Kindern steht vor allem die Ernährungserziehung – unter Hinzunahme der Eltern – im Vordergrund, um Ernährungsgewohnheiten zu durchbrechen.
- Oft kommen bei betroffene Jugendlichen auch psychosoziale Konflikte durch Ausgrenzung hinzu, die letztendlich ungesunde Ernährungsgewohnheiten und Inaktivität weiter verstärken können.

5.22.16 Quellenangaben

[1] Allen AM, Therneau TM, Larson JJ et al. Nonalcoholic Fatty Liver Disease Incidence and Impact on Metabolic Burden and Death: a 20 Year-Community Study. Hepatology 2018; 67: 1726–1736
[2] Armstrong, MJ, Gaunt P, Aithal GP et al. Liraglutide safety and efficacy in patients with non-alcoholic steatohepatitis (LEAN): a multicentre, double-blind, randomised, placebo-controlled phase 2 study. Lancet 2016; 387: 679–690
[3] European Association for the Study of the Liver, European Association for the Study of Diabetes and European Association for the Study of Obesity. EASL-EASD-EASO Clinical Practice Guidelines for the management of non-alcoholic fatty liver disease. J Hepatol 2016; 64: 1388–1402
[4] George J, Anstee Q, Ratziu V et al. NAFLD: The evolving landscape. J Hepatol 2018; 68: 227–229
[5] Konerman MA, Jones JC, Harrison SA. Pharmacotherapy for NASH: Current and emerging. J Hepatol 2018; 68: 362–375
[6] Kwok R, Tse YK, Wong GL et al. Systematic review with meta-analysis: non-invasive assessment of non-alcoholic fatty liver disease – the role of transient elastography and plasma cytokeratin-18 fragments. Aliment Pharmacol Ther 2014; 39: 254–269
[7] Loomba R. Role of imaging-based biomarkers in NAFLD: Recent advances in clinical application and future research directions. J Hepatol 2018; 68: 296–304
[8] Loomba R, Wolfson T, Ang B et al. Magnetic resonance elastography predicts advanced fibrosis in patients with nonalcoholic fatty liver disease: A prospective study. Hepatology 2014; 60: 1920–1928
[9] Mann JP, Anstee QM. NAFLD: PNPLA3 and obesity: a synergistic relationship in NAFLD. Nat Rev Gastroenterol Hepatol 2017; 14: 506–507
[10] Ratziu VA. Critical review of endpoints for non-cirrhotic NASH therapeutic trials. J Hepatol 2018; 68: 353–361
[11] Roeb E, Steffen HM, Bantel H et al. [S 2k Guideline non-alcoholic fatty liver disease]. Z Gastroenterol 2015; 53: 668–723
[12] Vilar-Gomez E, Chalasani N. Non-invasive assessment of non-alcoholic fatty liver disease: Clinical prediction rules and blood-based biomarkers. J Hepatol 2018; 68: 305–315
[13] Younossi ZM, Henry L. Economic and Quality-of-Life Implications of Non-Alcoholic Fatty Liver Disease. Pharmacoeconomics 2015; 33: 1245–1253
[14] Younossi Z, Anstee QM, Marietti M et al. Global burden of NAFLD and NASH: trends, predictions, risk factors and prevention. Nat Rev Gastroenterol Hepatol 2018; 15: 11–20

5.22.17 Wichtige Internetadressen

- www.easl.eu
- www.aasld.org
- www.dgvs.de
- www.imi.europa.eu
- http://nafldscore.com

5.23 Autoimmune Hepatitis

A. Lohse

5.23.1 Steckbrief

Die autoimmune Hepatitis (AIH) hat ein sehr breites klinisches Spektrum, das von sehr milden subklinischen Verläufen bis hin zur fulminanten Hepatitis und zum akuten Leberversagen reicht. Die Prävalenz beträgt ca. 1:5000. AIH betrifft alle Altersgruppen, Frauen sind häufiger betroffen als Männer. Im Prinzip kann jede Erhöhung von Leberwerten Ausdruck einer AIH sein. Die Diagnose ergibt sich aus der Zusammenschau von einer, meist selektiven, IgG-Erhöhung, dem Nachweis von Autoantikörpern und dem histologischen Bild. Das Ansprechen auf eine immunsuppressive Therapie ist hervorragend. Mittel der Wahl zur Remissionsinduktion sind Kortikosteroide, zur Remissionserhaltung Azathioprin. Die Prognose ist exzellent, aber die meisten Patienten bedürfen einer lebenslangen Therapie.

5.23.2 Synonyme

- Autoimmunhepatitis
- lupoide Hepatitis

5.23.3 Keywords

- Autoantikörper
- IgG
- ANA
- SMA
- LKM
- SLA/LP
- Immunsuppression

5.23.4 Definition

- Die AIH ist eine immunologisch bedingte, gegen Leberzellen gerichtete Entzündung, die zu Nekroinflammation und Fibrose in der Leber führt.
- Durch eine immunsuppressive Therapie kann die AIH effizient unterdrückt werden.

5.23.5 Epidemiologie

Häufigkeit

- Die AIH hat eine Prävalenz in Europa von etwa 1:5000 und weist eine steigende Tendenz auf.
- Die Erkrankung tritt weltweit auf.
- Inzidenz und Prävalenz scheinen auch weltweit ähnlich zu sein. Ausnahmen sind Regionen wie Alaska, die eine deutlich höhere Häufigkeit aufweisen.

Altersgipfel

- Die Erkrankung kann sich bereits im frühen Säuglingsalter erstmalig manifestieren, aber auch erst in der neunten Lebensdekade.
- Ein erster Altersgipfel besteht im Jugendalter (14–24 Jahre), der Hauptgipfel zwischen 45 und 55 Jahren.
- Der Altersgipfel verschiebt sich in den letzten Jahren weiter nach oben.

Geschlechtsverteilung

- Wie andere Autoimmunerkrankungen auch, tritt die AIH häufiger bei Frauen auf.
- Das Verhältnis von Frauen zu Männern ist 3:1.

Prädisponierende Faktoren

- Eine genetische Prädisposition spielt eine wichtige Rolle, ist aber nicht der alleinige Auslöser der Erkrankung.
- Die Erkrankung ist besonders assoziiert mit den HLA-Typen A1, B8 und DR0301, sekundäre Erkrankungen mit dem HLA-Typ DR0401.

5.23.6 Ätiologie und Pathogenese

- Wie bei allen Autoimmunerkrankungen ist die exakte Pathogenese nicht vollständig geklärt.
- Ohne Zweifel spielen antigenspezifische CD4-Zellen in der Pathogenese eine wichtige Rolle. Es besteht eine enge Assoziation mit den MHC-Klasse-II-Antigenen DR0301 und/oder DR0401 und auf MHC-Klasse-II-Molekülen werden spezifisch Peptide für T-Zellrezeptoren von CD4-Zellen präsentiert.
- Histologisch sieht man entsprechend vermehrt Lymphozyten im entzündlichen Infiltrat.
- Eine überschießende Autoimmunreaktion resultiert vermutlich aus einem Ungleichgewicht proinflammatorischer Signale und antiinflammatorischer regulativer Signale.
- Darüber hinaus ist eine Aktivierung von B-Zellen ein wichtiges Charakteristikum der Erkrankung, mit vermehrt Plasmazellen im Leberläppchen.
- Eine selektive und häufig sehr ausgeprägte Erhöhung der IgG-Spiegel ist typisch, wie auch das Auftreten von Autoantikörpern.
  - Am häufigsten sind Antikörper gegen nukleäre Antigene (ANA: antinukleäre Antikörper), und Antikörper gegen glatte Muskelzellen (SMA: Anti-smooth Muscle Antibody) nachzuweisen.
  - Antikörper gegen Soluble Liver Antigen/Liver Pancreas (SLA/LP) sind zwar nur bei etwa 20% der Patienten nachweisbar, sind aber hochgradig spezifisch für die Erkrankung.
    - SLA/LP-Antikörper sind sehr spezifisch gegen ein Epitop des Enzyms O-phosphoseryl-tRNA(Sec) Selenium Transferase (SepSecS) gerichtet.

5.23.7 Klassifikation und Risikostratifizierung

- In der Literatur ist immer wieder eine Klassifikation der AIH in drei Subtypen beschrieben worden, die durch unterschiedliche Autoantikörperprofile charakterisiert sind:
  - AIH Typ 1: charakterisiert durch ANA und/oder SMA
  - AIH Typ 2: charakterisiert durch anti-LKM1 und/oder anti-LC 1 Antikörper
  - AIH Typ 3: charakterisiert durch anti-SLA/LP-Autoantikörper.
- Während diese serologische Unterscheidung relativ eindeutig ist, ist die klinische Bedeutung dieser Unterscheidung unklar und umstritten.
  - Es gibt Hinweise, dass AIH Typ 2 und Typ 3 praktisch immer einer lebenslänglichen Immunsuppression bedürfen und deshalb ein Auslassversuch bei diesen Subtypen eher nicht gerechtfertigt ist.
  - Dennoch gilt vornehmlich, dass durch die große individuelle Heterogenität des Krankheitsbilds ohnehin eine individualisierte Therapie durchgeführt werden muss.

5.23.8 Symptomatik

- Die AIH kann komplett subklinisch und asymptomatisch verlaufen und sich entweder als Zufallsbefund im Rahmen einer Screeninguntersuchung bzw. anderweitig begründeten Labordiagnostik oder irgendwann als „kryptogene" Zirrhose manifestieren.
- Etwa 25–35 % der Patienten haben zu Beginn der Erkrankung eine akute Hepatitis mit den typischen Symptomen
  - Ikterus,
  - Abgeschlagenheit und Müdigkeit,
  - manchmal auch rechtsseitigem Oberbauchschmerz.
- Typisch sind auch Arthralgien, aber niemals Arthritiden, als Manifestation oder Ko-Symptomatik der Erkrankung.
- Leichte Müdigkeit berichten die meisten Patienten mit unbehandelter AIH, da der Verlauf aber häufig schleichend ist, wird dieses Symptom zunächst gar nicht als solches erkannt.

- Bei Kindern und Jugendlichen können Entwicklungsstörungen und Leistungsabfall die einzigen Symptome sein.

5.23.9 Diagnostik

Diagnostisches Vorgehen

- Da im Prinzip jede Erhöhung der Leberwerte und jede Leberfibrose und Leberzirrhose Ausdruck einer AIH sein kann, muss eine Stufendiagnostik durchgeführt werden.
- Die Diagnose ergibt sich aus der Zusammenschau der Befunde (▶ Tab. 5.33).

Tab. 5.33 Diagnosekriterien der autoimmunen Hepatitis. (Quelle: Lohse A. Autoimmune Hepatitis. In: Riemann J, Fischbach W, Galle P, Mössner J, Hrsg. Gastroenterologie in Klinik und Praxis. Stuttgart: Thieme; 2007: 1383–1386)

Hauptkriterien	Nebenkriterien
selektive IgG-Erhöhung Autoantikörper (ANA, SMA, SLA/LP, LKM) Histologie einer chronischen Hepatitis Ausschluss einer Virushepatitis	HLA-B8, -DR3 oder -DR4 nicht durch Medikamente induziert; Cave: naturheilkundliche Präparate erfragen! kein Alkoholabusus keine metabolische Lebererkrankung: Hämochromatose, Morbus Wilson, α1-Antitrypsinmangel
3 von 4 Hauptkriterien sollten erfüllt sein	Cave: Doppelerkrankungen möglich!

Anamnese

- Häufig ist die Erkrankung asymptomatisch.
- Nach Müdigkeit und Arthralgien sollte gezielt gefragt werden; das wird von der Mehrzahl der Patienten bestätigt.
- Rechtsseitiger Oberbauchdruck oder -schmerz ist möglich.
- Bei akuten Verlaufsformen besteht das Bild der akuten Hepatitis mit Ikterus, meist nach einigen Tagen bis Wochen allgemeiner Prodromi wie Abgeschlagenheit, Leistungsabfall und Appetitlosigkeit.
- Andere Autoimmunerkrankungen in der Vorgeschichte, insbesondere das Vorliegen einer autoimmunen Thyreoiditis, sollten erfragt werden, da andere Autoimmunopathien assoziiert sind.
- Eine detaillierte Medikamentenanamnese ist für die wichtige Differenzialdiagnose einer medikamenten-allergischen oder medikamenten-toxischen Erkrankung wichtig.
  - Allerdings sollte nicht voreilig eine unklare Hepatitis auf ein Medikament geschoben werden, da die Mehrzahl der Menschen gerade in den Altersgruppen, die am häufigsten betroffen sind (Personen > 45 Jahre), in den letzten Monaten irgendein Medikament eingenommen hat.
  - Medikamentenbedingte akute Hepatitiden treten relativ selten auf und mit wenigen Ausnahmen meist nur bei bestimmten Medikamentengruppen und relativ kurzfristig nach erstmaliger Einnahme des Medikaments.
  - Keinesfalls sollte eine eventuell notwendige immunsuppressive Therapie verzögert werden, weil eine mögliche Medikamenten-allergische Reaktion nicht sicher ausgeschlossen werden kann.

Körperliche Untersuchung

- Bei akuter Hepatitis als Erstmanifestation finden sich Ikterus und gelegentlich eine geschwollene druckschmerzhafte Leber.
- Da über ein Viertel der Patienten bei Erstmanifestation der Erkrankung bereits eine Zirrhose aufweisen, sind Leberhautzeichen häufiger zu erheben.
- Insbesondere Palmarerythem ist sehr häufig bei AIH zu beobachten.

Labor

- Der Grad der **Transaminasenerhöhung** kann entsprechend dem breiten Manifestationsspektrum der Erkrankung sehr unterschiedlich sein.
  - Bei akuter Hepatitis sind die Werte meist um mehr als das Zehnfache erhöht; dies erfordert immer eine schnelle Diagnosestellung und zügige Therapieeinleitung.
  - Im Vordergrund steht eine deutliche Erhöhung von GOT und GPT.
  - Bei subklinischen Verläufen sind die Leberwerte häufig nur gering erhöht, meist mit spontan fluktuierendem Verlauf, und können immer wieder auch normal sein.
- Als einfachster und kosteneffektivster Screeningparameter eignet sich die Bestimmung des **IgG** quantitativ, am besten kombiniert mit der Bestimmung von **IgA** und **IgM** quantitativ.
  - Für die AIH typisch ist eine selektive IgG-Vermehrung, manchmal sogar sehr ausgeprägt.
  - Auch die Gesamt-Gammaglobuline sind entsprechend erhöht.
  - Bis zu 10 % der Patienten mit AIH haben allerdings normale, meist hoch normale, IgG-Spiegel, die also eine Diagnose nicht ausschließen.
- Die meisten Patienten weisen **Autoantikörper** auf. Am häufigsten sind ANA (▶ Abb. 5.27) und SMA.
  - SMA sind typischerweise gegen F-Aktin gerichtet und spezifische Immunoassays können dies nachweisen und damit die diagnostische Wertigkeit etwas erhöhen.
  - Je höher der Titer von ANA und SMA ist, und insbesondere, wenn beide Autoantikörper nachweisbar sind, spricht dies für das Vorliegen einer AIH.

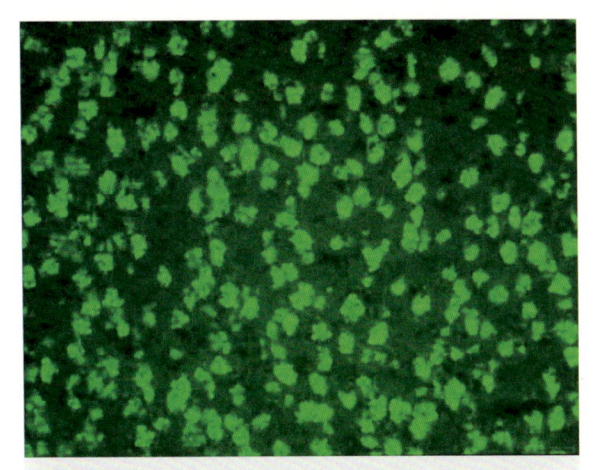

Abb. 5.27 Nachweis von antinukleären Antikörpern (ANA) in der Immunfluoreszenz am Gewebeschnitt. (Quelle: Lohse A. Autoimmune Hepatitis. In: Riemann J, Fischbach W, Galle P, Mössner J, Hrsg. Gastroenterologie in Klinik und Praxis. Stuttgart: Thieme; 2007: 1383–1386)

Mikrobiologie und Virologie

- Neben den unter Labor genannten Kriterien und der Histologie ist der Ausschluss einer Virushepatitis ein wichtiges Kriterium zur Diagnosestellung einer AIH.
- Allerdings sei angemerkt, dass in sehr seltenen Fällen auch einmal eine Koinzidenz von Virushepatitis und AIH vorliegen kann.
- Bei eher chronischen oder subakuten Verläufen müssen vor allem eine Hepatitis B und eine Hepatitis C ausgeschlossen werden, bei akutem Verlauf auch Hepatitis A, Hepatitis E und andere hepatotrope Viren.

Bildgebende Diagnostik

Sonografie

- Die Sonografie kann eine unregelmäßige Leberkontur zeigen, bei Vorliegen einer Zirrhose häufig auch einen grobknotigen Umbau der Leber.

Fibroscan

- Seit neuestem hat sich gezeigt, dass der Fibroscan von hohem Wert in der Beurteilung einer AIH ist:
  - Erhöhte Werte finden sich bei Diagnosestellung fast immer, da nicht nur die Leberfibrose zu erhöhten Fibroscan-Werten führt, sondern auch die entzündliche Infiltration und Schwellung.
  - Entsprechend kann eine Verbesserung der Fibroscanwerte als Therapiemonitoring genutzt werden.
  - Nach etwa 6-monatiger erfolgreicher immunsuppressiver Therapie reflektiert der Fibroscanwert dann nur noch den Fibrosegrad der Leber.
  - Allerdings kann sich auch die Fibrose unter suffizienter immunsuppressiver Therapie weiter zurückbilden, was als prognostisch sehr günstiges Zeichen ebenfalls im Verlauf gemessen werden sollte.

MRCP

- Eine AIH kann mit einer PSC assoziiert sein.
- Insbesondere bei Kindern und Jugendlichen kann die PSC wie eine AIH initial präsentieren.
- Deswegen soll bei allen Kindern und Jugendlichen mit AIH sowie bei Erwachsenen mit cholestatischer Laborkonstellation eine MRCP zum Ausschluss einer PSC durchgeführt werden.

Instrumentelle Diagnostik

Laparoskopie

- Wegen des meist grobknotigen Charakters der autoimmunen Leberzirrhose kann eine normale perkutane Leberbiopsie leicht das Vorliegen einer Zirrhose übersehen.

- Der Nachweis von Antikörpern gegen Doppelstrang-DNA (anti-dsANA) gelingt bei etwa 20 % der Patienten mit AIH (fast immer assoziiert mit positiven ANA). Anti-dsANA treten sonst nur bei systemischem Lupus erythematodes (SLE) auf.
- Noch spezifischer für das Vorliegen einer AIH ist der Nachweis von Antikörpern gegen SLA/LP (solule liver antigen/liver pancreas), der bei etwas über 20 % der Patienten gelingt.
  - Anti-SLA/LP-Antikörper scheinen so spezifisch für das Vorliegen einer AIH zu sein, dass ihr Nachweis z. B. bei Patienten mit primär biliärer Zirrhose (PBC) oder primär sklerosierender Cholangitis (PSC) als Kriterium für die Diagnosestellung einer sekundären AIH bzw. einer varianten Form (Overlap-Syndrom) von PBC bzw. PSC mit AIH gewertet wird.
  - Für den Nachweis von SLA/LP-Antikörpern existieren spezifische Immunoassays (ELISA oder Immunoblot).
- Dies gilt auch für den Nachweis der seltenen Autoantikörper LKM1 und LC1, die bei ca. 10 % der Kinder und bei ca. 1 % der Erwachsen mit AIH die einzigen nachweisbaren Autoantikörper darstellen.
  - Auch wenn diese ebenfalls gegen spezifische Enzyme gerichteten Autoantikörper selten sind, können sie bei betroffenen Patienten die einzigen nachweisbaren Autoantikörper sein.
  - Gelegentlich können diese Autoantikörper aber auch bei anderen Lebererkrankungen und extra-hepatischen Erkrankungen auftreten.

- Goldstandard für die Beurteilung des Stadiums einer AIH ist deshalb die Laparoskopie in Kombination mit der Histologie.
- Es konnte in Studien belegt werden, dass etwa 30 % der AIH-Zirrhosen bei lediglich perkutaner Leberpunktion unterschätzt werden.
- Da die Minilaparoskopie auch wahrscheinlich sicherer als die perkutane Leberbiopsie ist, ist dies als Methode der Wahl bei der Erstdiagnose anzusehen.

Histologie, Zytologie und klinische Pathologie

Histologische Leberdiagnostik

- Der histologische Nachweis einer entzündlichen Lebererkrankung, also einer Hepatitis, ist als notwendige Bedingung für die Diagnosestellung einer AIH anzusehen (▶ Abb. 5.28).
- Die AIH kann sehr typische histologische Veränderungen aufweisen, diese sind aber nicht bei allen betroffenen Patienten in gleicher Weise vorhanden.
- Zu den charakteristischen Veränderungen gehören
  - Mottenfraßnekrosen (Piecemeal Necroses),
  - Interphasen-Entzündung (Interface Hepatitis),
  - Rosettierung und
  - der Nachweis von vermehrten Plasmazellen.
- Gut die Hälfte der Patienten zeigt aber lediglich das Bild einer eher unspezifischen Hepatitis mit periportalen lymphozytären Infiltraten und oft schon deutlicher Fibrose.
- Wichtig für die Beurteilung des Schweregrads der Erkrankung ist neben dem Staging (Grad der Fibrose) vor allem das Grading, also die Beurteilung des Grads der entzündlichen Aktivität.

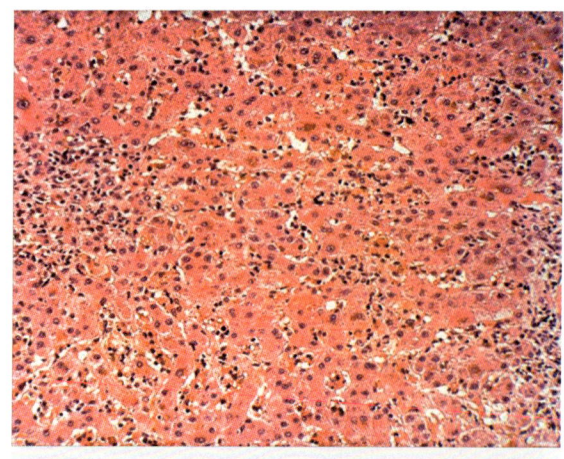

Abb. 5.28 Histologie einer aktiven autoimmunen Hepatitis. (Quelle: Lohse A. Autoimmune Hepatitis. In: Riemann J, Fischbach W, Galle P, Mössner J, Hrsg. Gastroenterologie in Klinik und Praxis. Stuttgart: Thieme; 2007: 1383–1386)

- Hierfür wird meist der Hepatitis Activity Index (HAI) genutzt, der als HAI-Score auf einer Skala von 0–18 den Schweregrad semiquantitativ abschätzt.
- Ab einem Grad von 6 besteht immer eine Behandlungsindikation, bei einem Grad von 3 oder niedriger ist die Erkrankung (zumindest zu dem Zeitpunkt und an der Stelle) als histologisch hinreichend in Remission zu werten.
- Bei akuter AIH kann die Histologie allerdings auch ganz anders aussehen und von einem akuten medikamentösen Schaden nicht unterschieden werden.
  - In diesen Fällen finden sich zentrilobuläre Nekrosen mit Entzündungszellen, aber noch keine typischen periportalen Infiltrate, wie sie die chronische (autoimmune) Hepatitis auszeichnen.
  - Hier kann nur die Gesamtschau der Befunde die Diagnose stellen, gelegentlich auch erst der Verlauf unter einer Steroidtherapie.

5.23.10 Differenzialdiagnosen

Tab. 5.34 Differenzialdiagnosen.

Differenzialdiagnose	Bemerkungen
Virushepatitiden	sollten serologisch und eventuell molekulargenetisch ausgeschlossen werden
medikamentöse Leberschäden (Drug-induced Liver injury: DILI)	Medikamentöse Leberschäden können der AIH zum Verwechseln ähnlich sehen. Andererseits sollte die Diagnose einer AIH auch nicht übersehen werden, nur weil der betroffene Patient vielleicht auch ein potenziell hepatotoxisches Medikament in den letzten Monaten eingenommen hat. Da eine medikamentöse Schädigung auch gut auf Steroide anspricht, sollte im Zweifelsfall ein Therapieversuch begonnen werden, und die Steroide zügig wieder ausgeschlichen werden – sollte es dann zu einem Rezidiv kommen, wäre die AIH gesichert. Sollte es zu einer anhaltenden Remission auch nach Absetzen der Steroide kommen, so handelte es sich auch wahrscheinlich um einen medikamentösen Schaden.
Morbus Wilson	sollte bei jüngeren Patienten mit chronischer Verlaufsform bedacht werden, da er das Bild einer chronischen Hepatitis und einer frühzeitigen Fibrose/Zirrhose zeigen kann
akute Lebererkrankungen	bei akuter Manifestation einer AIH
chronische Lebererkrankungen	bei chronischer oder subklinischer Verlaufsform einer AIH

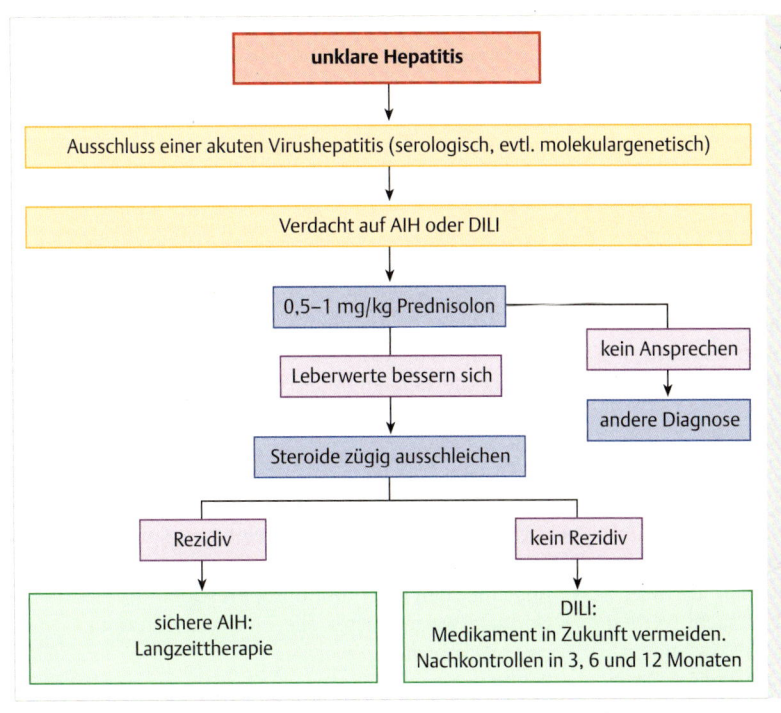

Abb. 5.29 Unterscheidung zwischen autoimmuner Hepatitis (AIH) und medikamentöser Leberschädigung (Drug-induced Liver Injury: DILI).

5.23.11 Therapie

Therapeutisches Vorgehen

- Grundsätzlich bedarf die AIH einer **immunsuppressiven Therapie**, um ein Leberversagen und eine fortschreitende Fibrose zu verhindern.
- Einige wenige Ausnahmen sind möglich:
  - Bei schon dekompensierter Leberzirrhose kann es sein, dass die Risiken einer immunsuppressiven Therapie höher sind als die Risiken der Grunderkrankung. Wenn eine Lebertransplantation in Frage käme, könnten mögliche infektiöse Komplikationen unter Immunsuppression diese Therapieoption vereiteln.
  - Gleiches gilt bei einer fulminanten AIH mit Leberversagen, wenn nicht nach wenigen Tagen hochdosierter Steroidtherapie ein klares Ansprechen zu erkennen ist.

Allgemeine Maßnahmen

- Zwar sollte bei einer akuten AIH bis zum Erreichen einer Remission Alkohol möglichst vermieden werden, aber diese Empfehlung ist nicht in klinischen Studien belegt.
- In Remission gibt es keinerlei Gründe, warum betroffene Patienten nicht Alkohol in normalen Mengen konsumieren dürften.
- Auch das Risiko einer medikamentenbedingten Hepatotoxizität ist nicht erhöht, sodass keine Einschränkungen therapeutischer Möglichkeiten für andere Erkrankungen bestehen.

- Da eine Steroidtherapie zumindest initial immer notwendig ist, sollte auf eine Minimierung der Steroidnebenwirkungen geachtet werden:
  - durch eine kalorienreduzierte Kost,
  - ausreichend kalziumhaltige Nahrung,
  - ausreichend körperliche Bewegung und
  - möglichst Nikotinkarenz.
- Da Patienten mit einer AIH chronisch krank sind und langfristig einer immunsuppressiven Therapie bedürfen, muss auf ausreichenden Impfschutz geachtet werden.
  - Neben den Standardimpfungen ist auch eine jährliche Influenzaimpfung zu empfehlen, sowie Impfungen gegen Pneumokokken und evtl. gegen Meningokokken.

Pharmakotherapie

- Kernstück der Therapie der AIH ist die immunsuppressive Therapie.
- Mittel der Wahl zu Induktion einer Remission sind Kortikosteroide, Mittel der Wahl zum Erhalt einer Remission ist Azathioprin oder sein Metabolit 6-Mercaptopurin.
- Je nach entzündlicher Aktivität der Erkrankung bei Diagnosestellung beginnt die Therapie initial mit 0,5–1 mg/kg Körpergewicht **Prednisolon p.o.**
  - Bei sehr milden Verläufen kann auch niedriger dosiert werden, bei schwerer akuter Hepatitis sollte man sogar mit 100 mg i.v. täglich beginnen.

- Sobald ein Ansprechen zu beobachten ist, was meist nach wenigen Tagen der Fall ist, kann die Dosis in wöchentlichen Schritten reduziert werden, meist um je 10 mg.
- Ab 20–30 mg Tagesdosis wird die Reduktion auf 5 mg/Woche verlangsamt und weiter individuell dem Ansprechen angepasst.
- Solange Steroide gegeben werden, sollte aus Prophylaxegründen Vitamin D ausreichend substituiert werden (meist 1000 IE/Tag; alternativ 20 000 IE/Woche).
- Da für die Remissionserhaltung Azathioprin den Steroiden überlegen ist, sollte möglichst früh, meist nach zwei Wochen, mit einer **Azathioprin-Therapie** begonnen werden.
  - Initial 50 mg/Tag, bei Ikterus niedriger, und bei guter Verträglichkeit nach 2 Wochen Steigerung auf 1–2 mg/kg Körpergewicht.
  - Einige wenige Patienten weisen eine Azathioprin-Unverträglichkeit mit allergischen Reaktionen, Übelkeit, Erbrechen und/oder Fieber auf, sodass hier der Azathioprin-Metabolit 6-Mercaptopurin versucht werden kann. Wird dies auch nicht vertragen, ist Mycophenolat-Mofetil das Mittel der zweiten Wahl in einer Dosis von meist 2 × 1 g/Tag.
- Ziel der Therapie ist das Erreichen einer vollständigen biochemischen und histologischen Remission, wobei eine biochemische Remission eine histologische Remission im Allgemeinen so zuverlässig vorhersagt, dass eine Verlaufsbiopsie generell nicht mehr notwendig ist.
  - Eine vollständige biochemische Remission ist definiert als Normalwerte für Transaminasen und für das Serum-IgG.
  - Es reicht nicht aus, lediglich das Ansprechen der Transaminasen zu kontrollieren.
- Sobald eine biochemische Remission erreicht ist, sollten die Steroide ausgeschlichen werden und es sollte versucht werden, mit einer Azathioprin-Monotherapie auszukommen.
  - Gelingt dies nicht, kann niedrig dosiert Prednisolon (5–maximal 10 mg/Tag) weiter gegeben werden.
  - Auch kann ggf. Budesonid sowohl in der Remissionsinduktion als auch in der Remissionserhaltung alternativ eingesetzt werden, aber der Nutzen gegenüber der konventionellen Therapie mit Prednisolon ist umstritten.
  - Kontraindiziert ist Budesonid bei Vorliegen einer Leberzirrhose, sodass dies vor einer solchen Therapieentscheidung unbedingt überprüft werden sollte.
- Nur bei weniger als 20 % der Patienten ist es möglich, irgendwann die Immunsuppression komplett auszuschleichen, ohne dass es zu einem Rezidiv kommt.
  - Ein möglicher Auslassversuch hat nur Chancen, wenn zuvor über mindestens 2 Jahre eine komplette biochemische Remission bestanden hat, unter einer stabilen Monotherapie.
  - Bei Patienten, die eine duale Therapie zur Remissionserhaltung brauchen, oder die unter einer Dauertherapie zwischenzeitlich leichte Erhöhungen der Transaminasen oder des IgG haben, sollten weiter immunsuppressiv behandelt werden.
  - Da die genetische Prädisposition zur AIH bestehen bleibt, sollten auch Patienten mit erfolgreichem Auslassversuch dauerhaft in ärztlicher Überwachung bleiben.
  - Ein erfolgreicher Auslassversuch gelingt am ehesten bei Patienten, deren Transaminasen in der unteren Hälfte der Norm liegen, und deren IgG unter 12 g/l liegt. Sollte beides über 2 Jahre unter einer Monotherapie der Fall sein, so ist ein Auslassversuch unbedingt gerechtfertigt, am besten durch langsames Ausschleichen des Azathioprins.

5.23.12 Nachsorge

- Patienten müssen immer mit einem Rezidiv rechnen, sowohl unter einer Erhaltungstherapie als auch nach Ausschleichen einer Immunsuppression.
- Normalerweise müssen alle 3 Monate Transaminasen und IgG kontrolliert werden.
- Bei Patienten, die lange in stabiler Dauerremission sind, können die Intervalle vorsichtig gestreckt werden.
- Eine jährliche Fibroscan-Untersuchung ist zu empfehlen.

5.23.13 Verlauf und Prognose

- Eine unbehandelte AIH hat eine schlechte Prognose mit einer 5-Jahresmortalität von ca. 75 %.
- Eine gut behandelte AIH mit suffizientem Ansprechen hat eine exzellente Prognose mit normaler Lebenserwartung und guter Lebensqualität.
- Hauptrisiko für eine eingeschränkte Prognose haben Patienten, die nicht ausreichend konsequent die Therapiemedikamente einnehmen, oder die keine ausreichend wirksame, und dennoch so niedrig wie notwendig dosierte, Therapie verordnet bekommen.
- Die Kontrolle von 6-Thioguanid (6-TGN) im Serum kann nicht nur die Compliance der Patienten wirksam überprüfen, sondern auch Patienten mit ungewöhnlichem Arzneimittelmetabolismus identifizieren. Letztere könnten eine Dosisadaptation brauchen oder gegebenenfalls eine Kombination vor Azathioprin und dem Metabolismusinhibitor Allopurinol, was aber Experten überlassen werden sollte.

5.23.14 Besonderheiten bei Schwangeren

- Da 75 % der Patienten Frauen sind und die Erkrankung auch schon im Kindes- und Jugendalter auftreten kann, stellt sich häufig die Frage einer Schwangerschaft bei AIH.
- Grundsätzlich ist eine Schwangerschaft bei AIH gut möglich.

- Die Erkrankung sollte vor der Konzeption in Remission gebracht werden und die immunsuppressive Therapie in der niedrigsten wirksamen Dosis dann stabil gehalten werden.
- Das Risiko für Mutter und Kind durch einen Schub der Erkrankung ist sehr viel höher als die Risiken durch die immunsuppressive Therapie.
- Stillen ist gut möglich, da Azathioprin nur minimal in die Muttermilch gelangt.
- Nach der Entbindung, manchmal auch erst nach dem Abstillen, kommt es häufiger zu einer Reaktivierung der Erkrankung. Eine vorübergehende Erhöhung der Immunsuppression postpartal kann demnach sinnvoll sein und sollte ggf. auch schon prophylaktisch durchgeführt werden.

5.23.15 Besonderheiten bei Kindern

- Die AIH bei Kindern stellt eine besondere Herausforderung dar.
- Gerade auch bei Kindern besteht häufig schon eine Zirrhose bei Erstdiagnose, da die uncharakteristischen Symptome der Erkrankung (Müdigkeit, Abgeschlagenheit etc.) oft lange fehlinterpretiert werden.
- Viele Kinder haben durch die Erkrankung Gedeih- und Entwicklungsstörungen; Wachstum, Reifung und schulisches Fortkommen bedürfen besonderer Aufmerksamkeit.
- Bei etwa der Hälfte der Kinder mit AIH liegt eigentlich eine sklerosierende Cholangitis zugrunde, sodass bei allen Kindern mit AIH innerhalb des ersten Jahres und später bei nicht ausreichender Remission wiederholt eine MRCP zur Darstellung der Gallengänge notwendig ist.
- Besteht eine sklerosierende Cholangitis als Grunderkrankung, so ist zwar die Immunsuppression dennoch indiziert, aber meist nur eingeschränkt wirksam, und eine Lebertransplantation wird im Laufe der Jahre meist unvermeidlich sein.

5.23.16 Quellenangaben

[1] European Association for the Study of the Liver. EASL Clinical Practice Guidelines: Autoimmune hepatitis. J Hepatol 2015; 63: 971–1004
[2] Hennes EM, Zeniya M, Czaja AJ et al. Simplified criteria for the diagnosis of autoimmune hepatitis. Hepatology 2008; 48: 169–176
[3] Lohse AW, Mieli-Vergani G. Autoimmune hepatitis. J Hepatol 2011; 55: 171–182
[4] Strassburg C, Beckebaum S, Geier A et al. S2k Leitlinie Autoimmune Lebererkrankungen. Z Gastroenterol 2017; 55: 1135–1226

5.23.17 Wichtige Internetadressen

- www.dgvs.de
- http://easl.eu
- https://yael-stiftung.de

5.24 Primär sklerosierende Cholangitis

C. Schramm

5.24.1 Steckbrief

Die primär sklerosierende Cholangitis (PSC) ist eine chronisch entzündliche und fibrosierende Erkrankung der intra- und/oder extrahepatischen Gallengänge. In 60–80 % der Fälle ist die PSC mit einer entzündlichen Darmerkrankung assoziiert. Die PSC weist eine leichte männliche Prädominanz auf, mit einem Altersgipfel zwischen 30 und 40 Jahren. Die Diagnose stützt sich auf ein pathologisches Cholangiogramm, das in der Regel mittels MRT/MRCP gewonnen wird. Die PSC ist bei den meisten Patienten progredient und führt innerhalb von 12–22 Jahren zur Leberzirrhose und Lebertransplantation oder der Entwicklung eines Cholangiokarzinoms (CCA), dessen Lebenszeitrisiko ca. 20 % beträgt. Es existiert derzeit keine effektive Therapie der PSC. Das Risiko für kolorektale Karzinome bei assoziierter Kolitis ist stark erhöht, weswegen jährliche Koloskopien zur Vorsorge empfohlen werden. Hochgradige Gallengangsstrikturen können endoskopisch-interventionell dilatiert werden. Die Abgrenzung zur malignen Stenose bleibt eine Herausforderung.

5.24.2 Synonyme

- keine

5.24.3 Keywords

- sklerosierende Cholangitis
- chronisch entzündliche Darmerkrankung
- Kolitis
- Cholangiokarzinom
- Gallenblasenkarzinom
- kolorektales Karzinom
- Bürstenzytologie

5.24.4 Definition

- chronisch entzündliche und fibrosierende Erkrankung der intra- und/oder extrahepatischen Gallengänge
- in 60–80 % der Fälle mit assoziierter Kolitis
- erhöhtes Risiko von hepatobiliären Malignomen (CCA, Gallenblasenkarzinom) und kolorektalen Malignomen bei assoziierter Kolitis

5.24.5 Epidemiologie

Häufigkeit

- Die Inzidenz der PSC steigt mit nördlichen Breitengraden an und liegt in Nordeuropa bei ca. 0,5–1/100 000.

- Die Prävalenz der PSC beträgt ca. 10/100 000.
- Inzidenz und Prävalenz scheinen anzusteigen.

Altersgipfel
- zwischen 30–40 Jahren
- auch Kinder betroffen

Geschlechtsverteilung
- leichte männliche Prädominanz (ca. 60 %)

Prädisponierende Faktoren
- Die Genetik bedingt ca. 10 % des Erkrankungsrisikos.
- Ca. 3–5 %, evtl. sogar bis 8 % der Patienten mit chronisch entzündlicher Darmerkrankung entwickeln eine PSC.

5.24.6 Ätiologie und Pathogenese
- Die Pathogenese der PSC ist unklar.
- Die PSC weist Charakteristika einer Autoimmunerkrankung auf (z. B. HLA-Klasse-I- und –II-Assoziation, Antikörper gegen biliäre Epithelzellen).
- Die starke Assoziation mit Kolitis unterstreicht die Bedeutung der Darm-Leber-Achse für die Pathogenese.

5.24.7 Klassifikation und Risikostratifizierung
- Die Small-Duct-PSC ist gekennzeichnet durch ein normales Cholangiogramm bei Erhöhung der Cholestasewerte und typischer Leberhistologie.
  - Sie kann in eine klassische PSC übergehen (ca. 20 %).
  - Sie ist wenig progredient und geht vermutlich nicht mit einem relevanten CCA-Risiko einher.
- Die klassische PSC schreitet meist zur Leberzirrhose voran.
  - Bei assoziierter Darmerkrankung vom Typ des Morbus Crohn scheint der Verlauf etwas günstiger zu sein als bei assoziierter Colitis ulcerosa oder beim Fehlen einer Darmerkrankung.
- Histologische Fibrosestadien (Ludwig oder Nakanuma) sind als Prädiktoren des Progresses der PSC etabliert.
- Verschiedene nicht invasive Surrogatmarker im Blut (z. B. IL-8, anti-GP2) und nicht invasive Fibrosemarker (transiente Elastografie, Milzgröße, ELF-Test) sind mit dem Verlauf der PSC assoziiert.

5.24.8 Symptomatik
- Mehr als die Hälfte der Patienten ist bei Diagnosestellung asymptomatisch.
- Mögliche Symptome:
  - Juckreiz
  - Schmerzen im rechten Oberbauch
  - Ikterus
  - postprandiale Übelkeit und Müdigkeit

5.24.9 Diagnostik

Diagnostisches Vorgehen
- Der diagnostische Algorithmus bei unklarer cholestatischer Lebererkrankung ist in ▶ Abb. 5.30 angegeben.

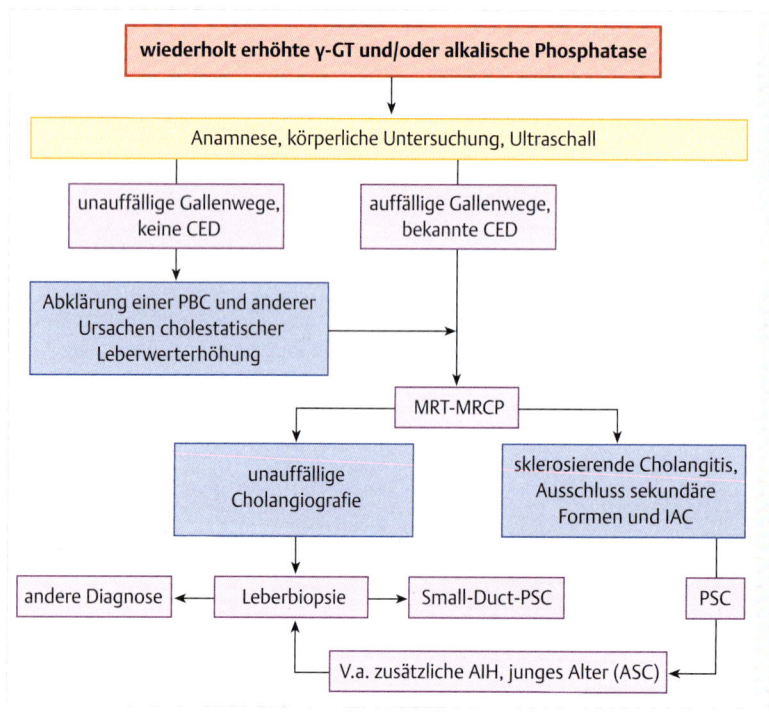

Abb. 5.30 Diagnostischer Algorithmus bei unklarer cholestatischer Lebererkrankung. CED: chronisch entzündliche Darmerkrankung; PBC: primär biliäre Cholangitis; IAC: IgG4-assoziierte Cholangitis; ASC: autoimmun sklerosierende Cholangitis.

Anamnese
- Fragen nach den o. g. häufigen Beschwerden
- Erfassung von Stuhlfrequenz und -konsistenz
- Gewichtsverlust
- Frage nach unerklärten Fieberschüben als möglichen Hinweis auf bakterielle Cholangitis
- Impfstatus, insbesondere Hepatitis A und B

Körperliche Untersuchung
- Leberhautzeichen
- Untersuchung des Abdomens

Labor
- regelhaft erhöhte alkalische Phosphatase (AP) und erhöhte γ-GT, jedoch 10–20 % mit normaler AP bei Diagnosestellung
- Transaminasen häufig bis ca. 3 × ULN (upper limit of normal, obere Normalgrenze) erhöht; bei stärkerer Erhöhung sollte an zusätzliche autoimmune Hepatitis gedacht werden
- Serum-IgG oft leicht erhöht; bei deutlicher Erhöhung (z. B. > 1,5 × ULN) sollte an zusätzliche autoimmune Hepatitis gedacht werden
- Serum-IgG4 bei bis zu 10 % der Patienten erhöht, jedoch meist < 2 × ULN, Bedeutung unklar
- erhöhtes Gesamtbilirubin als Zeichen hochgradiger Gallengangsstrikturen oder fortgeschrittener Lebererkrankung
- Immunserologie:
  - 30–50 % der Patienten weisen antinukleäre Antikörper (ANA) und/oder Antikörper gegen glatte Muskelzellen (SMA) auf.
  - Atypische perinukleäre Antikörper (p-ANCA) treten bei bis zu 80 % der Patienten auf, allerdings auch bei chronisch entzündlichen Darmerkrankungen ohne PSC nachweisbar, im Einzelfall differenzialdiagnostisch hilfreich

Mikrobiologie
Kulturen
- Positive Gallekulturen können bei (Post-ERCP)-Cholangitis die Wahl des Antibiotikums beeinflussen.
- In späteren Stadien der PSC finden sich nicht selten Candida sp. in der Gallekultur.

Bildgebende Diagnostik
Sonografie
- Die Sonografie
  - zeigt Zeichen des Parenchymschadens und Raumforderungen,
  - kann Verdickungen der Gallengangswand, Gallengangsstrikturen und prästenotische Dilatationen darstellen
  - und ist eine gute Methode, schon kleine Gallenblasenpolypen zu erkennen.
- Das Volumen der Gallenblase ist bei PSC oft erhöht und kann ein früher diagnostischer Hinweis sein.
- Die Sonografie sollte bei Erstdiagnose sowie alle 6–12 Monate im Verlauf durchgeführt werden.

Elastografie
- Die transiente Elastografie (Fibroscan) zeigte in Studien eine gute Korrelation mit histologischen Fibrosestadien und kann zur Abschätzung des Progresses der Erkrankung als Punktbestimmung oder im Verlauf verwendet werden.

Röntgen
- Patienten mit PSC weisen ein erhöhtes Risiko für Osteoporose auf. Eine DXA-Osteodensitometrie sollte auch jungen Erwachsenen angeboten werden.

MRT/MRCP
- Bei Erstdiagnose sollten eine MRCP und eine MRT mit gadoliniumhaltigem Kontrastmittel durchgeführt werden.
- Die MRT sollte eine T 2-gewichtete MRCP (möglichst 3D) sowie T 1-gewichtete (axial) und T 2-gewichtete (axial und koronar) Sequenzen enthalten.
- Im Verlauf sollte eine MRT durchgeführt werden bei
  - relevantem Anstieg der Cholestasewerte oder des Bilirubins,
  - zunehmendem Juckreiz oder neuen Schmerzen im rechten Oberbauch,
  - V. a. bakterielle Cholangitis oder
  - dem klinischen/sonografischen Verdacht auf ein hepatobiliäres Malignom.
- Viele Zentren bieten auch bei asymptomatischen Patienten alle 1–2 Jahre eine MRT im Verlauf an.

Instrumentelle Diagnostik
Koloskopie
- Eine Ileokoloskopie mit Stufenbiopsien sollte bei Erstdiagnose einer PSC immer durchgeführt werden, um eine assoziierte Kolitis zu erkennen.
- Die PSC-assoziierte Kolitis weist häufig eine Backwash-Ileitis, eine rechtsseitig betonte Pankolitis sowie eine Aussparung des Rektums auf.
- Bei Vorliegen einer Kolitis sind jährliche Vorsorgekoloskopien empfohlen.
- Komplikationen der Kolitis treten häufig im rechten Hemikolon auf.

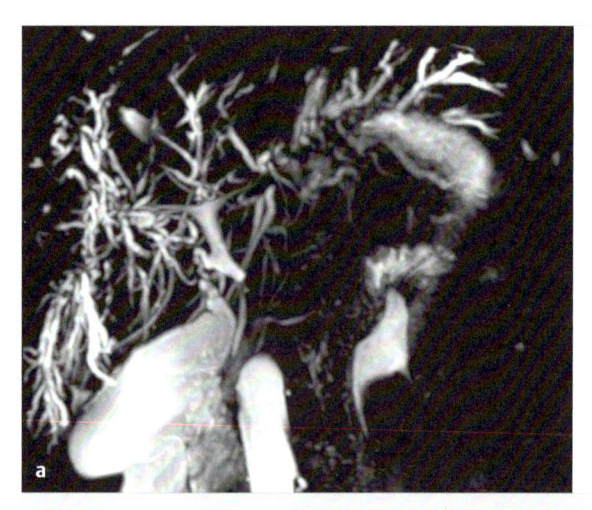

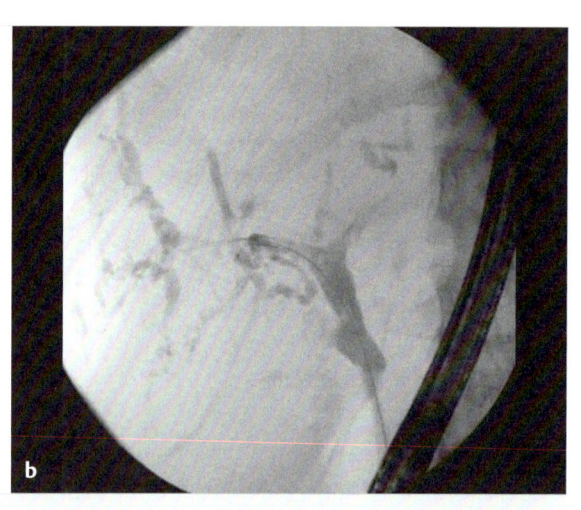

Abb. 5.31 T2-gewichtete MRCP (a) bei PSC mit korrespondierender ERCP (b) und Kontrastmittelfüllung des rechten Leberlappens.

ERCP

- Aufgrund der verbesserten MR-Diagnostik und der mit der ERCP assoziierten Risiken (Post-ERCP-Pankreatitis, Cholangitis u. a.) spielt die diagnostische ERCP kaum noch eine Rolle.
- Die ERCP besitzt einen großen Stellenwert in der Abklärung unklarer Gallengangsstrikturen mittels Histologie, Zytologie und Cholangioskopie.
- In der interventionellen ERCP können Strikturen dilatiert werden.
- Eine periinterventionelle Antibiose sollte erfolgen.
- Die Cholangioskopie, meist als Single-Operator-Cholangioskopie (SpyGlass), kann zur Abklärung unklarer Stenosen der Gallengänge inklusive Histologiegewinnung eingesetzt werden. Größere Studien bei PSC fehlen.

Histologie, Zytologie und klinische Pathologie

Histologische Leberdiagnostik

- Die Diagnose PSC kann ohne **Leberhistologie** gestellt werden.
- Zur Diagnose einer Small-Duct-PSC muss eine typische Leberhistologie vorliegen.
- Die typische Läsion ist die zwiebelschalenartige periduktale Fibrose, die jedoch nur in 30–50 % der Biopsien gefunden wird (▶ Abb. 5.32).
- Die Leberhistologie gibt prognostische Informationen über das Stadium der Erkrankung und ist derzeit die einzige Möglichkeit, um verlässlich den Grad der Entzündung festzustellen.
- Das histologische Staging erfolgt nach Ludwig in die Stadien I–IV. Neue Studien zeigten, dass die Stadieneinteilung nach Nakanuma möglicherweise einen besseren prognostischen Wert aufweist.

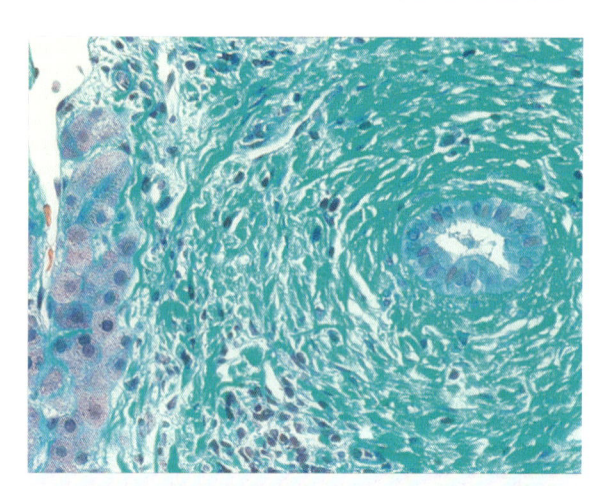

Abb. 5.32 Histologie der PSC mit typischer zwiebelschalenartiger periduktulärer Fibrosierung (Masson-Goldner). (Quelle: Schramm, C. Primär sklerosierende Cholangitis. In: Riemann J, Fischbach W, Galle P, Mössner J, Hrsg. Gastroenterologie in Klinik und Praxis. Stuttgart: Thieme; 2007: 1393–1402)

Bürstenzytologie des Gallengangs

- Neue hochgradige Strikturen der Gallengänge oder zunehmende Strikturen sollten bürstenzytologisch untersucht werden, wobei die Sensitivität der Bürstenzytologie für die Erkennung eines CCA nur bei 40–50 % liegt.
- Fluoreszenz-in-situ-Hybridisierung (FISH) und andere molekulargenetische Untersuchungen können die Sensitivität der Bürstenzytologie deutlich steigern.
- Wenn möglich, sollte eine zusätzliche Zangenbiopsie erfolgen.

5.24.10 Differenzialdiagnosen

- Bei der Diagnose einer PSC müssen Ursachen einer sekundär sklerosierenden Cholangitis ausgeschlossen werden.

Tab. 5.35 Differenzialdiagnosen.

Differenzialdiagnose	Bemerkungen
Malignome	CCA v. a. bei isolierten Stenosen; schwierige Differenzialdiagnose bei Hilusstenosen; bei distalen DHC-Stenosen Pankreas-CA oder CCA
sekundär sklerosierende Cholangitis des kritisch Kranken	nach schwerer Sepsis, langem Intensivaufenthalt mit Katecholaminpflichtigkeit; häufig mit biliären Casts, die endoskopisch entfernt werden können; häufig enterokokkenbedingte Cholangitis, bzw. Besiedelung; Progress zur Leberzirrhose und Lebertransplantation nicht selten
ischämische Cholangitis	nach Lebertransplantation als ITBL (Ischemic Type biliary Lesion), nach Thrombose der A. hepatica, selten nach transarterieller Chemoembolisation
IgG4-assoziierte Cholangitis (IAC)	häufiger bei Männern höheren Lebensalters und ohne assoziierte Kolitis; Bestimmung von Serum-IgG4 unzuverlässig; Immunhistochemie auf IgG4-positive Plasmazellen in Biopsien aus Gallengang oder Papille bzw. verfügbare Resektate; in der Regel gutes Ansprechen auf Steroide
sklerosierende Cholangitis bei rezidivierenden bakteriellen Cholangitiden/ Choledocholithiasis	Wiederholte bakterielle Cholangitiden oder eingeklemmte Steine können zu lokalisierten Stenosen führen, gelegentlich auch zu intrahepatischen leichtgradigen sklerotischen Veränderungen der Gallengänge. Über PSC-bedingten Stenosen bilden sich ebenfalls häufiger Steine. In Südostasien auch durch kleine Leberegel (Opistorchis, Clonorchis) bedingt.
Caroli-Krankheit	segmentale oder diffus verteilte zystische Dilatationen der intrahepatischen Gallengänge mit Strikturen und möglicher Konkrementbildung, Cholangitiden; Präkanzerose; häufiger als Caroli-Syndrom mit kongenitaler Leberfibrose
infektiöse Cholangitiden	selten geworden, z. B. CMV-Cholangitis, HIV-Cholangiopathie
eosinophile Cholangitis	selten; meist mit peripherer Eosinophilie, Eosinophile in Gallengangsbiopsie?; gutes Ansprechen auf Steroide

5.24.11 Therapie

Therapeutisches Vorgehen

- Es gibt derzeit in Deutschland keine zugelassene Therapie der PSC und keine Therapie, für die in größeren kontrollierten Studien ein günstiger Effekt auf den Progress der Erkrankung gezeigt werden konnte.
- Die Lebertransplantation ist die einzige Therapie, für die ein (großer) Nutzen auf Überleben und Lebensqualität vorliegt.
- Derzeit stehen die Vermeidung und das frühzeitige Erkennen von Komplikationen der PSC im Vordergrund.

Allgemeine Maßnahmen

- ausreichende Vitamin-D-Versorgung
- Maßnahmen zum Erhalt der Knochendichte nach Leitlinie
- Therapie einer assoziierten Kolitis/chronisch entzündlichen Darmerkrankung nach den Leitlinien zur Therapie der chronisch entzündlichen Darmerkrankung.
  - Eine bevorzugte Empfehlung zu einzelnen Medikamenten/Biologika kann nicht gegeben werden.
  - Die histologische Remission der chronisch entzündlichen Darmerkrankung sollte angestrebt werden.

Pharmakotherapie

- Aufgrund der meist beobachteten Senkung der Cholestaseparameter und möglicherweise bestehender günstiger Effekte vor allem in frühen Stadien der Erkrankung, wird in Deutschland die PSC oft mit **Ursodeoxycholsäure** (UDCA, Off-Label-Use) in einer Dosierung von 15–20 mg/kg Körpergewicht therapiert.
- Hohe Dosierungen von UDCA (> 25 mg/kg KG) sollten nicht eingesetzt werden, da hierunter in einer Studie mehr Zirrhosekomplikationen auftraten.
- Wenn möglich, sollte die Therapie im Rahmen klinischer Studien erfolgen.
- Erregerbedingte Cholangitiden sollten antibiotisch (nach Gallekultur eventuell auch antimykotisch) therapiert werden.
- Patienten mit Zeichen einer zusätzlichen autoimmunen Hepatitis (häufiger bei Kindern und jungen Erwachsenen) sollten immunsuppressiv behandelt werden.

Interventionelle Therapie

Stenosedilatation

- Etwa bei 50 % der Patienten entwickeln sich hochgradige Strikturen (dominante Stenosen, nach ERCP definiert als < 1,5 mm im DHC oder < 1 mm in den Ductus hepatici).
- Sind diese Stenosen symptomatisch (Juckreiz, Cholangitis, Ikterus) oder mit einem relevanten Anstieg der Cholestaseparameter oder des Bilirubins verbunden, besteht die Indikation zur Dilatationstherapie – meist per ERCP, seltener durch perkutane Drainage (PTCD) oder Rendez-Vous-Verfahren).
- Die Dilatation wird mit einem Dilatationsballon oder einem Bougie durchgeführt. Die angestrebte Weite der Dilatation richtet sich nach dem Durchmesser des

Gangs unter- und oberhalb der Stenose, in der Regel nicht weiter als 6 mm im D. hepaticus und 8 mm im DHC.
- Auf eine Stenteinlage sollte wegen der erhöhten Rate an Cholangitiden wenn möglich verzichtet werden.
- Oft muss die Dilatation innerhalb von 3–6 Monaten wiederholt werden.
- Bei absehbar notwendigen Nachfolgeeingriffen sollte eine Sphinkterotomie durchgeführt werden.

Operative Therapie
- Nach Diagnose einer PSC sollte frühzeitig mit einem Transplantationszentrum Kontakt aufgenommen werden.
- Patienten mit PSC sollten zur Lebertransplantation evaluiert werden, wenn das Serum-Bilirubin nicht mehr unter 3–5 mg/dl sinkt, Komplikationen der Zirrhose auftreten, oder medikamentös/interventionell nicht mehr beherrschbarer Juckreiz vorliegt.
- Die Ergebnisse der Lebertransplantation bei PSC sind mit 5-Jahresüberlebensraten von ca. 85–90% sehr gut.
- Die Rate an Re-Transplantationen ist bei PSC erhöht, u. a., weil die PSC bei ca. 30% der Fälle im transplantierten Organ rekurriert.

5.24.12 Verlauf und Prognose
- individuell unterschiedlicher Verlauf, bei den meisten Patienten chronisch progredient
- Zeit bis Lebertransplantation oder Tod zwischen 12–22 Jahren
- Erregerbedingte Cholangitiden (Bakterien oder Pilze) scheinen den Progress zu beschleunigen.
- Neben Komplikationen der Zirrhose limitieren Malignome das Überleben.
- Das Lebenszeitrisiko für die Entwicklung eines CCA ist altersabhängig, beträgt in der gesamten Population ca. 15–20% mit einer jährlichen Inzidenz von 0,5–1%. In höheren Altersgruppen ist das CCA-Risiko größer als 20%.
- Das Risiko von Gallenblasenkarzinomen ist ebenfalls erhöht, weswegen schon Polypen von einer Größe ab 3–5 mm Durchmesser mittels Cholezystektomie behandelt werden oder engmaschig sonografisch kontrolliert werden sollten.
- Bei Vorliegen einer assoziierten Kolitis sind jährliche Koloskopien mit Stufenbiopsien empfohlen.
- Liegt bei Diagnosestellung keine chronisch entzündliche Darmerkrankung vor, kann bei asymptomatischen Patienten eine erneute Koloskopie nach 3–5 Jahren erfolgen.
- Eine Sonografie des Oberbauchs sollte alle 6(–12) Monate erfolgen (Fragen: neue Stenosen/Dilatationen der Gallengänge, Zeichen der Zirrhose, Raumforderungen, Gallenblasenpolypen, Milzgröße).
- Die meisten Zentren bieten eine MRCP/MRT alle 12–24 Monate an. Evidenz für den Nutzen in Bezug auf die Früherkennung von CCA oder das Überleben fehlt.
- CEA und CA19-9 als Tumormarker können ein Baustein in der Differenzialdiagnose von Gallengangsstenosen sein, eine regelmäßige Bestimmung zur Tumorfrüherkennung wird derzeit nicht regelhaft empfohlen.

5.24.13 Besonderheiten bei Schwangeren
- Die Schwangerschaft scheint keine negativen Auswirkungen auf die PSC zu haben, sofern keine fortgeschrittene Leberzirrhose vorliegt.
- Die PSC scheint keine negativen Auswirkungen auf Fertilität oder Verlauf der Schwangerschaft zu haben.
- Bei Vorliegen hochgradiger Gallengangsstrikturen ist es ratsam, vor einer geplanten Schwangerschaft die Indikation zur Dilatation/Tumordiagnostik zu prüfen, um nicht während einer Schwangerschaft eine ERCP durchführen zu müssen.
- Im letzten Trimenon kann verstärkter Juckreiz auftreten.

5.24.14 Besonderheiten bei Kindern
- Kinder präsentieren in ca. 50% der Fälle mit dem Bild einer zusätzlich vorliegenden autoimmunen Hepatitis, auch autoimmun sklerosierende Cholangitis (ASC) genannt.
- Diese sollte dann immunsuppressiv therapiert werden.
- Bei Kindern ist daher eine Leberbiopsie meist Bestandteil der Diagnostik.
- Bei Kindern und jungen Erwachsenen mit autoimmuner Hepatitis sollte eine MRCP zum Ausschluss einer zusätzlichen PSC durchgeführt werden.
- γ-GT, nicht AP als Cholestasemarker verwenden (Knochen-AP)
- Die Differenzialdiagnose einer sklerosierenden Cholangitis unterscheidet sich zwischen Erwachsenen und Kindern und beinhaltet die neonatale sklerosierende Cholangitis (NN-SC) u. a.

5.24.15 Quellenangaben
[1] Aabbakken L, Karlsen TH, Albert J et al. Role of endoscopy in primary sclerosing cholangitis: European Society of Gastrointestinal Endoscopy (ESGE) and European Association for the Study of the Liver (EASL) Clinical Guideline. Endoscopy 2017; 49: 588–608
[2] Karlsen TH, Folseraas T, Thorburn D et al. Primary sclerosing cholangitis – a comprehensive review. J Hepatol 2017; 67: 1298–1323
[3] Lindor KD, Kowdley KV, Harrison ME. ACG Clinical Guideline: Primary Sclerosing Cholangitis. American College of Gastroenterology. Am J Gastroenterol 2015; 110: 646–659
[4] Schramm C, Eaton J, Ringe KI et al. MRI working group of the IPSCSG. Recommendations on the use of MRI in PSC-A position statement from the International PSC study group. Hepatology 2017; 66: 1675–1688
[5] Strassburg CP, Beckebaum S, Geier A et al. S 2k Leitlinie Autoimmune Lebererkrankungen. Z Gastroenterol 2017; 55: 1135–1226

5.25 Primär biliäre Cholangitis

M. P. Manns, H. Bantel

5.25.1 Steckbrief

Die primär biliäre Cholangitis (PBC) ist eine cholestatische Lebererkrankung mutmaßlich autoimmuner Genese, die überwiegend Frauen betrifft. Sie ist durch eine nichteitrige granulomatöse Entzündung der Gallenwege gekennzeichnet, die zur Gallengangdestruktion und progredienten Leberfibrosierung bis hin zur Leberzirrhose führen kann. Zu den klinischen Symptomen zählen v. a. Pruritus, eine Sicca-Symptomatik, Fatigue, unspezifische Oberbauchbeschwerden und Arthralgien. Bei Vorliegen einer Leberzirrhose können Zeichen der Leberinsuffizienz und portalen Hypertension im Vordergrund stehen. Laborchemisch sind vorrangig chronisch erhöhte Cholestaseparameter nachweisbar. Eine IgM-Erhöhung ist ein weiteres Merkmal der PBC. Die Diagnose PBC wird immunserologisch durch den Nachweis PBC-typischer antimitochondrialer Antikörper (AMA) gestellt. Die Standardtherapie ist Ursodeoxycholsäure. Bei unzureichendem Ansprechen auf die Standardtherapie kann diese mit Obeticholsäure als Zweitlinientherapie ergänzt werden.

5.25.2 Synonyme

- primär biliäre Zirrhose
  - Bezeichnung wird nicht mehr verwendet, da die Bezeichnung „Zirrhose" zu Missverständnissen führt und impliziert, sich im Endstadium der Erkrankung zu befinden.

5.25.3 Keywords

- (auto)immunvermittelte Gallenwegerkrankung
- Cholestase
- antimitochondriale Antikörper
- Ursodeoxycholsäure

5.25.4 Definition

- chronische, immunvermittelte, granulomatöse, entzündliche Gallenwegerkrankung, die
  - zu Gallengangdestruktionen führen und
  - in eine Leberzirrhose münden kann

5.25.5 Epidemiologie

Häufigkeit

- Prävalenz: 1,91–40,2/100 000 Einwohner [4], [5]
- steigende Inzidenz mit lokalen Häufungen [1], [7]

Altersgipfel

- Die meisten Patienten erkranken um das 5. Lebensjahrzehnt [4].

Geschlechterverteilung

- überwiegend (in ca. 90 % der Fälle) Frauen betroffen [4], [5]

Prädisponierende Faktoren

- Häufiger betroffen zu sein scheinen
  - Raucher und
  - Patienten mit rezidivierenden Harnwegsinfekten [4].
- Erstgradig Verwandte von Patienten mit PBC haben ein erhöhtes Risiko, ebenfalls an einer PBC zu erkranken [4].

5.25.6 Ätiologie und Pathogenese

- Die **Ätiologie** der PBC ist **unklar**.
- Es wird vermutet, dass
  - genetische Faktoren sowie Umweltfaktoren in der Pathogenese eine Rolle spielen und
  - durch eine komplexe Interaktion dieser Faktoren eine (auto)immunvermittelte Gallengangschädigung verursacht wird [4].
- Die PBC tritt gehäuft in Assoziation mit weiteren Autoimmunerkrankungen/-phänomenen auf, insbesondere mit
  - einem Sjögren-Syndrom,
  - einer rheumatoiden Arthritis oder
  - einer Autoimmunthyreopathie [4].

5.25.7 Symptomatik

- Ca. 50 % der Patienten berichten über
  - cholestasebedingten Pruritus,
  - Fatigue (Müdigkeit, Abgeschlagenheit) sowie
  - unspezifische Oberbauchbeschwerden [4], [5].
- Gelegentlich werden Xanthome/Xanthelasmen bei den Patienten beobachtet.
- Häufig angegeben werden auch
  - eine Sicca-Symptomatik (Mund-/Augentrockenheit) und
  - Gelenkbeschwerden [4], [5].
- Die PBC ist mit einem erhöhten Risiko für die Entwicklung einer Osteopenie/Osteoporose assoziiert, die dadurch bedingte Beschwerden verursachen können [4].
- Im fortgeschrittenen Stadium der Erkrankung (Leberzirrhose) können nachweisbar sein:
  - Leberhautzeichen (z. B. Spider nävi, Palmarerythem) bzw.
  - Zeichen der Leberdekompensation und portalen Hypertension, z. B. hepatische Enzephalopathie, Aszites oder Ösophagusvarizen

5.25.8 Diagnostik

Diagnostisches Vorgehen

- Bei chronisch erhöhten Cholestasewerten (> 6 Monate) wird in der differenzialdiagnostischen Abklärung die Diagnose PBC berücksichtigt.
- Diese kann bestätigt werden, wenn 2 der 3 folgenden Kriterien erfüllt sind [4]:
  - erhöhte Cholestaseparameter > 6 Monate
  - Nachweis von antimitochondrialen Antikörpern (AMA) bzw. PBC-spezifischen antinukleären Antikörpern (ANA)
  - typische Histologie

Anamnese

- Eine sorgfältige Erhebung der Anamnese bildet die Grundlage für das weitere diagnostische Vorgehen.
- Dabei sollten **PBC-assoziierte Symptome** berücksichtigt werden, insbesondere
  - eine Sicca-Symptomatik,
  - Juckreiz,
  - Müdigkeit und
  - Gelenkbeschwerden.
- Wenn eine Leberzirrhose vermutet wird, sollte zudem nach Bauchumfangs- und Gewichtszunahme gefragt werden, um mögliche Hinweise auf eine Leberdekompensation mit Aszitesentwicklung zu bekommen.
- Von Bedeutung ist auch die Frage nach der Einnahme bzw. dem Konsum potenziell hepatotoxischer Substanzen (Alkohol, Medikamente).

Körperliche Untersuchung

- Es sollte eine komplette internistische körperliche Untersuchung erfolgen, um differenzialdiagnostische Hinweise bzw. richtungsweisende Befunde auf mögliche Begleiterkrankungen zu erhalten.
- Dabei ist zu achten auf
  - o. g. Leberhautzeichen,
  - pruritusbedingte Kratzspuren,
  - Xanthome/Xanthelasmen und
  - Zeichen der Leberdekompensation.
- Hinweise auf eine begleitende entzündliche Gelenkerkrankung können ein Screening auf eine rheumatoide Arthritis notwendig machen.

Labor

- Laborchemisch sind bei der PBC **erhöhte Cholestaseparameter** nachweisbar (alkalische Phosphatase [AP], γ-GT und evtl. Gesamtbilirubin).
- Durch die Cholestase kann auch eine Hypercholesterinämie zu verzeichnen sein.
- Immunserologisch kann bei der PBC eine **Immunglobulinerhöhung** nachweisbar sein, insbesondere von IgM [5].
- Die **Diagnose** der PBC erfolgt **durch den Nachweis von krankheitsspezifischen AMA.**
  - bei > 90 % der Patienten vorhanden [5]
  - richten sich überwiegend gegen die E2-Untereinheit des Pyruvatdehydrogenase-Komplexes (PDC-E2) [4], [5], [20].
  - Weitere Zielantigene PBC-spezifischer AMA sind die E2-Komponente
    - des alpha-Ketosäuredehydrogenase-Komplexes (OADC-E2) und
    - des Verzweigtketten-alpha-Ketosäuredehydrogenase-Komplexes (BCOADC-E2) [4].
- 5–10 % der Patienten mit PBC sind AMA-negativ [5], [8].
  - Bestimmung von ANA mit hoher PBC-Spezifität (> 95 %): anti-sp100- und anti-gp210-Antikörper [4], [5], [20]
- Zusätzlich weisen einige AMA-negative Patienten Antikörper gegen Zentromere (ACA) auf, ohne dass dabei Hinweise auf eine Kollagenose bestehen [4], [14].

Bildgebende Diagnostik

Sonografie

- Zur differenzialdiagnostischen Abklärung obstruierender Gallenwegerkrankungen ist in der Initialdiagnostik die Durchführung einer Abdomensonografie sinnvoll.
- Sollten sich initial oder im Verlauf Hinweise auf das Vorliegen einer Leberzirrhose ergeben, sind regelmäßige (6-monatige) sonografische Untersuchungen zum Screening auf ein hepatozelluläres Karzinom indiziert [6].
- Bei Leberzirrhose wird die Sonografie auch eingesetzt zur Beurteilung
  - des Vorliegens einer portalen Hypertension und
  - der Entwicklung von Aszites.

Histologie, Zytologie und klinische Pathologie

Histologische Leberdiagnostik

- Wenn sich sowohl AMA als auch PBC-spezifische ANA als negativ erweisen, kann zur Diagnosesicherung und weiteren differenzialdiagnostischen Abklärung eine **Leberbiopsie** erforderlich sein.
- Histologisch zeigt sich bei PBC eine Cholangitis, die überwiegend die interlobulären und septalen Gallengänge betrifft und zur Gallengangdestruktion führt [4].
- Die PBC-assoziierten fokalen Läsionen gehen einher mit
  - perikanalikulärer Entzündung,
  - Nekrosen und
  - Granulombildung [4].

- Histomorphologisch werden nach Ludwig und Scheuer 4 Krankheitsstadien unterschieden, wobei im Stadium 4 eine Leberzirrhose vorliegt [15], [19].
- Eine alternative histologische Stadieneinteilung nach Nakanuma kombiniert Scores zur Erfassung der Ausprägung von Fibrose, Gallengangverlust und Cholestase [16].
  - Dieser Score scheint eine höhere prognostische Vorhersagekraft hinsichtlich der Entwicklung einer Zirrhose und damit assoziierter Komplikationen im Vergleich zur klassischen Stadieneinteilung zu haben [10].
- Eine Leberbiopsie kann auch zur Abklärung bei Verdacht auf eine zusätzliche Lebererkrankung sinnvoll sein, z. B. einer
  - Autoimmunhepatitis,
  - nicht alkoholischen Steatohepatitis oder
  - toxischen Leberschädigung.

5.25.9 Differenzialdiagnosen

- Differenzialdiagnostisch kommen vor allem bei fehlendem Nachweis PBC-spezifischer AMA chronische Lebererkrankungen in Betracht, die mit einer Cholestase einhergehen (▶ Tab. 5.36) [4], [9].
- Zur **differenzialdiagnostischen Abklärung** einer cholestatischen Hepatopathie kommen
  - laborchemische,
  - immunserologische und
  - bildgebende Verfahren zum Einsatz.
- Weiterhin müssen infektiologische Ursachen in der Differenzialdiagnose berücksichtigt werden.
- Die Durchführung einer Magnetresonanz-Cholangiopankreatikografie (MRCP) erfolgt zur Abklärung von Gallenwegerkrankungen, die mit in der Bildgebung erkennbaren Gallenwegveränderungen einhergehen (z. B. PSC, Caroli-Syndrom).
- Bildgebende Verfahren wie Sonografie, CT oder MRT werden zum Ausschluss von Raumforderungen der Leber oder angrenzender Organe eingesetzt.
- Letztendlich kann auch eine Leberbiopsie für die Diagnosestellung hilfreich sein.

5.25.10 Therapie

Therapeutisches Vorgehen

- Das therapeutische Vorgehen zeigt ▶ Abb. 5.33.

Pharmakotherapie

Standardtherapie

- Die Standardtherapie der PBC ist die dauerhafte Applikation von **Ursodeoxycholsäure** (UDCA) in einer Dosierung von 13–15 mg/kg Körpergewicht/Tag [4], [5].

Tab. 5.36 Differenzialdiagnosen.

Differenzialdiagnosen	Beispiele
immunvermittelte Cholangiopathie	primär biliäre Cholangitis primär sklerosierende Cholangitis IgG4-assoziierte Cholangiopathie eosinophile Cholangitis, Mastzell-Cholangiopathie
ischämische/ischämieähnliche Cholangiopathie	Radiatio transarterielle Chemoembolisation systemische Vaskulitis Transplantatabstoßung (vanishing bile duct syndrome) ITBL (ischemic type biliary lesions) nach Lebertransplantation sklerosierende Cholangitis des kritisch Kranken (SC-CIP)
Cholangiopathie durch Infektionen	parasitäre Cholangitis (z. B. Kryptosporidiose) virale Cholangitis (z. B. CMV-Infektion) HIV/AIDS-Cholangiopathie
Cholangiopathie durch chronische Obstruktion	Choledocholithiasis biliäre Strikturen, Anastomosenstenose nach Lebertransplantation oder biliodigestiver Anastomose Neoplasien (z. B. Pankreaskopfkarzinom, Cholangiokarzinom, Lebermetastasen, Lymphom, hepatozelluläres Karzinom)
andere Ursachen der Cholestase	toxisch (Alkohol, Medikamente, Chemikalien, Drogen, Heilkräuter) Caroli-Syndrom cholestatische Verlaufsform einer Virushepatitis Leberzirrhose benigne rekurrierende intrahepatische Cholestase (BRIC), progressive intrahepatische Cholestase (PFIC), ABCB4-Defizienz, erythropoetische Porphyrie Granulomatosen (z. B. Sarkoidose), Speicherkrankheiten, Amyloidose intrahepatische Schwangerschaftscholestase

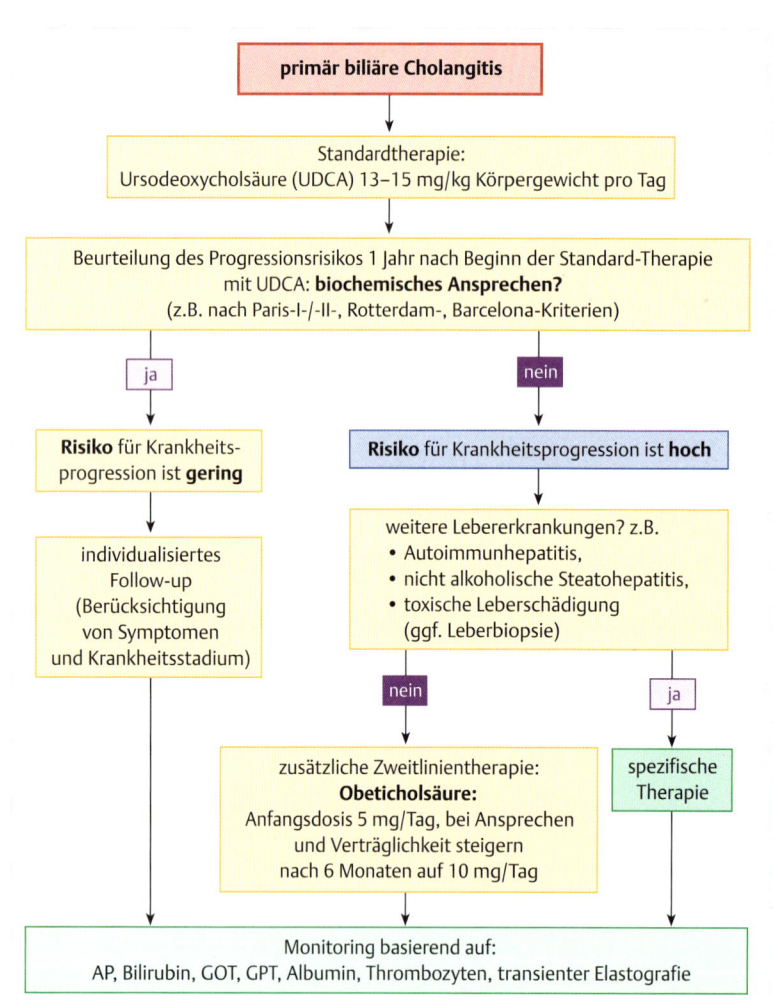

Abb. 5.33 Management von Patienten mit primär biliärer Cholangitis entsprechend dem Therapieansprechen auf Ursodeoxycholsäure.

```
primär biliäre Cholangitis
            │
            ▼
Standardtherapie:
Ursodeoxycholsäure (UDCA) 13–15 mg/kg Körpergewicht pro Tag
            │
            ▼
Beurteilung des Progressionsrisikos 1 Jahr nach Beginn der Standard-Therapie
mit UDCA: biochemisches Ansprechen?
(z.B. nach Paris-I-/-II-, Rotterdam-, Barcelona-Kriterien)
       │ ja                                    │ nein
       ▼                                       ▼
Risiko für Krankheits-              Risiko für Krankheitsprogression ist hoch
progression ist gering                         │
       │                                       ▼
       ▼                              weitere Lebererkrankungen? z.B.
individualisiertes                     • Autoimmunhepatitis,
Follow-up                              • nicht alkoholische Steatohepatitis,
(Berücksichtigung                      • toxische Leberschädigung
von Symptomen                          (ggf. Leberbiopsie)
und Krankheitsstadium)              │ nein              │ ja
                                    ▼                   ▼
                        zusätzliche Zweitlinientherapie:  spezifische
                        Obeticholsäure:                   Therapie
                        Anfangsdosis 5 mg/Tag, bei Ansprechen
                        und Verträglichkeit steigern
                        nach 6 Monaten auf 10 mg/Tag
       │                            │                   │
       └────────────────────────────┴───────────────────┘
                                    ▼
            Monitoring basierend auf:
            AP, Bilirubin, GOT, GPT, Albumin, Thrombozyten, transienter Elastografie
```

- UDCA ist eine physiologische Gallensäure, die in der Regel sehr gut vertragen wird.
- Gelegentlich sind Stuhlveränderungen bis hin zur Diarrhö zu beobachten.
- Ein **Ansprechen** auf eine UDCA-Therapie ist durch einen Abfall oder Normalisierung der prognostisch relevanten Parameter AP und Bilirubin nach 12 Monaten gekennzeichnet.
- Patienten, die unzureichend auf eine UDCA-Therapie ansprechen, haben ein erhöhtes Risiko für
  - eine Krankheitsprogression und
  - ein vermindertes transplantationsfreies Überleben [4], [17], [18].
- Für die Beurteilung des Therapieansprechens können verschiedene laborwertbasierte **Scores** verwendet werden (▶ Tab. 5.37).
  - Das durch die Barcelona-, Rotterdam- oder Paris-I- bzw. Paris-II-Kriterien ermittelte Therapieansprechen nach einem Jahr berücksichtigt das Risiko für Transplantation bzw. Tod [2], [3], [11], [17].
  - Das durch die Toronto-Kriterien ermittelte Therapieansprechen nach 2 Jahren berücksichtigt ausschließlich das Risiko für eine histologische Progression [12].

Zweitlinientherapie

- Bei Patienten mit unzureichendem Ansprechen auf eine UDCA-Therapie ist eine Zweitlinientherapie mit
  - **Obeticholsäure** (OCA) in Kombination mit UDCA und
  - bei UDCA-Intoleranz auch als Monotherapie zugelassen [4], [5].
- Die Anfangsdosis von OCA beträgt 5 mg/Tag und wird nach 6 Monaten bei Ansprechen und Verträglichkeit auf 10 mg/Tag gesteigert.
- Nebenwirkungen von OCA sind
  - Pruritus und
  - eine LDL-Cholesterinerhöhung.
- Der Einsatz von OCA sollte entsprechend des individuellen Progressionsrisikos erfolgen [4], [5].

Tab. 5.37 Scores zur Beurteilung des Therapieansprechens auf UDCA (Daten aus [5]).

Score	Zeitintervall (Monate) der Evaluation nach UDCA-Therapiebeginn	Kriterien des Therapie-Ansprechens
Barcelona [17]	12	Abnahme der AP > 40 % oder AP-Normalisierung
Rotterdam [11]	12	Normalisierung von Bilirubin und/oder Albumin
Paris-I [2]	12	AP < 3 × ULN, GOT < 2 × ULN und Bilirubin ≤ 1 mg/dL
Paris-II [3]	12	AP ≤ 1,5 × ULN, GOT ≤ 1,5 × ULN und Bilirubin ≤ 1 mg/dL
Toronto [12]	24	AP ≤ 1,67 × ULN

ULN: Upper Limit of Normal

- Neben den o. g. Scores kann auch mit Hilfe des online verfügbaren GLOBE-Scores (www.globalpbc.com) das individuelle Risiko abgeschätzt werden; der Score setzt sich zusammen aus
  - Alter,
  - AP,
  - Bilirubin,
  - Thrombozytenzahl und
  - Albumin [13].
- Die Durchführung einer transienten Elastografie kann ebenso zur Risikobeurteilung herangezogen werden.

Behandlung extrahepatischer Symptome

- **Pruritus:**
  - Nach erfolgloser topischer Behandlung sollte zunächst Cholestyramin in 2–4-stündigem Abstand zu anderen Medikamenten eingenommen werden.
  - Falls dies nicht hilft, kann als zweite Stufe Rifampicin eingesetzt werden.
  - Dabei müssen eine Arzneimittelinteraktion und mögliche Hepatotoxizität berücksichtigt werden.
  - Nachfolgend kommt Naltrexon und danach Sertralin in Frage [4].
- **Sicca-Symptomatik:**
  - Bei Xerophthalmie stehen Tränenersatzmittel zur Verfügung; bei unzureichender Wirkung Parasympathomimetika (Pilocarpin, Cevimelin) bzw. Linolensäure und Omega-3-Fettsäuren enthaltende Augentropfen.
  - Bei Xerostomie kann die Speichelproduktion durch Konsum von Kaugummis oder Lutschtabletten angeregt werden; zusätzlich können Parasympathomimetika (s. o.) zum Einsatz kommen [4].
- **Osteopenie/Osteoporose:**
  - Bei Fehlen von Kontraindikationen kann eine primärprophylaktische Substitution von 25-OH-Vitamin-D 3 erfolgen.
  - Auf eine ausreichende Kalziumzufuhr ist in der Ernährung zu achten.
  - Die Therapie der manifesten Osteoporose sollte leitliniengerecht vorgenommen werden [4].

5.25.11 Verlauf und Prognose

- Die meisten Patienten haben eine günstige Prognose, insbesondere diejenigen
  - im frühen Krankheitsstadium und
  - mit Therapieansprechen auf UDCA.
- Der Verlauf der PBC ist abhängig von verschiedenen Faktoren:
  - Alter
  - Geschlecht
  - Stadium der PBC
  - Vorliegen von Symptomen bei Diagnosestellung [4]
- Die Überwachung der Patienten sollte deshalb individuell entsprechend der Risikofaktoren erfolgen [4].
- Risikofaktoren für einen Krankheitsprogress sind
  - unzureichendes Ansprechen auf UDCA,
  - männliches Geschlecht,
  - junges Alter,
  - Fatigue oder Pruritus bei Erstdiagnose sowie
  - Antikörper gegen gp-210 bzw. Zentromere [4].
- Bei fehlendem Therapieansprechen und fortgeschrittener Erkrankung ist insbesondere bei männlichen Patienten das Risiko für ein hepatozelluläres Karzinom erhöht [4].
- Neben der Verlaufsbeurteilung von Cholestaseparametern und IgM sind auch Kontrollen von Transaminasen und IgG sinnvoll, um die mögliche Entwicklung eines Überlappungssyndroms mit AIH zu erkennen [4].

5.25.12 Quellenangaben

[1] Boonstra K, Kunst AE, Stadhouders PH et al. Rising incidence and prevalence of primary biliary cirrhosis: a large population-based study. Liv Int 2014; 34: e31–e38

[2] Corpechot C, Abenavoli L, Rabahi N et al. Biochemical response to ursodeoxycholic acid and long-term prognosis in primary biliary cirrhosis. Hepatology 2008; 48: 871–877

[3] Corpechot C, Chazouillères O, Poupon R. Early primary biliary cirrhosis: biochemical response to treatment and prediction of long-term outcome. J Hepatol 2011; 55: 1361–1367
[4] Deutsche Gesellschaft für Gastroenterologie, Verdauungs- und Stoffwechselkrankheiten (DGVS), Deutsche Gesellschaft für Innere Medizin (DGIM), Deutsche M. Crohn/Colitis ulcerosa Vereinigung (DCCV) et al. Practice guideline autoimmune liver diseases. Z Gastroenterol 2017; 55: 1135–1226
[5] European Association for the Study of the Liver. EASL Clinical Practice Guidelines: The diagnosis and management of patients with primary biliary cholangitis. J Hepatol 2017; 67: 145–172
[6] Greten TF, Malek NP, Schmidt S et al. Diagnosis of and therapy for hepatocellular carcinoma. Z Gastroenterol 2013; 51: 1269–1326
[7] Griffiths L, Dyson JK, Jones DE. The new epidemiology of primary biliary cirrhosis. Semin Liver Dis 2014; 34: 318–328
[8] Hirschfield GM, Heathcote EJ. Antimitochondrial antibody-negative primary biliary cirrhosis. Clin Liver Dis 2008; 12: 323–331
[9] Jüngst C, Lammert F. Differenzialdiagnose der Cholestase. Gastroenterologie up2date 2011; 7: 87–101
[10] Kakuda Y, Harada K, Sawada-Kitamura S et al. Evaluation of a new histologic staging and grading system for primary biliary cirrhosis in comparison with classical systems. Hum Pathol 2013; 44: 1107–1117
[11] Kuiper EM, Hansen BE, de Vries RA et al. Improved prognosis of patients with primary biliary cirrhosis that have a biochemical response to ursodeoxycholic acid. Gastroenterology 2009; 136: 1281–1287
[12] Kumagi T, Guindi M, Fischer SE et al. Baseline ductopenia and treatment response predict long-term histological progression in primary biliary cirrhosis. Am J Gastroenterol 2010; 105: 2186–2194
[13] Lammers WJ, Hirschfield GM, Corpechot C et al. Development and validation of a scoring system to predict outcomes of patients with primary biliary cirrhosis receiving ursodeoxycholic acid therapy. Gastroenterology 2015; 149: 1804–1812
[14] Liberal R, Grant CR, Sakkas L et al. Diagnostic and clinical significance of anti-centromere antibodies in primary biliary cirrhosis. Clin Res Hepatol Gastroenterol 2013; 37: 572–585
[15] Ludwig J, Dickson ER, McDonald GS. Staging of chronic nonsuppurative destructive cholangitis (syndrome of primary biliary cirrhosis). Virchows Archiv A, Pathological Anatomy and Histology 1978; 379: 103–112
[16] Nakanuma Y, Zen Y, Harada K et al. Application of a new histological staging and grading system for primary biliary cirrhosis to liver biopsy specimens: Interobserver agreement. Pathol Int 2010; 60: 167–174
[17] Parés A, Caballería L, Rodés J. Excellent long-term survival in patients with primary biliary cirrhosis and biochemical response to ursodeoxycholic Acid. Gastroenterology 2006; 130: 715–720
[18] Poupon RE, Lindor KD, Cauch-Dudek K et al. Combined analysis of randomized controlled trials of ursodeoxycholic acid in primary biliary cirrhosis. Gastroenterology 1997; 113: 884–890
[19] Scheuer PJ. Primary biliry cirrhosis: diagnosis, pathology and pathogenesis. Postgrad Med J 1983; 59: 106–115
[20] Vergani D, Alvarez F, Bianchi FB et al. Liver autoimmune serology: a consensus statement from the committee for autoimmune serology of the International Autoimmune Hepatitis Group. J Hepatol 2004; 41: 677–683

5.26 Budd-Chiari-Syndrom

R. Thimme

5.26.1 Steckbrief

Das primäre Budd-Chiari-Syndrom (BCS) ist eine seltene Abflussstörung der Lebervenen, hervorgerufen durch eine Thrombose der Lebervenen oder der Vena cava inferior. Ursächlich lassen sich bei mehr als 80 % der Patienten prothrombotische Risikofaktoren nachweisen, bei 50 % eine myeloproliferative Erkrankung. Das klinische Bild ist variabel und reicht von rechtsseitigen Oberbauchschmerzen über Zeichen einer hydropischen Dekompensation bis zum akuten Leberversagen. Die Diagnose wird in der Regel mittels B-Bild- und Dopplersonografie gestellt. Die Therapie basiert auf der therapeutischen Antikoagulation und ggf. einer Angioplastie mit oder ohne Stenting. Bei klinischer Progredienz kann die Implantation eines transjugulären intrahepatischen portosystemischen Shunts (TIPS) erwogen werden, ggf. auch als Bridging für eine Lebertransplantation.

5.26.2 Synonyme

- Lebervenenthrombose

5.26.3 Keywords

- Lebervenenthrombose
- myeloproliferatives Syndrom
- Antikoagulation
- Angioplastie
- TIPS-Anlage

5.26.4 Definition

- venöse Abflussstörung, die von den Lebervenen bis zum rechten Vorhof reichen kann

5.26.5 Epidemiologie

Häufigkeit

- Das BCS ist mit einer Prävalenz von 0,8–1,4/1 000 000 Einwohner eine sehr seltene Abflussstörung der Leber.

Altersgipfel

- Das BCS kann in allen Altersstufen auftreten.
- Der Altersgipfel liegt zwischen dem 40. und 50. Lebensjahr.

Geschlechtsverteilung

- In kleineren Fallstudien zeigte sich eine leichte weibliche Prädominanz.

Prädisponierende Faktoren

- Das BCS ist eng mit **prothrombotischen Risikofaktoren** assoziiert:
  - Mehr als 80 % der Patienten weisen zumindest einen und 46 % der Patienten mehr als zwei thrombotische Risikofaktoren auf.
- Die häufigsten prothrombotischen Risikofaktoren sind (▶ Tab. 5.38):
  - myeloproliferative Erkrankungen (39 %)
  - Antiphospholipid-Antikörper-Syndrom (25 %)
  - Hyperhomocysteinämie (22 %)
  - paroxysmale nächtliche Hämoglobinurie (PNH) (19 %)
  - Faktor-V-Leiden (12 %)
- Die **Einnahme oraler Kontrazeptiva** ist ein weiterer Risikofaktor.

Tab. 5.38 Prothrombotische Risikofaktoren für das Budd-Chiari-Syndrom.

Risikofaktor	Kohorte n/n (%)
myeloproliferative Erkrankung	56/143 (39 %)
angeborene Risikofaktoren	32/154 (21 %)
Faktor-V-Leiden	18/147 (12 %)
G20210A Prothrombin	5/144 (3 %)
Protein-C-Defizienz	5/117 (4 %)
Protein-S-Defizienz	3/108 (3 %)
Antithrombin-Defizienz	3/112 (3 %)
erworbene Risikofaktoren	
Antiphospholipid-Antikörper-Syndrom	37/150 (25 %)
Hyperhomocysteinämie	28/129 (22 %)
paroxysmale nächtliche Hämoglobinurie (PNH)	15/77 (19 %)
Behçet	4/163 (2,5 %)
Sarkoidose	2/163 (1 %)
orale Kontrazeptiva	31/93 (33 %)
Schwangerschaft	6/93 (6 %)
Kombinationen	
einzelner Risikofaktor	135/160 (84 %)
mehrfacher Risikofaktor	74/160 (46 %)

5.26.6 Ätiologie und Pathogenese

- Häufigste Ursache sind Thrombosen.
- Bei der Mehrzahl der Patienten lassen sich prothrombotische Risikofaktoren nachweisen, sehr häufig ein myeloproliferatives Syndrom.
- **2 Formen:**
  - primäres BCS: hervorgerufen durch endoluminale Läsionen, z. B. Thrombosen oder fibromuskuläre Membranen („web structures")
  - sekundäres BCS: bedingt durch Kompressionen von außen, z. B. benigne oder maligne Tumoren

5.26.7 Symptomatik

- Die klinische Manifestation des BCS ist variabel und hängt vom Ausmaß und der Entwicklungsgeschwindigkeit des venösen Verschlusses ab.
- Die Klinik des BCS lässt sich in
  - akut-fulminante,
  - akute,
  - subakute oder
  - chronische Verläufe einteilen.
- Das akute, fulminant verlaufende BCS ist selten (5 %) und führt zum Leberversagen.
- Das akute BCS (20 % der Fälle) entwickelt sich über Wochen und zeigt eine klassische Trias aus Oberbauchbeschwerden, Aszites und Hepatomegalie.
- Das subakute BSC ist die häufigste Verlaufsform mit einem variablen Bild mit oder ohne Aszites und Leberfunktionseinschränkung.
- Das chronische BSC präsentiert sich über Komplikationen der portalen Hypertonie, z. B. gastrointestinale Blutungen und Zeichen der hydropischen Dekompensation.

5.26.8 Diagnostik

Diagnostisches Vorgehen

- Klinik
  - Oberbauchschmerzen
  - Ikterus
  - Aszites
- Anamnese
- Labor
  - Laborwerte
  - Nierenfunktion
  - Bestimmung pathologischer Risikofaktoren (JAK2-Mutation, Antiphospholipid-Antikörper, Protein-C/S-Mangel etc.)
- Bildgebung
  - Doppler-Abdomen
  - Kontrastmittel-CT
  - MR-Angiografie

Anamnese

- Die Anamnese erfragt die verschiedenen Symptome, die sehr variabel sind hinsichtlich
  - ihrer Art,
  - ihrer Intensität und
  - ihres zeitlichen Auftretens (akut-fulminant, akut, subakut oder chronisch).
- Es sollte sorgfältig nach dem Vorliegen von prothrombotischen Risikofaktoren gefragt werden.

Körperliche Untersuchung

- Zeichen einer portalen Hypertonie
  - Aszites
  - Splenomegalie
- Zeichen eines chronischen Leberparenchymschadens

Labor

- **Zeichen der Lebernekrose** und der Leberfunktion, insbesondere bei akut-fulminanten und subfulminanten Verläufen:
  - Erhöhungen der Transaminasen
  - erhöhte Bilirubinwerte
  - niedriger Quickwert
- Nach Diagnosestellung sollte noch vor Therapieeinleitung (Antikoagulation) eine **Diagnostik hinsichtlich der prothrombotischen Risikofaktoren** erfolgen (z. B. JAK2-Mutation zum Ausschluss myeloproliferativer Erkrankungen).

Bildgebende Diagnostik

Sonografie

- Die B-Bild- und Dopplersonografie ist der Goldstandard in der BCS-Diagnostik mit einer Sensitivität von ungefähr 90 % (▶ Abb. 5.34).
- typische, aber **unspezifische Zeichen** eines BCS:
  - Hepatomegalie
  - Hypertrophie des Lobus caudatus
- **spezifischere Zeichen** eines BSC:
  - Darstellung intrahepatischer venöser Kollateralen
  - Fehlen der größeren Lebervenen
  - Thromben der Lebervenen
  - Membran in der V. cava inferior
  - fehlende, retrograde oder turbulente Flusssignale der Lebervenen

CT und MRT

- CT und MRT sind der Sonografie nicht überlegen.
- Sie können aber Leberareale mit reduzierter Perfusion oder beginnender Nekrose besser nachweisen.

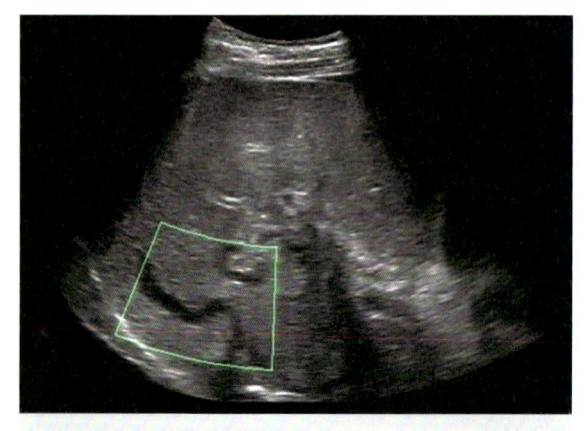

Abb. 5.34 Akutes Budd-Chiari-Syndrom in der Sonografie: Hepatomegalie mit inhomogenem Leberparenchym, perihepatischer Aszites und fehlender Flussnachweis in der rechten Lebervene.

Angiografie

- gut etabliert in der Diagnostik des BCS
- aufgrund ihrer Invasivität nur bei unklaren Befunden durchgeführt

Histologie, Zytologie und klinische Pathologie

Histologische Leberdiagnostik

- Die Durchführung einer Leberbiopsie ist für die Diagnose eines BCS von untergeordneter Bedeutung.
- Histologisch finden sich charakteristische Veränderungen, z. B. venöse Thromben, die in der Bildgebung nicht gesehen werden.

5.26.9 Differenzialdiagnosen

Tab. 5.39 Differenzialdiagnosen.

Differenzialdiagnose	Bemerkungen
sinusoidales Obstruktionssyndrom (Venookklusive Erkrankung)	nicht thrombotischer Verschluss der kleinen Lebersinusoide nach toxischer Endothelschädigung (zumeist myeloablative Therapie)
akutes Leberversagen	Das BCS ist eine seltene, aber bedeutsame Differenzialdiagnose des akuten Leberversagens.

5.26.10 Therapie

Therapeutisches Vorgehen

- Therapieempfehlungen beim BCS basieren in der Abwesenheit von großen, kontrollierten Untersuchungen auf kleineren, retrospektiven Studien.
- Die Therapie zielt
  - zum einen auf die Behandlung der Komplikationen der portalen Hypertonie und
  - zum anderen auf die thrombotische Genese und die möglichen Ursachen, z. B. myeloproliferative Erkrankungen.
- Das therapeutische Vorgehen richtet sich dabei nach der Schwere des Erkrankungsbilds.
- **Therapiemöglichkeiten:**
  - Antikoagulation: Heparinisierung/Marcumar
  - Angioplastie mit/ohne Stent
  - TIPS-Anlage bei progredientem Verlauf und Leberversagen
  - Lebertransplantation als Ultima Ratio

Allgemeine Maßnahmen

- Allgemeinmaßnahmen richten sich nach dem Schweregrad der Lebererkrankung.

Pharmakotherapie

- Bei allen Patienten mit BCS sollte unmittelbar eine Antikoagulation mit niedermolekularem Heparin erfolgen.
- Die Antikoagulation sollte rasch auf Vitamin-K-Antagonisten mit einem INR-Zielwert von 2–3 eingestellt werden.
- Eine orale Kontrazeption sollte gestoppt werden.
- Bei Vorliegen von Aszites sollte eine diuretische Behandlung eingeleitet werden.

Interventionelle Therapie

Angioplastie

- Bei Patienten mit einer interventionell gut behandelbaren Stenose der V. cava inferior oder der größeren Lebervenen sollte eine perkutane Rekanalisation (Angioplastie mit/oder ohne Stent) durchgeführt werden.

TIPS-Anlage

- Bei Versagen der Angioplastie ist bei Patienten mit ausbleibender klinischer Besserung unter Antikoagulation die TIPS-Anlage indiziert.
- Typische Komplikationen (hepatische Enzephalopathie) treten nach TIPS-Anlage beim BSC aufgrund der in der Regel guten Leberfunktion nur selten auf.

Operative Therapie

- Bei schwerem klinischen Verlauf, z. B. im Rahmen eines akut-fulminanten Verlaufs oder bei dekompensierter Fibrose/Zirrhose, sollte die Indikation zur **Lebertransplantation** diskutiert werden.

5.26.11 Verlauf und Prognose

- Bei adäquater und oben skizzierter Therapie hat das BCS eine 5-Jahres-Überlebensrate von 90 %.
- Die zugrunde liegende Erkrankung, z. B. das Vorliegen von myeloproliferativen Erkrankungen, hat Einfluss auf den weiteren Verlauf.
- Als Langzeitkomplikation kann es zum Auftreten eines hepatozellulären Karzinoms kommen, insbesondere bei Patienten mit makronodulären Leberknötchen, die in der Folge des BCS auftreten können.

5.26.12 Quellenangaben

[1] Martens P, Nevens F. Budd Chiari Syndrome. United European Gastroenterol J 2015; 3: 489–500
[2] Rössle M. TIPS: 25 years later. J Hepatol 2013; 59: 1081–1093

5.27 Sinusoidales Obstruktionssyndrom

E. Roeb

5.27.1 Steckbrief

Das sinusoidale Obstruktionssyndrom (SOS) ist durch Hepatomegalie, abdominelle Schmerzen im rechten oberen Quadranten, Ikterus und Aszites charakterisiert. Das SOS tritt meist nach hämatopoetischer Zelltransplantation auf, weniger häufig nach Chemotherapie ohne Transplantation, nach Ingestion von Alkaloiden, Hochdosisstrahlentherapie oder Lebertransplantation. Das SOS ähnelt klinisch dem Budd-Chiari-Syndrom, histologisch liegt die Obstruktion des venösen hepatischen Abstroms auf Ebene der terminalen hepatischen Venolen oder der hepatischen Sinusoide. Das SOS ist Ursache für einen Großteil der transplantatassoziierten Mortalität und verläuft in der schweren Form meist tödlich. Eine frühzeitige Diagnose ist wesentlich. Die Therapie ist bisher vorwiegend supportiv. Im Rahmen der Prävention wird seit 2013 Defibrotide eingesetzt.

5.27.2 Aktuelles

- Defibrotide ist derzeit die einzige Therapiemöglichkeit beim SOS.
- Symptomatische Therapien (z. B. mit Heparin oder Plasminaktivator-Inhibitor 1) sind entweder nachgewiesenermaßen ineffektiv oder gehen mit einer hohen Inzidenz von Blutungskomplikationen einher und können daher nicht mehr empfohlen werden.

5.27.3 Synonyme

- hepatische venookklusive Erkrankung (VOD: Venoocclusive Disease)

5.27.4 Keywords

- Defibrotide
- hämatopoetische Stammzelltransplantation (HSCT)
- Transplantation

5.27.5 Definition

- Das SOS ist eine potenziell lebensbedrohliche Komplikation, die u. a. nach hämatopoetischer Stammzelltransplantation (HSCT) beobachtet wird.
- Bei diesem Syndrom werden sinusoidale Endothelzellen und Hepatozyten in der Zone 3 des hepatischen Azinus durch toxische Metaboliten geschädigt.
- Das Syndrom entwickelt sich normalerweise innerhalb von 30 Tagen nach HSCT.

5.27.6 Epidemiologie

Häufigkeit

- In Abhängigkeit von klinischen Diagnosekriterien und Risikofaktoren lag die
  - Inzidenz des SOS bei Patienten nach Blutstammzell- und Knochenmarkstransplantation zwischen 0–50 % (aktuelle Inzidenz ca. 15 %) und
  - die Letalität zwischen 3–45 % [2], [6], [7].

Altersgipfel

- Kinder und Erwachsene sind gleichermaßen betroffen.

Geschlechtsverteilung

- Unterschiede zwischen weiblichen und männlichen Patienten wurden bisher nicht beschrieben.

Prädisponierende Faktoren

- Das SOS der Leber ist eine der gefürchtetsten Komplikationen der allogenen und autologen Transplantation hämatopoetischer Zellen.
- Zu den Hauptrisikofaktoren für das Auftreten gehören [5]:
  - Intensität des Konditionierungsregimes
  - autologer oder allogener Typ einer HSCT
  - Exposition gegenüber synthetischen Gestagenen (Norethisteron) bei Frauen
  - zweite myeloablative Transplantation
  - präexistente Lebererkrankung (erhöhte Serumtransaminasen)

5.27.7 Ätiologie und Pathogenese

- Das SOS entsteht typischerweise im Zusammenhang mit der Transplantation hämatopoetischer Zellen.
- Es kann jedoch auch durch die Ingestion von Alkaloiden (meist pflanzlicher Herkunft), durch hohe Bestrahlungsdosen der Leber (> 30 Gy) ohne Chemotherapie und nach Lebertransplantation auftreten.
- **Ursachen des SOS:**
  - HSCT
  - adjuvante oder neoadjuvante Chemotherapie mit Hepatektomie bei Lebermetastasen
  - strahlenbedingte Lebererkrankung
  - Chemotherapie einer akuten myeloische Leukämie (AML)
  - Lebertransplantation
  - Einnahme pflanzlicher Heilmittel
  - venookklusive Krankheit mit Immundefizienz (VODI)
- Unabhängig von der Ursache beginnt das SOS auf Ebene des Endothels der hepatischen Venen mit anschließender Schwellung der Zentralvenen, was zu Hepatozytennekrose und Cholestase führt.
- Vorbestehende Lebererkrankungen beeinträchtigen den Medikamentenmetabolismus und prädisponieren somit für eine Endothelzellschädigung, z. B. durch eine veränderte Expression von Adhäsionsmolekülen und prokoagulatorischen Faktoren [10].
- Die Schwere der klinischen Manifestation ist proportional zu Anzahl und Schwere dieser histologischen Veränderungen (▶ Abb. 5.35).
- Das SOS resultiert vermutlich aus zwei kombinierten Mechanismen:
  - einer toxischen Schädigung sinusoidaler und zentralvenöser endothelialer Zellen
  - einer toxischen Schädigung von Knochenmarksvorläufern, die den Ersatz der verletzten Endothelzellen verhindern.
- Arzneimittel, die toxisch für hepatische Endothelzellen und hämatopoetische Zellen sind, scheinen ein hohes Risiko für die Induktion des SOS zu haben, Autoimmunphänomene mit Indikation zur Immunsuppression (z. B. Azathioprin) ebenfalls.

5.27.8 Klassifikation und Risikostratifizierung

- Die Stärke der Assoziation variiert sehr und kein Faktor allein oder in Kombination erklärt die interindividuelle Variabilität des SOS-Risikos.
- Einige der Risikofaktoren, die mit der Entwicklung eines SOS assoziiert werden, sind:
  - vorbestehende Lebererkrankung
  - spezifische Vorbereitungstherapie auf die Transplantation
  - Einsatz spezifischer Antikörper bei HSCT
  - Ursprung der hämatopoetischen Zellen
  - pathologische Diffusionskapazität der Lunge
  - weibliches Geschlecht (Einnahme von Progesteron?)
  - Gabe von Gemtuzumab-Ozogamicin (GO)
- GO, ein potenter humanisierter monoklonaler Antikörper zur Behandlung der AML, wird mit der Entwicklung des SOS in Verbindung gebracht. Die Inzidenz lag hier bei 9 %.
- Im mittleren Osten und Nordafrika zählen die Eisenüberladung bei Patienten mit Thalassämie, einige erbliche Stoffwechselstörungen aufgrund von Blutsverwandtschaft sowie Infektionen mit dem Hepatitis-B- oder Hepatitis-C-Virus zu den Risikofaktoren von besonderer Relevanz [1].
- In der bisher größten prospektiven Kohortenstudie mit 1652 Transplantierten im Jahr 1998 war die SOS-Entwicklung assoziiert mit [3]:
  - allogener Transplantation (relatives Risiko [RR] 2,8)
  - erhöhter AST vor Transplantation (RR 2,5)
  - Hochdosischemotherapie (RR 2,3)
  - Karnofsky-Index unter 90 % (RR 2,7)
  - vorangegangener abdomineller Radiotherapie (RR 2,9)

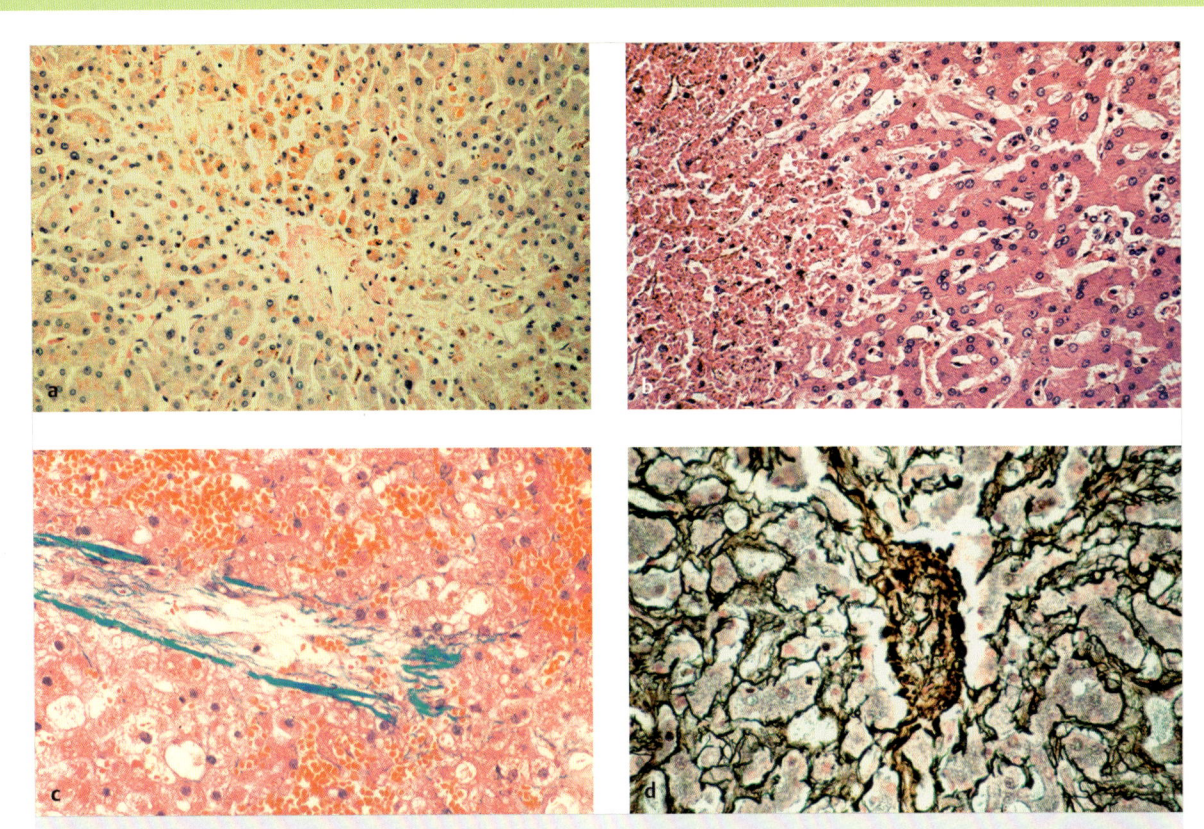

Abb. 5.35 Lichtmikroskopische Bilder der hepatischen venookklusiven Erkrankung. Die venuläre Okklusion hat zu einer zentrilobulären hämorrhagischen Nekrose geführt (a–c). Im weiteren Verlauf der Erkrankung treten perivenöse Fibrosen auf. (Quelle: Prof. Dr. Peter Schirmacher, Pathologie, Universität Heidelberg)
a Van-Gieson-Färbung, Zytoplasma gelb-braun.
b HE-Färbung, Zellkerne blau.
c Azanfärbung, kollagene Fasern blau.
d Retikulinfärbung, Fibrose schwarz.

5.27.9 Symptomatik

- Es gibt mehrere Varianten der klinischen Präsentation.
- Das SOS ist gekennzeichnet durch:
  - Gewichtszunahme
  - Aszites
  - Ikterus
  - schmerzhafte Hepatomegalie
- Das **akute Krankheitsbild** imponiert durch
  - eine schnelle und massive abdominelle Bauchschwellung sowie
  - Schmerzen im Zusammenhang mit hämorrhagischen zentrilobulären Nekrosen.
- Das **subakute SOS** präsentiert sich mit
  - rezidivierendem Aszites,
  - Splenomegalie und Hepatomegalie, verbunden mit
  - ausgedehnten hepatischen zentrilobulären Fibrosen.
- Die **chronische SOS**-Variante, die rein klinisch von Zirrhosen anderer Ätiologie nicht unterscheidbar ist, zeigt histologisch eine perizentrale Zirrhose.

5.27.10 Diagnostik

- Die Diagnose SOS wird meist klinisch gestellt.
- Auf der Grundlage von Autopsiedaten wurden klinische Diagnosekriterien identifiziert.
- Beim SOS handelt es sich vermutlich um ein Syndrom einer Leberfunktionsstörung und nicht um eine diskrete klinisch-pathologische Entität (▶ Tab. 5.40).

Tab. 5.40 Klinisches Grading des SOS nach [4].

	mild	moderat	schwer
Bilirubin, mg/dl	<5	5,1–8,0	>8,0
Transaminasen (AST, ALT)	<3 × normal	3–8 × normal	>8 × normal
Gewichtszunahme	<2 %	2–5 %	>5 %
Serumkreatinin	normal	<2 × normal	>2 × normal
klinische Änderung	langsam	moderat	schnell

Diagnostisches Vorgehen

- Nach der älteren McDonald-Klassifikation führen zwei oder mehr der folgenden Kriterien, die innerhalb von 20 Tagen nach HSCT auftreten, zur Diagnose [7]:
  - Serumbilirubin > 2 mg/dl
  - Hepatomegalie oder Schmerzen im rechten oberen Quadranten des Abdomens
  - plötzliche Gewichtszunahme durch Flüssigkeitsakkumulation (mehr als 2% des Basiswerts)
- Es müssen nicht alle Anzeichen vorhanden sein. Die Schwere einzelner Symptome kann variieren.
- Zwei aktuellere klinische Kriterienkataloge (Seattle- und Baltimore-Kriterien) sind in ▶ Tab. 5.41 dargestellt.
- Die Spezifität dieser Kriterien erfordert einen sorgfältigen Ausschluss alternativer Diagnosen, insbesondere viraler Hepatitiden, bakterieller Infektionen, Graft-versus-Host-Disease und unterschiedlicher Arzneimittelreaktionen, die im Rahmen der HSCT häufig und auch kombiniert auftreten.

Tab. 5.41 Seattle- und Baltimore-Kriterien des SOS.

Seattle-Kriterien	Baltimore-Kriterien
Bilirubin ≥ 2 mg/dl	Bilirubin ≥ 2 mg/dl
Hepatomegalie oder Schmerzen im rechten oberen abdominellen Quadranten	Hepatomegalie (schmerzhaft)
> 2% Gewichtszunahme durch Flüssigkeitsretention	5% Gewichtszunahme
	Aszites
Diagnose: 2 von 3 Kriterien innerhalb von 20 Tagen nach Stammzelltransplantation	Diagnose: Hyperbilirubinämie plus mind. 2 von 3 anderen Kriterien innerhalb von 21 Tagen nach Stammzelltransplantation

Anamnese

- Klinische und laborchemische Zeichen eines SOS beginnen in der Regel innerhalb der ersten 3 Wochen nach HSCT [2], [8].

Körperliche Untersuchung

- Die Erkrankung ist meist charakterisiert durch:
  - mehr oder wenige starke Schmerzen im rechten oberen Quadranten
  - Ikterus
  - Aszites
  - rasche Gewichtszunahme

Labor

- Neben den Parametern der Leberfunktion (Bilirubin, Transaminasen) sind
  - Serumkreatinin,
  - Blutbild (Hb, Thrombozyten) und
  - Prothrombinzeit für die Diagnose und die Prognose von Bedeutung.
- Mögliche nichtinvasive Marker des SOS sind
  - ein Anstieg des Serum-Prokollagen Typ III,
  - niedriges Antithrombin III,
  - Plasminogenaktivator-Inhibitor Typ 1 (wenig spezifisch).

Bildgebende Diagnostik

- Die abdominelle Bildgebung mit Ultraschall, CT-Scan oder MRT zeigt vorwiegend unspezifische Merkmale:
  - Verdickung der Gallenblase
  - Hepato- und Splenomegalie
  - Aszites
  - verminderte oder umgekehrte Strömung in der Pfortader
- Ein portal-hepatisch venöser Druckgradient von mehr als 10 mmHg korreliert mit dem Auftreten eines SOS (Spezifität 91%, positiv prädiktiver Wert 86%, ▶ Abb. 5.36).

Histologie, Zytologie und klinische Pathologie

Histologische Leberdiagnostik

- Die Endothelzellschäden werden in sinusoidalen Zellen und Hepatozyten der Zone 3 des Leberazinus beobachtet.
- Frühe pathologische Veränderungen umfassen die Ablagerung von Fibrinogen und Faktor VIII innerhalb der Venenwand und der dilatierten teils durch Erythrozyten verstopften Sinusoide.
- Eine progressive venöse Okklusion führt schließlich zur Zerstörung der Leberarchitektur und zur zentrilobulären hämorrhagischen Nekrose.
- Später kommt es zu einer Kollagenablagerung in den Sinusoiden, Sklerose der Venenwände und einer Fibrose des venösen Lumens sowie einer Okklusion der terminalen hepatischen Venolen.
- Der CSI-Score (Score für die chemotherapieinduzierte sinusoidale Schädigung) könnte zur Diagnose beitragen [11], berechnet unter der Verwendung eines immunhistochemischen Panels aus CD34, SMA (Expression von Smooth Muscle Actin) und GS (Expression von Glutaminsynthetase).

5.27.11 Differenzialdiagnosen

- Leberstörungen anderer Ursachen im Verlauf einer Knochenmarktransplantation sind häufig und die Sensitivität und Spezifität der SOS-Diagnosekriterien ist nicht sehr groß.
- Die wichtigsten Differenzialdiagnosen sind in ▶ Tab. 5.42 aufgeführt.

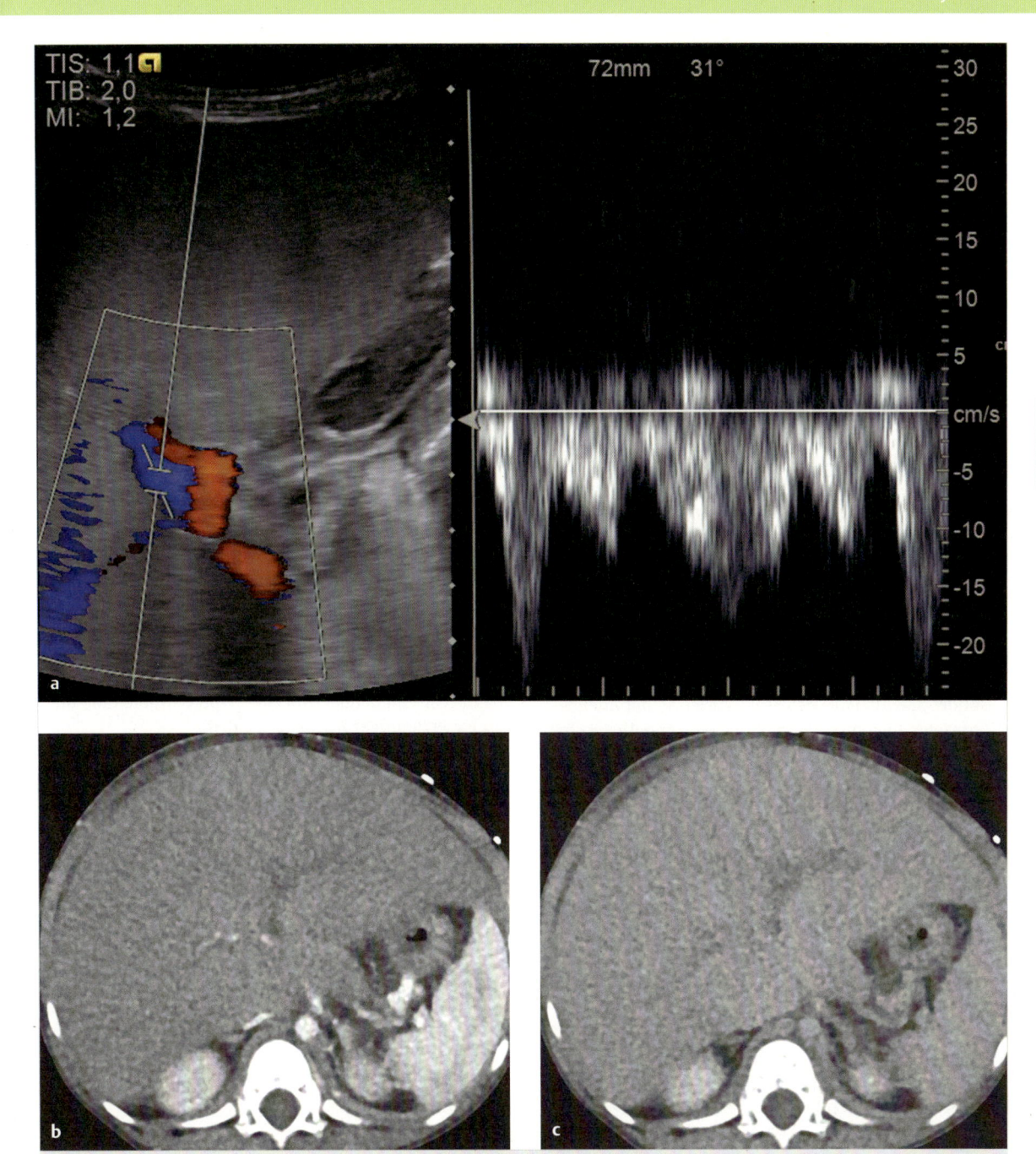

Abb. 5.36 Radiologische Darstellung (Leber-MRT) eines SOS bei einem Kind. 4-jähriger Junge, Neuroblastom Stadium 4 und Therapie in Form einer Hochdosischemotherapie mit histologisch bestätigtem SOS. (Quelle: Prof. Dr. Gabriele Krombach, Radiologie, Justus-Liebig-Universität Gießen)
a Die Dopplersonografie zeigt einen hepatofugalen Fluss in der Pfortader.
b CT in arterieller Phase.
c CT in portalvenöser Phase. Die Leber ist stark vergrößert. Aufgrund des hepatofugalen Blutflusses in der Pfortader kontrastiert sich diese auch in der portalvenösen Phase nicht.

Tab. 5.42 Differenzialdiagnosen.

Differenzialdiagnose	Bemerkungen
Budd-Chiari-Syndrom	Diagnose erfolgt in der Regel durch Dopplersonografie
medikamentös-toxische Leberstörung	ausführliche exakte Anamnese, Histologie mit Verfettung und Eosinophilie
virale Hepatitiden und andere Infektionen	Abklärung/Ausschluss durch virologische/mikrobiologische Diagnostik
hyperakute Graft-versus-Host-Disease	Risikofaktoren (HLA-Mismatch, periphere Blutstammzelltransplantation, höheres Alter, weiblicher Spender u. a.) beachten
Sepsis	neue Sepsiskriterien (Sepsis-3) beachten: Infektion, Organdysfunktion und kardivaskulärer Kollaps

5.27.12 Therapie

Therapeutisches Vorgehen

- Die Therapie des SOS ist weitgehend **supportiv**.
- Die Behandlung umfasst ein rigoroses Flüssigkeitsmanagement.
- Eine mögliche medikamentöse Therapie ist die Gabe von
  - Defibrotide,
  - Gerinnungshemmern,
  - Methylprednisolon und
  - als Ultima Ratio die Lebertransplantation [4].

Pharmakotherapie

- **Defibrotide**, ein Polydesoxyribunucleotid mit Adenosinrezeptor-Agonist-Aktivität, hat eine endothelprotektive Wirkung, eine antithrombotisch-hämolytische Aktivität ohne eigene antikoagulative Aktivität, ist nicht mit einem schweren Blutungsrisiko behaftet und in der Regel gut tolerabel.
- N-Acetylcystein erwies sich als ineffizient.
- Gewebeplasminogenaktivator wird nicht empfohlen.
- Ein protektiver Effekt von Ursodeoxycholsäure (UDCA) wurde in einer prospektiven japanischen Studie beschrieben.

5.27.13 Verlauf und Prognose

- Das SOS wird aufgrund der Krankheitssymptome in den ersten 100 Tagen nach Knochenmarktransplantation in drei Schweregrade unterteilt (siehe ▶ Tab. 5.40):
  - **milder Verlauf**: Trotz leichter biochemischer Veränderungen und klinischer Zeichen ist keine spezifische Therapie erforderlich.
  - **moderater Verlauf**: Eine Therapie in Form von Salzrestriktion und Diuretika ist erforderlich und/oder eine analgetische Behandlung zur Linderung der durch Hepatomegalie bedingten Schmerzen.
  - **schwerer Verlauf**: persistierende hepatische Fehlfunktion über mehr als 100 Tage nach Transplantation oder Tod infolge des SOS innerhalb der ersten 100 Tage
- Die moderate Erkrankungsform ist am häufigsten.

- Zu den frühen Manifestationen des SOS von Tag 3–6 nach Transplantation gehört
  - die plötzliche Gewichtszunahme (ca. 10 kg im Mittel),
  - die Entwicklung einer Hepatomegalie oder
  - einer Kapselspannung.
- Periphere Ödeme treten bei der Hälfte der Patienten auf und Aszites bei ca. 20 %.
- Laborchemisch wird
  - eine Erhöhung der Serum-Aminotransferase und
  - des konjugierten Bilirubins beschrieben,
  - in schweren Fällen eine erhöhte Prothrombinzeit und
  - eine Verschlechterung der hepatischen Synthesefunktion.
- Patienten mit schwerem Krankheitsverlauf
  - weisen die größte Gewichtszunahme auf,
  - entwickeln bereits früh eine Hyperbilirubinämie und
  - haben häufiger Aszites und Ödeme.
- Außerdem entwickeln sich bei diesen Patienten
  - renale Störungen (80 %),
  - zerebrale Störungen wie Desorientiertheit und Verwirrung (80 %),
  - kardiopulmonale Störungen (60 %) und
  - transfusionpflichtige Blutungskomplikationen (40 %).
- Ein Bilirubinwert von über 7 mg/dl birgt ein hohes Risiko für die Notwendigkeit einer Hämodialyse.

5.27.14 Prävention

- Im Zuge einer fehlenden spezifischen und effektiven Therapie hat man versucht, Inzidenz und Schweregrad der Erkrankung durch nicht toxische prophylaktische Regime zu reduzieren.
- Strategien für die Prävention und Prophylaxe des SOS umfassen:
  - eine konditionierte Bestrahlung mit reduzierter Intensität für HSCT
  - die Behandlung mit UDCA [9]
  - die Einbeziehung von Bevacizumab mit Oxaliplatin-basierten chemotherapeutischen Regimen
- Es bleibt zu hoffen, dass zukünftige Studien durch den Einsatz prognostischer Parameter eine frühere Diagnosestellung ermöglichen, um so die Ansprechrate auf Therapeutika wie Defibrotide zu erhöhen.

5.27.15 Quellenangaben

[1] Al Jefri AH, Abujazar H, Al-Ahmari A et al. Veno-occlusive disease/sinusoidal obstruction syndrome after haematopoietic stem cell transplantation: Middle East/North Africa regional consensus on prevention, diagnosis and management. Bone Marrow Transplant 2017; 52: 588-591
[2] Bearman SI. The syndrome of hepatic veno-occlusive disease after marrow transplantation. Blood 1995; 85: 3005
[3] Carreras E, Bertz H, Arcese W. Incidence and outcome of hepatic veno-occlusive disease after blood or marrow transplantation: a prospective cohort study of the European Group for Blood and Marrow Transplantation. Blood 1998; 92: 3599
[4] Chao N. How I treat sinusoidal obstruction syndrome. Blood. 2014; 123: 4023–4026
[5] DeLeve LD, Valla DC, Garcia-Tsao G. Vascular disorders of the liver. Hepatology 2009; 49: 1729–1764
[6] Kumar S, DeLeve LD, Kamath PS, Tefferi A. Hepatic veno-occlusive disease (sinusoidal obstruction syndrome) after hematopoietic stem cell transplantation. Mayo Clin Proc 2003;78: 589
[7] McDonald GB, Sharma P, Mathews DE et al. Venoocclusive disease of the liver after bone marrow transplantation: diagnosis, incidence and predisposing factors. Hepatology 1984; 4: 116–122
[8] McDonald GB, Hinds MS, Fisher LD. Veno-occlusive disease of the liver and multiorgan failure after bone marrow transplantation: A cohort study of 355 patients. Ann Intern Med 1993; 118: 255--67
[9] Ohashi K, Tanabe J, Watanabe R, et al. The Japanese multicenter open randomized trial of ursodeoxycholic acid prophylaxis for hepatic veno-occlusive disease after stem cell transplantation. Am J Hematol 2000; 64: 32–38
[10] Volpes R, van den Oord JJ, Desmet VJ. Distribution of the VLA family of integrins in normal and pathological human liver tissue. Gastroenterology 1991; 101: 200–206
[11] Stevenson HL, Prats MM, Sasatomi E. Chemotherapy-induced Sinusoidal Injury (CSI) score: a novel histologic assessment of chemotherapy-related hepatic sinusoidal injury in patients with colorectal liver metastasis. BMC Cancer 2017; 17: 35

5.27.16 Literatur zur weiteren Vertiefung

- Dignan FL, Wynn RF, Hadzic N, et al. BCSH/BSBMT guideline: diagnosis and management of veno-occlusive disease (sinusoidal obstruction syndrome) following haematopoietic stem cell transplantation. Br J Haematol 2013; 163: 444–457
- Fan CQ, Crawford JM. Sinusoidal obstruction syndrome (hepatic veno-occlusive disease). J Clin Exp Hepatol 2014; 4: 332–346
- Tallman MS, McDonald GB, DeLeve LD et al. Incidence of sinusoidal obstruction syndrome following Mylotarg (gembuzumab ozogamicin): a prospective observational study of 482 patients in routine clinical practice. Int J Hematol 2013; 97: 456–464
- Valla DC, Cazals-Hatem D. Sinusoidal obstruction syndrome. Clin Res Hepatol Gastroenterol 2016; 40: 378–385

5.27.17 Wichtige Internetadressen

- Leitlinien zur allogenen Stammzelltransplantation von der Deutschen Arbeitsgemeinschaft für Knochenmark- und Blutstammzelltransplantation (DAG-KBT): www.dag-kbt.de/Leitlinien.pdf

5.28 Stauungsleber

K.-P. Maier

5.28.1 Steckbrief

Bei Patienten mit langlaufender Rechtsherzinsuffizienz kann sich als Folge der ungenügenden Auswurfleistung des Herzens und durch die damit verbundene Rückstauung des Bluts im venösen Schenkel eine Stauungsleber entwickeln. Eine Stauungsleber kann auch akut im Rahmen einer plötzlichen Drucksteigerung im pulmonalen Kreislauf auftreten, z. B. bei Lungenembolie. Lebervenen haben keine Klappen. Dies bedeutet, dass sich eine Drucksteigerung vom rechten Vorhof direkt auf die Lebervenen fortpflanzt. Klinisch weisen Patienten die typischen Zeichen einer Herzinsuffizienz auf, zusätzlich eine Lebervergrößerung. Laborchemisch imponieren mäßig erhöhte Transaminasen. Eine geringgradige Erhöhung der Bilirubinkonzentration im Serum kann beobachtet werden, wobei eine Korrelation zwischen der Höhe des Bilirubinspiegels und dem Grad der Herzinsuffizienz nachgewiesen wurde [8]. Die Therapie der Stauungsleber ist identisch mit der Behandlung der zugrunde liegenden Rechtsherzinsuffizienz.

5.28.2 Synonyme

- Cirrhose cardiaque

5.28.3 Keywords

- Rechtsherzinsuffizienz
- Leberzirrhose
- Aszites

5.28.4 Definition

- chronische Hepatopathie bzw. Leberzirrhose als Folge einer langdauernden Hypoxämie der Leber bei chronischer Rechtsherzinsuffizienz und Stauung der Lebervenen
- akute Stauungsleber im Rahmen einer plötzlichen Drucksteigerung im pulmonalen Kreislauf, z. B. bei Lungenembolie

5.28.5 Epidemiologie

- Die Epidemiologie der Stauungsleber ist unbekannt.

5.28.6 Ätiologie und Pathogenese

- Alle **Ursachen einer Rechtsherzinsuffizienz** können zu einer Stauungsleber führen:
  - Pericarditis constrictiva (heutzutage selten)
  - Mitralstenose
  - Trikuspidalklappeninsuffizienz
  - Cor pulmonale
  - Kardiomyopathie
- Pathogenetisch resultiert eine Ischämie der Leber dann, wenn ein **Ungleichgewicht zwischen Sauerstoffverbrauch und Sauerstoffangebot** vorliegt.
- Bei einer verminderten Durchblutung erfolgt zumindest eine partielle Kompensation über eine höhere Sauerstoffextraktion durch die Hepatozyten.
- Bei abnehmendem portalen Fluss kommt es zu einer Relaxation der glatten Muskulatur, die die hepatischen Arteriolen umgibt.
- Folge ist ein verstärkter arterieller Fluss [5].
- Auf zellulärer Ebene wurde als Folge der Ischämie eine Störung der mitochondrialen Atmungskette beschrieben, gefolgt von ATP-Mangel und einer Aktivierung zellulärer Proteasen [4].
- **Histologisch** zeigen sich
  - im Frühstadium dilatierte Zentralvenen und Sinusoide,
  - bei persistierender Herzerkrankung und Lebervenenstauung feingeweblich eine zunehmende Fibrosierung mit Ausbildung von Septen.
- **Makroskopisch** findet sich als morphologisches Korrelat der chronischen Stauung das Bild der sog. „Muskatnussleber", charakterisiert durch
  - gelbbraune (verfettete) Periportalfelder und
  - rötliche Stauungsareale.
- Bei Vorliegen einer chronischen Hepatopathie und eines Umwegskreislaufs steigt die Gefahr einer hepatischen Dekompensation an, wenn die bereits eingeschränkte metabolische Kapazität der vorgeschädigten Leber durch die Ischämie-bedingte Hypoxämie weiter verschlechtert wird.

5.28.7 Symptomatik

- Typischerweise zeigen die Patienten die **Symptome einer Herzinsuffizienz**.
- Die Stauungsleber per se kann ein **Druckgefühl im rechten Oberbauch** hervorrufen, bedingt durch die Kapselspannung der Leber.
- Anders ist die Situation bei *akuter* Rechtsherzbelastung, z. B. im Rahmen einer schweren Lungenembolie:
  - Patienten sind klinisch schwer krank,
  - manchmal im Schock und
  - haben beträchtliche rechtsseitige Oberbauchbeschwerden.

5.28.8 Diagnostik

Diagnostisches Vorgehen

- Anamnese
- körperliche Untersuchung
- laborchemische Untersuchung
- Sonografie
- bei Aszites: Parazentese; auch zum Ausschluss einer spontanen bakteriellen Peritonitis (SBP)
- Im klinischen Alltag sollte bei Nachweis eines Aszites kardialer Genese und negativen Resultaten der umfangreichen laborchemischen Untersuchungen trotz der Seltenheit einer chronischen Stauungsleber an eine derartige Erkrankung gedacht werden.

Anamnese

- Vorerkrankungen
- Medikamenteneinnahme
- Krankheitsverlauf

Körperliche Untersuchung

Tab. 5.43 Klinische Befunde bei 175 Patienten mit akuter Rechtsherzinsuffizienz und chronischer Stauungsleber (Daten aus [7]).

Befund	akute Rechtsherzinsuffizienz	chronische Stauungsleber
Hepatomegalie	99 %	95 %
massive Hepatomegalie	57 %	49 %
periphere Ödeme	77 %	71 %
Pleuraerguss	25 %	17 %
Aszites	7 %	20 %

Labor

Tab. 5.44 Laborchemische Befunde bei 175 Patienten mit akuter Rechtsherzinsuffizienz und chronischer Stauungsleber (Daten aus [7]).

Befund	akute Rechtsherzinsuffizienz	chronische Stauungsleber
Bilirubinerhöhung	37 % (n = 86)	21 % (n = 57)
Erhöhung der alkalischen Phosphatase	10 % (n = 80)	9 % (n = 55)
Erhöhung der GOT-Aktivität	48 % (n = 67)	5 % (n = 37)

- **chronische Stauungsleber:**
  - biochemische Parameter nur geringgradig verändert
  - Bilirubinkonzentration im Serum gewöhnlich < 3 mg/dl [1]
- **akute schwere Rechtsherzinsuffizienz:**
  - massive Erhöhung der Aktivität der Transaminasen und der LDH, manchmal in einer Größenordnung wie bei schwerer, akuter Virushepatitis

- Ein derartiger Anstieg der Transaminasen und ebenso ein massiver Anstieg des Bilirubins wird in der Regel wenige Tage nach dem zugrunde liegenden hämodynamischen Ereignis beobachtet.
- Typischerweise verändert sich die Synthesekapazität der Leber in solchen Fällen nicht (anders als bei einer fulminanten Hepatitis).
- Wird die kardiale Situation beherrscht, zeigt sich im Verlauf ein rascher Abfall der Transaminasen und – wesentlich langsamer – auch ein Rückgang der Bilirubinkonzentration.
• Bestimmung von proBNP bei unklarer **Genese des Aszites:**
  - Eine proBNP-Konzentration < 182pg/ml im Serum schließt eine kardiale Genese des Aszites aus [3].
  - Im Fall einer kardialen Genese findet man einen proteinreichen Aszites (> 2,5 g/dl, entsprechend einem Serum-Aszites-Albumingradienten [SAAG] von > 1,1).
• Bestehen Zweifel, ob die beobachtete Hepatopathie tatsächlich stauungsbedingt ist, erscheint es überlegenswert,
  • eine virale (HAV, HBV, HDV, HCV, HEV),
  • eine metabolische (Hämochromatose, M. Wilson),
  • eine toxische (Alkohol, Medikamente) und
  • eine autoimmune Genese aktiv auszuschließen.

Bildgebende Diagnostik
Sonografie
• Farbdopplersonografie der Pfortader und der Lebervenen
• Bildgebung zeigt typischerweise Dilatation der Lebervenen und der Vena cava inferior

5.28.9 Differenzialdiagnosen

Tab. 5.45 Differenzialdiagnosen.

Differenzialdiagnose	Bemerkungen
akute Virushepatitis (z. B. HAV, HBV, HDV, HEV, HCV, EBV, Zytomegalie)	sehr rascher und sehr steiler Anstieg und Abfall der Transaminasen ungewöhnlich
medikamentös-toxisch (z. B. Acetaminophen, Pilzgifte)	Transaminasenanstieg bereits nach wenigen Stunden, extrahepatische Manifestation
akute Autoimmunhepatitis	allmählicher Enzymanstieg, erhöhte Immunglobuline (IgG), extrahepatische Manifestation (Schilddrüse, Gelenke, Haut, etc.)
akutes Budd-Chiari-Syndrom	Klinik! Grundkrankheit (myeloproliferatives Syndrom, Kontrazeptiva), Bildgebung
akuter M. Wilson	Klinik! Neurologie, Kayser-Fleischer-Kornealring, Coeruloplasmin, Hämolyse, Urin-Kupfer

5.28.10 Therapie
Therapeutisches Vorgehen
• Verbesserung der Leberfunktion durch sachgerechte **Behandlung der Herzerkrankung**

5.28.11 Verlauf und Prognose
• Laborchemische Parameter und Leberarchitektur bessern sich nach erfolgter Therapie der Herzerkrankung.
• Im Verlauf normalisieren sich in solchen Fällen die Transaminasen innerhalb weniger Tage, später auch die Bilirubinkonzentration.
• An ein akutes Leberversagen (z. B. bei präexistenter Leberzirrhose) sollte gedacht werden, wenn
  - trotz suffizienter kardialer Therapie der Abfall der Transaminasen und des Bilirubins ausbleibt,
  - die Enzymaktivitäten und der Bilirubinspiegel weiter ansteigen und
  - die Syntheseparameter abnehmen.
• Insgesamt hängt die Prognose einer akuten oder chronischen Stauungsleber wesentlich vom Schweregrad der zugrunde liegenden Herzerkrankung ab.
• Die Lebererkrankung per se hat hingegen wenig Einfluss auf die Morbidität bzw. Mortalität.
• Selbst wenn nach vielen Jahren einer chronischen Leberstauung tatsächlich eine Cirrhose cardique entstanden ist, sind ernste Komplikationen, z. B. Blutungsepisoden, ungewöhnlich [6].

5.28.12 Quellenangaben

[1] Allen LA, Felker GM, Pocock S et al. Liver function abnormalities and outcome in patients with chronic heart failure: data from the Candesartan in heart failure: Assessment of reduction in mortality and morbidity (CHARM) programm. Eur J Heart Fail 2009; 11: 170–177
[2] Arora A, Tandon N, Sharma MP et al. Constictive pericarditis masquerading as Budd-Chiari syndrome. J Clin Gastroenterol 1991; 13: 178–181
[3] Farias AQ, Silvestre OM, Garcia-Tsao G et al. Serum-B-type natriuretic peptide in the initial workup of patients with new onset ascites: a diagnostic accuracy study. Hepatology 2014: 59: 1043–1051
[4] Gasbarrini A, Borle AB, Farghali H et al. Effect of anoxia on intracellular ATP, Na+i, Ca2+i, Mg2+i, and cytotoxicity in rat hepatocytes. J Biol Chem 1992; 267: 6654–6663
[5] Kleber G, Steudel N, Behrmann C et al. Hepatic arterial flow volume and reserve in patients with cirrhosis: use of intra-arterial Doppler and adenosine infusion. Gastroenterology 1999; 116: 906–914
[6] Naschitz JE, Slobodin G, Lewis RJ et al. Heart diseases affecting the liver and liver diseases affecting the heart. Am Heart J 2000; 140: 111–120
[7] Richman SM, Delman AJ, Grob D. Alterations in indices of liver function in congestive heart failure with particular reference to serum enzymes. Am J Med 1961; 30: 211–225
[8] Schalm L, Hoogenboom WA. Blood bilirubin in congestive heart failure. Am Heart J 1952; 44: 571–580

5.29 Akutes Leberversagen

A. Canbay

5.29.1 Steckbrief

Das akute Leberversagen (ALV) ist ein seltenes, schwerwiegendes Krankheitsbild. Zu den Symptomen zählen eine Koagulopathie (INR > 1,5), eine Hyperbilirubinämie und die hepatische Enzephalopathie. Die Symptome können zum Multiorganversagen führen. Andere Ursachen, die die Leber sekundär schädigen, müssen ausgeschlossen werden. Damit handelt es sich beim ALV um einen plötzlichen Funktionsverlust der Leberfunktion bei Patienten ohne vorbestehende Leberschädigung. Im folgenden Kapitel werden die Formen von ALV behandelt, die mit einem isolierten hepatischen Organversagen beginnen. Sie sind abzugrenzen von ALV, die als Teil einer akuten Systemerkrankung auftreten. Auch muss das ALV von der sehr viel häufigeren dekompensierten chronischen Lebererkrankung unterschieden werden, was durch eine detaillierte Anamnese, die Betrachtung des Ernährungszustands und eine Sonografie fast immer möglich ist.

5.29.2 Synonyme

- fulminantes Leberversagen

5.29.3 Keywords

- hepatische Enzephalopathie
- Lebertransplantation
- akute Leberschädigung
- Koagulopathie

5.29.4 Definition

- plötzlicher Funktionsverlust der Leberfunktion bei zuvor gesunden Personen
- gekennzeichnet durch hepatozellulären Tod und hepatische Dysfunktion

5.29.5 Epidemiologie

- Das ALV ist eine seltene Erkrankung, das unterschiedliche Ursachen und klinische Verläufe hat.
- Genaue epidemiologische Daten sind daher rar.

Häufigkeit

- geschätzte Inzidenz: 1/6 Millionen pro Jahr
- Deutschland: ca. 200 Fällen/Jahr

Altersgipfel

- 39,8 Jahre ± 16,2

Geschlechtsverteilung

- w > m, ca. 2:1

Prädisponierende Faktoren

- abhängig von Ursache des ALV

5.29.6 Ätiologie und Pathogenese

Ätiologie

- Die Ursachen für ein ALV unterscheiden sich zwischen „westlichen" (USA, Europa) und „nicht westlichen" Ländern (Mittelmeerraum, Asien, Afrika).
- In den „westlichen" Ländern führen vor allem medikamentös-toxische Schädigungen zum ALV.
- Bei den „nicht westlichen" Ländern sind virale Hepatitiden die Hauptursache.
- **wesentliche Ursachen**:
  - Intoxikation
  - virale Hepatitis
  - immunologisch
  - metabolisch
  - vaskuläre Genese
  - schwangerschaftsbedingt
  - kryptogen (bis zu 20 % der Fälle)

Intoxikation

Medikamentös-toxisch induziertes Leberversagen (DILI: Drug-induced Liver Injury)

- In Deutschland haben ca. 40 % der von ALV betroffenen Personen ein medikamentös-toxisch induziertes Leberversagen.
- In vielen Fällen ist eine strukturierte Anamnese bzgl. der medizinischen Vorgeschichte schwierig.
- Vor ein paar Jahren wurde ein standarisiertes klinisches Management vorgeschlagen, um die Ursachen eines DILI zu identifizieren und die spezifische Therapie zu verbessern (für Details zur DILI siehe Kap. 5.20).

Paracetamol

- In einer Studie konnte gezeigt werden, dass über 70 % der Paracetamol-ALV in suizidaler Absicht entstanden.
- Es bleibt weiterhin umstritten, inwiefern ein ALV-Risiko bei den erlaubten Paracetamol-Dosen besteht.
- Einigkeit besteht darüber, dass zusätzlicher Alkoholabusus und Adipositas das ALV-Risiko bei den Patienten erhöhen, die Paracetamol einnehmen.
- Eine Paracetamolkonzentration von mehr als 300 µg/ml 4 Stunden nach der Einnahme ist ein Prädiktor für eine ausgeprägte hepatische Schädigung (Nekrose).
- Der aktive Metabolit von Paracetamol (N-Acetyl-p-Benzoquinonimin, NAPQI) lagert sich in den Hepatozyten ein und induziert hepatozelluläre Schädigungen in Form von Nekrosen.

- NAPQI wird wiederum schnell durch Glutathion zu nicht toxischen Produkten metabolisiert und mit der Galleflüssigkeit ausgeschieden.
- Im Fall einer Paracetamol-Intoxikation ist der Glutathion-Pool schnell aufgebraucht, kann aber durch N-Acetylcystein wiederaufgebaut werden.

Amanita

- Das Spektrum bei einer Pilzvergiftung kann von einer akuten Gastroenteritis bis hin zu einem ALV führen.
- Die Gesamtsterblichkeit bei Pilzvergiftungen ist insgesamt sehr niedrig.
- Die Sterblichkeit der Patienten, bei denen sich ein ALV entwickelt, ist jedoch sehr hoch, auch wenn sich die intensivmedizinische Behandlung deutlich gebessert hat.
- Die Vergiftung mit dem Amanitatoxin verläuft dosisabhängig und direkt hepatotoxisch und stört die mRNA-Synthese der Hepatozyten.
- Eine beachtenswerte retrospektive Studie aus Frankreich konnte herausarbeiten, das ein kurzes Zeitintervall (< 8h) zwischen Pilzingestion und Diarrhö bzw. eine schwere Koagulopathie am 4. Tag unabhängig von einer Enzephalopathie für ein schlechtes Outcome sprechen [4].

Virale Hepatitis

- Noch ist die fulminate virale Hepatitis die häufigste Ursache für ein ALV im asiatischen Raum [2].
- Hepatitis E (und seltener A), die beide fäkal-oral übertragen werden, sind endemisch in subtropischen und tropischen Ländern mit schlechtem hygienischen Standard.
- Der klinische Verlauf einer Hepatitis A verläuft bei Erwachsenen kritischer als bei Kindern.
- Vor allem bei Schwangeren werden häufiger HEV-Infektionen festgestellt, und dabei vor allem im dritten Trimester.
- Neuere Daten deuten darauf hin, dass bei bis zu 10 % der unbekannten oder nicht eindeutigen ALV-Fälle in Europa eine HEV-Infektion zugrunde liegt.
- Daher muss bei Auftreten eines ALV unbedingt die HEV-Serologie mit abgenommen und untersucht werden.
- Eine fulminante Hepatitis B war die vorherrschende Ursache für ein ALV im kontinentalen Europa, wird aber zunehmend durch kryptogene Ätiologien verdrängt.
- Die akute Hepatitis B wird entweder
  - vertikal,
  - durch infiziertes Blut oder
  - durch Körperflüssigkeiten übertragen.
- Dank der HBV-Impfung geht die Inzidenz deutlich zurück.
- Im Fall einer Superinfektion mit dem Hepatitis-D-Virus ist das Risiko für ein ALV erhöht.
- Andere virale Erreger, z. B. Epstein-Barr-Virus, Parvovirus B19, Zytomegalie und Herpes-Simplex-Virus 1 und 2 sind deutlich seltener Ursache eines ALV.
- Die Serologie sollte trotzdem, vor allem bei unklaren Fällen, abgenommen und untersucht werden.

Immunologische Ursachen

Autoimmunhepatitis

- In seltenen Fällen kann eine Autoimmunhepatitis (AIH) ein ALV auslösen.
- Das akute Einsetzen eines ALV mit seinem raschen Voranschreiten kann in diesen Fällen die notwendige Diagnostik deutlich erschweren, da sie teilweise mehrere Tage in Anspruch nimmt.

Graft-versus-Host-Disease (GvHD)

- Durch die Entwicklung vieler neuer Methoden zur Gewinnung von Spenderleukozyten kam es zu einem deutlichen Anstieg der Anzahl an Stammzelltransplantationen in den letzten Jahren.
- Daher sollte jeder Anstieg von Leberenzymen nach Stammzell-/Knochenmarktransplantation an eine GvHD der Leber denken lassen.
- Jedoch sollte nicht vergessen werden, dass jede Knochenmarksuppression sowie Chemotherapie selbst hepatotoxisch sind.

Morbus Wilson

- Morbus Wilson ist eine seltene autosomal-rezessiv vererbte Erkrankung, die den Kupferstoffwechsel betrifft.
- Die Prognose der Patienten, bei denen sich ein ALV entwickelt, ist dramatisch schlecht:
  - Fast alle Patienten im ALV sterben, wenn sie keine neue Leber erhalten.
- Ein extrem hohes Serumbilirubin mit niedrigen Werten der AP, ALAT und ASAT sind typisch. Häufig kommt es auch zusätzlich zu einem akuten Nierenversagen.

Vaskuläre Ursachen

- Eine akute systemische Hypotension sekundär nach einem Herzversagen oder im Rahmen eines Schocksyndroms können zu einem ALV führen.
- Der Verschluss von mindestens zwei Lebervenen im Rahmen eines Budd-Chiari-Syndroms oder im Rahmen der venösen Verschlusskrankheit sind selten.
- In diesen Fällen ist die Antikoagulation bzw. Lysetherapie Mittel der Wahl.
- In besonders ungünstigen Fällen können die Notfallanlage eines transjugulären intrahepatischen Shunts (TIPS) oder ein chirurgisch angelegter Shunt nötig werden.

- Wichtig ist, die Ursache für den thrombotischen Verschluss im Rahmen der Thrombophilie-Diagnostik zu finden.

Schwangerschaftsinduziertes Leberversagen

- Zum schwangerschaftsinduzierten Leberversagen zählen
    - die schwangerschaftsinduzierte Hepatitis und
    - das HELLP-Syndrom.
- Auf beide wird in einem späteren Abschnitt genauer eingegangen (Besonderheiten bei Schwangeren (S. 750)).

Unbekannte Ätiologie (sog. kryptogenes oder indeterminiertes ALV)

- Trotz einer deutlichen Verbesserung der diagnostischen Methoden bleiben weiterhin 20 % der ALV-Fälle ungeklärt.

Pathogenese

- Ein ALV entsteht auf der Basis einer **akuten Hepatozytenschädigung**, die ausgelöst wird durch
    - toxische,
    - virale oder
    - metabolische Faktoren oder
    - arterielle Hypotension mit Ischämie.
- Auch wenn die Ursachen für ein ALV sehr unterschiedlich sind, werden bei einer akuten Schädigung stets bestimmte Prozesse eingeleitet, z. B.
    - hepatozelluläre Apoptose und
    - Nekrose.
- Eine **massive Abnahme der Lebermasse** hat weitreichende Folgen und resultiert in einer schwer reduzierten oder ganz sistierenden Leberfunktion; betroffen sind
    - Glukose-, Lipid- und Proteinstoffwechsel,
    - die Biotransformation und
    - die Synthese von Gerinnungsfaktoren.
- Dadurch kommt es wiederum zu **Komplikationen**:
    - Koagulopathie
    - hepatische Enzephalopathie
    - Hyperglykämie
    - Infektionen
    - Nieren- bis hin zu Multiorganversagen
- Dabei zeigen Untersuchungen, dass die Art des Zelltods
    - unterschiedlich und
    - abhängig von der Ursache des ALV ist sowie
    - Einfluss auf den Verlauf der Erkrankung und das Überleben hat.
- Der **Anteil an apoptotischen und nekrotischen Zellen** im akuten Leberversagen scheint **abhängig von der auslösenden Ätiologie** unterschiedlich zu sein.
- Apoptose ist wahrscheinlich die vorherrschende Zelltodart in HBV- und Amanita-assoziierten ALV.
    - Durch eine Behandlung der HBV mit Entecavir konnte eine signifikante Reduktion der Serum-Zelltodmarker gezeigt und das klinische Outcome deutlich verbessert werden.
- Nekrose sieht man vor allem bei Paracetamol-induzierten ALV und bei hydropischer Herzinsuffizienz.
- Die **Regenerationsfähigkeit** der Leber ist von verschiedenen Faktoren abhängig, u. a.:
    - Geschlecht
    - Alter
    - Gewicht
    - mögliche bestehende Vorschädigungen der Leber
- Zu wichtigen Mediatoren, die die Leberregeneration unterstützen, zählen
    - Zytokine,
    - Wachstumsfaktoren und
    - Stoffwechselvorgänge, die Energievorräte erzeugen.

5.29.7 Klassifikation und Risikostratifizierung

- Anhand des Zeitintervalls zwischen dem Ausfall der Leberfunktion und dem Beginn der Enzephalopathie werden 3 Verlaufsformen unterschieden:
    - fulminant: < 7 Tage
    - akut: 7–28 Tage
    - subakut/protrahiert: > 4 Wochen

5.29.8 Symptomatik

- **Symptomtrias:**
    - Ikterus
    - Gerinnungsstörung
    - Bewusstseinsstörung
- **Ikterus:** ggf. Foetor hepaticus
- **hämorrhagische Diathese:** durch Mangel an Gerinnungsfaktoren und disseminierte intravasale Gerinnung (DIC)
- **hepatische Enzephalopathie (HE)**: Flapping Tremor, Bewusstseinsstörungen von Schlafstörungen über Somnolenz bis zum Koma (entspricht Grad 4 nach West-Haven-Einteilung)
- abnehmende, sonografisch messbare Lebergröße (infolge des Leberzerfalls)
- Hyperventilation (Ammoniakwirkung)
- arterielle Hypotonie aufgrund der Vasodilatation
- Ernährungszustand und muskuläre Trophie: im Gegensatz zur dekompensierten chronischen Lebererkrankung aufgrund des akuten Beginns häufig noch normal

5.29.9 Diagnostik

Diagnostisches Vorgehen

- Wichtig im diagnostischen Vorgehen bei V. a. ALV ist es, schnell zu handeln.

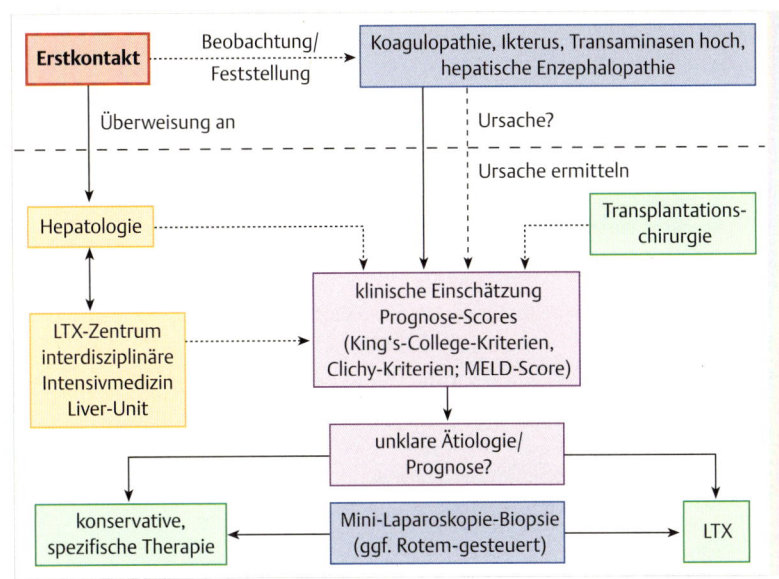

Abb. 5.37 Vorgehen bei Leberversagen. LTX: Lebertransplantation.

- Im besten Fall erfolgen alle diagnostischen Schritte ersten 24 h der Vorstellung des Patienten im Krankenhaus, einschließlich
  - Anamnese,
  - körperlicher Untersuchung,
  - Blutentnahme und
  - Dopplersonografie (▶ Abb. 5.37).
- Sobald die ersten Parameter bestimmt sind, gilt es,
  - die prognostischen Scores zu berechnen und
  - Kontakt mit einem Lebertransplantationszentrum aufzunehmen.

Anamnese

- Dauer des Ikterus
- Dauer von Müdigkeit und/oder Wesensveränderung (ggf. Fremdanamnese für genaue Angaben nötig)
- Auslandsanamnese inkl. Impfstatus
- Nahrungsaufnahme (spezielle Diäten, Wildfleisch (HEV), Pilze, Johanniskraut, etc.)
- Medikamenteneinnahme (ALLE Medikamente, Nahrungsergänzungsmittel, o. ä.)
- familiäre Belastung
- Drogenkonsum/Toxine/Exposition durch Arbeitsbereich (inkl. minutiöse Alkoholanamnese – „Wie verläuft ein typischer (Arbeits-)Tag bzw. ein typisches Wochenende?")
- Autoimmunerkrankungen
- Schwangerschaft, Kontrazeption, ungeschützter Geschlechtsverkehr
- medizinische Eingriffe
- Piercings

Körperliche Untersuchung

- Untersuchung des mentalen Status des Patienten (Hinweise für eine HE, wenn ja, welches Stadium?)
- Hinweise für eine chronische Lebererkrankung (Palmarerythem, Lackzunge, Lacklippen, Temporal Wasting und allgemeine muskuläre Trophie, Spider nävi, Caput medusae)
- Ikterus
- herpetische Läsionen an den Schleimhäuten bei oraler, genitaler (ggf. auch endoskopischer) Inspektion
- Leberpalpation (wenn möglich):
  - vergrößert: virale Hepatitis, Budd-Chiari-Syndrom, maligne Infiltration
  - verkleinert: Hinweis für deutlich reduziertes Lebervolumen bei massivem Zelltod

Labor

- Leberzellschaden (ALAT, ASAT, GLDH)
- Cholestaseparameter (Bilirubin, AP, γGT)
- Lebersyntheseleistung (Quick/INR, Albumin, Cholinesterase)
- Leberexkretionsfunktion (Ammoniak)
- begleitende Organkomplikationen:
  - Nierenretentionsparameter (Kreatinin, Harnstoff)
  - Differenzialblutbild
  - Laktat (wünschenswert arteriell)
  - Glukose
  - wünschenswert: arterielle Blutgasanalyse mit Bikarbonat bzw. Base Excess und arteriellem pCO_2
- Sonstiges:
  - Schwangerschaftstest
  - Medikamentenspiegel (Paracetamol)

Tab. 5.46 Scoring-Systeme zur Einschätzung der Schwere des akuten Leberversagens bzw. der Notwendigkeit zur Lebertransplantation.

Scoring-System/Kriterium		Bewertungs-/Prognosefaktoren
King's-College-Kriterien	Paracetamol-Intoxikation	arterieller pH < 7,25 (unabhängig vom Grad der hepatischen Enzephalopathie) ODER 2 von 3 der folgenden Kriterien und klinische Verschlechterung: INR < 6,5 Kreatinin > 300 µmol/L Hepatische Enzephaolpathie Grad 3–4
	andere Ursachen	INR > 6,5 (unabhängig vom Grad der hepatischen Enzephalopathie) ODER 3 der 5 folgenden Kriterien (unabhängig vom Grad der hepatischen Enzephalopathie): Alter < 10 oder > 40 Ätiologie unklar, medikamentös-toxisch Intervall Ikterus bis Enzephalopathie INR > 3,5 Bilirubin > 300 µmol/L
Clichy-Kriterien		hepatische Enzephalopathie Grad 3 oder 4 UND Faktor V < 20 % (Alter < 30 Jahre) ODER Faktor V < 30 % (Alter > 30 Jahre)
MELD-Score		$10 \times (0{,}957 \times \ln_{Serumkreatinin} + 0{,}378 \times \ln_{Bilirubin} + 1{,}12 \ln_{INR} + 0{,}643)$
CK-18/modifizierter MELD-Score		$10 \times (0{,}957 \times \ln_{Serumkreatinin} + 0{,}378 \times{}_{SerumCK-18/M-65} + 1{,}12 \ln_{INR} + 0{,}643)$
BilE-Score		Bilirubin(µmol/l)/100 + Laktat(mmol/l) + 4 (für kryptogene ALV, Budd-Chiari-Syndrom, Phenprocoumon- Vergiftung) −2 (für Acetaminophen-Vergiftung) ± 0 (für andere Ätiologien des ALV)

BilE: Bilirubin Lactate Etiology; CK: Zytokeratin; INR: International Normalized Ratio; MELD: Model of End-Stage Liver Disease

- toxikologisches Screening: Amphetamine, Barbiturate, Benzodiazepine, Cannabinoide, Ecstasy, Kokain, Metamphetamine, Opiate, trizyklische Antidepressiva
- Phosphat, α1-Fetoprotein

Scoring-Systeme

- Es gibt verschiedene Scoring-Systeme, die dabei helfen sollen, die Prognose der Patienten mit ALV abzuschätzen (▶ Tab. 5.46):
  - King's-College-Kriterien
  - MELD-Score (Model of End-Stage Liver Disease)
  - Clichy-Kriterien
- Die jeweiligen Sensitivitäten und Spezifitäten sind jedoch nicht optimal, was zur Folge hat, dass Patienten über- bzw. untertherapiert werden [3].

Mikrobiologie und Virologie
Serologie

- Virusdiagnostik: anti-HAV-IgM, HBsAg, anti-HBc-IgM, HBV-DNA, anti-HCV, HCV-RNA, anti-HEV-IgM, HEV-RNA, HIV-Ag/Ak, anti-HSV-IgM, HSV-DNA, anti-CMV-IgM, CMV-DNA, EBV-DNA, anti-EBNA (EBNA: Epstein-Barr-nukleäres-Antigen), anti-VZV-IgM,
- ggf. auch Leptospiren-Serologie
- Hinweise auf Autoimmunerkrankung: AMA (anti-mitochondriale Antikörper), ANA (antinukleäre Antikörper), ANCA (antineutrophile zytoplasmatische Antikörper), SMA (Antikörper gegen glatte Muskelzellen), SLA (Antikörper gegen lösliches Leberantigen)

Molekularbiologie

- Hinweise auf genetische Ursachen:
  - Coeruloplasmin
  - Ferritin
  - Transferrinsättigung
  - α1-Antitrypsin

Kulturen

- zum Ausschluss einer akut ablaufenden Infektion: Blut- und Urinkulturen (Leptospiren, Brucellen, Rikettsien, C. perfringens, u. a.)

Bildgebende Diagnostik
Sonografie

- Das wichtigste bildgebende Verfahren ist die Duplexsonografie.
- erkannt werden können:
  - Leberzirrhose- und ihre Komplikationen (Umgehungskreisläufe, Splenomegalie, Aszites),
  - ggf. Pfortaderthrombose
  - ggf. Verschluss der Arteria hepatica

CT und MRT

- Kann sonografisch kein sicherer Ausschluss einer Pfortaderthrombose erfolgen, sind eine CT oder im Notfall eine MRT indiziert.

Instrumentelle Diagnostik

Minilaparoskopie

- Die Minilaparoskopie ist ein minimalinvasives Verfahren, das einige Vorteile gegenüber der transjugulären Biopsie hat:
  - die Leberoberfläche kann betrachtet werden (so fallen z. B. kleinknotige Zirrhosen auf, die man im Ultraschall evtl. übersehen hat oder schlecht beurteilen konnte)
  - der gewonnene Leberzylinder ist größer als bei der transjugulären Biopsie
  - die Leberbiopsie erfolgt unter Sicht, d. h., etwaige Nachblutungen können direkt gesehen und vor Ende der Intervention gestillt werden

Histologie, Zytologie und klinische Pathologie

Histologische Leberdiagnostik

- Wenn durch Anamnese und serologische Untersuchungen keine Diagnose gestellt werden kann, kann die histologische Untersuchung Aufschluss geben.
- Histologische Proben können entweder über eine transjuguläre Biopsie oder über die Minilaparoskopie gewonnen werden.
- Hierbei kann man Hinweise erhalten auf
  - eine Verfettung,
  - toxische Schäden oder
  - z. B. Plasmazellnester (Hinweis für autoimmunes Geschehen).
- Erwartungsgemäß korreliert das Ausmaß der Nekrose mit dem lebertransplantationsfreien Überleben des Patienten.

Immunhistochemische Untersuchungen

- Die Untersuchung der Gewebeproben auf Ki67 (Zellproliferation) und M30 (Zelltod) konnte in Studien eine genauere Aussage über die Prognose treffen als die alleinige MELD-Score-Bestimmung.
- Diese Untersuchung erfolgt jedoch nur in Speziallaboren.
- Auch die seltene und nur schwer zu diagnostizierende HSV-Hepatitis kann immunhistochemisch sicher nachgewiesen werden und erhebliche therapeutische Relevanz haben.

5.29.10 Differenzialdiagnosen

- diagnostisches Vorgehen zum Ausschluss von Differenzialdiagnosen (▶ Tab. 5.47):
  - Anamnese
  - Duplexsonografie
  - im weiteren Verlauf ÖGD, Koloskopie etc.

Tab. 5.47 Differenzialdiagnosen.

Differenzialdiagnose	Bemerkungen
rasch progredienter terminaler Leberausfall bei Leberzirrhose	acute-on-cirrhosis-Leberversagen Leberstigmata (Spider näevi, Caput medusae, Lacklippen, Lackzunge, Temporal Wasting, Palmarerythem) der Leberzirrhose sind vorhanden positive Anamnese auf vorbestehende hepatische Dekompensation (Aszites, Ösophagusvarizenblutung, Ödeme der Beine, etc.)
rasch progredienter Leberausfall bei vorgeschädigter Lebererkrankung ohne Leberzirrhose	akut-auf-chronisches Leberversagen Vorschädigung der Leber durch Alkoholexzess (!), Übergewicht, Diabetes mellitus, HCV, HBV oder sekundär sklerosierende Cholangitis nach schwerer Krankheit ohne klinische Zeichen einer Leberzirrhose und ohne bisherige hepatische Dekompensation
akutes Leberversagen im Rahmen eines Multiorganversagens	Abgrenzung vom fortschreitenden primären ALV nicht immer einfach mögliche Ursachen: Hypoxie/Ischämie z. B. nach Reanimation oder Krampfanfall, virale oder bakterielle Sepsis, Hitzschlag, Metastasenleber, Mikroangiopathie unterschiedlicher Genese
schwere akute Cholestase	bei verzögertem Durchtritt eines Konkrements durch die Papilla Vateri

5.29.11 Therapie

Therapeutisches Vorgehen

- Aufgrund einer möglichen rasanten Verschlechterung des Allgemeinzustands bis hin zu einem hepatischen Koma muss der Patient schnellstmöglich auf eine Intensivstation verlegt werden.
- Des Weiteren muss bei jedem Patienten mit ALV schnellstmöglich Kontakt mit einem erfahrenen Lebertransplantationszentrum hergestellt werden:
  - Besprechen erster diagnostischer und therapeutischer Schritte
  - Planen einer zeitnahen Verlegung
- Das therapeutische Vorgehen im Einzelfall ist abhängig von der Ursache des ALV (▶ Tab. 5.48).

Tab. 5.48 Spezielle Therapien bei den verschiedenen Ursachen eines akuten Leberversagens.

Ursache	Therapie	Dosis
Paracetamol	Aktivkohle	1 g/kg
	N-Acetylcystein	150 mg/kg Startdosis
		50 mg/kg für 4 h
		100 mg/kg für 20 h
Knollenblätterpilz	Silibinin	20–50 mg/kg/d
akute HBV-Infektion	(Lamivudin)	(100–300 mg/d)
	Entecavir	0,5–1 mg/d
	Tenofovir	245 mg/d
	neu: Tenofoviralafenamid	10 mg/d
Schwangerschaft	Entbindung	
Autoimmunhepatitis	Prednisolon	1–2 mg/kg/d
Budd-Chiari-Syndrom	TIPS/chirurgischer Shunt	
HSV-Infektion	Aciclovir	3 × 10 mg/kg/d

Allgemeine Maßnahmen

- Eine engmaschige Kontrolle der Vital- und Laborparameter ist essenziell.
  - Dabei geht es zunächst um die mögliche Korrektur/den Ausgleich pathologischer Werte.
- Die symptomatische (supportive) Therapie beinhaltet z. B.
  - die Substitution von Glukose und Elektrolyten,
  - eine Ulkusprophylaxe und
  - ggf. ein Nierenersatzverfahren bei akutem Nierenversagen.
- Mittlerweile hat sich nicht nur bei der Paracetamol-Intoxikation, sondern bei jeder schweren akuten Hepatitis (d. h. jeder Hepatitis mit Koagulopathie) die **frühzeitige kontinuierliche Gabe von hochdosiertem N-Acetylcystein** (N-ACC) etabliert [8].
  - Jedoch gibt es auch Hinweise für allergische Reaktionen auf N-ACC.
- Die weiteren therapeutischen Maßnahmen sind abhängig von der jeweiligen Symptomatik.

Pharmakotherapie

Hepatische Enzephalopathie

- Die symptomatische Therapie bzw. Prophylaxe beinhaltet die Induktion von Diarrhöen mittels **Laktulose**.
  - Damit wird gleichzeitig der pH-Wert im Kolon reduziert, was die Ammoniakbildung verringert.
- Außerdem sollte u. E. das Kolon mithilfe von Rifaximin dekontaminiert werden.
- Uneinigkeit besteht weiterhin über die Wirksamkeit von verzweigtkettigen Aminosäuren, um den peripheren Ammoniakmetabolismus zu steigern.
- Allgemein gilt es, bei Patienten mit einer HE **Sedativa** zu **vermeiden** oder möglichst gering zu halten, da diese den intrakraniellen Druck (ICP) erhöhen können.
  - Propofol erscheint geeignet.
  - Benzodiazepine haben den Nachteil einer bei Leberinsuffizienz deutlich verlängerten Wirkung.
- Sollte ein erhöhter ICP bestehen, empfiehlt sich als Notfallmaßnahme
  - die Kopfhochlagerung,
  - Induktion von Hypothermie und
  - Hyperventilation, auch wenn eine randomisiert-kontrollierte Studie keinen Überlebensvorteil für die Hypothermie beim ALV zeigen konnte [1].
- Einige Studien favorisieren zusätzlich die Verwendung von **Mannitol** (0,5–1 g/kg).
- Sollte sich das Hirnödem verschlechtern, zeigen sie Patienten mit
  - systemischer Hypotension,
  - Bradykardie (Cushing-Reflex),
  - geweiteten und lichtstarren Pupillen und
  - schließlich mit Atemstillstand.
- Der ICP sollte < 20 mmHg, der zerebrale Perfusionsdruck > 70 mmHg und die jugularvenöse Sauerstoffsättigung zwischen 55–80 % liegen.

Koagulopathie

- Eine Koagulopathie sollte im Allgemeinen nur dann behandelt werden, wenn es klinische Zeichen einer Blutung gibt.
- Um einen **Vitamin-K**-Mangel auszuschließen, sollte dieses zumindest für ca. 3d substituiert werden (Reduktion des INR?).
- Für die Anlage vaskulärer Zugänge ist – zumindest bei Thrombozyten > 50 000/μl und normaler Fibrinogenkonzentration – nur sehr selten eine Substitution von Thrombozyten oder Gerinnungsfaktoren notwendig.
- Die Katheter sollten aber nach vorheriger sonografischer Kontrolle gelegt werden.
- Neben den traditionellen globalen Gerinnungstests ist die ROTEM-Analyse möglicherweise eine sinnvolle Ergänzung.
- Interessanterweise scheinen Patienten mit ALV trotz ausgeprägter Koagulopathie (gemessen am INR) kein erhöhtes Risiko für eine Blutung in laparoskopischen Untersuchungen zu haben.

Spezifische Therapien für spezifische Ursachen

Paracetamol-Intoxikation

- **Aktivkohle** (1 g/kg) kann indiziert sein, wenn die Einnahme des Paracetamol weniger als 4 h zurückliegt.
- Die Infusion mit **N-ACC** kann 24–36 h nach Einnahme gegeben und für mehr als 20 h (im Einzelfall sogar länger) gegeben werden.

- Die Bestimmung bzw. Überwachung der Paracetamol-Spiegel kann hierbei als Hilfestellung dienen, ob und wie lange die Therapie mit N-ACC durchgeführt wird.
- Bei der Entscheidung für eine N-ACC-Therapie ist wichtig, so früh wie möglich mit der Therapie zu beginnen.

Medikamentös-toxische Schädigung

- Bei starker Leberschädigung scheint die Kombination aus Steroiden und Ursodeoxycholsäure (UDCA) gute Wirksamkeit zu zeigen.
- Bei Vergiftungen allgemein kann neben der spezifischen Antidotgabe zusätzlich eine forcierte Diurese oder Plasmapherese erfolgen.
- Magenspülungen sind nur sehr selten bei erst kurz zurückliegender Ingestion indiziert.

Amanita-Intoxikation

- Silibinin ist Mittel der Wahl, auch wenn dies nur durch eine retrospektive Studie gestützt wird [5].

Akute HBV-Infektion

- Die Datenlage zur antiviralen Therapie ist begrenzt, und Empfehlungen können nur unter Vorbehalt gegeben werden; Details siehe Kap. 5.2.

Schwangerschaftsinduziertes ALV

- Sofortige Einleitung der Geburt oder Kaiserschnitt sind bei dem seltenen Fall eines manifesten schwangerschaftsassoziierten ALV die Mittel der Wahl.
- Je früher die Geburt eingeleitet wird, desto höher ist die Sterblichkeit beim Säugling, jedoch sinkt die Mortalität der Mutter signifikant.

Autoimmunhepatitis

- Die zeitnahe Einleitung einer Steroidtherapie kann womöglich die Notwendigkeit einer Lebertransplantation abwenden; Details siehe Kap. 5.23.

Interventionelle Therapie

Leberunterstützungsverfahren

- Als potenzielles Leberunterstützungsverfahren ist bisher nur die **Albumindialyse** in einer größeren Studie getestet worden.
- Leider zeigte sich kein Überlebensvorteil gegenüber der konventionellen Therapie, sodass der Einsatz außerhalb von klinischen Studien nicht empfohlen wird.
- Es ist jedoch zu hoffen, dass innovative Entwicklungen auf diesem wichtigen Forschungsfeld kommen werden (siehe auch Kap. 8.17).

Zellbasierte Verfahren

Stammzelltransplantation

- Es gibt erste Untersuchungen mit Hepatozytentransplantationen.
- Diese befinden sich jedoch noch in frühen Studienphasen.

Operative Therapie

- Die **Lebertransplantation** ist die Therapie der Wahl bei Patienten mit einem ALV, die keine adäquate Regenerationskapazität besitzen und am ALV sterben würden.
- Hierfür ist die richtige Einschätzung der Prognose des Patienten äußerst wichtig, um diejenigen Patienten, die eine Transplantation benötigen, zeitnahe zu evaluieren.
- Patienten, die keine Kontraindikation für eine Lebertransplantation aufweisen, haben
  - eine 1-Jahres-Überlebenswahrscheinlichkeit von 80–90 % mit
  - einer 5-Jahres-Überlebensrate von 55 %.
- In Zeiten des Mangels an Spenderorganen wären theoretisch die Leberlebendspende eines Split-Grafts oder die Transplantation von Lebern in reduziertem Zustand alternative Optionen.
  - Diese scheitern jedoch oftmals am inakzeptabel hohen Risiko eines solch dringlichen Eingriffs für den bis dato völlig gesunden Spender.

5.29.12 Verlauf und Prognose

- Die Prognose ist abhängig von
  - der Ätiologie des ALV,
  - dem Alter des Patienten/der Patientin,
  - den evtl. Vorerkrankungen und
  - der Geschwindigkeit der Entwicklung des ALV.
- Vor Verfügbarkeit der hochdringlichen Lebertransplantation betrug die spontane Überlebensrate lediglich ca. 40 %.
- Patienten mit einem fulminanten Verlauf zeigen meist einen günstigeren Verlauf.
- Prognostisch günstig sind
  - ein Abfall des Hepatozytenwachstumsfaktors (HGF) und
  - ein Anstieg des α1-Fetoproteins.
- Die häufigste Todesursache bei Patienten mit ALV ist ein Hirnödem (70 %).
- Mindestens die Hälfte der betroffenen Patienten benötigt eine Lebertransplantation.
- Patienten, die ein ALV überleben, erholen sich meist vollständig.

5.29.13 Prävention

- Liegt bereits eine (schwere) Hepatitis vor, konnte bisher nur für N-ACC (und wahrscheinlich für die antivirale Therapie bei Hepatitis B) eine präventive Wirkung gezeigt werden.
- Noch effizienter sind aber gesetzliche Zugangsbeschränkungen, wie sie in Großbritannien 1998 angesichts der hohen Paracetamol-assoziierten Letalität eingeführt wurden.
  - Hier führte allein eine Reduktion der Paracetamol-Packungsgrößen innerhalb der folgenden 11 Jahre zu einer Abnahme der Paracetamol-assoziierten Todesfälle um 43 % [6].

5.29.14 Besonderheiten bei Schwangeren

- Vor allem im dritten Trimester kann es in seltenen Fällen zu einer **akuten Fettleber** bei Schwangeren (AFLP) kommen.
- Diese fällt auf durch
  - Blutbildveränderungen (Thrombozytopenie, Leukozytose),
  - leicht erhöhte Transaminasen,
  - erhöhte Bilirubinwerte.
- Eine weitere seltene Komplikation bei Schwangeren ist das **HELLP-Syndrom** (Hämolyse, erhöhte Leberwerte, niedrige Thrombozyten).
  - Hier sind typischerweise LDH, ALAT und Bilirubin erhöht.
  - Die Hepatopathie ist normalerweise komplett regredient, sobald die Schwangerschaft beendet ist.
  - Für zukünftige Schwangerschaften besteht jedoch ein höheres Risiko für Komplikationen.
- Das ALV kann sich nach Entbindung auch noch verschlechtern.

5.29.15 Besonderheiten bei Kindern

- Kinder leiden eher selten an einem ALV.
- Die häufigste Ursache für eine Lebertransplantation im Kindesalter sind Gallengangsatresien.

5.29.16 Quellenangaben

[1] Bernal W, Murphy N, Brown S et al. A multicentre randomized controlled trial of moderate hypothermia to prevent intracranial hypertension in acute liver failure. J Hepatol 2016; 65: 273–279
[2] Bernal W, Wendon J. Acute liver failure. N Engl J Med 2013; 369: 2525–2534
[3] Canbay A, Tacke F, Hadem J et al. Akutes Leberversagen – Ein lebensbedrohliches Krankheitsbild. Dtsch Arztebl Int 2011; 108: 714–720
[4] Escudie L, Francoz C, Vinel JP et al. Amanita phalloides poisoning: reassessment of prognostic factors and indications for emergency liver transplantation. J Hepatol 2007; 46: 466–473
[5] Ganzert M, Felgenhauer N, Schuster T et al. Amanita poisoning - comparison of silibinin with a combination of silibinin and penicillin. Dtsch Med Wochenschr 2018; 133: 2261–2267
[6] Hawton K, Bergen H, Simkin S et al. Long-term effect of reduced pack sizes of paracetamol on poisoning deaths and liver transplant activity in England and Wales: interrupted time series analyses. BMJ 2013; 346: f403
[7] Ostapowicz G, Fontata RJ, Schiodt FV et al. Results of a prospective study of acute liver failure at 17 tertiary care centers in the United States. Ann Intern Med 2002; 137: 947–954
[8] Smilkstein MJ, Bronstein AC, Linden C et al. Acetaminophen overdose: a 48-hour intravenous N-acetylcysteine treatment protocol. Ann Emerg Med 1991; 20: 1058

5.29.17 Wichtige Internetadressen

- www.deutsche-leberstiftung.de/Forschung

5.30 Leberzirrhose

C. Trautwein, H. W. Zimmermann

5.30.1 Steckbrief

Die Leberzirrhose ist die gemeinsame Endstrecke einer Vielzahl von chronischen Lebererkrankungen unterschiedlicher Ätiologie. Diese umfasst neben Zeichen der Leberinsuffizienz mit gestörter Biosynthese von wichtigen Eiweißstoffen und eingeschränkter Entgiftungsleistung insbesondere Folgeerscheinungen der aus einer Zirrhose resultierenden portalen Hypertension. Varizen, Aszites und eine hepatische Enzephalopathie kennzeichnen die Leberzirrhose im Endstadium. Die Leberzirrhose wird heutzutage als systemische Erkrankung verstanden und betrifft nahezu alle extrahepatischen Organsysteme. Pathophysiologisch liegt der Zirrhose ein zumeist chronisch inflammatorisches Geschehen zugrunde, das über eine Fibrosierung der Leber zu einer läppchenüberschreitenden Vernarbung mit Ausbildung von Regeneratknoten führt. Dieser Prozess verläuft in der Regel über Jahre, wobei zusätzliche exogene wie endogene Einflüsse und genetische Faktoren wesentliche Determinanten darstellen.

5.30.2 Synonyme

- Schrumpfleber

5.30.3 Keywords

- Fibrose
- portale Hypertension
- Leberinsuffizienz
- hepatozelluläres Karzinom

5.30.4 Definition

- Es existiert keine international einheitliche Definition der Leberzirrhose.
- Leberzirrhose ist gekennzeichnet durch
  - eine durch chronischen Leberschaden hervorgerufene diffuse Bindegewebsvermehrung der Leber
  - mit Störung der physiologischen Läppchenstruktur und
  - Auftreten abnormer nodulärer Regeneratknoten.
- Unterschieden werden eine mikronoduläre von einer makronodulären Form.
- gemeinsames Endstadium chronischer Lebererkrankungen unterschiedlicher Ätiologie
- Architekturstörung der Leberläppchen mit Veränderungen der sinusoidalen Mikrozirkulation einhergehend, Folge ist portale Hypertension
- Leberzirrhose ist eine Präkanzerose für das hepatozelluläre Karzinom (HCC).

5.30.5 Epidemiologie

Häufigkeit

- unzureichende Evidenz zur Inzidenz und Prävalenz der Leberzirrhose in Deutschland
- Prävalenz der Leberzirrhose sehr von der zugrunde liegenden Ätiologie abhängig (bei ethyltoxischer Lebererkrankung bis zu 40 %, bei chronischer HCV-Infektion etwa 10 %)
- genaue Prävalenz unklar (Extrapolierung der Prävalenz zugrunde liegender Erkrankungen wie HCV-, HBV-Infektion, Alkoholabhängigkeitssyndrom, NAFLD)
- in Autopsiestudien Prävalenz der Zirrhose 5–10 % mit differierenden Zahlen in Europa
- In Deutschland werden pro Jahr ca. 20 000–25 000 Fälle wegen nicht alkoholischer Zirrhose und etwa 33 000 Fälle wegen ethyltoxischer Zirrhose behandelt.
- Vermutlich wird die Häufigkeit der Leberzirrhose in den kommenden Jahren aufgrund der Häufung des metabolischen Syndroms und der konsekutiven nicht alkoholischen Fettlebererkrankung (NAFLD) zunehmen (USA: etwa 40 % aller neu diagnostizierten Lebererkrankungen sind auf eine Steatose zurückzuführen).
- Leberzirrhose steht in Deutschland an 9.–11. Stelle der Todesursachenstatistik.

Altersgipfel

- Leberzirrhose betrifft insbesondere Menschen im mittleren Alter. Valide Daten zur Altersverteilung in Deutschland liegen jedoch nicht vor.
- Mehr als 50 % der stationär behandelten Patienten sind jünger als 65 Jahre.
- Altersgipfel variiert in Abhängigkeit von der Ätiologie
  - medianes Alter bei Diagnosestellung bei NASH-Zirrhose 60 Jahre,
  - bei ethyltoxischer Genese 52 Jahre und
  - bei autoimmunologisch-bedingten Zirrhosen 43 Jahre.

Geschlechtsverteilung

- Mehr als zwei Drittel der stationär behandelten Patienten mit Leberzirrhose sind männlich.
- Bei nicht alkoholischer Leberzirrhose ist von einem ausgeglichenen Verhältnis auszugehen.
- Morbidität und Mortalität der Zirrhose bei Männer etwa doppelt so hoch
- Wichtig ist, dass bei einigen Ätiologien eine klare Geschlechterdominanz vorliegt (z. B. weiblich: Autoimmunhepatitis, primär biliäre Cholangitis; männlich: primär sklerosierende Cholangitis).

Prädisponierende Faktoren

- Insbesondere für die alkoholische Lebererkrankung, NAFLD und die Infektion mit Hepatitis B und C sind prädisponierende Begleitkonditionen gut validiert.
- Als Akzeleratoren der Fibrogenese gelten:
  - männliches Geschlecht
  - Alter > 40 Jahre
  - Adipositas
  - Diabetes mellitus
  - Steatosis hepatis
  - Nikotin- und Alkoholkonsum
- Zudem sind ethnische Faktoren relevant. So weisen Hispanics eine erhöhte Suszeptibilität für eine ethyltoxische Zirrhose auf als z. B. Kaukasier und Schwarze.
- Genetische Faktoren sind vor allem in der NAFLD und der alkoholischen Lebererkrankung gut untersucht.
- Epigenetische Faktoren sind ebenfalls bedeutsam (DNA-Methylierung, Histon-Modifikationen, miRNAs miR-21, -221/222, -181b oder -150).

5.30.6 Ätiologie und Pathogenese

- Die häufigste Ursache der Leberzirrhose in Deutschland ist die alkoholische Leberkrankung mit 60–70 % aller Fälle, gefolgt von der NAFLD sowie der chronischen Hepatitis-B- und -C-Infektion.
- Andere zugrunde liegende Ätiologien sind deutlich seltener, aber stets als Ursache in unklaren Fällen in Betracht zu ziehen und entsprechend abzuklären (▶ Tab. 5.49).
- Kryptogene Zirrhosen sind nicht selten. Man geht davon aus, dass diese ätiologisch unklaren Fälle am häufigsten auf eine NASH zurückzuführen sind.
- Der **Zirrhoseentstehung** liegt zumeist ein chronisches Entzündungsgeschehen der Leber zugrunde:
  - Über weitgehend konservierte Mechanismen führt hepatozellulärer Zelltod über überschießende regeneratorische Wundheilungsprozesse zu einer Fibrose.

- Auslöser sind repetitive entzündliche bzw. schädliche Stimuli (Alkohol, Viren etc.).
- Auf zellulärer Ebene basiert die hepatische Fibrogenese auf einer Aktivierung der perisinusoidalen hepatischen Sternzellen (HSC oder früher Ito-Zellen) zu Myofibroblasten durch Zytokine (TGF-β, PDGF, TNF-α, Chemokine) und andere Botenstoffe sowie der Interaktion mit einwandernden Monozyten/Makrophagen und anderen Immunzellen.
- Die HSC sezernieren exzessive Mengen an Kollagen. Dieses wird als extrazelluläre Matrix im Dissé-Raum abgelagert.
- Es bilden sich in der Folge fibröse Septen aus, die von den Portalfeldern ausgehen.
- Parallele Störungen der mikroskopischen Gefäßarchitektur in der Leber führen zu einer Erhöhung des präsinusoidalen Drucks und der Entstehung von Gefäßshunts.
- Die periportale Fibrose greift auf die Zentralvenen über und es kommt zur Brückenbildung.
- Die sinusoidale bzw. präsinusoidale Druckerhöhung resultiert in der klinisch bedeutsamen Druckerhöhung im Pfortaderstromgebiet (→ Aszites, Varizen).
- Über einen fortschreitenden Verlust von Leberparenchym durch funktionslose bindegewebige Narbenstränge vermindert sich die Funktionskapazität der Leber (→ gestörte Biosynthese, eingeschränkte Gifteliminationsleistung).
- Chronische Inflammation und regeneratorische Prozesse fördern die Karzinogenese (→ HCC-Entstehung).

5.30.7 Klassifikation und Risikostratifizierung

- Unterteilung in:
  - kompensierte Leberzirrhose: klinisch inapparent bzw. oligosymptomatisch
  - prognostisch ungünstige dekompensierte Leberzirrhose: Aszites, hepatische Enzephalopathie, gastrointestinale Blutung, bakterieller Infekt.
- Gebräuchlichste Klassifikation der Leberzirrhose umfasst 2 klinische und 3 objektivierbare Parameter (**Child-Pugh-Turcotte-Score**, ▶ Tab. 5.50 und ▶ Tab. 5.51).
- Neuere Klassifikation unterteilt die Leberzirrhose in 4–5 Stadien entsprechend dem Auftreten von Komplikationen (▶ Tab. 5.52).
- **MELD-Score** (umfasst Bilirubin, INR, Kreatinin im Kontext der Lebertransplantation zur Stratifizierung der Dringlichkeit einer Organallokation): erlaubt valide Beurteilung der 3-Monatsmortalität. (MELD-Kalkulator online: https://reference.medscape.com/calculator)
- Risikoscores **CLIF-C-ACLF-Score** (ACLF: Acute-on-Chronic Liver Failure) und **CLIF-C-AD-Score** (AD: Acute Decompensation): ermöglichen sehr valide die Abschätzung der Kurzzeitmortalität. (Kalkulator online: www.clifresearch.com/ToolsCalculators.aspx)

Tab. 5.49 Ätiologie der Leberzirrhose.

infektiös	Hepatitis B Hepatitis C Hepatitis D Schistosomiasis
nutritiv-toxisch/ metabolisch	Alkohol nicht alkoholische Steatohepatitis (NASH) Indian Childhood Cirrhosis langfristige totale parenterale Ernährung
autoimmune Lebererkrankungen	primär sklerosierende Cholangitis (PSC) primär biliäre Cholangitis (PBC) Autoimmunhepatitis Overlapsyndrome IgG4-Cholangiopathie
genetisch/hereditär	Hämochromatose Morbus Wilson α1-Antitrypsinmangel Mukoviszidose Gaucher-Krankheit Niemann-Pick-Krankheit Typ B/C Cholesterinesterspeicherkrankheit Fabry-Krankheit lysinurische Proteinintoleranz Glykogenosen (Typ IV) Galaktosämie Porphyria cutanea tarda Tyrosinämie Abetalioproteinämie
biliär	PSC/PBC sekundär sklerosierende Cholangitis (SSC) (verschiedene Ursachen) chronische Cholestase rekurrierende bakterielle Cholangitis Gallengangsatresie Alagille-Syndrom progressive familiäre intrahepatische Cholesetase (PFIC) Typ 1–3
medikamentös-toxisch	Methotrexat Amiodaron Methyldopa Isoniazid Vinylchlorid (CCL 4)
vaskulär/kardial	Rechtsherzinsuffizienz (Cirrhose cardiaque) Budd-Chiari-Syndrom Pericarditis Constrictiva Morbus-Osler-Rendu-Syndrom nach Fontan-Operation
Sonstiges	kryptogen (ca. 10 % der Fälle)

Tab. 5.50 Child-Pugh-Turcotte-Score: Parameter.

Parameter	1 Punkt	2 Punkte	3 Punkte
Gesamtbilirubin (mg/dl)	<2	2–3	>3
Serum-Albumin (g/dl)	>3,5	2,8–3,5	<2,8
INR	<1,7	1,7–2,3	>2,3
Aszites	nein bis gering	mäßig (oder medikamentös supprimiert)	massiv (oder therapierefraktär)
hepatische Enzephalopathie (West-Haven-Klassifikation)	nein	Grad 1–2	Grad 3–4

Tab. 5.51 Child-Pugh-Turcotte-Score: Bewertung.

Child-Pugh-Score-Punkte	Stadium	1-Jahres Überleben	2-Jahres Überleben
5–6	A	100 %	85 %
7–9	B	81 %	57 %
10–15	C	45 %	35 %

Tab. 5.52 Klinische Stadien der Leberzirrhose.

Stadium		Klinische Konstellation	1-Jahres-Mortalität
Stadium 1	kompensiert	kein Aszites keine Varizen	1 %
Stadium 2	kompensiert	kein Aszites Varizen	3,4 %
Stadium 3	dekompensiert	Aszites ± Varizen	20 %
Stadium 4	dekompensiert	Varizenblutung ± Aszites	57 %

5.30.8 Symptomatik

- Initial häufig unspezifisch mit
  - Abgeschlagenheit,
  - Müdigkeit und
  - Leistungsminderung bei ca. 60–80 % der Fälle.
- Vielfach werden auch gastrointestinale Symptome wie
  - Dyspepsie,
  - Stuhlgangsveränderungen und
  - zumeist diskrete rechtsseitige Oberbauchschmerzen beklagt.
- Bedingt durch die Sarkopenie beklagen etwa ein Drittel der Patienten einen Gewichtsverlust, der bei Aszites- und Ödembildung im dekompensierten Stadium maskiert werden kann.
- Libido- und Potenzverlust werden ebenfalls berichtet.
- Im fortgeschrittenen Stadium der Zirrhose können Raucher über eine zunehmende Aversion gegenüber Nikotin berichten.
- Zu beachten ist, dass eine kompensierte Zirrhose auch gänzlich asymptomatisch verlaufen kann und in nahezu der Hälfte der Fälle nicht aufgrund bestimmter Symptome entdeckt wird, sondern zufällig.
- Nur bei etwa einem Viertel der Fälle wird eine Zirrhose im kompensierten Stadium diagnostiziert.
- Im Stadium der Dekompensation sind Symptome und körperliche Stigmata obligat.
- Neben den Leberhautzeichen (▶ Tab. 5.53) – insbesondere Ikterus – dominieren
  - Aszites,
  - Gynäkomastie beim Mann und
  - Sarkopenie mit atrophischer Extremitätenmuskulatur das klinische Bild.
- In 6 % der Fälle manifestiert sich eine Leberzirrhose erstmalig als akute Varizenblutung mit Hämatemesis, Teerstuhl und Schock.
- Ebenfalls eher selten kann die Episode einer overten hepatischen Enzephalopathie erstes fassbares Symptom einer Leberzirrhose sein (11 % der Fälle).
- Insgesamt wird die Leberzirrhose bei ca. 75 % der Fälle erst im dekompensierten Stadium entdeckt.
- Bei der Mehrzahl der Fälle ist Aszites das zur Diagnosestellung führende Erstsymptom.

Tab. 5.53 Klinische Zeichen der Leberzirrhose.

Kategorie	Beispiele
Leberhautzeichen	Ikterus, Lackzunge, Palmarerythem, Spider nävi, Teleangiektasien Leukonychie, Striae, Purpura, Ekchymosen, Xanthelasmen,
Abdomen	Aszites, Hernien, Rektusdiastase, Caput medusae (sehr selten)
Extremitäten	Ödeme, Sarkopenie, Dupuytren-Kontraktur
hormonell	Verlust der Sekundärbehaarung (Bauchglatze), Hodenatrophie, Gynäkomastie

5.30.9 Diagnostik

Diagnostisches Vorgehen

- In der Regel wird die Diagnose Leberzirrhose als Kombination typischer klinischer, bildmorphologischer und laborchemischer Veränderungen bei entsprechender prädisponierender chronischer Lebererkrankung gestellt.
- Goldstandard ist nach wie vor die **Leberhistologie**.
  - Nach dem Grundsatz Primum non nocere sollten invasive Verfahren (Biopsien) nur dann erfolgen, wenn sich eine therapeutische Konsequenz ableitet.
  - Bei eindeutiger klinischer und paraklinischer Befundkonstellation ist eine Biopsie i. d. R. nicht indiziert und bei Dekompensation relativ kontraindiziert.
- Sollte die Histologie nicht erfolgen bzw. vorliegen, ist mindestens ein bildgebendes Verfahren mit charakteristischen Veränderungen zu fordern.
- Neben einer umfassenden Anamneseerhebung und eingehender körperlicher Untersuchung sollten primär eine laborchemische Untersuchung sowie eine **Ultraschalluntersuchung des Abdomens und der Leber** erfolgen.
- Im dekompensierten Stadium ist die Diagnose bereits häufig klinisch zu stellen. Hierbei unterstützen bildmorphologische Veränderungen die Verdachtsdiagnose.
- Im kompensierten Stadium sind bei fehlenden typischen bildmorphologischen Befunden gegebenenfalls weiterführende Untersuchungen indiziert.
  - Insbesondere eine mikronoduläre Zirrhose lässt sich häufig sonografisch oder auch durch andere Schnittbildverfahren nicht sicher diagnostizieren.
  - Elastografische Verfahren (z. B. Fibroscan oder ARFI) sind mittlerweile für viele Ätiologien sehr gut validiert und erlauben mit einer hohen Sensitivität aber mäßigen Spezifität die Diagnose einer Leberzirrhose.

> **Cave**
>
> Morphologisch können andere Krankheitsentitäten das Bild einer Zirrhose imitieren und auch zirrhosetypische, aber nicht spezifische sekundäre Phänomene aufweisen (z. B. akutes Leberversagen).

Anamnese

- Das Anamnesegespräch dient dazu, typische Symptome der Leberzirrhose abzufragen.
- Weiterhin werden Informationen zur zugrunde liegende Ätiologie erhalten:
  - Alkoholkonsum
  - Risikoverhalten in Bezug auf Exposition hepatotroper Viren
  - Familienanamnese etc.
- Die Anamnese ist insbesondere wichtig, um ein akutes Leberversagen abzugrenzen.

Körperliche Untersuchung

- Die körperliche Untersuchung ist die diagnostische Basismaßnahme, jedoch bei kompensierter Zirrhose häufig nicht wegweisend.
- Zeigt die Inspektion Stigmata einer Zirrhose (Leberhautzeichen, ▶ Tab. 5.53), liegt in der Regel ein bereits fortgeschrittenes Stadium der Lebererkrankung vor.
- Der direkte palpatorische Nachweis einer Zirrhose (v. a. bei mikronodulärer Zirrhose) ist schwierig und in der Ära der flächendeckenden Verfügbarkeit der Ultraschalldiagnostik nicht mehr üblich.
- Zu Beginn ist die Leber häufig vergrößert und von eher derber Konsistenz.
- Im Verlauf schrumpft das Organ und ist dann von subcostal zumeist nicht mehr palpabel.
- Wichtig ist das Erkennen klinisch und prognostisch relevanter Komplikationen mit möglichem Interventionsbedarf:
  - **Aszites:** Perkussion des Abdomens in wechselnder Körperlage, Perkussionswelle; ab 1,5 l klinisch detektierbar
  - **Sarkopenie:** Inspektion der Extremitätenmuskulatur; Muskelatrophie unabhängiger Prognosefaktor
  - **Hepatische Enzephalopathie:** Überprüfen von Kognition und Bewusstsein, Asterixis, Reflexstatus
  - Digital-rektale Untersuchung: gastrointestinale Blutung?

Labor

- Direkte **Biomarker** zur Quantifizierung der Fibrose (z. B. Prokollagen-III-Peptid, Hyaluronsäure, CTGF) ggf. hilfreich, in der klinischen Routine jedoch nicht weit verbreitet.

- Einfache und komplexe zusammengesetzte **Scores** können zur Diagnosesicherung beitragen:
  - De-Ritis-Quotient: AST/ALT Ratio > 1 (Sensitivität 53 %)
  - APRI-Test: AST/Thrombozytenzahl > 1 (Sensitivität 76, Spezifität 72 %)
  - FIB-4, NAFLD Fibrosis Score (NFS), FibroTest, HepaScore
- Neben spezifischen Laborparameter zur diagnostischen Abklärung der ursächlichen Lebererkrankung sind folgende **Basis-Laborparameter** zur Abschätzung der Schwere der Lebererkrankung indiziert:
  - (Differenzial-)Blutbild
  - AST, ALT, γ-GT, AP, Bilirubin, INR, PCHE, Albumin, Ammoniak
  - Elektrolyte, Kreatinin, Harnstoff, LDH, Proteinelektrophorese, Gammaglobuline, Glukose
  - Cave: Die aufgeführten Laborparameter können bei einer Zirrhose anfänglich sämtlich normal sein.
- Sensitive Parameter der Lebersynthese sind Albumin, INR und PCHE.
- Die Transaminasen erlauben Auskunft über die nekroinflammatorische Aktivität. AST > ALT hinweisend auf eine Zirrhose (s. o.).
- Thrombopenie relativ sensiver Indikator einer klinisch signifikanten portalen Hypertonie
- Anämie häufig und multifaktoriell bedingt, v. a. bei ethyltoxischer Genese (Blutung, Substratmangel [Vitamin B$_{12}$, Folsäure], Hämolyse [Spur Cell Anemia], chronische Entzündung, Myelodepression)
- MCV erhöht bei ethyltoxischer Genese
- Hyponatriämie insbesondere bei refraktärem Aszites, prognostisch relevant
- Nierenfunktionsparameter wichtig zur Detektion einer prognostisch sehr bedeutsamen Nierenfunktionsverschlechterung (Differenzialdiagnose hepatorenales Syndrom)
- Serum-Aszites-Albumin-Gradient (SAAG) > 1,1 hinweisend für portalen Aszites → hilfreich bei ätiologisch unklarem Aszites

> **Cave**
> Kreatininbasierte GFR-Bestimmung ist zwar Standard, bei Patienten mit Leberzirrhose aber wenig sensitiv; ggf. besser: Cystatin C.

Bildgebende Diagnostik

- Die Diagnosestellung einer Leberzirrhose setzt nicht zwingend eine histologische Untersuchung voraus.
- Bildmorphologische Veränderungen in Kombination mit typischen klinischen und laborchemischen Befunden erlauben die Diagnosesicherung (▶ Abb. 5.38).
- Die Sonografie ist das bildgebende Verfahren der Wahl zur Diagnostik der Leberzirrhose.

> **Cave**
> Für alle bildgebenden Verfahren gilt, dass Frühstadien einer Zirrhose bildmorphologisch nicht erfasst werden können.

Sonografie

- Unterstützt durch die Duplexsonografie erreicht die Sonografie eine Sensitivität und Spezifität zur Detektion einer Leberzirrhose von etwa 53 % bzw. 73 % (Frühformen entgehen zumeist dem sonografischen Nachweis) (▶ Tab. 5.54).
- sensitivstes Verfahren zur Detektion von Aszites (ca. 50 ml ausreichend)
- Weitere sekundäre Zirrhosezeichen sind sonografisch gut erfassbar und hilfreich bei Diagnosestellung:
  - Splenomegalie
  - abdominelle Kollateralkreisläufe
  - Dilatation der Pfortader/V. lienalis
  - Cruveilhier-von-Baumgarten-Syndrom etc.
- Die halbjährliche Sonografie ist in den Leitlinien fest implementiert als Screeningmethode der Wahl zur Detektion eines HCC bei Patienten mit Leberzirrhose im Stadium Child A und B.
- Sonografische Zusatzverfahren wie KM-Sonografie (CEUS), US-gesteuerte Punktionen sind insbesondere im diagnostischen Work-up des HCC bedeutsam.
  - CEUS auch zur Darstellung der hämodynamischen Veränderungen in der zirrhotischen Leber geeignet, aber bislang kein Einzug in die klinische Routine für diese Fragestellung

Elastografie

- Die Elastografie dient primär der nicht invasiven Diagnostik der Leberfibrosestadien und der Zirrhose durch Messung der Lebersteifigkeit.
- verschiedene Verfahren verfügbar, z. B. transiente Elastografie (Fibroscan), Scherwellenelastografie (ARFI)
  - z. T. im Ultraschallgerät integriert
- Elastografie dient auch zur Abschätzung des Ausmaßes der portalen Hypertension.
- Bei einer Steifigkeit < 20 kPa und normaler Thrombozytenzahl sind keine relevanten Ösophagusvarizen zu erwarten → Screening-ÖGD verzichtbar.
- Sensitivität und Spezifität der Elastografie für Zirrhose 90 % bzw. 82 %; Zirrhosebereich 13–75 kPa
- erhöhte Lebersteifigkeit u. a. auch bei nekroinflammatorischer Aktivität
  - Werte immer im klinischen Kontext interpretieren
- ätiologiespezifische Grenzwerte

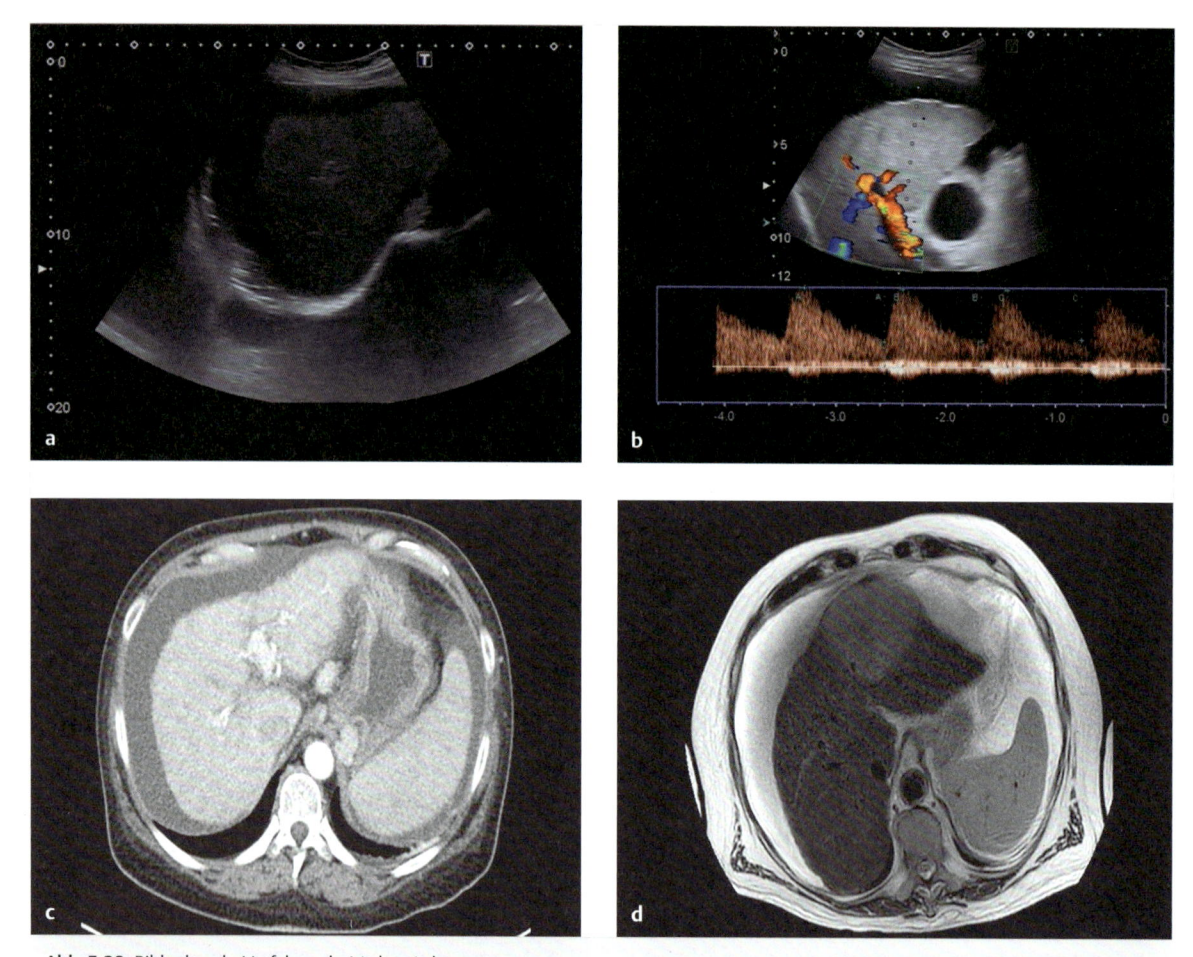

Abb. 5.38 Bildgebende Verfahren bei Leberzirrhose.
a B-Bild-Sonografie einer Zirrhose: unregelmäßige Kontur, inhomogenes Parenchym, intrahepatische Gefäßrarefizierung und Aszites.
b Duplexsonografie: sehr kräftiges arterielles Flusssignal, Pfortader nicht perfundiert bei Thrombose.
c zu b korrespondierende CT-Aufnahme der selben Patientin.
d MRT bei dekompensierter Leberzirrhose (T 2-Wichtung): großer HCC-Knoten.

Tab. 5.54 Sonografische Zeichen der Leberzirrhose.

Parameter	Befund
Größenrelation	relative Größenzunahme des linken Leberlappens, Quotient Lobus caudatus/rechter Leberlappen > 0,65 (sehr sensitiv!)
Form	verplumpte Leberrandwinkel (li > 30°, re > 45°)
Kontur	unregelmäßig, grob- oder feinhöckrig
Struktur	inhomogen, verdichtet
Gefäße intrahepatisch	geschlängelte Lebervenen, reduziertes Gefäßbett, prominente Leberarterien
Gefäße extrahepatisch	Dilatation Pfortader > 13 mm, Milzvene > 10 mm
Duplexsonografie	monophasisches Flussprofil Lebervenen, verlangsamter Pfortaderfluss
Sonstiges	Splenomegalie

- Elastografie bei Aszites, Adipositas und ausgedehnten infiltrativen bzw. tumorösen Prozessen der Leber nicht sinnvoll durchführbar
- sehr guter negativer prädiktiver Wert; Spezifität aber eingeschränkt

CT

- Das CT erbringt in der Regel keinen Zusatznutzen bei der Beurteilung, ob eine Leberzirrhose vorliegt (CT: Sensitivität 52 %, Spezifität 54 %).
- indiziert, wenn die Beurteilbarkeit der Sonografie (z. B. Adipositas per magna) unzureichend ist

MRT

- Das MRT weist formal die beste diagnostische Sensitivität (87 %) und Spezifität (83 %) für die Diagnose einer Zirrhose auf.
- Beispiele für spezifische Fragestellungen mit Indikation für CT/MRT:
  - Pfortaderthrombose (insbesondere Ausmaß)
  - Planung TIPS
  - Diagnostik des HCC und Differenzialdiagnose fokaler Läsionen der Leber
  - extrahepatische Ausbreitung des HCC

Angiografie

- keinerlei Stellenwert in der Routinediagnostik
- ausgewählte Indikationen:
  - im Rahmen der HCC-Therapie TACE, Planung SIRT, ggf. zur Diagnostik des HCC
  - TIPS-Anlage, selten interventionelle Verfahren bei Pfortaderthrombose etc.

Instrumentelle Diagnostik

Lebervenenverschlussdruckmessung

- Goldstandard zur Quantifizierung der portalen Hypertension ist die Lebervenenverschlussdruckmessung (HVPG-Messung).
- Ein transjugulär eingebrachter Katheter wird in die rechte Lebervene eingeschwemmt und eine Wedge-Druckmessung durchgeführt.
- Werte > 5 mmHg: portale Hypertension, Werte > 10 mmHg: klinisch signifikanter portaler Hypertonus (▶ Tab. 5.55)
- sehr hoher diagnostischer und prognostischer Wert (insbesondere zur Therapiesteuerung der portalen Hypertonie)
  - trotzdem HVPG-Messung in Deutschland nur an wenigen Zentren verbreitet

Tab. 5.55 Einteilung der Leberzirrhose aufgrund des Portaldrucks.

HVPG	klinische Bedeutung
< 5 mmHg	keine portale Hypertonie
< 10 mmHg	klinisch nicht signifikanter portaler Hypertonus, keine Varizen zu erwarten.
> 10 mmHg	Risiko für Komplikationen der portalen Hypertonie
> 12 mmHg	erhöhtes Blutungsrisiko
> 16 mmHg	erhöhtes Mortalitätsrisiko
> 20 mmHg	Risiko für Therapieversagen bei akuter Varizenblutung

HVPG: Hepatic venous Pressure Gradient (dt. hepatisch-venöser Druckgradient)

Ösophago-Gastro-Duodenoskopie (ÖGD)

- Bei Erstdiagnose Leberzirrhose sollte eine Ösophago-Gastro-Duodenoskopie (ÖGD) zur Detektion von Varizen erfolgen.
  - Gelegentlich kann der Nachweis von Varizen oder einer hypertensiven Gastropathie die Verdachtsdiagnose bekräftigen.
  - Reguläre Verlaufskontrollen in Abständen von 1–2 Jahren zum Varizenscreening sind indiziert.
- Bei elastografisch bestimmter Lebersteifigkeit < 20 kPa und Thrombozyten > 150G/l ist eine ÖGD i. d. R. entbehrlich, da ein sehr geringes Risiko relevanter Varizen besteht.

Histologie, Zytologie und klinische Pathologie

Histologische Leberdiagnostik

- Makroskopisch werden mikro- von makronodulären Zirrhosen und Mischformen unterschieden (▶ Abb. 5.39).
- Histologisch lässt sich eine Leberzirrhose durch Biopsie über einen perkutanen, transjugulären oder laparoskopischen Zugangsweg diagnostisch sichern.
- Die Histologie liefert Rückschlüsse über die Ätiologie, den Entzündungsgrad und das Stadium der Lebererkrankung (▶ Abb. 5.40).
- Das Staging der Lebererkrankung erfolgt z. B. nach dem Ishak-Score oder dem Desmet-Scheuer-Score.
- 12 Portalfelder werden gefordert.
- Zu beachten ist ein Sampling Error, insbesondere bei grobknotigen Zirrhosen.
  - Dieser lässt sich durch eine Minilaparoskopie reduzieren, da dieses Verfahren eine visuell gesteuerte Punktion auffälliger Leberareale erlaubt und zudem relevante Zusatzinformationen benachbarter Organe liefert.
- Indikation für Leberbiopsie stets prüfen!

5.30.10 Differenzialdiagnosen

- Prinzipiell muss jedes Krankheitsbild, das mit einem oder mehreren Kardinalsymptomen der Leberzirrhose einhergeht (Aszites, Koagulopathie, Varizen, Ikterus, Enzephalopathie) ins differenzialdiagnostische Kalkül gezogen werden.
- Nicht zirrhotische Ursachen der portalen Hypertonie sind mannigfaltig und häufig schwierig zu differenzieren.
- Hilfreich ist grundsätzlich die Messung des HVPG zur Differenzierung einer sinusoidalen Obstruktion (Zirrhose) von einem prä- oder posthepatischen Block.
- Vor allem bei afrikanischen Patienten muss das Vorliegen einer Bilharziose geprüft werden (Parasitennachweis).

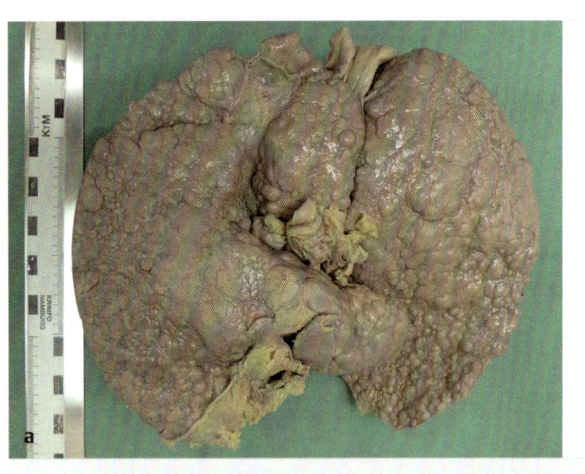

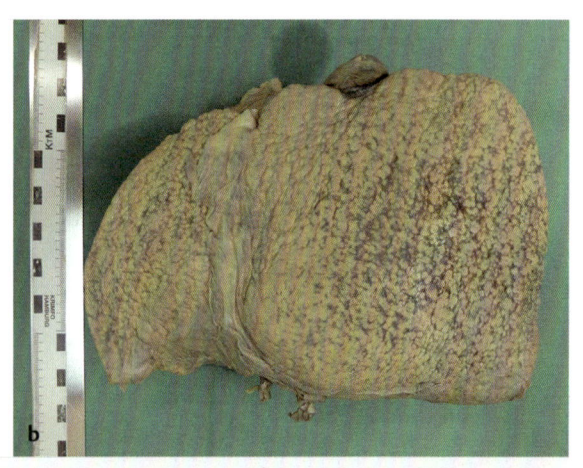

Abb. 5.39 Makroskopische Einteilung der Leberzirrhose: formalinfixierte Obduktionspräparate. (Quelle: Pathologisches Institut, Universitätsklinikum RWTH Aachen)
a Grobknotige (makronoduläre) kryptogene Zirrhose.
b Kleinknotige (mikronoduläre) ethyltoxische Leberzirrhose.

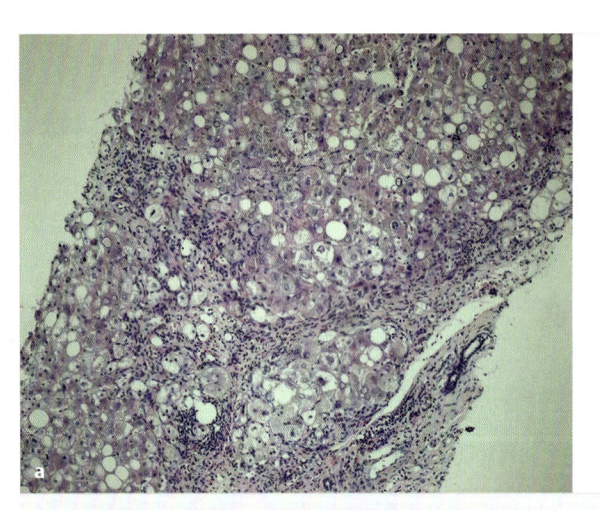

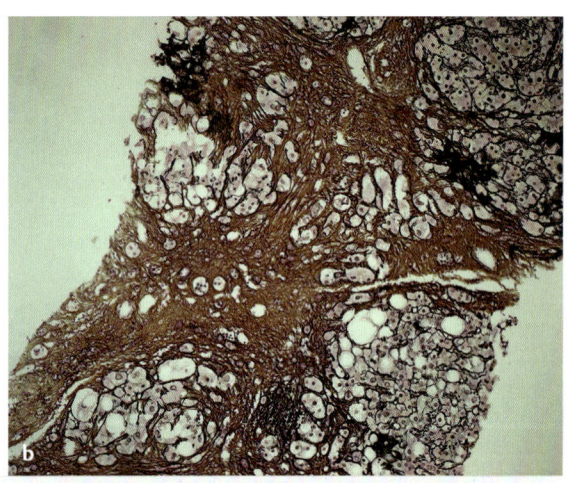

Abb. 5.40 Histologie: NASH-Zirrhose (F4 Fibrose, NAS Score 6), 100-fache Vergrößerung. (Quelle: Pathologisches Institut, Universitätsklinikum RWTH Aachen)
a HE-Färbung: Leber mit zirrhotischem Parenchymumbau. Innerhalb der Portalfelder und Septen schüttere, teils aggregierte Rundzellinfiltrate. Periseptal aufgehellte Hepatozyten, teils mit Ballonierung. Mäßige gemischttropfige Verfettung.
b Faserfärbung: Deutliche, teils diffuse perisinusoidale Faserkomponente.

- Pfortaderthrombosen bedürfen dem Ausschluss einer onkologischen und entzündlichen Genese sowie eine gerinnungsphysiologische und hämatologische Abklärung (myeloproliferative Erkrankung, JAK-2-Mutation).
- Eine Echokardiografie dient dem Ausschluss einer Rechtsherzinsuffizienz oder einer Perikarditis constrictiva.
- Eine große Herausforderung sind Krankheitsbilder oder Zustände, die sowohl klinische als auch bildmorphologische oder anamnestische Überschneidungen zur Zirrhose aufweisen (▶ Tab. 5.56).

Tab. 5.56 Differenzialdiagnosen.

Differenzialdiagnose	Bemerkungen
akutes Leberversagen (ALV)	Bildgebung, morphologisch kann das ALV einer Zirrhose jedoch ähneln führend hepatische Enzephalopathie und Koagulopathie Abgrenzung zum ACLF (acute-on-chronic liver failure) entscheidend Anamnese wesentlich häufig jüngere Patienten ggf. transjuguläre Leberbiopsie
Metastasenleber	Ikterus, Leberinsuffizienz, portaler Hypertonus möglich histologische Sicherung Detektion eines Primarius
alkoholische Steatohepatitis ohne Zirrhose	portale Hypertension mit Aszites möglich auch ohne Zirrhose sonografisch ausgeprägte Steatose und Hepatomegalie (fortgeschrittene Zirrhose eher kleines Organ), Steatosegrad regredient hohe Transaminasen, Leukozytose Fieber
Sarkoidose der Leber und andere granulomatöse Erkrankungen	sonografisches Bild kann Zirrhose ähneln häufig portale Hypertonie histologischer Granulomnachweis CT-Thorax sIL 2 R auch bei Zirrhose erhöht

5.30.11 Therapie

Therapeutisches Vorgehen

- Die Leberfibrogenese ist kein unidirektionaler Prozess, sondern kann neben einer Krankheitsprogression auch die Regression fibrotischer Veränderungen umfassen.
- Selbst die Zirrhose ist zumindest partiell stadienabhängig revertierbar.
- Bislang ist **keine antifibrotische Therapie** zur Behandlung der Leberfibrose und Zirrhose etabliert bzw. zugelassen.
- Translationale Forschungsprojekte und ein verbessertes Verständnis der zellulären und molekularen Grundlagen der hepatischen Fibrogenese haben aber bereits eine Vielzahl potenzieller Zielstrukturen identifiziert.
- Antifibrotische Therapiestudien sind unterwegs, insbesondere zur NASH-Fibrose und Zirrhose.
- Laufende klinische Studien greifen u. a. an folgenden Targets an:
  - Unterdrückung der Sternzellaktivität: TGF-β, CTGF, CCR2/5, Galectin-3, TNF-α, Cannabinoide
  - Induktion der Sternzellinaktivierung: PPARγ, HSP47
  - Reduktion der Matrixdeposition: LOXL 2, TIMP-1
- Die Therapie der Grunderkrankung kann zu einer Reversion der Zirrhose führen.
  - Dieses Konzept ist vor allem für die chronischen Virushepatitiden etabliert, aber auch anekdotisch für andere Ätiologien beschrieben.
- Antivirale Therapie und Alkoholkarenz können eine Rekompensation einer zuvor dekompensierten Zirrhose erreichen.
- messbarer Einfluss einer zielgerichteten Therapie auch auf portalen Hypertonus als wichtige prognostische Determinante
- Prophylaxe und Therapie von Komplikationen der Leberzirrhose v. a. im dekompensierten Zustand (Details siehe jeweiliges Kapitel):
  - Aszites: Kochsalzrestriktion, Diuretika, Parazentese, TIPS, LTX
  - hepatorenales Syndrom: Terlipressin, Humanalbumin
  - Ösophagus- und Fundusvarizenblutungen: nicht selektive Betablocker, Ligatur, Sklerosierung, TIPS
  - hepatische Enzephalopathie: Laktulose, Rifaximin, LTX
  - Infektionen: Antibiotika
  - ACLF: ICU, Therapie des präzipitierenden Ereignisses, Infektbehandlung, LTX
  - hepatozelluläres Karzinom: Resektion, lokal ablative Verfahren, Sorafenib LTX und neue Tyrosinkinaseinhibitoren
- Wichtigstes und kuratives Therapieinstrument im Stadium der Dekompensation ist die **Lebertransplantation** → frühzeitige Anbindung an ein Lebertransplantationszentrum.
- ▶ Abb. 5.41 fasst das allgemeine therapeutische Vorgehen in Abhängigkeit des Stadiums der Zirrhose zusammen.

Allgemeine Maßnahmen

- Weglassen sämtlicher Lebernoxen, insbesondere konsequente Alkohol- und Nikotinkarenz
- Vermeiden unnötiger Medikamente, insbesondere solcher, die primär hepatisch verstoffwechselt werden oder potenziell hepatotoxisch sind (z. B. NSAR); nephrotoxische Substanzen bei fortgeschrittener Leberzirrhose meiden
- Retrospektive Daten legen einen protektiven Effekt von Statinen nahe (Verhinderung der Dekompensation); klinischer Nutzen (noch) nicht durch prospektive Studien belegt.
- energiereiche Kost (möglichst 20–40 % über dem Bedarf Gesunder)
- hoher Eiweißgehalt der Ernährung, um prognostisch ungünstigem Muskelabbau entgegenzuwirken (1–1,2 g Protein/kg KG), Eiweißrestriktion ist obsolet
- Substitution von Vitaminen und Spurenelementen bei Mangel; bei Alkoholikern regelhaft Thiamin-Substitution
- Kochsalzrestriktion bei Ödemneigung und Aszites
- Kaffeekonsum hepatoprotektiv mit antifibrotischem Effekt
- Hepatitis-A/B-Impfung

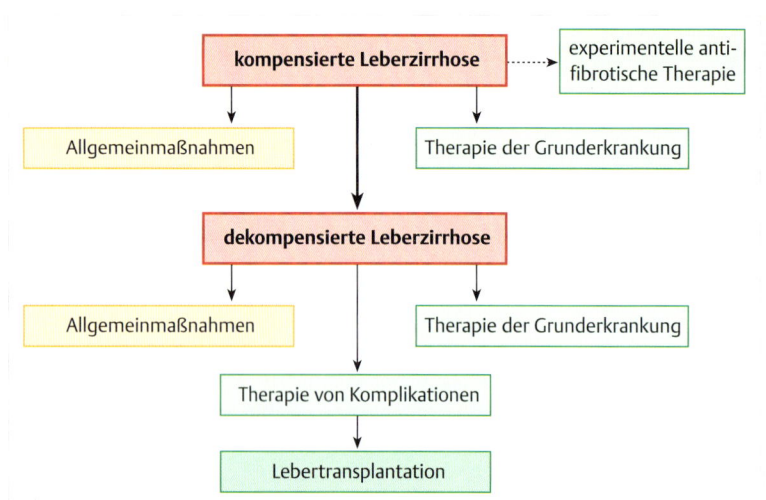

Abb. 5.41 Stadienabhängige Therapie der Leberzirrhose. Bei der kompensierten Leberzirrhose stehen die Therapie der Grunderkrankung und Allgemeinmaßnahmen (z. B. meiden hepatotoxischer Substanzen) im Vordergrund, ggf. eine innovative antifibrotische Therapien (in Studien). Bei der dekompensierten Leberzirrhose muss die Therapie von Komplikationen priorisiert werden. Eine ätiologiespezifische Behandlung tritt zumeist in den Hintergrund. Wichtiges Therapieziel in der Dekompensation ist die Lebertransplantation.

Operative Therapie

- Wichtigste operative Maßnahme bei der Zirrhose ist die Lebertransplantation.
- Leberteilresektionen bei HCC im frühen Stadium mit erhaltener Leberfunktion und geringer portaler Hypertension
- operative Shunt-Verfahren etwa bei refraktärem Aszites zugunsten des TIPS weitgehend verlassen
- Ansonsten haben operative Verfahren keinen Stellenwert.
- sehr hohes perioperatives Risiko bei Leberzirrhose
  - bei geplanten nicht hepatischen abdominellen Eingriffen 30-Tage-Mortalität bei Child A 4 %, Child B 32 %, Child C 55 %
  - fortgeschrittene Leberzirrhose somit absolute Kontraindikation für eine elektive Operation

5.30.12 Nachsorge

- alle 3–6 Monate laborchemische Verlaufskontrollen
- alle 6 Monate Ultraschall der Leber zum HCC-Screening bei Child-A- und Child-B-Zirrhose
- ÖGD alle 1–2 Jahre zum Varizenscreening

5.30.13 Verlauf und Prognose

- ▶ Abb. 5.42 fasst den natürlichen Verlauf der Leberzirrhose zusammen.
- Initial ist die Zirrhose im Wesentlichen auf die Leber beschränkt.
- In fortgeschrittenen Stadien muss die Leberzirrhose als systemische Erkrankung begriffen werden, die nahezu alle Organsysteme betrifft.
- klassische, evtl. zum Tode führende, Komplikationen:
  - Varizenblutungen
  - Infektionen
  - Nierenversagen (HRS)
  - hepatische Enzephalopathie
  - Störungen der Blutgerinnung (sowohl hämorrhagische als auch thrombotische Diathese)
  - hepatozelluläres Karzinom
- weitere Komplikationen, die beobachtet werden:
  - Störungen des Respirationssystems (Hydrothorax, portale Hypertension, hepatopulmonales Syndrom etc.)
  - hormonelle Störungen (Hypogonadismus)
  - Malabsorption und Diarrhö
  - zirrhotische Kardiomyopathie
  - hämodynamische Veränderungen
  - Osteopenie
- 75 % der Patienten sterben an den Folgen der Leberinsuffizienz, etwa 4 % an einem HCC.
- Die Prognose der Leberzirrhose ist stadienabhängig (▶ Abb. 5.43).
- Wesentliche Risikodeterminante ist das Ausmaß der portalen Hypertension.
  - Ab einem HVPG von 10 mmHg liegt ein klinisch relevanter portaler Hypertonus vor.
  - Ab 12 mmHg besteht ein erhöhtes Dekompensationsrisiko.

5.30.14 Prävention

- Eine Prävention der Leberzirrhose ist nur durch Maßnahmen zur Reduktion der Inzidenz der zugrunde liegenden Ätiologie bzw. deren Therapie möglich.
- wichtige Präventionsstrategien:
  - Reduktion des Alkoholkonsums
  - Vorbeugung von Infektionen mit hepatotropen Viren (HBV-Vakzinierung, Drogenpräventionsprogramme)
  - Maßnahmen zur Eindämmung des metabolischen Syndroms

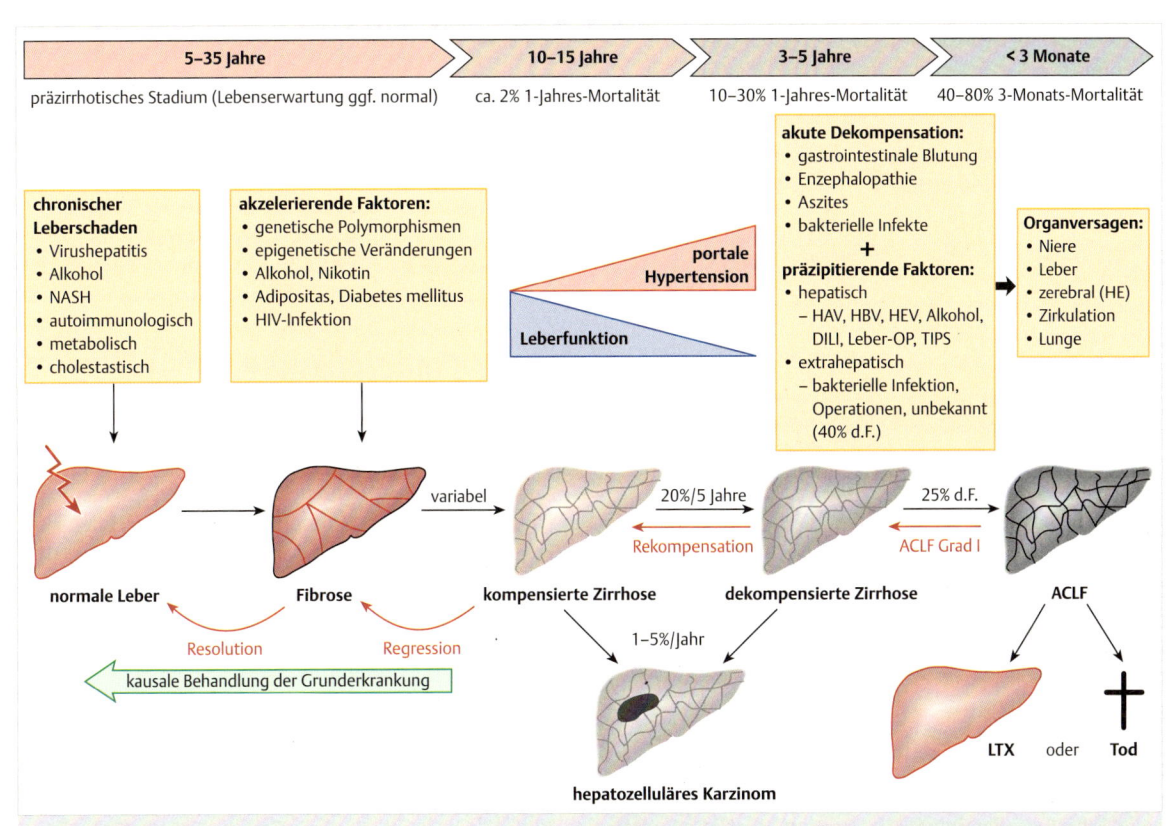

Abb. 5.42 Natürlicher Verlauf der Leberzirrhose. Beachte: In der Frühphase der Erkrankung ist eine Regression der Zirrhose möglich. Die Patienten sterben bei Fortschreiten der Erkrankung zumeist im Stadium der Dekompensation bzw. ACLF mit Multiorganversagen. Ein HCC entwickelt sich in jedem Stadium der Zirrhose und ist in ca. 5 % der Fälle die Todesursache.

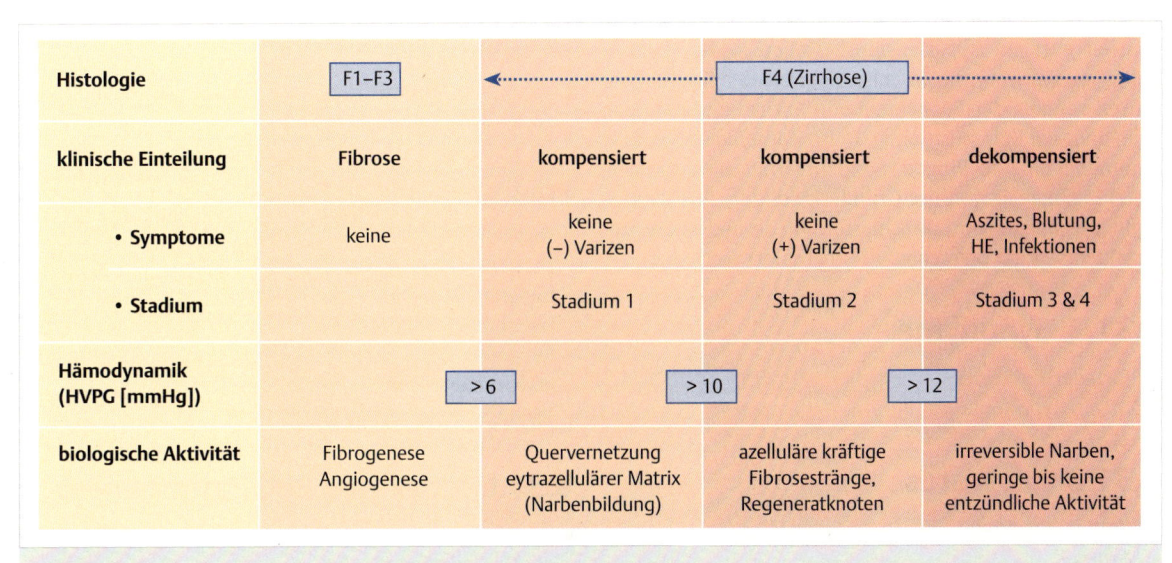

Histologie	F1–F3	F4 (Zirrhose)		
klinische Einteilung	Fibrose	kompensiert	kompensiert	dekompensiert
• Symptome	keine	keine (–) Varizen	keine (+) Varizen	Aszites, Blutung, HE, Infektionen
• Stadium		Stadium 1	Stadium 2	Stadium 3 & 4
Hämodynamik (HVPG [mmHg])	> 6	> 10	> 12	
biologische Aktivität	Fibrogenese Angiogenese	Quervernetzung eytrazellulärer Matrix (Narbenbildung)	azelluläre kräftige Fibrosestränge, Regeneratknoten	irreversible Narben, geringe bis keine entzündliche Aktivität

Abb. 5.43 Klinische Stadien der Leberzirrhose mit charakteristischer Befundkonstellation und biologischer Aktivität der Zirrhose sowie stadienabhängiger Veränderung des portalen Hypertonus (HVPG).

5.30.15 Literatur zur weiteren Vertiefung

- Leitlinien der DGVS (www.dgvs.de), EASL (www.easl.eu), AASLD (www.aasld.org), insbesondere zu Komplikationen der Leberzirrhose

5.30.16 Wichtige Internetadressen

- Fachgesellschaften:
  - www.dgvs.de
  - www.easl.eu
  - www.aasld.org
- Selbsthilfegruppe „Deutsche Leberhilfe": www.leberhilfe.org
- Liste der Leber-Transplantationszentren in Deutschland mit Kontaktdaten: www.lebertransplantation.eu

5.31 Portale Hypertension

M. Rössle

5.31.1 Steckbrief

Die portale Hypertension bezeichnet eine unphysiologische Erhöhung des hepatisch-venösen Druckgradienten auf > 5 mmHg, wobei erst Druckgradienten von > 10–12 mmHg eine klinische Relevanz erreichen. Die Leberzirrhose ist die Hauptursache der portalen Hypertension, jedoch können auch andere morphologische (z. B. regenerative oder maligne Neoplasien) oder vaskuläre Veränderungen zu einer portalen Hypertension führen. Die Folgen der portalen Hypertension bestehen in der Ausbildung von Varizen, die zu gastrointestinalen Blutungen führen können, der Entstehung von Aszites und zahlreichen anderen Komplikationen. Diese Komplikationen bestimmen häufig die Prognose und ihre Therapie ist in der Regel unabhängig von der Grunderkrankung. Aus diesen Gründen kann die portale Hypertension als eigenständige Krankheitsentität betrachtet und therapiert werden.

5.31.2 Synonyme

- Pfortaderhochdruck
- portale Hypertonie

5.31.3 Keywords

- Ösophagusvarizen
- Aszites
- hepatische Enzephalopathie
- transjugulärer intrahepatischer portosystemischer Shunt (TIPS)

5.31.4 Definition

- portale Hypertension: Erhöhung des portosystemischen Druckgradienten auf > 5 mmHg
- klinisch relevante portale Hypertension: portosystemischer Druckgradient > 10–12 mmHg
- segmentale portale Hypertension: Druckerhöhung betrifft nicht das gesamte Portalvenensystem
  - Beispiele: Milzvenenthrombose, Ligatur/Stenose der extrahepatischen Pfortader

5.31.5 Epidemiologie

Häufigkeit

- Etwa 80 % der Patienten mit einer Leberzirrhose entwickeln Komplikationen der portalen Hypertension.
- Die Entwicklung von Komplikationen der portalen Hypertension nimmt mit dem Child-Pugh-Stadium der Zirrhose zu.
  - Bei Nachweis von Ösophagusvarizen beträgt die Blutungsinzidenz 10–25 % pro Jahr mit einer Mortalitätsrate von 20 % pro Blutung.
- Nach stattgehabter Blutung ist die Rezidivrate hoch und beträgt ohne Therapie etwa 70 % im ersten Jahr.
- Etwa 60 % der Patienten mit Zirrhose entwickeln Aszites, 10–20 % hiervon werden refraktär gegenüber Diuretika.

Altersgipfel

- Der Altersgipfel der symptomatischen Leberzirrhose liegt bei 57 Jahren,

Geschlechtsverhältnis

- Das Geschlechtsverhältnis der symptomatischen Leberzirrhose liegt bei 2:1 (m:w).

Prädisponierende Faktoren

- Hier sind alle Faktoren entscheidend, die zur Leberzirrhose führen.
- Einige nicht zirrhotische Erkrankungen (s. Steckbrief) können ebenfalls eine portale Hypertension auslösen.
- Bei den vaskulären Erkrankungen sind angeborene oder erworbene thrombophile Faktoren oder myeloplastische Syndrome prädisponierend.

5.31.6 Ätiologie und Pathogenese

- Die häufigste Ursache einer portalen Hypertension ist die Leberzirrhose.
- Nicht zirrhotische Erkrankungen, die eine portale Hypertension zur Folge haben, sind selten:
  - diverse morphologische Veränderungen der Leber, die zu einer Widerstandserhöhung führen (hyper-

- Die Druckerhöhung im Pfortadersystem führt zur Erweiterung vorbestehender venöser Gefäße, die in Form von Varizen imponieren.
  - Varizengröße und Pfortaderdruck bestimmen im Wesentlichen das Blutungsrisiko.
- Aszites entsteht, wenn die sinusoidale Filtration die Kapazität der hepatischen Lymphdrainage übersteigt.
- Das hepatorenale Syndrom entsteht, wenn die Vasodilatation nicht mehr durch eine Zunahme des Herzminutenvolumens ausgeglichen bzw. kompensiert werden kann.
  - Hier spielt die zirrhotische Kardiomyopathie eine entscheidende Rolle.

5.31.7 Klassifikation und Risikostratifizierung

- Die portale Hypertension wird anhand des hepatisch-venösen Druckgradienten (HVPG) klassifiziert in:
  - HVPG ≤ 10–12 mmHg: geringes Komplikationsrisiko
  - HVPG ≤ 20 mmHg: mittleres Risiko
  - HVPG > 20 mmHg: hohes Risiko; akute Blutung kann nicht gestillt werden, hohe Rezidivblutungsrate
- Bei einem HVPG von ≤ 10 mmHg liegt die 5-Jahres-Wahrscheinlichkeit für die Entwicklung einer Komplikation der portalen Hypertension bei 10 %, bei einem HVPG von > 10 mmHg bei 40 % [8].
- Das Blutungsrisiko aus Varizen beträgt bei HVPG ≤ 12 mmHg 7,7 % und steigt mit zunehmendem HVPG auf 50 % [1].
- Nach Erstblutung beträgt das Rezidivblutungsrisiko unter endoskopischer und medikamentöser Therapie bei HVPG < 20 mmHg 12 % und bei HVPG > 20 mmHg 60 % [7].
- Das Blutungsrisiko kann auch endoskopisch stratifiziert werden in
  - kleine (Grad 1),
  - mittelgradige (Grad 2) und
  - große (lumenfüllende) Varizen (Grad 3) mit oder ohne Red Spots.
- Die endoskopische Stratifizierung korreliert mit dem Child-Stadium. Große Varizen mit Red Spots finden sich bei:
  - Child A bei 34 %,
  - Child B bei 52 %,
  - Child C bei 76 % der Patienten [6].

5.31.8 Symptomatik

- Die portale Hypertension kann asymptomatisch sein, solange keine Komplikationen auftreten.
- wesentliche Symptome, die im Zusammenhang mit einer portalen Hypertension auftreten können:
  - Blutungen aus Varizen oder einer portal hypertensiven Gastropathie

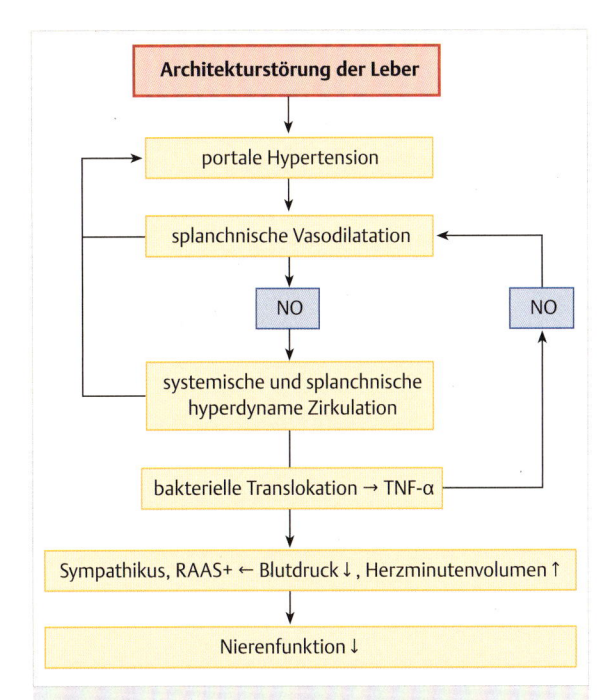

Abb. 5.44 Pathophysiologie der portalen Hypertension. Die Architekturstörung der Leber initiiert die portale Hypertension. Diese führt reaktiv zu einer Freisetzung von vasoaktiven Substanzen, z. B. Stickstoffmonoxid (NO), die zur Erhöhung des splanchnischen Zuflusses und zur weiteren Zunahme der portalen Hypertension führen. Hierdurch entsteht eine relative Hypovolämie und Hypotonie, die bei Vorliegen einer zirrhotischen Kardiomyopathie nicht durch eine Zunahme des Herzminutenvolumens kompensiert werden kann. In dieser Situation kommt es zu einem prärenalen Nierenversagen.

- plastische regenerative oder neoplastische Veränderungen)
  - vaskuläre Erkrankungen (z. B. Budd-Chiari-Syndrom, Pfortaderthrombose, hepatoportale Sklerose)
- Das initiierende Ereignis, das zur portalen Hypertension führt, ist die Erhöhung des Strömungswiderstandes der Leber.
  - Reaktiv und autoregulativ kommt es zu einer Vasodilatation der mesenterialen Arteriolen.
  - Beide Komponenten passen sich iterativ einander an und tragen jeweils zu etwa der Hälfte zur portalen Hypertension bei.
  - Hierdurch wird versucht, den portalen Blutfluss trotz eines erhöhten Widerstands konstant zu halten (▶ Abb. 5.44).
- Je stärker die splanchnische Vasodilatation, desto mehr Vasodilatatoren, z. B. Stickstoffmonoxid (NO), gelangen in den systemischen Kreislauf und bewirken eine arterielle Hypotonie mit den entsprechenden Reaktionen des adrenergen und Renin-Aldosteron-Angiotensin-Systems (RAAS).

- Aszites, spontan bakterielle Peritonitis, Hydrothorax und hepatorenales Syndrom
- hepatische Enzephalopathie
- Hypotonie
- Panzytopenie als Folge einer Splenomegalie
- Dyspnoe infolge pulmonaler Rechts-Links-Shunts (hepatopulmonales Syndrom) oder Cor pulmonale bei portopulmonalarterieller Hypertonie

5.31.9 Diagnostik

Diagnostisches Vorgehen

- Das diagnostische Vorgehen beginnt mit der Anamnese und der klinischen Untersuchung.
- Es folgen Duplexsonografie, Fibroscan, Gastroskopie und eventuell die transvenöse Diagnostik.
- Eine kardiologische Untersuchung ist bei fortgeschrittener Zirrhose mit portaler Hypertension gelegentlich sinnvoll.
  - Hier geht es um die Diagnose und das Ausmaß der zirrhotischen Kardiomyopathie, die in Form einer diastolischen Dysfunktion und systolischen Belastungsinsuffizienz vorliegen kann.

Anamnese

- Die Anamnese geht über die spezifischen Fragen zur Diagnostik bei Verdacht auf eine Leberzirrhose hinaus.
- Im Vordergrund stehen Fragen hinsichtlich eines gastrointestinalen Blutungsereignisses (Bluterbrechen, Teerstuhl).

Körperliche Untersuchung

- Die körperliche Untersuchung orientiert sich an der oben beschriebenen Symptomatik.
- Außer den Zeichen einer Zirrhose weisen
  - Umgehungskreisläufe (Caput medusae),
  - eine Splenomegalie oder
  - Aszites auf eine portale Hypertension hin.

Labor

- Neben einer Zirrhosediagnostik ist ein Blutbild zur Erfassung einer Panzytopenie oder Thrombopenie relevant.
- Bei Patienten mit nicht zirrhotischer portaler Hypertonie ist eine spezifische Labordiagnostik erforderlich.
  - Hierzu gehört im Falle einer vaskulären Erkrankung auch eine komplette Thrombophiliediagnostik.

Bildgebende Diagnostik

Sonografie

- Die Duplexsonografie berücksichtigt zur Diagnose einer portalen Hypertension folgende Befunde:
  - Pfortaderdurchmesser > 1,3 cm
  - Pfortader-Blutflussgeschwindigkeit (Vmax): < 15 cm/s oder
  - retrograde Flussrichtung in der intra- und/oder extrahepatischen Pfortader (sicheres Zeichen)
  - offene Umbilicalvene (sicheres Zeichen)
  - stark pulsative Pfortader-Blutflussgeschwindigkeit (spricht für kardiale Ursache der portalen Hypertension)
  - extrahepatische Umgehungskreisläufe
  - Splenomegalie, Aszites

Fibroscan

- Der Fibroscan erlaubt nicht nur die Diagnosestellung einer Zirrhose, sondern auch die Zuordnung von Lebersteifigkeit und portaler Hypertension (▶ Abb. 5.45).
  - Bei > 25 kPa ist mit einer signifikanten portalen Hypertension zu rechnen (HVPG > 10 mmHg) [3].
  - Die Cut-off-Werte für Varizen Grad 2 und 3, Child B und C, Aszites und Varizenblutung liegen bei etwa 30, 40, 50 und 60 kPa [3].
  - Unterhalb dieser Cut-off-Werte sind größere Varizen, Child B und C, Aszites und Varizenblutung mit einem negativen prädiktiven Wert von 90–95 % sehr unwahrscheinlich.

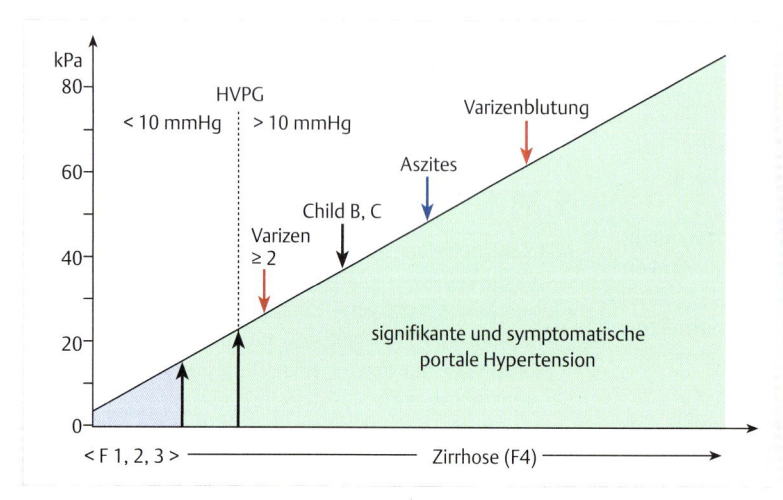

Abb. 5.45 Zusammenhang zwischen Lebersteifigkeit (Fibroscan), portosystemischem Gradienten und Komplikationen der portalen Hypertension (Cut-off-Werte, [3]). Unterhalb dieser Cut-off-Werte sind die entsprechenden Komplikationen mit einem negativen Vorhersagewert von > 90 % unwahrscheinlich.

CT und MRT

- Radiologische Bildgebung (CT, NMR) ist zur Diagnosestellung einer zirrhotischen portalen Hypertonie in der Regel nicht erforderlich, sofern die Qualität von Sonografie und Fibroscan ausreichend ist.
  - Bei der nicht zirrhotischen portalen Hypertonie ist zur Ursachenermittlung eine zusätzliche Bildgebung oft sinnvoll.

Instrumentelle Diagnostik

Gastroskopie

- Die Gastroskopie erlaubt den Nachweis oder Ausschluss von Varizen und einer portal hypertensiven Gastropathie.
  - Bei Vorliegen einer portalen Hypertension und fehlendem Nachweis höhergradiger Varizen sind Kontrollen in 2-jährigen Abständen ausreichend.

Lebervenenverschlussdruckmessung

- Die transvenöse Diagnostik dient der Bestimmung des Pfortaderdrucks und des HVPG.
- Die Intervention kann von einer Cubitalvene, einer Femoralvene oder transjugulär erfolgen.
- Der transjuguläre Zugang ist zu bevorzugen, da er auch die Biopsieentnahme ermöglicht.
- Der Pfortaderdruck wird nach Verschluss einer Lebervene durch Endlochkatheter oder Ballonkatheter gemessen (▶ Abb. 5.46).

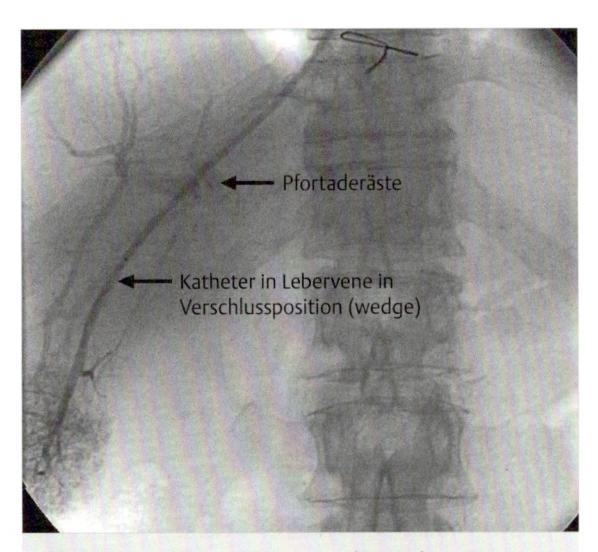

Abb. 5.46 Darstellung einer transjugulären Lebervenenverschlussdruckmessung mit anschließender retrograder Kontrastmittelinjektion und Darstellung von Teilen des rechtsseitigen Portalvenensystems.

- Der Gradient (HVPG) resultiert aus der Differenz des Verschlussdrucks und des freien Lebervenen- oder rechten Vorhofdrucks.
- Die Angabe der portalen Hypertension erfolgt in der Regel als HVPG, da hierdurch Schwankungen der systemischen Hydratation nivelliert werden.
  - Als innerer Referenzwert hat sich der freie Lebervenendruck etabliert.
  - Dieser ist aber bei fortgeschrittener Zirrhose wegen oft sehr schmaler und stenosierter Lebervenen problematisch, weshalb der Druck im rechten Vorhof als Referenz dienen kann [9].
- Im Anschluss an die Druckmessung kann die retrograde Kontrastmitteldarstellung des Portalsystems vorgenommen werden (▶ Abb. 5.46).

5.31.10 Differenzialdiagnosen

- Die Differenzialdiagnostik der portalen Hypertension ist in ▶ Abb. 5.47 zusammengefasst.
- Zuerst muss geklärt werden, ob eine Leberzirrhose oder eine andere Ursache der portalen Hypertension vorliegt.
- Unabhängig davon, ob eine Zirrhose vorliegt oder nicht, muss eine prähepatische Ursache (Pfortaderthrombose) gesucht und ausgeschlossen werden.
  - Sie kann alleinige Begründung sein, oder, im Fall einer Zirrhose, Folge einer vorbestehenden portalen Hypertension sein.
- Als dritte differenzialdiagnostische Maßnahme muss eine posthepatische Ursache oder Teilursache ausgeschlossen werden.
  - Hier kommen Abflussstörungen der Vena cava inferior bei Budd-Chiari-Syndrom oder eine rechtskardiale Dekompensation in Frage.
- Der Goldstandard zur Lösung dieser differenzialdiagnostischen Fragen ist
  - die transjuguläre Druckmessung
  - zusammen mit der Leberbiopsie und der retrograden Darstellung des Portalvenensystems.

5.31.11 Therapie

Therapeutisches Vorgehen

- Zur dekompressiven Behandlung der portalen Hypertension stehen Medikamente und der portosystemische Shunt zur Verfügung.
- Über lokale Maßnahmen (Ligaturtherapie bei Varizen, Parazentese bei Aszites usw.) wird in den entsprechenden Kapiteln informiert.

Pharmakotherapie

- Die drucksenkende Wirkung verschiedener Medikamente und ihre Dosierungen sind in ▶ Abb. 5.48 und ▶ Tab. 5.57 widergegeben.

Krankheitsbilder – Leber und Gallenwege

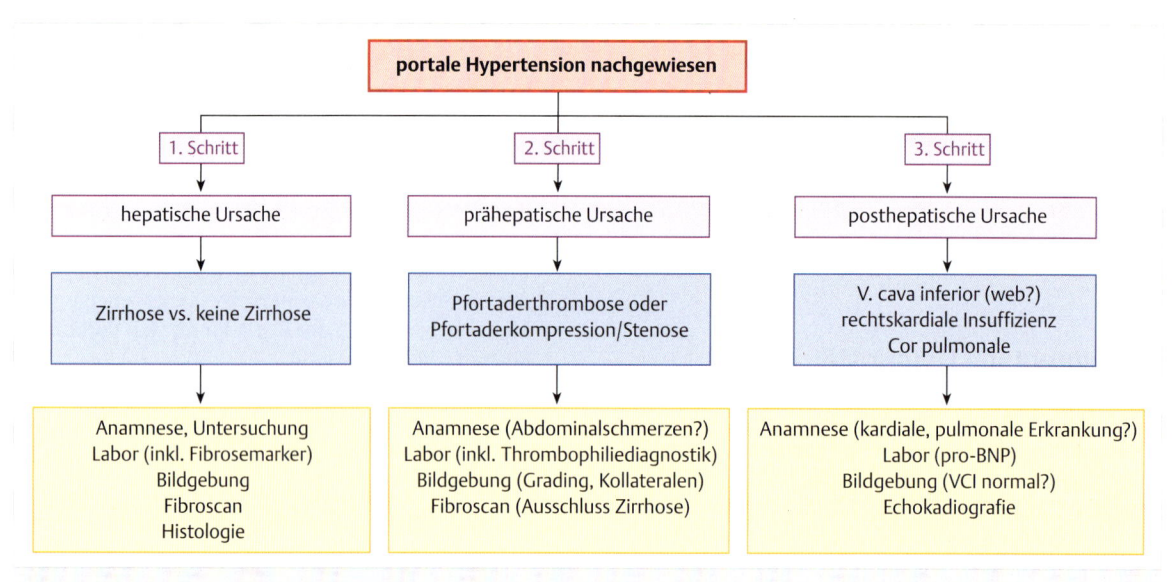

Abb. 5.47 Differenzialdiagnostik der portalen Hypertension. Am Beginn steht die Klärung der Frage, ob eine Zirrhose als Ursache der portalen Hypertension vorliegt. Anschließend sind prä- oder posthepatische Ursachen abzuklären. VCI: Vena cava inferior.

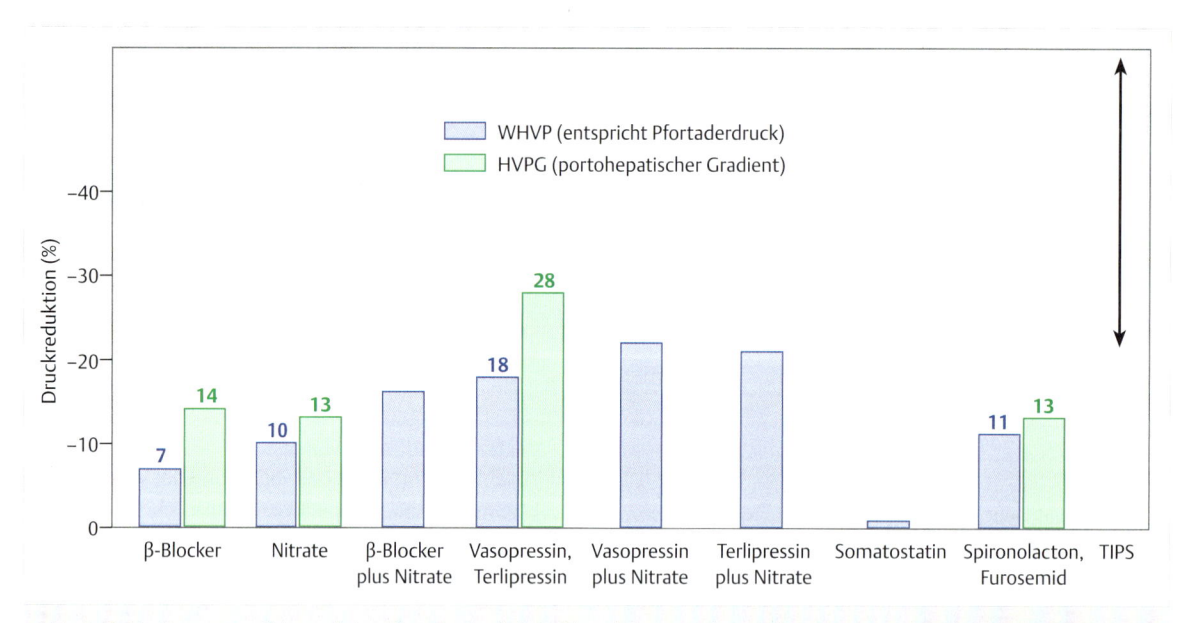

Abb. 5.48 Medikamenteneffekte auf den Pfortaderdruck (WHVP) und den portohepatisch venösen Druckgradienten (HVPG) und praktizierte Senkung des HVPG durch den TIPS. Die angegebenen Werte sind Mittelwerte aus 3–10 Studien aus eigener Recherche und aus [5].

- Die medikamentöse Therapie von Varizen erfolgt in der Primärprophylaxe (bislang keine Blutung) und in der Sekundärprophylaxe (Verhinderung des Rezidivs) mit **nicht selektiven β-Blockern** (Propranolol, Nadolol oder Carvedilol).
- Die Dosierung richtet sich nach der Herzfrequenz (Abnahme um 25 % des Ausgangswerts) und ist begrenzt durch den Blutdruck (systolisch nicht < 95–100 mmHg).
- Achtung bei Patienten mit Aszites und eingeschränkter Nierenfunktion.
- β-Blocker sind nur bei etwa 50 % der Patienten wirksam und tolerabel [2].

- Wirksamkeit ist gegeben, wenn der HVPG um 20 % oder mehr oder < 12 mmHg gesenkt werden kann.
- In der klinischen Praxis wird der HVPG allerdings nicht gemessen, sodass die Wirksamkeit im Einzelfall ex juvantibus beurteilt wird.
- Im statistischen Mittel beträgt die Senkung des portalen Drucks lediglich 7 % (▶ Abb. 5.48).
- Da der β-Blocker zu einer Zunahme des zentralvenösen Drucks führt, ist der HVPG überproportional erniedrigt (14 %), was den therapeutischen Effekt fälschlicherweise überhöht.
- Die Verabreichung eines β-Blockers in der Primärprophylaxe führt bei mittleren und großen Varizen zu einer Reduktion der Blutungsinzidenz um 16 %.
  - Bei kleinen Varizen ist die β-Blocker Therapie nicht indiziert, da ihre Effektivität lediglich 5 % beträgt, sodass 95 % dieser Patienten umsonst therapiert werden würden [2].
- Für die akute Varizenblutung stehen **Vasopressin** und **Terlipressin** zur Verfügung.
  - Ihr Ansatzpunkt ist sehr selektiv: Sie reduzieren die splanchnische Vasodilatation und den Pfortaderdruck.
  - Terlipressin kann intravenös oder subkutan in einer Dosierung von 1 mg alle 4 Stunden verabreicht werden.
  - Wie bei β-Blockern kann die Wirkung von Terlipressin durch Zugabe von Nitraten gesteigert werden (▶ Abb. 5.48).
- Bei Patienten mit Aszites können β-Blocker nur solange fortgesetzt werden, wie Kreislaufstabilität (RR syst. > 100 mmHg) und eine normale Nierenfunktion (Kreatinin < 1,3 mg/dl) bestehen.
  - Diuretika werden aufsteigend dosiert, beginnend mit 100 mg Spironolacton [4].
  - Die Wirkung der Diuretika gehorcht ausschließlich dem Starling-Effekt, wonach die transkapilläre Filtration durch den hydrostatischen und onkotischen Druck bestimmt ist.
  - Die vermehrte Natriumausscheidung führt zu einem reduzierten intravasalen Volumen, was eine Senkung des sinusoidalen hydrostatischen Drucks bewirkt (▶ Abb. 5.48) [5].
  - Die Reduktion des Gesamtkörper-Natriums spielt allenfalls eine indirekte Rolle.

Interventionelle Therapie
Transjugulärer intrahepatischer portosystemischer Shunt (TIPS)

- Der TIPS ist eine Kurzschlussverbindung zwischen einem intrahepatischen Pfortaderast und der Vena cava inferior (Details s. Kap. 8.20 (S. 1006)).
- Im Vergleich zu den erwähnten Medikamenten, die nur zu einer begrenzten Senkung des Pfortaderdrucks oder des HVPG in der Lage sind, kann der TIPS eine stärkere und effektivere Drucksenkung bewirken.
  - Diese ist abhängig vom Durchmesser des implantierten Stents und kann, je nach Risiko einer Shunt-induzierten hepatischen Enzephalopathie (HE), 25–50 % betragen (▶ Abb. 5.48).
  - Stärkere Drucksenkungen sind möglich, jedoch selten nötig.
  - Der TIPS kann bei allen Komplikationen der portalen Hypertension eingesetzt werden, mit Ausnahme der HE.
- Die Effektivität des TIPS ist hoch.
  - Rezidivblutungen nach beschichtetem TIPS sind selten (< 10 %) [10].
  - Das Ansprechen bei Aszites liegt bei 90 % [10].

Tab. 5.57 Medikamente und Dosierungen für die Primär- und Sekundärprophylaxe sowie die akute Blutung.

Medikament	Dosierung	Behandlungsstrategie
Primär- oder Sekundärprophylaxe		
Propranolol	20 mg p.o. 2 × 1 Dosissteigerung in Intervallen von 2–3 d bis Behandlungsziel erreicht ist Maximaldosis < 320 mg	Ruhepuls von 50–55/min Syst. Blutdruck > 95–100 mmHg Fortsetzung der Therapie solange tolerabel oder bis Aszites, HRS oder TIPS
Isosorbidmononitrat	10 mg abends Dosissteigerung alle 2–3 d, je 10 mg alternierend morgens und abends Maximaldosis 2 × 20 mg/d	Syst. Blutdruck > 95–100 mmHg Fortsetzung der Therapie solange tolerabel oder bis Aszites, HRS oder TIPS
akute Blutung		
Terlipressin (Glycylpressin, Haemopressin)	initial über 48 h 2 mg i.v. alle 4 h bis Blutungsstopp dann 1 mg i.v. alle 4 h Therapiedauer max. 5 d	ischämische Kontraindikationen beachten

HRS: hepatorenales Syndrom; TIPS: transjugulärer intrahepatischer portosystemischer Shunt

- Für Patienten mit akuter Varizenblutung und hohem Risiko eines frühen Rezidivs (Child B mit aktiver Blutung bei der Endoskopie oder Child C) wurde ein eindeutiger Überlebensvorteil für TIPS gesehen (2-Jahresüberleben 90 % vs. 60 % nach Ligatur plus β-Blocker), was zur Empfehlung der frühen TIPS-Anlage geführt hat.
- Bei Patienten mit refraktärem Aszites führt der TIPS ebenfalls zu einer signifikanten Lebensverlängerung.
  - Dementsprechend empfiehlt die Deutschen Leitlinie für Komplikationen bei Leberzirrhose die TIPS-Anlage als Erstmaßnahme bei Patienten mit therapierefraktärem Aszites, sofern keine Kontraindikationen vorliegen (Bilirubin > 3–5, HE ≥ Grad 2) [4].
- TIPS normalisiert die splanchnische Hämodynamik, indem deren Ursache entfernt wird.
  - Hierdurch kommt es zur Verbesserung der systemischen Hämodynamik, was sich positiv auf die Nierenfunktion auswirkt [10].
- Patienten mit prähepatischer portaler Hypertension in Form einer Pfortaderthrombose (PVT) können ebenfalls einen TIPS erhalten.
  - Allerdings ist der technische Erfolg etwas eingeschränkt (etwa 70 % anstatt 95–100 % ohne PVT).
- Patienten mit posthepatischer portaler Hypertension durch ein Budd-Chiari-Syndrom sind sehr geeignete TIPS-Kandidaten.

5.31.12 Verlauf und Prognose

- Der klinische Verlauf, d. h. das Auftreten von schwerwiegenden Komplikationen, ist nur bedingt mit dem Ausmaß der portalen Hypertension korreliert.
  - Hochgradige Magenvarizen oder Aszites können auch bei niedrigen Pfortaderdrucken vorkommen.
- Wenn die portale Hypertension zu schwerwiegenden Komplikationen führt, beträgt das mittlere Überleben etwa 5 Jahre.
  - Die Überlebenszeit kann durch die Anlage eines TIPS oder eine Lebertransplantation deutlich verbessert werden.

5.31.13 Quellenangaben

[1] D'Amico G, Garcia-Pagan JC, Luca A et al. Hepatic vein pressure gradient reduction and prevention of bleeding in cirrhosis: A systematic review. Gastroenterology 2006; 131: 1611–1624
[2] D'Amico G, Pagliaro L, Bosch J. Pharmacological treatment of portal hypertension: an evidence-based approach. Sem Liv Dis 1999; 19: 475–505
[3] Foucher J, Chanteloup E, Vergniol J et al. Diagnosis of cirrhosis by transient elastography (Fibroscan): a prospective study. Gut 2006; 55; 403–408
[4] Gerbes A, Gülber V, Sauerbruch T et al. S 3-Leitlinie Aszites, spontanbakterielle Peritonitis, hepatorenales Syndrom. Z Gastroenterol 2011; 49: 749–779
[5] Levitt DG, Levitt MD. Quantitative modelling of the physiology of ascites in portal hypertension. BMC Gastroenterology 2012; 12: 26
[6] Luketic VA, Sanyal AJ. Esophageal varices. Clinical presentation, medical therapy, and endoscopic therapy. Gastroenterol Clin North Am 2000; 29: 337
[7] Monescillo A, Martinez-Lagares F, Ruiz-del-Arbol L et al. Influence of portal hypertension and its early decompression by TIPS placement on the outcome of variceal bleeding. Hepatology 2004; 40: 793–801
[8] Robic MA, Procopet B, Métivier S et al. Liver stiffness accurately predicts portal hypertension related complications in patients with chronic liver disease: A prospective study. Journal Hepatol 2011; 55: 1017–1024
[9] Rössle M, Blanke P, Fritz B, Schultheiss M, Bettinger D. Free Hepatic Vein Pressure Is Not Useful to Calculate the Portal Pressure Gradient in Cirrhosis: A Morphologic and Hemodynamic Study. J Vasc Interv Radiol 2016; 27: 1130–1137
[10] Rössle M. TIPS: 25 years later. J Hepatol 2013; 59: 1081–1093

5.32 Pfortaderthrombose

M. Rössle

5.32.1 Steckbrief

Die Pfortaderthrombose (PVT) bei Patienten ohne Leberzirrhose ist selten und geht mit einer akuten Abdominalsymptomatik einher. Die Diagnosestellung erfolgt oft verzögert, was sich negativ auf den Therapieerfolg auswirkt. Bei chronischem Verlauf können sich Varizen in Ösophagus und Magen ausbilden. Biliäre und intestinale Symptome können durch Kompression des D. choledochus durch Kollateralen und eine Perfusionsstörung des Intestinums hinzukommen. Bei Patienten mit Leberzirrhose ist die PVT mit 10–20 % relativ häufig. Sie ist in der Regel durch den langsamen Blutfluss in der Pfortader bedingt. Mit Ausnahme von Patienten, die für eine Lebertransplantation in Betracht kommen, ist die Indikation zur Therapie der zirrhotischen PVT noch unklar, da ihre prognostische Bedeutung in Frage steht.

5.32.2 Aktuelles

- Die Therapie der PVT wird derzeit durch transjuguläre, transhepatisch-perkutane oder transsplenische Rekanalisation der Pfortader erweitert.
- Durch diese Maßnahmen können frische Thromben lokal aufgelöst und die Folgen der chronischen Thrombose mittels Angioplastie und Implantation eines transjugulären intrahepatischen Shunts (TIPS) effektiv behandelt werden.

5.32.3 Synonyme

- Portalvenenthrombose
- splanchnische Venenthrombose
- kavernomatöse Transformation der Pfortader

5.32.4 Keywords

- Splanchnikusthrombose
- portale Hypertension
- Zirrhose

5.32.5 Definition

- thrombotischer Verschluss der Pfortader oder der zuführenden Venen
- Unterscheidung zwischen partieller, nicht okklusiver und okklusiver PVT
- Isolierte Thrombosen in der Milzvene oder in den Mesenterialvenen führen zu einem ähnlichen Krankheitsbild und sind deshalb in der Regel unter dem Begriff der Pfortader- oder Splanchnikusthrombose subsumiert.
  - Dies ist auch darin begründet, dass diese Thrombosen zu Embolien in das intrahepatische Portalsystem führen können und somit nicht klar voneinander abgrenzbar sind.

5.32.6 Epidemiologie

Häufigkeit

- Prävalenz der nicht zirrhotischen, nicht malignen PVT: 5:100 000
- Prävalenz bei kompensierter Zirrhose: 0,6–16 %, abhängig vom Child-Pugh-Stadium; kumulative 1-, 5- und 8–10-Jahres-Inzidenz: 12,8 %, 20 % und 38,7 % [4].
- Prävalenz der PVT in der Bevölkerung (schwedische Autopsiestudie): 1 % [6].
  - Davon lag bei 28 % eine Zirrhose vor, bei 23 % ein primärer hepatobiliärer maligner Tumor und bei 44 % ein sekundärer hepatobiliärer maligner Prozess.
  - Bei 5 % lagen diverse andere Ursachen vor.

Altersgipfel

- Altersgipfel der zirrhotischen oder malignen PVT ist bei etwa 60–70 Jahren [6].

Geschlechtsverteilung

- etwa 1:1

Prädisponierende Faktoren

- Entzündungen oder Operationen im Abdomen
- orale Kontrazeptive, Nikotin?
- Exikkose

5.32.7 Ätiologie und Pathogenese

- Für die Entstehung der PVT ist die Virchow-Trias unverändert gültig:
  - Endothelschädigung
  - Hyperkoagulabilität
  - Stase
- Die **Endothelschädigung** kann verursacht sein durch
  - Entzündungen im Abdomen (Pankreatitis, Divertikulitis, Cholezystitis, Appendizitis) oder
  - Gefäßverletzungen (abdominale Traumata, chirurgische Eingriffe).
- Die **Hyperkoagulabilität** kann
  - angeboren (Faktor-V-Leiden oder Faktor-II-Mutation, Protein-C- oder Protein-S-Mangel, Antithrombin-III-Mangel) oder
  - erworben sein (Antiphospholipid-Syndrom, Hyperhomocysteinämie, paroxysmale nächtliche Hämoglobinurie). Hierzu gehören auch die myeloproliferativen Erkrankungen, die bei etwa 20 % der Patienten die Ursache sind [2].
- Bei etwa 10–30 % der Patienten ohne Zirrhose bleibt die Ursache der PVT unklar.
  - Hier können auch Faktoren wie Rauchen, orale Kontrazeptiva und Exsikkose eine Rolle spielen.
- Die **Stase** ist die entscheidende Ursache bei Patienten mit einer Leberzirrhose.
  - Eine Verlangsamung des Pfortaderflusses auf eine Blutflussgeschwindigkeit (Vmax) < 15 cm/s führt zu einem 6-fachen Anstieg der PVT [9].
  - Dies erklärt auch, dass die PVT-Inzidenz mit dem Child-Pugh-Stadium und dem Vorhandensein großer Varizen zunimmt.
  - PVT durch Stase kann auch bei Patienten ohne Zirrhose durch Splenektomie oder Kolektomie verursacht werden.
  - Nach einer Splenektomie spielt auch die passagere Thrombozytose eine zusätzliche Rolle, die beachtet und behandelt werden muss.
- Die PVT kann transient sein, d. h. spontan verschwinden.
  - Dies wurde bei der Mehrzahl der Kinder nach Umbilikalvenenkatheter-induzierter Thrombose beobachtet, sowie bei etwa 50 % der Patienten mit einer akuten Pankreatitis [1].
  - Auch bei Patienten mit Leberzirrhose ist ein spontanes Verschwinden der PVT möglich.

5.32.8 Klassifikation und Risikostratifizierung

- Die PVT wird anhand des Thrombusalters, des Okklusionsgrads und der Ausdehnung klassifiziert.
- Die akute PVT ist definiert durch eine Krankheitsdauer < 4 Wochen ab Symptombeginn.

- Danach spricht man von einer subakuten (nicht ganz eindeutig definiert) oder chronischen PVT.
- Die akute PVT zeigt in der Bildgebung noch keine Kollateralen oder Varizen in der Endoskopie.
- Der Okklusionsgrad ist sowohl für die Symptomatik als auch für die Prognose (Rekanalisation) bedeutend.
  - Okklusionsgrade von < 50 % sind hämodynamisch nicht relevant und klinisch vermutlich inapparent.
- Die Ausdehnung der PVT kann in jeder Region des Portalvenensystems isoliert auftreten (z. B. intrahepatisch, extrahepatischer Hauptstamm der Pfortader, V. mesenterica superior oder Milzvene) oder mehrere oder alle Gefäßprovinzen befallen.
  - Je größer die Ausdehnung, desto schwerer ist der Verlauf und desto geringer der Therapieerfolg.

5.32.9 Symptomatik

- Bei der akuten, nicht zirrhotischen PVT stehen rasch einsetzende Bauchschmerzen im Vordergrund.
- Das Auftreten von Aszites ist die Ausnahme.
- Die Leberwerte können normal oder geringgradig erhöht sein.
- Bei Thrombosierung der V. mesenterica superior kann eine Darmischämie mit Gangrän entstehen und eine Resektion notwendig machen.
  - In diesem Fall entstehen entsprechende klinische (z. B. Ileus, Abwehrspannung) und laborchemische (z. B. Laktat) Veränderungen.
- Bei der chronischen PVT stehen Varizenblutungen und die Splenomegalie im Vordergrund.
  - Die kavernomatöse Transformation der Pfortader kann durch Kompression des D. choledochus eine biliäre Symptomatik mit entsprechenden Laborveränderungen hervorrufen.
- Eine minimale hepatische Enzephalopathie (HE) ist aufgrund spontaner portosystemischer Shunts häufig [5]. Eine klinisch manifeste HE ist selten.
- Bei Vorliegen einer Zirrhose verläuft die PVT meistens asymptomatisch.
  - Sie führt auch selten zu einer Dekompensation der portalen Hypertension, sodass ihre Diagnose zumeist im Rahmen des Screenings auf ein hepatozelluläres Karzinom (HCC) gestellt wird.

5.32.10 Diagnostik

Diagnostisches Vorgehen

- apparative Diagnostik
- Die apparative Diagnostik muss folgende Detailfragen klären:
  - Ist die Thrombose okklusiv oder nicht?
  - Welche Gefäßregionen sind betroffen?
  - Sind bereits Kollateralen vorhanden?
  - Gibt es Hinweise für eine portale Hypertonie oder Zirrhose?
  - Gibt es „lokale" Faktoren für die PVT (z. B. Pankreatitis, Cholezystitis)
  - Kann ein maligner Prozess ausgeschlossen werden?
  - Gibt es Hinweise für eine Darmischämie?
- Die **Ultraschalluntersuchung inkl. Duplexsonografie** ist erste diagnostische Maßnahme.
- **Kontrast-CT und MRT** können hilfreich sein, um
  - Thrombusausdehnung und Kollateralisation zu konkretisieren und
  - bei entsprechendem Verdacht lokale Prozesse im Abdomen nachzuweisen.
- Bei nicht zirrhotischer und nicht maligner PVT sind gerinnungsphysiologische **Laboruntersuchungen** vorzunehmen.
- Eine myeloproliferative Erkrankung ist auszuschließen (Jak2-V617F-Mutation, Calreticulin-Exon-9-Mutation).
  - Eine Knochenmarkspunktion kann die hämatologische Diagnose ergänzen.
  - Normale Thrombozytenwerte sprechen bei Splenomegalie bereits für eine myeloproliferative Erkrankung und nicht gegen sie.

Anamnese

- Hier sind Fragen nach dem Beginn der Symptomatik von entscheidender Bedeutung für Therapie und Prognose.
- Außerdem ist wichtig, ob bereits andere Thrombosen diagnostiziert wurden.
- Eine entsprechende Familienanamnese ist ebenfalls vorzunehmen.

Körperliche Untersuchung

- klinische Untersuchung des Abdomens insbesondere zum Ausschluss einer Darmischämie/Peritonitis (Abwehrspannung, Druckschmerz, abgeschwächte Darmgeräusche)
- Hinweise für Aszites?

5.32.11 Differenzialdiagnosen

- Die Differenzialdiagnostik umfasst alle schmerzhaften Prozesse im Abdomen.
- Falls sich eine Darmischämie mit Gangrän entwickelt, muss auch an eine arterielle Perfusionsstörung gedacht werden.
  - Diese kann auch Ursache einer PVT sein.
- Thrombosen sind gelegentlich kombiniert.
  - Ein Budd-Chiari Syndrom kann eine PVT nach sich ziehen.
  - In diesem Fall steht Aszitesbildung im Vordergrund.

Tab. 5.58 Differenzialdiagnosen.

Differenzialdiagnose	Bemerkungen
Zustände mit unklaren Schmerze im Abdomen	jeder anhaltende Abdominalschmerz bedarf des Ausschlusses einer Pfortaderthrombose durch gezielten Ultraschall
arterielle Durchblutungsstörung im mesenterialen Stromgebiet	

5.32.12 Therapie

Therapeutisches Vorgehen

Akute, nicht zirrhotische und nicht maligne PVT

- Die Standardtherapie der akuten nicht zirrhotischen und nicht malignen PVT ist die **therapeutische Antikoagulation**.
- Sie wird mit Heparin i. v. oder niedermolekularem Heparin in therapeutischer Dosierung begonnen und rasch auf Marcumar umgestellt.
- Der Stellenwert der neuen, oralen Antikoagulanzien ist noch nicht klar.
- Wenn Risikofaktoren einer Thrombophilie, frühere tiefe Venenthrombosen und eine entsprechende Familienanamnese ausgeschlossen wurden, kann die Antikoagulation nach 12 Monaten beendet werden.
  - Dasselbe gilt, wenn inzwischen beseitigte lokale Ursachen ausschlaggebend waren.
- Bei persistierenden Risikofaktoren muss die Antikoagulation lebenslang durchgeführt werden [2].
  - Bei Patienten mit einem myeloproliferativen Syndrom ist eine gezielte Therapie (Aderlässe, Zytoreduktion, Thrombozytenaggregationshemmung) eventuell zusammen mit einer Antikoagulation notwendig.
- Mit einer Rekanalisation der PVT unter Antikoagulation ist bei etwa 40 % der Fälle zu rechnen [3].
  - Das Ansprechen ist bei partieller, nicht okklusiver Thrombose gut.
  - Es ist bei Vorliegen von mehr als einem Risikofaktor oder kompletter Thrombose der Splanchnikusvenen sehr schlecht [10].
  - Der Vorgang der eventuellen Rekanalisation ist nach 6–12 Monaten abgeschlossen.
- Mit Beginn der Antikoagulation muss eine Gastroskopie den Varizenstatus klären. Kontrollen sind dann in 1-jährigen Intervallen notwendig.
  - Höhergradige Varizen bedürfen einer Therapie (β-Blocker, Ligatur).
- Bei schlechter Aussicht auf Rekanalisation durch Antikoagulation kann innerhalb von 4 Wochen nach Symptombeginn eine lokale Lysetherapie über einen transjugulären intrahepatischen Zugangsweg erwogen werden.

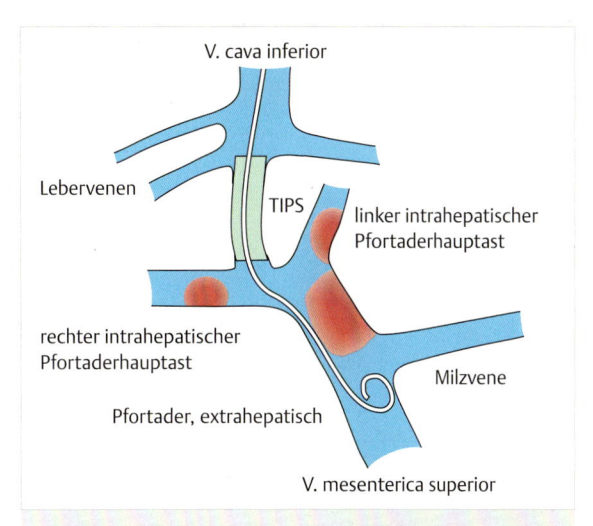

Abb. 5.49 Transjuguläre Intervention. Nach Punktion eines intrahepatischen Pfortderasts wird eine 11-F-Schleuse in die Pfortader eingeführt und eine mechanische Thrombusaspiration vorgenommen. Anschließend wird die Schleuse entfernt und ein Katheter im Portalvenensystem jenseits des Thrombusendes belassen. Bei Verschluss der Milzvene und der V. mesenterica superior können 2 Katheter eingelegt werden und die halbe Gesamtdosis der Lysetherapie über jeden der beiden Katheter verabreicht werden. Die Lysetherapie wird mit Urokinase (100000 U/h, Ziel Fibrinogen 120–150 mg/dl) und Heparin oder niedermolekulares Heparin (Ziel-PTT 70–80s) über 2–8 Tage durchgeführt und angiografisch kontrolliert. Falls keine ausreichende Wiedereröffnung der intrahepatischen Portaläste erreicht werden kann, kann ein Stent (TIPS) implantiert werden, um eine dauerhafte Drucksenkung im portalen System zu gewährleisten.

  - Die schwierige Intervention sollte auf Zentren mit hochfrequenten TIPS-Eingriffen begrenzt bleiben (▶ Abb. 5.49).
- Das Therapieziel ist die komplette Auflösung der Thrombose.
  - Es kann nur bei sehr kurzem Verlauf (wenige Tage bis 2 Wochen) erreicht werden (▶ Abb. 5.50).
  - Eine Reduktion der Thrombusausdehnung gelingt allerdings meist, wobei deren Einfluss auf Morbidität und Mortalität noch unklar ist.
- Falls eine erfolgreiche extrahepatische Rekanalisation erreicht wurde, die intrahepatischen Portaläste jedoch verschlossen bleiben, kann die zusätzliche Implantation eines TIPS vorgenommen werden.
- Im Anschluss an die Intervention ist eine Antikoagulation erforderlich.

PVT bei Leberzirrhose

- Ob Patienten mit einer Leberzirrhose, bei denen sich eine PVT entwickelt, generell von einer Therapie profitieren, ist nicht eindeutig [8].

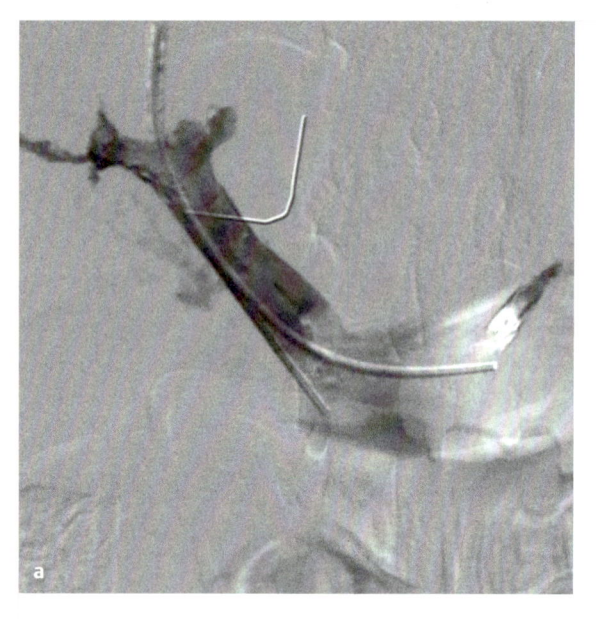

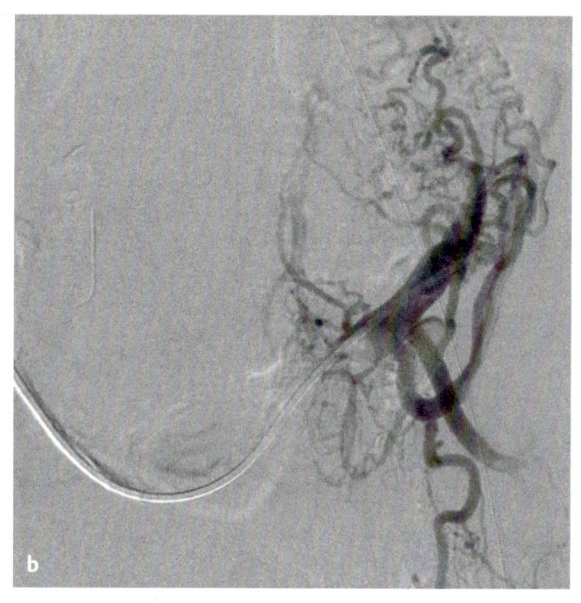

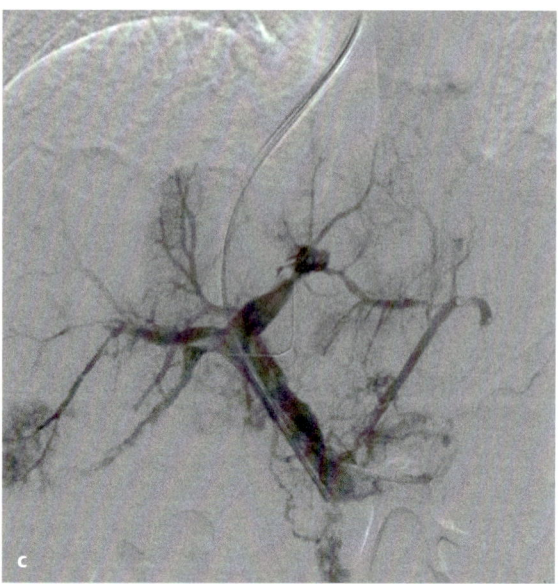

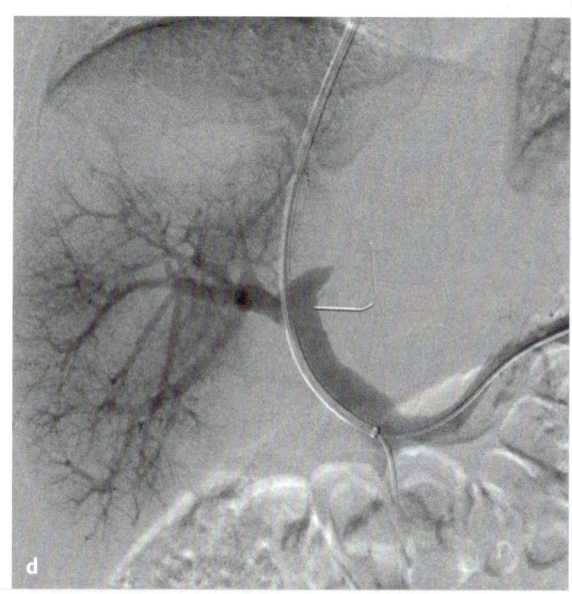

Abb. 5.50 Transjuguläre Portografie (DSA).
a Die Angiografien vor der Lysetherapie zeigen einen kompletten Verschluss der intra- und extrahepatischen Pfortader, der V. mesenterica superior und der Milzvene (a), die fast bis zum Milzhilus reicht (b).
b Nur sehr geringe Kollateralenbildung als Hinweis für frisches Ereignis.
c Deutliche Reduktion der Thrombose nach 1 Tag Lysetherapie mit Urokinase (plus Heparin).
d Nach 3-tägiger Lyse ist eine komplette Rekanalisation der extrahepatischen Gefäße und weitgehende Wiedereröffnung der intrahepatischen Pfortaderäste erreicht. Portosystemischer Druckgradient jetzt 10 mmHg, somit kann die Lysetherapie beendet werden. Keine TIPS-Anlage erforderlich.

- Sicher ist allerdings, dass eine ausgedehnte chronische PVT ein erhöhtes Morbiditäts- und Mortalitätsrisiko nach Lebertransplantation (LT) aufweist.
- LT-Kandidaten mit erhöhtem Risiko einer PVT sollten eine Prophylaxe und solche mit einer bereits bestehenden PVT eine Therapie erhalten.
- Patienten mit einer kompensierten portalen Hypertension, die in zeitlichem Zusammenhang mit einer PVT dekompensierten (z. B. Aszites oder Varizenblutung), können von einer Antikoagulation profitieren, sofern das Blutungsrisiko durch eine entsprechende Therapie minimiert wurde.

- Die Antikoagulation führt bei etwa 40 % der Patienten zur Auflösung der Thrombose.
- Wenn erfolgreich, sollte sie lebenslang durchgeführt werden, da sonst mit einer hohen Rezidivrate zu rechnen ist.
- Bei etwa 10 % der Patienten entwickelt sich trotz Antikoagulation eine Thrombusausdehnung mit der Gefahr der Darmischämie [7].
- Patienten mit einer dekompensierten portalen Hypertension unterliegen den allgemeinen Therapieempfehlungen, unabhängig ob sie eine PVT haben oder nicht.
  - Wenn eine TIPS-Implantation indiziert ist, bedeutet dies auch eine sichere Prophylaxe und eine sehr wirksame Therapie der PVT.
- Die Gefahr der Verschlechterung der Leberfunktion oder einer HE ist gering, da die portale Leberperfusion bereits vor der TIPS-Anlage ausfiel.
- Die TIPS-Anlage gelingt in nahezu 100 % der Fälle, wenn kein Kavernom vorliegt.
  - Bei Kavernom ist der technischen Erfolg eingeschränkt (75 %) [7].
  - TIPS führt in nahezu 100 % der Fälle zu einer Thrombusverkleinerung und in 81 % der Fälle zu einer kompletten Auflösung.
  - Ein Blutungsrezidiv ist dann selten (1–10 %) [7].
- Im Gegensatz zur Antikoagulation oder transjugulären Therapie bei der nicht zirrhotischen Thrombose, bei der das Timing den Therapieerfolg bestimmt, spielt dieses bei der zirrhotischen PVT keine große Rolle.
  - In der Regel verläuft letztere symptomlos, sodass ein Timing der Therapie nicht möglich ist.
- Bei sehr alten und fibrotisch veränderten Thrombosen kann eine Rekanalisation der Pfortader durch Angioplastie möglich sein.

Maligne Pfortaderthrombose

- Die maligne PVT kann durch eine Thrombose mit oder ohne Tumorinfiltration bedingt sein.
- Bei schwerem symptomatischen Verlauf (z. B. therapierefraktärem Aszites) eines rein thrombotischen Gefäßverschlusses kann eine Antikoagulation indiziert sein.
- Bei Tumorinfiltration der Pfortader mit schwerem symptomatischen Verlauf der portalen Hypertension kann eine palliative TIPS-Anlage und Stenteinlage bis über die Thrombose hinaus vorgenommen werden.

5.32.13 Verlauf und Prognose

- Die nicht zirrhotische Pfortaderthrombose hat eine hohe Morbidität wegen der Entwicklung von Varizen und Varizenblutungen.
- Da bei den meisten Patienten eine lebenslange Antikoagulation erforderlich ist, stellen Varizen oft ein gravierendes therapeutisches Problem dar.
- Die Prognose ist bei Beherrschen dieses Problems gut.
- Bei Patienten mit Zirrhose ist die Prognose durch die Pfortaderthrombose nicht wesentlich verändert.
- Dies trifft allerdings nicht für Kandidaten einer Lebertransplantation zu.

5.32.14 Quellenangaben

[1] Chawla Y, Duseja A, Dhiman RK. Review article: the modern management of portal vein thrombosis. Aliment Pharmacol Ther 2009; 30: 881–894
[2] DeLeve D, Valla DC, Garcia-Tsao G. AASLD Practice Guidelines: Vascular Disorders of the Liver. Hepatology 2009; 49: 1729–1763
[3] Hall TC, Garcea G, Metcalfe M et al. Management of Acute Non-cirrhotic and non-malignant portal vein thrombosis: a systematic review. World J Surg 2011; 35: 2510–2520
[4] Maruyama H, Okugawa H, Takahashi M et al. De novo portal vein thrombosis in virus-related cirrhosis: Predictive factors and long-term outcomes. Am J Gastroenterol 2013; 108: 568–574
[5] Minguez B, Garcia-Pagan JC, Bosch J et al. Noncirrhotic portal vein thrombosis exhibits neuropsychological and MR changes consistent with minimal hepatic encephalopathy. Hepatology 2006; 43: 707–714
[6] Ögren M, Berqvist D, Björck M et al. Portal vein thrombosis: Prevalence, patient characteristics and lifetime risk: A population study based on 23796 consecutive autopsies. World J Gastroenterol 2006; 12: 2115–2119
[7] Rössle M, Bausch B, Klinger C. Therapy algorithm for portal vein thrombosis in liver cirrhosis: The internist´s point of view. Viszeralmedizin 2014; 30: 401–408
[8] Rössle M, Schultheiss M. Timing of the treatment of portal vein thrombosis in patients with cirrhosis: A German Hepatologists Perspective. J Transl Int Med 2018; 6: 11–15
[9] Stine JG, Wang J, Shah PM et al. Deceased portal vein velocity is predictive of the development of portal vein thrombosis: A matched case-control study. Liver Int 2018; 38:94–101
[10] Turnes J, Garcia-Pagan JC, Gonzalez M et al. Portal hypertension-related complications after acute portal vein thrombosis: impact of early anticoagulation. Clin Gastroenterol Hepatol 2008; 6: 1412–1417

5.33 Hepatorenales Syndrom

V. Gülberg, A. Gerbes

5.33.1 Steckbrief

Das hepatorenale Syndrom (HRS) ist eine der schwersten Komplikationen bei Patienten mit fortgeschrittener Leberzirrhose und Aszites. Es ist mit einer sehr hohen Letalität verbunden, falls nicht bald eine Lebertransplantation durchgeführt werden kann. Der Verlauf nach Lebertransplantation scheint bei Patienten mit HRS ungünstiger als bei Patienten, die vor Lebertransplantation noch eine normale Nierenfunktion aufweisen. Therapeutische Strategien, wie der Einsatz von Vasokonstriktoren in Kombination mit Plasmaexpandern oder der transjuguläre intrahepatische portosystemische Shunt (TIPS), werden daher vor allem als überbrückende Maßnahmen bis zur Transplantation und zur Reduktion der Komplikationen nach erfolgter Transplantation eingesetzt.

5.33.2 Aktuelles

- aktualisierte Leitlinie „Komplikationen der Leberzirrhose" (demnächst) unter www.dgvs.de/wissen-kompakt/leitlinien

5.33.3 Synonyme

- keine

5.33.4 Keywords

- Leberzirrhose
- Aszites
- Lebertransplantation
- TIPS

5.33.5 Definition

- **HRS**:
  - deutliche Einschränkung des renalen Blutflusses und der glomerulären Filtrationsrate
  - erhöhte Serumharnstoff- und Kreatininkonzentration
  - Oligurie bei Patienten mit fortgeschrittener Lebererkrankung und therapierefraktärem Aszites
- **akute Nierenschädigung** (acute kidney injury, AKI): umfasst alle Ursachen einer Nierenfunktionsverschlechterung gemessen an
  - einem Anstieg des Serumkreatinins über 50 % des Ausgangswerts innerhalb einer Woche oder
  - einem Anstieg ≥ 26,4 µmol/l (≥ 0,3 mg/dl) innerhalb von 48 h.
- **chronische Nierenerkrankung**: glomeruläre Filtrationsrate (GFR) < 60 ml/min
  - berechnet mit der Modification-of-Diet-in-Renal-Disease-6-Formel (MDRD6-Formel)
  - bestehend über mindestens 3 Monate
- **akut-auf-chronische-Nierenschädigung**:
  - akute Nierenschädigung bei vorbestehender Nierenerkrankung
  - definiert durch die Kombination der o. g. diagnostischen Kriterien
- **dekompensierte fortgeschrittene chronische Lebererkrankung** (decompensated advanced chronic liver disease, dACLD):
  - alle Formen einer dekompensierten Leberzirrhose
  - Gründe für Dekompensation:
    - HRS
    - hepatische Enzephalopathie
    - Varizenblutungen

5.33.6 Epidemiologie

Häufigkeit

- Das hepatorenale Syndrom (HRS) ist eine häufige Komplikation bei Patienten mit Leberzirrhose und Aszites.
- Bei Patienten mit Leberzirrhose, normalen Nierenretentionswerten und Aszites entwickelt sich ein HRS
  - innerhalb eines Jahres mit einer Wahrscheinlichkeit von ca. 20 %,
  - innerhalb von 5 Jahren mit einer Wahrscheinlichkeit von ca. 40 %.

Altersgipfel

- gemäß der Altersverteilung der dekompensierten Leberzirrhose um das 55. Lebensjahr

Geschlechtsverteilung

- Es gibt keine Geschlechtspräferenz.

Prädisponierende Faktoren

- spontane bakterielle Peritonitis
- großvolumige Parazentesen (ohne adäquate Albuminsubstitution)
- nephrotoxische Medikamente
- gastrointestinale Blutungen
- ausgeprägte Cholestase

5.33.7 Ätiologie und Pathogenese

- periphere arterielle Vasodilatation
- konsekutive Reduktion des effektiven arteriellen Blutvolumens (EABV)
- Reduktion des zentralen Blutvolumens
- Aktivierung von volumen- und natriumretinierenden Hormonsystemen:
  - Renin-Aldosteron-System
  - sympathisches Nervensystem
- renale Vasokonstriktion
- ausgeprägte Natriumretention

5.33.8 Klassifikation und Risikostratifizierung

- **HRS Typ I** ist
  - charakterisiert durch rasches Nierenversagen,
  - definiert als Verdoppelung des Serumkreatinins auf > 2,5 mg/dl (226 mmol/l) in weniger als 2 Wochen.
- **HRS Typ II** ist
  - oft mit refraktärem Aszites vergesellschaftet und
  - zeigt ein moderates Nierenversagen mit Serumkreatininwerten zwischen 1,5–2,5 mg/dl (133–226 mmol/l)
  - bei stabilem oder langsam fortschreitendem Verlauf.

5.33.9 Symptomatik

- unspezifisch
- überwiegend Folge der Überwässerung bei rückläufiger Diurese:

- abdominelles Spannungsgefühl bei zunehmendem Aszites
- Dyspnoe bei pulmonaler Stauung
- zunehmende Müdigkeit bis hin zur Somnolenz bei ausgeprägter Urämie
  - ähnlich der hepatischen Enzephalopathie

5.33.10 Diagnostik

Diagnostisches Vorgehen

- Anamnese
- körperliche Untersuchung
- Labor
- Sonografie (Niere, Leber)
- Ergussdiagnostik bei vorliegendem Aszites

Anamnese

- Suche nach möglichen Auslösern:
  - potenziell nephrotoxische Medikamente (nicht steroidale Antirheumatika, NSAR)
  - Diuretika und deren Dosierung (insbesondere hoch dosierte Schleifendiuretika)
  - großvolumige Parazentesen ohne begleitende Gabe von Plasmaexpandern
  - gastrointestinale Blutungen
  - fieberhafte Infekte

Körperliche Untersuchung

- typische Befunde einer chronischen Lebererkrankung
- Zeichen der Urämie
  - Fötor
  - Perikardreiben
- Zeichen der Überwässerung
  - feuchte Rasselgeräusche
  - Beinödeme

Labor

- **Serumchemie:**
  - Natrium
  - Kalium
  - Kreatinin
  - Harnstoff
- insbesondere bei kachektischen Patienten: **Cystatin C** im Serum oder Plasma zur Beurteilung
  - einer akuten Nierenschädigung bzw.
  - der Prognose
- **24-h-Sammelurin:**
  - Volumen
  - Natriumausscheidung und -konzentration
  - Kreatinin-Clearance
  - Eiweißausscheidung
- Urin-Stix und mikroskopische Untersuchung des Sediments (Erythrozyturie? Zylinder?)

Bildgebende Diagnostik

Sonografie

- **Sonografie der Nieren** obligatorisch:
  - Ausschluss einer postrenalen Ursache der Nierenfunktionsstörung
  - ggf. Hinweis auf chronische Nierenerkrankung
- **Sonografie der Leber:** möglicherweise Ursachen der akuten Dekompensation darstellbar, z. B.
  - Pfortaderthrombose
  - Verschluss der Lebervenen (Budd-Chiari-Syndrom)
  - suspekte, neu aufgetreten Leberraumforderungen

Histologie, Zytologie und klinische Pathologie

Ergussdiagnostik

- bei vorliegendem Aszites (meist der Fall) diagnostische Parazentese zum Ausschluss einer spontan bakteriellen Peritonitis (siehe Kap. 2.17)

5.33.11 Differenzialdiagnosen

Tab. 5.59 Differenzialdiagnosen.

Differenzialdiagnose	Bemerkungen
prärenal: Volumenmangel	Besserung auf Volumengabe, häufigste Differenzialdiagnose, bessere Prognose als HRS
intrarenal: nephrotisches Syndrom, akute Tubulusnekrose (ATN)	Proteinurie, aktiviertes Sediment Urinnatriumkonzentration >10 mEq/l, tubuläre Markerproteine im Urin
postrenal: Obstruktion der ableitenden Harnwege	sonografischer Nachweis eines Harnstaus, bessere Prognose als HRS

5.33.12 Therapie

Therapeutisches Vorgehen

- Absetzen aller potenziell nephrotoxischen Medikamente
- Volumenexpansion mit Humanalbumin:
  - 1 g pro kg Körpergewicht
  - bis maximal 100 g/d über 2d
- bei ausbleibender Besserung:
  - Vasokonstriktortherapie mit Terlipressin unter Fortführung der Albumingabe
  - TIPS-Anlage erwägen
- Listung zur Lebertransplantation (falls nicht schon geschehen) erwägen

Pharmakotherapie

- Sofern keine Kontraindikationen vorliegen, sollen Patienten mit **HRS Typ I** mit **Terlipressin** und **Albumin** behandelt werden.

- verbessert kurzfristiges Überleben signifikant
- Diese Therapie soll mit einer Terlipressindosis von 2–4 mg/d begonnen werden und über einen Zeitraum von mindestens 3 d durchgeführt werden.
- Terlipressin soll maximal in einer Dosis von 12 mg/d eingesetzt werden.
- Statt einer wiederholten Bolusapplikation kann Terlipressin beim HRS auch als kontinuierliche Infusion verabreicht werden (initiale Dosis 3 mg über 24 h).
- Unter intensivmedizinischem Monitoring kann auch zunächst eine Therapie mit kontinuierlicher Gabe von **Noradrenalin** versucht werden.
- Für andere Vasokonstriktoren ist ein Nutzen beim HRS nicht belegt.

Interventionelle Therapie

Transjugulärer intrahepatischer portosystemischer Shunt (TIPS)

- Die Anlage eines TIPS sollte erwogen werden
  - bei ausbleibender Besserung der Nierenfunktion unter pharmakologischer Therapie und
  - nach Stabilisierung.
- Die Anlage eines TIPS führt sowohl bei Patienten mit HRS Typ I als auch Typ II zu
  - einer (längerfristigen) Verbesserung der Nierenfunktion und dadurch möglicherweise auch
  - einer Überlebensverlängerung (IIc).
- Kontraindikationen müssen jedoch beachtet werden:
  - vorbestehende Enzephalopathie ≥ Grad 2 oder
  - eingeschränkte Leberfunktion (Bilirubin > 3–5 mg/dl)

Nierenersatzverfahren

- Nierenersatzverfahren allein verbessern die Prognose bei HRS nicht.
- Sie können bei Vorliegen von Dialysekriterien vor allem als Überbrückung bis zur Lebertransplantation eingesetzt werden.

Operative Therapie

- Die **Lebertransplantation** ist die einzige potenziell kurative Therapie des HRS.
- Sie soll bei geeigneten Patienten angestrebt werden.
- Auch bei beabsichtigter Lebertransplantation sollten Albumin und Terlipressin verabreicht werden.
  - Patienten mit Niereninsuffizienz haben bei Transplantation eine deutlich schlechtere postoperative Prognose.
- Die Indikation zur **Leber- und Nierentransplantation** sollte erwogen werden bei Patienten mit
  - einem HRS und
  - einer längerdauernden Dialysepflichtigkeit.

5.33.13 Verlauf und Prognose

- In einem historischen Patientenkollektiv ohne spezifische Therapie
  - lag das mediane Überleben mit HRS Typ I bei 11 d,
  - ca. 80 % der Patienten starben innerhalb von 4 Wochen.
- In einer neueren Untersuchung der gleichen Untersucher lag das **mediane Überleben** von Patienten
  - mit HRS Typ I bei 1 Monat,
  - mit HRS Typ II bei im Mittel 7 Monaten.
- Der Verlauf nach Lebertransplantation scheint bei Patienten mit HRS ungünstiger als bei Patienten, die vor Lebertransplantation noch eine normale Nierenfunktion aufwiesen.

5.33.14 Prävention

- adäquate Albumininfusion nach großvolumiger Parazentese > 4 l (siehe Kap. 2.17)
- Patienten mit spontan bakterieller Peritonitis und entsprechender Risikokonstellation:
  - zusätzlich zur Antibiotikatherapie Albumininfusionen an Tag 1 und 3 nach Diagnosestellung

5.34 Hepatopulmonales Syndrom und portopulmonale Hypertonie

M. Dollinger

5.34.1 Steckbrief

Das hepatopulmonale Syndrom (HPS) und die portopulmonale Hypertonie (PoPH) gelten als pulmonal-vaskuläre Komplikation einer Lebererkrankung oder einer portalen Hypertonie. Bei unklarer Dyspnoe und hepatologischer Erkrankung sollte echokardiografisch ein HPS mittels Kontrastmittel, eine PoPH mittels Doppler abgeklärt werden. Die PoPH muss mittels Rechtsherzkatheter bestätigt werden. Symptomatisch wird das HPS mit Sauerstoffgabe behandelt, ein Verschluss portosystemischer Shunts kann versucht werden. Die PoPH wird medikamentös vasodilatatorisch behandelt. Einzig kurative Therapie beider Erkrankungen ist die Lebertransplantation (LTx), jedoch bei erhöhter perioperativer Mortalität.

5.34.2 Synonyme

Hepatopulmonales Syndrom

- keine

Portopulmonale Hypertonie
- portopulmonale Hypertension

5.34.3 Keywords
- Leberzirrhose
- portale Hypertonie
- Lebertransplantation

5.34.4 Definition
- pulmonal-vaskuläre Komplikationen einer Lebererkrankung bzw. einer portalen Hypertension als Folge einer
  - Vasodilatation (HPS) oder
  - Vasokonstriktion (PoPH) der Lungengefäße
- HPS:
  - Trias aus
    - Lebererkrankung,
    - intrapulmonaler Gefäßweitstellung mit Rechts-Links-Shunt und
    - Gasaustauschstörung
  - bei erhöhter alveoloarterieller Sauerstoffpartialdruckdifferenz
- PoPH: pulmonal-arterielle Hypertonie (WHO-Klasse I) mit
  - erhöhter pulmonal-vaskulärer Resistenz und
  - normalem linksventrikulären Füllungsdruck
  - bei obligat vorliegender portaler Hypertonie

5.34.5 Epidemiologie
Häufigkeit
- **HPS:** Prävalenz
  - bei chronischer Lebererkrankung 1 %
  - bei Leberzirrhose 15 %
  - vor LTx 10–30 %
- **PoPH:** Prävalenz
  - bei portaler Hypertension 2–5 %
  - vor LTx 8–16 %
- Mit einem Anteil von 10 % gilt die PoPH als zweithäufigste pulmonal-arterielle Hypertonie (PAH).

Altersgipfel
- HPS und PoPH treten im Kindes- und Erwachsenenalter auf.
- Altersgipfel ist das 5.–6. Lebensjahrzehnt, analog zur Leberzirrhose.

Geschlechtsverteilung
- PoPH ist mit dem weiblichen Geschlecht assoziiert.
- HPS besitzt keine geschlechtsspezifische Verteilung.

Prädisponierende Faktoren
HPS
- pulmonale Vasodilatation:
  - 5 % der Patienten mit chronischer Lebererkrankung
  - 25–65 % der Patienten vor LTx
- Korrelation mit dem Schweregrad der Lebererkrankung wird diskutiert.

PoPH
- weibliches Geschlecht
- autoimmune Hepatitis
- keine Korrelation mit dem Schweregrad der Lebererkrankung

5.34.6 Ätiologie und Pathogenese
HPS
- Pathophysiologisch besteht eine pulmonale Vasodilatation.
- Diese führt zur Gasaustauschstörung mit mangelnder Oxygenierung des Bluts.
- **Auslöser:**
  - Neoangiogenese
  - vasoaktive Substanzen, z. B. Endothelin-1 (bindet beim HPS an Typ-B-Rezeptoren der Endothelzellen)
- **Folgen** sind
  - ein Missverhältnis von Ventilation und Perfusion,
  - Rechts-Links-Shunts und
  - eine reduzierte alveolokapilläre Diffusionskapazität.

PoPH
- Pathophysiologisch besteht eine pulmonal-arterielle Vasokonstriktion.
- Diese führt zu
  - nicht reversiblen Veränderungen der Gefäßwand (Hypertrophie/Fibrose) und
  - Thromboseneigung.
- **Auslöser:** Missverhältnis von dilatativen und konstriktiven Mediatoren
- Insbesondere Endothelin-1 ist therapeutisch beeinflussbar (bindet bei der PoPH an Typ-A-Rezeptoren der Gefäßmuskelzellen).
- **Ursache:**
  - genetische Faktoren
  - evtl. mechanischer Stress der Gefäßwände im Rahmen der portalen Hypertonie

5.34.7 Klassifikation und Risikostratifizierung

HPS
- Die Risikostratifizierung erfolgt anhand des in der arteriellen Blutgasanalyse gemessenen Sauerstoffpartialdrucks (▶ Tab. 5.60).

PoPH
- Die Risikostratifizierung erfolgt anhand des im Rechtsherzkatheter gemessenen pulmonal-arteriellen Drucks (▶ Tab. 5.61).

5.34.8 Symptomatik

HPS
- Zentrales Symptom ist die **Dyspnoe**.
- Die als pathognomonisch geltenden Platypnoe bzw. Orthodeoxie treten nur in 25 % der Fälle auf.

PoPH
- Anfangs sind Patienten asymptomatisch.
- Später findet sich eine Belastungsdyspnoe bis hin zur Rechtsherzinsuffizienz mit
  - thorakalen Schmerzen,
  - Synkopen oder
  - Hämoptysen.

- In den Anfangsstadien von HPS und PoPH überwiegen die Symptome des Leberversagens.
- Dyspnoe und Müdigkeit werden darauf zurückgeführt.
- Ein Screening beider Erkrankungen vor LTx oder Shunt-Anlagen ist obligat.

5.34.9 Diagnostik

Diagnostisches Vorgehen
- ▶ Abb. 5.51 und ▶ Abb. 5.52 zeigen das diagnostische Vorgehen.

Anamnese
- Die Anamnese umfasst
  - die Vorgeschichte der Lebererkrankung bzw. der portalen Hypertonie und
  - die pulmonalen Beschwerden, allen voran Dyspnoe in Ruhe und bei Belastung.
- Zur Verlaufskontrolle eignet sich die Klassifikation der New York Heart Association (NYHA).

Körperliche Untersuchung
- Es finden sich typische Befunde einer Lebererkrankung und/oder portalen Hypertonie,
  - insbesondere Spider nävi

Tab. 5.60 Klassifikation des HPS (Daten aus [2]).

	mild	moderat	schwer	sehr schwer
NYHA-Stadium	I/II	II/III	III/IV	IV
$AaDO_2$ (mmHg)	≥ 15	≥ 15	≥ 15	≥ 15
PaO_2 (mmHg)	≥ 80	60–79	50–59	< 50
Prognose	günstig	mäßig	schlecht	schlecht
reversibel nach LTx	ja	ja	ja	ja

NYHA: New York Heart Association; PaO_2: Sauerstoffpartialdruck; $AaDO_2$: alveoloarterielle Sauerstoffdruckdifferenz; LTx: Lebertransplantation

Tab. 5.61 Klassifikation der PoPH (Daten aus [2]).

	normal	mild	moderat	schwer
NYHA-Stadium	-	I/II	II/III	III/IV
PAP_m (mmHg)	15–24	25–34	35–44	≥ 45
PVR ($dyn \times s^{-1} \times cm^{-5}$)	< 240	240–500	500–800	> 800
Prognose	-	günstig	mäßig	schlecht
reversibel nach LTx	-	ja	teilweise	nein

NYHA: New York Heart Association; PAP_m: mittlerer pulmonal-arterieller Druck; PVR: pulmonal-vaskulärer Widerstand; LTx: Lebertransplantation

5.34 Hepatopulmonales Syndrom und portopulmonale Hypertonie

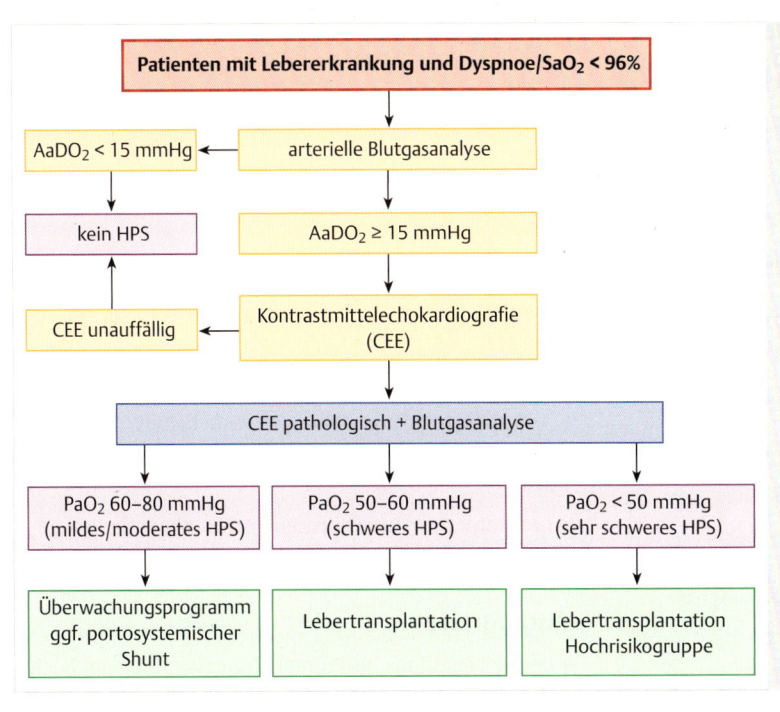

Abb. 5.51 Behandlungsalgorithmus bei hepatopulmonalem Syndrom. SaO$_2$: Sauerstoffsättigung in der Pulsoxymetrie; AaDO$_2$: alveoloarterielle Sauerstoffdruckdifferenz; PaO$_2$: Sauerstoffpartialdruck; HPS: hepatopulmonales Syndrom.

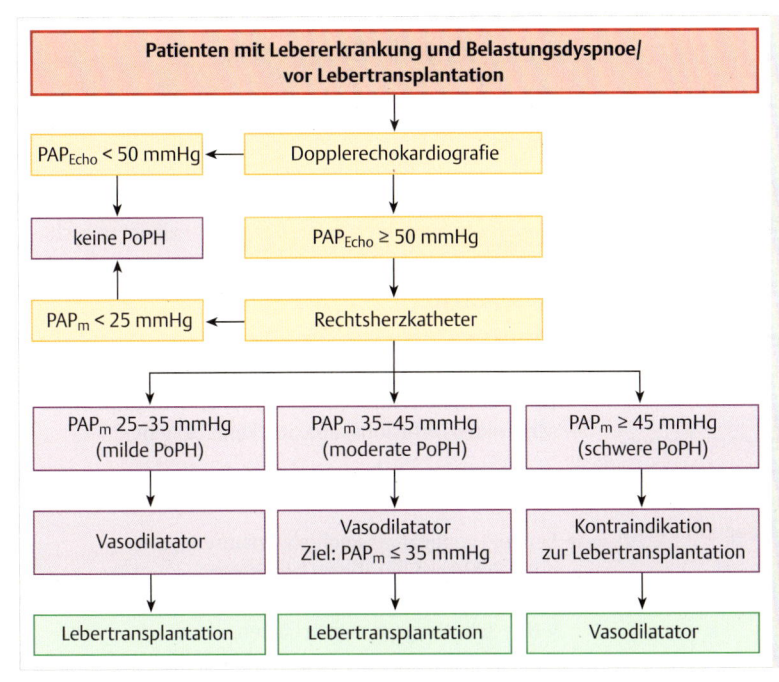

Abb. 5.52 Behandlungsalgorithmus bei portopulmonaler Hypertonie. PAP$_{Echo}$: pulmonal-arterieller Druck in der Echokardiografie; PAP$_m$: mittlerer pulmonal-arterieller Druck; PoPH: portopulmonale Hypertonie.

- Im fortgeschrittenen Stadium zeigt sich
  - beim **HPS** eine Zyanose (Uhrglasnägel/Trommelschlegelfinger),
  - bei der **PoPH**
    - ein akzentuierter II. Herzton sowie
    - ein Systolikum und/oder Diastolikum (Trikuspidal- bzw. Pulmonalinsuffizienz).
- Zur Verlaufskontrolle eignet sich der 6-Minuten-Gehtest.

Labor

HPS

- Als Screeningmethode gilt die **Pulsoxymetrie**.
  - gilt bei Leberzirrhose ab einer Sättigung < 96 % als pathologisch
- Obligat ist die **arterielle Blutgasanalyse** bei sitzendem Patienten und Raumluft.

- Pathognomonisch ist die erhöhte alveolar-arterielle Sauerstoffpartialdruckdifferenz (AaDO$_2$) > 15 mmHg (> 20 mmHG bei Alter > 64 Jahre).
- Den Schweregrad bestimmt der Sauerstoffpartialdruck (PaO$_2$).

PoPH

- Die **arterielle Blutgasanalyse** kann eine leichte bis moderate Hypoxie zeigen.
- Die Bestimmung der (N-terminalen pro-)BNP-Werte dient der Verlaufskontrolle einer Rechtsherzinsuffizienz.

Bildgebende Diagnostik

Sonografie

- obligat zur Abklärung
  - der Lebererkrankung und
  - der Differenzialdiagnosen Aszites/Pleuraerguss

Echokardiografie

- obligat zur Primärdiagnostik der pulmonal-vaskulären Erkrankungen

HPS

- Intrapulmonale Shunts lassen sich mittels Kontrastmittel-Echokardiografie nachweisen.
- Hierfür wird ein nicht lungengängiges Kontrastmittel (z. B. 0,9 % NaCl aufgeschüttelt) venös injiziert.
  - nach 3–4 Herzschlägen Übertritt vom rechten in das linke Herz
- Intrakardiale Shunts mit einem sofortigen Kontrastmittel-Übertritt müssen abgegrenzt werden.

PoPH

- Die Echokardiografie mit Doppler ist der erste diagnostische Schritt – auch im Rahmen eines Screenings.
- Neben Zeichen der Rechtsherzbelastung ist die Abschätzung des rechtsventrikulären Drucks pathognomonisch.

Röntgen

- obligat zur Differenzialdiagnose pulmonaler Erkrankungen
- unspezifisches Zeichen eines **HPS**: interstitielle Zeichnung betont basal
- unspezifisches Zeichen einer **PoPH**: rechtsbetonte Kardiomegalie mit Hilusverbreiterung

CT

- Thorax-CT fakultativ zur Differenzialdiagnose pulmonaler Erkrankungen

- **HPS**: im fortgeschrittenen Stadium lassen sich dilatierte pulmonale Gefäße darstellen
- **PoPH**: im fortgeschrittenen Stadium lassen sich ein Cor pulmonale und erweiterte Pulmonalarterien darstellen

Szintigrafie

HPS

- fakultativ quantitative Bestimmung des pulmonalen Shuntvolumens mittels ^{99m}Tc-HSA-Lungenperfusions-Szintigrafie.
- Methode unterscheidet nicht zwischen intrakardialen und intrapulmonalen Shunts
  - spezifischen Fragestellungen vorbehalten

PoPH

- fakultativ zum Ausschluss einer thromboembolischen pulmonalen Hypertonie

Angiografie

- bei HPS fakultativ als Pulmonalisangiografie zum Nachweis arteriovenöser Shunts

Instrumentelle Diagnostik

EKG

- Bei der PoPH kann sich eine Rechtsherzbelastung (P-pulmonale, Rechtstyp oder S 1Q 3-Typ) bis hin zum Rechtsschenkelblock zeigen.
- Spezifische Veränderungen beim HPS existieren nicht.

Spirometrie

- fakultativ zur Differenzialdiagnose pulmonaler Erkrankungen
- HPS/PoPH: kombinierte Ventilationsstörung mit eingeschränkter Diffusionskapazität kann bestehen

Herzkatheter

- bei PoPH obligat als Rechtsherzkatheter, um
  - die Echokardiografie zu bestätigen,
  - andere pulmonale Hypertonien auszuschließen und
  - den Schweregrad abzuschätzen.
- Folgende Parameter sind pathognomonisch:
  - pulmonale Hypertonie: mittlerer pulmonal-arterieller Druck (PAP$_m$) ≥ 25 mmHg
  - erhöhte vaskuläre Resistenz: pulmonal-vaskulärer Widerstand (PVR) ≥ 240 dyn × s^{-1} × cm^{-5}
  - normaler linksventrikulärer Füllungsdruck: pulmonal-kapillärer Verschlussdruck (PCWP) < 15 mmHg

Bronchoskopie

- fakultativ zur Differenzialdiagnose pulmonaler Erkrankungen

Lebervenendruckmessung

- fakultativ zur Differenzialdiagnose der portalen Hypertonie mit/ohne Leberzirrhose

5.34.10 Differenzialdiagnosen

Tab. 5.62 Differenzialdiagnosen.

Differenzialdiagnose	Bemerkungen
akute Atemwegserkrankungen	Beispiel: Pneumonie bei Zirrhose mit erhöhter Infektanfälligkeit Differenzialdiagnose: körperliche Untersuchung (KU), Röntgen-Thorax, Bronchoskopie
extrapulmonale Ventilationsstörung	Beispiel: Aszites/hepatischer Hydrothorax bei portaler Hypertension Differenzialdiagnose: KU, Röntgen-Thorax, Ultraschall
chronische pulmonale Erkrankungen	Beispiel: COPD bei Alkohol- und Nikotinabusus Differenzialdiagnose: KU, Röntgen-/CT-Thorax, Spirometrie, Bronchoskopie
Erkrankungen der Lungenstrombahn	Beispiel: pulmonale Hypertonie bei Herzinsuffizienz Differenzialdiagnose: KU, Röntgen-/CT-Thorax, Echokardiografie, Herzkatheter, Szintigrafie

5.34.11 Therapie

Therapeutisches Vorgehen

- Das therapeutische Vorgehen bei unterschiedlichen Ausgangssituationen ist in ▶ Abb. 5.51 und ▶ Abb. 5.52 abgebildet.

Allgemeine Maßnahmen

HPS

- Symptomatische Patienten erhalten eine Sauerstofflangzeittherapie.
- Eine Verbesserung der Mortalität lässt sich dadurch nicht erreichen.

PoPH

- Bei Hypoxämie kann eine Sauerstofflangzeittherapie indiziert sein.
- Kalziumkanalblocker für die pulmonale bzw. β-Blocker für die portale Hypertonie sollten vermieden werden aufgrund von
  - Flüssigkeitsretention bzw.
  - negativ chronotroper/inotroper Wirkung.
- Eine Antikoagulation kann abhängig von der portalen Hypertonie (Varizen) erwogen werden.

Pharmakotherapie

HPS

- Derzeit existiert keine medikamentöse Therapie.

PoPH

- Mittel der Wahl sind Vasodilatatoren:
  - Endothelin-Rezeptor-Antagonisten
  - Prostaglandine
  - Phosphodiesterase-5-Inhibitoren
- Bevorzugt wird eine orale Therapie, z. B. mit
  - dem Endothelin-A-Rezeptor-Antagonist Ambrisentan (5–10 mg 1–0-0) oder
  - dem Phosphodiesterase-5-Inhibitor Sildenafil (20 mg 1–1-1).
- Unter der potenziell hepatotoxischen Therapie muss die Leberfunktion kontrolliert werden.

Interventionelle Therapie

Shuntanlage

HPS

- Kausal konnte in Fallberichten durch Verschluss portosystemischer Shunts eine Besserung erreicht werden.
- Bei Leberzirrhose eignet sich hierzu ein TIPS.
- Kongenitale Shunts werden radiologisch embolisiert oder operativ ligiert.

Tab. 5.63 Kriterien zur Organallokation bei hepatopulmonalem Syndrom (HPS) und portopulmonaler Hypertonie (PoPH) (Daten aus [1]).

	Kriterien	matchMELD	Höherstufung alle 3 Monate
HPS	PaO$_2$ < 60 mmHg keine weitere pulmonale Pathologie Echokardiografie: Nachweis intrapulmonaler und Ausschluss intrakardialer Shunts Lebererkrankung	15 %	+ 10 %
PoPH	PAP$_m$ 25–35 mmHg PVR ≥ 240 dyn/s PCWP ≤ 15 mmHg alle Messwerte durch Rechtsherzkatheter Lebererkrankung	25 %	+ 10 %

PaO$_2$: Sauerstoffpartialdruck; PAP$_m$: mittlerer pulmonal-arterieller Druck; PVR: pulmonal-vaskulärer Widerstand; PCWP: pulmonal-kapillärer Verschlussdruck

- Therapierefraktäre pulmonale Shunts können angiografisch gecoilt werden.

PoPH

- Die Anlage eines TIPS zur Senkung des portalen Hypertonus ist wegen der zusätzlichen Rechtsherzbelastung kontraindiziert.

Operative Therapie

- Einzig kurative Behandlung der pulmonal-vaskulären Komplikation und der verursachenden Lebererkrankung ist die **Lebertransplantation**.
- Diese führt abhängig von der Histopathologie in 6–12 Monaten zu einer Remission der Lungenveränderungen.
- Problematisch ist die perioperative Mortalität im fortgeschrittenen Stadium:
  - HPS mit PaO$_2$ < 50 mmHg bzw.
  - PoPH mit PAP$_m$ > 35 mmHg
- Bei der PoPH muss ein Zielwert ≤ 35 mmHg medikamentös vor LTx erreicht werden.
- Die Organallokation richtet sich in Deutschland nach dem MELD-Score (MELD: Model for End-Stage Liver Disease).
- Bei speziellen Diagnosen, wie den pulmonal-vaskulären Erkrankungen, berechnet der Score nicht adäquat die erhöhte, von der Leberfunktion unabhängige Mortalität.
- Diesen Patienten wird ein matchMELD zugewiesen, der der spezifischen 3-Monats-Mortalität entspricht (▶ Tab. 5.63).

5.34.12 Nachsorge

- Die PoPH und seltener das HPS können nach LTx persistieren.
- In Ausnahmefällen kann eine Lungentransplantation indiziert sein.

5.34.13 Verlauf und Prognose

HPS

- Die Erkrankung verläuft progredient, der PaO$_2$ fällt mit 5 mmHg/Jahr schneller als bei anderen Lungenerkrankungen.
- Als Todesursache überwiegen andere Komplikationen der Lebererkrankung, die bei HPS schlechter kompensiert werden.
- Ohne Therapie liegt die 5-Jahres-Überlebens-Wahrscheinlichkeit unter 25 %.

PoPH

- Unbehandelt beträgt die 1-Jahres-Mortalität 35–46 %.
- Das 5-Jahres-Überleben ist aufgrund der Lebererkrankung deutlich schlechter als bei der idiopathischen PAH.
- Unter medikamentöser Therapie verbessert sich das 1-, 3- und 5-Jahres-Überleben auf 88, 75 bzw. 68 %.

5.34.14 Quellenangaben

[1] Bundesärztekammer. Richtlinien zur Organtransplantation gem. § 16 TPG. Dtsch Arztebl 2017; 114: A1019
[2] Rodriguez-Roisin R, Krowka MJ et al. Pulmonary-Hepatic vascular Disorders (PHD). Eur Respir J 2004; 24: 861–880

5.34.15 Literatur zur weiteren Vertiefung

- Krowka MJ, Fallon MB, Kawut SM et al. International liver transplant society practice guidelines: diagnosis and management of hepatopulmonary syndrome and portopulmonary hypertension. Transplantation 2016; 100: 1440–1452

5.34.16 Wichtige Internetadressen

- DGVS: www.dgvs.de
- DGP: www.pneumologie.de
- DGK: www.dgk.org
- Selbsthilfegruppe Deutsche Leberhilfe e. V.: www.leberhilfe.org
- Selbsthilfegruppe Pulmonale Hypertonie e. V.: www.phev.de

5.35 Hepatische Enzephalopathie

M. Wettstein, D. Häussinger

5.35.1 Steckbrief

Die hepatische Enzephalopathie (HE) ist eine potenziell reversible Störung des Zentralnervensystems als Folge akuter oder chronischer Leberschädigungen. Die HE bei Leberzirrhose ist durch eine zunehmende psychomotorische Verlangsamung bis hin zum Koma gekennzeichnet. Ursächlich ist die verminderte Entgiftung von Ammoniak in der Leber, welches im Gehirn zu einem geringgradigen chronischen Gliaödem und oxidativ-nitrosativem Stress führt. Die Identifikation und Behandlung von auslösenden Faktoren ist die wichtigste Maßnahme. Medikamentöse Therapien reduzieren die Ammoniakproduktion im Darm oder verbessern die Ammoniakentgiftung.

5.35.2 Synonyme

- portosystemische Enzephalopathie (PSE)

5.35.3 Keywords

- Ammoniak
- geringgradiges Hirnödem
- oxidativer Stress
- Neuroinflammation
- West-Haven-Kriterien
- Flimmerfrequenzanalyse
- L-Ornithin-L-Aspartat
- Rifaximin

5.35.4 Definition

- Störung des zentralen Nervensystems durch verminderte Ammoniakentgiftung mit Auslösung eines geringgradigen Gliaödems mit oxidativ-nitrosativem Stress
- bei Lebererkrankungen und/oder portosystemischen Shunts
- charakterisiert durch psychomotorische Verlangsamung, neurologische Symptome und zunehmende Schläfrigkeit bis zum Koma
- prinzipiell reversibel
- Persistenz kognitiver Störungen sowie bei chronischem Verlauf auch organische Hirnschädigung möglich
- Nach der Grunderkrankung wird die HE unterteilt in:
  - Typ A bei akutem Leberversagen
  - Typ B bei portosystemischen Shunts
  - Typ C bei Leberzirrhose
- Die HE beim akuten Leberversagen ist charakterisiert durch ein manifestes Hirnödem und wird an anderer Stelle besprochen (Kap. 5.29).

5.35.5 Epidemiologie

Häufigkeit

- Eine manifeste HE tritt im Verlauf bei 30–40 % der Patienten mit Leberzirrhose auf.
- Wird die minimale HE mit einbezogen, sind 50–80 % der Patienten mit Zirrhose betroffen.

Altersgipfel

- Die Prävalenz der HE steigt mit zunehmendem Alter, da bei chronischen Lebererkrankungen die Leberfunktion mit zunehmender Erkrankungsdauer schlechter wird.

Geschlechtsverteilung

- Männer sind häufiger betroffen als Frauen.

Prädisponierende Faktoren

- Ältere Personen mit Lebererkrankungen neigen wegen häufig bestehender zusätzlicher Hirnschädigung, z. B. durch Gefäßsklerose, eher zu einer Enzephalopathie als Jüngere.
- Bei größeren portosystemischen Shunts (z. B. spontaner splenorenaler Shunt) oder nach therapeutischer Shuntanlage kann es zur rezidivierenden oder persistierenden HE kommen.
- Bei Hyponatriämie tritt eine HE häufiger auf.
- Diabetes mellitus
- bestimmte Genpolymorphismen

5.35.6 Ätiologie und Pathogenese

- Das wichtigste Neurotoxin in der Pathogenese der HE ist Ammoniak, der physiologisch beim Proteinabbau in Darm und in anderen Körperzellen entsteht.
- Die Ammoniakentgiftung erfolgt durch Harnstoffbildung und Glutaminsynthese in der Leber.
- Bei Leberzirrhose ist die Kapazität der Leber zur Ammoniakentgiftung vermindert.
- Durch Umgehungskreisläufe bei portaler Hypertension oder therapeutisch angelegten Shunts entgeht ein Teil des portalen Bluts der Leberpassage.
- Ammoniak und andere Neurotoxine induzieren ein leichtgradiges chronisches Gliaödem mit Astrozytendysfunktion und Störung der glioneuronalen Kommunikation.
- Entzündungsmediatoren, reaktive Sauerstoff- und Stickstoffspezies führen zu RNA-Oxidation, Astrozytenseneszenz, Genexpressionsveränderungen und Proteinmodifikationen [3].
- häufigste Faktoren, die eine HE-Episode auslösen können (präzipitierende Faktoren):
  - Infektionen
  - Dehydratation und Nierenversagen, Diuretikaüberdosierung
  - Varizenblutungen
  - Elektrolytstörungen, metabolische Azidose
  - Obstipation
  - Traumata, Operationen

5.35.7 Klassifikation und Risikostratifizierung

- Diagnosestellung, Graduierung und Verlaufskontrolle der HE erfolgen anhand der klinischen Symptomatik, mittels psychometrischer Testverfahren und apparativer Diagnostik.
- Die manifeste HE wird klinisch nach den West-Haven-Kriterien in 4 Grade eingeteilt (▶ Tab. 5.64).

Tab. 5.64 West-Haven-Kriterien zur klinischen Graduierung einer manifesten hepatischen Enzephalopathie (HE).

HE-Graduierung	Symptome
Grad 1	mentale Verlangsamung, Antriebsstörung, Konzentrationsschwäche, Schlafbedürfnis, Störung der Feinmotorik (z. B. Schriftbildveränderung), Tremor
Grad 2	starke Müdigkeit (leichte Somnolenz), Lethargie, zeitlich desorientiert, Asterixis, verwaschene Sprache, flapping tremor
Grad 3	starke Somnolenz oder Sopor (schlafend, aber erweckbar), zeitlich und örtlich desorientiert, unzusammenhängende Sprache, Hyper- oder Hyporeflexie, Asterixis, Krämpfe, Rigor
Grad 4	Koma, Muskeleigenreflexe erloschen, Muskelsteife

Ausprägung der HE als Kontinuum	West-Haven-Kriterien plus minimale HE	ISHEN	Einteilung nach [4]
Schweregrad	minimale HE	covert	geringgradige HE (low grade HE)
	Grad 1		
	Grad 2	overt	schwergradige HE (high grade HE)
	Grad 3		
	Grad 4		

Abb. 5.53 Verschiedene Graduierungssysteme der hepatischen Enzephalopathie. Nach der ISHEN-Einteilung werden minimale HE und HE Grad 1 zur verdeckten HE (covert HE) zusammengefasst, die Grade 2–4 zur offensichtlichen HE (overt HE). Die Abgrenzung von HE Grad 1 und HE Grad 2 ist klinisch aber ungenau. Sinnvoller erscheint die Einteilung in eine geringgradige HE, die durch psychometrische Tests und Flimmerfrequenzanalyse kontinuierlich graduiert werden kann und eine schwergradige HE, bei der die Glasgow-Koma-Skala angewendet werden kann.

- Die minimale HE (mHE) ist im Gegensatz zur manifesten HE nur durch psychometrische Tests oder instrumentelle Diagnostik zu erfassen.
- Bei mHE können Feinmotorik, berufliche Leistungsfähigkeit und Lebensqualität bereits deutlich beeinträchtigt sein, sodass die Diagnosestellung für den Betroffenen wichtig ist.
- In der aktuellen Leitlinie der Fachgesellschaften EASL und AASLD wird gemäß der ISHEN-Einteilung zwischen einer verdeckten HE (covert HE: minimale HE und HE Grad 1) und einer offenkundigen HE (covert HE: HE Grad 2–4) unterschieden [1], [8].
- Die Graduierungssysteme haben die Problematik, dass die Abgrenzung zwischen den einzelnen Graden, insbesondere zwischen Grad 1 und 2, subjektiv und untersucherabhängig ist. Es wurde daher vorgeschlagen, eine geringgradige HE (HE 0–2) von einer schwergradigen HE (HE 3–4) zu unterscheiden [4].
- Die Ausprägung der HE ist eher als Kontinuum von einer minimalen HE bis hin zum Koma zu verstehen (▶ Abb. 5.53).

5.35.8 Symptomatik

- Der Verlauf einer HE bei chronischen Lebererkrankungen kann episodisch, rezidivierend oder persistierend sein.
- Bei episodischem und rezidivierendem Auftreten lässt sich häufig eine auslösende Ursache finden.
- Die Fahrtüchtigkeit ist bei Patienten mit Zirrhose und HE häufig beeinträchtigt.
  - Die Aufklärung hierüber sollte dokumentiert werden, eine Meldepflicht gibt es aber nicht.
  - In jedem Fall besteht Fahruntüchtigkeit bei dekompensierter Leberzirrhose (z. B. Aszites).

5.35.9 Diagnostik

Diagnostisches Vorgehen

- Diagnosestellung, Graduierung und Verlaufskontrolle der HE erfolgen anhand der klinischen Symptomatik und des Ausschlusses anderer Ursachen.
- Psychometrische Testverfahren und instrumentelle Untersuchungen ergänzen die Diagnostik und objektivieren die Graduierung. Als praktikables und validiertes Verfahren hat sich die Flimmerfrequenzanalyse bewährt.
- Die mHE ist nur durch psychometrische Testbatterien und instrumentelle Verfahren zu diagnostizieren, es fehlt aber ein allgemein akzeptierter Goldstandard.
- **psychometrische Tests:**
  - grobe Einschätzung durch Rechentests (z. B. Subtraktion über Zehnergrenzen), Schriftprobe oder Animal Naming Test möglich
  - Einzelne Paper-Pencil-Tests sind wegen Lerneffekten nicht ausreichend valide zur Verlaufsbeurteilung: Zahlenverbindungstest (Number Connection Test, NCT), Liniennachfahrtest
  - PSE-Test:
    - Testbatterie von 5 Paper-Pencil-Tests bestehend aus NCT-A und B, Liniennachfahrtest, Zahlen-Symbol-Test und Serial Dotting Test
    - Aus dem Testergebnis kann der Psychometric Hepatic Encephalopathy Score (PHES) berechnet werden [9].
    - verliert zugunsten der Flimmerfrequenzanalyse zunehmend an Bedeutung

- Die Stroop-Smartphone-App ist ein zum Download verfügbares Testverfahren, aber nur von einer Arbeitsgruppe bei HE genauer untersucht [2].
- computergestützte Verfahren: Computerpsychometrie, Continuous Reaction Time, Inhibitory Control Test
- Diskutiert wird, ob alle Patienten mit Leberzirrhose bei Erstdiagnose auf das Vorliegen einer mHE getestet werden sollten.

Anamnese

- Patienten mit Zirrhose und geringgradiger HE schildern häufig eine verminderte Leistungsfähigkeit und rasche Erschöpfung.
- häufig nächtliche Durchschlafstörungen und Schlafbedürfnis am Tag
- Medikamentenanamnese: Einnahme von Diuretika, Opiaten oder Sedativa

Körperliche Untersuchung

- Beurteilung von Vigilanz und Orientierung
- Prüfung von Muskeltonus und Muskeleigenreflexen bei HE Grad 3 und 4
- Ein feinschlägiger Tremor (Miniasterixis) ist häufig.
  - Der grobschlägige flapping tremor (Asterixis) ist ein fakultatives Symptom und wird geprüft durch Überstreckung der Hände bei ausgestreckten Armen.
- Suche nach präzipitierenden Faktoren:
  - Infektsymptome
  - Aszites mit möglicher spontan bakterieller Peritonitis
  - rektale Austastung (Teerstuhl, Hämatochezie)

Labor

- Die venöse Plasmaammoniakkonzentration korreliert nicht mit dem Grad der HE.
  - Wiederholte Messungen sind entbehrlich.
  - Eine einmalige Bestimmung des Plasmaammoniaks kann differenzialdiagnostisch sinnvoll sein.
- obligate Labordiagnostik: Blutbild, CRP-Wert, Natrium- und Kaliumkonzentration, Kreatininwert

Bildgebende Diagnostik

CT

- Differenzialdiagnostik zu anderen Ursachen einer gestörten Hirnfunktion
- Ausschluss von intrakraniellen Blutungen bei somnolenten oder komatösen Patienten
- Wiederholte HE-Episoden können zu einer erkennbaren Hirnatrophie führen.

MRT

- Magnetresonanztomografie und Magnetresonanzspektroskopie ermöglichen bei HE die Diagnostik von funktionellen und metabolischen Veränderungen des Gehirns.
- Mit speziellen MR-Techniken können bei HE eine Zunahme des zerebralen Wassergehaltes und Veränderungen der Diffusion gemessen werden.
- In der MR-Spektroskopie wird abhängig vom Grad der HE eine Zunahme der Glutaminkonzentration und Abnahme von Myo-Inositol gefunden.

Instrumentelle Diagnostik

EEG

- Im EEG ist mit zunehmendem Grad der HE eine unspezifische Frequenzerniedrigung erkennbar.
- Die Ableitung visuell evozierter EEG-Potenziale, insbesondere von Spätpotenzialen (P300-Welle), korreliert mit dem Grad der HE.
- wegen des Aufwands geringe praktische Bedeutung

Flimmerfrequenzanalyse

- Bei **der Flimmerfrequenzanalyse** wird die Frequenz gemessen, bei der das Flimmern einer Leuchtdiode erkannt wird, wenn die Flimmerfrequenz von 60 Hz ausgehend langsam reduziert wird (Critical Flicker Frequency, CFF).
- spezielles Analysegerät erforderlich
- geeignet zur Diagnostik, Graduierung und Verlaufsbeurteilung einer geringgradigen HE [5], [6]

5.35.10 Differenzialdiagnosen

Tab. 5.65 Differenzialdiagnosen.

Differenzialdiagnose	Bemerkungen
Wernicke-Enzephalopathie	Gedächtnisstörungen, okulomotorische Störung, zerebelläre Dysfunktion mit Ataxie, Dysarthrie therapeutisch Substitution von Vitamin B_1
Hirnblutungen als Ursache für Somnolenz oder Koma	Stürze sind bei Alkoholkranken und Leberzirrhotikern mit HE häufig gestörte Gerinnung durch Lebererkrankung
Alkoholentzugsdelir	Agitiertheit, Angst, Tremor, optische Halluzinationen
Morbus Wilson	Bei Kombination von Lebererkrankung und neurologischen Symptomen wie Tremor, Ataxie, Dysarthrie und Dyskinesie bei jüngeren Erwachsenen sollte an einen Morbus Wilson gedacht werden.
sepsisbedingte Enzephalopathie	Eine Leberzirrhose prädisponiert für schwere Infektionen.
Diabetes mellitus	Hypoglykämisches und hyperglykämisches Koma sind bei Leberzirrhose häufiger.

5.35.11 Therapie

Therapeutisches Vorgehen

- Das therapeutische Vorgehen ist in ▶ Abb. 5.54 dargestellt.

Allgemeine Maßnahmen

- Wichtigste Maßnahme ist die Diagnostik und Behandlung auslösender Ursachen (gastrointestinale Blutungen, Traumen, Dehydratation und Nierenversagen, Infektionen und Obstipation).
- Eine Proteinrestriktion ist nicht indiziert.
  - Die tägliche Eiweißzufuhr sollte etwa 1,2 g/kg Körpergewicht betragen.
  - Die Kalorienzufuhr sollte bei 30–35 kcal/kg Körpergewicht liegen, um Katabolie und Muskelabbau zu vermeiden.

Pharmakotherapie

- Die orale Gabe von **Laktulose** ist die Medikation der ersten Wahl bei HE.
- Laktulose wirkt abführend und reduziert die Ammoniakbildung im Darm.
- Dosierung beginnend bei 2 × 10–20 ml Laktulose/d; Dosis anpassen, sodass 2–3 weiche Stühle pro Tag erreicht werden und der Meteorismus als Hauptnebenwirkung erträglich ist.
- Das nicht resorbierbare Antibiotikum **Rifaximin** (Dosierung 2 × 550 mg/d) ist gleich effektiv wie Laktulose, aber deutlich teurer.
- Rifaximin und Laktulose wirken additiv, sodass bei nicht ausreichender Wirkung von Laktulose zusätzlich Rifaximin gegeben werden kann (▶ Abb. 5.54).
- **L-Ornithin-L-Aspartat** (LOLA) verbessert die Ammoniumentgiftung durch Bereitstellung von Kohlenstoffgerüsten für die Glutaminsynthese und von Ornithin als Substrat des Harnstoffzyklus.
- Effektiv zur Therapie einer HE-Episode ist die intravenöse Infusion von LOLA:
  - Standarddosis 20 g/d
  - Infusionsgeschwindigkeit maximal 5 g/h
- Bei oraler Applikation führte L-Ornithin-L-Aspartat in einer Dosierung von dreimal 3–6 g/d im Vergleich zu Placebo zu einer Besserung einer minimalen oder manifesten HE.
  - LOLA oral kann eingesetzt werden, wenn mit Laktulose und/oder Rifaximin kein ausreichender Behandlungserfolg erreicht wird.
- In der Sekundärprophylaxe der HE haben sich Laktulose und Rifaximin als wirksam erwiesen.
- Verzweigtkettige Aminosäuren (branched chain amino acids, BCAA) können oral bei proteinintoleranten und mangelernährten Patienten zusätzlich zu Laktulose gegeben werden.
  - Die parenterale Gabe von adaptierten Aminosäurelösungen mit erhöhtem Anteil verzweigtkettiger Aminosäuren wird bei Patienten mit Leberzirrhose und HE in Ernährungsleitlinien empfohlen, hat aber nur geringen Effekt auf die HE.
- Probiotika können durch Modulation des Darmmikrobioms positive Effekte bei Therapie und Prävention einer HE haben, es gibt jedoch bislang keine standardisierten zugelassenen Präparate.
- Weitere Therapieoptionen sind die intravenöse Gabe von Flumazenil zur Antagonisierung von exogenen und endogenen Benzodiazepinen und eine Zinksubstitution.

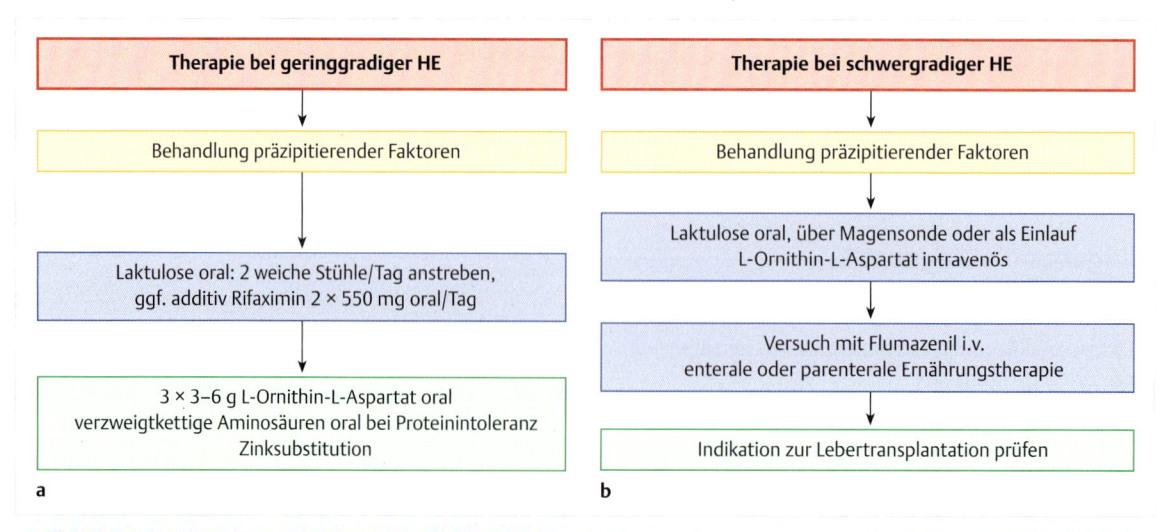

Abb. 5.54 Therapeutisches Vorgehen bei hepatischer Enzephalopathie.
a Bei geringgradiger HE ist eine orale Medikamenteneinnahme indiziert.
b Bei schwergradiger HE sind eine intensive Überwachung und meist eine parenterale Medikation erforderlich. Laktulose kann auch als Einlauf appliziert werden (1 Teil Laktulose, 4 Teile 0,9 %ige Kochsalzlösung).

Interventionelle Therapie

Shuntverschluss

- Bei Vorliegen einer Leberzirrhose mit guter Leberfunktion (MELD-Score < 11) und therapierefraktärer HE kann bei Nachweis eines großen dominanten portosystemischen Shunts ein operativer oder interventioneller Shuntverschluss versucht werden [7].

5.35.12 Verlauf und Prognose

- Die Lebenserwartung eines Patienten mit Leberzirrhose ist deutlich reduziert, wenn eine manifeste HE-Episode aufgetreten ist. In historischen Kohortenstudien starben bis zu 85 % der Patienten innerhalb von 5 Jahren.
- Wenn das Gehirn durch rezidivierende Enzephalopathieepisoden, Alkoholkonsum, vaskuläre Faktoren usw. bereits organisch geschädigt ist, ist eine vollständige Restitution auch nach erfolgreicher Therapie der HE oder nach Lebertransplantation nicht mehr zu erwarten.

5.35.13 Prävention

- Wegen der hohen Inzidenz der HE bei Leberzirrhose wird eine Primärprävention mit Laktulose diskutiert, momentan aber noch nicht generell empfohlen.
- Wenn eine auslösende Ursache einer HE-Episode gefunden und beseitigt wird, ist eine medikamentöse Sekundärprophylaxe nicht unbedingt erforderlich. In allen anderen Fällen ist die Gabe von Laktulose zu empfehlen.
- Wenn sich Leberfunktion und Ernährungszustand bessern, kann die medikamentöse Sekundärprophylaxe beendet werden.

5.35.14 Quellenangaben

[1] Bajaj JS, Cordoba J, Mullen KD et al. Review article: the design of clinical trials in hepatic encephalopathy – an International Society for Hepatic Encephalopathy and Nitrogen Metabolism (ISHEN) consensus statement. Aliment Pharmacol Ther 2011; 33: 739–747
[2] Bajaj JS, Thacker LR, Heumann DM et al. The Stroop smartphone App is a short and valid method to screen for minimal hepatic encephalopathy. Hepatology 2013; 58: 1122–1132
[3] Häussinger D, Sies H. Hepatic encephalopathy: clinical aspects and pathogenetic concept. Arch Biochem Biophys. 2013; 536: 97–100
[4] Kircheis G, Häussinger D. Hepatische Enzephalopathie. Gastroenterologe 2016; 11: 4–15
[5] Kircheis G, Hilger N, Häussinger D. Value of critical flicker frequency and psychometric hepatic encephalopathy score in diagnosis of low-grade hepatic encephalopathy. Gastroenterology. 2014; 146: 961–969
[6] Kircheis G, Wettstein M, Timmermann L et al. Critical flicker frequency for quantification of low-grade hepatic encephalopathy. Hepatology. 2002; 35: 357–366
[7] Laleman W, Simon-Talero M, Maleux G et al. Embolization of large spontaneous portosystemic shunts for refractory hepatic encephalopathy: A multicenter survey on safety and efficacy. Hepatology 2013; 57: 2448–2457
[8] Vilstrup H, Amodio P, Bajaj J et al. Hepatic encephalopathy in chronic liver disease: 2014 Practice Guideline by the American Association for the Study of Liver Diseases and the European Association for the Study of the Liver. Hepatology 2014; 60: 715–735
[9] Weissenborn K. Diagnosis of minimal hepatic encephalopathy. J Clin Exp Hepatol 2015; 5 (Suppl. 1): S 54–S 59

5.35.15 Wichtige Internetadressen

- gemeinsame Leitlinie der EASL und AASLD: www.easl.eu
- Die deutsche S 2k-Leitlinie der DGVS wird 2019 publiziert: www.dgvs.de

5.36 Schwangerschaftsassoziierte Lebererkrankungen

M. Fraga, D. Moradpour

5.36.1 Steckbrief

Lebererkrankungen in der Schwangerschaft werden prinzipiell eingeteilt in schwangerschaftsspezifische Lebererkrankungen, Schwangerschaft bei einer vorbestehenden Lebererkrankung und interkurrierende Lebererkrankungen (▶ Tab. 5.66) [7], [10], [17], [18], [19]. Schwangerschaftsspezifische Lebererkrankungen treten in charakteristischen Stadien der Schwangerschaft auf (▶ Abb. 5.55) und sind mit der Entbindung prinzipiell reversibel. In diesem Kapitel werden die schwangerschaftsspezifischen Lebererkrankungen behandelt; bezüglich der anderen Thematiken wird auf die jeweiligen spezifischen Kapitel verwiesen.

Tab. 5.66 Schwangerschaftsassoziierte Lebererkrankungen.

schwangerschafts-spezifische Lebererkrankungen	Hyperemesis gravidarum intrahepatische Schwangerschaftscholestase Leberbeteiligung bei Präklampsie bzw. Eklampsie und HELLP-Syndrom akute Schwangerschaftsfettleber
Schwangerschaft bei vorbestehender Lebererkrankung	chronische Hepatitis B oder C autoimmune Lebererkrankung (Autoimmunhepatitis, primär biliare Cholangitis, primär sklerosierende Cholangitis) Morbus Wilson Leberzirrhose ohne oder mit portaler Hypertension Lebertumoren (insbesondere Leberzelladenom) Lebertransplantation
interkurrierende Lebererkrankungen in der Schwangerschaft	Schwangerschaft als Auslöser (z. B. Cholelithiasis, Budd-Chiari-Syndrom) zufällig in der Schwangerschaft auftretende Lebererkrankungen (z. B. akute Virushepatitis, medikamentöse Hepatopathie)

HELLP: Hemolysis, Elevated Liver Tests, Low Platelets

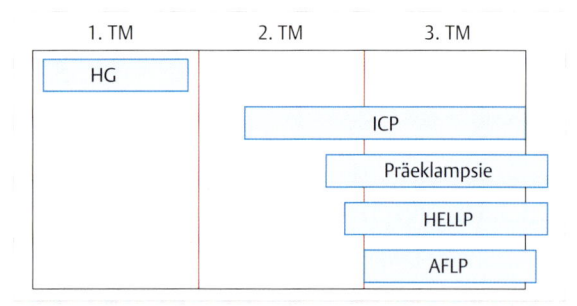

Abb. 5.55 Zeitliches Auftreten schwangerschaftsspezifischer Lebererkrankungen. TM: Trimenon; HG: Hyperemesis gravidarum, ICP: Schwangerschaftscholestase (Intrahepatic Cholestasis of Pregnancy), HELLP: „Hemolysis, Elevated Liver Tests, Low Platelets", AFLP: akute Schwangerschaftsfettleber (Acute fatty Liver of Pregnancy).

5.36.2 Synonyme

Hyperemesis gravidarum
- unstillbares Schwangerschaftserbrechen

Intrahepatische Schwangerschaftscholestase
- keine

Präeklampsie
- Spätgestose

Akute Schwangerschaftsfettleber
- keine

5.36.3 Keywords
- akute Schwangerschaftsfettleber
- HELLP
- intrahepatische Schwangerschaftscholestase
- Hyperemesis gravidarum
- Lebererkrankung
- Präeklampsie

5.36.4 Definition

Hyperemesis gravidarum
- Die Hyperemesis gravidarum ist gekennzeichnet durch übermäßiges und anhaltendes Erbrechen mit
  - Dehydrierung,
  - Auftreten von Ketonkörpern und
  - Gewichtsverlust ≥ 5 %.
- Sie kann mit einer Leberbeteiligung einhergehen.

Intrahepatische Schwangerschaftscholestase
- Die intrahepatische Schwangerschaftscholestase (ICP) ist eine typischerweise in der zweiten Schwangerschaftshälfte auftretende schwangerschaftsspezifische Lebererkrankung.
- Sie ist charakterisiert durch
  - cholestatischen Pruritus
  - erhöhte Gallensäurespiegel im Serum und
  - eine rasche Normalisierung nach der Entbindung.

Präeklampsie bzw. Eklampsie inkl. HELLP-Syndrom
- Die Präeklampsie ist durch eine in der zweiten Schwangerschaftshälfte auftretende arterielle Hypertonie und Proteinurie (> 300 mg/d) gekennzeichnet.
  - Sie kann mit einer Leberbeteiligung einhergehen.
- Bei der Eklampsie kommen generalisierte Krampfanfälle hinzu.
- Das HELLP-Syndrom ist eine Komplikation der schweren Präeklampsie mit
  - mikroangiopathischer hämolytischer Anämie,
  - erhöhten Leberwerten und
  - Thrombopenie.

Akute Schwangerschaftsfettleber
- Die akute Schwangerschaftsfettleber (AFLP: Acute fatty Liver of Pregnancy) ist eine schwangerschaftsspezifische Form des akuten Leberversagens.
- Ursache sind zumeist Störungen der mitochondrialen Fettsäureoxidation.

5.36.5 Epidemiologie

Häufigkeit

Hyperemesis gravidarum
- typischerweise im ersten Trimenon
- bei 0,3–1 % der Schwangerschaften beobachtet

Intrahepatische Schwangerschaftscholestase
- häufigste schwangerschaftsspezifische Lebererkrankung
- Inzidenz variiert regional:
  - < 1 % der Schwangerschaften in Mitteleuropa, Nordamerika, Asien und Australien
  - 1–2 % in Skandinavien
  - 5–20 % in Chile und Bolivien

Präeklampsie bzw. Eklampsie inkl. HELLP-Syndrom

- Inzidenz der Präeklampsie: bis zu 5 %
- Leberbeteiligung bei ca. 10 % der Fälle (schwere Präeklampsie)
- Inzidenz der Eklampsie: 0,1–0,2 %
- schwere Komplikationen (Leberhämatom, -ruptur) in 1–2 % der Fälle

Akute Schwangerschaftsfettleber

- seltene, aber potenziell fatale Komplikation
- Inzidenz: 1:10 000–1:20 000 Schwangerschaften
- milde Fälle möglicherweise häufiger

Altersgipfel

- für diese Thematik irrelevant

Geschlechtsverteilung

- für diese Thematik irrelevant

Prädisponierende Faktoren

Hyperemesis gravidarum

- hormonelle und andere Faktoren
- Mehrlingsschwangerschaften
- Blasenmole

Intrahepatische Schwangerschaftscholestase

- genetische Veranlagung
- erhöhte Östrogen- und Gestagenspiegel
- Umweltfaktoren
- Mehrlingsschwangerschaften

Präeklampsie bzw. Eklampsie inkl. HELLP-Syndrom

- vorbestehende Hypertonie
- besonders junge oder ältere Erstgebärende
- Mehrlingsschwangerschaften

Akute Schwangerschaftsfettleber

- genetische Veranlagung
- Primigravida
- Zwillingsschwangerschaften
- Schwangerschaften mit einem männlichen Fötus
- Präeklampsie, HELLP-Syndrom
- Vorgeschichte einer akuten Schwangerschaftsfettleber

5.36.6 Ätiologie und Pathogenese

Physiologische Veränderungen in der Schwangerschaft

- Während einer normalen Schwangerschaft treten physiologische Veränderungen auf, die in der Differenzialdiagnose schwangerschaftsassoziierter Lebererkrankungen berücksichtigt werden müssen (▶ Tab. 5.67).
- Lebergröße, -morphologie und -durchblutung bleiben im Wesentlichen unverändert.
- Infolge der Hämodilution sinken die Serumalbuminspiegel und das Hämoglobin.
- Die alkalische Phosphatase steigt kontinuierlich an, besonders im Laufe des 3. Trimenons, erreicht aber selten Werte über dem 2-Fachen der Norm.
  - Die Erhöhung der alkalischen Phosphatase ist durch eine plazentare Produktion und die fötale Knochenentwicklung bedingt.
  - Somit ist deren Aussagekraft als Cholestaseparameter in der Schwangerschaft limitiert.
- Die Transaminasen (Alanin-Aminotransferase [ALT] und Aspartat-Aminotransferase [AST]) bleiben im Normbereich.
  - Damit kommt diesen eine besondere Bedeutung bei der Diagnostik von Lebererkrankungen in der Schwangerschaft zu.
- Die Prothrombinzeit bleibt ebenfalls unverändert.
- Das α-Fetoprotein (AFP) ist im Rahmen der fötalen Leberentwicklung erhöht.
- Während der normalen Schwangerschaft können vaskuläre Hautveränderungen (Spider nävi, Palmarerythem) auftreten, die sonst bei der Leberzirrhose beobachtet werden.
  - Diese Veränderungen erreichen ihre maximale Ausprägung am Termin und bilden sich nach der Entbindung meistens zurück.

Hyperemesis gravidarum

- Ursache und Pathogenese der Hyperemesis gravidarum sind nicht hinreichend geklärt und wahrscheinlich multifaktoriell.
- Hormonelle Faktoren erklären die Häufung bei Mehrlingsschwangerschaften.

Intrahepatische Schwangerschaftscholestase

- Die Pathogenese ist multifaktoriell, wobei genetische, hormonelle und exogene Faktoren eine Rolle spielen.
- Eine besondere Bedeutung kommt den kanalikulären Galletransportsystemen zu.
- Hierbei sind heterozygote Mutationen im ABCB4-Gen hervorzuheben, das für den kanalikulären Phospholipidtransporter MDR3 (MDR: Multi Drug Resistance Protein) kodiert [9].

- Auch andere kanalikuläre Transportsysteme spielen eine wichtige Rolle, wie
  - die durch das ABCB11-Gen kodierte Gallensalzexportpumpe (BSEP: Bile Salt Export Pump),
  - die durch das ABCC 2-Gen kodierte multispezifische Konjugat-Exportpumpe MRP2 und
  - der durch das ATP8B1-Gen kodierte Aminophospholipid-Transporter FIC 1 (FIC: Familial intrahepatic Cholestasis) [2], [6], [14], [16].
- Eine zentrale, auslösende Rolle spielt die cholestatische Wirkung der während der Schwangerschaft erhöhten Östrogen- und Gestagenspiegel.
- So ist die Inzidenz bei Zwillingsschwangerschaften erhöht.
- Saisonale Unterschiede in der Inzidenz der Schwangerschaftscholestase (häufiger im Winter als im Sommer) werden u. a. als Hinweis auf Umweltfaktoren gewertet.

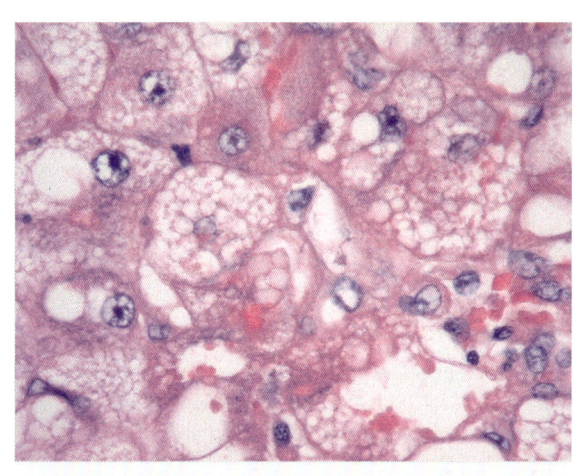

Abb. 5.56 Mikrovesikuläre Lebersteatose. (Quelle: Prof. Laura Rubbia-Brandt, Service de Pathologie Clinique, Hôpitaux Universitaires de Genève)

Präeklampsie bzw. Eklampsie inkl. HELLP-Syndrom

- Die Präeklampsie ist gekennzeichnet durch arterielle Hypertonie und Proteinurie (> 300 mg pro Tag).
- Das HELLP-Syndrom ist eine Komplikation der schweren Präeklampsie, wobei in 15 % der Fälle keine arterielle Hypertonie besteht.
  - Es wird bei ca. 10 % der Patientinnen mit schwerer Präeklampsie beobachtet (0,1–0,6 % der Schwangerschaften).
  - Die meisten Fälle treten im dritten Trimenon auf, das HELLP-Syndrom kann jedoch auch postpartal auftreten, meist innerhalb von 2 Tagen nach der Entbindung.
  - Pathogenetisch steht eine Endothelaktivierung mit Vasokonstriktion und Gerinnungsaktivierung im Vordergrund.
  - Thrombozytenaggregation und Fibrinthrombi resultieren in
    - Thrombopenie,
    - mikroangiopathischer hämolytischer Anämie und
    - ischämischen Organschäden.

Akute Schwangerschaftsfettleber

- Sie tritt typischerweise im 3. Trimenon, meistens nach der 35. Schwangerschaftswoche auf, wird jedoch auch in der unmittelbar postpartalen Phase beobachtet.
- Charakteristisches histologisches Merkmal ist eine mikrovesikuläre Steatose, ähnlich wie z. B. beim Reye-Syndrom oder der Valproat-Toxizität (▶ Abb. 5.56).
- Die Diagnose kann jedoch in den meisten Fällen ohne Leberbiopsie gestellt werden (Swansea-Kriterien (S. 791)).
- Pathogenetisch stehen Defekte der mitochondrialen β-Oxidation mit Erhöhung der freien Fettsäuren und Triglyzeride im Vordergrund.
- In 10–20 % der Fälle liegen Defekte der LCHAD (Long-Chain-3-Hydroxyacyl-CoA-Dehydrogenase) vor [8], [15].
- Defekte anderer für die mitochondriale Fettsäure-Oxidation verantwortlicher Enzyme wurden ebenfalls beschrieben.
- Typisch ist die LCHAD-Mutation E474Q (Austausch von Glutamat 474 durch Glutamin), wobei eine Risikokonstellation bei einer heterozygoten Mutter mit einem homozygoten oder compound-heterozygoten Fötus vorliegt.
- So wird bei Patientinnen, bei denen sich eine akute Schwangerschaftsfettleber entwickelt hat, eine genetische Familienuntersuchung empfohlen.

Tab. 5.67 Physiologische Veränderungen in der Schwangerschaft. (Quelle: Moradpour D. Schwangerschaftsassoziierte Lebererkrankungen. In: Riemann J, Fischbach W, Galle P, Mössner J, Hrsg. Gastroenterologie in Klinik und Praxis. Thieme; 2007: 1585–1594)

Parameter	Veränderung
Albumin	sinkt
Transaminasen (ALT, AST)	unverändert
alkalische Phosphatase	steigt, bis auf das 2-Fache der Norm
γ-Glutamyltransferase	unverändert (oder sinkt leicht)
Bilirubin	unverändert (oder sinkt leicht)
Prothrombinzeit	unverändert
α-Fetoprotein	steigt

5.36.7 Symptomatik

Hyperemesis gravidarum
- übermäßiges und anhaltendes Erbrechen
- leichter Ikterus bei ca. 10 %

Intrahepatische Schwangerschaftscholestase
- Klinisches Leitsymptom ist der Pruritus.
- Ein Ikterus tritt in 10–20 % der Fälle auf, meist mit einer Latenz von 2–4 Wochen.

Präeklampsie bzw. Eklampsie inkl. HELLP-Syndrom
- Das Spektrum der Leberbeteiligung bei Präeklampsie und Eklampsie reicht von
  - einer leichten Transaminasenerhöhung
  - über das HELLP-Syndrom
  - bis hin zum Leberinfarkt
  - mit den potenziell lebensbedrohlichen Komplikationen des Leberhämatoms und der Leberruptur.
- Auf eine **Präeklampsie** hinweisen können
  - Kopf- und Oberbauchschmerzen,
  - Erbrechen,
  - Hyperreflexie und
  - Sehstörungen.
- Diese klinischen Zeichen können aber auch fehlen.
- Bei der **Eklampsie** kommt es zu generalisierten tonisch-klonischen Krämpfen.
- Die glücklicherweise seltene Ruptur eines subkapsulären Leberhämatoms manifestiert sich mit Oberbauch- und Schulterschmerzen sowie Schockzeichen.
  - Sie kann sich prä-, intra- oder postpartal ereignen.
- Beim **HELLP-Syndrom** stehen neben den präeklampsie- bzw. eklampsietypischen Symptomen unspezifische Symptome wie Oberbauchschmerzen, Nausea und Erbrechen im Vordergrund.
  - Ein Ikterus wird nur bei 5 % der Patientinnen manifest.

Akute Schwangerschaftsfettleber
- Bei jeder Leberfunktionsstörung in der Spätschwangerschaft muss an eine akute Schwangerschaftsfettleber gedacht werden.
- Anfangs stehen unspezifische Symptome im Vordergrund.
- Unbehandelt folgen Ikterus und schließlich ein akutes Leberversagen.
- Bei 20–50 % der Fälle von Schwangerschaftsfettleber liegen gleichzeitig Zeichen einer Präeklampsie oder eines HELLP-Syndroms vor.

5.36.8 Diagnostik

Diagnostisches Vorgehen
- Die Diagnose schwangerschaftsassoziierter Lebererkrankungen basiert auf
  - der Anamnese (Stadium der Schwangerschaft),
  - der Klinik,
  - wenigen Laboruntersuchungen und
  - einer Sonografie als primärem bildgebenden Verfahren.
- Als ergänzende Bildgebung kann bei entsprechender Indikation eine Kernspintomografie ohne Verabreichung von Kontrastmittel erwogen werden.
- Für die akute Schwangerschaftsfettleber wurden als diagnostische Hilfe die Swansea-Kriterien entwickelt (▶ Tab. 5.68).
  - Diese können jedoch im Prinzip nur in Situationen angewendet werden, in denen keine Präeklampsie oder kein HELLP-Syndrom vorliegen [11].

Tab. 5.68 Swansea-Kriterien für die akute Schwangerschaftsfettleber.

Symptome oder Zeichen	Erbrechen Abdominalschmerzen Polydipsie/Polyurie Enzephalopathie
Laborbefunde	Bilirubin > 14 µmol/l Hypoglykämie < 4 mmol/l Harnsäure > 340 µmol/l Leukozytose > 11 G/l ALT oder AST > 42 U/l Ammonium > 47 µmol/l Kreatinin > 150 µmol/l Prothrombinzeit > 14 s oder aPTT > 34 s
andere	Aszites hyperechogene Leber im Ultraschall mikrovesikuläre Steatose

Die Diagnose einer akuten Schwangerschaftsfettleber kann gestellt werden, wenn in der Abwesenheit einer anderen Lebererkrankung ≥ 6 Punkte positiv sind.

Anamnese
- Wichtige diagnostische Hinweise geben
  - das Schwangerschaftsstadium,
  - der Verlauf früherer Schwangerschaften und
  - die Familienanamnese.

Körperliche Untersuchung
- Besonders wichtig sind Symptome und klinische Zeichen wie
  - Pruritus,
  - Ikterus,
  - Oberbauchschmerzen,
  - Hypertonie und
  - Ödeme.

Labor

- Laborchemisch stehen im Vordergrund (▶ Tab. 5.69):
  - Transaminasen
  - Bilirubin
  - Serumgallensäurespiegel
  - Blutbild (Thrombopenie, Anämie)
  - Prothrombinzeit
  - Proteinurie
- Eine Leberbiopsie ist selten indiziert.

Hyperemesis gravidarum

- Erhöhte Transaminasen werden bei ca. 50 % beobachtet (▶ Tab. 5.69).

Intrahepatische Schwangerschaftscholestase

- Laborchemisch findet sich eine leichte bis mäßiggradige, selten ausgeprägte Erhöhung der Transaminasen.
- Die γ-GT ist typischerweise normal oder (bei zugrunde liegenden Mutationen im ABCB4-Gen) nur leicht erhöht (▶ Tab. 5.69).
- Wichtigster diagnostischer und gleichzeitig prognostischer Parameter sind die erhöhten Gallensäurespiegel im Nüchternserum (> 10 µmol/l).

Präeklampsie bzw. Eklampsie inkl. HELLP-Syndrom

- Laborchemisch finden sich
  - eine hämolytische Anämie,
  - erhöhte Transaminasen und
  - Thrombopenie.
- In typischen Fällen sind Fragmentozyten nachweisbar.

Akute Schwangerschaftsfettleber

- Zeichen einer schweren Leberinsuffizienz (hepatische Enzephalopathie, Hypoglykämie, Gerinnungsstörung) stehen oft im Gegensatz zur relativ moderaten Erhöhung der Leberwerte.
- Häufig ist auch das Auftreten einer Niereninsuffizienz sowie von
  - Leukozytose,
  - Thrombopenie und
  - Fragmentozyten.

5.36.9 Differenzialdiagnosen

- Bei Auftreten eines cholestatischen Bilds mit Pruritus im 3. Trimenon steht die Schwangerschaftscholestase im Vordergrund (▶ Tab. 5.70).
- Die Differenzialdiagnose umfasst u. a.
  - dermatologische Erkrankungen,
  - eine medikamentöse Hepatopathie,
  - eine cholestatische Manifestation einer vorbestehenden Leberkrankung (chronische Hepatitis C, primär biliäre Cholangitis), oder
  - eine durch Gallenkonkremente bedingte mechanische Cholestase.
- Bei Übelkeit und Erbrechen im 1. Trimenon liegt am ehesten eine Hyperemesis gravidarum vor.
- Treten diese Symptome in der zweiten Schwangerschaftshälfte auf und kommen Kopfschmerzen, Ödeme und ggf. Abdominalschmerzen hinzu, muss an
  - die Präeklampsie bzw. Eklampsie,
  - das HELLP-Syndrom und
  - die akute Schwangerschaftsfettleber gedacht werden.
- Hier ist das Ausmaß der Transaminasenerhöhung zur weiteren Differenzierung hilfreich.
  - Sehr hohe ALT-Werte (> 20-Fache der Norm) sprechen für eine akute Virushepatitis oder einen Leberinfarkt, ein Leberhämatom oder eine Leberruptur als Komplikation einer Präeklampsie bzw. Eklampsie.
  - Ein ALT-Wert < 10-Fachen der Norm wird, neben der Schwangerschaftscholestase, typischerweise beim HELLP-Syndrom, der Schwangerschaftsfettleber sowie beim akuten Budd-Chiari-Syndrom gemessen.

Tab. 5.69 Typische Laborbefunde bei schwangerschaftsspezifischen Lebererkrankungen. (Quelle: Moradpour D. Schwangerschaftsassoziierte Lebererkrankungen. In: Riemann J, Fischbach W, Galle P, Mössner J, Hrsg. Gastroenterologie in Klinik und Praxis. Thieme; 2007: 1585–1594)

	ALT	Bilirubin [µmol/l]	Gallensäuren	PT	Tc
HG	1–3-fach erhöht	<68	unverändert	unverändert	unverändert
ICP	1–10-fach erhöht	<86	erhöht	unverändert/(erhöht)	unverändert
Präeklampsie/Eklampsie	1–100-fach erhöht	<86	unverändert	unverändert/erhöht	unverändert/erniedrigt
HELLP-Syndrom	1–10-fach erhöht	<86	unverändert	unverändert/erhöht	erniedrigt
AFLP	1–5-fach erhöht	<171	unverändert	erhöht	unverändert/erniedrigt

ALT: Alanin-Aminotransferase; PT: Prothrombinzeit; Tc: Thrombozyten; HG: Hyperemesis gravidarum; ICP: intraheptische Schwangerschaftscholestase (Intrahepatic Cholestasis of Pregnancy); HELLP: „Hemolysis, Elevated Liver Tests, Low Platelets"; AFLP: akute Schwangerschaftsfettleber (Acute fatty Liver of Pregnancy)

5.36 Schwangerschaftsassoziierte Lebererkrankungen

Tab. 5.70 Differenzialdiagnose schwangerschaftsassoziierter Lebererkrankungen (Daten aus [12]).

Symptom	schwangerschaftsspezifische Lebererkrankungen (Trimenon)	vorbestehende oder interkurrierende Lebererkrankungen
Pruritus	intrahepatische Schwangerschaftscholestase (2 oder 3)	primär biliäre Cholangitis chronische Hepatitis C Choledocholithiasis medikamentöse Hepatopathie
Ikterus	Hyperemesis gravidarum (1) intrahepatische Schwangerschaftscholestase (2 oder 3) akute Schwangerschafts-fettleber (3) Präeklampsie/Eklampsie (2 oder 3) HELLP-Syndrom (2 oder 3)	Exazerbation einer vorbestehenden Lebererkrankung akute Virushepatitis Choledocholithiasis medikamentöse Hepatopathie
Oberbauchschmerzen	Schwangerschaftsfettleber (3) Präeklampsie/Eklampsie (2 oder 3) HELLP-Syndrom (2 oder 3) Leberruptur (3)	Cholelithiasis Budd-Chiari-Syndrom akute Virushepatitis
Nausea/Erbrechen	Hyperemesis gravidarum (1) Präeklampsie/Eklampsie (2 oder 3) HELLP-Syndrom (2 oder 3) akute Schwangerschaftsfettleber (3)	Cholelithiasis akute Virushepatitis medikamentöse Hepatopathie

- Thrombopenie, mit oder ohne Zeichen einer disseminierten intravasalen Gerinnung, findet man bei
  - der Präeklampsie bzw. Eklampsie,
  - dem HELLP-Syndrom und
  - der akuten Schwangerschaftsfettleber.
- Die klinische Differenzialdiagnose beinhaltet auch nicht hepatische Ursachen, die hier nicht aufgeführt sind.

5.36.10 Therapie

Therapeutisches Vorgehen

Hyperemesis gravidarum
- symptomatische Therapie (Rehydratation, Antiemetika)

Intrahepatische Schwangerschaftscholestase
- Ursodeoxycholsäure in einer Dosierung von 10–15 mg/kg
  - ist sicher,
  - lindert den Pruritus,
  - reduziert die Serumgallensäurespiegel,
  - hat einen günstigen Effekt auf die mütterlichen Leberwerte und
  - vermindert wahrscheinlich auch die Frühgeburtlichkeit, wobei eine Reduktion des Risikos fötaler Komplikationen bisher nicht sicher belegt werden konnte [1], [4], [13].
- Patientinnen mit Schwangerschaftscholestase müssen engmaschig überwacht werden (CTG, Doppler-Ultraschall, Serumgallensäuren, Transaminasen und Bilirubin).
- Ggf. muss eine vorzeitige Entbindung erfolgen.
- Insbesondere bei deutlich erhöhten Gallensäurespiegeln (≥ 40 µmol/l) sollte diese präemptiv erwogen werden.

Präeklampsie bzw. Eklampsie inkl. HELLP-Syndrom
- Bei schwerer Präeklampsie, Eklampsie und HELLP-Syndrom ist die rasche Entbindung anzustreben.

Akute Schwangerschaftsfettleber
- Vordringlich sind die rasche Entbindung und die intensivmedizinische Betreuung über die Entbindung hinaus [15].
- Nur in Einzelfällen ist eine Lebertransplantation notwendig.

5.36.11 Verlauf und Prognose

Hyperemesis gravidarum
- Die Prognose ist im Allgemeinen günstig.

Intrahepatische Schwangerschaftscholestase
- Die Schwangerschaftscholestase ist nach der Entbindung meist innerhalb von 2–6 Wochen reversibel.
- Die Prognose für die Schwangere ist somit günstig.
- Das Gallensteinrisiko ist, bedingt durch die genetische Prädisposition, erhöht.
- Noch bestätigt werden müssen Hinweise auf ein erhöhtes Risiko immunologischer und kardiovaskulärer Erkrankungen sowie hepatobiliärer Neoplasien [20].
- Das Rezidivrisiko bei einer weiteren Schwangerschaft beträgt 45–70 %.

- Fötale Komplikationen korrelieren mit den Serumgallensäurespiegeln [5].
- Das Risiko der Frühgeburtlichkeit bei schwerer Schwangerschaftscholestase mit Gallensäurespiegeln ≥ 40 µmol/l wird mit 25 %, das des intrauterinen Fruchttods mit 1–2 % angegeben [3].

Präeklampsie bzw. Eklampsie inkl. HELLP-Syndrom

- Die mütterliche Mortalität beträgt in erfahrenen Zentren < 1 %.
- Todesfälle sind in erster Linie durch zerebrale und nur sehr selten durch hepatische Komplikationen bedingt.
- Die kindliche Mortalität wird mit 10–35 % angegeben.
- Das HELLP-Syndrom ist mit der Entbindung prinzipiell reversibel, wobei die Ausprägung unmittelbar postpartal vorübergehend zunehmen kann.
- Das Risiko, dass sich in einer weiteren Schwangerschaft erneut ein HELLP-Syndrom entwickelt, wird mit 5–20 % angegeben.

Akute Schwangerschaftsfettleber

- Die Prognose wird durch das Ausmaß der Leberinsuffizienz bestimmt, wobei alle Komplikationen eines akuten Leberversagens auftreten können.
- Die mütterliche Mortalität lag vor 1980 bei bis zu 85 %.
- Heute liegt sie unter 10 %; Gründe sind die
  - frühere Diagnosestellung,
  - rechtzeitige Entbindung und
  - verbesserte intensivmedizinische Betreuung.
- Bei Vorliegen eines LCHAD-Defekts beträgt das Rezidivrisiko bei einer weiteren Schwangerschaft 25 %.

5.36.12 Quellenangaben

[1] Bacq Y, Sentilhes L, Reyes HB et al. Efficacy of ursodeoxycholic acid in treating intrahepatic cholestasis of pregnancy: a meta-analysis. Gastroenterology 2012; 143: 1492–1501
[2] Dixon PH, Sambrotta M, Chambers J et al. An expanded role for heterozygous mutations of ABCB4, ABCB11, ATP8B1, ABCC2 and TJP2 in intrahepatic cholestasis of pregnancy. Sci Rep 2017; 7: 11823
[3] Geenes V, Chappell LC, Seed PT et al. Association of severe intrahepatic cholestasis of pregnancy with adverse pregnancy outcomes: a prospective population-based case-control study. Hepatology 2014; 59: 1482–1491
[4] Glantz A, Marschall HU, Lammert F et al. Intrahepatic cholestasis of pregnancy: a randomized controlled trial comparing dexamethasone and ursodeoxycholic acid. Hepatology 2005; 42: 1399–1405
[5] Glantz A, Marschall HU, Mattsson LA. Intrahepatic cholestasis of pregnancy: relationships between bile acid levels and fetal complication rates. Hepatology 2004; 40: 467–474
[6] Halilbasic E, Claudel T, Trauner M. Bile acid transporters and regulatory nuclear receptors in the liver and beyond. J Hepatol 2013; 58: 155–168
[7] Hay JE. Liver disease in pregnancy. Hepatology 2008; 47: 1067–1076
[8] Ibdah JA, Bennet MJ, Rinaldo P et al. A fetal fatty-acid oxidation disorder as a cause of liver disease in pregnant women. N Engl J Med 1999; 340: 1723–1731
[9] Jacquemin E, Cresteil D, Manouvrier S et al. Heterozygous non-sense mutation of the MDR3 gene in familial intrahepatic cholestasis of pregnancy. Lancet 1999; 353: 210–211
[10] Joshi D, James A, Quaglia A et al. Liver disease in pregnancy. Lancet 2010; 375: 594–605
[11] Knight M, Nelson-Piercy C, Kurinczuk JJ et al. A prospective national study of acute fatty liver of pregnancy in the UK. Gut 2008; 57: 951–956
[12] Knox TA, Olans LB. Liver disease in pregnancy. N Engl J Med 1999; 335: 569–576
[13] Kondrackiene J, Beuers U, Kupcinskas L. Efficacy and safety of ursodeoxycholic acid versus cholestyramine in intrahepatic cholestasis of pregnancy. Gastroenterology 2005; 129: 894–901
[14] Lammert F, Marschall HU, Glantz A et al. Intrahepatic cholestasis of pregnancy: molecular pathogenesis, diagnosis and management. J Hepatol 2000; 33: 1012–1021
[15] Liu J, Ghaziani TT, Wolf JL. Acute fatty liver disease of pregnancy: updates in pathogenesis, diagnosis, and management. Am J Gastroenterol 2017; 112: 838–846
[16] Pataia V, Dixon PH, Williamson C. Pregnancy and bile acid disorders. Am J Physiol Gastrointest Liver Physiol 2017; 313: G1–G6
[17] Tran TT, Ahn J, Reau NS. ACG Clinical Guideline: Liver disease and pregnancy. Am J Gastroenterol 2016; 111: 176–194
[18] Trauner M, Fickert P, Pertl B. Schwangerschaftsspezifische Lebererkrankungen. Dtsch Arztebl 2004; 101: A3416–A3425
[19] Westbrook RH, Dusheiko G, Williamson C. Pregnancy and liver disease. J Hepatol 2016; 64: 933–945
[20] Wikstrom Shemer EA, Stephansson O, Thuresson M et al. Intrahepatic cholestasis of pregnancy and cancer, immune-mediated and cardiovascular diseases: A population-based cohort study. J Hepatol 2015; 63: 456–461

5.37 Cholelithiasis

F. Lammert

5.37.1 Steckbrief

Gallensteine und deren Komplikationen sind eines der häufigsten gastroenterologischen Krankheitsbilder, die zur Krankenhausaufnahme führen. In Deutschland werden jährlich über 175 000 Cholezystektomien aufgrund von Gallensteinen durchgeführt. Am häufigsten sind Cholesterinsteine, die sich in der Gallenblase bilden. Adipositas, Diabetes und Genvarianten hepatobiliärer Transportproteine sind Risikofaktoren. Goldstandard zur Detektion ist der abdominelle bzw. endoskopische Ultraschall. Die endoskopische retrograde Cholangiografie (ERC) ist der Therapie von Gallengangsteinen vorbehalten. Bei symptomatischen Gallenblasensteinen ist die in der Regel laparoskopische Cholezystektomie indiziert. Diese sollte frühzeitig erfolgen, um Rezidivkoliken und Komplikationen zu vermeiden. Ziel sollte es sein, die Primärprävention von Gallensteinen durch körperliche Aktivität und bedarfsgerechte Ernährung allgemein und Ursodeoxycholsäure (UDCA) bei Patienten mit hohem Risiko zu verbessern.

5.37.2 Synonyme

- Gallenblasen- und Gallengangsteine

5.37.3 Keywords

- Cholezystolithiasis
- Choledocholithiasis
- Cholezystitis
- endoskopische retrograde Cholangiografie
- Ursodeoxycholsäure

5.37.4 Definition

- Vorhandensein von Konkrementen in Gallenblase oder Gallengang
- **Gallenblasensteine (Cholezystolithiasis):**
  - anhand der Zusammensetzung Einteilung in Cholesterin- und schwarze Pigmentsteine
  - > 90 % sind Cholesterinsteine (> 50–80 % Cholesterin)
- **Gallengangsteine (Choledocholithiasis):**
  - Einteilung in intra- und extrahepatische Konkremente
  - entweder primär im Gallengangsystem entstandene braune Pigmentsteine oder aus der Gallenblase ausgewanderte Steine
  - oft gemischte Steine (aus der Gallenblase abgegangene Cholesterinsteine mit Pigmentnidus und -schale)

5.37.5 Epidemiologie

Häufigkeit

- 15–20 % der Bevölkerung haben Gallensteine.
- Bei 20–30 % der Steinträger entwickeln sich Symptome.

Altersgipfel

- Prävalenz steigt ab 20.–30. Lebensjahr stetig an.
- Im Alter > 75 Jahre haben 20 % der Männer und 35 % der Frauen Gallensteine.

Geschlechtsverteilung

- Frauen erkranken 2- bis 3-mal häufiger als Männer.

Prädisponierende Faktoren

Cholesterinsteine

- weibliches Geschlecht, Schwangerschaft
- positive Familienanamnese
- hochkalorische, kohlenhydratreiche und faserarme Kost
- körperliche Inaktivität
- Adipositas/metabolisches Syndrom
- Hyperinsulinämie, Diabetes mellitus
- rascher Gewichtsverlust (> 1,5 kg pro Woche)
- Weight Cycling
- Hypertriglyzeridämie, niedrige HDL-Spiegel
- Gilbert-Meulengracht-Syndrom
- Medikamente: östrogenbasierte Hormontherapie, Somatostatinanaloga
- Magnesiummangel

Schwarze Pigmentsteine

- chronische Hämolyse
- Vitamin-B_{12}-Mangel, Folsäuremangel
- Ileitis terminalis Crohn
- Ileozäkalpolresektion
- Leberzirrhose
- Mukoviszidose

Braune Pigmentsteine

- chronische biliäre Infektion
- Parasiten (Clonorchis sinensis, Opisthorchis viverrini, Echinococcus alveolaris)
- angeborene Gallengangzysten
- Caroli-Syndrom
- ABCB4-Defizienz
- juxtapapilläres Divertikel

5.37.6 Ätiologie und Pathogenese

Cholesterinsteine

- **Cholesterinübersättigung** (Cholesterinsättigungsindex CSI > 1):
  - In die Galle wird durch den hepatokanalikulären ABC-Transporter G5/G8 mehr Cholesterin sezerniert, als in gemischten Mizellen durch Gallensäuren und Phosphatidylcholin gelöst werden kann.
- Selten sind
  - eine angeborene Defizienz des Phosphatidylcholin-Transporters (ABCB4-Defizienz) oder
  - eine Hyposekretion der Gallensäuren-Exportpumpe ABCB11, z. B. infolge eines enteralen Gallensäurenverlusts.
- **ABCB4-Defizienz:**
  - Häufig entstehen vor dem 40. Lebensjahr Cholesteringallenblasensteine in Kombination mit cholesterinreichen intrahepatischen Steinen.
  - Letztere führen zu rekurrierenden Symptomen nach Cholezystektomie (Low Phospholipid-Associated Cholelithiasis = LPAC-Syndrom).
- Das von der Gallenblase sezernierte Muzin bildet die Matrix, in der Cholesterinkristalle und Mikrolithen entstehen (Gallenblasen-Sludge).
- Bei den meisten Patienten lässt sich mittels Ultraschall eine Gallenblasenhypomotilität nachweisen (Auswurffraktion 30 min nach Reizmahlzeit < 60 %).

Schwarze Pigmentsteine

- Die Bilirubinhypersekretion kann durch eine Bilirubinüberproduktion (Hämolyse, ineffektive Erythropoese) bedingt sein.
- Bei Erkrankungen mit Gallensäurenverlust (Ileitis Crohn, Ileozäkalpolresektion, Mukoviszidose) kommt es zu

- einer vermehrten enterohepatische Zirkulation von Bilirubin mit
- Erhöhung der Bilirubinkonzentration in der Galle.

Braune Pigmentsteine

- Wesentliche Faktoren der Bildung brauner Pigmentsteine sind
  - Stase und
  - bakterielle Besiedlung der Gallengänge.
- Eine wichtige Rolle spielt hierbei die Hydrolyse von biliärem Bilirubin durch bakterielle β-Glukuronidasen.

5.37.7 Klassifikation und Risikostratifizierung

- siehe ▶ Tab. 5.71

5.37.8 Symptomatik

- Gallenkoliken
  - akut einsetzende, gut erinnerliche Schmerzen im Epigastrium oder rechten Oberbauch
  - Dauer: länger als 15 min und weniger als 5 h
  - Ursache: transienter Verschluss des Ductus cysticus oder des Ductus hepatocholedochus durch Gallenstein
- Koliken sind Warnsymptome für die Komplikationen des Gallensteinleidens
  - Bei 45–70% der Patienten treten Koliken in den letzten 3 Monaten vor einer Komplikation auf.
- **Komplikationen der Cholelithiasis:**
  - akute Cholezystitis
  - Choledocholithiasis mit obstruktivem Ikterus/aufsteigender Cholangitis
  - akute biliäre Pankreatitis
  - Gallenblasenperforation
  - Mirizzi-Syndrom: Obstruktion des Ductus hepatocholedochus durch ein im Gallenblasenhals oder im Ductus cysticus impaktiertes Konkrement
  - Gallensteinileus
  - Darmfistel
  - chronische Cholezystitis (einschließlich Porzellan- oder Schrumpfgallenblase)
  - Gallenblasenkarzinom
- **akute Cholezystitis:**
  - Über 90% der Patienten mit akuter Cholezystitis haben einen impaktierten Stein im Infundibulum der Gallenblase bzw. im Ductus cysticus.
  - Der erhöhte intraluminale Druck ruft die Entzündungsreaktion der Gallenblasenwand hervor.
  - bei 40% der Patienten aszendierend oder hämatogen Bakterieninvasion
- bei **Choledocholithiasis** zwei Situationen:
  - 1. Situation: Die Steine sind aus der Gallenblase in den Gallengang gewandert (10–15%).
    - Natürlicher Verlauf ist nicht hinreichend geklärt.
    - Bis zu 50% der Gallengangsteine können asymptomatisch bleiben.
    - Die Situation, dass zufällig sonografisch simultan asymptomatische Gallenblasen- und Gallengangsteine entdeckt werden, ist selten.
    - Der natürliche Verlauf von bei der Cholezystektomie entdeckten und nicht entfernten Gallengangsteinen ist in einem großen schwedischen Register untersucht worden: Die Ereignisrate (Kolik, Cholangitis, Pankreatitis) lag bei 25%, wenn Steine nicht entfernt wurden, versus 13% bei intraoperativer Entfernung.
  - 2. Situation: Bei cholezystektomierten Patienten entstehen die Gallengangsteine primär im Gallengang, oder es handelt sich um nicht diagnostizierte, vor der Cholezystektomie abgegangene, Steine.
    - Die Erstmanifestation dieser Steine beinhaltet häufig Komplikationen.
    - Daher sollten diese Steine ebenfalls extrahiert werden, so lange sie asymptomatisch sind.

Tab. 5.71 Klassifikation der Gallensteine. (Quelle: Lammert F, Neubrand MW, Sauerbruch T et al. Cholezysto- und Choledocholithiasis. In: Riemann J, Fischbach W, Galle P, Mössner J, Hrsg. Gastroenterologie in Klinik und Praxis. Stuttgart: Thieme; 2007: 1694–1711)

Steintyp	Lokalisation	Häufigkeit	Zusammensetzung	Farbe	CT-Befund
Cholesterinstein	Gallenblase	90%	Cholesterinmonohydrat	gelb	iso- oder hypodens zur Galle
schwarzer Pigmentstein	Gallenblase	2%	polymerisiertes Kalziumbilirubinat	schwarz	meist hyperdens
brauner Pigmentstein	infizierte Gallenwege	10%	Kalziumsalze langkettiger Fettsäuren (Palmitat, Stearat) + Cholesterin	braun	teilweise hyperdens

5.37.9 Diagnostik

Diagnostisches Vorgehen

- ▶ Abb. 5.57 zeigt den diagnostisch-therapeutischen Algorithmus bei biliärer Schmerzsymptomatik.

Anamnese

- Hält der biliäre Schmerz mehrere Stunden (> 5 h) an, muss an eine akute Komplikation (Cholezystitis, Cholangitis, Pankreatitis) gedacht werden.
- chronische Cholezystitis:
  - Symptome meist mild und unspezifisch, da Gallenblase funktionslos
  - leichte bis mäßige, dumpfe Schmerzen im rechten Oberbauch
  - häufig asymptomatisch
- Intrahepatische Steine manifestieren sich meist
  - durch Zeichen einer chronischen Cholangitis mit akuten Schüben,
  - seltener durch typische Koliken.

Körperliche Untersuchung

- **akute Cholezystitis**:
  - starke Schmerzen im rechten oberen Quadranten,
  - verstärken sich bei Palpation der prall gefüllten Gallenblase (Murphy-Zeichen): Sensitivität 65 %, Spezifität 87 %

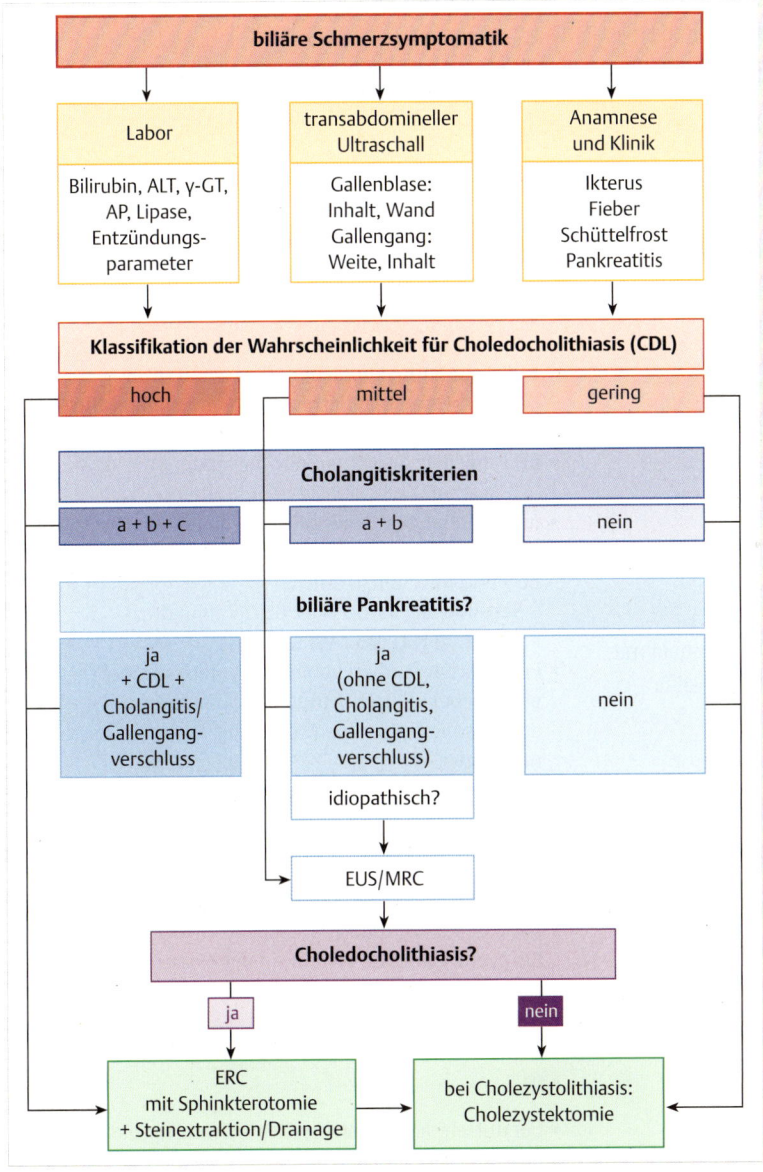

Abb. 5.57 Diagnostisch-therapeutischer Algorithmus bei biliärer Schmerzsymptomatik und Verdacht auf Choledocholithiasis. Cholangitiskriterien: a) klinische Symptome einer systemischen Inflammation (Fieber, Schüttelfrost) und laborchemische Entzündungsparameter (Leukozyten, CRP), b) Cholestaseparameter (AP, γ-GT, Bilirubin und ALT), c) Sonografie der Gallengänge (Gallengangweite > 7 mm oder Steinachweis). CDL: Choledocholithiasis, EUS: endoskopischer Ultraschall/Endosonografie, MRC: Magnetresonanz-Cholangiografie, ERC: endoskopische retrograde Cholangiografie. (Quelle: Lammert F, Jenssen C. Die neue Gallenstein-Leitlinie: Grenzen überwinden. Zeitschrift für Gastroenterologie 2018; 56: 895–897)

- klassisches klinisches Bild der akuten Cholangitis nur bei 25 % der Patienten mit
    - Ikterus,
    - rechtsseitigen Oberbauchschmerzen und
    - Fieber (Charcot-Trias)
- im fortgeschrittenen Stadium Schmerzen begleitet von
    - Fieber,
    - Schüttelfrost und
    - weiteren Zeichen der Sepsis
- **chronische Cholezystitis**: bei einem Teil der Patienten leichter Druckschmerz im Bereich der Gallenblasenregion ohne weitere wegweisende klinische Zeichen

Labor

- asymptomatische Cholezystolithiasis: normale Laborwerte
- symptomatische Cholezystolithiasis: Bestimmung von AP, γ-GT, ALT, Bilirubin, Entzündungswerten und Lipase
- akute Cholezystitis oder Cholangitis: erhöhte Entzündungswerte (Leukozyten, CRP)

Mikrobiologie und Virologie

Kulturen

- akute Cholezystitis und akute Cholangitis: Kulturen aus Blut und, falls möglich, Galle zur
    - Identifizierung der Erreger und
    - Steuerung der Antibiose
- üblicherweise Mischflora mit
    - Dominanz von gramnegativen Erregern (E. coli, Enterobacter, Klebsiella) aber
    - auch grampositiven Erregern (Enterokokken, Staphylokokken)

Bildgebende Diagnostik

Sonografie

- Basisdiagnostik bei **V. a. Gallensteine** (Echosicheln mit Schallschatten, Differenzialdiagnose Gallenblasenpolypen)
    - Sensitivität 97 %
    - Spezifität 95 %
- wichtigste diagnostische Maßnahme bei **akuter Cholezystitis** (▶ Abb. 5.58):
    - ödematöse Gallenblasenwandverdickung (> 4 mm)
    - Flüssigkeitssaum
    - sonografisches Murphy-Zeichen: Schmerz bei gezieltem Druck mit dem Schallkopf auf die Gallenblase (Sensitivität > 90 %, Spezifität > 80 %)
- wichtigste Bildgebung für **chronische Cholezystitis**:
    - echoreiche, verdickte und unregelmäßige Gallenblasenwand
    - herabgesetzte Kontraktilität
    - evtl. Schrumpfgallenblase

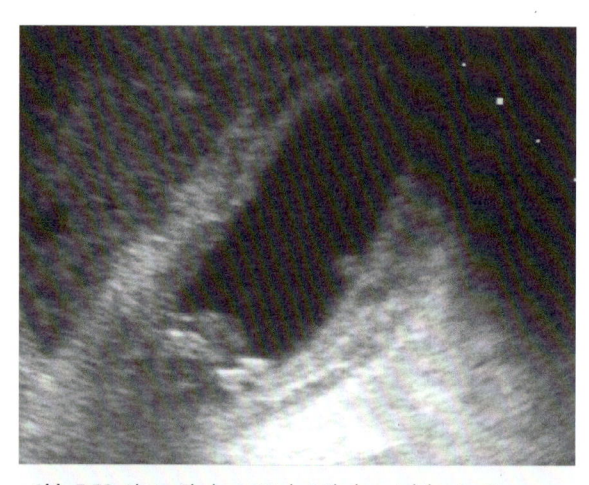

Abb. 5.58 Akute Cholezystitis bei Cholezystolithiasis. Die verdickte und geschichtete Gallenblasenwand und der Flüssigkeitssaum um die Gallenblase zeigen die Cholezystitis an. (Quelle: Lammert F, Neubrand MW, Sauerbruch T et al. Cholezysto- und Choledocholithiasis. In: Riemann J, Fischbach W, Galle P, Mössner J, Hrsg. Gastroenterologie in Klinik und Praxis. Stuttgart: Thieme; 2007: 1694–1711)

- direkte Detektion von Gallengangsteinen in der Abdomensonografie nur bei maximal 50 % der Patienten
- erweiterter Ductus hepatocholedochus (> 7 mm) als indirektes diagnostisches Kriterium
- Bei mäßiggradig wahrscheinlicher Choledocholithiasis sollte ein **endoskopischer Ultraschall** (EUS) – oder alternativ eine Magnetresonanz-Cholangiografie (MRC) – vorgeschaltet werden.
- **EUS**: höchste Sensitivität, insbesondere für kleine (< 5 mm) und präpapilläre Konkremente
- In Metaanalysen randomisierter kontrollierter Studien bestanden keine signifikanten Unterschiede zwischen EUS und MRC hinsichtlich
    - Sensitivität (93–97 % vs. 85–87 %) und
    - Spezifität (90–96 % vs. 92–93 %).
- Prospektive Studien haben das Potenzial des EUS aufgezeigt, bei biliärer Symptomatik und negativer Abdomensonografie eine Mikrolithiasis der Gallenblase nachzuweisen.
    - Daher besteht hier eine Indikation zur Cholezystektomie.

CT

- bei V. a. auf komplizierte Cholezystitis (Perforation, Empyem, Gangrän, Fisteln) in der Notaufnahme
- ggf. bei Porzellangallenblase
- bei V. a. Gallenblasenkarzinom

MRT

- bei mittelgradiger Wahrscheinlichkeit für das Vorliegen einer Choledocholithiasis

- Sensitivität 77–100 %
- Spezifität 73–100 %
- Aussagefähigkeit für Konkremente < 5 mm und damit die Beurteilung einer Mikrolithiasis eingeschränkt

Instrumentelle Diagnostik
ERC
- bei niedriger oder mittlerer Wahrscheinlichkeit für das Vorliegen einer Choledocholithiasis keine ERC
  - zur Diagnose oder
  - zum Ausschluss von Gallengangsteinen
- bei mittlerer Wahrscheinlichkeit für das Vorliegen einer Choledocholithiasis EUS oder MRC
  - Entscheidung zur Durchführung einer endoskopischen retrograden Cholangiografie (ERC) in Abhängigkeit vom Ergebnis dieser Untersuchungen
- bei hoher Wahrscheinlichkeit für Vorliegen einer Choledocholithiasis ist ERC indiziert
  - erlaubt die gleichzeitige therapeutische Intervention
  - Sensitivität und Spezifität > 90 %

Ösophago-Gastro-Duodenoskopie (ÖGD)
- routinemäßige ÖGD vor elektiver Cholezystektomie nicht indiziert
- ÖGD in individuellen Fällen:
  - Ulkusanamnese
  - Einnahme nicht steroidaler Antirheumatika (NSAR)
  - klinische Symptome, die nicht typisch für biliäre Koliken sind

Histologie, Zytologie und klinische Pathologie
Molekulargenetische Diagnostik
- bei außergewöhnlichen klinischen Konstellationen der Cholelithiasis weitere Untersuchungen zur Abklärung einer sekundären Form der Cholelithiasis:
  - familiäre Häufung
  - Auftreten im Kindes- und Jugendalter
  - intrahepatische Steine
  - rezidivierende Choledocholithiasis
- insbesondere zu berücksichtigen:
  - hämolytische Anämien
  - Gallensäurenverlustsyndrome
  - parasitäre und bakterielle Infektionen
  - genetisch bedingte Erkrankungen
    - LPAC-Syndrom (ABCB4-Defizienz)
    - Caroli-Syndrom
    - Gilbert-Meulengracht-Syndrom
    - Mukoviszidose
    - myotone Dystrophien

Kriterien für eine simultane Choledocholithiasis bei Cholezystolithiasis

hohe Wahrscheinlichkeit einer simultanen Choledocholithiasis (> 50 %):
sonografisch erweiterter extrahepatischer Gallengang (> 7 mm) + Hyperbilirubinämie + Erhöhung von γ-GT, AP, ALT oder AST
oder
sonografischer Nachweis von Gallengangkonkrementen
oder
klinische und laborchemische Kriterien einer aszendierenden Cholangitis

mittlere Wahrscheinlichkeit einer simultanen Choledocholithiasis (5–50 %):
keine Kriterien für hohe oder niedrige Wahrscheinlichkeit

niedrige Wahrscheinlichkeit einer simultanen Choledocholithiasis (< 5 %):
Gallengang normal weit (bis 7 mm)
Gesamtbilirubin, γ-GT, AP, ALT bzw. AST während der aktuellen Schmerzepisode nicht erhöht
Fehlen von Episoden mit biliärer Pankreatitis, acholischen Stühlen und/oder Urobilinogenurie bzw. Bilirubinurie in der aktuellen Vorgeschichte

---

5.37.10 Differenzialdiagnosen
- Differenzialdiagnosen des akuten Oberbauchschmerzes:
  - symptomatische Cholezystolithiasis
  - akute Cholezystitis
  - Choledocholithiasis/akute Cholangitis
  - akute/chronische Pankreatitis
  - Nephrolithiasis/akute Pyelonephritis
  - Ulcus ventriculi/duodeni
  - akuter Myokardinfarkt
  - basale Pneumonie mit Pleuritis
  - akute Appendizitis

5.37.11 Therapie
Therapeutisches Vorgehen
- Das therapeutische Vorgehen ist im diagnostisch-therapeutischen Algorithmus in ▶ Abb. 5.57 abgebildet.

Allgemeine Maßnahmen
- Gallenkolik und biliäre Komplikationen:
  - Nahrungskarenz zur Hemmung der Motilität in den ersten 24 h bis zur Klärung des weiteren therapeutischen Vorgehens

- Erbrechen und V.a paralytischen Ileus:
  - parenterale Flüssigkeits- und Elektrolytgabe
  - ggf. Magensonde

Pharmakotherapie

- Die medikamentöse Therapie der biliären Kolik sollte mit **NSAR** (z. B. Diclofenac, Indometacin) erfolgen.
- Zusätzlich können
  - Spasmolytika (z. B. N-Butylscopolamin) und
  - bei starken Schmerzen Opioide (z. B. Buprenorphin, Pethidin) eingesetzt werden.
- Eine unverzügliche **Antibiotikagabe** sollte erfolgen bei akuter Cholezystitis oder akuter Cholangitis mit
  - Zeichen der Sepsis,
  - Abszess oder
  - Perforation.
- Zur Initialtherapie bei Erwachsenen werden eine kurze 3- bis 5-tägige Therapie mit Ampicillin + Sulbactam i. v., oder Moxifloxacin empfohlen und Kombinationstherapien von
  - Fluorochinolonen der Gruppe 2/3 (Ciprofloxacin/Levofloxacin) bzw. Cephalosporinen der Gruppe 3a/4 (Ceftriaxon/Cefepim) mit
  - Metronidazol.
- Piperacillin + Tazobactam oder Carbapeneme Gruppe 1/2 werden bei Vorliegen weiterer Risikofaktoren eingesetzt.
- bei unkomplizierter Cholezystitis keine Evidenz für Antibiotikatherapie
- keine Antibiotikaprophylaxe vor der elektiven laparoskopischen Cholezystektomie bei niedrigem Risiko (u. a. kein Diabetes, keine Immunsuppression)
- keine Antibiotikaprophylaxe vor jeder ERC
  - aber Prophylaxe, wenn vollständige Obstruktionsbeseitigung (Steinextraktion oder Stent) nicht im ersten Versuch gelingt

Interventionelle Therapie

Endoskopie

Choledocholithiasis

- Daten zum natürlichen Verlauf von Gallengangsteinen belegen, dass symptomatische Gallengangsteine bei > 50 % der Patienten im Verlauf erneut Koliken und bei 25 % auch Komplikationen verursachen.
- Indikation zur endoskopischen Therapie durch **ERC mit endoskopischer Papillotomie (EPT) und Steinextraktion** (▶ Abb. 5.59):

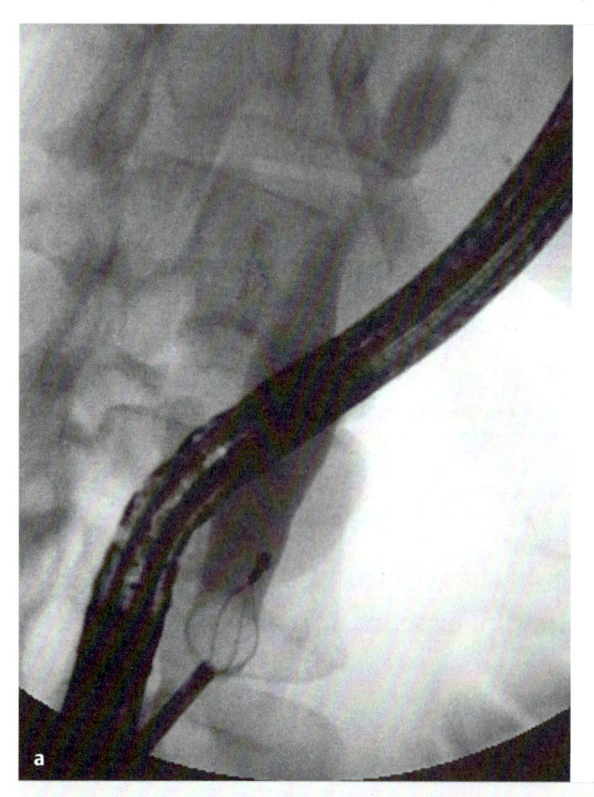

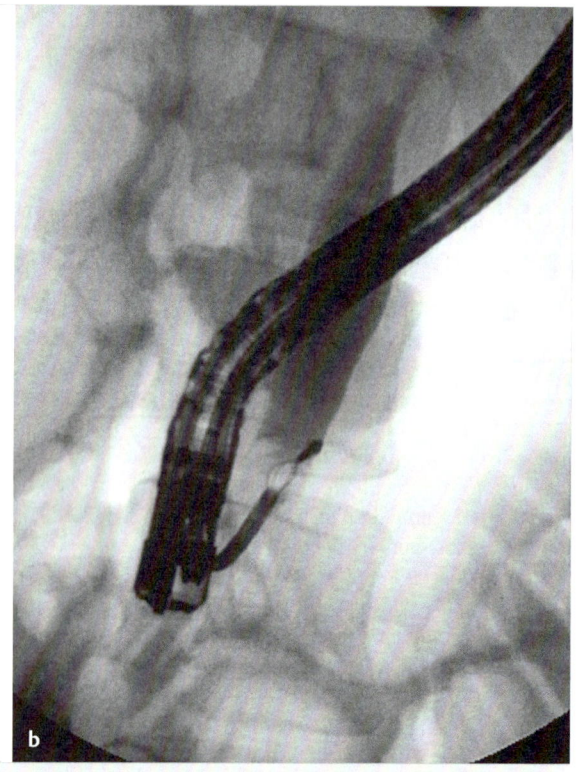

Abb. 5.59 Mechanische Lithotripsie eines Gallengangsteins im Rahmen einer ERC. (Quelle: Lammert F, Neubrand MW, Sauerbruch T et al. Cholezysto- und Choledocholithiasis. In: Riemann J, Fischbach W, Galle P, Mössner J, Hrsg. Gastroenterologie in Klinik und Praxis. Stuttgart: Thieme; 2007: 1694–1711)
a Nachweis des Steins im gestauten Ductus hepatocholedochus und Lithotripter in situ.
b Zertrümmerter Stein nach mechanischer Lithotripsie.

- Erfolgsrate 80–90 %, mit mechanischer Lithotripsie 90 %
- Komplikationsrate der ERC: 5–15 % (Cholangitis 1–5 %, Pankreatitis 1–5 %, Blutung 1–2 %, Duodenalperforation 1 %)
- prozedurbezogene Letalität 0,1–1 %
- 30-Tage-Mortalität 2–6 %
- **endoskopische papilläre Ballondilatation (EPBD)** zur Erweiterung der EPT bei großen Gallengangsteinen möglich
  - nur in Ausnahmefällen (Gerinnungs-, Immundefekte, B-II-Magen) Steinextraktion nach alleiniger EPBD
  - Erfolgsrate der Steinextraktion nach EPBD geringer als nach EPT (90 % vs. 95 %)
  - Pankreatitisrisiko doppelt so hoch (8,6 % vs. 4,3 %)
  - Blutungen (0,1 % vs. 4,8 %) und Infektionen (2,5 % vs. 5,0 %) jedoch seltener
- elektrohydraulische Lithotripsie (EHL) und extrakorporale Stoßwellenlithotripsie (ESWL) als zusätzliche **Lithotripsieverfahren**
  - Voraussetzung für EHL ist cholangioskopische Sicht
  - Voraussetzung für ESWL ist nasobiliäre Sonde
  - Erfolgsrate ≥ 93 %
- bei gleichzeitiger Cholezystolithiasis und erfolgloser Steinextraktion chirurgische Alternative interdisziplinär besprechen
- falls endoskopische transpapilläre Therapie nicht gelungen und chirurgische Therapie nicht sinnvoll:
  - perkutan-transhepatische Drainage und Therapie
  - alternativ EUS-gesteuerte Gallengangdrainage
- bei multimorbiden Patienten alternativ transpapilläre Einlage einer Endoprothese
  - allerdings erhöhtes Cholangitisrisiko im Verlauf
- nach erfolgreicher EPT und Steinextraktion symptomatische Rezidivsteine innerhalb von 10 Jahren bei 10–15 % der Patienten
  - Risikofaktoren: unzureichender Galleabfluss, rezidivierende Cholangitiden, frühe Rezidivsteine, weiter Gallengang, juxtapapilläre Divertikel, ABCB4-Defizienz

Choledocholithiasis bei simultaner Cholezystolithiasis

- zunächst präoperative endoskopische Gallengangsanierung durch EPT und Steinextraktion („therapeutisches Splitting")

Akute Cholangitis

- endoskopische Therapie der Obstruktion (Steinextraktion oder Drainage) so rasch wie möglich
  - bei Zeichen der Sepsis unverzüglich
- EPT bei suffizienter Drainage durch Stent oder nasobiliäre Sonde nicht notwendig
- falls transpapilläres Vorgehen misslingt, alternativ
  - interventionelle Verfahren oder
  - chirurgisches Vorgehen
- Patienten mit akuter (auch akalkulöser) Cholezystitis und hohem Operationsrisiko (ASA-Risikoklasse ≥ III): alternativ perkutane Drainage der Gallenblase (Cholezystostomie)
  - niedrige Letalitäts- und hohe Erfolgsraten
  - ohne Cholezystektomie im Verlauf Gefahr, dass sich der Zustand der Patienten wieder verschlechtert
- alternative Verfahren:
  - endosonografisch gesteuerte Gallenblasendrainage (EUS-GBD)
  - transpapilläre Gallenblasendrainage

Biliäre Pankreatitis

- bei biliärer Pankreatitis mit Cholestase/Ikterus und/oder Zeichen einer Cholangitis:
  - ERC/EPT mit Steinextraktion so rasch wie möglich
  - bei Cholangitis innerhalb von 24 h nach Aufnahme
- bei schwerer Pankreatitis mit Steinnachweis im Gallengang ohne Cholangitis:
  - ERC mit EPT < 72 h nach Symptombeginn
  - möglichst frühe Auflösung einer Obstruktion des Pankreasgangs verbessert den Verlauf der Pankreatitis
- bei unkomplizierter biliärer Pankreatitis und abklingender Cholestase/Pankreatitis:
  - Verzicht auf ERC, wenn EUS oder MRCP keinen Steinnachweis ergeben

Intrahepatische Steine

- Asymptomatische Steine müssen nicht grundsätzlich behandelt werden.
- bei symptomatischen Steinen individuelle interdisziplinäre Therapieentscheidung
- Langzeiterfolg der Chirurgie insbesondere dann, wenn Befall begrenzt auf
  - einzelne periphere Lebersegmente
  - einen Leberlappen
- bei diffuser Verteilung modifizierte perkutan-transhepatische cholangioskopische Verfahren mit Lithotripsie und Gallengangdilatationen

Operative Therapie

- **Indikationen zur laparoskopischen Cholezystektomie:**
  - symptomatische Gallenblasensteine
  - akute Cholezystitis
  - symptomatische Gallengangsteine und simultane Gallenblasensteine
  - stattgehabte biliäre Pankreatitis

- Karzinomprävention bei asymptomatischen Gallenblasensteinen
  - Porzellangallenblase
  - Gallenblasenpolypen ≥ 1 cm
  - Gallenblasensteine > 3 cm
- metabolische und onkologische Chirurgie
  - simultane Cholezystektomie bei größeren malresorptiven Eingriffen am Dünndarm erwägen (ansonsten bei Adipositaschirurgie regelhaft nur bei symptomatischer Cholelithiasis)
  - simultane Cholezystektomie bei onkologisch resezierenden Eingriffen am Magen und Ösophagus mit systematischer Lymphadenektomie

- **Choledocholithiasis bei simultaner Cholezystolithiasis:**
  - bei spezifischer Expertise des Chirurgen laparoskopische Cholezystektomie + Choledochusrevision, alternativ
    - offene Cholezystektomie oder
    - postoperativ endoskopische Gallengangsanierung
  - keine Cholezystektomie nur bei Patienten, die
    - bei offenem Ductus cysticus keine Gallenblasensteine und
    - eine funktionstüchtige Gallenblase haben
  - Cholezystektomie sonst möglichst innerhalb von 72 h
    - Risiko, dass sich seitens der Gallenblase erneut Koliken oder akute Cholezystitis entwickeln: 10–30 %
- Indikation zur Cholezystektomie bei **biliärer Pankreatitis** wegen möglicher Komplikationen durch Gallenblasensteine
  - frühe Cholezystektomie (innerhalb desselben Krankenhausaufenthalts) bei milder Pankreatitis:
    - kein Organversagen nach > 48 h
    - keine lokalen Komplikationen (peripankreatische Nekrosen)
    - CRP < 100 mg/l
    - orale Ernährungsmöglichkeit
    - keine Opiate
  - späte Cholezystektomie (nach etwa 6 Wochen) bei schwerer nekrotisierender Pankreatitis nach Konsolidierung der Nekrosen

5.37.12 Verlauf und Prognose

- asymptomatisch: 70–80 % der Steinträger
- Häufigkeit von Gallenkoliken:
  - 2–4 %/Jahr bei asymptomatischen Gallenblasensteinen
  - 6–50 %/Jahr bei symptomatischen Gallenblasensteinen
- Häufigkeit von Komplikationen:
  - 0,1–0,2 %/Jahr bei asymptomatischen Gallenblasensteinen
  - 1–3 %/Jahr bei symptomatischen Gallenblasensteinen

5.37.13 Prävention

- regelmäßige körperliche Aktivität und bedarfsgerechte Ernährung
  - können Entwicklung von Cholesteringallenblasensteinen und biliären Symptomen vorbeugen
- steinprotektive Effekte für Vitamin C, Magnesium, Nüsse und Kaffee möglich
- bei Adipositas zur Primärprävention der Cholelithiasis:
  - langsame Reduktion des Körpergewichts
  - ohne zyklische Gewichtsschwankungen und lange Fastenperioden
- randomisiert kontrollierte Studien: zeitlich begrenzte Prophylaxe mit UDCA (Dosis mindestens 500 mg/d bis zur Gewichtsstabilisierung) vermindert Steinrisiko in bestimmten Situationen (z. B. Reduktionsdiät mit Gewichtsabnahme > 1,5 kg pro Woche, metabolische Chirurgie)
- bei genetischer ABCB4-Defizienz medikamentöse Prävention mit UDCA
- keine gesicherte medikamentöse Prophylaxe der Entstehung von Gallengangsteinen (Langzeitantibiose mit Chinolon oder Cotrimoxazol, ggf. Fibrat bei ABCB4-Defizienz)

5.37.14 Besonderheiten bei Schwangeren

- Bei 5 % der Schwangeren entwickeln sich Gallenblasen-Sludge, bei 5 % Steine:
  - Östrogen steigert Cholesterinsekretion
  - Progesteron durch Gallenblasenhypomotilität
- Symptome nur bei 1 % der Schwangeren
- selten Komplikationen
- jedoch Cholezystektomie innerhalb des ersten Jahres post partum bei knapp 1 % der Schwangeren nötig
- Die laparoskopische Cholezystektomie kann in jedem Trimenon einer Schwangerschaft bei dringlicher Indikation durchgeführt werden.
- Patientinnen, die bereits im 1. Trimenon symptomatisch geworden sind, sollten wegen des erheblichen Rezidivrisikos im weiteren Verlauf ihrer Schwangerschaft früh elektiv operiert werden.
- Symptomatische Gallengangsteine sollten auch in der Schwangerschaft durch EPT und Steinextraktion therapiert werden.
- Bei einer Strahlendosis bis 20 mSv sind eine Dosisabschätzung und Protokollierung durch den Arzt ausreichend.
- Da eine Durchleuchtung ante partum bei normaler Konstitution zu einer Uterusdosis von ca. 24 mSv/min führt, sollten
  - die Durchleuchtungszeiten bei Schwangeren möglichst kurz gehalten und
  - keine Röntgenaufnahmen angefertigt werden.

- Patientinnen mit gleichzeitigen Gallengang- und Gallenblasensteinen, die nach der Gallengangsanierung asymptomatisch sind, sollten erst post partum cholezystektomiert werden.

5.37.15 Quellenangaben

[1] Lammert F, Acalovschi M, Ercolani G et al. EASL Clinical Practice Guidelines on the prevention, diagnosis and treatment of gallstones. J Hepatol 2016; 65: 146–181
[2] Lammert F, Gurusamy K, Ko CW et al. Gallstones. Nat Rev Dis Primers 2016; 2: 16024

5.37.16 Literatur zur weiteren Vertiefung

- Gutt C, Jenssen J, Barreiros AP et al. Aktualisierte S 3-Leitlinie der Deutschen Gesellschaft für Gastroenterologie, Verdauungs- und Stoffwechselkrankheiten (DGVS) und der Deutschen Gesellschaft für Allgemein- und Viszeralchirurgie (DGAV) zur Prävention, Diagnostik und Behandlung von Gallensteinen. Z Gastroenterol 2018; 56: 912–966

5.38 Hepatozelluläres Karzinom

R. Thimme

5.38.1 Steckbrief

Das hepatozelluläre Karzinom (HCC) ist ein hochmaligner, primärer Lebertumor mit einer steigenden Inzidenz in den westlichen Industrieländern. Es tritt typischerweise auf dem Boden einer Leberzirrhose auf, wobei bei der Hepatitis B und bei der nicht alkoholischen Fettlebererkrankung (NAFLD) ein HCC auch ohne eine zugrunde liegende Zirrhose auftreten kann. Die Diagnose basiert primär auf der Schnittbildgebung mit dem typischen Bild einer früharteriellen Hypervaskularisierung mit einem venösen Auswaschphänomen. Eine Leberbiopsie wird bei kleineren Herden und bei uncharakteristischem Kontrastverhalten empfohlen. In der Therapie des HCC müssen tumor- und leberspezifische Faktoren berücksichtigt werden. Weitere wichtige Faktoren, wie der Allgemeinzustand, das Alter und mögliche Begleiterkrankungen, fließen ebenfalls in die Therapieentscheidung ein. Für die Therapie des HCC stehen chirurgische und nicht chirurgische Verfahren zur Verfügung.

5.38.2 Synonyme

- Leberzellkrebs
- primärer maligner Lebertumor

5.38.3 Keywords

- Leberzirrhose
- NAFLD
- venöser Washout
- Leberbiopsie

5.38.4 Definition

- Das HCC ist ein primärer, hochmaligner Tumor, der
  - in den meisten Fällen auf dem Boden einer Leberzirrhose auftritt und
  - unbehandelt eine infauste Prognose aufweist.

5.38.5 Epidemiologie

Häufigkeit

- Weltweit erkranken mehr als 600 000 Menschen an einem HCC, damit ist das HCC der fünfthäufigste Tumor weltweit.
- 80 % der Fälle treten in südostasiatischen Ländern und Ländern des afrikanischen Kontinents südlich der Sahara auf.
- **Deutschland:**
  - 2014 > 9000 neue Fälle (Daten des Robert Koch-Instituts [RKI] 2017)
  - 5-Jahres-Prävalenz: ca. 15 500 Fälle

Altersgipfel

- Der Altersgipfel des HCC liegt zwischen dem 50. und 60. Lebensjahr.

Geschlechtsverteilung

- Männer sind ca. dreimal häufiger von einem HCC betroffen als Frauen.
- 2014 erkrankten 6370 Männer und 2710 Frauen (Daten des RKI 2017).

Prädisponierende Faktoren

- Patienten mit **Leberzirrhose** haben ein erhöhtes Risiko für ein HCC.
  - 70 % aller Fälle entwickeln sich aus einer fortgeschrittenen Leberzirrhose.
  - HCC-Risiko hängt von der Ätiologie der Grunderkrankung der Leberzirrhose ab.
- Patienten mit einer **chronischen Hepatitis B** und mit einer nicht alkoholischen Fettlebererkrankung (**NAFLD**) weisen auch ohne zugrunde liegende Leberzirrhose ein erhöhtes HCC-Risiko auf.
- Risikofaktoren für ein HCC bei **HBsAg-positiven Patienten**:
  - erhöhte Transaminasen
  - positives HBeAg

- HBV-Genotyp C
- männliches Geschlecht
- Alter > 40 Jahre
- positive HCC-Familienanamnese

5.38.6 Ätiologie und Pathogenese

- Die Hepatokarzinogenese ist ein langjähriger und mehrstufiger Prozess.
- Tumoren gehen typischerweise aus **dysplastischen Knoten** hervor.
- Verschiedene **Signalwege** spielen in diesem Prozess eine Rolle, z. B. VEGF, mTOR, c-MYC, c-MET, Wnt/β-Catenin.
- Basierend auf genomischen Profilen kann das HCC eingeteilt werden
  - in proliferierende und
  - nicht proliferierende Cluster.
- Bisher haben gezielte molekulare Therapieansätze keinen therapeutischen Nutzen beim HCC gezeigt.

5.38.7 Klassifikation und Risikostratifizierung

- Die Prognose des HCC wird bestimmt durch
  - das Tumorstadium,
  - die häufig zugrunde liegende Leberzirrhose,
  - deren Komplikationen und
  - den Leistungszustand des Patienten.
- Diese Faktoren sind die die **BCLC-Klassifikation** (BCLC: Barcelona-Clinic Liver Cancer) eingeflossen, die auch den Effekt verschiedener Therapiemodalitäten integriert.

5.38.8 Symptomatik

- klinisches Bild sehr variabel
- häufig nur **unspezifische Symptome**
  - Oberbauchbeschwerden
  - Gewichtsabnahme
  - Appetitlosigkeit
  - Müdigkeit
- auch **Vollbild eines akuten Abdomens** möglich bei
  - Tumorruptur
  - Ausbildung eines Hämoperitoneums

5.38.9 Diagnostik

Diagnostisches Vorgehen

- Die Diagnose basiert auf dem typischen Kontrastmittelverhalten in der Bildgebung (▶ Abb. 5.60).
- Auf eine Leberbiopsie kann in den meisten Fällen verzichtet werden.

Anamnese

- Im Vordergrund steht
  - die Erhebung von Risikofaktoren für eine Leberzirrhose und
  - die Familienanamnese.
- Symptome sind sehr variabel und häufig unspezifisch.
- Es sollten alle Komplikationen einer Leberzirrhose erfragt werden.

Körperliche Untersuchung

- Prinzipiell ist auf typische Stigmata einer Leberzirrhose zu achten.
- Bei der körperlichen Untersuchung finden sich häufig eine
  - Hepatomegalie,
  - Aszites,
  - Splenomegalie und
  - Ikterus.
- Fieber kann als paraneoplastische Manifestation bestehen.
- Gelegentlich lässt sich ein Strömungsgeräusch über dem Tumor auskultieren.

Labor

- Die routinemäßig durchgeführten klinisch-chemischen Untersuchungen sind in der Regel nicht diagnoseweisend.
- Es zeigen sich häufig erhöhte Transaminasen oder Cholestaseparameter (AP, γ-GT).
- Aufgrund der geringen Spezifität sollte der Tumormarker α1-Fetoprotein (AFP) nicht in der Primärdiagnostik eingesetzt werden.
- Im Rahmen der Verlaufsbeurteilung und des Therapieansprechens kann die AFP-Bestimmung hingegen hilfreich sein.

Bildgebende Diagnostik

- Die Diagnostik des HCC basiert auf dem Nachweis der charakteristischen Vaskularisation des HCC mit
  - einer **arteriellen Hypervaskularisation** mit raschem Auswaschen des Kontrastmittels und
  - **relativer Kontrastumkehr** zum umgebenden Leberparenchym (venöser Washout) (▶ Abb. 5.61).
- Prinzipiell kann das typische HCC-Perfusionsverhalten mit dynamischer, kontrastverstärkter Sonografie, CT oder MRT nachgewiesen werden.
- Leberrundherde < 1 cm sollten in 3 Monaten nachkontrolliert werden.
- Bei Leberherden > 1 cm sollte eine zweite Bildgebung mit Kontrastmittel durchgeführt werden.
- Bei malignitätsverdächtigen Leberherden > 2 cm ohne eindeutig typisches Perfusionsverhalten sollte eine Biopsie erwogen werden.

Abb. 5.60 Diagnosealgorithmus beim HCC.

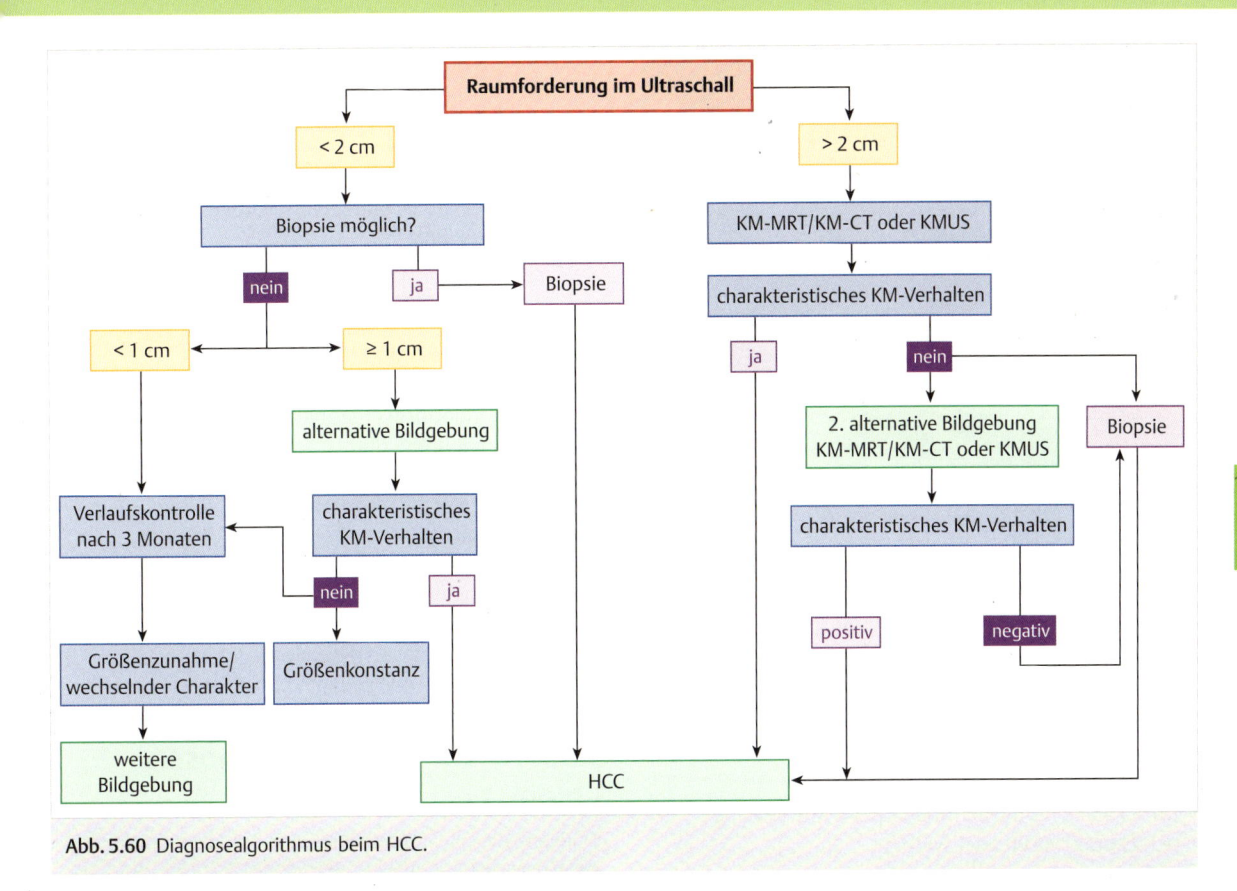

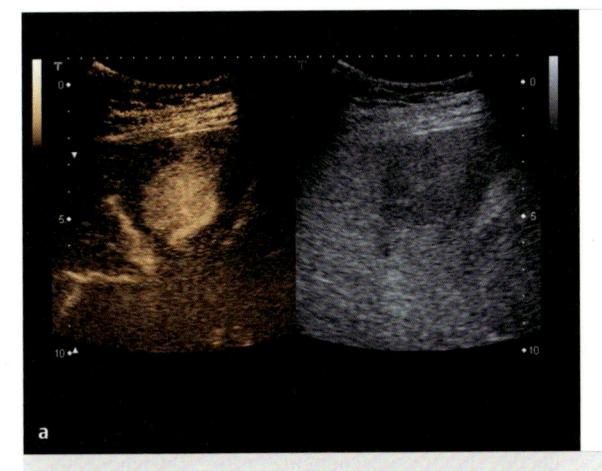

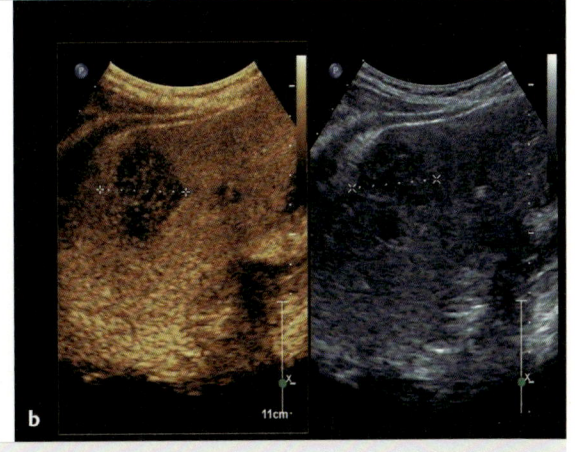

Abb. 5.61 Kontrastverstärkter Ultraschall (CEUS) beim HCC.
a CEUS arteriell.
b CEUS venös.

Sonografie

- Mittels Ultraschall wird im Rahmen der Prävention häufig der Erstverdacht auf ein HCC gestellt (▶ Abb. 5.62).
- Kontrastverstärkter Ultraschall ist der CT und MRT in etwa gleichwertig.

- Limitationen:
  - untersucherabhängige Reproduzierbarkeit
  - ungünstige anatomische Konstellationen, z. B. Adipositas oder tiefliegende Tumorlokalisation

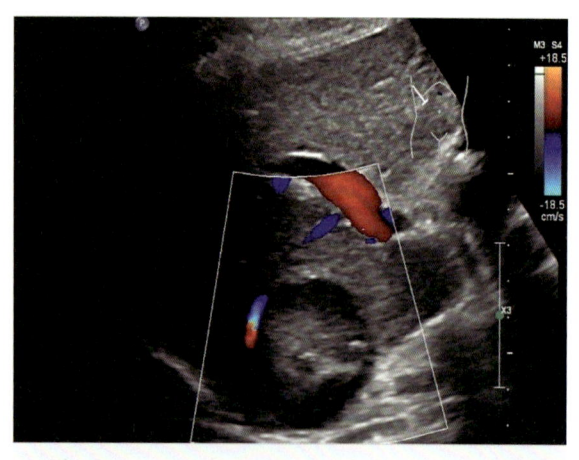

Abb. 5.62 Sonografie des HCC.

CT

- Bei Herden > 2 cm weist die CT eine hohe Sensitivität von > 80 % auf.
- **Vorteile:**
  - breite Verfügbarkeit
  - Standardisierung
- Die CT sollte für die extrahepatische Ausbreitung (CT-Thorax) verwendet werden.

MRT

- Früharterielle Hypervaskularisation und venöses Washout gilt auch bei der MRT als HCC-beweisend.
- bei Herden > 1 cm Treffsicherheit von 90 %, somit der CT überlegen

Histologie, Zytologie und klinische Pathologie

Histologische Leberdiagnostik

- Eine **Leberbiopsie** ist indiziert
  - zur Abklärung kleiner Herde (1–2 cm) oder
  - zur weiteren Abklärung von malignitätsverdächtigen Leberherden > 2 cm, die kein eindeutig HCC-verdächtiges Perfusionsverhalten zeigen (▶ Abb. 5.60).
- Eine Leberbiopsie sollte nur bei sich daraus ergebender therapeutischer Konsequenz durchgeführt werden.
- Histologisch ist das HCC entweder
  - hochdifferenziert,
  - mäßig differenziert oder
  - anaplatisch undifferenziert.
- Es wird ferner zwischen 4 Typen unterschieden:
  - **solide-trabekuläres HCC:**
    - Der hochdifferenzierte trabekuläre Typ zeigt die typische Architektur des Lebergewebes mit trabekulärer und sinusoidaler Bauweise.
    - Die klassische Läppchenarchitektur ist jedoch aufgehoben.
  - **azinär/pseudoglanduläres HCC:**
    - Die Tumorzellen wachsen oft als einreihige Formation und
    - zeigen in der Lichtung PAS-positives Material.
  - **kompakter Typ:**
    - Die Tumorzellen wachsen solide gereiht, sodass die trabekuläre Formation nur schwer zu erkennen ist.
    - Die Tumorzellen sind oft schlechter differenziert als bei der trabekulären Form.
  - **fibrolamelläres HCC:**
    - Eine Sonderform eines hochdifferenzierten HCC, das durch breite fibrolamelläre Septen aus kollagenem Bindegewebe charakterisiert ist und
    - vorwiegend bei jüngeren Patienten ohne Leberzirrhose auftritt.
- Bei etwa 5 % der HCC finden sich gleichzeitig Anteile eines Cholangiokarzinoms.
- Immunhistochemisch sind HCC
  - zumeist Zytokeratin-18-positiv,
  - in 30–40 % der Fälle gelingt der Nachweis von AFP.

5.38.10 Differenzialdiagnosen

Tab. 5.72 Differenzialdiagnosen.

Differenzialdiagnose	Bemerkungen
benigne Lebertumoren	Leberzelladenome können gelegentlich auch histologisch einem HCC ähneln, typischerweise keine früharterielle Anreicherung
intrahepatisches Cholangiokarzinom	keine typische früharterielle Anreicherung, kein Washout, häufig CA-19-9-positiv
Lebermetastasen	Primärtumorsuche im Vordergrund
zystische Leberveränderungen	Ausschluss Echinokokkose mittels Serologie

5.38.11 Therapie

Therapeutisches Vorgehen

- Für die Therapie des HCC stehen chirurgische und nicht chirurgische Therapieverfahren zur Verfügung.
- Bei der Therapieentscheidung müssen verschiedene **Faktoren** berücksichtigt werden:
  - Größe und Anzahl der Tumorherde
  - zugrunde liegende Leberfunktion
  - Komorbiditäten
  - Vorliegen einer portalen Hypertension
  - Nachweis von Metastasen
  - Allgemeinzustand des Patienten
- Die Entscheidung zur Therapie sollte multidisziplinär und daher im Rahmen einer interdisziplinären Tumorkonferenz getroffen werden.

5.38 Hepatozelluläres Karzinom

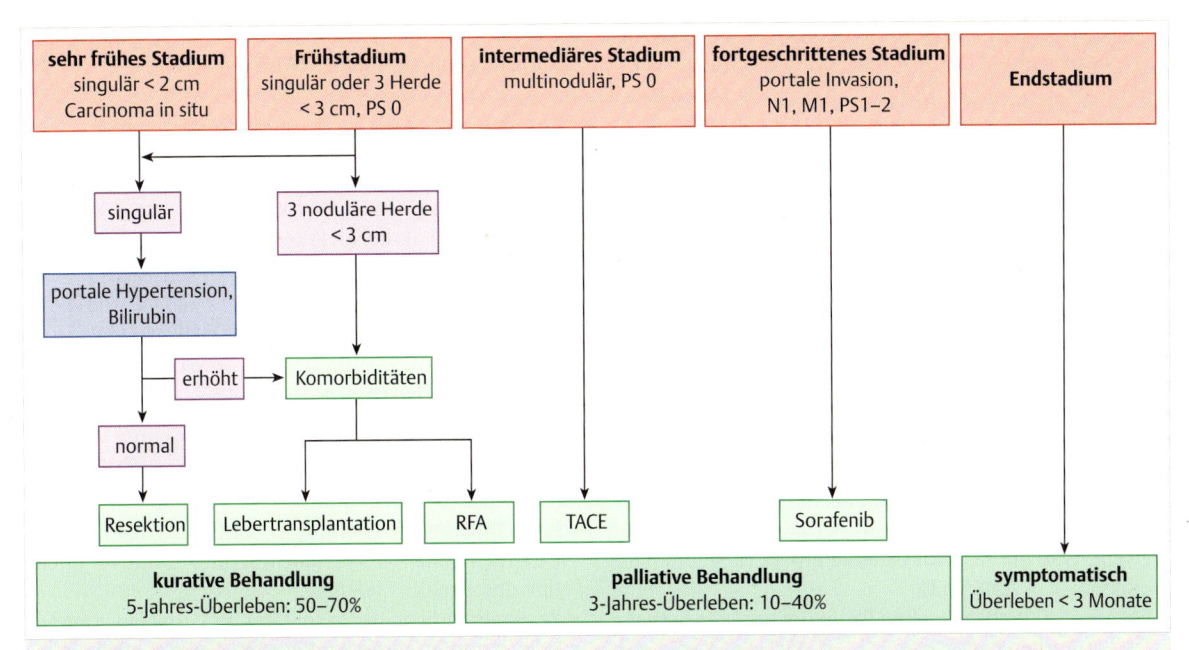

Abb. 5.63 Therapiealgorithmus beim HCC. RFA: Radiofrequenzablation; TACE: transarterielle Chemoembolisation.

- Die Therapieentscheidung richtet sich nach der BCLC-Klassifikation (▶ Abb. 5.63).
- Zu den **primär kurativen Ansätzen** gehören
  - die chirurgischen Verfahren und
  - bei kleinen Tumoren auch die Radiofrequenzablation.
- Die Mehrzahl der Patienten (ca. 70 %) präsentiert sich in einem fortgeschrittenen, nicht mehr kurativen Stadium.

Allgemeine Maßnahmen

- ggf. Optimierung der Leberfunktion
- Therapie weiterer Komplikationen der Leberzirrhose, z. B. Aszites oder portale Hypertonie

Pharmakotherapie

- Medikamentöse Standardtherapie bei Patienten mit fortgeschrittenem HCC (BCLC Stadium C) ist die systemische Gabe von **Sorafenib**, ein Multikinaseinhibitor.
- Sorafenib zeigt
  - einen signifikanten Überlebensvorteil (10,7 Monate versus 7,9 Monate in der Placebogruppe) und
  - eine Stabilisierung der Tumorprogression bei Patienten mit Leberzirrhose Child A und fortgeschrittenem HCC.
  - Die Dosierung liegt bei 2 × 400 mg/d.
- Typische Nebenwirkungen von Sorafenib sind
  - Diarrhöen,
  - Appetitlosigkeit,
  - eine arterielle Hypertonie und
  - das Hand-Fuß-Syndrom.
  - Interessanterweise ist die Nebenwirkung Diarrhö mit einem besseren Therapieansprechen assoziiert.
- Bei Patienten mit einer Leberzirrhose Child-Pugh B/C sollte aufgrund gehäufter Nebenwirkungen keine Sorafenibtherapie durchgeführt werden.
- Bei symptomatischem und/oder radiologischem Progress sollte die Therapie mit Sorafenib beendet werden.
- Ggf. kann bei diesen Patienten eine Umstellung auf **Regorafenib** erfolgen (in Deutschland nur über Auslandsapotheke erhältlich).
- Regorafenib weist in der Zweitlinie bei Patienten mit einem Progress unter Sorafenib im Vergleich zu Placebo einen Überlebensvorteil auf.
- Als Alternative zu Sorafenib steht seit 2018 mit Lenvatinib eine weitere Erstlinientherapie zur Verfügung.
- Mit **Cabozantinib** (zugelassen) und **Ramucirumab** (Zulassung steht Anfang 2019 noch aus) stehen basierend auf erfolgreichen Phase-III-Studien weitere systemische Therapien für die Zweitlinientherapie des HCC zur Verfügung.
- Ramucirumab zeigt Effizienz nur bei Patienten mit AFP > 400.

Interventionelle Therapie

Radiofrequenzablation

- Die Radiofrequenzablation (RFA) ist bei ausgewählten Patienten (maximal 3 HCC-Herde, maximaler Durchmesser < 3 cm) eine sichere und effektive Therapie mit einer kompletten Ablation von etwa 80 %.
- Das 5-Jahres-Überleben liegt zwischen 40 % und 70 %.
- Bei der Therapie kleiner HCC (< 2 cm) sind RFA und Resektion in etwa gleichwertig.

- Die Therapiewahl hängt u. a. vom Ausmaß der portalen Hypertonie ab, da perioperative Komplikationen nach Resektion (Blutungen, Dekompensation der Leberzirrhose) häufiger bei portaler Hypertonie auftreten.
- Nach RFA treten häufiger HCC-Rezidive auf als nach Resektion.
- Bei größerem HCC-Durchmesser (3–5 cm) wird eine komplette Remission nur bei etwa 50 % der Patienten erreicht, daher sollte bei diesen Patienten eine transarterielle Chemoembolisation (TACE) vorgeschaltet werden.

(Chemo-)Embolisation

- Die TACE ist eine palliative Therapie, die im Vergleich zur bestmöglichen supportiven Therapie und in Abhängigkeit vom Erkrankungsstadium ein Überlebensvorteil von 6–10 Monaten bringt.
- Primär wird die TACE für Patienten im BCLC Stadium B empfohlen (▶ Abb. 5.63).
- Bei 15–55 % der behandelten Patienten wird ein partielles Ansprechen beobachtet.
- Die Überlebenszeit nach TACE hängt vom Tumorstadium, der Leberfunktion und dem Ansprechen auf TACE ab.
- Die Entscheidung zur TACE sollte daher auf individueller Basis in einem Tumorboard gestellt werden.
- Die TACE kann problemlos mit der Radiofrequenzablation kombiniert werden.
- Die Kombinationstherapie führt bei ausgewählten Patienten (z. B. HCC Herde 3–5 cm) zu einem besseren Ansprechen.
- Grundlage für die Kombinationsbehandlung liegt in der Beobachtung, dass durch eine TACE-Vorbehandlung die lokal-ablativen Maßnahmen verstärkt werden und zu einer größeren und kompletteren Tumornekrose führen.

(Radio-)Embolisation

- Neben der TACE hat sich die selektive interne Radiotherapie (SIRT) als zweites angiografisches Verfahren etabliert.
- Sie wird häufig bei Progress des HCC nach TACE durchgeführt.
- Mit dem β-Strahler 90Yttrium beladene Partikel werden in Tumorgefäße appliziert und führen aufgrund geringerer Größe zu einer kompletten Gefäßokklusion.
- Sie weist einen geringeren Embolisationseffekt als die TACE auf.
- Die SIRT bietet verschiedene **Vorteile**:
  - kann z. B. auch bei Pfortaderthrombose durchgeführt werden
  - zeigt bei großen Tumoren (> 7 cm) ein geringeres Risiko einer Ablationsnekrose mit Superinfektion
  - weist weniger Nebenwirkungen auf, z. B. fehlendes Postembolisationssyndrom
- Allerdings wurde die SIRT nur in kleineren Untersuchungen direkt mit der TACE verglichen.

Strahlentherapie

- Das HCC ist prinzipiell ein strahlensensibler Tumor und erste Studien sind vielversprechend.
- Basierend auf aktuellen Studien kann aber keine generelle Therapieempfehlung abgegeben werden.
- Die Indikation zur stereotaktischen Strahlentherapie sollte individuell im Tumorboard gestellt werden.

Operative Therapie

- Chirurgische Verfahren, die Resektion des HCC und in ausgewählten Fällen die Lebertransplantation sind potenziell kurativ.
- Eine **chirurgische Therapie** ist bei 10–30 % aller HCC-Patienten indiziert und sollte nur unter kurativer Intention durchgeführt werden.
- Bei Patienten mit einem solitären HCC und einer guten Leberfunktion (normales Bilirubin, keine portale Hypertonie) ist die **Resektion** die Erstlinientherapie.
  - Die individuelle Grenze der Resektabilität ergibt sich aus
    - der notwendigen Radikalität und
    - dem für eine suffiziente postoperative Leberfunktion erforderlichen Parenchymrest.
  - Aus diesem Grund ist das Ausmaß der zirrhotischen Leberschädigung für die Operabilität entscheidend.
- Als grobe Einschätzung der Möglichkeit einer **Leberresektion** bei Zirrhose wird
  - für die Child-A-Zirrhose eine maximal 50 %ige und
  - für die Child-B-Zirrhose eine maximal 25 %ige Parenchymresektion empfohlen.
  - Bei fortgeschrittener Child-C-Zirrhose sollte von einer Leberresektion abgesehen werden.
- Für die Auswahl des am besten von der **Lebertransplantation** profitierenden Patientenkollektivs haben sich die Mailand-Kriterien bewährt:
  - ein Herd < 5 cm
  - bis zu 3 Tumoren < 3 cm
  - keine extrahepatische Tumormanifestation
  - keine makroskopische Gefäßinvasion
- Die Selektion nach den **Mailand-Kriterien** gewährleistet gute Langzeitergebnisse nach Lebertransplantation (5-Jahres-Überlebensrate 70 %).

5.38.12 Nachsorge

- Nach lokal ablativer Therapie oder Resektion sollte in Abständen von 3–6 Monaten eine Schnittbildgebung (bevorzugt MRT) erfolgen, zumindest für die ersten 2 Jahre.

5.38.13 Verlauf und Prognose

- Das HCC ist klinisch hochmaligne mit unbehandelt infauster Prognose.
- Die 5-Jahres-Überlebensrate liegt bei 15 %.

5.38.14 Prävention

- Ziel der Primärprävention ist es, über präventive oder therapeutische Strategien eine akute oder chronische Lebererkrankung bzw. Leberzirrhose als Präkanzerose des HCC zu verhindern.
- Eine Primärprävention des HCC kann über die Hepatitis-B-Impfung erreicht werden.
- Bei Lebererkrankungen jeglicher Ätiologie sollte auf Alkoholkonsum verzichtet werden, da es zu einer Verschlechterung der Leberfunktion und somit der Prognose führt.
- Patienten mit einer chronischen Virushepatitis sollten antiviral behandelt werden, um einen Progress der Erkrankung zu verhindern, insbesondere auch bei Vorliegen einer Leberzirrhose.
- Dieses Prinzip gilt, falls möglich, auch bei anderen chronischen Lebererkrankungen.
- Bei Patienten mit einer NAFLD sollte eine Gewichtsreduktion angestrebt werden.
- Bei Hochrisikopatienten für ein HCC (Leberzirrhose, chronische HBV-Infektion, chronische HCV-Infektion bei fortgeschrittener Zirrhose und NAFLD) sollte alle 6 Monate eine Screeninguntersuchung mittels Sonografie erfolgen.

5.38.15 Quellenangaben

[1] Büttner N, Schmidt N, Thimme R. Perspektiven der Immuntherapie beim HCC. Z Gastroenterol 2016; 54: 1334–1342
[2] Czauderna C, Marquardt JU, Galle PR et al. Hepatozelluläres Karzinom. Internist 2017; 58: 469–479
[3] Forner A, Reig M, Bruix J. Hepatozelluläres Karzinom. Lancet 2018; 391: 1301–1314
[4] Malek NP, Schmidt S, Huber P et al. Diagnose und Therapie des hepatozellulären Karzinoms. Dtsch Arztebl Int 2014; 111: 101–106

5.38.16 Wichtige Internetadressen

- www.leberhilfe.org/selbsthilfegruppen

5.39 Cholangiokarzinom

N. Malek, S. Spahn

5.39.1 Steckbrief

Das Cholangiokarzinom (CCA) ist eine seltene und heterogene Gruppe epithelialer Neoplasien der Gallenwege. Die späte Diagnose und ausgeprägte Chemotherapieresistenz dieses Tumors bedingt eine meist schlechte Prognose. Je nach anatomischer Lokalisation (intrahepatisch, perihilär oder distal) gibt es unterschiedliche diagnostische und therapeutische Ansätze. Die radikale chirurgische Resektion ist in frühen Stadien die einzige kurative Option und sollte durch eine adjuvante Chemotherapie ergänzt werden. In der palliativen Situation ist die Sicherstellung der Gallendrainage durch endoskopische Stenteinlage essenziell. Als palliative Systemtherapie wird in der Erstlinie bei Patienten mit guten Allgemeinzustand Gemcitabin kombiniert mit Cisplatin eingesetzt.

5.39.2 Synonyme

- Gallengangskarzinom
- cholangiozelluläres Karzinom

5.39.3 Keywords

- Cholestase
- Biopsie
- Lebertransplantation
- Gemcitabin/Cisplatin
- ERC + Stent

5.39.4 Definition

- epitheliale Neoplasie, die sich entwickeln kann aus dem
  - intrahepatischen
  - perihilären
  - extrahepatischen Gallengangssystem
  - mit Ausnahme der Gallenblase und Ampulla Vateri

5.39.5 Epidemiologie

Häufigkeit

- relativ seltener Tumor
- Inzidenz: 1–3/100 000 Einwohner
- nach dem hepatozellulären Karzinom (HCC) das zweithäufigste primäre Malignom der Leber
- starke Zunahme der Inzidenz in den letzten 30 Jahren

Altersgipfel

- Inzidenz im Allgemeinen proportional zum Lebensalter
- typischer Patient bei Erstdiagnose zwischen 50 und 70 Jahren

Geschlechtsverteilung
- leicht erhöhte Inzidenz beim männlichen Geschlecht

Prädisponierende Faktoren
- Der Großteil der CCA entsteht sporadisch.
- Nur ca. 30% der CCA können auf bekannte Risikofaktoren zurückgeführt werden.
- Eine Sonderrolle spielt die primär sklerosierende Cholangitis (PSC): jährliche Inzidenz zur Entwicklung eines CCA zwischen 0,5–1,5%.
- weitere Risikofaktoren:
  - kongenitale fibropolyzstische Veränderungen der Gallenwege
  - Caroli-Syndrom, kongenitale Gallengangszysten und hepatische Fibrose
  - chronische Infektion mit den Trematoden Opisthorchis viverrini und Clonorchis sinensis
  - Hepatholitiasis
  - Adipositas und Diabetes mellitus werden als Risikofaktoren diskutiert.
- Für das intrahepatische CCA sind Leberzirrhose und Infektionen mit Hepatitis B und C als Risikofaktoren etabliert, ähnlich wie für HCC.

> **M!** Patienten mit PSC sollten alle 6–12 Monate mit einer Abdomensonografie, ggf. mit CA 19-9 und alle 1–2 Jahre mit einer MRCP auf CCA gescreent werden.

5.39.6 Ätiologie und Pathogenese
- CCA entwickeln sich meist aus biliären intraepithelialen Neoplasien (BiliN).
- Die Umwandlung zum onkogen transformierten Gallengangsepithel verläuft vermutlich durch eine sukzessive Akkumulation an genetischen Anomalien, ähnlich wie beim kolorektalen Karzinom.
- Die genetischen Profile der einzelnen Tumorsubtypen unterscheiden sich so stark, dass zunehmend nicht mehr von einem einheitlichen Krankheitsbild ausgegangen wird.
- Trotz der genetischen Heterogenität konnten wiederkehrende Profile und Driver-Gene identifiziert werden.
- Eine entscheidende Rolle in der Cholangiokarzinogenese spielen wahrscheinlich
  - aktivierte RAS- und PI3K-Signalkaskaden,
  - ein deregulierter NOTCH-Signalweg und
  - ein Verlust der Zellzykluskontrolle durch Tp53.
- Auch epigenetische Dysregulationen scheinen eine wichtige Rolle zu spielen:
  - Hierauf deutet die hohe Rate an Mutation von IDH1/2 und in den Chromatin-Remodeling-Genen (ARIDA1A, PBRM1 und BAP1) hin.
- Der molekulare Prozess der Karzinogenese ist jedoch nur unzureichend verstanden.
- Es ist zu erwarten, dass durch ein besseres Verständnis der komplexen Pathogenese neue zielgerichtete Therapieoptionen identifiziert bzw. eingesetzt werden können [1], [15].

5.39.7 Klassifikation und Risikostratifizierung
- CCA werden anhand der anatomischen Lokalisation in intrahepatische (iCCA), perihiläre (pCCA) und distale CCA (dCCA) unterschieden.
- Die anatomische Einteilung erfolgt wie folgt:
  - iCCA: alle CCA proximal der Gallenwege 2. Ordnung
  - pCCA: alle CCA zwischen den Gallenwegen 2. Ordnung und der Einmündung des Ductus cysticus und des Ductus hepaticus communis
  - dCCA: alle CCA zwischen der Einmündung des Ductus cysticus und der Ampulla Vateri
- Für die pCCA, die ca. 50% aller CCA ausmachen, findet im klinischen Alltag die **Bismuth-Corlette-Klassifikation** breite Anwendung zur Ausdehnungsbeschreibung (▶ Abb. 5.64).
  - Die Aussagekraft dieser Klassifikation hinsichtlich der Prognose ist jedoch limitiert.
- Eine besseren prädiktiven Wert für pCCA hat das auf Kriterien der Resektabilität aufbauende **Stagingsystem von DeOliveira et al**. Es berücksichtigt
  - die Ausdehnung des Tumors in den Ductus hepaticus communis,
  - die Tumorgröße,
  - die Infiltration der A. hepatica und Pfortader,
  - den regionalen Lymphknotenstatus,
  - Fernmetastasen,
  - die nach Resektion verbleibende Lebermasse [3].
- Das **TNM-Stagingsystem** wurde 2017 stark überarbeitet und erlaubt nun eine bessere prognostische Abschätzung (▶ Tab. 5.73).
  - Es hat allerdings nur einen geringen Stellenwert in der differenzierten Therapieplanung.

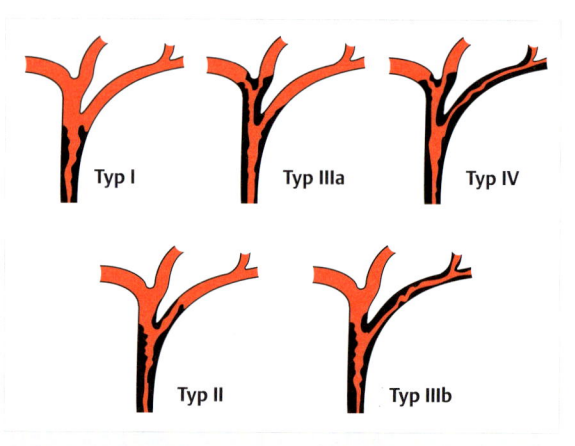

Abb. 5.64 Beschreibung der Ausdehnung perihilärer CCA nach der Bismuth-Corlette-Klassifikation.

Tab. 5.73 UICC-TNM-Klassifikation zur Einteilung des Cholangiokarzinoms [16].

Stadium	Beschreibung
intrahepatisches Gallengangskarzinom	
Tis	Carcinoma in situ (intraduktaler Tumor)
T1a	Solitärherd < 5 cm, keine Gefäßinvasion
T1b	Solitärherd > 5 cm, keine Gefäßinvasion
T2	Solitärherd mit Gefäßinvasion oder multifokaler Befund mit/ohne Gefäßinvasion
T3	Tumor(en) mit Perforation des viszeralen Peritoneums
T4	Tumor mit direkter Invasion extrahepatischer Strukturen
N0	keine regionären Lymphknotenmetastasen (mindestens 6 untersuchte LK)
N1	regionäre Lymphknotenmetastasen
M0	keine Fernmetastasen
M1	Fernmetastasen (inkl. Lymphknotenmetastasen in zöliakalen und/oder paraaortalen und parakavalen Lymphknoten)
perihiläres Gallengangskarzinom	
T1	Tumor auf Gallengang beschränkt
T2a	Tumor durchbricht den Gallengang
T2b	Tumor infiltriert benachbartes Lebergewebe
T3	Tumor infiltriert unilaterale Äste der V. portae oder A. hepatica propria
T4	Tumor infiltriert Hauptast der V. portae oder bilaterale Äste oder A. hepatica communis oder bilaterale Gallengänge 2. Ordnung oder unilaterale Gallengänge 2. Ordnung mit Befall von kontralateralen Ästen der V. portae oder A. hepatica
N0	keine regionären Lymphknotenmetastasen (mindestens 15 untersuchte Lymphknoten)
N1	Metastasen in 1–3 regionären Lymphknoten
N2	Metastasen in 4 oder mehr regionären Lymphknoten
M0	keine Fernmetastasen
M1	Fernmetastasen
distales Gallengangskarzinom	
Tis	Carcinoma in situ
T1	Tumor infiltriert die Wand des Gallengangs bis 5 mm oder weniger
T2	Tumor infiltriert die Wand des Gallengangs mehr als 5 mm, aber nicht mehr als 12 mm
T3	Tumor infiltriert die Wand des Gallengangs mehr als 12 mm
T4	Tumor infiltriert Truncus coelicus, A. mesenterica superior und/oder A. hepatica commmunis
N0	keine regionären Lymphknotenmetastasen (mindestens 12 untersuchte Lymphknoten)
N1	Metastasen in 1–3 regionären Lymphknoten
N2	Metastasen in 4 oder mehr regionären Lymphknoten
M0	keine Fernmetastasen
M1	Fernmetastasen

5.39.8 Symptomatik

- Die Symptome sind meist **unspezifisch**:
  - dumpfer abdominaler Schmerz im rechten oberen Quadraten (30–50 %)
  - Gewichtsverlust (30–50 %)
- Extrahepatische CCA werden typischerweise symptomatisch durch:
  - einen schmerzlosen Ikterus (50 %)
  - Pruritus
  - acholischen Stuhl
  - bierbraunen Urin
- Seltener ist Fieber als Zeichen einer Cholangitis (2–14 %).
- Bei **Patienten mit PSC** zeigt sich ein CCA häufig an einer rapiden klinischen Verschlechterung, die geprägt ist durch:
  - abnehmende Belastbarkeit
  - Ikterus
  - Gewichtsverlust
  - abdominelle Schmerzen

5.39.9 Diagnostik

Diagnostisches Vorgehen

- Im klinischen Alltag wird bei Cholestase initial meist ein Ultraschall durchgeführt.
- Stellt sich hier der Verdacht auf ein CCA, muss eine Bildgebung mittels CT oder MRT erfolgen (▶ Abb. 5.65).
- Zur Komplettierung jedes Stagings sollte ein CT-Thorax zum Ausschluss von Fernmetastasen erfolgen.
- Bei vorliegender Leberzirrhose muss bei hepatischen Raumforderungen differenzialdiagnostisch ein HCC durch das Kontrastmittelverhalten oder durch eine Gewebeprobe ausgeschlossen werden. Auch der Tumormarker α-Fetoprotein (AFP) kann hilfreich sein.

Anamnese

- Hier sollte auf die typischen Symptome eingegangen und die bekannten Risikofaktoren eruiert werden.
- Wichtig ist auch die Frage, ob bereits Malignome vorliegen, um eine eventuelle Leberfilialisierung als Differenzialdiagnose einschätzen zu können.
- Eine chronisch entzündliche Darmerkrankung bzw. eine hiermit assoziierte primäre sklerosierende Cholangitis sollten anamnestisch erfasst werden.

Körperliche Untersuchung

- Bei Patienten mit **extrahepatischen CCA** findet sich bei bis zu 90 % der Patienten ein **Ikterus**.
- Gelegentlich lassen sich als Folge des Pruritus **Kratzspuren** am Körper finden.

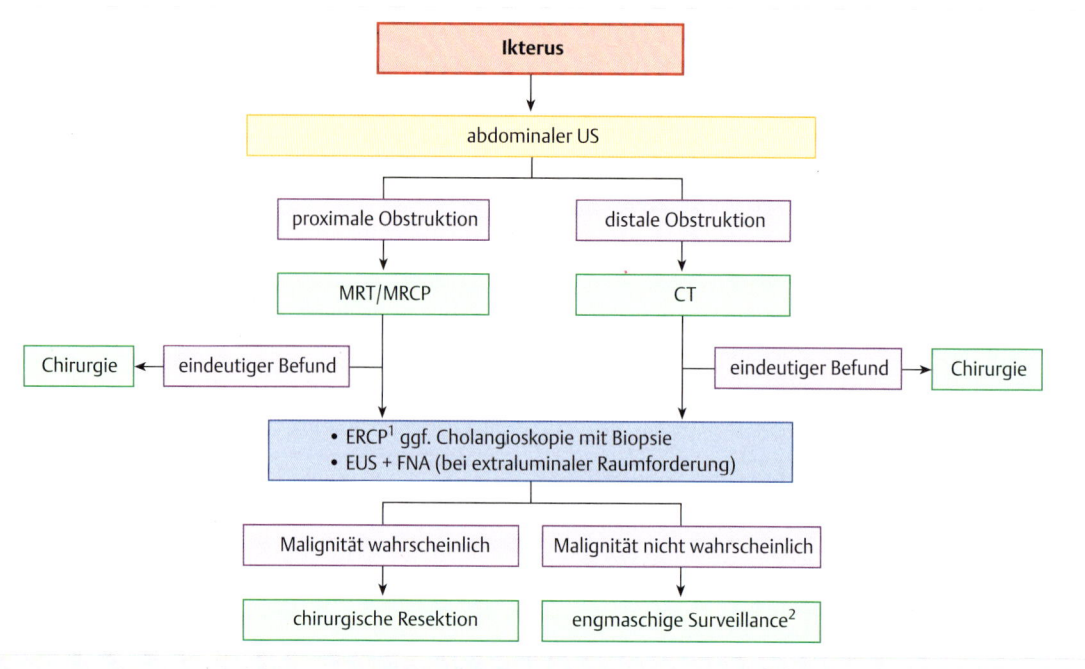

```
                    ┌─────────┐
                    │ Ikterus │
                    └────┬────┘
                         ▼
              ┌──────────────────────┐
              │   abdominaler US     │
              └──────────────────────┘
              proximale        distale
              Obstruktion      Obstruktion
                 ▼                 ▼
            ┌─────────┐        ┌──────┐
            │ MRT/MRCP│        │  CT  │
            └─────────┘        └──────┘
```

Abb. 5.65 Diagnostischer Algorithmus zur Abklärung biliärer Strikturen.
Sobald eine der diagnostischen Modalitäten die Malignität bestätigt hat, sollte die chirurgische und onkologische Zuweisung erfolgen.
[1] Einschließlich Bürstenabstrich (für Zytologie und FISH-Analyse), fluoroskopische Biopsien, Nadelaspiration, Flüssigkeitsaspiration.
[2] Ggf. erneute ERCP ± Cholangioskopie mit Biopsie. CT: Computertomografie; ERCP: endoskopische retrograde Pankreatikografie; EUS-FNA: endoskopischer Ultraschall mit Feinnadelaspiration; MRCP: Magnetresonanzcholangiopankreatikografie; MRT: Magnetresonanztomografie; US: Ultraschall.

- Als typisches Zeichen einer **pankreatobiliären Raumforderung** gilt das **Couvoisier-Zeichen**: palpable, prallelastische Gallenblase bei schmerzlosem Ikterus.

Labor

- Typischerweise zeigt sich eine **Hyperbilirubinäme** mit Erhöhung der Cholestasewerte.
- Patienten mit iCCA weisen allerdings initial oft normwertige Bilirubinwerte auf.
- Die Transaminasen können normwertig sein, jedoch führt die Cholestase im Verlauf meist zur einer **Erhöhung der Transaminasen** und einer **Leberfunktionsstörung** mit verlängertem pTT und erhöhtem INR.
- Ein geeigneter Tumormarker als Screeningverfahren existiert zum jetzigen Zeitpunkt nicht.
- Der am häufigsten angewandte Tumormarker **CA 19-9** dient primär der Verlaufskontrolle.
- Bei **Patienten mit PSC** kann der CA 19-9 Wert gemeinsam mit dem Ultraschall und MRCP zur Überwachung eingesetzt werden.
  - In dieser Patientenpopulation konnte in Studien durch einen Grenzwert von 129 U/ml einer Sensitivität von 78,5 % und eine Spezifität von 98,5 % für die CCA-Diagnostik erreicht werden [7].
  - Allerdings führt auch eine Cholestase oder Cholangitis zur einer CA-19-9-Erhöhung, sodass die Bestimmung möglichst erst nach erfolgreicher Behandlung dieser Komplikation erfolgen sollte.
  - Auch können ca. 5–10 % der Bevölkerung aufgrund fehlenden Expression des Lewis-Blutgruppenantigens kein CA 19-9 bilden, sodass in dieser Population CA 19-9 nicht zur Überwachung geeignet ist.

Bildgebende Diagnostik

Sonografie

- Zur Abklärung eines neu aufgetretenen Ikterus wird initial meist ein transabdomineller Ultraschall durchgeführt, um
  - eine Gallengangserweiterung zu bestätigen,
  - die Lokalisation der Obstruktion genauer einzugrenzen und
  - Gallensteine auszuschließen.
- Mit Hilfe des Ultraschalls kann auch eine hepatische Raumforderung genauer klassifiziert werden.

CT

- Die kontrastmittelunterstütze CT
  - hat eine dem Ultraschall überlegene Sensitivität bei der Diagnose eines CCA,
  - erlaubt die Beurteilung der Ausdehnung und
  - eine Abschätzung der potenziellen Resektabilität.

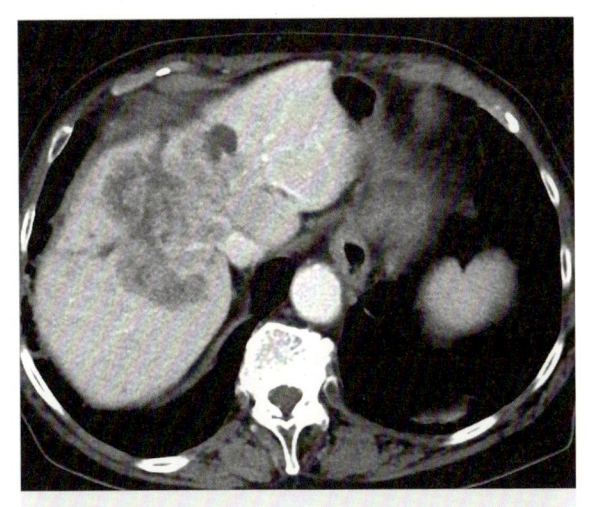

Abb. 5.66 CT-Untersuchung beim intrahepatischen CCA. In der portalvenösen Phase zeigt sich eine inhomogen kontrastmittelaufnehmende Raumforderung in den Lebersegmenten I–V, sowie VIII. Histologisch bestätigte sich der Verdacht auf ein CCA.

- Durch das typische Kontrastmittelverhalten kann differenzialdiagnostisch ein HCC weitgehend ausgeschlossen werden (▶ Abb. 5.66).

MRT

- Die kontrastmittelunterstütze MRT mit MRCP und MR-Angiografie (One-Stop-Shop-MRT) ist vor allem bei pCCA und dCCA der Goldstandard für die primäre CCA-Diagnostik (▶ Abb. 5.67).

- Diese Kombination erlaubt eine hochauflösende Darstellung der hepatobiliären Anatomie, sodass eine sichere Beurteilung der Gallenwegs- und Gefäßinfiltration sowie eventueller intrahepatischen Metastasen möglich ist.
- Die MCRP hat eine der ERC mindestens ebenbürtige Sensitivität und Spezifität [14].

PET/PET-CT

- In Studien konnte bisher kein Vorteil durch die Anwendung einer PET-CT für die primäre CCA-Diagnostik gezeigt werden.
- Von den aktuellen Leitlinien wird die PET-CT nicht empfohlen [14].
- Die PET-CT erlaubt jedoch eine sichere Diagnostik von
  - Lymphknotenmetastasen,
  - kleinen Lebermetastasen,
  - Fernmetasten.
- Weiterhin kann sie in selektierten Fällen zur Beurteilung der Operabilität hilfreich sein.

Instrumentelle Diagnostik

- Die Notwendigkeit einer präoperativen histologischen Diagnosesicherung hängt von der klinischen Situation ab.
- Bei Engstellen unklarer Dignität, z. B. bei Patienten mit Operation an den Gallenwegen, PSC oder vor Durchführung einer palliativen Chemotherapie sollte eine histologische Sicherung erfolgen.
- Hierfür stehen verschiedene Methoden zu Verfügung.

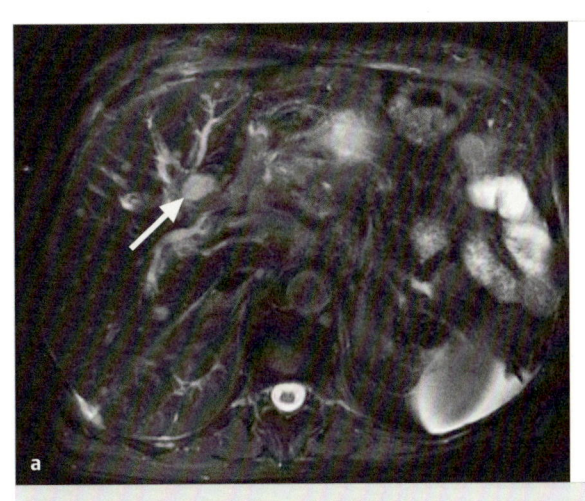

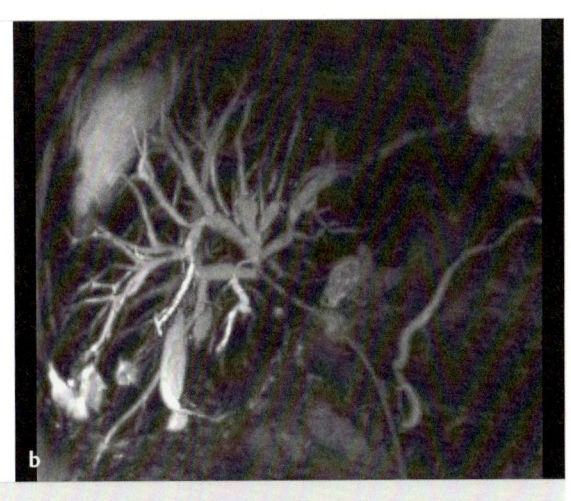

Abb. 5.67 MRT und MRCP bei multipel hepatisch metastastasiertem perihilären CCA Typ I.
a In der diffusionsgewichteten MRT- Untersuchung zeigen sich multiple randlich flau kontrastmittelaufnehmende Leberläsionen; die größte der Leberpforte angrenzend (Pfeil).
b In der MRCP-Untersuchung zeigte sich bei einliegendem Stent und Z. n. biliodigestiver Anastomose eine deutlich zentral betonte Cholestase bei unauffälligen DHC.

Endosonografie (EUS) mit Feinnadelaspiration (FNA)

- Methode der Wahl bei distalen biliären Raumforderungen
- erlaubt die Beurteilung der Tumorinfiltration und den Lymphknotenstatus
- hohe Rate an falsch negativen Befunden

ERC mit Bürstenabstrich

- invasive Methode, die eine exakte Darstellung der Gallenwege erlaubt
- typische Befunde:
  - Gallengangsabbrüche
  - unregelmäßig begrenzte Stenosen

Intraduktaler Ultraschall (IDUS)

- eignet sich vor allem bei unklaren Läsionen der proximalen Gallewege und fraglicher Infiltration der umliegenden Strukturen, z. B. der rechten A. hepatica
- erhöht die Genauigkeit des Stagings des lokalen Tumorstadiums

Cholangioskopie

- erlaubt die direkte Visualisierung der Gallenwege und damit
  - eine genauere Beurteilung von Strikturen unklarer Dignität und deren zielgerichtete Biopsie (▶ Abb. 5.68)
- typische Befunde:
  - irregulär erweiterte und schlängelnde Tumorgefäße
  - knotige Raumforderungen
  - infiltrative oder ulzerative Strikturen

Histologie, Zytologie und klinische Pathologie

Bürstenzytologie

- nur in ca. 30 % der Fälle positiv, daher schließen negative Ergebnisse kein Malignom aus
- begrenzte Sensitivität (20–50 %) bei klinischen oder bildmorphologischen V. a. CCA

Biopsie

- Die Kombination einer Biopsie mit Bürstenzytologie steigert die Sensitivität auf 40–70 %.

Fluoreszenz-in-situ-Hybridisierung (FISH)

- Mittels Fluoreszenz markierte DNA-Proben kann eine Aneuplodie in den untersuchten Zellen aus einer Bürstenzytologie dargestellt werden.
- Hierdurch konnte in einer Studie die Sensitivität von 21 % auf 58 % gesteigert werden.
- Wurde zusätzlich noch die 9p21-Deletion dargestellt, steigerte sich die Sensitivität auf 89 % [5].

5.39.10 Differenzialdiagnosen

- Aufgrund der unspezifischen Symptome gibt es ein breites Spektrum an möglichen Differenzialdiagnosen.
- Die klassische Triade, die den Verdacht auf einen malignen Tumor des pankreatobiliären Systems lenkt, ist:
  - schmerzloser Ikterus
  - rechtseitiger Oberbauchbauchschmerz
  - Gewichtsverlust

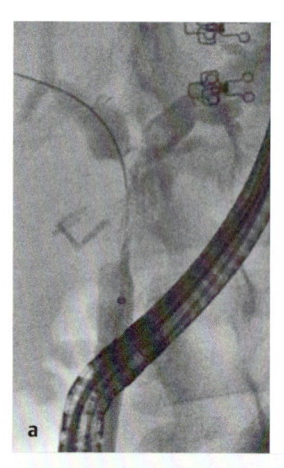

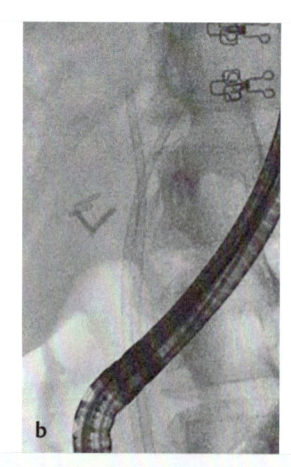

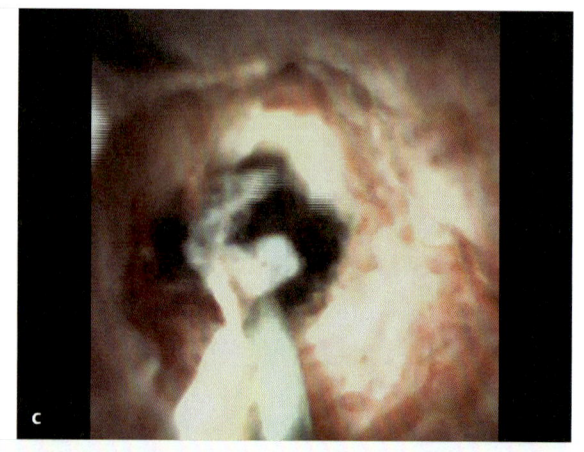

Abb. 5.68 ERC und Cholangioskopie bei perihilärem CCA Bismuth IIIb.
a In der ERC zeigt sich eine Stenose, die bis 5 mm in den linken D. hepaticus reicht, vereinbar mit einem CCA Bismuth III3b. Die Gallenwege sind beidseitig prästenotisch dilatiert.
b Bilaterale Einlage zweier Stents (8,5 Fr.)
c Cholangioskopisch stellte sich der distale Aspekt der Stenose zirkulär dar, nach proximal zunehmend villös mit pathologisch dilatierten und torquierten Gefäßen und spontaner Kontaktblutung, somit hochverdächtig für ein CCA.

Tab. 5.74 Differenzialdiagnosen.

Differenzialdiagnose	Bemerkungen
Choledocholithiasis	sehr häufig anamnestisch oft vorausgegangene Gallenkoliken mit aktuell prolongierten Schmerzen im rechten Oberbauch
Pankreaskarzinom	sehr ähnliche Symptome Diagnose mittels Bildgebung
HCC	vor allem Differenzialdiagnose des iCCA häufigstes primäres Malignom der Leber, meist bei bekannter Leberzirrhose Abgrenzung durch AFP und Kontrastmittelverhalten (arterielle Hypervaskularisierung und schnelles Washout des Kontrastmittels)
PSC	selten (Inzidenz 1/100 000) typischerweise jüngere Patienten meist mit CED assoziiert für Diagnosesicherung 1. Wahl MRCP
chronische Pankreatitis	Cholestase v. a. im Rahmen von Schüben durch Kompression des distalen intrapankreatischen DHC.
Papillenadenom/-karzinom	selten meist mit obstruktiver Pankreatitis verbunden sonografisch ggf. Erweiterung des DHC + D. pancreaticus Diagnose endoskopisch, Biopsie und ggf. Bildgebung
IgG4-assoziierte Cholangiopathie	seltene multisystemische Autoimmunerkrankung, die v. a. Männer betrifft und sehr häufig mit einer Autoimmunpankreatitis assoziiert ist diagnostisch ist erhöhtes IgG4 im Serum, Infiltration von IgG4 + Plasmazellen in der Biopsie und als Diagnosis ex juvantibus das sehr gute Ansprechen auf Steroide
parasitäre Infektionen	in Europa selten Reiseanamnese z. B. Opisthorchis viverini, vor allem in Thailand
Strikturen durch invasive Prozeduren	anamnestisch Z. n. Gallengangs-OP Bildgebung v. a. MRCP zum Ausschluss einer Invasivität und ggf. Histologie
benigne Gallengangsstriktur	äußerst selten histologische Sicherung mit Bürstenzytologie, ggf. Cholangioskopie, IDUS zur genauen Beurteilung der Lokalinfiltration oder ggf. Bildgebung (MRCP/CT)
PBC	stark erhöhte Inzidenz beim weiblichen Geschlecht (Verhältnis Frauen/Männer ca. 9:1) führendes Symptom oft Ikterus meist mit anderen Autoimmunerkrankungen assoziiert typischerweise Erhöhung der AMA mit anti-M2-Spezifität

5.39.11 Therapie

Therapeutisches Vorgehen

- Nach Abschluss der Staginguntersuchungen sollte jeder Patient mit Verdacht auf CCA an einem hepatobiliären Zentrum vorgestellt werden und in einem interdisziplinären Tumorboard diskutiert werden.
- Obwohl immer noch Gegenstand kontroverser Diskussion, sollte nach aktueller Datenlage bei operablen Patienten präoperativ keine Stenteinlage zur Gallenableitung erfolgen [6], ausgenommen sind Patienten mit Cholangitis (▶ Abb. 5.69).
- **Therapie des lokalen/lokoregionalen CCA:**
  - Die radikale chirurgische Resektion ist bei Patienten mit gutem Allgemeinzustand der einzige potenziell kurative Therapieansatz.
  - Ca. 30 % der Patienten mit CCA sind operabel.
  - Allerdings liegen trotz radikaler Operation die 5-Jahres-Überlebensraten je nach Tumorlokalisation nur zwischen 10–40 %.
  - Eine adjuvante Chemotherapie kann das mediane Überleben verlängern.
- **Therapie des fortgeschritten/metastasierten CCA:**
  - Das mediane Überleben bei nicht resektablen CCA liegt zwischen 4 und 12 Monaten.
  - Subklinische oder akute Cholangitis ist mit einer erhöhten Morbidität und Mortalität assoziiert.
  - Daher ist eine effiziente endoskopische oder perkutane Gallenableitung essenzielles Ziel und nebenbei oft eine Voraussetzung für die Durchführung einer systemischen Chemotherapie.

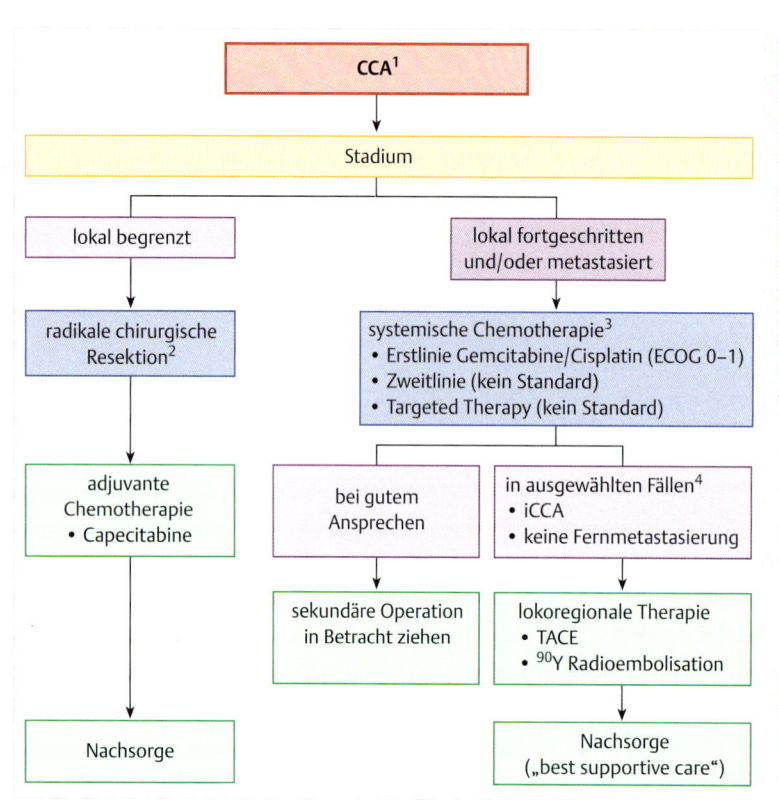

Abb. 5.69 Therapeutischer Algorithmus zur Therapieplanung bei Patienten mit CCA.
[1] Die Therapieplanung sollte durch ein interdisziplinäres Team durchgeführt werden. Der Einschluss in klinische Studien sollte angestrebt werden. [2] Für die radikale Resektion müssen beachtet werden: ggf. präoperative Gallendrainage bei Cholangitis, eine perkutane Biopsie sollte vermieden werden, ggf. Durchführung eine Portalvenenembolisation zur Vergrößerung des verbleibenden Lebervolumens. [3] Bei gutem Ansprechen sollte eine sekundäre Operation in Betracht gezogen werden. [4] kein Standard.

Pharmakotherapie

Lokales/lokoregionales CCA

- In der 2017 vorgestellten Phase-III-BILCAP-Studie zeigte sich, dass durch die adjuvante Therapie mit **Capecitabin** bei makroskopisch komplett resezierten CCA das **mediane Überleben** von 36 auf 51 Monate **verlängert** wurde.
- Allerdings scheint dieser Effekt auf Patienten mit einer auch mikroskopisch vollständigen Resektion (R0-Resektion) beschränkt zu sein.

Fortgeschrittenes/metastasiertes CCA

- Die Kombinationstherapie durch Gemcitabin und Cisplatin ist seit der 2010 vorgestellten Phase-III-ABC-02 Studie der Goldstandard der palliativen Therapie des CCA bei Patienten mit gutem Allgemeinzustand (ECOG 0–1).
- Durch diese Kombinationstherapie konnte das mediane Gesamtüberleben von 8,1 auf 11,7 Monate verlängert werden [12].
- Bei Patienten mit Niereninsuffizienz kann Cisplatin durch Oxaliplatin ersetzt werden.
- Die Monotherapie mit Gemcitabin ist eine Option für Patienten mit schlechteren Allgemeinzustand (ECOG 2).
  - Hierdurch wurde in Studien zumindest eine bessere Lebensqualität ermöglicht [4].
- Bei gutem Ansprechen sollten Patienten mit nicht metastasiertem CCA erneut in einem multidisziplinären Tumorboard in Hinsicht auf eine sekundäre Operation oder eine alternative lokoregionale Therapie diskutiert werden, z. B. TACE.
- Weiterhin Gegenstand vieler Diskussion ist die optimale Zweilinientherapie.
  - In der klinischen Praxis wird häufig eine auf Fluoropyrimidin basierte Chemotherapie mit Irinotecan oder Oxaliplatin durchgeführt.
- Bis zum heutigen Zeitpunkt blieben alle Studien, in denen die Hinzunahme von molekularen Therapien untersucht wurde negativ, z. B. der EGFR-Inhibitor Cetuximab [8].

Interventionelle Therapie

Fortgeschrittenes/metastasiertes CCA

Endoskopische Gallendrainage

- Die endoskopische Stenteinlage ist der Goldstandard zur palliativen Gallendrainage.
- Bei pCCA sollte ein bilaterales Gallenstenting angestrebt werden.
- Da die adäquate Ableitung von 30 % des Lebervolumens meist ausreichend ist, gibt es allerdings noch eine offene Diskussion, ob initial ein unilaterales Stenting ausreichend ist.

- Bei einer Lebenserwartung von über 3 Monaten sollte ein Metallstent eingelegt werden.
  - So werden unnötige Eingriffe erspart und in Studien ein längeres Überleben erreicht [11].

PTCD
- Bei Misslingen einer endoskopischen Drainage sollte eine perkutane Gallengangsdrainage durchgeführt werden.
- Bei komplexen Fällen können gelegentlich beide Techniken in sog. Rendezvous-Technik kombiniert werden.

Operative Drainage
- Aufgrund des technischen Fortschritts der Endoskopie ist eine operative Drainage nur in den seltensten Fällen notwendig.
- Gelegentlich wird sie als Ausnahme bei Patienten durchgeführt, bei denen intraoperativ die Inoperabilität des Tumors festgestellt wird.

Lokoregionale Therapie
- Für alle lokoregionalen Verfahren gibt es bisher keine randomisierten, prospektiven Studien.
- Vor allem für iCCA etablieren sich aber zunehmende lokoregionale Therapien.
- **RFA:**
  - möglicher Behandlungsansatz für kleine Tumoren (< 3 cm)
  - allerdings mit einer sehr hohe Rezidivrate verbunden
- **TACE:** In einer retrospektiven Studie konnte gezeigt werden, dass durch TACE das mediane Überleben bei nicht resektablen iCCA von 3,3 auf 13,2 Monate verlängert werden kann [10].
- **SIRT:** Die Radioembolisation mit (90)Y-Mikrokugeln war in kleinen Fallserien ebenfalls mit einem verlängerten Überleben verbunden, weitere Daten sind jedoch zur Beurteilung dieses Verfahrens für iCCA notwendig.

Operative Therapie
Lokales/lokoregionales CCA
- Das operative Vorgehen orientiert sich an der Lokalisation und lokalen Ausdehnung des Tumors.
- Ziel jeder Operation sollte die komplette En-bloc-Resektion mit negativen makroskopischen und mikroskopischen Grenzen (R0-Resektion) sein.
- Am Beginn des operativen Vorgehens steht die chirurgische Exploration
  - zur histologischen Bestätigung
  - zum Ausschluss einer Peritonealkarzinose
  - zur Einschätzung des Lymphknotenstatus
- Bei **iCCA** wird meist eine maßgeschneiderte Hepatektomie mit Lymphadenektomie durchgeführt.
  - Manche Zentren führen die ausgedehnter Lymphadenektomie nur bei zentral gelegenem CCA durch.
- Bei **pCCA** richtet sich die Ausdehnung der Resektion nach der Bismuth-Charlotte-Klassifikation.
  - Bei **Typ I** ist gelegentlich eine Resektion der extrahepatischen Gallenwege ausreichend.
  - Für **Typ II–IV** hat sich eine aggressive Strategie mit Resektion der intra- und extrahepatischen Gallenwege, Resektion der entsprechenden Leberhälfte und eine En-bloc-Resektion der V. portae und erweiterte Lymphadenektomie als bevorzugte Strategie entwickelt.
- Bei **dCCA** wird eine En-bloc-Pankreatoduodenektomie (Whipple-, oder Pylorus erhaltende Longmire-Traverso-Operation) mit einer kompletten Resektion der extrahepatischen Gallenwege und ausgedehnter Lymphadenektomie kombiniert.
- **Lebertransplantation:**
  - Während bei iCCA eine Lebertransplantation keinen Überlebensvorteil bringt, scheint die Lebertransplantation nach neoadjuvanter Chemotherapie ein vielversprechender Ansatz für Patienten mit nicht resektablen pCCA darzustellen.
  - In einer retrospektiven Studie lag das 5-Jahres-Überleben nach strenger Selektion bei 65 % [2].
  - Hierfür sollten die Patienten in eine klinische Studie eingeschlossen werden.

5.39.12 Verlauf und Prognose
- Selbst nach radikaler chirurgischen Resektion liegen die 5-Jahres-Überlebensraten nur zwischen 10–40 %.
- Die Überlebensrate ist abhängig von:
  - Tumorfreiheit (R0 oder R1)
  - Gefäßinvasion
  - Lymphknotenstatus
- Für fortgeschrittene, nicht resektable CCA ist die Prognoseabschätzung durch die Heterogenität an Tumorsubtypen erschwert.
- In einer prospektiven Studie konnten folgende Faktoren als negative prognostische Marker herausgearbeitet werden:
  - das Vorhandensein von Metastasen
  - die primär intrahepatische Lokalisation
  - der ECOG-Performancestatus
  - Lebermetastasten
  - erhöhtes Serum-AP
- Mit Hilfe dieser 5 Variablen konnten die Patienten in 3 Risikogruppen eingeteilt werden, die sich hinsichtlich ihrer Prognose deutlich unterschieden.
- So lag das mediane Gesamtüberleben in der Niedrigrisikogruppe bei 11,5 Monaten und in der Hochrisikogruppe bei 3,6 Monaten [9].

5.39.13 Quellenangaben

[1] Banales JM, Cardinale V, Carpino G et al. Expert consensus document: Cholangiocarcinoma: current knowledge and future perspectives consensus statement from the European Network for the Study of Cholangiocarcinoma (ENS-CCA). Nat Rev Gastroenterol Hepatol 2016; 13: 261–280
[2] Darwish Murad S, Kim WR, Harnois DM et al. Efficacy of neoadjuvant chemoradiation, followed by liver transplantation, for perihilar cholangiocarcinoma at 12 US centers. Gastroenterology 2012; 143: 88–98
[3] DeOliveira ML, Schulick RD, Nimura Y et al. New staging system and a registry for perihilar cholangiocarcinoma. Hepatology 2011; 53: 1363–1371
[4] Gelibter A, Malaguti P. Di Cosimo S et al. Fixed dose-rate gemcitabine infusion as first-line treatment for advanced-stage carcinoma of the pancreas and biliary tree. Cancer 2005; 104: 1237–1245
[5] Gonda TA, Glick MP, Sethi A et al. Polysomy and p16 deletion by fluorescence in situ hybridization in the diagnosis of indeterminate biliary strictures. Gastrointest Endosc 2012; 75: 74–79
[6] Khan SA, Davidson BR, Goldin RD et al. Guidelines for the diagnosis and treatment of cholangiocarcinoma: an update. Gut 2012; 61: 1657–1669
[7] Levy C, Lymp J, Angulo P et al. The value of serum CA 19-9 in predicting cholangiocarcinomas in patients with primary sclerosing cholangitis. Dig Dis Sci 2005; 50: 1734–1740
[8] Malka D, Cervera P, Foulon S et al. Gemcitabine and oxaliplatin with or without cetuximab in advanced biliary-tract cancer (BINGO): a randomised, open-label, non-comparative phase 2 trial. Lancet Oncol 2014; 15: 819–828
[9] Park I, Lee JL, Ryu MH et al. Prognostic factors and predictive model in patients with advanced biliary tract adenocarcinoma receiving first-line palliative chemotherapy. Cancer 2009; 115: 4148–4155
[10] Park SY, Kim JH, Yoon HJ et al. Transarterial chemoembolization versus supportive therapy in the palliative treatment of unresectable intrahepatic cholangiocarcinoma. Clin Radiol 2011; 66: 322–328
[11] Sangchan A, Kongkasame W, Pugkhem A et al. Efficacy of metal and plastic stents in unresectable complex hilar cholangiocarcinoma: a randomized controlled trial. Gastrointest Endosc 2012; 76: 93–99
[12] Valle J, Wasan H, Palmer DH et al. Cisplatin plus gemcitabine versus gemcitabine for biliary tract cancer. N Engl J Med 2010; 362: 1273–1281
[13] Valle JW, Borbath I, Khan SA et al. Biliary cancer: ESMO Clinical Practice Guidelines for diagnosis, treatment and follow-up. Ann Oncol 2016; 27(Suppl. 5): v28–v37
[14] Yeh TS, Jan YY, Tseng JH et al. Malignant perihilar biliary obstruction: magnetic resonance cholangiopancreatographic findings. Am J Gastroenterol 2000; 95: 432–440
[15] Zabron A, Edwards RJ, Khan SA. The challenge of cholangiocarcinoma: dissecting the molecular mechanisms of an insidious cancer. Dis Model Mech 2013; 6: 281–292
[16] Wittekind C. TNM: Klassifikation maligner Tumoren. 8. Aufl. Weinheim: Wiley-VCH; 2017

5.39.14 Literatur zur weiteren Vertiefung

- Bridgewater J, Galle PR, Khan SA et al. Guidelines for the diagnosis and management of intrahepatic cholangiocarcinoma. J Hepatol 2014; 60: 1268–1289
- Khan SA, Davidson BR, Goldin R et al. Guidelines for the diagnosis and treatment of cholangiocarcinoma: consensus document. Gut 2002; 51: vi1–vi9
- Valle JW, Borbath I, Khan SA et al. Biliary cancer: ESMO Clinical Practice Guidelines for diagnosis, treatment and follow-up. Ann Oncol 2016; 27(Suppl. 5): v28–v37

5.40 Papillentumor

S. Faiss

5.40.1 Steckbrief

Papillentumoren sind gut- oder bösartige Tumoren der Papilla Vateri. Sie sind insgesamt selten, treten aber in Kombination mit familiären Polyposis-Syndromen gehäuft auf. Histologisch werden 3 Haupttypen unterschieden: Papillenadenome, Papillenkarzinome und neuroendokrine Tumoren (NET). Gutartige Papillentumoren werden meist zufällig bei der Routineendoskopie entdeckt oder im Rahmen der Abklärung eines papillären Abflusshindernisses diagnostiziert. Gutartige Tumoren ohne weitreichende Gallen- oder Pankreasgangbeteiligung können zumeist endoskopisch reseziert werden (Ampullektomie). Größere benigne oder maligne Tumoren müssen chirurgisch reseziert werden.

5.40.2 Synonyme

- Tumor der Papilla Vateri

5.40.3 Keywords

- Papillenadenom
- Papillenkarzinom
- neuroendokriner Tumor (NET)
- Papillektomie
- Ampullektomie

5.40.4 Definition

- gut- oder bösartiger Tumor der Papilla Vateri major bzw. minor

5.40.5 Epidemiologie

Häufigkeit

- Benigne und maligne Papillentumoren sind seltene Tumoren des Gastrointestinaltrakts.
- In Autopsiestudien wurden Papillenadenome in 0,04–0,12 % der Fälle und Papillenkarzinome in 0,063–0,21 % der Fälle registriert.
- Bezogen auf alle gastrointestinalen Malignome beträgt die Häufigkeit der Papillenkarzinome 0,5 %.
- Sie sind somit insgesamt seltener als Pankreaskarzinome und extrahepatische Gallengangkarzinome [2].

Altersgipfel

- Papillentumoren sind Tumoren des fortgeschrittenen Alters.
- Eine Ausnahme sind Papillentumoren, die im Rahmen eines familiären Polyposis-Syndroms entstanden sind.

○ Diese Tumoren entstehen im Rahmen der Grunderkrankung bereits bei jüngeren und jungen Patienten.

Geschlechtsverteilung

- Es gibt keine besondere Geschlechterdisposition.

Prädisponierende Faktoren

- **genetisch determinierte Syndrome**, z. B. familiäre adenomatöse Polyposis (FAP)
  ○ Bei Patienten mit FAP ist von der erhöhten Adenomprävalenz im Gastrointestinaltrakt insbesondere das Duodenum betroffen (50–100 %).
  ○ Das relative Risiko für ein ampulläres Karzinom ist im Vergleich zur Normalbevölkerung um mehr als das 100-Fache erhöht [2].
  ○ Das Papillenkarzinom ist bei Patienten mit FAP nach prophylaktischer Kolektomie die häufigste malignombedingte Todesursache.

5.40.6 Ätiologie und Pathogenese

- Papillenadenome entstehen sporadisch (▶ Abb. 5.70, ▶ Abb. 5.71) oder bei genetisch determinierten Syndromen, z. B. bei FAP.
- Aus Papillenadenomen können sich über die Adenom-Karzinom-Sequenz Papillenkarzinome (▶ Abb. 5.72) entwickeln.
- Karzinome, die aus Nachbarschaftsregionen sekundär die Papille einbeziehen, werden nach ihrem Ausgangsgewebe klassifiziert, z. B. als Pankreas- oder Duodenalkarzinom.
- Der unscharfe Begriff des peripapillären/periampullären Karzinoms sollte nur dann verwendet werden, wenn der eigentliche Ort der Tumorentstehung unklar bleibt [2].

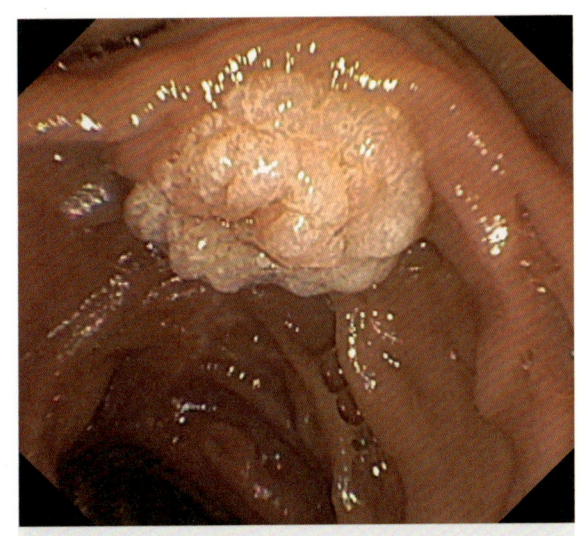

5.40.7 Klassifikation und Risikostratifizierung

Papillenadenome

- Papillenadenome sind in der Regel extramural lokalisiert.
- Sie können sich jedoch lateralwärts in das Duodenum bzw. nach intraduktal in Richtung des Gallengangs (seltener in Richtung des Pankreasgangs) ausbreiten.
- Unterschieden werden in Analogie zu Kolonadenomen
  ○ tubuläre,
  ○ tubuluvillöse und
  ○ villöse Subtypen,
  ○ jeweils mit niedriggradigen bzw. hochgradigen intraepithelialen Neoplasien (LGIEN, HGIEN).

Papillenkarzinome

- Papillenkarzinome imponieren zumeist als polypoide (intramurale oder extramurale), häufig ulzerierte oder gemischte Tumoren.
- Histologisch handelt es sich
  ○ zumeist um intestinal differenzierte Adenokarzinome oder
  ○ seltener um das prognostisch ungünstigere pankreatobiliäre differenzierte Karzinom.
- Muzinöse Adenokarzinome sind sehr selten.

NET der Papille

- NET der Papille werden in Analogie zu anderen NET entsprechend ihres Proliferationsindex Ki67 eingeteilt in
  ○ NET G1 oder „karzinoid",
  ○ NET G2 und
  ○ das invasiver wachsende neuroendokrine Karzinom NEC G3.

Abb. 5.70 Papillenadenom.

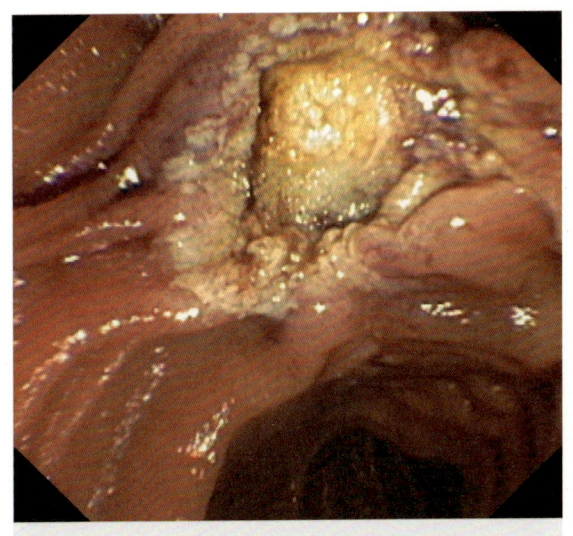

Abb. 5.71 Z. n. Papillektomie eines Papillenadenoms.

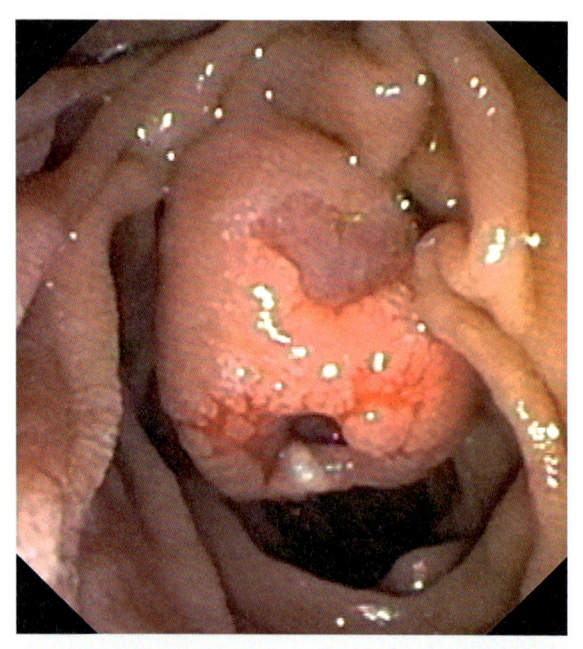

Abb. 5.72 Papillenkarzinom.

5.40.8 Symptomatik

- **Papillenadenome** oder **NET** werden meist zufällig bei der Routineendoskopie entdeckt, da sie **keine spezifische Symptomatik** verursachen.
- Kommt es zu einem Aufstau des extrahepatischen Gallengangsystems (zumeist nur Erweiterung des DHC ohne Cholestaselabor) werden diese Tumoren im Rahmen der weiteren Abklärung detektiert.
- Bei Patienten mit einer FAP werden Papillentumoren im Rahmen der regelmäßigen Vor- bzw. Nachsorgen detektiert.
- Die klinische Symptomatik des **Papillenkarzinoms** und von **NEC G3** hängt vom Tumorstadium ab [2]:
  - Symptomlosigkeit
  - unspezifische abdominelle Schmerzen
  - Übelkeit, Erbrechen
  - Zeichen einer extrahepatischen Gallengangsobstruktion (Ikterus/Cholangitis, Courvoisier-Zeichen)
  - Zeichen einer obstruktiven Pankreatitis
  - Anämie
  - typische B-Symptomatik bei fortgeschrittenen Papillenkarzinomen

5.40.9 Diagnostik

Diagnostisches Vorgehen

- **asymptomatische Patienten mit erweitertem DHC in der Sonografie und/oder CT/MRT mit bzw. ohne Cholestaselabor:**
  - Seitblickendoskopie zur Beurteilung der Papille, ggf. Biopsieentnahme
  - Endosonografie zur Beurteilung der Tiefeninfiltration bzw. Beteiligung des Gallen- und Pankreasgangs
  - keine ERCP zur Diagnostik, nur zur Therapie (Papillektomie)
- **symptomatische Patienten mit erweitertem DHC und/oder Pankreasgang mit Cholestaselabor:**
  - Seitblickendoskopie zur Beurteilung der Papille, ggf. Biopsieentnahme
  - Endosonografie zur Beurteilung der Tiefeninfiltration bzw. Beteiligung des Gallen- und Pankreasgangs
  - ERCP zur Therapie (Papillektomie) bzw. zum präoperativen Stenting (sofern überhaupt indiziert)
- **asymptomatische Patienten mit FAP:**
  - jährliche ÖGD und Seitblickendoskopie zur Beurteilung des Duodenums und der Papille, ggf. Biopsieentnahme
  - keine ERCP zur Diagnostik
- **bei Verdacht auf Malignität oder histologisch nachgewiesener Malignität:**
  - Seitblickendoskopie zur Beurteilung der Papille, ggf. Biopsieentnahme sofern noch nicht erfolgt
  - Endosonografie zur Beurteilung der Tiefeninfiltration bzw. Beteiligung des Gallen- und Pankreasganges
  - ERCP nur zum präoperativen Stenting (sofern überhaupt indiziert)
  - Komplettierung des Stagings mit CT/MRT/MRCP vor kurativer chirurgischer Resektion (bei fehlendem Nachweis von Fernmetastasen)

Anamnese

- Cholestasezeichen: Urin- und Stuhlverfärbung, Ikterus, Juckreiz
- Cholangitis
- stattgehabte Pankreatitis
- B-Symptomatik

Körperliche Untersuchung

- ggf. ikterische Skleren
- ggf. Courvoisier-Zeichen (tastbare prall gefüllte Gallenblase)

Labor

- Bei einer Abflussbehinderung durch einen Papillentumor können (müssen aber nicht) nachgewiesen werden:
  - erhöhte Laborwerte (AP, γ-GT, ASAT, ALAT, Bilirubin)
  - erhöhte Pankreasenzyme (Lipase)
  - bei Cholangitis und Pankreatitis: Entzündungszeichen (Leukozytose, CRP-Erhöhung)

5.40.10 Differenzialdiagnosen

Tab. 5.75 Differenzialdiagnosen.

Differenzial-diagnose	Bemerkungen
Papillenadenom	spontan selten, häufig bei Patienten mit FAP. beachten: nur DHC-Erweiterung ohne Cholestaselabor möglich
Papillenkarzinom	Gangerweiterung (auch Pankreasgang möglich) mit Cholestaselabor B-Symptomatik möglich
NET der Papille	selten zumeist Zufallsbefund beachten: bei NET G1/G2 nur DHC-Erweiterung ohne Cholestaselabor möglich, bei neuroendokrinen Karzinomen (NEC G3) auch B-Symptomatik möglich

5.40.11 Therapie

Therapeutisches Vorgehen

- Die Behandlung von Papillentumoren erfolgt in Abhängigkeit von
  - Größe,
  - Dignität und
  - lokaler Ausbreitung.
- Die lokale Entfernung ist bei benignen Adenomen und kleinen neuroendokrinen Tumoren der Papille (NET G1/G2) möglich durch
  - eine endoskopische Schlingenabtragung (Papillektomie) (▶ Abb. 5.71) oder
  - eine chirurgische transduodenale Resektion (Ampullektomie).
- Bei fortgeschrittenen Papillentumoren und Papillenkarzinomen ist eine partielle Duodenopankreatektomie (Whipple-OP) indiziert.

Interventionelle Therapie

Papillektomie

- Die endoskopische Schlingenresektion (Papillektomie) ist die Methode der Wahl zur Entfernung von Papillenadenomen und kleinen neuroendokriner Tumoren.
- Infolge der speziellen Anatomie der Papilla Vateri ist die endoskopische Entfernung von Papillenadenomen insbesondere durch die Einbeziehung des distalen Gallen- und Pankreasgangs ein komplexerer Eingriff als eine Polypektomie bzw. endoskopische Mukosaresektion in anderen Abschnitten des Gastrointestinaltrakts.
- Die elektrochirurgische Schlingenabtragung des Adenoms oder der Papillenregion sollte en bloc erfolgen, wenn möglich.
- Die Abtragung von größeren Adenomen (> 2 cm) und von residualem Adenomgewebe erfolgt in Piecemeal-Technik.
- Abtragbare intraduktale Adenome werden nach maximaler endoskopischer Papillotomie zusätzlich mit einer kleinen Schlinge erfasst.
- Zur Vermeidung von postinterventionellen Abflussstörungen können Gangdrainagen in Richtung beider Gangsysteme erfolgen.
- Der Nutzen einer postinterventionellen Pankreasstenteinlage zur Pankreatitisprophylaxe ist dabei durch Metaanalysen belegt [2].
- Eine komplette Abtragung der Papillenadenome gelingt in 46–93 % der Fälle, wobei eine intraduktale Adenomausbreitung und große Adenome die Erfolgsrate deutlich reduzieren.
- Inkomplette Abtragungen und Rezidive gutartiger Läsionen erfordern multiple Eingriffe [2].

Operative Therapie

- Die radikalchirurgische Behandlung (**partielle Duodenopankreatektomie**, Whipple-OP) ist indiziert bei
  - Patienten mit endoskopisch nicht oder nicht vollständig abtragbaren Adenomen in gutem Allgemeinzustand,
  - Patienten mit ausgedehntem intraduktalem Wachstum,
  - Patienten mit Papillenfrühkarzinomen in gutem Allgemeinzustand,
  - Patienten mit fortgeschrittenem, nicht metastasierten Papillenkarzinom.
- Bei größeren und vor allem den distalen Gallengang betreffenden gutartigen Papillentumoren kann als **Alternative** zu einer partiellen Duodenopankreatektomie eine lokale chirurgische transduodenale Resektion (**Ampullektomie**) erfolgen.

5.40.12 Nachsorge

- Nach endoskopischer Resektion eines Papillentumors sollten lokale endoskopische Kontrollen (Seitblickendoskop), ggf. mit Biopsieentnahmen, erfolgen
  - zum Ausschluss von Rezidiven bzw. Resttumoren,
  - zunächst in 3- bzw. 6-monatigen Abständen und
  - längerfristig entsprechend dem individuellen Risiko.
- Patienten mit FAP sollten lebenslang und unabhängig davon in jährlichen Abständen überwacht werden.

5.40.13 Verlauf und Prognose

- Die Prognose von Papillenadenomen ist gut.
- Die Rezidivrate beträgt jedoch etwa 15 % (0–33 %) [2].
- Die Prognose nach kompletter Entfernung kleiner NET G1/G2 ist ebenfalls gut.
- Die Prognose des Papillenkarzinoms ist deutlich besser als die anderer in diesem Bereich lokalisierter Tumoren, insbesondere des Pankreaskopfkarzinoms.
- Mit stadienabhängigen 5-Jahres-Überlebensraten von bis zu 60 % entspricht die Prognose intestinal differenzierter Karzinome eher dem kolorektalen Karzinom [2].

5.40.14 Quellenangaben

[1] Kang SH, Kim KH, Kim TN et al. Therapeutic outcomes of endoscopic papillectomy for ampullary neoplasms: retrospective analysis of a multicenter study. BMC Gastroenterology 2017; 17: 69
[2] Schulz HJ. Papillentumoren. Gastroenterologe 2013; 8: 451–464

5.41 Benigne Leberraumforderungen: Leberhämangiom

M. A. Wörns

5.41.1 Steckbrief

Das Leberhämangiom ist eine kongenitale vaskuläre Malformation und der häufigste benigne Lebertumor. Die Diagnose kann in den allermeisten Fällen mittels konventioneller Sonografie gesichert werden. Fast immer ist der Befund größenstabil, es besteht keine Gefahr der malignen Transformation. Bei bildgebend eindeutiger Diagnose ist daher kein weiteres Follow-Up notwendig.

5.41.2 Synonyme

- Leberblutschwamm

5.41.3 Keywords

- benigner Lebertumor
- Kasabach-Merritt-Syndrom
- CEUS

5.41.4 Definition

- Das Leberhämangiom ist eine kongenitale vaskuläre Malformation und der häufigste benigne Lebertumor.

5.41.5 Epidemiologie

Häufigkeit

- Prävalenz: 0,4–20 %

Altersgipfel

- 30.–50. Lebensjahr

Geschlechtsverteilung

- Frauen/Männer bis zu 6:1

Prädisponierende Faktoren

- Ein Zusammenhang mit hormonellen Kontrazeptiva oder einer Schwangerschaft wurde wiederholt diskutiert, ist aber nicht hinreichend belegt.

5.41.6 Ätiologie und Pathogenese

- solider, mesenchymaler Tumor
- kongenitale vaskuläre Malformation mit Proliferation von Gefäßendothelzellen

5.41.7 Klassifikation und Risikostratifizierung

- 80 % kavernöser Typ, 70–80 % solitäres Auftreten
- **Größe:** wenige Millimeter bis zu 20 cm (giant haemangiomas), 90 % < 4 cm
- Assoziation mit verschiedenen Syndromen (z. B. Morbus Osler-Weber-Rendu) und anderen benignen Lebertumoren

5.41.8 Symptomatik

- sonografischer Zufallsbefund, selten abdominelle Beschwerden bei großen Befunden

5.41.9 Diagnostik

Diagnostisches Vorgehen

- Diagnosesicherung mittels konventioneller Sonografie
- bei unsicherer Diagnose:
  - kontrastverstärkter Ultraschall (CEUS)
  - Magnetresonanztomografie (MRT)

Anamnese

- unauffällig

Körperliche Untersuchung

- unauffällig

Labor

- sehr selten leichte Erhöhung der Leber- oder Cholestasewerte bei großen Befunden

Bildgebende Diagnostik

Sonografie

- **konventionelle Sonografie**: echoreiche, homogene, scharf begrenzte Läsion, teilweise regressive Veränderungen (Einblutungen, Thrombosierung, Verkalkungen)
- **CEUS**: Irisblendenphänomen mit peripherem, diskontinuierlichem nodulärem Enhancement in der arteriellen Phase, zentripetale Auffüllung in späteren Phasen

MRT

- MRT als Ergänzung bei nicht eindeutigen Befunden (z. B. regressiven Veränderungen)

- frücharterielles, diskontinuierliches peripheres Enhancement, zunehmende zentripetale Auffüllung sowie persistierendes Enhancement in späteren Phasen

Histologie, Zytologie und klinische Pathologie

Histologische Leberdiagnostik

- Histologiegewinnung aufgrund der bildgebenden Diagnose nur noch in Ausnahmefällen indiziert
- blutgefüllte kavernöse Räume durchzogen von dünnen Bindegewebssepten
- Läsion kann teilthrombosiert, fibrosiert oder kalzifiziert sein

5.41.10 Differenzialdiagnosen

Tab. 5.76 Differenzialdiagnosen.

Differenzialdiagnose	Bemerkungen
fokal noduläre Hyperplasie (FNH)	siehe Kap. 5.42
Leberzelladenom (HCA)	siehe Kap. 5.43
fibrolamelläres Karzinom	jüngere Patienten ohne Hepatopathie/Leberzirrhose
hepatozelluläres Karzinom (HCC)	Leberzirrhose/Hepatopathie, charakteristisches Kontrastmittelverhalten
Lebermetastasen	(bekannte) Tumorerkrankung
sonstige Differenzialdiagnosen	**benigne:** fokale Fettverteilungsstörung, dysontogenetische Leberzyste, Hamartom (Von-Meyenburg-Komplexe), Echinokokkose, inflammatorischer Pseudotumor, Regeneratknoten, noduläre regenerative Hyperplasie, Peliosis hepatis, biliäres Zystadenom **maligne:** Cholangiokarzinom, biliäres Zystadenokarzinom, (malignes) Hämangioendotheliom, Hämangiosarkom

5.41.11 Therapie

Therapeutisches Vorgehen

- Bei bildgebend eindeutiger Diagnose ist kein weiteres Follow-Up notwendig.
- Eine Resektion oder transarterielle Embolisation ist nur beim symptomatischen Patienten (eindeutig zuzuordnende Beschwerden nach sorgfältigem Ausschluss anderer Ursachen), bei Komplikationen oder unsicherer Diagnose gerechtfertigt.
- Beim Kasabach-Merritt-Syndrom (großes Hämangiom assoziiert mit Thrombopenie und Verbrauchskoagulopathie) muss aufgrund der hohen Mortalität eine rasche Therapie erfolgen.

5.41.12 Verlauf und Prognose

- in den allermeisten Fällen unkomplizierter Verlauf
- 90 % der Befunde sind größenstabil, keine Gefahr der malignen Transformation.
- sehr geringe Gefahr der Ruptur oder Blutung (3 % bei Befunden > 4 cm)
- Eine hormonelle Kontrazeption kann bei Größenstabilität fortgeführt werden.
- Eine Schwangerschaft mit vaginaler Entbindung ist auch bei großen Hämangiomen möglich.

5.41.13 Quellenangaben

[1] European Association for the Study of the Liver (EASL). Clinical Practice Guidelines on the management of benign liver tumours. J Hepatol 2016; 65: 386–398

5.42 Benigne Leberraumforderungen: Fokal noduläre Hyperplasie

M. A. Wörns

5.42.1 Steckbrief

Die fokal noduläre Hyperplasie (FNH) ist eine polyklonale hyperplastische Reaktion auf eine arterielle Malformation und der zweithäufigste benigne Lebertumor. Die Diagnose kann in den allermeisten Fällen mittels MRT mit leberspezifischem Kontrastmittel gesichert werden. Es besteht keine Gefahr der malignen Transformation. Bei bildgebend eindeutiger Diagnose ist kein weiteres Follow-up notwendig.

5.42.2 Synonyme

- keine

5.42.3 Keywords

- benigner Lebertumor
- polyklonale hyperplastische Reaktion
- MRT

5.42.4 Definition

- Die fokal noduläre Hyperplasie (FNH) ist eine polyklonale hyperplastische Reaktion auf eine arterielle Malformation und der zweithäufigste benigne Lebertumor.

5.42.5 Epidemiologie

Häufigkeit

- Prävalenz: 0,4–3 %

Altersgipfel
- 35.–50. Lebensjahr

Geschlechtsverteilung
- Frauen/Männer mind. 6:1

Prädisponierende Faktoren
- Ein Zusammenhang mit hormonellen Kontrazeptiva oder einer Schwangerschaft wurde wiederholt diskutiert, ist aber nicht hinreichend belegt.

5.42.6 Ätiologie und Pathogenese
- polyklonale hyperplastische Reaktion auf eine arterielle Malformation (Hyperperfusion)

5.42.7 Klassifikation und Risikostratifizierung
- 70–80 % solitäre Läsion, in den meisten Fällen < 5 cm
- Assoziation mit Hämangiomen, dem Morbus Osler-Weber-Rendu sowie dem Budd-Chiari-Syndrom; in diesen Fällen häufiger multiple FNH.

5.42.8 Symptomatik
- sonografischer Zufallsbefund, selten abdominelle Beschwerden bei großen Befunden

5.42.9 Diagnostik
Diagnostisches Vorgehen
- Diagnosesicherung in den allermeisten Fällen mittels kontrastverstärkter Bildgebung
- Histologiegewinnung aufgrund der bildgebenden Diagnose nur in unklaren Fällen indiziert (Abgrenzung zum fibrolamellären Karzinom oder Leberzelladenom).

Anamnese
- unauffällig

Körperliche Untersuchung
- unauffällig

Labor
- sehr selten leichte Erhöhung der Leber- oder Cholestasewerte bei großen Befunden

Bildgebende Diagnostik
Sonografie
- konventionelle Sonografie:
  - isointense bzw. leicht echoarme Läsion
  - gelegentlich Nachweis des zentralen Narbensterns
  - Farbdoppler mit Radspeichenstruktur
- CEUS:
  - vor allem geeignet für Läsionen < 3 cm
  - zentrifugal ausgerichtetes homogenes Hyperenhancement in der früharteriellen Phase, erhaltenes Enhancement in der portalvenösen Phase (sustained enhancement)

MRT
- vergleichbares Verhalten wie mittels CEUS
- Aufnahme des leberspezifischen Kontrastmittels in der hepatozytenspezifischen Spätphase (Hyperintensität gegenüber dem übrigen Lebergewebe, Abgrenzung zum Leberzelladenom, ▶ Abb. 5.73).

Histologie, Zytologie und klinische Pathologie
Histologische Leberdiagnostik
- normal konfigurierte Hepatozyten zwischen radiär ausgerichtete fibrotische Septen, die dystrophierte arterielle Gefäße enthalten
- proliferierende Gallengangsductuli
- zentrale Narbe, fehlende Kapsel

5.42.10 Differenzialdiagnosen

Tab. 5.77 Differenzialdiagnosen.

Differenzialdiagnose	Bemerkungen
Leberhämangiom	siehe Kap. 5.41
Leberzelladenom (HCA)	siehe Kap. 5.43
fibrolamelläres Karzinom	jüngere Patienten ohne Hepatopathie/Leberzirrhose
hepatozelluläres Karzinom (HCC)	Leberzirrhose/Hepatopathie, charakteristisches Kontrastmittelverhalten
Lebermetastasen	(bekannte) Tumorerkrankung
sonstige Differenzialdiagnosen	**benigne:** fokale Fettverteilungsstörung, dysontogenetische Leberzyste, Hamartom (Von-Meyenburg-Komplexe), Echinokokkose, inflammatorischer Pseudotumor, Regeneratknoten, noduläre regenerative Hyperplasie, Peliosis hepatis, biliäres Zystadenom **maligne:** Cholangiokarzinom, biliäres Zystadenokarzinom, (malignes) Hämangioendotheliom, Hämangiosarkom

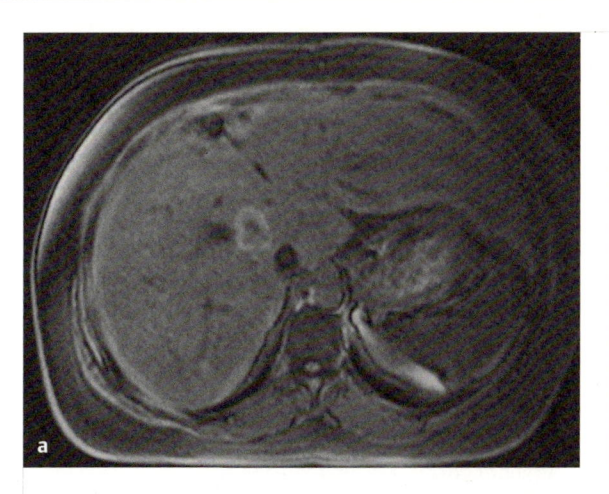

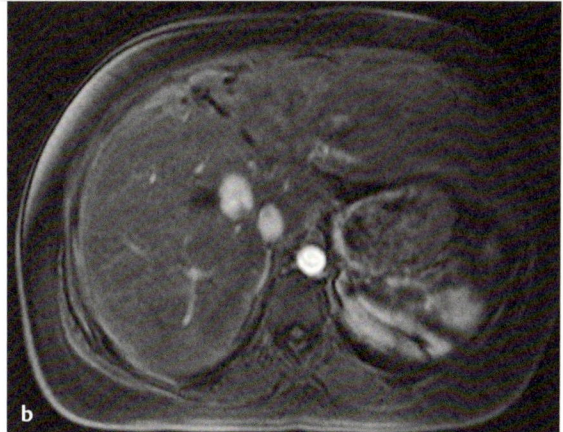

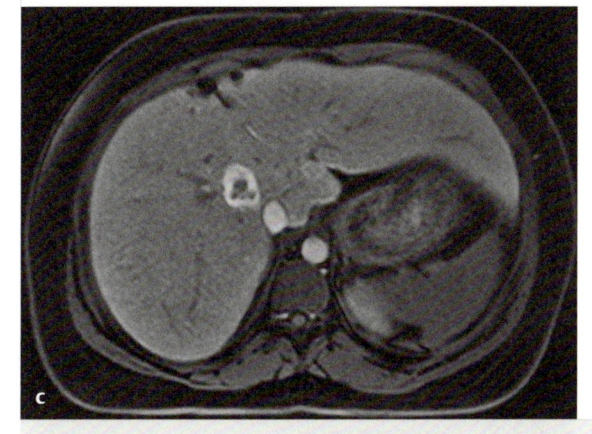

Abb. 5.73 Fokal noduläre Hyperplasie (FNH) in der Magnetresonanztomografie. (Quelle: Wörns M, Kloeckner R, Marquardt J. Gutartige Lebertumoren. Gastroenterologie up2date 2016; 12: 55–71)
a 2,7 cm messende randständig hyperintense und zentral iso-/hypointense FNH (nativ).
b Kräftige und weitgehend homogene Kontrastmittelanreicherung der FNH in der arteriellen Kontrastmittelphase (leberspezifisches Kontrastmittel).
c Im Vergleich zum umgebenden Leberparenchym randständig stark hyperintense Darstellung der FNH mit zentraler Narbe, insgesamt typisch für eine FNH (hepatobiliäre Spätphase, leberspezifisches Kontrastmittel).

5.42.11 Therapie

Therapeutisches Vorgehen

- bei bildgebend eindeutiger Diagnose: konservatives Vorgehen ohne weiteres Follow-up
- Resektion nur bei symptomatischen Patienten (eindeutig zuzuordnende Beschwerden nach sorgfältigem Ausschluss anderer Ursachen), Komplikationen oder unsicherer Diagnose gerechtfertigt

5.42.12 Verlauf und Prognose

- in den allermeisten Fällen unkomplizierter Verlauf, fast immer größenstabil
- nur sehr geringe Gefahr der Ruptur oder Einblutung, kein Potenzial zur malignen Transformation
- Eine hormonelle Kontrazeption kann fortgeführt werden, allerdings wird dann teilweise empfohlen, die Läsion in größeren Abständen mittels Sonografie hinsichtlich einer Größenzunahme zu kontrollieren.
- Während einer Schwangerschaft ist nicht mit einer erhöhten Komplikationsrate zu rechnen.

5.42.13 Quellenangaben

[1] European Association for the Study of the Liver (EASL). Clinical Practice Guidelines on the management of benign liver tumours. J Hepatol 2016; 65: 386–398

5.43 Benigne Leberraumforderungen: Leberzelladenom

M. A. Wörns

5.43.1 Steckbrief

Das Leberzelladenom (HCA) ist ein epithelialer Tumor monoklonalen Ursprungs und der dritthäufigste benigne Lebertumor. Da es zu Blutungen und zur malignen Transformation kommen kann, ist in Abhängigkeit von Größe, Wachstumsverhalten, histologischem Subtyp und dem Geschlecht die Resektion indiziert.

5.43.2 Synonyme

- Leberadenom
- hepatozelluläres Adenom
- hepatisches Adenom

5.43.3 Keywords

- epithelialer Tumor
- HCC
- β-HCA
- FNH

5.43.4 Definition

- Das Leberzelladenom HCA ist ein epithelialer Tumor monoklonalen Ursprungs und der dritthäufigste benigne Lebertumor.

5.43.5 Epidemiologie

Häufigkeit

- Prävalenz < 0,005 %

Altersgipfel

- 20.–45. Lebensjahr

Geschlechtsverteilung

- Frauen/Männer 10:1

Prädisponierende Faktoren

- hormonelle Kontrazeptiva: Inzidenz steigt sowohl dosisabhängig als auch mit der Expositionsdauer
- Assoziation mit
  - anabolen Steroiden
  - Glykogenspeicherkrankheiten I/III/IV
  - MODY3-Diabetes (maturity-onset diabetes of the young type 3)
  - Budd-Chiari-Syndrom
  - Tyrosinämie
  - Übergewicht
  - metabolischem Syndrom
  - nicht alkoholischer Steatohepatitis (NASH)

5.43.6 Ätiologie und Pathogenese

- epithelialer Tumor monoklonalen Ursprungs

5.43.7 Klassifikation und Risikostratifizierung

- 80 % solitäre Läsion, multiple Adenome werden als Adenomatose bezeichnet (> 10 Herde).
- Größe: wenige Millimeter bis zu 30 cm
- Ab einer Größe von 5 cm steigt das Komplikationsrisiko deutlich an. Neben spontanen Blutungen (bis zu 30 %) besteht die Gefahr einer malignen Transformation in ein hepatozelluläres Karzinom (HCC) (ca. 5 %).
- Neben der Größe sind Wachstumsverhalten, histologischer Subtyp und das Geschlecht entscheidend für die Indikation zur Resektion.

5.43.8 Symptomatik

- sonografischer Zufallsbefund, gelegentlich bestehen leichte abdominelle Beschwerden

5.43.9 Diagnostik

Diagnostisches Vorgehen

- Diagnosesicherung und Abgrenzung zur fokalen nodulären Hyperplasie (FNH) oder dem HCC mittels kontrastverstärkter Bildgebung in vielen Fällen möglich.
- In unklaren Fällen sollte, falls keine Resektion erfolgt, eine Biopsie durchgeführt werden.
  - Bei Nachweis eines β-HCA sollte aufgrund des erhöhten Risikos einer malignen Transformation immer eine Resektion erfolgen.

Anamnese

- hormonelle Kontrazeptiva
- Hormonersatztherapie
- anabole Steroide

Körperliche Untersuchung

- unauffällig

Labor

- selten leicht erhöhte Leber- oder Cholestasewerte

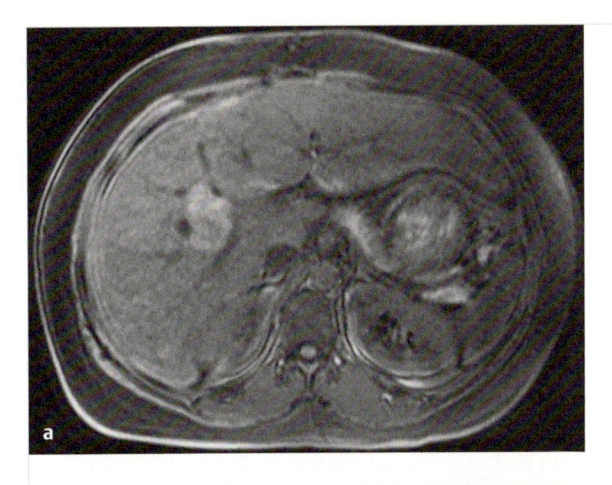

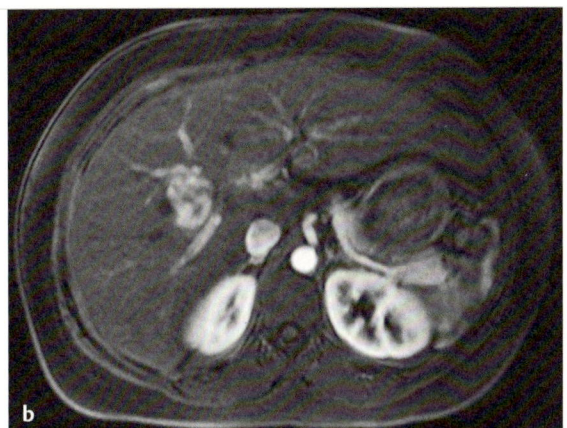

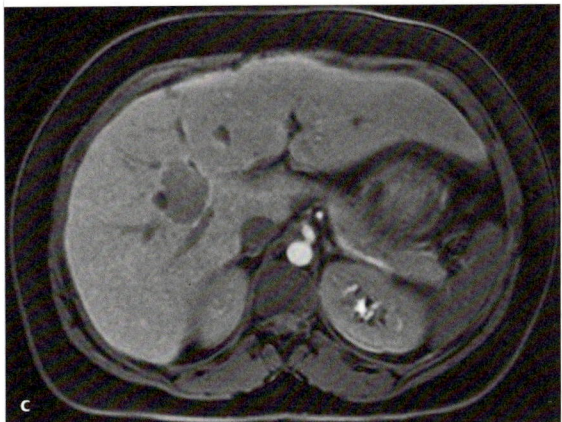

5.43 Benigne Leberraumforderungen: Leberzelladenom

Abb. 5.74 Leberzelladenom (HCA) in der Magnetresonanztomografie. (Quelle: Wörns M, Kloeckner R, Marquardt J. Gutartige Lebertumoren. Gastroenterologie up2date 2016; 12: 55–71)
a 3,8 cm messendes homogenes, leicht hyperintenses HCA in einer nicht zirrhotischen Leber (nativ).
b Kräftige, leicht inhomogene Anreicherung des HCA in der arteriellen Kontrastmittelphase (leberspezifisches Kontrastmittel).
c Im Vergleich zum umgebenden Leberparenchym hypointense Darstellung des HCA, insgesamt typisch für ein HCA (hepatobiliäre Spätphase, leberspezifisches Kontrastmittel).

Bildgebende Diagnostik

Sonografie
- **konventionelle Sonografie:**
  - eher hyperintense Läsion, oftmals Inhomogenitäten durch Blutungen, Nekrosen oder Kalzifikationen
  - zirkulär vaskuläres Muster um die Läsion im Farbdoppler
- **CEUS:**
  - homogenes, zentripetal gerichtetes früharterielles Hyperenhancement, zunehmendes Angleichen in der portalvenösen Phase (fehlendes Enhancement)

MRT
- vergleichbares Verhalten wie mittels CEUS
- keine Aufnahme von leberspezifischem Kontrastmittel in der hepatozytenspezifischen Spätphase (Abgrenzung zur FNH, ▶ Abb. 5.74)
- Unterscheidung der Subtypen H-HCA und I-HCA (siehe Histologie) möglich, β-HCA ohne spezifisches Kontrastmittelverhalten
- In einigen Fällen ist keine sichere Abgrenzung zum hochdifferenzierten HCC möglich.

Histologie, Zytologie und klinische Pathologie

Histologische Leberdiagnostik
- Pseudokapsel
- trabekuläre Anordnung der Hepatozyten
- intratumoral häufig Einblutungen, Nekrosen und Fett
- erhaltenes Retikulinskelett (Abgrenzung zum HCC)
- fehlende Gallengänge (Abgrenzung zur FNH)
- **H-HCA (30–40 %):**
  - inaktivierende Mutationen des HNF1α-Gens (Hepatocyte nuclear factor 1α)

- Steatose
- Assoziation mit weiblichem Geschlecht und MODY3-Diabetes
- geringes Risiko einer Blutung oder malignen Transformation
- immunhistochemisch fehlende Expression von L-FABP (liver fatty acid-binding protein)
- **β-HCA (10–20 %):**
  - aktivierende Mutationen des CTNNB1-Gens (β-Catenin)
  - Risiko der malignen Transformation am größten (Mutationen im Exon 3 beinhalten zudem ein höheres Risiko als Mutationen im Exon 7/8)
  - Assoziation mit männlichem Geschlecht
  - immunhistochemisch stark vermehrte Expression der Glutamin-Synthetase (GS), nukleärer Nachweis von β-Catenin
- **I-HCA (40–55 %):**
  - Veränderungen vor allem im JAK/STAT-Signalweg und im Interleukin-6-Gen, aber auch Mutationen im CTNNB1-Gen
  - Assoziation mit Übergewicht und erhöhtem Alkoholkonsum
  - Inflammationssyndrom mit erhöhten Entzündungsparametern
  - häufiger Blutungen, maligne Transformation seltener
  - immunhistochemisch vermehrte Expression von Serum-Amyloid A (SAA) und C-reaktivem Protein (CRP)
- **sh-HCA (4 %):**
  - Aktivierung des Sonic-Hedgehog-Signalwegs durch INHBE-GLI1 Fusion
  - häufig mit symptomatischer Blutung vergesellschaftet
- **UHCA (< 7 %):** Histologisch nicht klassifizierbare Adenome werden als unspezifisch bezeichnet.

5.43.10 Differenzialdiagnosen

Tab. 5.78 Differenzialdiagnosen.

Differenzialdiagnose	Bemerkungen
Leberhämangiom	siehe Kap. 5.41
fokal noduläre Hyperplasie (FNH)	siehe Kap. 5.42
fibrolamelläres Karzinom	jüngere Patienten ohne Hepatopathie/Leberzirrhose
hepatozelluläres Karzinom (HCC)	Leberzirrhose/Hepatopathie, charakteristisches Kontrastmittelverhalten
Lebermetastasen	(bekannte) Tumorerkrankung
sonstige Differenzialdiagnosen	**benigne:** fokale Fettverteilungsstörung, dysontogenetische Leberzyste, Hamartom (Von-Meyenburg-Komplexe), Echinokokkose, inflammatorischer Pseudotumor, Regeneratknoten, noduläre regenerative Hyperplasie, Peliosis hepatis, biliäres Zystadenom **maligne:** Cholangiokarzinom, biliäres Zystadenokarzinom, (malignes) Hämangioendotheliom, Hämangiosarkom

5.43.11 Therapie

Therapeutisches Vorgehen

- In Abhängigkeit von Größe, Wachstumsverhalten, histologischem Subtyp und dem Geschlecht ist eine Resektion indiziert.
- Der histologische Subtyp wird nicht routinemäßig in den Entscheidungsprozess mit einbezogen.
- **Frauen:** nach Absetzen einer oralen Kontrazeption/Hormonersatztherapie bzw. Gewichtsreduktion zunächst konservatives Vorgehen (MRT nach 6 Monaten, Biopsie aktuell nur in ausgewählten Fällen). Läsionen < 5 cm und regrediente Läsionen können weiter überwacht werden (MRT/Sonografie alle 6–12 Monate). Im Verlauf größenprogrediente Läsionen (20 % Progress) und stabile Läsionen, die weiterhin > 5 cm messen, sollten reseziert werden.
- **Männer:** aufgrund des 10-fach höheren Entartungsrisikos Indikation zur Resektion unabhängig von der Größe
- Unabhängig vom Geschlecht sollte eine Resektion bei histologischem Nachweis einer ß-Catenin-Mutation (β-HCA, I-HCA; insbesondere bei einer Mutation im Exon 3) sowie in symptomatischen Fällen mit eindeutigem Bezug zum HCA erfolgen.
- **Alternativen zur Resektion:**
  - transarterielle Embolisation (vor allem bei Blutung)
  - lokale Ablation
- Bei Nachweis multipler Adenome sollten die Läsionen > 5 cm in den Entscheidungsprozess einbezogen werden.
- Die Lebertransplantation sollte ausgewählten Fällen mit zugrunde liegender Hepatopathie vorbehalten sein.
- Schwangerschaft bei HCA < 5 cm möglich.
  - Aufklärung über die Risiken (Blutungsgefahr im letzten Trimenon)
  - Kontrolle alle 6–12 Wochen mittels Sonografie
  - Bei einem HCA > 5 cm sollte eine chirurgische Resektion vor einer Schwangerschaft erfolgen, ansonsten sollte von einer Schwangerschaft abgeraten werden.

5.43.12 Verlauf und Prognose

- Ab einer Größe von 5 cm steigt das Komplikationsrisiko deutlich an. Neben spontanen Blutungen (bis zu 30 %) besteht die Gefahr einer malignen Transformation in ein hepatozelluläres Karzinom (HCC) (ca. 5 %).

5.43.13 Quellenangaben

[1] European Association for the Study of the Liver (EASL). Clinical Practice Guidelines on the management of benign liver tumours. J Hepatol 2016; 65: 386–398

5.44 Spontan bakterielle Peritonitis

A. Zipprich, A. L. Gerbes

5.44.1 Steckbrief

Die spontan bakterielle Peritonitis (SBP) ist eine lebensbedrohliche Infektion des Aszites und die häufigste spontane bakterielle Infektion bei Patienten mit Leberzirrhose. Sie ist definiert und wird diagnostiziert über den Nachweis von neutrophilen Granulozyten im Aszites (> 250/mm^3). Die Therapie sollte unverzüglich mit einer Antibiotikagabe erfolgen. Bei einer ambulant erworbenen, unkomplizierten SBP werden Cephalosporine der 3. Generation eingesetzt, bei Vorliegen von Risikofaktoren oder einer nosokomial erworbenen SBP Carbapeneme. Zusätzlich wird die Gabe von Albumin am ersten und dritten Tag der Therapie empfohlen. Nach erfolgter Therapie sollte eine Sekundärprophylaxe erfolgen. Aufgrund der schlechten Prognose und der hohen Mortalität sollte immer die Möglichkeit der Lebertransplantation geprüft werden.

5.44.2 Aktuelles

- Die deutsche Leitlinie „Komplikationen der Leberzirrhose" mit dem Kapitel „Spontan bakterielle Peritonitis" wurde 2018 aktualisiert.

5.44.3 Synonyme

- keine

5.44.4 Keywords

- Aszites
- Infektion
- Antibiotika

5.44.5 Definition

- Eine SBP ist eine lebensbedrohliche Infektion des Aszites bei Patienten mit Leberzirrhose ohne andere intraabdominelle Ursache der Infektion.
- Sie ist definiert über den Nachweis von > 250 polymorphonukleären Zellen, d. h. neutrophilen Granulozyten, pro mm^3 im Aszites.

5.44.6 Epidemiologie

Häufigkeit

- Die SBP ist die häufigste spontane bakterielle Infektion bei Patienten mit Leberzirrhose und wird bei etwa 24 % aller bakteriellen Infektionen bei hospitalisierten Patienten beobachtet.
- Die Prävalenz der SBP bei ambulanten Patienten wird mit maximal 3,5 % angegeben.
- Bei hospitalisierten Patienten steigt die Prävalenz der SBP bis zu 36 % an.

Altersgipfel

- Die SBP kommt in allen Altersgruppen bei Patienten mit Leberzirrhose gleichmäßig vor.

Geschlechtsverteilung

- Es gibt keine spezifische Geschlechtsverteilung.

Prädisponierende Faktoren

- reduzierter Proteingehalt im Aszites (< 1–1,5 g/dl)
- Vorhandensein einer vorherige SBP
- Vorliegen einer gastrointestinalen Blutung, z. B. Ösophagusvarizenblutung
- Bilirubinerhöhung (> 3,2 mg/dl)
- Thrombopenie (< 98 000/mm^3)
- zunehmende Leberfunktionsverschlechterung, gemessen anhand des MELD-Scores
- Einnahme von Protonenpumpenhemmern
- Vorliegen einer NOD2-Genmutation scheint das Auftreten einer SBP zu begünstigen

5.44.7 Ätiologie und Pathogenese

- Die Pathogenese der SBP ist multifaktoriell mit Immunsystemdysfunktion, übermäßigem bakteriellem Wachstum und Translokation von intestinalen Mikroorganismen.
- Die Dysfunktion des Immunsystems bei Vorliegen einer Zirrhose betrifft sowohl die unspezifische Abwehr als auch die antigenspezifische Abwehr, wobei beide Mechanismen in die Pathogenese der SBP involviert sind.
- Das übermäßige bakterielle Wachstum und die bakterielle Translokation von intestinalen Mikroorganismen erfolgt einerseits durch direkten Übertritt von intestinalen Mikroorganismen durch die Darmwand in den Aszites, andererseits durch Einschwemmen von Bakterien über mesenteriale Lymphknoten. Aus den mesenterialen Lymphknoten gelangen die Bakterien in den Systemkreislauf und infizieren von dort sekundär den primär sterilen Aszites.

5.44.8 Symptomatik

- typischerweise nur wenige bzw. keine klinischen Symptome
- häufigstes Symptom: milde abdominelle Schmerzen bzw. abdominelles Spannungsgefühl

- unspezifische Zeichen: unklares Fieber, hepatische Enzephalopathie, Dekompensation der Leberzirrhose

5.44.9 Diagnostik

Diagnostisches Vorgehen

- Die Diagnose einer SBP basiert auf den Ergebnissen der Parazentese.
- Eine diagnostische Parazentese sollte durchgeführt werden bei:
  - allen Patienten mit Zirrhose und Aszites, die stationär aufgenommen werden
  - allen Patienten mit Zirrhose und Aszites, die sich ohne andere erkennbare Ursache klinisch verschlechtern
  - allen Patienten mit neu diagnostiziertem Aszites
- Der Nachweis von > 250 neutrophilen Granulozyten pro mm^3 Aszites (ohne andere Ursache) ist das entscheidende diagnostische Kriterium.

Anamnese

- Vorhandensein einer SBP in der Vergangenheit
- bestehende Primär- oder Sekundärprophylaxe (Antibiose)
- Zeichen einer Leberfunktionsverschlechterung (z. B. Ikterus, hepatische Enzephalopathie)

Körperliche Untersuchung

- wenig spezifisch für das Vorliegen einer SBP
- Viele Patienten sind asymptomatisch, einige Patienten klagen über abdominelles Spannungsgefühl oder Fieber.

Labor

- Die Untersuchung der Aszitesflüssigkeit auf das Vorhandensein von neutrophilen Granulozyten > 250/mm^3 ist das entscheidende Kriterium zur Diagnostik der SBP.
- Die übrigen laborchemischen Untersuchungen sind eher unspezifisch.

Mikrobiologie und Virologie

Kulturen

- Der Nachweis einer positiven Kultur der Aszitesflüssigkeit ist nur bei etwa 60 % der Patienten mit einer SBP möglich (kulturpositiver, neutrozytischer Aszites).
  - Die häufigsten Keime sind E. coli, Klebsiella spezies, S. pneumoniae und intestinale Bakterien.
  - In etwa 20 % der Fälle werden grampositive Kokken, hauptsächlich Streptokokken, nachgewiesen.
  - Anaerobe Bakterien finden sich bei weniger als 5 % der Patienten.
- In etwa 40 % der Fälle fehlt eine positive Kultur, aber es werden > 250 Granulozyten/mm^3 Aszites nachgewiesen (kulturnegativer, neutrozytischer Aszites).
- Der Nachweis von Bakterien in der Kultur ohne Erhöhung der neutrophilen Granulozyten über 250/mm^3 Aszites wird als Bakteraszites bezeichnet.

5.44.10 Differenzialdiagnosen

Tab. 5.79 Differenzialdiagnosen.

Differenzialdiagnose	Bemerkungen
sekundäre Peritonitis	entsteht durch intestinale Perforation mit deutlich erhöhter Konzentration von neutrophilen Granulozyten im Aszites (> 5000 pro mm^3) und Nachweis eines multibakteriellen Erregerspektrums in der Kultur weitere Unterscheidungsmerkmale: erhöhter Proteingehalt (Exudat), niedriger Serumalbumin-Aszitesalbumin-Gradient, Glukosekonzentration, erhöhter Nachweis von Laktatdehydrogenase im Aszites
Peritonealkarzinose	als Differenzialdiagnose zu erwägen bei Nachweis von neutrophilen Granulozyten, fehlendem Nachweis von Bakterien und fehlendem Ansprechen auf eine antibiotische Therapie weitere Unterscheidungsmerkmale: erhöhter Proteingehalt (Exudat), niedriger Serumalbumin-Aszitesalbumin-Gradient, erhöhter Nachweis von Laktatdehydrogenase im Aszites.
Peritonealtuberkulose	Nachweis von Mykobakterien in der Asziteskultur

5.44.11 Therapie

Therapeutisches Vorgehen

- Bei Nachweis einer SBP sollte unverzüglich eine empirische antibiotische Therapie begonnen werden (▶ Abb. 5.75).
- Zusätzlich zur antibiotischen Therapie wird eine Gabe von intravenösem Albumin am ersten (1,5 g/kg KG) und dritten Behandlungstag (1 g/kg KG) empfohlen.
- Eine ambulant erworbene, unkomplizierte SBP kann empirisch mit Cephalosporinen der 3. Generation (Gruppe 3a, z. B. Ceftriaxon 1 × 2 g/d i. v. oder Cefotaxim 3 × 1–2 g i. v.) behandelt werden.
- Eine unkomplizierte SBP liegt vor bei Fehlen von Schock, Ileus, gastrointestinaler Blutung, höhergradiger Enzephalopathie oder Serumkreatinin < 3 mg/dl.
- Risikofaktoren für ein Therapieversagen:
  - bekannte lokale Resistenzlage
  - antibiotische Therapie innerhalb der letzten 12 Wochen
  - Vorliegen von Schock, Ileus, gastrointestinaler Blutung, schwerer hepatischer Enzephalopathie, Serumkreatinin > 3 mg/dl
  - multiresistenter Erregerstatus

5.44 Spontan bakterielle Peritonitis

Patienten mit Leberzirrhose und Nachweis von neutrophilen Granulozyten > 250 mm³ im Aszites

- ambulant erworben SBP ohne Risikofaktoren
- ambulant erworben SBP mit Risikofaktoren
- nosokomial erworbene SBP

Risikofaktoren
- antibiotische Vortherapie innerhalb der letzten 12 Wochen
- Schock, Ileus
- lokale Resistenzen vorhanden
- gastrointestinale Blutung
- schwergradige hepatische Enzephalopathie
- multiresistenter Erregerstatus
- erhöhtes Serumkreatinin

→ Cephalosporin 3. Generation + Albumin 1. und 3. Tag

→ Carbapenem + Albumin 1. und 3. Tag

Sekundärprophylaxe mit antibiotischer Dauertherapie Norfloxacin, Rifaximin, Trimethoprim-Sulfamethoxazol, Ciprofloxacin

Abb. 5.75 Therapeutische Überlegungen und Therapien bei Vorliegen einer spontan bakteriellen Peritonitis (SBP).

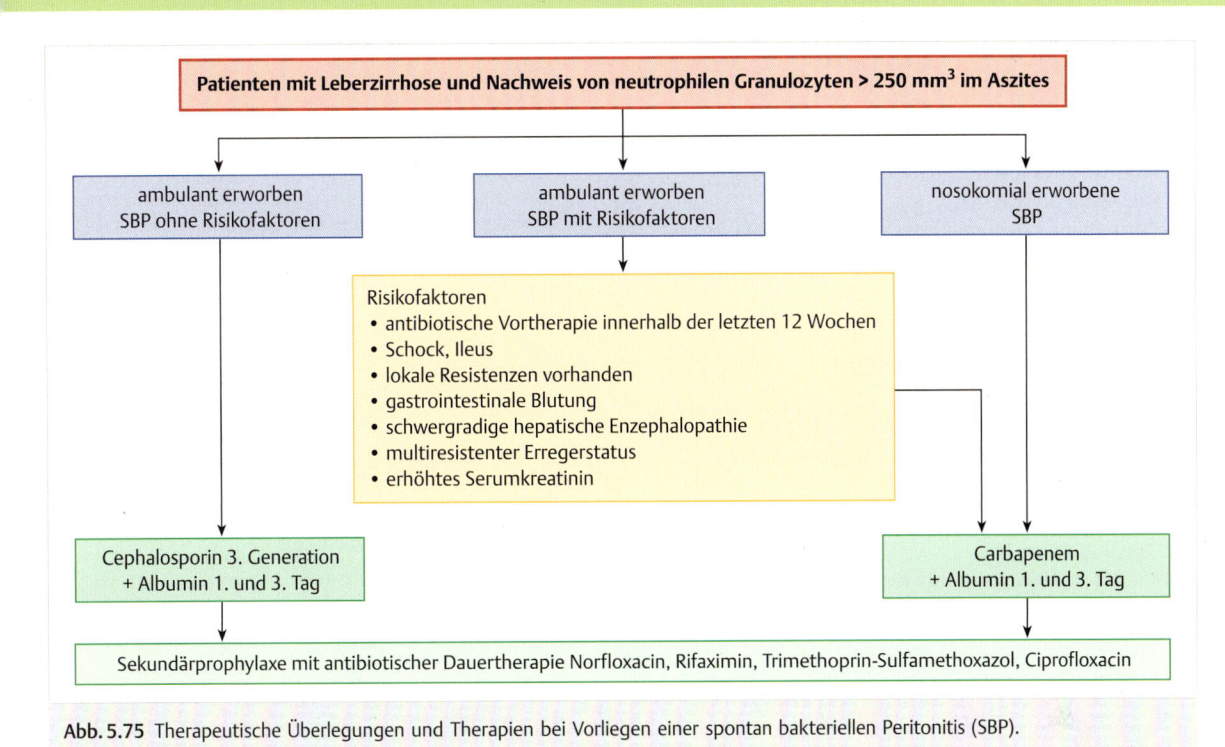

- Bei nosokomial erworbener SBP bzw. bei Vorliegen von Risikofaktoren für ein Therapieversagen wird eine empirische Therapie mit Carbapenemen empfohlen (z. B. Imipenem/Cilastatin 4 × 1 g i. v. oder Meropenem 3 × 1 g i. v.).
- Die Kontrolle einer erfolgreichen antibiotischen Therapie erfolgt nach 48 Stunden mittels einer erneuten Bestimmung der neutrophilen Granulozytenzahl im Aszites.
- Bei Versagen der initialen antibiotischen Therapie sollte eine Umstellung entsprechend des Antibiogramms der Asziteskultur erfolgen.
- Bei allen Patienten sollte nach SBP aufgrund der hohen Rezidivrate und der schlechten Prognose im Verlauf immer die Möglichkeit einer Lebertransplantation geprüft werden.

5.44.12 Verlauf und Prognose

- Die Krankenhausmortalität der ersten SBP-Episode wird je nach begleitenden Risikofaktoren mit 10–50 % angegeben.
- Die 1-Jahresmortalität nach Auftreten einer ersten SBP liegt bei 30–90 %.
- prädiktive Risikofaktoren für einen schlechteren Langzeitverlauf:
  - hohes Alter der Patienten
  - hoher Child-Pugh-Score
  - Intensivaufenthalt
  - nosokomial erworbene SBP
  - hepatische Enzephalopathie
  - hohes Serumkreatinin
  - hohes Serumbilirubin
  - fehlende Infektkontrolle
  - kultureller Nachweis eines Erregers

5.44.13 Prävention

- Bei Aszites mit erniedrigtem Gesamteiweißgehalt (< 1,5 g/dl) ist eine Primärprophylaxe zur Verhinderung einer ersten SBP mit Antibiotika möglich.
- In den aktuellen Leitlinien wird eine antibiotische Therapie zur Verhinderung einer ersten SBP (Primärprophylaxe) empfohlen bei Patienten mit zusätzlichem Vorliegen
  - einer schweren Leberinsuffizienz, charakterisiert durch einen Child-Pugh-Score > 9 und eine Bilirubinerhöhung > 3 mg/dl, oder
  - einer Niereninsuffizienz mit Serum-Kreatinin > 1,2 mg/dl, Harnstoff > 25 mg/dl oder Natrium < 130 mEq/l.
- Zur antibiotischen Therapie der Verhinderung einer SBP-Episode (Primärprophylaxe) sollten wenig resorbierbare Antibiotika (z. B. Norfloxacin 1 × 400 mg/d) verwendet werden.
- Bei einer gastrointestinalen Blutung bei Patienten mit Leberzirrhose (mit oder ohne Aszites) sollte immer eine antibiotische Primärprophylaxe einer SBP erfolgen (z. B. Cefriaxon 1 × 2 g/d i. v. für 5d).

- Zur Sekundärprophylaxe nach erfolgreicher Therapie einer SBP sollte aufgrund der hohen Rezidivrate der SBP und der schlechten Prognose der Patienten eine antibiotische Dauertherapie durchgeführt werden:
  - Norfloxacin 1 × 400 mg/d, alternativ
  - Rifaximin 2 × 550 mg/d,
  - Trimethoprin-Sulfamethoxazol 2 × 160 + 800 mg/d (für 5d, z. B. Montag bis Freitag) oder
  - Ciprofloxacin 1 × 500 mg/d.

5.44.14 Quellenangaben

[1] Angeli P, Ginès P, Wong F et al. Diagnosis and management of acute kidney injury in patients with cirrhosis: revised consensus recommendations of the International Club of Ascites. Gut 2015; 64: 531–537
[2] Gerbes AL, Gülberg V, Sauerbruch T et al. S3-Leitlinie „Aszites, spontan bakterielle Peritonitis, hepatorenales Syndrom". Z Gastroenterol 2011; 49: 749–779
[3] Gerbes AL, Labenz J, Appenrodt B et al. Aktualisierung der S2k-Leitlinie der Deutschen Gesellschaft für Gastroenterologie, Verdauungs- und Stoffwechselkrankheiten (DGVS) „Komplikationen der Leberzirrhose". Z Gastroenterol 2019; 57: 1–70
[4] Goel A, Rahim U, Nguyen LH et al. Systematic review with meta-analysis: rifaximin for the prophylaxis of spontaneous bacterial peritonitis. Aliment Pharmacol Ther 2017; 46: 1029–1036
[5] Lutz P, Nischalke HD, Krämer B et al. Antibiotic resistance in healthcare-related and nosocomial spontaneous bacterial peritonitis. Eur J Clin Invest 2016; 47: 44–52
[6] Piano S, Fasolato S, Salinas F et al. The empirical antibiotic treatment of nosocomial spontaneous bacterial peritonitis: Results of a randomized, controlled clinical trial. Hepatology 2016; 63: 1299–1309
[7] Sola E, Solé C, Ginès P. Management of uninfected and infected ascites in cirrhosis. Liver Int 2016; 36 (Suppl. 1): 109–115
[8] Tsochatzis EA, Gerbes AL. Diagnosis and treatment of ascites. J Hepatol 2017; 67: 184–185
[9] Wiest R, Krag A, Gerbes A. Spontaneous bacterial peritonitis: recent guidelines and beyond. Gut 2012; 61: 297–310

5.44.15 Wichtige Internetadressen

- Leitlinie der DGVS: www.dgvs.de
- Leitlinie der EASL: www.easl.eu
- Ratgeber: www.gastro-liga.de

Kapitel 6

Krankheitsbilder – Pankreas

6.1	Akute Pankreatitis	*834*
6.2	Chronische Pankreatitis	*844*
6.3	Autoimmunpankreatitis	*859*
6.4	Maligne Erkrankungen des exokrinen Pankreas	*861*
6.5	Prämaligne Erkrankungen des exokrinen Pankreas	*865*
6.6	Zystische Tumoren des Pankreas	*868*
6.7	Seltene Pankreastumoren	*874*
6.8	Shwachman-Bodian-Diamond-Syndrom	*878*
6.9	Mukoviszidose	*880*

6 Krankheitsbilder – Pankreas

6.1 Akute Pankreatitis

G. Beyer, J. Mayerle

6.1.1 Steckbrief

Die akute Pankreatitis ist eine primär nicht infektiöse Entzündung der Bauchspeicheldrüse. In 80–85 % der Fälle nimmt sie einen milden Verlauf, in 15–20 % der Fälle einen schweren Verlauf mit einer Mortalität bis zu 25 %. Die akute Pankreatitis ist die häufigste Erkrankung der exokrinen Bauchspeicheldrüse und der häufigste Grund für eine stationäre Krankenhausaufnahme unter allen nicht malignen Erkrankungen des Gastrointestinaltrakts. Klinische Symptome, wie gürtelförmige Oberbauchbeschwerden und Erbrechen, zusammen mit einem stark erhöhten Serumspiegel für Amylase oder Lipase führen zur Diagnosestellung der akuten Pankreatitis. Die häufigste Ursache der Pankreatitis sind eine Choledocholithiasis oder ein Alkoholabusus. Schlüsselaspekte der Therapie sind die Flüssigkeitstherapie, Schmerztherapie, enterale Ernährung, Antibiotikatherapie sowie Techniken der Nekrosektomie.

6.1.2 Synonyme

- ödematöse Pankreatitis
- nekrotisierende Pankreatitis
- nekrotisierende-hämorrhaghische Pankreatitis
- biliäre Pankreatitis

6.1.3 Keywords

- Flüssigkeitstherapie
- ERCP
- Nekrosektomie
- Antibiotikatherapie
- enterale Ernährung

6.1.4 Definition

- Die **akute Pankreatitis** ist eine sterile Entzündung des Pankreas, die sich durch eine vorzeitige Aktivierung pankreatischer Proteasen in Azinuszellen auszeichnet.
- Sie führt zu einer Organschädigung durch
  - pankreatischen Selbstverdau und
  - die lokale und systemische Aktivierung proinflammatorischer Signalwege.
- Milde Verläufe (80–85 %) sind bei richtiger Therapie selbstlimitierend.
- Schwere Verläufe (15–20 %) enden nicht selten tödlich.
- Die akute Pankreatitis ist definiert durch das Vorliegen von mindestens zwei der folgenden drei Kriterien:
  - typische Abdominalschmerzen (akut beginnende, persistierende Oberbauchschmerzen mit gürtelförmiger Ausstrahlung in den Rücken)
  - Erhöhung der Serumlipase auf mindestens das 3-Fache der oberen Norm
  - charakteristische Befunde im transabdominalen Ultraschall oder kontrastmittelunterstützten CT/MRT.
- Die **rezidivierende akute Pankreatitis** ist definiert als
  - zwei oder mehr Attacken einer akuten Pankreatitis unabhängig ihrer Ätiologie,
  - mit symptomfreien Intervallen,
  - ohne Hinweis auf das Vorliegen einer chronischen Pankreatitis.

6.1.5 Epidemiologie

Häufigkeit

- Die akute Pankreatitis war die häufigste benigne Entlassungsdiagnose in der Gastroenterologie im Jahr 2018.
- Die jährliche Inzidenz liegt bei 4,9–80 Fällen/100 000 Einwohner.
- Aufgrund der Häufigkeit und der assoziierten Morbidität liegen die Kosten für Behandlung und Kompensation des Produktivitätsausfalls bei etwa 4 000 000 €/1 000 000 Einwohner und Jahr.

Altersgipfel

- Es gibt zwei Altersgipfel:
  - zwischen dem 20.–40. Lebensjahr
  - zwischen dem 40.–60. Lebensjahr

Geschlechtsverteilung

- Die biliäre akute Pankreatitis (40–50 %) tritt häufiger bei Frauen auf.
- Die alkoholische Pankreatitis (30–40 %) ist häufiger bei Männern zu finden.

Prädisponierende Faktoren

- Gallensteine
- Alkoholabusus
- Rauchen
- genetische Prädisposition (PRSS 1, SPINK-1, CFTR)
- Hyperkalzämie
- Hypertriglyzeridämie

6.1.6 Ätiologie und Pathogenese

- Das Auftreten einer akuten Pankreatitis kann vielfältige Ursachen haben.

- Oft liegen mehrere Risikofaktoren vor, sodass von einer **multifaktoriellen Genese** ausgegangen werden muss (z. B. Rauchen und Alkohol; genetischer Risikofaktor und Cholelithiasis etc.).
- Die mit Abstand **häufigsten Ursachen** einer akuten Pankreatitis sind
  - Nikotinabusus,
  - Alkoholabusus und
  - Gallensteine (70–80 % aller Fälle).
- Bei jungen Patienten stehen genetische Risikofaktoren im Vordergrund.
- Die exakten Zusammenhänge zwischen Alkoholkonsum und akuter Pankreatitis konnten bis heute noch nicht vollständig aufgeklärt werden.
- Die Dauer des chronischen Alkoholkonsums sowie die täglich zugeführte Menge bis zum Ausbruch einer Pankreatitis zeigen starke individuelle Schwankungen.
- Die pathophysiologische Erklärung für die biliäre Genese besagt, dass ein Gallenstein, der durch die Gallenwege wandert, zu einem Abflusshindernis für die Pankreassekretion führt.
  - Die Druckerhöhung führt zu einer intrazellulären, prolongierten Kalziumausschüttung.
  - Diese führt zu einer frühzeitigen intrazellulären Aktivierung von Verdauungsenzymen und somit zum Selbstverdau.
- Weitere (seltene) ätiologische Faktoren umfassen im Wesentlichen
  - endokrinologische und metabolische Störungen,
  - Medikamentennebenwirkungen,
  - Trauma,
  - anatomische Veränderungen,
  - Autoimmunerkrankungen,
  - genetische Risikofaktoren und
  - Infektionen.
- In ca. 10 % der Fälle bleibt die Ursache unklar (**idiopathische akute Pankreatitis**).
- Andere mögliche Auslöser der akuten Pankreatitis sind
  - mechanische Reizungen, die zu einer Druckerhöhung im Pankreasgang oder Parenchym führen (Trauma, Oberbauchoperationen, ERCP),
  - metabolische Entgleisungen (Hypertriglyzeridämie, Hyperkalzämie) sowie
  - Nebenwirkungen bestimmter Medikamente (u. a. Valproinsäure, Glukokortikoide, Zytostatika).
- Eine seltene, jedoch nicht unbedeutende Ursache ist die **hereditäre familiäre Pankreatitis**.
  - Diese Erkrankung kann auf verschiedenen genetischen Mutationen basieren.
  - Am häufigsten ist das Gen für das kationische Trypsinogen (PRSS 1-, p.R122H-, p.R122C-, p.N291-Mutationen) betroffen.
- Die **pathophysiologische Basis** der akuten Pankreatitis ist ein Selbstverdau (Autodigestion) des Organs.
  - Dieser ist mit lokalen und systemischen Entzündungsreaktionen verbunden, die beide weitgehend unabhängig von der zugrunde liegenden Ursache sind.
  - Der initiale Zellschaden wird begleitet von einer Inflammationsreaktion mit Chemoattraktion und Aktivierung von Immunzellen, insbesondere neutrophiler Granulozyten und Makrophagen.
  - Freigesetzte Zytokine und proinflammatorische Mediatoren bewirken im Zusammenspiel mit den Verdauungsproteasen weitere lokale und systemische Schäden.
  - Basierend auf der heftigen Inflammationsreaktion sind systemische Effekte, wie das Systemic inflammatory Response Syndrome (SIRS) und das Acute respiratory Distress Syndrome (ARDS), gefürchtete Komplikationen, die zum Multiorganversagen führen.
- Bei der **akuten Verlaufsform** kann es zu schweren Nekrosen der Bauchspeicheldrüse und ihrer benachbarten Organe im Bauchraum kommen.
- Dies geht oft einher mit
  - Organversagen (Nieren, Herz-Kreislauf-System, Lungen) und
  - einem sepsisähnlichen Krankheitsbild.
- Bei einem Viertel bis einem Drittel der Patienten mit akuter Pankreatitis entwickelt sich später eine **chronische Pankreatitis**.
- Verläuft die Pankreatitis mit rezidivierenden Entzündungsschüben, wird das Pankreasparenchym durch fibrotisches Bindegewebe ersetzt.
  - Folge dieses bindegewebigen, narbigen Umbaus ist ein fortschreitender Verlust der exokrinen (Verdauungsfermente) und endokrinen (Insulin) Pankreasfunktion.
  - Daneben kommt es zu charakteristischen Komplikationen, z. B.
    - Pseudozysten,
    - Pankreasgangstenosen,
    - Zwölffingerdarmstenosen,
    - Gefäßkomplikationen,
    - Kompression der Gallenwege,
    - Mangelernährung und
    - Schmerzsyndrom.

6.1.7 Klassifikation und Risikostratifizierung

- Der **Schweregrad der Erkrankung** und damit die Prognose ist abhängig von
  - dem Auftreten und der Dauer eines Organversagens sowie
  - der lokalen Organschädigung und deren Komplikationen (▶ Tab. 6.1).
- Organversagen und Pankreasschädigung müssen nicht parallel verlaufen.
- Lokale Komplikationen umfassen
  - akute Flüssigkeitsverhalte und
  - akute nekrotische Verhalte,

- das Pankreas und/oder umliegende Strukturen betreffend.
- Systemische Komplikationen umfassen hauptsächlich Exazerbationen präexistierender Komorbiditäten.
- Das **Organversagen** kann für die Organsysteme Niere, Lunge und Kreislauf über den modifizierten Marshall-Score oder SOFA-Score definiert werden.
- Zur Beurteilung des individuellen Risikos für einen schweren Verlauf sind eine Vielzahl unterschiedlicher Parameter untersucht worden.
- Ziel ist es, Patienten mit einem hohen Risiko frühzeitig zu identifizieren, um sie möglichst vor dem Auftreten pankreatischer Komplikationen oder eines Organversagens an ein erfahrenes Zentrum verlegen zu können.
- Eine Risikostratifizierung sollte dabei
  - den vorbestehenden Gesundheitszustand des Patienten,
  - den Zustand bei Aufnahme sowie
  - Verlaufsparameter berücksichtigen.
- Eine Übersicht der zur Verfügung stehenden Scores ist in ▶ Tab. 6.2 dargestellt.
- **Patientenspezifische Risikofaktoren** für einen schweren Verlauf sind
  - Übergewicht,
  - Alter und
  - schwerwiegende Vorerkrankungen.
- Der **BISAP-Score** ermöglicht die Identifikation von Patienten mit einem erhöhten Mortalitätsrisiko zum Zeitpunkt der Aufnahme durch die einmalige Beurteilung von fünf Parametern.
  - Patienten, die mindestens ein Kriterium erfüllen, sollten engmaschig überwacht und die Verlegung in ein Zentrum erwogen werden.
- Der **HAP-Score** hilft Patienten zu identifizieren, die
  - ein geringes Risiko für einen schweren Verlauf haben und
  - daher nicht von einer intensivmedizinischen Überwachung profitieren.
- In der klinischen Praxis zeigt sich, dass die klassischerweise bekannte **Scores nach Imrie oder Ranson**, selten verwendet werden.
  - Zum einen ist eine Beobachtung über mindestens 48 h nötig, zum anderen werden initial oft nicht alle eingehenden Parameter erhoben.
- Das Fortbestehen eines **SIRS** (▶ Tab. 6.3) über 48 h nach Aufnahme ins Krankenhaus ist
  - mit einem erhöhten Risiko für das Auftreten eines Organversagens assoziiert und
  - in seiner Vorhersagekraft komplizierteren Scores nicht unterlegen.
- Instrumente, die nicht spezifisch für eine Pankreatitis sind, wie APACHE-II- und SOFA-Score, können zur Verlaufsbeurteilung unter intensivmedizinschen Bedingungen herangezogen werden.

Tab. 6.1 Schweregradklassifikation der akuten Pankreatitis.

revidierte Atlanta-Klassifikation		determinantenbasierte Klassifikation
milde akute Pankreatitis	kein Organversagen keine lokalen oder systemische Komplikationen	kein Organversagen und keine (peri)pankreatischen Nekrosen
mittelschwere akute Pankreatitis	transientes Organversagen mit Resolution nach spätestens 48 h lokale oder systemische Komplikationen ohne persistierendes Organversagen	transientes Organversagen mit Resolution nach spätestens 48 h und/oder sterile (peri)pankreatischen Nekrosen
schwere akute Pankreatitis	persistierendes Organversagen Einzelorganversagen Multiorganversagen	persistierendes Organversagen oder infizierte (peri)pankreatischen Nekrosen
kritische akute Pankreatitis	–	persistierendes Organversagen und infizierte (peri)pankreatischen Nekrosen

Tab. 6.2 Häufig verwendete Parameter/Scores zur individuellen Prognosebeurteilung bei akuter Pankreatitis.

Einzelparameter	
Alter	>55 Jahre mit erhöhter Letalität assoziiert
BMI	BMI >25 kg/m² mit erhöhter Letalität assoziiert
Hämatokrit	normaler Hämatokritwert bei Aufnahme und nach 48 h mit niedrigem Komplikationsrisiko assoziiert
Blutglukose	bei Normalwerten niedriges Komplikationsrisiko
Kreatinin	Vorhandensein eines akuten Nierenversagens bei Aufnahme oder im Verlauf mit erhöhter Letalität assoziiert
Harnstoff	Anstieg der Harnstoffkonzentration innerhalb der ersten 24 h mit erhöhter Letalität assoziiert
multiple Parameter/Scores	
Ranson-Score	≥3 Punkte: deutlich erhöhte Letalität, Beurteilung nach 48 h **bei Aufnahme:** Alter >55 Jahre Leukozyten >16 GPT/l Serumglukose >200 mg/dl LDH >350 mg/dl GOT/AST >250 U/l **nach 48 h:** Abnahme Hämatokrit >10 % Zunahme Harnstoff >5 mg/dl Serumkalzium <8 mg/dl pO₂ <60 mmHg SBE >4 mEq/l geschätztes Flüssigkeitsdefizit >6000 ml
Glasgow-Kriterien (Imrie-Score)	≥3 Punkte: deutlich erhöhte Letalität, Beurteilung nach 48 h Alter >55 Jahre Leukozyten >15 Gpt/l pO₂ <60 mmHg Glukose >180 mg/dl bzw. 10 mmol/l Harnstoff trotz Infusionstherapie >96 mg/dl bzw. 16 mmol/l Serumkalzium <8 mg/dl bzw. 2 mmol/l Albumin <32 g/l LDH >600 mg/dl Transaminasen >100 U/l
BISAP-Score	>1 Punkt bei Aufnahme: erhöhtes Risiko für schweren Verlauf und Letalität Harnstoff >25 mg/dl bzw. 8,92 mmol/l Vigilanzstörung (Desorientierung, Teilnahmslosigkeit, Somnolenz, Stupor, Koma) >2 SIRS-Kriterien erfüllt Alter >60 Jahre Nachweis von Pleuraergüssen
HASP-Score	Tritt keines der Kriterien bei Aufnahme auf, ist ein schwerer Verlauf unwahrscheinlich: „Gummibauch"/Peritonitis Kreatinin >2 mg/dl bzw. 177 µmol/l Hämatokrit ≥43 % (Männer) bzw. 39,6 % (Frauen)

BMI: Body-Mass-Index; LDH: Laktatdehydrogenase; GOT: Glutamat-Oxalacetat-Transaminase; AST: Aspartat-Aminotransferase; pO₂: Sauerstoffpartialdruck; SBE: Standard Base Excess; SIRS: Systemic inflammatory Response Syndrome

Tab. 6.3 Charakteristika des Systemic inflammatory Response Syndrome (SIRS).

Körpertemperatur	>38 °C oder <36 °C
Herzfrequenz	>90/min
Atemfrequenz/paCO₂	>20 oder <32 mmHg
Leukozytenzahl	>12 000/mm³ oder <4000/mm³

6.1.8 Symptomatik

- Das Kardinalsymptom der akuten Pankreatitis sind **Schmerzen**.
  - Ein schmerzloser Verlauf ist extrem selten und kommt vor allem bei Autoimmunpankreatitis vor.
  - Die Schmerzen sind von stärkster Intensität und treten meist sehr plötzlich auf.
  - Die Schmerzlokalisation ist klassischerweise im Oberbauch, wird als gürtelförmig beschrieben und strahlt in den Rücken aus.
  - Bei biliärer Genese geht dem „Pankreatitisschmerz" ein oft kolikartiger, rechtsseitiger Oberbauchschmerz voraus.
  - Im Verlauf kann es zu einer Verlagerung der Schmerzen kommen.
  - Nahrungsaufnahme kann in der Akutphase die Schmerzen verschlimmern.

```
                    ┌─────────────────────────────────────────┐
                    │ Stufenplan zur Bildgebung bei akuter Pankreatitis │
                    │         Sonografie bei Aufnahme          │
                    └─────────────────────────────────────────┘
                              │            │
              ┌───────────────┘            └───────────────┐
              ▼                                            ▼
   Anhalt für biliäre Genese + Cholangitis      kein Anhalt für biliäre Genese
              │                                            │
              ▼                                            ▼
            ERC ─────────────────────────────►  CRP > 150 mg/dl
                                                 pers. MOF
                                                    │
                                                    ▼
                                          CT mit Kontrastmittel
                                          innerhalb der ersten 7 Tage
                                          Ausmaß Nekrose, CTSI-Score
```

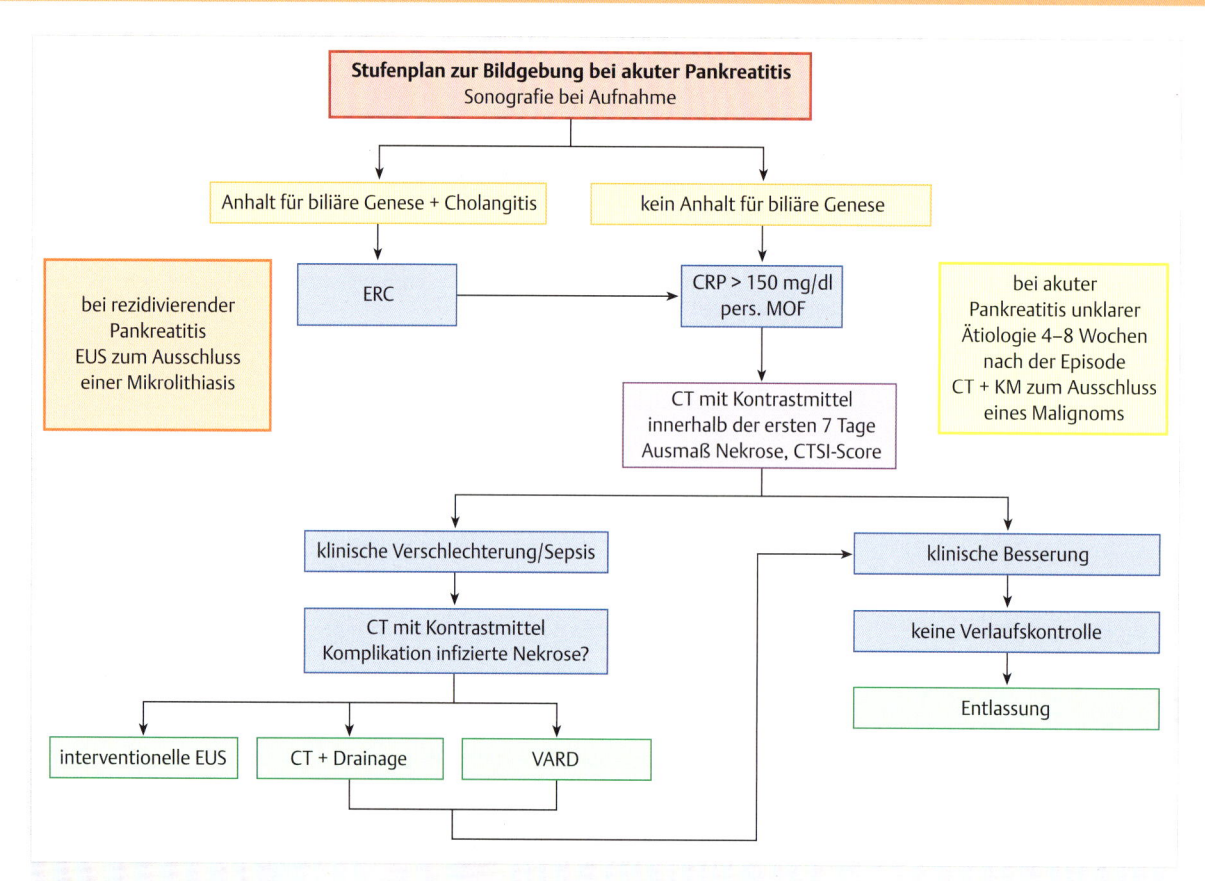

Abb. 6.1 Stufenplan zur Bildgebung bei akuter Pankreatitis. Bei Aufnahme obligate Sonografie zum Ausschluss einer biliären Genese und zur Entscheidung, ob eine ERC erfolgen muss. Auf eine CT-Untersuchung sollte in der Frühphase verzichtet werden, außer bei unklarer Diagnose. ERC: endoskopische retrograde Cholangiografie; CRP: C-reaktives Protein; MOF: Multiorgan Failure; EUS: endoskopischer Ultraschall; CT: Computertomografie; VARD: Video-assisted retroperitoneal Debridement.

Nebenkästen:
- bei rezidivierender Pankreatitis EUS zum Ausschluss einer Mikrolithiasis
- bei akuter Pankreatitis unklarer Ätiologie 4–8 Wochen nach der Episode CT + KM zum Ausschluss eines Malignoms

Weiterer Verlauf:
- klinische Verschlechterung/Sepsis → CT mit Kontrastmittel Komplikation infizierte Nekrose? → interventionelle EUS / CT + Drainage / VARD
- klinische Besserung → keine Verlaufskontrolle → Entlassung

- **Übelkeit und Erbrechen** werden in der Frühphase (z. T. auch über mehrere Tage) der akuten Pankreatitis häufig ausgelöst durch
  - Schmerzen,
  - inflammatorische Gastroparese und
  - mechanische Obstruktion des oberen Gastrointestinaltrakts durch Pankreasödem und peripankreatische Flüssigkeitsansammlungen.

6.1.9 Diagnostik

Diagnostisches Vorgehen

- Die Diagnose einer akuten Pankreatitis kann gestellt werden, wenn zwei der folgenden drei Kriterien erfüllt sind:
  - Bauchschmerzen
  - Amylase- oder Lipaseerhöhung > 3-Fache der Norm
  - typischer Befund in der Bildgebung
- Eine Bildgebung zur Diagnosesicherung ist jedoch nur in Ausnahmefällen nötig, wenn
  - andere Differenzialdiagnosen des akuten Abdomens im Raum stehen oder
  - eine biliäre Genese vermutet wird (▶ Abb. 6.1).
- Von einer biliären Pankreatitis kann ausgegangen werden, wenn
  - ein Alkoholabusus weitestgehend ausgeschlossen wurde,
  - Gallenblasensteine oder Sludge im Ultraschall gesehen wurden,
  - ein erweiterter Gallengang dargestellt wird,
  - die ALT (GOT) über das 2-Fache der Norm erhöht ist.

Anamnese

- Patienten berichten in der Regel über plötzlich einsetzende, stärkste Oberbauchschmerzen mit Ausstrahlung in den Rücken (siehe 6.1.8).
- In Kombination mit kolikartigen rechtsseitigen Oberbauchschmerzen, entfärbtem Stuhl, dunklem Urin oder Ikterus muss eine biliäre Genese vermutet werden. Bei zusätzlichem Fieber besteht Verdacht auf eine Cholangi-

tis oder Cholezystitis. Nach bekannten Gallensteinen sollte gezielt gefragt werden.
- Eine ausführliche Medikamenten- und Genussmittelanamnese kann Hinweise zur Ätiologie der Pankreatitis geben.
- Bei positiver Familienanamnese oder rezidivierenden Pankreatitiden ohne andere Ursache sollte an eine hereditäre Pankreatitis oder das Vorliegen genetischer Risikofaktoren gedacht werden.
- Vorangegangener Gewichtsverlust oder ein neu diagnostizierter Diabetes bei Patienten über 50 Jahren sollte an ein Pankreaskarzinom denken lassen und zur Durchführung einer Schnittbildgebung oder Endosonografie im Verlauf veranlassen.
- Um Flüssigkeitssubstitution und supportive Maßnahmen zielgerichtet einsetzen zu können, sollte nach letzter Mahlzeit, Übelkeit, Erbrechen, Urinproduktion und Stuhlgang gezielt gefragt werden.

Körperliche Untersuchung

- In aller Regel besteht ein **abdomineller Druckschmerz** mit Punctum maximum im Oberbauch.
- Je nach Schweregrad bestehen im Rahmen einer peritonealen Reizung
  - ein sog. „Gummibauch" (prallelastische Umfangszunahme),
  - ein Loslassschmerz und
  - eine Abwehrspannung.
- Ein **paralytischer Ileus** ohne auskultierbare Darmgeräusche kann begleitend auftreten.
- **Pankreas-Hautzeichen** sind selten und nicht spezifisch, weisen jedoch auf einen schweren Verlauf hin, da sie durch Einblutungen hervorgerufen werden.
  - Am häufigsten werden Grey-Turner-Zeichen (bräunlich-grünliche Verfärbung der Flanken) und Cullen-Zeichen (bräunlich-grünliche Verfärbung periumbilikal) beschrieben.

Labor

- Hinsichtlich der Interpretation von Amylase und Lipase gilt es zu bedenken, dass die Amylaseaktivität im Blut rascher fällt als die der Lipase.
- Eine Nachbestimmung der Amylase im Urin kann bei unklaren Fällen hilfreich sein.
- Eine Amylasämie findet sich bei zahlreichen anderen intra- und extraabdominalen Erkrankungen.
- Eine Bestimmung der Isoenzyme (pankreatische und Speichelamylase) ist möglich, aber in der Routine meist nicht verfügbar.
- Aufgrund der höheren Spezifität wird deshalb in jüngerer Zeit die Bestimmung der Lipaseaktivität bevorzugt.
- Nicht pankreatische Ursachen für eine Hyperlipasämie sind z. B. penetrierendes Ulkus, Cholezystitis, Ileus, diabetische Ketoazidose, Appendizitis, Typhus abdominalis, Sarkoidose, chronisch entzündliche Darmerkrankungen, Niereninsuffizienz, Pankreastumoren)
- Neben der Aktivität von Pankreasenzymen sollte das Aufnahmelabor ein Blutbild enthalten mit
  - Hämatokrit,
  - Elektrolyten mit Kalzium und Magnesium,
  - Albumin,
  - Nierenretentionswerten mit Harnstoff,
  - Transaminasen,
  - Bilirubin,
  - γ-GT,
  - alkalischer Phosphatase,
  - Gerinnungsstatus und
  - Myokardmarkern.
- Des Weiteren sollte eine Blutgasanalyse mit Laktat und Blutzucker vorliegen.

Bildgebende Diagnostik

Sonografie

- Eine **Ultraschallbildgebung** sollte bei Aufnahme erfolgen, um eine biliäre Genese auszuschließen.
- Gesucht wird nach Gallensteinen und Cholestase.
- Eine isolierte Choledocholithiasis ist eher untypisch.
- Wenn keine Cholestase oder kein Konkrement in den Gallenwegen transabdominell nachweisbar sind, weisen Cholezystolithiasis in Kombination mit alterierten Cholestasewerten im Labor und passender Klinik auf eine biliäre Genese hin.
- Dem **endoskopischen Ultraschall** kommen aktuell zwei Rollen zu:
  - weiterführende Diagnostik bei V. a. biliäre Genese der akuten Pankreatitis ohne ausreichenden sonstigen Nachweis einer Gallengangsobstruktion und ohne Cholangitis
  - zur Anlage der Fistel bei der transmuralen endoskopischen Drainage von Pankreasnekrosen

Röntgen

- Ob ein **Röntgen-Abdomen** bei Aufnahme oder im Verlauf nötig ist, sollte vom klinischen Bild abhängig gemacht werden.
  - Ein Subileus als Folge einer akuten Pankreatitis ist eher die Regel als die Ausnahme.
- Je nach Untersuchungsbefund und Klinik ist die Bildgebung zum Ausschluss der Differenzialdiagnose Ileus oder Perforation bei Aufnahme indiziert.
- Eine **Bildgebung des Thorax** (Röntgen-Thorax, ggf. Pleurasonografie, transthorakale Echokardiografie) sollte bei Aufnahme erfolgen, um bei Beginn der Flüssigkeitstherapie (S. 841) das Risiko abschätzen zu können für
  - eine Überwässerung,
  - eine kardiopulmonale Dekompensation oder
  - ein Lungenödem.

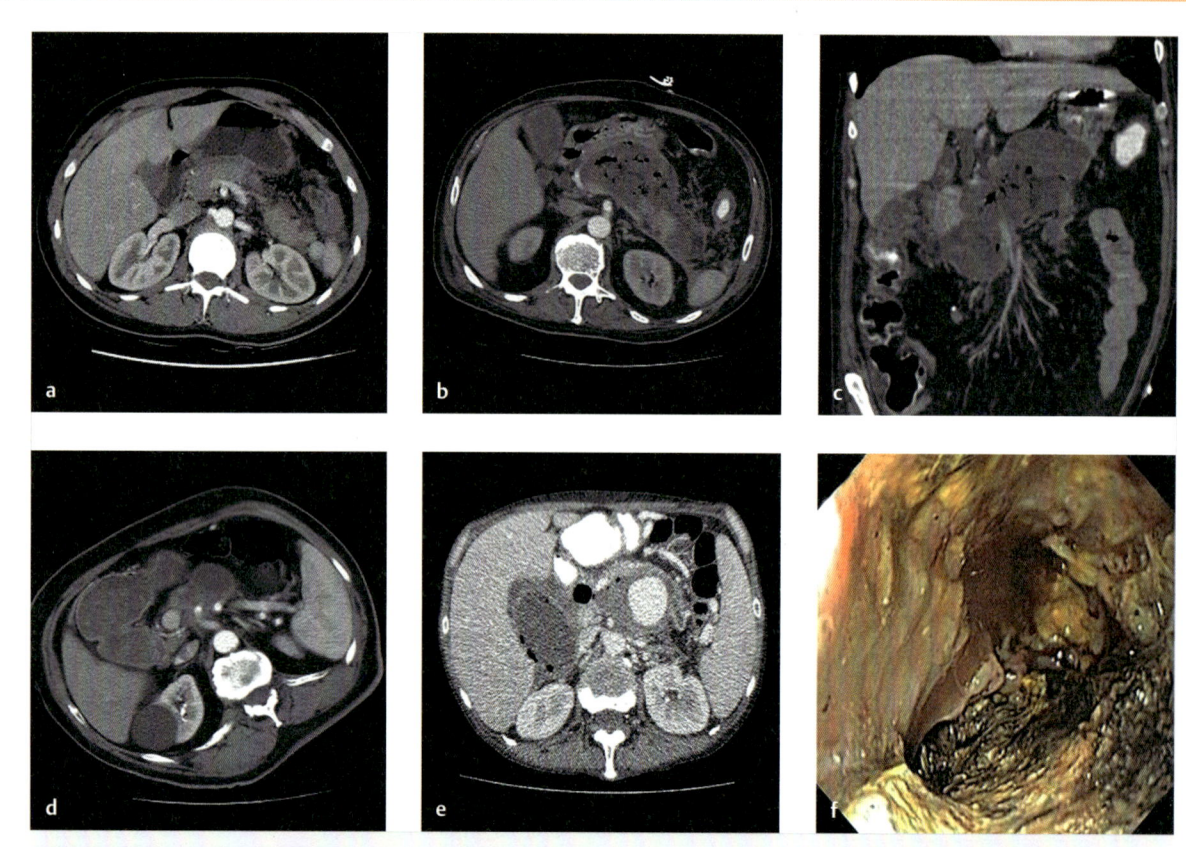

Abb. 6.2 Stadien und Komplikationen der akuten Pankreatitis. **a** Milde ödematöse Pankreatitis alkoholtoxischer Gensese. **b** und **c** Nekrotisierende Pankreatitis mit Superinfektion. **d** Nekrotisierende Pankreatitis mit Ausbildung einer Pseudozyste. **e** Nekrotisierende Pankreatitis mit Ausbildung eines Pseudoaneurysma sowie nekrotisierender Cholezystitis und Hämobilie. **f** Endoskopischer Blick in die Nekrosehöhle im Rahmen einer transgastrischen Nekrosektomie.

- Gesucht wird nach
  - Stauungszeichen,
  - Kardiomegalie,
  - Pleuraergüssen und
  - Infiltraten.
- Zu beachten ist, dass eine flächige Verschattung in der Regel kein pneumonisches Infiltrat darstellt, sondern vielmehr Ausdruck des pulmonalen Kapillarlecks im Rahmen der sterilen systemischen Entzündungsreaktion ist.

CT und MRT

- Eine kontrastmittelverstärkte Schnittbildgebung hilft bei der Unterscheidung zwischen ödematöser und nekrotisierender akuter Pankreatitis (▶ Abb. 6.2).
- Da sich etwaige Nekrosen jedoch erst Tage nach Beginn der Symptome demarkieren, ist eine CT/MRT bei Aufnahme allein aus pankreatologischer Sicht selten indiziert.
- Sie sollte daher bei nicht selbstlimitierenden Verläufen frühestens 72 h nach Symptombeginn veranlasst werden um
  - das volle Ausmaß der Nekrosebildung abschätzen zu können und
  - das Risiko kontrastmittelinduzierter Nierenschäden durch eine bereits begonnene Flüssigkeitsrekompensation zu minimieren.
- Bildgebende Klassifikationen sind klinischen der Schweregradabschätzung nicht überlegen.
- Zur Therapieplanung bei (peri)pankreatischen Flüssigkeitsverhalten und Nekrosen im Verlauf ist die Schnittbildgebung obligat.
- Eine MRT mit MRCP kann helfen,
  - solide von liquiden Nekroseanteilen zu unterscheiden,
  - Gangrupturen zu erkennen und
  - Gallensteine zu lokalisieren.

Instrumentelle Diagnostik

EKG

- Ein Elektrokardiogram hilft beim Ausschluss der Differenzialdiagnose des akuten Koronarsyndroms.
- Außerdem dient es der Umfelddiagnostik.

ERCP

- Die herausragende Bedeutung der ERCP liegt in der Möglichkeit, die **Abflussstörung des Pankreassekrets** zu diagnostizieren und gleichzeitig zu beseitigen.
- In den allermeisten Fällen handelt es sich hierbei um Gallenwegskonkremente, aber auch Parasiten und anatomische Passagehindernisse können eine Pankreatitis verursachen.
- Eine ERC in der Frühphase der Pankreatitis kann bei mildem Verlauf nicht empfohlen werden (strong recommendation, high quality evidence, grade 1A).
- Bei einer gleichzeitig bestehenden Cholangitis ist eine frühe ERCP (innerhalb der ersten 24–72 h) dringlich indiziert (strong recommendation, high quality evidence, grade 1B).
- Eine weiterbestehende Obstruktion durch einen Gallengang kann eine Indikation für eine frühe ERCP sein (strong recommendation, low quality evidence, grade 1C).
- Nach den kürzlich publizierten Daten des APEC Trial hat eine frühe ERCP bei schwerer Pankreatitis ohne Cholangitis keinen signifikant positiven Effekt auf den klinischen Verlauf (high quality evidence, grade 1A).
- Die Darstellung des Pankreasgangs im Rahmen der Endoskopie wird in der akuten Pankreatitis vermieden, hat aber, falls sie versehentlich erfolgt, keinen negativen Einfluss auf den Verlauf der Erkrankung.

6.1.10 Differenzialdiagnosen

Tab. 6.4 Differenzialdiagnosen.

Differenzialdiagnose	Bemerkungen
chronische Niereninsuffizienz Cholezystitis Duodenalulzera Virushepatitis Parotitis Sarkoidose Oberbauchtrauma Typhus abdominalis Zöliakie Morbus Crohn Colitis ulcerosa Lamblien Morbus Whipple virale Infektionen (z. B. Parvovirus B19, Adenoviren) Medikamententoxizität (z. B. Azathioprin, Valproat) Parasiten (Chlonorchis siniensis) Tumoren der Bauchspeicheldrüse intraduktale papillär-muzinöse Neoplasien (IPMN) Diabetes mellitus akuter Alkoholabus Tubarruptur stielgedrehter Ovarialtumor Mesenterialinfarkt	erhöhte Amylase- und Lipasewerte
akutes Abdomen bzw. dessen Differenzialdiagnosen (siehe Kap. 2.4)	abdominelle Beschwerden

6.1.11 Therapie

Therapeutisches Vorgehen

- Die entscheidende therapeutische Maßnahme bei der Behandlung der akuten Pankreatitis ist die ausreichende **Substitution des Flüssigkeitsverlusts**.
- Weiterhin muss eine suffiziente **analgetische Therapie** oberstes Ziel der Behandlung sein.
- Eine antibiotische Therapie sollte Patienten mit infizierter Nekrose vorbehalten sein und nicht als grundsätzliche Prophylaxe eingesetzt werden.
- Eine **enterale Ernährung** bei Patienten mit akuter Pankreatitis ist der parenteralen Ernährung überlegen, kann sie aber nicht immer vollständig ersetzen.
- Die interventionellen mimimalinvasiven Therapieverfahren sind der offenen Operation bei infizierter Nekrose überlegen.
- Bei biliärer Pankreatitis ist
  - zum einen eine endoskopische Papillotomie (EPT) im Rahmen des ersten stationären Aufenthalts notwendig,
  - zum anderen sollte eine Cholezystektomie auch nach EPT innerhalb von 6 Wochen erfolgen.

Allgemeine Maßnahmen

Volumen- und Elektrolytsubstitution

- Wenn eine invasive Messung des Flüssigkeitsdefizits nicht möglich ist, kann eine Therapie mit 5–10 ml/kg/h empfohlen werden (Evidenzlevel 1b, Empfehlungsgrad A).
- Die Volumengabe sollte, wenn möglich, durch ein Thermodilutionssystem gesteuert werden.
- Nicht nur die Geschwindigkeit der Flüssigkeitsinfusion, sondern auch die richtige Wahl der Flüssigkeit bestimmen die Prognose des Patienten.
- Grundsätzlich bestehen für die Volumengabe zwei Optionen:
  - kristalloide Flüssigkeiten oder
  - kolloidale Flüssigkeiten
- Für die Volumenersatztherapie bei akuter Pankreatitis werden kristalloide Infusionen empfohlen.
  - Dabei sollen Ringer-Laktat-Lösungen der konventionellen Kochsalzlösung vorgezogen werden.
- Ausnahmen sind eine ausgeprägte Anämie bzw. ein Hämatokrit von < 25 % oder eine Hypalbuminämie (< 2 g/dl), die zunächst eine Transfusion von Erythrozytenkonzentraten bzw. Albumin erfordern.
- Die Leitlinien zur Behandlung der akuten Pankreatitis empfehlen neben der Flüssigkeitssubstitution eine Sauerstoffgabe.
  - Ziel ist eine periphere O_2-Sättigung von > 95 %, was präventiv auf die Entwicklung eines sekundären Organversagens wirken soll.

Nahrungskarenz oder enterale Ernährung

- **Nahrungskarenz** hat einen positiven Einfluss auf den Verlauf des paralytischen Ileus, der als Folge einer akuten Pankreatitis auftreten kann.
- Zudem empfinden viele Patienten die Nahrungskarenz subjektiv als Erleichterung für ihre Übelkeit, ihr Erbrechen und ihre Schmerzen.
- Auf den klinischen Verlauf oder die Prognose der akuten Pankreatitis selbst hat die Nahrungskarenz nach neueren Studien einen negativen Einfluss.
- Die akute Pankreatitis ist eine aufgrund ihres hyperdynamen und nicht selten mit einem SIRS assoziierten Verlaufs eine hyperkatabole Erkrankung.
- Ohne adäquate Ernährung führt sie zu einer Mangelernährung mit Energieunterversorgung des Patienten.
- Zur Aufrechterhaltung der Körpermasse ist die Kenntnis des täglichen Energieumsatzes von Bedeutung.
  - Dieser ist abhängig von Alter, Geschlecht und körperlicher Konstitution des Patienten.
  - Der Grundumsatz jedes Patienten kann mittels indirekter Kalorimetrie oder anhand von Formeln (z. B. Harris-Benedict-Formel) berechnet werden.
  - Dabei ist einzukalkulieren, dass kritisch kranke Patienten einen um das 1,2–1,5-Fache gesteigerten Grundumsatz aufweisen.
  - Ursächlich hierfür ist vor allem ein gesteigerter Katabolismus mit negativer Stickstoffbilanz.
- Grundsätzlich sollte bei akuter Pankreatitis, unabhängig vom Schweregrad, eine **enterale Ernährung** angestrebt werden, sofern keine Kontraindikationen bestehen.
- Kontraindikationen für eine enterale Ernährung sind
  - ein Schock,
  - eine schwere metabolische Azidose (pH < 7,25) oder
  - eine schwere Stoffwechselentgleisung (Coma diabeticum, Coma hepaticum),
  - ein mechanischer Ileus sowie
  - eine intestinale Ischämie.
- In 10 prospektiv randomisierten klinischen Studien konnte inzwischen gezeigt werden, dass eine enterale Ernährung der parenteralen Ernährung bei akuter Pankreatitis überlegen ist.

Kostaufbau

- Beim oralen Kostaufbau, der bei schmerzfreien Patienten möglichst frühzeitig erfolgen sollte, kann mit leicht verdaulicher Kost begonnen werden.
- Bei milder Pankreatitis kann auf eine Nahrungskarenz gänzlich verzichtet werden.
- Dies führt zu einer geringeren Krankenhausverweildauer.
- Phillippe Levy konnte in einer multizentrischen Kohortenstudie über ein Wiederauftreten der Beschwerden bei akuter Pankreatitis zeigen, dass
  - etwa 20 % der Patienten im Rahmen des Kostaufbaus ein Rezidiv erleiden und dass
  - die Wahrscheinlichkeit für ein Rezidiv vom Ausmaß der Nekrose abhängig ist, d. h. dem Schweregrad der vorausgegangenen Pankreatitis.
- Der Wert sog. Pankreasdiäten oder der abgestuften Pankreasschonkost ist unbewiesen.

Pharmakotherapie

Analgetika

- Patienten mit akuter Pankreatitis leiden oft unter stärksten viszeralen Schmerzen.
- Deshalb ist eine ausreichende Analgesie eines der wichtigsten und oft dringlichsten Behandlungsziele.
- Mittel der Wahl bei ausgeprägten Schmerzen sind Opiate.
- Das Argument einer möglichen Kontraktion der Duodenalpapille durch Morphine und damit einer zusätzlichen Abflussbehinderung der Pankreassekretion ist obsolet.
- Im angelsächsischen Sprachraum wird überwiegend und mit gutem Erfolg **Morphium** zur Behandlung starker Schmerzen bei akuter Pankreatitis eingesetzt.
- Das in Deutschland aus betäubungsrechtlichen Gründen sehr gerne verordnete **Tramadol** (Tramal) führt nach persönlicher Erfahrung bei Patienten mit akuter Pankreatitis häufiger zu Übelkeit und Erbrechen, sodass andere Opiatanalgetika eher zu verordnen sind.
- Einige Zentren haben inzwischen gute Ergebnisse mit dem Einsatz der thorakalen Periduralanalgesie (PDA) erzielt.
  - Diese führt nicht nur zur raschen Schmerzfreiheit der Patienten, sondern verhindert oder therapiert zusätzlich einen paralytischen Ileus.
  - Voraussetzung für den Einsatz der PDA ist, dass der Patient weder analgosediert ist, noch eine manifeste Gerinnungsstörung vorliegt.

Antibiotika

- Die Einstellung zur Behandlung der akuten Pankreatitis mit Antibiotika hat sich in den letzten Jahren mehrfach gewandelt.
- In neueren Studien wurde überzeugend gezeigt, dass eine generelle Antibiotikaprophylaxe
  - keine Vorteile bietet und
  - nur zur Selektion resistenter Erreger beiträgt.
- Demgegenüber profitieren Patienten mit nachgewiesener infizierter Pankreasnekrose von einer Antibiotikabehandlung erheblich.
- In jedem Fall antibiotisch behandelt werden muss bei Verdacht auf das Vorliegen
  - einer **infizierten Pankreasnekrose** (25–72 % der Nekrosen sind je nach Intervall der Erkrankung infiziert) oder
  - eines **Pankreasabszesses**.

- Besondere Bedeutung kommt der Auswahl des Antibiotikums zu.
- Neben dem Resistenzverhalten der Erreger müssen ausreichende Gewebekonzentrationen des Antibiotikums im Pankreas selbst erreicht werden können.
- Dies ist bei Aminoglykosiden z. B. nicht gewährleistet, während sich sowohl **Carbapeneme** als auch die Kombination von **Chinolonen mit Metronidazol** bewährt haben.
- Bei einem septischen Krankheitsverlauf müssen neben der infizierten Nekrose auch eine Cholangitis, Peritonitis oder Pneumonie als Ursache berücksichtigt werden.
  - Eine entsprechende Kulturgewinnung sollte erfolgen.
- Der in der Praxis häufig erforderliche Einsatz eines breit wirksamen Antibiotikaregimes kann eine Pilzbesiedlung der Pankreasnekrose begünstigen.
  - Randomisierte Studien zur Auswahl des am besten geeigneten Antimykotikums bei infizierter Pankreasnekrose liegen bisher nicht vor.
  - Dies gilt ebenso für die Untersuchung der Gewebegängigkeit der einzelnen Wirkstoffe.

Probiotika

- Probiotika sind lebende Mikroorganismen, die eine Reihe von positiven Effekten auf die Gesundheit haben sollen.
- Frühe Studien belegt, dass der Einsatz von Probiotika die Inzidenz von infektiösen Komplikationen vermindert.
- Umso mehr Aufsehen erregt haben die Ergebnisse der im Lancet veröffentlichen PROPATRIA-Studie.
  - In einer doppelt verblindeten placebokontrollierten Studien mit 298 Patienten mit schwerer akuter Pankreatitis belegten die Autoren, dass die Probiotikagabe nicht zu einer signifikanten Abnahme der infektiösen Komplikationen führte.
  - Vielmehr resultierte eine signifikante Zunahme der Mortalität, überwiegend verursacht durch Darmnekrosen in der Verum-Gruppe.
- Die Gabe von Probiotika zur Therapie der akuten Pankreatitis sollte somit unterbleiben, bis weitere Studien die Hintergründe dieses Befunds klären.

Interventionelle Therapie

Papillotomie

- Bei Nachweis von Konkrementen oder Sludge im Ductus choledochus oder vor der Papille ist die Indikation zur EPT eindeutig.
- Die Komplikationsrate liegt bei 6–9 %.
- Trotzdem ist der positive Effekt einer zügigen (möglichst in den ersten 72 h nach Schmerzbeginn) Papillotomie und Steinextraktion für die Prognose einer schweren Pankreatitis als so hoch anzusehen, dass selbst bei nicht eindeutigem Steinnachweis heute papillotomiert werden würde.
- Nach dem Steinabgang liegt noch eine relative Stenose im Bereich des Sphinkters vor.
  - Diese rechtfertigt die therapeutische Papillotomie.

Operative Therapie

Cholezystektomie bei biliärer Pankreatitis

- Alle Patienten mit einer biliären Pankreatitis sollten zeitnah nach Ausheilen der Pankreatitis cholezystektomiert werden, da das Risiko für ein Rezidiv bei 20 % liegt.
- Bei milder biliärer Pankreatitis sollte die Cholezystektomie im Index-Aufenthalt erfolgen.
- Bei Patienten mit hohem Operationsrisiko für eine Cholezystektomie liegt die Rezidivrate für eine biliäre Pankreatitis nach erfolgreicher Papillotomie bei 2,2 % über einen medianen Beobachtungszeitraum von 51 Monaten.
  - Die EPT kann in dieser seltenen Situation der klinischen Inoperabilität als definitive Therapie angesehen werden.

Nekrosektomie

- Ein operatives oder interventionelles Vorgehen bei akuter nekrotisierender Pankreatitis ist nur bei nachgewiesener infizierter Nekrose und nicht bei einer sterilen Nekrose indiziert.
- Im Verlauf der letzten 2 Jahrzehnte hat sich das therapeutische Konzept von einem aggressiven operativen Vorgehen hin zu einem konservativen interventionellen Management gewandelt.
- Ursprünglich wurde die Indikation zur **Nekrosektomie** bei Auftreten eines Multiorganversagen gestellt.
- Dieses Vorgehen war mit einer Mortalität von 65 % verbunden, was den Nutzen des operativen Vorgehens in dieser Situation in Frage stellte.
- Noch im Jahr 2003 belief sich die Mortalität bei offener Nekrosektomie auf 47 %.
- Die offene Nekrosektomie sollte deshalb vermieden werden, da das operative Trauma ein schwer beherrschbares SIRS und einen vasoplegischen Schock induziert.
- Ein operatives Vorgehen innerhalb von 2 Wochen nach Krankheitsbeginn ist mit einer signifikant höheren Mortalität behaftet.
- Wenn eine offene Nekrosektomie nicht vermeidbar ist, sollte sie durch konservative Maßnahme wie eine Drainageanlage und eine Resistogramm gerechte Antibiose bis zur 3. oder 4. Krankheitswoche hinausgezögert werden.
- Ein kombiniert konservatives und interventionelles Vorgehen macht bei 60 % der Patienten ein operatives Verfahren unnötig.

- Eine Reihe von Studien haben in den letzten Jahren gezeigt, dass **minimalinvasive Therapieverfahren** (perkutane Drainageanlage, endoskopische oder laparoskopisch-assistierte Nekrosektomie)
  - vielversprechende Ergebnisse liefern und
  - die offene Operation entweder bis zu einem prognostisch günstigen Zeitpunkt verzögern oder ganz ersetzen können.
- Als neues und sehr wenig invasives Therapieverfahren gilt die **transgastrische oder transduodenale endoskopische Nekrosektomie**.
  - Der Vergleich einer minimalinvasiven operativen Therapie belegt für die transgastrische Nekrosektomie Vorteile im Hinblick auf
    – die Krankenhausverweildauer und
    – die Fistelrate.
  - Die technische Erfolgsrate einer transgastrischen Nekrosektomie liegt bei 90 %.
  - In 20 % der Fälle wurden Komplikationen beschrieben, wie
    – Kolonfisteln,
    – Blutung,
    – Prothesendislokation,
    – Schmerzen nach mehr als 24h,
    – Perforationen oder
    – Senkungsabszesse.

6.1.12 Verlauf und Prognose

- Der überwiegende Teil der Fälle verläuft mild.
  - Im deutschen DRG-System wird eine mittlere Krankenhausverweildauer für eine Pankreatitis mit 5 Tagen angenommen.
  - In diesen Fällen (85 %) ist keine spezifische Therapie erforderlich.
  - Eine Schmerztherapie und der Ausgleich des Flüssigkeitsdefizits reichen aus.
  - Meist liegt bei diesen Patienten eine ödematöse Pankreatitis ohne Nekrosebildung vor.
- Patienten, die aufgrund der Pankreatitis ein Organversagen erleiden, werden intensivmedizinisch mit organersetzenden Verfahren behandelt.
  - Das Ausmaß der Nekrose bei diesen Patienten beträgt meist mehr als 30 % des Organs.
  - Die Mortalität liegt bei bis zu 25 % und steigt
    – bei einem persistierenden Organversagen über 48 h sowie
    – einer infizierten Nekrose.
- Bei nekrotisierender Pankreatitis kommt es häufig zu einem meist transienten Diabetes mellitus (Typ 3c) sowie einer exokrinen Insuffizienz.
  - Eine Kontrolle der endokrinen (Blutzuckertagesprofil, OGTT, HbA_{1c}) und exokrinen Stoffwechselfunktion (Fettstühle, Gewichtsverlust, Elastase im Stuhl) sollte erfolgen.
- Patienten nach einer akuten Pankreatitis haben ein mindestens 2-fach erhöhtes Risiko für einen Typ-2-Diabetes.

6.1.13 Quellenangaben

[1] Aghdassi AA, Mayerle J. Volumenmanagement, enterale Ernährung, Schmerztherapie bei akuter Pankreatitis. In: Beger HG, Büchler MW, Dralle H et al., Hrsg. Erkrankungen des Pankreas. Berlin Heidelberg: Springer; 2013: 32–38

[2] Mayerle J, Beyer G, Lerch MM. Peripankreatische Flüssigkeitsansammlungen: wann ist eine interventionelle Therapie indiziert? In: Beger HG, Büchler MW, Dralle H et al., Hrsg. Erkrankungen des Pankreas. Berlin Heidelberg: Springer; 2013: 55–59

[3] Mayerle J, Heidecke CD, Kraft M et al. Internistische Therapie der akuten Pankreatitis. Dtsch Med Wochenschr 2008; 133: 1911–1916

[4] Mayerle J, Hlouschek V, Lerch MM. Current management of acute pancreatitis. Nat Clin Pract Gastroenterol Hepatol 2005; 2: 473–483

[5] Mayerle J, Lankisch PG. Pankreaserkrankungen. In: Koop I, Hrsg. Gastroenterologie Kompakt. 3. Aufl. Stuttgart: Thieme; 2013: 340–377 und 538–540

[6] Sendler M, Mayerle J, Lerch MM. Ätiologie, Pathogenese und Pathophysiologie der akuten Pankreatitis. In: Beger HG, Büchler MW, Dralle H et al., Hrsg. Erkrankungen des Pankreas. Berlin Heidelberg: Springer; 2013: 3–10

6.1.14 Literatur zur weiteren Vertiefung

- Working Group IAP/APA Acute Pancreatitis Guidelines. IAP/APA evidence-based guidelines for the management of acute pancreatitis. Pancreatology 2013; 13 (Suppl. 2): e1–e15

6.2 Chronische Pankreatitis

J. Mössner

6.2.1 Steckbrief

Die chronische Pankreatitis ist durch rezidivierende Schmerzen im mittleren Oberbauch charakterisiert, die in den Rücken ausstrahlen können. Es handelt sich um eine irreversible, progrediente, chronisch entzündliche Erkrankung, die zumeist in Schüben verläuft. Die ersten Schübe können wie eine akute Pankreatitis imponieren. Durch die chronische Entzündung kommt es zum Untergang der Drüse, die durch Bindegewebe ersetzt wird. Hieraus leiten sich die exokrine Insuffizienz und ein pankreopriver Diabetes mellitus ab. Für den Verlauf der Erkrankung sind Komplikationen wie eine Gallengangsstenosierung durch einen entzündlichen Pankreaskopftumor, eine Pseudozystenbildung, die Obstruktion der Pankreasgänge durch verkalkte Proteinpräzipitate oder Narben charakteristisch, sowie der Gewichtsverlust und die Steatorrhö. Bei einigen Patienten tritt im Langzeitverlauf ein Pankreaskarzinom auf.

6.2.2 Synonyme
- chronisch rezidivierende Pankreatitis

6.2.3 Keywords
- Pseudozyste
- Kalzifikation
- Gallengangsstenose
- Proteinpräzipitat
- exokrine Insuffizienz
- Diabetes
- entzündlicher Pankreaskopftumor
- Pankreasresektion
- Alkohol
- Nikotin
- hereditär

6.2.4 Definition
- Die chronische Pankreatitis ist eine chronische Entzündung des Pankreas.
- Die Erkrankung ist charakterisiert durch rezidivierende oder dauerhafte Schmerzen im mittleren Oberbauch.
- Sie verläuft chronisch progredient oder mit rezidivierenden Schüben.

6.2.5 Epidemiologie

Häufigkeit
- Die Inzidenz wird mit 8–10 Fällen pro 100 000 Einwohner pro Jahr angegeben.
- Die Zunahme des Alkoholabusus in den Industrienationen dürfte eine Erklärung für den weiteren Anstieg der Inzidenz der chronischen Pankreatitis sein.
- Die Prävalenz wird außerdem zunehmen aufgrund
  - der gestiegenen Lebenserwartung und
  - der besseren Therapie der Komplikationen.

Altersgipfel
- Das mediane Erkrankungsalter liegt bei der alkoholinduzierten Form zwischen 35–45 Jahren.

Geschlechtsverteilung
- Männer sind 7–10× häufiger betroffen als Frauen.

Prädisponierende Faktoren
- Umweltfaktoren:
  - Alkoholkonsum
  - Nikotinabusus
- genetische Faktoren

6.2.6 Ätiologie und Pathogenese

Umweltfaktoren: Lebensstil
- Bei etwa 75–80 % der Patienten liegt ein chronischer Alkoholkonsum vor.
- Dieser ist oft mit Nikotinabusus kombiniert.
- Es wird vermutet, dass Zigarettenrauchen allein bereits ein Risikofaktor ist.
- In etwa 20 % der Fälle zeigt sich keine Ursache.
- Seltene Ursachen sind eine
  - chronische Obstruktion der Pankreasgänge (langsam wachsender Tumor, narbige Gangeinengung nach akuter Pankreatitis),
  - zystische Fibrose (Mukoviszidose),
  - anatomische Varianten (Pankreas divisum),
  - metabolische (Hypertriglyzeridämie, Hyperparathyreoidismus) oder
  - immunologische (Autoimmunpankreatitis) Faktoren.
- Bei etwa 3–4 % der Patienten findet man eine familiär gehäufte Erkrankung, bei < 1 % ein autosomal-dominant vererbtes Krankheitsbild.
- Nur etwa 2–3 % der Personen mit reichlichem Alkoholkonsum (> 60–80 g/d, > 5 Jahre) erkranken an einer chronischen Pankreatitis.
- Das Risiko der Entwicklung einer Leberzirrhose steigt mit der Menge konsumierten Alkohols.
  - Die Entwicklung einer Leberzirrhose ist deutlich häufiger als die einer chronischen Pankreatitis.
- Die protektiven, wahrscheinlich genetischen Faktoren bei Alkoholmissbrauch sind noch unbekannt.
  - Bei 60–80 g Alkohol/d ist das Risiko 3–4× höher als bei Abstinenz.
- Ob es sich bei einer akuten alkoholinduzierten Pankreatitis um den ersten Schub einer bereits chronischen Pankreatitis handelt, klärt in der Regel erst der weitere Verlauf.
- Eine akut rezidivierende alkoholinduzierte Pankreatitis mit der Möglichkeit der Restitutio ad integrum kann aber auch in eine chronische Pankreatitis übergehen.
- Der Alkoholmissbrauch ist somit ein häufiger, aber ein insgesamt schwacher Risikofaktor für die Manifestation einer chronischen Pankreatitis.
- Es müssen genetische Faktoren vorliegen, die die Manifestation der chronischen Pankreatitis entweder begünstigen oder verhindern.

Genetische Risikofaktoren
- Die ersten genetischen Veränderungen wurden bei Patienten mit autosomal-dominant vererbter chronischer Pankreatitis nachgewiesen.
- Es handelt sich um die Varianten N29I und R122 H des kationischen Trypsinogens (PRSS 1-Gen) [11].
- Später wurden Mutationen gefunden
  - im Trypsininhibitor SPINK1 (Serin-Protease-Inhibitor vom Typ Kazal) sowie

- im CFTR (Cystic Fibrosis Transmembrane Conductance Regulator) [2], [9], [13].
- Genomweite Assoziationsstudien (GWAS) deckten weitere genetische Risiken auf:
  - Gene des CTRC (Chymotrypsin C) [8]
  - Gene der Lipase CEL (Carboxylester-Lipase)
  - Gene der CPA1 (Carboyxypeptidase A1)
  - Gene des CTRB1/CTRB2 (Chymotrypsin B1/B2)
  - Gen für CLDN2/MOR4 (Claudin/Microrchidia)
- Diese Mutationen finden sich nicht nur bei den familiären Formen, sondern sowohl bei der alkoholischen als auch der sog. idiopathischen chronischen Pankreatitis.
- Die Häufigkeit der unterschiedlichen Mutationen in den verschiedenen Patientengruppen ist in ▶ Tab. 6.5 angegeben.
- Bei 25 % der Patienten mit chronischer Pankreatitis sind genetische Risikofaktoren nachweisbar.
- Der Erkrankungsbeginn bei den autosomal-dominanten Mutationen N29I und R122 H des kationischen Trypsinogens liegt zumeist in der Kindheit oder Jugend (medianes Alter bei Erkrankungsbeginn 11–13 Jahre).
- Der Vererbungsmodus der anderen Mutationen ist unklar.
- Es wird angenommen, dass es sich um einen rezessiven bzw. multigenetischen Erbgang handelt.
- Aufgrund der Häufigkeit der Mutationen bei Patienten und in der gesunden Bevölkerung kann abgeschätzt werden, dass N29I und R122 H das Risiko, an einer chronischen Pankreatitis zu erkranken, etwa um den Faktor 1000 erhöhen.
- Das Risiko zu erkranken ist bei den weiteren beschriebenen genetischen Veränderungen deutlich niedriger.
- Zigarettenrauchen steigert das Risiko noch weiter.
- Patienten mit einer homozygoten N34S-Mutation des Trypsininhibitors SPINK1 besitzen ein etwa 500-fach höheres Risiko.
  - Liegt die Variante heterozygot vor, so ist von einer etwa 20–40-fach höheren Inzidenz auszugehen.
- Diese Risiken sind deutlich höher als bei reichlichem Alkoholkonsum.
- Somit spielen die genetischen Faktoren eine viel wichtigere Rolle als bislang angenommen.
- Liegen genetische Risikofaktoren zusammen mit Alkoholmissbrauch vor, erhöht sich das Risiko weiter.

Ätiologische Klassifikation der chronischen Pankreatitis

- Es darf erwartet werden, dass weitere genetische Veränderungen entdeckt werden.
- Dies hat zur Konsequenz, dass die „idiopathische" Pankreatitis seltener wird.
  - Dieser Terminus sollte durch den Begriff der „sporadischen" Pankreatitis ersetzt werden.
- Auch der Begriff der „hereditären" Pankreatitis ist nicht korrekt.
  - Zum einen ist er nicht einheitlich definiert, zum anderen werden durch diese Definition fast ausschließlich Patienten mit autosomal-dominantem Erbgang erfasst.
- Die Neubewertung der Risikofaktoren der chronischen Pankreatitis wird dazu führen, dass wir nicht mehr von „alkoholischer" oder „nicht alkoholischer" Pankreatitis sprechen, sondern nur noch von einer chronischen Pankreatitis
  - ohne (sporadische Form) oder
  - mit nachweisbaren Risikofaktoren (Genetik, Alkohol, Rauchen, Pankreas divisum, Hyperparathyreoidismus etc.).

Pathogenese

- Als initialer Schritt in der Pathogenese wird die Aktivierung des Trypsinogens zu Trypsin angesehen.
- Es wird unverändert kontrovers beurteilt, über welche Mechanismen dieser Vorgang getriggert wird, z.B
  - Autoaktivierung,
  - Aktivierung durch das lysosomale Enzym Cathepsin B,
  - Fehlregulation des intrazellulären Transports etc.
- Für die Richtigkeit des Konzepts spricht der Nachweis von Mutationen des kationischen Trypsinogens bei der autosomal-dominant vererbten chronischen Pankreatitis.

Tab. 6.5 Häufigkeit von Mutationen bei chronischer Pankreatitis. (Quelle: Mössner J, Keim V. Klinik, Diagnostik und konservative Therapie der chronischen Pankreatitis. In: Riemann J, Fischbach W, Galle P, Mössner J, Hrsg. Gastroenterologie in Klinik und Praxis. Stuttgart: Thieme; 2007: 1844–1857)

Ätiologie	Häufigkeit	davon mit Mutation	Art der Mutationen
alkoholisch	75 %	20 %	SPINK1 (N34S) CFTR, Chymotrypsin C, CPA1, CEL, CTRB1/ CTRB2
„idiopathisch"	20 %	30 %	PRSS 1 (nicht N29I oder R122H) SPINK1 (N34S u. a.) CFTR, Chymotrypsin, CEL, CTRB1/CTRB2
familiär	4 %	40 %	PRSS 1 (nicht N29I oder R122H) SPINK1 (N34S u. a.)
autosomal-dominant	1 %	50 %	PRSS 1 (N29I, R122H)

- Diese führen zu einer gesteigerten Trypsinaktivität, entweder
  - über eine leichterte Aktivierung des Trypsinogens oder aber
  - durch eine erhöhte Stabilität des aktiven Moleküls.
- Der intraazinäre Abbau des aktiven Trypsins als Schutzmechanismus kann aufgrund einer Mutation des CTRC gestört sein.
- Ob mutertes SPINK Trypsin nicht mehr hemmen kann, ist nicht bewiesen.
- Trypsin induziert einen intrazellulären Stress und führt über die Attraktion von Entzündungszellen zu einer lokalen inflammatorischen Reaktion.
- Recht früh scheint es zu einer Nekrose des intra- oder auch extrapankreatischen Fettgewebes zu kommen, welche dann zu einer Verstärkung der Entzündung führt.
- Die weitere Konsequenz besteht in der Aktivierung von Sternzellen, die zur Bindegewebsbildung führt.
- Bis zu diesem Zeitpunkt ist wahrscheinlich die Pathogenese der akuten und chronischen Pankreatitis ähnlich.
- Der erste Schritt in der Entwicklung von akuter zu chronischer Pankreatitis besteht möglicherweise darin, dass dieses Bindegewebe nicht mehr abgebaut wird.
- Bei Mutationen des CFTR ist vorstellbar, dass primär eine Obstruktion des Gangs durch das viskösere Pankreassekret eine wesentliche Rolle spielt.
- Alkohol hemmt auch die CFTR-Funktion.
- Die weitere pathomorphologische Beschreibung des Fortschreitens der chronischen Pankreatitis zum Terminalstadium wurde von Klöppel bereits 1995 in der sog. Nekrose-Fibrose-Sequenz zusammengefasst.
  - Welche Mechanismen in diesem Prozess eine Rolle spielen ist immer noch nicht geklärt.
  - Es ist vorstellbar, dass die rezidivierende Entzündung über die Fibrosierung die irreguläre Gangmorphologie verursacht.
  - Die Pathogenese der Proteinpräzipitatbildung in den Gängen mit sekundärer Kalzifikation ist ebenfalls nach wie vor unklar.
  - Eine durch Trypsin induzierte Bildung unlöslicher Proteinfragmente der Sekretproteine Lithostathin und PAP bleibt Hypothese.

6.2.7 Symptomatik

- Die Leitsymptome sind Oberbauchschmerzen und Gewichtsverlust.
- Die Anamnese zeigt typischerweise die akuten oder akut-rezidivierenden, teilweise sehr starken Oberbauchbeschwerden, die in den Rücken ausstrahlen können.
- Außerdem können sich
  - Meteorismus,
  - Erbrechen sowie der
  - Verhalt von Stuhl und Winden zeigen.
- Bei einigen wenigen Patienten können Schmerzen fehlen.
  - Hier ist die exokrine Insuffizienz als Leitsymptom anzusehen.
- Gelegentlich wird eine fortgeschrittene chronische Pankreatitis als Zufallsbefund ohne Symptome entdeckt.
- Die Symptomatik kann erweitert sein durch Folgeerkrankungen des Alkohol- und Nikotinabusus, wie
  - arterielle Verschlusskrankheit,
  - chronische Bronchitis,
  - Lungenkarzinom,
  - Fettleber,
  - Leberzirrhose mit oder ohne portale Hypertension.

Verlauf der chronischen Pankreatitis

- Bereits vor Manifestation der Erkrankung kann eine oligosymptomatische Latenzphase unterschiedlicher Länge existieren.
- Es schließt sich eine Phase mit akuten bzw. akut-rezidivierenden Schüben der Pankreatitis an.
- Es ist unklar, wie und wann dieses Stadium in eine chronische Entzündung übergeht, was gleich bedeutend ist mit der Frage, wann der Erkrankungsprozess auch ohne weitere exogene Noxe fortschreitet.
- Langzeitstudien haben gezeigt, dass die verschiedenen Zeichen der chronischen Pankreatitis zunehmen, wie
  - exokrine und endokrine Insuffizienz,
  - Verkalkungen und Gangerweiterungen mit der Krankheitsdauer.
- Die Progression scheint bei der mit Alkoholkonsum assoziierten Erkrankung am schnellsten zu sein.
- Am langsamsten ist das Fortschreiten bei den autosomal-dominant vererbten Formen (Trypsinogenmutationen N29I und R122H).
- Bei Alkohol als Ursache tritt durchschnittlich nach einer Krankheitsdauer von 10 Jahren ein Diabetes mellitus in 45 % der Fälle auf.
  - Bei Patienten mit einer autosomal-dominanten Trypsinogenmutation liegt dieser Wert bei 5 %.
- Die als „late onset" charakterisierte „idiopathische" Form ähnelt mehr der alkoholischen Form, wohingegen die „early onset"-Form wie bei Patienten mit genetischem Risikofaktor verläuft.
- Alkoholkarenz und insbesondere zusätzliche Nikotinkarenz
  - reduzieren die Schubfrequenz und
  - verzögern das Eintreten der exokrinen und endokrinen Insuffizienz.
- Die klinisch manifeste Einschränkung der exokrinen Funktion korreliert zeitlich oft nicht mit dem Auftreten des Diabetes und umgekehrt.
- Ausgehend vom Spontanverlauf der Erkrankung kann die chronische Pankreatitis in **4 Stadien** eingeteilt werden:

- **Stadium I**: präklinisches Stadium mit fehlender oder diskreter Symptomatik
- **Stadium II**:
  - klinische Symptome in Form von rezidivierenden akuten Schüben und sekundären Komplikationen.
  - Es finden sich noch keine definitiven Zeichen der chronischen Pankreatitis
- **Stadium III**:
  - Fortbestehen der akuten Schübe
  - Auftreten von definitiven Zeichen der chronischen Pankreatitis (z. B. Unregelmäßigkeiten der Pankreasgänge mit Stenosen und prästenotischen Dilatationen, Verkalkungen, zunehmender Untergang von Pankreasgewebe)
- **Stadium IV**:
  - Vollbild der chronischen Pankreatitis mit exokriner und endokriner Insuffizienz sowie Verkalkungen
  - Akute Schübe fehlen zumeist, die Schmerzen nehmen bei einigen Patienten ab.

- Ca. 5 % der Patienten präsentieren sich aufgrund eines primär schmerzlosen Verlaufs erst im Stadium IV mit
  - progredientem Gewichtsverlust aufgrund der Maldigestion oder mit
  - Diabetes mellitus.

Komplikationen der chronischen Pankreatitis

- Die Komplikationen der chronischen Pankreatitis sind vielfältig.
- So kann ein Ikterus entstehen aufgrund einer Gallengangsobstruktion durch
  - Pseudozysten,
  - einen entzündlichen Kopftumor oder
  - eine ausgeprägte Fibrose im Pankreaskopf.
- Häufigste Komplikation ist die Entstehung von Pseudozysten, die je nach Größe, Lokalisation und Verlauf ein buntes klinisches Bild bieten können.
- Zysten können sich bemerkbar machen durch
  - Schmerzen,
  - Druckgefühl oder
  - Stenosesymptomatik (Kompression von Magen, Duodenum oder Kolon).
- Kleinere Zysten bzw. Zysten im Schwanzbereich sind jedoch häufig oligo- oder asymptomatisch (▶ Tab. 6.6).
- Die exokrine Insuffizienz in Form einer Steatorrhö manifestiert sich erst, wenn die Lipasesekretion um 90 % erniedrigt ist.
- Seltenere Komplikationen sind Folgen des Mangels an fettlöslichen Vitaminen.
  - Diese treten vor allem bei fortgesetztem Alkoholkonsum auf.
- Ein Diabetes mellitus, sog. Typ-3c-Diabetes, findet sich im weiteren Verlauf der Erkrankung regelhaft.
  - Allerdings hat die Hälfte der Patienten auch nach 10-jähriger Krankheitsdauer noch eine normale Glukosetoleranz.
- Ein Pankreaskarzinom lässt sich bei bis zu 5 % der Patienten mit einer alkoholinduzierten chronischen Pankreatitis nachweisen.
- Das Risiko des Auftretens eines Pankreaskarzinoms
  - steigt mit der Fortdauer der Entzündung und
  - ist daher bei der hereditären Pankreatitis mit Beginn der Entzündung im Kindes-Jugendalter besonders hoch.
- Eine seltene Komplikation ist die Entwicklung eines Aneurysmas der Milzarterie mit Gefahr der lebensbedrohlichen Blutung; gelegentlich auch in den Pankreasgang.
- Es können Fisteln in die Pleura (Lipasenachweis im Pleuraerguss) oder ins Kolon entstehen.
- Nicht so selten ist eine Milzvenenthrombosierung mit Auftreten von Magenfundusvarizen oder eine Pfortaderthrombose mit allen Folgemöglichkeiten der portalen Hypertension.

Tab. 6.6 Komplikationen und Symptomatik von Pankreaspseudozysten. (Quelle: Mössner J, Keim V. Klinik, Diagnostik und konservative Therapie der chronischen Pankreatitis. In: Riemann J, Fischbach W, Galle P, Mössner J, Hrsg. Gastroenterologie in Klinik und Praxis. Stuttgart: Thieme; 2007: 1844–1857)

Komplikation	Symptomatik
Obstruktion des Duodenums/Magens	Erbrechen, Schmerzen
Obstruktion des Ductus choledochus	Ikterus, evtl. Schmerzen
rasche Größenzunahme	Schmerzen
Ruptur	
in die freie Bauchhöhle	pankreatogener Aszites
infizierter Zysteninhalt	Peritonitis
ins Duodenum	mögliche „Selbstheilung der Pseudozyste"
ins Retroperitoneum	Harnstau, Schmerzen
in den Thoraxraum	
→ Pleuraerguss	Atemnot
→ Bronchialwege	produktiver Husten, Pneumonie
Milzvenenkompression	
→ Splenomegalie, Thrombose	Schmerzen (?)
→ Fundusvarizen	Varizenblutung
Infektion	
→ Abszess/Empyem	Fieber, Sepsis, Schmerzen
Gefäßarrosion	lebensbedrohender Blutungsschock

6.2.8 Diagnostik

Diagnostisches Vorgehen

- Da dem Organuntergang in der Regel zahlreiche Schübe vorangehen, wird die Diagnose oft anlässlich einer dieser akuten Schübe gestellt.

Tab. 6.7 Verfahren zum Nachweis einer chronischen Pankreatitis. (Quelle: Mössner J, Keim V. Klinik, Diagnostik und konservative Therapie der chronischen Pankreatitis. In: Riemann J, Fischbach W, Galle P, Mössner J, Hrsg. Gastroenterologie in Klinik und Praxis. Stuttgart: Thieme; 2007: 1844–1857)

Serumlabordiagnostik	strukturelle Verfahren	funktionelle Verfahren
Lipase C-reaktives Protein (CRP) alkalische Phosphatase γ-GT	(Röntgen-Abdomenleeraufnahme) Sonografie CT MRT, sekretinstimulierte MRCP (ERCP) Endosonografie	(Sekretin-Test) Stuhlfettbestimmung Stuhlelastase

- Die definitiven Zeichen der chronischen Pankreatitis können zu diesem frühen Zeitpunkt noch fehlen, wie
  - Unregelmäßigkeiten der Pankreasgänge mit Stenosierungen und Gangerweiterungen oder
  - Verkalkungen.
- Somit muss zunächst offen bleiben, ob tatsächlich eine chronische Verlaufsform vorliegt.
- Hier muss der weitere Verlauf abgewartet werden.
- Bei manchen Patienten treten Schmerzen erst spät auf oder fehlen völlig.
  - An die Erkrankung wird erst bei manifest werdender exokriner Insuffizienz oder Auftreten eines Diabetes mellitus gedacht.
- Es gibt kaum systematische Untersuchungen, welches diagnostische Verfahren in welchem Stadium sinnvoll ist.
- Die in der Literatur verfügbaren Daten basieren zumeist auf Sammelstatistiken.
- Das Stadium der Erkrankung wurde aber nicht mit Hilfe eines Goldstandards definiert.
- Aus diesen Gründen müssen die Angaben zur Spezifität und Sensitivität unterschiedlicher Verfahren mit Vorsicht bewertet werden.
- Die Diagnostik dient der
  - Sicherung der Diagnose,
  - Beurteilung der residualen Organfunktion und
  - Feststellung therapiebedürftiger Komplikationen.
- Zur Diagnostik der chronischen Pankreatitis werden
  - insbesondere strukturelle (Bildgebung) und
  - labordiagnostische Verfahren eingesetzt,
  - aber kaum noch Verfahren zur Diagnostik der exokrinen Funktion (▶ Tab. 6.7).
- Neben der Klinik und der Labordiagnostik steht die **Sonografie** am Beginn der Diagnostik.
  - Zeigen sich Pankreasgangerweiterungen und Verkalkungen, kann die Diagnose als gesichert angesehen werden.
- Ist der Ultraschallbefund nicht konklusiv, würde sich eine sekretinstimulierte **MRCP** und/oder eine **Endosonografie** anschließen.
- Eine **CT** oder alleinige **MRT** wären indiziert, um
  - ein Malignom auszuschließen (entweder als Folge der chronischen Pankreatitis oder als Ursache einer Gangerweiterung) oder um
  - im Ultraschall nicht darstellbare Komplikationen nachzuweisen.
- Die unterschiedlichen **Komplikationsmöglichkeiten** und deren entsprechende Therapie erfordern einen differenzierten Einsatz bildgebender Verfahren.
  - Größe und Lokalisation einer Pankreaspseudozyste lassen sich sonografisch, endosonografisch und mittels CT bestimmen.
  - Pankreasgang- und Gallengangsveränderungen, z. B. vor geplanter endoskopischer Drainage, erfordern eine ERCP in der Regel in gleicher Sitzung.
  - Vor geplanter Pankreaskopfresektion zur Beurteilung der Organgröße des Pankreas ist in der Regel die CT erforderlich.
  - Die frühzeitige Diagnose eines Pankreaskarzinoms bleibt trotz aller bildgebenden Verfahren ein ungelöstes Problem.

Anamnese

- Abdominelle Schmerzen sind das Leitsymptom der chronischen Pankreatitis.
- Bei hereditärer Pankreatitis beginnen die Schmerzen in der Regel bereits im Kindesalter und es kommt eine familiäre Häufung vor.
- Bei sporadischer, auch idiopathisch genannter chronischer Pankreatitis beginnen die Schmerzen oft plötzlich wie bei akuter Pankreatitis.
  - Die idiopathische chronische Pankreatitis kann oft bereits im jungen Erwachsenenalter aber auch erst viel später auftreten.
- Bei der Mehrzahl der Patienten mit chronischer Pankreatitis liegt aber eine Alkohol- und oft auch eine Nikotinanamnese vor.
  - Die Art des konsumierten alkoholischen Getränks ist unerheblich.
  - In der Regel haben die Patienten mehr als 50 g Alkohol pro Tag über mehr als ein Jahrzehnt getrunken.
- Zu fragen ist neben der Art, Intensität und des Verlaufs der abdominellen Schmerzen auch nach Gewichtsverlust.
  - Dieser kann durch schmerzbedingte mangelnde Nahrungszufuhr, erst später im Verlauf der Erkrankung durch exokrine Insuffizienz bedingt sein.

- Über Durchfall nach fettreicher Mahlzeit wird oft erst im Verlauf der Erkrankung berichtet, wenn bereits eine Maldigestion besteht.
- Hinsichtlich der Sozialanamnese sind nicht wenige der Patienten aufgrund der häufigen schmerzbedingten Arbeitsunfähigkeit und aufgrund der Alkoholabhängigkeit arbeitslos.

Körperliche Untersuchung

- Bei der körperlichen Untersuchung finden sich im akuten Schub zumeist
  - ein heftiger Druckschmerz im oberen Mittelbauch ohne Peritonitiszeichen („Gummibauch"),
  - die hochgestellten Darmgeräusche bei Zeichen eines Ileus/Subileus sowie
  - (selten) Aszites.
- Im Frühstadium der Erkrankung ist der akute Schub mit der akuten Pankreatitis vergleichbar.
- Bei eingeschränkter exokriner Pankreasfunktion kommen Fettstuhl und andere Merkmale der schweren Maldigestion hinzu, wie Folgeerkrankungen des Mangels fettlöslicher Vitamine, z. B.
  - Hautveränderungen (Vitamin-E-Mangel),
  - Nachtblindheit (Vitamin A-Mangel),
  - Gerinnungsstörungen (Vitamin K-Mangel), oder
  - Osteomalazie (Vitamin D-Mangel).
- Der pankreoprive Diabetes mellitus manifestiert sich meist spät.
  - Die Symptomatik unterscheidet sich nicht vom Diabetes anderer Genese.
- Die exokrine Insuffizienz ist gekennzeichnet durch
  - voluminöse, gelbliche, übelriechende Stühle mit
  - einem täglichen Gesamtstuhlgewicht von deutlich über 200 g und
  - einer Stuhlfettausscheidung von mehr als 7 g/d.
- Die Lipasesekretion muss wenigstens zu 90 % erniedrigt sein, bevor es zu einer manifesten Steatorrhö kommt.
- Die Kohlenhydrat- und Proteinverdauung kann zum Teil übernommen werden von Enzymen
  - des Speichels (Amylase),
  - des Magens (Pepsin) und
  - der Dünndarmmukosa (Peptidasen, Saccharidasen).
- Die Magenfundusmukosa synthetisiert zwar eine Lipase, diese kann aber die Fettmaldigestion nicht kompensieren.
- Oft sind die Patienten bereits untergewichtig und zeigen Zeichen
  - des Nikotinabusus (gelbliche Nikotinverfärbung der Finger) und
  - Alkoholmissbrauchs (körperlich ungepflegt; bei zusätzlicher Lebererkrankung Leberhautzeichen).
- Untergewicht muss nicht nur Folge der Maldigestion sein, sondern auch
  - einer inadäquaten Ernährung bei Alkoholmissbrauch oder
  - einer reduzierten Nahrungszufuhr bei nahrungsabhängigen Schmerzen.
- In sehr seltenen Fällen ist eine Braunpigmentierung der Haut in der Oberbauchregion sichtbar (Erythema ab igne).
  - Diese Patienten erfahren eine Linderung ihrer Schmerzen durch Wärme (Heizkissen, Wärmflasche).
  - Die Hautpigmentierung ist Folge der chronischen Wärmeapplikation.

Labor

- Die Serumlabordiagnostik spielt eher eine untergeordnete Rolle und ist nur für den Nachweis des akuten Schubs (Erhöhung von Serumlipase und CRP) sinnvoll.
- Im Intervall ist die Lipase entweder normal oder kann sogar vermindert sein.
- Cholestaseanzeigende Parameter, wie alkalische Phosphatase und γ-Glutamyltransferase,
  - weisen auf Probleme des Galleabflusses hin,
  - sind also bei Kompression des Ductus choledochus erhöht.
- Bei ausgeprägter Cholestase ist auch das Bilirubin erhöht.
- Durch Serumparameter lässt sich ein akuter Schub einer chronischen Pankreatitis nicht von einer akuten Pankreatitis differenzieren.

Bildgebende Diagnostik

Sonografie

- Die transabdominelle Sonografie ist das diagnostische Verfahren der Wahl
  - zur Beurteilung der Zu- oder Abnahme der Organgröße und von Änderungen der Binnenechos,
  - zum Nachweis von Kalzifikationen, Gangsteinen, Erweiterungen des Pankreashauptgangs und der Gallenwege sowie von Pseudozysten.
- Die Sonografie ist zumeist die erste diagnostische Maßnahme, da sie (scheinbar) einfach ist und überall eingesetzt werden kann.
- Die Ortsauflösung des Ultraschalls ist das höchste aller bildgebenden Verfahren.
- Es handelt sich daher um eine Schlüsseluntersuchung, die mit einfachen Mitteln den weiteren diagnostischen Aufwand reduzieren kann.
- Die sicheren Zeichen der chronischen Pankreatitis sind
  - Verkalkung,
  - Kaliberschwankungen des Ductus Wirsungianus und
  - Pseudozysten (▶ Abb. 6.3a).
- Konkremente (in und außerhalb des Gangs) sind in der Regel einfach nachzuweisen.
  - Der typische grelle Reflex mit Schallschatten ist wegweisend.

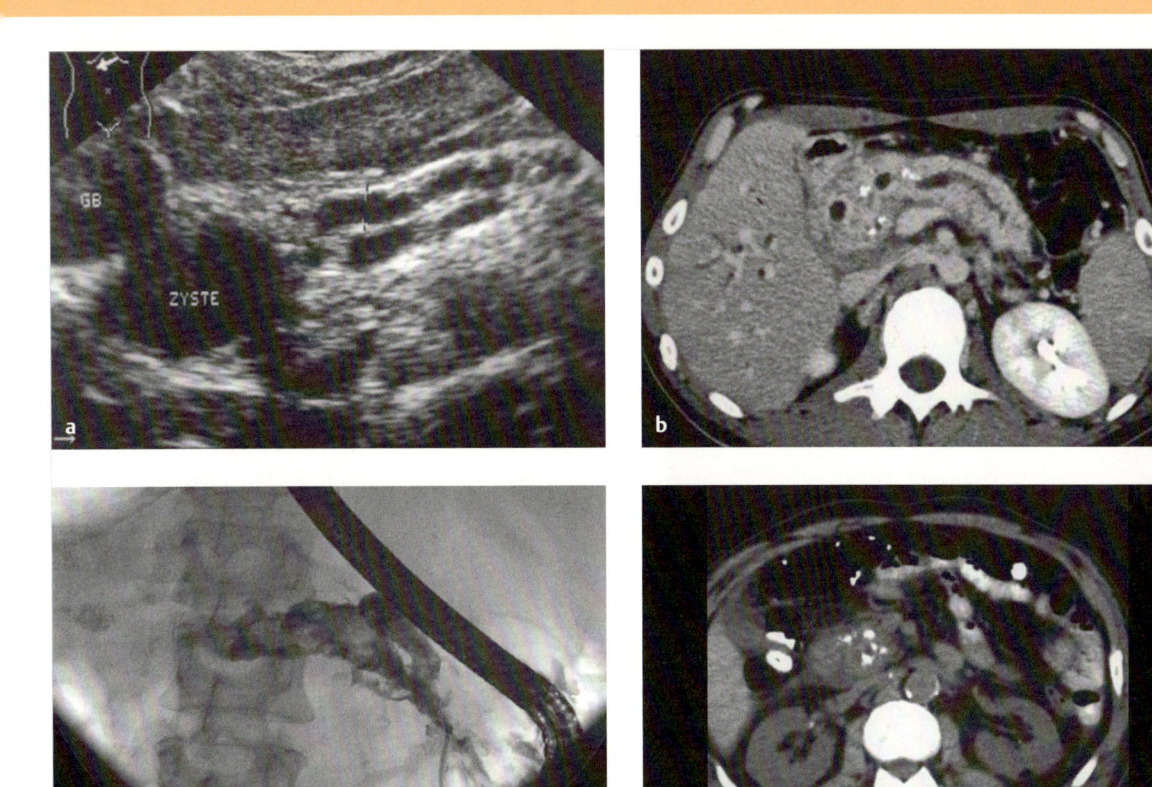

Abb. 6.3 Verschiedene Komplikationen der chronische Pankreatitis.
a   Pseudozyste. Transabdominaler sonografischer Oberbauchschrägschnitt. Nahezu echolose rundliche Raumforderung im Pankreaskopf, Gallenblasenhydrops und erweiteter Ductus pancreaticus major aufgrund der Gangkompression durch die Pseudozyste. (Quelle: Mössner J, Keim V. Klinik, Diagnostik und konservative Therapie der chronischen Pankreatitis. In: Riemann J, Fischbach W, Galle P, Mössner J, Hrsg. Gastroenterologie in Klinik und Praxis. Stuttgart: Thieme; 2007: 1844–1857
b   CT: Vergrößerter entzündlicher Pankreaskopftumor mit Verkalkungen und erweitertem Ductus Wirsungianus aufgrund der Kompression des Gangs im Kopfbereich. (Quelle: Prof. em. Dr. med. T. Kahn, Klinik für diagnostische Radiologie, Universitätsklinikum Leipzig, AöR)
c   ERP: Nachweis zahlreicher Aussparungen im deutlich erweiterten Pankreashauptgang als Zeichen der Pankreatikolithiasis.
d   CT: Vergrößerter Pankreaskopftumor mit Verkalkungen. (Quelle: Prof. em. Dr. med. T. Kahn, Klinik für diagnostische Radiologie, Universitätsklinikum Leipzig, AöR)

- Allerdings kann bei nur marginaler Verkalkung die dorsale Schallauslöschung schwach sein oder auch fehlen.
- Gangveränderungen lassen sich problemlos darstellen.
- Auch Pseudozysten sind in der Regel einfach nachweisbar, gleichzeitig kommen die Komplikationen der chronischen Pankreatitis zur Darstellung, wie
  - Gallengangsobstruktion (erweiterte intra- und extrahepatische Gallenwege),
  - Duodenalobstruktion (Retentionsmagen, erweiterter Bulbus duodeni),
  - obstruierende Konkremente (Pankreasgangkonkremente und proximale Erweiterung des Pankreasgangs).

Endosonografie

- Die Endosonografie hat die höchste Sensitivität in der Diagnostik der frühen chronischen Pankreatitis.
- Es werden die Rosemont-Kriterien angewandt, die es erlauben, auch in einem hohen Prozentsatz eine noch nicht kalzifizierte chronische Pankreatitis nachzuweisen [10].
- Dieses Verfahren ist aber besonders untersucherabhängig und Überbewertung von geringen Veränderungen des Echostrukturmusters sind möglich.
- Die Zeichen der Erkrankung sind
  - echoarme oder echoreiche Läsionen,
  - Verstärkung der Lobulierung,
  - Veränderungen der Gangechogenität sowie
  - Verengung oder Dilatation des Hauptgangs und der Seitenäste.

Krankheitsbilder – Pankreas

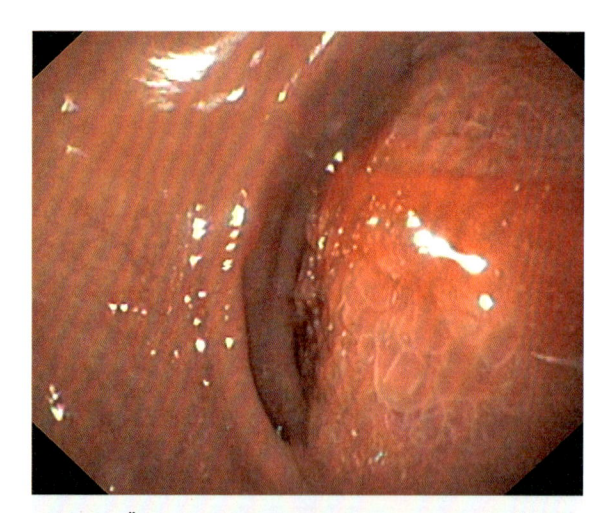

Abb. 6.4 ÖGD: Kompression des Magens von außen durch eine Pseudozyste.

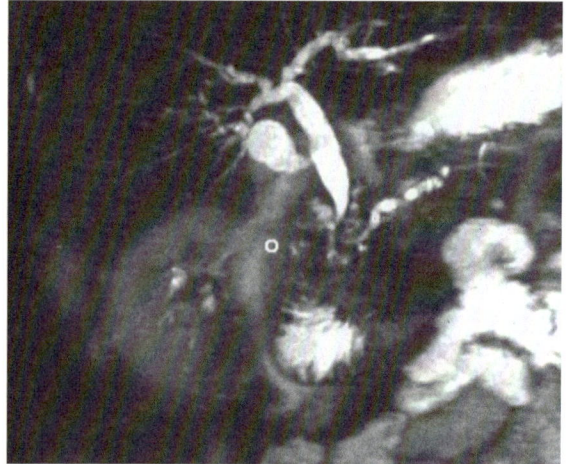

Abb. 6.5 Die MRCP zeigt eine präpilläre Stenose des Ductus choledochus und Ductus Wirsungianus mit konsekutiver Aufstauung der Gänge. Die Unregelmäßigkeit des Pankreashauptgangs spricht eher für eine chronische Pankreatitis als für ein Pankreaskarzinom. (Quelle: Prof. em. Dr. med. T. Kahn, Klinik für diagnostische Radiologie, Universitätsklinikum Leipzig, AöR)

Abdomenleeraufnahme

- Die Abdomenleeraufnahme oder Pankreaszielaufnahme wurde zur Diagnose fortgeschrittener Stadien herangezogen, da Verkalkungen im Frühstadium fehlen.
- Diese Untersuchung hat ihren Stellenwert verloren.

CT

- Die CT zeigt ähnliche Veränderungen wie die Sonografie, hat aber eine höhere Sensitivität insbesondere bei Meteorismus.
- Der wesentliche Vorteil liegt in der Übersichtlichkeit der Darstellung, unabhängig von der Luftüberlagerung des Organs.
- Problemlos darstellbar sind
  - Verkalkungen,
  - Pankreashauptgangerweiterung,
  - entzündliche Pankreaskopfschwellung und
  - Pseudozysten (▶ Abb. 6.3d, ▶ Abb. 6.3b).
- Initialstadien sind wesentlich schwieriger nachzuweisen und in der Frühphase der chronischen Pankreatitis ist oft noch ein normaler CT-Befund zu erheben.
- Die Sensitivität wird mit etwa 60–95 % angegeben.
- Aus diesem Grund dient die CT vor allem
  - zum Nachweis von Komplikationen (Pseudozysten, Gefäßarrosionen etc.) und
  - zum Ausschluss eines Pankreasmalignoms.
- Der Stellenwert der CT zum Nachweis einer Nekrotisierung bei akutem Schub ist mit der Indikation zur CT bei akuter Pankreatitis vergleichbar.

Instrumentelle Diagnostik

Ösophago-Gastro-Duodenoskopie (ÖGD)

- Die ÖGD dient
  - zum Ausschluss eines Ulkus,
  - zum Nachweis
    - einer Duodenalstenose,
    - einer Magenkompression bei Pseudozysten (▶ Abb. 6.4) oder
    - einer begleitenden portalen Hypertension (Varizen, portal hypertensive Gastropathie) bei zusätzlicher Lebererkrankung oder Milzvenenthrombose.

ERCP

- Die ERCP war der Goldstandard zum Nachweis oder Ausschluss einer chronischen Pankreatitis mit typischen Pankreasgangveränderungen, wie
  - Rarefizierungen,
  - Verplumpungen und zystischen Erweiterungen der Seitenäste,
  - Stenosierungen und Erweiterungen des Hauptganges,
  - Nachweis von Gangkonkrementen (▶ Abb. 6.3c).
- Aufgrund des Risikos einer iatrogen ausgelösten Pankreatitis kommt die ERCP nur noch im Rahmen der interventionellen Endoskopie zur Anwendung.

MRCP

- Die MRCP ist als nicht invasives Verfahren bei rein diagnostischer Fragestellung der ERCP vorzuziehen (▶ Abb. 6.5).
- Die Darstellung der Gallen- und Pankreasgänge mittels MRCP hat mehrere Vorteile.
- Dieses nicht invasive Verfahren kann beispielsweise ein Pankreas divisum ohne das ERCP-assoziierte Pankreatitisrisiko darstellen.
- Ist der Verdacht auf eine chronische Pankreatitis eher vage, ist die MRCP ebenfalls als diagnostisches Verfahren vorzuziehen.

- Im frühen Stadium der chronischen Pankreatitis werden geringe Gangveränderungen durch die MRCP unzureichender dargestellt als durch die ERCP.
  - In Japan wird daher bei der Autoimmunpankreatitis (siehe Kap. 6.3) die ERCP zur Diagnostik vorgezogen.
- Die Sensitivität der MRCP lässt sich durch intravenöse Stimulation mit Sekretin erhöhen.
  - Es kommt bei fehlender Fibrosierung des Pankreas aufgrund der Sekretion des Gangepithels zu einer in der MRP sichtbaren Erweiterung der Gänge.
- Über den Nachweis von Gangveränderungen lässt sich nicht nur die Diagnose stellen, sondern es kann auch eine **Einteilung des Schweregrads** erfolgen.
- Hierfür wird die für die ERCP 1984 etablierte **Cambridge-Klassifikation** verwendet, die anhand der Gangveränderungen 4 Schweregrade definiert (siehe hierzu [4]):
  - Schweregrad I: < als 3 Seitenäste betroffen, normaler Hauptgang
  - Schweregrad II: > als 3 Seitenäste betroffen, normaler Hauptgang
  - Schweregrad III: zusätzlich Stenose oder Dilatation des Hauptgangs
  - Schweregrad IV: zusätzlich Obstruktionen, Zysten, Verkalkungen
- Die niedrigen Stadien (insbesondere Cambridge I) mit nur wenigen betroffenen Seitenästen werden im Allgemeinen als fragwürdiger Befund angesehen.
- Außerdem kann nicht sicher genug ausgeschlossen werden,
  - ob diese Veränderungen nicht durch eine singuläre, fokale Pankreatitis induziert wurden und
  - nicht (oder noch nicht) auf eine chronische Entzündung hinweisen.

Funktionsuntersuchungen

- Die exokrine Pankreasinsuffizienz ließe sich am sichersten nachweisen durch
  - die Bestimmung der Fettausscheidung oder
  - einen Sondentest (Sekretin-Caerulein-Test).
- Der **Sondentest** könnte allerdings nur noch mittels Sekretinstimulation durchgeführt werden, da das synthetische Cholecystoinin-Analogon (CCK) Ceruletid vom Markt genommen wurde.
- Über viele Jahre wurde vergeblich versucht den Sekretin-CCK-Test zu standardisieren:
  - Art der Sonden zur Absaugung des Duodenalsekrets (mit oder ohne Volumenverlustberechnung)
  - Dosis und Zeitdauer der intravenösen Stimulation der Pankreassekretion mit Sekretin und Ceruletid
  - Festlegung der Parameter, die im abgesaugten Sekret bestimmt werden sollen (z. B. Volumen, Bikarbonat, Digestionsenzyme)
- Es standen auch nicht mehr eingesetzte indirekte Funktionstests zur Verfügung (Fluoreszein-Dilaurat-Test, Lundh-Test, PABA-Test).
  - Diese Tests waren weniger sensitiv als der Sondentest zum Nachweis einer Einschränkung der exokrinen Pankreasfunktion, aber preiswerter und nicht invasiv.
  - Bei mäßiger und milder Pankreasinsuffizienz ist deren Vorhersagewert mit einer Sensitivität um 70 % jedoch gering.
- Auch Atemtests haben sich nicht durchgesetzt:
  - Der Patient erhält mit ^{13}C markierte Fette oral.
  - Die Menge des ausgeatmeten $^{13}CO_2$ korreliert mit der Lipasekonzentration im oberen Dünndarm.
- Zum Einsatz kommt noch die Bestimmung der **Elastasekonzentration im Stuhl.**
  - Dieser Test ist oft falsch pathologisch bei Diarrhö unterschiedlicher Ursache.
  - Bei exokriner Pankreasinsuffizienz ist er richtig pathologisch erst bei deutlicher Einschränkung der Funktion.
  - In diesem Fall ist die Diagnose einer chronischen Pankreatitis auch mittels Bildgebung mühelos möglich.
- Eine Steatorrhö (Stuhlfettausscheidung im Drei-Tage-Sammelstuhl > 7 g/d) tritt auch erst bei fortgeschrittener Erkrankung auf.
- Die **Fettbestimmung im Stuhl** wird noch von wenigen Labors angeboten.
  - Der Test verlangt eine vor der Bestimmung normierte Diät mit bekanntem Fettgehalt.
  - Dieser Test kommt allenfalls noch zum Einsatz, um die Wirksamkeit eines Pankreatinpräparats nachzuweisen.
- Letztlich kann auf die Messung der Pankreasfunktion verzichtet werden, da sie weder zur Diagnosestellung noch zur Therapieentscheidung etwas Wesentliches beiträgt.
- Die Entscheidung zur Therapie mit Pankreasenzymen bei gesicherter chronischer Pankreatitis kann sich rein nach der Klinik des Patienten richten (s. u.).

Histologie, Zytologie und klinische Pathologie

Molekulargenetische Diagnostik

- Der Nachweis genetischer Veränderungen hat keine spezifische therapeutische Konsequenz.
- Erkrankt ein Patient in einem Alter von < 30 Jahren, insbesondere auch bei Ausschluss von Alkohol und Nikotin, kann aus wissenschaftlichem Interesse nach vorheriger genetischer Aufklärung, eine entsprechende Diagnostik erfolgen.
- Liegt eine familiäre Häufung einer chronischen Pankreatitis vor oder besteht ein autosomal-dominanter Vererbungsmodus, sollte eine genetische Diagnostik beim Erkrankten erfolgen.
- Aufgrund der fehlenden therapeutischen Konsequenz sollte auch bei hoher Penetranz, z. B. Mutationen im PRS 1 Gen, auf eine genetische Diagnostik bei (noch) gesunden Verwandten verzichtet werden.

- Eine prädiktive genetische Diagnostik bei Gesunden ist bei den bislang zahlreichen genetischen Variationen mit niedriger Penetranz nicht indiziert.

6.2.9 Differenzialdiagnosen

Tab. 6.8 Differenzialdiagnosen.

Differenzialdiagnose	Bemerkungen
Pankreaskarzinom Pankreaskarzinom auf dem Boden einer chronischen Pankreatitis	Das Pankreaskarzinom kann im Einzelfall nur sehr schwer von einer chronischen Pankreatitis abgegrenzt werden. Auch ein zystischer Pankreastumor kann als Pseudozyste fehlinterpretiert werden. Bei unklaren abdominellen Schmerzen, fehlender Lipaseerhöhung im Serum, unauffälliger Sonografie, unauffälliger sekretinstimulierter MRCP und/oder Endosonografie ist eine Pankreaserkrankung als Ursache der Schmerzen höchst unwahrscheinlich. Die Diagnose eines Pankreaskarzinoms auf dem Boden einer chronischen Pankreatitis und die Differenzierung entzündlicher versus maligner Pankreaskopftumor bleibt schwierig. Endosonografisch lässt sich gut der Abstand einer Pseudozystenwand zum Magen oder Duodenum messen und es lassen sich Gefäße in der Zystenwand nachweisen, beides Kriterien, die vor geplanter endoskopischer Zystendrainage wichtig sind.
akute Pankreatitis	
Magen- oder Duodenalulkus	
Cholelithiasis	

6.2.10 Therapie

Therapeutisches Vorgehen

- Die Diagnosestellung per se führt nicht zwangsläufig zu einer medikamentösen Therapie.
- Voraussetzung zur differenzierten Einleitung einer medikamentösen und/oder interventionell endoskopischen und/oder chirurgischen Therapie ist die exakte Erfassung des Krankheitszustands.
- Hierzu zählen insbesondere
  - Schmerzen,
  - exokrine und endokrine Insuffizienz,
  - Pseudozysten und
  - die Gangmorphologie.
- Die Therapie hat mehrere Arme:
  - Behandlung der Alkoholkrankheit und/oder des Nikotinabusus zur Vermeidung der Folgeprobleme,
  - Verbesserung der Compliance, soziale Reintegration,
  - Therapie des akuten Schubes,
  - Schmerztherapie basierend auf dem jeweiligen Pathomechanismus der Schmerzen,
  - Therapie der exokrinen Insuffizienz mit Schweinepankreasextrakten,
  - Therapie der endokrinen Insuffizienz mit Insulin,
  - Anpassung der Ernährung an die exokrine- und endokrine Restfunktion,
  - Therapie der Komplikationen (interventionell endoskopisch oder chirurgisch).

Therapie des akuten Schubs der chronischen Pankreatitis

- Die Therapie des akuten Schubs unterscheidet sich nicht von der Therapie der akuten Pankreatitis (siehe Kap. 6.1).

Schmerztherapie

- Klagt ein Patient mit bekannter chronischer Pankreatitis über Schmerzen, ist die Ursache der Schmerzen zu klären.
- Die wahrscheinlichste Ursache ist ein weiterer akuter Schub der Erkrankung.
- Andere Möglichkeiten bestehen in Komplikationen, wie
  - neu aufgetretenen Pseudozysten,
  - Gallengangstenosen oder
  - Duodenalstenosen.

Akute Schmerzen bei akutem Schub

- siehe Kap. 6.1

Allgemeine Maßnahmen

- Eine spezifische Pankreasdiät gibt es nicht, allerdings besteht bei den meisten Patienten eine Unverträglichkeit gegenüber verschiedene Nahrungsbestandteile.
- Hier muss der Patient anhand eines Ernährungsprotokolls testen, welche Produkte verträglich sind.
- Eine strenge Fettrestriktion ist bei den wenigsten Patienten erforderlich.
- Anzustreben ist eine ausgewogene Mischkost und eine reichliche Enzymsubstitution, sodass eine (fast) normale Fettzufuhr mit der Nahrung möglich ist.
- Hierdurch wird wahrscheinlich auch der Mangel an fettlöslichen Vitaminen vermieden.
- Der Stellenwert einer Therapie mit Probiotika ist unklar.

- Auch eine Therapie mit Antioxidanzien (z. B. Selen, Vitamin C) ist umstritten.
- Bei nachgewiesener schwerer exokriner Insuffizienz kann auch ein Mangel an fettlöslichen Vitaminen (A, D, E, K) vorliegen.
  - Dieser ist vor allem bei fortgesetztem Alkoholkonsum beschrieben worden.

- Eine parenterale Vitaminsubstitution ist initial sinnvoll.

Pharmakotherapie
Chronische Schmerzen
- Findet sich keine Ursache, ist von einem Schmerzsyndrom auszugehen.
  - Dieses wird u. a. durch eine Infiltration der retropankreatischen Nerven durch Entzündungszellen verursacht.
  - Dabei kommt wobei möglicherweise den Neuropeptiden eine wesentliche Rolle zu.
- Hier ist eine symptomatische Schmerztherapie indiziert, die auf eine Empfehlung der Deutschen Schmerzliga und der WHO zurückgeht (▶ Tab. 6.9).
- Ihre besondere Wirksamkeit bei chronischer Pankreatitis ist bisher nicht belegt.
- Außerdem wird die Rolle der Psychopharmaka in diesem Schema kritisch hinterfragt.
- Der Stellenwert von Pregabalin, einem Antiepileptikum, das die Schwelle der Schmerzwahrnehmung im Gehirn erhöhen soll, ist noch nicht endgültig geklärt.
  - Pregabalin kann zusätzlich zur weiteren medikamentösen Schmerztherapie appliziert werden.
- Die regelmäßige Medikamentenapplikation sollte der Einnahme bei Bedarf vorgezogen werden.
- Bei der Wahl des Schmerzmittels bzw. der Kombination mehrerer Präparate sollte berücksichtigt werden, dass die Therapie aller Voraussicht über mehrere Wochen durchgeführt werden muss.
- Bei Therapieversagen (hochdosierte Opiattherapie ohne wesentliche Besserung) wurde in Einzelfällen über eine Endosonografie gesteuerte Plexus-coeliacus-Blockade mit Äthanol, Lokalanästhetika oder Steroiden berichtet.
- Die regelhafte Behandlung sollte jedoch in einer Operation (duodenumerhaltende Pankreaskopfresektion, Kausch-Whipple-Resektion) bestehen.
- Bei Medikamentenabhängigkeit muss an die Potenzierung von Nebenwirkungen der Medikamente bei Alkoholabusus gedacht werden.
- Schmerzen bei Komplikationen und Begleiterkrankungen: Die Behandlung pankreatischer- und extrapankreatischer Komplikationen bzw. von Begleiterkrankungen kann parallel zur medikamentösen Therapie stattfinden.

Exokrine Pankreasinsuffizienz
- **Pankreasenzyme** werden bei pankreatogener Steatorrhö (in der Regel > 7 g/d) und/oder Gewichtsverlust eingesetzt.
- Überwiegend werden Schweinepankreatin-Präparate eingesetzt.
- Da die Lipase des Schweinepankreatins durch Proteasen und Säure zerstört wird, ist es notwendig, bei erhaltener Magensäuresekretion das Pankreatin vor dem Einfluss der Magensäure zu schützen.
- Für die Wirkung eines Enzympräparats ist ferner
  - seine Partikelgröße (ungehinderte Magenentleerung) und
  - die Geschwindigkeit der Enzymfreisetzung im Duodenum von Bedeutung.
- Als günstigste Partikelgröße gilt ein Durchmesser von ≤ 2 mm.
- Die Enzymfreisetzung sollte innerhalb von 30 min erfolgen.
- Bei Therapierefraktärität kann die Freisetzung wahrscheinlich durch zusätzliche Therapie mit Protonenpumpenblockern verbessert werden.
- Eine differenzierte Enzymsubstitution ist bei Patienten nach totaler bzw. partieller Magenresektion erforderlich.
  - Hier kann ein nicht säuregeschütztes Granulat gewählt werden.

Tab. 6.9 Symptomatische Schmerztherapie bei Patienten mit chronischer Pankreatitis.

Stufe 1	Allgemeinmaßnahmen	Ausschaltung der Noxe, spezielle Therapie bei Alkoholkranken, Diätempfehlungen (kleine Mahlzeiten)
Stufe 2a	peripher wirkendes Analgetikum	Paracetamol, bis 500 mg alle 4–6 h Stunden Metamizol, bis 500–1000 mg alle 4–6 h
Stufe 2b	peripher und schwach zentral wirkendes Analgetikum	Stufe 2a + Codeinphosphat: 30–100 mg alle 4–6 h
Stufe 2c	peripher wirkendes Analgetikum + Psychopharmakon	Stufe 2a + Neuroleptikum: Levopromazin 10–20 mg alle 8 h Stufe 2a + Antidepressivum: Clomipramin 2 mg alle 8h + Pregabalin (75 mg 2 × tgl., Dosissteigerung bis 300 g 2 × tgl.)?
Stufe 3	stark wirksame Opioide fakultativ ergänzt durch Stufe 2a	Buprenorphin bis 5,4 mg/d Pentazocin bis 360 mg/d + Pregabalin (75 mg 2 × tgl., Dosissteigerung bis 300 g 2 × tgl.)?
Stufe 4	Operation bei Gefahr der Opiatabhängigkeit oder Versagen der medikamentösen Therapie Operation vs. interventionelle Endoskopie	

Krankheitsbilder – Pankreas

- Die Dosierung eines Pankreasenzympräparats wird individuell festgelegt.
  - Als Anfangsdosis sind 25000–50000 U Lipase/Hauptmahlzeit sinnvoll.
  - Die Dosierung von Pankreasenzympräparaten bei Zwischenmahlzeiten richtet sich nach deren Umfang.
- Berichte über das Auftreten von Kolonstenosen unter hochdosierter Therapie mit säuregeschützten Multi-unit-Präparaten betrafen nur Patienten mit zystischer Fibrose.

Endokrine Pankreasinsuffizienz

- Die Therapie der endokrinen Insuffizienz unterscheidet sich nicht grundsätzlich von der Therapie des Insulinmangeldiabetes (Typ-I-Diabetes).
- Bei chronischer Pankreatitis liegt ein pankreopriver Diabetes Typ IIIc vor.
- Das Besondere dieser Diabetesform besteht darin, dass nicht nur die Insulinproduktion, sondern auch die Gegenregulation gestört ist, durch z. B. Glucagon.
- Dies führt zu einer schwierig einzustellenden Stoffwechsellage, da Hypoglykämien sehr leicht auftreten können.
- Führt die Diabetesdiät nicht zu einer adäquaten Blutzuckereinstellung (dies betrifft etwa 60 % der Patienten mit chronischer Pankreatitis), ist eine vorsichtige Insulintherapie indiziert.
- Wegen der metabolischen Problematik ist eine sehr viel größere Toleranz hinsichtlich der Höhe des HbA_{1c}-Werts angebracht.
- Dennoch ist auch bei diesen Patienten eine intensivierte Insulintherapie möglich.
- Kontraindiziert ist diese Therapieform allerdings bei Patienten, die den Alkoholkonsum fortsetzen, da diese wegen der mangelnden Compliance besonders Hypoglykämie-gefährdet sind.
  - Außerdem ist die Lebenserwartung durch das begleitende Risikoverhalten (neben Alkoholkonsum auch starker Nikotinabusus) eingeschränkt, sodass die Spätkomplikationen des Diabetes mellitus (der durch die intensivierte Therapie verhindert werden soll) von diesen Patienten in der Regel nicht erlebt werden.
  - Hier besteht das therapeutische Ziel in der Vermeidung von Hypoglykämien.

Interventionelle Therapie

Endoskopie

- Komplikationen sind oft mit Schmerzen verbunden, können aber auch eine zusätzliche spezifische Symptomatik haben.

Pseudozysten

- Symptomatische Pseudozysten und Zysten mit einem Durchmesser > 5 cm (Rupturgefahr, kaum spontane Rückbildungstendenz) werden in der Regel endoskopisch drainiert.
- Mittels ERP wird geklärt, ob die Pseudozyste Kontakt zum Pankreashauptgang hat.
- Dann erfolgt das Legen eines Stents in die Pseudozyste transpapillär.
- In den meisten Fällen wird endosonografisch
  - der Abstand der Pseudozyste zur Magenwand gemessen und
  - die Gefäßversorgung der Pseudozystenwand evaluiert, um bei Punktion die Gefahr der Blutung zu minimieren (▶ Abb. 6.6).
- Die Drainage erfolgt über einen oder mehrere Plastikstents (Doppelpigtails, um das Risiko der Dislokation zu minimieren).

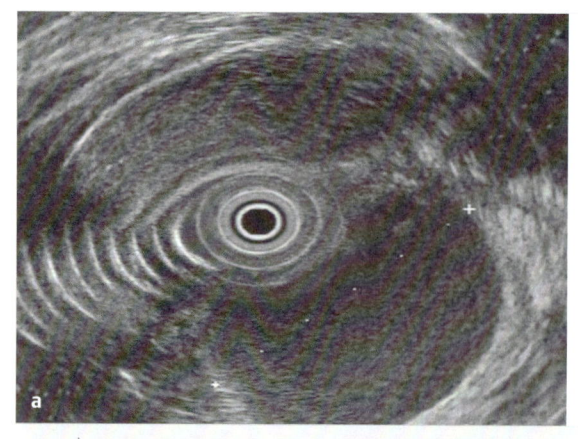

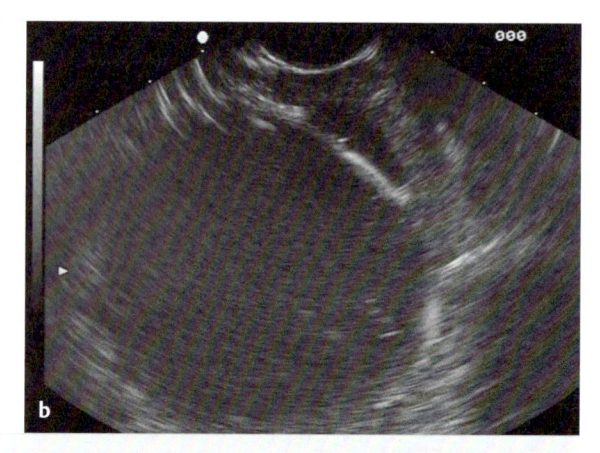

Abb. 6.6 Endosonografie einer Pseudozyste.
Pankreasraumforderung unklarer Dignität. Endosonografische transduodenale Darstellung des Pankreaskopfs. Zu sehen ist eine rundliche, relativ glatt begrenzte echoärmere Raumforderung im Pankreaskopf bei einem 40-jährigen Patienten mit bekannter chronischer Pankreatitis (a und b).

- Zur Absaugung und Spülung bei Infektion kann eine nasogastrische Pseudozystendrainage erfolgen.
- Wenn endoskopisch möglich, sollte auf eine Sonografie- oder CT-gesteuerte transabdominelle Pseudozystendrainage aufgrund der Gefahr der Fistelbildung verzichtet werden.

Gallengangstenose

- Eine aufgrund narbiger Striktur oder entzündlich vergrößertem Pankreaskopftumor bedingte Stenose des Ductus choledochus wird nach Papillotomie mit einem oder mehreren Plastikstents (i. d. R. Doppelpigtail) versorgt.
- Aufgrund der im Mittel nach drei Monaten zu erwartenden Stentokklusion werden diese im dreimonatigen Rhythmus über ein Jahr gewechselt.
- Anstelle mehrerer Plastikstents kann auch ein beschichteter, wieder entfernbarer selbstexpandierender Metallstent (SEMS) gelegt werden.
- Lässt sich die Papille endoskopisch nicht drainieren, ist das Legen des Stents via PTCD und Endoskopie im Rendezvous-Verfahren möglich.
- Ist eine zeitnahe Operation zur Pankreaskopfresektion geplant, wird aufgrund der Cholangitisgefahr nach Legen eines Stents auf eine präoperative Drainage des Gallengangs verzichtet.
- Eine Thrombosierung der Pfortader als mögliche Folge der endoskopischen Manipulationen am Ductus choledochus oder aber auch als Folge der Pankreaskopfentzündung ist eine gefürchtete Komplikation.
  ○ Dadurch ist eine operative Resektion bei erweiterten Venen erschwert.

Pankreasgangstenose

- Eine präpapilläre Stenosierung des Ductus Wirsungianus mit prästenotischer Dilatation und Schmerzen ist eine Indikation zum Legen eines Pankreasgangstents.
- In einer viel diskutierten Studie war jedoch die Pankreatojejunostomie zur Drainage der Stenttherapie bezüglich Schmerzlinderung überlegen [1].

Pankreasgangsteine

- Bei Schmerzen und Vorliegen von Pankreasgangkonkrementen, insbesondere mit steinbedingter Okklusion, ist es naheliegend, den Stein bzw. die Steine zu entfernen.
- Im Gegensatz zu Gallengangssteinen sind verkalkte Proteinpräzipitate im Pankreasgang oft inkarzeriert.
- Mehrere Studien zeigten nach extrakorporaler Stoßwellenlithotripsie (ESWL) und endoskopischer Steinentfernung eine Schmerzbesserung.
- Das Ergebnis einer Studie überraschte: ESWL führt auch ohne Steinentfernung zur Schmerzbesserung.
  ○ Leider fehlt in allen Studien ein Placeboarm.

Interventionelle Radiologie

- Eine Blutung aus einem rupturierten Milzarterienaneurysma wird interventionell radiologisch gecoilt (▶ Abb. 6.7).
- In seltenen Fällen lassen sich Pseudozysten nur CT-gesteuert drainieren.

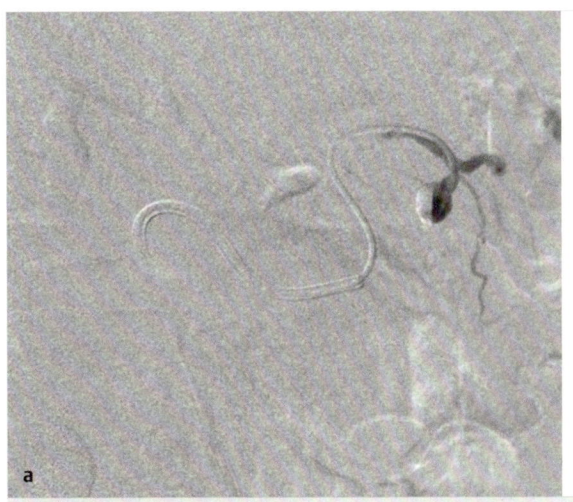

Abb. 6.7 Interventionelle Radiologie eines Milzaneurysmas.
a Selektive Intubation des Aneurysmas.
b Truncus-coeliacus-Coiling.

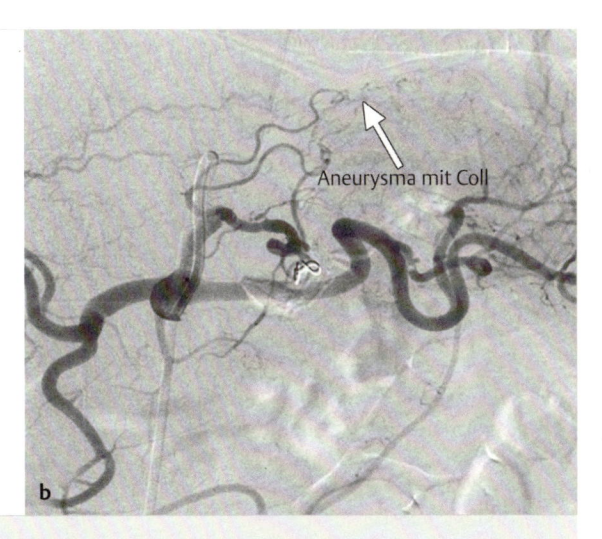

Operative Therapie

- Über viele Jahre galt die von H. Beger entwickelte duodenumerhaltende **Pankreaskopfresektion** als Verfahren der Wahl und der Kausch-Whipple-Resektion bezüglich verbleibender Funktion des Organs überlegen.
- In einer großen multizentrischen Studie fand sich aber kein Unterschied zur partiellen Pankreatoduodenektomie [3].
- Bei entzündlichem, insbesondere bereits verkalktem Pankreaskopftumor mit symptomatischer Duodenalstenosierung und/oder Schmerzen ist die Pankreaskopfresektion somit unabhängig vom gewählten operativen Verfahren die Therapie der Wahl.
- Eine symptomatische Pankreasgangerweiterung kann auch mittels Pankreatojejunostomie behandelt werden.
- Die interventionelle endoskopische und die chirurgische Therapie können sowohl alternative als auch konkurrierende Therapieverfahren bei Komplikationen der chronischen Pankreatitis sein.
- Weitere kontrollierte Vergleichsstudien müssen den Stellenwert beider Modalitäten bei der jeweiligen Komplikation evaluieren.

6.2.11 Verlauf und Prognose

- Eine Heilung der Erkrankung ist nicht möglich.
- 10 Jahre nach Diagnosestellung leben nur noch 50 % der Patienten mit alkoholischer chronischer Pankreatitis.
- Todesursachen sind meist Folgeerkrankungen der Lebensgewohnheiten.
- Der Nikotinabusus führt
  - zur arteriellen Verschlusskrankheit,
  - zur ischämischen Herzerkrankung,
  - zum Lungenkarzinom oder
  - zu HNO-Tumoren.
- Der Alkoholabusus erhöht das Risiko, dass sich ein Malignom (HNO-Tumor, Ösophaguskarzinom) entwickelt.
  - Dabei spielt wahrscheinlich auch ein durch Alkohol induzierter Immundefekt eine Rolle.
- Hinzu treten alkoholbedingte Unfälle, sowie evtl. die inadäquate Insulintherapie bei mangelnder Compliance.

- Zigarettenrauchen ist bei Patienten mit „idiopathischer" und alkoholischer Pankreatitis ein relevanter Progressionsfaktor.
- Bei Patienten mit chronischer Pankreatitis wurde ein Pankreaskarzinom etwa 16–26 × häufiger beschrieben als im Kontrollkollektiv.
- Ursachen hierfür könnten sein (neben der chronischen Entzündung selbst):
  - der mit dem Alkoholkonsum assoziierte Nikotinabusus,
  - der Diabetes,
  - die Fehlernährung oder
  - die bei Alkoholabhängigkeit gestörte Immunabwehr.
- Das Pankreaskarzinom ist jedoch als Todesursache deutlich seltener als die oben beschriebenen Folgen des Nikotin- und Alkoholkonsums.
- Besonders häufig wurde das Pankreaskarzinom allerdings bei Patienten mit autosomal-dominant vererbter chronischer Pankreatitis beschrieben.
  - Als wesentlicher Pathomechanismus darf hier die seit Jahrzehnten bestehende chronische Entzündung angenommen werden.

6.2.12 Quellenangaben

[1] Cahen DL, Gouma DJ, Nio Y et al. Endoscopic versus surgical drainage of the pancreatic duct in chronic pancreatitis. N Engl J Med 2007; 356: 676–684
[2] Cohn JA, Friedman KJ, Noone PG et al. Relation between mutations of the cystic fibrosis gene and idiopathic pancreatitis. N Engl J Med 1998; 339: 653–658
[3] Diener MK, Hüttner FJ, Kieser M et al. Partial pancreatoduodenectomy versus duodenum-preserving pancreatic head resection in chronic pancreatitis: the multicentre, randomised, controlled, double-blind ChroPac trial. Lancet 2017; 390: 1027–1037
[4] Hoffmeister A, Mayerle J, Friess H et al. S 3-Leitlinie Chronische Pankreatitis: Definition, Ätiologie, Diagnostik und konservative, interventionell endoskopische und operative Therapie der chronischen Pankreatitis. Leitlinie der Deutschen Gesellschaft für Verdauungs- und Stoffwechselkrankheiten (DGVS). AWMF-Registriernummer: 021–003. Z Gastroenterol 2012; 50: 1176–1224
[5] Lankisch PG, Lowenfels AB, Maisonneuve P. What is the risk of alcoholic pancreatitis in heavy drinkers? Pancreas 2002; 25: 411–412
[6] Mössner J, Hoffmeister A, Mayerle J. Chronic Pancreatitis. In: Podolsky DK, Camilleri M, Gregory J et al., Hrsg. Yamada's Textbook of Gastroenterology. 6. Aufl. Hoboken, New Jersey: John Wiley & Sons. 2016: 1702–1731
[7] Mössner J, Keim V. Klinik, Diagnostik und konservative Therapie der chronischen Pankreatitis. In: Riemann J, Fischbach W, Galle P, Mössner J, Hrsg. Gastroenterologie in Klinik und Praxis. Stuttgart: Thieme; 2007: 1844–1857
[8] Rosendahl J, Witt H, Szmola R et al. Chymotrypsin C (CTRC) variants that diminish activity or secretion are associated with chronic p. ancreatitis. Nat Genet 2008; 40: 78–82
[9] Sharer N, Schwarz M, Malone G et al. Mutations of the cystic fibrosis gene in patients with chronic pancreatitis. N Engl J Med 1998; 339: 645–652
[10] Trikudanathan G, Munigala S, Barlass U et al. Evaluation of Rosemont criteria for non-calcific chronic pancreatitis (NCCP) based on histopathology – A retrospective study. Pancreatology 2017; 17: 63–69
[11] Whitcomb DC, Gorry MC, Preston RA et al. Hereditary pancreatitis is caused by a mutation in the cationic trypsinogen gene. Nat Genet 1996; 14: 141–145
[12] Witt H. Chronic pancreatitis and cystic fibrosis. Gut 2003; 52 (Suppl. 2): ii31–ii41
[13] Witt H, Luck W, Hennies HC et al. Mutations in the gene encoding the serine protease inhibitor, Kazal type 1 are associated with chronic pancreatitis. Nat Genet 2000; 25: 213–216

6.2.13 Wichtige Internetadressen

- Arbeitskreis der Pankreatektomierten e. V. (AdP), Selbsthilfegruppe für Patienten mit Pankreaserkrankungen: www.bauchspeicheldruese-pankreas-selbsthilfe.de/der-adp

6.3 Autoimmunpankreatitis

J. Mössner

6.3.1 Steckbrief

Diese seltene Form einer chronischen Pankreatitis ist offensichtlich eine Autoimmunerkrankung. Es werden zwei Formen unterschieden, die sich bezüglich Histologie, Geschlechtsverteilung, Risiko eines Rezidivs und Assoziation mit weiteren Autoimmunerkrankungen unterscheiden. In der Diagnosestellung haben sich die HISORT-Kriterien bewährt. Typisch ist das „wurstförmig" verdickte Pankreas. Beide Formen sprechen auf eine immunsuppressive Therapie an. Bei nicht erhöhtem Serum-IgG4, in der Regel Typ 2, kann die Diagnosestellung schwierig sein, da sich die Erkrankung manchmal wie ein Pankreaskopfkarzinom präsentiert.

6.3.2 Synonyme

- keine

6.3.3 Keywords

- HISORT-Kriterien
- IgG4
- immunsuppressive Therapie

6.3.4 Definition

- Die Autoimmunpankreatitis ist eine seltene Form der chronischen Pankreatitis.
- Es werden zwei klinische Typen unterschieden, die sich hinsichtlich Histologie und klinischem Bild unterscheiden (▶ Tab. 6.10).
- Typ 1 zeichnet sich durch ein lymphoplasmazelluläres Infiltrat mit storiformer Fibrose aus, Typ 2 durch eine die Pankreasgänge zerstörende Entzündung.
- Die Erkrankung kann wie eine i. d. R. milde, akutrezidivierende Pankreatitis verlaufen.
- Sie kann sich aber auch manifestieren durch
  - einen schmerzlosen Ikterus oder
  - nur diskreten Oberbauchbeschwerden.

6.3.5 Epidemiologie

Häufigkeit

- Typ 1, die IgG4-positive Autoimmunpankreatitis, kommt in den ostasiatischen Ländern (z. B. Korea oder Japan) deutlich häufiger vor als in Europa oder Nordamerika.
- Exakte Angaben zur Inzidenz und Prävalenz der Erkrankung in den westlichen Industrienationen sind nicht möglich.
- Anhand einer retrospektiven Analyse stationärer Patienten mit akuter oder chronischer Pankreatitis wird die Inzidenz bei nicht alkoholischer Pankreatitis auf unter 10 % geschätzt.
- Hinter einer alkoholischen chronischen Pankreatitis verbirgt sich in der Regel keine Autoimmunpankreatitis.
  - Die Prävalenz wird für Südwestdeutschland auf unter 1/100 000 geschätzt [4].

Altersgipfel

- Typ 1: 60. Dekade
- Typ 2: 40. Dekade

Geschlechtsverteilung

- Typ 1: kommt bei Männern vor
- Typ 2: kommt bei Männern und Frauen vor

Prädisponierende Faktoren

- nicht bekannt

Tab. 6.10 Typen der Autoimmunpankreatitis.

	Typ 1	Typ 2
Alter: Durchschnitt	60. Dekade	40. Dekade
Geschlecht	männlich	männlich und weiblich
Histologie	lymphozytäre, sklerosierende Pankreatitis periduktale lympho-plasmozytäre Infiltrate Fibrose obliterative Venulitis	gangzerstörende Pankreatitis Gangobliteration
IgG4-positive Zellen	98 %	40 %
IgG4-Serumspiegel	erhöht	normal
Beteiligung weiterer Organe	chronisch sklerosierende Sialadenitis IgG4-assoziierte Cholangitis retroperitoneale Fibrose IgG4-assoziierte tubulointerstitielle Nephritis	chronisch entzündliche Darmerkrankung
	hohe Rezidivrate	kein Rezidiv

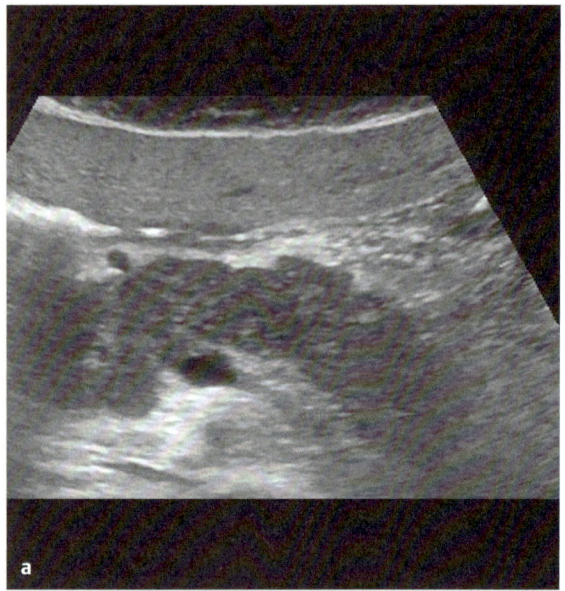

Abb. 6.8 Autoimmunpankreatitis.
a Sonografie: „wurstförmig" verdicktes Pankreas.
b CT: Kleinerwerden des Pankreas nach Prednisolon-Therapie.
c CT: Kleinerwerden des Pankreas nach Prednisolon-Therapie.

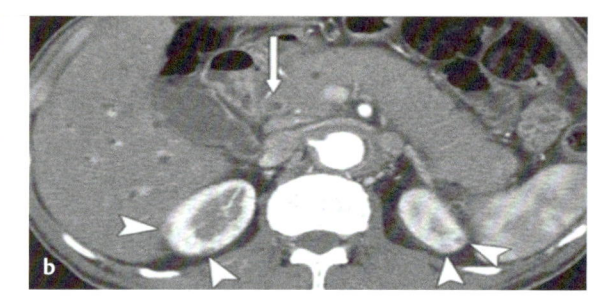

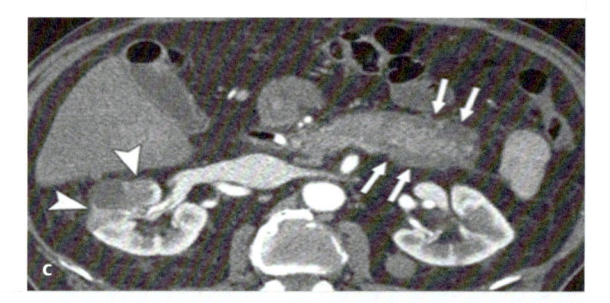

6.3.6 Ätiologie und Pathogenese

- Wie der Name der Erkrankung bereits sagt, handelt es sich um eine Autoimmunerkrankung unklarer Ätiologie.
- Bei Typ 1 kommt es zu einem lymphoplasmazellulären Infiltrat mit storiformer Fibrose.
  - Die mögliche Beteiligung der Gallenwege führt zu einer Cholestase.
- Bei Typ 2, dem sog. gangzerstörenden Typ, könnten die Obstruktionen der Pankreasgänge mit der Folge einer intraluminalen Druckerhöhung für die Schmerzen mit verantwortlich sein [2], [3].

6.3.7 Symptomatik

- Die Erkrankung ist charakterisiert durch chronische oder rezidivierende, i. d. R. mäßig starke Schmerzen.
- Der Schmerzcharakter gleicht dem einer Pankreatitis anderer Genese.
- Es kann auch zu einem schmerzlosen Ikterus kommen, wie bei einem Pankreaskarzinom.
- Die Entwicklung von Spätstadien mit exokriner und endokriner Insuffizienz ist unwahrscheinlich, wahrscheinlich aufgrund der Erfolge der immunsuppressiven Therapie.

6.3.8 Diagnostik

Diagnostisches Vorgehen

- Die Diagnosestellung erfolgt anhand der **HISORT**-Kriterien [1]:
  - **H**istology: lymphozytäre Infiltrate
  - Pancreatic **I**maging: Vergrößerung, Pankreasgangveränderungen
  - **S**erology: erhöhte Spiegel von IgG oder IgG4 oder Nachweis von Autoantikörpern
  - **O**ther Organ Involvement: primär sklerosierende Cholangitis (PSC), Sjögrens-Syndrom, retroperitoneale Fibrose
  - **R**esponse to Steroid **T**reatment
- Typisch ist das „wurstförmig" verdickte Pankreas (▶ Abb. 6.8a).
  - Das Organ wird nach Steroidtherapie wieder kleiner (▶ Abb. 6.8c, ▶ Abb. 6.8b).
- In Japan wird zur Darstellung noch geringer Veränderungen der Pankreasgänge eine diagnostische ERP empfohlen.
  - Vergleichsstudien mit Endosonografie oder sekretinstimulierter MRCP liegen nicht vor.
- Bei Fehlen einer Serum-IgG4-Erhöhung kann die Abgrenzung zu einem Pankreaskarzinom schwierig werden.
  - Der Nachweis lymphozytärer Infiltrate im endosonografisch gewonnenen Pankreaspunktat schließt ein Karzinom nicht sicher aus.

○ Im Resektat stellt sich erst durch Nachweis der typischen Histologie die Gutartigkeit heraus.

Anamnese

- Bei der Frage nach jetzigen Beschwerden wird bei akuter Entzündung über Mittelbauchbeschwerden, nicht unbedingt nahrungsabhängig, geklagt; oft mit Ausstrahlung in den Rücken.
  ○ Die Beschwerden sind in der Regel nicht so stark wie bei einer akuten Pankreatitis.
  ○ Die Schmerzen können chronisch sein.
- Eine Alkohol- oder Nikotinanamnese liegt oft nicht vor.
- Zu fragen ist, ob eine chronisch entzündliche Darmerkrankung vorliegt oder andere Autoimmunerkrankungen bekannt sind.
- Die Familienanamnese ist „leer".

Körperliche Untersuchung

- Der klinische Befund ist oft nicht zielführend.
- Wie bei jeder Form einer Pankreatitis können die Schmerzen bei tiefer Palpation verstärkt werden.
- Bei zusätzlich vorliegender Autoimmuncholangitis kann ein Subikterus bestehen.
- Die Untersuchungsbefunde der möglicherweise zusätzlich vorliegenden Erkrankungen, wie chronisch entzündliche Darmerkrankungen, werden in den entsprechenden Kapiteln beschrieben.

6.3.9 Differenzialdiagnosen

Tab. 6.11 Differenzialdiagnosen.

Differenzialdiagnose	Bemerkungen
duktales Adenokarzinom des Pankreas	wichtigste Differenzialdiagnose
sporadische/idiopathische Pankreatitis	Bei Vorliegen einer chronischen Pankreatitis, fehlender IgG4-Erhöhung im Serum, fehlender Alkoholanamnese und Fehlen einer chronisch entzündlichen Darmerkrankung kann die Abgrenzung zur sporadischen/idiopathischen Pankreatitis schwierig sein. Ein Therapieversuch mit Glukokortikosteroiden ist dann eine individuelle Entscheidung.

6.3.10 Therapie

Therapeutisches Vorgehen

- Glukokortikosteroide, z. B. Prednisolon, sind die Therapie der ersten Wahl.
- Nach Ansprechen erfolgt das Ausschleichen der Therapie ähnlich wie bei anderen Erkrankungen, z. B. Morbus Crohn.
- Bei Rezidiven kann eine langfristige Immunsuppression mit Azathioprin notwendig werden.

- Das berichtete Ansprechen auf eine Therapie mit Rituximab, einem monoklonalen Antikörper gegen CD20-positive Zellen, spricht für die Rolle der B-Lymphozyten in der Pathogenese der Erkrankung.

6.3.11 Verlauf und Prognose

- Bei Typ 2 mit in der Regel fehlenden Rezidiven ist die Prognose sicher sehr gut.
  ○ Prospektive Studien liegen leider nicht vor.

6.3.12 Quellenangaben

[1] Chari ST. Diagnosis of autoimmune pancreatitis using its five cardinal features: introducing the Mayo Clinic's HISORt criteria. J Gastroenterol 2007; 18 (Suppl. 42): 39–41
[2] Hart PA, Zen Y, Chari ST. Recent Advances in Autoimmune Pancreatitis. Gastroenterology 2015; 149: 39–51
[3] Majumder S, Takahashi N, Chari ST. Autoimmune Pancreatitis. Dig Dis Sci 2017; 62: 1762–1769
[4] Schneider A, Michaely H, Weiss C et al. Prevalence and Incidence of Autoimmune Pancreatitis in the Population Living in the Southwest of Germany. Digestion 2017; 96: 187–198

6.4 Maligne Erkrankungen des exokrinen Pankreas

R. Schmid

6.4.1 Steckbrief

Das Pankreaskarzinom wird im Jahr 2030 wahrscheinlich an zweiter Stelle der zum Tode führenden Krebserkrankungen stehen. Die Letalität entspricht weitgehend der Inzidenz. Das liegt einerseits an der verzögerten Diagnosestellung, aber auch an der Biologie des Tumors, wie der frühen Metastasierung, den metabolischen Veränderungen und der ausgeprägten Therapieresistenz. Ungeklärte Gewichtsabnahme, ein neu aufgetretener Diabetes mellitus und gürtelförmige Oberbauch bzw. Rückenschmerzen können erste Symptome eines Pankreaskarzinoms sein. Tumoren im Pankreaskopf verursachen häufig eine extrahepatische Cholestase mit schmerzlosem Ikterus. Zur Beurteilung der Resektabilität wird ein Dreiphasen-CT durchgeführt. Bei einem kleinen Teil der Patienten kann eine vollständige Resektion in kurativer Intention durchgeführt werden. Nahezu alle Patienten erleiden ein Rezidiv. Nach der Resektion wird unabhängig vom R-Status eine adjuvante Therapie für 6 Monate empfohlen. Bei primär nicht resektablen Patienten erfolgt eine palliative Chemotherapie. Bei lokal fortgeschrittenen Tumoren kann eine neoadjuvante Therapie in Studien durchgeführt werden.

6.4.2 Synonyme
- keine

6.4.3 Keywords
- duktales Adenokarzinom
- Azinuszellkarzinom
- neuroendokrine Neoplasie

6.4.4 Definition
- Zu den malignen Erkrankungen des Pankreas zählen:
  - **duktale Adenokarzinome**: mit 85–90 % die häufigste Entität der malignen Pankreaserkrankungen
  - **Azinuszellkarzinome**: 1–2 % aller exokrinen Pankreasneoplasien
  - **neuroendokrine Neoplasien**: 1–2 % aller Pankreasneoplasien
- Vor Einleitung einer palliativen Therapie muss eine zytologische bzw. eine histologische Sicherung erfolgen.

6.4.5 Epidemiologie

Häufigkeit
- Es wird erwartet, dass das Pankreaskarzinom 2030 die zweithäufigste zum Tode führende Krebserkrankung wird.
- In Deutschland erkranken jährlich etwa 15 000 Menschen am duktalen Adenokarzinom des Pankreas.
- Die Inzidenz des Pankreaskarzinoms liegt sehr nahe bei der jährlichen Letalitätsrate.
- Ein Langzeitüberleben ist die Ausnahme.
- Die Gründe dafür sind
  - die Diagnosestellung in meist fortgeschrittenen Stadien,
  - die geringe Resektionsrate,
  - ein häufiges Rezidiv nach Resektion und
  - die Resistenz gegen Chemo- und Strahlentherapie.

Altersgipfel
- mittleres Erkrankungsalter:
  - Männer 70 Jahre
  - Frauen 76 Jahre

Geschlechtsverteilung
- Männer sind häufiger betroffen als Frauen.

Prädisponierende Faktoren
- **Adipositas** und **zu geringe körperliche Bewegung** sind mit einem erhöhten Pankreaskarzinomrisiko assoziiert.
- **Zigaretten- und Zigarrenrauchen** verdoppelt das Risiko für ein Pankreaskarzinom.
- Zu den **berufsbedingten Risikofaktoren** zählt der Kontakt mit
  - Pestiziden,
  - Herbiziden,
  - Fungiziden,
  - chlorierten Kohlenwasserstoffen und
  - Chromverbindungen.
- Die **hereditäre Pankreatitis** ist selten, aber mit einem deutlich erhöhten Risiko für ein Pankreaskarzinom verbunden.
- Patienten mit langjähriger **chronischer Pankreatitis** weisen ein erhöhtes Risiko für ein Pankreaskarzinom auf.
- Ein neu aufgetretener **Diabetes mellitus Typ 2** wird als paraneoplastisch beim Pankreaskarzinom gewertet.
- Bei einem erstgradig Verwandten mit Pankreaskarzinom verdoppelt sich das Risiko.
- Das familiäre Pankreaskarzinom bei mindestens zwei erstgradigen Verwandten mit Pankreaskarzinom erhöht das Risiko für ein Pankreaskarzinom auf das 8-Fache.
  - Das Risiko kann bis auf das 50- bis 60-Fache ansteigen, z. B. bei zusätzlichem Zigarettenrauchen.
- Ein deutlich erhöhtes Pankreaskarzinomrisiko bedingen verschiedene **Tumorsyndrome** mit
  - Keimbahnmutationen in BRCA2 (hereditäres Mamma- und Ovarialkarzinom), INK4a(p16) (Familien mit Pankreas-Karzinom-Melanom-Syndrom) oder
  - bestehendem hereditären nicht polypösen Kolonkarzinom (HNPCC) oder
  - familiärer adenomatöser Polyposis (FAP).
- Beim **Peutz-Jeghers-Syndrom** besteht ein 36–42 %iges Lebensrisiko für ein Pankreaskarzinom.
- Etwa 7–8 % der Pankreaskarzinome entstehen in Familien mit gehäuftem Vorkommen von Pankreaskarzinomen.
  - Die zugrunde liegenden Keimbahnmutationen finden sich in verschiedenen DNA-Reparaturgenen.

6.4.6 Ätiologie und Pathogenese
- Das Pankreas besteht
  - zu 80 % aus azinären Zellen,
  - zu 10–15 % aus Gangzellen und
  - zu 1–2 % aus endokrinen Zellen.
- > 85 % der Pankreaskarzinome sind duktal differenziert.
- Eine azinäre Differenzierung ist eine Rarität.
- Vorkommen:
  - 60–70 % der Pankreaskarzinome liegen im Pankreaskopf,
  - 5–10 % im Pankreaskörper und
  - 10–15 % im Pankreasschwanz.
- Bei Diagnosestellung sind die Tumoren
  - im Kopf im Mittel 2,5–3,5 cm und
  - im Körper und Schwanz 5–7 cm groß.

- Heute geht man davon aus, dass duktale Pankreaskarzinome durch eine azinär-duktale Metaplasie aus azinären Zellen hervorgehen.
- Pankreaskarzinome sind durch eine ausgeprägte desmoplastische Reaktion gekennzeichnet.

6.4.7 Klassifikation und Risikostratifizierung

- Die malignen epithelialen Tumoren des exokrinen Pankreas werden nach der WHO-Klassifikation eingeteilt (▶ Tab. 6.12).

Tab. 6.12 Klassifikation von primären Tumoren des exokrinen Pankreas.

histologischer Subtyp	ICD
duktales Adenokarzinom	8500/3
adenosquamöses Karzinom	8560/3
kolloides Karzinom	8480/3
hepatoides Karzinom	8576/3
medulläres Karzinom	8510/3
siegelringzelliges Karzinom	8490/3
undifferenziertes Karzinom	8020/3
undifferenziertes Karzinom mit osteoklastenartigen Riesenzellen	8035/3
Azinuszellkarzinom	8550/3
Azinuszellzystadenokarzinom	8551/3
IPMN mit invasivem Karzinom	8453/3
gemischtes azinäres-duktales Karzinom	8154/3
gemischtes azinäres-neuro-endokrines Karzinom	8154/3
gemischtes duktales-neuroendokrines Karzinom	8154/3
MCN mit invasivem Karzinom	8470/3
Pankreatoblastom	8971/3
seröses Zystadenokarzinom	8441/3
solid-pseudopapilläre Neoplasie	8452/3
neuroendokrine Neoplasie	8240/3

IPMN: intraduktale papilläre muzinöse Neoplasien;
MCN: muzinöse zystische Neoplasien

6.4.8 Symptomatik

- Patienten mit Pankreaskarzinom werden meist in einem späten Stadium diagnostiziert.
- Tumoren im Pankreaskopf verursachen durch eine Obstruktion der extrahepatischen Gallenwege einen schmerzlosen **Ikterus**.
- Karzinome im Pankreasschwanz entwickeln spät Symptome.
- Fast alle Patienten erleiden einen **Gewichtsverlust**.
- Ein neu aufgetretener **Diabetes mellitus** kann der Diagnose eines Pankreaskarzinoms vorausgehen.
- Neu aufgetretene **Oberbauch- oder Rückenschmerzen**, verbunden mit einer Gewichtsabnahme, deuten auf ein Pankreaskarzinom.

6.4.9 Diagnostik

Diagnostisches Vorgehen

- Ein **Screening asymptomatischer Personen** mit
  - Tumormarker,
  - molekularbiologischen Methoden oder
  - Bildgebung kann derzeit **nicht empfohlen** werden.
- Eine **Bildgebung** sollte veranlasst werden bei
  - einem neu aufgetretenen Diabetes mellitus und
  - weiteren Symptomen eines Pankreaskarzinoms.
- Die schmerzlose Tastbarkeit der Gallenblase (Courvoisier-Zeichen) kann beim Pankreaskarzinom bei Kompression des Ductus cysticus nachweisbar sein.
- Ein Pankreaskarzinom ist mit 20 % die häufigste Ursache für einen neu aufgetretenen schmerzlosen Ikterus.
- Bei einer idiopathischen akuten Pankreatitis bei Patienten über 50 Jahre sollte ein Pankreaskarzinom abgeklärt werden.

Anamnese

- Gewichtsabnahme
- Rückenschmerzen
- Oberbauchschmerzen
- Erstmanifestation Diabetes mellitus

Körperliche Untersuchung

- Ikterus
- Tastbarkeit der Gallenblase

Labor

- Beim Nachweis eines Pankreastumors sollte CA 19–9 im Serum bestimmt werden.

Bildgebende Diagnostik

- Zur Abklärung eines Tumorverdachts sind verschiedene bildgebende Verfahren (Sonografie, CT, MRT) geeignet.
- In den meisten Fällen ist der Ultraschall das erste bildgebende Verfahren.
- Die beiden sensitivsten Verfahren sind die Multidetektor-CT und die MRT in Kombination mit der MRCP.
- Verkalkungen werden am besten mittels CT identifiziert, besonders bei Verdacht auf chronische Pankreatitis.
- Die **Dreiphasen-CT** des Abdomens mit Kontrastmittel zeigt in der Regel den Tumor und dessen Beziehung zu den arteriellen und venösen Gefäßen.
  - Werden arterielle Gefäße zu 180° oder mehr umscheidet, besteht lokale Irresektabilität.
  - In der Regel sind Pankreaskarzinome hypoperfundiert.
- Zur Beurteilung der Resektabilität kann auch die Endosonografie herangezogen werden.

- Zur präoperativen Beurteilung der Tumorausdehnung wird die Diagnostik durch ein Thorax-CT ergänzt.

Instrumentelle Diagnostik

Gallengangsdrainage

- Bei schmerzlosem Ikterus aufgrund eines resektablen Pankreaskopfkarzinoms ist keine Gallengangsdrainage notwendig.
- Ein Gallengangsstent wird endokopisch zur Drainage eingelegt bei
  - Zeichen der Cholangitis sowie
  - erhöhten Cholestase- (AP) und Entzündungsparametern (CRP, Leukozyten) im Serum.
- Dies gilt sowohl für die präoperative als auch für die palliative Situation.

Histologie, Zytologie und klinische Pathologie

Histologische Pankreasdiagnostik

- Eine diagnostische ERCP zur Bürstenzytologie aus dem Gallengang/Pankreasgang ist beim Pankreaskarzinom nicht anzustreben.
- Bei differenzialdiagnostischem Hinweisen auf das Vorliegen eines Tumors (nicht typisch für ein Pankreaskarzinom) sollte eine endosonografisch gesteuerte Biopsie durchgeführt werden.
- Vor einer spezifischen palliativen Therapie (Chemo-/Strahlentherapie) muss die Diagnose zytologisch oder histologisch gesichert werden.

6.4.10 Differenzialdiagnosen

Tab. 6.13 Differenzialdiagnosen.

Differenzialdiagnose	Bemerkungen
distale Gallengangkarzinome	klinisch nicht von Pankreaskopfkarzinomen unterscheidbar
Papillenkarzinome	können auch eine extrahepatische Cholestase bedingen
chronische Pankreatitis im Pankreaskopf	kann ein Pankreaskarzinom imitieren
autoimmune Pankreatitis	kann klinisch wie ein Pankreaskopfkarzinom erscheinen

6.4.11 Therapie

Therapeutisches Vorgehen

- Die Resektion ist das einzig potenziell kurative Therapieverfahren.
- Nach der Resektion wird eine adjuvante Chemotherapie durchgeführt.

Pharmakotherapie

- Bei einem lokal fortgeschrittenen Pankreaskarzinom kann eine **neoadjuvante Chemotherapie** innerhalb von Studien durchgeführt werden.
- Nach einer R0-Resektion eines Pankreaskarzinoms sollte unabhängig vom Stadium eine **adjuvante Chemotherapie** durchgeführt werden.
- Als Chemotherapieprotokolle können
  - Gemcitabin mono und
  - die Kombination von Gemcitabin und Oxaliplatin für 6 Monate eingesetzt werden.
- Eine neue, noch unveröffentlichte Studie zeigt allerdings eine Überlegenheit von FOLFIRINOX adjuvant gegenüber den bisherigen Empfehlungen.
- Die adjuvante Therapie sollte innerhalb von 6 Monaten nach der Resektion begonnen werden.
- Bei einer R1-Resektion sollte eine additive Chemotherapie für 6 Monate durchgeführt werden.
- Eine adjuvante Therapie für 6 Monate mit Gemcitabin oder 5-Fluorouracil sollte erfolgen bei der Resektion einer intraduktalen papillären muzinösen Neoplasien (IPMN) oder einer muzinösen zystischen Neoplasien (MCN) mit Nachweis eines invasiven Karzinoms.
- Beim metastasierten Pankreaskarzinom soll bei guten ECOG eine palliative Chemotherapie durchgeführt werden.
  - Bei sehr gutem Allgemeinzustand (ECOG 0–1) kann die Kombination von 5-FU/Folinsäure, Irinotecan und Oxaliplatin (FOLFIRINOX) durchgeführt werden.
  - Für die Schmerztherapie gelten die allgemeinen Regeln der Tumorschmerztherapie nach WHO.

Strahlentherapie

- Bei einem isolierten Lokalrezidiv kann die Möglichkeit einer lokalen Strahlentherapie (hypofraktionierte stereotaktische Präzisionsstrahlentherapie) erwogen werden.

Operative Therapie

- Bei potenziell resektablem Pankreaskarzinom sollte die primäre Resektion erfolgen.
- Das Resektionsverfahren richtet sich nach der Lokalisation des Tumors:
  - Kausch-Whipple-Resektion
  - Linksresektion
  - totale Pankreatektomie
- Ziel der Resektion ist die Resektion im Gesunden, R0.
- Bei Infiltration des Truncus coeliacus oder der Mesenterialgefäße sollte keine primäre Resektion erfolgen.
- Die Infiltration der V. portae ist keine Kontraindikation für eine Resektion.
- Bei Fernmetastasen sollte keine Resektion erfolgen:
  - Organmetastasen
  - Peritonealkarzinose

- ○ als Fernmetastasierung geltende Lymphknotenmetastasen
- Bei resektablem Pankreaskopfkarzinom sollte eine Resektion nach Kausch-Whipple mit oder ohne Pyloruserhalt durchgeführt werden.
- Bei Pankreasschwanzkarzinom sollte eine Linksresektion durchgeführt werden.
- Bei Pankreaskorpuskarzinomen ist ggf. eine totale Duodenopankreatektomie erforderlich.
- Eine erweiterte Lymphadenektomie weist keine Vorteile bezüglich des Langzeitüberlebens auf.
- Bei Zustand nach Pankreatektomie müssen Pankreasenzyme zu den Mahlzeiten eingenommen werden und der Blutzuckerspiegel mit Insulin eingestellt werden.
- Bei tumorbedingter extrahepatischer Cholestase müssen Gallengangstents eingelegt werden.
  - ○ In der palliativen Situation sind Metallstents vorzuziehen, da sie in Intervallen von 6 Monaten gewechselt werden müssen.
  - ○ Plastikstents müssen alle 3 Monate gewechselt werden.
- Falls eine transpapilläre Stenteinlage nicht mehr möglich ist, kann eine perkutane transhepatische oder transgastrische Cholangiodrainage (PTCD) angelegt werden.
- In Ausnahmefällen kann eine biliodigestive Anastomose erforderlich sein.

6.4.12 Verlauf und Prognose

- Auch nach R0-Resektionen treten bei der überwiegenden Mehrzahl der Patienten Rezidive auf.

6.4.13 Quellenangaben

[1] Esposito I, Schlitter AM, Klöppel G. Zystische Pankreastumoren: Klassifikation und malignes Potential. J Gastroenterol Hepatol Erkr 2011; 9: 30–36
[2] Farrell JJ. Prevalence, diagnosis and management of pancreatic cystic neoplasms: current status and future diections. Gut Liver 2015; 9: 571–589
[3] Hartwig W, Werner J, Jäger D et al. Improvement of surgical results for pancreatic cancer. Lancet Oncol 2013; 14: e476–e485
[4] Hidalgo M. Pancreatic cancer. N Engl J Med 2010; 362: 1605–1697
[5] Leitlinienprogramm Onkologie (Deutsche Krebsgesellschaft, Deutsche Krebshilfe, AWMF): S3-Leitlinie Exokrines Pankreaskarzinom, Langversion 1.0, 2013, AWMF Registernummer: 032–010OL. Im Internet: http://leitlinienprogramm-onkologie.de/Leitlinien.7.0.html; Stand: 10.12.2018
[6] Ryan DP, Hong TS, Bardeesy N. Pancreatic adenocarcinoma. N Engl J Med 2014; 371: 1039–1049
[7] Srinivasan N, Teo J, Chin Y et al. Systematic review of the clinical utility and validity of the Sendai and Fukuoka Consensus Guidelines for the management of intraductal papillary mucinous neoplasms of the pancreas. HPB (Oxford) 2018; 20: 497–504
[8] Tanaka M, Fernandez-del Castillo C, Adsay V et al. International consus guidelines 201 for the management of IPMN and MCN of the pancreas. Pancreatology 2012; 12: 183–197

6.5 Prämaligne Erkrankungen des exokrinen Pankreas

R. Schmid

6.5.1 Steckbrief

Vorläuferläsionen des exokrinen Pankreaskazinoms sind pankreatische intraepitheliale Neoplasien (PanIN III) sowie intraduktale papilläre muzinöse Neoplasien (IPMN) und muzinöse zystische Neoplasien (MCN) mit zumindest mäßiggradiger Dysplasie. IPMN und MCN gehören zu den zystischen Neoplasien. Zystische Pankreasläsionen sind häufig und werden mit einer Prävalenz von bis zu 13,5 % in MRT-Untersuchungen bei asymptomatischen Patienten nachgewiesen. Die Mehrzahl dieser Läsionen misst weniger als 1 cm im Durchmesser. Die zystischen Läsionen nehmen mit zunehmendem Lebensalter an Häufigkeit zu. Unterschieden werden neoplastische und nicht neoplastische Läsionen. Weitere Unterscheidungsmerkmale sind seröse und muzinöse Zystenflüssigkeit. Nur muzinöse, schleimbildende Läsionen haben ein relevantes klinisches malignes Potenzial. Die Überwachungsintervalle orientieren sich an der Größe der Läsionen sowie an den Fukuoka-Kriterien, die auch für die Indikation zur Resektion relevant sind.

6.5.2 Synonyme

- zystischer Pankreastumor = zystische Neoplasie

6.5.3 Keywords

- pankreatische intraepitheliale Neoplasie
- intraduktale papilläre muzinöse Neoplasie (IPMN)
- muzinöse zystische Neoplasie (MCN)
- solid-pseudopapilläre Neoplasie (SPN)
- seröse zystische Neoplasie (SCN)

6.5.4 Definition

- Zu den prämalignen Erkrankungen des Pankreas zählen:
  - ○ **intraduktale papilläre muzinöse Neoplasien** (IPMN):
    - – können den Pankreashauptgang, Pankreasseitengänge oder beides betreffen (gemischt)
    - – sind als Vorstufen des Pankreaskarzinoms zu werten
  - ○ **muzinöse zystische Neoplasien** (MCN):
    - – treten zu nahezu 100 % bei Frauen auf
    - – sollten bei fehlenden Kontraindikationen reseziert werden
    - – können zu muzinösen zystischen Karzinomen (MCC) entarten

- **solid-pseudopapilläre Neoplasie** (SPN):
  - seltene, niedrigmaligne Neoplasie des Pankreas
  - tritt vorwiegend bei jungen Frauen auf
  - wird nicht als Vorläuferläsion des Pankreaskarzinoms angesehen
- **seröse zystische Neoplasien** (SCN):
  - entarten extrem selten
  - müssen in der Regel nicht reseziert werden

6.5.5 Epidemiologie
Häufigkeit
- Durch die Verbesserung und weitere Verbreiterung der bildgebenden Verfahren werden asymptomatische Läsionen im Pankreas häufiger entdeckt.
- Asymptomatische zystische Läsionen des Pankreas weisen eine Prävalenz von bis zu 13,5 % in MRT-Untersuchungen auf.
- IPMN sind mit ca. 20–25 % aller Pankreaszysten die häufigsten zystischen Pankreastumoren.

Altersgipfel
- Zystische Läsionen nehmen mit zunehmendem Alter an Häufigkeit zu.

Geschlechtsverteilung
- MCN kommen fast ausschließlich bei perimenopausalen Frauen vor (Durchschnittsalter 48 Jahre).
- SPN kommen in ca. 90 % der Fälle bei jungen Frauen vor (Durchschnittsalter 28–30 Jahre).

Prädisponierende Faktoren
- weibliches Geschlecht (für MCN und SPN)

6.5.6 Ätiologie und Pathogenese
- Patienten mit muzinösen zystischen Neoplasien weisen ein erhöhtes Pankreaskarzinomrisiko auf.

IPMN
- Die IPMN werden eingeteilt in Tumoren mit
  - geringer (Adenom),
  - mäßiggradiger (Borderline-Tumor) und
  - hochgradiger Dysplasie (Carcinoma in situ).
- Daraus kann sich eine invasive Tumorkomponente entwickeln.
- IPMN sind eine biologisch-morphologisch heterogene Gruppe.
- IPMN im Ductus pancreaticus werden als **Hauptgang-Typ** klassifiziert.
- IPMN die von einem sekundären Gang ausgehen, werden als **Seitengang-IPMN** bezeichnet.
- IPMN vom Seitengang-Typ können auch multifokal auftreten und entarten sehr selten.
- IPMN vom Hauptgang-Typ entarten häufiger.
- Bei den IPMN werden als hochprädiktiv für Malignität gewertet:
  - Ikterus,
  - ein kontrastmittelaufnehmender muraler Knoten (≥ 5 mm),
  - eine positive Zytologie oder
  - die Dilatation des Pankreashauptgangs (≥ 10 mm).
- Assoziiert mit einem erhöhten Risiko für hochgradige Dysplasien oder Karzinom (Fukuoka-Kriterien) sind
  - eine Hauptgangdilatation (5–9,9 mm),
  - Zystenwachstum,
  - erhöhte Serumspiegel für CA 19-9 (> 37 U/ml),
  - muraler Knoten (< 5 mm) und/oder
  - Zystendurchmesser ≥ 40 mm.

MCN
- MCN kommen fast ausschließlich bei perimenopausalen Frauen vor.
- Das Durchschnittsalter ist 48 Jahre.
- Mehr als 90 % der MCN liegen im Kopf oder Schwanz des Pankreas.
- Im Gegensatz zur IPMN haben die MCN keine Gangkommunikation.

SCN
- SCN entarten sehr selten.
- Die Vergrößerung von SCN kann als Hinweis auf eine extrem selten auftretende maligne Transformation hindeuten.

SPN
- SPN sind solitär, primär solide und nur sekundär pseudozystisch-degenerativ zerfallende Tumoren.
- Sie kommen in ca. 90 % der Fälle bei jungen Frauen vor.
- SPN sind häufig Zufallsbefunde.
- Sie haben ein niedriges Malignitätspotenzial.

6.5.7 Klassifikation und Risikostratifizierung
- ▶ Tab. 6.14 zeigt die Einteilung in epiteliale und neoplastische Neoplasien.

Tab. 6.14 Klassifikation von zystischen Neoplasien des Pankreas.

epithelial	neoplastisch, nicht epithelial
intraduktale papilläre muzinöse Neoplasie muzinös-zystische Neoplasie serös-zystische Neoplasie solide-pseudopapilläre Neoplasie Azinuszellzystadenom Azinuszellkarzinom, zystisch neuroendokriner Tumor, zystisch duktales Adenokarzinom (mikro-)zystisch Pankreatoblastom, zystisch zystisches Teratom zystisches Hamartom	Lymphangiom Hämangiom Sarkom, zystisch

6.5.8 Symptomatik

- Zystische Pankreastumoren sind in der Mehrzahl Zufallsbefunde bei asymptomatischen Personen.

6.5.9 Diagnostik

Diagnostisches Vorgehen

- Die Diagnose erfolgt mittels Bildgebung.

Anamnese

- Die Mehrzahl der zystischen Läsionen werden zufällig entdeckt, ohne dass Symptome vorliegen.

Körperliche Untersuchung

- keine Auffälligkeiten

Labor

- Um eine seröse von einer muzinösen zystischen Läsion zu unterscheiden, kann eine CEA-Bestimmung im Punktat hilfreich sein.

Bildgebende Diagnostik

- Bei Verdacht auf zystische Läsion ist die MRT mit einer MRCP das sensitivste Verfahren.
  - Sind die Kriterien für die Indikation zur Resektion durch die MRT nicht eindeutig, wird ergänzend eine Endosonografie empfohlen.
- Zur Beurteilung von murinen Knoten bei zystischen Neoplasien wird eine Endosonografie mit Kontrastmittel empfohlen.
- Zur Überwachung von zystischen Neoplasien werden MRT und Endosonografie eingesetzt.
- Unabhängig von der Größe wird zur ersten Verlaufskontrolle eine Kontrolluntersuchung nach 3–6 Monaten durchgeführt.
  - Die weiteren Untersuchungsintervalle richten sich nach der Größe der zystischen Neoplasie.

Instrumentelle Diagnostik

- Die ERCP hat keinen Stellenwert in der Diagnostik von zystischen Neoplasien des Pankreas.
- Endoskopisch kann bei einem Teil der Patienten mit Hauptgang-IPMN eine sog. Fischmaulpapille mit Schleimaustritt nachgewiesen werden.

6.5.10 Differenzialdiagnosen

Tab. 6.15 Differenzialdiagnosen.

Differenzialdiagnose	Bemerkungen
andere zystische Prozesse	Zur Differenzialdiagnose eignen sich verschiedene Schnittbildverfahren. Die höchste Sensitivität und Spezifität weisen die MRT mit MRCP und die Endosonografie auf. Ggf. sollte eine endosonografisch gesteuerte Punktion erfolgen.
Pankreaspseudozysten	

6.5.11 Therapie

Therapeutisches Vorgehen

- Bei symptomatischen zystischen Läsionen orientiert sich die Therapie an der Symptomatik.
- Bei extrahepatischer Cholestase durch eine zystische Neoplasie kann die Resektion indiziert sein.
- MCN sollten ab einer Größe ≥ 40 mm bei fehlenden Kontraindikationen reseziert werden, wenn sie asymptomatisch sind.
  - Bei älteren Patienten muss eine kritische Risiko-Nutzen-Abwägung erfolgen.
- Für die Resektion von IPMN dienen die Fukuoka-Kriterien als Orientierung.
- SCN entarten nicht und sollten daher bei fehlender Symptomatik nicht reseziert werden.
- Nicht resektable maligne zystische Neoplasien werden analog zu duktalen Adenokarzinomen des Pankreas behandelt (siehe Kap. 6.4).

6.5.12 Verlauf und Prognose

- IPMN vom Seitengangtyp entarten sehr selten.

6.5.13 Quellenangaben

[1] Esposito I, Schlitter AM, Klöppel G. Zystische Pankreastumoren: Klassifikation und malignes Potential. J Gastroenterol Hepatol Erkr 2011; 9: 30–36
[2] Farrell JJ. Prevalence, diagnosis and management of pancreatic cystic neoplasms: current status and future diections. Gut Liver 2015; 9: 571–589
[3] Hartwig W, Werner J, Jäger D et al. Improvement of surgical results for pancreatic cancer. Lancet Oncol 2013; 14: e476–e485
[4] Hidalgo M. Pancreatic cancer. N Engl J Med 2010; 362: 1605–1697

[5] Leitlinienprogramm Onkologie (Deutsche Krebsgesellschaft, Deutsche Krebshilfe, AWMF): S3-Leitlinie Exokrines Pankreaskarzinom, Langversion 1.0, 2013, AWMF Registernummer: 032–010OL. Im Internet: http://leitlinienprogramm-onkologie.de/Leitlinien.7.0.html; Stand: 10.12.2018

[6] Ryan DP, Hong TS, Bardeesy N. Pancreatic adenocarcinoma. N Engl J Med 2014; 371: 1039–1049

[7] Srinivasan N, Teo J, Chin Y et al. Systematic review of the clinical utility and validity of the Sendai and Fukuoka Consensus Guidelines for the management of intraductal papillary mucinous neoplasms of the pancreas. HPB (Oxford) 2018; 20: 497–504

[8] Tanaka M, Fernandez-del Castillo C, Adsay V et al. International consus guidelines 201 for the management of IPMN and MCN of the pancreas. Pancreatology 2012; 12: 183–197

6.6 Zystische Tumoren des Pankreas

A. Neeße, V. Ellenrieder

6.6.1 Steckbrief

Zystische Pankreasneoplasien sind eine heterogene Gruppe unterschiedlicher Tumorentitäten. Sie werden häufig zufällig durch schnittbildgebende Verfahren (CT, MRT) diagnostiziert. Eine Abgrenzung zu entzündlichen Pseudozysten und echten Pankreaszysten (Retentionszysten, lymphoepitheliale Zysten) kann mitunter erhebliche differenzialdiagnostische Schwierigkeiten bereiten. In Anbetracht der hohen Prävalenz von zystischen Pankreasneoplasien ist das maligne Entartungspotenzial insgesamt sehr gering, hängt jedoch von der Entität, Größe und weiteren bildmorphologischen Kriterien ab. In Abhängigkeit des Entartungspotenzials und der Komorbiditäten des Patienten wird eine chirurgische Sanierung oder ein abwartendes Vorgehen mit regelmäßigen Verlaufskontrollen durch MRT oder endoskopischen Ultraschall (EUS) empfohlen.

6.6.2 Synonyme

- zystische Pankreasneoplasien

6.6.3 Keywords

- intraduktale papillär-muzinöse Neoplasie (IPMN)
- muzinös-zystische Neoplasie (MCN)
- serös-zystische Neoplasie (SCN)
- solid-pseudopapilläre Neoplasie (SPN)
- zystischer neuroendokriner Tumor (NET)

6.6.4 Definition

- Zu den zystischen Pankreasneoplasien gehören sowohl seröse als auch muzinöse Zysten des Pankreas:
  - intraduktale papillär-muzinöse Neoplasie (IPMN)
  - muzinös-zystische Neoplasie (MCN)
  - serös-zystische Neoplasie (SCN)
  - solid-pseudopapilläre Neoplasie (SPN oder Frantz-Tumor)
- Davon abzugrenzen, jedoch in der Bildgebung schwierig zu differenzieren, sind
  - das duktale Adenokarzinom des Pankreas mit zystischer Degeneration und
  - zystische neuroendokrine Tumoren (NET).

6.6.5 Epidemiologie

Häufigkeit

- Aufgrund des zunehmenden Einsatzes hochauflösender schnittbildgebender Verfahren für vielfältige medizinische Indikationen hat die Prävalenz von Pankreaszysten in den letzten Jahren stark zugenommen.
- In der allgemeinen Bevölkerung liegt die Prävalenz von zufällig diagnostizierten Pankreaszysten > 2 mm in der MRT bei ungefähr 50 % [6].
  - In der CT kann die Detektionsrate deutlich niedriger liegen.
- In einer großen prospektiv, longitudinalen Populationsstudie lag die Inzidenz von Pankreaszysten in einem 5-Jahres-Intervall bei 12,5 % [6].
- Die häufigsten zystischen Pankreastumoren sind die IPMN (ca. 60 %), die je nach Ursprungsort unterteilt werden können in
  - Hauptgang-IPMN (MD-IPMN) oder
  - Seitenast-IPMN (BD-IPMN).
- BD-IPMN kommen deutlich häufiger als MD-IPMN vor.
- Weitere zystische Pankreasläsionen sind
  - MCN (ca. 15 %),
  - SCN (ca. 20 %),
  - SPN (< 5 %) und
  - zystisch neuroendokrine Tumoren (ca. 2 %).

Altersgipfel

- Die Prävalenz aller Pankreaszysten nimmt mit steigendem Alter zu [6].
- Bei 30–40-jährigen Probanden werden Pankreaszysten mit einer Häufigkeit von 5–20 % im MRT detektiert [2], [6], [12].
- Im Alter von 80 Jahren nimmt die Prävalenz je nach Studie, Schnittbildmodalität und detektierter Zystengröße mit 40–70 % deutlich zu.
  - Die meisten dieser Zysten sind kleine (< 1 cm) BD-IPMN und bereiten keine klinischen Beschwerden.
- Die einzelnen Entitäten der zystischen Pankreasneoplasien zeigen charakteristische Altersgipfel (▶ Tab. 6.16).
  - IPMN nehmen mit zunehmendem Alter in Zahl und Größe zu.
  - Die selten vorkommende SPN wird vornehmlich bei jungen Frauen (20–30 Jahre) diagnostiziert („Tochter-Zyste").

- Die MCN wird fast ausschließlich bei Frauen mit einem Altersgipfel von 40–60 Jahren detektiert („Mutter-Zyste").
- Die SCN wird vorwiegend bei Frauen ab 60 Jahren detektiert („Großmutter-Zyste").

Geschlechtsverteilung

- Die einzelnen Entitäten der zystischen Pankreasneoplasien zeigen eine typische Geschlechtsverteilung (▶ Tab. 6.16).
  - Die Geschlechtsverteilung bei IPMN ist ausgewogen.
  - SPN, MCN und SCN werden vornehmlich bei Frauen diagnostiziert.

Prädisponierende Faktoren

- Unabhängig von der Zystenentität nimmt die Anzahl und Größe von Pankreaszysten mit zunehmendem Lebensalter zu.
- Ein erhöhter BMI (> 27 kg/m^2) wurde mit dem Auftreten von Pankreaszysten assoziiert, ohne jedoch Einfluss auf Anzahl oder Größe der Zysten zu haben.
- Bisher nicht als Risikofaktor bestätigt werden konnten
  - Nikotinabusus,
  - Diabetes mellitus,
  - Lipasewerte,
  - HbA$_{1c}$ oder
  - Alkoholkonsum [6].

6.6.6 Ätiologie und Pathogenese

- Die Ätiologie neoplastische Pankreaszysten ist bisher unzureichend verstanden.
- Abhängig von Phäno-und Genotyp besteht ein sehr variables Risiko der malignen Entartung.
- Phäno- und genotypische Veränderungen der häufigsten neoplastischen Pankreaszysten sind in ▶ Tab. 6.16 dargestellt.

IPMN

- muzinöses, intraduktales Zystenepithel aus dem Pankreasgangepithel
- geht entweder aus dem Pankreashauptgang (MD-IPMN) oder den Pankreasseitenästen (BD-IPMN) hervor
- keine eigene Zystenkapsel
- BD-IPMN können multipel auftreten.
- Mixed-type-IPMN sind simultan auftretende MD-IPMN und BD-IPMN.
- häufige Mutationen im KRAS-Onkogen, GNAS- und RNF43-Gen [7]

MCN

- muzinöse Zyste
- häufig im Pankreaskorpus oder -schwanz
- i. d. R. Zystenkapsel ohne Anschluss an Pankreasgangsystem
- entwicklungsgeschichtlich Ursprung aus Anlage der Keimdrüsen, insbesondere Ovar
- Mutationen im KRAS-Onkogen und RNF43-Gen beschrieben

SCN

- Ätiologie bisher unzureichend verstanden
- eigene Kapsel
- kann in mikrozystischer, oligozystischer oder makrozystischer Form vorliegen
- Lokalisation vorwiegend im Pankreaskorpus und -schwanz
- kein Anschluss an Pankreasgangsystem
- häufig Mutation des Von-Hippel-Lindau-Gens nachweisbar [11]

Tab. 6.16 Charakteristika der häufigsten zystischen Pankreasneoplasien.

Merkmal	MD-IPMN	BD-IPMN	MCN	SCN	SPN
Häufigkeit	20 %	40 %	15 %	20 %	< 5 %
Geschlecht (m:w)	50:50	50:50	1:99	40:60	15:85
Altersgipfel	60–70	60–70	40–50	60–70	20–30
Ganganschluss	ja	ja	nein	nein	nein
Lokalisation	Kopf	ubiquitär	Schwanz	Kopf	ubiquitär
malignes Potenzial	hoch	niedrig	hoch	extrem niedrig	intermediär
Zystenflüssigkeit	viskös, CEA ↑, Lipase ↑	viskös, CEA ↑, Lipase ↑	viskös, CEA ↑, Lipase ↑	serös, CEA ↓, Lipase ↓	Lipase ↓
häufig mutierte Gene	GNAS, KRAS, RNF43	GNAS, KRAS, RNF43	KRAS, RNF43	Von-Hippel-Lindau-Gen	β-Catenin
Vorgehen	Resektion	Resektion oder Verlaufsbeobachtung abhängig von Risikofaktoren	Resektion	Resektion nur bei symptomatischen Zysten	Resektion

MD-IPMN: intraduktale papillär-muzinöse Neoplasie des Hauptgangs; BD-IPMN: intraduktale papilläre-muzinöse Neoplasie des Seitenasts; MCN: muzinös-zystische Neoplasie; SCN: serös-zystische Neoplasie; SPN: solid-pseudopapilläre Neoplasie

SPN

- Ursprung dieser seltenen, umkapselten zystischen Pankreasneoplasie bisher ungeklärt
- vorwiegend im Pankreaskorpus- und -schwanz
- i. d. R. keine Verbindung zum Pankreasgangsystem
- β-Catenin-Mutation bei allen Tumoren
- Aktivierung des Wnt/β-Catenin-Signalwegs führt zur Hochregulation von Genen des Notch-, Hedgehog- und Androgenrezeptor-Signalwegs [4].

6.6.7 Klassifikation und Risikostratifizierung

MD-IPMN

- Das maligne Entartungspotenzial ist hoch.
- Invasive Karzinome werden bei 30–100 % der resezierten Fälle beobachtet.

BD-IPMN

- Das maligne Entartungspotenzial ist deutlich niedriger als bei MD-IPMN und hängt ab von
  - der Größe der Zyste und
  - einer Reihe zusätzlicher bildmorphologischer Kriterien.
- Diese Kriterien werden unterteilt in
  - Risikofaktoren („worrisome features") und
  - Hochrisikostigmata („high risk features"; ▶ Tab. 6.17).
- Im Fall einer Resektion zeigt sich in 15–45 % der Fälle eine hochgradige Dysplasie oder ein invasives Karzinom.

MCN

- Das maligne Entartungspotenzial mit invasivem Wachstum liegt zwischen 5–35 %.
- Liegt ein invasives Karzinom vor liegt die 5-Jahres-Überlebensrate bei < 70 %.

SCN

- Das maligne Entartungspotenzial ist extrem gering.
- Diese zystische Pankreasneoplasie kann generell als benigne Läsion angesehen werden [5].

SPN

- Das maligne Entartungspotenzial mit invasivem Wachstum und Metastasierung liegt zwischen 15 und 20 %.
- Die Langzeitprognose ist exzellent, auch wenn bereits ein invasives Wachstum oder eine Metastasierung vorliegt.
- Die 10-Jahres-Überlebensrate ist > 90 %.

Tab. 6.17 Risikobeurteilung von intraduktalen papilläre-muzinösen Neoplasien des Seitenasts.

Risikofaktoren	Hochrisikostigmata
Zystengröße ≥ 3 cm murale Knötchen < 5 mm verdickte Zystenwand Pankreashauptgangdilatation 5–9 mm mit distaler Pankreasgangatrophie Lymphadenopathie erhöhtes CA19-9 im Serum Zystenwachstum > 5 mm innerhalb von 2 Jahren	obstruktiver Ikterus murale Knötchen ≥ 5 mm Pankreashauptgang ≥ 10 mm Beschwerden (z. B. Pankreatitis), die auf die Zyste zurückzuführen sind

6.6.8 Symptomatik

- häufig asymptomatischer Zufallsbefund, insbesondere bei kleinen Zysten
- Oberbauch- oder Rückenschmerzen
- bei großen neoplastischen Pankreaszysten
  - Erbrechen,
  - Völlegefühl,
  - Gewichtsabnahme,
  - Passagestörung und
  - Ikterus durch Kompression von Magen und Gallenwegen
- Pankreatitis durch Kompression oder Aufstau des Pankreasgangs

6.6.9 Diagnostik

Diagnostisches Vorgehen

- Zur kompletten diagnostischen Abklärung neoplastischer Pankreaszysten sollten initial
  - eine MRT/MRCP und
  - eine Endosonografie (EUS) durchgeführt werden.
- Eine bildmorphologische Beurteilung nach Form, Lage, Alter und Geschlecht des Patienten (FLAG-Kriterien) erlaubt in vielen Fällen bereits eine differenzialdiagnostische Einordnung der Zysten.

Anamnese

- Gewichtsverlust
- abdominelle Schmerzen
- Pankreatitisschübe in der Vergangenheit
- intermittierender Ikterus, Stuhlentfärbung
- neu diagnostizierter Diabetes mellitus
- genaue Familienanamnese mit Hinblick auf Tumorerkrankungen, insbesondere Pankreaskarzinom

Körperliche Untersuchung

- häufig unauffällig

6.6 Zystische Tumoren des Pankreas

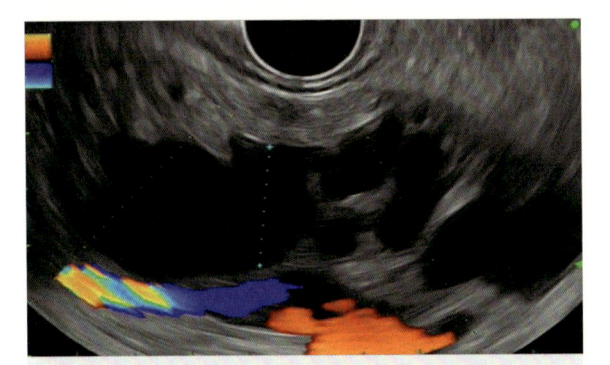

Abb. 6.9 Endosonografisches Bild (Radialscanner) einer Hauptgang-IPMN im Bereich des Pankreaskorpus mit deutlich erweitertem Pankreashauptgang > 1 cm und soliden Anteilen. IPMN: intraduktale papillär-muzinöse Neoplasie

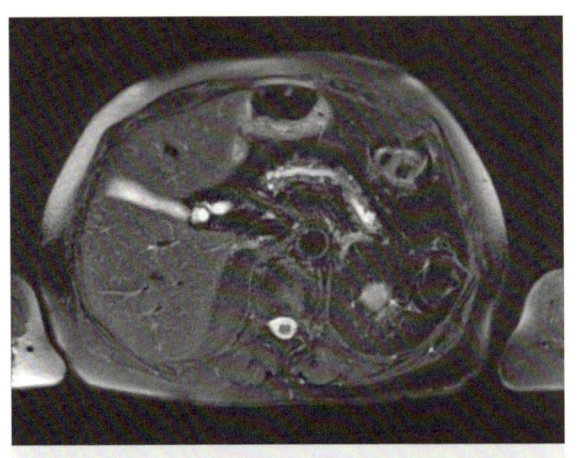

Abb. 6.10 MRT einer Seitenast-IPMN mit Risikofaktoren. Seitenast-IPMN mit dilatiertem Pankreasgang (5 mm) oder Mixed-type-IPMN bei einer 85-jährigen Patientin. Der Befund war in der 1-jährigen Verlaufskontrolle stabil. Auf Wunsch der Patientin wurde auf weitere Verlaufskontrollen verzichtet. IPMN: intraduktale papillär-muzinöse Neoplasie. (Quelle: Prof. Joachim Lotz, Institut für Diagnostische und Interventionelle Radiologie, Universitätsmedizin Göttingen)

- Große Pankreaszysten können abdominell als prallelastische Resistenz getastet werden.

Labor

- **Analyse der Zystenflüssigkeit**
- Pankreaszysten > 1 cm können abhängig von der Lage zumeist mit geringem periinterventionellem Risiko transgastral oder transduodenal mittels EUS punktiert werden, um Zystensekret zu aspirieren.
- Eine Punktion sollte nur dann erfolgen, wenn der bildgebende Befund diagnostische Zweifel lässt.
- Neben der Viskosität sollte im Zystensekret die **Lipase** (Ganganschluss) und der **CEA-Wert** bestimmt werden.
- Lipasewerte < 250 U/l machen eine Pseudozyste und einen Ganganschluss sehr unwahrscheinlich (Spezifität 98 %).
- CEA ist bisher der wichtigste biochemische Marker für die Unterscheidung zwischen muzinöser und seröser Zyste, wobei hier keine Unterscheidung bezüglich Invasivität erfolgen kann.
  - CEA Werte > 800 ng/ml haben eine Spezifität von 95 % für eine muzinöse Zyste.
- Molekulare Mutationsanalysen (z. B. GNAS, KRAS) aus Zystensekret sind derzeit in klinischer Erprobung und werden zukünftig eine wichtige Rolle zur Abschätzung des Malignitätsrisikos spielen [8].

Bildgebende Diagnostik

- MRT/MRCP und EUS sind prinzipiell als komplementäre Bildgebungen anzusehen und der CT in der Detektion und Charakterisierung der Pankreaszysten überlegen [1].

Sonografie

- Der EUS zeigt Vorteile in der Beurteilung von muralen Knötchen (▶ Abb. 6.9).
- Trotzdem kann eine genaue Zuordnung der Zysten erhebliche diagnostische Schwierigkeiten bereiten, insbesondere auch eine Abgrenzung zu
  - den selten vorkommenden echten Pankreaszysten,
  - entzündlichen Pseudozysten,
  - zystischen degenerierten Adenokarzinomen oder
  - zystischen neuroendokrinen Tumoren.
- Eine EUS-gesteuerte Feinnadelbiopsie (EUS-FNA) kann daher indiziert sein zur
  - Gewinnung von Zystensekret und
  - Bestimmung des karzinoembryonalen Antigens (CEA; muzinös vs. serös), Lipase (Ganganschluss) sowie zur
  - Zytologie.
- Der transabdominelle, hochauflösende Ultraschall ist aufgrund der zunehmenden Verfügbarkeit des EUS in den Hintergrund gerückt.

MRT

- Die Darstellung einer Pankreasgangkommunikation gelingt in der MRT/MRCP besser (▶ Abb. 6.10).

Histologie, Zytologie und klinische Pathologie

Histologische Pankreasdiagnostik

- Die in der EUS-FNA gewonnene Zytologie von zystischen Pankreasläsionen ist häufig nicht aussagekräftig.
- Nur die histologische Beurteilung des chirurgischen Präparates kann eine definitive histopathologische Diagnose liefern.

IPMN

- Es werden verschiedene Progressionsstufen unterschieden:
  - IPMN-Adenom
  - IPMN-Borderline-Tumor
  - IPMN-Karzinom
- Histologisch können BD-IPMN in 4 Subtypen unterteilt werden.
  - **gastrischer Typ**: MUC 5AC-positiv, MUC 1- und MUC 2-negativ
    - Die Mehrheit der BD-IPMN ist vom gastrischen Subtyp, eine maligne Progression ist selten.
  - **intestinaler Typ**: CDX2- und MUC 2-positiv, Entwicklung zu einem kolloidalen Karzinom möglich
  - **onkozytischer Typ**: MUC 6-Expression, selten invasiv wachsend
  - **pankreobiliärer Typ**: bisher schlecht charakterisierter Subtyp, der selten vorkommt, jedoch häufig in ein invasives tubuläres Adenokarzinom voranschreiten kann
- Invasive IPMN können in einen **tubulären und kolloidalen Subtyp** unterteilt werden, was regelhaft im Pathologiebefund erwähnt sein sollte.
  - Der kolloidale Subtyp (CDX2- und MUC 2-positiv) hat eine bessere Prognose als der tubuläre Subtyp.

MCN

- Unterschieden werden
  - MCN-Adenome,
  - MCN-Borderline-Tumoren und
  - MCN-Karzinome.
- Charakteristisches histologisches Merkmal ist das ovarielle Stroma, mit Expression von Östrogen- und Progesteronrezeptoren.

SCN

- Die seröse Zyste ist mit kubischem Epithel ausgekleidet.
- Abhängig von der Erscheinungsform (mikrozystisch, oligozystisch, makrozystisch) ist die Zyste mit einer unterschiedlichen Anzahl von fibrösen Septen durchzogen.
  - Diese können zentral einen Narbenstern mit Kalkeinlagerungen bilden.

SPN

- variable Zusammensetzung von soliden, pseudopapillären und pseudozystischen Strukturen mit monomorphen Tumorzellen
- immunhistochemisch positiv für
  - β-Catenin,
  - neuronspezifische Enolase (NSE),
  - Vimentin und
  - Progesteronrezeptor

6.6.10 Differenzialdiagnosen

Tab. 6.18 Differenzialdiagnosen.

Differenzialdiagnose	Bemerkungen
Pseudozyste	genaue Anamnese bezüglich Pankreatitiden und entsprechender Risikofaktoren, ggf. EUS-FNA mit Bestimmung von Lipase und CEA In der blanden Pseudozyste ist Lipase erhöht und CEA niedrig. Cave: Neoplastische Pankreaszysten können auch Ursache von Pankreatitiden sein!
zystischer NET des Pankreas	EUS, CT, ggf. EUS-FNB
zystisches Adenokarzinom des Pankreas	seröse Flüssigkeit, keine muzinöse Flüssigkeit wie bei IPMN mit soliden Anteilen histologisch kein muzinöses, papilläres Zystenepithel vorhanden
parasitäre Zyste	Anamnese, Antikörpertiter-Bestimmung (z. B. Echinokokken-Serologie)
echte Pankreaszyste	dysontogenetische oder lymphoepitheliale Zyste, Unterscheidung insbesondere bei kleinen Zysten bildmorphologisch kaum möglich
Pankreoblastoma	sehr seltener, zumeist kindlicher Pankreastumor, Unterscheidung von SPN nur durch Histologie möglich

EUS-FNA: endoskopischer Ultraschall mit Feinnadelaspiration; CEA: karzinoembryonales Antigen; NET: neuroendokriner Tumor; EUS-FNB: endoskopischer Ultraschall mit Feinnadelbiopsie; IPMN: intraduktale papillär-muzinöse Neoplasie; SPN: solid-pseudopapilläre Neoplasie

6.6.11 Therapie

Therapeutisches Vorgehen

- **MD-IPMN, MCN und SPN** sollten chirurgisch reseziert werden, da das maligne Entartungspotential hoch ist.
- Bei kleinen MCN kann bei diagnostischer Unsicherheit (Differenzialdiagnose: BD-IPMN) auch eine engmaschige Verlaufskontrolle erfolgen.
- Das Resektionsverfahren hängt vom Ausmaß der Erkrankung ab (Pankreatikoduodenektomie, Pankreaslinksresektion, Enukleation) und muss individuell festgelegt werden.
- Aufgrund der hohen Morbidität soll eine totale Pankreatektomie möglichst vermieden werden.
- Eine intraoperative Schnellschnittdiagnostik des Hauptgangs hat sich diesbezüglich bewährt.
- **BD-IPMN** mit Hochrisikostigmata sollten reseziert werden.
- Bei BD-IPMN mit Risikofaktoren muss eine Abwägung zwischen Operation oder engmaschiger Verlaufskontrolle erfolgen in Abhängigkeit des
  - Patientenalters,
  - Patientenwunschs und
  - OP-Risikos.

- Alle symptomatischen Pankreasneoplasien, auch **SCN**, sollten einer chirurgischen Resektion zugeführt werden, wenn die Zyste mit hoher Wahrscheinlichkeit kausal mit klinischen Beschwerden in Verbindung zu bringen ist, z. B.
  - Pankreatitis,
  - Oberbauchschmerz,
  - Völlegefühl bei sehr großen Zysten.
- Symptomatische Pankreaszysten haben ein signifikant höheres Risiko für eine maligne Entartung.
- Eine EUS-gesteuerte Sklerosierung von neoplastischen Pankreaszysten ohne Anschluss an das Pankreasgangsystem (MCN, SCN) durch Ethanol oder Paclitaxel ist derzeit kein etablierter Standard.
  - Dies sollte nur innerhalb von kontrollierten Studien durchgeführt werden.

Verlaufsbeobachtung

- Die generelle Operabilität und der individuelle Patientenwunsch müssen bei Erstdiagnose und im Verlauf kritisch geprüft werden.
  - Damit können unnötige Untersuchungen ohne therapeutische Konsequenz und Verängstigung seitens der Patienten vermieden werden.
- Ein Großteil der neoplastischen Pankreaszysten sind BD-IPMN mit einem insgesamt sehr niedrigen Malignitätsrisiko, sodass für jeden Patienten eine individuell festgelegte Verlaufskontrolle durchgeführt werden kann.
- Die MRT/MRCP und der EUS sind geeignete Modalitäten für die Verlaufskontrolle.
  - Hier kann nach primärer Diagnose zumeist eine geeignete und verfügbare Technik ausgewählt werden, die dann mit Voruntersuchungen verglichen werden kann.
- **Richtlinien zur Verlaufsbeobachtung:**
  - Pankreaszysten < 1 cm: einmalige Kontrolle nach 6–12 Monaten, danach alle 2 Jahre
  - Pankreaszysten 1–2 cm: einmalige Kontrolle nach 6 Monaten, danach alle 1–2 Jahre
  - Pankreaszysten > 2 cm: einmalige Kontrolle nach 6 Monaten, danach 1 × pro Jahr
- Das Evidenzlevel dieser Empfehlungen ist aufgrund der aktuellen Datenlage sehr niedrig.
- Die Aussagen der verschiedenen internationalen Leitlinien divergieren zum Teil erheblich.
  - Unter anderem ist unklar, wie lange größenkonstante Pankreaszysten kontrolliert werden sollten, und ob nach 5 Jahren die Kontrolle beendet werden kann [3], [9], [10].

6.6.12 Nachsorge

- Nach chirurgischer Resektion von IPMN sollte postoperativ eine strukturierte Nachsorge stattfinden.
  - Bei ca. 25 % der Patienten entwickeln sich innerhalb von 5 Jahren erneute IPMN im Restpankreas.
  - Invasive IPMN entstehen in ca. 7 % der Fälle in den ersten 5 Jahren nach Resektion.
  - Risikofaktoren für ein Rezidiv im Restpankreas sind
    – hochgradige Dysplasien im Resektat,
    – positiver Resektionsrand und
    – eine positive Familienanamnese für ein Pankreaskarzinom.
  - Patienten sollten daher postoperativ alle 6–12 Monate mittels Schnittbildgebung (z. B. MRT/MRCP) eine Verlaufskontrolle erhalten, sofern die Komorbiditäten eine erneute Operabilität zulassen.
- Für MCN, SCN und SPN gibt es keine standardisierten Empfehlungen bezüglich der Nachsorge.
  - Bei vollständiger chirurgischer Entfernung gelten die Patienten als geheilt.

6.6.13 Verlauf und Prognose

- 5-Jahres-Überlebensrate nach Resektion:
  - invasives IPMN und MCN: 40–60 %
  - SPN: 95–97 %
  - Adenokarzinom des Pankreas: 15–20 %

6.6.14 Prävention

- Ein generelles Screening der Bevölkerung mittels MRT oder EUS kann nicht empfohlen werden.
- Bei Patienten mit IPMN, vor allem mit BD-IPMN, entwickeln sich jedoch häufiger konkomittierende Pankreaskarzinome.
- Strittig ist, ob bei Patienten mit neoplastischen Pankreaszysten andere extrapankreatische Tumoren gehäuft auftreten.
  - Auch hier gibt es derzeit keine allgemeingültigen Screeningempfehlungen.

6.6.15 Quellenangaben

[1] Canto MI, Hruban RH, Fishman EK et al. Frequent detection of pancreatic lesions in asymptomatic high-risk individuals. Gastroenterology 2012; 142: 796–804

[2] De Jong K, Nio CY, Hermans JJ et al. High prevalence of pancreatic cysts detected by screening magnetic resonance imaging examinations. Clin Gastroenterol Hepatol 2010; 8: 806–811

[3] Del Chiaro M, Verbeke C, Salvia R et al. European experts consensus statement on cystic tumours of the pancreas. Dig Liver Dis 2013; 45: 703–711

[4] Dinarvand P, Lai J. Solid Pseudopapillary Neoplasm of the Pancreas: A Rare Entity With Unique Features. Arch Pathol Lab Med 2017; 141: 990–995

[5] Jais B, Rebours V, Melleo G et al. Serous cystic neoplasm of the pancreas: a multinational study of 2622 patients under the auspices of the International Association of Pancreatology and European Pancreatic Club (European Study Group on Cystic Tumors of the Pancreas). Gut 2016; 65: 305–312

[6] Kromrey ML, Bülow R, Hübner J et al. Prospective study on the incidence, prevalence and 5-year pancreatic-related mortality of pancreatic cysts in a population-based study. Gut 2018; 67: 138–145

[7] Lee JH, Kim Y, Choi JW et al. KRAS, GNAS, and RNF43 mutations in intraductal papillary mucinous neoplasm of the pancreas: a meta-analysis. Springerplus 2016; 5: 1172
[8] Singhi AD, McGrath K, Brand RE et al. Preoperative next-generation sequencing of pancreatic cyst fluid is highly accurate in cyst classification and detection of advanced neoplasia. Gut 2018; 67: 2131–2141
[9] Tanaka M, Fernández-Del Castillo C, Kamisawa T et al.
[10] Vege SS, Zinring B, Jain R et al. American gastroenterological association institute guideline on the diagnosis and management of asymptomatic neoplastic pancreatic cysts. Gastroenterology 2015; 148: 819–822
[11] Wu J, Jiao Y, Dal Molin M et al. Whole-exome sequencing of neoplastic cysts of the pancreas reveals recurrent mutations in components of ubiquitin-dependent pathways. Proc Natl Acad Sci U S A 2011; 108: 21188–21193
[12] Zhang XM, Mitchell DG, Dohke M et al. Pancreatic cysts: depiction on single-shot fast spin-echo MR images. Radiology 2002; 223: 547–553

6.7 Seltene Pankreastumoren

P. Michl

6.7.1 Steckbrief

Neben dem duktalen Pankreaskarzinom, zystischen Pankreasneoplasien und Neuroendokrinen Pankreastumoren, die in anderen Kapiteln besprochen werden, existieren weitere solide Tumoren des Pankreas. Diese können bildgebend als Pankreaskarzinom fehlinterpretiert werden und sind deshalb differenzialdiagnostische Herausforderungen Zu diesen Tumoren zählen solid-pseudopapilläre Neoplasien (SPN), Azinuszellkarzinome, Pankreatoblastome, Pankreaslymphome und solitäre Pankreasmetastasen. Insgesamt machen diese seltenen Pankreastumoren weniger als 5 % aller Pankreastumoren aus.

6.7.2 Synonyme

Solid-pseudopapilläre Neoplasie (SPN)

- solid-pseudopapilläres Karzinom
- papillärer zystischer Tumor
- papilläre epitheliale Neoplasie
- Gruber-Frantz-Tumor

Azinuszellkarzinom

- Azinuszell-Tumor

Pankreatoblastom

- Pankreaskarzinom der Kindheit

Pankreaslymphom

- pankreatisches Non-Hodgkin-Lymphom
- primäres Pankreaslymphom

6.7.3 Keywords

- solid-pseudopapilläre Neoplasie
- Azinuszellkarzinom
- Pankreatoblastom
- Pankreaslymphom
- Pankreasmetastasen

6.7.4 Definition

Solid-pseudopapilläre Neoplasie (SPN)

- niedrigmaligner Tumor des Pankreas
- besteht aus monomorphen epithelialen Zellen, die solide und pseudopapilläre Strukturen ausbilden

Azinuszellkarzinom

- maligner, zellreicher epithelialer Tumor des Pankreas mit azinärer Differenzierung
- weist typischerweise keine wesentliche Stromareaktion auf
- kann exokrine Enzyme sezernieren

Pankreatoblastom

- Pankreastumor der Kindheit mit azinärer Differenzierung

Pankreaslymphom

- aus pankreatischem bzw. peripankreatischem Lymphgewebe hervorgehendes Lymphom
- kein Hinweis auf einen anderen primären Manifestationsort

Pankreasmetastasen

- intrapankreatische Absiedlungen anderer solider Primärtumoren

6.7.5 Epidemiologie

Häufigkeit

- Metastasen: 2–5 % aller Pankreastumoren
- SPN: 1–2 % aller Pankreastumoren
- Azinuszellkarzinom: 1 % aller Pankreastumoren
- Pankreatoblastom: < 1 % aller Pankreastumoren
- Pankreaslymphom: < 0,5 % aller Pankreastumoren

Altersgipfel

- Metastasen: 59 Jahre
- SPN: 22 Jahre
- Azinuszellkarzinom: 61 Jahre
- Pankreatoblastom: 5 Jahre
- Pankreaslymphom: 63 Jahre

Geschlechtsverteilung

- Metastasen: m/w 2:1
- SPN: m/w 1:10
- Azinuszellkarzinom: m/w 4:1
- Pankreatoblastom: m/w 1:1
- Pankreaslymphom: m/w 7:1

Prädisponierende Faktoren

- Für keine der seltenen Neoplasien des Pankreas sind klar erwiesene prädisponierende Faktoren bekannt.

6.7.6 Ätiologie und Pathogenese

SPN

- Die Pathogenese ist ungeklärt.
- Häufig treten Mutationen im β-Catenin-Gen mit Aktivierung des Wnt-Signalwegs auf.

Azinuszellkarzinom

- Die Pathogenese ist ebenfalls ungeklärt.
- Die azinäre Differenzierung ist in 95–100 % der Fälle durch die Expression von Trypsin immunhistochemisch nachweisbar.
- Molekulargenetisch zeigen sich in ca. 20 % der Fälle Mutationen im APC/β-Catenin- Signalweg.
- Seltener sind auch Mutationen in SMAD4, CDKN2A, TP53, einem der Gene der DNA-Reparaturenzyme bzw. im Mismatch-Repair-System beschrieben.
- Histologisch finden sich gelegentlich auch endokrine Anteile.
  - Ab einem Anteil von ca. 30 % endokriner Zellen handelt es sich um ein gemischt azinär-endokrines Karzinom.

Pankreatoblastom

- häufigster Pankreastumor der Kindheit
- ähnelt dem Azinuszellkarzinom aufgrund seiner azinären Differenzierung
- Molekulargenetisch finden sich Mutationen im APC/β-Catenin-Signalweg in bis zu 80 % der Fälle.

Pankreaslymphom

- primär pankreatisches Non-Hodgkin-Lymphom unklarer Ätiologie
- In der Mehrzahl zeigen sich hochgradige B-Zell-Lymphome (45 %),
  - seltener niedriggradige B-Zell-Lymphome (15 %) oder
  - sonstige B-Zell-Lymphome (36 %),
  - sehr selten T-Zell-Lymphome (4 %).

Pankreasmetastasen

- Absiedlungen anderer Primärtumoren
- gehäuft von Nierenzellkarzinomen, malignen Melanomen, Lungenkarzinomen und Sarkomen u. a.

6.7.7 Symptomatik

- Im Vordergrund stehen bei allen seltenen Pankreastumoren unspezifische Symptome:
  - Bauchschmerzen
  - Abgeschlagenheit
  - Gewichtsverlust
  - Übelkeit/Erbrechen
- Seltener zeigen sich ein Ikterus oder eine akute Pankreatitis als Erstmanifestation.
- **Azinuszellkarzinom:** In 10 % der Fälle finden sich bei dieser Tumorentität paraneoplastisch subkutane Fettgewebsnekrosen als sichtbare Knötchen und Polyarthralgien, oft assoziiert mit einer Lipaseerhöhung im Serum.
- **Pankreatoblastom:** im Kindesalter gelegentlich nur symptomatisch durch eine tastbare abdominelle Raumforderung

6.7.8 Diagnostik

Diagnostisches Vorgehen

- Anamnese
- körperliche Untersuchung
- Labor
- bildgebende Diagnostik:
  - transabdomineller Ultraschall zur initialen Diagnostik einer pankreatischen Raumforderung
  - kontrastmittelgestützte Schnittbildgebung mittels CT oder MRT zum prätherapeutischen Staging
  - endoskopische Ultraschall (EUS)
    - zur Beurteilung einer möglichen Gefäßinfiltration oder lokaler Lymphknotenvergrößerungen und
    - zur histologischen/zytologischen Sicherung mittels Feinnadelaspiration (EUS-FNA)

Anamnese

- Die symptomorientierte Anamnese beinhaltet das Erfragen von
  - B-Symptomatik,
  - Bauch- und/oder Rückenschmerzen,
  - Gelenkschmerzen,
  - Haut- und Stuhlveränderungen.

Körperliche Untersuchung

- ggf. tastbarer Tumor im Oberbauch
- Azinuszellkarzinom: in 10 % der Fälle subkutane Knötchen (Fettgewebsnekrosen)

Labor

- Tumormarker des Pankreaskarzinoms (CA19–9, CEA) sind nicht wegweisend.
- **Azinuszellkarzinom:**
  - Serum-Lipase in ca. 50 % der Fälle erhöht
  - gelegentlich Blut-Eosinophilie
  - sog. „Schmid-Trias": subkutane Fettgewebsnekrosen + Eosinophilie + Polyarthritis
- **Pankreatoblastom:** AFP häufig erhöht

Bildgebende Diagnostik

CT, MRT, EUS

Solid-pseudopapilläre Neoplasie (SPN)

- rundliche, meist gut abgekapselte solide Raumforderung
- oft mit zystischen Komponenten
- gelegentlich auch mit Kalzifikationen (▶ Abb. 6.11)

Azinuszellkarzinom

- inhomogene, oft abgekapselte solide Raumforderung mit hypo- und hyperdensen Arealen
- teilweise auch mit
  - zystischen, nekrotischen oder hämorrhagischen Anteilen sowie
  - punktförmigen oder peripher gelegenen Kalzifikationen

Pankreatoblastom

- inhomogene Raumforderung
- oft lobuliert mit kontrastmittelaufnehmenden Septen
- zusätzlich sind nekrotische Areale und Kalzifikationen möglich

Pankreaslymphom

- fokale oder diffuse Vergrößerung des Pankreas
  - demarkiert sich im CT meist iso-hypodens mit homogener Kontrastmittelanreicherung
- angrenzende Organe und Gefäße oftmals infiltriert
- EUS: meist hypoechogene Vergrößerung des Organs mit
  - hyperechogener Begrenzung des Pankreasgangs und
  - isoechogener peripankreatischer Lymphadenopathie
- hinweisend:
  - homogenes Erscheinungsbild ohne Kalzifikationen oder Nekrosen
  - meist fehlende Obstruktion des Pankreasgangs

Pankreasmetastasen

- Absiedlungen von Nierenzellkarzinomen imponieren oft als hyperdense Läsionen
  - können gelegentlich auch mit langer Latenz nach Primärtumor-Diagnose auftreten
- Metastasen anderer Primärtumoren oftmals hypodens

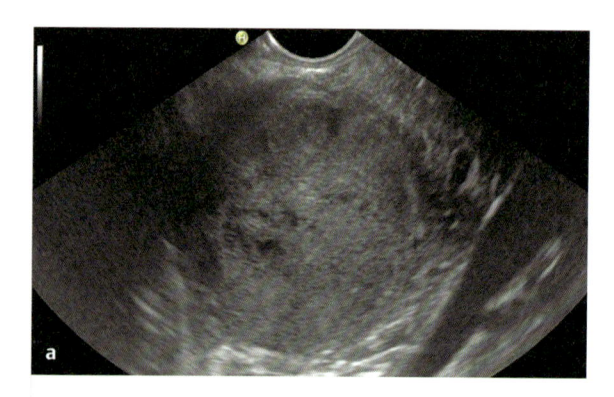

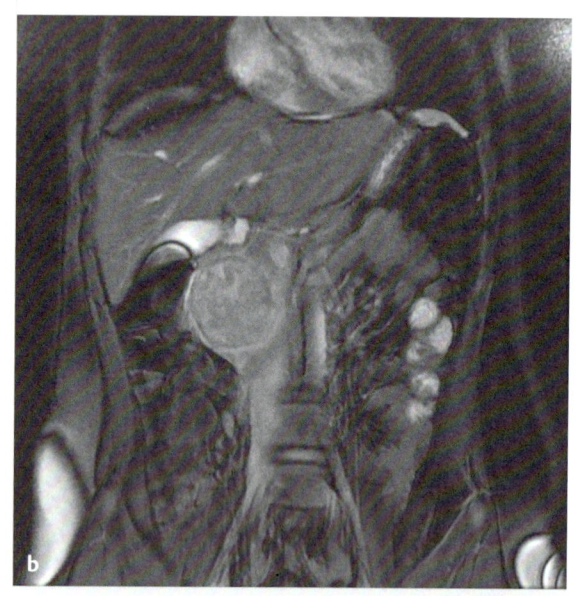

Abb. 6.11 Solid-pseudopapilläre Neoplasie bei einem 9-jährigen Mädchen als Zufallsbefund, der aufgrund einer nach Oberbauchtrauma erfolgten Ultraschallbildgebung gestellt wurde.
a EUS mit longitudinalem Schallkopf vor EUS-gestützter Punktion mit einem typischen Bild eines abgekapselten Tumors mit soliden und zystischen Anteilen.
b MRT derselben Patientin. (Quelle: Prof. Dr. Dr. W. Wohlgemuth, Universitätsklinikum Halle/Saale)

Histologie, Zytologie und klinische Pathologie

Histologische Tumordiagnostik

- sollte erfolgen bei bildgebenden oder klinischen Hinweisen auf
  - Metastasen anderer Primärtumoren,
  - ein Pankreaslymphom oder
  - eine Autoimmunpankreatitis
- Pankreaslymphom:
  - FNA-Zytologie zur Diagnostik oftmals unzureichend
  - Stanzbiopsie erforderlich
  - gelegentlich wird Lymphom-Diagnose jedoch erst bei explorativer Laparotomie mittels Schnellschnitt gestellt

6.7.9 Differenzialdiagnosen

Grundsätzliche Differenzialdiagnosen von Pankreasläsionen

- duktales Adenokarzinom (PDAC)
- seröses Zystandenom (SCA)
- muzinöses Zystadenom (MCA)
- intrapapilläre muzinöse Neoplasie (IPMN)
- pankreatischer neuroendokriner Tumor (PNET)
- Metastasen
- solid-pseudopapilläre Neoplasie (SPN)
- Azinuszellkarzinom
- Pankreatoblastom
- Lymphom
- lymphoepitheliale Zyste
- Lipom
- Lymphangiom
- Sarkom
- neurogener Tumor
- intraduktale Tubulopapilläre Neoplasie (ITPN)
- Teratom

Differenzialdiagnosen des solid-pseudopapillären Karzinoms

- zystische Neoplasmen
- benigne zystische Läsionen

Differenzialdiagnosen des Pankreatoblastoms im Kindesalter

- Neuroblastom
- Wilms-Tumor
- Hepatoblastom

6.7.10 Therapie

Therapeutisches Vorgehen

- Das therapeutische Vorgehen sollte interdisziplinär festgelegt werden nach
  - EUS-FNA-gesteuerter histologischer/zytologischer Sicherung der Tumorentität sowie
  - Evaluation bzgl. einer Fernmetastasierung.
- Eine explorative Laparotomie kann primär erfolgen bei
  - bildgebender Resektabilität und
  - vorhandenen bildgebenden und klinischen Malignitätskriterien.

Pharmakotherapie

- irresektable bzw. diffus metastasierte **SPN, Azinuszellkarzinome und Pankreatoblastome**:
  - systemische Chemotherapie kann durchgeführt werden
  - Evidenz hierfür ist jedoch schlecht
  - Gemcitabin- oder 5-FU-basierte Kombinationschemotherapien mit Irinotecan, Platinderivaten und Docetaxel sind in kleinen Serien beschrieben worden.
- **Pankreaslymphom**:
  - Bei histologisch nachgewiesenem B-Zell-Lymphom des Pankreas ist eine systemische Chemotherapie (z. B. R-CHOP) mit oder ohne zusätzliche Radiotherapie indiziert.
  - Bei gesicherter Diagnose ist eine chirurgische Resektion nicht sinnvoll.

Interventionelle Therapie

- Bei vorliegendem Ikterus und gleichzeitiger Irresektabilität bzw. Cholangitis sollte eine endoskopische Gallenwegsdrainage mittels ERCP durchgeführt werden.
- Therapie irresektabler, metastasierter SPN, Azinuszellkarzinome und Pankreatoblastome mit vorwiegend hepatischer Tumorlast:
  - lokoregionale Therapie mittels selektiver interner Radiotherapie (SIRT) oder transarterieller Chemoembolisation (TACE) kann erwogen werden

Operative Therapie

- Bei SPN, Azinuszellkarzinomen und Pankreatoblastomen ist bei bildgebender Resektabilität eine chirurgische Exploration mit Ziel der Resektion zu empfehlen.
- Je nach Lokalisation des Tumors erfolgt hierbei eine **Pankreaskopfresektion** oder eine **Pankreaslinksresektion**.
- Auch bei limitierter hepatischer oder lymphogener Metastasierung kann eine chirurgische Resektion des pankreatischen Primarius einschließlich Metastasenresektion sinnvoll sein.
- **SPN**:
  - Bei SPN kann aufgrund der niedrigen Malignität bei kleinen, abgekapselten Tumoren im Einzelfall auch eine Enukleation erfolgen.
  - Bei Rezidiven kann eine erneute Resektion erfolgen.
- **Pankreasmetastasen**: Bei solitären Metastasen anderer Primärtumoren kann eine Resektion abhängig von der klinischen Gesamtsituation und Prognose erfolgen.

6.7.11 Verlauf und Prognose

SPN

- überwiegend benigner Verlauf
- Metastasierung in ca. 20 % der Fälle beschrieben
- 5-Jahres-Überlebensrate nach chirurgischer Resektion: 95–98 %

Azinuszellkarzinom

- Dieser Tumor weist zum Zeitpunkt der Diagnose in etwa 50 % der Fälle Lymphknoten- oder Lebermetastasen auf.
- medianes Überleben nach Resektion: 36 Monate
- 5-Jahres-Überleben: 72 %
- Bei 25 % der Patienten entwickeln sich metachrone Metastasen nach Resektion.
- Gesamtüberleben: 18–47 Monate

Pankreatoblastom

- Bei Diagnosestellung finden sich in 17 % der Fälle bereits hepatische Metastasen.
- 5-Jahres-Überlebensrate: etwa 50 %
- Nach Entfernung des Tumors, die in 80 % der Fälle möglich ist, steigt die Überlebensrate auf 65 %.

Pankreaslymphom

- Gesamtüberlebensrate abhängig von Lymphomentität
  - in Literatur mit ca. 30 % angegeben

6.7.12 Quellenangaben

[1] Al-Hader A, Al-Rohil RN, Han H et al. Pancreatic acinar cell carcinoma: A review on molecular profiling of patient tumors. World J Gastroenterol 2017; 23: 7945–7951
[2] Grimison PS, Chin MT, Harrison ML et al. Primary pancreatic lymphoma–pancreatic tumours that are potentially curable without resection, a retrospective review of four cases. BMC Cancer 2006; 6: 117
[3] Papavramidis T, Papavramidis S. Solid Pseudopapillary Tumors of the Pancreas: Review of 718 Patients Reported in English Literature. J Am Coll Surg 2005; 200: 965–972
[4] Sipos B, Klöppel G. Azinuszellkarzinome und Pankreatoblastome. Verwandt und doch unterschiedlich. Pathologe 2005; 26: 37–40
[5] Steinman J, Zaheer A, Kluger MD et al. Rare pancreatic tumors. Abdom Radiol 2018; 43: 285–300

6.8 Shwachman-Bodian-Diamond-Syndrom

M. M. Lerch

6.8.1 Steckbrief

Das Shwachman-Diamond-Syndrom (SDS), neuerlich umbenannt in Shwachman-Bodian-Diamond-Syndrom (SBDS), ist eine seltene Erbkrankheit, die mit Knochenmarksveränderungen, skelettalen Veränderungen und Minderwuchs sowie einer exokrinen Pankreasinsuffizienz einhergeht. Die Diagnose wird meist bereits im Kindesalter gestellt und krankheitsrelevante Mutationen werden im SBDS-Gen auf dem langen Arm von Chromosom 7 nachgewiesen. Die Diagnostik ist immer molekulargenetisch nach vorheriger genetischer Beratung. Klinisch gibt es Gemeinsamkeiten mit der zystischen Fibrose/Mukoviszidose. Die Behandlung ist rein symptomatisch und betrifft aus gastroenterologischer Sicht in erster Linie die Substitution mit Pankreatin zur Behandlung der exokrinen Pankreasinsuffizienz.

6.8.2 Synonyme

- Shwachman-Diamond-Syndrom (SDS)

6.8.3 Keywords

- exokrine Pankreasinsuffizienz
- Infektanfälligkeit
- Wachstumsretardierung
- Skelettanomalien
- exokrine Pankreasinsuffizienz

6.8.4 Definition

- Das SBDS ist eine durch Mutationen im SBDS-Gen auf dem langen Arm von Chromosom 7 verursachte autosomal-rezessive Erbkrankheit [1], die einhergeht mit
  - Entwicklungsstörungen des muskuloskelettalen Systems,
  - Knochenmarksveränderungen und
  - einer exokrinen Pankreasinsuffizienz.

6.8.5 Epidemiologie

Häufigkeit

- 1964 erstmals beschriebene autosomal-rezessive Erbkrankheit
- Häufigkeit: 1:75 000 Einwohner

Altersgipfel

- meist in der Kindheit

Geschlechtsverteilung

- Männer und Frauen sind ungefähr gleich häufig betroffen.

Prädisponierende Faktoren

- SBDS-Genvarianten

6.8.6 Ätiologie und Pathogenese

- Das SBDS-Gen (250 Aminosäuren) wird in allen Geweben exprimiert [1].
- Es ist mit keiner anderen Proteinklasse verwandt und seine zelluläre Funktion ist nicht vollständig aufgeklärt.

- Es wird vermutet, dass es beim zellulären RNA-Metabolismus und dem Aufbau der Ribosomen eine Rolle spielt [4].
- Da das Gen sowohl bei Archaebakterien als auch in allen eukaryoten Zellen vorkommt, scheint es in grundliegende zelluläre Mechanismen involviert zu sein.
- Die pathogenetischen Mechanismen, die zu den mit der Krankheit assoziierten Entwicklungsstörungen führen, sind nicht bekannt.

6.8.7 Symptomatik

- Bei Neugeborenen und Kindern kann die Symptomatik der der zystischen Fibrose ähneln, wobei die gestörte exokrine Pankreasfunktion im Vordergrund steht.
- Meist ist das erste und führende Symptom ein chronischer Durchfall mit Malabsorption.
- Zusätzlich können sich hämatologische Veränderungen entwickeln, insbesondere eine Anämie oder Panzytopenie.
- Betroffene Patienten haben häufig verschiedenartige Skelettdefekte, einschließlich Wachstumsstörungen des Brustkorbs, die die Atmung behindern können [3].
- Das Längenwachstum ist deutlich verkürzt und psychomotorische Retardierungen in der Kindheitsentwicklung sind nicht selten.

6.8.8 Diagnostik

Diagnostisches Vorgehen

- Anamnese und körperliche Untersuchung ergeben erste Hinweise auf ein SBDS:
  - Durchfall mit Zeichen der Malabsorption
  - auffällige Skelettmalformationen (häufig des Brustkorbs und der Rippen)
- Eine zystische Fibrose lässt sich meist leicht durch eine Schweißiontophorese ausschließen.
- Im Ultraschall und insbesondere in der Magnetresonanztomografie wirkt das Pankreasparenchym wie ausgelöscht und nahezu komplett durch Fettgewebe ersetzt.
- Die exokrine Pankreasinsuffizienz lässt sich an einer deutlich erniedrigten Stuhl-Elastasekonzentration belegen.
- Die hämatologischen Veränderungen sind meist unspezifisch und gehen mit Neutropenie, moderater Thrombopenie und Anämie einher, wobei das fötale Hämoglobin erhöht sein kann.
- In 25 % der Fälle entwickelt sich eine Knochenmarkaplasie.
- Die Diagnose erfolgt immer durch genetische Testung.

Anamnese

- Da es sich um eine autosomal-rezessive Erbkrankheit handelt, ist die Anamnese meist leer in Bezug auf Entwicklungsstörungen.
- Betroffene sind fast immer Kinder, bei denen die ersten Symptome Durchfall mit Zeichen der Malabsorption darstellen.
- Bei gleichzeitigem Vorliegen von auffälligen Skelettmalformationen (häufig des Brustkorbs und der Rippen) muss an ein SBDS gedacht werden.

Körperliche Untersuchung

- Anlass für eine Diagnostik auf SBDS, wenn gleichzeitig Hinweise auf eine Malabsorption vorliegen, bieten:
  - Störungen im Längenwachstum
  - Fehlbildungen der Rippen
  - unspezifische Skelettmalformationen

6.8.9 Differenzialdiagnosen

Tab. 6.19 Differenzialdiagnosen.

Differenzialdiagnose	Bemerkungen
Johanson-Blizzard-Syndrom	auffällige Nasenflügel, exokrine Pankreasinsuffizienz progressiv
Mukoviszidose	meist mit Lungenveränderungen vergesellschaftet

6.8.10 Therapie

Therapeutisches Vorgehen

- Die Therapie ist meist rein symptomatisch.
- Die Malabsorption lässt sich durch die Gabe von Pankreatin ausgleichen.
  - ähnliche Dosierungen wie bei chronischer Pankreatitis oder zystischer Fibrose (häufiger)
- Darüber hinaus muss auf eine ausreichende Zufuhr fettlöslicher Vitamine und Spurenelemente geachtet werden [2].
- Die hämatopoetischen Veränderungen können Transfusionen erfordern oder die Stimulation mit G-CSF (Granulocyte Colony Stimulating Factor), die in einigen Fällen als hilfreich beschrieben wurde.
- Die Patienten haben ein erhöhtes Risiko für ein akutes myeloblastisches Syndrom [6].
- In der kompletten Aplasie kann eine Stammzelltransplantation erforderlich sein.

6.8.11 Verlauf und Prognose

- Der Verlauf und die Prognose von betroffenen Patienten ist schwer vorherzusagen.
  - Es wurden sehr variable Verläufe beschrieben [5].

- Die Lebenserwartung ist in erster Linie nicht durch die gut behandelbare exokrine Pankreasinsuffizienz bestimmt, sondern
  - durch den Schweregrad der hämatopoetischen Veränderungen und
  - das Auftreten einer Leukose.
- Die international operierende Selbsthilfegruppe steht den betroffenen Familien bei der Beratung gerne zur Verfügung (Selbsthilfegruppe Shwachman-Diamond-Syndrom, www.orpha.net).

6.8.12 Quellenangaben

[1] Boocock GR, Morrison JA, Popovic M et al. Mutations in SBDS are associated with Shwachman-Diamond syndrome. Nat Genet 2003; 33: 97–101
[2] Dror Y, Donadieu J, Koglmeier J et al. Draft consensus guidelines for diagnosis and treatment of Shwachman-Diamond syndrome. Ann N Y Acad Sci 2011; 1242: 40–55
[3] Mäkitie O, Ellis L, Durie PR et al. Skeletal phenotype in patients with Shwachman-Diamond syndrome and mutations in SBDS. Clin Genet 2004; 65: 101–112
[4] Menne TF, Goyenechea B, Sánchez-Puig N et al. The Shwachman-Bodian-Diamond syndrome protein mediates translational activation of ribosomes in yeast. Nat Genet 2007; 39: 486–495
[5] Myers KC, Bolyard AA, Otto B et al. Variable clinical presentation of Shwachman-Diamond syndrome: update from the North American Shwachman-Diamond Syndrome Registry. J Pediatr 2014; 164: 866–870
[6] Shammas C, Menne TF, Hilcenko C et al. Structural and mutational analysis of the SBDS protein family. Insight into the leukemia-associated Shwachman-Diamond Syndrome. J Biol Chem 2005; 280: 19221–19229

6.8.13 Wichtige Internetadressen

- Selbsthilfegruppe Shwachman-Diamond-Syndrom: www.orpha.net

6.9 Mukoviszidose

J. Rosendahl, S. Eisenmann

6.9.1 Steckbrief

Die Mukoviszidose ist eine der häufigsten monogenetischen Erkrankungen der weißen Bevölkerung. Die Inzidenz der Erkrankung variiert stark mit hohen Inzidenzen in Europa, niedrigeren Inzidenzen in Afrika und sehr seltenem Vorkommen in Asien. Der Erkrankung liegen Veränderungen des Cystic Fibrosis Transmembrane Conductance Regulator (CFTR) zugrunde. Je nach vorliegenden Mutationen können sich unterschiedliche Krankheitsbilder manifestieren. Diese variieren in ihrem Phänotyp. Prognostisch entscheidend ist die Ausprägung des pulmonalen Phänotyps.

6.9.2 Aktuelles

- Durch Optimierung der Therapie erreichen viele Patienten ein Lebensalter von über 30 Jahren.
- Deshalb müssen auch in der Erwachsenenmedizin optimale Betreuungsstrukturen etabliert werden.
- Diese sollten in spezialisierten Zentren vorgehalten werden.
- Durch die Entwicklung neuer Medikamente, sog. Potentiatoren, kann bei bestimmten Mutationen die Funktion des Chloridkanals verbessert werden [8].
  - Vor allem eine Verlangsamung der pulmonalen Krankheitsprogression und eine Verbesserung der Lungenfunktion können hierdurch erreicht werden [11], [12].
  - Inwieweit dies für die häufigsten Mutationen als Langzeitergebnis erfolgreich ist, kann noch nicht abgesehen werden.

6.9.3 Synonyme

- zystische Fibrose

6.9.4 Keywords

- gastrointestinale Manifestation
- Genotyp-Phänotyp Korrelation
- CFTR

6.9.5 Definition

- autosomal-rezessiv vererbte Stoffwechselerkrankung
- Grundlage: Mutationen im CFTR-Gen
- Multisystemerkrankung

6.9.6 Epidemiologie

Häufigkeit

- Die Inzidenz der Erkrankung variiert stark mit
  - hohen Inzidenzen in Europa,
  - niedrigeren Inzidenzen in Afrika und
  - sehr seltenem Vorkommen in Asien.
- Inzidenz: 1:2500

Altersgipfel

- Die Erkrankung wird im Regelfall im Kindesalter diagnostiziert.
- Eine pränatale Diagnostik ist möglich.

Geschlechtsverteilung

- gleiche Häufigkeiten bei beiden Geschlechtern

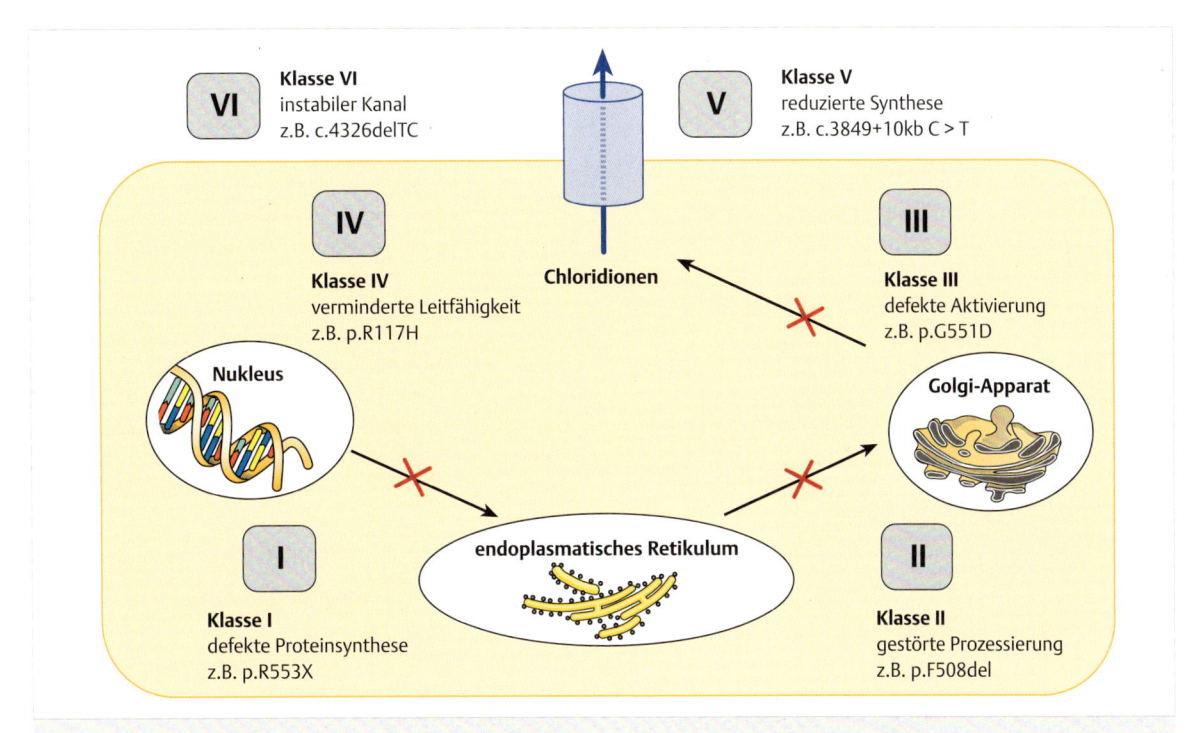

Abb. 6.12 Schematische Darstellung der CFTR-Mutationsklassen.

Prädisponierende Faktoren

- genetische Veränderungen des CFTR-Gens

6.9.7 Ätiologie und Pathogenese

- CFTR kodiert für ein Protein mit 1480 Aminosäuren, bestehend aus
  - zwei Transmembrandomänen,
  - zwei Nukleotidbindungsdomänen und
  - einer regulatorischen Domäne mit zahlreichen Phosphorylierungsstellen.
- Das CFTR-Protein gehört zur Familie der ATP-binding Cassette (ABC) und ist an der Oberfläche der meisten Epithelzellen lokalisiert.
- Hier fungiert es als Chloridkanal, der durch zyklisches Adenosinmonophosphat (cAMP) reguliert wird.
- Das CFTR-Gen ist auf dem langen Arm des Chromosoms 7 lokalisiert (7q31) und umfasst 27 Exone [4], [9], [13].
- Die genetischen Veränderungen des CFTR-Gens werden in verschiedene Mutationsklassen zusammengefasst (▶ Abb. 6.12).

6.9.8 Klassifikation und Risikostratifizierung

- Neben den genannten Mutationsklassen erfolgt – entsprechend des klinischen Phänotyps, der bei Vorhandensein der Mutation entsteht – eine Einteilung in
  - „schwere" Mutationen und
  - „milde" Mutationen.
- In der Datenbank (www.genet.sickkids.on.ca/StatisticsPage.html) sind zum aktuellen Zeitpunkt mehr als 2000 Mutationen des CFTR-Gens hinterlegt.
- Da nicht für alle Mutationen eine funktionelle Charakterisierung vorliegt, ist es teilweise schwierig,
  - die Bedeutung seltener Mutationen zu interpretieren und
  - diese Mutationen in bestimmte Mutationsklassen einzuordnen.

6.9.9 Symptomatik

- Je nach vorliegenden Mutationen können sich unterschiedliche Krankheitsbilder manifestieren.
- Diese variieren in ihrem Phänotyp.
- Prognostisch entscheidend ist die Ausprägung des pulmonalen Phänotyps.
- In den weiteren Abschnitten wird der Fokus auf die gastrointestinale Beteiligung der Mukoviszidose gelegt.

Mekoniumileus und distales intestinales Obstruktionssyndrom (DIOS)

- Bei Neugeborenen tritt als Erstmanifestation der Erkrankung in manchen Fällen ein Mekoniumileus auf.
- Auch im weiteren Verlauf der Erkrankung kann aufgrund des zähen Darminhalts wiederholt ein Obstruktionssyndrom manifest werden (▶ Tab. 6.20).
- Ursachen sind
  - die Eindickung des Darminhalts durch die mangelnde CFTR-Kanalfunktion,
  - eine gesteigerte Natrium- und Flüssigkeitsadsorption über epitheliale Natriumkanäle und
  - die nicht optimale Dosierung/Einnahme von Pankreasenzymen.
- Je nach untersuchtem Kollektiv wurde ein DIOS bei 2–37 % der Patienten beschrieben.
- Zum Mekoniumileus des Neugeborenen scheint keine Assoziation zu bestehen.
- Eine häufige Lokalisation ist der Ileozökalbereich.
- Klinisch bestehen wiederholt kolikartige Bauchschmerzen.

Tab. 6.20 Kriterien für das Vorliegen eines distalen intestinalen Obstruktionssyndrom (DIOS) bei Patienten mit Mukoviszidose nach der Definition der European Society for Paediatric Gastroenterology Hepatology and Nutrition (ESPGHAN).

Kriterium	Erklärung
1	vollständige intestinale Obstruktion mit Erbrechen von galliger Flüssigkeit und/oder Flüssigkeitsspiegel in der abdominellen Röntgenübersichtsaufnahme
2	Stuhlmassen im Ileozökalbereich
3	abdominelle Schmerzen und/oder Blähungen bzw. aufgetriebenes Abdomen

vollständiges DIOS: Vorliegen von Kriterium 1, 2 und 3;
inkomplettes DIOS: Vorliegen von Kriterium 2 und 3

Exokrine Pankreasinsuffizienz

- Bei über 80 % der Patienten mit Mukoviszidose entwickelt sich eine exokrine Pankreasinsuffizienz.
- Klinisch bestehen
  - Bauchschmerzen,
  - Blähungen und
  - übelriechende Fettstühle.
- Durch die Resorptionsstörung können sich
  - eine Hypoalbuminämie mit Ödemen und
  - eine Anämie (Eisenmangel, Hämolyse bei Vitamin-E-Mangel) ausbilden.

Chronische Pankreatitis

- Bei Patienten mit einer Mukoviszidose entwickeln sich in etwa 1–2 % rezidivierende Pankreatitisattacken.
- Für die Beteiligung des Pankreas bei der Mukoviszidose besteht eine Genotyp-Phänotyp-Korrelation.
- Damit sich eine chronische Pankreatitis entwickelt, muss auf einem Allel des Patienten eine „milde" CFTR-Mutation vorliegen.
- Liegen auf beiden Allelen des Patienten „schwere" Mutationen vor, weisen die Patienten bei der Geburt eine exokrine Pankreasinsuffizienz auf [7].
- Auch bei Patienten mit einer chronischen Pankreatitis ohne Mukoviszidose werden Mutationen des CFTR-Gens gefunden.
- Der Einfluss dieser Mutationen bei der Entstehung der chronischen Pankreatitis scheint geringer zu sein als bisher angenommen [10].
- „Milde" Mutationen des CFTR-Gens können im Zusammenspiel mit anderen genetischen Veränderungen in Pankreatitisgenen eine chronische Pankreatitis bedingen.

Hepatobiliäre Manifestation

- Häufig (in bis zu 30 % der Fälle), vor allem im Kindesalter, imponieren eine
  - Hepatomegalie und
  - Steatosis hepatis.
- Ursächlich scheinen
  - ein Mangel an essenziellen Fettsäuren und
  - ein gestörter Phospholipidstoffwechsel zu sein.
- Beim Neugeborenen ist ein verlängerter Ikterus möglich.
- Im Verlauf kann sich eine fokale biliäre Fibrose bis hin zu einer Zirrhose entwickeln.
  - Diese ist Folge der periportalen Fibrose, die aufgrund des eingedickten Sekrets in den Gallenwegen durch die CFTR-Fehlfunktion entsteht.
- Eine multilobuläre Zirrhose
  - kann mit den typischen klinischen Komplikationen der portalen Hypertension (Ösophagusvarizen etc.) einhergehen und
  - ist die zweithäufigste Todesursache der Patienten (2,5 %).

Diabetes mellitus

- Bei Patienten mit einer Mukoviszidose entwickelt sich häufig ein Diabetes mellitus.
- Dieser wird laut WHO in die Klasse 3 eingeteilt.
- Der Diabetes bei Mukoviszidose wird auch als „CF-related Diabetes" (CFRD) bezeichnet (CF: Cystic Fibrosis).
- Ursache des Diabetes scheint hauptsächlich ein Untergang von Pankreasgewebe zu sein.
- Zunächst wird Insulin verzögert sezerniert, wohingegen die Gegenregulation des Glukagons intakt bleibt.

Weitere mit Mukoviszidose assoziierte Erkrankungen

- Neben den genannten Erkrankungen sind Veränderungen des CFTR-Gens u. a. assoziiert mit
  - der kongenitalen bilateralen Aplasie des Vas deferens (CBAVD),
  - disseminierten Bronchiektasen und
  - der Sarkoidose.
- Bei den CFTR-assoziierten Erkrankungen liegen meist andere Mutationen als bei „klassischer" Mukoviszidose vor.
- Die **gastrointestinale Refluxerkrankung** (GERD) tritt gehäuft bei Patienten mit Mukoviszidose auf.
  - Die optimale Therapie der GERD wirkt sich positiv auf die Lungenfunktion und damit den Verlauf der Erkrankung aus.
- Eine **Cholezystolithiasis** tritt bei Patienten mit Mukoviszidose häufiger als in der Normalbevölkerung auf.
- Des Weiteren besteht eine erhöhte Inzidenz der **Zöliakie** im Vergleich zur Normalbevölkerung.
  - Diese Differenzialdiagnose muss bei schlechtem Gedeihen berücksichtigt werden.
- Bei rezidivierenden Bauchschmerzen sollte eine **Giardia-lamblia-Infektion** ausgeschlossen werden.

6.9.10 Diagnostik

Diagnostisches Vorgehen

- Als Funktionstests werden zuerst der Schweißtest und die nasale Potenzialmessung eingesetzt.
  - Ein Schweißtest mit Nachweis eines Natriumchloridgehalts von mehr als 60 mmol/l ist hochverdächtig für das Vorliegen einer Mukoviszidose.
  - Bei grenzwertigem sowie bei hochgradig verdächtigem Ergebnis wird im Regelfall als nächster Schritt eine Gendiagnostik erfolgen.
- Weiterhin kann die Bestimmung von immunreaktivem Trypsin mittels eines Radioimmunassays erfolgen.

Mekoniumileus und distales intestinales Obstruktionssyndrom (DIOS)

- Als diagnostisches Verfahren sollte initial die Abdomensonografie angewendet werden, ggf. in Kombination mit einer Abdomen-Röntgenübersichtsaufnahme.

Exokrine Pankreasinsuffizienz

- Die Diagnosestellung der exokrinen Pankreasinsuffizienz erfolgt durch Bestimmung der Elastase im Stuhl.
- Während der Durchführung des Tests muss eine Pankreas-Enzym-Substitution nicht pausiert werden, da der Antikörper spezifisch für die humane Elastase ist.
- Für die leichte und moderate exokrine Pankreasinsuffizienz ist die Sensitivität des Tests gering (Pankreas-Elastase < 100 µg/g Stuhl entspricht einer schweren exokrinen Insuffizienz).
- Alternative Verfahren sind die Stuhlfettbestimmung im gesammelten Stuhl oder ein ^{13}C-Atemtest.
  - Beide Verfahren werden nicht routinemäßig in Deutschland durchgeführt.

Hepatobiliäre Manifestation

- Die Diagnostik erfolgt anhand
  - der klinischen Untersuchung (Leberhautzeichen),
  - der Abdomensonografie (jährlich) und
  - von Laborparametern (Transaminasen, γ-GT, AP).
- Eine Leberpunktion erfolgt nicht routinemäßig.

Diabetes mellitus

- Bei Verschlechterung der Lungenfunktion und Gewichtsverlust sollte an die Manifestation eines Diabetes mellitus gedacht werden.
- Da der Nüchternblutzucker alleine nicht ausreichend genau ist, wird empfohlen, ab dem 10. Lebensjahr jährlich einen oralen Glukosetoleranztest gemäß WHO-Kriterien durchzuführen [10].

Anamnese

- Gedeihstörungen
- rezidivierende pulmonale Infekte
- Infertilität
- Diarrhö
- Auswurf (Charakteristika)

Körperliche Untersuchung

- Darminhalt im Bereich des rechten Unterbauchs tastbar: Hinweis auf Mekoniumileus/DIOS
- Leberhautzeichen: Hinweis auf hepatobiliäre Manifestation
- Trommelschlägelfinger, Uhrglasnägel
- tiefe Zwerchfellgrenzen, Nutzung der sekundären Atemhilfsmuskulatur
- grobblasige Rasselgeräusche im Lungenoberfeld

6.9.11 Differenzialdiagnosen

Tab. 6.21 Differenzialdiagnosen.

Differenzialdiagnose	Bemerkungen
chronische Pankreatitis	Familienanamnese? Bildgebung: Morphologie des Pankreas? exokrine Pankreasinsuffizienz?
α1-Antitrypsinmangel	α1-Antitrypsinspiegel, genetische Untersuchung in Abhängigkeit der Klinik und des α1-Antitrypsinspiegels
Appendizitis	Mekoniumileus in Betracht ziehen

6.9.12 Therapie

Therapeutisches Vorgehen

- Die Therapie der gastrointestinalen Manifestationen der Mukoviszidose sollte in entsprechenden Zentren erfolgen.
- Ein wichtiger Bestandteil der Therapie ist die Gewährleistung eines optimalen Ernährungsstatus.
- Die Mangelernährung der Patienten wird beeinflusst durch
  - Malabsorption und Maldigestion sowie
  - Appetitverlust und einen erhöhten Kalorienbedarf (Entzündungsprozesse, Atemarbeit etc.).
- Der Energiebedarf kann 20–50 % über der Norm liegen.
- Weiterhin kann eine bakterielle Fehlbesiedlung des Dünndarms vorliegen.
- Therapeutisch sollte der Energiegehalt der Nahrung gesteigert werden (auf bis zu 200 % im Vergleich zur Normalbevölkerung).
- Eine enge Überwachung des Gewichtsverlaufs ist zwingend erforderlich.
  - Bei fehlender Gewichtszunahme müssen Interventionen erfolgen.
- Regelmäßig sollten Beratungen durch Ernährungstherapeuten terminiert werden.
- Zusätzlich erfolgt eine Substitution fettlöslicher Vitamine (Vitamine A, D, E, K).

Mekoniumileus und distales intestinales Obstruktionssyndrom (DIOS)

- Therapeutisch sollte bei milder Symptomatik die Dosis an Pankreasenzym optimiert werden.
- Abführende Maßnahmen können in Abhängigkeit der Klinik oral (isoosmotische Polyethlyenglykol-Lösung) in Kombination mit Einläufen erfolgen.
- Bei Erwachsenen wird eine Spülung oral oder über eine Magensonde durchgeführt:
  - 10–20 ml/kg KG/h, bis zu einer maximalen Menge von 100 ml/kg KG, respektive 4–8 l/d
- Es muss auf eine ausreichende intravenöse Flüssigkeitszufuhr geachtet werden.
- Die Serumelektrolyte müssen engmaschig kontrolliert werden.
- Ein chirurgisches Vorgehen ist nur in seltenen Fällen notwendig.
- Für die Langzeitprognose ist die optimale Ernährung entscheidend.
- Ein DIOS kann dem Bild einer Appendizitis sehr ähnlich sein und führt gelegentlich zu nicht indizierten Operationen.

Exokrine Pankreasinsuffizienz

- Die fehlenden Verdauungsenzyme werden durch die Einnahme säureresistenter Pankreasenzyme substituiert.
- Entsprechend des Fettgehalts der Nahrung werden die Enzyme eingenommen.
- Die Einnahme erfolgt zum Essen, wobei die Dosis vom Fettgehalt abhängig ist.
- Hierfür liegen Richtwerttabellen vor:
  - 2000–3000 IE Lipase/g Nahrungsfett
  - Säuglinge 300–600(1000) IE Lipase/g Nahrungsfett; unter Muttermilch geringerer Enzymbedarf
- Bei unzureichender Wirksamkeit wird
  - die Dosis erhöht (bis zu 10 000 IE Lipase pro kg KG; in der Literatur auch bis zu 20 000 IE beschrieben) und
  - zusätzlich ein Protonenpumpenhemmer verordnet.
- Kann keine suffiziente Einstellung erreicht werden, sollte auf ein anderes Präparat gewechselt werden:
  - Ursodeoxycholsäure bei verlangsamten Gallefluss (15–30 mg/kg KG)
  - Taurin (als Gallensäure; 30 mg/kg KG; auf die Mahlzeiten verteilt)
- Bei hohen Enzymdosierungen ist als sehr seltene Nebenwirkung eine Kolonfibrose beschrieben worden [3].

Hepatobiliäre Manifestation

- Therapeutisch wird in manchen Fällen Ursodeoxycholsäure (20–30 mg/kg KG/d) eingesetzt, wobei die Datenlage hierfür nicht überzeugend ist [1].
- Eine Impfung sollte gegen Hepatitis A und B (STIKO-Indikationsimpfung) erfolgen.
- Die Therapie der Komplikationen einer Leberzirrhose erfolgt gemäß den Standardempfehlungen.
- Bei Patienten mit hyperreagiblem Bronchialsystem sind β-Blocker relativ kontraindiziert.
- Eine Lebertransplantation kann erwogen werden.
  - Der Verlauf nach Lebertransplantation ist im Regelfall vergleichbar zu anderen Patienten [5].

Diabetes mellitus

- Bei gestörter Nüchternglukose oder gestörter Glukosetoleranz sind meistens diätetische Maßnahmen ausreichend.
- Besteht eine diabetische Stoffwechsellage, sollte die Therapie gemeinsam mit einem Diabetologen festgelegt werden.
- In den meisten Fällen wird eine Insulintherapie begonnen [2].

6.9.13 Verlauf und Prognose

- Bei optimaler Therapie und Einsatz der Potentiatoren erreichen Patienten mittlerweile ein Alter von über 30 Jahren.

- Patienten müssen in Zentren mit entsprechender Expertise angebunden sein.
- Organtransplantation sollte bei schwerem Erkrankungsverlauf frühzeitig thematisiert werden.

6.9.14 Quellenangaben

[1] Cheng K, Ashby D, Smyth RL. Ursodeoxycholic acid for cystic fibrosis-related liver disease. Cochrane Database Syst Rev 2017; 9: CD000222
[2] Fischman D, Nookala VK. Cystic fibrosis-related diabetes mellitus: etiology, evaluation, and management. Endocr Pract 2008; 14: 1169–1179
[3] Fitz Simmons SC, Burkhart GA, Borowitz D et al. High-dose pancreatic-enzyme supplements and fibrosing colonopathy in children with cystic fibrosis. N Engl J Med 1997; 336: 1283–1289
[4] Kerem B, Rommens JM, Buchanan JA et al. Identification of the cystic fibrosis gene: genetic analysis. Science 1989; 1991; 245: 1073–1080
[5] Melzi ML, Kelly DA, Colombo C et al. Liver transplant in cystic fibrosis: a poll among European centers. A study from the European Liver Transplant Registry. Transpl Int 2006; 19: 726–731
[6] Mueller-Brandes C, Holl RW, Nastoll M et al. New criteria for impaired fasting glucose and screening for diabetes in cystic fibrosis. Eur Respir J 2005; 25: 715–717
[7] Ooi CY, Dorfman R, Cipolli M et al. Type of CFTR mutation determines risk of pancreatitis in patients with cystic fibrosis. Gastroenterology 2011; 140: 153–161
[8] Ramsey BW, Davies J, McElvaney NG et al. A CFTR potentiator in patients with cystic fibrosis and the G551D mutation. N Engl J Med 2011; 365: 163–172
[9] Riordan JR, Rommens JM, Kerem B et al. Identification of the cystic fibrosis gene: cloning and characterization of complementary DNA. Science 1989; 245: 1066–1073
[10] Rosendahl J, Landt O, Bernadova J et al. CFTR, SPINK1, CTRC and PRSS 1 variants in chronic pancreatitis: is the role of mutated CFTR overestimated? Gut 2013; 62: 582–592
[11] Rowe SM, Daines C, Ringshausen FC et al. Tezacaftor-Ivacaftor in Residual-Function Heterozygotes with Cystic Fibrosis. N Engl J Med 2017; 377: 2024–2035
[12] Taylor-Cousar JL, Munck A et al. Tezacaftor-Ivacaftor in Patients with Cystic Fibrosis Homozygous for Phe508del. N Engl J Med 2017; 377: 2013–2023
[13] Zielenski J, Rozmahel R, Bozon D et al. Genomic DNA sequence of the cystic fibrosis transmembrane conductance regulator (CFTR) gene. Genomics 10: 214–228

Kapitel 7

Sonstige Krankheitsbilder mit Befall des Gastrointestinaltrakts

7.1	Neuroendokrine Neoplasien	*888*
7.2	HIV	*903*
7.3	Diabetes mellitus Typ 2	*912*

7 Sonstige Krankheitsbilder mit Befall des Gastrointestinaltrakts

7.1 Neuroendokrine Neoplasien

C. J. Auernhammer

7.1.1 Steckbrief

Neuroendokrine Neoplasien (NEN) entspringen am häufigsten dem gastroenteropankreatischen System (GEP-System) und der Lunge. NEN können jedoch selten auch in nahezu allen anderen Organen und Primariuslokalisationen entstehen. Die Klassifikation der NEN unterscheidet gut differenzierte neuroendokrine Tumoren (NET) und gering differenzierte neuroendokrine Karzinome (NEC). Das Grading der NET erfolgt anhand des Proliferationsindex Ki-67. Bezüglich der Primariuslokalisation der NEN des GEP-Systems werden NEN des Ösophagus, des Magens, des Duodenums und der Papille, des Jejunums/Ileums, der Appendix, des Kolons, des Rektums und des Pankreas unterschieden. Das Malignitätspotenzial und die Metastasierungshäufigkeit sowie die Prognose und Therapie von NEN sind abhängig von Primariuslokalisation, Klassifikation, Grading, Staging, Funktionalität und Genetik. Die Therapie umfasst Chirurgie, endoskopische Resektionsverfahren, lokal ablative und lokoregionäre Therapieansätze sowie onkologische Systemtherapien.

7.1.2 Aktuelles

- Die deutschsprachige interdisziplinäre S2k-Leitlinie Neuroendokrine Tumoren (2018) formuliert Standards in Diagnostik und Therapie von NEN des GEP-Systems [1].

7.1.3 Synonyme

- Karzinoid:
  - nach aktueller WHO-Klassifikation alternative Bezeichnung für NET G1 des GEP-Systems
  - in der englischsprachigen Literatur (Carcinoid) früher Bezeichnung für NET des Dünndarms
  - heutzutage nur noch gebräuchlich in der Klassifikation der NEN der Lunge
- Inselzelltumor:
  - in der englischsprachigen Literatur (Islet Cell Tumor) früher Bezeichnung für NET des Pankreas
- gut differenziertes neuroendokrines Karzinom:
  - Historischer und obsoleter Begriff aus der alten WHO-Klassifikation 2000; hier wurde mit dem Begriff Karzinom die Tatsache der Metastasierung bezeichnet, unabhängig vom Differenzierungsgrad des Neoplasie.
  - Gemäß der aktuellen WHO-Klassifikation 2010/2017 würde dies einem neuroendokrinen Tumor (NET) mit Metastasierung entsprechend der TNM-Klassifikation entsprechen; ein neuroendokrines Karzinom ist definitionsgemäß eine gering differenzierte Neoplasie.

7.1.4 Keywords

- neuroendokrine Tumoren
- neuroendokrine Karzinome
- MANEC/MINEN
- multiple endokrine Neoplasie
- Becherzellkarzinoid
- Karzinoidsyndrom

7.1.5 Definition

- Alle neuroendokrinen Neoplasien (NEN) sind potenziell maligne Tumoren.
- Das Malignitätspotenzial und die Metastasierungshäufigkeit sowie die Prognose und die Therapie von NEN sind abhängig von
  - Primariuslokalisation,
  - Klassifikation,
  - Grading,
  - Staging,
  - Funktionalität und
  - Genetik.
- Unterschieden werden
  - gut differenzierte neuroendokrine Tumoren (NET) und
  - gering differenzierte neuroendokrine Karzinome (NEC) sowie
  - die seltenen MANEC (mixed adeno-neuroendocrine carcinoma) bzw. MINEN (mixed neuroendocrine non-neuroendocrine neoplasia).

7.1.6 Epidemiologie

Häufigkeit

- NEN des GEP-Systems treten mit einer Inzidenz von 3–7 pro 100 000 Einwohner auf.
- In Deutschland sind im Mittel etwa 3000–4000 Neuerkrankungen pro Jahr zu erwarten.
- Die Inzidenz der NEN des GEP-Systems ist stark ansteigend und hat in den letzten 4 Dekaden etwa um das 6-Fache zugenommen.
- Die prozentuale Verteilung der NEN des GEP-Systems ist in etwa wie folgt (stark variierende Angaben in der

Literatur, da in den Tumorregisterdaten die kleinen NET des Magens, Rektums, Appendix vermutlich unterrepräsentiert sind):
- NEN des Jejunums/Ileums 15–25 % (Inzidenz von 1,3 pro 100 000 Einwohner)
- NEN des Pankreas 12–23 % (Inzidenz von 0,8 pro 100 000 Einwohner)
- NEN des Magens 5–23 %
- NEN des Rektums 4–5 %
- NEN der Appendix 3–21 %
- NEN des Duodenums 4–6 %
- NEN des Kolons 4–7 %
- NEN Cancer of unknown Primary (CUP) 8 %

Altersgipfel

- NEN des GEP-Systems treten stark altersabhängig auf.
- Das relative Risiko der Inzidenz eines NEN des GEP-Systems ist in den Altersgruppen wie folgt verteilt:
  - < 50 Jahre: RR 1
  - 50–64 Jahre: RR 8
  - > 65 Jahre: RR 14
- Die altersabhängige Inzidenzrate steigt ab dem 35. Lebensjahr an.
- Der mediane Altersgipfel für NEN des GEP-Systems liegt bei 59–63 Jahren.
- Eine Ausnahme sind die NET der Appendix, die häufig in jüngerem Lebensalter auftreten, mit einem medianen Altersgipfel von 38 Jahren.

Geschlechtsverteilung

- Die Geschlechtsverteilung ist ausgeglichen.

Prädisponierende Faktoren

- Eine **familiäre/genetische Prädisposition** liegt bei einem Teil der NET des Pankreas vor.
- Diese können mit folgenden klinischen Syndromen assoziiert sein:
  - multiple endokrine Neoplasie Typ 1 (MEN1)
  - Von-Hippel-Lindau-Syndrom (VHL)
  - tuberöse Sklerose (TSC)
  - Neurofibromatose Typ 1 (NF1)
  - multiple endokrine Neoplasie Typ 4 (MEN4)
- Risikofaktoren sind
  - Gastrinom (25 % MEN1-assoziiert),
  - Insulinom (5 % MEN1-assoziiert),
  - multifokale NET des Pankreas (häufig MEN1-assoziiert),
  - Auftreten in Assoziation mit anderen für das jeweilige Syndrom typischen Leittumoren.
- Eine familiäre/genetische Prädisposition für NET des Jejunums/Ileums ist selten und tritt nur in etwa 1 % der Fälle auf.
  - Bisher konnte nur bei einzelnen Familien die ursächliche Genmutation definiert werden.
  - Typischerweise liegen hier multifokale NET des Jejunums/Ileums vor.
- Gesicherter Risikofaktor für NET aller Primariuslokalisationen ist eine **positive Familienanamnese für Karzinome** (ORR etwa 2,0–2,2).
- Für NET des Pankreas ist **Diabetes mellitus** ein weiterer gesicherter Risikofaktor (ORR etwa 2,0–3,0).
  - Keine eindeutig gesicherte/allenfalls schwache Assoziation als Risikofaktor für NET des Pankreas besteht dagegen für Rauchen (ORR 1,2–1,4) und Alkohol (ORR 1,1–2,7).
  - Somit unterscheidet sich das Risikoprofil von NET des Pankreas vom bekannten Risikoprofil des Adenokarzinom des Pankreas.
- Risikofaktoren für NET des Dünndarms sind positive Familienanamnese für Karzinomerkrankungen (ORR 1,3–1,4), insbesondere kolorektales Karzinom (ORR 2,2) und Mammakarzinom (ORR 2,0), sowie **Rauchen** (ORR 1,4–1,9).
  - Keine eindeutig gesicherte/allenfalls schwache Assoziation als Risikofaktor für NET des Dünndarms besteht dagegen für Alkohol.
  - Ein möglicher protektiver Faktor für NET des Dünndarms ist Aspirin (ORR 0,20).
- Risikofaktor für NET des Magens ist die **atrophische Gastritis** (Typ A), die mit Hypergastrinämie und EC-Zellhyperplasie einhergehend eine notwendige Bedingung bei der Diagnose eines NET des Magens Typ 1 darstellt.

7.1.7 Ätiologie und Pathogenese

- Die Mutationslast von neuroendokrinen Tumoren ist im Vergleich mit anderen Neoplasien des GEP-Systems niedrig.
- Die Mutationen sind sehr heterogen verteilt.
- Bei den sporadischen NET des Pankreas sind häufige somatische Mutationen/Alterationen in folgenden Genen beschrieben worden:
  - DAXX oder ATRX (40 %),
  - MEN1 (37 %),
  - verschiedene Gene im Signalweg mTOR (15 %).
- Bei den sporadischen NET des Dünndarms sind häufige somatische Mutationen/Alterationen in folgenden Genen beschrieben worden:
  - LOH Chromosom 18 (45–90 %)
  - SMAD (45 %)
  - CDKN1B (8–10 %)
  - APC (8 %)
  - CDKN2C (8 %)
  - BRAF (3–4 %)
  - KRAS (3–4 %)
  - PIK3CA (3–4 %)
  - TP53 (3–4 %)

7.1.8 Klassifikation und Risikostratifizierung

- **NET, gut differenziert**
  - Grading G1 (Proliferationsmarker Ki-67 < 2 %)
  - Grading G2 (Proliferationsmarker Ki-67 3–20 %)
  - Grading G3 (Proliferationsmarker Ki-67 > 20 %; meist Ki-67 bis max. 30–40 %)
- **NEC, gering differenziert** (immer G3)
  - großzelliges NEC (meist Ki-67 > 40 %)
  - kleinzelliges NEC (meist Ki-67 > 80 %)
- **MANEC bzw. MINEN** (*prognostisch führende Tumorkomponente)
  - high grade (neuroendokrines Karzinom* und Adenokarzinom)
  - intermediate grade (Adenokarzinom* und neuroendokriner Tumor)
  - low grade (neuroendokriner Tumor* und Adenom)
- Bei NET des Magens werden 4 Typen unterschieden (▶ Tab. 7.1).
- Eine Besonderheit ist das Becherzellkarzinoid (Gobletzell-Karzinoid) der Appendix.
  - Diese Tumorentität hat eine hohes Metastasierungsrisiko, insbesondere für Peritonealkarzinose/Abtropfmetastasen.
  - Die Prognose ist deutlich ungünstiger als beim neuroendokrinen Tumor (Karzinoid) der Appendix.
  - Das diagnostische und therapeutische Vorgehen ist deshalb unterschiedlich.
- Die TNM-Klassifikation der NEN erfolgt aktuell nach der 8. Auflage (2017) entsprechend für
  - NEN des Magens,
  - NEN des Duodenums,
  - NEN des Jejunums/Ileums,
  - NEN des Pankreas,
  - NEN der Appendix,
  - NEN des Kolons,
  - NEN des Rektums.

Tab. 7.1 Typeneinteilung bei NET des Magens.

Typ	Merkmale
Typ 1 (häufig, 70–80 %)	assoziiert mit/auf dem Boden einer chronisch atrophischen Gastritis Pathophysiologie: Hypergastrinämie – ECL-Zell-Hyperplasie häufig multifokale kleine (< 1 cm) Tumoren meist niedrig proliferativ G1/G2 Metastasierungsrisiko gering: 3–4 % (< 10 %)
Typ 2 (selten, 5–6 %)	assoziiert mit/auf dem Boden eines Gastrinoms Pathophysiologie: Hypergastrinämie – ECL-Zell-Hyperplasie häufig multifokale kleine (< 1 cm) Tumoren meist niedrig proliferativ G1/G2 Metastasierungsrisiko mittel: 10–30 %
Typ 3 (häufig, 14–25 %)	Pathophysiologie: keine Hypergastrinämie, sporadisch auftretend häufig solitäre große (> 2 cm) Tumoren, ggf. zentral exulzeriert NET G1/G2 (selten G3) Metastasierungsrisiko hoch: 30–80 %
Typ 4 (selten 6–8 %):	Pathophysiologie: keine Hypergastrinämie, sporadisch auftretend häufig solitäre große (> 2 cm) Tumoren, ggf. zentral exulzeriert NEC Metastasierungsrisiko hoch > 80 %

7.1.9 Symptomatik

Funktionell nicht aktive NET

- unklare abdominelle Schmerzen (40–50 %; NET des Dünndarms und NET des Pankreas)
- Zufallsbefund Bildgebung/Leberfiliae (30 %; NET des Dünndarms und NET des Pankreas)
- Ileus (25 %; NET des Dünndarms)
- Gewichtsverlust (20 %; NET des Pankreas)
- Zufallsbefund Endoskopie (NET des Magens, Duodenums, Rektums)

Karzinoidsyndrom

- Diarrhö
- Flush
- Hedinger-Syndrom (Carcinoid Heart Syndrome)

Insulinom (hyperinsulinämische Hypopglykämie)

- Whipple-Trias:
  - Hypoglykämie
  - dokumentierte Hypoglykämie
  - Besserung der Symptome nach Glukosezufuhr

Gastrinom (Zollinger-Ellison-Syndrom)

- Ulzera
- Diarrhö

Glucagonom

- Erythema necrolyticum migrans
- Diabetes mellitus
- Gewichtsverlust

VIPom (Verner-Morrison-Syndrom)

- massive wässrige Diarrhö
- Dehydratation
- Hypokaliämie

7.1.10 Diagnostik

Diagnostisches Vorgehen
- spezifische Anamnese
- körperliche Untersuchung
- Labor (abhängig von Ausgangssituation)
- Bildgebung:
  - Sonografie
  - Endosonografie
  - Echokardiografie
  - CT
  - MRT
  - Szintigrafie
  - PET/PET-CT
- instrumentelle Diagnostik:
  - ÖGD
  - Koloskopie
  - (Ballonenteroskopie und Kapselendoskopie)
- histologische Standard- bzw. Zusatzdiagnostik
- intraoperative Diagnostik

Anamnese
- Hinweis auf Funktionalität/hormonelles Syndrom des NET?
  - chronische (intermittierende) Diarrhö
  - Flush-Symptomatik
    - dauernd/intermittierend
    - getriggert durch Alkohol
    - getriggert durch körperliche Anstrengung/psychische Stresssituationen
    - kreislaufwirksam (Karzinoidkrise)
  - Beinödeme
  - Belastungsdyspnoe
  - Asthma bronchiale
  - Hypoglykämieneigung
  - Diabetes mellitus
  - Hauteffloreszenzen (Erythema necrolyticum migrans)
- Hinweis auf Subileus/Ileus?
- Hinweis auf exokrine Pankreasinsuffizienz?
- Ernährungsstatus/-anamnese und Gewichtsverlauf
- ECOG-Status? B-Symptomatik?
- positive Eigen-/Familienanamnese?
  - MEN1 (primäre Hyperparathyreoidismus, Hypophysenadenom, NET Pankreas/Lunge/ Thymus)
  - VHL (Nierenzellkarzinom, Phäochromozytom)

Körperliche Untersuchung
- Abdomen: Hinweis auf Subileus, Hepatomegalie/Lebermetastasen?
- Cor: Hinweis auf Trikuspidalinsuffizienz?
- Haut: Flush?
  - bei tiefer Palpation der Leber Flush auslösbar?

Labor
Tumormarker
- Tumormarker bei NET und NEC: Chromogranin A (CgA)
  - eingeschränkte Sensitvität in frühen Tumorstadien
  - gute Korrelation mit Tumorlast bei CgA-positiven Tumoren
  - geringe Spezifität
- Tumormarker bei NET und NEC: LDH
- zusätzlicher Tumormarker bei NEC: neuronspezifische Enolase (NSE)
- bei allen NET des Jejunums/Ileums: unabhängig vom Vorliegen eines Karzinoidsyndroms einmalige Bestimmung der 5-Hydroxy-Indol-Essigsäure (5-HIES) im angesäuerten 24-h-Sammelurin
  - 5-HIES ist das Abbauprodukt von Serotonin

> **M!** Generelle Tumormarker im Serum nur bei histologisch gesicherter NEN empfohlen, nicht als Screeningparameter!

Karzinoidsyndrom
- 5-HIES im angesäuerten 24-h-Sammelurin
- Serotonin im Serum wegen Variabilität der Messergebnisse nicht empfohlen

Insulinom (hyperinsulinämische Hypopglykämie)
- 72-h-Hungerversuch unter stationären Bedingungen mit bei Testabbruch Bestimmung von
  - Glukose, Insulin, C-Peptid und Proinsulin, (β-Hydroxybutyrat)
  - Kortisol, Wachstumshormon
  - Urin für Toxikologie (Sulfonylharnstoffe) asservieren

Gastrinom (Zollinger-Ellison-Syndrom)
- Nüchternblut: Gastrin
  - 10 d vorher keine PPI-Einnahme
  - ggf. Therapieumsetzung auf Ranitidin als „Überbrückungstherapie" bis 2 d vor BE
  - Cave: individuelle Nutzen-Risiko-Abwägung/Patientengefährdung durch PPI-Pause?
- Sekretin-Test mit Gastrinbestimmung im Nüchternblut

Glucagonom
- Nüchternblut: Glukose, Insulin, C-Peptid, Glucagon

VIPom (Verner-Morrison-Syndrom)
- Nüchternblut: vasoaktives intestinales Peptid (VIP)

Bildgebende Diagnostik

Sonografie

- Die Sonografie führt als initiale Screeninguntersuchung häufig zum Zufallsbefund einer Lebermetasierung.
- Die Sensitivität der Sonografie in der Detektion von Lebermetastasen ist jedoch niedrig (ca. 55 %).
- Deshalb ist die Sonografie den anderen Schnittbildverfahren unterlegen und spielt im Staging und im Follow-up eine nur untergeordnete Rolle.
- NET sind häufig hypervaskularisiert.
- In der kontrastmittelverstärkten Sonografie (CEUS) zeigen deshalb NET des Pankreas und die Lebermetastasen von NET (NELM) ein typisches Erscheinungsmuster.

Endosonografie

- indiziert zum Staging vor Therapieplanung bei
  - NET des Magens
  - NET des Duodenums
  - NET der Papille
  - NET des Rektums
- inkl. EUS-FNAC indiziert zum Staging und Grading bei NET des Pankreas (ohne Hinweis auf Lebermetastasierung)
- indiziert zum Follow-up bei
  - kleinen (< 2 cm), funktionell nicht aktiven NET des Pankreas und Watch-and-wait-Strategie
  - kleinen (< 2 cm), funktionell nicht aktiven NET des Pankreas bei MEN1 (▶ Abb. 7.1) oder VHL

Echokardiografie

- bei allen Patienten mit Karzinoidsyndrom und/oder erhöhter 5-HIES Indikation zur Echokardiografie
  - initial bei Erstdiagnose und
  - elektiv in jährlichen Abständen mit Fragestellung
- Hinweis auf Hedinger-Syndrom, Endokardfibrose, Trikuspidalklapeninsufizienz, Pulmonalklappenstenose/-insuffizienz?
- Hinweis auf Rechts-Links-Shunt bei persistierendem Foramen ovale (PFO)?

CT

Oberbauch-CT inkl. arterieller Phase

- NET sind häufig hypervaskularisiert.
- NET des Pankreas und NELM kommen insbesondere in der früharteriellen Phase zur Darstellung.
- Bei bekannten NET sollte deshalb die Oberbauch-CT immer inkl. früharterieller Phase angefordert und durchgeführt werden.

CT-Enteroklysma

- NET des Jejunums/Ileums weisen häufig bereits bei kleinen Primärtumoren große mesenteriale Lymhknotenbulks mit häufig desmoplastischer Reaktion auf.
- In der Abklärung unklarer abdomineller (postprandialer) Schmerzen kann deshalb die Diagnose gelegentlich in der CT-Enteroklysma gestellt werden.
- Aufgrund der hohen Sensitivität der SSR-basierten PET/CT-Bildgebung ist jedoch die CT-Enteroklysma im Staging von NET allgemein nicht mehr notwendig (SSR: Somatostatinrezeptor).

MRT

MRT Leber

- mit hepatozytenspezifischem Kontrastmittel, inkl. T2- und DWI-Sequenzen
- NET des Jejunums/Ileums und des Pankreas weisen bereits bei Diagnosestellung in etwa 40–45 % der Fälle eine Lebermetastasierung auf.

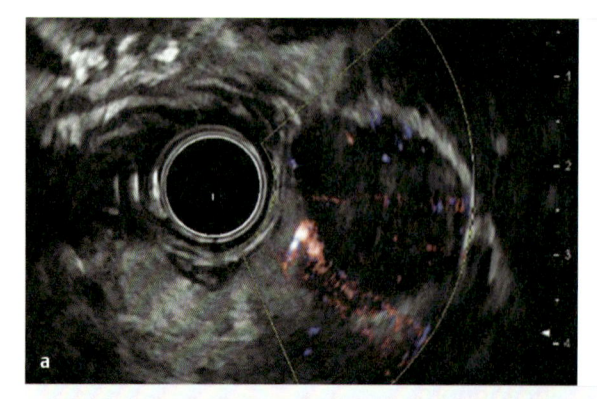

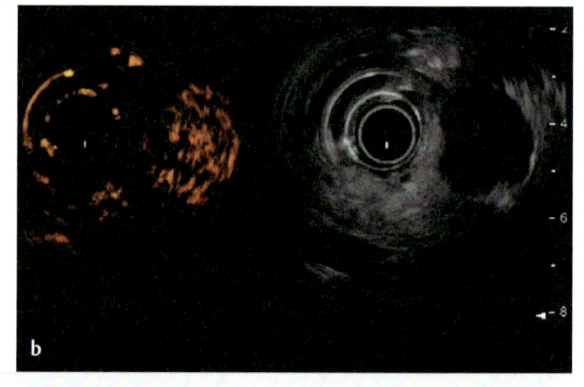

Abb. 7.1 Neuroendokriner Tumor des Pankreaskorpus bei multipler endokriner Neoplasie (MEN) 1. (Quelle: Schirra J, Probst A, Auernhammer C. Neuroendokrine Tumoren und neuroendokrine Karzinome – Endoskopische Therapie. In: Messmann H, Tannapfel A, Werner J, Hrsg. Gastrointestinale Onkologie. Stuttgart: Thieme; 2018)
a In der Endosonografie ca. 2 × 2 cm großer echoarmer, dopplersonografisch minderperfundierter Tumor.
b In der kontrastverstärkten Endosonografie 30 Sekunden nach Gabe von Sonovue deutliches Hyperenhancement hinweisend auf eine verstärkte Mikrovaskularisation, typisch für neuroendokrine Tumoren des Pankreas.

- Die MRT-Bildgebung wird aufgrund ihrer hohen Sensitivität in der Detektion auch kleiner (< 1 cm) Lebermetastasen hier im Staging empfohlen.

MRT Becken/Rektum

- NET des Rektums zeigen ein mit der Tumorgröße zunehmendes Risiko für pararektale Lymphknotenmetastasen.
- In Ergänzung zur Endosonografie wird hier die MRT-Bildgebung empfohlen.

MR-Enteroklysma

- NET des Jejunums/Ileums weisen häufig bereits bei kleinen Primärtumoren große mesenteriale Lymhknotenbulks mit häufig desmoplastischer Reaktion auf.
- In der Abklärung unklarer abdomineller (postprandialer) Schmerzen kann deshalb die Diagnose gelegentlich im MR-Enteroklysma gestellt werden.
- Aufgrund der hohen Sensitivität der SSR-basierte PET/CT-Bildgebung ist jedoch das MR-Enteroklysma im Staging von NET allgemein nicht mehr notwendig.

Szintigrafie

- Die funktionelle SSR-basierte Bildgebung spielt eine essenzielle Rolle in der Bildgebung/dem Staging von NET.
- Die konventionelle Octreotid-Szintigrafie in SPECT-Technik ist hierbei jedoch der PET/CT-Diagnostik hinsichtlich Sensitivität und diagnostischer Aussagekraft unterlegen.
- Die aktuellen Leitlinien empfehlen deshalb stattdessen den Einsatz der spezifischen SSR-basierten PET/CT-Diagnostik.

PET/PET-CT

- Die funktionelle Bildgebung mittels SSR-basierter PET/CT-Bildgebung mit ^{68}Ga-DOTA-TATE-PET/CT, ^{68}Ga-DOTA-TOC-PET/CT oder ^{68}Ga-DOTA-NOC-PET/CT sollte zum Staging bei allen NET durchgeführt werden.
- Die Sensitivität und Spezifität dieser PET/CT-Verfahren liegt jeweils bei > 90 %.
- Das weitere klinische Vorgehen/die Therapieplanung ändert sich durch die hohe Sensitivität der PET/CT in etwa 40 % aller Fälle.
- Ausnahmen, bei denen keine SSR-basierte PET/CT-Bildgebung erforderlich ist, sind lediglich
  - NET des Magens Typ1 < 1 cm,
  - NET des Rektums < 1 cm und
  - NET des Appendix < 1 cm, die kurativ entfernt wurden.
- Bei NEC spielt die SSR-basierte PET/CT-Bildgebung keine Rolle und wird nicht empfohlen.
  - Zum Staging der hochproliferativen NEC kann stattdessen die ^{18}FDG-PET/CT eingesetzt werden.

Instrumentelle Diagnostik

Ösophago-Gastro-Duodenoskopie (ÖGD)

- In der ÖGD werden häufig als Zufallsbefunde NET des Magens diagnostiziert (▶ Abb. 7.2).
- Neben Biopsien aus den Tumoren selbst zur Bestimmung der Histologie und des Grading sind zusätzliche Biopsien erforderlich, um die Diagnose des Vorliegens einer chronischen atrophischen Gastritis zu sichern bzw. auszuschließen.
  - Dies ist für die Typisierung der NET des Magens unabdingbar.

Koloskopie

- In der Koloskopie werden häufig als Zufallsbefunde NET des Rektums diagnostiziert.
- Bei Blickdiagnose V. a. NET des Rektums (submuköse, gelblich durchscheinende Tumoren) sollte eher keine Biopsie erfolgen.
- Stattdessen sollte ein Staging erfolgen mittels
  - Endosonografie des Rektums (Tumorgröße in mm, Infiltrationstiefe, Hinweis auf pararektale Lymphknoten) und
  - MRT Becken/Rektum (Hinweis auf pararektale Lymphknoten)
  - und dann die endoskopische Therapie mittels modifizierter EMR-Techniken (EMR-C) oder ESD angestrebt werden (▶ Abb. 7.3).
- In der Koloskopie werden gelegentlich als Zufallsbefunde NET des terminalen Ileums diagnostiziert.
  - Diese können nicht endoskopisch therapiert werden.
  - Auch kleine NET des terminalen Ileums weisen bereits ein hohes Metastasierungsrisiko auf.
  - Es besteht immer die Indikation zum Staging mit funktioneller SSR-basierter PET/CT-Bildgebung und MRT Leber sowie die Indikation zur onkologisch adäquaten operativen Resektion mit Lymphknotendissektion.

Ballonenteroskopie und Kapselendoskopie

- Die Ballonenteroskopie und Kapselendoskopie des Dünndarms haben nur eine limitierte (ca. 50 %) Sensitivität in der Diagnostik von NET des Jejunums/Ileums.
- Sie werden nicht regelhaft empfohlen.

Histologie, Zytologie und klinische Pathologie

- empfohlene Standarddiagnostik bei NEN:
  - initiale histomorphologische „Blickdiagnose" durch den Pathologen:
    - V. a. neuroendokrine Neoplasie
    - Unterscheidung NET und NEC aufgrund des Differenzierungsgrads

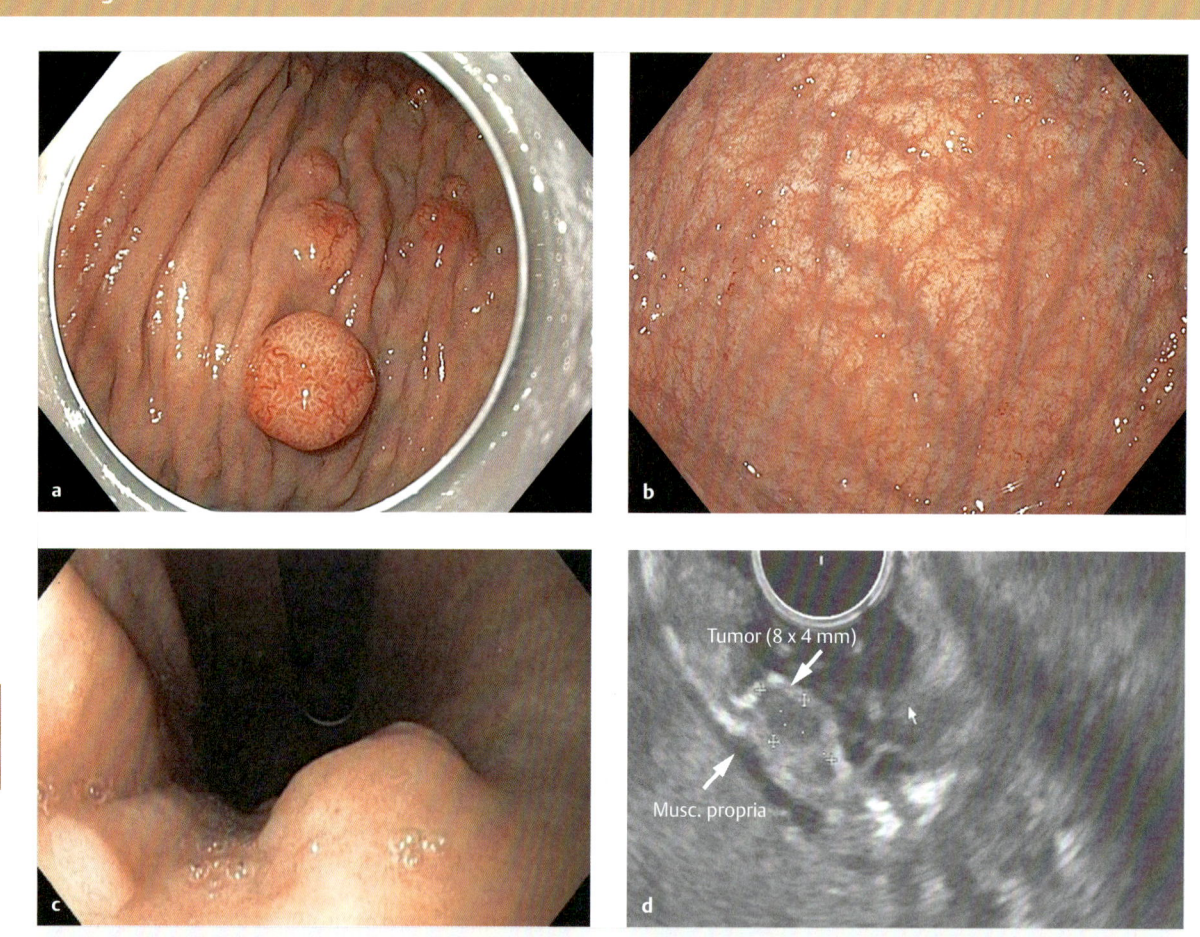

Abb. 7.2 Gastrale neuroendokrine Tumoren (NET). (Quelle: Schirra J, Probst A, Auernhammer C. Neuroendokrine Tumoren und neuroendokrine Karzinome – Endoskopische Therapie. In: Messmann H, Tannapfel A, Werner J, Hrsg. Gastrointestinale Onkologie. Stuttgart: Thieme; 2018)
a   Multiple gastrale Typ-1-NET im Magenkorpus.
b   Korrespondierendes Bild der Schleimhautatrophie mit durchscheinenden Gefäßen im Magenfundus.
c   NET des Magens Typ 1 bei chronisch atropher Gastritis. Subepithelialer Tumor des distalen Magenkorpus, ca. 12 × 12 mm.
d   Endosonografisch ganz überwiegend in der Submukosa lokalisierter echoarmer Tumor.

- ○ Immunhistochemie mit Synaptophysin und Chromogranin A zur Diagnosesicherung/-bestätigung einer NEN
- ○ Immunhistochemie mit Bestimmung des Proliferationsmarkers Ki-67 (MIB-1-Antikörper) zum Grading
- fakultative Zusatzdiagnostik
  - ○ Immunhistochemie: Marker für Hinweise zur Lokalisationsdiagnostik bei CUP-Syndrom
    - CDX2-positiv: möglicher Hinweis auf NET im Gastrointestinaltrakt
    - TTF-1-positiv: möglicher Hinweis auf NET Lunge
    - Islet1-positiv: möglicher Hinweis auf NET Pankreas
  - ○ SSTR-Expression
  - ○ Hormone je nach klinischer Fragestellung

Histologische Mukosadiagnostik

- Bei unklaren Läsionen oder V. a. NET im Bereich des Magens, Duodenums, Papille und des terminalen Ileums sind jeweils Biopsien zur Diagnosesicherung indiziert.
- Bei V. a. NET im Bereich des Rektums (submuköse, gelblich durchscheinende Tumoren) sollte dagegen keine Biopsie erfolgen.
  - ○ Stattdessen sollte ein Staging durchgeführt und dann die endoskopische Therapie angestrebt werden.

Histologische Leberdiagnostik

- Soweit Lebermetastasen vorhanden sind und diese einer Punktion zugänglich erscheinen, ist die Diagnosesicherung der NEN über die Sonografie- oder CT-gezielte Punktion einer Lebermetastase anzustreben.

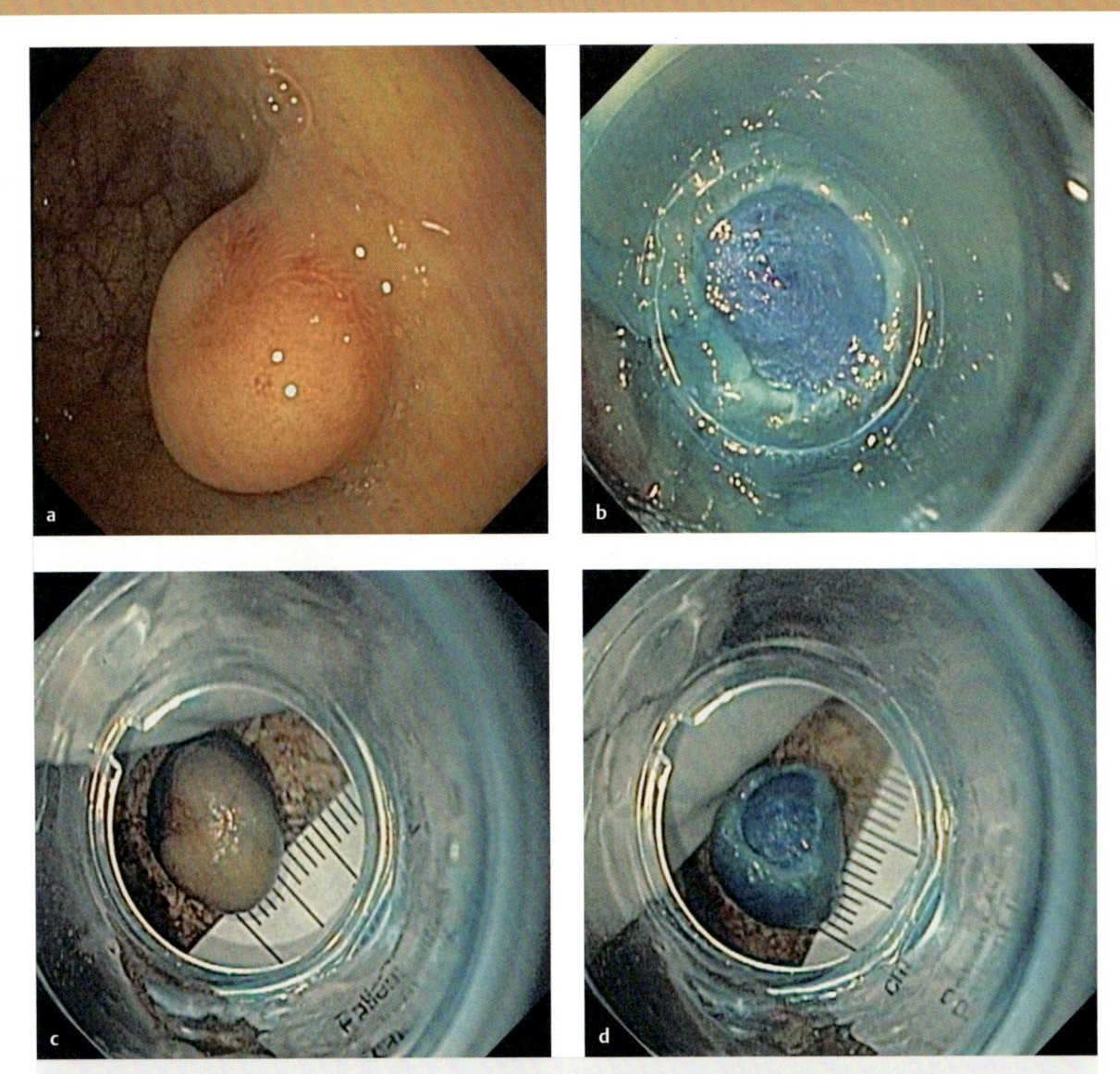

Abb. 7.3 Endoskopische Mukosaresektion in Kappentechnik (EMR-C) eines neuroendokrinen Tumors (NET) des Rektums. Histopathologisch pT 1b (1,3 cm), Nx, L0, V0, Pn0, G1, R0, Ki-67 < 2 %. (Quelle: Schirra J, Probst A, Auernhammer C. Neuroendokrine Tumoren und neuroendokrine Karzinome – Endoskopische Therapie. In: Messmann H, Tannapfel A, Werner J, Hrsg. Gastrointestinale Onkologie. Stuttgart: Thieme; 2018)
a Endoskopisch: subepithelialer Tumor im Rektum.
b Abtragungsfläche nach EMR-C in der Submukosa. Blaufärbung nach Unterspritzung unter Zusatz von Indigokarmin.
c Resektat.
d Resektat.

Molekulargenetische Diagnostik

- In der schwierigen Differenzialdiagnostik der seltenen NET G3 versus NEC G3 kann die Bestimmung von Mutationen in DAXX/ATRX bzw. in Rb/TP53 hilfreich sein.

Histologische Diagnostik der Haut

- Bei klinischem V. a. Erythema necrolyticum migrans und V. a. Glucagonom kann mittels einer Hautbiopsie die Diagnose des Erythema necrolyticum migrans gesichert werden.

Intraoperative Diagnostik

- NET des Jejunums/Ileums treten in etwa 25 % der Fälle multifokal auf.
  - Deshalb ist bei der Operation dieser NET die intraoperative manuelle Palpation und Inspektion des gesamten Dünndarms obligatorisch.
- Insulinome sind im Pankreas gelegen und verhalten sich meist (90 %) benigne.
  - Bevorzugte Operationsstrategie für benigne Insulinome ist die Enukleation.
  - Präoperativ sollte bereits durch Endosonografie des Pankreas die Lokalisationsdiagnostik des Insulinoms und der Abstands des Tumors vom Ductus pancreaticus bestimmt werden.
  - Die intraoperative manuelle Palpation und der intraoperative Ultraschall des Pankreas wird in gleicher Fragestellung ergänzend empfohlen.
- Gastrinome sind im Duodenum oder im Pankreas gelegen, meist im sog. „Gastrinomdreieck".
  - Beim Gastrinom wird die intraoperative Diaphanoskopie des Duodenums empfohlen.

7.1.11 Differenzialdiagnosen

- Das klinische Beschwerdebild der funktionell nicht aktiven NET ist häufig unspezifisch und erfordert eine gastroenterologische Ausschluss- und Differenzialdiagnostik.
  - Die Diagnose des NET wird aufgrund der unspezifischen Symptome oft verzögert.
- Bei chronischen Diarrhöen sind postoperativ – neben dem Tumorrezidiv – differenzialdiagnostisch u. a. auch mit einzubeziehen:
  - ein Kurzdarmsyndrom,
  - eine chologene Diarrhö,
  - ein Gallensäureverlustsyndrom,
  - eine bakterielle Überwucherung sowie
  - eine exokrine Pankreasinsuffizienz.
- Endokrinologische Differenzialdiagnosen bei Flush/Diarrhö zeigt ▶ Tab. 7.2.

7.1.12 Therapie

Therapeutisches Vorgehen

- Die Therapie der NEN des GEP-Systems erfolgt risikoadaptiert entsprechend
  - Primariuslokalisation, Klassifikation, Grading und Staging;
  - Funktionalität und
  - ggf. Genetik.
- Bei Lebermetastasierung (NELM) spielen eine Rolle:
  - Metastasenanzahl (solitär/multifokal/disseminiert),
  - Metastasierungsmuster (unilobär/bilobär),
  - Tumorlast der Leber (in %),

Tab. 7.2 Differenzialdiagnosen.

Differenzialdiagnose	Bemerkungen
Flush	physiologisch (Klimakterium/Sexualhormonmangel), Medikamente Karzinoidsyndrom (5-HIES) medulläres Schilddrüsenkarzinom (Calcitonin), Phäochromozytom (freie Metanephrine im Plasma) Cushing-Syndrom (Dexamethason-Hemmtest Cortisol) Mastozytose (Tryptase)
chronische Diarrhö endokriner Ursache	Karzinoidsyndrom Gastrinom VIPom medulläres Schilddrüsenkarzinom (Calcitonin), mögliche Nebenwirkung Somatostatinanaloga – Diarrhö, exokrine Pankreasinsuffizienz

- Resektabilität in ein- oder zweitzeitigen Resektionverfahren ± lokal ablative Verfahren.
- Die Therapieplanung bei NEN sollte vorzugsweise in einem interdisziplinären Tumorboard erfolgen und umfasst häufig interdisziplinäre/multimodale Therapieansätze/-optionen.
- Wenn möglich, soll prinzipiell die onkologisch adäquate Resektion angestrebt werden.
- Prinzipiell sind zu erwägen:
  - Chirurgie,
  - endoskopische Therapie von kleinen (< 1 cm) NET (Magen, Duodenum, Papille, Rektums),
  - lokal ablative und lokoregionäre Therapieansätze bei Lebermetastasen (NELM),
  - systemische Therapieansätze: Biotherapie, Peptidrezeptor-basierte Radiotherapie (PRRT), Chemotherapie, molekular zielgerichtete Therapieansätze (▶ Abb. 7.4).

NET des Magens

- Typ 1, G1, < 2 cm und Typ 2: endoskopische Therapie (EMR oder ESD)
- Typ 3:
  - < 1 cm, G1, keine weiteren Risikofaktoren, unauffällige Staging-Bildgebung: endoskopische Therapie möglich
  - in allen anderen Fällen onkologisch adäquate chirurgische Resektion
- Typ 4 (NEC): siehe Vorgehen bei NEC

NET des Duodenums

- < 1 cm, unauffälliges Staging, funktionell nicht aktiv (Gastrinomausschluss): endoskopische Therapie (EMR)

7.1 Neuroendokrine Neoplasien

```
┌─────────────────────────────────────────┐         ┌─────────────────────────────────────────┐
│ gut differenzierte NET G1/G2 (sehr selten G3) │   │ gering differenzierte NEC (immer G3)    │
└─────────────────────────────────────────┘         └─────────────────────────────────────────┘
                  │                                                   │
         ┌─────────────────┐                        ┌──────────────────────────────────────┐
         │ Operation möglich? │                     │ lokoregionärer Befund und R0-Resektion möglich? │
         └─────────────────┘                        └──────────────────────────────────────┘
           │           │                                    │                        │
      operabel    nicht operabel                   Operation + adjuvante CTX    palliative CTX
                                                   Cisplatin/Etoposid           Cisplatin/Etoposid
```

Therapieoptionen bei nicht operablen gut differenzierten NET:

- **Symptomkontrolle** bei funktionell aktiven Tumoren/Karzinoidsyndrom
- **antiproliferative Tumorkontrolle** – differenzierte Planung der individuellen Therapiestrategie nach
  - Primariuslokalisation
  - Proliferationsindex Ki-67
  - Tumorlast und Tumordynamik
  - Funktionalität

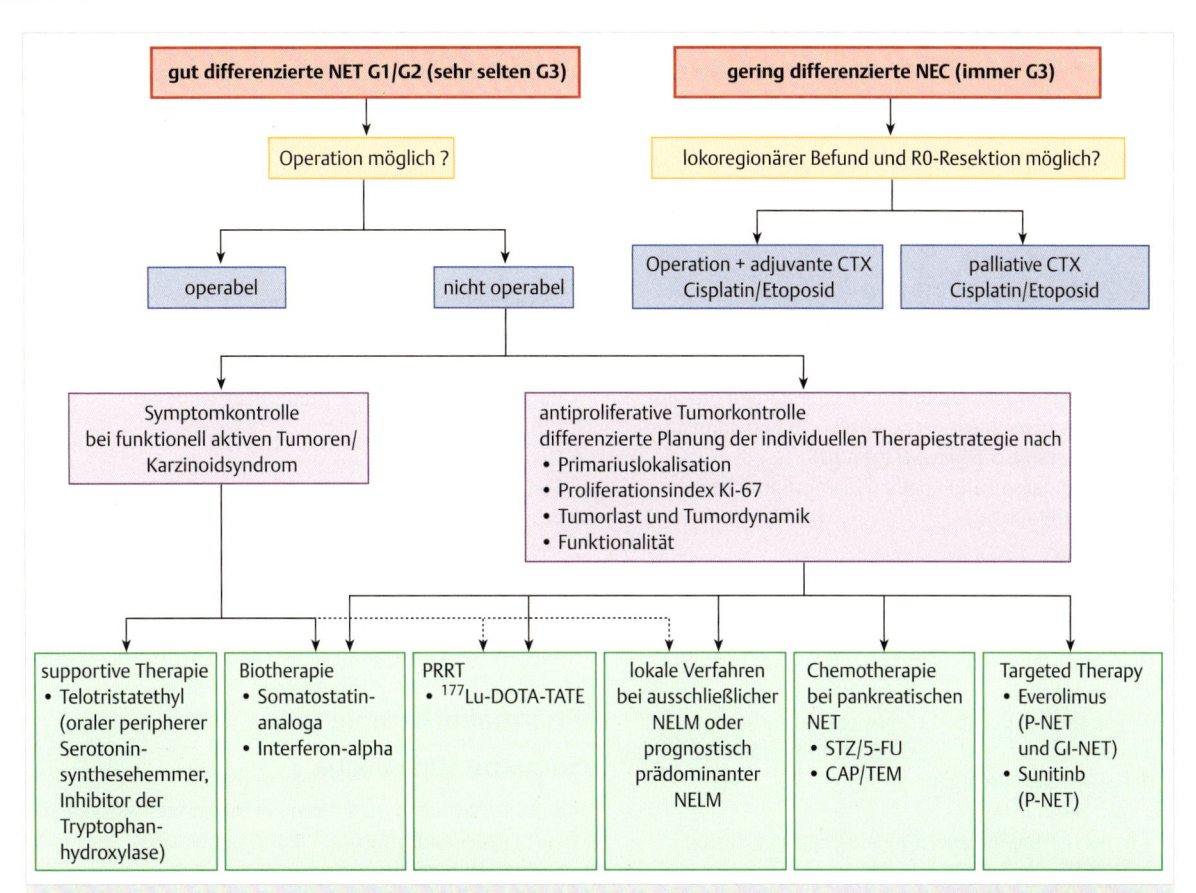

Therapiebausteine:

- **supportive Therapie**
  - Telotristatethyl (oraler peripherer Serotoninsynthesehemmer, Inhibitor der Tryptophanhydroxylase)
- **Biotherapie**
  - Somatostatinanaloga
  - Interferon-alpha
- **PRRT**
  - ^{177}Lu-DOTA-TATE
- **lokale Verfahren** bei ausschließlicher NELM oder prognostisch prädominanter NELM
- **Chemotherapie** bei pankreatischen NET
  - STZ/5-FU
  - CAP/TEM
- **Targeted Therapy**
  - Everolimus (P-NET und GI-NET)
  - Sunitinb (P-NET)

Abb. 7.4 Systemische Therapieansätze bei neuroendokrinen Neoplasien des GEP-Systems. CTX: Chemotherapie; STZ: Streptozotocin; 5-FU: 5-Fluoruracil; CAP: Capecitabin; TEM: Temozolomid; NELM: Lebermetastasen neuroendokriner Tumoren; PRRT: Peptidrezeptor-basierte Radiotherapie.

NET der Papille

- < 2 cm, unauffälliges Staging: endoskopische Therapie wird von der deutschsprachigen S 2k-Leitlinie Neuroendokrine Tumoren 2018 empfohlen
- In der ENETS-Leitlinie 2016 wird dagegen für alle NET der Papille die chirurgisch operative Resektion empfohlen.

NET des Jejunums/Ileums

- **lokalisiertes und lokoregionäres Stadium**: immer Operation mit onkologisch adäquater Lymphknotendissektion erforderlich
- Empfehlung zur Hemikolektomie rechts mit onkologischer Lymphknotendissektion bei NET des terminalen Ileums
- **inoperables/fernmetastasiertes Stadium** (Therapiesequenz – Expertenmeinung):
  - Biotherapie mit Somatostatinanaloga Octreotid oder Lanreotid zur Tumorkontrolle
  - PRRT mit ^{177}Lutetium-DOTA-TATE
  - ggf. Resalvage-PRRT im Verlauf
  - Everolimus
  - andere

NET des Pankreas

- **lokalisiertes und lokoregionäres Stadium**:
  - Insulinom (beningne in 90 %): Enukleation
  - funktionell nicht aktive NET G1 des Pankreas < 2 cm: parenchymsparende Operation versus Watch-and-wait-Strategie
  - alle anderen NET des Pankreas > 2 cm: Operation mit onkologisch adäquater Lymphknotendissektion erforderlich
- **inoperables/fernmetastasiertes Stadium** (Therapiesequenz – Expertenmeinung):
  - Biotherapie mit Somatostatinanaloga Lanreotid zur Tumorkontrolle:
    - nur bei niedrigem Ki-67 (< 10 %) und geringer Tumorlast

- in allen anderen Fällen als Erstlinie Chemotherapie mit Streptozotocin/5-Fluoruracil (5-FU) oder Capecitabin/Temozolomid
  - PRRT mit ^{177}Lutetium-DOTA-TATE
  - ggf. Resalvage-PRRT im Verlauf
  - Everolimus oder Sunitinib
  - andere

NEC unabhängig von der Primariuslokalisation

- Staging mit ^{18}FDG-PET/CT, MRT Leber und MRT Schädel
- in lokalisierten/lokoregionären Tumorstadien onkologisch adäquate chirurgische Resektion und adjuvante Chemotherapie (Cisplatin/Etoposid)
- in allen anderen Fällen palliative Chemotherapie (Cisplatin/Etoposid)

Becherzellkarzinoid/Gobletzellkarzinoid der Appendix

- Hemikolektomie rechts mit onkologischer Lymphknotendissektion
- wegen hohem Risiko Abtropfmetastasen/Peritonealkarzinose im Tumorboard diskutieren und stadienabhängig risikoadaptiert erwägen:
  - Ovarektomie bds.
  - hypertherme intraperitoneale Chemoperfusion (HIPEC)
- Chemotherapie mit FOLFOX (in Analogie zum Adenokarzinom)
  - adjuvant
  - palliativ

Symptomkontrolle bei funktionell aktiven NET

Karzinoidsyndrom

- **Somatostatinanaloga**:
  - Biotherapie mit Depotpräparationen von Somatostatinanaloga führt bei etwa zwei Drittel der Patienten zur Symptomkontrolle von Diarrhöen und Flush-Symptomatik.
  - ggf. zusätzliche Gabe von kurzwirksamem Octreotid als Bedarfsmedikation s. c. oder i. v. bei Karzinoidkrise/unzureichender Symptomkontrolle
- Der orale Serotoninsythesehemmer **Telotristatethyl** kann bei therapierefraktärem Karzinoidsyndrom zur spezifischen Kontrolle der serotoninvermittelten chronischen Diarrhöen zusätzlich eingesetzt werden.
- Zur supportiven Therapie der Diarrhöen können auch **Loperamid oder Tinctura opii** eingesetzt werden.
- Zur Symptomkontrolle sollten auch zytoreduktive Verfahren angestrebt werden:
  - PRRT
  - lokoregionäre Therapie von NELM
  - Debulking-Operation

Gastrinom

- hochdosierte (im Mittel 3- bis 4-fache Standarddosis) PPI-Therapie
- Cave: keine Pausierung/keine Dosisreduzierung der PPI-Therapie im Verlauf
  - kann den Patienten gefährden!

Insulinom

- häufige Mahlzeiten/kontinuierliche Glukoseinfusion (24 h)
- Diazoxid
- Somatostatinanaloga
- bei malignem Insulinom/metastasierter Situation: Everolimus, Chemotherapie

VIPom

- Somatostatinanaloga

Pharmakotherapie

Somatostatinanaloga

- Somatostatinanaloga führen bei funktionell aktiven NET (Karzinoidsyndrom, VIPom) in etwa 70 % zur Symptomkontrolle.
- Somatostatinanaloga zeigen antiproliferative Effekte und führen zu einer signifikanten Verlängerung des progressionsfreien Überlebens (PFS) bei NET.
- Sie werden deshalb zur primären Tumorkontrolle von NET mit Ki-67 < 10 % unabhängig von deren Funktionalität eingesetzt.
- Als Depotpräparationen kommen zum Einsatz:
  - Octreotid LAR 30 mg i. m. alle 28d oder
  - Lanreotide Autogel 120 mg tief s. c. alle 28d.
- Das kurzwirksame Octreotid kann zur initialen Verträglichkeitsprüfung sowie zur On-Demand- oder Add-on-Therapie 3 × tgl. s. c. in Einzeldosierungen von 50–500 µg appliziert werden.
  - Zur Symptomkontrolle und Therapie der Karzinoidkrise kann auch die kontinuierliche Gabe i. v. mit 50–200 µg/h über Perfusor erfolgen.

PRRT mit ^{177}Lutetium-DOTA-TATE

- initial PRRT mit ^{177}Lutetium-DOTA-TATE, 4 Therapiezyklen
  - bei NET Objective Response Rate (ORR) 20–30 %, Stable Disease (SD) 60 %, Progression-free Survival (PFS) 29 Monate
- ggf. im Verlauf Resalvage-Therapie mit 2 weiteren Therapiezyklen PRRT mit ^{177}Lutetium-DOTA-TATE
  - bei NET ORR 15 %, SD 60 %, PFS 14–15 Monate

- begleitende Therapie mit Somatostatinanaloga während und nach den PRRT-Zyklen weiterführen
  - Jeweils 6 Wochen vor dem jeweiligen PRRT-Zyklus muss die Gabe der Somatostatinanaloga-Depotpräparationen pausiert werden, um eine Verdrängung des Radiopharmazeutikums durch „kalte" Somatostatinanaloga zu verhindern.
- Cave: Nierentoxizität, Myelotoxizität

Chemotherapie

- Streptozotocin/5-FU: infusionales Therapieregime
  - bei NET des Pankreas ORR 28–43%, SD 38–64%, PFS 16–23 Monate
  - Cave: Nierentoxizität
- Capecitabin/Temozolomid (Off-Label-Use): orales Therapieregime
  - bei NET des Pankreas ORR 54%, SD 35% und PFS 17–23 Monate

Molekular zielgerichtete Therapie

- Everolimus: Zieldosis 10 mg/d
  - bei NET des Pankreas, NET des Gastrointestinaltrakts und NET des Lunge jeweils PFS ca. 11 Monate
- Sunitinib: Zieldosis 37,5 mg/d
  - bei NET des Pankreas PFS ca. 11 Monate

Interventionelle Therapie

Mukosaresektion

- **NET des Magens** Typ 1 < 1 cm (bis max. 2 cm) können endoskopisch mittels EMR oder ESD therapiert werden (▶ Abb. 7.5).
- **NET des Duodenums** < 1 cm können endoskopisch mittels EMR therapiert werden.
  - Von einer ESD wird im Duodenum aufgrund des hohen Perforationsrisikos abgeraten.
- **NET der Papille** < 2 cm können gemäß der S2k-Leitlinien endoskopisch therapiert werden.
- **NET des Rektums** < 1 cm können endoskopisch mittels modifizierter EMR (EMR-C) oder ESD therapiert werden (▶ Abb. 7.6).

Lokal ablative Verfahren

- Bei NELM können lokal ablative Verfahren erwogen werden, wie
  - Radiofrequenzablation (RFA),
  - Mikrowellenablation (MWA) oder
  - Brachytherapie (▶ Abb. 7.7).

Lokoregionäre Verfahren

- Bei NELM können lokoregionäre Verfahren erwogen werden, wie
  - transarterielle Embolisation (TAE),
  - transarterielle Chemoembolisation (TACE) und
  - selektive interne Radiotherapie (SIRT).

Operative Therapie

- **NET des Magen Typ 1**: geringes Metastasierungsrisiko (3–4%), d. h. nur in diesen Fällen onkologische adäquate Chirurgie indiziert
- **NET des Magen Typ 3**: onkologische adäquate Chirurgie
  - Ausnahmen: NET Typ 3 des Magens < 1 cm, G1, können endoskopisch reseziert werden
- **NET des Duodenums**: Empfehlung zur operativen Therapie bei NET > 1 cm.
- **NET des Jejunums/Ileums:**

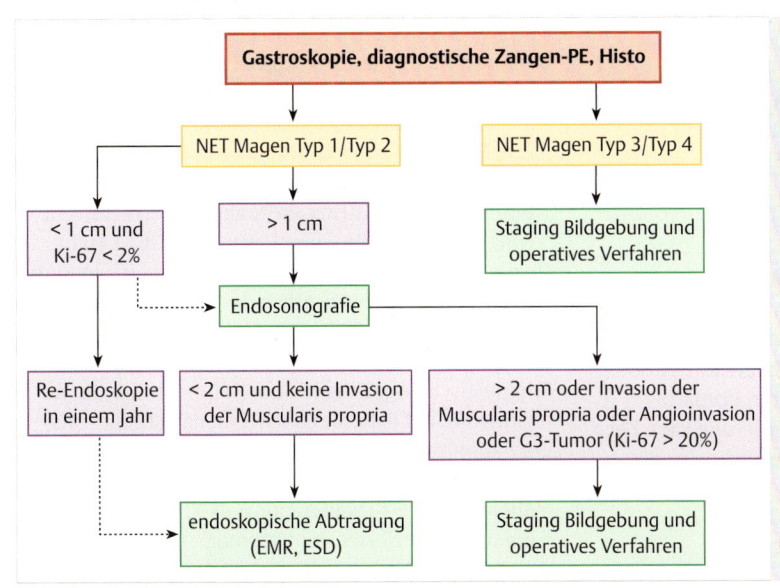

Abb. 7.5 Diagnostik und Therapie der NET des Magens. PE: Probeentnahme, EMR: endoskopische Mukosaresektion, ESD: endoskopische Submukosadissektion. (Quelle: Auernhammer C. Neuroendokrine Tumoren des Magens Typ 1 und Typ 2. In: Messmann H, Hrsg. Klinische Gastroenterologie. Stuttgart: Thieme; 2011)

Sonstige Krankheitsbilder mit Befall des Gastrointestinaltrakts

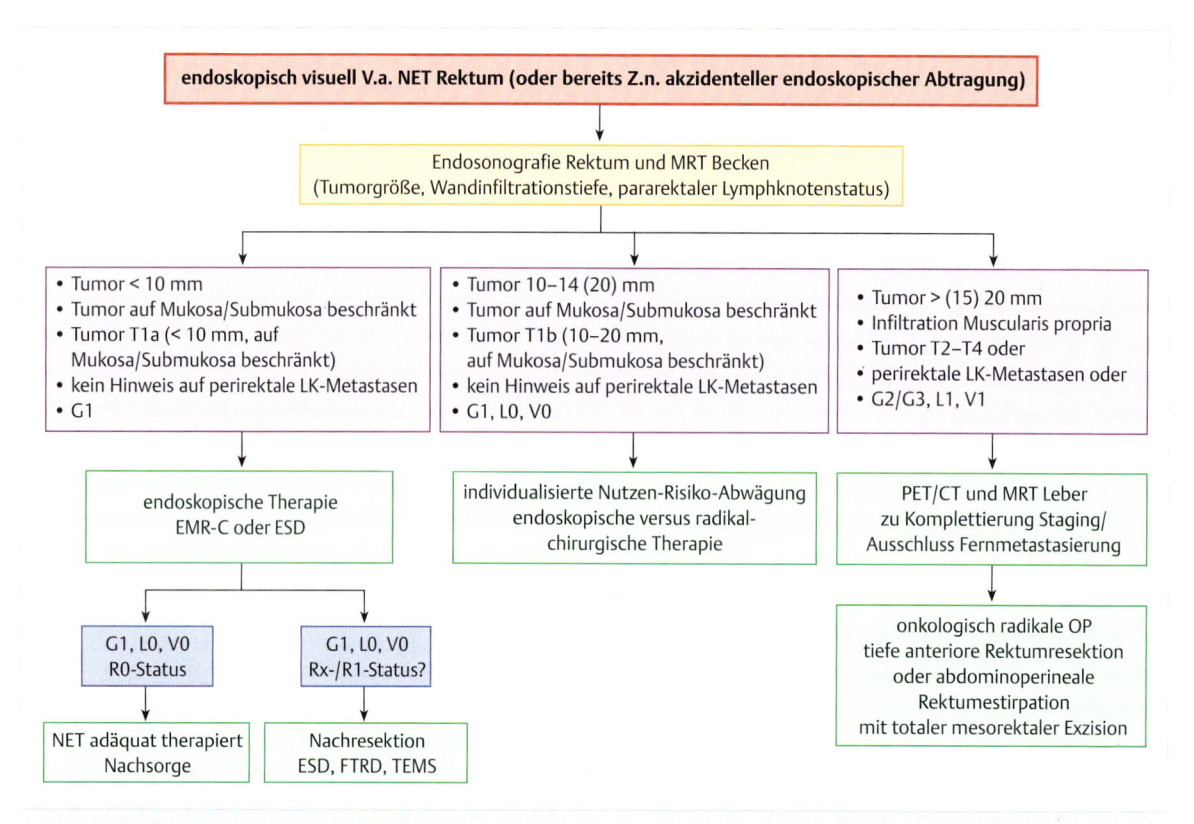

Abb. 7.6 Therapieplanung neuroendokriner Tumoren (NET) des Rektums. EMR-C: Mukosaresektion in Kappentechnik; ESD: endoskopische Submukosadissektion; FTRD: Full Thickness Resection Device; TEMS: Trasanal Endoscopic Micro-Surgery.

Flussdiagramm:

Ausgangspunkt: endoskopisch visuell V.a. NET Rektum (oder bereits Z.n. akzidenteller endoskopischer Abtragung)
↓
Endosonografie Rektum und MRT Becken (Tumorgröße, Wandinfiltrationstiefe, pararektaler Lymphknotenstatus)

Kategorie 1:
- Tumor < 10 mm
- Tumor auf Mukosa/Submukosa beschränkt
- Tumor T1a (< 10 mm, auf Mukosa/Submukosa beschränkt)
- kein Hinweis auf perirektale LK-Metastasen
- G1

→ endoskopische Therapie EMR-C oder ESD
→ G1, L0, V0 R0-Status → NET adäquat therapiert, Nachsorge
→ G1, L0, V0 Rx-/R1-Status? → Nachresektion ESD, FTRD, TEMS

Kategorie 2:
- Tumor 10–14 (20) mm
- Tumor auf Mukosa/Submukosa beschränkt
- Tumor T1b (10–20 mm, auf Mukosa/Submukosa beschränkt)
- kein Hinweis auf perirektale LK-Metastasen
- G1, L0, V0

→ individualisierte Nutzen-Risiko-Abwägung endoskopische versus radikal-chirurgische Therapie

Kategorie 3:
- Tumor > (15) 20 mm
- Infiltration Muscularis propria
- Tumor T2–T4 oder
- perirektale LK-Metastasen oder
- G2/G3, L1, V1

→ PET/CT und MRT Leber zu Komplettierung Staging/Ausschluss Fernmetastasierung
→ onkologisch radikale OP tiefe anteriore Rektumresektion oder abdominoperineale Rektumestirpation mit totaler mesorektaler Exzision

---

- lokalisiertes und lokoregionäres Stadium: immer Operation mit parenchymsparender Dünndarmresektion bei jedoch onkologisch adäquater Lymphknotendissektion erforderlich
- bei NET des terminalen Ileums Empfehlung zur Hemikolektomie rechts mit onkologischer Lymphknotendissektion
- Debulking-Operation mit Resektion des Primarius trotz inoperabler Fern(Leber)metastasierung
  - kann/soll in Abhängigkeit von der klinischen Beschwerdesymptomatik erwogen werden
  - zur Prophylaxe Ileus/desmoplastische Reaktion/venöse Stauung
- **NET des Pankreas:**
  - lokalisiertes und lokoregionäres Stadium:
    - Insulinom: Enukleation
    - funktionell nicht aktive NET G1 des Pankreas < 2 cm: parenchymsparende Pankreaschirurgie
    - alle anderen NET des Pankreas > 2 cm: Operation mit onkologisch adäquater Lymphknotendissektion
  - Debulking-Operation mit Resektion des Primarius trotz inoperabler Fern(Leber)metastasierung kann bei Lokalisation des Primarius im Pankreasschwanz diskutiert und erwogen werden.
    - Abstimmung im onkologischen Gesamtkonzept!
- **NET des Rektums:**
  - NET 1–2 cm: individualisierte risikoadaptierte Entscheidung („Grauzone"); OP bevorzugt
  - NET > 2 cm: tiefe anteriore Rektumresektion mit Lymphknotendissektion

Lebertransplantation

- Nach Ausschluss extrahepatischer Metastasierung (SSR-basierte-PET/CT) kann eine Lebertransplantation als Therapieoption im Einzelfall erwogen werden bei
  - ausschließlich vorliegender Lebermetastasierung und
  - Z. n. Resektion eines NET-Primarius im portalvenösen Abstromgebiet
  - unter definierten Kriterien (stabile Lebermetastasierung > 6 Monate, Proliferationsindex Ki-67 < 10 %).
- Ob die Lebertransplantation einer anderweitigen multimodalen Therapie hinsichtlich des Überlebens bei NELM überlegen ist, wurde bisher nicht in prospektiven Studien gezeigt.
- Prognostisch ungünstige Faktoren hinsichtlich Tumorrezidivrate und Patientenüberleben nach Lebertransplantation sind u. a.
  - eine Tumorlast der Leber > 50 %,
  - ein hoher Ki-67-Proliferationsindex,
  - ein nicht resezierter Primärtumor,
  - ein höheres Alter zum Zeitpunkt der Transplantation.

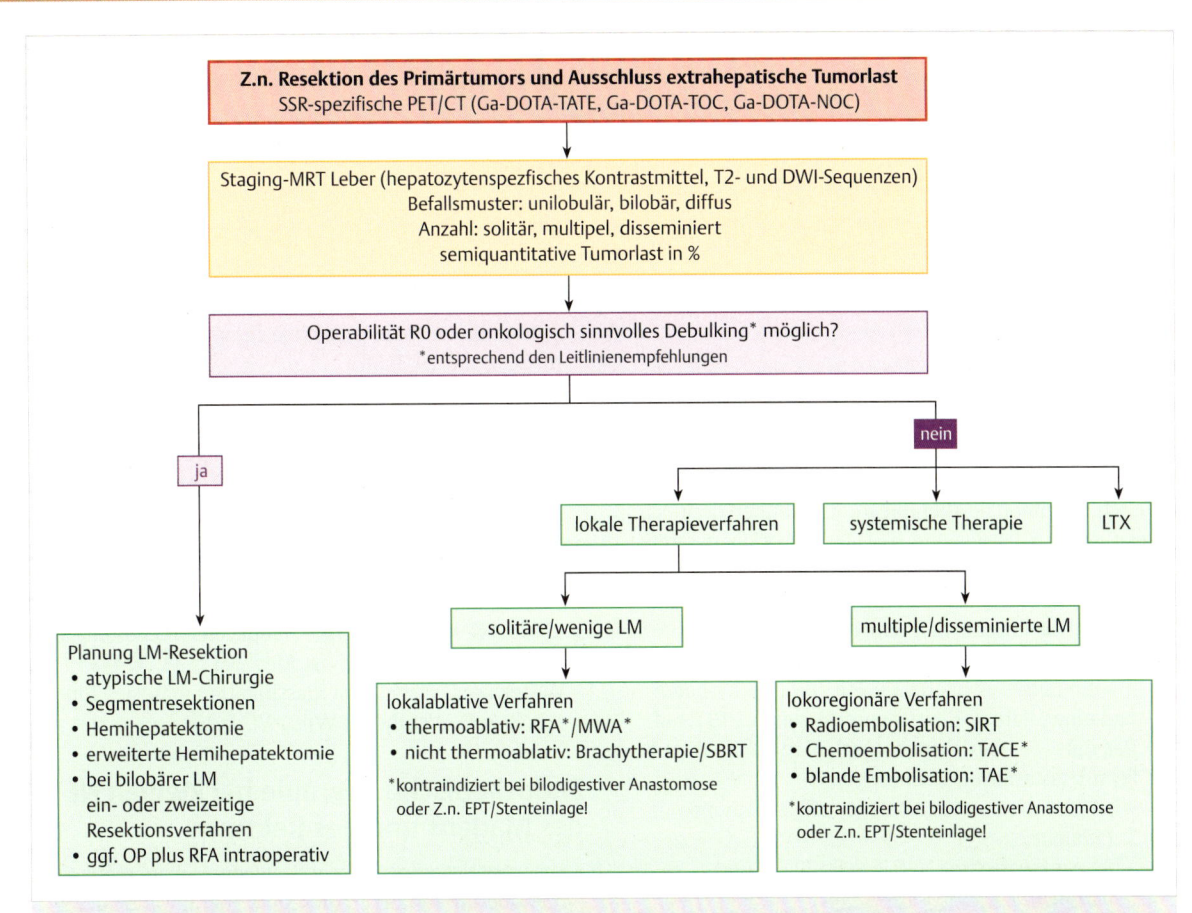

Abb. 7.7 Therapie von Lebermetastasen von neuroendokrinen Tumoren des GEP-Systems. SSR: Somatostatinrezeptor; LM: Lebermetastasen; RFA: Radiofrequenzablation; MWA: Mikrowellenablation; TAE: transarterielle Embolisation; TACE: transarterielle Chemoembolisation; SIRT: selektive intraarterielle Radiotherapie; LTX: Lebertransplantation; SBRT: Stereotactic Body Radiotherapy; EPT: endoskopische Papillotomie.

- Für weitere Informationen und Kriterien zur Lebertransplantation siehe Kap. 8.18.

7.1.13 Nachsorge

- Bei NEC ist ein engmaschiges Follow-up alle 2 bis 3 Monate indiziert (Tumormarker NSE, LDH, Chromogranin A).
- Für alle NET wird nach R0-Resektion eine langjährige (mindestens 15 Jahre bis lebenslange), strukturierte Tumornachsorge empfohlen.
- Bei NET des Jejunums/Ileums und des Pankreas besteht auch nach R0-Resektion ein Rezidivrisiko, welches in Abhängigkeit vom Proliferationsindex Ki-67 ansteigt.
- Allgemein werden Nachsorgeintervalle wie folgt empfohlen:
  - bei NET G1 Intervalle von initial 6 (später 12) Monaten und
  - bei NET G2 von initial 3 (später 6) Monaten.
- Die Nachsorge sollte beinhalten:
  - Schnittbildgebung (MRT/CT) und
  - in geeigneten Intervallen von 1–3 Jahren funktionelle Bildgebung mittels SSR-basierter PET/CT.
- Von dieser allgemeinen Empfehlung abzuweichen ist bei
  - kurativ resezierten NET der Appendix < 1 cm ohne Risikofaktoren,
  - kurativ resezierten NET des Rektums < 1 cm ohne Risikofaktoren und bei
  - NET des Magens Typ 1.
- Bei kurativ resezierten NET der Appendix < 1 cm ohne Risikofaktoren wird keine Nachsorge empfohlen.
- Bei endoskopisch kurativ abgetragenen kleinen (< 1 cm) NET des Rektums wird eine einmalige lokale Nachsorge mittels Rektoskopie und Endosonografie nach 12–18 Monaten empfohlen.
- Bei NET des Magens Typ 1 (assoziiert mit chronisch atrophischer Gastritis) wird eine lebenslange jährliche endoskopische Kontrolle empfohlen.
  - Cave: hohes Lokalrezidivrisiko der NET des Magens nach endoskopischer Abtragung!

7.1.14 Verlauf und Prognose

- Verlauf und Prognose bei NET sind stark abhängig von
  - Primariuslokalisation,
  - Klassifikation,
  - Grading (Proliferationsindex Ki-67) und
  - Staging.
- Aufgrund ihres bei Diagnosestellung häufig lokalisierten Tumorstatus haben häufig eine sehr gute Prognose:
  - NET der Appendix,
  - NET des Rektums und
  - NET des Magens Typ 1.
- NET des Pankreas und NET des Jejunum/Ileum
  - weisen dagegen bereits bei Diagnosestellung oft Fernmetastasen auf und
  - können häufig nicht mehr kurativ behandelt werden.
- Durch multimodale Therapieansätze können dennoch relativ gute 5-Jahres- und 10-Jahres-Überlebensraten bei fortgeschrittenen NET erreicht werden.
- NEC sind bei Diagnosestellung häufig bereits metastasiert und die Prognose ist schlecht.
  - Die Gesamtkohorte der gastrointestinalen NEC weist nur ein mittleres Überleben von etwa 7,5 Monaten und eine 5-Jahres-Überlebensrate von nur 13 % auf.
  - Das mittlere Überleben im lokalen, regionären und fernmetastasierten Stadium ist
    – bei gastrointestinalen NEC jeweils 34, 16 und 5 Monate,
    – bei pankreatischen NEC jeweils 52, 18 und 5 Monate.
  - Die 5-Jahres-Überlebensrate im lokalen, regionären und fernmetastasierten Stadium beträgt
    – bei gastrointestinalen NEC jeweils 42 %, 26 % und 5 %,
    – bei pankreatischen NEC jeweils 46 %, 28 % und 5 %.

7.1.15 Prävention

- keine allgemeinen Präventionsmaßnahmen bekannt
- Tumorscreening wird empfohlen bei
  - Genträgern mit bekannter multipler endokriner Neoplasie Typ 1 (MEN1) und
  - Von-Hippel-Lindau-Syndrom.
  - Details hierzu siehe [2].

7.1.16 Quellenangaben

[1] Deutsche Gesellschaft für Gastroenterologie, Verdauungs- und Stoffwechselkrankheiten (DGVS), Netzwerk Neuroendokrine Tumoren (NeT) e.V. (Patientenvertretung), Bundesorganisation Selbsthilfe NeuroEndokrine Tumoren e.V. (NET-sgh) (Patientenvertretung) et al. S 2K-Leitlinie Neuroendokrine Tumoren. Z Gastroenterol 2018; 56: 583–681

[2] Spitzweg C, Auernhammer C, Bläker H et al. Neuroendokrine Tumoren und neuroendokrine Karzinome. In: Messmann H, Tannapfel A, Werner J, Hrsg. Gastrointestinale Onkologie. Stuttgart: Thieme; 2018

7.1.17 Literatur zur weiteren Vertiefung

Leitlinienempfehlungen

- Deutsche Gesellschaft für Gastroenterologie, Verdauungs- und Stoffwechselkrankheiten (DGVS), Netzwerk Neuroendokrine Tumoren (NeT) e. V. (Patientenvertretung), Bundesorganisation Selbsthilfe NeuroEndokrine Tumoren e. V. (NET-sgh) (Patientenvertretung) et al. S 2K-Leitlinie Neuroendokrine Tumoren. Z Gastroenterol 2018; 56: 583–681
- Knigge U, Capdevila J, Bartsch DK et al. ENETS Consensus Recommendations for the Standards of Care in Neuroendocrine Neoplasms: Follow-Up and Documentation. Neuroendocrinology 2017; 105: 310–319

WHO-Klassifikation und UICC-TNM-Klassifikation

- Klöppel G. Neuroendocrine Neoplasms: Dichotomy, Origin and Classifications. Visc Med 2017; 33: 324–330
- Wittekind, C, Hrsg. TNM Klassifikation maligner Tumoren. 8. Aufl. Weinheim: Wiley-VCH; 2017

Endoskopische Therapie bei kleinen NET des Magens und des Rektums

- Scherübl H, Cadiot G. Early Gastroenteropancreatic Neuroendocrine Tumors: Endoscopic Therapy and Surveillance. Visc Med 2017; 33: 332–338

Onkologische und supportive Therapie von NEN

- Auernhammer CJ, Spitzweg C, Angele MK et al. Advanced neuroendocrine tumours of the small intestine and pancreas: clinical developments, controversies, and future strategies. Lancet Diabetes Endocrinol 2018; 6: 404–415
- Jin XF, Spampatti MP, Spitzweg C et al. Supportive therapy in gastroenteropancreatic neuroendocrine tumors: Often forgotten but important. Rev Endocr Metab Disord 2018; 19: 145–158

MANEC/MINEN

- De Mestier L, Cros J, Neuzillet C et al. Digestive System Mixed Neuroendocrine-Non-Neuroendocrine Neoplasms. Neuroendocrinology 2017; 105: 412–425

Gobletzell-Karzinoid der Appendix

- Lamarca A, Nonaka D, Lopez Escola C et al. Appendiceal Goblet Cell Carcinoids: Management Considerations from a Reference Peritoneal Tumour Service Centre and ENETS Centre of Excellence. Neuroendocrinology 2016; 103: 500–517

7.1.18 Wichtige Internetadressen

Selbsthilfegruppen

- International Neuroendocrine Cancer Alliance: http://incalliance.org
- Netzwerk Neuroendokrine Tumoren (NeT) e. V.: www.netzwerk-net.de, www.glandula-net-online.de

Fachgesellschaften

- European Neuroendorine Tumor Society: www.enets.org
- North American Neuroendocrine Tumor Society: https://nanets.net
- The Carcinoid Cancer Foundation: www.carcinoid.org

Arbeitsgruppen

- Arbeitsgruppe Neuroendokrine Tumoren/Karzinoide der Arbeitsgemeinschaft Internistische Onkologie (AIO) in der Deutschen Krebsgesellschaft e. V.: www.aio-portal.de
- Arbeitsgemeinschaft Neuroendokrine Gastrointestinale Tumoren der Deutschen Gesellschaft für Endokrinologie: www.endokrinologie.net/ag-neuroendokrine-tumoren.php
- Deutsches Register Neuroendokrine Tumoren (NET-Register): www.net-register.org

7.2 HIV

J. K. Rockstroh

7.2.1 Steckbrief

Das klinische Spektrum gastroenterologischer Erkrankungen im Rahmen der HIV-Infektion ist ausgesprochen breit und umfasst Infektionen durch opportunistische Erreger, Infektionen durch Hepatitisviren, Störungen der Darmfunktion, die sich als Maldigestion oder Malabsorption äußern, Tumoren (Lymphome, Kaposi-Sarkom, Analkarzinom) und gastrointestinale Nebenwirkungen der antiretroviralen Therapie (ART). Durchfall ist das häufigste Leitsymptom. Mehrheitlich treten gastrointestinale Erkrankungen aber erst bei fortgeschrittenem Immundefekt auf, sodass ein rechtzeitiger Beginn der ART deutlich protektiv wirkt. Da jedoch ein knappes Viertel aller HIV-Infektionen in Europa erst bei bereits fortgeschrittenem Immundefekt (CD4-Zellen < 200/µl) und klinisch symptomatischer HIV-Infektion diagnostiziert wird, sind HIV-assoziierte gastroenterologische Erkrankungen klinisch bedeutsam und sollten immer Anlass für die Durchführung eines HIV-Antikörpertests sein.

7.2.2 Synonyme

- erworbene Immunschwäche (AIDS)
- AIDS-Erreger
- Virus der Immunschwächekrankheit

7.2.3 Keywords

- AIDS
- Hepatitis
- Kaposi-Sarkom
- HBV
- HCV
- Candidamykose
- CMV

7.2.4 Definition

- Die erworbene Immunschwäche AIDS (Acquired immune Deficiency Syndrome) wurde erstmals 1981 als klinische Entität beschrieben [1].
- Die ersten Berichte gingen dabei auf eine ungewöhnliche Häufung bis dahin seltener Erkrankungen wie Kaposi-Sarkomen (KS) und Pneumocystis-Pneumonien (PCP) zurück.
- 1983 konnte das humane Immundefizienzvirus (HIV) als auslösender Erreger von AIDS identifiziert werden [2].

7.2.5 Epidemiologie

Häufigkeit

- In Deutschland wird die Zahl der mit HIV infizierten Personen auf 87 000 geschätzt.
- Dabei kennen ca. 15 % der Betroffenen ihre HIV-Diagnose noch nicht.
- Über 40 % der unbehandelten Patienten mit HIV weisen auffällige Befunde in der Mundhöhle auf.
- Mit fortschreitender Immundefizienz lässt sich entsprechend im Abstrich Candida albicans nachweisen.
- Die **orale Candidamykose** ist die wohl häufigste Infektion bei Patienten mit HIV und ist oftmals die erste klinisch symptomatische Erkrankung.
- **Ösophaguserkrankungen** kommen ebenfalls häufig vor.
  - Häufigste Ursache ist eine infektiöse Ösophagitis.
  - Seltener werden Kaposi-Sarkome, Mykobakteriosen oder Neuropathien mit Motilitätsstörungen beschrieben.
- Unter den Virusinfektionen sind **Zytomegalievirus-Infektionen** (CMV-Infektionen) am häufigsten. Bei bis zu 5 % der Patienten im Stadium AIDS lassen sich aktive CMV-Infektionen nachweisen.
- Bei der unbehandelten HIV-Infektion entwickeln sich bei mehr als der Hälfte aller Patienten gastrointestinale Symptome mit **Durchfall** als Leitsymptom.

- Bei 40–70 % der chronischen Durchfälle bei der unbehandelten HIV-Infektion liegt eine infektiöse Ursache zugrunde.
- Die wesentlichen in Frage kommenden Erreger sind in der ▶ Tab. 7.3 zusammengefasst [3].
* **Pankreas und Gallenblase** können im Rahmen opportunistischer Infektionen oder HIV-assoziierter Neoplasien beteiligt sein.
* Gleiches gilt auch für die **Leber**, wobei hier allerdings insbesondere die Hepatitis-B- oder Hepatitis-C-Koinfektion im Bereich der Hepatologie von größter Bedeutung ist.
  - Gut 6 % der Patienten mit HIV weisen eine chronische HBV-Koinfektion und 25 % eine chronische HCV-Koinfektion auf [4], [6].
  - Aufgrund des erhöhten Risikos für Fibroseprogression und Zirrhoseentstehung, insbesondere bei HIV und Hepatitis-B- oder Hepatitis-C-Doppelinfektion, ergibt sich eine unbedingte Behandlungsindikation für die jeweilige Virushepatitis.

Tab. 7.3 Infektiöse Ursachen einer persistierenden Diarrhö und ihre jeweilige Häufigkeit bei unbehandelten mitteleuropäischen Patienten mit HIV.

Erreger	Häufigkeit
Protozoen	
Kryptosporidien	6–58 %
Entamoeba histolytica	4–25 %
Giardia lamblia	2–15 %
Mikrosporidien	1–30 %
Isospora belli	1–18 %
Mykobakterien	
M. avium intracellulare	6–25 %
M. tuberculosis	1–3 %
Sonstige bakterielle Erreger	
Campylobacter jejunii	2–10 %
Salmonellen	1–15 %
Shigellen	1–10 %
Spirochäten	1–9 %
Clostridium difficile	1–5 %
Viren	
Zytomegalievirus	8–45 %
Herpes-simplex-Virus	5–28 %
Adenoviren	4–8 %

* Patienten mit HIV haben ein erhöhtes Krebsrisiko.
  - Das gilt nicht nur für die drei AIDS-definierenden Malignome (ADM) Kaposi-Sarkom, Non-Hodgkin-Lymphom und Zervixkarzinom.
  - Auch für die meisten Nicht-AIDS-definierenden Malignome (Non-ADM) besteht eine insgesamt um das 2–3-Fache erhöhte Inzidenz.
  - Das HIV-assoziierte Kaposi-Sarkom befällt vor allem Haut und Schleimhäute.
    - In 5–30 % der Fälle sind jedoch auch Lymphknoten und innere Organe wie Gastrointestinaltrakt, Lunge oder Leber betroffen.
  - Vor Einführung der ART war das Kaposi-Sarkom das häufigste ADM.
  - Mittlerweile nehmen Non-ADM deutlich zu.
  - Das Analkarzinom ist einer der häufigsten Non-AIDS-Tumoren.
    - Es ist eng mit HPV-Koinfektionen assoziiert, entsteht meist aus präkanzerösen Vorstufen und findet sich insbesondere bei HIV-infizierten Männern, die Sex mit Männern haben (MSM).

Altersgipfel

* Die HIV-Infektion wird vorwiegend als eine Erkrankung jüngerer Menschen betrachtet.
* Tatsächlich jedoch steigt der Anteil von HIV-Infizierten im Alter von über 50 Jahren an.
* In der Bundesrepublik Deutschland beträgt der Anteil der über 50-Jährigen an den HIV-Neudiagnosen seit Anfang der 1990er Jahre noch relativ unverändert etwa 10 %.
* Bei den chronisch Infizierten sind mittlerweile über 50 % bereits über 50 Jahre alt.

Geschlechtsverteilung

* Bezogen auf das inländische Infektionsgeschehen sind MSM mit geschätzten 53 000 derzeit lebenden Infizierten nach wie vor die Hauptbetroffenengruppe.
* 20 % der HIV-Infektionen in Deutschland findet man bei Frauen.

Prädisponierende Faktoren

* Hauptbetroffene Gruppe sind MSM.

7.2.6 Ätiologie und Pathogenese

* Die HIV-Infektion erfolgt üblicherweise über die Schleimhaut (meist vaginal oder rektal).
* Kurz nach der Ansteckung vermehrt sich das Virus vorübergehend sehr stark, und zwar vor allem in den CD4-Rezeptor-tragenden Helferzellen, die eine wichtige Rolle bei der Steuerung des Immunsystems spielen.
* Insbesondere die Immunzellen der Darmschleimhaut werden stark dezimiert; dabei gehen vor allem diejenigen Zellen zugrunde, die das immunologische Gedächtnis darstellen (Gedächtniszellen).
* Der Schaden, den HIV dem Immunsystem im Darm in den ersten Tagen der Infektion zufügt, ist auch durch eine ART nicht mehr zu beheben.
* Bei den meisten Patienten sind die ersten Jahre der HIV-Infektion meist asymptomatisch.
* Danach können Beschwerden oder Erkrankungen auftreten, die nach der Klassifikation der U.S. Centers for

Disease Control and Prevention (CDC) der klinischen Kategorie B zugeordnet werden [5].
  - Hier sind insbesondere oraler Soor, die orale Haarleukoplakie und der Herpes zoster zu erwähnen, die differenzialdiagnostisch immer an eine HIV-Infektion denken lassen sollten.
  - Diese Erkrankungen sind zwar nicht AIDS-definierend, jedoch ursächlich auf die HIV-Infektion zurückzuführen und weisen auf eine Störung der zellulären Immunabwehr hin.
- Noch später treten AIDS-definierende Erkrankungen auf – im Median 8–10 Jahre nach der Erstinfektion.
  - Sie führen ohne hochaktive ART nach individuell unterschiedlich langer Zeit schließlich zum Tod.
  - Dabei ist das Risiko für AIDS-definierende Ereignisse insbesondere erhöht, wenn die CD4-Zellen unter 200 absolut/µl gefallen sind.

7.2.7 Klassifikation und Risikostratifizierung

- Mithilfe des klinischen Krankheitsstadiums und der Höhe der gemessenen CD4-Zellzahl können Patienten mit HIV nach der CDC-Klassifikation eingestuft werden [5].
- Es zählt das am weitesten fortgeschrittene Stadium, eine Rückeinstufung (z. B. bei Besserung unter Therapie) findet nicht statt.
- **Kategorie A:** asymptomatische Infektion
  - akute, symptomatische (primäre) HIV-Infektion
  - persistierende generalisierte Lymphadenopathie (LAS)
- **Kategorie B:** Krankheitssymptome oder Erkrankungen, die nicht in die Kategorie C fallen, dennoch aber der HIV-Infektion ursächlich zuzuordnen sind oder auf eine Störung der zellulären Immunabwehr hinweisen.
  - bazilläre Angiomatose
  - Entzündungen des kleinen Beckens, besonders bei Komplikationen eines Tuben- oder Ovarialabszesses
  - Herpes zoster bei Befall mehrerer Dermatome oder nach Rezidiven in einem Dermatom
  - idiopathische thrombozytopene Purpura
  - konstitutionelle Symptome wie Fieber über 38,5 °C oder eine > 1 Monat bestehende Diarrhö
  - Listeriose
  - orale Haarleukoplakie (OHL)
  - oropharyngeale Candidose
  - vulvovaginale Candidose, die entweder chronisch (> 1 Monat) oder nur schlecht therapierbar ist
  - zervikale Dysplasien oder Carcinoma in situ
  - periphere Neuropathie
- **Kategorie C:** AIDS-definierende Erkrankungen
  - Candidose von Bronchien, Trachea oder Lungen
  - Candidose, ösophageal
  - CMV-Infektionen (außer Leber, Milz, Lymphknoten)
  - CMV-Retinitis (mit Visusverlust)
  - Enzephalopathie, HIV-bedingt
  - Herpes-simplex-Infektionen: chronische Ulzera (> 1 Monat bestehend) oder Bronchitis, Pneumonie, Ösophagitis
  - Histoplasmose, disseminiert oder extrapulmonal
  - Isosporiasis, chronisch, intestinal, > 1 Monat bestehend
  - Kaposi-Sarkom
  - Kokzidioidomykose, disseminiert oder extrapulmonal
  - Kryptokokkose, extrapulmonal
  - Kryptosporidiose, chronisch, intestinal, > 1 Monat bestehend
  - Lymphom, Burkitt
  - Lymphom, immunoblastisches
  - Lymphom, primär zerebral
  - Mycobacterium avium complex oder M. kansasii, disseminiert oder extrapulmonal
  - Mycobacterium, andere oder nicht identifizierte Spezies disseminiert oder extrapulmonal
  - Pneumocystis-Pneumonie
  - Pneumonien, bakteriell rezidivierend (> 2 innerhalb eines Jahres)
  - progressive multifokale Leukoenzephalopathie
  - Salmonellen-Septikämie, rezidivierend
  - Tuberkulose
  - Toxoplasmose, zerebral
  - Wasting-Syndrom
  - Zervixkarzinom, invasiv
- Bei einer CD4-Zellzahl
  - > 500/µl wird von Laborkategorie 1,
  - von 200–499/µl von Kategorie 2 und
  - < 200/µl von Kategorie 3 gesprochen.

7.2.8 Symptomatik

Mundhöhle und Ösophagus

- Beim **oralen Soor** finden sich bei der oralen Inspektion typische weißliche, wegwischbare Beläge (▶ Abb. 7.8).
  - Klinisch klagt der Patient über Brennen der Zunge und Geschmacksverlust.
  - Die Läsionen können lokal invasiv auftreten und zu Schleimhautulzerationen, lokaler Schmerzhaftigkeit und Schwierigkeiten beim Essen und Trinken führen.
  - Mundwinkelrhagaden begleiten häufig die orale Candidiasis.
- Nachfolgend kann es auch zu einem Befall der **Speiseröhre** kommen.
  - Etwa die Hälfte der Patienten ist asymptomatisch.
  - Die anderen Patienten klagen vor allem über eine Dysphagie oder gelegentlich auch über zusätzliche retrosternale Schmerzen im Nüchternzustand, Übelkeit und Erbrechen.
  - Die Zytomegalievirus-Ösophagitis entsteht in der Regel über eine endogene Reaktivierung.
    – Patienten im Stadium AIDS haben zu 15 % CMV-induzierte Ulzera.

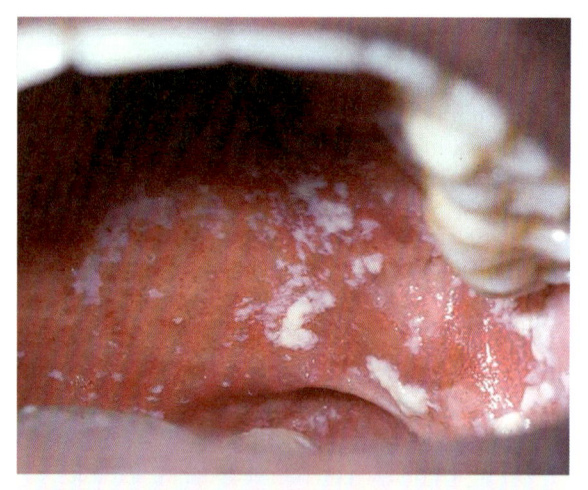

Abb. 7.8 Oraler Soor.

– Das mit Abstand häufigste Symptom ist die Odynophagie.
– Weiterhin sollte immer nach Sehstörungen gefragt werden, da jeder vierte Patient auch eine CMV-Infektion des Auges (Retinitis) aufweist.

Magen

- Im Magen können **CMV-Ulzera** vorkommen.
  - Neben den systemischen Symptomen der CMV-Reaktivierung wie Fieber und Gewichtsverlust kommt es zu lokalen Organmanifestationen, die abdominelle Beschwerden wie Übelkeit, Erbrechen und Tenesmen verursachen.
  - Die akute Blutung aus einem gastralen CMV-induzierten Ulkus ist selten.
  - Bei Patienten mit einer CD4-Zellzahl von > 100/µl kommt die klinisch relevante Reaktivierung der CMV-Infektion praktisch nicht vor.
- Bei den **bakteriellen Infektionen** stehen Salmonellen und Tuberkelbakterien im Vordergrund.
  - Der Befall der Magenschleimhaut durch M. tuberculosis oder M. avium kann alle Wandschichten des Magens betreffen.
  - Bei Patienten mit CD4-Zellzahlen < 100/µl liegen bei Nachweis von säurefesten Stäbchen in den meisten Fällen atypische Mykobakteriosen vor.

Dünn- und Dickdarm

- Das **Zytomegalievirus** kann auch eine nekrotisierende Entzündung der Kolonschleimhaut mit Diarrhön, Abdominalschmerz, Gewichtsabnahme, Anämie, Melaena und Hämatochezien hervorrufen.
  - Bei der endoskopischen Untersuchung kommt es leicht zu Kontaktblutungen.
- Eine **Tuberkulose- oder Salmonellenenteritis** kann im Gegensatz zur atypischen Mykobakteriose in allen Stadien der HIV-Infektion auftreten.
  - Bei der Salmonelleninfektion handelt es sich um eine Infektion mit akuter Symptomatik handelt (meist Fieber und Durchfall).
  - Bei Infekten mit M. tuberculosis und M. avium ist der Verlauf der Erkrankung deutlich protrahierter.
    – Auch hier bestimmen Fieber und Durchfall meist in Verbindung mit erheblichem Gewichtsverlust das klinische Bild.
    – In der Regel zeigen sich vergrößerte Lymphknoten und eine Splenomegalie in der Bildgebung.
- Bauchschmerzen, profuse Durchfälle mit hellen, großvolumigen Stühlen und ein starker Flüssigkeitsverlust deuten auf eine Erkrankung des Dünndarms hin.
  - Kryptosporidien, Mikrosporidien oder enteropathogene Viren sind häufige Ursachen.
- Stuhldrang mit Absetzen von nur geringen Stuhlmengen, häufig verbunden mit Tenesmen und einer Hämatochezie deutet eher auf eine perianale Erkrankung, Virusinfektion des Kolons oder invasive bakterielle Kolitis hin.
- Unter den bakteriellen Infektionen sind eine bakterielle Fehlbesiedlung sowie die Clostridium-difficile-Infektion von den klassischen bakteriellen Infekten abzugrenzen, z. B. durch Shigellen, Salmonellen oder Campylobacter.
  - Lamblien kommen bei HIV-infizierten Patienten häufig vor, sind aber nur bei der Hälfte der Patienten mit einer Durchfallsymptomatik oder Steatorrhö verbunden.

Anorektalregion

- Ein Drittel der HIV-infizierten Patienten, die der CDC-Gruppe B und C angehören, entwickeln auch ein proktologisches Krankheitsbild.
- Wie auch in der HIV-negativen Allgemeinbevölkerung sind **Hämorrhoiden** häufig.
  - Im asymptomatischen Stadium der HIV-Infektion ist eine Hämorrhoidektomie ohne Risiko für die Wundheilung und den postoperativen Verlauf durchführbar.
  - Für symptomatische Patienten müssen zunächst alle Möglichkeiten der konservativen Therapie des Hämorrhoidalleidens ausgeschöpft werden.
- Bei Patienten mit AIDS ist die rasche notfallmäßige Drainage von **perianalen Abszessen** von besonderer Bedeutung, da immer die Gefahr einer septischen Komplikation besteht.
  - Differenzialdiagnostisch ist bei dem klinischen Bild einer perianalen Inflammation an die Erstmanifestation eines extranodalen, perianal lokalisierten Non-Hodgkin-Lymphoms zu denken.
  - Condylomata acuminata lassen sich ebenfalls gehäuft bei HIV finden. Erreger dieser auch Feigwarzen genannten hyperkeratotischen Hautveränderung sind humane Papillomaviren (HPV).

Pankreas

- Eine akute Pankreatitis wird vorwiegend bei Patienten im fortgeschrittenen Stadium einer HIV-Infektion angetroffen und kann bei 4–30% der stationär behandelten Patienten beobachtet werden. Dabei handelt es sich es sich um eine Mitbeteiligung des Pankreas im Rahmen opportunistischer Infektionen, Folgen HIV-typischer Neoplasien, toxische Schädigungen durch Medikamente oder durch die HIV-Infektion selbst.
- Die klinische Präsentation der akuten Pankreatitis unterscheidet sich bei HIV-Patienten nicht von der HIV-negativer Patienten. Typisch sind heftige Schmerzen im Oberbauch.
- Die medikamententoxische Schädigung des Pankreas spielt bei HIV-infizierten Patienten eine erhebliche Rolle. Sie wird im Wesentlichen hervorgerufen durch die drei Medikamente Pentamidin, Trimethoprim/Sulfamethoxazol (beides Medikamente zur Behandlung einer Pneumocystis-Infektion) und 2-3-Dideoxyinosin (historisches HIV-Medikament, das in der Regel heute nicht mehr eingesetzt wird).

Gallenwege und Leber

- Als seltene Komplikation kann es bei einer HIV-Infektion zu Veränderungen an den **Gallenwegen** kommen.
  - Drei klinische Krankheitsbilder werden hierbei unterschieden:
    - HIV-assoziierte Cholangiopathie
    - akute Cholezystitis ohne Steinnachweis
    - Gallengangsverlustsyndrom (vanishing bile duct syndrome).
  - Häufig gehen diese Krankheitsbilder zurück auf eine Infektion mit dem Zytomegalievirus (20–65%) oder intestinale Parasitosen wie eine Kryptosporidiose oder eine Mikrosporidieninfektion.
  - Es wird aber auch angenommen, dass diese Veränderungen durch eine direkte Infektion der Gallenwegsepithelien mit HIV oder ein autoimmunes Geschehen durch eine Vaskulitis mit zirkulierenden Immunkomplexen induziert werden.
  - Ein Teil der Veränderungen kann auch auf HIV-typische Malignome wie ein Kaposi-Sarkom oder ein Lymphom mit Infiltration in die peribiliären Lymphknoten zurückgeführt werden.
  - Bakterielle Infektionen spielen dabei eine untergeordnete Rolle. Vereinzelt konnten allerdings HIV-typische Problemkeime wie Candida albicans, Salmonella typhimurium, Klebsiella pneumoniae oder Pseudomonas aeruginosa in der Gallenflüssigkeit nachgewiesen werden.
- Die **Leber** kann ebenfalls im Rahmen opportunistischer Infektionen oder HIV-assoziierter Malignome beteiligt sein.
  - Eine Hepatosplenomegalie findet sich häufig bei einer Infektion mit atypischen Mykobakterien, ggf. kann sogar die Diagnose über den Nachweis von Granulomen aus der Leberbiopsie gestellt werden.
  - CMV-Hepatitis als weitere Organkomplikation bei einer systemischen CMV-Reaktivierung ist ebenfalls beschrieben worden.
  - Am meisten Aufmerksamkeit hat jedoch die Leber im Kontext der HIV und HBV- und/oder HCV-Koinfektion bekommen.
  - Vor allem bei fortschreitendem CD4-Zellverlust kommt es zu einer rascheren Fibroseprogression bei koinfizierten Patienten.
  - Das Risiko für Tod durch Leberzirrhose und hepatozelluläres Karzinom ist als erhöht zu bezeichnen.

Malignome

- Bei 50% der HIV-assoziierten extraintestinalen Lymphome liegt bereits primär ein Befall des Gastrointestinaltrakts vor.
- Ein isolierter Befall des Magens mit entsprechenden Symptomen ist selten.
- Die Symptome sind wegen der starken Wachstumstendenz der Lymphome bei HIV meistens akut.
- Sehr häufig werden Stuhlunregelmäßigkeiten angegeben.
- Gastrointestinale Lymphome treten auch bei Patienten mit noch normalen oder nur leicht erniedrigten CD4-Zellzahlen auf.
- Das häufigste Symptom bei Analkarzinomen sind rektale Blutungen.
  - Ein Patient, der über Blut im Stuhl berichtet, sollte unbedingt proktologisch abgeklärt werden.
  - Andere Symptome sind Brennen, Schmerzen beim Stuhlgang oder Pruritus.

7.2.9 Diagnostik

Diagnostisches Vorgehen

- Serologische Untersuchungen haben bei schwerer Immundefizienz oft nicht dieselbe diagnostische Wertigkeit wie bei immunkompetenten Patienten.
- Oft gelingt die Diagnosestellung nur über invasive Methoden und entsprechenden Erregernachweis oder typischen Histologiebefund in Biopsien (z. B. Knochenmark oder Leber oder Kolonbiopsie).
- Die orale Candidose ist im Wesentlichen eine **Blickdiagnose** (▶ Abb. 7.8).
- Der Nachweis typischer weißlicher, nur schwer abstreifbarer Beläge im Rachen zusammen mit Schluckstörungen oder auch retrosternalem Brennen ist diagnostisch für die Soorösophagitis.
- Bei der **Ösophago-Gastro-Duodenoskopie** (ÖGD) lässt sich die charakteristische Auskleidung der Speiseröhre mit Candida gut aufzeigen (▶ Abb. 7.9).

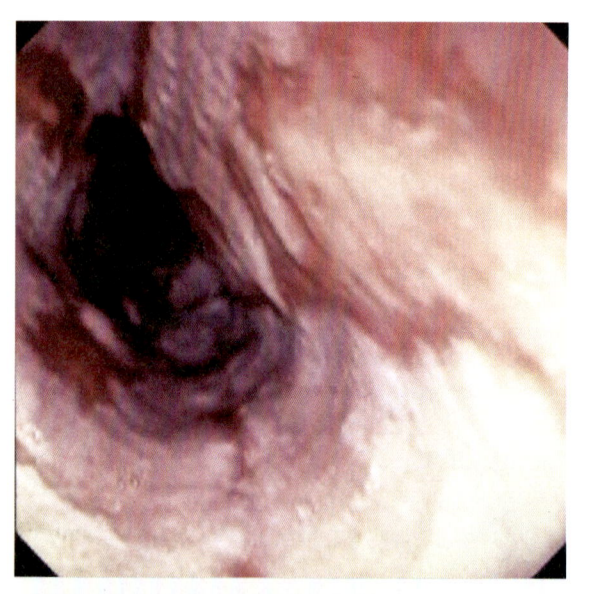

Abb. 7.9 Endoskopie einer Soorösophagitis.

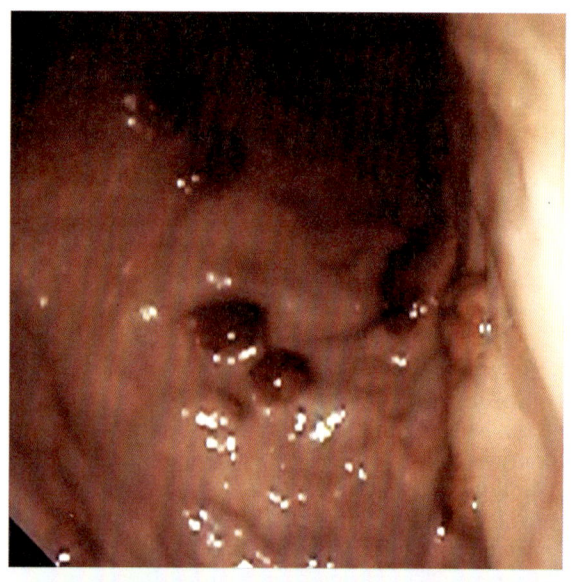

Abb. 7.10 Endoskopischer Nachweis eines Kaposi-Sarkoms im Magen.

- Die Diagnose einer CMV-Erkrankung (Ulzera oder Kolitis) wird endoskopisch in Verbindung mit der Histologie gestellt.
- Für die weitere **Durchfalldiagnostik** empfiehlt sich ein zweistufiges Vorgehen.
  - Bei jedem Patienten mit HIV und Verdacht auf eine infektiöse Erkrankung des Gastrointestinaltrakts sollten zunächst folgende Untersuchungen durchgeführt werden:
    – Stuhlkultur auf Salmonellen, Shigellen und Campylobacter spp.
    – Untersuchungen zum Nachweis von okkultem Blut
    – Untersuchungen von mindestens drei frischen Stuhlproben auf Wurmeier und Parasiten (insbesondere Lamblien und Entamoeba histolytica)
  - Bei Patienten mit ausgeprägten Immundefekt und dringendem Verdacht auf AIDS-Erkrankung sollten
    – frische Stuhlproben auf Isospora belli und Entamoeba histolytica untersucht werden,
    – modifizierte Färbungen zum Nachweis säurefester Stäbchen, von Kryptosporidien und Cyclospora spp. sowie
    – eine modifizierte Trichromfärbung zum Nachweis von Mikrosporidien angefertigt werden.
  - Falls diese Untersuchungen keine Diagnose erbringen und die Durchfälle weiter persistieren, muss die Ursache endoskopisch abgeklärt werden.
    – Dabei empfiehlt sich zunächst die Durchführung einer Koloskopie, um potenziell behandelbare Ursachen zu entdecken (pseudomembranöse Kolitis, Zytomegalievirus-Infektion des Dickdarms, Mycobacterium-avium-intracellulare-Infektion, Kaposi-Sarkom, Lymphom).
    – Kaposi-Sarkome und Lymphome können auch den Magen befallen; hier wäre ergänzend eine ÖGD zu empfehlen (▶ Abb. 7.10).

Anamnese

- Bei der Anamnese ist insbesondere nach gastrointestinalen Beschwerden zu fragen. Diese umfassen sowohl Geschmack und Schluckstörungen als auch Abdomenschmerzen und Durchfall.
- Des Weiteren sollte auch nach Hautveränderungen (z. B. kutaner Kaposi-Sarkom-Befall) gefragt werden.

Körperliche Untersuchung

- Wichtig ist zunächst die orale Inspektion, die bei stationären Patienten sogar einmal täglich erfolgen sollte, um etwaige Soor-Beläge oder eine OHL festzustellen oder auszuschließen.
- Es sollte auch unbedingt nach dem aktuellen Gewicht und Gewichtsverlauf über die letzten Wochen gefragt werden, um z. B. ein Wasting-Syndrom zu diagnostizieren.
- Fehlen darf auch nicht die Untersuchung der verschiedenen Lymphknotenstationen und schließlich des Abdomens. Neben Spleno- und Hepatomegalie sollte hier auch nach etwaigem Aszites geschaut werden.

Bildgebende Diagnostik

Sonografie und CT

- Ultraschall und CT des Abdomens sind wichtig, um abdominelle Lymphknotenvergrößerungen ebenso wie Hepato- und/oder Splenomegalie zu erfassen.
- Hier ist insbesondere neben der typischen und atypischen Mykobakteriose auch an HIV-assoziierte Lymphome zu denken (▶ Abb. 7.11).
- Bei gesichertem Analkarzinom sollte neben der Proktoskopie möglichst auch eine Endosonografie sowie ein CT des Abdomens und Beckens angefertigt werden.

Histologie, Zytologie und klinische Pathologie

- Die Diagnose einer perianalen bzw. enterokolischen CMV-Infektion wird durch Biopsie und immunhistologische Untersuchung gesichert (▶ Abb. 7.12).
- Der histologische Befund typischer intranukleärer und intrazytoplasmatischer Einschlusskörper mit dem umgebenden Halo (Eulenaugenzellen) ist beweisend.
- Weiterhin sichern virologische Untersuchungen (Abstrich bzw. Biopsie aus dem Ulkus oder/und Gewebekultur) die Diagnose.
- In der Histologie lassen sich auch Kryptosporidien nachweisen (▶ Abb. 7.13).

7.2.10 Differenzialdiagnosen

Tab. 7.4 Differenzialdiagnosen.

Differenzialdiagnose	Bemerkungen
hochreplikative symptomatische HIV-Infektion	kann durchaus zu Durchfällen führen
Nebenwirkungen unter einer laufenden antiretroviralen Therapie	Wenngleich die überwiegende Mehrheit der heute zur Verfügung stehenden Substanzen zur HIV-Behandlung durchaus besser vertragen wird, haben z. B. HIV-Proteasehemmer deutlich erhöhte Risiken für die Entwicklung gastrointestinaler Nebenwirkungen, meist als Blähungen und/oder Durchfall.
opportunistische Erkrankungen	siehe CDC-Kategorie C: AIDS-definierende Diagnosen, die zumeist gastrointestinalen Befall mit sich bringen könnem
HIV-assoziierte Neoplasien	siehe CDC-Kategorie C: AIDS-definierende Diagnosen, die zumeist gastrointestinalen Befall mit sich bringen können

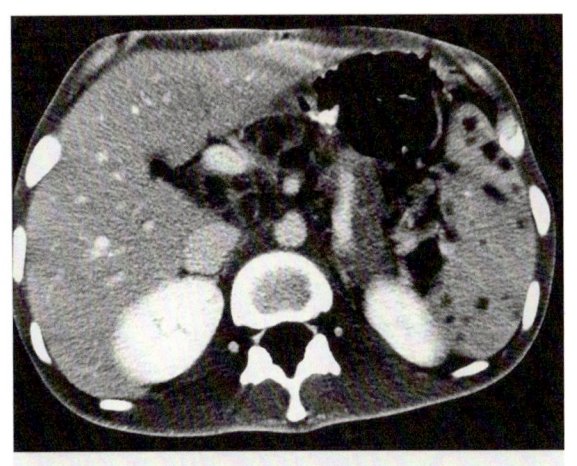

Abb. 7.11 CT einer Tuberkulose mit Milzbeteiligung.

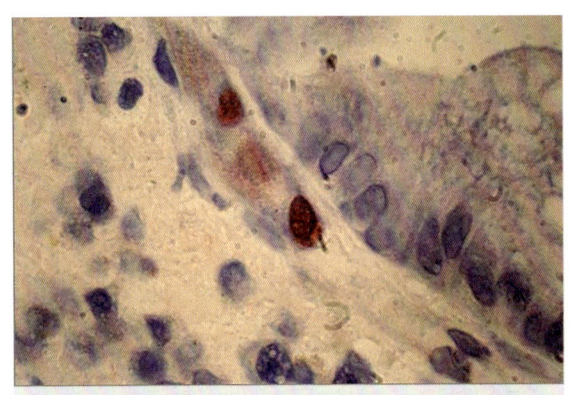

Abb. 7.12 CMV-DNA-Nachweis in Stromazellen der Kolonschleimhaut mittels In-situ-Hybridisierung.

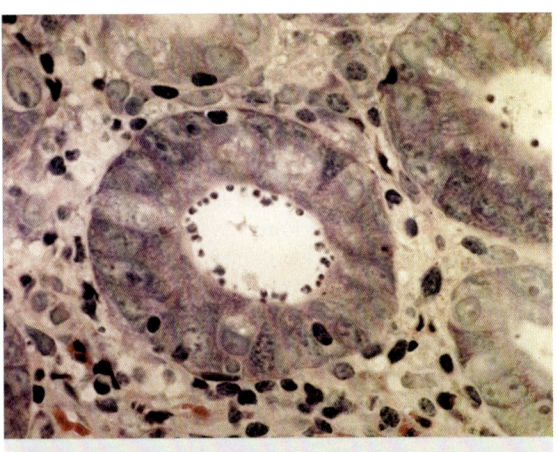

Abb. 7.13 Nachweis von Kryptosporidien (kugelförmige Mikroorganismen an der Luminalseite des Kryptenepithels) in der Kolonschleimhaut.

7.2.11 Therapie

Therapeutisches Vorgehen

- In der Regel wird mit einer ART begonnen, um eine Immunrekonstitution einzuleiten und das Risiko für den Ausbruch der Erkrankung zu verringern.
- Therapieziel ist hierbei insbesondere Abfall der HIV-Viruslast unter die Nachweisgrenze (in der Regel 20–50 Kopien/ml).
- Hierfür stehen multiple antiretrovirale Kombinationstherapien zur Verfügung, die meist als 1 × tägliche Fixdosiskombination zum Einsatz kommen und eine einfache, nur eine Tablette am Tag umfassende, Therapie versprechen.
- Hinsichtlich der verschiedenen empfohlenen Erstlinientherapien sei auf entsprechende Therapieleitlinien der Deutschen AIDS-Gesellschaft verwiesen (www.daignet.de).
- Bei der Auswahl der Medikamente ist das mögliche Nebenwirkungsspektrum der entsprechenden Präparate zu berücksichtigen.
  - Insbesondere Proteasehemmer sind mit gastrointestinalen Nebenwirkungen vergesellschaftet und sollten daher bei bereits bestehenden Durchfallerkrankungen nur mit Vorsicht eingesetzt werden.
- Auch sollte auf etwaige Medikamenteninteraktionen zwischen HIV-Therapie und notwendigen Therapien zur Behandlung von opportunistischen Erregern oder gastrointestinalen Tumoren hingewiesen werden.
  - Insbesondere Proteasehemmer und nicht nukleosidische Reverse-Transkriptase-Inhibitoren, die über das Zytochrom-P450-System abgebaut werden, weisen ein Risiko für Interaktionen mit Substanzen auf, die ebenfalls über das Zytochromsystem abgebaut werden (Tuberkulostatika, Antimykotika).
  - Hier empfiehlt es sich, vor Beginn der Therapie entsprechend mögliche Interaktionen durch Eingabe der jeweiligen Medikamente in einer Medikamenteninteraktions-Datenbank von der Universität Liverpool zu überprüfen (www.hiv-druginteractions.org).
- Einige AIDS-definierende Erkrankungen, wie eine Kryptosporidose oder ein Kaposi-Sarkom, lassen sich allein durch eine Erholung des Immunsystems und einen Anstieg der CD4-Zellen klinisch deutlich bessern oder sogar in die Remission bringen.
- Für die meisten gastrointestinalen Erkrankungen gilt jedoch, dass zunächst die jeweilige opportunistische Erkrankung oder der HIV-assoziierte Tumor spezifisch behandelt werden muss, während parallel mit der ART begonnen wird.
- Therapeutisch wird bei Patienten mit **Kondylomen** und HIV-Infektion folgendes Prozedere vorgeschlagen:
  - Bei Patienten mit Beschwerden und mit asymptomatischer HIV-Infektion Behandlung der perianalen Warzen mit 5 %igem Podophyllin, durch Elektrokoagulation, Laserbehandlung oder durch Exzision mit der Schere in Lokalanästhesie.
  - Patienten mit fortgeschrittener HIV-Infektion sollten einer chirurgischen Behandlung unterzogen werden.
  - Die Rezidivrate wird bei der Podophyllin-Behandlung mit 25 % angegeben, nach Exzisionsbehandlung mit 5 %.

Pharmakotherapie

- Die alleinige orale **Candidamykose** kann mit lokal wirksamen oralen Medikamenten wie Nystatin oder Amphotericin behandelt werden.
  - Im fortgeschrittenen Studium der HIV-Infektion (Helferzellen < 200 absolut/µl) ist allerdings das klinische Versagen von Antimykotika mit alleinig topischer Wirkung charakteristisch.
  - Fluconazol ist für die Behandlung der oralen oder ösophagealen Soorinfektion dann die Therapie der Wahl.
  - Zwischen den oralen Pilzmedikamenten und anderen Arzneimitteln (insbesondere auch HIV Medikamenten) bestehen multiple Wechselwirkungen, die entsprechende Dosisanpassungen notwendig machen können.
  - Lokale Medikamente werden bei einer Soorösophagitis bei HIV in der Regel nicht eingesetzt, da sie nicht potent genug sind.
  - Normalerweise wird mit Fluconazol am ersten Tag in doppelter Dosis begonnen und dann mit 100 mg p. o. beim oralen Soor fortgesetzt, bei der Soorösophagitis mit 200 mg p. o./d.
  - Bei Niereninsuffizienz ist eine Dosisanpassung notwendig.
  - Unter diesem Vorgehen erreicht man bei der Hälfte der Patienten nach zwei Wochen und bei knapp 80 % nach vier Wochen eine endoskopisch verifizierte Ausheilung.
- Therapie der Wahl bei einer gesicherten **CMV-Erkrankung** ist Valganciclovir 2 × 2 Tabletten à 450 mg, es sollte in der Regel für 3 Wochen gegeben werden.
  - Das Medikament ist toxisch und kann zu Neutropenie (bis zu 40 %), Thrombozytopenie (ca. 20 %), Hautausschlag, Blutdruckabfall, Erbrechen und Kopfschmerzen führen.
- Bei Nachweis von **M. tuberculosis** erfolgt zunächst
  - eine klassische Vierfachtherapie für 2 Monate mit den Erstlinien-Medikamenten Rifampicin (RIF), Isoniazid (INH), Pyrazinamid (PZA) und Ethambutol (EMB),
  - gefolgt von einer Zweifachtherapie für 4–10 Monate mit RIF und INH (▶ Tab. 7.5).
- Bei der Behandlung der atypischen **Mykobakteriose**, z. B. beim Nachweis von M. avium, intrazellulare Therapie mit Clarithromycin 2 × 1 Tbl. à 500 mg plus Ethambutol 1 × 3 Tbl. à 400 mg plus evtl. Rifabutin 1 × 2 Tbl. à 150 mg für mindestens 6 Monate.

Tab. 7.5 Anti-Tuberkulose-Medikamente, Nebenwirkungen und Interaktionen.

Medikament	Tagesdosis	häufige Nebenwirkungen	Kommentare
Rifampicin (RIF) p. o., i. v.	10 mg/kg > 50 kg: 600 mg < 50 kg: 450 mg	Hepatitis, Anämie, Lymphopenie, Thrombozytopenie, Fieber, Verfärbung des Urins, Nephritis, Ausschlag	zahlreiche Medikamenteninteraktionen Monitoring der Leberfunktion
Isoniazid (INH) p. o., i. v.	5 mg/kg Max. 300 mg/Tag Mit Vit. B_6 kombinieren	Hepatitis, Polyneuropathie, Psychose	D 4 T, DDI, aber auch Alkoholkonsum meiden Bei Leberinsuffizienz durch Levofloxacin ersetzen
Ethambutol (EMB) p. o., i. v.	15 mg/kg (15–20 mg/kg)	Neuritis optica (kontraindiziert bei vorbestehenden Sehnervenstörungen)	monatliches Screening des Visus und des Farbsehvermögens, Antazida vermindern Absorption
Pyrazinamid (PZA) p. o., i. v.	25 mg/kg (20–30 mg/kg)	Hepatitis, Hyperurikämie, Gicht	Hyperurikämie nur behandeln, wenn symptomatisch

- Bei der Behandlung eines gastrointestinalen **Kaposi-Sarkom-Befalls** wird als Chemotherapie liposomales Doxorubicin eingesetzt.
  - Liposomales Doxorubicin wird hierbei in einer Dosierung von 20 mg/m² in 250 ml Glucose 5 % über 30–60 min i. v. 2–3-wöchentlich verabreicht.
  - Die mittlere Dauer bis zum maximalen Ansprechen auf die Therapie beträgt ca. 4 Wochen (2 Zyklen), die mittlere Remissionsdauer 3–4 Monate.
  - Nach 6 Zyklen sollte eine Reevaluation erfolgen.
  - Meist kann hier die Chemotherapie bei Vollremission abgesetzt werden.
  - Die unerwünschten Nebenwirkungen von liposomalen Doxorubicin sind
    - Myelosuppression 72 %, davon 40 % Neutropenie WHO-Grad 4,
    - Alopezie 50 % (vollständig 10 %),
    - Stomatitis 18 %,
    - Übelkeit/Erbrechen 10–17 %,
    - Obstipation 13 %,
    - Hepatotoxizität tritt vereinzelt auf,
    - die Kardiotoxizität ist noch nicht sicher evaluiert (empfohlene kumulative Gesamtdosis < 175 mg/m²).
  - Eine ART sollte auch während einer zytostatischen Chemotherapie beibehalten werden.
- Hinsichtlich der Behandlung von **Hepatitis B und Hepatitis C** wird für Details auf die entsprechenden Kapitel verwiesen.
  - Bei Hepatitis B empfiehlt sich im Wesentlichen die Auswahl von Tenofovir als dual Anti-HIV- und Anti-HBV-wirksames Medikament als ein Bestandteil der auszuwählenden ART.
  - Hinsichtlich der HCV-Therapie gilt dieselbe Indikationsstellung zur HCV-Behandlung und Auswahl an HCV-Medikamenten wie bei der HCV-Monoinfektion.
  - Aufgrund möglicher Medikamenteninteraktion zwischen HIV- und HCV-Präparaten sollte entsprechend eine Überprüfung auf Wechselwirkungen vor HCV-Therapiebeginn erfolgen.

7.2.12 Verlauf und Prognose

- Bei der unbehandelten HIV-Infektion vergehen in der Regel 8–10 Jahre bis zum Auftreten von AIDS oder Tod.
- Zwischen der ersten AIDS-Komplikation und dem Tod vergingen in der „Prä-HAART-Ära" in der Regel zwischen 2 und 4 Jahre.
- Ohne Therapie der HIV-Infektion sterben vermutlich mehr als 90 % aller Patienten an AIDS.
- Mit der Verfügbarkeit der ART lässt sich heute jedoch ein Voranschreiten der Erkrankung bis hin zum Stadium AIDS verhindern.
- Mit Erreichen der maximalen Suppression der HIV-RNA kommt es in aller Regel auch zu einer Erholung der CD4-Zellzahlen und zu einer fast normalen Lebenserwartung, wenn rechtzeitig mit der ART begonnen wurde.
- Bei Auftreten aller HIV-assoziierten gastrointestinalen Erkrankungen steht daher auch die Einleitung oder Fortführung einer erfolgreichen HIV-Therapie mit im Vordergrund.
- Durch eine persistierende Kontrolle der HIV-Vermehrung kann ein Rezidiv oder Auftreten weiterer AIDS Komplikationen in der Regel vermieden werden.
- Die Behandlung der opportunistischen Infektion ist meist gut möglich (Ausnahme Kryptosporidiose); um jedoch Rezidive zu vermeiden, ist eine Erholung des Immunsystems von größter Bedeutung.

7.2.13 Prävention

- Bei CD4-Zellzahlen unter 200 absolut/μl empfiehlt sich die Einleitung einer Primärprophylaxe zur Vermeidung der Entstehung einer Pneumocystis-jirovecii-Pneumonie (PjP) oder zerebralen Toxoplasmose mit Cotrimoxazol.

- PjP-Prophylaxe: täglich 80/400 mg oder 3 × pro Woche 160/800 mg Trimethoprim/Sulfamethoxazol
- Toxoplamoseprophylaxe (bei positivem Sabin-Feldman-Test): täglich 160/800 mg
- Häufigste Nebenwirkung ist eine Allergie mit Hautexanthem.
- Bei dauerhaften CD4-Zellen unter 50/µl Beginn einer Primärprophylaxe für atypische Mykobakterien erwägen; Therapie der Wahl wäre Azithromycin 1 × 2 Tbl. à 600 mg/Woche.
- Bei Auftreten einer manifesten atypischen Mykobakteriose ist eine Sekundärprophylaxe wie eine Akuttherapie empfehlenswert, aber ohne Rifabutin.
- Ein Absetzen der Sekundärprophylaxe kann ab > 100 CD4-Zellen/µl > 6 Monate erfolgen.
- Gegen CMV wird bei HIV-Patienten aktuell keine Primärprophylaxe empfohlen.
- Bei stattgehabter CMV-Erkrankung wird zunächst eine Sekundärprophylaxe fortgesetzt, bis Abfall der Viruslast unter Nachweisgrenze unter ART und Anstieg der CD4-Zellen > 100–150 CD4-Zellen/µl > 6 Monate mit Valganciclovir 2 × 1 Tbl. à 450 mg/d.

7.2.14 Quellenangaben

[1] Barre-Sinoussi F, Chermann JC, Rey F et al. Isolation of a T-lymphotropic retrovirus from a patient at risk for AIDS. Science 1983; 220: 868–871
[2] Gottlieb MS, Schroff R, Schanker HM et al. Pneumocystis carinii pneumonia and mucosal candidiasis in previously healthy homosexual men: evidence of a new acquired cellular immunodeficiency. N Engl J Med 198; 305: 1425–1431
[3] Rockstroh J, Sauerbruch T, Spengler U. HIV und AIDS in der Gastroenterologie. München: Urban & Schwarzenberg; 1997
[4] Schlabe S, Rockstroh JK. Advances in the treatment of HIV/HCV co-infection in adults. Expert Opin Pharmacother 2018; 19: 49–64
[5] Schneider E, Whitmore S, Glynn KM et al. Revised surveillance case definitions for HIV infection among adults, adolescents, and children aged < 18 months and for HIV infection and AIDS among children aged 18 months to < 13 years — United States, 2008. MMWR Recomm Rep 2008; 57: 1–12
[6] Singh KP, Crane M, Audsley J et al. HIV-hepatitis B virus coinfection: epidemiology, pathogenesis, and treatment. AIDS 2017; 31: 2035–2052

7.2.15 Wichtige Internetadressen

- www.daignet.de
- www.eacsociety.org
- https://hivbuch.de
- https://hiv-druginteractions.org
- www.rki.de

7.3 Diabetes mellitus Typ 2

P.-M. Schumm-Draeger

7.3.1 Steckbrief

Aufgrund der stetig steigenden Diabetesprävalenz in Deutschland ist eine effektive Behandlung dieser Erkrankung von zunehmender gesundheitspolitischer Bedeutung. Angesichts der aktuellen Datenlage hat sich in der Behandlung des Diabetes mellitus Typ 2 (T2DM; 95 % der Menschen mit Diabetes) ein Paradigmenwechsel vollzogen: Nur durch frühzeitige Diagnose und individualisierte, risikoorientierte Therapie, individualisierte HbA_{1c}-/Blutzuckerziele, kontinuierliche Diabetesschulung sowie den Einsatz moderner antidiabetischer Medikationen (geringes/kein Hypoglykämierisiko, gewichtsneutral/-reduzierend, kardiovaskuläre Sicherheit) können akute Risiken sowie langfristige mikro- und/oder makrovaskuläre Folgeerkrankungen vermieden werden.

7.3.2 Aktuelles

- Die Therapie des T2DM wurde in den letzten Jahren revolutioniert durch
  - die Einführung innovativer antidiabetischer Medikamente mit
    - physiologisch erwünschten Wirkmechanismen (Stimulation der endogenen Insulinsekretion und Verlangsamung des gastrointestinalen Nahrungstransits (GLP1-Analoge, DPP4-Inhibitoren) bzw.
    - Hemmung der Glukoserückresorption in der Niere (SGLT 2-Inhibitoren) sowie
  - Daten von Endpunktstudien (z. B. kardiovaskulären Outcome-Studien).
- Im Vordergrund stehen
  - die Einführung inkretinbasierter Medikamente sowie
  - der Einsatz von SGTL 2-Inhibitoren.
- Beide Therapieformen bieten ohne Hypoglykämierisiko und bei optimierter Gewichtsentwicklung eine
  - effektive Kontrolle der Glykämie und gleichzeitig
  - kardiovaskuläre Sicherheit bzw. Risikoverringerung gegenüber bisherigen Behandlungsoptionen.
- So schlägt der Konsensusreport der amerikanischen und europäischen Diabetesgesellschaften von 2018 vor, Inkretine und SGLT 2-Inhibitoren frühzeitig in die Behandlung einzubeziehen; nach
  - Lebensstilintervention,
  - kontinuierlicher Diabetesschulung und
  - Metformin-Therapie.
- Zu beachten ist dabei, ob
  - kardiovaskuläre Erkrankungen oder Nierenerkrankungen im Vordergrund stehen,
  - eine Gewichtsreduktion erforderlich ist oder
  - ein spezielles Hypoglykämierisiko anzunehmen ist.

- Bei weiterer Therapieintensivierung mit Insulin gilt es, die Medikamente zu bevorzugen, die neben kardiovaskulärer Sicherheit ein möglichst niedriges Hypoglykämierisiko aufweisen.

7.3.3 Synonyme
- Zuckererkrankung
- Insulinresistenz

7.3.4 Keywords
- Übergewicht/Adipositas
- metabolisches Syndrom
- antidiabetische Therapie
- Hypoglykämie
- Hyperglykämie
- Diabetesschulung
- individuelle Diabetestherapie
- individuelle HbA_{1c}-/Blutzuckerziele
- Stufenplan

7.3.5 Definition
- **Typ-1-Diabetes mellitus**: durch immunologisch bedingte Zerstörung der Betazellen nach kurzer Zeit keine endogene Insulinsynthese mehr möglich
- **Typ-2-Diabetes mellitus**:
  - Insulinresistenz als ursächlicher pathogenetischer Faktor, vor allem bei viszeraler Adipositas mit Fettleberentwicklung
  - Resistenz im Krankheitsverlauf stabil, im Gegensatz zur fortschreitenden Verminderung der Betazellfunktion (Insulinsynthese)
- **bei Insulinresistenz und Typ-2-Diabetes mellitus**: erhöhte hepatische Glukoseproduktion durch verminderte Insulinantwort der Leberzellen

7.3.6 Epidemiologie

Häufigkeit
- Der Diabetesatlas der International Diabetes Federation (IDF 2017) weist in Deutschland, davon 7,5 Millionen Menschen mit Diabetes mellitus aus
  - Typ 1: ca. 5 %
  - Typ 2: ca. 95 %
- Damit steht Deutschland hinsichtlich der Diabeteshäufigkeit an 2. Stelle in Europa und im internationalen Vergleich an 9. Stelle.
- Bei T2DM mellitus ist von einer Dunkelziffer in Höhe von mindestens 2 Millionen Menschen in Deutschland auszugehen.
- Auf Basis von bevölkerungsbezogenen Surveys und Abrechnungsdaten von Krankenkassen in Deutschland wird geschätzt, dass bei 7–8 % der erwachsenen Bevölkerung ein Typ-2-Diabetes vorliegt.
- Vertragsärztliche Abrechnungsdaten zeigen, dass jedes Jahr etwa 500 000 gesetzlich Krankenversichert neu die Diagnose eines Typ-2-Diabetes erhalten.

Altersgipfel
- Die klinische Manifestation des Typ-2-Diabetes erfolgt in der Regel nicht vor dem 40. Lebensjahr.
- Aufgrund neuer Daten ist davon auszugehen, dass es eine deutliche Zunahme von Adipositas und Typ-2-Diabetes bei Jugendlichen und jungen Erwachsenen gibt.
- Um das 50. Lebensjahr wird eine sprunghafte Zunahme der Typ-2-Diabetes-Inzidenz beobachtet.
- Darüber hinaus muss davon ausgegangen werden, dass in der Altersgruppe ab 80 Jahren in Deutschland derzeit etwa 1 Million Menschen einen Typ-2-Diabetes aufweisen.

Geschlechtsverteilung
- Männer haben ein höheres Risiko, an Typ-2-Diabetes zu erkranken.
  - Dies liegt an der häufig ausgeprägten viszeralen Adipositas, einhergehend mit Insulinresistenz.
- Frauen haben in der Regel bis zur Menopause eine nicht viszerale Adipositas und damit einen gewissen Schutz vor der Manifestation des Typ-2-Diabetes mit Insulinresistenz.

Prädisponierende Faktoren
- Sowohl in Bevölkerungs- als auch Familienstudien wurde die hohe **genetische Disposition** des Typ-2-Diabetes nachgewiesen.
  - Es handelt sich um eine polygenetische Erkrankung, mit heterogenem Phänotyp und unterschiedlicher Gen-Umwelt-Beziehung.
- Wesentliche prädisponierende Faktoren sind **Übergewicht und Adipositas**.
  - Überkalorische Fehlernährung und ausgeprägter Bewegungsmangel führen in stetig steigender Häufigkeit zu schwerem Übergewicht und Typ-2-Diabetes mellitus.
  - Das betrifft vor allem genetisch prädisponierten Menschen, auch bereits im jugendlichen Alter.
  - Die Zunahme von Übergewicht/Adipositas und Typ-2-Diabetes mellitus betrifft sowohl industrialisierte Ländern als auch Entwicklungsländer, bedingt durch Umstellung des Lebensstils (Bewegungsmangel, Fehlernährung).

7.3.7 Ätiologie und Pathogenese
- Bei Typ-2-Diabetes mellitus handelt es sich um eine chronische Glukosestoffwechselstörung, bei der im Gegensatz zum Diabetes mellitus Typ 1 „nur" ein relativer Insulinmangel besteht.

- Es kommt aufgrund einer eingeschränkten Wirksamkeit des Insulins am Gewebe (Insulinresistenz) sowie einer gestörten Betazellfunktion zu einer Dysbalance zwischen Insulinangebot und Insulinbedarf.
- Im Vordergrund bei der Entstehung der Insulinresistenz steht als wichtiger pathogenetischer Faktor eine viszerale Adipositas, die auch mit der Entwicklung einer Fettleber (Fetteinlagerung in den Leberzellen) einhergeht.
   - Im Verlauf der Typ-2-Diabetes-Erkrankung bleibt die Insulinresistenz in der Regel stabil. Die Störung der Betazellfunktion und der Betazellverlust schreiten nach Krankheitsmanifestation jedoch kontinuierlich weiter fort.
- Bei auf 40–50 % reduzierter Betazellmasse besteht die Betazelldysfunktion bei Typ-2-Diabetes vor allem darin, dass Pulsatilität und der biphasische Verlauf der Insulinsekretion aufgehoben sind.
- Insulinresistenz und Typ-2-Diabetes mellitus sind darüber hinaus charakterisiert durch eine erhöhte hepatische Glukoseproduktion, bedingt durch eine verminderte Insulinantwort der Leberzellen.
- Dabei neigen vor allem Menschen mit einer erhöhten viszeralen Fettmasse, also erhöhter mesenterialer und omentaler sowie erhöhter Leberfettmasse, zu Insulinresistenz bei Typ-2-Diabetes mellitus.
- Bei Insulinresistenz und Typ-2-Diabetes mellitus können erhöhte Insulinspiegel vorliegen, die in Relation zum Grad der Insulinresistenz sowie der Hyperglykämie noch nicht hoch genug sind, um eine glykämische Kontrolle zu erreichen.

Diabetes mellitus bei gastroenterologischen Erkrankungen

- Zu unterscheiden von der Pathogenese des Typ-2-Diabetes mellitus sind Störungen des Glukosestoffwechsels im Zusammenhang mit gastroenterologischen Erkrankungen.

Chronische Pankreatitis/Pankreasresektion/Pankreaskarzinom

- Die Pathogenese der chronischen Pankreatitis wird in Kap. 6.2 besprochen.
- Ein neu aufgetretener Diabetes mellitus, vor allem in Kombination mit einer ausgeprägten Gewichtsreduktion, kann Frühsymptom eines Pankreaskarzinoms sein.
   - Retrospektive Studien zeigen hier eine Prävalenz von Diabetes mellitus bei Pankreaskarzinom von 4–23 %.
   - Die Durchführung eines oralen Glukosetoleranztests in prospektiven Untersuchungen dieses Kollektivs führte zu einer Prävalenz von 45–65 %.

Lebererkrankungen

- Zwischen dem Auftreten eines Diabetes mellitus und Lebererkrankungen besteht eine enge Assoziation.
- Einerseits ist der Typ-2-Diabetes mellitus ein wesentlicher Risikofaktor für die Entwicklung einer nicht alkoholischen Fettleber (NASH).
- Andererseits weisen Patienten mit Leberfunktionseinschränkung/Leberzirrhose ein deutlich erhöhtes Diabetesrisiko auf.
- Bei Patienten mit Leberzirrhose ist die Inzidenz eines manifesten Diabetes mit 20–60 % anzunehmen, weitere 20–30 % der Patienten haben eine prädiabetische Stoffwechsellage.
- Der Diabetes manifestiert sich bei Patienten mit Leberzirrhose meist erst im Rahmen einer klinischen Verschlechterung der Leberfunktion.
- Das Neuauftreten eines Diabetes kann daher als progrediente Verschlechterung der Grunderkrankung angesehen werden.
- Wesentlicher pathogenetischer Faktor ist auch hier eine ausgeprägte Insulinresistenz mit
   - gesteigerter hepatischer Glukoseproduktion sowie
   - gestörter Glukoseaufnahme im peripheren Gewebe.
- Wichtig ist eine gute Abgrenzung zwischen NASH und manifester Leberinsuffizienz, insbesondere bei der Planung der antidiabetischen Therapie.
- Bemerkenswert ist, dass der hepatogene Diabetes bei fast 70 % der Patienten nach einer Lebertransplantation reversibel ist.

Speichererkrankungen/genetisch bedingte gastroenterologische Erkrankungen

- Die Hämochromatose führt in der Trias Hepatomegalie, Hyperpigmentation der Haut im Verlauf der späteren Erkrankung zur Manifestation einer Hyperglykämie mit Diabetes mellitus.
- Bei der zystischen Fibrose ist die Prävalenz des Diabetes ca. 40 %.
   - 35 % der Patienten weisen bereits eine eingeschränkte Glukosetoleranz auf.

Tumorerkrankungen

- Adipositas und Diabetes führen zu einem erhöhten Risiko für verschiedene Tumoren (vor allem Leber, Pankreas, Kolorektale Tumoren, Brust, Blase).
- Das Ausmaß der Adipositas (BMI-korreliert) ist mit dem Krebsrisiko assoziiert.
- Die Heterogenität der Effekte weist auf unterschiedliche Mechanismen bei den verschiedenen Krebsarten und Patientenpopulationen hin.
- Mögliche Mechanismen einer direkten Beziehung zwischen Adipositas/Diabetes und Tumorerkrankung sind vor allem

- Hyperinsulinämie, Hyperglykämie und damit verbundene
- chronische Inflammation, wobei die pathophysiologischen Mechanismen in Studien weiter geklärt werden müssen.

7.3.8 Klassifikation und Risikostratifizierung

- Diabetes mellitus erhöht – neben anderen Risikofaktoren – das Risiko für Myokardinfarkt und Schlaganfall.
  - Das Risiko für kardiovaskuläre Erkrankungen ist bei Diabetes mellitus insgesamt 2- bis 4-fach erhöht, bei Frauen bis 6-fach.
  - Die Lebenserwartung eines 60-jährigen Patienten mit Diabetes mellitus und Myokardinfarkt ist um etwa 12 Jahre reduziert.
- Menschen mit Diabetes und einer Herzkrankung oder Schlaganfall haben insgesamt eine schlechtere Prognose als stoffwechselgesunde Menschen.
- Aktuelle Daten zeigen, dass Patienten mit einer koronaren Herzkrankung in fast 70 % der Fälle einen manifesten oder beginnenden Diabetes mellitus Typ 2 aufweisen.
  - Bei bis zu 25 % der Patienten mit Schlaganfall ist ein Diabetes mellitus festzustellen.
  - 45 % der Patienten mit Typ-2-Diabetes haben eine makrovaskuläre Erkrankung.
- Die kardiale autonome Neuropathie als mikrovaskuläre Komponente führt direkt zu einem höheren Risiko für Rhythmusstörungen (insbesondere Vorhofflimmern) bei veränderter Symptomwahrnehmung (fehlender Schmerz).
  - Unterschätzt wird in Zusammenhang mit der autonomen Neuropathie des Herzens der plötzliche Herztod (3-fach erhöhte Prävalenz bei Menschen mit Diabetes).
- Die häufigste Arrhythmie bei herzkranken Patienten mit Typ-2-Diabetes ist das Vorhofflimmern (VHF), mit 5-fach erhöhtem Schlaganfallrisiko.
- Koronare Mehrgefäßerkrankungen, besonders häufig bei Menschen mit Diabetes, erfordern oft eine chirurgische Intervention.
- Prognostisch besonders ungünstig ist die Manifestation einer Herzinsuffizienz, von der deutlich häufiger Menschen mit Diabetes betroffen sind als bisher angenommen.
- Die Vermeidung von Hypoglykämien ist insbesondere bei manifesten kardiovaskulären Erkrankungen für die individuelle Planung der Diabetestherapie äußerst wichtig.
- Aufgrund der hohen Komorbidität des Diabetes mit kardiovaskulären Erkrankungen ist eine enge interdisziplinäre Abstimmung von Diagnostik und Therapie zwischen Kardiologen und Diabetologen von großer Bedeutung (s. gemeinsames Positionspapier der europäischen Kardiologen- und Diabetesgesellschaft).

7.3.9 Symptomatik

- über lange Zeiträume keine auffälligen klinischen Symptome
- allenfalls zusätzlicher Risikofaktor Übergewicht/Adipositas erkennbar
- bei zunehmender Hyperglykämie:
  - Müdigkeit
  - Konditionsschwäche
  - Reduktion körperlicher und geistige Leistungsfähigkeit
- selten: entgleiste Stoffwechselsituation mit klassischen Zeichen der Hyperglykämie, wie
  - Polydipsie
  - Polyurie
  - Infektanfälligkeit
  - schlecht heilende Wunden
  - schwere physische Konditionseinbuße

7.3.10 Diagnostik

Diagnostisches Vorgehen

- Wichtigstes klinisches diagnostisches Merkmal des Diabetes mellitus in seinen verschiedenen Krankheitsmanifestationen und Stadien sowie Komplikationen ist die Hyperglykämie.
- Eine sorgfältige Erhebung der Anamnese ist Grundlage für das weitere diagnostische Vorgehen und die Therapieentscheidung.
- Eine komplette internistische Untersuchung ist bei Menschen mit Typ-2-Diabetes mellitus immer erforderlich, sowohl im Frühstadium als auch im weiteren Verlauf der Erkrankung.
- Zur Sicherung der Diagnose ist die Blutglukosemessung mit definierter Patientenvorbereitung notwendig; außerdem sollte der HbA_{1c}-Wert bestimmt werden.
- Weiterhin sollten sonografische und kardiologische Untersuchungen erfolgen.
- Eine augenärztliche Untersuchung dient dem Ausschluss oder Nachweis einer diabetischen Retinopathie.
- Die weitere instrumentelle Diagnostik ist abhängig vom klinischen Untersuchungsbefund und der individuellen Vorgeschichte bzw. schon bekannter diabetesassoziierter makro- und mikrovaskulärer Vorerkrankungen.

Anamnese

- Der diagnostische Wert der Anamnese ist davon abhängig, ob der Patient schon länger vom Arzt betreut wird oder erstmals den Arzt konsultiert.
- Bei Typ-2-Diabetes mellitus finden sich häufig uncharakteristische Symptome, wie
  - Müdigkeit,
  - Konzentrationsschwäche,
  - Merkfähigkeitsstörungen,
  - depressive Verstimmungen,

- allgemeine Abgeschlagenheit und
- Antriebsarmut.
- Bei mehr ausgeprägter Hyperglykämie sind Nykturie, seltener auch Polyurie und Polydipsie bei entgleister Stoffwechselsituation festzustellen.
- Darüber hinaus können bei längerem Krankheitsverlauf diabetische Beschwerden im Zusammenhang mit diabetesassoziierten makro- und mikrovaskulären Erkrankungen bestehen.
- Bei deutlicher Hyperglykämie werden häufig Beschwerden einer peripheren Polyneuropathie genannt.
- Darüber hinaus kommt es bei über längere Zeiträume unzureichender Glykämiekontrolle gehäuft zu
  - Infektionen der ableitenden Harnwege, der Haut,
  - Pilzinfektionen von Haut und Schleimhautbereichen sowie
  - unspezifischen gastrointestinalen Beschwerden.
- Die Familienanamnese ist in der Diagnose des Typ-2-Diabetes mellitus besonders wichtig, da die hereditäre Diabetesbelastung besonders hoch ist.
- Es müssen Hinweise für das Vorhandensein eines metabolischen Syndroms erfragt werden mit Blick auf
  - Adipositas,
  - Fettstoffwechselstörung,
  - arterielle Hypertonie sowie vor allem
  - kardiovaskuläre Erkrankungen.
- Der Lebensstil ist zu erfragen:
  - Ernährung und Bewegung,
  - weitere Risikofaktoren (Nikotinabusus und Stresssituationen).
- Differenzialdiagnostisch zu erfragen ist die Frage nach
  - Pankreas-,
  - Leber- und
  - endokrinologischen (Schilddrüse, Nebenniere, Hypophyse) Erkrankungen.
- Bei schon länger bestehender Typ-2-Diabetes-Erkrankung ist über die aktuelle Behandlungsstrategie hinaus zu klären, inwieweit bereits diabetesassoziierte mikro- und makrovaskuläre Folgeerkrankungen bekannt sind bzw. behandelt wurden.

Körperliche Untersuchung

- Erfassung des Körpergewichts
- standardisierte Blutdruckmessung (im Sitzen, Liegen und Stehen)
  - Nachweis einer Hypertonie, einer Orthostase
  - Überprüfung einer adäquaten antihypertensiven Therapie
- internistisch-neurologische Untersuchung
  - mit Temperaturdiskrimination, Vibrationsempfinden (vor allem untere Extremität)
  - zum Erkennen einer peripheren Polyneuropathie
- Klärung für Hinweise auf eine autonome Neuropathie (wie trockene Füße, Gastroparese, Hell-/Dunkel-Adaptation, Blasenentleerungsstörung, erektile Dysfunktion)
- ophthalmologische Untersuchung in Mydriasis (ophthalmologischer Spezialist)
- Inspektion der Füße, einschließlich angiologischer Untersuchung zur Erkennung
  - einer peripheren arteriellen Verschlusskrankheit und
  - eines diabetischen Fußsyndroms
- Suche nach auffälligen Gelenkveränderungen im Sinne einer Cheiroarthropathie an Händen und Füßen

Labor

- Blutglukosemessung
- Wichtiger Laborparameter zur Beurteilung der Stoffwechselsituation ist die Bestimmung des HbA_{1c}-Werts, ebenso zur Behandlungsüberwachung.
- Oberhalb der Norm liegende HbA_{1c}-Werte weisen auf eine Diabeteserkrankung hin, normale HbA_{1c}-Werte schließen einen Typ-2-Diabetes mellitus nicht aus.
- Eine standardisierte orale Glukosebelastung mit 75 g Glukose zur Diagnose einer gestörten Glukosetoleranz oder eines manifesten Diabetes mellitus ist dringend zu empfehlen bei
  - Grenzbefunden von Blutglukose- und HbA_{1c}-Wert,
  - Risikopatienten und
  - schwangeren Frauen in der 24.–28. Schwangerschaftswoche.
- Die Bestimmung von C-Peptid sowie Proinsulin ist speziellen Fragestellungen vorbehalten.
- Die Überprüfung von Autoantikörpern gegen Betazell-Epitope dient dem Ausschluss eines Autoimmun-Diabetes Typ I oder dem Nachweis eines LADA (Latent Autoimmune Diabetes in Adults).
- weitere Risikofaktoren, die laborchemisch abzuklären sind:
  - Triglyzeride, LDL- und HDL-Cholesterin
  - Verdacht auf Fettleber: Leberenzyme
  - Verdacht auf Hyperurikämie: Harnsäure
  - Klärung der Nierenfunktion
- Bestimmung der Mikroalbuminurie als Indikator einer Nierenfunktionsstörung/ Prädiktor für diabetesassoziierte kardiovaskuläre Komplikationen und mikroangiopathische Schäden

Bildgebende Diagnostik

Sonografie

- Bei Typ-2-Diabetes mit hoher Prävalenz der Fettleber ist die sonografische Untersuchung des Abdomens sinnvoll.
- Zusätzlich sollte ergänzend zum Labor eine Inspektion der Nieren sonografisch erfolgen.
- Zum Ausschluss bzw. Nachweis einer Pathologie im Bereich der hirnversorgenden Arterien sollte eine duplexsonografische Untersuchung derselben stattfinden.

Instrumentelle Diagnostik
EKG
- Eine kardiologische Untersuchung mit Ruhe-EKG, Belastungs-EKG-Untersuchung und möglichst Echokardiografie ist sehr wichtig.
- Sie dient dem Ausschluss oder Nachweis einer makrovaskulären Erkrankung/kardiologischen Problematik sowohl in der Erstdiagnostik als auch bei der Verlaufskontrolle.

7.3.11 Differenzialdiagnosen

Tab. 7.6 Differenzialdiagnosen.

Differenzialdiagnose	Bemerkungen
Autoimmundiabetes Typ 1	Bei Verdacht auf einen Insulinmangeldiabetes, auch im höheren Erwachsenenalter, ist die Bestimmung von betazellspezifischen Antikörpern notwendig zum Nachweis eines LADA.
Stoffwechselentgleisung mit daraus resultierender Hyperglykämie als Folge einer endokrinologischen Erkrankung	Hierzu gehören die Hyperthyreose, das Cushing-Syndrom bzw. der Morbus Cushing mit Hyperkortizismus, die Akromegalie mit Wachstumshormonexzess und in geringerem Ausmaß der Hyperaldosteronismus bei Conn-Syndrom sowie das Phäochromozytom. Hier ist jeweils bei entsprechender klinischer Verdachtsdiagnose eine spezifische endokrinologische Funktionsdiagnostik zur Absicherung der Diagnose notwendig.
Eisenspeicherkrankheiten	können zur gestörten Insulinproduktion führen und müssen bei entsprechendem klinischen Verdacht ausgeschlossen werden
Pankreaskarzinom	Ein neu aufgetretener Diabetes mellitus kann in Kombination mit weiteren klinischen Zeichen ein frühes Symptom des Pankreaskarzinoms sein.
chronische Pankreatitis oder operative Intervention am Pankreas	können zum behandlungsbedürftigen Diabetes führen und müssen differenzialdiagnostisch definiert werden

LADA: Latent Autoimmune Diabetes of the Adult

7.3.12 Therapie
Therapeutisches Vorgehen
- Präventions-, Interventions- und kardiovaskuläre Outcome-Studien zeigen eindeutig, dass die Manifestation von diabetesassoziierten mikro- und makrovaskulären Folgeerkrankungen nur reduziert bzw. verhindert werden kann, wenn Hyperglykämie und alle weiteren Risikofaktoren frühzeitig gut kontrolliert werden.
- Weitere Risikofaktoren sind dabei
  - nicht im Zielbereich liegendem Blutdruck- und Lipidwerte
  - bei gleichzeitig gesunder Lebensführung ganz allgemein (Ernährung, regelmäßige körperliche Bewegung).
- Maßnahmen sind daher
  - eine Lebensstilmodifikation, in Kombination mit einer individualisierten
  - Pharmakotherapie.

Allgemeine Maßnahmen
- Die frühzeitige Therapie des Typ-2-Diabetes setzt immer eine fachkundige und kontinuierliche Diabetesschulung voraus:
  - Informationen zu Reduktion bzw. Normalisierung des zumeist deutlich erhöhten Körpergewichts
  - Schulungen zur gesunden Ernährung sowie regelmäßigen körperlichen Aktivität mit dem Ziel der Gewichtsreduktion
- Die Schulung muss den betroffenen Menschen mit Typ-2-Diabetes kontinuierlich im gesamten Krankheitsverlauf begleiten.

Pharmakotherapie
- Über die Lebensstilmodifikation hinaus ist die Basismedikation **Metformin**.
  - empfohlene Tagesdosis bis zu 2 × 1000 mg
  - bis zu einer glomerulären Filtrationsrate von größer 30 ml/min
- Erstmals wurde im Konsensuspapier der europäischen und amerikanischen Diabetesgesellschaft im Oktober 2018 der Stufenplan für die medikamentöse Therapie bei Typ-2-Diabetes mellitus verfasst.
- Voraussetzung für die Festlegung der Therapie ist die Definition patientenorientierter, individueller Blutzucker-/HbA_{1c}-Ziele.
- Dabei gilt es vor allem,
  - Hypoglykämien zu vermeiden und
  - das Gewicht günstig zu beeinflussen (mindestens Gewichtsneutralität der Medikation, vorzugsweise Unterstützung der Gewichtsreduktion bei übergewichtigen Menschen mit Typ-2-Diabetes).
- Gleichzeitig sollte gegenüber bisherigen Diabetesmedikamenten eine vergleichbare kardiovaskuläre Sicherheit bestehen oder eine Reduktion unerwünschter kardiovaskulärer Ereignisse gewährleistet sein.
- In den letzten Jahren wurde die Therapie des Typ-2-Diabetes revolutioniert durch
  - die inkretinbasierte Therapie mit DPP4-Inhibitoren als orale Medikation,
  - injizierbare GLP1-Agonisten und
  - SGLT 2-Inhibitoren als orale Diabetesmedikation.
- Sowohl die inkretinbasierte Therapie als auch SGLT 2-Inhibition verbessern die glykämische Kontrolle ohne Hypoglykämierisiko.

- **DPP4-Inhibitoren** sind bezüglich der Gewichtsentwicklung neutral bis unterstützend für eine Gewichtsreduktion.
- **GLP1-Agonisten** erreichen eine erhebliche Gewichtsreduktion
  - über eine „physiologischere" Blutzuckersenkung (ohne Hypoglykämien),
  - bei zusätzlich langsamerer Magen-Darm-Passage der Nahrung und
  - über zentrale Angriffspunkte am Appetit-/Sättigungszentrum.
- Die durch **SGLT 2-Inhibitoren** bewirkte vermehrte Glukoseausscheidung über die Nieren führt zu
  - einer Verringerung der Hyperglykämie und gleichzeitig zu
  - einer Gewichtsreduktion durch die „Kalorienausscheidung".
- Die Kombination der genannten Medikamente mit Metformin und Insulin zur Therapieintensivierung ist sehr gut möglich.
- Das jeweilige Medikament wird ausgewählt in Abhängigkeit von
  - dem individuellen Patientenprofil,
  - dem Ausmaß der Übergewichtigkeit und
  - dem Ausmaß der glykämischen Entgleisung.
- Bei Nichterreichen der individuellen vereinbarten Behandlungsziele ist eine weitere Intensivierung der Therapie durch **Insulin** unerlässlich.
  - Hier ist in der Regel zunächst der Einsatz eines **Basalinsulins** in Form der basalunterstützten oralen Therapie (BOT) vorzusehen.
  - Dabei wird die orale antidiabetische Medikation fortgeführt bzw. der injizierte GLP1-Agonist beibehalten.
  - Ziel ist es, den erhöhten Nüchternblutzucker zu normalisieren und damit das Blutzuckertagesprofil insgesamt auf ein niedrigeres (stabiles) Niveau zu bringen.
  - Wenn auch mit dieser Maßnahme keine ausreichende Glykämiekontrolle zu erreichen ist, muss zusätzlich ein kurzwirksames **Mahlzeiteninsulin** zum Einsatz kommen, oft zunächst nur zu einer Mahlzeit mit dem höchsten postprandialen Blutzuckerwert.
  - Falls die Zielvorgaben damit nicht erreicht werden, muss eine intensivierte Insulintherapie mit Basalinsulin plus kurzwirksamem Insulin zu allen Mahlzeiten empfohlen werden.
- Entscheidend neu am Konsensuspapier von ADA und EASD und den aktuellen Behandlungsempfehlungen ist, dass
  - sie sich nicht mehr auf eine reine Blutzuckersenkung beschränken, sondern
  - sich an den Ergebnissen der kardiovaskulären Outcome-Studien orientieren,
  - mit dem Ziel, eine Verbesserung aller Risikofaktoren und damit eine maximale Reduktion der diabetischen Folgeerkrankungen zu erreichen.
- Deshalb haben Medikationen Vorrang, die in den vorliegenden kardiovaskulären Outcome-Studien einen Vorteil bzw. Reduktion unerwünschter kardiovaskulärer Ereignisse zeigten.
- Dazu gehören die GLP1-Agonisten
  - Liraglutide (1 × täglich injizieren),
  - Semaglutide (einmal wöchentlich injizieren),
  - Dulaglutide (einmal wöchentlich injizieren).
- Für alle DPP4-Inhibitoren wurde kardiovaskuläre Neutralität gefunden.
- Die kardiovaskulären Outcome-Studien für SGLT 2-Inhibitoren zeigen eindeutige Vorteile im Vergleich zu Standard-Präparaten, mit
  - generell Reduktion unerwünschter kardiovaskulärer Ereignisse sowie
  - Reduktion der Häufigkeit der Herzinsuffizienz und Nierenerkrankungen für den SGLT 2-Inhibitor Empagliflozin.
- Die Daten für Canagliflozin und Dapagliflozin aus kardiovaskulären Outcome-Studien weisen in die gleiche Richtung.
- In einer Metaanalyse zu den drei großen kardiovaskulären Outcome-Studien für SGLT 2-Inhibitoren (Gesamtpopulation 34 322 Teilnehmer mit mehreren Risikofaktoren oder bereits manifester kardiovaskuläre Erkrankung) zeigt sich, dass
  - die Hospitalisierung bei Herzinsuffizienz verringert wird (−31 %) sowie
  - der kombinierte Endpunkt aus kardiovaskulärem Tod oder Hospitalisierung bei Herzinsuffizienz (−23 %) und auch schwere kardiovaskuläre Ereignisse (−11 %) und Nierenerkrankungen (−45 %) reduziert werden.
- Sowohl bei Patienten mit manifester kardiovaskulärer Erkrankung als auch mit nur mehreren Risikofaktoren wurde eine Verringerung der Krankenhauseinweisungen wegen Herzinsuffizienz sowie eine Reduktion von Nierenerkrankungen beobachtet.
- Diese Metaanalyse bestätigt, dass SGLT 2-Inhibitoren nach Metformin bei den meisten Patienten mit Typ-2-Diabetes mellitus eine Erstlinientherapie sein müssen, unabhängig davon, ob bei Patienten mit Diabetes bereits eine manifeste kardiovaskuläre Erkrankung, chronische Nierenerkrankung oder Herzinsuffizienz festgestellt wurden oder nicht.
- Bei Auswahl der Insulintherapie ist ebenfalls das Insulin mit dem niedrigsten Hypoglykämierisiko zu wählen.
  - Die Basalinsuline Glargin und Degludec verfügen über Sicherheitsdaten kardiovaskulärer Outcome-Studien und sollten bevorzugt zum Einsatz kommen.
- Konventionelle Präparate mit erhöhtem Hypoglykämierisiko, ungünstiger Gewichtsbeeinflussung bzw. (fraglich) erhöhtem kardiovaskulären Risiko sollten trotz geringeren Preises in der Therapie des Typ-2-Diabetes nicht verwendet werden (dies gilt insbesondere für Sulfonylharnstoffe).

Chronische Pankreatitis/Pankreasresektion/Pankreaskarzinom

- Bei chronischer Pankreatitis und nach Pankreasresektion ist die Diabetestherapie in Abhängigkeit davon zu planen, ob und wie viel insulinproduzierende Betazellmasse noch verfügbar ist.
- Zumeist ist eine Insulintherapie unumgänglich.
- Es muss individuell entschieden werden, ob eine ausschließlich prandiale Insulintherapie mit kurzwirksamem Mahlzeiteninsulin und/ oder eine basal unterstützte Diabetestherapie durchgeführt werden kann.
- Aufgrund der deutlich eingeschränkten Hypoglykämiegegenregulation durch Glucagon ist bei dieser Patientengruppe besonders darauf zu achten, Hypoglykämien zu vermeiden und das Therapieregime und die Auswahl der Medikamente entsprechend vorzusehen.
  - Bei der oralen Medikation sind hier Metformin und SGLT 2-Inhibitoren zu nennen.
- Inkretinbasierte Behandlungsstrategien sind grundsätzlich ebenfalls einzubeziehen, bei Hinweisen für eine akute Pankreatitis jedoch unmittelbar abzusetzen.
- Wesentliches Ziel der blutzuckersenkenden Behandlung bei Patienten mit einem Pankreaskarzinom ist es, die Symptomfreiheit und Vermeidung schwerer Hypoglykämien zu erreichen.

Lebererkrankungen

- Bei Leberzirrhose ist der überwiegende Teil der antidiabetischen Medikation kontraindiziert bzw. es fehlen entsprechende Studien zur Beurteilung der neueren antidiabetischen Medikamente ohne Hypoglykämierisiko.
- Insbesondere in fortgeschrittenen Erkrankungsstadien ist die Insulintherapie Therapie der Wahl.
- Engmaschige Blutzuckerkontrollen sind bei erhöhtem Hypoglykämierisiko äußerst wichtig.

Speichererkrankungen/genetisch bedingte gastroenterologische Erkrankungen

- **Hämochromatose:** In Abhängigkeit von der Leberfunktion ist die antidiabetische Therapie festzulegen.
  - Bei intakter Leberfunktion kann nach den Leitlinien des Typ-2-Diabetes mellitus zur Therapie behandelt werden.
  - In fortgeschrittenen Stadien mit eingeschränkter Leberfunktion steht eine Insulintherapie im Vordergrund.
- **zystische Fibrose:** Die antidiabetische Therapie ist wie bei Typ-2-Diabetes mellitus durchzuführen, in der Regel unter Aussparung des Metformin (erhöhtes Laktatazidose-Risiko).
  - In fortgeschrittenen Stadien ist die intensivierte Insulintherapie Behandlung der Wahl.
  - Wichtig ist es, zusätzlich zur antihyperglykämischen Therapie eine adäquate nutritive Versorgung der Patienten sicherzustellen.

Tumorerkrankungen

- Menschen mit Adipositas und Diabetes sollten neben effektiver Therapie der Grunderkrankung frühzeitig und regelmäßig ein geeignetes Tumorscreening erhalten.

7.3.13 Verlauf und Prognose

- Menschen mit Typ-2-Diabetes mellitus benötigen eine kontinuierliche Schulung und Betreuung der Erkrankung.
- Darüber hinaus müssen regelmäßige Kontrolluntersuchungen erfolgen
  - zum Ausschluss, Nachweis oder zur Verlaufskontrolle diabetesassoziierter mikro- und makrovaskulärer Erkrankungen sowie
  - zur konsequenten Therapieüberwachung.
- Bei erfolgreicher Gewichtsreduktion und Stabilisierung des Gesamtbefunds kann eine anpassende Reduktion der Diabetesmedikation erfolgen.
- Entscheidend ist die Kontrolle aller weiteren Risikofaktoren.

7.3.14 Prävention

- Adipositas und Diabetes mellitus sind ein verhängnisvolles Gespann, das insbesondere bei erblich prädisponierten adipösen Menschen bereits in jungen Jahren zu einer behandlungsbedürftigen Diabeteserkrankung und assoziierten Charakteristika des metabolischen Syndroms führt.
- Bei Kindern im Alter von 3–17 Jahren ist bereits eine Adipositasprävalenz von 6 % zu finden.
- An Übergewicht leiden fast 70 % der Männer und über 50 % der Frauen in Deutschland.
- Es ist von größter Bedeutung, Pläne und Strategien zur Prävention von Übergewicht, Adipositas und Diabetes weiterzuentwickeln und vor allem umzusetzen.

7.3.15 Wichtige Internetadressen

- Deutscher Gesundheitsbericht Diabetes 2019 (DDG): www.deutsche-diabetes-gesellschaft.de
- www.easd.org
- www.diabetes.org
- www.rki.de
- www.deutsche-diabetes-gesellschaft.de/leitlinien/evidenzbasierte-leitlinien.html
- https://doi.org/10.1007/s00125-018-4729-5

Kapitel 8

Therapeutische Verfahren

8.1	Endoskopische Mukosaresektion	923
8.2	Endoskopische Submukosadissektion	925
8.3	Endoskopische Vollwandresektion	933
8.4	Barrett-Ablation	937
8.5	Endoskopische Varizentherapie	939
8.6	Ballondilatation bei Ösophagusstenosen	943
8.7	Argon-Plasma-Koagulation	946
8.8	Stentimplantation im oberen Gastrointestinaltrakt	947
8.9	Perkutane endoskopische Gastrostomie und Jejunostomie	950
8.10	Dilatation von Kolonstenosen	959
8.11	Papillotomie	961
8.12	Lithotripsie	964
8.13	Perkutane transhepatische Cholangiodrainage	967
8.14	Therapeutische Endosonografie	970
8.15	Photodynamische Therapie	975
8.16	Polypektomie	979

8.17	Ansätze zur Unterstützung der Leberfunktion	985
8.18	Lebertransplantation	989
8.19	Chemotherapie	1000
8.20	Anlage eines transjugulären intrahepatischen portosystemischen Shunts	1006
8.21	Transarterielle Chemoembolisation	1012
8.22	Selektive interne Radiotherapie	1015
8.23	Radiofrequenzablation	1017
8.24	Endoskopisches Debridement retroperitonealer Nekrosen	1019
8.25	Implantation von Pankreasgangstents	1025

8 Therapeutische Verfahren

8.1 Endoskopische Mukosaresektion

H. Neumann

8.1.1 Steckbrief

Die Resektion von Tumoren gehört zum Standardrepertoire der luminalen gastrointestinalen Endoskopie. Dabei kommen verschiedene Verfahren zur Anwendung. Zu dem am häufigsten angewandten Verfahren zählt die sog. endoskopische Mukosaresektion (EMR), die auch die Resektion großflächiger Läsionen ermöglicht. Zur effektiven Resektion stehen dabei verschiedene Techniken zur Verfügung, die im Rahmen dieses Beitrags kurz vorgestellt und diskutiert werden. Eingegangen wird weiterhin auf die verschiedenen Indikationen der endoskopischen Mukosaresektion.

8.1.2 Synonyme

- Mukosektomie

8.1.3 Keywords

- Plattenepithelkarzinom
- Barrett-Ösophagus
- Polypen
- Piecemeal-Resektion

8.1.4 Definition

- endoskopische Technik zum Entfernen prämaligner und maligner Läsionen im luminalen Gastrointestinaltrakt

8.1.5 Indikationen

- Dysplasien im Plattenepithel der Speiseröhre (unbedingt Indikation zur ESD prüfen)
- Dysplasien der Barrett-Schleimhaut
- Barrettfrühkarzinom
- gastrale Polypen (unbedingt Indikation zur ESD prüfen)
- Dünndarmpolypen
- Kolonpolypen

8.1.6 Anästhesie

- Die EMR kleiner Läsionen kann auch ohne Anästhesie durchgeführt werden, wenn vom Patienten gewünscht und toleriert.
- Allgemein wird die endoskopische Resektion jedoch unter Allgemeinanästhesie durchgeführt.
- Eine Intubation des Patienten ist in der Regel nicht notwendig.

8.1.7 Aufklärung und spezielle Risiken

- Über Risiken und Komplikationen der Untersuchung sollte entsprechend den gültigen Fachempfehlungen aufgeklärt werden.
- Zu den besonderen Risiken der EMR zählen dabei vor allem
  - die **Blutung**, die auch noch Tage nach der eigentlichen Resektion auftreten kann, und
  - die **Perforation**, die unter Umständen eine chirurgische Intervention notwendig machen und zu weiteren Komplikationen führen kann.
- Aufgeklärt werden sollte auch über die Möglichkeit der **inkompletten Resektion** mit dem Hinweis auf die besondere Notwendigkeit von Nachsorgeuntersuchungen.

8.1.8 Präoperative/präinterventionelle Diagnostik

- Die Diagnostik vor endoskopischer Resektion nimmt einen besonderen Stellenwert ein.
- Hierbei geht es vor allem darum, anhand der Oberflächenstruktur des Gewebes sowie der oberflächennahen Gefäßstrukturen einen Eindruck zu erhalten von
  - der Ausdehnung der Läsion und
  - dem Risiko einer tiefen Infiltration in die Submukosa.
- Entsprechend der makroskopischen Charakterisierung kann dann das weitere Vorgehen geplant werden:
  - EMR oder endoskopische Submukosadissektion (ESD)
  - ESD oder primär chirurgisches Prozedere
- Auf eine Biopsieentnahme sollte, bei primär resektabel erscheinenden Läsionen, verzichtet werden, da die biopsiebedingte Fibrose eine anschließende Resektion erschweren kann.
- Bei unklaren Befunden kann die EMR auch unter primär diagnostischen Gesichtspunkten durchgeführt werden.

8.1.9 Material

- Injektionsnadel
- Unterspritzungsflüssigkeit
  - z. B. 0,9 % NaCl
  - Suprarenin 1:100 000 kann zur Blutungsprophylaxe und
  - Indigokarmin zur besseren Abgrenzung der Submukosa zugefügt werden.
- Polypektomieschlinge
- ggf. distale Distanzkappe
- ggf. Bergenetz

8.1.10 Durchführung

- Zunächst wird die zu resezierende Läsion anhand von Morphologie und Struktur makroskopisch charakterisiert.
- Wird anhand der Charakterisierung ein fortgeschrittenes malignes Geschehen mit Wahrscheinlichkeit ausgeschlossen, erfolgt die Beurteilung der Ausdehnung der Läsion zur Planung der sich anschließenden Resektion.
- Nach Abschluss der Beurteilung wird eine Injektionsnadel durch den Arbeitskanal des Endoskops eingeführt und zunächst mit Flüssigkeit durchgespült.
- In der Regel wird die Nadel vorsichtig unter kontinuierlicher Injektion in die Submukosa eingeführt (▶ Abb. 8.1).
- Die **Injektion** erfolgt **in die Submukosa**, bis sich die Läsion adäquat von der Muskelschicht separiert hat („Kisseneffekt").
- Anschließend wird eine Elektroschlinge um die Läsion gelegt und die **Läsion abgetragen** (▶ Abb. 8.2).
- Bei größeren oder ungünstig gelegenen Läsionen kommt die sog. **Piecemeal-Technik** zur Anwendung.
  - Hierbei wird die Läsion in mehreren Teilstücken abgetragen um eine sichere und effektive Therapie zu gewährleisten.
- Daraufhin wird der Resektionsgrund zum Ausschluss einer Komplikation beurteilt.
- Abschließend wird das Resektat zur histopathologischen Begutachtung geborgen (▶ Abb. 8.3).
- **EMR-L-Technik:**
  - Bei der Ligaturtechnik wird das abzutragende Gewebe zunächst in eine klare Distanzkappe eingesaugt und daraufhin ein Gummiring appliziert.
  - Der so entstandene „Polyp" wird anschließend mittels Elektroschlinge abgetragen.
- **EMR-C-Technik:**
  - Bei der Kappentechnik wird die abzutragende Läsion zunächst unterspritzt, in der Regel von distal.
  - Anschließend wird die Läsion in eine spezielle Resektionskappe eingesaugt und mittels Elektroschlinge abgetragen.

8.1.11 Mögliche Komplikationen

- 4 wesentliche Komplikationen der EMR sind hervorzuheben.

Blutung

- Die **während des Eingriffs** auftretende Blutung kann in der Regel mittels konventionell endoskopischer Techniken (z. B. Koagulation, Clip) gestillt werden.
- Die **verzögerte** Blutung kann auch noch Wochen nach dem eigentlichen Eingriff auftreten.
  - Sie erfordert in der Regel eine erneute endoskopische Untersuchung im Rahmen derer die Blutung dann meist mittels konventionell endoskopischer Techniken (z. B. Koagulation, Clip) gestillt werden kann.

Perforation

- Ist der Defekt klein und nicht kontaminiert (z. B. durch Stuhl), kann in der Regel ein endoskopischer Verschluss mittels Clips durchgeführt werden.
- Wichtig ist die Information an den Chirurgen, mit dem das weitere Prozedere eng abgestimmt werden sollte.
- Ebenfalls sollte der Patient über die Komplikation und das weitere Vorgehen informiert werden.
- Auch verzögert auftretende Perforationen nach Abschluss der endoskopischen Untersuchung sind möglich.

Abb. 8.1 Ein sessil serratiertes Adenom nach Unterspritzung im Colon descendens. Im Hintergrund erkennt man 2 Clips, die zum Wundverschluss einer vorher abgetragenen Läsion platziert wurden.

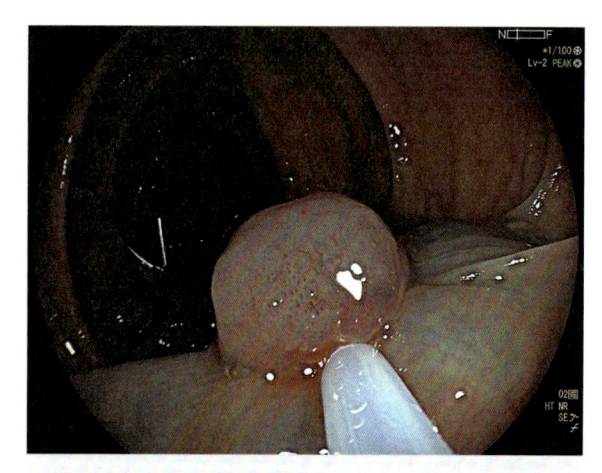

Abb. 8.2 Eine Polypektomieschlinge wird um die Läsion gelegt und durch die Assistenz zugezogen.

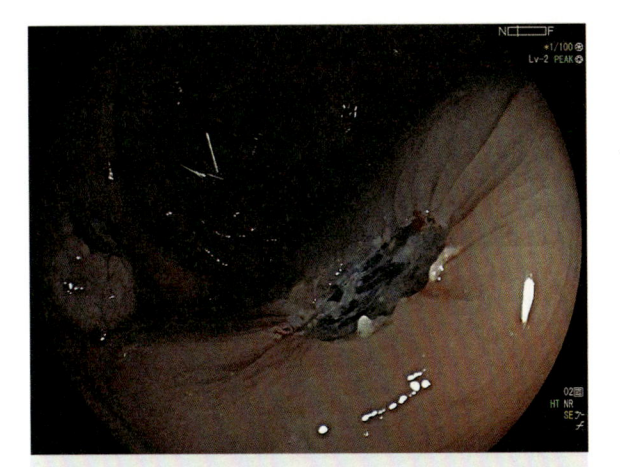

Abb. 8.3 Der Polyp wird abgetragen. Deutlich sichtbar ist jetzt die Submukosa, welche sich, durch die Unterspritzungslösung bläulich gefärbt darstellt. Abschließend erfolgt die genaue Inspektion der Resektionsfläche. Bei Verdacht auf eine inkomplette Resektion folgt eine Nachresektion, anschließend wird das Präparat (im Bild bei 9 Uhr liegend) für die histologische Aufarbeitung geborgen.

- Da bei diesen Perforationen häufig bereits eine Kontamination besteht, wird meist eine chirurgische Intervention notwendig.

Postpolypektomiesyndrom

- Das Postpolypektomiesyndrom zeigt eine ähnliche Klinik wie die Perforation.
- Am ehesten wird es ausgelöst durch eine transmurale thermische Schädigung des Gewebes.
- Da das Postpolypektomiesyndrom jedoch in der Regel konservativ behandelt wird, ist die Unterscheidung zur Perforation von besonderer Bedeutung und anhand klinischer und radiologischer Untersuchungen zu führen.

Inkomplette Resektion

- Nach der EMR besteht ein zunehmendes Risiko der inkompletten Resektion, in Abhängigkeit der Größe der abgetragenen Läsion.
- Entsprechend wichtig ist es, den Patienten darüber zu sensibilisieren und in entsprechende Nachsorgeprogramme einzuschließen.
- Nach Piecemeal-Resektion sollte eine endoskopische Kontrolle nach 3 Monaten erfolgen.

8.2 Endoskopische Submukosadissektion

J. Hochberger, V. Meves

8.2.1 Steckbrief

Die endoskopische Submukosadissektion (ESD) ermöglicht die En-bloc-Resektion von Schleimhautläsionen, die mit einer herkömmlichen Schlingenresektion nur unsicher im Gesunden (R0) abzutragen sind. Indikationen sind Frühkarzinome (Schleimhautkarzinome) und Läsionen mit hochgradiger intraepithelialer Neoplasie (HGIN) über 1 cm oder entsprechend suspekte Läsionen. An erster Stelle stehen Plattenepithelfrühkarzinome des Ösophagus, flächige oder gruppiert multifokale Barrettfrühkarzinome und Schleimhautkarzinome im Magen. Im Kolorektum sind suspekte, nicht granuläre oder aber flächige Polypen mit nodulären Anteilen eine Indikation, mit dem Ziel der klaren histopathologischen Aussage und Reduktion von Lokalrezidiven. Im Vergleich zu chirurgisch-transanalen Verfahren im Rektum (TEM) weist die ESD eine geringere Dehnungsnotwendigkeit des Analsphinkters, geringere Morbidität und Mortalität sowie kürzere Liegedauer auf. Sie kommt auch nach transanaler Vorresektion in Frage.

8.2.2 Aktuelles

- neue Hilfsmittel und Techniken, z. B. [5], [10], [13]
  - Resektionsinstrumente mit Jet-Kanal
  - viskose Unterspritzungssubstanzen
  - Traktionstechniken
  - systematische Trainingsprogramme

8.2.3 Synonyme

- keine

8.2.4 Keywords

- Mukosaresektion
- Nadelmesser
- En-bloc-Resektion
- Tunneltechnik

8.2.5 Definition

- endoskopisches Auslösen einer flächigen Schleimhautläsion im Verdauungstrakt als En-bloc-Resektion im Niveau der Submukosa mit einem Diathermie-Messer

8.2.6 Indikationen

- G1/G2-Frühkarzinome und hochgradige intraepitheliale Neoplasien über 1 cm Größe im gesamten Verdauungstrakt
- umschriebene G3-Frühkarzinome bei Risikopatienten
- Lokalrezidive nach früherem Abtragungsversuch
- flächige präneoplastische Läsionen über 3 cm Größe mit erhöhtem Rezidiv- oder Malignitätsrisiko
- Läsionen, die mit der Diathermieschlinge schwer zu fassen oder nur inkomplett abzutragen sind [11]

8.2.7 Kontraindikationen

- Läsionen mit hohem Tiefeninfiltrationsrisiko anhand von
  - Wachstumsform,
  - Oberflächenrelief und
  - Gefäßstruktur (Paris-Klassifikation 0–III; Kudo-Klassifikation VN; Sano-Klassifikation III; NICE-Klassifikation III) [11]
- relative Kontraindikation: Läsionen mit ungenügender oder mäßiger Abhebbarkeit, jedoch fehlendem Karzinom- oder HGIN-Nachweis

8.2.8 Aufklärung und spezielle Risiken

- Es gelten die Aufklärungskriterien für den organspezifischen Basiseingriff mit den jeweiligen typischen Risiken aller Interventionen [1].
- **Vorteile** der En-bloc-Resektion bei der ESD:
  - quasi chirurgisches Ausschälen der Schleimhaut in einem Stück
  - klare histopathologische Aussage
  - signifikant reduziertes lokales Rezidivrisiko im Verhältnis zur Piecemeal-Abtragung
- **Nachteile** der En-bloc-Resektion bei der ESD:
  - verlängerte Eingriffszeit durch schrittweises Auslösen des Präparats mit dem Nadelmesser im Verhältnis zur Schlingenresektion
  - höheres Risiko von Wanddefekten, die ggf. zu versorgen sind
- **Alternativen:**
  - Schlingenabtragung
  - chirurgischer Eingriff
- Risiko der sekundären Strikturbildung bei flächigen Resektionen [4]

8.2.9 Präoperative/präinterventionelle Diagnostik

- Beurteilung der endoskopischen Wachstumsform und Oberflächenstruktur in Bezug auf Resektabilität mit ultrahochauflösendem oder Zoom-Endoskop durch einen erfahrenen Untersucher [7], [8] (▶ Abb. 8.4)
- lateral durchgeführte, diagnostische, submukosale Unterspritzung mit NaCl 0,9 % zur Prüfung der Abhebbarkeit der Läsion von der Muscularis propria
- **Endosonografie:**
  - noch Standard, Aussage jedoch begrenzt
  - Risiko des Overstagings, fragliche Beurteilungsmöglichkeit von Lymphknoten
  - Aussage zur Infiltration der Submukosa unzureichend, gerade bei Fibrose [9]
- **CT-Thorax/-Abdomen:**
  - bei nachgewiesenem Frühkarzinom noch kein Standard, aber u. U. sinnvoll (Ausgangsstatus)
  - primär kein Einfluss auf Indikation zur diagnostisch-therapeutischen Resektion bei Abhebbarkeit der Läsion und fehlendem Hinweis auf Tiefeninfiltration
  - Cave: reaktiv vergrößerte mediastinale Lymphknoten bei Rauchern und Plattenepithelfrühkarzinomen des Ösophagus
- **Rektum:**
  - bei distalen Tumoren tastender Finger und Verschiebbarkeit gegen die Unterlage entscheidend
  - endoskopischer Ultraschall (EUS)
  - karzinoembryonales Antigen (CEA)
  - MRT oft wenig hilfreich (Overstaging) bei endoskopisch nicht suspekter Läsion
  - partielle Wasserfüllung im Rektum zur Lagebeschreibung der Läsion (LSL: rechts = ventral = zur Blase bzw. Scheide, Fistelrisiko; links = dorsal = zum Sakrum; unkritisch; oben = rechts; unten = links)
- **makroskopische Beschreibung der Läsion:**
  - Wachstumsform (Paris, LST-Klassifikation)
  - Oberflächencharakteristika (Pit Pattern, NICE-Klassifikation, granuläre/nicht-granuläre Struktur, Dyscoloration etc.)
- Basisbestimmung organspezifische **Tumormarker** (CEA, CA 72-4, CA 19-9)

8.2.10 Material

- hochauflösendes **Endoskop** sowie Therapieendoskop zur ausreichenden Absaugung von Spülflüssigkeit, Blut und Sekret
- **Spülpumpe** für Jet-Kanal (z. B. Endowasher, Griessat, Solingen)
- Einmal-Spülbeutel (z. B. Glycine 1,5 %, 3 l Ecobag, B. Braun, Melsungen) plus 3 ml Polysiloxanlösung (z. B. Espumisan, Berlin-Chemie, Berlin) [2]
- transparente **Distalkappen** (▶ Abb. 8.5):
  - zylinderförmige, gerade (z. B. Distal Attachment D-201-12704 Olympus, Hamburg) oder
  - domförmige Tunnelkappen (z. B. DH-29CR, Fa. Fujifilm, Düsseldorf)
- **Unterspritzungsnadel** 23G mit Stopper (z. B. Interject, Boston Scientific, Ratingen)

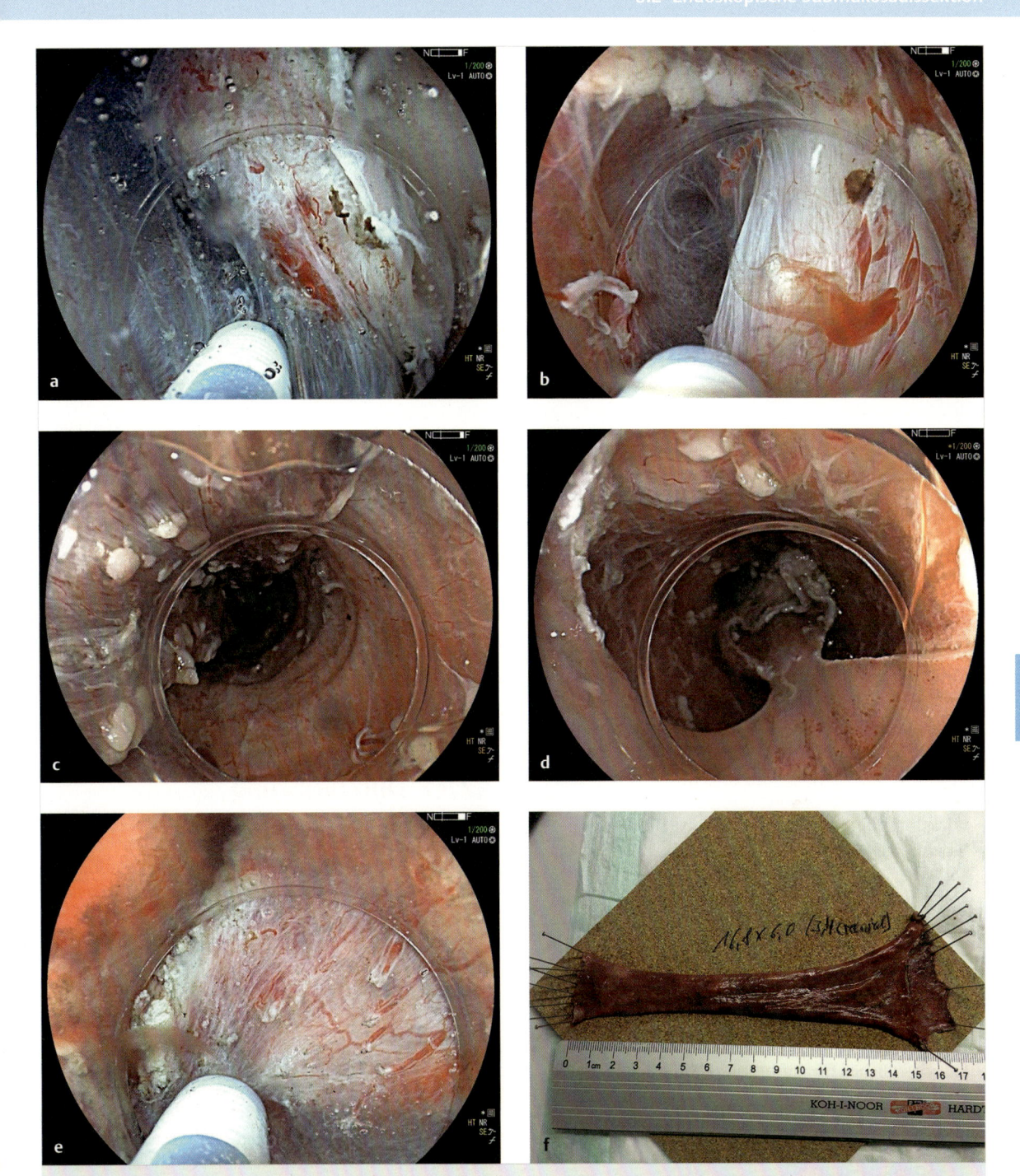

Abb. 8.4 Großflächige endoskopische Submukosadissektion im Ösophagus durch Tunneltechnik mittels eines ultrahochauflösenden Zoom-Endoskops (EG760Z; Fujifilm Europe, Düsseldorf). Die sehr gute Detailsicht hilft nicht nur bei der Diagnostik, sondern ermöglicht auch bei der Resektion ein sicheres und effizientes Arbeiten. (Quelle: Hochberger J, Biesecker K, Dammer S et al. Tipps und Tricks für die endoskopische Submukosadissektion. Endopraxis 2017; 33: 75–84)

a Längs-Tunnelung in der Submukosa-Schicht nach Unterspritzung und Quer-Inzision; Präparat oben rechts (11–5 Uhr).
b Präzise Strukturdarstellung bei der Schnittführung im Tunnel; rechts weißliche Muskelschicht in der Kardia, oben submukosale Lymphfollikel.
c Abgeschlossene Längstunnelung mit strumpfförmigem zentralen Präparat (links oben, 7–1 Uhr) und glatter rötlicher Muskelschicht (2–8 Uhr).
d Kraniale Aufhängung des Präparates durch belassene Schleimhautbrücke am Oberrand, die abschließend durchtrennt wird.
e Kaudales letztes Auslösen des zentralen Strumpfförmigen Präparates.
f Gewonnenes tubuläres Schleimhaut-Präparat unter Einschluss der gesamten Barrett-Metaplasie bis in angrenzendes Plattenepithel kranial und in die Magenmukosa kaudal, rechts mit multifokalem Frühkarzinom/Dysplasie.

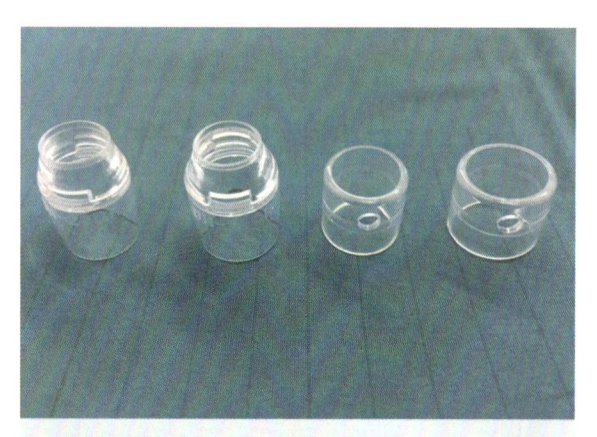

Abb. 8.5 Domförmige und gerade Tunnelkappen zum Aufsatz auf das Distalende des Endoskops bei der ESD (2 × links Fujifim, 2 × rechts Olympus): konische Dome-Tip-Kappen, die die Tunnelung bei ESD und POEM beschleunigen sollen. (Quelle: Hochberger J, Biesecker K, Dammer S et al. Tipps und Tricks für die endoskopische Submukosadissektion. Endopraxis 2017; 33: 75–84)

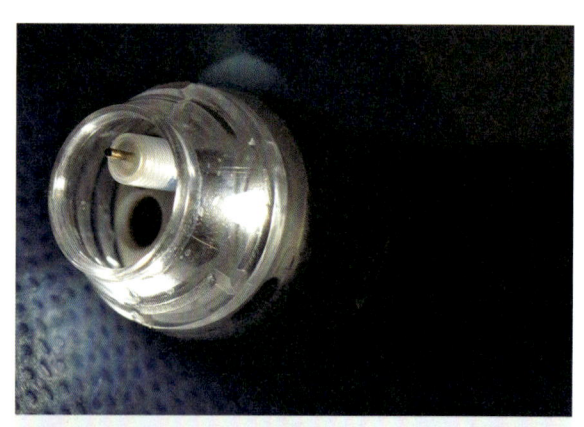

Abb. 8.6 Aufgesetzte Dome-Tip-Distalkappe und 1,5 mm Flush-Knife (Fujifilm, Japan) mit Möglichkeit der koaxialen Flüssigkeitsapplikation zur intermittierenden Auffrischung des submukosalen Flüssigkeitspolsters und lokalen Spülung (DK2618J-N15, Fujifilm Europe). Die Kürze des Messers und der breite Katheter bieten eine günstige Voraussetzung zur Minimierung der akzidentellen lateralen Gewebsverletzung bei Inzision und Dissektion. (Quelle: Hochberger J, Biesecker K, Dammer S et al. Tipps und Tricks für die endoskopische Submukosadissektion. Endopraxis 2017; 33: 75–84)

- **Unterspritzungslösung** (z. B. HAES 6 % elektrolytbilanziert, Tetraspan, Fresenius, Bad Homburg; Glyerol 10 %, z. B. Glycine 10 %, Fresenius, Bad Homburg)
- **Indigokarmin-Blau-Zusatz** zur Unterspritzungslösung (0,5 ml/500 ml Lösung; z. B. Indigokarmin, Amino GmbH, CH Gebenstorf), ohne Adrenalinzusatz (Sekundärblutungsrisiko)
- **Injektionspumpe** (z. B. GW2, Fujifilm, Düsseldorf)
- **Resektionsmesser** mit Jet-Funktion. Wahl untersucherabhängig, z. B. Flush-Knife (Fujifilm, Düsseldorf; ▶ Abb. 8.6), Dualknife, Hook-Knife, Triangular Knife, Flexknife (Olympus Europe, Hamburg), Hybridknife (Erbe, Tübingen), weitere weniger frequente; Resektionszangen etc. [2], [4], [12]
- **Blutstillungszubehör**:
  - Coag Grasper (Olympus, Hamburg)
  - Hämoclips grün (Short Clip, Olympus, Hamburg) etc.
- **Reservezubehör für Perforations- und Defektverschluss**:
  - Over-the-Scope-Clips (OTSC, Ovesco, Tübingen)
  - atraumatisch 17,5 mm und 16,7 mm (nur oberer Gastrointestinaltrakt)
  - Microtech-Clips blau und gelb (Shure Clip, Microtech, Düsseldorf)
- **Elektrochirurgiegerät** (z. B. Vio 3, Erbe Tübingen), Elektrochirurgiekabel (sterilverpackt), weiteres Zubehör
- **Material zur Präparatebergung**:
  - Rektum: chirurgischer Analspreizer bei Präparaten über 5 cm Durchmesser
  - Kolon, selten oberer Gastrointestinaltrakt: Netz
- **Antibiotikaprophylaxe:** z. B. Ceftriaxon 2 g plus 500 mg Metronidazol

- ggf. Fentanyl-Pflaster bei flächigen Eingriffen in Ösophagus, Kardia und anorektalem Übergang zu Beginn der Untersuchung in einer Wirkstärke von z. B. 25 µg/h/3 d

8.2.11 Durchführung

Vor Beginn des Eingriffs

- Der Eingriff wird selbst bei komplexer Intervention in Narkose üblicherweise in der Endoskopieabteilung durchgeführt.
- Im Vorfeld Entscheid: Anästhesiebegleitung in **Intubatiosnarkose (ITN) oder Sedierung**
  - Safety first: Bei weitflächigen Resektionen und längeren Eingriffe (> 2–3 h) ITN empfohlen (Vermeidung Aspiration und Hyperkapnie, professionelles Monitoring)
  - ITN bei allen Eingriffen im oberen Ösophagus, größenunabhängig; ansonsten bei allen flächigen Eingriffe der Speiseröhre zur Vermeidung einer Aspiration; Übertubus keine adäquate Alternative.
  - bei allen weiteren, insbesondere einfachen und umschriebenen Eingriffen: Propofol-Sedierung

Lagerung

Allgemein

- Vermeidung von Druckstellen der Haut oder Kompression von Nerven, insbesondere bei längerdauernden Eingriffen in ITN (▶ Abb. 8.8)
- Assistenzvorbereitung siehe [2]

8.2 Endoskopische Submukosadissektion

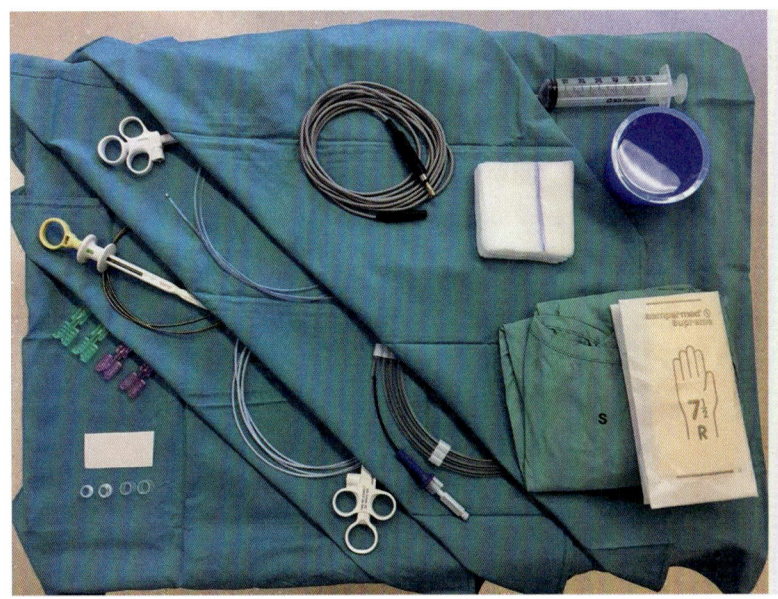

Abb. 8.7 Instrumententisch für die ESD mit Legen von Taschen für das Zubehör durch Falten eines OP-Tuchs. Steriles Elektrochirurgiekabel, wie es im OP verwendet wird. (Quelle: Hochberger J, Biesecker K, Dammer S et al. Tipps und Tricks für die endoskopische Submukosadissektion. Endopraxis 2017; 33: 75–84)

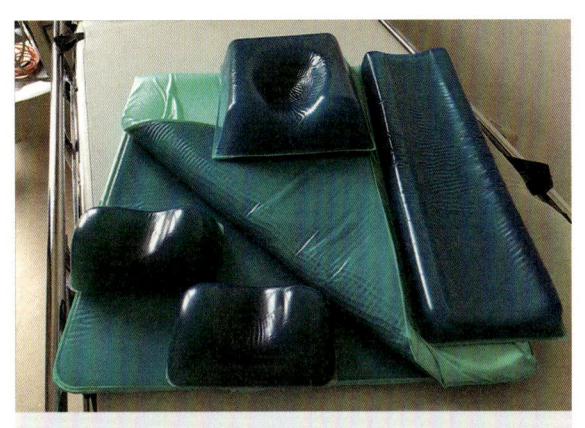

Abb. 8.8 Gel-Unterlagen zur Patientenlagerung bei länger dauernden Eingriffen in Narkose auf Untersuchungsliege oder OP-Tisch. Gel-Matte, Kopf-Formteil, Gel-Unterlage für ausgelagerten Arm und Fersenkeile. (Quelle: Hochberger J, Biesecker K, Dammer S et al. Tipps und Tricks für die endoskopische Submukosadissektion. Endopraxis 2017; 33: 75–84)

Narkose

- Rückenlage
- Umlagerung bei Anpassung der Resektionsstrategie nur selten erforderlich
- Hochlagern des Oberkörpers; besser Schrägstellen der Liege (20–30 % kranial erhöht) bei allen Resektionen im Ösophagus, um Rücklauf von Flüssigkeit zu vermeiden (▶ Abb. 8.9)

Interventionsschritte

Abgrenzung und Markierung der Läsion

- Abgrenzung der Läsion bevorzugt mit gerader Aufsatzkappe, Weißlicht und digitaler Chromoendoskopie (NBI, BLI, LCI etc.)
- Markierung mit der Spitze des späteren Resektionsmessers und Koagulationsstrom niedriger Leistung
- feine Koagulationspunkte im Abstand von 2–3 mm mit einem Abstand von 3, besser 5 mm um die Läsion

Unterspritzung (Injektion)

- großflächige Unterspritzung außerhalb der Läsion, 23G Nadel, z. B. HAES 6 %/Indigokarmin oder Glycerol 10 %/Indigokarmin (Sicherheitspolster)
- keine Injektion durch die Läsion (Zellverschleppung/-implantation)
- Wechsel auf Therapiegerät, sofern nicht primär HR-Endoskop mit Großkanal mit domförmiger Tunnelkappe (Fuji, Düsseldorf)

Inzision und Dissektion (Standardvorgehen)

- zirkumferentielle Inzision mit dem Messer
- Beginn im Bereich der anatomisch schwierigsten Stelle
- intermittierendes Auffrischen des Flüssigkeitspolsters
- Koagulation von Gefäßen mit der Messerspritze durch Schrumpfung bei niedriger Leistung, Koagulation entlang Gefäßverlauf
- Durchtrennung mit Koagulationsstrom, Wechsel erneut auf Schneidestrom zur Fortführung der Dissektion
- **Resektionsstrategie:** Nutzung der Schwerkraft, ggf. geringe Wasserfüllung zur Lagekontrolle
  - Beginn der Dissektion oben (Schwerkraft nutzen)

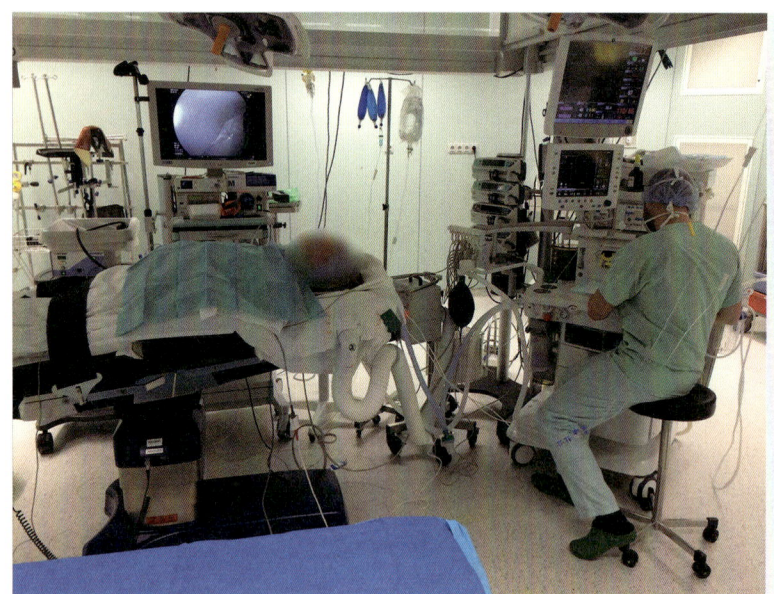

Abb. 8.9 Professionelles Management bei flächigen Resektionen im Ösophagus mit Schräglagerung des intubierten Patienten zum leichteren Ablauf der Injektions- und Spülflüssigkeit in den Magen, Intubationsnarkose in Rückenlage mit Gelmatte, Wärmedecke und Urinkatheter. (Quelle: Hochberger J, Biesecker K, Dammer S et al. Tipps und Tricks für die endoskopische Submukosadissektion. Endopraxis 2017; 33: 75–84)

  - Lösen des Präparats schräg über die gesamte Fläche („Mortadella-Technik").
- **bei fokaler Fibrose:**
  - laterale Dissektion beidseits und Isolation des schwierigsten Bereichs
  - mukosanahe Dissektion der Fibrose, häufige Reinjektion lokal über Messer

Modifikation von Inzision und Dissektion (Pocket-Creation Method, PCM)

- nach zirkulärer Markierung mit Sicherheitsabstand um die Läsion frontale Unterspritzung der auf das Endoskop zugewandten Seite
- umschrieben Inzision (z. B. 2 cm)
- Tunneldissektion des Bereichs unter der Läsion unter intermittierender Kontrolle der Taschenausdehnung
- erst abschließend nach nochmaliger zirkulärer Unterspritzung Komplettierung der zirkumferentiellen Inzision
- Beginn Restinzision zu der Seite, die in Bezug auf die Schwerkraft unten liegt
- abschließendes Lösen der kranialen Seite
- **Vorteil:**
  - geringerer Flüssigkeitsverlust über fehlende zirkuläre Inzision
  - potenzielle Beschleunigung des Eingriffs durch kürzere Initial- und Nachunterspritzung
- **Nachteil:**
  - schwierige Kontrolle, nicht zu weit nach lateral oder distal zu tunneln
  - geringes Flüssigkeitspolster bei abschließender Umschneidung und Lösen des Präparates

- **Modifikation:**
  - kaudale und kraniale Inzision
  - zentrale Tunnelung
  - abschließendes links- und rechtsseitiges Lösen der Ränder (z. B. Ösophagus, nicht zirkumferentiell)

Modifikation: Tunneltechnik

- **Indikation:** insbesondere zirkuläres Plattenepithelfrühkarzinom im Ösophagus
- Abgrenzung, zirkuläre Markierung kaudal und kranial der Neoplasie mit Sicherheitsabstand von 5–10 mm kaudal, 5–10 mm kranial der Läsion
- Kaudale zirkumferentielle Unterspritzung und Inzision
- kraniale maximale Unterspritzung
- kraniale Inzision unter Belassen eines Stegs von 4–5 mm als Traktionsbrücke
- kraniokaudale Tunnelung unter Berücksichtigung der Längsachse und Ausrichten der Messerachse parallel zur Wand, Vermeiden eines zu starken Zugs an Muskel und Präparat
- abschließendes Durchtrennen des Stegs unter Vermeidung der Verletzung der Muscularis propria
- sorgfältige Hämostase
- submukosale Steroidinjektion

Gefäßversorgung nach Abschluss der Resektion

- **Konzept Coag-Grasper** (Olympus, Hamburg):
  - Fassen von Gefäßstümpfen und leichter Zug zum Lumen, Koagulation mit der Koagulationszange (z. B. Coag Grasper, Olympus Hamburg)
  - Cave: Tiefenkoagulation im Niveau der Wand mit sekundärer Perforation

- **Konzept Kurz-Clip-Applikation:**
  - sorgfältiger Verschluss aller arteriellen Gefäße durch Kurzarm-Clips (z. B. Short Clip; Olympus Hamburg)
  - Vorteil mechanischer Verschluss
  - kurze, zuverlässige Kraftausübung um Gefäß (bevorzugt)

8.2.12 Mögliche Komplikationen

Intraoperative Komplikationen

Blutung

- wenn möglich: Koagulation von Gefäßen vor der Durchtrennung mit dem Messer
- Strom vor Annäherung an das Gefäß aktivieren, Schrumpfung des Gefäßes induzieren, Gefäß entlangfahren, erst abschließend durchtrennen
- Koagulation am Muskel vermeiden (Gefäßretraktion nach extern; Wandschaden)
- niedriger Koagulationsstrom (Erbe VIO 300: Forced Coag 2; 24–32 W; Erbe VIO 3: Forced Coag 1,8–2,0; Erbe Medizintechnik, Tübingen)
- Notwendigkeit der Clip-Versorgung eines kräftigen arteriellen Gefäßes während der Dissektion ist stets hinderlich für den Ablauf und stellt einen Risikofaktor für Komplikationen dar.
  - Gefahr des Anclippens benachbarten Gewebes und der Stromleitung am Clip mit sekundärem Koagulationsdefekt bei Fortführen der Dissektion
  - Empfehlung der Verwendung von ausschließlich Kurzarm-Clips für diesen Zweck
- Option der Sicherung kritischer Blutstillungssituationen (z. B. arterielle Gefäße > 2,5 mm) mit einem 16 mm bzw. 17,5 mm atraumatischen OTSC (Ovesco Tübingen) nach Auslösen des Präparats
  - radiologische Angioembolisation oder prinzipiell chirurgische Umstechung bei anhaltender Blutung
- Blutungen mit relevantem Hb-Verlust (≥ 2 g/dl) oder fehlender endoskopischer Blutstillungsmöglichkeit sind als intrainterventionelle Komplikationen zu werten.

Perforation

- Perforationen werden in der japanischen und koreanischen Literatur mit 1–6 % in Ösophagus, Magen und Rektum angegeben.
- Aus Europa liegen inzwischen vergleichbare Zahlen an großen Zentren vor [1].
- Perforationsraten sind organabhängig: Magen < Rektum < Ösophagus < Kolon < Duodenum
- Die Perforationswahrscheinlichkeit nimmt zu [1]
  - mit der Größe des Resektats,
  - im Fall der Vorresektion
  - bei Fibrose/Narbenbildung [1].
- Umgehend verschlossene, umschriebene Wanddefekte während der Untersuchung sind nicht vergleichbar mit einer postinterventionell nachgewiesenen und mit einer entsprechenden Klinik einhergehenden Perforation.
- Bei Perforationen von 5–10 mm ist bei stabilem Patienten und zur Vermeidung einer Operation die Applikation eines Makro-Clips (OTSC, Ovesco, Tübingen) das Mittel der Wahl.
  - Sie ist aufgrund der deutlich höheren mechanischen Belastbarkeit gegenüber einer Clip-Reihe zu bevorzugen.
- Perforationen > 10 mm sind individuell zu behandeln (2 OTSCs? Operation?); eine Absprache mit dem chirurgischen Partner ist sinnvoll.
- Bei unsicherer Situation kann Kontrastmittel endoluminal appliziert und ein Ausgangs-CT durchgeführt werden.
- Das CT wird zwar freie Luft zeigen, kann jedoch bei fehlendem Kontrastmittelaustritt ein konservatives Management rechtfertigen.
- Bei unsicherer Situation im Ösophagus kann im Einzelfall die Einlage eines Vakuumschwamms (EsoVAC; Braun, Melsungen) diskutiert werden.
- Ein Defektverschluss mit einem ummantelten Stent ist bei umschriebenen Resektionen möglich.
  - Jedoch sind das Dislokationsrisiko des Stents und, bei großflächig stattgehabtem Abtrag, das Perforationsrisiko durch die Expansionskraft des Stents abzuwägen.
- Nach flächigem Abtrag bei dünner Wand besteht das Risiko der Postpolypektomiesyndroms, im Einzelfall mit Sekundärperforationen. Im Zweifelsfall kann hier die Raffung des Wundgrundes durch einen oder mehrere OTSCs diskutiert werden.

Postoperative Komplikationen

Nachblutungen und Sekundärperforationen

- Wesentliche akute postinterventionelle Komplikationen sind **Nachblutungen** (1–3 %) und seltene **Sekundärperforationen** (< 1 %) [1].
- Weitere **seltene Komplikationen** sind
  - Infektionen, z. B. Pneumonie,
  - Pleuraerguss,
  - kardiovaskuläre Ereignisse oder
  - Lungenembolien [1].
- Eine **Vollantikoagulation** gilt als unabhängiger Risikofaktor für postoperative Blutungen nach ESD.
  - Die Blutungsrate scheint bei Einnahme mehrerer entsprechender Medikamente signifikant höher zu liegen als bei der Einnahme eines einzelnen Antikoagulans.
  - Die Wiederaufnahme einer Vollantikoagulation innerhalb einer Woche oder ein therapeutisches Bridging mit Heparin in dieser Zeit erhöhen das Nachblutungsrisiko nach ESD signifikant.

- Dieses Fenster sollte in jedem Fall unter üblicher Heparin-Thrombose-Prophylaxe abgewartet werden.
- Prospektive Studien hierzu fehlen allerdings.
- **Azetylsalizylsäure** bei kardiovaskulärem Risiko führte zu einer leicht erhöhten, jedoch nicht signifikanten Erhöhung des Nachblutungsrisikos. Die Beibehaltung wird empfohlen.
  - Die anhaltende Gabe wird daher periinterventionell bei ESD und kardiovaskulärem Risiko daher empfohlen [11].

Strikturbildung

- erhöhtes Strikturrisiko nach flächigen Resektionen
  - Speiseröhre > 50 % der Zirkumferenz
  - Rektum > 75 % der Zirkumferenz
- Strikturen im Kolorektum häufig asymptomatisch
- Strikturen im Ösophagus ohne Strikturprävention klinisch beeinträchtigend, u. U. gar schwerwiegend,
  - je nach Ausdehnung der Resektion Risiko im Bereich 40–100 % bei Resektion von mehr als 75 % der Zirkumferenz.
  - Daten vergleichbar einer radikalen zirkulären EMR ohne medikamentöse Striktur-Prophylaxe
- **mechanische Verfahren** zur Lösung der Striktur nach deren Ausbildung alleine häufig unbefriedigend (Bougierung, Dilatation)
  - selbstexpandierender Stent nicht sinnvoll (sekundäre Hyperplasie, Fibroseinduktion, Verschlechterung nach Entfernung)
  - bioresorbierbare Stents häufig mit unkontrolliertem vorzeitigen Bruch der Filamente mit Lumenobstruktion
- **experimentelle Verfahren:**
  - Abdeckung der Wundfläche mit flächigem Polyethylenglycol-Flies
  - Transplantation von kultivierten buccalen Plattenepithelzellen oder patienteneigener Ösophagusschleimhaut
  - Einzelfälle mit erfolgreicher Transplantation von Magen- und Dünndarmschleimhaut in die Speiseröhre [3]
- Für die Mehrzahl der Patienten mit spezieller Konstellation nach weitflächiger therapeutischer Resektion von Ösophagusschleimhaut ist bei fehlenden zugelassenen Alternativen die medikamentöse Off-Label-Therapie zu diskutieren (z. B. lokale Triamchinolon-Injektion in die Rest-Submukosa nach erfolgter Resektion plus hochdosiert Steroide über 6 Wochen plus orale Budesonid-Gabe über 3–6 Monate) [6].

Morbidität und Letalität

- Die ESD-bezogene Morbidität liegt üblicherweise bei 6–15 % und ist abhängig von der anatomischen Situation und Erfahrung des Untersuchers.
- Die Letalität wird an Zentren mit < 0,5 % angegeben und ist stets in Relation zur operativen Letalität zu setzen [1].

Indikation zur chirurgischen Nachresektion

- klassische Kriterien für eine chirurgische Nachresektion:
  - Tiefeninfiltration in die Submukosa, organabhängig
  - Differenzierungsgrad G3 bzw. undifferenziert
  - Lymphgefäß- oder Veneninfiltration (L+, V+)
  - Budding (Vorliegen von einzelnen oder clusterartigen Verbänden bis 5 Zellen vor der eigentlichen Tumor-Invasionsfront im umgebenden Tumorstroma)

8.2.13 Postoperatives Management

Standardablauf nach ESD

- klinische Nachüberwachung (RR/P 2 stdl. bis 8 h post, dann nach Maßgabe)
- Laborkontrollen (kein Standard, z. B. kl. BB, CRP 6 h postinterventionell und am Folgemorgen; hier plus E'lyte, Krea, dann tägl. bis E)
- Kostaufbau (organspezifisch, s. u.)
- im Einzelfall bildgebende Kontrollen nach dem Eingriff oder vor Entlassung (z. B. ÖGD, Rö-Thorax, KM-Passage nach flächiger Ösophagus-ESD vor E.)
- Nationale oder internationale Standards existieren bisher nicht, sodass auf Expertenmeinungen zurückgegriffen werden muss.

Kostaufbau

- **Eingriffe im oberen Verdauungstrakt:**
  - am Untersuchungstag – je nach Komplexität – schluckweise etwas klare Flüssigkeit (Wasser, Tee)
  - am ersten postinterventionellen Tag bei unauffälliger Klinik flüssige Kost (Wasser, Tee, legierte Suppe und Formuladiät)
  - faserarmer, individueller Kostaufbau
  - begleitende parenterale Ernährung bei ausgedehnten Eingriffen
- **Eingriffe im Kolorektum**:
  - am Untersuchungstag Flüssigkeiten, Zwieback, legierte Suppe und Formuladiät (Fortimel, Fresubin. etc.)
  - am ersten postinterventionellen Tag Kostaufbau mit passierter Kost

Heparinprophylaxe

- üblicherweise nicht am Interventionstag
- im Anschluss niedermolekulares Heparin zur Thromboseprophylaxe

Entlassmanagement

- Eingriffe im oberen Verdauungstrakt: individuell nach Resektionsausmaß (Tag 2–7 postinterventionell)
- Eingriffe im unteren Verdauungstrakt: üblicherweise Tag 2 nach Intervention

Nachsorge und Nachkontrollen

- Die ESGE (europäischen Gesellschaft für gastrointestinale Endoskopie) empfiehlt eine regelmäßige endoskopische Surveillance nach erfolgreicher ESD mit Endoskopieintervallen von 3–6 Monaten im ersten Jahr.
- Danach wird eine jährliche Surveillance empfohlen (starke Empfehlung, moderate Qualität der Evidenz).

8.2.14 Ergebnisse

- Die Ergebnisse sind stark abhängig von der Expertise des Untersuchers und des Zentrums und liegen heute bei hoher Untersuchungsfrequenz bei
  - 95 % für die En-bloc-Resektions-Rate, bis zu
  - 85 % für die histologische R0-Rate und
  - 80 % für die kurative Resektion
- Für Details wird auf aktuelle Metanalysen verwiesen [1].
- Die Komplikationsrate wird an Zentren mit 6–12 % angegeben
- Die Letalität scheint bisher erfreulicherweise auf Einzelfälle beschränkt.
  - wissenschaftlicher Evidenz jedoch ungenügend, was aktuell in Registerstudien näher beleuchtet werden soll

8.2.15 Quellenangaben

[1] Denzer U, Beilenhoff U, Eickhoff A et al. [S2k guideline: quality requirements for gastrointestinal endoscopy, AWMF registry no. 021-022]. Z Gastroenterol 2015; 53: 1496–1530
[2] Hochberger J, Biesecker K, Dammer S et al. Tipps und Tricks für die endoskopische Submukosadissektion. Endopraxis 2017; 33: 75–84
[3] Hochberger J, Koehler P, Wedi E et al. Transplantation of mucosa from stomach to esophagus to prevent stricture after circumferential endoscopic submucosal dissection of early squamous cell. Gastroenterology 2014; 146: 906–909
[4] Hochberger J, Köhler P, Kruse E et al. Endoskopische Submukosadissektion. Internist (Berl) 2013 ;54: 287–301
[5] Hochberger J, Maiss J, Cohen J. Education and Training in Endoscopy. In: Wallace MB, Fockens P, Sung JJ, Hrsg. Gastroenterological Endoscopy. Stuttgart-New York: Thieme; 2018
[6] Hochberger J, Wedi E, Koehler P et al. Endoskopische Submukosa Dissektion bei Barrett-Frühkarzinomen und hochgradiger intraepithelialer Neoplasie. Verdauungskrankheiten 2017; 35: 174–182
[7] Lambert R, Tanaka S. Laterally spreading tumors in the colon and rectum. Eur J Gastroenterol Hepatol 2012; 24: 1123–1134
[8] Lambert R. Update on the Paris classification of superficial neoplastic lesions in the digestive tract. Endoscopy 2005; 37: 570–578
[9] May A, Gunter E, Roth F et al. Accuracy of staging in early oesophageal cancer using high resolution endoscopy and high resolution endosonography: a comparative, prospective, and blinded trial. Gut 2004; 53: 634–640
[10] Oyama T, Yahagi N, Ponchon T et al. How to establish endoscopic submucosal dissection in Western countries. World J Gastroenterol 2015; 21: 11209–11220
[11] Pimentel-Nunes P, Dinis-Ribeiro M, Ponchon T, et al. Endoscopic submucosal dissection: European Society of Gastrointestinal Endoscopy (ESGE) Guideline. Endoscopy 2015; 47: 829–854
[12] Toyonaga T, Mani M, Fujita T et al. Endoscopic submucosal dissection using the Flush knife and the Flush knife BT. Techniques in Gastrointestinal Endoscopy 2011; 13: 84–90
[13] Wagner A, Neureiter D, Kiesslich T et al. Single-center implementation of endoscopic submucosal dissection (ESD) in the colorectum: Low recurrence rate after intention-to-treat ESD. Dig Endosc 2018; 30: 354–363

8.2.16 Literatur zur weiteren Vertiefung

- Berr F, Oyama T, Ponchon T et al. Early Neoplasia of the Gastrointestinal Tract. 2. Aufl. New York, Heidelberg: Springer; 2019
- Probst A, Ebigbo A, Markl B et al. Endoscopic submucosal dissection for early rectal neoplasia: experience from a European center. Endoscopy 2017; 49: 222–232
- Probst A, Pommer B, Golger D et al. Endoscopic submucosal dissection in gastric neoplasia - experience from a European center. Endoscopy 2010; 42: 1037–1044

8.2.17 Wichtige Internetadressen

- www.leitlinienprogramm-onkologie.de
- www.dgvs.de
- www.esge.com
- www.dge-bv.de

8.3 Endoskopische Vollwandresektion

B. Meier, K. Caca

8.3.1 Steckbrief

Seitdem endoskopische Vollwandresektionstechniken erstmals vor 10 Jahren in der Literatur berichtet wurden, rücken sie immer mehr in den Fokus der interventionellen Endoskopie. Heutzutage sind endoskopische Vollwandresektionstechniken aus der Routine nicht mehr wegzudenken. Zur Durchführung konkurrieren zwei verschiedene Resektionsprinzipien: die primäre Vollwandresektion mit nachfolgendem Wandverschluss und der primäre Wandverschluss (zunächst Induktion einer Vollwandduplikatur durch Adaption von Serosa an Serosa) mit nachfolgender Resektion. Seit der Zulassung im September 2014 steht mit dem FTRD-System (full-thickness resection device, Ovesco Endoscopy, Tübingen) ein minimalinvasives Verfahren zur endoskopischen Vollwandresektion im unteren Gastrointestinaltrakt zur Verfügung, welches nach primärem Wandverschluss eine endoskopische Vollwandresektion ermöglicht.

8.3.2 Aktuelles

- Die Sicherheit und Effektivität des FTRD-Systems konnte in einer deutschen prospektiven multizentrischen Studie belegt werden [1].
- Primäre Endpunkte waren die vollständige En-bloc-Resektion und die histologische R0-Resektion.
- Es wurden 181 Patienten aufgenommen (Läsionsgröße 2–30 mm).
  - Indikation zur endoskopischen Vollwandresektion waren überwiegend Adenome ohne „Lifting-Zeichen".
  - Andere Indikationen waren Adenome in schwieriger anatomischer Lokalisation, subepitheliale Tumoren (SET) und T1-Karzinome.
- Ein technischer Erfolg zeigte sich bei 89,5 %, eine R0-Resektion bei 76,9 % der Probanden.
  - Die R0-Resektionsrate war abhängig von der Tumorgröße und lag in den Subgruppen zwischen 58,1 % (>20 mm) und 87,5 % (≤9 mm).
- Unerwünschte Ereignisse traten bei 9,9 % der Probanden auf und konnten überwiegend endoskopisch beherrscht werden (Blutung, Postpolypektomiesyndrom, Appendizitis, Perforation).
- Bei 2,2 % der Probanden musste eine chirurgische Intervention erfolgen.

8.3.3 Synonyme

- keine

8.3.4 Keywords

- Wandverschluss
- FTRD
- Postpolypektomiesyndrom

8.3.5 Definition

- Im Rahmen der endoskopischen Resektion von neoplastischen gastrointestinalen Läsionen gehören die konventionelle Schlingenektomie, die endoskopische Mukosaresektion (EMR) sowie die endoskopische Submukosadissektion (ESD) zu den etablierten Standardverfahren.

- Sie sind prinzipiell auf oberflächliche mukosal und submukosal gelegene Läsionen begrenzt.
- Läsionen ohne „Lifting-Zeichen" (z. B. bei Vernarbung nach endoskopischer Vortherapie) oder Läsionen in schwieriger anatomischer Lage (z. B. im Bereich von Divertikeln oder des Appendix) können mit den Standardverfahren nicht oder nur unter Inkaufnahme einer erhöhten Komplikationsrate reseziert werden.
- Das FTRD-System ermöglicht eine endoskopische Vollwandresektion nach primärem Wandverschluss und erlaubt die Resektion solcher „Problemläsionen".
- Unter erfolgreicher Anwendung dieser Resektionstechnik kann einem ausgewählten Patientenkollektiv eine chirurgische Therapie erspart werden.

8.3.6 Indikationen

- Adenome ohne „Lifting-Zeichen"
- Adenome in schwieriger anatomischer Lokalisation (z. B. im Bereich von Divertikeln oder des Appendix)
- subepitheliale Tumoren
- T1-Karzinome mit Niedrigrisiko-Kriterien
- ggf. diagnostische Vollwandresektion, z. B. bei V. a. Motilitätsstörung

8.3.7 Kontraindikationen

- T1-Karzinome mit gesicherten Hochrisiko-Kriterien (absolut)
- fortgeschrittene Karzinome (absolut)
- hochgradige Stenosierung (absolut)
- allgemeine Kontraindikationen für endoskopische Eingriffe/endoskopische Resektionen (z. B. instabiler Patient, nicht einwilligungsfähiger Patient etc.)

8.3.8 Anästhesie

- Die endoskopische Vollwandresektion erfolgt in konventioneller tiefer Sedierung (z. B. Propofol-Kurznarkose mit oder ohne Midazolam).
- Eine Intubationsnarkose ist nur in seltenen Ausnahmesituationen erforderlich.
- Bei der Verfügbarkeit von CO_2 (und fehlenden Kontraindikationen seitens des Patienten) sollte der CO_2-Insufflation stets der Vorzug gegenüber der Luftinsufflation gegeben werden.

8.3.9 Aufklärung und spezielle Risiken

- Für die endoskopische Vollwandresektion mit dem FTRD-System sind bei ca. 10 % aller Untersuchungen assoziierte Komplikationen beschrieben worden.
- Bei einem Großteil dieser Komplikationen handelt es sich um moderate Komplikationen, die medikamentös/endoskopisch beherrscht werden können:

- Blutung
- Postpolypektomiesyndrom
- Appendizitis
- Bei ca. 2 % dieser Komplikationen handelt es sich um schwere Komplikationen, die ein operatives Vorgehen erforderlich machen können:
  - Perforation
  - Appendizitis
- Weitere mögliche Komplikationen sind:
  - Infektion
  - Sepsis
  - Sedierungskomplikationen (Allergie, Blutdruckabfall, Beatmungskomplikationen)
- Der Patient sollte darüber aufgeklärt werden, dass der Over-the-Scope-Clip (OTSC) in situ bleibt und in ca. 70 % der Fälle innerhalb von 3 Monaten spontan und unbemerkt abfällt.
- Der Patient sollte darüber aufgeklärt werden, dass der OTSC im Verlauf nicht zwingend entfernt werden muss. Er kann allerdings entfernt werden, in manchen Fällen muss er entfernt werden (z. B., wenn eine Nachresektion erforderlich ist).

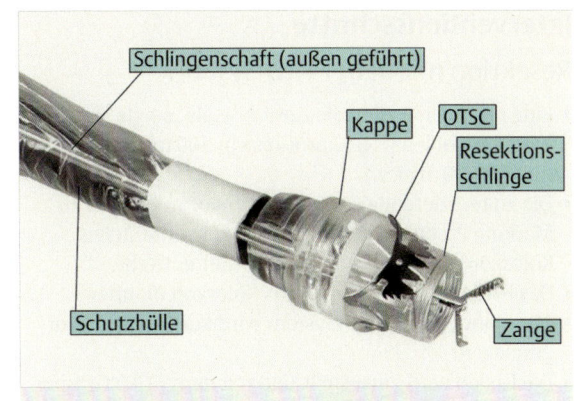

Abb. 8.10 FTRD-System. (Quelle: Ovesco Endoscopy AG)

8.3.10 Präoperative/präinterventionelle Diagnostik

- Für die endoskopische Vollwandresektion mit dem FTRD-System im Bereich des unteren Gastrointestinaltrakts ist die identische Vorbereitung (Darmsäuberung) und präinterventionelle Diagnostik erforderlich wie vor der konventionellen Endoskopie oder konventionellen endoskopischen Resektion im Bereich des unteren Gastrointestinaltrakts.
- Insbesondere muss auf eine stabile Gerinnungssituation geachtet werden.
  - Azetylsalicylsäure kann weiter verabreicht werden.
  - Bei bestehender dualer Plättchenhemmung oder Vollantikoagulation muss diese pausiert werden (wenn klinisch vertretbar). Bei zwingender Indikation der Therapie muss der Eingriff verschoben oder im Einzelfall abgewogen werden

8.3.11 Material

- Vor Einsatz des FTRD-Systems ist es zwingend erforderlich, einen FTRD-System-Trainingskurs zu absolvieren.
- Das FTRD-System-Set wird mit folgenden Bestandteilen (Einmalprodukte) ausgeliefert:
  - FTRD-System (▶ Abb. 8.10):
    – transparente Kappe (Länge 23 mm, innerer Durchmesser 13 mm), die auf jedes Standardkoloskop montiert werden kann,
    – mit vorgeladenem Clip (modifizierter 14 mm OTSC) und
    – Faden sowie
    – einer in das distale Kappenende integrierten Resektionsschlinge (außen am Endoskop geführt)
  - FTRD Handrad
  - Fadenholer
  - Endoskopüberzug mit Fixierungsklebestreifen
  - FTRD Marking Probe
  - FTRD Grasper

8.3.12 Durchführung

Vor Beginn des Eingriffs

Montieren des FTRD-Systems

- Aufstecken des FTRD Handrads auf den Arbeitskanal
- Mit dem Fadenholer wird der an dem FTRD-System befestigte Auslösefaden durch den Arbeitskanal des Endoskops gezogen und an dem Handrad befestigt. Durch Drehen des Handrads im Uhrzeigersinn wird der Faden aufgewickelt.
- Das FTRD-System wird auf die Spitze des Endoskops aufgesetzt.
  - Hierbei muss darauf geachtet werden, dass der Faden vertikal in den Arbeitskanal mündet und keine Funktion des Endoskops verdeckt wird.
  - Es muss sichergestellt sein, dass der Faden nicht um den Schlingenschaft gewickelt ist.
  - Das distale Ende des Endoskops muss an den Anschlag in der FTRD Applikationskappe anstoßen.
  - Der Schaft der Resektionsschlinge wird in der Aussparung an der Silikontülle positioniert.
- Der Endoskopüberzug (Schutzfolie) wird über das gesamte Endoskop gezogen.

Interventionsschritte
Resektion mit dem FTRD-System

- Eine periinterventionelle Antibiose als „single shot" wird empfohlen (z. B. Ciprofloxacin 500 mg i. v. + Metronidazol 500 mg i. v.).
- Die zu resezierende Läsion wird zuvor mit der FTRD Marking Probe zirkulär markiert (konventionelles Koloskop). Das Koloskop wird wieder entfernt.
- Das FTRD-System wird auf das Koloskop montiert.
- Mit montiertem FTRD-System wird zur Zielläsion vorgespiegelt.
- Die Läsion wird eingestellt und mit dem FTRD Grasper zentral gegriffen.
- Die Läsion wird vollständig in die Resektionskappe eingezogen (zirkuläre Markierungen müssen in der Kappe sichtbar sein).
  - Auf ein Einsaugen soll verzichtet werden.
  - Durch das Einziehen bildet sich eine Duplikatur der Darmwand aus.
- Durch Drehen am Handrad wird der OTSC appliziert und die Duplikatur der Darmwand fixiert.
  - Es erfolgt ein primärer Wandverschluss.
- Mit der Resektionsschlinge wird die Läsion nun oberhalb des OTSC reseziert.
- Das Resektat wird geborgen, es erfolgt eine abschließende Kontrolle des Lokalbefunds (▶ Abb. 8.11, ▶ Abb. 8.12).

8.3.13 Mögliche Komplikationen

- Blutung (ca. in 2,2 % der Fälle), in aller Regel endoskopisch therapierbar
- Postpolypektomiesyndrom (ca. 1,6 %), in aller Regel medikamentöse Behandlung möglich
- Perforation (ca. 3,3 %), in der Regel endoskopischer Wandverschluss möglich
- Appendizitis (bei appendixnaher Resektion, ca. 8,8 %), in der Regel antibiotische Behandlung möglich
- Infektion, Sepsis
- allgemeine Sedierungskomplikationen (allergische Reaktion, Blutdruckabfall, Beatmungskomplikationen)

8.3.14 Postoperatives Management

- bei fehlenden Beschwerden: flüssige Kost am Abend des Interventionstages, Kostaufbau am Folgetag
- bei fehlenden Beschwerden keine endoskopische Kontrolle im Sinne einer Second-Look-Operation erforderlich
- klinische und laborchemische Überwachung
- Lokalbefundkontrolle sollte 3 Monate postinterventionell erfolgen
- Wenn erforderlich, kann der OTSC entfernt werden, z. B. Notwendigkeit einer endoskopischen Nachresektion oder Clip in situ und Beschwerden (remOVE System, Ovesco Endoscopy, Tübingen).

8.3.15 Quellenangaben

[1] Schmidt A, Beyna T, Schumacher B et al. Colonoscopic full-thickness resection using an over-the-scope device: a prospective multicentre study in various indications. Gut 2018; 67: 1280–1289

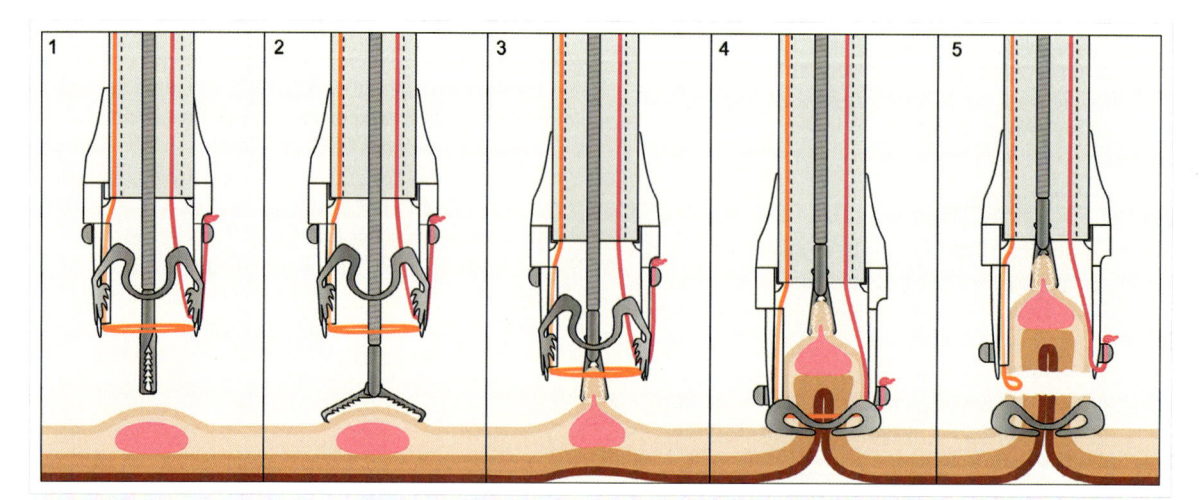

Abb. 8.11 Resektion mit dem FTRD-System. 1) Einstellung der Läsion 2) Zentrales Greifen der Läsion 3) Einzug in die Kappe 4) Applikation des OTSC nach vollständigem Einzug 5) Resektion der Läsion. (Quelle: Ovesco Endoscopy AG)

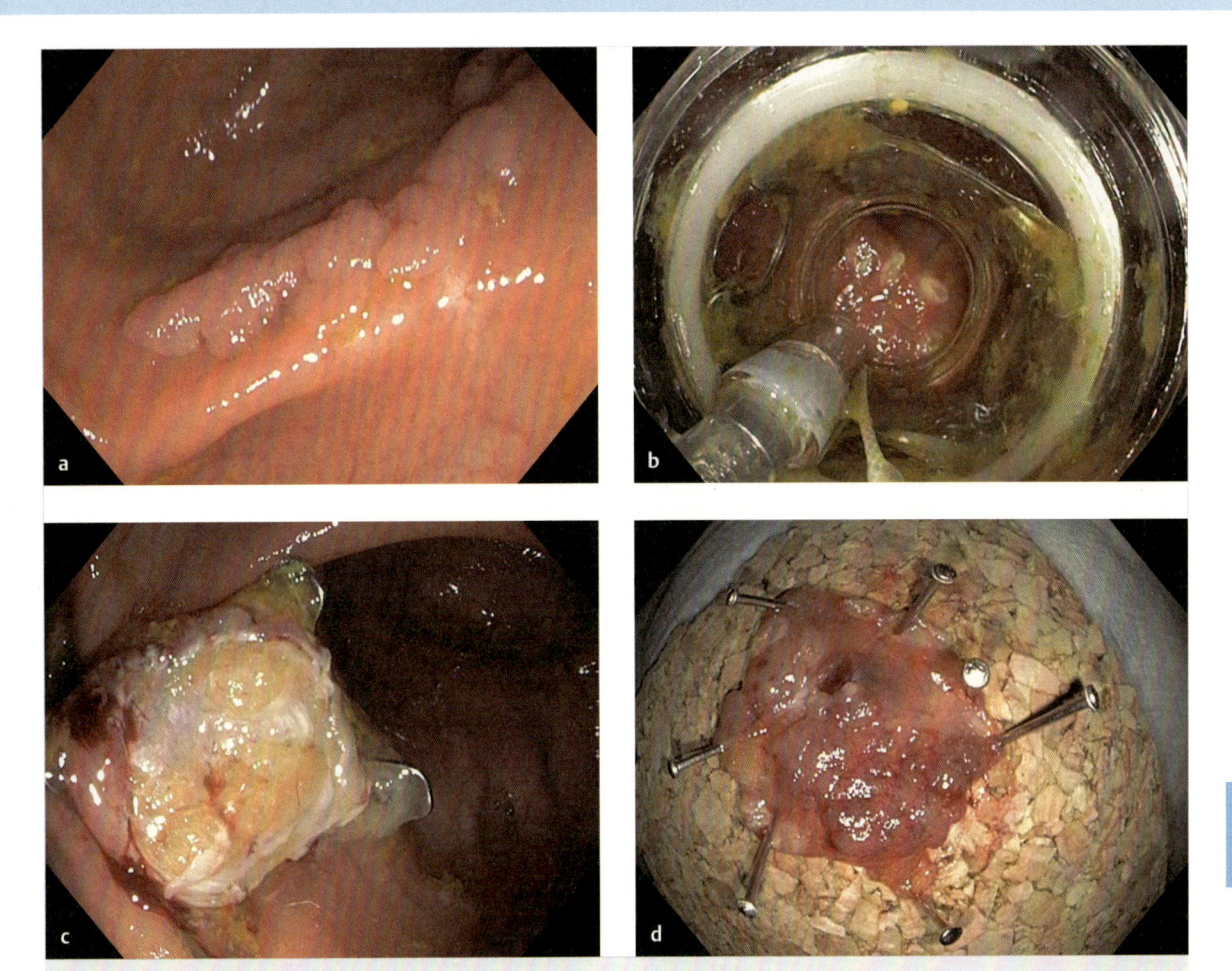

Abb. 8.12 Beispiel einer Resektion mit dem FTRD-System.
a Rezidivadenom im Zökum ohne positives „Lifting-Zeichen".
b Einstellung der Läsion.
c Typischer Situs nach Vollwandresektion (perikolisches Fettgewebe im zentralen Bereich des OTSC).
d Vollwandresektat. Die histologische Aufarbeitung ergab ein Vollwandresektat mit vollständiger Abtragung eines tubulären Kolonschleimhautadenoms mit niedriggradiger intraepithelialer Neoplasie.

8.4 Barrett-Ablation

O. Pech

8.4.1 Steckbrief

Nach erfolgreicher endoskopischer Resektion einer Barrett-Neoplasie soll immer der nicht neoplastische Rest-Barrett-Ösophagus abladiert werden, um das Risiko für Rezidive und metachrone Neoplasien zu senken. Das am besten evaluierte Verfahren ist die Radiofrequenzablation (RFA). Bei ihr handelt es sich um ein thermisches bipolares Ablationsverfahren, bei dem die Energie mit unterschiedlichen fokalen oder zirkulären Kathetern appliziert wird. Neben der Radiofrequenzablation kommt gerade bei kürzeren Barrettzungen die Argon-Plasma-Koagulation (APC) zum Einsatz.

8.4.2 Synonyme

- keine

8.4.3 Keywords

- Radiofrequenzablation
- Argon-Plasma-Koagulation
- Ablation

8.4.4 Definition

- **Barrett-Ablation:** Entfernen des neoplastischen Rest-Barrett-Ösophagus nach endoskopischer Resektion, um das Risiko für Rezidive und metachrone Neoplasien zu senken

- **RFA:** bipolares Ablationsverfahren zur Koagulation und Destruktion von Gewebe über zirkuläre oder fokale Ablationskatheter

8.4.5 Indikationen

- Ablation der residualen Barrettmukosa nach
  - endoskopischer Mukosaresektion (EMR) oder
  - endoskopischer Submukosadissektion (ESD) von neoplastischen Läsionen im Barrett-Ösophagus (niedrig- oder hochgradige intraepitheliale Neoplasie, mukosales Frühkarzinom)
  - zur Senkung der Rate an metachronen Neoplasien im verbliebenen Barrettsegment
- wiederholter histologischer Nachweis einer niedriggradigen intraepithelialen Neoplasie ohne sichtbare Läsion nach histologischer Bestätigung durch einen Referenzpathologen

8.4.6 Kontraindikationen

- Gerinnungsstörungen
- Ösophagusvarizen

8.4.7 Aufklärung und spezielle Risiken

- Risiken:
  - Blutung
  - Perforation
  - Schmerzen
  - Fieber

8.4.8 Präoperative/ präinterventionelle Diagnostik

- Vor der Barrett-Ablation sollte eine sichtbare neoplastische Veränderung ausgeschlossen werden.
- Bei Nachweis sichtbarer neoplastischer Läsionen sollte immer erst eine endoskopische Resektion erfolgen.

8.4.9 Material

- **RFA:** mobiler Radiofrequenzgenerator mit unterschiedlichen Applikationssonden
  - zirkuläre Ablationssonde
  - mehrere fokale Ablationssonden
- **APC:**
  - Hochfrequenzgenerator
  - Applikationssonden

8.4.10 Durchführung

- Bei einem langen zirkulären Barrett-Ösophagus wird der **zirkuläre Radiofrequenzablationskatheter** zur Ablation eingesetzt (▶ Abb. 8.13).
  - Nach genauer Inspektion des Barrett-Ösophagus und bei fehlendem Nachweis einer sichtbaren neoplastischen Läsion wird der Katheter über einen zuvor in den Magen platzierten Draht vorgeschoben.
  - Anschließend wird das Endoskop parallel zum Katheter in den Ösophagus eingebracht.
  - Die Positionierung des zirkulären Ablationskatheters erfolgt unter endoskopischer Sicht.
  - Im Anschluss erfolgt die Insufflation und Aktivierung der bipolaren Ablationssonde mit dem Fußpedal.
  - Die Ablation beginnt am proximalen Rand des Barrett-Ösophagus.

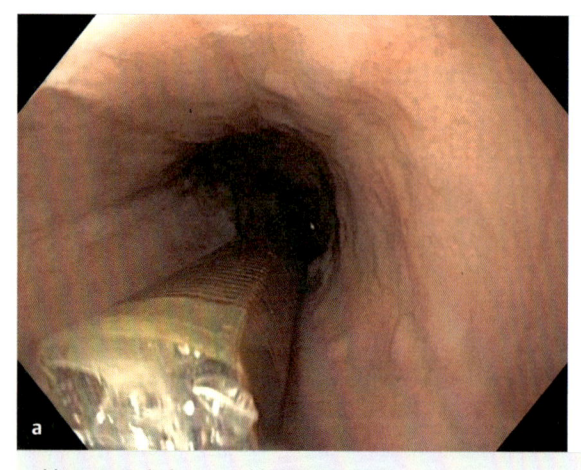

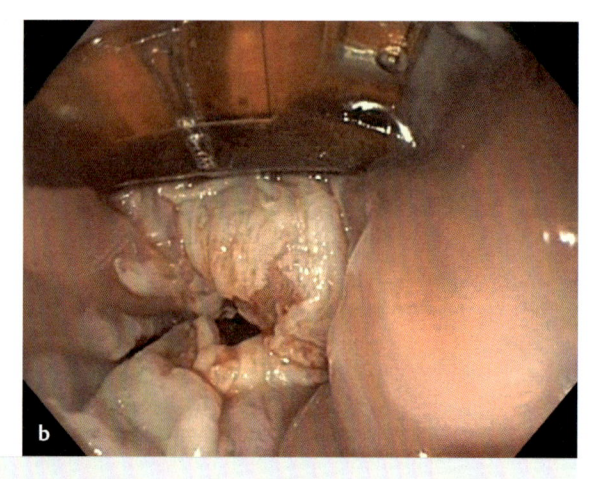

Abb. 8.13 Radiofrequenzablation (RFA).
a RFA eines Short-Segment-Barrett-Ösophagus mit dem HALO-90 Katheter.
b RFA eines Long-Segment-Barrett-Ösophagus mit dem HALO-360 Katheter.

- Beim Einsatz **fokaler Ablationskatheter** wird der Katheter entweder über den Arbeitskanal des Endoskops vorgeschoben, oder der Katheter wird an der Spitze des Endoskops befestigt.
  - Der Katheter wird unter endoskopischer Sicht auf die Zielläsion aufgebracht.
  - Anschließend erfolgt die Aktivierung der Ablationssonde mit dem Fußpedal.
- Für die unterschiedlichen Indikationen der Ablation existieren unterschiedliche Ablationsregime, die individuell angepasst werden müssen.
- Bei der **APC** wird die Sonde über den Arbeitskanal des Endoskops vorgeschoben.
  - Mit wenigen Millimetern Abstand wird die Spitze der Sonde über der zu abladierenden Barrett-Schleimhaut platziert.
  - Das ionisierte Argongas (Argonplasma) koaguliert das Zielgewebe.

8.4.11 Mögliche Komplikationen

- Blutung
- Perforation
- Fieber
- Schmerzen

8.4.12 Quellenangaben

[1] Phoa KN, Pouw RE, Bisschops R et al. Multimodality endoscopic eradication for neoplastic Barrett oesophagus: results of an European multicentre study (EURO-II). Gut 2016; 65: 555–562
[2] Phoa KN, van Vilsteren FG, Weusten BL et al. Radiofrequency ablation vs endoscopic surveillance for patients with Barrett esophagus and low-grade dysplasia: a randomized clinical trial. JAMA 2014; 311: 1209–1217

8.5 Endoskopische Varizentherapie

T. Sauerbruch, M. Schepke

8.5.1 Steckbrief

Die endoskopische Varizentherapie wird angewandt, um Varizen – vor allem in der Speiseröhre – zu veröden, die sich aufgrund einer Leberzirrhose (häufigste Ursache) oder eines Pfortaderverschlusses (seltener) gebildet haben. Das Verfahren wird in drei Situationen eingesetzt: zur Verhinderung der ersten Blutung bei Patienten mit hohem Blutungsrisiko, zur Stillung einer akuten Blutung und zur Verhinderung einer Rezidivblutung nach erfolgreicher Hämostase. Die endoskopische Therapie ist eine symptomatische Maßnahme, die allein auf die Behandlung und die Verhinderung der Varizenblutung abzielt. Sie ist immer eingebettet in weitere Therapiemaßnahmen zur Verhinderung und Behandlung von Komplikationen der Leberzirrhose.

8.5.2 Aktuelles

- Die Gummibandligatur ist eine effektive Methode für die Verödungsbehandlung von Ösophagusvarizen.
- Für andere Blutungsquellen bei der portalen Hypertension, wie ektope Magen- oder Dünndarmvarizen, wird vor allem die endoskopische Injektion von aushärtenden polymeren Gewebeklebern angewendet.
- Kasuistisch wurde auch über den endoskopischen Einsatz von sog. Hämospray (Mineralstoffpulver, das eine Blutungsbarriere erzeugt) bei diffusen Blutungen berichtet.

8.5.3 Synonyme

- Gummibandligatur von Varizen
- Verödungstherapie von Varizen

8.5.4 Keywords

- Ösophagusvarizen
- portale Hypertension
- Leberzirrhose

8.5.5 Definition

- Bei der endoskopischen Varizentherapie wird mithilfe eines Endoskops eine akute Blutung aus Schleimhautvarizen im Intestinaltrakt lokalisiert und gestillt.
- Dabei werden die Varizen durch wiederholte Behandlung verödet, um das Auftreten einer Blutung zu verhindern.

8.5.6 Indikationen

- Die Methode wird vor allem bei Blutungen im oberen Gastrointestinaltrakt zur Diagnose der Blutungsquelle und zur Blutstillung eingesetzt.
- Elektiv wird die Endoskopie zur Verhinderung einer ersten Blutung (primäre Prophylaxe) oder zur Verhinderung einer Rezidivblutung (sekundäre Prophylaxe) angewendet.

8.5.7 Anästhesie

- Die elektive Behandlung nicht blutender Varizen erfolgt unter Sedierung mit Propofol.
- Bei der schweren akuten Blutung ist eine Allgemeinanästhesie mit Intubation der Patienten erforderlich, um eine Aspiration zu verhindern.

8.5.8 Aufklärung und spezielle Risiken

- Patienten müssen mittels standardisierter Bögen aufgeklärt werden.
- Dabei sollte auf spezielle Risiken hingewiesen werden:
  - Provokation von akuten aber auch verzögerten Blutungen
  - Aspirationsgefahr
  - Infektionen
  - Verletzungen der Speiseröhre
  - Folgen der Sedierung

8.5.9 Präoperative/präinterventionelle Diagnostik

- Neben der hämodynamischen Stabilisation ist eine Sonografie des Bauchraums wünschenswert. Sie erlaubt die Einschätzung der Schwere der Blutung und des Ausmaßes der Leberfunktionsstörung.
- Ist keine rasche Endoskopie möglich (< 8 Stunden), kann eine Magensonde gelegt werden, um festzustellen, ob eine akute Blutung vorliegt.
- Bei Patienten mit Leberzirrhose stellt sich – auch ohne Blutungsanamnese – immer die Frage, ob eine Behandlung möglicher Ösophagusvarizen zur Verhinderung einer Blutung (primäre Blutungsprophylaxe) mittels nicht selektiver β-Blocker oder endoskopischer Ligatur vorgenommen werden soll.
  - Dies kann nur durch eine Endoskopie zur Diagnose und Beurteilung ggf. vorliegender Varizen geklärt werden.
  - Liegen allerdings die Thrombozytenwerte > 150 000 G/l und die Werte für die Lebersteifigkeit < 20 kPa, kann auf eine Endoskopie verzichtet werden. Das Vorhandensein von blutungsgefährdeten Ösophagusvarizen ist bei solchen Patienten sehr unwahrscheinlich.

8.5.10 Material

- Die Endoskopie wird mit einem flexiblen Standard-Videoendoskop durchgeführt.
- In der Notfallsituation einer akuten schweren Blutung kann es sinnvoll sein, ein Endoskop mit größerem Arbeitskanal zu wählen, um Blut und Koagel besser absaugen zu können.
- Die Endoskopieeinheit umfasst
  - Lichtquelle,
  - Prozessor und
  - Absaugmöglichkeit.
- Die Ausrüstung zur kontinuierlichen Überwachung von Blutdruck, Puls und Sauerstoffsättigung muss vorliegen.
- In der Notfallsituation muss die Möglichkeit zur raschen Intubation und Beatmung des Patienten bestehen.

8.5.11 Durchführung

Vor Beginn des Eingriffs

- Schwere Blutungen sollten auf einer Intensivstation behandelt werden, ggf. unter Hinzuziehung eines Anästhesisten und in Intubationsnarkose.
- Es sollten Blutbild, Blutgruppe und ein Gerinnungsstatus vorliegen.
- Unterlagen zur Genese der portalen Hypertension sowie eine Hepatitis-Serologie sind wünschenswert.
- Blutkonserven sollten bei Patienten mit akuter Blutung gekreuzt sein.
- Jeder Patient mit V. a. eine Varizenblutung muss vor dem endoskopischen Eingriff kreislaufmäßig stabilisiert werden.
  - Der Zielwert des Hämoglobins liegt allerdings nicht höher als 7–8 g/dl, um einen transfusionsbedingten Anstieg des Portaldrucks zu vermeiden.
- Die Gabe eines Breitbandantibiotikums ist obligat, da die generelle Antibiotikagabe das Überleben verbessert.
  - Cephalosporine der dritten Generation (z. B. Ceftriaxon) sind eine gute Option.
  - Die Wahl hängt aber von der lokalen Resistenzsituation ab.
- Ebenfalls sollte schon vor der Endoskopie bei V. a. Varizenblutung mit einer vasoaktiven Therapie zur Senkung des Portaldrucks begonnen werden (z. B. Terlipressin 1–2 mg i. v. alle 4 h oder Octreotid als 50 μg Bolus, gefolgt von 50 μg/h als Dauerinfusion).
- Die Gabe von Erythromycin (250 mg i. v. als Kurzinfusion), 30–120 min vor der Notfallendoskopie, kann zur Verbesserung der Übersicht beitragen.
- Lässt eine schwere Blutung keine gezielte endoskopische Blutstillung zu, gilt als überbrückende Therapie der ersten Wahl die endoskopische Implantation eines vollummantelten und wieder entfernbaren selbstexpandierenden Kompressionsstents (Danis-Stent), sofern die Blutung im Ösophagus liegt.
  - Ist dieses Verfahren nicht verfügbar oder liegt eine Magenfundusblutung vor, kann eine Senkstaken- oder Linton-Sonde zur Kompression der Venen notwendig werden.

Lagerung

- Die Untersuchung erfolgt in Linksseitenlage, ggf. bei schweren Blutungen (Magenfundus) in Bauchlage.

Interventionsschritte

- Bei der elektiven Behandlung wird durch die endoskopische Inspektion des Ösophagus, des Magens und des Duodenums zunächst der Varizenstatus festgestellt (▶ Abb. 8.14):

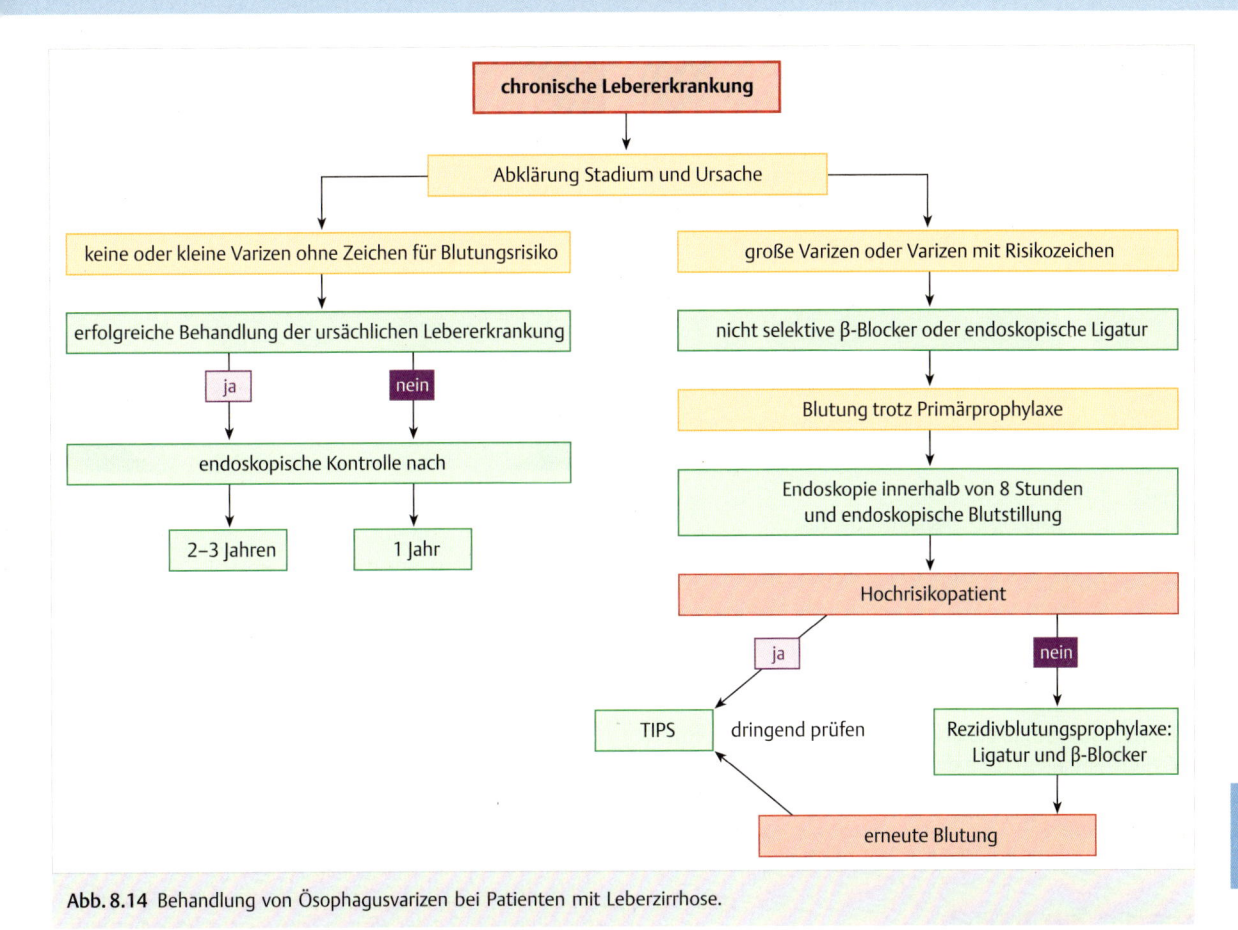

Abb. 8.14 Behandlung von Ösophagusvarizen bei Patienten mit Leberzirrhose.

- Größe und Lokalisation der Varizen
- Wandmerkmale, die auf zusätzliche Blutungsrisiken deuten
- ektope Varizen im Magen oder Duodenum
- Veränderungen der Magenschleimhaut im Sinne einer hypertensiven Gastropathie
• Im Anschluss erfolgt die Verödung der Ösophagusvarizen von der Cardia her nach proximal mit im Schnitt 6 Gummibandligaturen pro Sitzung.
• Dazu wird auf das Endoskop ein Ligaturset montiert, das in einer Sitzung die Applikation von mehreren Ligaturringen erlaubt.
• Liegt eine akute Blutung vor, sollte die blutende Varize identifiziert und dort der erste Ligaturring platziert werden (▶ Abb. 8.15).
• Die Sitzungen sollten bis zur weitgehenden Verödung der Varizen wiederholt werden. Ein Zeitintervall von 10 bis 30 Tagen hat sich als praktikabel erwiesen.
• Große ektope, häufig im Fundus liegende, Magenvarizen können durch eine endoskopische Injektion von rasch aushärtenden Polymeren (Histoacryl) embolisiert werden, um eine erste Blutung oder Rezidivblutungen zu verhindern.
  - Hier muss die Indikation gegenüber einem transjugulären intrahepatischen portosystemischen Shunt (TIPS) oder – bei nachgewiesenem gastrorenalem Shunt – gegenüber einer retrograden transvenösen Embolisation jedoch gut abgewogen werden.
• Bei der schweren akuten Blutung sollte der Patient prophylaktisch intubiert werden.
• Entscheidend ist es, die Blutungsquelle zunächst exakt zu lokalisieren und als erstes eine Hämostase vorzunehmen.

8.5.12 Mögliche Komplikationen

Intraoperative Komplikationen

• Die schwerwiegendste intraoperative Komplikation ist die Aspiration.
• Sie sollte bei deutlichen Blutungen durch eine Intubation vor dem endoskopischen Eingriff vermieden werden.
• Tritt sie bei nicht intubierten Patienten auf, sollte möglichst umgehend bronchoskopisch abgesaugt werden.
• Ein Abfall der Sauerstoffsättigung und eine Kreislaufinstabilität müssen durch entsprechendes Monitoring vermieden werden.

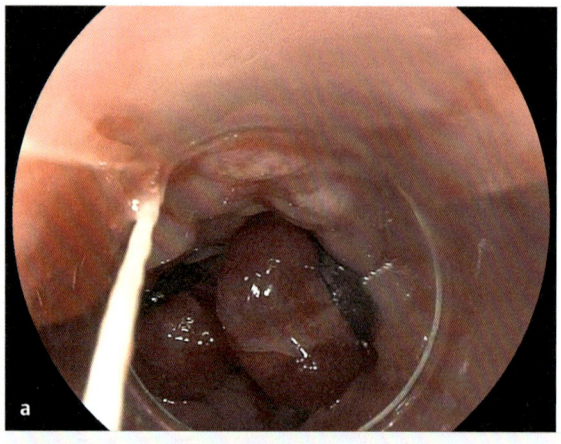

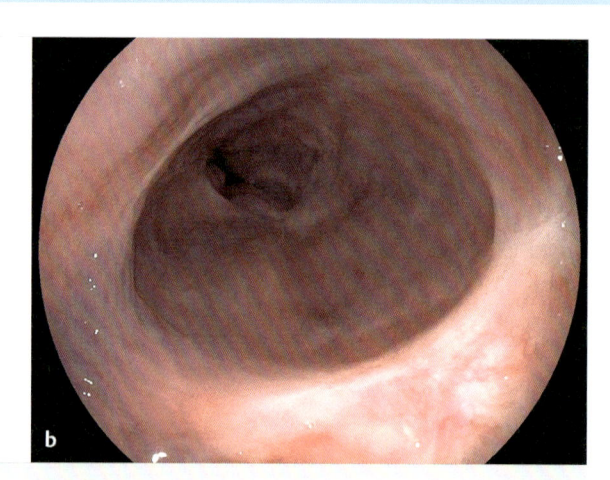

Abb. 8.15 Endoskopische Ligatur.
a Situs unmittelbar nach endoskopischer Ligatur.
b Vernarbte Ösophaguswand 3 Monate nach Ligatur.

Postoperative Komplikationen
- Nach dem Eingriff ist die Rezidivblutung durch abfallende Ligaturringe bei noch durchbluteten Venen eine Gefahr, vor allem nach der ersten Sitzung.
- Sie tritt bei knapp 10 % der Patienten im Mittel nach 1–2 Wochen auf.
- Auf Infektionen muss geachtet werden.

8.5.13 OP-Bericht
- Der Endoskopiebericht sollte folgende Angaben enthalten:
  - Lokalisation der Blutungsquelle
  - wahrscheinlichste Blutungsquelle, falls keine aktive Blutung vorliegt
  - Stadieneinteilung der Varizen
  - Vorhandensein und ggf. Beschreibung ektoper Varizen (Sarin-Klassifikation im Magen)
  - Beschreibung der Magenschleimhaut (hypertensive Gastropathie)
  - Anzahl der Ligaturringe
  - Erfolg der Blutstillung

8.5.14 Postoperatives Management
- Patienten mit einer akuten Varizenblutung sollten nach dem endoskopischen Eingriff auf einer Intermediate-Care-Station oder Intensivstation überwacht werden.
- Die antibiotische und vasoaktive Therapie sollten 2–5 Tage nach dem Eingriff fortgesetzt werden, Protonenpumpenblocker sind nicht notwendig.
- Zur Prophylaxe und zur Therapie einer durch die Blutung induzierten hepatischen Enzephalopathie kann im Rahmen der Notfallendoskopie über das Endoskop Laktulose verabreicht werden.
  - Dies kann als orale Therapie (20 ml Laktulose 3–5 × tgl.) fortgeführt werden.
  - Auch die Gabe als Einlauf (300 ml Laktulose-Sirup auf 700 ml Wasser) ist möglich.
- Bei der akuten Varizenblutung und bei Risikozeichen für eine schwere portale Hypertension (aktive Blutung, dekompensierte Leberzirrhose) ist nach akuter endoskopischer Versorgung die Implantation eines TIPS innerhalb von 72 h (besser 24 h) dringend zu erwägen.
- Der Behandlung der akuten Blutung aus Varizen muss immer eine Rezidivblutungsprophylaxe folgen.
- Das Risiko einer erneuten Blutung ist hoch, vor allem bei Patienten mit dekompensierter Leberzirrhose, aber auch beim prähepatischen Block mit ausgeprägtem portalen Hypertonus.
- Standard ist die wiederholte endoskopische Ligatur mit gleichzeitiger Gabe eines nicht selektiven β-Blockers, sofern keine Kontraindikation oder Unverträglichkeit besteht.
- Bluten die Patienten dennoch erneut und/oder besteht gleichzeitig ein therapierefraktärer Aszites, sollte die Indikation zur Implantation eines TIPS dringend erwogen werden.
  - Knapp 20 % der Patienten benötigen später zusätzlich einen solchen Shunt.
- Bei allen Patienten mit Ösophagusvarizen ist es entscheidend, die Ursache der Lebererkrankung zu behandeln.
  - Bei fortgeschrittenen Stadien der Erkrankung sollte darüber hinaus die Indikation zur Lebertransplantation besprochen werden.

8.5.15 Ergebnisse

- Die endoskopische Ligatur senkt bei Patienten mit Leberzirrhose und Ösophagusvarizen das Risiko der ersten Blutung aus den Kollateralen um etwa 50 %.
- Dabei sind nicht selektive β-Blocker (Carvedilol oder Propranolol) und die endoskopische Ligatur etwa gleich effektiv, d. h., es kann entweder der β-Blocker gegeben werden oder die Varizen werden prophylaktisch ligiert.
- Im Gegensatz zur Rezidivprophylaxe ist die Kombination beider Therapieverfahren zur Verhinderung einer ersten Blutung nicht notwendig.
- Die akute Varizenblutung kann auf endoskopischem Weg bei den allermeisten Patienten gestillt werden.
- Bei schwerer akuter Blutung und dekompensierter Zirrhose verbessert die rasche Anlage eines TIPS das Überleben und senkt die Rezidivblutungsgefahr deutlich.
- Durch die Kombination einer wiederholten endoskopischen Ligaturtherapie mit nicht selektiven β-Blockern wird das Risiko einer erneuten Blutung aus Varizen von 60–70 % auf 20–30 % gesenkt.
- Die Daten zur Behandlung von Ösophagusvarizen sind besser gesichert als die zur Behandlung der seltener vorkommenden Blutung aus Magenvarizen oder Blutungen bei Pfortaderthrombose.
- Ein TIPS ist aufgrund der starken Senkung des erhöhten Portaldrucks immer die beste Methode, um Blutungen zu verhindern.
  - Gegenüber der endoskopischen Therapie bestehen jedoch die Risiken einer hepatischen Enzephalopathie und einer Verschlechterung der Leberfunktion.

8.5.16 Quellenangaben

[1] Bosch J, Sauerbruch T. Esophageal varices: Stage-dependent treatment algorithm. J Hepatol 2016; 64: 746–748
[2] De Franchis R. Expanding consensus in portal hypertension. Report of the Baveno VI consensus workshop: Stratifying risk and indivdualizing care for portal hypertension. J Hepatol 2015; 63: 743–752
[3] Lo GH. Endoscopic treatment of portal hypertension. Hepatol Int 2018; 12 (Suppl. 1): 91–101
[4] Sauerbruch T, Mengel M, Dollinger M et al. Prevention of rebleeding from esophageal varices in patients with cirrhosis receiving small-diameter stents versus hemodynamically controlled medical therapy. Gastroenterology 2015; 149: 660–668
[5] Schepke M, Kleber G, Nürnberg D et al. Ligation versus propranolol fort he primary prophylaxis of variceal bleeding in cirrhosis. Hepatology 2004; 40: 65–72
[6] Tripathi D, Stanley AJ, Hayes PC et al. UK guidelines on the management of variceal haemorrhage in cirrhotic patiens. Gut 2015; 64: 1680–1704

8.6 Ballondilatation bei Ösophagusstenosen

R. Jakobs

8.6.1 Steckbrief

Für die Behandlung symptomatischer benigner Stenosen des Ösophagus stehen verschiedene Verfahren zur Verfügung. Die Bougierung über einen zuvor eingebrachten Führungsdraht ist die zuerst entwickelte und am meisten verwendete Technik. Die Ballondilatation mit druckgesteuerten Systemen wurde in den letzten beiden Jahrzehnten etabliert. Inzisionsverfahren zur Behandlung von web- oder anastomosenbedingten Strikturen und ausgeprägten Schatzki-Ringen bleiben speziellen Fällen vorbehalten, ebenso die Verwendung von Stents zur Behandlung therapierefraktärer Stenosen.

8.6.2 Aktuelles

- In den letzten Jahren haben nahezu alle Hersteller von endoskopischem Zubehör Mehrstufen-Ballons auf den Markt gebracht, die eine schrittweise druckabhängige Dilatation in mehreren Millimeterbereichen (z. B. 12–15 mm) ohne Wechsel des Ballons ermöglichen.

8.6.3 Synonyme

- Ballonaufweitung von Engstellen der Speiseröhre

8.6.4 Keywords

- Stenose
- Ösophagus
- Ballon
- Dilatation
- Achalasie

8.6.5 Definition

- Aufweitung von Stenosen des Ösophagus durch druckgesteuerte Dilatationsballons zur Wiederherstellung einer ungestörten Passage der Speiseröhre.
- Die Ballons erlauben die Aufweitung auf einen technisch vorgegebenen Durchmesser, der über die hydrostatischen Druckparameter vorgegeben ist.

8.6.6 Indikationen

- Die Ballondilatation ist wegen des Komplikationsrisikos nur bei symptomatischen Stenosen des Ösophagus indiziert.

- Neben einer Dysphagie für feste und oder flüssige Nahrung kann auch eine Bolusobstruktion Hinweis auf eine symptomatische Stenose sein (▶ Tab. 8.1, ▶ Tab. 8.2).
- Bei benignen Stenosen gilt die endoskopische Aufweitung als Methode der ersten Wahl.
- Wegen des raschen Wiederauftretens von Rezidivstenosen ist die Dilatation maligner Stenosen nur in Einzelfällen (z. B. vor geplanter Radiochemotherapie) und in enger Indikationsstellung empfehlenswert.

Tab. 8.1 Indikationen zur Ballondilatation.

Befund/Symptomatik	Ballontechnik
peptische Stenose	CRE-Ballon
Stenose nach Laugenverätzung	CRE-Ballon
Stenose nach lokal ablativer Therapie (z. B. photodynamische Therapie oder endoskopische Submukosadissektion)	CRE-Ballon
Anastomosenstenose (nach Ösophagusresektion, Atresie-Operation)	CRE-Ballon
radiogene Stenose (nach Bestrahlung eines Ösophaguskarzinoms)	CRE-Ballon
Schatzki-Ring	CRE-Ballon
Achalasie	Großballondilatation (Standard 35 mm)

CRE: Controlled radial Expansion

Tab. 8.2 Potenzielle Indikationen zur Ballondilatation.

Befund/Symptomatik	spezielle Indikation
maligne Stenosen	vorübergehende Passagebesserung vor definitiver Therapie
eosinophile Ösophagitis	bei hochgradiger Stenose und zögerlichem Ansprechen auf lokale Kortisontherapie
diffuser Ösophagospasmus	Reduktion der Krämpfe

8.6.7 Kontraindikationen

- bestehende Antikoagulation
- vermutete/gesicherte Fistelbildung oder (inkomplette) Perforation in der Stenose
- asymptomatische Stenose

8.6.8 Anästhesie

- Die Ballondilatation erfolgt in Sedierung oder ggf. Sedoanalgesie.
- Bei vorbestrahlten Patienten mit Bestrahlungsfeld im oberen Ösophagus ist sicher zu stellen, dass eine ausreichende Mundöffnung möglich ist (sonst ggf. prophylaktische Intubation vor dem Eingriff).

8.6.9 Aufklärung und spezielle Risiken

- Wie bei jeder elektiven endoskopischen Intervention muss die Aufklärung zeitgerecht erfolgen, üblicherweise zumindest am Vortag.
- Häufigste Komplikationen sind Blutung und Perforation.

8.6.10 Material

- Gastroskop mit ausreichend weitem Arbeitskanal
- evtl. Dünnkaliberendoskop (z. B. transnasales Endoskop) zur Passage höhergradiger Stenosen vor der Ballondilatation
- Führungsdraht mit atraumatischer Spitze
- radiologische Durchleuchtungsmöglichkeit
- Kontrastmittel zur intraösophagealen Applikation (präinterventionelle Abschätzung und Dokumentation der Stenose, postinterventioneller Ausschluss von Perforation)
- Mehrstufen-Dilatationsballon (üblicherweise zum Einsatz durch den Arbeitskanal; engl. through the scope [TTS])
- Druckapplikationssysteme (wassergefüllt) mit Manometer

8.6.11 Durchführung

Vor Beginn des Eingriffs

- Sedierung unter leitliniengerechten Bedingungen
- Positionierung der Röntgenanlage

Lagerung

- Lagerung des Patienten in Linksseitenlage (oder Rückenlage)

Interventionsschritte

- **Intubation** des Ösophagus mit dem Endoskop bis zur Stenose
- zur präinterventionellen Abschätzung der Stenoselänge Passage mit dem Endoskop (ggf. pädiatrisches oder transnasales Endoskop)
- Abschätzung des benötigten Ballondurchmessers
- **Einführen des Ballons** über den Arbeitskanal bis zur Stenose:
  - zunächst Passage der Stenose mit dem Führungsdraht (evtl. schon vom Hersteller vorgeladen)
  - Nachführen des Ballons über den Draht in Seldinger-Technik
- Bei primär mit dem Endoskop passierbaren Stenosen kann der Ballonkatheter unterhalb der Stenose unter Sicht freigesetzt und dann beim Rückzug in der Stenose

platziert werden (dann auch keine Röntgen erforderlich).
- **Dilatation** durch Druckerhöhung im Applikationssystem, das mit Flüssigkeit (nicht mit Luft!) gefüllt ist.
- Beachtung der Korrelation Druck – Ballondurchmesser; die Dauer der Dilatation liegt in einigen Untersuchungen bei etwa 1(–2)min.
- direkte optische Kontrolle der korrekten Ballonposition durch das Endoskop
- nach Ballondilatation obligate **endoskopische Inspektion** der dilatierten Stenoseregion
  - zur Beurteilung der Effektivität und
  - zum Ausschluss von Komplikationen, insbesondere Perforation

Besonderheiten der Ballondilatation

- Im Gegensatz zur Bougierung, bei der der Untersucher ein direktes taktiles Gefühl für den Widerstand in der Stenose hat, ist bei der Ballondilatation die Abschätzung der Kräfte und des Widerstands schlechter möglich (nur indirekt über den Widerstand beim Bedienen des Druckapplikatorsystems).
- In den wenigen vergleichenden Studien sind die Ergebnisse und Komplikationen beider Verfahren gleichwertig gewesen.
- für die Ballondilatation zur Therapie der Achalasie
- Verwendung von großlumige Ballons mit einem Durchmesser von 30–40 mm
- Die Ballons werden radiologisch gesteuert über einen Führungsdraht (OTW: Over the Wire) in der Region des unteren Ösophagussphinkters platziert.
- Der 35-mm-Ballon war in Studien der Standardballon mit hoher Effektivität und geringerem Perforationsrisiko als der 40-mm-Ballon.

8.6.12 Mögliche Komplikationen

- Blutungen infolge von Mukosaeinrissen:
  - häufig, aber üblicherweise nicht klinisch relevant und therapiebedürftig
  - Bei stärkeren Blutungen können Injektionsverfahren zur Blutstillung verwendet werden.
- tiefe Mukosaeinrisse ohne transmurale Perforation:
  - erfordern klinische Überwachung
  - keine weitere Intervention
- Perforationen:
  - in etwa 1(–2)% der Ballondilatationen
  - schwerste Komplikation
  - Je nach Lokalisation (thorakal, intraabdominell) und Ausdehnung kann die Implantation eines voll umhüllten Metallstents zur Abdichtung verwendet werden, ergänzt um eine antibiotische Abdeckung.
  - Falls dies nicht ausreicht, ist meist die operative Revision erforderlich.

8.6.13 Postoperatives Management

- nach dem Eingriff zunächst Überwachung im Aufwachbereich aufgrund der Sedierung
- vor Verlassen des Endoskopiebereichs klinische Kontrolle, bei Beschwerdefreiheit Entlassung möglich
- stationäre Überwachung bei:
  - komplexen Stenosen
  - schwierigen anatomischen Verhältnissen
  - Begleiterkrankungen
- keine Leitlinienempfehlungen bezüglich Kostaufbau nach Ballondilatation:
  - Empfehlenswert sind zunächst das Trinken von Flüssigkeit (etwa 1 h postinterventionell) und
  - bei Beschwerdefreiheit der Verzehr fester Kost.
  - Die Konsistenz der Nahrung richtet sich nach dem erzielten Dilatationsdurchmesser.

8.6.14 Quellenangaben

[1] American Society for Gastrointestinal Endoscopy (ASGE). The role of endoscopy in gastroduodenal obstruction and gastroparesis. Gastrointest Endoscopy 2011; 74: 13–21
[2] American Society for Gastrointestinal Endoscopy (ASGE). Adverse events of upper GI endoscopy. Gastrointest Endosc 2012:76: 707–718
[3] Bechtler M, Vollmer H, Vetter S et al. Long-term follow-up after dilation in symptomatic esophageal intramural pseudodiverticulosis: an observational study in 22 cases. Endoscopy 2014; 46: 795–797
[4] Boeckxstaens GE, Annese V, des Varannes SB et al. Pneumatic dilation versus laparoscopic Heller's myotomy for idiopathic achalasia. N Engl J Med 2011; 12; 364: 1807–1816
[5] Cakmak M, Boybeyi O, Gollu G et al. Endoscopic balloon dilatation of benign esophageal strictures in childhood: a 15-year experience. Dis Esophagus 2016 1:179–184
[6] Dellon ES, Gibbs WB, Rubinas TC et al. Esophageal dilation in eosinophilic esophagitis: safety and predictors of clinical response and complications. Gastrointest Endosc 2010; 71: 706–712
[7] Denzer U, Beilenhoff U, Eickhoff A et al. S2k Leitlinie Qualitätsanforderungen in der gastrointestinalen Endoskopie AWMF Register Nr. 021–022. Z Gastroenterol 2015; 53: 1–227
[8] Gollu G, Ergun E, Ates U et al. Balloon dilatation in esophageal strictures in epidermolysis bullosa and the role of anesthesia. Dis Esophagus 2017; 30: 1–6
[9] Ikeya T, Ohwada S, Ogawa T et al. Endoscopic balloon dilation for benign esophageal anastomotic stricture: factors influencing its effectiveness. Hepatogastroenterology 1999; 46: 959–966
[10] Irving JD, Owen WJ, Linsell J et al. Management of diffuse esophageal spasm with balloon dilatation. Gastrointest Radiol 1992; 17: 189–192
[11] Kim CG, Choi IJ, Lee JY et al. Effective diameter of balloon dilation for benign esophagojejunal anastomotic stricture after total gastrectomy. Surg Endosc 2009; 23: 1775–1780
[12] Kim JH, Shin JH, Song HY. Benign strictures of the esophagus and gastric outlet: interventional management. Korean J Radiol 2010; 11: 497–506
[13] Van Halsema EE, Noordzij IC, van Berge Henegouwen MI et al. Endoscopic dilation of benign esophageal anastomotic strictures over 16 mm has a longer lasting effect. Surg Endosc 2017; 31: 1871–1881

8.7 Argon-Plasma-Koagulation

H. Manner, O. Pech

8.7.1 Steckbrief

Bei der Argon-Plasma-Koagulation (APC) handelt es sich um ein thermisches Ablationsverfahren, das in der Endoskopie des oberen, mittleren und unteren Gastrointestinaltrakts effektiv und sicher eingesetzt werden kann. Ziel einer APC-Therapie ist die Ablation neoplastischer Veränderungen oder vaskulärer Malformationen. Die APC kann – je nach Indikationsstellung – als singuläre Methode bzw. als Ergänzung zu anderen Verfahren verwendet werden. Die APC-Therapie hat die Lasertherapie in der Gastroenterologie weitgehend abgelöst.

8.7.2 Synonyme

- keine

8.7.3 Keywords

- Barrettablation
- vaskuläre Malformation
- Angiodysplasie

8.7.4 Definition

- monopolares Ablationsverfahren zur Koagulation und Destruktion von Gewebe
  - Über einen Hohlraum in der Applikationssonde fließt ionisiertes Argongas (Argonplasma) zum Zielgewebe.
  - Dadurch wird das Gewebe erhitzt und der Gewebeeffekt der Ablation erzielt.

8.7.5 Indikationen

- vaskuläre Malformationen
  - Angiodysplasien (▶ Abb. 8.16)
  - GAVE-Syndrom
  - Strahlenproktitis
  - Ulkus Dieulafoy
- Ablation der residualen Barrettmukosa nach endokopischer Mukosaresektion (EMR) oder Submukosadissektion (ESD) zur Senkung der Rate an metachronen Neoplasien im verbliebenen Barrettsegment
- Wiederherstellung der Passage bei stenosierendem Tumorwachstum im oberen und unteren Gastrointestinaltrakt
- Ablation blutender gastrointestinaler Tumoren
- Ablation von überwucherndem Gewebe bei selbstexpandierenden Metallstents

8.7.6 Kontraindikationen

- Bei Verwendung der APC im unteren Gastrointestinaltrakt sollte eine möglichst optimale Darmreinigung vorliegen, um die seltene Komplikation einer Explosion zu vermeiden.

8.7.7 Aufklärung und spezielle Risiken

- Risiken:
  - Blutung
  - Perforation
  - Schmerzen
  - Fieber

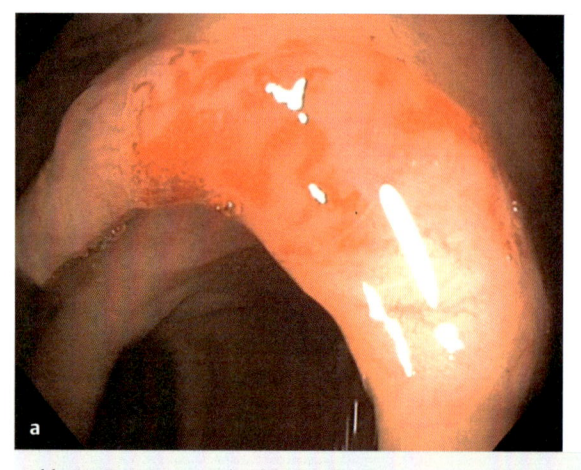

Abb. 8.16 Große Angiodysplasie im Zökum.
a Vor der Therapie.
b APC-Therapie der Angiodysplasie nach Unterspritzung.

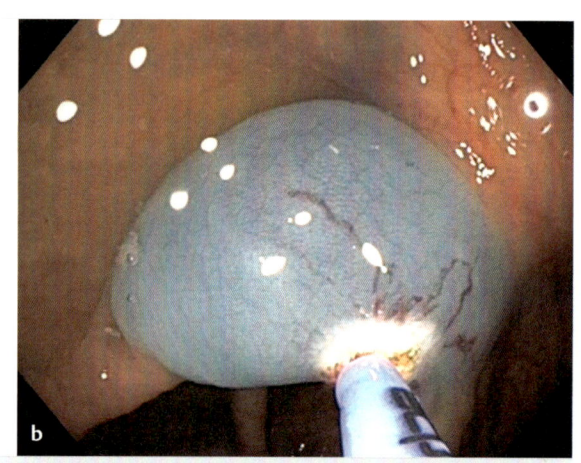

8.7.8 Material

- mobiler Hochfrequenzgenerator und Argongasquelle (Flasche)
- Neutralelektrode
- flexible Teflonsonden, über die das Argongas geleitet wird

8.7.9 Durchführung

- Einbringen der dünnen Applikationssonde über den Arbeitskanal des Endoskops
- Vorschieben der Sondenspitze bis etwa 1 cm außerhalb des Endoskops
- Platzieren der Sonde im Abstand von ca. 5 mm zum abladierenden Gewebe
  - Non-Kontakt-Verfahren
  - Verhindern des Verklebens der Sondenspitze
- Aktivieren der Ablation durch ein Fusspedal
- Einstellen des Ablationsmodus und der Energie am Hochfrequenzgenerator je nach Indikation
- Barrett-Ablation:
  - Verwendung einer transparenten Aufsatzkappe an der Spitze des Endoskops
  - Stabilisieren der Endoskopposition

8.7.10 Mögliche Komplikationen

- Blutung
- Perforation
- Fieber
- Schmerzen

8.7.11 Quellenangaben

[1] Manner H, May A, Rabenstein T et al. Prospective evaluation of a new high-power argon plasma coagulation system (hp-APC) in therapeutic gastrointestinal endoscopy. Scand J Gastroenterol 2007; 42: 397–405
[2] Manner H, Rabenstein T, Pech O et al. Ablation of residual Barrett's epithelium after endoscopic resection: a randomized long-term follow-up study of argon plasma coagulation vs. surveillance (APE study). Endoscopy 2014; 46: 6–12
[3] Martins BC, Wodak S, Gusmon CC et al. Argon plasma coagulation for the endoscopic treatment of gastrointestinal tumor bleeding: A retrospective comparison with a non-treated historical cohort. United European Gastroenterol J 2016; 4: 49–54

8.8 Stentimplantation im oberen Gastrointestinaltrakt

R. Jakobs

8.8.1 Steckbrief

Selbstexpandierende Metallstents (SEMS) für den Ösophagus bestehen meist aus Nitinol oder Stahl; des Weiteren gibt es einen selbstexpandierenden Plastikstent (SEPS). SEMS für den Ösophagus sind meist mit einer Hülle (Cover) versehen. Je nach Ausdehnung dieser Membran werden voll, partiell und nicht gecoverte Stents unterschieden. Die erhältlichen SEMS unterscheiden sich bezüglich Aufstellkraft, Flexibilität, Möglichkeit zur Stentexplantation und Dislokationsgefahr.

8.8.2 Aktuelles

- Während Enteralstents immer durch den Arbeitskanal (TTS: through the scope) eingesetzt werden, wurden die Ösophagusstents lange Zeit nur über einen Führungsdraht (OTW: over the wire) unter radiologischer oder endoskopischer Kontrolle implantiert.
- Mittlerweile sind auch die ersten TTS-Systeme für den Ösophagus auf dem Markt.
- Für den Ösophagus wurden biodegradierbare Stents und Metallstents mit Antirefluxventil entwickelt, die sich aber ebenso wenig für den Routineeinsatz durchgesetzt haben wie radioaktiv und mit antitumoralen Medikamenten beladene Stents.

8.8.3 Synonyme

- Implantation von Metallgitterprothesen

8.8.4 Keywords

- SEMS
- SEPS
- Stenose

8.8.5 Definition

- Implantation von SEMS oder SEPS in die Speiseröhre oder den Magenausgang zur Überbrückung benigner oder maligner Stenosen.

8.8.6 Indikationen

- Metallstents wurden primär zur Behandlung maligner Stenosen des Ösophagus entwickelt.
- In den letzten Jahren werden Stents zunehmend auch zur Behandlung von Leckagen und Insuffizienzen nach Operationen verwendet.

- **sichere Indikationen** zur Stentimplantation:
  - maligne Ösophagusstenose
  - Ösophagusfistel/Ösophagusperforation
  - Anastomoseninsuffizienz nach Ösophagus- oder Magenresektion
- **potenzielle Indikationen** zur Stentimplantation:
  - Ösophagusvarizenblutung
  - benigne (therapierefraktäre) Stenose
  - Gastroparese (funktionelle Magenausgangsstenose)

8.8.7 Kontraindikationen

- benigne Ösophagusstenose ohne primären endoskopischen Therapieversuch durch Ballondilatation oder Bougierung
- maligne Ösophagusstenose bei geplanter Radiatio des Tumors

8.8.8 Anästhesie

- SEMS werden in Sedierung bzw. Analgosedierung eingesetzt.
- Da es sich oft um fortgeschritten kranke Patienten handelt, ist es notwendig, einen zweiten Arzt zur Sedierung hinzuziehen, ggf. auch einen Anästhesisten.
- Bei Problemen der Mundöffnung oder Fisteln zum Bronchialsystem mit Einschränkung der Respiration sollte die primäre Intubation geprüft/erwägt werden.

8.8.9 Aufklärung und spezielle Risiken

- Die Metallstentimplantation bei malignen und benignen Stenosen ist eine elektive Indikation.
  - Daher soll die Aufklärung zeitgerecht mit entsprechendem Abstand (zumindest am Vortag) zur Intervention erfolgen.
- Perforation, Leckage mit Mediastinitis und Varizenblutung sind Notfallindikationen.
- **Spezielle Risiken** sind insbesondere
  - Blutung,
  - Perforation und
  - im Verlauf die Stentdislokation.
- **Akute Komplikationen** treten mit einer Häufigkeit von 2–12 % auf, im Langzeitverlauf beträgt die Rate etwa 30 %.

8.8.10 Material

- Endoskop mit ausreichend weitem Arbeitskanal (bei TTS-Systemen)
- ggf. dünnkalibriges Endoskop (transnasales oder pädiatrisches Gastroskop) zur Passage der Stenose
- Führungsdraht mit weicher Spitze
- Kontrastmittel zur Applikation in den Ösophagus bei nicht passierbaren Stenosen
- Metallstent mit adäquatem Cover, Länge und Durchmesser
- Materialien zur Markierung der Stenosegrenzen (endoskopische Injektionsnadel mit Lipiodol oder extern aufbringbare Metallmarker)
- Röntgenanlage
- (Fass-)Zange zur Reposition des implantierten Stents

8.8.11 Durchführung

- exakte **Ausdehnung der Stenose** feststellen (Länge, Abstand zu den Sphinkteren)
  - üblicherweise endoskopisch
  - bei nicht passierbaren Stenosen auch radiologisch (Kontrastmittelapplikation)
- bei proximalen malignen Ösophagusstenosen ggf. Bronchoskopie zum Ausschluss einer bestehenden subklinischen Trachealstenose
- **Markierung der Stenose- bzw. Tumorgrenzen** durch
  - intramurale Injektion von Lipiodol (Vorteil: lagestabil auch nach Umlagern) oder
  - externes Aufbringen von röntgendichten Markern (Vorteil: kostengünstiger)
- **Einlage eines stabilen Führungsdrahts** über den das Stentsystem unter Röntgenkontrolle eingeführt wird
- bei hochgradigen Stenosen, die mit dem Stentsystem nicht passiert werden können, vorher gering bougieren (Cave: erhöhte Dislokationsgefahr!)
- Wahl des Stents je nach Indikation und Stenoseart (s. u.)
  - Bei malignen Stenosen sollte mindestens 1–2 cm normale Speiseröhre ober- und unterhalb des Tumor mit überdeckt werden.
- **Platzieren des Stents** unter intermittierender Durchleuchtung und bei proximalen Ösophagusengen auch direkter endoskopischer Kontrolle.
- nach Freisetzen **Lagekontrolle** radiologisch und endoskopisch mit Dokumentation
- SEMS benötigen bis zu 24h, um sich komplett zu entfalten.
- (radiologische) Nachkontrolle am Folgetag nicht obligat erforderlich
- funktionelles Ergebnis ist entscheidend (Klinik!)
- **hochsitzende Ösophagusstenosen:**
  - Präzise Platzierung des oberen Stentendes erforderlich, da ein Überstenten des oberen Sphinkters vom Patienten meist nicht toleriert wird.
  - Bei sehr sphinkternahen Stenosen kann ein von proximal freisetzenden Stent („proximal release") verwendet werden, der bei Freisetzung unter direkter endoskopischer Kontrolle optimal platziert werden kann
- **Stenosen im ösophagokardialen Übergang:**
  - Sphinkterfunktion wird durch den SEMS ausgeschaltet (Reflux!).

- Cave: Stent nicht zu tief implantieren; ein Aufliegen des unteren Stentendes an der gegenüberliegenden Magenwand führt zu einer funktionellen Obstruktion.
- **maligne Stenosen:** partiell (oder voll) gecoverte Stents
- **benigne Stenosen:** voll gecoverte Stents bzw. der für diese Indikation zugelassene SEPS (Polyflex)
- **Leckage/Fisteln/Anstomoseninsuffizienz:** voll (oder partiell) gecoverte Stents

> **Cave**
> Die meisten Stents verkürzen sich bei Freisetzung, üblicherweise vom distalen Ende.

8.8.12 Mögliche Komplikationen

Postoperative Komplikationen

Unmittelbar nach Stentimplantation in den Ösophagus

- **thorakale Schmerzen** bei Stententfaltung: bei Bedarf großzügige postinterventionelle Analgesie mit Opiaten
- **Stridor** nach SEMS-Freisetzung bei proximalen Stenosen:
  - Hinweis auf eine kompressionsbedingte Trachealstenose
  - Ösophagusstent explantieren und erst wieder nach Trachealstenting SEMS in den Ösophagus
- **Reflux und Regurgitation** bei SEMS im ösophagokardialen Übergang:
  - obligat Protonenpumpenhemmer einsetzen
  - Patienten über Verhaltensregeln informieren (z. B. kein sofortiges Liegen nach großvolumiger Flüssigkeits- und Nahrungszufuhr)
- **Dislokation des Stents** (bei Freisetzung oder innerhalb der ersten Stunden):
  - hohes Risiko bei vollgecoverten SEMS und SEPS
  - bei distaler Migration endoskopische Reposition mit Fasszange

Im Langzeitverlauf nach Stentimplantation in den Ösophagus

- **Stenose** durch Tumorüberwucherung oder hyperplastisches Gewebe:
  - Destruktion des einengenden Gewebes durch Argon-Plasma-Koagulation oder alternativ
  - Implantation eines zweiten Stents in den ersten Stent
- **Perforationen**, im Einzelfall mit Ausbildung einer ösophagobronchialen Fistel:
  - häufiger bei großen Stentdurchmessern und geringer Flexibilität im oberen oder unteren Stentende (Drucknekrose!)
  - weiteres Vorgehen nach klinischer Gesamtsituation: zweiter gecoverter SEMS, operative Revision
- **eingewachsener Stent** bei benigner Indikation zum Zeitpunkt der geplanten Entfernung:
  - Implantation eines gecoverten Stents in den überwucherten ersten Stent
  - Durch eine Drucknekrose wird das im Stent eingewachsene Gewebe zerstört, anschließend können nach etwa 2 Wochen beide Stents explantiert werden.
- **Dislokation des SEMS** in den Magen:
  - Entfernung mittels Endoskop durch Verwendung einer Polypektomieschlinge oder
  - in „Lasso-Technik" mit Draht

8.8.13 Postinterventionelles Management

- postinterventionelle Überwachung im Aufwachbereich aufgrund der Sedierung und möglichen Sofortkomplikationen (Stridor?)
- ausreichend Analgetika, bei Bedarf Opiate
- Protonenpumpenhemmer in doppelter Standarddosis bei Stenting im Kardiabereich
- Patient darf 1 h nach der Implantation trinken (möglichst warme Flüssigkeit).
- Nahrungszufuhr (z. B. breiige Kost) 12 h nach SEMS-Implantation; feste Kost am Folgetag
- bei Dysphagie trotz Stent Lagekontrolle (radiologisch und/oder endoskopisch), ggf. Reposition

8.8.14 Quellenangaben

[1] ASGE Standards of Practice Committee, Ben-Menachem T, Decker GA et al. Adverse events of upper GI endoscopy. Gastrointest Endosc 2012;76: 707–718
[2] ASGE Standards of Practice Committee, Fukami N, Anderson MA et al. The role of endoscopy in gastroduodenal obstruction and gastroparesis. Gastrointest Endoscopy 2011; 74: 13–21
[3] Bechtler M, Wagner F, Fuchs ES et al. Biliary metal stents for proximal esophageal or hypopharyngeal strictures. Surg Endosc 2015; 29: 3205–3208
[4] Changela K, Ona MA, Anand S et al. Self-Expanding Metal Stent (SEMS): an innovative rescue therapy for refractory acute variceal bleeding. Endosc Int Open 2014; 2: E244–E251
[5] Dormann A, Jakobs R. Stenting im Gastrointestinaltrakt. Probleme – Komplikationen – Lösungen. Gastroenterologe 2014; 9: 244
[6] Eickhoff A, Knoll M, Jakobs R et al. Self-expanding metal stents versus plastic prostheses in the palliation of malignant dysphagia: long-term outcome of 153 consecutive patients. J Clin Gastroenterol 2005; 39: 877–885
[7] Evrard S, Le Moine O, Lazaraki G et al. Self-expanding plastic stents for benign esophageal lesions. Gastrointest Endosc 2004; 60: 894–900
[8] Iwasaki H, Mizushima T, Suzuki Y et al. Factors That Affect Stent-Related Complications in Patients with Malignant Obstruction of the Esophagus or Gastric Cardia. Gut Liver 2017; 11: 47–54
[9] Jakobs R. Stentimplantation bei Ösophagusstenosen. Gastroenterologie up2date 2012; 8: 78–79

[10] Kim PH, Kim KY, Song HY et al. Self-Expandable Metal Stent Use to Palliate Malignant Esophagorespiratory Fistulas in 88 Patients. J Vasc Interv Radiol 2018; 29: 320–327

[11] Rademacher C, Bechtler M, Schneider S et al. Self-expanding metal stents for the palliation of malignant gastric outlet obstruction in patients with peritoneal carcinomatosis. World J Gastroenterol 2016; 22: 9554–9561

[12] Spaander MCW, Baron TH, Siersema PD et al. Esophageal stenting for benign and malignant disease: European Society of Gastrointestinal Endoscopy (ESGE) Clinical Guideline. Endoscopy 2016; 48: 939–948

[13] Van Boeckel PG, Sijbring A, Vleggaar FP et al. Systematic review: temporary stent placement for benign rupture or anastomotic leak of the oesophagus. Aliment Pharmacol Ther 2011; 33: 1292–1301

[14] Van Halsema EE, van Hooft JE. Clinical outcomes of self-expandable stent placement for benign esophageal diseases: A pooled analysis of the literature. World J Gastrointest Endosc 2015; 7: 135–153

8.9 Perkutane endoskopische Gastrostomie und Jejunostomie

A. Dormann

8.9.1 Steckbrief

Die Verfahren der endoskopischen Platzierung von Ernährungssonden wurden in den letzten Jahren zunehmend klinisch eingesetzt. Nachdem traditionell chirurgische Gastrostomien und später nasogastrale Sonden verwendet wurden, kommen heutzutage vor allem perkutane Systeme zum Einsatz. Hierbei sind eine differenzierte Indikationsstellung und die individualisierte Auswahl der am besten geeigneten Sonde notwendig. Alle Verfahren setzen einen hohen Ausbildungsstand voraus.

8.9.2 Aktuelles

- Seit der Erstbeschreibung im Jahr 1980 hat die perkutane endoskopische Gastrostomie (PEG) weltweit große Verbreitung gefunden aufgrund:
  - ihrer technisch einfachen und sicheren Platzierungsoption und
  - der hohen Patientenakzeptanz.
- Heutzutage werden in den Vereinigten Staaten ca. 220 000 PEG-Sonden pro Jahr neu angelegt.
  - Die jährliche Zuwachsrate liegt im zweistelligen Bereich.
- Verlässliche Angaben existieren hierzulande nicht.
  - Aufgrund der Epidemiologie kann jedoch von ca. 135 000 Neuanlagen pro Jahr in Deutschland ausgegangen werden.

8.9.3 Synonyme

- keine

8.9.4 Keywords

- PEG
- PEJ
- Magensonde
- Diaphanoskopie
- Buried-Bumper-Syndrom

8.9.5 Definition

- Die PEG ist ein endoskopisches Verfahren zur perkutanen Anlage einer Sonde in den Magen.
- Heutzutage stehen verschiedene Verfahren der Sondentechnik zur Verfügung, die sich wesentlich unterscheiden bezüglich
  - der Applikationsweise der Sonden und
  - der Zufuhr von Substraten.
- Die Sonden werden primär nach dem Ort des Körpereintritts bezeichnet: nasal, gastral, enteral (jejunal, duodenal) (▶ Tab. 8.3, ▶ Abb. 8.17).

Tab. 8.3 Nomenklatur der Sonden.

manuell zu legende Sonden	
nasogastrische Sonden	nasogastral
endoskopisch zu legende Sonden	
nasale Sonden	jejunale Sonden Kombinationssonden (Mehrlumensonden)
perkutane Sonden – gastral/jejunal	**Primärtechniken:** PEG: perkutane endoskopische Gastrostomie PEG mit jejunalem Schenkel: „jejunal tube through PEG" = PEG + Innenkatheter PEJ: perkutane endoskopische Jejunostomie (auch EPJ) **Sekundärtechniken:** Button Gastrotube
perkutane Sonden – Kolon	PEC: perkutane endoskopische Kolostomie/Zökostomie
operativ zu legende Sonden	
FKJ: Feinnadel-Katheter-Jejunostomie	

8.9.6 Indikationen

- Wie bei jeder medikamentösen Therapie, ist in jedem Einzelfall zu prüfen, ob diese Art der Ernährung eine sinnvolle therapeutische Option darstellt.
- Dabei spielen ethisch-juristische Aspekte eine wesentliche Rolle.
- Das primäre Ziel jeder Ernährungstherapie ist es, den Ernährungszustand des Patienten
  - zu erhalten oder
  - zu verbessern
  - und damit seine Prognose günstig zu beeinflussen.

8.9 Perkutane endoskopische Gastrostomie und Jejunostomie

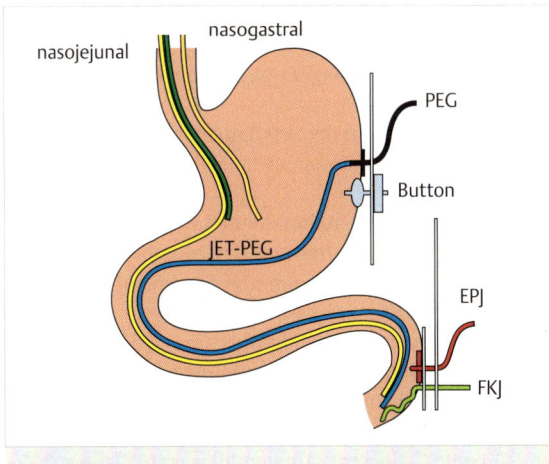

Abb. 8.17 Nomenklatur und Lage der Sonden.

Jejunale perkutane Sonden (PEG mit jejunalem Schenkel/PEJ)

- Ergänzende endoskopische Verfahren zur jejunalen transkutanen Sondenanlage sind
  - die perkutane endoskopische Jejunalsonde (PEG mit jejunalem Schenkel: Verlängerung der PEG mittels eines Jejunalkatheters) und
  - die perkutane endoskopische Jejunostomie (PEJ: Einbringen einer PEG-Sonde in das Jejunum).
- Die Indikation zur jejunalen Sondenanlage wird, außer bei magenresezierten Patienten, in der Regel gestellt
  - anhand des klinischen Verlaufs und
  - meist bei Problemen mit einer liegenden PEG (z. B. Reflux, Aspiration, Magenausgangsstenose, Motilitätsstörung).
- Die häufig bei rezidivierenden Aspirationen aufgrund von Reflux gestellte Indikation ist nicht bewiesen.

- Die Ernährung hat sich mittlerweile zu einem hocheffizienten Instrument für die medizinische Therapie entwickelt.
  - Sie ist Bestandteil moderner multimodaler Therapiekonzepte (z. B. Intensivtherapie, onkologische Therapie, Pädiatrie).
  - Das Spektrum der zu behandelnden Patienten reicht dabei vom Kind bis zum geriatrischen Patienten.
  - Allgemeingültige Vorgehensweisen können nicht festgelegt werden.
  - Berücksichtigung sollten die gesetzlichen Vorgaben finden (Patientenverfügung, Betreuungsrecht, ggf. unter Beteiligung des Gerichts) ebenso wie die Grundsätze der Palliativmedizin und ggf. die Einberufung eines ethischen Konsils [7].
- Die wesentlichen Indikationen zur **PEG-Anlage** nach der Fadendurchzugsmethode fasst ▶ Tab. 8.4 zusammen.

Tab. 8.4 Wesentliche Indikationen zur PEG-Anlage nach der Fadendurchzugsmethode.

neurologische Erkrankungen	Schluckstörungen z. B. bei Insult, zerebralem Trauma oder OP, atrophischer Lateralsklerose (ALS), Hirntumoren, multipler Sklerose, Demenz (nur in frühen Stadien)
onkologische Erkrankungen	Schluckstörungen z. B. bei stenosierenden Tumoren im Oropharynx und Ösophagus Tumorkachexie bei inadäquater oraler Nahrungsaufnahme Mukositis, Diarrhö
sonstige Indikationen	Traumata des Gesichtsschädels oder Operation chronische obstruktive Lungenerkrankungen mit schwerer Kachexie schwere Resorptionsstörungen, auch Kurzdarmsyndrom Mukoviszidose Systemerkrankungen (Kollagenosen etc.) palliative Dekompression, Retentionsmagen längere enterale Ernährung auf Intensivstationen

Direktpunktionstechnik modifiziert nach Dormann

- Das Verfahren der Direktpunktionstechnik (Einbringen der Sonde von außen nach innen) ist von den technischen Voraussetzungen her für Patienten besser geeignet, da eine Passage des Oropharynx mit der Halteplatte vermieden wird [10].
- Indikationen für die dieses Verfahren:
  - primäre nasale Endoskopie
  - hochgradige Stenosen im Ösophagus/Oropharynx
  - Gefahr der Tumorverschleppung durch Durchzugs-PEG, besonders bei kurativer Therapieintention
  - perioperative PEG-Anlage für kurze Zeit
  - oropharyngeal mit MRSA besiedelte Patienten
  - PEG-Anlage mit Gastropexie notwendig bei Aszitesbildung (maligne oder Hypalbuminämie)

8.9.7 Kontraindikationen

- Die Kontraindikationen zur PEG-Anlage nach der Fadendurchzugsmethode, nach der Direktpunktionstechnik, mit jejunalem Schenkel und zur PEJ-Anlage sind im Wesentlichen gleich.
- Klinisch bedeutsam sind die **absoluten Kontraindikationen**:
  - fehlende Durchführbarkeit einer Endoskopie, z. B. bei absolutem Passagehindernis
  - schwere Gerinnungsstörungen (Quick-Wert < 50 %, partielle Thromboplastinzeit (PTT) > 45 s, Thrombozyten < 50 000/µl)
  - benigne oder maligne Magenausgangsstenose
  - allgemeine Kontraindikationen für eine enterale Ernährung, z. B. Peritonitis, Ileus

- akute Abdominalerkrankungen, z. B. intraabdominelle Infektionen
- Anorexia nervosa
- schwere Psychose
- Die **relativen Kontraindikationen** sind vor allem von der Erfahrung des Untersuchers abhängig und sollten vom Anfänger streng geprüft werden:
  - Chemotherapie
  - akute Infektionen, Sepsis
  - fehlende Diaphanoskopie
  - Aszites
  - Ulkus im Punktionsbereich
  - Magen(teil)resektionen (jejunale Sondentechnik wählen)
  - anatomische Besonderheiten, z. B. Bauchdeckenhernie
  - portale Hypertension, Magenwandvarizen
  - Peritonealkarzinose
  - ventrikuloperitonealer Shunt
  - Peritonealdialyse
  - infauste Prognose (Überlebenszeit < 4 Wochen)
- Bei einer akuten **Infektion oder Sepsis** sollte die enterale Ernährung bis zur Konsolidierung des Infekts mittels einer nasalen Sonde gewährleistet werden.
  - Ist dies nicht möglich, sollte eine periinterventionelle Antibiotikaprophylaxe für einige Tage durchgeführt bzw. die laufende Antibiose fortgeführt werden.
- Eine **fehlende Diaphanoskopie** ist heute keine Kontraindikation mehr.
  - Ist bei Impression der Bauchdecke ein Vorwölben der Magenwand und bei der Probepunktion eine gute Passage in den Magen zu erzielen, kann mit einiger Erfahrung auch bei diesen Patienten eine PEG sicher angelegt werden [8].
- Patienten mit nachgewiesenen **Magenentleerungsstörungen** sollten primär eine jejunale Sondenanlage erhalten.
  - Ist dies nicht möglich, kann auch zunächst eine PEG gelegt werden und diese im weiteren Verlauf nach jejunal verlängert werden.
- Größere Mengen **Aszites** oder auch eine **Peritonealkarzinomatose** können das Verkleben der Magen- mit der Bauchwand verhindern.
  - Ist periinterventionell die Einlage einer dauerhaften Aszitesdrainage gewährleistet, kann heute auch bei diesen Patienten eine PEG mittels Direktpunktionsverfahren und Gastropexie angelegt werden.
- Ein aktives **Ulkusleiden** ist ein Problem, wenn das Ulkus direkt im Bereich der Punktionsstelle an der Magenvorderwand bzw. im Magenausgang liegt.
  - In diesen Fällen sollte zunächst eine Ulkustherapie erfolgen und die Sonde später angelegt werden.
  - Alternativ kann aber auch eine jejunale Sondentechnik gewählt werden.
- **Z. n. Operationen** können die Anlage einer PEG unmöglich machen, insbesondere, wenn
  - größere magenresezierende Verfahren gewählt wurden und
  - der verbleibende Magenrest zu klein oder nicht vorhanden ist.
- Größere **Hernien** im Bereich des Oberbauchs können in Einzelfällen die Sondenanlage technisch unmöglich machen.
- Bei **portaler Hypertension** mit den Folgen von Ösophagusvarizen und hypertensiver Gastropathie kann in Einzelfällen die PEG-Anlage unmöglich sein aufgrund von
  - großen Gefäßkonvoluten oder
  - schwerwiegenden Gerinnungsstörungen.
- Problematischer ist die Entscheidung bei Patienten mit **ventrikuloperitonealem Shunt** oder **Peritonealdialysekathetern**.
  - Für beide Patientengruppen wurden ebenfalls erfolgreiche PEG-Anlagen berichtet.
- **Anorexia nervosa** und **Psychosen** gelten nach wie vor allgemein als klare Kontraindikationen.
- Bei einer **terminalen Erkrankung** ist eine Indikation nur unter palliativem Aspekt der Magendrainage gegeben.

8.9.8 Aufklärung und spezielle Risiken

- **Aufklärung:**
  - > 24 h vor dem Eingriff
  - unterschriebene rechtsgültige Einverständniserklärung
  - Kopie der Erklärung an den Patienten/Betreuer aushändigen (Cave: Betreuer bei nicht einwilligungsfähigen Patienten erforderlich)

8.9.9 Material

- Wie bei jeder interventionellen Endoskopie sind notwendig:
  - kontinuierliche Messung der O_2-Sättigung (Pulsoxymetrie)
  - Blutdruckmessung mit Dokumentation
  - bei Patienten ab ASA-Klasse III eine EKG-Ableitung
  - ggf. kann Kapnometrie ergänzt werden
- Darüber hinaus ist speziell für diese Untersuchung ein steriler Tisch vorzubereiten mit:
  - Standard PEG-Set (▶ Abb. 8.18):
    – PEG-Sonde
    – Skalpell
    – Punktionskanüle aus Stahl mit Kunststoffhülse
    – äußere Halteplatte
    – Ritsch-Ratsch-Klemme
    – Ansatzadapter
  - Lochtuch
  - Kompressen
  - Verbandset mit Y-Kompresse

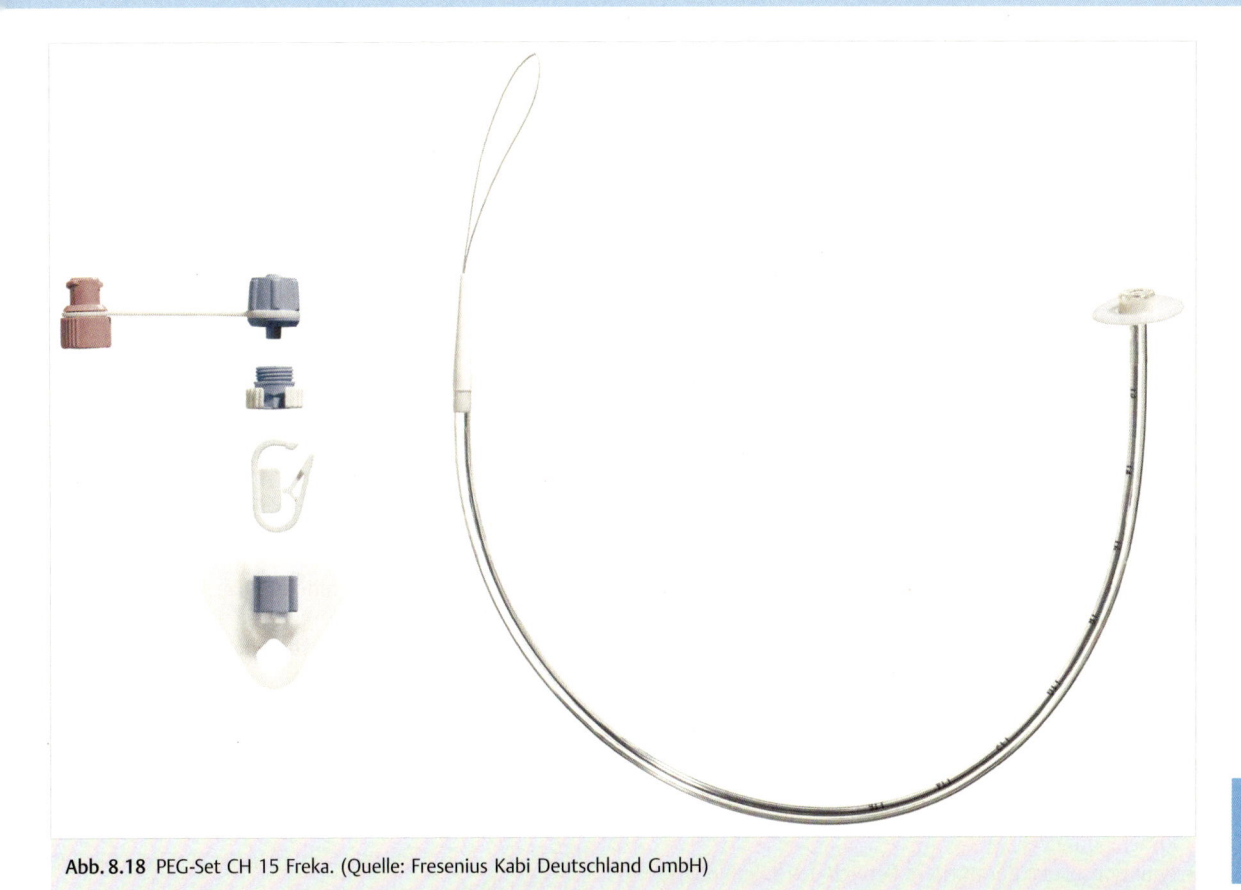

8.9 Perkutane endoskopische Gastrostomie und Jejunostomie

Abb. 8.18 PEG-Set CH 15 Freka. (Quelle: Fresenius Kabi Deutschland GmbH)

- 10 ml-Spritze mit Lokalanästhetikum und 1er-Punktionsnadel
- für die Sedierung: Propofol (200 mg-Spritze)
- Standardgastroskop vorbereiten
- chirurgischer Standard mit sterilen Handschuhen, Klemme oder Pinzette zum Abwaschen, Hautdesinfektionslösung

PEG mit jejunalem Schenkel

- Falls eine PEG CH 15 liegt, sollte zu einem PEG-Set CH 20 gewechselt werden.
  - Hierfür werden ein Standardset PEG CH 20 sowie der jejunale Schenkel mit CH 9 benötigt.
  - Dies empfiehlt sich insbesondere dann, wenn neben der jejunalen Ernährung eine gastrale Ableitung erwünscht ist.
  - Geht es nur um die Ernährung, kann in eine PEG CH 20 auch eine CH-12-Einschubsonde eingebracht werden, die lagestabiler ist und seltener verstopft.
- Darüber hinaus sind notwendig:
  - langes Endoskop (Kinderkoloskop oder Koloskop vorbereiten)
  - kräftige Fasszange für den jejunalen Schenkel
  - Schlinge zur PEG-Entfernung (Durchmesser ca. 3 cm)
  - Durchleuchtungsoption, z. B. C-Bogen

8.9.10 Durchführung

Vor Beginn des Eingriffs

- Die Vorbereitung des Patienten sollte für jede Klinik standardisiert erfolgen.
  - Beim Eintreffen in der Endoskopie sollte mit einer Checkliste geprüft werden, ob alles vorliegt, bevor der Patient in den Untersuchungsraum gebracht wird.
  - Patienten für die PEG/PEJ-Anlage sollten früh im Programm geplant werden, um eventuelle Komplikationen im Tagesverlauf erkennen zu können.
- Patient nüchtern lassen (mindestens 8h), bei Retentionsmagen bis 24h
- stabiler venöser Zugang
- 30 min vor Intervention regelhafte Antibiotikaprophylaxe (z. B. Cephalosporine der 1. Generation)
- fakultativ: Mund-/Rachendesinfektion
- Haare am Bauch ggf. mit Langhaarschneider kürzen
- Ausschluss von Kontraindikationen
- aktueller Gerinnungsstatus: Quick-Wert > 50 %, PTT < 40 s, Thrombozyten > 50 000/µl
- personelle Voraussetzungen:
  - eine Person zur Sedierung (in der Regel eine Schwester mit Sedierungserfahrung)
  - eine Endoskopieschwester
  - 2 Ärzte zur Endoskopie und Punktion

- Die Ärzte müssen Erfahrungen in der Endoskopie und im Einsatz von verschiedenen Sondentechniken haben, da gelegentlich je nach Situs eine Veränderung der Applikationstechnik notwendig werden kann.

Lagerung

- Lagerung des Patienten in Rückenlage mit Kopfseitlage während der Endoskopie
- ggf. Fixierung der Hände mit Klettbändern

Interventionsschritte

PEG-Anlage

- Nach Desinfektion des Abdomens wird das Endoskop intubiert und relevante Erkrankungen des proximalen Gastrointestinaltrakts werden ausgeschlossen.
- Bei abgedunkeltem Raumlicht wird nach ausgiebiger Luftinsufflation im Bereich der Magenvorderwand eine **Diaphanoskopie** gesucht (▶ Abb. 8.19).
  - Gefordert ist eine umschriebene, eindeutige und klar identifizierbare Diaphanie mit eindeutig positivem Fingerdruck und problemloser Reproduzierbarkeit.

Fadendurchzugsmethode

- Nach Lokalanästhesie der Bauchwand wird das Magenlumen punktiert.
- Punktionsort ist der mittlere Bereich des linken oberen Bauchquadranten.
- Insbesondere bei Unsicherheiten hinsichtlich der Punktion kann beim Vorschieben der Lokalanästhesienadel aspiriert werden.
- Falls Luft oder Blut aspiriert wird, ohne dass die Nadelspitze im Magenlumen sichtbar ist, muss die Punktionsstelle gewechselt werden (negativer Nadelaspirationstest).
- Die Punktionsnadel wird dann bis in den Magen geführt, um die Länge und Richtung des zukünftigen Stomakanals zu ermitteln.
- Danach erfolgt eine ca. 1 cm breite, tiefe Stichinzision und die Einführung der Punktionskanüle der handelsüblichen Sets.
- Nach Rückzug der Punktionsnadel verbleibt die Einführhülse gastral.
- Hierüber wird dann der Zugfaden eingeführt, mit einer Zange gefasst und nach oral gezogen.
- An das Ende dieses Fadens wird die PEG-Sonde angebunden und durch den Oropharynx in den Magen gezogen.
- Der Zungengrund des Patienten wird durch Einlegen eines Fingers zwischen Faden und Zunge geschützt.
- Der Zug erfolgt vorsichtig und kontinuierlich.
- Die innere Halteplatte muss sich am Ende der Untersuchung an der vorderen Magenwand befinden.
- Eine endoskopische Kontrolle ist normalerweise nicht notwendig.
- Bei Stenosen im Passageweg kann die innere Andruckplatte kreuzförmig eingeschnitten werden, um die Passage zu erleichtern.
- Abschließend wird die äußere Halteplatte angebracht und die Wunde mit einem standardisierten Verband versorgt.
- Hierbei ist die Sonde mit leichtem Druck zu fixieren, damit eine Adhäsion zwischen Magen- und Bauchwand erfolgen kann.
- Nach 48 h wird die Sonde gelockert, im Stomakanal gedreht und vor Anlage des neuen Verbands wieder leicht angezogen.

Direktpunktionstechnik

- Bei der Anlage der Direktpunktions-PEG erfolgt primär die Gastroskopie durch nasale oder orale Intubation.

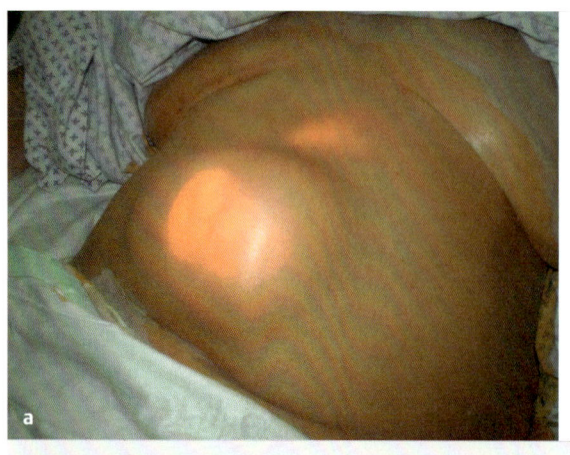

Abb. 8.19 Patient mit Hernie.
a Diaphonoskopie.
b PEG in situ.

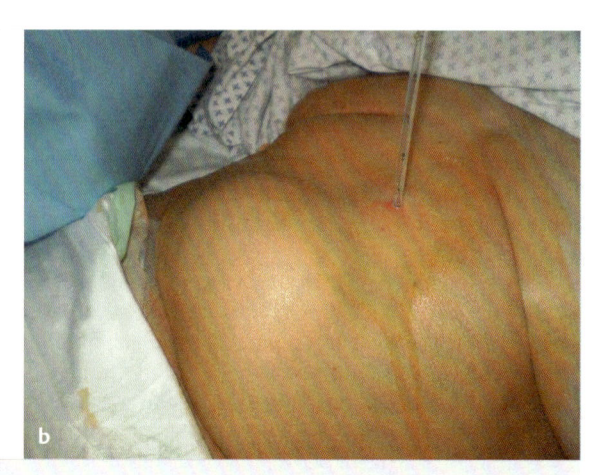

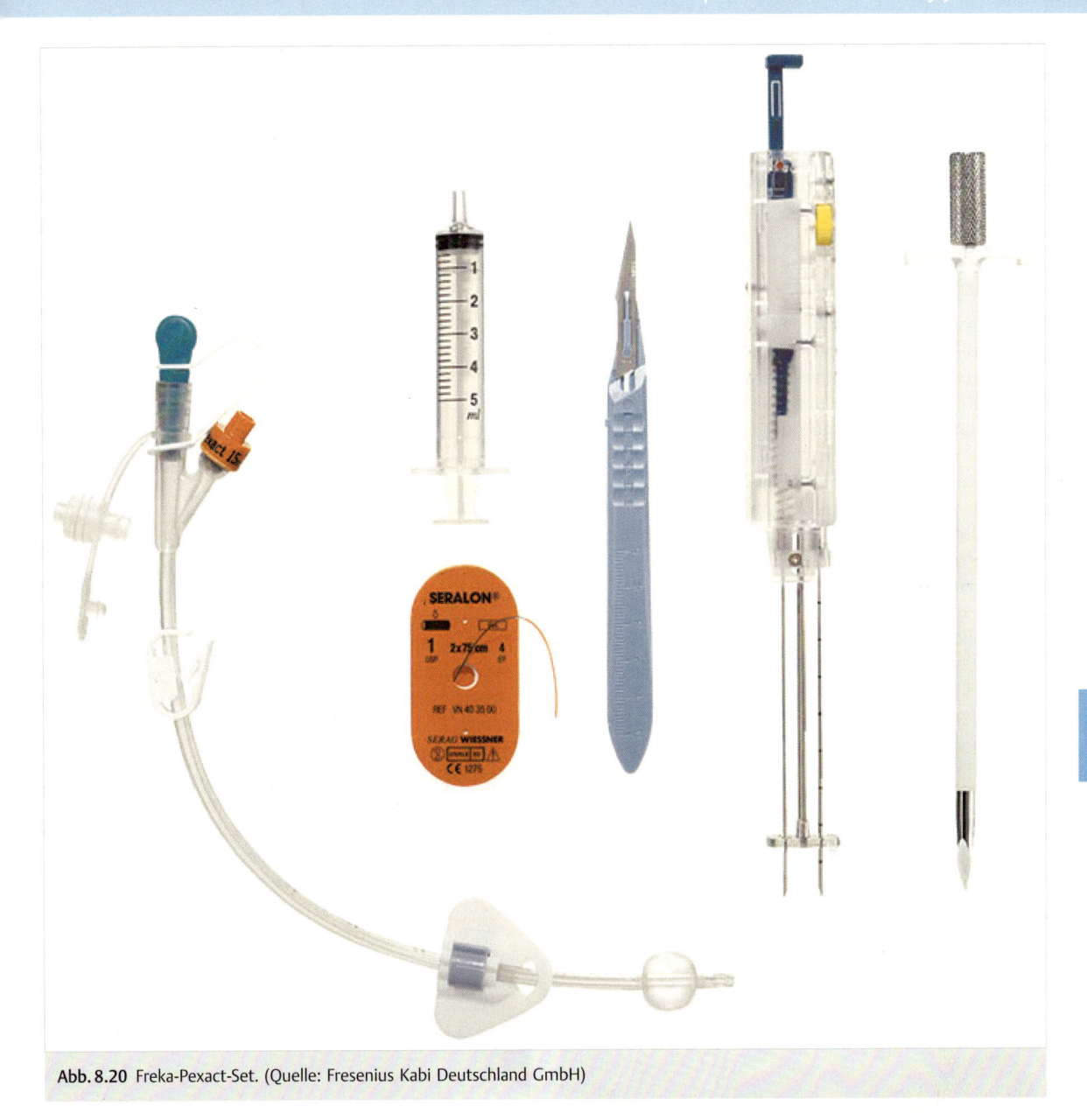

Abb. 8.20 Freka-Pexact-Set. (Quelle: Fresenius Kabi Deutschland GmbH)

- Bei hochgradigen Stenosen wird zunächst der Führungsdraht durch die Stenose platziert und das Endoskop dann unter radiologischer Kontrolle vorgeschoben.
- Nach endoskopischem Ausschluss einer Magenausgangsstenose und Nachweis der Diaphanoskopie erfolgt die lokale Anästhesie (10 ml Xylocain 1 %).
- Der Magen wird nunmehr mittels des doppellumigen Gastropexiegeräts unter chirurgischen Bedingungen an der vorderen Bauchwand fixiert.
- Bei sicherer intragastraler Lage des Gastropexieapparats wird
  - die Schlinge geöffnet,
  - der Gastropexiefaden eingebracht,
  - nach Fixierung der Gastropexieapparat entfernt und
  - die U-förmige Naht über der Haut geknüpft.
- In einem Abstand von 2 cm erfolgt die Platzierung der zweiten Gastropexienaht.
- Nach einer Stichinzision (Breite der Klinge eines Standardskalpells) zwischen beiden Gastropexien wird mit dem Trokar (einschließlich einer Peel-off-Schleuse) der Magen punktiert.
- Hierbei ist auf eine gute endoskopische Insufflation von Luft zu achten, um Verletzungen der Magenhinterwand durch den Trokar zu vermeiden.
- Zusätzlich können die Gastropexiefäden als Rückhaltefäden der Bauchdecke verwendet werden, wenn die Punktion schwierig ist.

- Bei sicherer intragastraler Lage wird der Ballonkatheter durch die Schleuse eingebracht, mit 4 ml physiologischer Kochsalzlösung 0,9 % geblockt und anschließend das Endoskop entfernt.
- Danach wird die äußere Halteplatte fixiert.
- Zum Abschluss wird die Wunde desinfiziert und ein keimfreier Erstverband (sterile Platte und Pflaster) angelegt.

PEG mit jejunalem Schenkel

- Zunächst wird die liegende PEG (meist CH 15) in eine größere (meist CH 20) gewechselt.
  - Dies ist sinnvoll, da im Verlauf wesentlich weniger Probleme (Okklusion) durch den dann zu platzierenden Innenkatheter entstehen.
  - Technisch ist jedoch auch die Einlage einer CH-9-Einschubsonde in eine CH-15-PEG möglich.
- Um die PEG zu wechseln, wird diese mit einer Schlinge gastralseitig gefasst und außen auf eine Länge von ca. 3 cm oberhalb der Bauchdecke gekürzt.
- Zuvor wird an den PEG-Schlauch außenseitig der Durchzugsfaden angeknüpft und dann die neue PEG wie bei dem Durchzugsverfahren platziert.
- Anschließend kann durch diese PEG ein Jejunalkatheter (meist CH 9) nach gastral eingeführt werden.
- Meist wird die Anlagetechnik „beneath the scope" (BTS) verwendet.
- Hierbei wird endoskopisch gastral das distale Ende der eingeführten Sonde mit einer kräftigen und langen Zange gefasst und mit dem Gerät nach intestinal geführt.
- Ist ein weiteres Vorspiegeln nicht mehr möglich, wird die Zange mit der fixierten Sonde maximal vorgeschoben, danach belassen und gleichzeitig das Gerät zurückgezogen.
- Befindet sich das Endoskop im Magen, wird die Zange gelöst und langsam in das Gerät zurückgeführt.
- Diese Technik ist allgemein beim Legen von intestinalen Sonden hilfreich.
- Entscheidend für einen guten Erfolg ist die sichere jejunale Platzierung und die Vermeidung intragastraler Schlaufenbildungen.
- Wird der jejunale Schenkel der Sonde im Bereich des proximalen Duodenums positioniert, kann es zum Zurückschlagen der Sonde kommen, was im ungünstigsten Fall eine Aspiration bedingt.

PEJ-Anlage

- Die Vorbereitung und Anlage einer PEJ nach dem Durchzugsverfahren erfolgt im Wesentlichen analog der PEG, die im Jejunum platziert wird.
  - Dies ist der wesentliche Vorteil gegenüber der PEG mit jejunalem Schenkel, da so eine sichere Platzierung der Sonde im Jejunum erreicht wird.
- Bei der Erstanlage wird unter Verwendung eines langen Endoskops die Diaphanoskopie im Bereich der Flexura duodenojejunalis oder aboral davon gesucht.
- Die Darstellung der Diaphanoskopie gelingt oft nur bei maximal abgedunkeltem Raum.
- Danach wird die Darmperistaltik mit Buscopan herabgesetzt und es erfolgt die Probepunktion mit einer dünnen Kanüle.
- Liegt diese Kanüle sicher intraluminal, wird sie mit einer Fasszange gefasst (Rückhaltetechnik, ▶ Abb. 8.21) und so der Darm sicher an der Bauchwand fixiert.
- Nun wird mit der Punktionskanüle aus einem Standard-PEG-Set der Darm neben der Kanüle punktiert.
- Erscheint die Kanüle intraluminal,
  - wird die Einführungshilfe vorgeschoben,

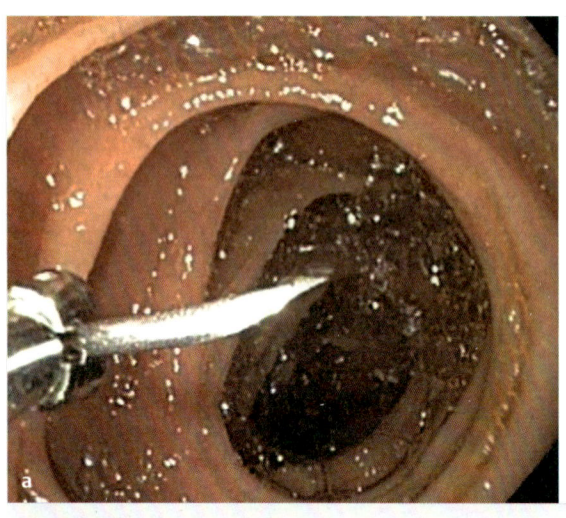

Abb. 8.21 PEG.
a Nadel-Rückhaltetechnik.
b PEG in situ.

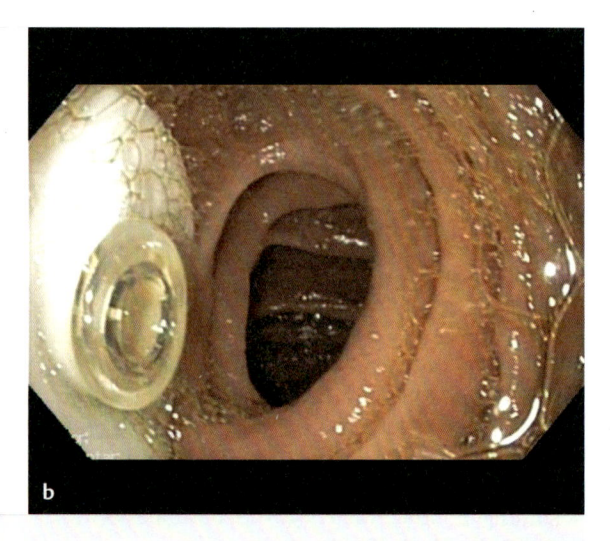

- die Fasszange von der Kanüle gelöst und
- der durch die Einführungshilfe geführte Faden gefasst.
- Dieser Faden wird nach oral gezogen, die Sonde daran fixiert und bis zur endgültigen Position mittels Durchzugstechnik analog der PEG-Anlage gebracht.
- **Besonderheiten der PEJ-Anlage:**
  - Spasmolyse: Um die lebhafte Dünndarmmotorik stillzulegen, wird unmittelbar vor der Punktion N-Butylscopolamin gegeben.
  - Bei fehlender Diaphanoskopie darf keine endoskopische Anlage erfolgen.
  - Die Lokalanästhesienadel und später die Trokarnadel wird mit der Zange im Dünndarm fixiert.
  - Nach dem Durchzug sollte die Lage endoskopisch oder radiologisch kontrolliert werden.
- Der wesentliche Vorteil liegt gegenüber der PEG mit jejunalem Schenkel darin, dass eine sichere Platzierung der Sonde im Jejunum erreicht wird.

8.9.11 Komplikationen

Intraoperative Komplikationen

- **Passage- und Durchzugsstörungen:**
  - Durch Stenosen, aber auch durch einliegende Metallstents mit Granulationsgewebe, kann der endoskopische Zugang zum Magen erschwert sein.
    - Als Alternative kann das Direktpunktionsverfahren gewählt werden.
    - Ggf. kann die Halteplatte radiär eingeschnitten oder mit einer Fasszange durch die Stenose geführt werden.
  - Beim Durchzug kann es zum Festhaken der Schlinge an Zähnen, Zunge, Uvula und Epiglottis kommen, was erhebliche Läsionen verursachen kann. Durch Führung des Fadeneinzugs mit dem in den Rachen eingelegten Finger kann dies vermieden werden.
- **Punktion:**
  - Fehlpunktionen oder Verlust des Zugangs treten vor allem bei schlecht sedierten Patienten auf.
    - Entsteht keine Blutung, kann die Untersuchung fortgesetzt werden.
    - Bei schlechten Bedingungen sind Punktionen sämtlicher Oberbauchorgane beschrieben.
    - Ebenso ist ein liegender Shunt ein Risiko, dieser sollte vor Punktion lokalisiert werden.
  - Beim postinterventionellen Verdacht auf Fehlpunktion ist eine Sonografie und ggf. eine Schnittbildgebung erforderlich; eine alleinige Kontrastmittelgabe über die einliegende PEG-Sonde kann die Frage nach einer eventuellen Organverletzung im Verlauf der Sonde nicht beantworten.
- **Blutung:**
  - Die Blutung ist eine seltene (< 0,01 %), jedoch potenziell schwerwiegende Komplikation.
  - Bei stärkeren Blutungen kann eine lokale Blutstillung z. B. mit Clip oder Injektion vorgenommen werden, in der Regel ist dies ausreichend.
  - Bei der Direktpunktion kann es zur massiven Blutung bei Fehlpunktion der Magenhinterwand (Aorta) kommen, hier muss ggf. eine operative Intervention erfolgen.
- **Zeltdachphänomen:**
  - Beim Zeltdachphänomen kann die Magenschleimhaut beim Einführen der Punktionsnadel nicht durchstochen werden, sondern hebt sich wie ein Zelt ab.
  - Eine optimale Luftinsufflation zur Anspannung der Magenwand reduziert dieses Phänomen.
  - Zur Vermeidung sollte der Einstich mit ruckartigen Bewegungen erfolgen.
  - Ist dies nicht möglich, kann die primäre Punktionsnadel mit der Fasszange von gastral fixiert und dann punktiert werden – analog der Technik der PEJ (▶ Abb. 8.21a).
- **Schmerzen:**
  - Schmerzen treten postinterventionell bei ca. 25–30 % der Patienten auf und sollten Anlass zur Inspektion der Wunde geben.
  - Eine beginnende Peritonitis muss klinisch ausgeschlossen werden. Zunächst finden Analgetika Anwendung, die Beobachtung des Patienten ist angezeigt.
- **Pneumoperitoneum:**
  - Das Pneumoperitoneum geringen Ausmaßes ist auch bei korrekter Anlagetechnik oft vorhanden (bis zu 50 % der Patienten).
  - Es ist meist symptomlos und sollte auch bei Beschwerden nicht primär die Indikation zur Laparotomie indizieren.
- **Hautemphysem:** Ein Hautemphysem ist eine Rarität und sollte engmaschig beobachtet werden.
- Komplikationen der Anlage einer PEG mit jejunalem Schenkel sind Folgen der Endoskopie in Rückenlage.
  - Bei länger andauernden Untersuchungen besteht die Gefahr der Aspiration.
- Die Komplikationen nach PEJ-Anlage sind mit denen nach Anlage einer Durchzugs-PEG vergleichbar, wobei Darmverletzungen häufiger auftreten.

Postoperative Komplikationen

- **Infektionen:**
  - Lokale Infektionen treten bei bis zu 20–30 % der Untersuchungen auf.
  - Als bester prädiktiver Marker hat sich die Sekretionsmenge in den ersten 72 h bewährt.
  - Nässt der Verband in dieser Zeit mehr als dreimal täglich durch, ist von einer Wundinfektion auszugehen und das Stoma erfordert intensivere Wundpflege.
  - Schwere Komplikationen sind meist systemische Infektionen wie

- Aspirationspneumonie,
- Peritonitis,
- Fasziitis und
- chirurgisch behandlungsbedürftige Lokalinfektionen.
  - Aspirationen können während der Gastrostomie selbst, aber auch während der Ernährungsphase auftreten. Diese schweren Komplikationen erfordern immer eine systemische Antibiose und können auch durch die präoperative prophylaktische Antibiotikagabe reduziert werden.
  - Infektionen können auch bei länger liegenden Sonden beobachtet werden.
  - Führen Antibiose und intensive Wundpflege nicht zum Erfolg, muss die Sonde in sehr seltenen Fällen entfernt und an anderer Stelle neu platziert werden
- **Impfmetastasen:**
  - Bei Patienten mit Tumoren im Oropharynx und Ösophagus wurde nachgewiesen, dass Impfmetastasen per Fadendurchzugmethode im Stichkanal gesetzt werden können.
  - Zu deren sicherer Vermeidung kann bei Patienten mit kurativem Therapiekonzept das Direktpunktionsverfahren gewählt werden.
- **Hypergranulationen:**
  - Peristomale Hypergranulationen können mit Kortisonsalbe therapiert oder einer Lokalbehandlung mit Argon-Plasma-Koagulation (APC) unterzogen werden.
  - Zur Druckentlastung kann auch ein Ballonsystem eingelegt werden.
- **Sondenprobleme:**
  - Bei insuffizienter Pflege oder durch Medikamentengabe kann es zur Okklusion des Schlauchs kommen.
  - Das korrekte Spülen der Sonde ist zur Vermeidung dieser Komplikation notwendig.
  - Ist der Katheter erst einmal verstopft, kann versucht werden, diesen mit einer Applikation von Mineralwasser, Pepsinwein, Multibionta oder Cola unter Druck wieder durchgängig zu machen.
  - Im Verlauf ist meist ein Sondenwechsel die beste Lösung.
  - Bei einem Sondenriss oder einem Schaden des gastralen Katheteranteils muss die Sonde endoskopisch entfernt werden.
  - Bei proximalen Schäden kann die Sonde gekürzt und mit einem Reparaturset ergänzt werden.
- **peristomale Leckage oder Aszitesbildung:** Hier kann peristomal mit dem Gastropexieapparat die Magenwand sekundär fixiert und so die Leckage bei Aszites behoben werden.
- **Buried-Bumper-Syndrom (BBS):**
  - Eine vermeidbare Komplikation der PEG ist das Einwachsen der inneren Halteplatte in die Magenwand.
  - Ein BBS ist eine Komplikation, die durch adäquate Pflege und Handhabung einer PEG vermeidbar ist.
  - Durch dauerhaften Zug auf die PEG und/oder mangelnde regelmäßige Mobilisation der Platte kommt es
    - zur Überwucherung durch Magenmukosa,
    - zum Einsenken der Platte in die Magen- und Bauchwand und
    - zu lokalen chronisch entzündlichen Veränderungen, die schließlich zum Verschluss der Ernährungssonde führen können.
  - In den letzten Jahren hat sich ein endoskopisches Verfahren (Push-Methode) zur Freilegung der eingewachsenen Platte etabliert:
    - Die eingewachsene Platte wird unter endoskopischer Kontrolle per Papillotom über die liegende PEG befreit.
    - Anschließend werden die Patienten über das bestehende Stoma mit einem Gastrotube oder einer neuen PEG versorgt und das Stoma kann abheilen.

8.9.12 Postoperatives Management

Nachsorge nach Sondenanlage

- Der Verbandswechsel erfolgt unter sterilen Bedingungen nach 48 h.
  - Hierbei wird die Sonde mobilisiert, gedreht und wieder mit leichtem Zug fixiert.
- Im Verlauf der ersten Woche nach der Sondenanlage sollte täglich ein Verbandswechsel vorgenommen werden, danach bis zu 2–3 × pro Woche.
- Oft kann auch auf einen Verband verzichtet werden.
- Bei reizlosen Wundverhältnissen ist eine Einschränkung der normalen Körperpflege nicht notwendig.
- In der Regel ist Baden und Duschen eine Woche nach Sondenanlage möglich.
- Zur Sondenpflege sollte mit mindestens 20 ml Wasser nach der Nahrungszufuhr und vor und nach der Medikamentengabe gespült werden, mindestens einmal täglich, wenn keine Nahrung zugeführt wird.
  - Außerdem sollten die Adapter täglich mit klarem Wasser gereinigt werden.

Ernährungsbeginn über die Sonde

- 4–6 h nach PEG-Anlage kann Tee oder geeignete Sondennahrung durch die Sonde gegeben werden.
- Der Kostaufbau sollte primär mittels Pumpe mit niedriger Laufrate erfolgen.

Sondenwechsel

- Die Besonderheit der Direktpunktions-PEG ist, dass
  - die Haltefäden nach 10 Tagen entfernt werden müssen und
  - das primäre Ballonsystem nach 30 Tagen in ein Sekundärsystem gewechselt werden sollte.
- Ein Austausch einer Durchzugs-PEG-Sonde wird nur bei Bedarf notwendig.

Besonderheiten der Nachsorge bei jejunalen Sonden

- Die Wundversorgung und Nachsorge ist identisch mit der bei PEG.
- Der Kostaufbau kann ebenfalls nach 4–6 h beginnen.
  - Die maximale Laufrate der immer über eine Pumpe zu applizierenden Sondenkost sollte dabei 150 ml/h nicht überschreiten, da es sonst zu Durchfällen kommen kann.
- Eine gute Pflege der Sonde ist für die erfolgreiche Nutzung entscheidend.
- Bei falscher Pflege ist eine Dislokation des jejunalen Schenkels das erste Zeichen.
- Wird die Sonde z. B. gedreht, kann es zur Knotenbildung im jejunalen Schenkel kommen.
- Der entscheidende Vorteil dieses Verfahrens liegt in der Möglichkeit der gastralen Dekompression bei gleichzeitiger jejunaler Ernährung.
- So können auch Problempatienten (insbesondere neurochirurgische Patienten mit ausgeprägter Retroperistaltik) enteral ernährt werden.

8.9.13 Quellenangaben

[1] Bernhardt J. Sondentechniken. In: Kahl S, Kähler G, Dormann A, Hrsg. Interventionelle Endoskopie. München: Elsevier; 2007: 347–350
[2] Dormann AJ, Deppe H. Tube feeding – who, how and when. Z Gastroenterol 2002; 40: 8–14
[3] Dormann AJ, Wigginghaus B, Grünewald T et al. Erste Erfahrungen mit dem Freka®-Button. Endoskopie heute 1998; 11: 19–22
[4] Dormann AJ, Wigginghaus B, Risius H et al. A single dose of ceftriaxone administered 30 minutes before percutaneous endoscopic gastrostomy (PEG) significantly reduces local and systemic infective complications. Am J Gastroenterol 1999; 94: 3220–3224
[5] Gauderer MWL, Picha GZ, Izant GJ. The gastrostomy „button" – a simple, skin-level, nonrefluxing device for long-term enteral feeding. J Pediatr Surg 1984; 19: 803–805
[6] Külling D, Bauerfeind P, Fried M. Transnasal versus transoral endoscopy for placement of nasoenteral feeding tubes in critically ill patients. Gastrointest Endosc 2000; 52: 506–510
[7] Oehmichen F, Ballmer PE, Druml C et al. Leitlinie der Deutschen Gesellschaft für Ernährungsmedizin (DGEM). Ethische und rechtliche Aspekte der künstlichen Ernährung. Aktuel Ernaehrungsmed 2013; 38: 112–117
[8] Ponsky JL. Transilluminating percutaneous endoscopic gastrostomy. Endoscopy 1996; 30: 656
[9] Romero R, Martinez FL, Robinson SYJ et al. Complicated PEG-to-skin level gastrostomy conversions: analysis of risk factors for tract disruption. Gastrointest Endosc 1996; 44: 230–234
[10] Russel TR, Brotman M, Norris F. Percutaneous gastrostomy: a new simplified and cost-effective technique. Am J Surg 1984; 148: 132–137

8.10 Dilatation von Kolonstenosen

R. Jakobs

8.10.1 Steckbrief

Gutartige Engstellen im Dickdarm treten durch Vernarbungen nach entzündlichen Prozessen auf (z. B. Sigmadivertikulitis, Morbus Crohn), häufiger aber an Anastomosen nach Segmentresektion des Kolorektums. Die erfolgreiche Dilatation dieser Engstellen kann eine chirurgische Intervention entbehrlich machen.

8.10.2 Aktuelles

- Die einzige interventionelle Behandlungsoption bei analnahen Stenosen war lange Zeit
  - der Einsatz von kurzen Bougies (sog. Hegar-Stifte) bzw.
  - eine Bougierung mit Bougie-Kathetern über Draht.
- Seit den 1980er Jahren hat die **Ballondilatation** sich durchgesetzt.
- Sie ist mittlerweile bei kurzstreckigen narbigen Crohn-Stenosen die leitliniengerechte Methode der Wahl.

8.10.3 Synonyme

- Ballonaufweitung von Dickdarm-Engstellen

8.10.4 Keywords

- Kolonstenose
- Ballondilatation
- Morbus Crohn

8.10.5 Definition

- Dilatation symptomatischer Stenosen im Kolorektalbereich durch druckgesteuerte Ballonsysteme

8.10.6 Indikationen

- symptomatische benigne Stenosen im Kolorektalbereich (▶ Tab. 8.5)

Tab. 8.5 Indikationen zur Dilatation.

Befund	Indikation
Anastomosenstenosen	sicher
Stenosen bei Morbus Crohn	sicher
Stenosen nach großflächiger Mukosaresektion/Submukosadissektion	sicher
Stenose nach Divertikulitis	potenziell

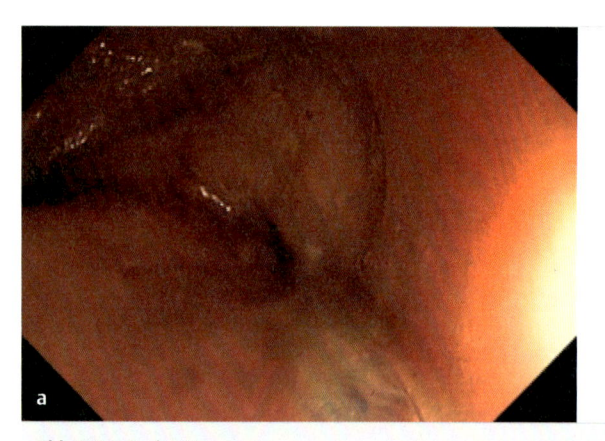

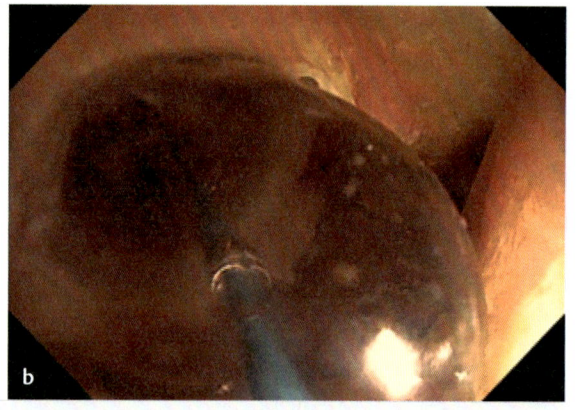

Abb. 8.22 Crohn-Stenose.
a Vor der Ballondilatation.
b Während der Ballondilatation.

8.10.7 Kontraindikationen

- maligne Stenosen
  - keine Dilatation aufgrund der Perforationsgefahr mit Tumorzellverschleppung
  - je nach Krankheitsstadium und klinischer Situation
    - palliative Stentimplantation
    - primäre Operation
- Fisteln in der Stenose oder Hinweise auf eine primäre Perforation
- Einnahme oraler Antikoagulanzien oder duale Plättchenhemmung
- asymptomatische Stenose

8.10.8 Anästhesie

- Ballondilatation in Sedierung oder ggf. in Sedoanalgesie
- bei Ileus ggf. prophylaktische Intubation als Aspirationsschutz

8.10.9 Aufklärung und spezielle Risiken

- In der elektiven Situation muss die Aufklärung zeitgerecht erfolgen, üblicherweise zumindest am Vortag.
- Über alternative Verfahren sollte aufgeklärt werden (operative Resektion oder Stomaanlage; Stentimplantation).
- In der Notfallsituation (Ileus) ist das Zeitintervall der Aufklärung unerheblich.
- Hauptrisiko ist die Perforation der Stenose.

8.10.10 Material

- Endoskop mit ausreichend weitem Arbeitskanal
- evtl. Gastroskop zur möglichen Passage der Stenose vor der Ballondilatation
- Führungsdraht mit atraumatischer Spitze
- radiologische Durchleuchtungsmöglichkeit
- Kontrastmittel zur intraluminalen Applikation
  - präinterventionelle Abschätzung und Dokumentation der Stenose
  - postinterventioneller Ausschluss einer Perforation
- Mehrstufen-Dilatationsballon (üblicherweise zum Einsatz durch den Arbeitskanal; engl. through the scope [TTS])
- Druckapplikationssysteme (wassergefüllt) mit Manometer

8.10.11 Durchführung

- **Reinigung des Darmlumens** präinterventionell:
  - Stenosen ohne Ileus/Subileus: Darmreinigung durch orale Lavage
  - höhergradige Stenosen mit Ileus: peranale Reinigung durch Einlauf oder Klistier
- Lagerung des Patienten in Linksseitenlage (oder Rückenlage)
- Sedierung unter leitliniengerechten Bedingungen
- Positionierung der Röntgenanlage
- **Intubation** des Kolons mit dem Endoskop bis zur Stenose.
  - Verwendung von CO_2-Insufflation zur Vermeidung einer Überblähung und nachfolgenden Perforation der suprastenotischen Kolonabschnitte
- zur präinterventionellen Abschätzung der Stenoseausdehnung
  - Passage mit dem Endoskop (ggf. pädiatrisches Endoskop) oder
  - durch Kontrastmittelapplikation

- Abschätzung des benötigten Ballondurchmessers
- **Einführen des Ballons** über den Arbeitskanal bis zur Stenose:
  - zunächst Passage der Stenose mit dem Führungsdraht (evtl. schon vom Hersteller vorgeladen)
  - Nachführen des Ballons über den Draht in Seldinger-Technik unter Röntgenkontrolle
- Bei primär mit dem Endoskop passierbaren Stenosen kann der Ballonkatheter oberhalb der Stenose unter Sicht freigesetzt und dann beim Rückzug in der Stenose platziert werden (in diesem Fall ist keine Röntgenkontrolle erforderlich).
- **Dilatation** durch Druckerhöhung im Applikationssystem, das mit Flüssigkeit (nicht mit Luft!) gefüllt ist.
- Beachtung der Korrelation Druck – Ballondurchmesser; Dauer der Dilatation etwa 1(–2) min.
- direkte optische Kontrolle der korrekten Ballonposition durch das Endoskop
- nach Ballondilatation obligate **endoskopische Inspektion** der dilatierten Stenoseregion, ggf. mit Kontrastmittelapplikation
  - zur Beurteilung der Effektivität und
  - zum Ausschluss von Komplikationen, insbesondere Perforation

8.10.12 Mögliche Komplikationen

- Hauptkomplikation ist die Perforation mit nachfolgender Peritonitis.
- Die Perforationsrate reicht in der Literatur von 0–18%, liegt im Mittel bei etwa 2%.

8.10.13 Postoperatives Management

- nach dem Eingriff zunächst Überwachung im Aufwachbereich aufgrund der Sedierung
- vor Verlassen des Endoskopiebereichs klinische Kontrolle, bei Beschwerdefreiheit Entlassung möglich
- Stationäre Überwachung bei:
  - komplexen Stenosen
  - schwierigen anatomischen Verhältnissen
  - Begleiterkrankungen

8.10.14 Quellenangaben

[1] Fisher DA, Maple JT, Ben-Menachem T et al. Complications of colonoscopy. Gastrointest Endosc 2011; 74: 745–752
[2] Hirai F. Current status of endoscopic balloon dilation for Crohn's disease. Intest Res 2017; 15: 166–173
[3] Denzer U, Beilenhoff U, Eickhoff A et al. S 2k Leitlinie Qualitätsanforderungen in der gastrointestinalen Endoskopie, AWMF Register Nr. 021–022. Z Gastroenterol 2015; 53: 1–227
[4] Riphaus A, Wehrmann T, Hausmann J et al. S 3-Leitlinie Sedierung in der gastrointestinalen Endoskopie. Z Gastroenterol 2015; 53: 802–842
[5] Solt J, Hertelendy A, Szilágyi K. Long-term results of balloon catheter dilation of lower gastrointestinal tract stenoses. Dis Colon Rectum 2004; 47: 1499–1505
[6] Stienecker K, Gleichmann D, Neumayer U et al. Long-term results of endoscopic balloon dilatation of lower gastrointestinal tract strictures in Crohn's disease: a prospective study. World J Gastroenterol 2009; 15: 2623–2627
[7] Suchan KL, Muldner A, Manegold BC. Endoscopic treatment of postoperative colorectal anastomotic strictures. Surg Endosc 2003; 17: 1110–1113
[8] Tan Y, Wang X, Lv L et al. Comparison of endoscopic incision and endoscopic balloon dilation for the treatment of refractory colorectal anastomotic strictures. Int J Colorectal Dis 2016; 31: 1401–1403

8.11 Papillotomie

S. Faiss

8.11.1 Steckbrief

Die endoskopische Papillotomie (EPT) erweitert die Mündung des Gallengangs und/oder des Pankreasgangs an der Papilla Vateri. Bei der Papillotomie kann je nach Notwendigkeit selektiv der Sphinkterapparat des Gallengangs oder des Pankreasgangs durchtrennt werden. Die in den 70er Jahren in Erlangen eingeführte EPT [2] war für die gesamte Gastroenterologie bahnbrechend, da sie den Zugang zum Gallen- bzw. zum Pankreasgang schafft und damit Grundlage für alle weiterführenden interventionellen Verfahren am biliopankreatischen System ist. Hauptkomplikationen der Papillotomie sind Blutungen und eine Pankreatitis. Die Papillotomie der Minorpapille und die Papillotomie bei B-II-Anatomie stellen erhöhte Anforderungen an den Untersucher.

8.11.2 Synonyme

- Sphinkterotomie

8.11.3 Keywords

- Standardpapillotomie
- Führungsdraht-Papillotomie
- Pre-Cut-Papillotomie
- Nadelmesser-Papillotomie
- Papillotomie der Minorpapille
- Papillotomie bei B-II-Anatomie

8.11.4 Definition

- Die EPT bzw. endoskopische Sphinkterotomie (EST) erweitert die Mündung des Gallengangs- und/oder des Pankreasgangs an der Papilla Vateri.

8.11.5 Indikationen

- Indikationen für eine **EPT des Gallengangsphinkters** [3]:
  - Choledocholithiasis
  - Cholangitis
  - Gallengangsleckagen
  - biliäre Strikturen unterschiedlicher Genese (maligne, entzündlich, postoperativ)
  - primär sklerosierende Cholangitis (zur Entnahme von Biopsien bzw. Dilatationen und Drainagenbehandlungen)
  - seltene Cholangiopathien (z. B. IgG4, AIDS, Würmer)
  - Vorbereitung notwendiger diagnostischer bzw. therapeutischer Verfahren, die ohne Papillotomie des Gallengangsphinkters nicht möglich wären (z. B. Biopsieentnahme aus dem Gallengang, transpapilläre Cholangioskopie)
  - Erkrankungen der Majorpapille
  - Adenome
  - Karzinome
  - Papillenstenose (Papillitis stenosans)
  - Sphinkter-Oddi-Dyskinesie
- Indikationen für eine **EPT des Pankreassphinkters** [3]:
  - Therapie einer Pankreatolithiasis
  - Therapie bei Stenosen des Pankreasgangs
  - Therapie bei Leckagen des Pankreasgangs
  - Vorbereitung notwendiger diagnostischer bzw. therapeutischer Verfahren, die ohne Papillotomie des Pankreasgangsphinkters nicht möglich wären (z. B. Biopsieentnahme aus dem Pankreas, transpapilläre Pankreatikoskopie)
  - Papillotomie der Minorpapille bei Pankreas divisum

8.11.6 Kontraindikationen

- Die Kontraindikationen zur Durchführung einer Papillotomie sind identisch mit denen zur ERCP, da prinzipiell bei der Durchführung einer ERCP mit einer interventionellen Therapie gerechnet werden muss.
- Im Einzelnen handelt es sich um folgende Kontraindikationen:
  - Gerinnungsstörungen, gerinnungshemmende Medikamente
  - akute, nicht biliäre Pankreatitis
  - schlechter Allgemeinzustand und/oder Begleiterkrankungen, die eine endoskopische Untersuchung verbieten

8.11.7 Aufklärung und spezielle Risiken

- Die Aufklärung zur Durchführung einer Papillotomie muss simultan mit der Aufklärung zur ERCP erfolgen.
- Neben den allgemeinen Risiken der ERCP (vor allem Pankreatitis) bestehen folgende spezielle Risiken der Papillotomie:
  - Blutung
  - Perforation

8.11.8 Material

- Die notwendige Basisausstattung für die ERCP muss gegeben sein.
- Speziell für die EPT benötigt man:
  - Standardpapillotom (Sphinkterotom) mit Schneidedrahtlänge zwischen 20 und 30 mm; heutzutage werden üblicherweise führungsdrahtfähige Papillotome (Doppellumenpapillotome, Triplelumenpapillotomie) verwendet
  - Anschlusskabel für Papillotom
  - HF-Generator (z. B. Erbotom), Fußschalter
  - Neutralelektrode mit entsprechendem Anschlusskabel
  - Führungsdraht (0,035inch)
  - ggf. Spezialpapillotome:
    – Pre-Cut-Papillotom
    – Nadelmesser-Papillotom
    – B-II-Papillotom

8.11.9 Durchführung

- Einführen des Papillotoms entweder primär oder nach Sondierung des entsprechenden Gangs mit einem Standardkatheter über einen platzierten Führungsdraht.
- alternativ: Einführen eines Führungsdraht-Papillotoms direkt über bzw. mit einem Führungsdraht in den entsprechenden Gang.
- ggf. Lagekontrolle durch Durchleuchtung mit oder ohne Kontrastmittel.
- Ausrichten des Papillendachs auf dem Schneidedraht des Papillotoms (11Uhr-Position Gallengang, 1Uhr-Position Pankreasgang).
- Ein Drittel bis zur Hälfte des gespannten Schneidedrahts außerhalb der Papille sichtbar, damit eine schrittweise und kontrollierte Schnittführung erfolgen kann (▶ Abb. 8.23a).
- Länge der Inzision richtet sich nach der Länge des Papillendachs.
  - Üblicherweise kann ein Schnitt von ungefähr 10 mm ausgeführt werden.
  - Vermeiden eines zu kleinen Schnitts oder eines „Anschneidens" des Papillendachs (Ödembildung erschwert weitere Interventionen, Steigerung der Pankreatitisrate).
  - Bei einer weiten, bis an die Duodenalwand reichenden, Papillotomie steigt das Blutungs- und Perforationsrisiko.

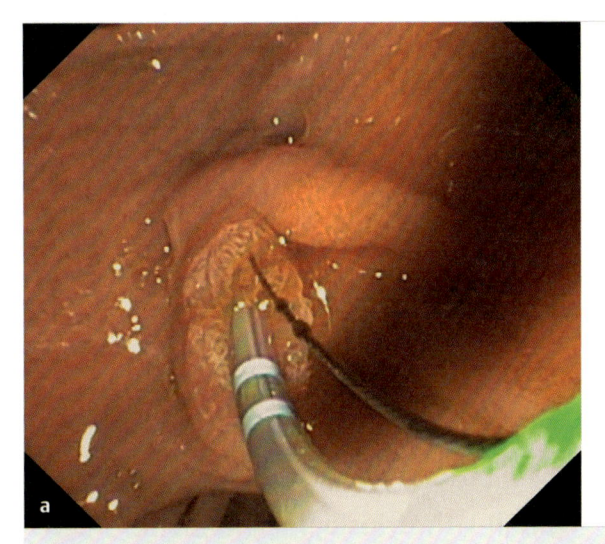

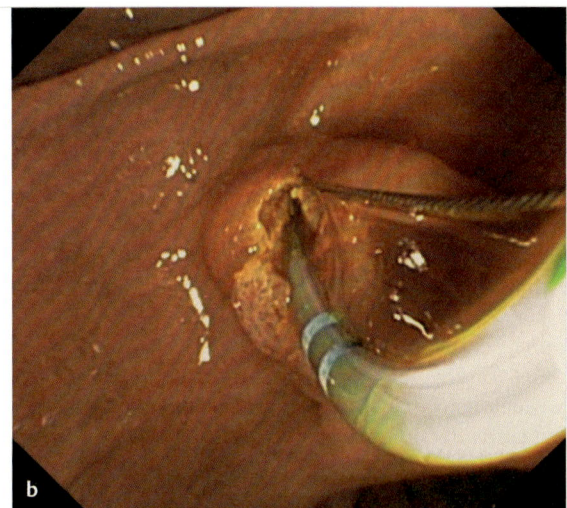

Abb. 8.23 Papillotomie des Gallengangsphinkters.
a Ca. 2/3 des Schneidedrahts sind sichtbar.
b Schrittweise Eröffnung des Papillendachs in Richtung der 11Uhr Position zur selektiven Sphinkterotomie des Gallengangs.

- Für eine palliative Drainageneinlage in den Ductus choledochus ist eine kleinere Papillotomie ausreichend. Bei großen Gallengangskonkrementen kann eine maximale Papillotomie bis an die Grenzen der Duodenalwand notwendig sein.
- Eröffnung der Papille durch Stromapplikation aus einem HF-Generator auf den gespannten Schneidedraht des Papillotoms.
- geringer Zug beim Schnitt mit dem gespannten Schneidedraht auf das Papillendach in Richtung der 11Uhr- bzw. 1Uhr-Position durch Linksdrehung, Nutzung des Albarranhebels, Zug am Papillotom
- Je weiter die Papille eröffnet ist, desto weniger Schneidedrahtlänge verwenden (▶ Abb. 8.23b).
- **Pre-Cut-Papillotome:**
  - Verwendung, wenn zuvor keine selektive Sondierung des entsprechenden Gangs möglich war.
  - Bei Pre-Cut-Papillotomen beginnt der Schneidedraht unmittelbar am distalen Ende des Papillotoms.
- **Nadelmesser-Papillotomie:**
  - Durch gezieltes Präparieren mit dem Nadelmesser vom Porus in Richtung Papillendach kann der Gallengang (z. B. bei einem impaktierten Konkrement oder frustranen konventionellen Intubationsversuchen) freigelegt und anschließend selektiv intubiert werden.
- **B-II-Papillotomie:**
  - Papillotomie mit einem S-förmigen sog. B-II-Papillotom mit Positionierung des Schneidedrahts an der konvexen Biegung zur korrekten Ausrichtung bei Zustand nach Billroth-II-Operationen.

8.11.10 Mögliche Komplikationen

- Die wesentlichen Komplikationen der EPT sind Pankreatitis, Blutung und Perforation:
  - Das Pankreatitisrisiko beträgt im Mittel 3,5 %, schwankt aber je nach Studie und Patientengut zwischen 2 % und 16 % [1], [4].
  - Blutungen treten in 1,3 % der Fälle auf [1], [4].
  - Perforationen treten in 0,1–0,6 % der Fälle auf [1], [4].

8.11.11 Postoperatives Management

- auf Pankreatitiszeichen achten
  - Laborkontrolle bei entsprechender klinischer Symptomatik
- auf Blutungs- und Perforationszeichen achten

8.11.12 Quellenangaben

[1] Anderson MA, Fisher L, Jain R et al. Complications of ERCP. Gastrointest Endosc 2012; 75: 67–473
[2] Demling L, Koch H, Classen M et al. Endoscopic papillotomy and removal of gall-stones: animal experiments and first clinical results. Dtsch Med Wochenschr 1974; 99: 2255–2257
[3] Denzer U, Beilenhoff U, Eickhoff A et al. S 2k-Leitlinie Qualitätsanforderungen in der gastrointestinalen Endoskopie, AWMF Register Nr. 021–022 Erstauflage 2015. Z Gastroenterol 2015; 53: E1–E227
[4] Freeman ML, Nelson DB, Sherman S et al. Complications of endoscopic biliary sphincterotomy. N Engl J Med 1996; 335: 909–918

8.12 Lithotripsie

S. Faiss

8.12.1 Steckbrief

Als Lithotripsie bezeichnet man die endoskopische Zertrümmerung von Gallengang- bzw. Pankreasgangsteinen. Die Lithotripsie kann mechanisch im Sinne einer Notfall-Lithotripsie oder unter endoskopischer Sicht im Rahmen einer transpapillären oder perkutanen Cholangioskopie durch elektrohydraulische Wellen (EHL) oder seltener durch Laserwirkung erfolgen. Die extrakorporale Stoßwellenlithotripsie (ESWL) wird nur noch in Ausnahmefällen eingesetzt und spielt daher heutzutage nur noch eine untergeordnete Rolle.

8.12.2 Synonyme

- Steinzertrümmerung

8.12.3 Keywords

- Notfall-Lithotripsie
- mechanische Lithotripsie
- elektrohydraulische Lithotripsie (EHL)
- Laser-Lithotripsie
- ESWL

8.12.4 Definition

- Als Lithotripsie bezeichnet man die Zertrümmerung von Gallengang- bzw. Pankreasgangsteinen.
- Die Lithotripsie kann mechanisch, durch elektrohydraulische Wellen oder durch Laserwirkung erfolgen.

8.12.5 Indikationen

- konventionell (mit einem Dormia-Körbchen) nicht extrahierbare Konkremente im Gallengangsystem
- nicht extrahierbare Konkremente im Pankreasgang

8.12.6 Kontraindikationen

- Kontraindikationen zur Durchführung einer Lithotripsie sind identisch mit denen zur ERCP, da prinzipiell bei der ERCP mit einer interventionellen Therapie gerechnet werden muss.
- Im Einzelnen handelt es sich um folgende Kontraindikationen:
  - Gerinnungsstörungen, gerinnungshemmende Medikamente
  - akute, nicht biliäre Pankreatitis
  - schlechter Allgemeinzustand und/oder Begleiterkrankungen, die eine endoskopische Untersuchung verbieten

8.12.7 Aufklärung und spezielle Risiken

- Die Aufklärung zur Durchführung einer Lithotripsie muss simultan mit der Aufklärung zur ERCP erfolgen.
- Neben den allgemeinen Risiken der ERCP (vor allem Pankreatitis) bestehen folgende spezielle Risiken der Lithotripsie:
  - Verletzung des Gallengangs
  - Auslösung einer intraduktalen Blutung

8.12.8 Material

- Die notwendige Basisausstattung für die Durchführung einer ERCP muss gegeben sein.

Notfall-Lithotripsie, mechanische Lithotripsie

- Notfall-Lithotripter
- Seitenschneider

Elektrohydraulische Lithotripsie (EHL)

- EHL-Sonde in entsprechender Stärke (je nach Durchmesser des Arbeitskanals bei direkter peroraler Cholangioskopie, Mother-Baby-Cholangioskopie, sog. SpyGlass-Cholangioskopie oder perkutaner, transhepatischer Cholangioskopie)
- EHL-Generator, Fußschalter
- Spüllösung (0,9 % NaCl)

Laser-Lithotripsie

- Lasersonde
- Laser
- Schutzbrillen

8.12.9 Durchführung

Interventionsschritte

Notfall-Lithotripsie (mechanische Lithotripsie)

- Im Rahmen der ERCP ist ein Konkrement im Dormia-Körbchen gefangen, kann jedoch aufgrund seiner Größe nicht aus dem Gangsystem extrahiert werden bzw. das Dormia-Körbchen hat den Stein umschlossen und kann nicht mehr entfernt werden (▶ Abb. 8.24b, ▶ Abb. 8.24a).
- Das Dormia-Körbchen wird mit einem Seitenschneider unmittelbar unterhalb des Handgriffs mit einem Seitenschneider durchtrennt.
- Entfernen des Kunststoffüberzugs des Dormia-Körbchens

8.12 Lithotripsie

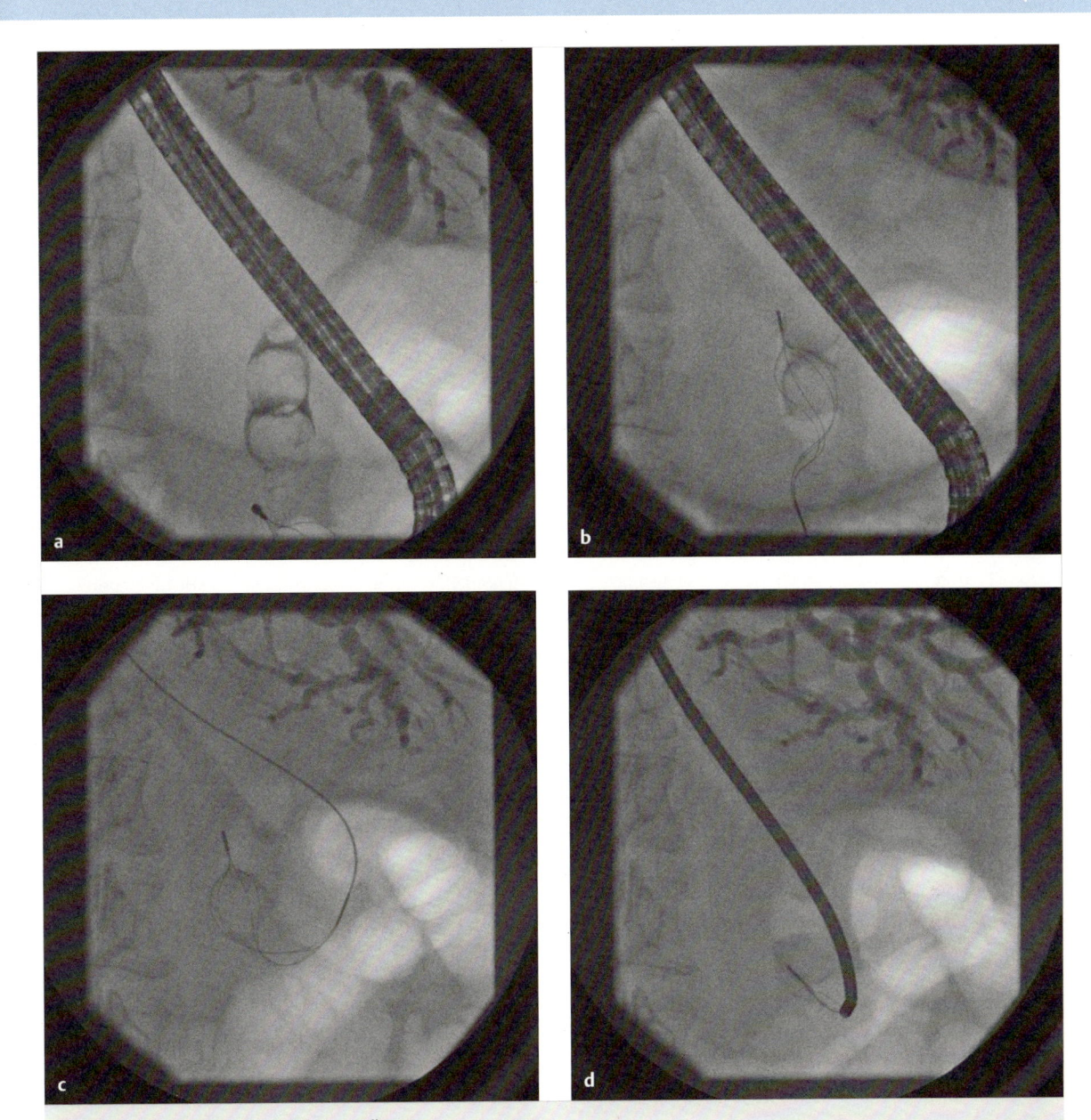

Abb. 8.24 Mechanische Lithotripsie im Gallengang.
a ERC: Große Konkremente im distalen DHC.
b Großes, im Dormia-Körbchen gefangenes Konkrement im distalen DHC.
c Liegendes Körbchen bei entferntem Duodenoskop.
d Notfall-Lithotripsie.

- komplettes Zurückziehen des Endoskops bei liegendem Dormia-Körbchen (▶ Abb. 8.24c)
- Über den „Draht" des Dormia-Körbchens wird das Notfall-Lithotripsieset unter Durchleuchtung vorgeschoben, bis es am Stein anliegt.
- Anbringen des Notfall-Lithotripsie-Handgriffs am „Draht" des Dormia-Körbchens
- unter Durchleuchtung mechanische Lithotripsie des Konkrements durch Drehen am Handgriff des Lithotripters (▶ Abb. 8.24d)
- Entfernen des (zerstörten) Dormia-Körbchens
- Re-ERCP mit konventioneller Entfernung der verbliebenen Konkrementfragmente bzw. Re-Lithotripsie

Elektrohydraulische Lithotripsie (EHL)

- Durchführung nur unter endoskopischer Sicht im Rahmen einer
  - direkten peroralen Cholangioskopie,
  - Mother-Baby-Cholangioskopie,

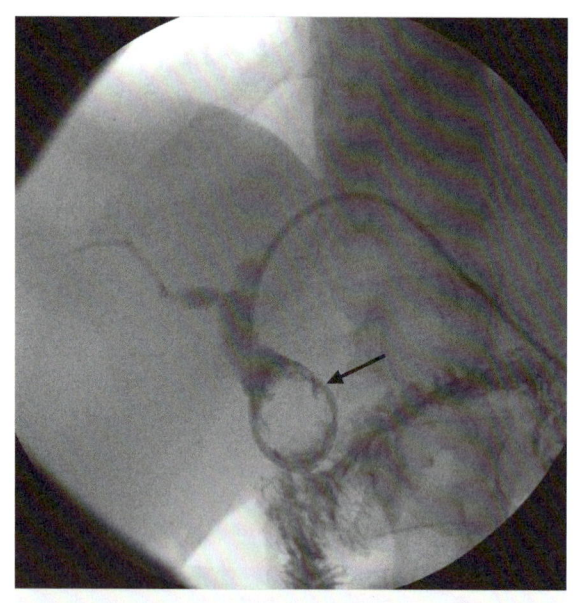

Abb. 8.25 Elektrohydraulische Lithotripsie eines großen Gallengangkonkrements, PTCD.

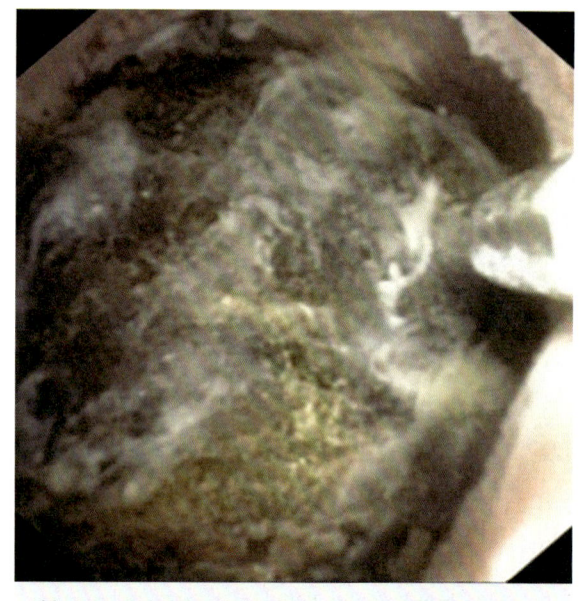

Abb. 8.26 Perkutane Cholangioskopie mit EHL-Lithotripsie eines großen Konkrements.

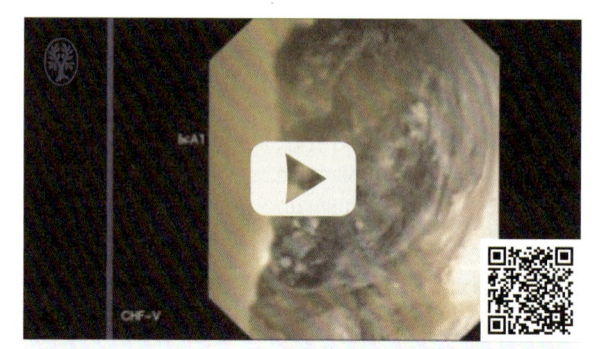

Video 8.1 Perkutane EHL zur Gallengangsteinzertrümmerung.

- sog. SpyGlass-Cholangioskopie oder
- einer perkutanen, transhepatischen Cholangioskopie (▶ Abb. 8.25, ▶ Abb. 8.26, ▶ Video 8.1).
- Durchführung immer unter Spülung mit 0,9 % NaCl-Lösung, da die Fragmentation der Steine mit der EHL-Sonde nur im flüssigen Medium funktioniert.
- unter endoskopischer Sicht Aufsetzen der an den EHL-Generator angeschlossenen EHL-Sonde auf das Konkrement
- unter Sicht Fragmentation des Konkrements durch Auslösen der EH-Impulse über einen Fußschalter
- ggf. konventionelle Entfernung der Fragmente mittels Dormia-Körbchen

Laser-Lithotripsie (nur noch selten)
- Vorgehen analog zur EHL, nur mittels Lasersonde
- Cave: Schutzbrillen für alle Beteiligten

8.12.10 Mögliche Komplikationen
- Die wesentlichen Komplikationen der transpapillären Lithotripsie sind die Komplikationen der ERCP (Pankreatitis, Blutung, Perforation).
- Hinzu kommen sehr seltene Komplikationen speziell der Lithotripsie:
  - Verletzung des Gallengangs
  - Auslösen einer intraduktalen Blutung
  - Luftembolie im Rahmen der direkten Cholangioskopie (trotz Verwendung von CO_2)

8.12.11 Postoperatives Management
- ggf. postinterventionelle Analgesie
- auf Blutungs- und Perforationszeichen achten
- auf Zeichen einer Cholangitis achten

8.12.12 Quellenangaben
[1] Adamek HE, Maier M, Jakobs R et al. Management of retained bile duct stones:A prospective open trial comparing extracorporeal and intracorporeal lithotripsy. Gastrointest Endosc 1996;44:40–7
[2] Brewer Gutierrez OI, Bekkali NLH, Raijman I et al. Efficacy and Safety of Digital Single-Operator Cholangioscopy for Difficult Biliary Stones. Clin Gastroenterol Hepatol 2018; 16: 918–926
[3] Denzer U, Beilenhoff U, Eickhoff A et al. S 2k-Leitlinie Qualitätsanforderungen in der gastrointestinalen Endoskopie, AWMF Register Nr. 021–022 Erstauflage 2015. Z Gastroenterol 2015; 53: E1–E227

[4] Riemann JF, Seuberth K, Demling L. Clinical application of a new mechanical lithotripter for smashing common bile duct stones. Endoscopy 1982; 14: 226–230

8.13 Perkutane transhepatische Cholangiodrainage

M. Götz

8.13.1 Steckbrief

Die perkutane transhepatische Cholangiodrainage (PTCD) dient der Ableitung und Intervention an den Gallenwegen, wenn diese durch anderweitige endoskopische Verfahren – in der Regel durch die endoskopische retrograde Cholangiografie (ERC) – nicht zugänglich sind. Die Indikation zur PTCD entspricht demnach weitgehend der Indikation zur ERC. Der perkutane Zugang kann bei endoskopisch nicht sondierbarer Papille auch der Vorlage eines Drahts nach duodenal dienen, über den dann die Intervention endoskopisch mittels ERC fortgesetzt werden kann (Rendezvous-Manöver).

8.13.2 Aktuelles

- Als Alternative nach Scheitern des ERCP-Zugangs werden aktuell sowohl die PTCD als auch die endosonografisch gestützte Cholangiodrainage von gastral aus diskutiert und im Rahmen prospektiver Studien verglichen.

8.13.3 Synonyme

- perkutane transhepatische Cholangiografie und Drainage

8.13.4 Keywords

- ERCP
- Cholestase
- Cholangitis
- Ikterus
- Stenose
- Gallengang

8.13.5 Definition

- Die PTCD ist ein etabliertes Verfahren zur Drainage und Intervention am Gallengang, wenn der peroral-transpapilläre Zugang nicht gelingt.
- Nach meist sonografisch gestützter Punktion der Gallenwege können mithilfe der Seldinger-Technik und über Schleusen die aus der ERCP bekannten biliären Interventionen durchgeführt werden.
- Eine Drainage zur Ableitung der Gallenwege wird möglichst bis in den Dünndarm vorgebracht (extern-interne Drainage).

8.13.6 Indikationen

- Die Indikation zum perkutanen Gallengangszugang entspricht weitgehend der Indikation zur ERCP und beinhaltet u. a.
  - maligne Gallenwegsobstruktionen (cholangiozelluläre, hepatozelluläre, Pankreaskarzinome, Metastasen),
  - benigne Gallenwegserkrankungen (Hepatiko-/Choledocholithiasis, primär oder sekundär sklerosierende Cholangitis, Gallenwegsverschluss nach Lebertransplantation) und
  - Gallenwegsleckagen.
- Die PTCD wird durchgeführt, wenn der Zugang mittels ERCP nicht möglich oder deutlich erschwert ist:
  - postoperativ: nach Billroth-II-Resektion, Gastrektomie mit Roux-Y-Schlinge, biliodigestiver Anastomose/Hepatiko-Jejunostomie, Adipositas-Chirurgie u. a.
  - bei nicht passierbarer Magenausgangs- oder Duodenalstenose
  - bei mittels ERC nicht sondierbarer Papille (Papillen-/Pankreaskarzinom, Sklerose, selten: Lage in Duodenaldivertikel) – hier ist ggf. ein perkutan-endoskopisches Rendezvous möglich
  - bei endoskopisch nicht ausreichend drainierbaren Arealen
  - bei Konkrementen, die lage- oder formbedingt transpapillär nicht adäquat therapiert werden können
  - bei derben oder mittels ERC schlecht angehbaren Stenosen (schlechte Kraftübertragung)
- In der klinischen Praxis wird meist zuvor ein endoskopischer Versuch gescheitert sein (klassische ERC oder bei postoperativ veränderter Anatomie mit Geradeausoptik/ballongeführtem Endoskop).

8.13.7 Kontraindikationen

- ausgeprägter Aszites ohne adäquate Drainage(-möglichkeit)
- schwere Gerinnungsstörung ohne ausreichende Korrektur (je nach Literatur Quick < 40–50 %, Thrombozyten < 40 000–50 000/µl)
- Schwangerschaft
- nicht ausreichend einstellbarer Zugangsweg
- multiple intrahepatische Stenosen

8.13.8 Aufklärung und spezielle Risiken

- Risiken der Sedierung/Narkose
- frühe und späte Komplikationen der Intervention
- Komplikationen im langfristigen Verlauf
- Risiken der Durchleuchtung

- Alternativinterventionen
- Risiken bei Unterlassung der PTCD

8.13.9 Präoperative/präinterventionelle Diagnostik

- Präinterventionell sollte eine Schnittbildgebung der Leber vorliegen:
  - Sonografie
  - Computertomografie
  - Magnetresonanztomografie/MRCP
- Die Schnittbildgebung sollte sichtbar machen:
  - Ursache der Cholestase,
  - Gallengangsanatomie (Stenosen-/Verschlusslokalisation, Ausmaß und Lokalisation der Cholestase),
  - umgebende Organe (zur Vermeidung potenzieller Komplikationen durch Fehlpunktion).

8.13.10 Material

Tab. 8.6 Material für PTCD.

Punktion	Drainage
Lochtuch, OP-Tücher sterile Abdeckung von Röntgenröhre, Steuerungseinheit, Sonografiegerät Punktionsschallkopf mit Nadelführung (steril) Lokalanästhesie Skalpell (Klingenform 11) Chiba-Nadel (22G) Kontrastmittel, steril (z. B. 5-ml- und 20-ml-Spritzen) NaCl 0,9 %, steril (z. B. 10-ml-Spritzen) 0,018" Draht Schleuse, dünnlumig Klemmen	0,035" Draht Dilatatoren (z. B. 7/8/10 Fr) Drainage (Schlitz-)Kompressen Nahtmaterial 3-Wege-Hahn Ablaufbeutel (bei externer Drainage) weitere Materialien: je nach Intervention, vgl. ERC

8.13.11 Durchführung

- Meist wird in Rückenlage von rechts lateral punktiert.
- Bei Durchführung als Rendezvous mit der ERCP kann in Bauchlage punktiert werden, ein Rendezvous ist jedoch auch zweizeitig möglich.
- Ein Zugang über den linken Leberlappen von epigastrisch ist in Rückenlage möglich.
- Eine Antibiotikaprophylaxe sollte bei Neuanlage und potenziell fehlender kompletter Drainage aller kontrastierten Areale erfolgen.
- Die sonografische Darstellung des Recessus costodiaphragmaticus rechts in tiefer Inspiration ist sinnvoll zur Vermeidung transpleuraler Punktionen.
- Die PTCD wird unter sterilen Bedingungen in (Analgo-)Sedierung (seltener: Intubationsnarkose) angelegt.
- Nach Lokalanästhesie und kleiner Stichinzision wird sonografisch gesteuert (seltener: unter Durchleuchtung oder CT-gesteuert) mit einer dünnlumigen (22-G-)Chiba-Nadel punktiert (▶ Abb. 8.27).
- Bei korrekter Nadellage im Gallengang fließt Galle zurück bzw. lassen sich die Gallengänge unter Durchleuchtung kontrastieren, ansonsten wird unter Nadelrückzug langsam Kontrastmittel injiziert, bis sich das Gallenwegsystem darstellt.
- Galle kann zur mikrobiologischen Diagnostik asserviert werden.
- Nach Entfernung des Trokars wird ein dünner (0,018") Draht vorgelegt.
- Über einen dünnlumigen Katheter (z. B. 5 Fr) kann komplett dargestellt werden und je nach weiterer Intervention ein stabiler Draht (z. B. 0,035") vorgelegt werden, mit dem häufig auch besser über schwierige Stenosen navigiert werden kann.
- In Seldinger-Technik werden Punktionstrakt und Stenose bougiert (z. B. 7–8–10 Fr), anschließend eine Drainage (z. B. 8,5–10 Fr) eingelegt und fadenfixiert.
- Bei externer Drainage (Lage in den Gallengängen) wird ein Ablaufbeutel angeschlossen, der bei extern-interner Drainage (Lage der Sondenspitze im Dünndarm) entfallen kann.
- Falls eine Lage bis nach intern nicht gelingt, kann nach Dekompression der Gallenwege einige Tage später erneut eine Internalisierung versucht werden.
- Für weitergehende Interventionen (Steinentfernung, Lithotripsie, Stenteinlagen, Cholangioskopie etc.) ist die Vorlage einer Schleuse sinnvoll.
- Für einen großlumigeren Zugang sollte der Punktionstrakt vor weiterer Bougierung 2–5 Tage „reifen".
- Die Drainage wird 1–2 ×/d mit sterilem Kochsalz (ca. 10 ml) gespült; Aspiration des injizierten Volumens nur bei externer Drainage.
- Die Dauer der Einlage richtet sich nach der Indikation.
- Ein Wechsel erfolgt in Seldinger-Technik in etwa alle drei Monate bzw. nach Kontrolle der Cholestaseparameter.

8.13.12 Mögliche Komplikationen

Intraoperative Komplikationen

- Die häufigste Komplikation ist die Blutung, die aus Interkostalgefäßen oder arteriellen/portalvenösen Lebergefäßen auftreten kann.
  - Letzteres kann sich auch als Hämobilie (und somit unter dem Bild einer gastrointestinalen Blutung) manifestieren.
  - Bei leichten intrahepatischen Blutungen kann oft zugewartet werden, ggf. auf eine Drainage gewechselt werden, die die portobiliäre/arteriobiliäre Fistel gut abdeckt (z. B. andere Seitenlochung der Drainage).
  - Bei Blutungen aus dem Stichkanal kann tamponiert werden, ggf. muss radiologisch interveniert werden.

8.13 Perkutane transhepatische Cholangiodrainage

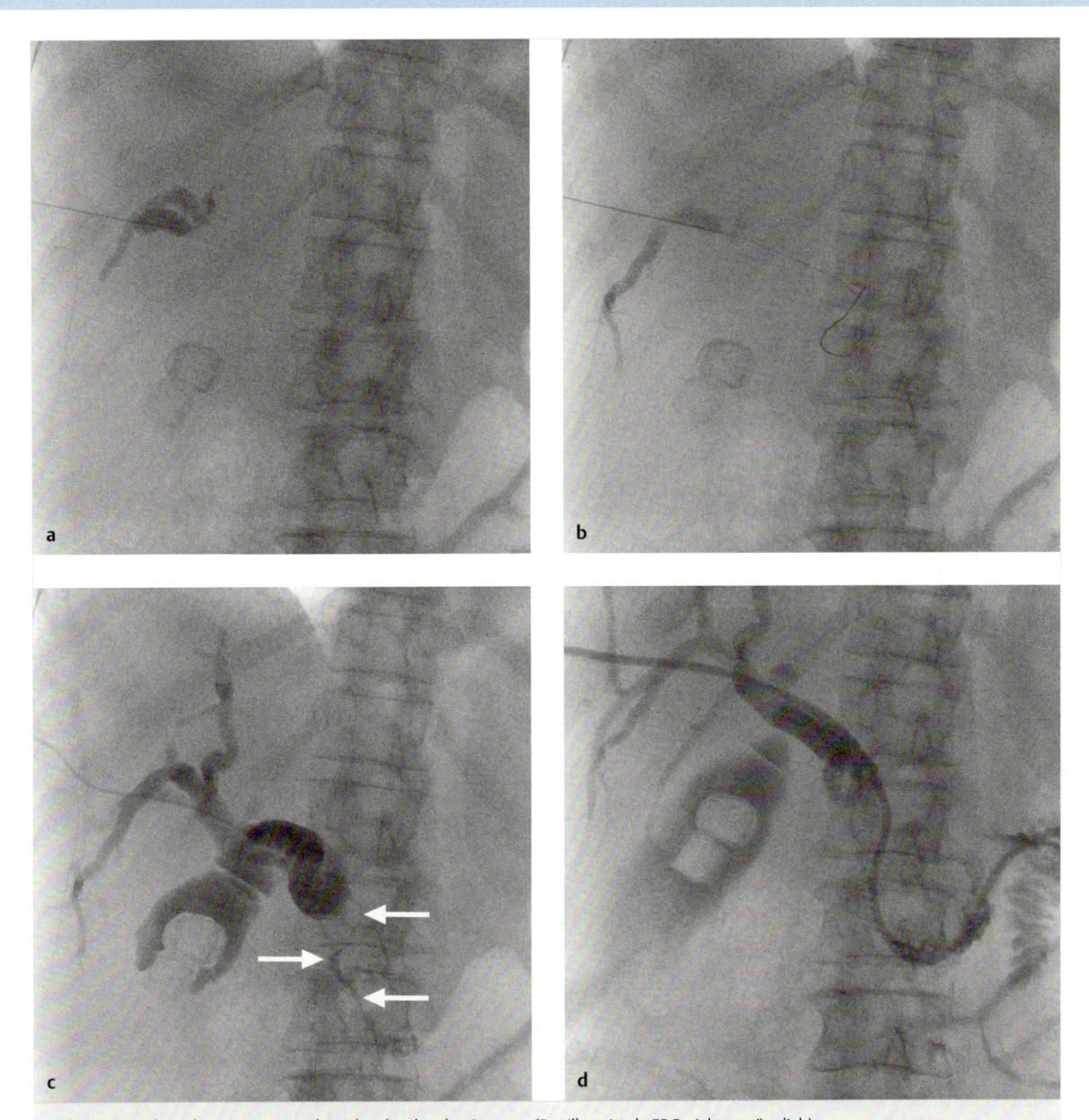

Abb. 8.27 Pankreaskarzinom mit subtotaler duodenaler Stenose (Papille mittels ERC nicht zugänglich).
a Punktion mit einer 22-G-Chiba-Nadel von rechts interkostal unter sonografischer Kontrolle, Applikation einer geringen Kontrastmittelmenge zur Darstellung der Segmentäste. Nebenbefundlich Gallenblasenkonkremente.
b Vorschub eines 0,018"-Drahts und Entfernung der Nadel.
c Über 5-Fr-Katheter Darstellung der hochgradigen Stenose im DHC (Pfeile) durch das Pankreaskarzinom.
d Nach Drahtpassage nach duodenal Einseldingern einer 8-Fr-Münchner Drainage mit Lage der Sondenspitze bei Treitz, Verifizierung der korrekten, drainierenden Lage mit Kontrastierung der intrahepatischen Gallenwege und Dünndarm.

- Bei Cholangitis kann es zu einer Keimverschleppung kommen, die bereits während der Intervention klinisch manifest werden kann. Daher ist die antimikrobielle Abdeckung periinterventionell essenziell.
- Eine Galleleckage kann nach intraabdominell (Aszites) oder perkutan auftreten und kann häufig durch Wechsel auf eine dicklumigere Drainage behandelt werden.
- Bei (seltener) transpleuraler Punktion können atemabhängige Schmerzen, bilirubinhaltiger Pleuraerguss oder ein Pneumothorax auftreten.
  - Bei Zugang von links/epigastrisch kann es zu Fehlpunktionen mit Verletzung von Magen oder Colon transversum kommen.

Postoperative Komplikationen

- Spätkomplikationen (> 24 h) umfassen:
  - Drainagendislokation und -verschluss
  - entzündliche Komplikationen (lokal oder entlang der Drainage, cholangitische Abszesse)
  - lokale Hautirritationen
  - Blutungen
- Leichte Komplikationen treten im einstelligen Prozentbereich, schwere seltener auf.
- Die für die ERCP typische Post-ERCP-Pankreatitis tritt nach PTCD sehr selten auf, da die Manipulation der Papille meist entfällt.
- Angesichts der frühen Komplikationen, insbesondere der Blutung, sollte der Patient nach PTCD-Neuanlagen für 24 h nachüberwacht werden.

8.13.13 Quellenangaben

[1] Denzer U, Beilenhoff U, Eickhoff A et al. S2k Leitlinie Qualitätsanforderungen in der gastrointestinalen Endoskopie. Z Gastroenterol 2015; 53:E1–E227
[2] Meining A, Götz M. Endoskopisch retrograde Cholangio-Pankreatikographie, In: Kähler G, Götz M, Senninger N, Hrsg. Therapeutische Endoskopie im Gastrointestinaltrakt. Berlin, Heidelberg: Springer; 2015: 67–96

8.14 Therapeutische Endosonografie

S. Hollerbach, C. Jürgensen

8.14.1 Steckbrief

Zu Beginn beschränkte sich die Endosonografie (EUS) auf diagnostische Interventionen (siehe Kap. 1.5). Mittlerweile wird die EUS jedoch immer mehr zu therapeutischen Zwecken genutzt. Faszinierend sind die vielfältigen Möglichkeiten und vertretbare Komplikationsraten. Allerdings handelt es sich bei der interventionellen EUS um eine anspruchsvolle Technik, die eine sichere Beherrschung sowohl der konventionellen Endoskopie mit Seitblickgeräten als auch der perkutanen Sonografie voraussetzen. Das dazu nötige Maß an Training und Spezialisierung sollte also vorhanden sein, bevor man sich in diese „filigrane" Technik einarbeitet. Die folgenden Abschnitte geben einen Überblick über die therapeutischen Möglichkeiten der EUS. Dabei ist stets zu berücksichtigen, dass sich die EUS-FNP als „Work in Progress" versteht und sicher neue Entwicklungen folgen werden.

8.14.2 Synonyme

- endoskopischer Ultraschall
- endoskopische Ultraschalluntersuchung

8.14.3 Keywords

- EUS-gesteuerte Pseudozystendrainage
- EUS-gesteuerte Plexusneurolyse
- EUS-gesteuerte Cholangiodrainage (EUS-CD)
- EUS-gesteuerte Pankreasdrainage (EUS-PD)

8.14.4 Definition

- Die EUS ist die Kombination von Ultraschall und Videoendoskopie.
- Sie kann über den Arbeitskanal mit diagnostischen Feinnadelpunktionen (EUS-FNP) und EUS-Therapien wie Stents und Drainagen kombiniert werden.

8.14.5 Indikationen

Aktuelle und experimentelle Möglichkeiten der EUS-Therapie

- EUS-gesteuerte Plexus-coeliacus-Neurolyse zur Schmerztherapie beim Pankreas- und Papillenkarzinom.
- EUS-gesteuerte „One-step"-Drainagentherapie von Pankreaspseudozysten (mit Stent- bzw. Drainagenanlage)
- EUS-gesteuerte Cholangiodrainage (EUS-CD)
- EUS-gesteuerte Pankreasdrainage (EUS-PD)
- EUS-gesteuerte endoskopische Mukosaresektion (EUS-EMR)
- EUS-gezielte Varizensklerosierung

Experimentelle therapeutische Möglichkeiten

- EUS-gesteuerte intratumorale Injektionstherapie (EUS-FNI) mit Zytostatika, Chemotherapeutika, Immunmodulatoren
- EUS-gesteuerte Radiofrequenzablation von Tumoren (Pankreaskarzinom, Lebermetastasen, retroperitoneale Tumoren)
- EUS-gesteuerte lokale Lasertherapie oder photodynamische Therapie
- EUS-gesteuerte transendoskopische Chirurgie (NOTES), z. B. transmurale Lymphknotenentnahme, Gastrojejunostomie

8.14.6 Kontraindikationen

- fehlende Einwilligung des Patienten
- im Punktionsweg liegende blutungsgefährdete Gefäße
- schlechter Performance-Status des Patienten (Karnofsky-Index < 70 %)
- Gerinnungsstörungen (Quick 50 %, Thrombozyten < 50 000)

8.14.7 Anästhesie
- siehe Kap. 1.5

8.14.8 Aufklärung und spezielle Risiken
- Die Aufklärung erfolgt analog zu den standardisierten Verfahren der gastroenterologischen Endoskopie.
- Eine korrekte Aufklärung enthält zeitgerecht genaue Angaben zur Art und möglichen Komplikationen
  - der Sedierung,
  - der Lagerung und
  - des geplanten Eingriffs.
- Je nach Fallschwere ist über die individuellen bzw. speziellen Risiken aufzuklären.
  - Dabei sind v. a. die häufigeren Ereignisse und deren Behandlung in patientenverständlicher Sprache zu dokumentieren.
- Der Patient sollte den Durchschlag der Dokumentation erhalten.
- Bei Hochrisikoeingriffen oder anderen speziellen Umständen sollte der Operator selbst mit aufklären bzw. unterschreiben.

8.14.9 Material
- Echoendoskope
- Punktionsnadelsysteme
- Details siehe Kap. 1.5

8.14.10 Durchführung

Interventionsschritte

Plexus-coeliacus-Neurolyse (EUS-FNI)
- Mit einem linearen Echoendoskop (Longitudinalschallkopf) kann die Wurzel des Truncus coeliacus bei fast allen Patienten gut an ihrem Abgang aus der Aorta abdominalis dargestellt werden (▶ Abb. 8.28).
- Der Plexus coeliacus und seine Gangliennetze liegen in der Regel anatomisch in einem Bereich, der unmittelbar ventral und lateral vom Trunkusabgang im umgebenden Weichteilgebiet lokalisiert ist (▶ Abb. 8.29a).
- Das Echoendoskop liegt dabei im proximalen Magen wenige Zentimeter unterhalb des Zwerchfelldurchtritts des Ösophagus.
- Ist dies geschehen, wird die 22-G-Punktionsnadel (oder eine 20G-Spezialnadel mit Seitenlöchern) unter Sicht vorsichtig durch die Magenwand in das Gewebe um den Truncus coeliacus vorgeführt.
- Die Lage der Nadel kann durch gezielten Kontrastmittelinjektion auch röntgenologisch noch besser dargestellt werden (▶ Abb. 8.29b), was aber nicht zwingend erforderlich ist.

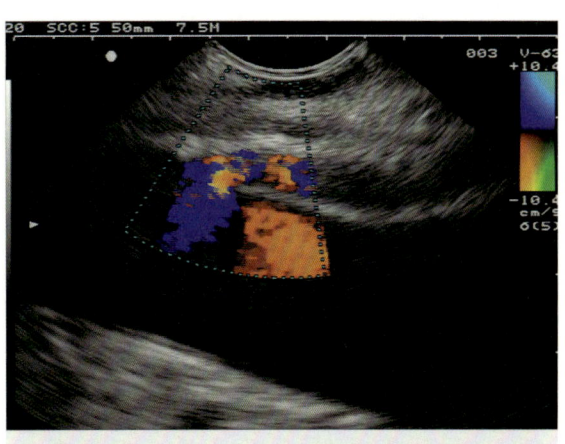

Abb. 8.28 EUS-Darstellung des Truncus-coeliacus-Abgangs ventral aus der Aorta abdominalis unterhalb des Zwerchfells durch den Magen. Die farbkodierte Duplexsonografie erleichtert das Auffinden der Gefäßstrukturen und erlaubt die Darstellung der fortlaufenden Gefäßperfusion auch während eines EUS-gesteuerten Eingriffs. (Quelle: Hollerbach S, Burmester E. Interventionelle Endosonographie (EUS/EUS-FNP) in Diagnostik und Therapie. In: Riemann J, Fischbach W, Galle P, Mössner J, Hrsg. Gastroenterologie in Klinik und Praxis. Stuttgart: Thieme; 2007: 285–304)

- Die besten Ergebnisse werden erzielt, wenn die Nadelspitze zunächst die Wand des Truncus coeliacus gerade berührt und dann um ca. 1–2 mm zurückgezogen wird, was aber viel Übung erfordert.
- Danach erfolgt zunächst die Injektion von 10–15 ml Bupivacain (0,25 %) beidseits um den Trunkusabgang zur lokalen Anästhesie.
  - Dabei muss strikt auf einen ausreichenden Sicherheitsabstand von der Arterienwand zur Vermeidung vaskulärer Komplikationen geachtet werden.
- Anschließend erfolgt in gleicher Weise vorsichtig die Applikation von 10–15 ml Ethanol 98 % (absoluter Alkohol).
- Die vorhergehende Gabe von Lokalanästhetika ist unbedingt notwendig, um zwar transiente, aber sehr heftige durch Alkohol ausgelöste, lokale Schmerzen zu vermeiden.
- Während der Injektion von Alkohol wird die sonografische Sicht des „Zielfelds" ständig schlechter, da die Lösung sehr echogene Ultraschallartefakte erzeugt.
- Daher sollte die Applikation als Bolus 2× auf jede Seite zügig erfolgen und der Eingriff danach gleich beendet werden.
- Ein Vorteil ist in diesem Zusammenhang, dass dieser minimalinvasive Eingriff in der Regel ambulant und auch fakultativ am Ende der endosonografischen Diagnostik im Sinne eines endosonografischen „One-Stop-Shopping" durchgeführt werden kann:
  - Wird bei einer EUS-Untersuchung ein inoperables Pankreaskarzinom vorgefunden, so kann bei einem Patienten mit erheblichen Schmerzen in der gleichen

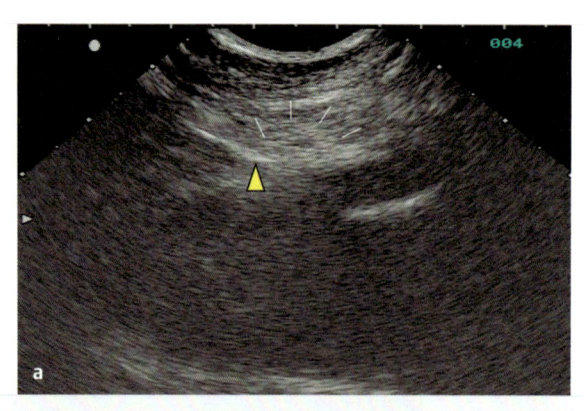

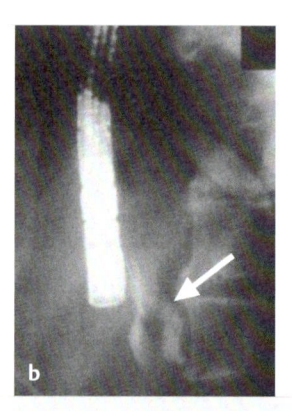

Abb. 8.29 EUS-gesteuerte Plexus-coeliacus-Infiltrationstherapie. (Quelle: Hollerbach S, Burmester E. Interventionelle Endosonographie (EUS/EUS-FNP) in Diagnostik und Therapie. In: Riemann J, Fischbach W, Galle P, Mössner J, Hrsg. Gastroenterologie in Klinik und Praxis. Stuttgart: Thieme; 2007: 285–304)
a Transgastrische EUS-Darstellung der Region des Plexus coeliacus (Pfeile) vor der Trunkuswurzel. Hier befindet sich der beste Injektionsort für eine Plexusblockade.
b Röntgenologische Darstellung der EUS-gesteuerten Plexus-coeliacus-Infiltrationstherapie. Während der Injektion des Analgetikums werden gleichzeitig 10 ml Röntgenkontrastmittel appliziert und dadurch wird die Lage der Injektionsnadel um den Truncus coeliacus röntgenologisch sichtbar gemacht.

Sitzung FNP-Diagnostik, lokoregionäres Staging und ggf. eine Plexus-Neurolyse durchgeführt werden.
- Zusammenfassend muss jedoch gesagt werden, dass die moderne Schmerztherapie die wahrscheinlich doch relativ geringen Effekte der EUS-gesteuerten Plexusneurolyse vielfach unnötig macht.

Drainage von Pankreaspseudozysten (EUS-gesteuerte Zystoenterostomie)

- Die häufigsten Prozesse, die durch endoskopisch-transmurale Verfahren erfolgreich therapiert werden können, sind symptomatische Pankreaspseudozysten bei chronischer oder nach akuter nekrotisierender Pankreatitis (▶ Abb. 8.30).
- Grundsätzlich ist die Indikation zur Drainagetherapie bei einer zufälligen gefundenen oder neu aufgetretenen Zyste aber erst dann gegeben, wenn bestimmte Kriterien im Einzelfall erfüllt sind:
  - fehlende spontane Rückbildung (nach > 6 Wochen)
  - symptomatische (Pseudo-)Zyste
  - infizierte Zyste/Nekrose
  - Druck der Zyste/Nekrose auf umliegende Strukturen (mit Sekundärkomplikation)
  - Gefahr der Ruptur
  - Fehlen von Malignität
- Die Pseudozyste oder WOPN (Walled-off Pancreatic Necrosis: abgegrenzte Pankreasnekrose) sollten dem Gastrointestinaltrakt anliegen.
  - Der Abstand zwischen Magen- und Zystenlumen sollte < 10 mm sein.
- Im Idealfall ist die Muscularis des Magens oder Duodenums mit der benachbarten Zystenwand entzündlich verwachsen.

- Der Zugang kann vom Magen oder vom Duodenum aus gewählt werden.
- Eine transösophageale Ableitung ist unbedingt zu vermeiden, eine transjejunale Drainage nur selten zu erreichen.
- Ein transgastraler Eingriff ist für weitere Interventionen einfacher als ein transduodenaler.
- Der Punktionsort wird meist im proximalen Kontaktbereich gewählt.
  - Der Winkel zwischen Geräteachse und Punktionsweg ist so geringer und damit nur eine geringe Abwinkelung mit dem Albarran-Hebel erforderlich und die Kraftübertragung günstiger.
- Gefäße im Punktionsweg sollten mittels Dopplerdarstellung vermieden werden.
- Selbst bei ausgeprägter Varikosis infolge einer Thrombose der Milz- oder Portalvene ist somit fast immer ein Zugang zu finden.
- Die klassische Drainagetechnik beginnt mit
  - der endosonografisch gesteuerten Punktion durch eine 19-G-EUS-Nadel und
  - der Aspiration von Zysteninhalt zur weiteren Analyse (Mikrobiologie, Lipase, CEA, Zytologie).
- Anschließend ist die radiologische Darstellung mit Kontrastmittel möglich.
- Der Zugang wird dann über einen 0,035"-Draht gesichert.
- Dessen Lagekontrolle ist endoskopisch, radiologisch oder endosonografisch möglich.
- Die EUS-gesteuerte Variante
  - erlaubt es, zum einen auf Röntgenstrahlung, zum anderen auf die Insufflation von Luft zu verzichten,

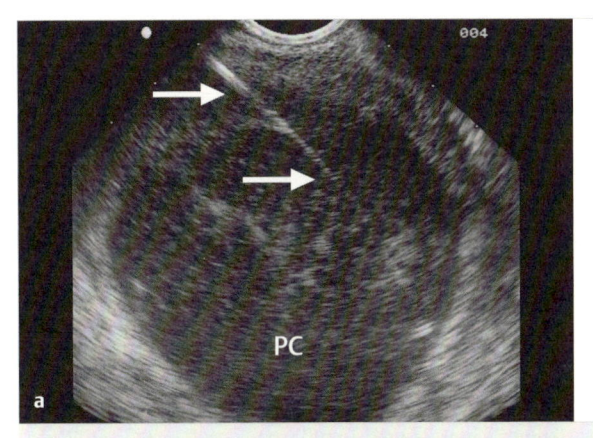

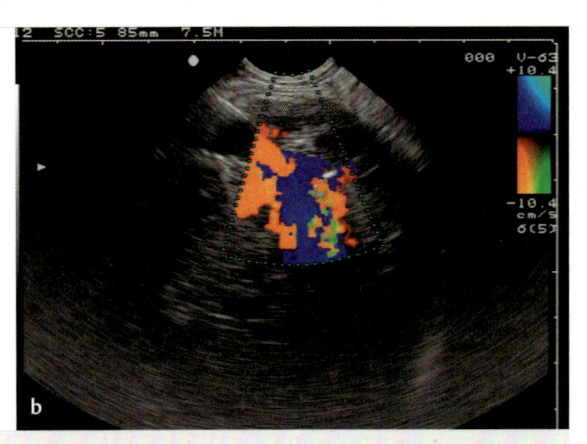

Abb. 8.30 EUS-gesteuerte Punktion und Injektion einer zystischen Pankreasraumforderung. PC: Pankreaspseudozyste. (Quelle: Hollerbach S, Burmester E. Interventionelle Endosonographie (EUS/EUS-FNP) in Diagnostik und Therapie. In: Riemann J, Fischbach W, Galle P, Mössner J, Hrsg. Gastroenterologie in Klinik und Praxis. Stuttgart: Thieme; 2007: 285–304)
a Der Transducer liegt der Zystenwand im Magen unmittelbar an. Unter Sicht wird hier eine Nadelpunktion mit Flüssigkeitsanalyse durchgeführt und danach ein Führungsdraht aus Metall (Pfeile) unter Sicht in das Zystenlumen eingebracht. Darüber sind dann viele weitere Behandlungsschritte möglich (Dilatation, Stentanlage, transgastrale Endoskopie u. a.).
b EUS-gesteuerte Injektionstherapie in ein Zystenlumen (dopplersonografisch kontrolliert). Injiziert wurden 20 ml Novocain zur Lokalanästhesie und dann 30 ml Ethanol zur Zystenlavage.

- erfordert aber einige Übung für das endoskopische Team.
- Sie bietet den Vorteil einer stabilen Position im luftleeren Magen und erlaubt eine sehr enge Endoskopführung am Drainageort.
- Über den Draht kann der Zugang erweitert werden, z. B. elektrisch durch ein drahtgeführtes Zystotom.
- Dieser jetzt weitere Kanal erlaubt die Platzierung einer (Doppel-)Pigtail-Drainage oder die Weitung mit einem Ballonkatheter.
- Das weitere Vorgehen sollte vom Therapieziel abhängig gemacht werden.
- Für reine Flüssigkeitsverhalte ist eine einzelne Doppelpigtail-Drainage oftmals ausreichend.
- Bei septischer Konstellation sichert eine Mehrfachdrainage den Abfluss.
- Nach Dilatation auf 10–12 mm ist problemlos die Platzierung von drei Drainagen möglich, die einen dauerhaften Abfluss garantieren.
- Sind Nekrosen vorhanden, sollte ein breiterer Zugang (18–20 mm) angestrebt werden.
- Die Aggressivität des Vorgehens richtet sich nach
  - Anatomie,
  - klinischen Erfordernissen und
  - dem Verlauf des Eingriffs.
- Bei entzündlicher Verwachsung von Zysten- und Magenwand kann meist bereits initial das Ziellumen durch Dilatation erreicht werden.
  - Ansonsten bietet sich ein mehrzeitiges Vorgehen an.
  - Dieses bietet dem Magen die Möglichkeit, um die Drainagen herum einen stabilen Kanal auszubilden.
- Alternativ zu dem beschriebenen Vorgehen finden zunehmend speziell für das endosonografische Vorgehen entwickelte Zystenstents Verwendung.
- Denkbare Vorteile sind
  - eine bessere Adaptation von Zysten- und Magenwand,
  - eine raschere Zystenentleerung und
  - der spontane Abgang von Nekrosen ohne endoskopische Manipulation.
- Weiterhin kann der Zugang mittels Metallstent mehrmals genutzt werden (wiederholte Nekrosektomie), sodass nicht bei jeder Sitzung die gelegten Plastikstents erneuert werden müssen.
- Die bisherige Datenlage zum Vergleich Plastik- vs. Metallstent ist kontrovers.
  - Es erscheint eine individuelle Therapieplanung abhängig vom Befund ratsam.
- Die eigentliche endoskopische Nekrosenentfernung kann transluminal mit verschiedenen Instrumenten erfolgen.
  - Mögliche Instrumente hierfür sind
    - Polypengreifer,
    - Schlinge,
    - Dormiakörbchen,
    - Greifzange oder
    - Bergebeutel.
  - Das „ideale" Instrument zur Nekrosektomie ist bisher nicht gefunden.
  - Die Entfernung erfolgt unter endoskopischer Sicht und ist sehr zeitaufwändig.
  - Deshalb sind zumeist mehrere Eingriffe erforderlich.

- Nach erfolgreicher Drainage und ggf. Abschluss der Nekrosenentfernung kann der Patient mit den transluminalen Drainagen entlassen werden.
- Eine Wiederaufnahme erfolgt nach 6–8 Wochen.
- Zu diesem Zeitpunkt hat sich die Zyste oder Nekrosehöhle in aller Regel zurückgebildet.
- Die Drainagen können entfernt werden.
- Als endoskopischer Hinweis für den Abschluss der Ausheilung kann die fehlende Eiterabsonderung bei Manipulation an der Drainage gelten.
- Insbesondere bei Auftreten eines Zystenrezidivs muss die Pankreasganganatomie erneut geprüft werden.
  - Eine persistierende Stenose oder ein kompletter Verschluss sind meist die Ursache.
  - Ratsam erscheint daher die Durchführung einer MRCP unter Sekretinstimulation zur Klärung, ob weiter Pankreassekret in den Verhalt sezerniert wird.
- Neben einer kausalen Therapie, z. B. mit einem überbrückenden Gangstent, kann dann eine Langzeit-Zystendrainage vielen Patienten eine Operation ersparen.

EUS-gesteuerte Cholangiodrainage (EUS-CD)

- In Pilotstudien bei Patienten mit fehlgeschlagener ERCP inkl. langem progradem Endoskop erfolgte eine erfolgreiche EUS-gesteuerte Punktion des linken Ductus hepaticus oder D. choledochus in sog. One-Step-Technik über den linken Leberlappen.
- Auf einem speziell vorgefertigten Nadelträgersystem mit innen liegendem Führungsdraht wird unter kombinierter endosonografischer Sicht und unter radiologischer Kontrolle ein Stent zwischen dilatiertem peripherem Gallengang und Magenrest bzw. Jejunallumen gelegt.
- Diese Technik gelang bei der Mehrzahl der Patienten, nur in wenigen Fällen schlug die Stenteinlage aufgrund technischer Schwierigkeiten fehl.
- Der maximale Beobachtungszeitraum betrug bei funktionsfähigem Stent bisher 9 Monate.
- Im Verlauf auftretende Okklusionen konnten durch Revision (Austausch/Neuanlage) beherrscht werden.
- Zusammenfassend ist die EUS-CD möglicherweise in wenigen, ausgewählten Fällen eine Alternative zur PTCD, insbesondere deshalb, da ein Überbrücken der Stenose nicht zwingend erforderlich ist.
- Eine entsprechende prospektive Studie mit größeren Fallzahlen gibt es jedoch noch nicht, erscheint aber dringend notwendig.
- Gegenwärtig muss dieses Verfahren noch als experimentell gelten.
- Es kann aber an interventionell erfahrenen EUS-Zentren als Therapiealternative bei ausgewählten Einzelfällen zur klinischen Anwendung kommen.

EUS-gesteuerte Drainage des Pankreasgangs

- Eine Abflussstörung des Pankreasgangs kann sich durch Schmerzen, Infektion und Zystenbildung bemerkbar machen.
- Wenn der Pankreasgang nicht über Major- oder Minorpapille zugänglich ist, stellt sich die Frage der Therapie über einen transluminalen EUS-gesteuerten Zugang.
- Dieser ist aufgrund der Punktionsachse und der Anatomie nur vom Magen aus machbar.
- Da der Pankreasgang im Rahmen der Abflussstörung zumeist dilatiert ist, sind EUS-gesteuerte Punktion und die Darstellung mit Kontrastmittel unter Durchleuchtung in aller Regel durchführbar.
- Gelingt es, einen Draht über den Gang und die Papille in das Duodenum vorzuführen, können weitere Manipulationen nach einem Rendezvous-Manöver transpapillär retrograd erfolgen.
- Das weitere Vorgehen wird zur Herausforderung, wenn eine solche Drahtpassage nicht gelingt oder die Papille endoskopisch nicht zugänglich ist.
- Der Vorlauf des Drahts im Gang beträgt nur wenige Zentimeter und bietet so nur eingeschränkt Stabilität.
- Gleichzeitig ist der Pankreasgang häufig nur in steilem Winkel punktierbar, sodass die Vorschubkraft auf die Gegenwand des Gangs gerichtet ist.
- In diesen Fällen ist ein dünnerer Draht (25") mit sehr weicher Spitze eine gute Option.
- Die Punktion sollte über eine 19-G-Punktionsnadel mit atraumatischer Spitze erfolgen.
- Das Gewebe ist insbesondere bei chronischer Pankreatitis derbe, die Dilatation mit Zystostom oder Ballon nach erfolgreicher Punktion und Drahtsondierung schwierig.
- Stents, die einen sicheren Abfluss des vom Punktionsort zumeist in beiden Richtungen weiter verlaufenden Pankreasgangs sichern, fehlen.
- Eine transgastrale Pankreasgangdrainage bietet daher insgesamt zahlreiche technische Herausforderungen (▶ Abb. 8.31).
- Bestand bei Intervention eine gute Indikation, und konnte der Eingriff erfolgreich durchgeführt werden, profitieren die Patienten zum Teil eindrücklich.
- Es fehlt aber ein etabliertes Langzeitkonzept: Oft kommt es zu einer spontanen Dislokation des transmuralen Stents.
- Überwuchernde Mukosa, schwierige Winkelverhältnisse und langer Weg zwischen Magen und Pankreasgang sind erschwerende Faktoren für einen Stentwechsel.
- Der Versuch führt häufig zum Verlust des Zugangs.
- Eine dauerhaft stabile Fistel nach spontanem Abgang oder Stententfernung etabliert sich eher selten.
- Zu den dankbarsten Aufgaben gehört die Reetablierung einer vernarbten oder überwachsenen Pankreatikogastrostomie.

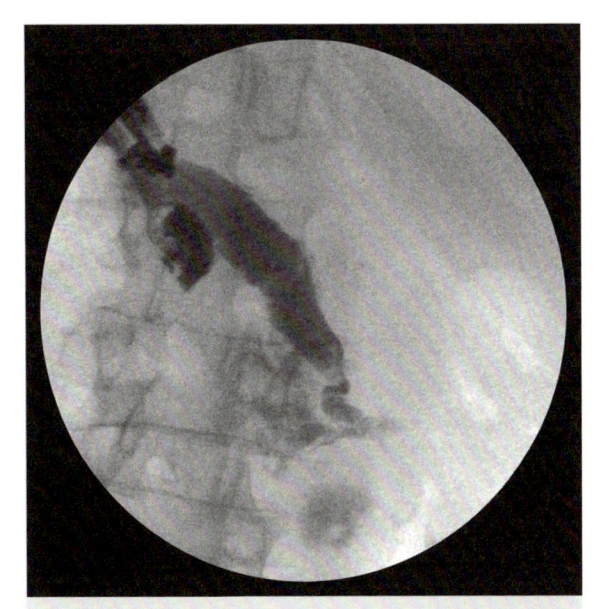

Abb. 8.31 EUS-gesteuerte Pankreatikografie bei chronischer Pankreatitis. Primär konnte der Ductus Wirsungianus nicht transpapillär mittels ERP dargestellt werden. Daher erfolgte hier die transgastrale Punktion des gestauten Pankreashauptgangs unter Sicht und darüber die EUS-gesteuerte Darstellung des Gangsystems mittels Kontrastmittelinjektion. Deutliche Gangveränderungen der chronischen Pankreatitis sind gut zu erkennen. (Quelle: Hollerbach S, Burmester E. Interventionelle Endosonographie (EUS/EUS-FNP) in Diagnostik und Therapie. In: Riemann J, Fischbach W, Galle P, Mössner J, Hrsg. Gastroenterologie in Klinik und Praxis. Stuttgart: Thieme; 2007: 285–304)

8.14.11 Mögliche Komplikationen

- Therapeutische Eingriffe unter EUS-Kontrolle sind mittlerweile Standardverfahren geworden.
- Neben dem allgemeinen Risiko der EUS-FNP muss dabei noch das therapiespezifische individuelle Risiko bei EUS-gesteuerten Therapiemaßnahmen einkalkuliert werden.
- Bei der Plexus-coeliacus-Blockade sind hauptsächlich milde Komplikationen beschrieben worden, wie transiente Diarrhö.
  - Dennoch sind Einzelfälle mit Pankreasabszess und AV-Malformations-Blutungen bekannt geworden, weshalb diese Patienten nach dem Eingriff streng klinisch überwacht werden müssen.
- Bei der EUS-gesteuerten Drainage von Pankreaspseudozysten und Nekrosen sind in allen Untersuchungsserien Einzelfälle mit Septikämie/Sepsis, schwerer Blutung und Peritonitis berichtet worden bzw. aufgetreten.
  - Genaue Zahlen zur Häufigkeit liegen aber dazu noch nicht vor.

8.14.12 Postoperatives Management

Nachsorge nach Zystoenterostomie

- Die Gabe von Antibiotika sollte nur periinterventionell erfolgen.
- Die Gabe von Protonenpumpenhemmern (PPI) ist umstritten, nach Erfahrungen der Autoren sollte sie aber aus Gründen der Sterilität des Magensafts und verbesserten Wundheilung unter Säure unterbleiben, wenn immer dies klinisch vertretbar ist.
- Zumeist kollabiert die Zyste nach erfolgreicher Drainage innerhalb weniger Tage.
- Bereits am Tag nach dem Eingriff sollten regelmäßige sonografische Untersuchungen transabdominell erfolgen, um das Kleinerwerden der Zyste zu dokumentieren.
- Nach einer Woche ist eine endoskopische Kontrolle der Stentposition und -durchgängigkeit indiziert.
- Ggf. können so bei Problemen entweder neue Stents oder zusätzlich eine nasozystische Spüldrainage eingeführt werden (CH 7).
- Ist eine Spülbehandlung notwendig, sollte die Drainage 2–3 × /d mit 500 ml NaCl (0,9 %) oder Ringerlösung gespült werden.
- Bei klinischer Besserung werden die Stents etwa 4 Wochen belassen und dann endoskopisch entfernt.

8.15 Photodynamische Therapie

M. Hollenbach, A. Hoffmeister

8.15.1 Steckbrief

Die photodynamische Therapie (PDT) ist ein minimalinvasives Verfahren zur lokalen Therapie epithelialer Veränderungen ohne große Tiefenausdehnung. In der klinischen Routine wird die PDT zur Therapie des Gallengangskarzinoms eingesetzt. Auch die Therapie des Ösophaguskarzinoms mittels PDT ist beschrieben. Die PDT beruht auf dem Prinzip der semiselektiven, lichtinduzierten Gewebedestruktion nach intravenöser Applikation eines Photosensitizers (PS). Der PS reichert sich im Tumorgewebe an. Mittels Endoskopie wird eine photoemittierende Sonde unmittelbar in die Nähe der Zielläsion gebracht. Unter Einfluss von Licht des roten Farbspektrums entstehen intratumoral Sauerstoffradikale, die zum Zelltod führen. Die geringe Eindringtiefe limitiert die Methode auf die Therapie von oberflächlichen Frühkarzinomen bzw. den palliativen Therapieansatz. Komplikationen umfassen meist die Photosensibilität der Haut und Infektionen.

8.15.2 Aktuelles

- Neben Gallengangs- und Ösophaguskarzinom liegen auch neuere Daten vor zur Anwendung der PDT bei
  - Bronchialkarzinom,
  - HNO-Tumoren,
  - Pleuramesotheliom,
  - Urothelkarzinom,
  - Uteruskarzinom,
  - kolorektalen Karzinomen und
  - dermatologischen Erkrankungen.
- Erste Fallberichte berichten über den Einsatz der PDT bei
  - der Therapie des Wassermelonenmagens (GAVE-Syndrom),
  - intraduktalen papillären muzinösen Neoplasien (IPMN) des Pankreas,
  - rezidivierenden Ösophagusvarizen und
  - der Therapie des Helicobacter pylori.
  - Diese müssen allerdings noch weiter validiert werden.
- Neue Entwicklungen beinhalten Metallstents mit PS-Beschichtung für die einfache Durchführung repetitiver PDT.
- Das Prinzip der Photoemission wird auch zur diagnostischen Visualisierung maligner Strukturen intraoperativ bzw. mittels Live-Endoskopie genutzt.
- PS der dritten Generation (an Nanopartikel gebunden zur selektiven Anlagerung an der Zielläsion) werden in klinischen Studien untersucht.

8.15.3 Synonyme

- Lichttherapie
- Lasertherapie

8.15.4 Keywords

- Photosensitizer
- Gallengangskarzinom
- Klatskin-Tumor
- Emitter-Sonde

8.15.5 Definition

- Die PDT ist ein minimalinvasives Verfahren zur lokalen Therapie epithelialer Veränderungen ohne große Tiefenausdehnung.
- Sie beruht auf dem Prinzip der semiselektiven, lichtinduzierten Gewebedestruktion nach intravenöser Applikation eines PS.

8.15.6 Indikationen

- Häufigste gastrointestinale Indikation ist das **hiläre cholangiozelluläre Karzinom**.
- Fallserien belegen den diagnostischen Stellenwert der Photoemission bei V. a. Peritonealkarzinose und Magenkarzinom.
- Nicht Gegenstand dieses Kapitels ist die Anwendung
  - in der Dermatologie sowie
  - bei pulmonalen,
  - HNO-,
  - urologischen und
  - gynäkologischen Neoplasien.

8.15.7 Kontraindikationen

- **absolute Kontraindikationen:**
  - bekannte Hypersensitivität zu den verwendeten PS oder weiteren Komponenten
  - bekannte Porphyrieerkrankung
  - Photodermatosen
  - Schwangerschaft/Stillzeit
  - Kinder
- **relative Kontraindikationen:**
  - Granulozyten $< 2{,}5 \times 10^9/l$; Thrombozyten $< 50 \times 10^9/l$; INR $> 1{,}5$; Kreatin oder Bilirubin $> 1{,}5 \times$ oberer Normalwert; ASAT, ALAT oder AP $> 2{,}5 \times$ oberer Normalwert
  - Lebermetastasen, da PDT hier nicht wirksam
- Aufgrund der Verfügbarkeit der Radiofrequenzablation (RFA) und der endoskopischen Submukosadissektion (ESD) sowie der Stentimplantationen sollte die PDT nicht mehr verwendet werden bei
  - Plattenepithel- und
  - Adenokarzinomen des Ösophagus sowie
  - bei neoplastischer Barrettschleimhaut.

8.15.8 Anästhesie

- Je nach gewähltem Zugangsweg erfolgt die Untersuchung entweder in konventioneller Analgosedierung oder Propofolkurznarkose.
- Die Durchführung der Intervention in Intubationsnarkose ist nur in Ausnahmefällen notwendig.

8.15.9 Aufklärung und spezielle Risiken

- allergische Reaktionen
- Phototoxizitität bis zu 6 Wochen: Meiden von direktem Sonnen- und Lampenlicht obligat, danach langsames Steigern der Lichtexposition

8.15.10 Material

- Standardausrüstung für ERCP oder PTCD
- **Lichtquelle:** früher Nd:YAG-Laser, heute meist Diodenlaser mit hoher Lichtdosis (meist $100 \, J/cm^2$)
- **Sonden** als Lichttransportsystem (flexible zylindrische Diffusorspitzen)

Tab. 8.7 Verfügbare Photosensitizer.

Photosensitizer	Wellenlänge	Generation	Bemerkungen
Porfimer (Polyhematoporphyrin)	630	1	gute Gewebepenetration, lange Photosensibilität (4–6 Wochen)
5-Aminolävulinsäure (ALA)	632	2	Prodrug, auch oraler Einsatz möglich, geringe Eindringtiefe, kurze Photosensibilität (2 Tage)
Talaporfin	664	2	Photosensibilität < 2 Wochen), Diodenlaser, 100 J/cm^2
Zink-II-Phthalocyanin	675–700	2	gute Gewebepenetration
Aluminium-sulfoniertes Phthalocyanin	675	2	gute Anreicherung im Tumorgewebe
Benzoporphyrin Derivat	690	2	kurze Photosensibilität, Anwendung bei altersabhängiger Makuladegeneration (AMD)
meta-Tetrahydroxy-phenylchlorin (mTHPC, Fosfan)	652	2	selektive Anreicherung im Tumorgewebe, gute Gewebepenetration
N-Aspartyl-chlorin e6 (NPe 6)	664	2	geringe klinische Erfahrung
Motexafin lutetium	732	2	sehr gute Gewebepenetration, schnelle Aufnahme und Ausscheidung
Chlorin (Temoporfin)	652	2	sehr gute Gewebepenetration
Purpurin	665	2	-
Texaphyrin	730	2	-
Indocyaningrün	805	2	-

- **Geräte zur Licht- und Medikationsdosimetrie** und Dosisberechnung vor der Untersuchung
- **Photosensitizer:**
  - nahezu alle verwendeten Substanzen sind Derivate der Porphyrine und kumulieren in Tumorzellen.
  - Diese absorbieren Licht bestimmter Wellenlänge und konvertieren die Lichtenergie auf biochemische Reaktionen.
  - Die PDT wird daher auch als „artifizielle Porphyrie" bezeichnet.
  - Einen Überblick über die verfügbaren PS zeigt ▶ Tab. 8.7.
  - Im Gastrointestinaltrakt werden v. a.
    - 5-Aminolävulinsäure (ALA, für superfizielle Läsionen, Photosensibilität 2 Tage),
    - meta-Tetrahydroxy-phenylchlorin (mTHPC, gute Gewebepenetration, Photosensibilität 2 Wochen),
    - Porfimer und
    - Chlorin verwendet.
  - PS der 3. Generation: gebunden an Nanopartikel, die selektiv die Zielläsion erreichen (z. B. Antikörper, Folat, supermagnetische Eisenpartikel, noch wenig Erfahrung)
  - wenige vergleichende Studien mit verschiedenen PS

8.15.11 Durchführung

- Sowohl der typische Zugangsweg via ERCP als auch ein alternativer Zugangsweg via PTCD stehen zur Verfügung.
- Das Einführung der Laser(dioden)sonde ist auch via Single-Operator-Cholangioskopie möglich.
- Zunächst erfolgt die intravenöse Applikation des PS, im Anschluss muss das entsprechende Zeitintervall bis zum Beginn der PDT eingehalten werden:
  - **Porfimer:** Dosis 2 mg/kg KG, Intervall 2d
  - **ALA:** Dosis 60 mg/kg KG, Intervall 4h
  - **mTPHC:** Dosis 0,15 mg/kg KG, Intervall 3d
  - **Talarporfin:** Dosis 40 mg/kg KG, Intervall 5 h
- Ab dem Zeitpunkt der Applikation muss der Patient auf einen konsequenten Lichtschutz (Sonnen- und Lampenlicht!) achten.
- Während der PDT sollte die akzidentielle Bestrahlung anderer als der Zielläsionen vermieden werden.
- Je nach PS differiert die Dauer der Photosensibilität (siehe ▶ Tab. 8.7), im Anschluss sollte die Lichtexposition langsam gesteigert werden.
- Das prinzipielle endoskopische Vorgehen bei der PDT ist analog zur diagnostischen ERCP mit Sondierung des Gallengangs.
- Es wird die Bauchlagerung aufgrund der korrekten anatomischen Darstellung bevorzugt.
- Bei Anwendungen im biliären System kann die PDT auch über einen liegenden Metallstent (auch bei bilateralem Stenting) erfolgen.
- Über den Arbeitskanal des Duodenoskops (oder PTCD bzw. Cholangioskop) werden eine Standard ERCP-Sonde und über diese der Sonden-Emitter eingeführt und auf Höhe der Zielläsion platziert.
- Die Zielmarkierungen auf der Sonde sollten sich ca. 1 cm oberhalb und unterhalb der Läsion befinden (▶ Abb. 8.32).

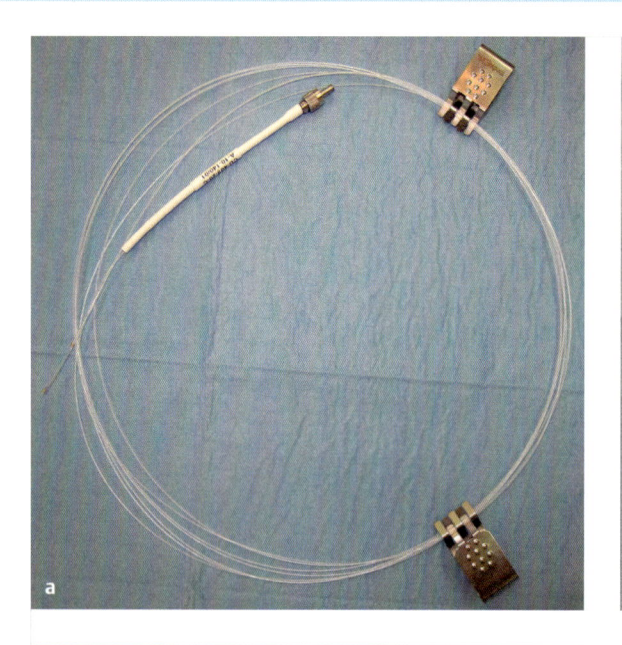

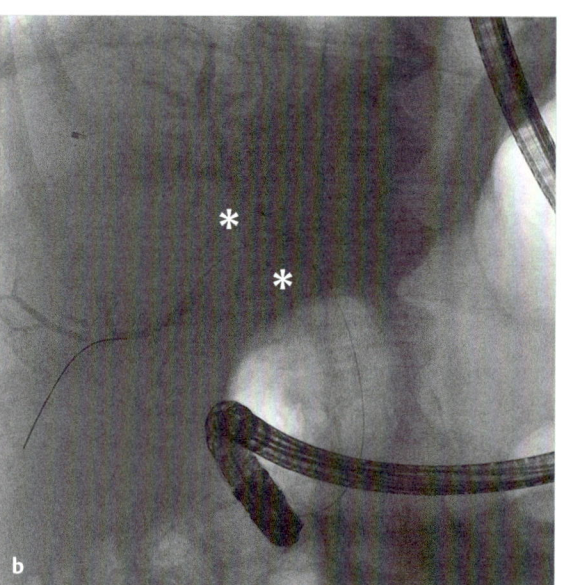

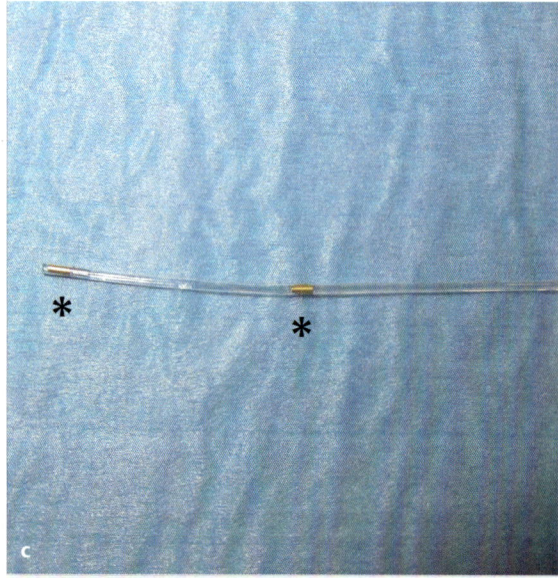

Abb. 8.32 Photodynamische Therapie.
a Emitter-Sonde.
b Einführen der Emitter-Sonde via ERCP über Sonde. Platzierung der Sonde mit Hilfe der Sondenmarker (*).
c Nahaufnahme der Emitter-Sonde mit röntgendichten Markern (*).

- Die Bestrahlung erfolgt mit
  - einer Lichtdosis von 60–150J/cm² sowie
  - einer max. Pulsenergie von 4mJ/Puls und
  - einer Frequenz von 40 Hz.
- Je nach Läsionsgröße und vorheriger Dosisberechnung sind Bestrahlungszeiten von 10–100 min notwendig.
- Nach Abschluss der PDT sollte die Implantation eines Gallengangsstents (vorzugsweise Plastikstent) erfolgen.

8.15.12 Mögliche Komplikationen

- Cholangitis (23%)
- Photosensitivität (bis 34%, siehe ▶ Tab. 8.7)
- Leberabszesse (7%)
- Cholezystitis (4%)
- Perforationen (2,3%)
- Aspirationspneumonie (1,8%)
- Blutungen aus arteriellen Fisteln

8.15.13 Postoperatives Management

- Überwachung und Kostaufbau nach Standard-ERCP-Protokoll
- Je nach verwendetem PS sollen die Patienten ausdrücklich direkte Sonneneinstrahlung und auch Lampenlicht für die empfohlenen Zeiträume meiden (2d bei ALA, 6 Wochen bei Porfimer).
- Eine langsame Steigerung der Lichtintensität im Verlauf wird empfohlen.
- nach 3–4d Kontrolle von Blutbild und Leberwerten

8.15.14 Ergebnisse

- **nicht resektable hiläre cholangiozelluläre Karzinome:**
  - Reduktion von Cholestase, Verbesserung der Lebensqualität, Stentfunktion und Überlebensraten (Stenting alleine vs. Stenting + PDT: 98 d vs. 493 d)
  - repetitive PDT ebenfalls möglich (bis zu 14)
  - mittlere Überlebensrate 5,9–12,4 Monate, in einigen Studien bis 24 Monate beschrieben
  - mit Cholangioskopie kann Zielläsion exakt identifiziert und selektiv mittels PDT versorgt werden (Überleben 386 d vs. 200 d im Vergleich zur ERCP-gesteuerter PDT)
  - PDT in Kombination mit Gemcitabin/Cisplatin zeigte Überlebensvorteil im Vergleich mit alleiniger PDT (520 d vs. 374 d)
  - PDT mit Chlorin zeigte längeres progressionsfreies Intervall als mit Porfimer
- in Einzelfällen als **Salvage-Therapie nach Versagen einer Chemotherapie** bei Ösophaguskarzinom in kurativer Intention:
  - Indikation:
    - keine Lymphknoten- oder Fernmetastasen
    - Stadium bis uT2
    - endoskopische Resektion nicht indiziert/möglich
    - keine operative Resektion möglich/gewünscht
  - vollständiges Ansprechen bei 59,5–76%
  - 5-Jahres-Überlebensrate 36,1%
- **neoplastische Barrettschleimhaut:**
  - Randomisierte Studien zeigten jeweils die Unterlegenheit einer PDT im Vergleich zur RFA und zur Argon-Plasma-Koagulation (APC) mit schlechterer Rate an kompletter Ablation der Barrettschleimhaut
  - kein Unterschied in der Rekurrenzrate zwischen endoskopischer Mukosaresektion (EMR) mit und ohne nachfolgender PDT
  - Daher sollte die PDT zur Ablation der Barrettschleimhaut nicht mehr verwendet werden.

8.15.15 Quellenangaben

[1] Choi HJ, Moon JH, Ko BM et al. Clinical feasibility of direct peroral cholangioscopy-guided photodynamic therapy for inoperable cholangiocarcinoma performed by using an ultra-slim upper endoscope. Gastrointest Endosc 2011; 4: 808–813
[2] Dolak W, Schwaighofer H, Hellmich B et al. Photodynamic therapy with polyhematoporphyrin for malignant biliary obstruction: A nationwide retrospective study of 150 consecutive applications. United European Gastroenterol J 2017; 1: 104–110
[3] Fakayode OJ, Tsolekile N, Songca SP et al. Applications of functionalized nanomaterials in photodynamic therapy. Biophys Rev 2018; 1: 49–67
[4] Gao F, Bai Y, Ma SR et al. Systematic review: photodynamic therapy for unresectable cholangiocarcinoma. J Hepatobiliary Pancreat Sci 2010; 2: 125–131
[5] Gray J, Fullarton GM. Long term efficacy of Photodynamic Therapy (PDT) as an ablative therapy of high grade dysplasia in Barrett's oesophagus. Photodiagnosis Photodyn Ther 2013; 4: 561–565
[6] Kahaleh M. Photodynamic therapy in cholangiocarcinoma. J Natl Compr Canc Netw 2012; 10: S44–S47
[7] Messmann H, Endlicher E, Gelbmann CM et al. Fluorescence endoscopy and photodynamic therapy. Dig Liver Dis 2002; 10: 754–761
[8] Ortner ME, Caca K, Berr F et al. Successful photodynamic therapy for nonresectable cholangiocarcinoma: a randomized prospective study. Gastroenterology. 2003; 5: 1355–1363
[9] Wentrup R, Winkelmann N, Mitroshkin A et al. Photodynamic Therapy Plus Chemotherapy Compared with Photodynamic Therapy Alone in Hilar Nonresectable Cholangiocarcinoma. Gut Liver 2016; 3: 470–475
[10] Wolfsen HC. Photodynamic therapy in gastroenterology: current status in the year 2000. Endoscopy 2000; 9: 715–719
[11] Yano T, Hatogai K, Morimoto H et al. Photodynamic therapy for esophageal cancer. Ann Transl Med 2014; 3: 29
[12] Yano T, Kasai H, Horimatsu T et al. A multicenter phase II study of salvage photodynamic therapy using talaporfin sodium (ME2906) and a diode laser (PNL6405EPG) for local failure after chemoradiotherapy or radiotherapy for esophageal cancer. Oncotarget. 2017; 13: 22135–22144

8.16 Polypektomie

J. Hochberger, V. Meves

8.16.1 Steckbrief

Die Polypektomie im Sinne der Abtragung prominenter Schleimhautvorwölbungen mit der Schlinge ist das häufigste therapeutische Verfahren im Rahmen einer hohen Koloskopie. Sie wird bei etwa 25% aller Untersuchungen eingesetzt. In geringerer Frequenz kommt die Polypektomie auch bei der Ösophago-Gastro-Duodenoskopie und der Enteroskopie zum Einsatz.

8.16.2 Aktuelles

- Die Polypektomie erfolgt heute überwiegend unter Verwendung von Hochfrequenz-Diathermie-Strom für Polypen ab 10 mm Größe.
- Die Kaltschlingen-Abtragung für Polypen unter 10 mm Größe findet jedoch zunehmend Verbreitung („Kaltschlingen-Revolution") [5]:

- verbesserte histologische Probenqualität kleiner Polypen nach Resektion
- geringere unbeabsichtigte tiefe Koagulation am Wundgrund mit Postpolypektomiesyndrom, Perforation oder sekundärer Nachblutung
- vereinfachte und beschleunigte Abtragung

8.16.3 Synonyme

- endoskopische Schlingenabtragung

8.16.4 Keywords

- endoskopische Mukosaresektion (EMR)
- Kaltschlingen-Abtragung
- Heißschlingen-Abtragung
- Postpolypektomiesyndrom

8.16.5 Definition

- Schlingenabtragung einer polypoiden Schleimhautveränderung
- Im Gegensatz zur endoskopischen Mukosaresektion (EMR) erfolgt bei der klassischen Polypektomie keine Flüssigkeitsunterspritzung unter die Läsion.
- Der Begriff Polypektomie wird überwiegend für die Abtragung sich vorwölbender Schleimhautveränderungen eingesetzt (Paris Ip, Paris Is).
- Die EMR wird klassischerweise bei der Abtragung flacher Schleimhautveränderungen (Paris IIa) angewendet.
- Zum Teil werden beide Begriffe synonym verwendet oder die EMR der Polypektomie untergeordnet.

8.16.6 Indikationen

- **polypoide Vorwölbungen der gastrointestinalen Schleimhaut**
  - bevorzugt gestielt
  - können durch Abtragung mit der Schlinge mit hoher Wahrscheinlichkeit reseziert werden
- Hauptaugenmerk vor der Abtragung liegt in der Erkennung, Differenzierung und adäquaten Therapie von
  - nicht neoplastischen, meist hyperplastischen Polypen, die u. U. nicht abgetragen und bei < 5 mm im Rektum nicht zwingend biopsiert werden müssen und
  - adenomatös-dysplastischen oder karzinomatös-degenerierten Polypen, die einer weiterführenden Diagnostik und Therapie bedürfen.
- Aktuell sollte standardmäßig die sog. Paris-Klassifikation zur endoskopisch-morphologischen Einteilung von Läsionen nach ihrer Wuchsform angewendet werden.
- Für Polypen > 2 cm Größe im Kolon wird zusätzlich die japanische Klassifikation flächiger Läsionen (LST: laterally spreading tumors) nach der Wuchsform und der Oberflächenstruktur eingesetzt.

- Zur Abschätzung des Abtragungsrisikos werden die Polypen gemäß den Empfehlungen der European Society of Gastrointestinal Endoscopy (ESGE) 2017 nach Größe in verschiedene Kategorien unterteilt [2]:
  - sehr kleine Polypen < 5 mm (engl. dimutive polyps)
  - kleine Polypen 6–9 mm (engl. small polyps)
  - Polypen mit einer Größe von 10–20 mm (engl. medium size polyps)
  - große Polypen > 20 mm (engl. large polyps)
- Läsionen > 30 mm Größe werden mitunter in einer zusätzlichen Kategorie im englischen Sprachgebrauch als „giant polyps" bezeichnet (Riesenpolypen, großflächige Polypen) [5].
- Allgemein werden Adenome > 1 cm Größe zum Ausdruck der erhöhten Kanzerogenität als fortgeschrittene Adenome (engl. advanced adenomata) bezeichnet [2].

8.16.7 Kontraindikationen

- Läsionen mit erhöhtem Malignitätsrisiko, bei denen die Gefahr besteht, durch die Resektion mit der Schlinge nur inkomplett abgetragen zu werden:
  - kolorektale Läsionen mit Nachweis
    - fokaler Karzinome oder
    - schwerer Dysplasien mit primärer Indikation zur chirurgisch-resektiven Therapie
- ulzerierte Läsionen (Paris III)

8.16.8 Anästhesie

- Die Polypektomie wird am häufigsten im Rahmen einer Vorsorge- oder einer gezielt therapeutischen Koloskopie eingesetzt.
- Dabei sind keine speziellen Sedierungsverfahren erforderlich.
- Eine anästhesiologische Evaluation und ein entsprechendes Standby sind lediglich empfehlenswert bei
  - geplanten Eingriffen über 2–3 h und bei
  - kardiopulmonalen Risiken.

8.16.9 Aufklärung und spezielle Risiken

- Die Aufklärung zur Polypektomie sollte immer in die Aufklärung zur Koloskopie integriert sein.
  - In 25–40 % aller Koloskopien werden Polypen gefunden.
- Eine rein diagnostische Koloskopie bei antikoagulierten Patienten, z. B. zum Tumorausschluss, ohne die Möglichkeit der Abtragung von Polypen in der gleichen Sitzung, sollte individuell streng abgewogen werden.
- Die Aufklärung umfasst im Wesentlichen die typischen Komplikationen der Endoskopie, wie
  - Blutung,
  - Perforation,
  - Verletzung benachbarter Organe,

- ○ Infektion und
- ○ Risiken der Sedierung.
- Mit dem Patienten sollte besprochen werden, dass insbesondere Polypen > 1 cm Größe unter Umständen in einem gesonderten, nochmaligen Eingriff unter optimalen elektiven Bedingungen abgetragen werden müssen.
- Behandlungsbedürftige, relevante Polypen im oberen Verdauungstrakt sollten bevorzugt elektiv in einem Zweiteingriff abgetragen werden [1].

8.16.10 Präoperative/ präinterventionelle Diagnostik

- Anamnese und Labor im Rahmen der üblichen Koloskopie-Vorbereitung
- Die Erfahrung und der optische Eindruck des Endoskopikers ist in den allermeisten Fällen entscheidend zur Beurteilung der **Resektabilität** einer Läsion durch Schlingen-Polypektomie.
- Die Unterspritzung der Läsion mit 0,9 %iger NaCl über eine endoskopische Injektionsnadel gibt oftmals zusätzlich Auskunft über die potenzielle Resektabilität der Läsion.
- Eine **Biopsieentnahme** zur Dignitätsklärung vor potenzieller Schlingenabtragung ist insbesondere bei Verdacht auf malignes Wachstum sinnvoll.
- Ein erhöhtes **Blutungsrisiko** besteht bei Polypen > 10 mm Größe.
- Blutungsrisiko und **gerinnungshemmende Medikation**:
  - ○ Bei Patienten unter Azetylsalizylsäure (ASS) oder anderer Monotherapie mit einem nicht steroidalen Antirheumatikum (NSAR) ist nach Überprüfung der generellen Indikation keine Unterbrechung der Therapie notwendig [1], [2].
  - ○ Bei geplanter Abtragung von Polypen > 10 mm sollten P2Y12-Rezeptorantagonisten (z. B. Clopidogrel, Prasugrel, Ticagrelor)
    - – 5d vor dem Eingriff pausiert und
    - – 24–48 h nach dem Eingriff wieder begonnen werden [2]. Ein Ersatz durch ASS/2 Wochen kann bei dtl. erhöhtem Blutungsrisiko erwogen werden.
  - ○ Für Polypen < 10 mm ist die Datenlage zum Blutungsrisiko bei Abtragung unter P2Y12-Rezeptorantagonisten zur Polypektomie noch nicht einheitlich. [2]
  - ○ Niedermolekulares Heparin, Vitamin-K-Antagonisten oder direkte orale Antikoagulanzien sollten bei geplanter Polypektomie gemäß der entsprechenden Vorgaben pausiert werden [1], [2].

8.16.11 Material

- Routine-**Endoskop** für die Koloskopie
- CO_2 und entsprechende Spülflasche
- **Spülpumpe** für Jet-Wasser-Kanal, ggf. laterale Einleitung über Arbeitskanal (z. B. Endowasher, Griessat, Solingen)
- **Einmal-Spülbeutel** (z. B. Glycine 1,5 % 3 l Ecobag, B. Braun, Melsungen) plus 3 ml Polysiloxanlösung (z. B. Espumisan, Berlin-Chemie, Berlin)
- **Blutstillungszubehör:**
  - ○ Hämoclips grün (Short Clip, Olympus, Hamburg)
  - ○ Microtech Clips blau und gelb (Shure Clip, Microtech, Düsseldorf)
  - ○ ggf. Coag Grasper (Olympus, Hamburg)
  - ○ ggf. Over-the-Scope-Clips (OTSC, Ovesco, Tübingen)
- **Elektrochirurgiegerät** (z. B. Vio 3, Erbe Tübingen), Elektrochirurgiekabel (sterilverpackt), weiteres Zubehör
- **Schlingen:**
  - ○ Vielzahl von Diathermieschlingen erhältlich (▶ Tab. 8.8)
  - ○ zu beachten [4]:
    - – Eigenschaften des Schneidedrahts
    - – Leichtgängigkeit
    - – direkte Kraftübertragung vom Handgriff auf die Schlinge
    - – realistisches Gewebegefühl beim Schließen der Schlinge
  - ○ Für die kalte Polypektomie werden oft hexagonale Schlingen mit einem Durchmesser von 10–13 mm aus einem sehr fein geflochtenen Litzendraht verwendet.
- **Unterspritzungsflüssigkeit:**
  - ○ Bei der klassischen Heißschlingen-Polypektomie erfolgt keine Unterspritzung.
  - ○ Die Mukosektomie mit Unterspritzung von Flüssigkeit ist der klassischen Polypektomie überlegen bezüglich Komplikationen durch Wundgrundkoagulation [2].
- **Spasmolytisch wirksame Medikamente** (Butylscopolamin, Glucagon) können während der Endoskopie gegeben werden, um
  - ○ die Bedingungen der Detektion und
  - ○ die Abtragungsbedingungen zu optimieren [1].
- **Polypenfalle:**
  - ○ kleiner Kunststoffbehälter mit siebartigem Filtereinsatz, um Gewebspartikel aufzufangen
  - ○ empfohlen bei der Entfernung von Polypen < 1,5 cm Größe oder bei nicht sicherer En-bloc-Resektion

Tab. 8.8 Übersicht über verschiedene Typen von Polypektomieschlingen. (Quelle: Jenssen C, Jennsen B. Polypektomie. In: Gottschalk U, Maeting S, Kahl S, Hrsg. Arbeitsplatzbuch Endoskopie. Stuttgart: Thieme, 2019: 196–216)

Schlingenform	Verwendung	Abbildung
ovale Schlinge mit Litzendraht	• Universalschlinge für die Polypektomie • ovaler, weicher Litzendraht • verschiedene Größen • für alle gestielten und breitbasigen Polypen geeignet	
ovale Schlinge monofil	• monofiler Draht • verschiedene Größen • schnelle und saubere Schnitte • wenig Koagulationswirkung • sehr guter Halt an flachen Läsionen	
hexagonale Schlinge mit Litzendraht	• für die Standardpolypektomie geeignet • verschiedene Größen	
halbhexagonale Schlinge	• für die Standardpolypektomie geeignet • besondere Ausführung für die Kappenmukosektomie • monofil oder mit Litzendraht erhältlich	
Schlinge mit Widerhaken	• Widerhaken für sicheren Halt bei flachen Adenomen	
Kombischlinge (Schlinge und Injektionsnadel)	• monofiler Schlingendraht • Unterspritzung und zügige Abtragung ohne Instrumentenwechsel • Nachteil: Nadel wegen begrenzten Tubusdurchmessers etwas schwergängig	

8.16.12 Durchführung

Vor Beginn des Eingriffs

- allgemeine Maßnahmen im Rahmen einer Standard-Koloskopie
- konsequent gleiche Anordnung von Fußpedalen für die Elektrochirurgie und Endowasher-Spülung
- Vorbereitung des Darms auf einen Sauberkeitsgrad nach der Boston Bowel Preparation Scale von 7–9/9, respektive 2–3/3 der vereinfachten Boston-Skala
    - Dokumentation der Vorbereitungsqualität im Untersuchungsbericht [1]

Interventionsschritte

- falls nötig, nochmalige lokale **Spülung und Absaugung** zur Elimination auch geringer Stuhlreste
- **Charakterisierung** und zirkuläre Abgrenzung **der Läsion** nach der makroskopischen Wachstumsform (Paris-Klassifikation)
- Ausschluss nicht eingesehener Polypen-Anteile
- genaue Inspektion und **Charakterisierung der Polypenoberfläche** zum Ausschluss malignom-suspekter Polypenanteile
- **Optimierung** der Position des **Endoskops** (spannungsfrei)
- ggf. Rotation des Endoskops um die Längsachse, um die Läsion möglichst auf die Seite der Mündung des Instrumentierkanals zu positionieren
    - Lageveränderung des Patienten erwägen
    - In schwierigen Fällen, wie bei Polypen hinter der rechten oder linken Kolonflexur kann eine Abtragung in Inversion erforderlich sein.
    - eigene Erfahrung und Umfeldbedingungen nochmals abgleichen versus elektive Re-Intervention
- **Schlingengröße und -typ** nach Polypengröße und Resektionsverfahren **wählen** (▶ Tab. 8.9)
    - Kaltschlingen-Abtragung
        - bei Polypen < 5 mm immer
        - bei Polypen 5–10 mm je nach Wachstumsform (gestielt versus sessil oder flach) erwägen
    - vorherige Heißschlingen-Abtragung bevorzugt bei gestielten Polypen > 10 mm
- **Unterspritzung** versus alleinigen Schlingenabtrag **prüfen**
- Unterspritzung als Diagnostikum erwägen
- Lässt sich ein Polyp nicht ausreichend abheben, kann dies neben einer lokalen unspezifischen Fibrose ein Hinweis auf eine maligne Tiefeninfiltration sein.
    - In diesem Fall sollten 3 cm kranial und kaudal jeweils eine Tusche- und ggf. Clipmarkierung an der gegenüberliegenden Wand streng submukosal erfolgen [5].
    - Bei sicher operativer Konsequenz sollte eine Vier-Quadranten-Injektion 2–3 cm distal der Läsion nahezu zirkulär in 0,75–1 ml Portionen steriler Tusche für die laparoskopische oder offen chirurgische Intervention erfolgen.
    - Tusche kann eine lokale Entzündungsreaktion und Fibrose induzieren.
    - Im Fall einer Clipmarkierung kann ein Röntgen-Abdomen zur Positionsbestimmung im Verlauf erfolgen.
    - Im Fall einer abgebrochenen Polypektomie ist die Entnahme von 2–4 Biopsien aus dem Polypen sinnvoll [5].

Heißschlingen-Abtragung

- Koagulation von Umgebungsgewebe distal des Endoskops und von Polypen durch die Schlingenspitze vermeiden
- **bei gestielten Polypen**
    - Ausfahren der Schlingen und
    - Stülpen der Schlinge über den Polypenkopf
- Sicherstellen des kompletten Erfassens des Kopfs zur Vermeidung
    - einer nur partiellen Resektion und
    - ggf. einer schweren Blutung aus dem Polypen
- **gestielte Polypen > 2 cm Größe mit deutlich erhöhtem Malignitätspotenzial**:
    - sichere En-bloc-Resektion mit Schlinge prüfen oder
    - alternatives Resektionsverfahren (Submukosadissektion)
- **Polypenstiel > 5 mm Durchmesser, insbesondere bei Stiellänge > 10 mm**:
    - Platzierung einer abwerfbaren, Endo-Loop-Nylonschlinge zur Strangulation von potenziell dickkalibrigen Blutgefäßen an der wandnahen Polypenbasis vor Abtragung erwägen
- Stromapplikation unter Berücksichtigung
    - der Polypenwuchsform und
    - potenziell in einem Stiel oder einer Polypenbasis enthaltener Gefäße

Tab. 8.9 Empfehlungen der ESGE zur Auswahl der Technik der Polypektomie.

Polypengröße	Technik	Evidenz/Empfehlung
< 5 mm (sessil)	Kaltschlingen-Abtragung	hohe Qualität/stark
6–9 mm (sessil)	Kaltschlingen-Abtragung für flache Läsionen aufgrund des besseren Risikoprofils	moderate Qualität/stark
> 10 mm (sessil)	Heißschlingen-Abtragung	niedrige Qualität/stark
gestielte Polypen	Heißschlingen-Abtragung	hohe Qualität/stark

- nach Fassen mit der Schlinge Ziehen des gefangenen Polyps in das Lumen, weg von der Wand, um thermischen Schaden der tieferen Wandschichten zu vermeiden (Lift-and-Cut-Technique)
- **Gefäß am Wundgrund:**
  - vorsichtige Koagulation mit der 1–2 mm ausgefahrenen Schlingenspitze unter Applikation von Soft-Coag- oder niedrig dosiertem Forced-Coag-Strom
  - alternativ Applikation von Clips, z. B. Kurzarm-Clips, direkt auf Gefäß und auf 2 mm zirkuläres Umgebungsgewebe
  - bei flachen Polypen Koagulation eines Saum von 2–3 mm gesunden Gewebes mit der Schlingenspitze zur Minderung des Rezidivrisikos erwägen (SoftCoag 40 W)

Kaltschlingen-Abtragung

- primäre Resektionstechnik für alle **sehr kleinen Polypen und flache kleine Polypen < 10 mm Durchmesser**
- Instrumentierkanal und Polyp in eine Längsachse bringen
- Ausfahren der üblicherweise feinen und steifen, meist 10–15 mm großen Multifilament-Schlinge
- Legen der Schlinge über die Läsion mit einem Randsaum von 2–3 mm (von der Spitze ausgehend)
- Drücken der Schlinge in die Schleimhaut
- schrittweises Schließen der Schlinge (Push-and-Cut-Technique)
- nach Abtragung des Polypen (meist durch Absaugung und Bergung über eine Polypenfalle):
  - Resektionsfläche begutachten, ggf. spülen
  - Restpolypgewebe entfernen durch erneute laterale Resektion mit Schlinge
- bei ungenügender Abtragung des Resektats in Kaltschlingentechnik:
  - leichte Öffnung der Schlinge,
  - Streckung des Katheters und
  - erneuter Schluss für 10–15 s ggf. erforderlich
- in jedem Fall für Resektion spezielle Kaltschlinge verwenden, keine Heißschlinge (▶ Abb. 8.33)

8.16.13 Mögliche Komplikationen

- Wesentliche Komplikationen der Polypektomie sind
  - Blutung,
  - Perforation und
  - Postpolypektomiesyndrom.
- Davon abzugrenzen sind die sehr seltenere Komplikationen, z. B.
  - ein Milzhämatom oder eine Milzruptur,
  - eine akute Appendizitis,
  - Divertikulitis,
  - eine inkarzerierte Hernie,
  - ein intramurales Hämatom,
  - eine Bakteriämie oder
  - eine gerätebedingte Kolonperforation.
- Weiterhin sind unerwünschte Begleitereignisse aufzuführen:
  - milde gastrointestinale Symptome nach Polypektomie i. R. einer Koloskopie (abdominelle Beschwerden, Meteorismus, Diarrhö, Übelkeit)
  - nach ca. 24–48 h selbstlimitierend

Blutungen

- Generell werden intraprozedurale von postprozeduralen Blutungen unterschieden.
- Eine **intraprozedurale Blutung** wird innerhalb der Untersuchung bemerkt und hält für über 60 Sekunden an, sodass eine Intervention folgen muss.
- Die Inzidenz der intraprozeduralen Blutung liegt bei einer Standardpolypektomie bei 2,8 % und hängt von der Polypengröße ab.
- Für eine intraprozedurale Blutung empfiehlt die ESGE entweder
  - eine mechanische Blutstillung (Endoclip) oder
  - eine endoskopische Koagulation (snare tip soft coagulation) (geringe Qualität der Evidenz, starke Empfehlung).
- Nach Resektion des gestielten Polypen kann im Fall einer Nachblutung auch die Polypektomieschlinge genutzt werden, um den verbliebenen blutenden Stil des

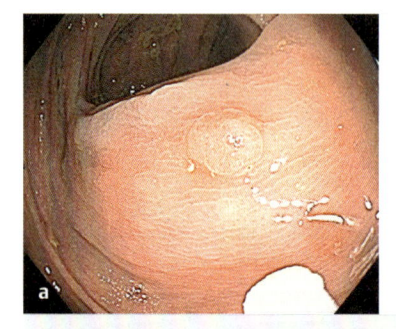

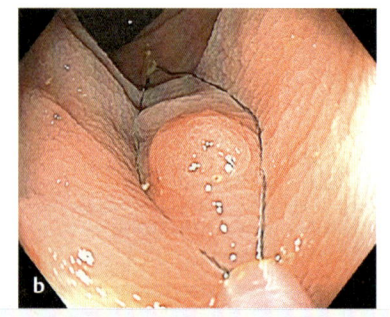

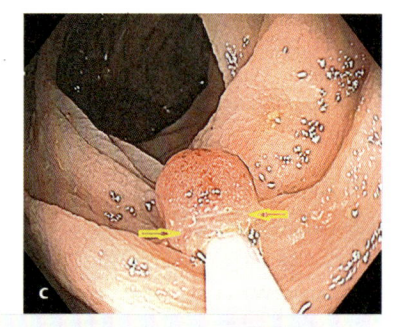

Abb. 8.33 Kaltschlingenabtragung. **a** Position des Polypen auf 5 Uhr. **b** Positionieren der Schlinge um den Polypen. **c** Schließen der Schlinge und Abtragen des Polypen. Die Pfeile zeigen auf das den Polypen umgebende Normalgewebe. (Quelle: Rex D, Dekker E. How we resect colorectal polyps <20mm in size. Endoscopy 2018; 50: 1112–1115)

Polyps zu fassen und zur primären Hämostase zu komprimieren.
- Im Fall einer erheblichen Blutung mit raschem Verlust der Übersicht kann ein Drehen des Patienten dafür sorgen, dass die Blutungsquelle sich aus der Schwerkraft abhängigen Position dreht und so besser sichtbar wird.
- Ein Over-the-Scope-Clip (OTSC) kann als Rescue-Methode eingesetzt werden.
- Eine **postprozedurale Blutung** tritt innerhalt von 30 Tagen nach Intervention auf und erfordert eine Folgeuntersuchung.
- Blutungen nach Polypektomie treten entweder unmittelbar oder verzögert auf, sodass häufig prophylaktisch Endoclips zum Defektverschluss genutzt werden.
- Die Inzidenz von post-interventionellen Blutungen erhöht sich bei proximalen, rechtsseitigen Polypektomien.
- Verzögerte Blutungen kommen bei 2–10 % der Patienten vor, insbesondere bei antikoagulierten Patienten.
- Zur Prävention einer Blutung empfiehlt die ESGE aufgrund widersprüchlicher Daten bisher ein präventives Clippen lediglich bei Patienten, die
  ○ Plättchenaggregationshemmer oder
  ○ Antikoagulanzien erhalten.
- Für die Kaltschlingen-Abtragung konnte eine sehr niedrige Nachblutungsrate von 0–1 % gezeigt werden [2].

Postpolypektomiesyndrom

- Die Elektrochirurgie kann zur Koagulation der gesamten Wand führen, sodass eine transmurale Nekrose entsteht.
- Die Patienten haben in der Regel
  ○ Bauchschmerzen,
  ○ Fieber,
  ○ einen lokalisierten abdominellen Druckschmerz und
  ○ eine Leukozytose.
- In einem CT-Abdomen stellen sich lokal entzündliche Veränderungen dar.
- Das Syndrom tritt bei 0,1–0,5 % der Patienten auf.

Perforationen

- Perforationen treten entweder auf durch
  ○ iatrogene Vollwandresektion oder
  ○ im Intervall durch nekrotische Wundflächen infolge einer Koagulationsnekrose.
- Die Patienten haben wenige Tage nach Polypektomie Bauchschmerzen und gelegentlich Fieber.
- Klinisch imponiert ein Peritonismus.
- Im Fall eines akuten Abdomens sollte unverzüglich ein Abdominalchirurg hinzugezogen werden.
- Risikofaktoren für eine Perforation sind
  ○ lokale Fibrose oder Tiefeninfiltration der Läsion
  ○ Versuche der En-bloc-Resektion von Polypen > 20 mm,

- **Zeichen der Perforation**:
  ○ schwarzes oder gelbliches „Bull's Eye" im Bereich der Resektionsbasis und umgekehrt am Resektat
  ○ mit lokaler Exposition von Fettgewebe oder Serosa
- Solche Defekte sollten umgehend verschlossen werden.
- Im Fall einer akuten Perforation kann eine Rehe konventioneller Clips oder ein OTS-Macroclip verwendet werden.
- Die häufigsten Bakterien bei einer Perforation sind Escherichia coli, Klebsiella spp., Bacteroides fragilis und streptococci.
  ○ Daher wird die Gabe eines Cephalosporins der 3. Generation + Metronidazol empfohlen.

8.16.14 Quellenangaben

[1] Denzer U, Beilenhoff U, Eickhoff A et al. S2k-Leitlinie Qualitätsanforderungen in der gastrointestinalen Endoskopie, AWMF Register Nr. 021–022. Z Gastroenterol 2015; 53: E1–227
[2] Ferlitsch M, Moss A, Hassan C et al. Colorectal polypectomy and endoscopic mucosal resection (EMR): European Society of Gastrointestinal Endoscopy (ESGE) Clinical Guideline. Endoscopy 2017; 49: 270–297
[3] Hochberger J, Kruse E, Menke D et al. Training in Endoscopic Mucosal Resection and Endoscopic Submucosal Dissection. In: Cohen J, Hrsg. Successful Training in Gastrointestinal Endoscopy. 2. Aufl. Oxford, UK: Wiley-Blackwell; 2019
[4] Jenssen C, Jennsen B. Polypektomie. In: Gottschalk U, Maeting S, Kahl S, Hrsg. Arbeitsplatzbuch Endoskopie. Stuttgart: Thieme, 2019: 196–216
[5] Rex DK, Dekker E. How we resect colorectal polyps < 20 mm in size. Endoscopy 2018; 50: 1112–1115
[6] Wedi E, Gonzalez S, Menke D et al. One hundred and one over-the-scope-clip applications for severe gastrointestinal bleeding, leaks and fistulas. World J Gastroenterol 2016; 22: 1844–1853

8.16.15 Wichtige Internetadressen

- www.esge.com/esge-guidelines.html
- www.asge.org/home/practice-support/guidelines

8.17 Ansätze zur Unterstützung der Leberfunktion

A. Canbay

8.17.1 Steckbrief

Ein Leberversagen, akut oder akut-auf-chronisch, ist trotz vieler Therapiefortschritte mit einer hohen Mortalität assoziiert. Aufgrund eines Mangels an potenziellen Spenderorganen bzw. bestehender Kontraindikationen für eine Lebertransplantation bei vielen Patienten, werden seit vielen Jahren Verfahren, die auf Hämodialyse bzw. Plasmaseparation basieren, untersucht, um die Leberfunktion zu unterstützen. In der klinischen Praxis werden bisher hauptsächlich Entgiftungsverfahren (meist Albumindialyse, Ausnahme Plasmapherese) angewendet, obgleich die bisherigen Studien einen Überlebensvorteil nicht zeigen konnten. Zum aktuellen Zeitpunkt besteht daher außerhalb von klinischen Studien keine evidenzbasierte Indikation zur Durchführung dieser Therapieansätze.

8.17.2 Synonyme

- Leberdialyse
- Albumindialyse
- extrakorporale Leberperfusion
- Plasmaseparation
- Hämodialyse

8.17.3 Keywords

- Bilirubinadsorption
- Hyperbilirubinämie
- Leberversagen
- Plasmaadsorption
- Plasma

8.17.4 Definition

- Extrakorporale leberunterstützende Systeme sollten zum Ziel haben, die lebereigene Entgiftungsfunktion, Regulation und Synthese zu unterstützen bzw. zu ersetzen.
- Allgemein wird unterschieden zwischen
  - artifiziellen (zellfrei, non-biological),
  - bioartifiziellen (zellbasiert, biological) und
  - gemischten (Hybrid-)Therapieansätzen.
- In der Klinik finden bisher lediglich die artifiziellen Entgiftungsverfahren an speziellen Zentren im Rahmen von Studien eine Anwendung.

8.17.5 Indikationen

- Ohne belastbare kontrollierte Studien ist aktuell keines der aktuellen (teils kostspieligen) Albumindialyseverfahren für die Anwendung außerhalb von Studienzentren indiziert.
- Dass es für einige Verfahren eine große Reihe an Fallberichten gibt, ändert an der fehlenden Indikation wenig, solange solide positive Vergleichsstudien gegen moderne Nierenersatzverfahren mit minutiöser Behandlung septischer Komplikationen bei dekompensierten Leberpatienten fehlen bzw. negativ ausgehen.
- Eine Hyperbilirubinämie ist sicherlich Ausdruck einer hohen Erkrankungsschwere. Ob Bilirubin – wie es einige Hersteller solcher Unterstützungsverfahren behaupten – eine „undesired substance" ist und folglich eliminiert werden sollte, bleibt Spekulation.
- Wünschen würde man sich unterstützende Verfahren sicher in folgenden klinischen Situationen:
  - Unterstützung der lebereigenen Regeneration und Vermeidung einer Transplantation
  - Überbrückung bis zur Lebertransplantation
  - Vorbeugung und Linderung extrahepatischer Komplikationen
  - Unterstützung nicht transplantierbarer Patienten, z. B. bei akuter alkoholischer Hepatopathie, als Bridge-to-Recovery-Konzept
  - Verbesserung der Albuminbindungskapazität
  - Verbesserung der hepatischen Enzephalopathie (besonders HE Grad 3 und 4)
  - Modulation inflammatorischer Mediatoren
- Folgende Konstellation könnten einer Unterstützung besonders zugänglich sein:
  - akutes Leberversagen, auch toxischer Genese (z. B. Paracetamolintoxikation, Knollenblätterpilzvergiftung, ...)
  - akutes Leberversagen bei Morbus-Wilson-Krise (u. a. durch Reduktion des albumingebundenen Kupfers)
  - als Therapieoption bei therapierefraktärem, das normale Leben beeinträchtigendem Pruritus
  - Elimination albumingebundener Substanzen bei Intoxikationen (z. B. Theophyllin, Valsartan, Amlodipin, Diltiazem, Verapamil, Phenytoin)

8.17.6 Kontraindikationen

- absolut:
  - schwere, nicht kontrollierbare Blutung
  - klinische Konstellation mit höchstwahrscheinlich infauster Prognose (mehrtägiges Multiorganversagen, gravierende Komorbiditäten, fehlende Option einer Überbrückung hin zu Transplantation oder ausreichender Lebensqualität u. a.)
- relativ: schwere Sepsis

8.17.7 Aufklärung und spezielle Risiken

- Die Risiken von Albumin-Dialyse-Verfahren entsprechen im Wesentlichen denen von Dialyseverfahren:
  - Infektionen bis hin zu Sepsis und Tod
  - Blutverluste mit ggf. Transfusionsbedarf
  - hämodynamische Instabilität
  - katheterassoziierte Blutungen (übliche Einstichstellen: V. jugularis interna oder V. femoralis)
  - erhöhtes Blutungsrisiko durch eine (relative) Thrombozytopenie, Hypofibrinogenämie und Anstieg der Thromboplastinzeit
  - allergische Reaktionen, Unverträglichkeiten, Thrombosen und Infektionen (v. a. bei der Plasmapherese)

8.17.8 Material

- Dialysesysteme, kontinuierliche venovenöse Hämofiltrationssysteme (CVVH-Systeme), Plasmapherese-Systeme
- Spezialfilter (z. B. High-Flux-Filter)
- Adsorber
- Anionenaustauscher
- Antikoagulans (Heparin, Citrat, Argatroban o. ä.)

8.17.9 Durchführung

- Die im folgenden genannten Verfahren der Albumindialyse sind durch ihre Methodik auf die Elimination bestimmter Substanzen im Plasma begrenzt (▶ Tab. 8.10).
- Studien konnten zeigen, dass eine Elimination von Zytokinen in den meisten Fällen nicht effizient möglich ist, zumal die Sinnhaftigkeit einer unselektionierten Zytokinentfernung ohnehin weiterer Untersuchungen bedarf.
- Beim akuten Leberversagen (ALV) gelingt eine Ammoniakelimination sehr gut über existierende Nierenersatzverfahren.
- Unterschiede der folgenden Methoden bestehen lediglich in der Aufbereitung des Albumins.
- Keines der Verfahren greift in die Lebersynthesestörung oder die Organerholung ein.
- Davon unterscheidet sich die Plasmapherese als einzig positiv bewertetes Purifikationsverfahren.
- Einflussfaktoren auf die Effizienz der Verfahren:
  - Blutflussrate
  - Porengröße
  - Anordnung der Filter
  - Dialysemembranoberfläche
  - Dialysemembranaktivität
  - Albuminkonzentration

Verfahren

MARS (Molecular Adsorbent recirculating System)

- Funktionsprinzip:
  - Das MARS zählt zu den am besten vermarkteten Albumindialyseverfahren.
  - Das Patientenblut wird über eine Dialysemembran mit einem molekularen Cut-off-Wert von 50–60 kDa gegen 20 % Humanalbumin dialysiert.
  - Proteingebundene und wasserlösliche Toxine diffundieren durch die Membran.
  - Anschließend wird die toxinreiche Lösung mithilfe von Ionenaustauschern und Aktivkohleadsorbern aufgereinigt.
  - So soll das Albumin für die weitere Aufnahme von Toxinen zur Verfügung stehen.
  - Danach wird das Dialysat durch eine Standarddialyse dialysiert, entweder durch kontinuierliche venovenöse Hämodialyse (CVVHD) oder venovenöse Hämodiafiltration (CVVHDF).
- Studienlage/aktuelle Situation:
  - Trotz fehlender Evidenz wurde das MARS-Verfahren sehr breit eingesetzt.
  - In den zuletzt publizierten Studien konnte weder für Patienten mit einem akuten Leberversagen (FULMAR-Studie), noch für Patienten mit einem akut-auf-chronischem Leberversagen (RELIEF-Studie), ein Überlebensvorteil durch MARS gezeigt werden.
  - Eine Metaanalyse aus dem Jahr 2015 konnte für das ALV zumindest einen Überlebensvorteil der MARS-Therapie in Kombination mit der Standardtherapie gegenüber der alleinigen Standardtherapie zeigen [1].
  - Eine kleine prospektive Studie (jeweils 6 Patienten) konnte bei Patienten mit akut- auf-chronischem Leberversagen unter MARS-Therapie eine Verbesserung des mittleren arteriellen Drucks und eine Zunahme des systemischen vaskulären Widerstands gegenüber einer Therapie mit Prometheus zeigen.

Tab. 8.10 Übersicht über die verschiedenen Leberersatzverfahren.

zellfrei	zellbasiert	hybrid
MARS (Molecular Absorbent recirculating System)	ELAD (Extracorporal Liver assist Device; immortalisierte humane Hepatoblastomzelllinie)	HepatAssist (porcine Hepatozyten)
Prometheus (FPSA: Fractional Plasma Separation Adsorption and Dialysis)	BLSS (Bioartificial Liver Support System)	TECA-HALSS (TECA-hybrid artificial Liver Support System)
SPAD (Single-Pass Albumin Dialysis)	RFB (Radio Flow Bioreactor)	MELS (Modular extracorporal Liver Support; humane Hepatozyten)
SEPET (Selected Plasma Filtration Therapy)	AMC-BAL (Academic Medical Center-bioartificial Liver; porcine Hepatozyten)	
ADVOS (ADVanced Organ Support)		

Prometheus

- **Funktionsprinzip:**
  - Das Prometheus-System (oder Fractional-Plasma-Separation-Adsorption-and-Dialysis-System) zählt ebenfalls zu den albuminbasierten Dialyseverfahren.
  - Es ist eine Kombination aus Plasmaseparation, Adsorption und Hämodialyse.
  - Im ersten Schritt wird Albumin durch einen Filter (Cut-off-Wert von ca. 250–300kDa) vom Patientenblut getrennt.
  - Das „fraktionierte Plasma" wird zur Toxinentfernung über spezielle Anionenaustauscher und Adsorber geleitet. Über eine High-Flux-Membran werden schließlich die wasserlöslichen Toxine dialysiert.
- **Studienlage/aktuelle Situation:**
  - Weder für Patienten mit einen ALV noch für solche mit akut-auf-chronischem Leberversagen konnte in Studien ein Überlebensvorteil durch die Prometheus-Therapie gezeigt werden.
  - Bei Patienten mit einem ALV konnte retrospektiv die Effektivität bezüglich der Bilirubin- und Ammoniakentfernung gezeigt werden. Allerdings ist seit Jahrzehnten bekannt, dass bereits einfache Dialyseverfahren Ammoniak sehr effektiv senken können, was beim ALV sehr wünschenswert ist.
  - Bei Patienten mit einem akut-auf-chronischem Leberversagen konnte in einer multizentrischen, prospektiven, randomisierten Studie (HELIOS- Studie) zwar eine signifikante Reduktion des Bilirubins gezeigt werden.
    - Ohne einen Effekt auf das Überleben bleibt dieser Befund jedoch ohne Relevanz.
    - Wird nur die Gruppe der Patienten mit einem MELD-Score > 30 betrachtet, so war die Prometheus-Therapie mit einem signifikant besseren Überleben assoziiert.
    - Diese Posthoc-Analyse wurde aber bereits kritisiert.
- **Vergleich Prometheus vs. Mars:**
  - In einer retrospektiven Crossover-Analyse zeigte das Prometheus-System bei gleichen Behandlungsbedingungen bei Patienten mit akut-auf-chronischem Leberversagen signifikant höhere Eliminationsraten für albumingebundene Substanzen und Harnstoff.
  - Wird die Reduktion der Plasmaspiegel dieser Substanzen, von Gallensäuren oder Zytokinen verglichen, bestehen zwischen MARS und Prometheus-System keine Unterschiede.

Single-Pass-Albumin-Dialyse

- **Funktionsprinzip:**
  - Die Single-Pass-Albumin-Dialyse (SPAD) ist dadurch gekennzeichnet, dass herkömmliches Dialysat mit Humanalbumin angereichert wird (Zielkonzentration 4–5%).
  - Damit ist die SPAD die einfachste, aber auch die am meisten albuminverschwendende Form einer Albumindialyse.
  - Das albuminhaltige Dialysat umspült einen High-Flux-Filter eines CVVHD-Geräts im Gegenstrom, wodurch das Patientenblut von albumingebundenen Toxinen gereinigt wird.
  - Im Unterschied zum MARS wird das Albumin hierbei nach einmaliger Passage verworfen.
- **Studienlage/aktuelle Situation:**
  - Bisher gibt es keine Studien, die einen Überlebensvorteil der SPAD untersuchen.
  - In einer prospektiven, randomisierten Singlecenter-Studie wurde SPAD mit MARS bei Patienten mit akut-auf-chronischem Leberversagen verglichen.
  - Beide Verfahren reduzierten signifikant die Bilirubinspiegel.
  - Die Elimination von Retentionsparametern (Harnstoff und Kreatinin) war bei MARS signifikant besser.
  - Beide Verfahren hatten jedoch keine Auswirkung auf die im Blut gemessenen Zytokinspiegel (IL 6 und IL 8) und auf den Schweregrad der hepatischen Enzephalopathie.

ADVOS

- **Funktionsprinzip:**
  - ADVOS ist ein weiteres Albumindialyseverfahren, das sich von den o. g. Verfahren nur durch die Methodik der Albuminregeneration unterscheidet.
  - Diese erfolgt hier durch pH- und Temperaturmodifikationen.
  - Auch wenn von Firmenseite Organversagen unterschiedlichster Art als Indikation genannt werden, wartet das Verfahren noch auf seine wissenschaftliche Bewertung.
  - Attraktiv ist indes die Option der biochemischen CO_2-Elimination bei Patienten mit kombiniertem Nieren- und vornehmlich hyperkapnischem Lungenversagen.
- **Studienlage/aktuelle Situation:**
  - Bis heute liegt nur eine publizierte, unkontrollierte Fallserie an 9 Patienten mit akut-auf-chronischem Leberversagen und weiteren 5 Patienten mit doppelt erhöhtem Bilirubin und SOFA-Score > 9 mit einer Letalität von > 80 % vor.
  - Die Daten lassen keine Rückschlüsse auf einen Überlebensvorteil bei Leberinsuffizienz zu.

Plasmapherese

- **Funktionsprinzip:**
  - Die Plasmapherese ist ein Verfahren, bei dem das Plasma von Immunkomplexen, Antikörpern und Toxinen gereinigt wird.
  - Hierbei handelt es sich um Moleküle, die ein Molekulargewicht > 60kDa haben.

- Das abgetrennte Plasma wird in diesem Verfahren durch gefrorenes Frischplasma (Fresh Frozen Plasma, FFP) ersetzt.
- Im Normalfall werden pro Sitzung das 1- bis 1,5-fache des Plasmavolumens ausgetauscht.
- Es gibt jedoch auch High-Volume-Plasmapheresen bei denen 8–15 % des idealen Körpergewichts mit FFP ausgetauscht werden.
- Durch dieses Verfahren werden Ammoniak, albumingebundene Toxine (z. B. Gallensäuren, aromatische Aminosäuren, Bilirubin) und hochmolekulare Substanzen entfernt.
- Ein noch größerer Vorteil der Plasmapherese ist aber vielleicht die Substitution von ALV-Patienten mit antiinflammatorischen und antithrombotischen Substanzen im Rahmen der FFP-Gabe.
- Kritisch muss indes das Risiko von thrombotischen Komplikationen, Unverträglichkeiten und möglichen Infektionen im Rahmen der FFP-Gabe abgewogen werden.
- **Studienlage/aktuelle Situation:**
  - Im Rahmen einer kleinen, nicht kontrollierten Studie konnte erwartungsgemäß eine Reduktion des Bilirubins und inflammatorischer Zytokine gezeigt werden.
    – Weiterhin verbesserten sich die Gerinnungsparameter und der Schweregrad der hepatischen Enzephalopathie.
    – Auch eine Reduktion des Katecholaminbedarfs konnte beobachtet werden.
  - In einer Studie, in der Patienten mit ALV untersucht und entweder einer Standardbehandlung oder der Standardbehandlung mit High-Volume-Plasmapherese unterzogen wurden, konnte für die nicht transplantationsfähigen Patienten in der Plasmapherese-Gruppe ein signifikant reduzierter SOFA-Score und ein signifikant besseres Überleben im Vergleich zu entsprechenden Kontrollpatienten gezeigt werden.
  - In einer weiteren Studie, die Patienten mit einem Hepatitis-B-induziertem ALV untersuchten, wurde bei Patienten mit einem MELD > 30 ein schlechteres Überleben in der Plasmapheresegruppe gezeigt und bei Patienten mit einem MELD von 20–30 ein signifikant besseres.

8.17.10 Mögliche Komplikationen

- initial mögliche Verschlechterung der Blutgerinnung
- Blutungen (durch Heparin- bzw. Zitratgabe)
- Infektionen (katheterassoziiert, ggf. durch Entfernung von Zytokinen)
- Verschlechterung der hämodynamischen Stabilität und erhöhter Katecholaminbedarf
- Blutverluste durch Füllung des Systems und Filterverschluss
- allergische Reaktionen, Unverträglichkeiten, Thrombosen und Infektionen (v. a. bei der Plasmapherese)
- Verzögerungen einer lebensrettenden Listung zur Lebertransplantation durch nicht indizierte Anwendung solcher Verfahren an nicht universitären Häusern
- inakzeptable Leidensverlängerung bei Anwendung in auswegloser prognostischer Situation

8.17.11 Quellenangaben

[1] He GL, Feng L, D CY et al. Meta-analysis of survival with the molecular adsorbent recirculating system for liver failure. Int J Clin Exp Med 2015; 8: 17046–17054

8.17.12 Literatur zur weiteren Vertiefung

- Leonhardt S, Walter M, Hrsg. Medizintechnische Systeme: Physiologische Grundlagen, Gerätetechnik und automatisierte Therapieführung. Berlin, Heidelberg: Springer; 2016

8.18 Lebertransplantation

C. P. Strassburg

8.18.1 Steckbrief

Seit der ersten Lebertransplantation hat sich die Transplantation einer Spenderleber als Standardtherapie für ein weites Spektrum von fortgeschrittenen und irreversiblen Lebererkrankungen entwickelt. Dabei haben gute Ergebnisse zu einer stetigen Ausweitung potenzieller Indikationen geführt. In erster Linie sind dies Erkrankungen, die zu einer irreversiblen Leberzirrhose mit ihren mortalitätsrelevanten Folgekomplikationen führen. Hinter der Diagnose Zirrhose verbirgt sich allerdings ein breites Spektrum einzelner definierter Erkrankungen, das virale, toxische (und suchtmedizinische), metabolische, genetische und autoimmune Ätiologien umfasst und jeweils ein spezifisches Risikoprofil und Ergebnisprofil aufweist. Hinzu kommen maligne Erkrankungen, die unter speziellen Bedingungen Indikation für eine Lebertransplantation sein können. Die Lebertransplantation ist vor diesem Hintergrund eine interdisziplinäre Aufgabe. Vorsorge, Screening und Nachsorge sind entscheidende Faktoren für den Erfolg der Lebertransplantation. Diese erfolgen jeweils krankheitsspezifisch.

8.18.2 Aktuelles

- Die Organtransplantation in Deutschland ist gekennzeichnet durch einen gravierenden **Mangel an Spenderorganen**.
- Die Spendezahlen sind in den letzten 10 Jahren rückläufig und 2017 erstmalig unter 10 Spender auf 1 Million Einwohner gefallen.

- Vielfach wird hierzu angeführt, dass die öffentliche Diskussion im Rahmen des sog. „Transplantationsskandals 2012" zu einer Beeinträchtigung der Spendezahlen geführt hat.
- Bei der longitudinalen Betrachtung fällt allerdings auf, dass es bereits vor 2012 zu einem relevanten Rückgang der Organspenden in Deutschland kam, sodass die Gründe für geringe Spendezahlen mehrere Ursachen haben.
- Diese schließen über einen Vertrauensverlust in die Organtransplantation auch solche im Bereich der Organisation und Gestaltung der Organspende in Deutschland ein.
- Ziel ist es daher,
  - Strukturen und Wahrnehmung der Organspende und Organtransplantation als lebensrettende solidarische gesellschaftliche Aufgabe zu stärken und
  - diese auch in der ärztlichen Weiter- und Ausbildung sowie der studentischen Lehre zu verankern.
- Dazu wurde vom Bundesministerium für Gesundheit 2018 das **Gesetz zur Verbesserung der Zusammenarbeit und der Strukturen bei der Organspende** (GZSO) eingebracht, das 2019 in Kraft getreten ist.
- Hierbei wird eine Steigerung der Spendezahlen in Deutschland angestrebt, in dem
  - die Rolle und Aufgabengestaltung der Transplantationsbeauftragten gestärkt,
  - die Finanzierung der Entnahmekrankenhäuser verbessert,
  - die flächendeckende Verfügbarkeit von qualifizierten Entnahmeärzten verbessert,
  - eine Verbesserung der Erkennung von potenziellen Organspendern,
  - eine Verbesserung der Abläufe und
  - die Betreuung von Angehörigen erreicht werden soll.
- Über diese Gesetzesvorlage hinaus ist die Diskussion über die Widerspruchslösung bei der Organspende erneut begonnen worden.
  - Länder mit einer Widerspruchslösung haben in der Regel höhere Spendezahlen (z. B. Spanien, Österreich) als solche, die diese Regelung nicht anwenden (z. B. Deutschland).
- Der Schlüssel für eine erfolgreiche Lebertransplantation ist die ausreichende Verfügbarkeit von Spenderorganen.
- Aus ärztlicher Sicht ist zunächst das Ziel, lebensrettende Organe anhand wissenschaftlich begründeter Regeln der Bedürftigkeit und Erfolgsaussicht zu verteilen.
- Die Zahl der verfügbaren Spenderorgane und damit letztlich der Grad der Rationierung hat dennoch einen entscheidenden Einfluss auf die Organtransplantation.

8.18.3 Synonyme

- orthotope Lebertransplantation
- Leberlebendspende

8.18.4 Keywords

- Leberzirrhose
- Model of End Stage Liver Disease (MELD)
- Standard Exception
- Richtlinien zur Lebertransplantation
- Spendermangel

8.18.5 Definition

- Die Lebertransplantation ist die definitive Therapieform eines akuten oder chronischen und irreversiblen Funktionsausfalls der Leber.
- Sie führt zur vollständigen Restitution einer adäquaten Leberfunktion.
- Die Auswahl von Kandidaten zur Lebertransplantation stellt die Transplantationsteams vor große Herausforderungen.
  - Bis heute existiert kein effektiver maschineller Ersatz der Leberfunktion.
  - Damit kann der Verlust der Leberfunktion nicht lange überbrückt werden (▶ Abb. 8.34).
- Die Lebertransplantation kann erfolgen als
  - postmortale Leberspende eines Vollorgans, eines Teilorgans nach Teilung der Leber (Split) oder
  - als Teilleberspende von einem lebenden Spender (in der Regel linker Leberlappen bei pädiatrischer Lebertransplantation, rechter Leberlappen bei erwachsenen Empfängern).
- Dabei müssen die potenziellen Komplikationen der lebenslang notwendigen Immunsuppression und des operativen Eingriffs vor dem Hintergrund der Komorbiditäten des Patienten bei der Indikationsstellung in Hinblick auf die erwartete Prognose abgewogen werden.
- In Einzelfällen kann die Lebertransplantation über den bloßen Ersatz eines schwer geschädigten Organs hinausgehend auch als „Gentherapie" zur Korrektur eines primär in der Leber lokalisierten genetischen Defektes/ einer genetischen Variante dienen (Beispiel: familiäre Amyloid-Polyneuropathie).
- Die Aufnahme von Patienten in die Warteliste erfolgt nach den Allokationsregeln der Richtlinien zur Lebertransplantation der Bundesärztekammer (BÄK) nach § 16 Transplantationsgesetz (TPG) (▶ Abb. 8.35).

8.18.6 Indikationen

- Die Indikation zur Lebertransplantation wird durch die in der Richtlinie zur Lebertransplantation spezifizierte interdisziplinäre Transplantationskonferenz festgelegt und dokumentiert.
  - Richtlinie gemäß § 16 TPG für die Wartelistenführung und Organvermittlung zur Lebertransplantation III.5
- Der **Transplantationskonferenz** gehören an:
  - chirurgische und internistische Mitglieder,
  - Vertreter der Anästhesie/Intensivmedizin,

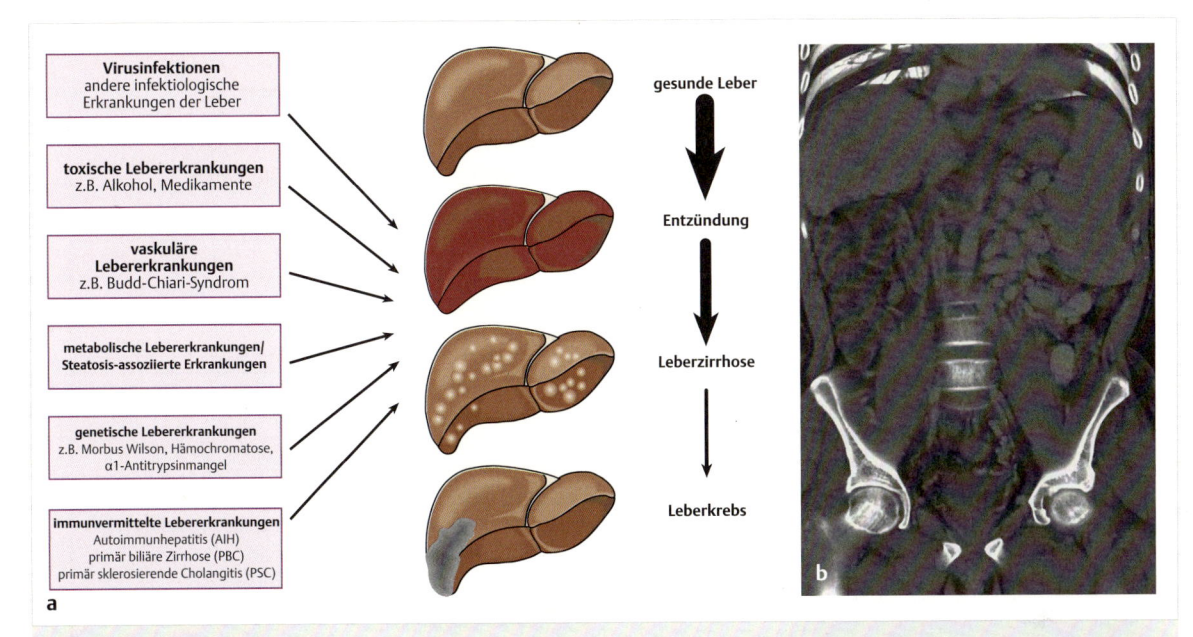

Abb. 8.34 Lebertransplantation.
a Bei vielen Lebererkrankungen führt ein chronisch entzündlicher Prozess zur Fibrogenese, zur Leberzirrhose und damit zum Organfunktionsverlust und den Folgen eines portalen Hypertonus. Für die Lebertransplantation besteht die Herausforderung darin, dass hierbei multiple Ätiologien eine Rolle spielen und damit für die Bewertung der Bedürftigkeit herangezogen werden müssen (Standard Exceptions).
b Typischer Aspekt eines portalen Hypertonus im Kernspintomogramm mit Umgehungskreisläufen und massiver Milzvergrößerung.

- Vertreter des ärztlichen Direktors des Klinikums (als neutrale stimmberechtigte Beobachter).
- Künftig wird dies noch um Vertreter der Psychomedizin erweitert.
- Außerdem gehören bei Bedarf Vertreter spezieller relevanter Fachdisziplinen für die Erkrankung des Patienten (z. B. Pädiatrie, Onkologie, Nephrologie) der Konferenz an.
- Die interdisziplinäre Transplantationskonferenz ist für die Indikation zur Lebertransplantation verantwortlich (▶ Abb. 8.36).
- Grundsätzlich soll jeder Patient, bei dem die Indikation für die Übertragung eines vermittlungspflichtigen Organs besteht, mit schriftlicher Einwilligung einem Transplantationszentrum vorgestellt werden.
  - Das gilt auch, wenn eine Überbrückungstherapie der Grunderkrankung erfolgt (§ 13 TPG Abs. 3, Satz 1).
- Zur **Beurteilung der Listung zur Lebertransplantation** werden in den Transplantationszentren Evaluationsprotokolle eingesetzt.
- Diese orientieren sich nicht nur an der Grunderkrankung, sondern bewerten Komorbiditäten der Kandidaten, insbesondere auch kardiovaskuläre, nephrologische und onkologische Erkrankungen.
- Nach § 16 TPG ist dabei der voraussichtliche Erfolg der Transplantation ausschlaggebend (RiLi BÄK Leber nach § 16 TPG I.1.–10. und III.2).
- In der Phase der Listung wird die Bedürftigkeit für eine Lebertransplantation seit 2006 durch das „Model for End Stage Liver Disease" (MELD) festgestellt.
  - Es definiert die Priorität anhand von Laborwerten und unabhängig von der Wartezeit in der Warteliste.
- Da so nicht alle Indikationen zur Lebertransplantation abgebildet werden können, existiert ein zusätzliches Regelwerk von Ausnahmen (Standard Exceptions).
- In der Warteliste ist daher ein kontinuierlicher Prozess an Diagnostik und Bewertung der Erkrankung und des Gesundheitszustandes durch die interdisziplinäre Transplantationskonferenz notwendig und festgelegt.
- Wichtig für die Indikation zur Lebertransplantation sind
  - die Listungsvoraussetzungen gemäß Richtlinien zur Lebertransplantation (BÄK) einerseits und
  - das Spektrum der Grunderkrankungen andererseits.

Entwicklung und Grundsätze der Leberallokation in Deutschland

- Grundlage der Listung zur Lebertransplantation und der Organverteilung durch die Vermittlungsstelle (Eurotransplant, Leiden) sind
  - das vom Deutschen Bundestag 1997 beschlossene TPG und

Allokation	Bewertung
vor 2000 Zentrumsallokation „freie" Zuordnung von Organangeboten zur eigenen Zentrumswarteliste	• Allokation und Zugang nicht transparent geregelt • Patienten zwischen Zentren nicht vergleichbar
2000 BÄK veröffentlicht Allokationsrichtlinie Allokation nach T-Kategorien Basis: Child-Pugh Turcotte (außer HU-LT)	• Allokationskriterien subjektiv • Patienten nur eingeschränkt zwischen Zentren vergleichbar • Zugang transparenter
2006 Einführung MELD-Allokation, bundesweite Warteliste bei ET basierend auf MELD (außer HU-LT) Schaffung von sog. „Standard exceptions" (SE)	• Allokationskriterien objektiv, transparent • Patienten zwischen Zentren bzgl. MELD vergleichbar • Sonderregeln notwendig (SE/NSE)
2013 Präzisierung der LT-Konferenzen	• kollegiale Zusammenarbeit und Entscheidung definiert • erhöhte Transparenz
2013 Richtlinienverstöße strafbar	• Richtlinien sind verbindlich
2015 Formalisierung der Richtlinienerstellung auf wissenschaftlicher Basis mit Genehmigungsvorbehalt durch das Bundesgesundheitsministerium	• transparenter Prozess der Richtliniengestaltung mit Fachgesellschaft, Öffentlichkeit, Juristen, Patientenvertreter, Mandatsträger • Etablierung des Arbeitsgruppenkonsiliums der StäKO • Genehmigung durch Gesundheitsministerium

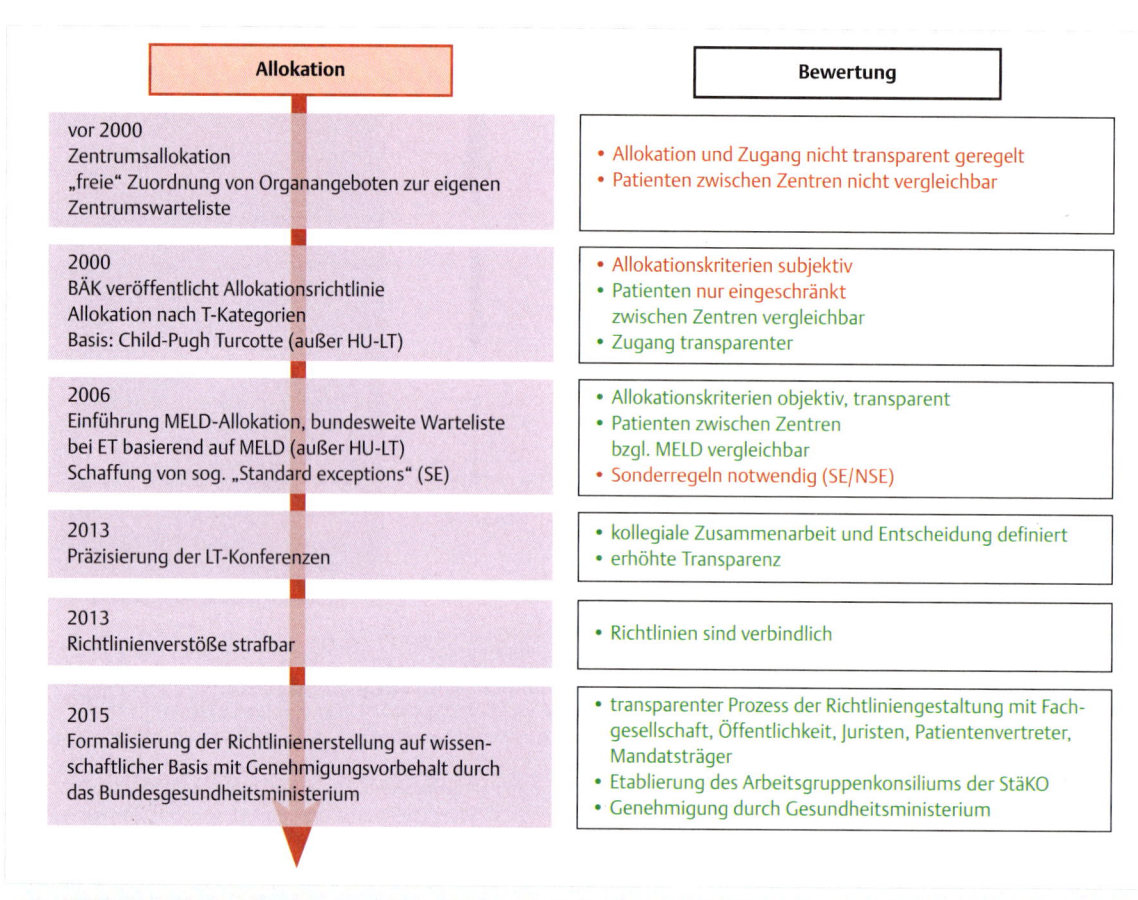

Abb. 8.35 Entwicklung und Bewertung der Schritte hin zum aktuellen Allokationssystems für die Lebertransplantation in Deutschland.

- ○ die kontinuierlich fortgeschriebenen Richtlinien zur Lebertransplantation zu § 16 TPG.
- In der Anfangszeit der Lebertransplantation erfolgte eine Organverteilung durch die Zentren selbst (▶ Abb. 8.35).
- Die Verantwortung für die Beurteilung von Dringlichkeit, Erfolgsaussicht und deren interindividuelle Bewertung verblieb bei den zuständigen Transplantationsmedizinern im jeweiligen Zentrum.
- Während diese Lösung vor allem von der Erfahrung und klinischen Bewertung erfahrener Transplantationsmediziner profitiert und geeignet ist, gute Überlebenserfolge zu erzielen, birgt sie das Risiko eines ungleichen Zugangs zur Transplantation.
- Seit 2000 wurde das sog. T-System der „Medical Urgency Criteria" (MUC) verwendet, das sich an einer Beschreibung der Lebererkrankung nach den Child-Turcotte-Pugh-Kriterien (**CTP-Kriterien**) orientierte.
- Jedoch zeigte sich bald nach dessen Einführung, dass diese nach Wartezeit funktionierende Allokationspraxis mit Dringlichkeitskategorien (T1–T4) neue Probleme aufwarf, vor allem für die rechtzeitige Transplantation schwer erkrankter Patienten.
- Außerdem zeigte sich, dass die subjektive Auslegung der CTP-Kriterien „Aszites" und „Enzephalopathie" dazu beitrug, dass schließlich 2006 rund 80 % aller Patienten in der hohen T2-Priorität-Kategorie gelistet waren.
  - ○ Dies wurde der Idee der Priorität schwer Erkrankter nicht mehr gerecht.
- Am 16.12.2006 wurde daher das MELD als Kriterium für die Dringlichkeit einer Listung zur Lebertransplantation eingeführt.
- Bereits im Jahr 2002 führte das US-amerikanische „United Network for Organ Sharing" (UNOS) das **MELD-System** ein.
  - ○ Ziel war, die Wartelistenmortalität zu senken und die Bedürftigsten zuerst zu transplantieren.
- Mit diesem Schritt vollzog sich ein Wandel hin zu einem einfachen, transparenten und weniger subjektiven System, dessen Zielsetzung in erster Linie die Transplantation nach Bedürftigkeit ist.
- MELD beschreibt die 3-Monats-Mortalität eines Leberkranken basierend auf
  - ○ dem Kreatininwert,
  - ○ der Gerinnung (INR) und dem
  - ○ Serumbilirubin.

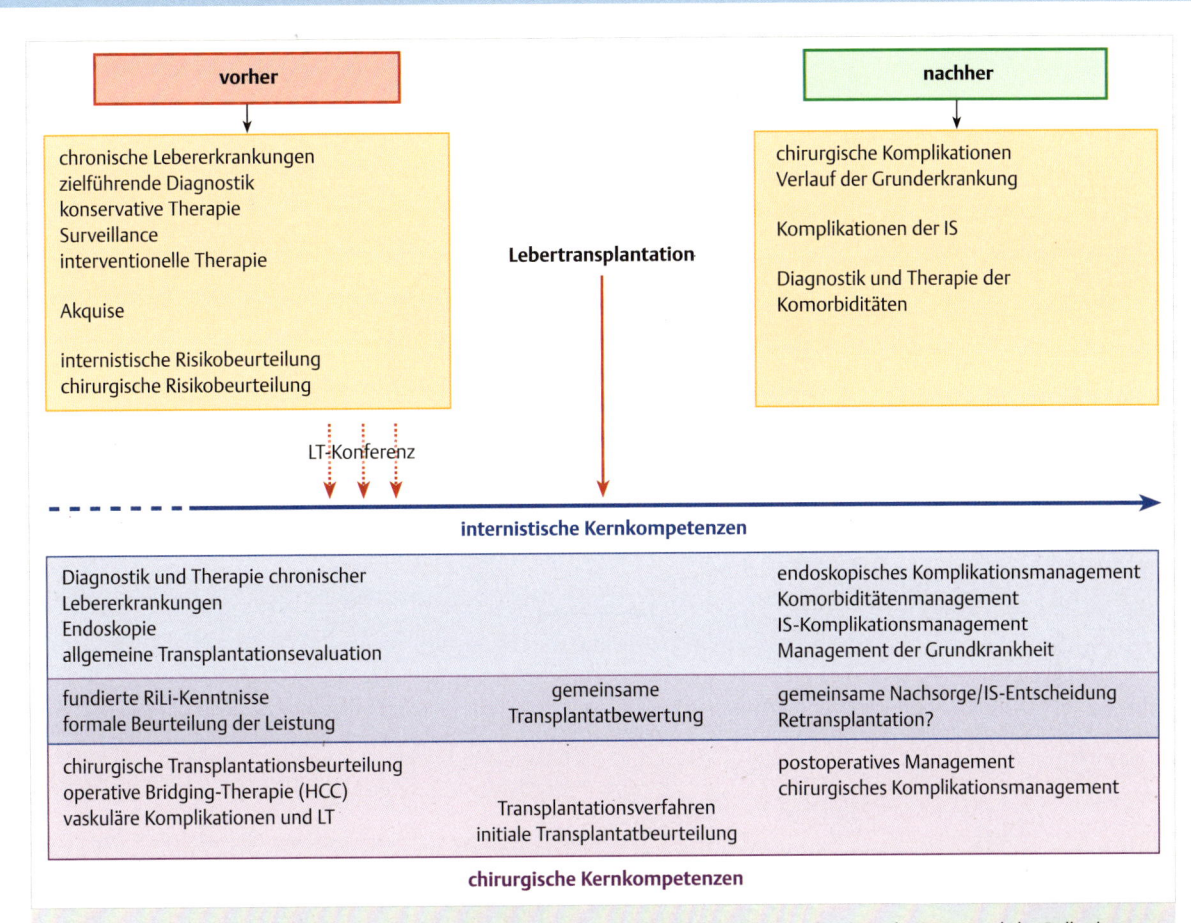

Abb. 8.36 Schematische Darstellung der interdisziplinären Zusammenarbeit im Zuge der Lebertransplantation und der Rolle der interdisziplinären Transplantationskonferenz. IS: Immunsuppression; LT: Lebertransplantation.

- Anders als das CTP-System enthält MELD keine subjektiven Parameter wie Ausmaß von Aszites und Grad der Enzephalopathie.
- Es ist ein einfacheres und objektiveres System, obwohl auch hier die Möglichkeit einer Einflussnahme auf die Höhe des INR- und des Kreatinin-Werts besteht.
- Entwickelt wurde MELD für Patienten mit alkoholischer Zirrhose, die für die Indikation zum transjugulären portosystemischen Shunt (TIPS) evaluiert wurden.
- Es wurde später an größeren Kollektiven validiert und auf die Transplantationsevaluation angewendet.
- Analysen von UNOS seit 2002 zeigen, dass
  - auf diesem Weg die Wartelistenmortalität gesenkt werden konnte und
  - in initialen Studien keine erhöhte Mortalität nach Lebertransplantation zu verzeichnen war.
- Für das Management von Wartelistenpatienten und die Indikationsstellung hat dieser Schritt einen Einfluss.
- MELD ist ein statistisches Modell, dass angewendet wird, um komplexe medizinische Probleme zu beschreiben und ihnen eine Mortalitätswahrscheinlichkeit zuzuordnen.
- Dabei zeigt es sich, dass Patienten mit Gerinnungs- und Nierenfunktionseinschränkungen bevorzugt werden und dass andere Endpunkte einer chronischen Lebererkrankung eine geringere Rolle für die Organzuteilung spielen (Aszites, spontan bakterielle Peritonitis, Blutungskomplikationen, Enzephalopathie und Kachexie).
- Für Patienten mit viralen Hepatitiden und alkoholtoxischer Leberzirrhose ist dies in vielen Fällen eine befriedigende Approximation.
- Für Tumorpatienten und Patienten mit genetischen sowie cholestatischen Lebererkrankungen kann MELD eine Transplantationspriorität nur unzureichend beschreiben.
- Aus diesem Grund existiert neben dem reinen Labor MELD-Wert (labMELD) ein Regelwerk sog. **Standard Exceptions** (SE).
- Diese SE präzisieren für einzelne Indikationen die Allokationspriorität indem ein sog. matchMELD-Punktwert vergeben wird.
- Die MELD-Allokation erfordert diese Ausnahmeregelungen, um den ca. 10–15% der Patienten, deren Krankheit nicht adäquat durch den MELD-Punktwert

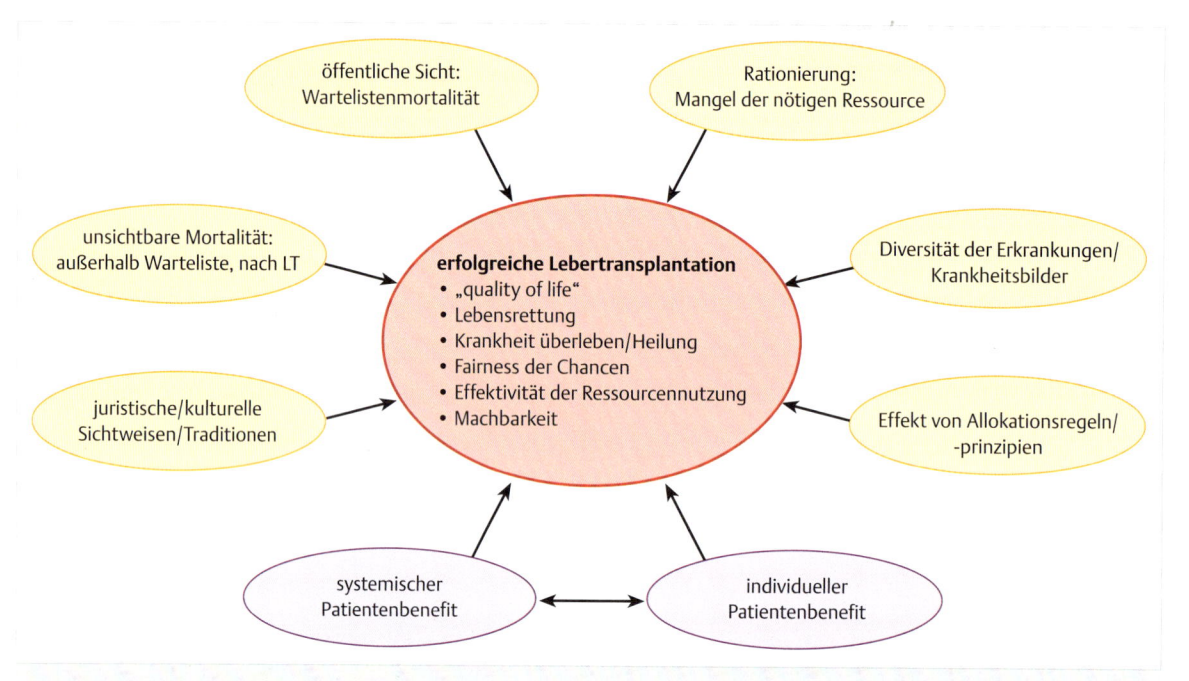

Abb. 8.37 Spannungsfeld Organallokation als gesamtgesellschaftliche Aufgabe und Herausforderung: grundsätzliche Überlegungen zur Allokation von Spenderorganen und deren Einflussgrößen im Bestreben nach einem fairen System des Zugangs zur Organtransplantation.

abgebildet werden kann, eine realistische Chance zur Lebertransplantation zu geben.
- Es birgt aber auch die Gefahr der Bevorteilung oder Benachteiligung einzelner Indikationsgruppen (▶ Abb. 8.37).
- Je nach Verlauf des labMELD kann sich also im Verlauf der Therapie die Priorität des Patienten unabhängig von dessen Wartezeit erhöhen aber auch erniedrigen.
- Wichtig ist dabei, dass die Wartezeit auf der Liste damit keine vordringliche Rolle spielt, da allein die Höhe des MELD-Werts (labMELD und matchMELD) die Organzuteilung determiniert.
- Ausgenommen von der MELD-Allokation sind **hochdringliche** (HU: High Urgency) **Lebertransplantationen**.
- Bei Vorliegen eines zeitkritischen akuten Leberversagens finden andere Kriterien Anwendung, darunter die King's-College- und Clichy-Kriterien.
- Die Entscheidung für eine MELD-basierte Allokation hat daher den Fokus der Zuteilung von Organen zur Lebertransplantation stark in Richtung Bedürftigkeit verschoben.

Indikationen und Ausnahmen für MELD

- Es existieren 3 grundsätzliche nosologische Indikationsgruppen:
  - das akute Leberversagen,
  - das chronische Leberversagen mit erhöhtem MELD-Wert und
  - chronische Lebererkrankungen ohne adäquate Abbildung durch den MELD-Wert.

Hochdringliche Lebertransplantation

- Eine HU-Lebertransplantation kann vordringlich vor allen Wartelistenpatienten erfolgen
  - beim akuten Leberversagen oder
  - einer lebensbedrohlichen akuten Schädigung der Leber
  - ohne vorher bekannte chronische Lebererkrankung.
- Die Spenderorgane in dieser Gruppe werden international innerhalb der Mitgliedsländer von Eurotransplant zugeordnet.
  - Die Standardallokation außerhalb von HU beinhaltet in der Regel hingegen eine nationale Allokation.
- Für die **HU-Transplantation** qualifizieren Patienten,
  - bei denen sich ein akutes Leberversagen entwickelt und die die King's-College-Kriterien erfüllen,
  - bei denen sich ein akutes Leberversagen bei Hepatitis B entwickelt und die die Clichy-Kriterien erfüllen,
  - bei denen nach Lebertransplantation die Leber primär keine Funktion aufnimmt (primäre Nichtfunktion),
  - bei denen nach Lebertransplantation eine Leberarterienthrombose mit irreversibler Leberschädigung auftritt oder

ECOG-Performance-Status (PS)
BCLC-Stadium

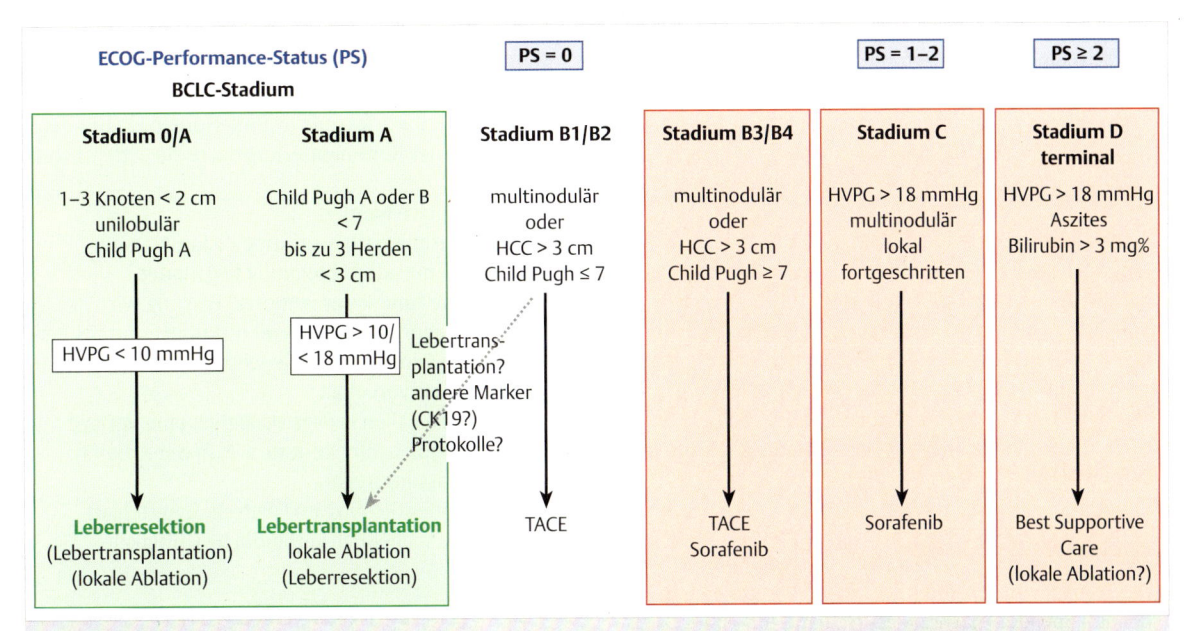

	PS = 0			PS = 1–2	PS ≥ 2
Stadium 0/A	**Stadium A**	**Stadium B1/B2**	**Stadium B3/B4**	**Stadium C**	**Stadium D terminal**
1–3 Knoten < 2 cm unilobulär Child Pugh A	Child Pugh A oder B < 7 bis zu 3 Herden < 3 cm	multinodulär oder HCC > 3 cm Child Pugh ≤ 7	multinodulär oder HCC > 3 cm Child Pugh ≥ 7	HVPG > 18 mmHg multinodulär lokal fortgeschritten	HVPG > 18 mmHg Aszites Bilirubin > 3 mg%
HVPG < 10 mmHg	HVPG > 10/ < 18 mmHg	Lebertransplantation? andere Marker (CK19?) Protokolle?			
Leberresektion (Lebertransplantation) (lokale Ablation)	**Lebertransplantation** lokale Ablation (Leberresektion)	TACE	TACE Sorafenib	Sorafenib	Best Supportive Care (lokale Ablation?)

Abb. 8.38 Beispiel hepatozelluläres Karzinom (HCC) als einen der häufigsten Gründe für eine Standard Exception (SE) bei der Lebertransplantation. Basierend auf dem BCLC-System (BCLC: Barcelona Clinic Liver Cancer) wird hierbei die Indikation zur Resektion, Lebertransplantation oder palliativen Therapie festgelegt. HVPG: hepatisch-venöser Druckgradient.

- bei denen im akutem Leberversagen die Leber im Zuge eines toxischen Lebersyndroms entfernt werden musste.
- Darüber hinaus ist bei 2 Erkrankungen, die chronisch verlaufen, aber das Risiko eines akuten Leberversagen im Verlauf beinhalten, auch eine HU-Indikation möglich:
  - akutes Leberversagen bei der totalen Lebervenenthrombosierung (Budd-Chiari-Syndrom)
  - akutes Leberversagen bei Morbus Wilson
- Alle anderen Fälle einer akuten und irreversiblen Leberschädigung, die potenziell eine hochdringliche Lebertransplantation erfordern, können auf Antrag der interdisziplinären Transplantationskonferenz des Zentrums durch Auditverfahren durch die Vermittlungsstelle begutachtet werden.

Chronisches Leberversagen mit erhöhtem MELD

- Die Indikation zur Lebertransplantation wird dann gestellt, wenn von einer irreversiblen Schädigung der Leber mit bevorstehendem lebensbedrohlichem Funktionsausfall ausgegangen werden muss.
- In aller Regel ist dies mit den Folgen der Leberzirrhose verbunden, die in der überwiegenden Zahl der Lebertransplantationskandidaten vorliegt.
- Mit der Leberzirrhose ist meist ein portaler Hypertonus verbunden.
  - Dieser führt wiederum zu einer vitalen Bedrohung durch seine Folgen, wie
    - die Varizenblutung,
    - die therapierefraktäre Aszitesbildung,
    - die spontan bakterielle Peritonitis,
    - die Enzephalopathie,
    - das hepatorenale, hepatokardiale oder hepatopulmonale Syndrom sowie
    - die Sarkopenie und
    - die Ausbildung von hepatozellulären Karzinomen.
- Dies geschieht vor dem Hintergrund eines Spektrums von Grunderkrankungen, das toxische, genetische, infektiologische und metabolische Entitäten umfasst (▶ Abb. 8.34).

Standard Exceptions

- Eine eingeschränkte Priorität durch den MELD-Wert kann bei einer Reihe von Erkrankungen durch Sonderkategorien ausgeglichen werden (Richtlinie gemäß § 16 TPG für die Wartelistenführung und Organvermittlung zur Lebertransplantation, Tabelle 3).
- In diesen Fällen wird der Grundsatz der laborwertabhängigen Priorität verlassen und stattdessen eine zeitabhängige Wartelistenpriorität angewendet.
- Zu diesen Erkrankungen zählen:
  - hepatozelluläres Karziom (HCC; ▶ Abb. 8.38)
  - nicht metastasiertes Hepatoblastom
  - adulte polyzystische Degeneration der Leber (APDL)
  - primäre Hyperoxalurie Typ 1 (PH1)
  - Small-for-Size-Syndrom (persistierende Dysfunktion)
  - zystische Fibrose (Mukoviszidose)
  - familiäre amyloidotische Polyneuropathie (FAP)

- hepatopulmonales Syndrom
- portopulmonale Hypertonie
- Harnstoffzyklusdefekte
- Morbus Osler
- hepatisches Hämangioendotheliom
- biliäre Sepsis/sekundär sklerosierende Cholangitis (SSC)
- primär sklerosierende Cholangitis (PSC)
- Cholangiokarzinom
- neuroendokrine Tumoren
- In Fällen, in denen die vordefinierten Kategorien für einen SE-Status nicht erfüllt sind, kann durch die interdisziplinäre Transplantationskonferenz ein Audit zur Erteilung einer „Nonstandard Exception" (NSE) beantragt werden, das durch die Vermittlungsstelle durchgeführt wird.

Leberlebendspende

- Die Transplantation eines Teils der Leber von einem lebenden Spender macht in Deutschland nur rund 7,4 % (2017) der Lebertransplantationen aus.
- Grundsätzlich ist die Leberlebendspende subsidiär zur postmortalen Spende.
- Auch hier erfolgt eine Listung des Empfängers in der Warteliste.
- Die Leberlebendspende stellt große Anforderungen an die Evaluation des gesunden Spenders, dessen Schaden weit möglichst vermieden werden muss.
- In der Praxis werden
  - Teile des linken Leberlappens bei pädiatrischer Transplantation (in der Regel von Eltern auf Kinder) und
  - der rechte Leberlappen bei geeigneten Größen- und anatomischen Verhältnissen bei der Erwachsenentransplantation eingesetzt.

Fortschreibung und Entwicklung von Allokationsregeln zur Lebertransplantation

- Revisionen der Richtlinien zur Lebertransplantation werden in der Arbeitsgruppe „**Richtlinienrevisionen Leber**" der Ständigen Kommission Organtransplantation (StäKO) der BÄK diskutiert und formuliert, unter Beteiligung
  - von Vertretern von Eurotransplant,
  - der Deutschen Stiftung Organtransplantation (DSO),
  - der Patienten,
  - von Mitgliedern der Kommission Leber/Darm der DTG und
  - von Juristen.
- Darüber hinaus wird eine detaillierte wissenschaftliche Begründung erstellt.
- Ein Entwurf wird danach in der StäKO in erster Lesung vorgestellt und unter Beteiligung aller Interessengruppen sowie Vertretern des Bundesgesundheitsministeriums (BMG) diskutiert.
- Bei erfolgreicher Abstimmung erfolgt eine Veröffentlichung des Entwurfes auf der BÄK-Homepage mit der Möglichkeit der Kommentierung durch die Öffentlichkeit.
- Die Kommentare werden
  - in der Richtlinienarbeitsgruppe diskutiert und
  - ihre Annahme oder Ablehnung begründet.
- Die revidierte (und kommentierte) Fassung wird in 2. Lesung erneut vorgestellt und diskutiert und bei Verabschiedung dem BMG zur Genehmigung vorgelegt (Genehmigungsvorbehalt).
- In besonderen Fällen erfolgt zusätzlich eine Vorlage beim Bundesjustizministerium, z. B. in der Arbeitsgruppe Verfassungsrecht.
- Mit der Veröffentlichung im Deutschen Ärzteblatt erlangt diese schließlich verbindliche Gültigkeit.

8.18.7 Kontraindikationen

- Für die Entscheidung zur Lebertransplantation ist
  - die Dringlichkeit und
  - damit zu erwartende Mortalität und
  - zugleich die Aussicht auf Erfolg der Organtransplantation maßgeblich (vgl. Richtlinien zur Lebertransplantation I.1–10, III.1–3).
- **Kontraindikationen ergeben sich aus**:
  - der Operabilität (Allgemeinzustand, Voroperationen, Gefäßvarianten, -verschlüsse etc.)
  - der Fähigkeit zur Rehabilitation nach Organtransplantation
  - den Risiken und Komplikationen der zugrunde liegenden Grunderkrankung(en)
  - der Kontrolle von Erkrankungen, die die Transplantation gefährden können (nicht kurative onkologische Erkrankungen, unbeherrschbare Infektionserkrankungen, schwere kardiovaskuläre Erkrankungen etc.)
- Die Evaluation eines Transplantationskandidaten umfasst daher eine umfassende medizinische Evaluation.
  - Diese muss infektiologische und onkologische Erkrankungen sowie eine altersadaptierte Vorsorge aller relevanten Organsystemrisiken einschließen.
  - Die Evaluation wird in den Zentren in individuellen Protokollen umgesetzt.
- Abgewogen werden muss immer das ca. 10 %ige Mortalitätsrisiko innerhalb des ersten Jahres durch die Lebertransplantation gegenüber dem Risiko der Grunderkrankung (z. B. bei niedrigem MELD-Wert).
- Ein weiterer wichtiger und oft kontrovers diskutierter Aspekt ist die Fähigkeit des Kandidaten, auch in schwierigen Situationen an der erfolgreichen Behandlung mitzuwirken (Adhärenz).
  - Das schließt auch den Aspekt der Suchterkrankungen und ihrer Behandlung ein.

- Bei der Lebertransplantation betrifft dies am häufigsten den schädlichen Gebrauch von Alkohol (ICD F10.1/2).
- In der Revision der Richtlinie zur Lebertransplantation wurde
  - die Diagnostik des schädlichen Alkoholgebrauchs und der Alkoholabhängigkeit präzisiert und
  - ein interdisziplinäres Vorgehen unter Beteiligung von psychomedizinischen Disziplinen einschließlich der Erstellung von Behandlungsplänen festgelegt.
- Ein neues Auditverfahren bezüglich der Karenzzeit wurde für kontroverse Fälle eingerichtet.
- Insgesamt sind die Aspekte
  - der längerfristigen interdisziplinären Betreuung,
  - der Prävention,
  - der präziseren Diagnostik,
  - der Patientenbegleitung durch Diagnostik und
  - der Möglichkeit des beratenden Audits gestärkt worden.

8.18.8 Anästhesie

- Die Lebertransplantation erfolgt
  - in Allgemeinnarkose und
  - durch ein in der Lebertransplantation erfahrenes Team.

8.18.9 Aufklärung und spezielle Risiken

- Die Aufklärung zur Lebertransplantation ist komplex.
- Sie umfasst
  - Aspekte des Datenschutzes und der Zustimmung zur Weitergabe von personenbezogenen Daten,
  - Informationen zu
    - Erkrankung,
    - der Annahme von Spenderorganen,
    - Morbiditäts- und Mortalitätswahrscheinlichkeit durch den Eingriff sowie zu
    - postoperativ notwendigen Therapien und der Betreuung.
- Die Aufklärung bewertet die Risiken durch den Gesamtprozess der Lebertransplantation gegenüber dem natürlichen Verlauf der chronischen oder akuten Lebererkrankung.
- Dabei kann z. B. bei einer chronischen Lebererkrankung mit einem niedrigen MELD-Wert (≤ 15 Punkte) das Risiko durch die Transplantation höher sein als das der Grunderkrankung.
- Die wichtigsten Aspekte sind:
  - Operationsrisiko (identisch mit dem Risiko großer abdomineller Eingriffe)
  - Aufklärung über Erwägungen bei der Akzeptanz von Spenderorganen, wenn Organe mit Risikokonstellationen (Verfettung, lange Intensivzeit, Infektionen, Alter des Spenders etc.) angenommen werden
  - Möglichkeit der primären Nichtfunktion des Transplantats und der Notwendigkeit der Retransplantation
  - lebenslange Nachsorge und Medikamentenpflichtigkeit
  - Folgen der Langzeitwirkung von Immunsuppressiva auf Nierenfunktion, Karzinomwahrscheinlichkeit, Blutdruck, opportunistische Infekte etc.
  - Weitergabe personenbezogener Daten auch für Register

8.18.10 Material

- Beschluss der interdisziplinären Transplantationskonferenz nach vollständiger Evaluation, Dokumentationen gemäß Richtlinie zur Lebertransplantation
- Aufklärung und Aufnahme in die Warteliste
- regelmäßige Aktualisierungen des MELD oder SE-MELD bei der Vermittlungsstelle
- Angebot eines Spenderorgans für den gelisteten Patienten

8.18.11 Durchführung

- Die Standardlebertransplantation ist ein operativer Eingriff durch einen Laparotomieschnitt mit der kompletten Entnahme der erkrankten Leber.
- Parallel wird am „back table" die Spenderleber aus der Transportbox entnommen und für die Implantation vorbereitet.
  - Sie wird an die Stelle der entfernten Eigenleber implantiert.

8.18.12 Mögliche Komplikationen

- Die Komplikationen umfassen
  - Komplikationen durch den eigentlichen Eingriff,
  - unmittelbare postoperative Komplikationen und
  - Langzeitkomplikationen.

Intraoperative Komplikationen

- Durch die Operation bei portalem Hypertonus und oft ausgeprägten Umgehungskreisen kann es zu ausgeprägtem Blutverlust kommen.
- alle üblichen Komplikationen abdomineller Eingriffe, die Anastomosen, Zugang, Infektionen etc. betreffen
- fehlende Funktionsaufnahme des Transplantats und dringliche Retransplantation

Postoperative Komplikationen

- In der postoperativen Phase nach Lebertransplantation treten in den ersten Stunden bis zum ersten Jahr verschiedene potenzielle Komplikationen auf.
- In der klinischen Praxis sind diese mit einer zeitlichen Abfolge zu erwarten (▶ Abb. 8.39, ▶ Abb. 8.40).

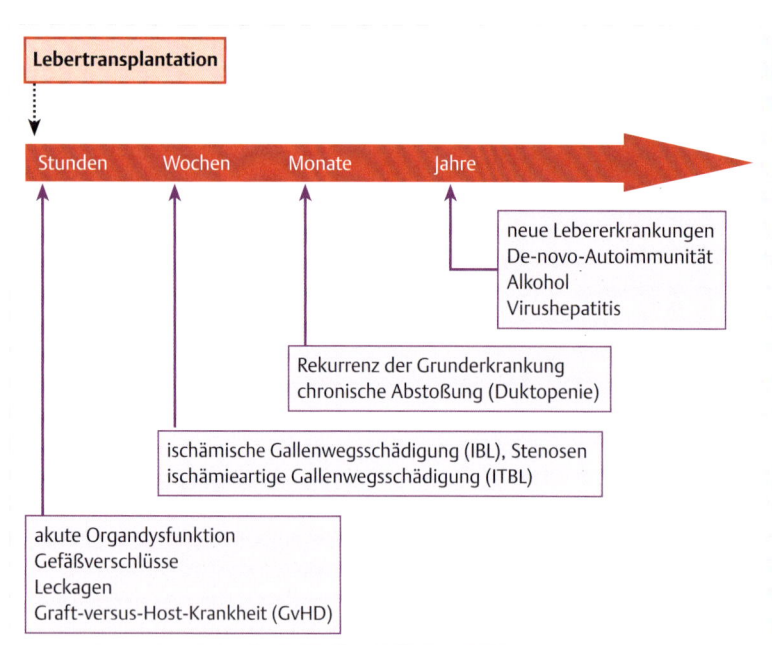

Abb. 8.39 Zeitliche Staffelung von typische postoperativen Komplikationen nach Lebertransplantation.

- Zu den typischen postoperativen Komplikationen zählen:
  - Leberarterienthrombose
  - Leckagen an Gallengang oder Gefäßen
  - akute Organdysfunktion mit verzögerter Funktionsaufnahme oder fehlender Funktionsaufnahme (primäre Nichtfunktion)
  - Graft-versus-Host-Erkrankung (GvHD)
  - Gallenwegsstenosen (Anastomosenstenose, Nichtanastomosenstenose)
  - Gefäßstenosen
  - ischämische Gallenwegsschädigung (IBL)
  - ischämieartige Gallenwegsschädigung (ITBL)
  - akute und chronische Rejektionen
  - chronischer Verlust der Gallenwege (chronische Duktopenie, chronisch duktopene Abstoßung)
  - Rekurrenz der Grunderkrankung
  - de novo autoimmune Lebererkrankungen
  - neue Lebererkrankungen durch Alkohol, Viren etc.
  - Infektionen

Langzeitkomplikationen

- Die Langzeitkomplikationen ergeben sich zusätzlich zu den über Jahre möglichen postoperativen Komplikationen aus den Nebenwirkungen der permanent notwendigen immunsuppressiven Therapie:
  - i. d. R. Calcineurininhibitor und Mycophenolat oder auch
  - niedrig dosierte Steroide oder
  - mTOR-Inhibitoren (mTOR: Mammalian Target of Tapamycin), z. B. Everolimus, Rapamycin.

- typische mögliche Langzeitnebenwirkungen dieser Gruppen von Immunsuppressiva:
  - Diabetes mellitus
  - Hypertonie
  - Hyperlipidämie
  - Nierenfunktionseinschränkung bis zur Dialysepflicht
  - Proteinurie
  - Neurotoxizität
  - erhöhte Inzidenz von Karzinomen

8.18.13 OP-Bericht

- Für die postoperative indisziplinäre Betreuung und für interventionelle endoskopische Therapien nach Transplantation ist die Kenntnis der Art der Anastomosen (insbesondere biliodigestive Anastomose der Gallenwege) von großer Bedeutung.
- Auch die arterielle Versorgung des Transplantats entscheidet oft über das Auftreten ischämischer Gallenwegsschäden.

8.18.14 Postoperatives Management

- Für die genannten Komplikationen sind
  - interventionelle radiologische oder chirurgische Verfahren zur Revaskularisierung des Transplantats angezeigt, sowie
  - interventionelle endoskopische Verfahren für Leckagen, Stenosen, strukturelle Gallenwegsveränderungen und Modifikationen der Immunsuppression, ggf. einschließlich der Gewinnung von Leberbiopsien.

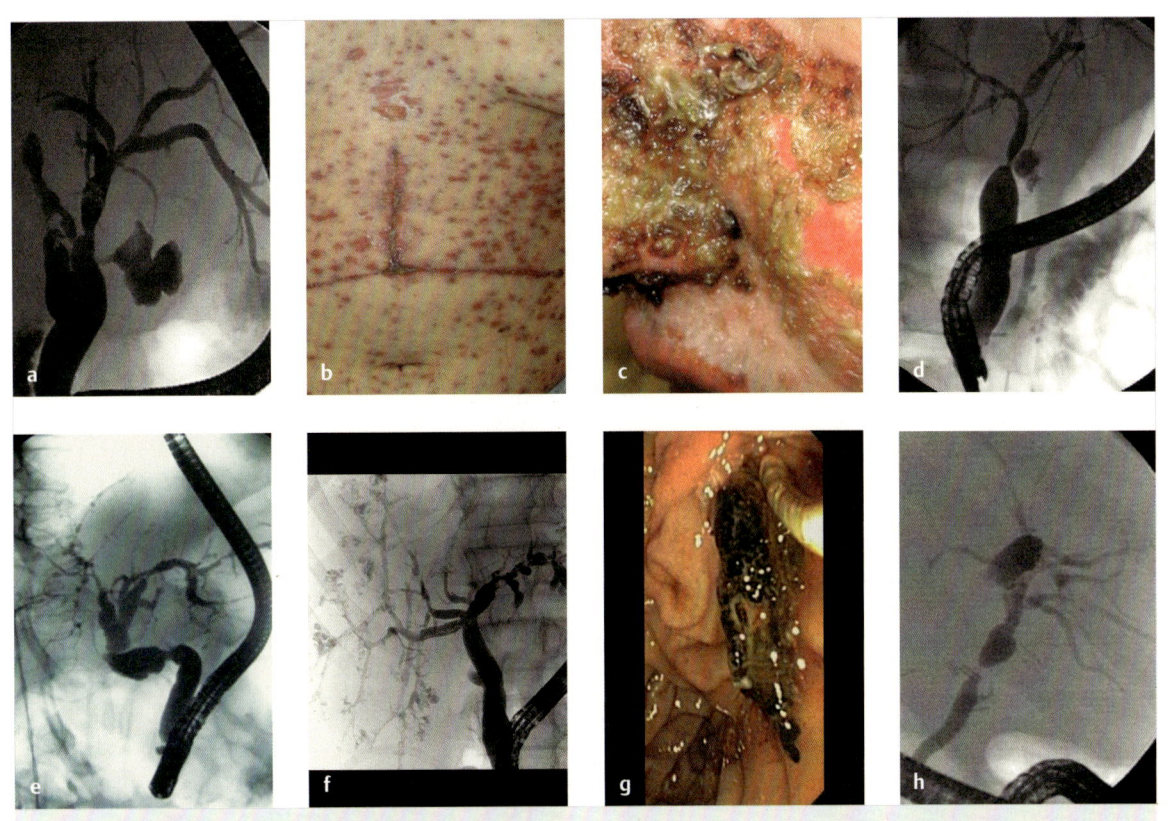

Abb. 8.40 Typische Komplikationen bei endoskopischen Untersuchungen und Interventionen sowie Hauterscheinungen.
a Cholangiogramm einer frühen Leckage nach Lebertransplantation.
b Hautefloreszenzen bei Graft-versus-Host-Disease (GvHD) 3 Wochen nach Lebertransplantation.
c Hautefloreszenzen bei Graft-versus-Host-Disease (GvHD): Detailansicht.
d Stenose im Cholangiogramm mit Beispiel einer Anastomosenstenose mit Gallengangsinkongruenz.
e Stenose im Cholangiogramm mit einem Beispiel von Nichtanastomosenstenosen z. B. durch Ischämie.
f Cholangiografischer Aspekt einer Ischemia-Type Biliary Lesion (ITBL) mit multiplen Gallenwegsveränderungen.
g Ausgusspräparat im Gallengang (Biliary Cast).
h Rekurrenz einer primär sklerosierenden Cholangitis (PSC) der Gallenwege des Transplantats nach Lebertransplantation im Cholangiogramm. Stenosen und Material im Gallengang sowie Leckagen sind einer endoskopischen Therapie zur Optimierung des Abflusses und damit der Leberfunktion zugänglich.

- Die Entscheidung hierzu erfolgt in der Regel im interdisziplinären Transplantationsteam.

8.18.15 Ergebnisse

- Das 1-Jahres-Überleben über alle Indikation in Deutschland beträgt 80 %, das 2-Jahres Überleben 75 %.
- Zu beachten ist, dass bezüglich der einzelnen Indikationen zur Lebertransplantation das postoperative Überleben unterschiedlich ist.

8.18.16 Quellenangaben

[1] Ciesek S, Manns M, Strassburg C. Sequelae of organ transplantation. Internist (Berl) 2006; 47: 252–260
[2] Gottlieb J, Gwinner W, Strassburg CP. Allocation systems in transplantation medicine: Advantages and disadvantages. Internist (Berl) 2016; 57: 15–24
[3] Herzer K, Strassburg CP, Braun F et al. Selection and use of immunosuppressive therapies after liver transplantation: current German practice. Clin Transplant 2016; 30: 487–501
[4] Hildebrand T, Pannicke N, Dechene A et al. Biliary strictures and recurrence after liver transplantation for primary sclerosing cholangitis: A retrospective multicenter analysis. Liver Transpl 2016; 22: 42–52
[5] Merion RM, Schaubel DE, Dykstra DM et al. The survival benefit of liver transplantation. Am J Transplant 2005; 5: 307–313
[6] Schaubel DE, Sima CS, Goodrich NP et al. The survival benefit of deceased donor liver transplantation as a function of candidate disease severity and donor quality. Am J Transplant 2008; 8: 419–425

[7] Strassburg CP. Patient selection and indications for liver transplantation. Chirurg 2013; 84: 363–371
[8] Strassburg CP. HCC-Associated Liver Transplantation - Where Are the Limits and What Are the New Regulations? Visc Med 2016; 32: 263–271
[9] Strassburg CP, Beckebaum S, Geier A et al. Practice guideline autoimmune liver diseases - AWMF-Reg. No. 021–27. Z Gastroenterol 2017; 55: 1135–1226
[10] Strassburg CP, Daute-Weiser D. Kommentare zum Editorial von Batra und Wiesing, Sucht (2018), 64 (1), 1–3: „Zur ethischen und wissenschaftlichen Fragwürdigkeit der ‚Karenzklausel' bei alkoholabhängigen Patienten auf der Warteliste zur Lebertransplantation". Sucht 2018; 64: 157–164
[11] Weismuller TJ, Negm A, Becker T et al. The introduction of MELD-based organ allocation impacts 3-month survival after liver transplantation by influencing pretransplant patient characteristics. Transpl Int 2009; 22: 979–081
[12] Weismuller TJ, Fikatas P, Schmidt J et al. Multicentric evaluation of model for end-stage liver disease-based allocation and survival after liver transplantation in Germany – limitations of the 'sickest first'-concept. Transpl Int 2011; 24: 91–99

8.18.17 Wichtige Internetadressen

- www.d-t-g-online.de
- www.bundesaerztekammer.de/richtlinien/empfehlungenstellungnahmen
- www.bundesaerztekammer.de/richtlinien/richtlinien/transplantationsmedizin/richtlinien-fuer-die-wartelistenfuehrung-und-die-organvermittlung
- https://lebertransplantation.eu
- www.eurotransplant.org
- www.dso.de
- www.organspende-info.de
- www.dgvs.de/wissen-kompakt/leitlinien/dgvs-leitlinien

8.19 Chemotherapie

F. Lordick

8.19.1 Steckbrief

Adjuvante oder neoadjuvante Chemotherapien sind ein fester Bestandteil der multimodalen Therapie bei chirurgisch kurativ therapierbaren Tumorerkrankungen des Gastrointestinaltrakts. Im Sinne einer guten Palliation gehört Chemotherapie auch bei Patienten mit fortgeschrittener Tumorerkrankung zum Standard. Längst beschränkt sich die medikamentöse Tumortherapie nicht mehr auf Chemotherapie alleine. Biologisch zielgerichtete Therapien, die zum Teil nach entsprechender Analytik molekular stratifiziert und personalisiert eingesetzt werden, gehören mittlerweile zum Standard bei Kolon- und Magenkarzinom. Die Entwicklung schreitet rasch voran. In Kürze sollten auch die ersten Zulassungen von Immuncheckpoint-Inhibitoren zur Behandlung von Patienten mit gastrointestinalen Tumoren zur Verfügung stehen.

8.19.2 Aktuelles

- Die Immuntherapie im Sinne der Blockierung der sog. Immuncheckpoints CTLA-4 oder PD-1/PD-L1 hat bereits die Zulassung bei zahlreichen Tumorerkrankungen außerhalb des Gastrointestinaltrakts erlangt.
- Neue Daten bei gastrointestinalen Tumoren und entsprechende Medikamentenzulassungen werden in Kürze erwartet.

8.19.3 Synonyme

- medikamentöse Tumortherapie

8.19.4 Keywords

- adjuvante Therapie
- palliative Therapie
- molekular zielgerichtete Therapie
- Immuntherapie

8.19.5 Definition

- meist intravenös oder oral applizierte Gabe zytotoxischer Substanzen (auch Zytostatika)

8.19.6 Indikationen

- **adjuvant:** ergänzend zu kurativ eingesetzten Behandlungsverfahren, insbesondere Chirurgie, ggf. auch Strahlentherapie (in kurativer Intention)
- **neoadjuvant:** Sonderform der adjuvanten Therapie, die bereits vor einer kurativ intendierten (chirurgischen) Intervention zur Anwendung kommt.
- **palliativ:** Zielsetzung ist die
  - Verlängerung des Überlebens,
  - Verbesserung der Symptomkontrolle und
  - Verbesserung bzw. der längere Erhalt einer guten Lebensqualität.

8.19.7 Kontraindikationen

- **schlechter Allgemeinzustand** bei weit fortgeschrittener Tumorerkrankung (Eastern Cooperative Performancestatus [ECOG] 3 oder 4)
- **schwere**, durch medizinische Maßnahmen nicht entscheidend verbesserbare **Begleiterkrankungen**, z. B.
  - schwere Herzinsuffizienz
  - schwere chronisch obstruktive Lungenerkrankung
  - unkontrollierte Infektion
- **Patient nicht** über die Therapieziele und die potenziellen Nebenwirkungen **aufklärbar und einwilligungsfähig**; seltene Ausnahmefälle bestehen bei Einrichtung einer rechtskräftigen Betreuung

8.19.8 Aufklärung und spezielle Risiken

- Die spezifische Aufklärung richtet sich nach der Wahl der Medikamente und dem speziell verwendeten Therapieschema und seinen Risiken.
- Besonders häufig aufzuklärende Risiken betreffen
  - hämatologische,
  - gastrointestinale,
  - renale,
  - neurologische,
  - zentralnervöse,
  - kardiovaskuläre und
  - kutane Nebenwirkungen.
- Mögliche Komplikationen und deren Schweregrad werden unter dem entsprechenden Gliederungspunkt aufgeführt: Mögliche Komplikationen (S. 1005).
- Die ärztliche Aufklärung erfolgt in der Regel mindestens 24 Stunden vor der ersten Verabreichung.

- Zur Aufklärung zählt neben
  - der Erörterung potenzieller therapieassoziierter Nebenwirkungen und Risiken auch
  - das detaillierte Gespräch über Chancen der Therapie und realistisch erreichbare Therapieziele.
  - Nur in der Gesamtschau von Chancen und Risiken kann ein Patient eine informierte und ausgewogene Entscheidung treffen.
- Eine zunehmende Bedeutung erhält die Aufklärung durch qualifiziertes onkologisches Pflegepersonal zu
  - dem Verhalten während Chemotherapie und
  - dem Selbstmanagement weniger schwerwiegender Nebenwirkungen.
  - Rechtlich bindend bleibt bis auf Weiteres allerdings die ärztliche Aufklärung und Dokumentation.

8.19.9 Material

- Nachfolgend werden häufig in der gastrointestinalen Onkologie verwendete Chemotherapie-Schemata und die zugehörige, von Leitlinien empfohlene, antiemetische Prophylaxe gelistet [12].

Ösophagus- und Magenkarzinom

Neoadjuvante Radiochemotherapie des Ösophaguskarzinoms

- **Therapieschema** CROSS-Protokoll [18] (▶ Tab. 8.11):
  - Paclitaxel 50 mg/m² d 1
  - Carboplatin AUC 2 d 1
  - 1 × pro Woche über insgesamt 5 Wochen (AUC: area under the curve)

Palliative Therapie des Ösophaguskarzinoms

- Therapieschema Cisplatin/5-Fluorouracil (5-FU) [3] (▶ Tab. 8.12):
  - Cisplatin 80 mg/m² d 1
  - 5-FU 800 mg/m² d 1–4
  - Wiederholung d 22

Tab. 8.11 Antiemetische Prophylaxe bei neoadjuvanter Radiochemotherapie von Ösophaguskarzinomen.

Antiemese	Dosis	Dauer/Applikation	Tag 1	Tag 2	Tag 3
5-HT 3-Rezeptorantagonist, z. B. Palonosetron	0,5 mg	i. v.	x		
Dexamethason	10 mg	i. v.	x		
Dexamethason	8 mg	p. o.		x	x

Bestrahlung 41,1 Gy in 23 Fraktionen mit jeweils 1,8 Gy 5 Einzelbestrahlungen pro Woche für insgesamt 5 Wochen.

Tab. 8.12 Antiemetische Prophylaxe bei palliativer Therapie von Ösophaguskarzinomen.

Antiemese	Dosis	Dauer/Applikation	Tag 1	Tag 2	Tag 3	Tag 4	Tag 5
Aprepitant*	125 mg	p. o. 1 h vor Chemotherapie (CTX)	x				
Aprepitant	80 mg	p. o.		x	x		
5-HT 3-RA, z. B. Ondansetron*	8 mg	p. o. 1 h vor CTX	x				
Dexamethason	12 mg	i. v./oral	x				
Dexamethason	8 mg	p. o.		x	x	x	x

* alternativ Fosaprepitant 150 mg d 1 i. v.

Neoadjuvante Therapie von Magen- und Adenokarzinomen des ösophagogastralen Übergangs

- **Therapieschema** FLOT [2] (▶ Tab. 8.13):
  - Docetaxel 50 mg/m² d 1
  - Oxaliplatin 85 mg/m² d 1
  - 5-FU 2000 mg/m² über 24 h
  - Folinsäure 200 mg/m² d 1
  - Wiederholung d 15

Tab. 8.13 Antiemetische Prophylaxe bei neoadjuvanter Therapie von Magen- und Adenokarzinomen des ösophagogastralen Übergangs.

Antiemese	Dosis	Dauer/Applikation	Tag 1	Tag 2	Tag 3
5-HT 3-RA, z. B. Palonosetron*	0,25 mg	30 min i. v.	x		
Dexamethason	8 mg	i. v.	x		
Dexamethason	8 mg	p. o.		x	x

* alternativ Palonosetron 0,5 mg Weichkapsel p. o. 1 h vor CTX

Palliative Therapie des Magenkarzinoms

- **Therapieschema** Capecitabin + Cisplatin (XP) [11] (▶ Tab. 8.14):
  - Cisplatin 80 mg/m² d 1
  - Capecitabin 2000 mg/m² d 1–14
  - Wiederholung d 22
  - bei HER2-Positivität kombiniert mit Trastuzumab Erstgabe 8 mg/kg, dann 6 mg/kg alle 3 Wochen i. v. [5]

- **Therapieschema** modifiziertes FOLFOX [5] (▶ Tab. 8.15):
  - Oxaliplatin 85 mg/m² d 1
  - 5-FU 2000 mg/m² über 24 h
  - Folinsäure 200 mg/m² d 1
  - Wiederholung d 15

Tab. 8.14 Antiemetische Prophylaxe bei palliativer Therapie von Magenkarzinomen (XP).

Antiemese	Dosis	Dauer/Applikation	Tag 1	Tag 2	Tag 3	Tag 4
Aprepitant*	125 mg	p. o. 1 h vor CTX	x			
Aprepitant*	80 mg	p. o.		x	x	
5-HT 3-RA, z. B. Ondansetron	8 mg	p. o. 1 h vor CTX	x			
Dexamethason	12 mg	i. v./oral	x			
Dexamethason	8 mg	p. o.		x	x	x

*alternativ Fosaprepitant 150 mg d 1 i. v.

Tab. 8.15 Antiemetische Prophylaxe bei palliativer Therapie von Magenkarzinomen (modifiziertes FOLFOX).

Antiemese	Dosis	Dauer/Applikation	Tag 1	Tag 2	Tag 3
5-HT 3-RA, z. B. Palonosetron*	0,25 mg	30 min i. v.	x		
Dexamethason	8 mg	i. v.	x		
Dexamethason	8 mg	p. o.		x	x

* alternativ Palonosetron 0,5 mg Weichkapsel p. o. 1 h vor CTX

Palliative Zweitlinientherapie

- **Therapieschema** Paclitaxel-Ramucirumab [21] (▶ Tab. 8.16):
  - Paclitaxel 80 mg/m² d 1, d8, d 15
  - Ramucirumab 8 mg/kg d 1, d 15
  - Wiederholung d 29

Tab. 8.16 Antiemetische Prophylaxe bei palliativer Zweitlinientherapie von Ösophagus- und Magenkarzinomen.

Antiemese	Dosis	Dauer/Applikation	Tag 1	Tag 2
Dexamethason	8 mg	p. o.	x	x
H1/H2-RA*		i. v.	x	

* H1/H2-RA = Histamin 1/2-Rezeptorantagonist

Pankreaskarzinom

Adjuvante Chemotherapie

- **Therapieschema** Gemcitabin mono [15] (▶ Tab. 8.17):
  - Gemcitabin 1000 mg/m² d 1, d 8, d 15
  - Wiederholung d 29
- **Therapieschema** mFOLFIRINOX [6] (▶ Tab. 8.18):
  - Irinotecan 150 mg/m² d 1
  - Oxaliplatin 85 mg/m² d 1
  - 5-FU 2000 mg/m² 46 h Pumpe
  - Wiederholung d15

Tab. 8.17 Antiemetische Prophylaxe bei adjuvanter Chemotherapie von Pankreaskarzinomen (Gemcitabin mono).

Antiemese	Dosis	Dauer/Applikation	Tag 1
Dexamethason	8 mg	p. o.	x

Tab. 8.18 Antiemetische Prophylaxe bei adjuvanter Chemotherapie von Pankreaskarzinomen (mFOLFIRINOX).

Antiemese	Dosis	Dauer/Applikation	Tag 1	Tag 2	Tag 3
5-HT 3-RA, z. B. Palonosetron*	0,25 mg	30 min i. v.	x		
Dexamethason	8 mg	i. v.	x		
Dexamethason	8 mg	p. o.		x	x

* alternativ Palonosetron 0,5 mg Weichkapsel p. o. 1 h vor CTX

Palliative Erstlinientherapie

- **Therapieschema** Nab-Paclitaxel-Gemcitabin [19] (▶ Tab. 8.19):
  - Nab-Paclitaxel 125 mg/m² d 1, d 8, d 15
  - Gemcitabin 1000 mg/m² d 1, d 8, d 15
  - Wiederholung d 29

Tab. 8.19 Antiemetische Prophylaxe bei palliativer Erstlinientherapie des Pankreaskarzinoms.

Antiemese	Dosis	Dauer/Applikation	Tag 1	Tag 2
Dexamethason	8 mg	p. o.	x	x
H1/H2-RA*		i. v.	x	

* H1/H2-RA = Histamin 1/2-Rezeptorantagonist

Palliative Zweitlinientherapie

- **Therapieschema** Nal-Irinotecan-5-FU [20] (▶ Tab. 8.20):
  - Nal-Irinotecan 80 mg/m² d 1
  - 5-FU 2000 mg/m² über 24 h
  - Folinsäure 200 mg/m² d 1
  - Wiederholung d 15

Tab. 8.20 Antiemetische Prophylaxe bei palliativer Zweitlinientherapie des Pankreaskarzinoms.

Antiemese	Dosis	Dauer/Applikation	Tag 1	Tag 2	Tag 3
5-HT 3-RA, z. B. Palonosetron*	0,25 mg	30 min i. v.	x		
Dexamethason	8 mg	i.v	x		
Dexamethason	8 mg	p. o.		x	x

* alternativ Palonosetron 0,5 mg Weichkapsel p. o. 1 h vor CTX

Cholangiokarzinom

Palliative Chemotherapie

- **Therapieschema** Cisplatin-Gemcitabin [17] (▶ Tab. 8.21):
  - Cisplatin 25 mg/m² d 1
  - Gemcitabin 1000 mg/m² d 1, d 8, d 15
  - Wiederholung d 29

Tab. 8.21 Antiemetische Prophylaxe bei palliativer Chemotherapie des Cholangiokarzinoms.

Antiemese	Dosis	Dauer/Applikation	Tag 1	Tag 2	Tag 3	Tag 4	Tag 15
Aprepitant*	125 mg	p. o. 1 h vor CTX	x				
Aprepitant*	80 mg	p. o.		x	x		
5-HT 3-RA, z. B. Ondansetron	8 mg	p. o. 1 h vor CTX	x				
Dexamethason	12 mg	i. v./oral	x				
Dexamethason	8 mg	p. o.		x	x	x	x

* alternativ Fosaprepitant 150 mg d1 i. v.

Kolorektales Karzinom (KRK)

Adjuvante Chemotherapie

- **Therapieschema** FOLFOX6 [4] (▶ Tab. 8.22):
  - Oxaliplatin 85 mg/m² d 1,
  - 5-FU Bolus 400 mg/m² d 1
  - 5-FU 1200 mg/m² über 46 h und
  - Folinsäure 200 mg/m² d 1
  - Wiederholung d 15
- **Therapieschema** CapeOx [16] (▶ Tab. 8.22):
  - Oxaliplatin 130 mg/m² d 1,
  - Capecitabin 2000 mg/m² d 1–d 14
  - Wiederholung d21

Tab. 8.22 Antiemetische Prophylaxe bei adjuvanter Chemotherapie des KRK (FOLFOX6, CapeOx).

Antiemese	Dosis	Dauer/Applikation	Tag 1	Tag 2	Tag 3
5-HT 3-RA, z. B. Palonosetron*	0,25 mg	30 min i. v.	x		
Dexamethason	8 mg	i.v	x		
Dexamethason	8 mg	p. o.		x	x

* alternativ Palonosetron 0,5 mg Weichkapsel p. o. 1 h vor CTX

Palliative Erst- oder Zweitlinientherapie

- **Therapieschema** FOLFIRI [10] (▶ Tab. 8.23):
  - Irinotecan 180 mg/m² d 1
  - 5-FU Bolus 400 mg/m² d 1
  - 5-FU 1200 mg/m² über 46 h und
  - Folinsäure 200 mg/m² d 1
  - Wiederholung d 15
  - je nach RAS-Status kombiniert mit Cetuximab (initial 500 mg/m², dann 250 mg/m² wöchentlich) oder mit Bevacizumab 5 mg/kg alle 2 Wochen i. v. [10]
- **Therapieschema** FOLFOX6 [8] (▶ Tab. 8.23):
  - Oxaliplatin 85 mg/m² d 1
  - 5-FU Bolus 400 mg/m² d 1
  - 5-FU 1200 mg/m² über 46 h
  - Folinsäure 200 mg/m² d 1
  - Wiederholung d 15
  - je nach RAS-Status kombiniert mit Panitumumab 6 mg/kg oder mit Bevacizumab 5 mg/kg alle 2 Wochen i. v. [10]

Tab. 8.23 Antiemetische Prophylaxe bei palliativer Erst- oder Zweitlinientherapie des KRK (FOLFIRI, FOLFOX6).

Antiemese	Dosis	Dauer/Applikation	Tag 1	Tag 2	Tag 3
5-HT 3-RA, z. B. Palonosetron*	0,25 mg	30 min i. v.	x		
Dexamethason	8 mg	i.v	x		
Dexamethason	8 mg	p. o.		x	x

*alternativ Palonosetron 0,5 mg Weichkapsel p. o. 1 h vor CTX

8.19.10 Durchführung

- Die Chemotherapie erfordert eine professionelle Infrastruktur und spezifische fachärztliche Expertise.
- Die Voraussetzungen sind in Leitlinien der Deutschen Gesellschaft für Hämatologie und Onkologie festgelegt [7].
- Die ambulante Chemotherapie wird von einem Arzt indiziert und überwacht, der den Kriterien des GKV-Spitzenverbands (GKV: gesetzliche Krankenversicherung) entspricht [9].
- Die gängigen Empfehlungen zur unterstützenden Therapie während Chemotherapie sind dringend zu beachten, siehe dazu die Supportiv-Leitlinien der Deutschen Krebsgesellschaft [12].

8.19.11 Mögliche Komplikationen

- Chemotherapie-assoziierte Komplikationen und Nebenwirkungen werden entsprechend der Common Terminology Criteria for Adverse Events (CTCAE) des National Cancer Institute, Bethesda, USA, eingestuft (▶ Tab. 8.24) [14].
- Typische Chemotherapie-assoziierte Nebenwirkungen sowie Nebenwirkungen weiterer medikamentöser Therapien, die bei gastrointestinalen Tumoren zum Einsatz kommen, zeigt ▶ Tab. 8.25 [13].

Tab. 8.24 Einteilung Chemotherapie-assoziierter Komplikationen und Nebenwirkungen.

Grad	Schwere
Grad 1	gering; asymptomatisch oder milde Symptome; keine Intervention indiziert
Grad 2	moderat; lokale oder nicht invasive Interventionen indiziert
Grad 3	schwer und medizinisch signifikant, jedoch nicht unmittelbar lebensbedrohend; Hospitalisation indiziert oder eingreifende systemische Intervention
Grad 4	lebensbedrohlich; sofortige Intervention indiziert
Grad 5	Tod im Zusammenhang mit der Chemotherapie-Toxizität

Tab. 8.25 Chemotherapie-assoziierte Nebenwirkungen.

Substanz/Gruppe	typische Nebenwirkungen
antiangiogene Antikörper (Bevacizumab, Aflibercept, Ramucirumab)	arterielle Hypertonie, Proteinurie, gestörte Wundheilung, gastrointestinale Perforation, Blutung
ckit-Inhibitor Imatinib	Ödeme, Hautausschlag
EGFR-Inhibitoren (Cetuximab, Panitumumab, Erlotinib)	akneiformes Exanthem, allergische Reaktionen (Cetuximab > Panitumumab), Pneumonitis (Erlotinib)
Fluoropyrimidine (z. B. Capecitabin, 5-FU)	Diarrhö, Stomatitis, Hand-Fuß-Syndrom, Kardiotoxizität (Arrhythmien, Angina pectoris, Myokardinfarkt)
Irinotecan	Diarrhö, cholinerges Syndrom
mTOR-Inhibitoren (Everolimus)	arterielle Hypertonie, Pneumonitis, Mukositis, Erythem, Hand-Fuß-Syndrom, Hyperlipidämie
Multi-Tyrosinkinaseinhibitoren (Sunitinib, Pazopanib, Sorafenib, Regorafenib)	arterielle Hypertonie, Hand-Fuß-Syndrom, Schilddrüsenfunktionsstörungen
Platin-Derivate	Niereninsuffizienz (Cisplatin), Ototoxizität (Cisplatin), Neuropathie (Oxaliplatin > Cisplatin > Carboplatin)
Taxane (Docetaxel, Paclitaxel, nab-Paclitaxel)	Neuropathie, allergische Reaktion, Onycholyse
Trastuzumab	kardiale Toxizität

8.19.12 Quellenangaben

[1] Al-Batran SE, Hartmann JT, Probst S et al. Phase III trial in metastatic gastroesophageal adenocarcinoma with fluorouracil, leucovorin plus either oxaliplatin or cisplatin: a study of the Arbeitsgemeinschaft Internistische Onkologie. J Clin Oncol 2008; 26: 1435–1442

[2] Al-Batran SE, Hofheinz RD, Pauligk C et al. Histopathological regression after neoadjuvant docetaxel, oxaliplatin, fluorouracil, and leucovorin versus epirubicin, cisplatin, and fluorouracil or capecitabine in patients with resectable gastric or gastro-oesophageal junction adenocarcinoma (FLOT 4-AIO): results from the phase 2 part of a multicentre, open-label, randomised phase 2/3 trial. Lancet Oncol 2016; 17: 1697–1708

[3] Allum WH, Stenning SP, Bancewicz J et al. Long-term results of a randomized trial of surgery with or without preoperative chemotherapy in esophageal cancer. J Clin Oncol 2009; 27: 5062–5067

[4] André T, Boni C, Mounedji-Boudiaf L et al. Oxaliplatin, fluorouracil, and leucovorin as adjuvant treatment for colon cancer. N Engl J Med 2004; 350: 2343–2345

[5] Bang YJ, Van Cutsem E, Feyereislova A et al. Trastuzumab in combination with chemotherapy versus chemotherapy alone for treatment of HER2-positive advanced gastric or gastro-oesophageal junction can-

cer (ToGA): a phase 3, open-label, randomized controlled trial. Lancet 2010; 376: 687–697
[6] Conroy T, Bachet JB, Ayav A et al. Current standards and new innovative approaches for treatment of pancreatic cancer. Eur J Cancer 2016; 57: 10–22
[7] Deutsche Gesellschaft für Hämatologie und Medizinische Onkologie e. V. (DGHO), Hrsg. Medikamentöse Tumortherapie: Anordnung, Durchführung und Nachsorge. Im Internet: https://www.onkopedia.com/de/onkopedia/guidelines/medikamentoese-tumortherapie-anordnung-durchfuehrung-und-nachsorge/@@view/pdf/index.pdf; Stand: 06.11.2018
[8] Douillard JY, Oliner KS, Siena S et al. Panitumumab-FOLFOX4 treatment and RAS mutations in colorectal cancer. N Engl J Med 2013; 369: 1023–1034
[9] GKV-Spitzenverband (Spitzenverband Bund der Krankenkassen), K.d. ö.R., Berlin, und Kassenärztliche Bundesvereinigung, K.d.ö.R., Berlin. Vereinbarung über die qualifizierte ambulante Versorgung krebskranker Patienten „Onkologie-Vereinbarung" (Anlage 7 zum Bundesmantelvertrag-Ärzte). 2016
[10] Heinemann V, von Weikersthal LF, Decker T et al. FOLFIRI plus cetuximab versus FOLFIRI plus bevacizumab as first-line treatment for patients with metastatic colorectal cancer (FIRE-3): a randomised, open-label, phase 3 trial. Lancet Oncol 2014; 15: 1065–1075
[11] Kang YK, Kang WK, Shin DB et al. Capecitabine/cisplatin versus 5-fluorouracil/cisplatin as first-line therapy in patients with advanced gastric cancer: a randomised phase III noninferiority trial. Ann Oncol 2009; 20: 666–673
[12] Leitlinienprogramm Onkologie (Deutsche Krebsgesellschaft, Deutsche Krebshilfe, AWMF). Supportive Therapie bei onkologischen PatientInnen – Langversion 1.0, 2017, AWMF Registernummer: 032/054OL. Im Internet: http://leitlinienprogramm-onkologie.de/Supportive-Therapie.95.0.html; Stand: 06.11.2018
[13] Lordick F, Hacker U. Chemotherapy and Targeted Therapy. In: Kauczor HU, Bäuerle T, Hrsg. Imaging of Complications and Toxicity following Tumor Therapy. Berlin-Heidelberg: Springer; 2015
[14] National Cancer Institute – Division of Cancer Treatment and Diagnosis (DCTD). Common Terminology Criteria for Adverse Events (CTCAE). Im Internet: https://ctep.cancer.gov/protocolDevelopment/electronic_applications/ctc.htm; Stand: 06.11.2018
[15] Oettle H, Post S, Neuhaus P et al. Adjuvant chemotherapy with gemcitabine vs observation in patients undergoing curative-intent resection of pancreatic cancer: a randomized controlled trial. JAMA 2007; 297: 267–277
[16] Schmoll HJ, Tabernero J, Maroun J et al. Capecitabine Plus Oxaliplatin Compared With Fluorouracil/Folinic Acid As Adjuvant Therapy for Stage III Colon Cancer: Final Results of the NO16968 Randomized Controlled Phase III Trial. J Clin Oncol 2015; 33: 3733–3740
[17] Valle J, Wasan H, Palmer DH et al. Cisplatin plus gemcitabine versus gemcitabine for biliary tract cancer. N Engl J Med 2010; 362: 1273–1281
[18] Van Hagen P, Hulshof MC, van Lanschot JJ et al. Preoperative chemoradiotherapy for esophageal or junctional cancer. N Engl J Med 2012; 366: 2074–2084
[19] Von Hoff DD, Ervin T, Arena FP et al. Increased survival in pancreatic cancer with nab-paclitaxel plus gemcitabine. N Engl J Med 2013; 369: 1691–1703
[20] Wang-Gillam A, Li CP, Bodoky G et al. Nanoliposomal irinotecan with fluorouracil and folinic acid in metastatic pancreatic cancer after previous gemcitabine-based therapy (NAPOLI-1): a global, randomised, open-label, phase 3 trial. Lancet 2016; 387: 545–557
[21] Wilke H, Muro K, Van Cutsem E et al. Ramucirumab plus paclitaxel versus placebo plus paclitaxel in patients with previously treated advanced gastric or gastro-oesophageal junction adenocarcinoma (RAINBOW): a double-blind, randomised phase 3 trial. Lancet Oncol 2014; 15: 1224–1235

8.19.13 Wichtige Internetadressen

- www.dgho.de/publikationen/onkopedia
- www.esmo.org/Guidelines/Gastrointestinal-Cancers
- https://ctep.cancer.gov

8.20 Anlage eines transjugulären intrahepatischen portosystemischen Shunts

M. Rössle

8.20.1 Steckbrief

Der transjuguläre intrahepatische portosystemische Shunt (TIPS) ist eine interventionelle Methode zur Behandlung von Komplikationen der portalen Hypertension, die sowohl durch eine Leberzirrhose als auch durch vaskuläre Veränderungen im Portalvenensystem bedingt sein können. Die Technik beginnt mit einer transjugulären Katheterisierung einer Lebervene. Von dort aus wird ein intrahepatischer Ast der Pfortader punktiert und ein Stent in das Leberparenchym implantiert. Dieser dient als dauerhafte Brücke zwischen der Pfortader und der V. cava inferior, wodurch ein portosystemischer Seit-zu-Seit-Shunt resultiert. Die Indikationen dieser 1988 erstmals durchgeführten Methode beinhalten heute u. a. die Therapie von Varizenblutung, refraktärem Aszites, Budd-Chiari-Syndrom und Pfortaderthrombose. Das führende Problem des TIPS ist die hepatische Enzephalopathie, deren Inzidenz in den letzten Jahren durch Reduktion des Stentdurchmessers deutlich abgenommen hat.

8.20.2 Aktuelles

- Die erste randomisierte klinische Studie an Patienten mit therapierefraktärem Aszites, in der ausschließlich PTFE-beschichtete Stents eingesetzt wurden, hat einen hochsignifikanten Unterschied im Überleben der Vergleichsgruppen ergeben [2]:
  - TIPS-Gruppe: 1-Jahres-Überleben 93 %
  - medizinisch therapierte Gruppe (Diuretika und Parazentese): 1-Jahres-Überleben 52 % (p = 0,003)

8.20.3 Synonyme

- transjugulärer intrahepatischer portosystemischer Stent-Shunt (TIPSS)

8.20.4 Keywords

- Leberzirrhose
- portale Hypertension
- Ösophagusvarizen

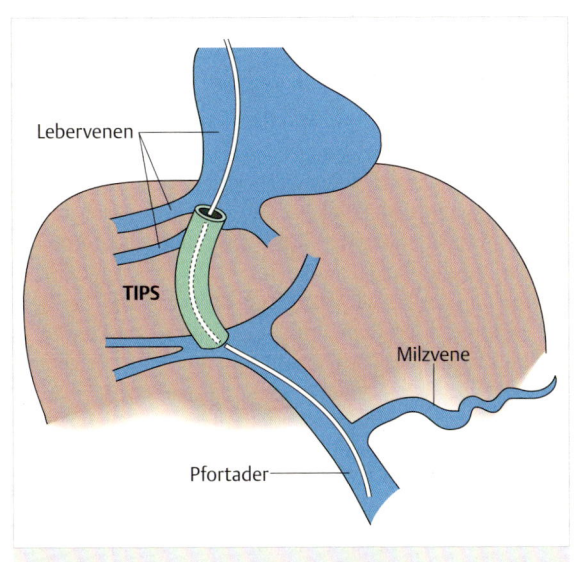

Abb. 8.41 Schematische Darstellung des TIPS.

- Aszites
- Pfortaderthrombose
- Budd-Chiari-Syndrom
- PTFE
- Nitinol

8.20.5 Definition

- Der TIPS ist ein portosystemischer Seit-zu-Seit-Shunt, der durch eine radiologische Intervention innerhalb des Leberparenchyms etabliert wird.
- Er führt in Abhängigkeit vom Stentdurchmesser zur Absenkung des portalen Drucks und zur partiellen oder kompletten Deviation des portalen Blutflusses (▶ Abb. 8.41).

8.20.6 Indikationen

- Die aktuell etablierten Indikationen für den TIPS sind in ▶ Tab. 8.26 zusammengefasst.

Akute Varizenblutung

- Bei der akuten Varizenblutung ist die frühe TIPS-Anlage innerhalb von 24–72 Stunden bei Patienten mit hohem Risiko einer frühen Rezidivblutung oder persistierender Blutung indiziert.
- Hierzu gehören Patienten der Child-Pugh-Klasse B mit aktiver Blutung bei der ersten Endoskopie sowie alle Patienten der Child-Pugh-Klasse C.
- Dieses auch durch Baveno VI [3] und die deutsche S2k-Leitlinie [8] empfohlene Vorgehen beruht im Wesentlichen auf den Ergebnissen einer randomisierten Studie [6]. Bei unveränderter Enzephalopathierate ergab sich eine deutlich reduzierte Rezidivblutungsrate (3 % vs. 45 %) und ein signifikant besseres Überleben (1-Jahres-Überleben: 87,5 % vs. 61,3 %) für TIPS im Vergleich zur Standardtherapie (Medikamente und Ligatur).

Prophylaxe einer Rezidivblutung (Sekundärprophylaxe)

- Bei etwa 20 % der Patienten, die die Phase der akuten Blutung (5 Tage) überstanden haben, ist im späteren Verlauf eine TIPS-Implantation notwendig, um Rezidivblutungen zu behandeln oder zu verhindern.
- In dieser Indikation hat die TIPS-Anlage nicht zu einer Verbesserung der Überlebenszeit beitragen können [9], [13].
- Dies liegt hauptsächlich daran, dass Patienten, die eine akute Blutung überlebten, nicht durch diese, sondern mehrheitlich durch andere Komplikationen der Lebererkrankung sterben [10].
- Aus diesem Grunde wird die TIPS-Anlage in der Sekundärprophylaxe nur dann empfohlen, wenn die Rezidivblutungen im Vordergrund der Symptomatik stehen und nicht durch die Standardtherapie beherrscht werden können [3], [8].
- Zur Vermeidung von Komplikationen (Enzephalopathie, Leberversagen) ist die Selektion der Patienten von besonderer Bedeutung (Bilirubin < 3 mg/dl, keine manifeste Enzephalopathie).

Therapierefraktärer Aszites und hiermit assoziierte Komplikationen

- Für den therapierefraktären Aszites existieren 6 randomisierte Studien, die den TIPS mit der Parazentese vergleichen. Sie zeigen eine gute Ansprechrate von etwa 80–90 % auf den TIPS.
- Eine Metaanalyse aus dem Jahr 2007, die die individuellen Patientendaten von Studien mit unbeschichteten Stents auswertete, fand ein signifikant besseres Überleben in der TIPS-Gruppe mit einem 2-Jahres-Überleben von 49 % im Vergleich zu 35 % in der Parazentesegruppe (p < 0,035) [12].
- Die erste randomisierte Studie mit beschichtetem Stent zeigte einen deutlich stärkeren Überlebensvorteil für die TIPS-Gruppe mit einem 1-Jahres-Überleben von 93 % vs. 52 % in der Parazentesegruppe (p < 0,003). Die Rate einer hepatischen Enzephalopathie war in beiden Gruppen gleich (35 %) [2].
- Trotz dieser für den TIPS sehr positiven Studien sind die Empfehlungen der EASL (European Association for the Study of the Liver) hinsichtlich des TIPS eher zurückhaltend [4].
- Lediglich bei Patienten mit hochfrequentem Parazentesenbedarf oder solchen, die nicht durch eine Parazentese therapiebar sind (gekammerter Aszites), wird die TIPS-Anlage als Ultima Ratio empfohlen.

- Die Deutsche S 3-Leitlinie hingegen empfiehlt die TIPS-Anlage als Erstlinientherapie für alle Patienten mit refraktärem oder rezidivierendem Aszites, die keine Kontraindikationen für einen TIPS aufweisen (Bilirubin > 5 mg/dl, manifeste Enzephalopathie) [7].
- Die mit einem Aszites einhergehenden Komplikationen – hepatorenales Syndrom und Hydrothorax – sprechen ebenfalls auf einen TIPS an. Die Ergebnisse diesbezüglich sind positiv, jedoch existieren keine randomisierten Studien [11].

Budd-Chiari-Syndrom, Pfortaderthrombose

- Das Budd-Chiari-Syndrom ist eine sehr seltene Erkrankung. Randomisierte Therapiestudien sind deshalb nur schwer vorstellbar.
- Die guten früheren Erfahrungen mit chirurgischen Shunts sind auf den TIPS übertragen worden.
- Mehrere Kohortenstudien zeigen sehr gute Ergebnisse, die jene der Lebertransplantation übertreffen.
- Nach der eher sehr konservativen Empfehlung der EASL wird die TIPS-Anlage empfohlen, wenn kein Ansprechen auf die medikamentöse Therapie eintritt [5].
- Hinsichtlich der Pfortaderthrombose gibt es keine Empfehlungen für ein transjuguläres Vorgehen [11].
- Die in einigen Zentren zunehmend praktizierte transjuguläre Lysetherapie der akuten Pfortaderthrombose mit oder ohne TIPS und die TIPS-Implantation bei der chronischen oder zirrhotischen Pfortaderthrombose werden bislang in Leitlinien nicht erwähnt.

8.20.7 Aufklärung und spezielle Risiken

- Bei elektiven Eingriffen muss das Aufklärungsgespräch mindestens 24 Stunden vor dem Eingriff erfolgen.
  - Der Patient muss sowohl schriftlich als auch mündlich ausführlich über Ablauf des Eingriffs, Erfolgsaussichten, Therapiealternativen und mögliche Komplikationen aufgeklärt werden.
  - Auch in der Notfallsituation (z. B. Notfall-TIPS bei therapierefraktärer Varizenblutung) muss eine kurze Aufklärung des Patienten oder seiner Angehörigen erfolgen.
  - Das Einverständnis des Patienten ist schriftlich zu dokumentieren und vom aufklärenden Arzt gegenzuzeichnen.
  - Die Aufklärung muss durch einen mit der Methode vertrauten Arzt erfolgen.
  - Optimal ist eine Aufklärung durch den Arzt, der die Intervention durchführt.
- Die Aufklärung konzentriert sich in erster Linie auf die Hauptkomplikation des Shunts, die hepatische Enzephalopathie (HE).
  - Der Patient muss darüber informiert sein, dass es sich hierbei um eine reversible Funktionsstörung des Gehirns handelt, die medikamentös therapierbar ist.
  - Aktuelle Studien haben ergeben, dass das Risiko einer HE in speziellen Situationen durch den TIPS auch unbeeinflusst oder sogar reduziert sein kann [6], [13].
    - Dies trifft sowohl für Patienten mit Varizenblutungen als auch für solche mit therapierefraktärem Aszites zu.
    - Der Grund hierfür ist die Reduktion bzw. Besserung auslösender Ursachen wie Blutungen, Hypotonie, Hyponatriämie, Niereninsuffizienz, und spontan bakterielle Peritonitis.

Tab. 8.26 Empfehlungen für die TIPS-Anlage für diverse Indikationen.

Indikation	Referenz	Empfehlung	Patientenselektion
akute Varizenblutung (Ösophagus und Magen)	Baveno VI deutsche S 2k-Leitlinie	1b; A* Konsens (100 %) v starker Konsens	frühe TIPS-Anlage bei Child B und aktiver Blutung, Child C Rescue-TIPS nach Bridging
Sekundärprophylaxe der Varizenblutung	Baveno VI deutsche S 2k-Leitlinie	2b; B* Starker Konsens	Rezidivblutung unter Standardtherapie
portal hypertensive Gastropathie	Baveno VI deutsche S 2k-Leitlinie	4; C* starker Konsens	transfusionsabhängige Blutungen medikamentös nicht beherrschbare oder rezidiv. Blutung
refraktärer Aszites hepatorenales Syndrom (HRS) Hydrothorax	EASL Practical Guidelines** deutsche Aszites S 3-Leitlinie	A1** Konsens (100 %)	Patienten mit hochfrequenter oder ineffektiver Parazentese. alle Patienten mit refraktärem oder rezidivierendem Aszites, HRS und Hydrothorax (Ausschluss: Kontraindikationen für TIPS)
Budd-Chiari-Syndrom	Baveno VI EASL Practical Guidelines	4; C* A1**	kein Ansprechen auf Medikation

* Oxford-System für Evidenz und Empfehlung: 1–5: höchste bzw. geringste Evidenz, A–D: höchster bzw. geringster Grad der Empfehlung
** A1: hohe Evidenz, höchster Empfehlungsgrad

- Im Fall des Auftretens einer höhergradigen HE, die vom Patienten nicht toleriert wird, kann der Shunt verschlossen oder reduziert werden.
- Der Patient muss auch darüber unterrichtet werden, dass der TIPS ein Stenose- bzw. Verschlussrisiko von etwa 25 % in 2 Jahren aufweist. Abhängig von der Wiederkehr der Symptome ist dann eine Revision des Shunts zu erwägen.
- Der Patient muss schließlich wissen, dass er sich nach dem Eingriff zu regelmäßigen Ultraschalluntersuchungen vorstellen sollte. Diese dienen der Kontrolle der Shuntfunktion und dem Ausschluss eines hepatozellulären Karzinoms.

8.20.8 Material

- Für die Durchführung des TIPS-Eingriffs werden, abgesehen von der Punktionsnadel und dem dazugehörenden Führungskatheter, die für andere angiografische Untersuchungen verwendeten Katheter und Drähte eingesetzt.
- Die folgende Zusammenstellung ist eine Empfehlung, die auf der Erfahrung des Autors gründet:
  - 10- oder 11-F-Schleuse, Länge etwa 11–20 cm, verschiedene Produkte
  - 0,035" hydrophiler Führungsdraht 180 cm, z. B. Radiofocus guide wire M stiff type, Fa. Terumo
  - 0,035" Führungsdraht, 180 cm, z. B. Amplatz, Fa. Cordis
  - TIPS-Punktionsnadel, z. B. Special 2 reversed Colapinto-cut, Fa. Optimed
  - Stents: Viatorr CX (Nitinol-Stent, Fa. Gore) oder Be-Graft (ballonexpandierbarer Metallstent, Fa. Bentley)

8.20.9 Durchführung

Vor Beginn des Eingriffs

- Eine **Echokardiografie** zum Ausschluss einer höhergradigen Herzinsuffizienz oder Funktionsstörung ist heute Standard.
  - Es besteht Konsens, dass eine Ejektionsfraktion von < 40 % eine relative Kontraindikation für einen TIPS darstellt.
  - Das Vorliegen einer diastolischen Dysfunktion ist offenbar mit einer erhöhten postinterventionellen Mortalität verbunden, allerdings ist der Zusammenhang zur TIPS-Therapie nicht eindeutig.
  - Der Nachweis einer pulmonal-arteriellen Hypertonie (mPAP > 39 mmHg) und mittel- bis schwergradiger Vitien ist eine Kontraindikation.
- Eine CT- oder NMR-Untersuchung ist keine Voraussetzung für die TIPS-Anlage. Die **Duplex-Untersuchung** ist ausreichend, um die Gefäßanatomie der Leber zu beurteilen. Hierbei sollte auch eine Stenose des Truncus coeliacus oder der Leberarterie ausgeschlossen werden.
- Laborchemisch sind das Bilirubin, die Thrombozyten und der INR von besonderer Bedeutung für die Intervention.
  - **Bilirubin:**
    - Eine Bilirubinkonzentration von > 2,0 mg/dl sollte Anlass geben, unabhängig vom erzielten portosystemischen Druckgradienten einen kleinen Shuntdurchmesser (< 8 mm) zu wählen.
    - Eine Bilirubinkonzentration von > 3 mg/dl ist eine relative Kontraindikation und die Intervention sollte lediglich bei dringlicher Indikation vorgenommen werden.
    - Dies trifft nicht für Patienten mit einer akuten Varizenblutung (frühe TIPS-Anlage) zu.
    - Bei diesen Patienten sind die Laborwerte vorwiegend durch das akute Ereignis bestimmt.
  - Niedrige **Thrombozyten** und ein erhöhter **INR** sind keine Kontraindikationen.
    - Bei sehr ausgeprägter Pathologie können sie das Blutungsrisiko des Eingriffs möglicherweise erhöhen.
    - Ob eine Substitution von Thrombozyten und Gerinnungsfaktoren oder Frischplasma notwendig und sinnvoll ist, bleibt Spekulation.
- Vor dem Eingriff benötigt der nüchterne Patient einen peripheren Zugang zur Verabreichung der Analgosedierung.
- Außerdem sollte eine möglichst vollständige Parazentese bzw. Thorakozentese erfolgen.
- Diese Maßnahmen dienen der Verbesserung der respiratorischen Funktion und erleichtern die Sedierung.

Interventionsschritte

- Der TIPS-Eingriff wird in der Regel in Analgosedierung mit Propofol, Dormicum (2,5–5,0 mg) und Piritramid (Dipidolor) oder Petidin (Dolantin) durchgeführt.
  - Die Analgosedierung wird während des Eingriffs über einen peripheren Zugang nach Bedarf verabreicht.
  - Manche Zentren führen den Eingriff in Intubationsnarkose durch. Diese ist sicherlich erforderlich, wenn es sich um Patienten mit erheblicher respiratorischer Insuffizienz handelt.
- Der Eingriff beginnt mit der Punktion der V. jugularis interna rechts und Einführen einer 10- oder 11-F-Schleuse.
  - Bei Verschluss kann auch jede andere Halsvene (V. jug. int. links, V. jug. ext. rechts oder links) als Zugangsweg dienen.
  - Anschließend wird ein J-Draht in die V. cava inferior vorgeführt.
- Der nächste Schritt ist das Einführen des Führungskatheters und der 45 cm langen vorgebogenen Punktionskanüle (z. B. Special 2 reversed Colapinto-cut, Fa. Optimed). Mit ihrer Hilfe gelingt es zumeist rasch, eine geeignete Lebervene zu finden (▶ Abb. 8.42a).

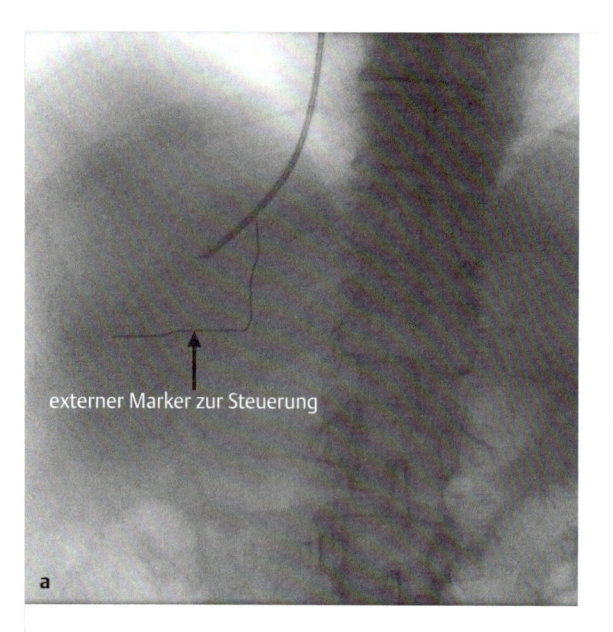

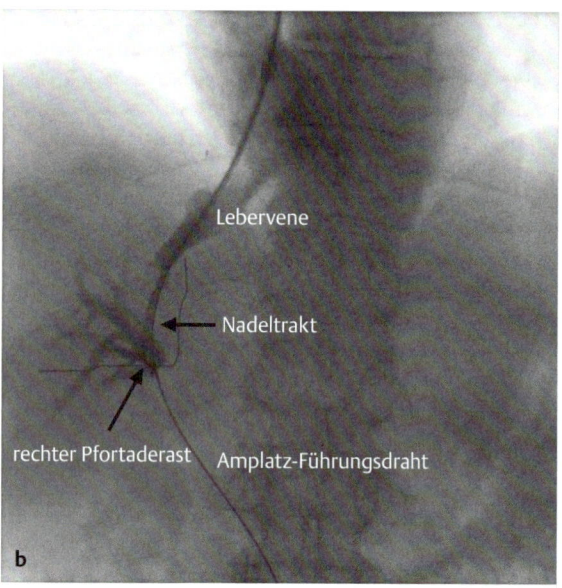

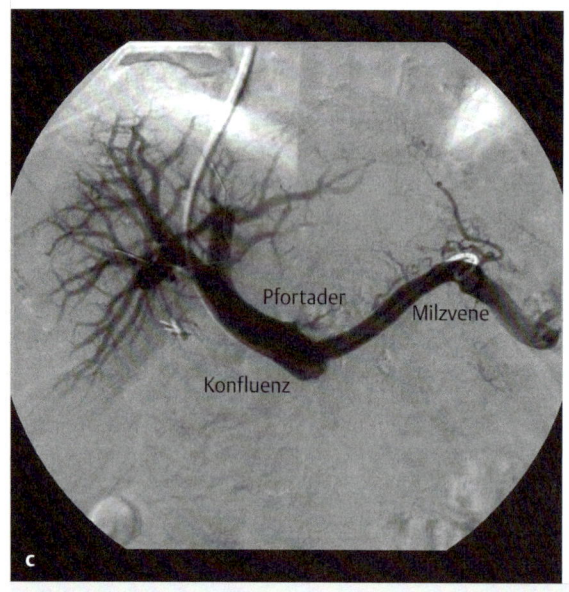

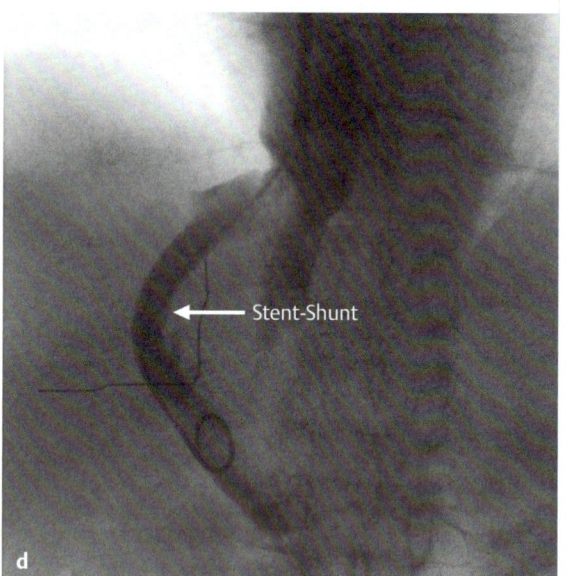

Abb. 8.42 Vorgehen bei TIPS.
a Die Punktionsnadel liegt geschützt durch den Führungskatheter in der Lebervene. Ein externer Marker (aufgebogene Büroklammer) wurde sonografisch gezielt auf der Bauchhaut platziert. Er markiert die Stelle der Pfortaderbifurkation und erleichtert die Orientierung für die Punktion und die Stentimplantation.
b Nach erfolgreicher Punktion der Pfortader wird der Nadeltrakt retrograd mit Kontrastmittel dargestellt. Diese Angiografie schließt eine Fehlpunktion in die Gallenwege aus und gestattet die genaue Stentimplantation.
c Splenoportografie vor TIPS-Anlage. Regelrechte Lage der Punktionsstelle im rechten intrahepatischen Hauptast der Pfortader.
d Portografie nach Stentimplantation. Senkung des Druckgradienten von 24 auf 12 mmHg. Komplette Umleitung des portalen Blutflusses durch den Shunt.

- Die Punktionsnadel wird nun aus dem Katheter freigesetzt, durch eine Linksdrehung nach ventral gerichtet und mehrere Zentimeter nach kaudal vorgeführt.
- Durch Ultraschall (interkostaler Längsschnitt) wird die Lage der Kanüle zur Pfortader (rechter Hauptast) bestimmt und das weitere Vorgehen festgelegt (Nadelbiegung, Punktionsrichtung usw.).
- Nach erfolgreicher Punktion wird der Nadeltrakt durch eine retrograde Kontrastierung dargestellt, um eine Fehlpunktion in Gallenwege auszuschließen (▶ Abb. 8.42b). Diese Darstellung erlaubt auch die Mes-

sung der Länge des Parenchymtrakts zur Auswahl des passenden Stents.
- Anschließend wird ein Angiografiekatheter (Pigtail-Katheter) in die Milzvene gelegt und eine Angiografie und anschließende Druckmessung vorgenommen (▶ Abb. 8.42c).
- Als letzter Schritt erfolgt die Stentimplantation.
  ○ Hierfür sollten ausschließlich PTFE-beschichtete Stents verwendet werden.
  ○ Eine abschließende Angiografie zeigt den freien Abfluss von der Pfortader in die V. cava inferior (▶ Abb. 8.42d).
- Bei zufriedenstellender Shuntfunktion und Senkung des Druckgradienten um etwa 40–50 % des Ausgangsgradienten werden sämtliche Katheter und Schleusen entfernt. Nur im Fall einer schweren Komplikation wird die Schleuse durch einen zentralen Zugang ersetzt.

Tab. 8.27 Die wichtigste Komplikationen der TIPS-Anlage und Frühmortalität; Ergebnisse eines erfahrenen Zentrums [1].

Art der Komplikation	%
technische-prozedurale Komplikationen	
Infektion	3,9
Sepsis	1,3
intraabdominale Blutung	2,1
biliovenöse Fistel mit Blutung	1,0
Nierenfunktionsverschlechterung	1,8
shuntinduzierte Komplikationen	
hepatische Enzephalopathie (HE)	29
HE Grad ≤ 1	18,5
HE Grad ≥ 2	10
akute Verschlechterung der Leberfunktion	4,1
technische Mortalität	< 0,5
Frühmortalität während Index-Hospitalisation	2,9

8.20.10 Mögliche Komplikationen

- Der Eingriff selbst birgt spezielle Risiken, die wesentlich von der Erfahrung des Durchführenden, dem Stadium der Lebererkrankung und der Komorbidität abhängen (▶ Tab. 8.27).
- Fehlpunktionen in die Gallenwege oder durch die Leberkapsel hindurch in die Peritonealhöhle können zu Blutungen führen, die Transfusionen bedürfen oder auch operative Eingriffe nach sich ziehen können.
  ○ Die Häufigkeit technischer Komplikationen bei der TIPS-Anlage liegt bei etwa 10 % [1].
  ○ Hierzu gehören insbesondere Infektionen und Blutungen.
  ○ Fehlpunktionen können durch eine sonografische Steuerung der Punktion reduziert werden.
- Die Langzeitkomplikationen des TIPS beinhalten die HE und das TIPS-induzierte Leberversagen (▶ Tab. 8.27).
  ○ Die Inzidenz einer TIPS-induzierten HE ist vom Shuntdurchmesser bzw. der Reduktion des portosystemischen Druckgradienten abhängig.
  ○ Bei den heute vorwiegend eingesetzten 8 mm-Stents beträgt das HE-Risiko etwa 20 % [13].
  ○ Bei 4,1 % der Patienten führt der TIPS zu einer Verschlechterung der Leberfunktion, die sich hauptsächlich in einer Erhöhung des Bilirubins bemerkbar macht [1].
    – In solchen Fällen kann eine Embolisation der Milzarterie indiziert sein.
    – Diese Maßnahme kann zu einer Zunahme der arteriellen Perfusion der Leber führen und hierdurch Hyperbilirubinämie und HE bessern.
- Die technische Mortalität muss bei < 1 % liegen. In erfahrenen Zentren liegt die technische Mortalität bei nahe 0 % und die Frühmortalität (während des Index-Aufenthalts) bei 2,9 % [1].

8.20.11 Postoperatives Management

- Eine Antibiose ist nicht generell erforderlich [11].
  ○ Bei schwierigem und protrahiertem Eingriff kann eine Antibiose jedoch sinnvoll sein, da hierdurch das Infektionsrisiko steigt.
  ○ Die Verabreichung von Ceftriaxon ist dann zu empfehlen.
- Die Notwendigkeit einer Antikoagulation während und nach der TIPS-Anlage ist bei beschichteten Stents nicht definitiv geklärt.
  ○ Bei problemlosem Eingriff und Thrombozyten über 100 000/μl kann die Gabe von Heparin während des Eingriffs und in den Tagen danach sinnvoll sein, um den thrombotischen Frühverschluss zu verhindern.
  ○ In Anlehnung an das Vorgehen nach Implantation von Koronarstents sollte mit zunehmenden Thrombozyten auch die Langzeittherapie mit Azetylsalicylsäure (100 mg/Tag) erwogen werden [11].
- Die prophylaktische Therapie einer HE wird nicht empfohlen, sofern der Patient nicht bereits vor der TIPS-Implantation eine solche Therapie erhalten hat.
- Bei Patienten mit Varizenblutung sollte ein eventuell verabreichter β-Blocker rasch ausgeschlichen werden. Er reduziert die Zunahme der arteriellen Leberperfusion, die im Rahmen des „hepatic arterial buffer response"-Mechanismus den Ausfall der portalen Perfusion kompensiert.
- Patienten, die wegen Aszites unter einer Diuretikatherapie stehen, müssen in der Regel länger postinterventionell stationär überwacht werden als Blutungspatienten.
  ○ Die Diuretikamedikation sollte am Tage des TIPS-Eingriffs halbiert werden.
  ○ Über die weitere Dosierung müssen dann die Gewichtsabnahme und das Urinvolumen entscheiden.

- Eine Exsikkose mit der Folge einer HE droht, falls eine nicht angepasste Diuretikatherapie fortgesetzt wird.
- Die erste Kontrolle nach TIPS-Implantation sollte 4 Wochen nach der Entlassung erfolgen.
  - Danach genügen bei unkompliziertem Verlauf Kontrolluntersuchungen in 6-monatigen Abständen.
  - Neben der klinischen Untersuchung, die auch auf die Erfassung einer HE ausgerichtet sein sollte, wird eine Duplex-Untersuchung der Leber und des TIPS vorgenommen.
  - Eine Blutflussgeschwindigkeit (Vmax) in der Pfortader von > 40 cm/s (von ventral gemessen) schließt eine Shuntinsuffizienz aus [11].

8.20.12 Quellenangaben

[1] Bettinger D, Schultheiss M, Böttler et al. Procedural and shunt-related complications and mortality of the TIPSS. Aliment Pharmacol Ther 2016; 44: 1051–1061
[2] Bureau C, Thabut D, Oberti F et al. Transjugular intrahepatic portosystemic shunts with covered stents increase transplant-free survival of patients with cirrhosis and refractory ascites. Gastroenterology 2017; 152: 157–163
[3] De Franchis R, Baveno VI Faculty. Expanding consensus in portal hypertension. Report of the Baveno VI Consensus Workshop. J Hepatol 2015; 63: 743–752
[4] European Association for the Study of the Liver. EASL clinical practice guidelines on the management of ascites, spontaneous bacterial peritonitis, and hepatorenal syndrome in cirrhosis. J Hepatol 2010; 53: 397–417
[5] European Association of the Study of the Liver. EASL Practical Guidelines: Vascular diseases of the liver. J Hepatol 2016; 64: 179–202
[6] García-Pagán JC, Caca K, Bureau C et al. Early use of TIPS in patients with cirrhosis and variceal bleeding. N Engl J Med 2010; 362: 2370–2379
[7] Gerbes A L, Gülberg V, Sauerbruch T et al. S 3-Leitlinie „Aszites, spontan bakterielle Peritonitis, hepatorenales Syndrom". Z Gastroenterol 2011; 49: 749–779
[8] Götz M, Anders M, Biecker E et al. S 2k-Leitlinie Gastrointestinale Blutung. Z Gastroenterol 2017; 55: 883–936
[9] Holster IL, Tjwa ET, Moelker A et al. Covered transjugular intrahepatic portosystemic shunt versus endoscopic therapy + β-blocker for prevention of variceal rebleeding. Hepatology 2016; 63: 581–589
[10] Rössle M, Schultheiss M. Commentary on "Covered TIPS for secondary prophylaxis of variceal bleeding in liver cirrhosis: A systematic review and meta-analysis of randomized controlled trials". AME Med J 2017; 2: 33
[11] Rössle, M. TIPS: 25 years later. J Hepatol 2013; 59: 1081–1093
[12] Salerno F, Camma C, Ernea M et al. Transjugular intrahepatic portosystemic shunt for refractory ascites: A meta-analysis of individual patient data. Gastroenterology 2007; 133: 825–834
[13] Sauerbruch T, Mengel M, Dollinger M et al. Prevention of Rebleeding From Esophageal Varices in Patients With Cirrhosis Receiving Small-Diameter Stents Versus Hemodynamically Controlled Medical Therapy. Gastroenterology 2015; 149: 660–668

8.21 Transarterielle Chemoembolisation

R. Thimme

8.21.1 Steckbrief

Die transarterielle Chemoembolisation (TACE) ist Therapie der Wahl beim multilokulären hepatozelluläres Karzinom (HCC) im Stadium BCLC B. Die TACE nutzt die duale Versorgung der Leber (Vasa privata: Arteria hepatica und Vasa publica: Vena porta), die einen selektiven Verschluss der Leberarterien erlaubt. Vorrausetzungen für eine TACE sind das Vorliegen einer guten Leberfunktion, das Fehlen tumorassoziierter Beschwerden, keine Gefäßinfiltration und in der Regel das Fehlen extrahepatischer Manifestationen. Die Indikation zur TACE sollte individuell durch ein interdisziplinäres Tumorboard erfolgen. Eine Weiterentwicklung der konventionellen TACE ist die DEB-TACE (DEB: drug-eluting beads), bei der die Embolisationspartikel direkt mit dem Chemotherapeutikum gekoppelt werden. Die TACE kann bei Ansprechen wiederholt eingesetzt werden und ggf. auch mit anderen Verfahren kombiniert werden, z.B. mit chirurgischen Interventionen oder einer Radiofrequenzablation (RFA).

8.21.2 Synonyme

- perkutane transarterielle Chemoembolisation

8.21.3 Keywords

- HCC
- DEB-TACE
- Postembolisationssyndrom

8.21.4 Definition

- Kombination aus
  - der Verabreichung einer lokalen Chemotherapie, die über die tumorversorgende Arterie appliziert wird und
  - einer anschließenden Embolisation (Devaskularisation) durch selektives Verschließen der zuführenden Arterie (▶ Abb. 8.43, ▶ Abb. 8.44).

8.21.5 Indikationen

- Die TACE ist indiziert bei Patienten
  - mit einem intermediären **HCC im BCLC-Stadium B**,
  - die einem kurativen Verfahren nicht zugänglich sind.
- **Voraussetzungen** für eine TACE sind:
  - ausreichend gute Leberfunktion
  - keine extrahepatische Metastasierung
  - keine Gefäßinfiltration

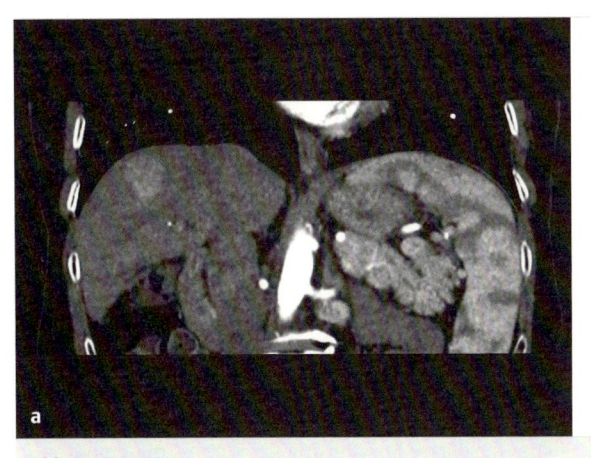

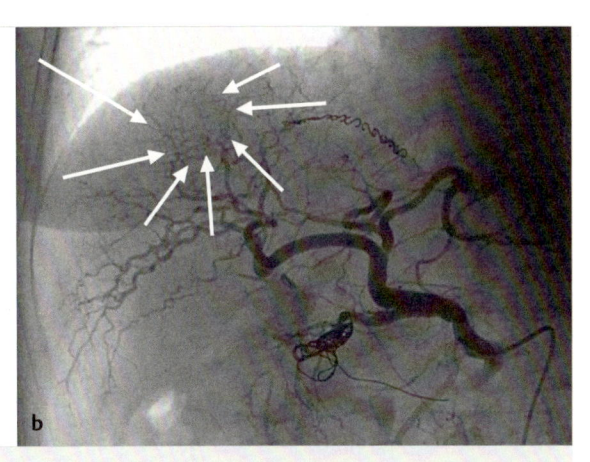

Abb. 8.43 TACE.
a CT.
b Angiografie.

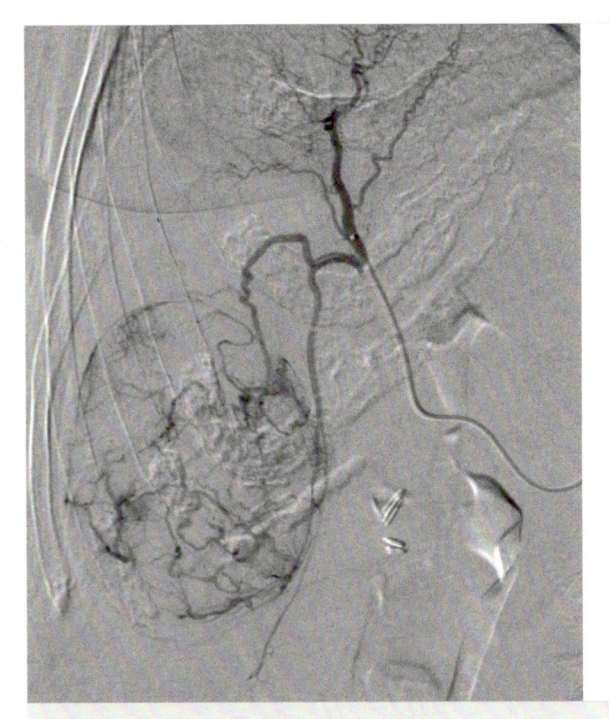

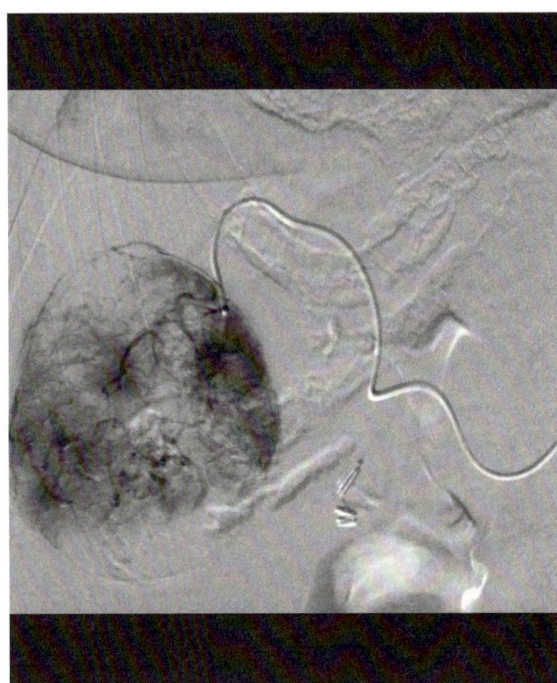

Abb. 8.44 TACE: Duale Versorgung der Leber.

    ◦ keine tumorassoziierten Beschwerden
- Da beim HCC die Prognose weitestgehend vom intrahepatischen Befallsmuster bestimmt wird, kann in Einzelfällen auch beim Vorliegen von extrahepatischen Metastasen eine TACE diskutiert werden.
- In seltenen Fällen, und häufig im Sinne einer Salvage-Therapie, werden auch andere fortgeschrittene Lebertumoren mit der TACE behandelt:
    ◦ Lebermetastasen (z. B. neuroendokrine Tumoren)
    ◦ cholangiozelluläre Karzinome
- Die Indikation zur TACE sollte auf individueller Basis und in einem interdisziplinären Tumorboard gestellt werden.

8.21.6 Kontraindikationen

- Die relativen und absoluten Kontraindikationen sind in ▶ Tab. 8.28 zusammengefasst.

Tab. 8.28 Kontraindikationen der transarteriellen Chemoembolisation.

relative Kontraindikationen	absolute Kontraindikationen
Leberzirrhose Child B	Leberzirrhose Child C
Tumorbefall > 50 %	Tumorbefall > 75 %
extrahepatischer Befall	floride Infektion
Niereninsuffizienz	Verschlussikterus
Pfortaderthrombose	kardiopulmonale Insuffizienz
TIPS	

- Das Vorhandenseins eines TIPS oder einer Pfortaderthrombose erschweren die arterielle Embolisation, da aufgrund einer reduzierten oder sogar fehlenden portalvenösen Versorgung das Risiko für das Auftreten von Lebernekrosen erhöht ist.

8.21.7 Anästhesie

- Die TACE erfolgt in der Regel in konventioneller Sedoanalgesie oder in Propofol-Kurznarkose.

8.21.8 Aufklärung und spezielle Risiken

- Vor TACE muss jeder Patient eine **ausführliche mündliche Aufklärung** erhalten, in der
  - die Durchführung,
  - Behandlungsalternativen und
  - Risiken sowie Nebenwirkungen (u. a. Blutungskomplikationen und das Auftreten des Postembolisationssyndroms) besprochen werden.
- Das **Risiko** der TACE ist abhängig von der
  - Tumorgröße,
  - allgemeinen Tumorlast,
  - Pfortaderversorgung und
  - Leberfunktion.

8.21.9 Material

- **Chemotherapeutika:**
  - am häufigsten Doxorubicin, weiterhin auch
  - Mitomicyn,
  - Carboplatin,
  - Cisplatin u. a.
- **Embolisation:**
  - in der Regel Gelatinepartikel (Gelfoam), die einen passageren Gefäßverschluss erzeugen
  - alternativ Polyvinylalkoholpartikel (Größe 40–1200 µm; sog. Partikel-TACE)
- **Kontrastmittel:** Lipiodol
  - reichert sich selektiv und fokal in HCC-Läsionen an
- **DEB-TACE:** Embolisationspartikel direkt mit Chemotherapeutikum gekoppelt

8.21.10 Durchführung

Vor Beginn des Eingriffs

- Nüchternphase mindestens 6 h
- therapeutische Antikoagulation pausieren
- singuläre Thrombozytenaggregationshemmung kann fortgesetzt werden

Interventionsschritte

- nach Hautdesinfektion und steriler Abdeckung **Punktion** der rechten A. femoralis communis
- **Sondierung** des Truncus coeliacus und ggf. der A. mesenteria superior mit einem Makrokatheter (4 Fr)
- **superselektive Sondierung** des Tumors mit einem Mikrokatheter (2,8 Fr)
- **Applikation** des Chemoembolisat-Kontrastmittel-Gemisches:
  - langsam
  - unter Durchleuchtungsüberwachung
- Bei multiplen Leberherden kann die TACE auch weniger selektiv erfolgen, z. B. als „lobäre Chemoembolisation" einer kompletten Leberhälfte.

8.21.11 Mögliche Komplikationen

- Bei der TACE treten bei 2–7 % der Eingriffe Komplikationen auf.
- Die häufigste Nebenwirkung ist das **Postembolisationssyndrom**, charakterisiert durch:
  - Fieber
  - Schmerzen im rechten Oberbauch
  - Übelkeit und Erbrechen
- **hepatische Dekompensation:** schwere Nebenwirkung die bis zum Leberversagen reichen kann.
- mögliche **infektiöse Komplikationen:**
  - Leberabszess
  - Cholezystitis
  - Cholangitis
- **Nierenversagen:**
  - selten
  - bedingt durch Kontrastmittelgabe
- bei **Abschwemmung der Embolisationspartikel:**
  - gastroduodenale Ulzerationen
  - Lungenembolien
  - sehr selten zerebrale Insulte

8.21.12 Postoperatives Management

- **Leistendruckverband** nach Katheterentfernung (analog zu anderen Katheterverfahren)
- Am Folgetag wird
  - der Katheter gezogen,
  - ein Strömungsgeräusch auskultatorisch ausgeschlossen und

- das Abdomen klinisch untersucht.
- **Antibiotikaprophylaxe** (z. B. Ciprofoxacin 500 mg 2 × /d für eine Woche) bei Patienten mit Risikoprofil, z. B.
  - ein HCC-Herd > 5 cm,
  - 3 HCC-Herde > 3 cm,
  - Leberzirrhose Child B,
  - Z. n. Operation an Leber oder Gallenwegen,
  - Vorliegen von Cholestase.

8.21.13 Ergebnisse

- Im Vergleich zu bestmöglichen unterstützenden Behandlungsmaßnahmen führt die TACE zu
  - einer höheren Überlebensrate und
  - einem verbesserten objektiven Therapieansprechen bei ungefähr 50 % der behandelten Patienten.
- Die DEB-TACE ist mit weniger Nebenwirkungen und einer tendenziell besseren lokalen Tumorkontrolle assoziiert.

8.22 Selektive interne Radiotherapie

R. Thimme

8.22.1 Steckbrief

Die selektive interne Radiotherapie (SIRT) ist ein minimalinvasives nuklearmedizinisches Verfahren, dass sich neben der transarteriellen Chemoembolisation (TACE) als zweite angiografische Strategie zur Therapie des hepatozellulären Karzinoms (HCC) etabliert hat. Bei der SIRT werden Mikrosphären, die mit dem Betastrahler ^{99}Yttrium beladen sind, in die tumorversorgenden Leberarterien eingebracht. Somit wird eine hohe lokale Tumorbestrahlung bei gleichzeitiger Schonung des gesunden Lebergewebes erreicht. Die SIRT bietet gegenüber der TACE verschiedene Vorteile: Sie kann bei Pfortaderthrombose durchgeführt werden, zeigt bei großen Tumoren (> 7 cm) ein geringeres Risiko einer Ablationsnekrose mit Superinfektion, und ist mit geringeren Nebenwirkungen assoziiert (z. B. fehlendes Postembolisationssyndrom).

8.22.2 Synonyme

- transarterielle Radioembolisation (TARE)

8.22.3 Keywords

- transarterielle Therapie
- Radiotherapie
- Betastrahler ^{99}Yttrium
- HCC

8.22.4 Definition

- minimalinvasives nuklearmedizinisches Verfahren, bei dem mit dem Betastrahler ^{99}Yttrium beladene Mikrosphären in die tumorversorgenden Leberarterien eingebracht werden (▶ Abb. 8.45)

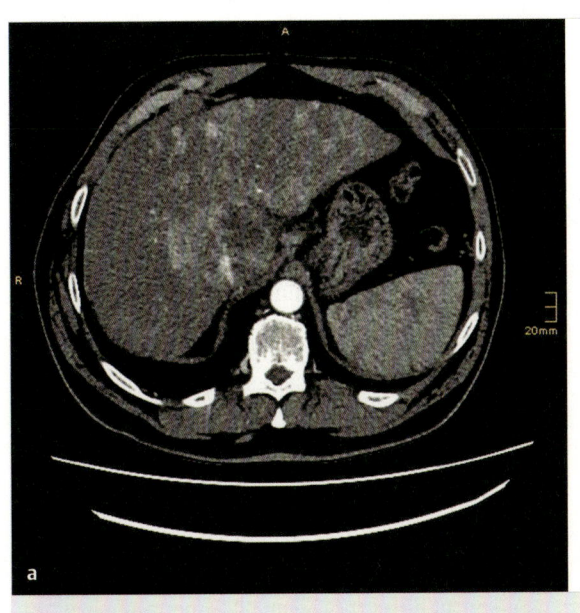

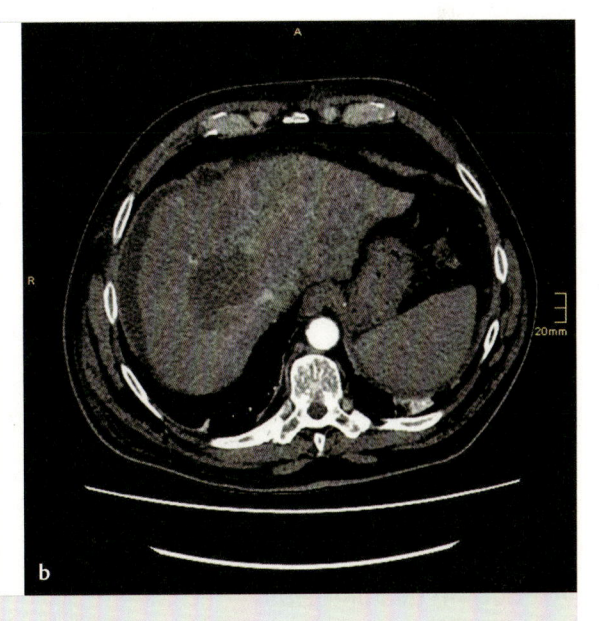

Abb. 8.45 SIRT.
a CT vor SIRT.
b CT nach SIRT.

8.22.5 Indikationen

- Die SIRT ist wie die TACE bei Patienten mit einem intermediären **HCC im BCLC-Stadium B** indiziert, die einem kurativen Verfahren nicht zugänglich sind.
- **Voraussetzungen:**
  - ausreichend gute Leberfunktion
  - keine extrahepatische Metastasierung
- Da beim HCC die Prognose weitestgehend vom intrahepatischen Befallsmuster bestimmt wird, kann in Einzelfällen auch bei Vorliegen von extrahepatischen Metastasen eine SIRT diskutiert werden.
- In seltenen Fällen, und häufig im Sinne einer Salvage-Therapie, werden auch Lebermetastasen (z. B. neuroendokrine Tumoren) mit der SIRT behandelt.
- Die Indikation zur SIRT sollte in einem interdisziplinären Tumorboard gestellt werden.

8.22.6 Kontraindikationen

- prinzipiell ähnlich wie bei der TACE, z. B. Vorliegen einer dekompensierten Leberzirrhose
- Im Gegensatz zur TACE kann die SIRT nach sorgfältiger Evaluation auch bei Patienten mit einer Pfortaderembolisation durchgeführt werden.

8.22.7 Anästhesie

- Die SIRT erfolgt in der Regel in konventioneller Sedoanalgesie oder in Propofol-Kurznarkose.

8.22.8 Aufklärung und spezielle Risiken

- Vor der SIRT muss jeder Patient eine **ausführliche mündliche Aufklärung** erhalten, in der
  - die Durchführung,
  - Behandlungsalternativen und
  - Risiken sowie
  - Nebenwirkungen besprochen werden.

8.22.9 Material

- ggf. Coils zur Embolisation: erzeugen passageren Gefäßverschluss
- Albuminpartikel, mit ^{99m}Techneticium markiert
- Mikrosphären, mit Betastrahler ^{99}Yttrium beladen
- spezieller Applikationskatheter zum Verabreichen der Mikrosphären

8.22.10 Durchführung

Vor Beginn des Eingriffs

- Nüchternphase mindestens 6 h
- therapeutische Antikoagulation pausieren
- singuläre Thrombozytenaggregationshemmung kann fortgesetzt werden

Interventionsschritte

- nach Hautdesinfektion und steriler Abdeckung **Punktion** der rechten A. femoralis communis
- **Sondierung** des Truncus coeliacus mit einem Katheter, **selektive Sondierung** der A. hepatica dextra und sinistra mit einem Mikrokatheter
  - dabei Darstellung von Gefäßen, die nicht in die Leber ziehen, z. B. A. gastroduodenalis oder A. cystica
  - diese werden, wenn notwendig, mit Coils verschlossen, um Abstrom von SIRT-Partikeln in andere Organe zu vermeiden.
- **Applikation von** mit ^{99m}Techneticium **markierten** makroaggregierten **Albuminpartikeln** in die tumorversorgenden Gefäße
  - markierte Albuminpartikel sollen SIRT-Partikel imitieren, um in anschließender Szintigrafie inklusive Single-Photon-Emissionstomografie (SPECT)
    – die Partikelanreicherung in den Tumoren und
    – den möglichen Abstrom in umliegende Organe zu untersuchen
- **Applikation der** mit dem Betastrahler ^{99}Yttrium beladenen **Mikrosphären**
  - mithilfe eines speziellen Applikationssystems in die tumorversorgenden Leberarterien
  - über einen Mikrokatheter, der an der gleichen Stelle wie bei der Simulation gesetzt wird
- Über die entstehende Bremsstrahlung (Gammastrahlung) wird eine **Post-SIRT-Szintigrafie mit SPECT** zur Bestätigung der Partikeldeposition in den Lebertumoren ermöglicht.

8.22.11 Mögliche Komplikationen

- typischen **Komplikationen der Angiografie**, z. B.
  - Blutung
  - Gefäßverletzung
  - Pseudoaneurysma
- **unspezifische Nebenwirkungen**:
  - Fieber
  - Müdigkeit
  - Übelkeit
  - Leberkapselschmerz
- in seltenen Fällen: **Abstrom der Mikrosphären in benachbarte Organe**, z. B. den Gastrointestinaltrakt
  - kann ca. 2–3 Wochen nach SIRT zu Ulzerationen und Perforationen führen
- seltene schwere Komplikation: **strahlungsinduzierter Leberschaden** (radiation induced liver disease, RILD)
  - entspricht histologisch dem Bild einer venookklusiven Erkrankung (VOD)
  - manifestiert sich 3–6 Monate nach SIRT mit

- einem Anstieg cholestatischer Leberparameter (Bilirubin, alkalische Phosphatase) und
- einer klinischen Leberdekompensation mit Ikterus und Aszites
- seltener als bei TACE:
  - Postembolisationssyndrom
  - Ablationsnekrose mit Superinfektion bei größeren Tumoren

8.22.12 Postoperatives Management

- **Leistendruckverband** nach Katheterentfernung (analog zu anderen Katheterverfahren)
- Am Folgetag wird
  - der Katheter gezogen,
  - ein Strömungsgeräusch auskultatorisch ausgeschlossen und
  - das Abdomen klinisch untersucht.
- **posttherapeutische Bildgebung** (CT, MR) zur Evaluierung des Therapieansprechens
  - frühestens 6 Wochen nach SIRT, da posttherapeutische Ödembildung Tumorprogress imitieren kann

8.22.13 Ergebnisse

- TACE und SIRT sind in etwa gleich effektiv.
- Patienten mit HCC und einer gut kompensierten Zirrhose (Child A) zeigen das beste Ansprechen auf eine SIRT mit einem mittleren Überleben von 12–23,2 Monaten.
- Bei Vorliegen einer Child-B-Zirrhose sinkt das mittlere Überleben auf 6–13,4 Monate.
- Zwei multizentrische Phase-III-Studien verglichen bei Patienten mit einem HCC im Stadium BCLC B und C die SIRT mit einer systemischen Therapie mit Sorafenib.
  - kein statistisch signifikanter Unterschied bezüglich des Überlebens
  - SIRT war besser verträglich und mit weniger Nebenwirkungen bei guter lokaler Tumorkontrolle assoziiert
- Bei ausgewählten Patienten mit einem prinzipiell resektablen HCC kann die SIRT ggf. auch zu einem Downstaging oder zum Bridging bis zur Transplantation verwendet werden.

8.22.14 Quellenangaben

[1] Duan H, Hoffmann M. Selektive interne Radiotherapie (SIRT) von Lebertumoren. Radiologe 2015; 55: 48–52
[2] Schultheiß M, Bettinger D, Fichtner-Feigl S et al. Neue multimodale Therapieansätze beim HCC. Dtsch Med Wochenschr 2018; 143: 815–819

8.23 Radiofrequenzablation

R. Thimme

8.23.1 Steckbrief

Durch perkutane lokal-ablative Verfahren, z. B. die Radiofrequenzablation (RFA), wurden die Behandlungsoptionen für Patienten mit hepatozellulärem Karzinom (HCC) in den letzten 20 Jahren deutlich erweitert. Die RFA ist ein interventionelles, minimalinvasives Therapieverfahren für lokale Tumoren, insbesondere für das HCC im Frühstadium. Das Verfahren ist ein effizientes Alternativverfahren zur Resektion und sollte als Standardmethode der perkutanen Lokalablation des HCC betrachtet werden. Die RFA weist nur eine geringe Komplikations- und Mortalitätsrate auf. Die Indikation zur RFA sollte in einem interdisziplinären Tumorboard gestellt werden.

8.23.2 Synonyme

- Thermoablation

8.23.3 Keywords

- HCC
- Nadelelektrode
- Postablationssyndrom

8.23.4 Definition

- Die RFA ist ein lokal-ablatives Verfahren, bei dem durch lokale Hitze (Radiofrequenz)
  - ein primärer oder
  - ggf. auch sekundärer Lebertumor (Metastase)
  - mit einem ausreichenden Sicherheitsabstand und
  - unter weitgehender Schonung des umgebenden Lebergewebes zerstört werden kann.

8.23.5 Indikationen

- **häufigste Indikation:**
  - HCC im Frühstadium
  - ein HCC-Herd < 5 cm
  - 3 HCC-Herde < 3 cm
- Lebermetastasen, insbesondere von kolorektalen Tumoren bis zu einer Größe < 5 cm
- Indikation sollte in einem interdisziplinären Tumorboard gestellt werden unter Berücksichtigung
  - alternativer Therapiemöglichkeiten (z. B. Resektion),
  - des Allgemeinzustands des Patienten,
  - der zu erwartenden Risiken (z. B. kapselnahe Tumorlokalisation) und
  - Nebenwirkungen.

8.23.6 Kontraindikationen

- nicht korrigierbare Koagulopathie
- akute Leberinsuffizienz
- Vorliegen von Aszites
- Vorliegen einer obstruktiven Cholestase mit Bilirubinwerten > 3 mg/dl (aufgrund des Risikos einer gallensäureinduzierten Peritonitis)

8.23.7 Anästhesie

- Die RFA erfolgt in der Regel in konventioneller Sedoanalgesie oder in Propofol-Kurznarkose.
- Zusätzlich erfolgt eine Lokalanästhesie.
- In seltenen Fällen kann die RFA auch in Vollnarkose durchgeführt werden, u. a. bei langen Sitzungen bei der Behandlung mehrerer Läsionen.

8.23.8 Aufklärung und spezielle Risiken

- **leichte**, nicht behandlungsbedürftige **Komplikationen** (ca. 6–8 % der Fälle):
  - kleiner Pneumothorax
  - Hämatoms
- **schwere Komplikationen**, die einer weiteren Behandlung bedürfen (ca. 2–4 % der Fälle):
  - Blutungskomplikationen
  - Verschlüsse zentraler Gefäße und Gallengänge
  - Verletzungen benachbarter Darmstrukturen
- **erhöhtes Risiko** bei Tumorläsionen in Organnähe (Darm, Magen, Gallenblase, Zwerchfell) aufgrund der Perforationsgefahr

8.23.9 Präoperative/ präinterventionelle Diagnostik

- aktuelle **Laborwerte** müssen vorliegen, insbesondere Gerinnungs-, Leber- und Nierenwerte
- **optimale Bildgebung der Zielläsion** muss vorliegen; daran wird entschieden, ob die RFA
  - CT-,
  - MR- oder
  - Sonografie-gesteuert erfolgen soll.

8.23.10 Material

- Es werden die üblichen Materialien für eine sterile Punktion benötigt.
- Für eine sonografische Führung sollte ein Ultraschallgerät mit Punktionsschallkopf zur Verfügung stehen.
- Spezielles Material für die Ablation sind der Hochfrequenzgenerator (HF-Generator), die Neutralelektrode und die Nadelelektrode (▶ Abb. 8.46).

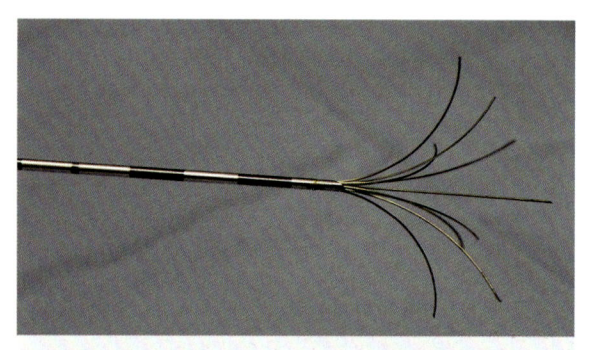

Abb. 8.46 Nadelelektrode für Radiofrequenzablation.

8.23.11 Durchführung

Vor Beginn des Eingriffs

- Nüchternphase mindestens 6 h
- therapeutische Antikoagulation pausieren
- Thrombozytenaggregationshemmer 5–7 Tage Intervention absetzen

Interventionsschritte

- **Platzierung der Nadelelektrode** (▶ Abb. 8.46) unter sterilen Bedingungen in Lokalanästhesie unter Analgosedierung
  - Zugangsweg meist perkutan, aber auch laparoskopisch oder intraoperativ möglich
- nach Positionierung der Nadelelektrode **Erzeugen eines hochfrequenten Wechselstroms** über einen Radiofrequenzgenerator, der über die Sonde im Tumorgewebe eine Temperatur > 100 °C erzeugt
- während der ca. 15–30 min dauernden Ablation **Messung**
  - der **Impedanz** (Gewebeleitfähigkeit) und
  - der **Temperatur** in der Tumorläsion

8.23.12 Mögliche Komplikationen

- Prinzipiell ist zwischen 2 möglichen Komplikationen zu unterscheiden:
  - **Komplikationen bei der Punktion**, z. B.
    - Blutung
    - Infektion
    - Tumorverschleppung
    - Verletzung angrenzender Organe
  - **Komplikationen der Thermoablation**
    - Hitzeschäden an angrenzenden Organen
    - Hautverbrennungen
- häufigste Nebenwirkung ist **Postablationssyndrom**, charakterisiert durch:
  - subfebrile Temperaturen
  - Abgeschlagenheit
  - Schmerzen

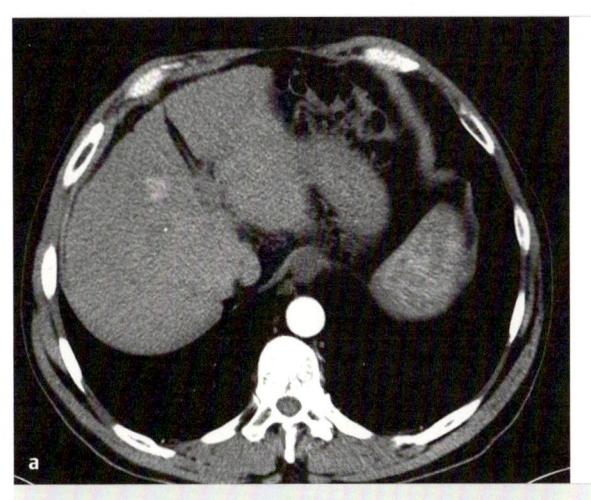

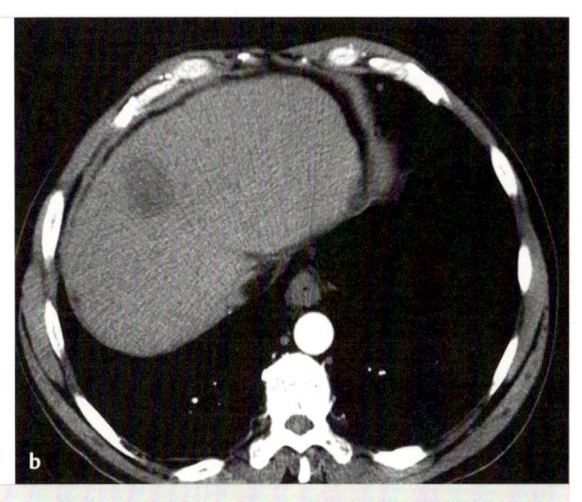

Abb. 8.47 CT eines HCC-Herds.
a Hypervaskularisierter HCC-Herd in der arteriellen Phase in der CT.
b Nekrotischer HCC-Herd in der arteriellen Phase in der CT nach Radiofrequenzablation.

- dauert in der Regel nicht länger als 14d
- häufig subkapsuläre Hämatome, aber nur selten behandlungsbedürftig
- schwere Komplikationen selten
- selten Implantatmetastasen im Stichkanal; können über Koagulation des Stichkanals vorgebeugt werden
- insgesamt sicheres und komplikationsarmes Verfahren mit einer Mortalität von 0–1%

8.23.13 Postoperatives Management

- Nach dem Eingriff sollte eine stationäre Überwachung über Nacht und eine engmaschige Kontrolle der Vitalfunktionen erfolgen.
- Am Folgetag sollte eine Bildgebung (zumeist Sonografie) mögliche Frühkomplikationen ausschließen.

8.23.14 Ergebnisse

- effizientes Verfahren beim HCC im Frühstadium (BCLC A):
  - 1-, 3- und 5-Jahres-Überlebensraten 97%, 89% und 48%
- RFA in diesem Stadium der Resektion in etwa gleichwertig, aber höhere lokale Rezidivrate
- Vorteil gegenüber Resektion: geringere Komplikationsrate, insbesondere bei Patienten mit portaler Hypertonie
- bei Herden > 3 cm Embolisation vorschalten
- typisches radiologisches Ergebnis vor und nach RFA siehe ▶ Abb. 8.47

8.24 Endoskopisches Debridement retroperitonealer Nekrosen

H. Seifert

8.24.1 Steckbrief

Die infizierte pankreatische oder peripankreatische Nekrose ist traditionell eine Indikation zur Intervention. Diese erfolgt so spät wie möglich durch unter endosonografischer Kontrolle angelegte Fenster in der Magen-, seltener der Duodenal- oder Abdominalwand. Therapieziel ist die komplette Entfernung des infizierten Materials. Auch bei frühem Nachweis einer Infektion ist der Versuch einer konservativen Therapie gerechtfertigt, um den Eingriff hinauszuzögern. Andererseits muss bei unbeherrschbarer Sepsis manchmal sehr früh im Verlauf der Erkrankung interveniert werden. Auch mit minimalinvasiven Therapieverfahren bleibt eine Letalität der schweren nekrotisierenden Pankreatitis von 5–10%.

8.24.2 Aktuelles

- Ein endoskopisches Vorgehen hat eine geringere Letalität und Morbidität als die offene Chirurgie [5].
- In den letzten Jahren haben selbstexpandierende Metallstents (SEMS) in unterschiedlichen, speziell dem transmuralen Vorgehen angepassten Formen als „Lumen-apposing metal stents" (LAMS) das endoskopische Eingehen durch die Magenwand erleichtert, vor allem bei wiederholten Interventionen.

8.24.3 Synonyme
- endoskopische Wundtoilette retroperitonealer Nekrosen

8.24.4 Keywords
- Endoskopie
- Nekrose
- Pankreatitis
- LAMS

8.24.5 Definition
- Das Abtragen infizierten nekrotischen Gewebes und die Drainage infizierter purulenter Bereiche erfolgt endoskopisch durch ein Fenster in der Magenwand, wenn nötig auch transduodenal, transösophageal oder auch durch die Bauchdecken.
- Zur Klassifizierung der pathologischen Anatomie der Zielstrukturen:
  - revidierte Atlanta-Klassifikation von 2013 [1]
  - neuere Leitlinien, die die Problematik sehr gut auf aktuellem Stand zusammenfassen [2], [3], [4]
- Von praktischer Bedeutung ist die Unterscheidung infizierter von nicht infizierten sowie liquider (Pseudozysten, Abszesse) von soliden (Nekrosen) Strukturen. Die zumeist in der Literatur angeführten gut demarkierten und anatomisch als Höhle definierten „WON" (walled off necrosis) sind von den nicht abgegrenzten infizierten Nekrosen mit ausgedehnten retroperitonealen Ausläufern zu unterscheiden.

8.24.6 Indikationen
- Es besteht Einigkeit, dass ein Eingriff zum Debridement möglichst erst im Stadium der demarkierten Flüssigkeitsansammlungen oder Nekrosen erfolgen sollte, also mindestens 3 oder 4 Wochen nach Krankheitsbeginn.
- Diese ursprünglich chirurgischen Grundsätze sind weitgehend auch für die minimalinvasiven und die endoskopischen Interventionen akzeptiert.
- Allerdings sind ausgedehnte Nekrosen auch nach Wochen mitunter nicht anatomisch abgegrenzt.
- Auch ist die Definition einer „infizierten Nekrose" schwierig bei den häufigen Fällen mit symptomatischem Verhalten (Schmerzen, Druckgefühl, Übelkeit, Kompression von Magen, Duodenum oder Gallengang) ohne Zeichen der Infektion, mit normalen oder mäßig erhöhten Entzündungsparametern, die oft auch antibiotisch behandelt sind.
- Die Chance auf eine Ausheilung unter konservativer Therapie spricht gegen eine Intervention, die drohende septische Entgleisung mit Organkomplikationen dafür.
- Die Einschlusskriterien der größeren Studien tragen dem Rechnung und akzeptieren auch den Verdacht auf eine infizierte Nekrose und die klinische Verschlechterung oder die symptomatische sterile Nekrose als Indikation zur Intervention.
- In Einzelfällen kann auch eine infizierte Nekrose unter antibiotischer Therapie zur Abheilung kommen, sodass der klinische Zustand des Patienten ein entscheidendes Kriterium ist.
- Sterile Nekrosen sollten grundsätzlich konservativ behandelt werden, da auch große Nekrosehöhlen spontan resorbiert werden können. Allerdings ist dabei ungeklärt, worin eine konservative Behandlung vor allem großer Nekrosemassen besteht.

8.24.7 Kontraindikationen
- interstitielle ödematöse Pankreatitis: peripankreatische Exsudate in der akuten Phase
- relevante Störungen der Blutgerinnung
- relative Kontraindikationen:
  - nicht infizierte asymptomatische oder oligosymptomatische Befunde
  - infizierte liquide Läsionen (Abszesse), für die in der Regel kein transmurales Fenster nötig ist (Pigtail reicht aus)

8.24.8 Präoperative/präinterventionelle Diagnostik
- Nicht unproblematisch ist die sichere Diagnose einer infizierten Läsion auch in der Bildgebung.
- Die Indikation ist eindeutig bei
  - septischem klinischen Krankheitsbild,
  - durch Punktion oder Bildgebung nachgewiesenem purulenten Verhalten (Gaseinschlüsse, Umschlag echofreier in echogene liquide Anteile, Spontanperforationen mit Eiterabgang etc.) und
  - Anstieg von CRP oder Procalcitonin im Serum.
- Im Zweifel kann die sonografisch gesteuerte diagnostische Punktion uneindeutiger Befunde unter sterilen Bedingungen Aufschluss geben, auch zur Differenzierung von Einblutungen von purulenten Befunden. Allerdings ist die Sensitivität solcher Punktionen begrenzt.
- **Sonografie:**
  - Erstuntersuchung für wichtigste Diagnosen und Differenzialdiagnosen
  - freie Flüssigkeit, Pleuraergüsse, venöse (Varizen, Milzvenenthrombose) oder arterielle (Pseudoaneurysma), retroperitoneale Nekrosestraßen, Pankreaspathologie
- **EUS:**
  - präzise Darstellung der Pankreasloge mit Pankreas, liquiden und soliden (nicht perfundierten, flottierenden) Läsionen und Gefäßen
  - Definieren des geeigneten Fensters zur transmuralen Intervention

- CT mit Kontrastmittel:
  - gute Übersicht über Ausdehnung der pathologischen Befunde vor allem vor einem Eingriff
  - nicht nötig in der ersten Woche
  - keine sichere Differenzierung solider und liquider Befunde, Abschätzung der Ausdehnung von Nekrosen unzuverlässig
  - Strahlenbelastung, mögliche Verschlechterung der Pankreatitis oder Nierenfunktion sowie mögliche Kontrastmittelreaktionen sind zu berücksichtigen
- MRI:
  - unterscheidet gut zwischen Flüssigkeit und Nekrosen
  - MRCP kann auch therapeutisch wichtige Hinweise auf Läsionen des Pankreasgangs geben
- ERCP:
  - nur in Ausnahmefällen mit therapeutischer Intention indiziert
  - Darstellung des Pankreasgangs kontaminiert diesen und ist der sichere Weg von der sterilen zur infizierten Läsion, also grundsätzlich kontraindiziert
- Scores:
  - Eine Diskussion zur Auswahl des geeignetsten Scores findet sich in der aktuellen Literatur [3], [4], [5].
  - Grundsätzlich sollte eine derartige Einschätzung sofort nach der Diagnosestellung und dann weiter im Verlauf erfolgen (am besten nach 48h).

8.24.9 Anästhesie

- Die endoskopischen Eingriffe erfolgen in der Regel leitliniengerecht unter einer Sedierung mit Propofol.
- Gemäß den Empfehlungen der entsprechenden Leitlinie der DGVS ist die Indikation zur Intervention in Intubationsnarkose bei schwerkranken und multimorbiden Risikopatienten zu überprüfen.

8.24.10 Aufklärung und spezielle Risiken

- Die Aufklärung erfolgt nach den üblichen Grundsätzen bei der interventionellen Endoskopie.
- Sie sollte vital bedrohliche Komplikationen und therapeutische Alternativen einschließen, ggf. auch ein konservatives Vorgehen.

8.24.11 Material

- Endosonografiegerät:
  - Longitudinalscanner
  - Therapiegastroskop (großer Arbeitskanal)
  - diagnostisches Gastroskop (geringer Durchmesser) mit passenden Abstandskappen
- Kontrastmittel, Nacl 0,9 %
- Endosonografie-Punktionsnadel, 19G
- 0,025" Führungsdraht (4500 mm)
- Zystostom
- Dilatationsballon für die Metallstenteinlage, maximaler Durchmesser 10 mm
- LAMS mit 15–16 mm Durchmesser, Länge je nach Anatomie
- oder komplettes Applikationsset mit Nadel, Diathermie und LAMS
- Wenn kein Stent gelegt wird:
  - Dilatationsballon max. 15 mm/18 mm
  - Silikonlasche als Platzhalter z. B. Easy-Flow 8 mm
  - Fasszange
- für Debridement und Spülung:
  - Nacl 0,9 %
  - weiche geflochtene Schlingen, verschiedene Größen (10 mm, 15 mm, 25 mm)
  - Steinextraktionsballon zum Debridement aus Fistelgängen und Rezessus
  - Blutstillung: Verschiedene Größen von Clips, Adrenalin 1:20 000, evtl. Dilatationsballon zum Komprimieren

8.24.12 Durchführung

- Aufgrund geringer Fallzahlen und unterschiedlicher Expertise verschiedener Kliniken – die meisten befinden sich noch in der Lernkurve – besteht kein standardisiertes Verfahren.
- Transmurale Eingriffe sollten endosonografisch gesteuert erfolgen, da nur so eine risikoarme Punktion unter Berücksichtigung der oft komplizierten pathologischen Anatomie möglich ist.
- Nicht selten verursachen selbst ausgedehnte Nekrosen kaum eine Pelottierung der Magenwand, und fast immer sind Arterien des Magens und des Pankreas und – wegen der bei nekrotisierender Pankreatitis häufigen Milzvenenthrombose – auch portalvenöse Gefäße zu berücksichtigen.
- Für den transmuralen Zugang werden unterschiedliche Punktionstechniken angewendet.
- Oft wird schrittweises vorgegangen, zunächst mit Katheterdrainage und transnasalen Spülkathetern und endoskopischem Debridement erst bei fehlendem Erfolg.
- Es ist jedoch auch möglich, transnasale und andere Katheter zu vermeiden und gleich in der ersten Sitzung das ausgedehnte Debridement durch ein auf 15–18 mm dilatiertes transmurales Fenster zu verfolgen.
- Die transgastrale Fensterung kann ohne oder besser mit Zystotom (Diathermiemesser, Ringmesser) erfolgen.
- Das transmurale Fenster liegt bei 45–50 cm typischerweise ab Zahnreihe in der Magenhinterwand. Fenster sehr nahe an der Kardia können wegen der Nähe zum Mediastinum problematisch sein, solche bei 55–60 cm im Antrum wegen des schwierigen Zugangs in Retroflexion.

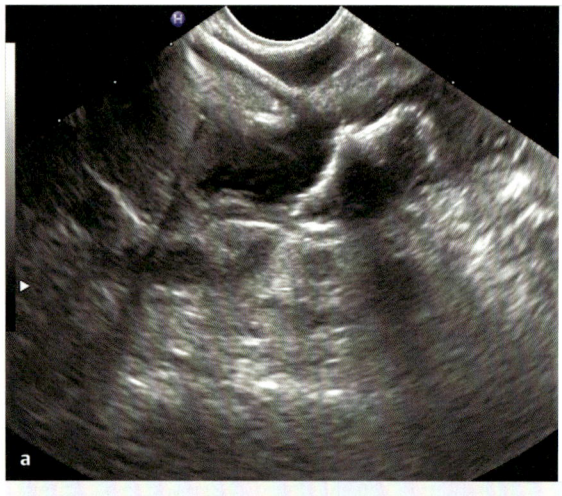

Abb. 8.48 Einsatz eines LAMS (Lumen-apposing Metal Stent).
a EUS-kontrollierte Entfaltung eines LAMS in der Höhle.
b Der LAMS ist freigesetzt.

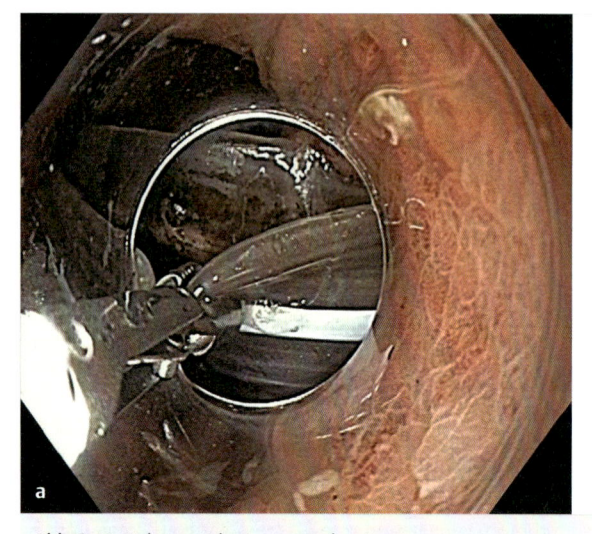

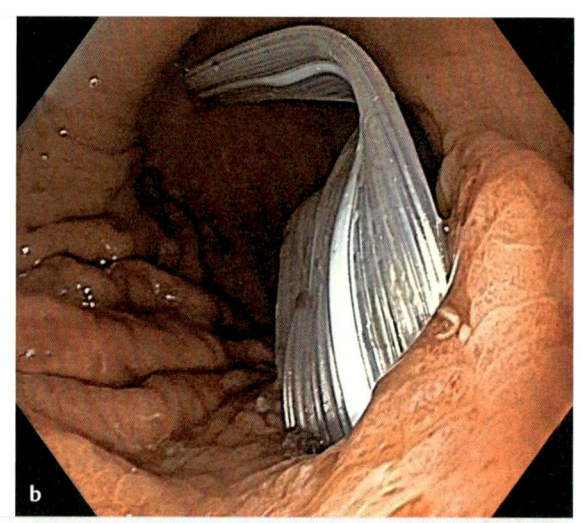

Abb. 8.49 Sicherung des transmuralen Fensters.
a Einlage einer weichen Silikodrainage mit Zange über ein Gastroskop mit Distanzkappe.
b Weiche Silikondrainage im gastralen Fenster.

- Die Größe des transmuralen Zugangs hängt von der Komposition und der Konsistenz des infizierten Materials ab (vorwiegend solide oder flüssig).
- In der Regel sollte ein mehrfaches Eingehen in die retroperitoneale Höhle mit einem therapeutischen Endoskop möglich sein.
- Das transmurale Fenster wird mit einem 15–18 mm-Ballon in der ersten Sitzung durch pneumatische Dilatation hergestellt (ohne LAMS).
- Beim Einsatz von LAMS (▶ Abb. 8.48) mit einem integrierten Applikationsbesteck erfolgen Punktion, Dilatieren des Zugangs und Stenteinlage in einem Schritt.

- Andernfalls genügt eine Dilatation des Fensters vor der LAMS-Einlage auf 4–8 mm.
- Wenn die infizierte Höhle bereits spontan in Magen oder Duodenum durchgebrochen ist, kann zunächst dieser Zugang für das Debridement genutzt werden.
- Zusätzliche nasozystische Drainagen belästigen die Patienten und schränken sie in ihrer Mobilität ein. Ein Nutzen ist nicht belegt.
- Das transmurale Fenster kann primär oder auch nach Extraktion eines LAMS durch die Einlage einer weichen Silikondrainage (▶ Abb. 8.49) gesichert werden.
- LAMS ermöglichen eine Vielzahl von Eingriffen.

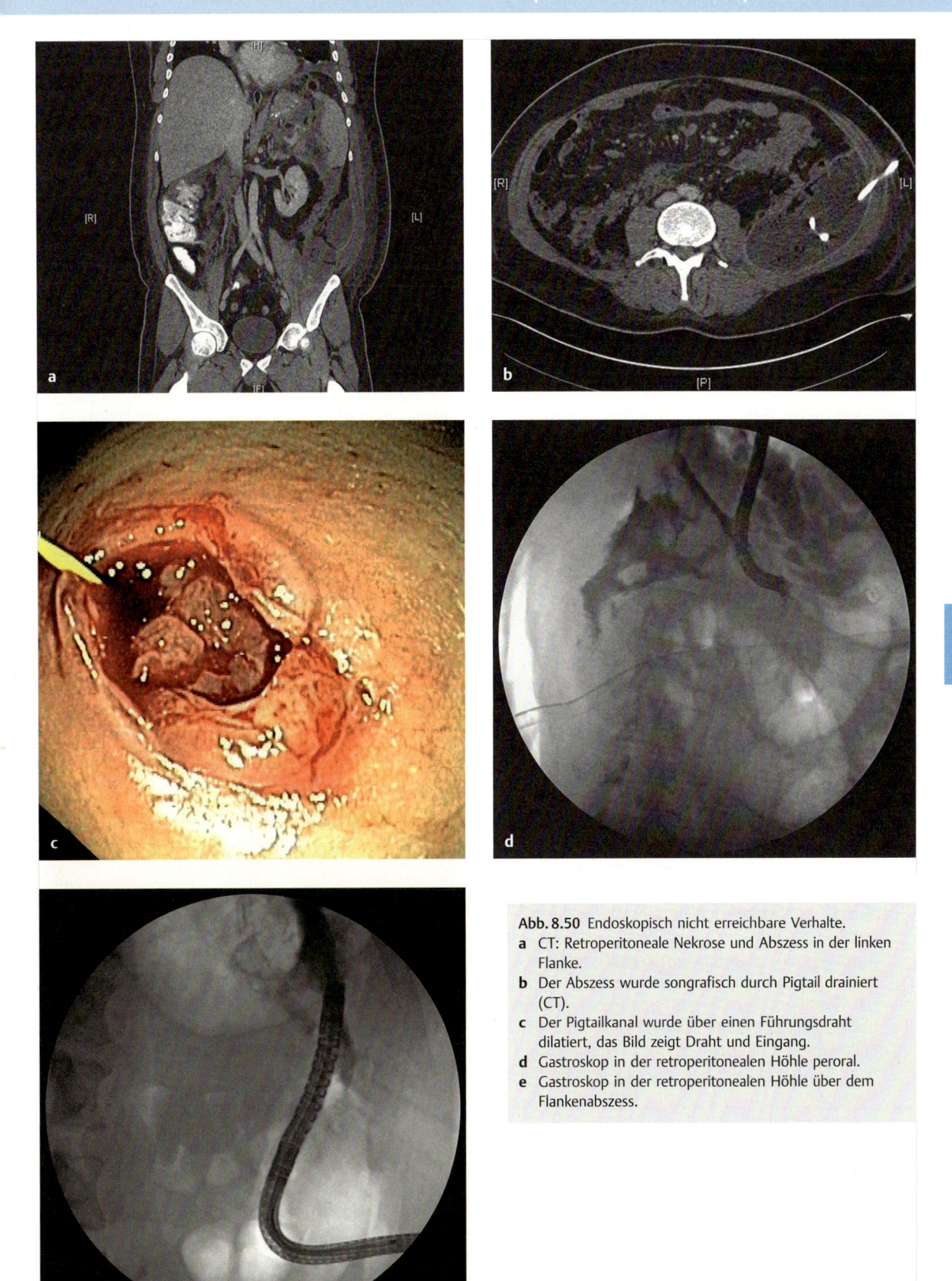

8.24 Endoskopisches Debridement retroperitonealer Nekrosen

Abb. 8.50 Endoskopisch nicht erreichbare Verhalte.
a CT: Retroperitoneale Nekrose und Abszess in der linken Flanke.
b Der Abszess wurde sonografisch durch Pigtail drainiert (CT).
c Der Pigtailkanal wurde über einen Führungsdraht dilatiert, das Bild zeigt Draht und Eingang.
d Gastroskop in der retroperitonealen Höhle peroral.
e Gastroskop in der retroperitonealen Höhle über dem Flankenabszess.

- Der Stellenwert endoskopischer Spülungen der retroperitonealen Höhle wird kontrovers diskutiert.
- Bei ausgedehnten infizierten Bereichen muss das transgastrale mit einem perkutanen (retrokolische, tiefe Abszesse) oder transösophagalen (Mediastinalabszesse) Vorgehen kombiniert werden.
  - Eine entsprechende Therapieplanung vor Beginn des interventionellen Vorgehens ist erforderlich.
  - Bei ausgedehnten infizierten Läsionen ist ein minimalinvasives Vorgehen mit mehreren Zugängen der offenen Chirurgie vorzuziehen.
  - Endoskopisch nicht erreichbare Verhalte lassen sich durch sonografisch- oder durch CT-gesteuerte Punktionen erreichen. Anschließend können sie nach Dilatation des Punktionskanals ebenfalls endoskopisch ausgeräumt werden (▶ Abb. 8.50).
- **Pankreasgangdefekte:**
  - Immer ist die nekrotisierende Pankreatitis mit einem Defekt des Pankreasgangs verbunden.
  - Solche Schäden mit Lecks, Fistelverbindungen, Strikturen, Abbrüchen oder Verlust ganzer Anteile des Pankreasorgans haben für den weiteren Verlauf und das therapeutische Vorgehen große Bedeutung.
  - Sie lassen sich primär am besten durch magnetresonanztomografische Cholangio-Pankreatikografie (MRCP) oder endosonografisch nachweisen.
  - Die endoskopische transpapilläre Pankreatikografie (ERP) darf nur erfolgen, wenn eine Infektion schon vorliegt oder eine drainierende Intervention direkt beabsichtigt oder schon erfolgt ist.
  - Häufig liegt der Gangdefekt im Pankreaskorpus oder im Bereich des Genu.
  - Im Zuge der Abheilung der Nekrosehöhle entsteht in diesem Bereich oft ein Verschluss des distalen, über die Papille drainierten Gangs, während die Peripherie des Pankreas über die Nekrosehöhle problemlos in den Magen drainiert ist, solange das transmurale Fenster noch offen ist.
    - Nach dessen Obliteration entsteht das Syndrom des abgehängten oder verlorenen Pankreasschwanzes (disconnected tail) mit rezidivierenden Pseudozysten, Fisteln und lästigen Beschwerden.
    - Der Wiederanschluss an das Gangsystem über eine transpapillär eingelegte Drainage gelingt nur selten.
    - Endoskopische Alternativen sind die dauerhafte Aufrechterhaltung des transmuralen Fensters durch Pigtail-Katheter und die gezielte transmurale Drainage des abgehängten Gangsystems.
    - Die Chirurgie bietet neben der Resektion des abgehängten Pankreas die Möglichkeit zur Drainage mittels einer Roux-Y-Schlinge.
    - Der Erhalt der verlorenen Cauda empfiehlt sich wegen der in darin gelegenen Inseln, um einen pankreopriven Diabetes mellitus zu vermeiden.

8.24.13 Mögliche Komplikationen

- Blutungen während der Eingriffe sind die häufigsten Komplikationen (Magenwandarterien, retroperitoneale Gefäße – manchmal arrodiert durch LAMS, Portalgefäße). Sie sistieren oft spontan oder sind endoskopisch zu stillen, gehören aber neben der Sepsis zu den häufigsten Gründen für eine operative Intervention.
- Luftembolien mit tödlichem Verlauf wurden beschrieben. Deshalb sollten die retroperitonealen Interventionen unter CO_2-Insufflation erfolgen.
- Abdominelle Schmerzen nach dem Eingriff können Ausdruck einer (Mikro-)Perforation sein. Diese können in der Regel konservativ behandelt werden, ebenso wie Fistelverbindungen zu Hohlorganen sich in der Regel spontan verschließen.
- Sequester infizierten Materials als septische Herde (inkonsequentes Vorgehen, zu lange Interventionsintervalle, fehlende Erfahrung) können zum Therapieversagen führen.
- Transmurale Drainagen infizierter Nekrosehöhlen, z. B. durch Pigtails, erschweren die transmurale Intervention. Es fehlen danach die liquiden Anteile für die LAMS-Positionierung.
- Die primäre ERCP ist verboten (aber leider nicht selten); sie ist ein sicherer Weg von der sterilen zur infizierten Nekrose.

8.24.14 Quellenangaben

[1] Banks PA, Bollen TL, Dervenis C et al. Classification of acute pancreatitis 2012: revision of the Atlanta classification and definitions by international consensus. Gut 2013; 62: 102–111

[2] Isaji S, Takada T, Mayumi T et al. Revised Japanese guidelines for the management of acute pancreatitis 2015: revised concepts and updated points. J Hepatobiliary Pancreat Sci 2015; 22: 433–445

[3] Isayama H, Nakai Y, Rerknimitr R et al. Asian consensus statements on endoscopic management of walled-off necrosis Part 1: Epidemiology, diagnosis, and treatment. J Gastroenterol Hepatol 2016; 31: 1546–1554

[4] Isayama H, Nakai Y, Rerknimitr R et al. Asian consensus statements on endoscopic management of walled-off necrosis. Part 2: Endoscopic management. J Gastroenterol Hepatol 2016; 31: 1555–1565

[5] Van Brunschot S, Hollemans RA, Bakker OJ et al. Minimally invasive and endoscopic versus open necrosectomy for necrotising pancreatitis: a pooled analysis of individual data for 1980 patients. Gut 2018; 67: 697–706

8.25 Implantation von Pankreasgangstents

M. Hollenbach, A. Hoffmeister

8.25.1 Steckbrief

Die endoskopische Therapie des Pankreasgangs mittels Stents wird im Vergleich zur Intervention des Gallengangssystems seltener durchgeführt. Indikationen sind u. a. symptomatische Pankreasgangstrikturen bzw. Steine bei chronischer Pankreatitis, Fisteln und Leckage des Pankreasgangs, Prävention einer Post-ERCP-Pankreatitis. Zur Verfügung stehen Plastikstents und gecoverte Metallstents. Die Überlegenheit einer Stentart konnte bisher nicht nachgewiesen werden. Je nach Indikation werden Stents zum Kurzzeiteinsatz mit spontaner Dislokation oder Stents zum Langzeiteinsatz gewählt, die endoskopisch gewechselt bzw. entfernt werden müssen. Wesentliche Komplikationen sind Stentmigration, -dislokation und Veränderungen des Pankreasgangs.

8.25.2 Aktuelles

- Als Alternative zur Multistenting-Therapie symptomatischer Strikturen bei chronischer Pankreatitis können gecoverte, selbstexpandierende Stents eingesetzt werden (**FCSEMS:** Fully covered self-expanding Metal Stents).
  - Herkömmliche FCSEMS (8–10 mm) können aufgrund des hohen Innendurchmessers Schäden am Pankreasgang hervorrufen.
  - Neue 6 mm-Stents sind verfügbar, müssen aber noch evaluiert werden.
- Weiterhin stehen biodegradierbare Metallstents zur Verfügung.
  - Diese müssen noch evaluiert werden.
  - Ein Einsatz außerhalb von Studien kann daher aktuell nicht empfohlen werden.
  - Nach Erfahrungen bei anderen Indikationen sind sie skeptisch zu werten.

8.25.3 Synonyme

- Pankreasstent-Implantation
- Implantation von Pankreas(gang)endoprothesen

8.25.4 Keywords

- chronische Pankreatitis
- Post-ERCP-Pankreatitis
- Pankreasfistel
- Pankreaskarzinom
- Plastikstent
- selbstexpandierender Metallstent

8.25.5 Definition

- kurz- oder langfristige endoskopische Implantation eines (oder mehrerer) Stents in den Pankreasgang
- ggf. mit vorheriger Papillotomie bzw. Ballondilatation
- **mögliche Stents:** Plastikstents (PS) oder FCSEMS

8.25.6 Indikationen

- symptomatische benigne Striktur des Pankreasgangs infolge einer chronischen Pankreatitis (CP)
- refraktäre Pankreasgangsteine (verbliebene Steine trotz extrakorporaler Stoßwellenlithotripsie [ESWL] und/oder ERCP), die zu Aufstau des Pankreassekrets und Beschwerdesymptomatik führen
- Fisteln bzw. Leckage des Pankreasgangs
  - postoperativ
  - nach Abdominaltrauma
  - als Folge einer akuten und chronischen Pankreatitis
- rekurrente akute Pankreatitis bei Pancreas divisum
- Stenosen, die eine symptomatische Pseudozyste unterhalten
- Prävention einer Post-ERCP-Pankreatitis (PEP)
- komplizierte Kanülierung des Gallengangs zur erfolgreichen Gangsondierung
- peripankreatische Flüssigkeitskollektion, sofern diese mit dem Pankreasgangsystem kommuniziert (selten)
- symptomatische Gangobstruktion bei Pankreaskarzinom (sehr selten)
- asymptomatische Pankreasgangstenosen oder -steine sind keine Therapieindikation!

8.25.7 Kontraindikationen

- Kontraindikationen sind vergleichbar mit denen der anderen Endoskopien des oberen bzw. unteren Gastrointestinaltrakts.
- Die Untersuchung sollte nicht beim kreislaufinstabilen Patienten durchgeführt werden.
- Absolute Kontraindikationen bestehen nicht.

8.25.8 Anästhesie

- Die Untersuchung erfolgt in konventioneller Sedoanalgesie bzw. in Propofol-Kurznarkose.
- Eine Intubationsnarkose wird nur in Ausnahmefällen bzw. bei Patienten mit hohem Risiko für sedierungsassoziierte Komplikationen durchgeführt.
- Eine besondere Indikation im Vergleich zu einer ERCP mit Manipulation am Gallenwegsystem ergibt sich nicht.

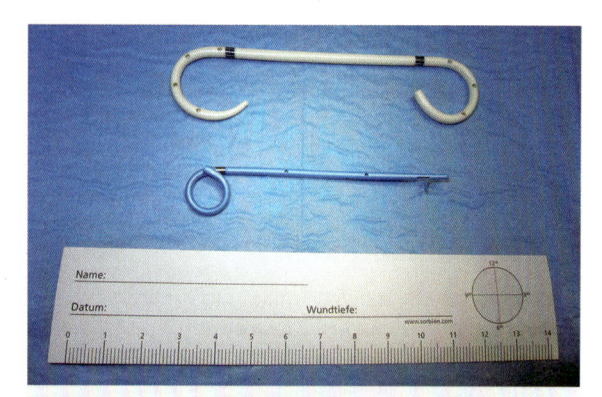

Abb. 8.51 Stents. Oben: Doppel-Pigtail-Gallengangstent 10 Fr; Mitte: Single-Pigtail-Pankreasstent 7 Fr mit internem Flap; Unten: Größenmaß.

8.25.9 Aufklärung und spezielle Risiken

- Es sollte über die typischen Risiken einer ERCP-Untersuchung, ggf. mit Papillotomie, aufgeklärt werden.
- Insbesondere sollten die Patienten auf das Risiko einer PEP hingewiesen werden.

8.25.10 Material

- Verwendet werden PS oder FCSEMS (Übersicht siehe ▶ Tab. 8.29).
- **PS**
  - bestehen aus Polyethylen,
  - erinnern optisch an Gallengangsstents,
  - weisen aber mehr Seitenlöcher zum optimalen Abfluss auf (▶ Abb. 8.51).
- **Stentform** (gerade, gebogen, s-förmig, Pigtail) sollte je nach Indikation gewählt werden.
- Stents ohne internen Flap
  - eignen sich für den Kurzzeiteinsatz und
  - dislozieren häufiger spontan.
- Stents mit internen Flap
  - sind für den Langzeiteinsatz konzipiert und
  - müssen in der Regel endoskopisch gewechselt/entfernt werden.
- Zur Verhinderung einer internen Migration besitzen die Stents einen distalen Flap oder einen Pigtail.
- Der einzige für das Pankreasstenting zugelassene **FCSEMS** ist der TaeWoong Bumpy (Nitinolstent, 6–10 Fr, 4–12 cm).
  - Häufig werden aber auch biliäre FCSEMS im Off-Label-Use eingesetzt.

8.25.11 Durchführung

Lagerung

- Die Untersuchung sollte bevorzugt in **Bauchlage** durchgeführt werden, da hierdurch eine bessere radiologische Bildqualität erzielt wird.
- Seiten- oder Rückenlage (z. B. bei Intubationsnarkose) sind aber ebenfalls möglich

Interventionsschritte

- Das prinzipielle Vorgehen bei der Implantation eines Pankreasgangstents wird analog zum Gallengangsstent via ERCP durchgeführt.
- Zum Einführen kleinerer PS (bis 7–8 Fr) ist ein diagnostisches **Duodenoskop** (Durchmesser Arbeitskanal 3,2 mm) ausreichend.
- Für größere Stents muss ein therapeutisches Duodenoskop (Durchmesser Arbeitskanal > 4 mm) verwendet werden
- Nach Einführen des Geräts sowie Passage von Ösophagus und Magen wird die Papilla duodeni dargestellt.
- Es wird entgegen der üblichen Richtung (11 Uhr) bei der Kanülierung des Gallengangs in Richtung Pankreasgang (1 Uhr) sondiert (typischer Zugangsweg über Majorpapille).

Tab. 8.29 Für den Pankreasgang verfügbare Stents.

Hersteller	Modell	Durchmesser (Fr)	Länge (cm)	Eigenschaften
Boston Scientific	Advanix	3; 4; 5; 7; 10	2–18	gerade; Single Pigtail; mit oder ohne internen Flap
Cook Endoscopy	Geenan Sof-Flex	5	3–12	gebogen mit oder ohne internen Flap
Cook Endoscopy	Geenan	3; 5; 7	3–15	gebogen
Cook Endoscopy	Johlin Wedge	8,5; 10	8–22	keilförmig
Cook Endoscopy	Zimmon	3; 5; 7	2–12	Single Pigtail mit oder ohne internen Flap
Endo-Flex	PTFE-Strong	5; 7	3–9	gebogen
GI Supply	ViaDuct	5; 7	3–12	beflügelt gerade oder Single Pigtail; mit oder ohne internen Flap
Hobbs Medical	Freeman Flexi-Stents	3; 4; 5; 7	2–18	gerade oder Single Pigtail; mit oder ohne internen Flap
Olympus	Pancreatic PE	7; 8,5; 10	3–15	gerade; s-förmig

- Es ist auch ein **Stenting** über die Minorpapille möglich, aber technisch anspruchsvoller.
- Für die **Implantation** von 3-Fr-PS kann ein 0,018"-Führungsdraht verwendet werden, bei größeren Stents sollte ein 0,035"-Draht benutzt werden.
- Papillotomie ist nicht generell, meist aber bei Einsatz von FCSEMS notwendig.
- Die Wahl der Stentgröße richtet sich nach dem Gangdurchmesser:
  - bei nicht dilatierten Gängen 5–7-Fr-Stent
  - bei erweitertem Pankreasgang 10-Fr-Stent oder größerer Stent
- Bei engen Strikturen kommt die Ballondilatation oder Bougierung zum Einsatz.

Besonderheiten bei der Wahl der Stents

- Vergleichende Studien mit verschiedenen Pankreasgangstents liegen nur für die Prävention einer PEP vor.
- Zu allen anderen Indikationen wurden bisher nur retrospektive Kohortenstudien bzw. nicht randomisierte Studien publiziert und in der ESGE-Leitlinie zusammengefasst.

Benigne symptomatische Strikturen bei CP

- keine randomisierten Studien
- Anhand von Kohortenstudien wird der Einsatz von 10-Fr-Single-PS über 12 Monate empfohlen.
- Stents mit geringerem Durchmesser sind mit einer höheren Rate an abdominellen Beschwerden verbunden.
- Bei Versagen der Ein-Stent-Therapie (ca. 30%) kann ein Multistenting (8,5–11,5Fr) über 6–12 Monate versucht werden.
- Bei erneuten Versagen bzw. als Alternative können FCSEMS eingesetzt werden.
  - 6–10 mm Durchmesser, 2–3 (max. 6) Monate
  - kein Einsatz ungecoverter Stents, da hohe Rate an Dysfunktionen und Gewebshyperplasie
  - kein Anhalt für erhöhte Rate an Pankreatitiden, Sepsis, Sekretretention oder Stentmigration bei FCSEMS
  - Vergleichende Studien zwischen FCSEMS und Plastikstents fehlen.
  - In einer retrospektiven Vergleichsanalyse zeigten sich keine signifikanten Unterschiede, wenngleich die Stentmigration und Notwendigkeit einer Reintervention bei FCSEMS geringer war
  - häufig de-novo-Strikturen des Pankreasgangs bei FCSEMS
- Eine endosonografische Punktion und retrograde Drainage des Pankreasgangs ist technisch möglich; ein klinischer Benefit aber nicht ausreichend belegt.
- Große randomisierte Studien belegen allerdings, dass die chirurgische Intervention der endoskopischen Therapie überlegen ist.

Refraktäre Pankreasgangsteine (Fallserien)

- Die ESWL ohne endoskopische Therapie ist die Methode der Wahl zur Therapie symptomatischer Pankreasgangsteine (randomisierte Studien).
- Bei Versagen kann eine ESWL mit anschließender ERCP erfolgen sowie die Implantation von PS oder FCSEMS erwogen werden (Fallserien).

Fisteln und Leckage (Fallserien)

- hauptsächlich PS
- bei Versagen FCSEMS oder endosonografisch gestützte Drainageanlage

Symptomatisches Pancreas divisum (eine randomisierte Studie, sonst Fallserien)

- Stenting des dorsalen Gangs mit 5–10-Fr-PS mit oder ohne Sphinkterotomie (Symptomreduktion in 54–90% der Fälle)
- FCSEMS in refraktären Fällen

Prävention einer PEP (mehrere randomisierte Studien)

- besonders bei Hochrisikopatienten
- Reduktion einer PEP von 19% auf 7%
- empfohlen sind 3-Fr- und 5-Fr-Stents, 3–5 cm Länge (gerade oder als Pigtail, mit und ohne Flap)
  - 5-Fr-Stents von 3 cm Länge sind vermutlich überlegen, unabhängig von weiteren Stenteigenschaften
  - Bevorzugt werden Stents ohne internen Flap zur spontanen Dislozierung eingesetzt.
- Ultrakurzzeit-Stentimplantation nur für die Dauer der ERCP ist ungeeignet.

Komplizierte Kanülierung des Gallengangs (randomisierte Studien)

- 4–5-Fr-PS mit oder ohne internen Flap
- Nicht selten kann die Sondierung des Gallengangs auch bereits durch die Einlage eines Führungsdrahts in den Pankreasgang erleichtert werden.

Symptomatische Pankreasgangobstruktion bei Pankreaskarzinom (keine randomisierten Studien)

- Einsatz von 5–11,5-Fr-PS und FCSEMS wurde beschrieben
- technische Erfolgsrate 81–100%
- Symptomreduktion und Verbesserung der Lebensqualität bei 61–100% der Patienten

8.25.12 Mögliche Komplikationen

- Stentdislokation (proximal 5,2 %, distal 7,5 %)
- Stentverschluss (bei < 8,5 Fr: 50 % nach 4 Wochen, die Mehrheit nach 3 Monaten)
- bei Verwendung von FCSEMS:
  - Rekurrenz der Stenoserate bis 38 %
  - mögliche Induktion neuer Strikturen durch FCSEMS (16–27 %)
- selten:
  - Blutungen
  - Perforationen
  - Duodenalverletzungen
  - Cholangitis
- Weiterhin sind alle Komplikationen zu beachten, die im Rahmen einer ERCP-Untersuchung auftreten können.

8.25.13 Postoperatives Management

- Die Therapie mit PS bei Strikturen bei CP sollte für 1 Jahr durchgeführt werden (Wechsel alle 3 Monate bzw. bei Anzeichen von Stentverschluss sofort)
- PS ohne internen Flap dislozieren meist spontan.
  - Bei unklaren Fällen kann nach 10–14 Tagen eine Röntgenaufnahme des Abdomens zur Dokumentation der spontanen Stentdislokation durchgeführt werden (Cave: Indikation Röntgenverordnung)
- Bei frustranem Implantationsversuch eines Pankreasgangstents wird die rektale Gabe von Indomethacin zur Reduktion des Risikos einer Post-ERCP-Pankreatitis empfohlen.
- Überwachung und Kostaufbau nach Standard-ERCP-Protokoll

8.25.14 Quellenangaben

[1] Afghani E, Akshintala VS, Khasha et al. 5-Fr vs. 3-Fr pancreatic stents for the prevention of post-ERCP pancreatitis in high-risk patients: a systematic review and network meta-analysis. Endoscopy 2014; 7: 573–580

[2] Cahen DL, Gouma DJ, Nio Y et al. Endoscopic versus Surgical Drainage of the Pancreatic Duct in Chronic Pancreatitis. N Engl J Med 2007; 356: 676–684

[3] Dawod E, Kahaleh M. Management of Benign and Malignant Pancreatic Duct Strictures. Clin Endosc 2018; 51: 156–160

[4] Dumonceau JM, Costamagna G, Tringali A et al. Treatment for painful calcified chronic pancreatitis: extracorporeal shock wave lithotripsy versus endoscopic treatment: a randomised controlled trial. Gut 2007; 56: 545–552

[5] Dumonceau JM, Delhaye M, Tringali A et al. Endoscopic treatment of chronic pancreatitis: European Society of Gastrointestinal Endoscopy (ESGE) Clinical Guideline. Endoscopy 2012; 44: 784–796

[6] Harewood GC, Pochron NL, Gostout CJ. Prospective, randomized, controlled trial of prophylactic pancreatic stent placement for endoscopic snare excision of the duodenal ampulla. Gastrointest Endosc 2005; 3: 367–370

[7] Krishnamoorthi R, Jayaraj M, Kozarek R. Endoscopic Stents for the Biliary Tree and Pancreas. Curr Treat Options Gastroenterol 2017; 3: 397–415

[8] Mangiavillano B, Pagano N, Baron TH et al. Biliary and pancreatic stenting: Devices and insertion techniques in therapeutic endoscopic retrograde cholangiopancreatography and endoscopic ultrasonography. World J Gastrointest Endosc 2016; 3: 143–156

[9] Mangiavillano B, Pagano N, Baron TH et al. Outcome of stenting in biliary and pancreatic benign and malignant diseases: A comprehensive review. World J Gastroenterol 2015; 30: 9038–9054

[10] Matsubara S, Sasahira N, Isayama H et al. Prospective pilot study of fully covered self-expandable metal stents for refractory benign pancreatic duct strictures: long-term outcomes. Endosc Int Open 2016; 11: E1215–E1222

Kapitel 9
Sonstiges

9.1 Behandlungsfehler und Arzthaftung *1030*

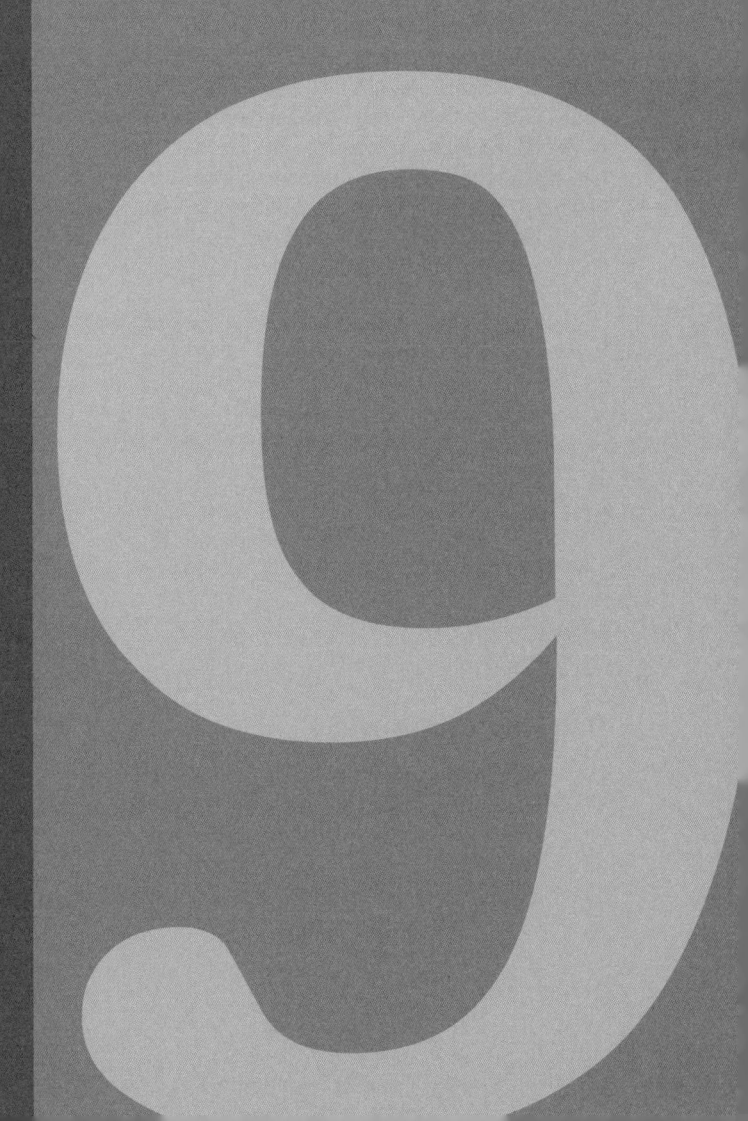

9 Sonstiges

9.1 Behandlungsfehler und Arzthaftung

J. Köbberling

9.1.1 Steckbrief

Die Grundlage für eine Arzthaftung beruht auf den Regelungen zum Behandlungsvertrag, wie sie im Patientenrechtegesetz von Februar 2013 formuliert sind. Eine Arzthaftung mit Schadensersatz erfordert immer drei Bedingungen; wenn eine der Bedingungen nicht erfüllt ist, entfallen die Grundlagen für die Arzthaftung:
- Es muss ein vorwerfbarer Behandlungsfehler vorliegen.
- Es muss ein materieller oder immaterieller Schaden vorliegen.
- Es muss eine Kausalität (ursächlicher Zusammenhang) zwischen Behandlungsfehler und Schaden bestehen.

Die Frage, ob ein Behandlungsfehler vorliegt, darf grundsätzlich nicht vom Ergebnis her betrachtet werden, sondern immer nur aus der Sicht ex ante, also nur unter dem Aspekt der Handlungen oder Unterlassungen vor bzw. bei Eintritt des Fehlers. Ein Behandlungsfehler selbst führt nicht zu einer Haftung des Arztes, wenn durch den Fehler nicht ein Gesundheitsschaden entstanden ist. Der Arzt haftet nicht für den Fehler, sondern nur für den ursächlich durch Fehler entstandenen Schaden. Auch bei einem nachgewiesenen Behandlungsfehler und einem eindeutigen medizinischen oder wirtschaftlichen Schaden kommt es nur dann zu einer Haftung des Arztes, wenn eine ursächliche Beziehung zwischen Fehler und Schaden besteht.

Sobald bekannt wird, dass ein Patient, seine Angehörigen oder ein Anwalt ein Verfahren wegen eines möglichen Behandlungsfehlers einleiten möchten, sind verschiedene Maßnahmen zu ergreifen.

9.1.2 Keywords

- Arzthaftung
- Behandlungsfehler
- Schaden
- Kausalität
- Beweisumkehr

9.1.3 Allgemeines

Wie alle anderen Menschen machen auch Ärzte Fehler. Sie stehen für den möglicherweise entstandenen Schaden ein und bleiben trotzdem gute Ärzte, wenn sie versuchen, aus ihren Fehlern zu lernen. Ärzte müssen lernen, dass ein Behandlungsfehlervorwurf nicht als Angriff auf die ärztliche Kompetenz aufzufassen ist und damit nicht automatisch Abwehrreaktionen auslösen muss.

Die meisten Ärzte sind unsicher, wie sie sich verhalten sollten, wenn Behandlungsfehlervorwürfe erhoben werden. Solche Unsicherheiten behindern die wertneutrale Auseinandersetzung und führen schnell zu Konflikten, die eigentlich vermeidbar wären. Deshalb ist es wichtig zu wissen, wie solchen Vorwürfen sachlich zu begegnen ist.

Die weit überwiegende Zahl von Fehlern oder Ablaufstörungen im Medizinbetrieb sind harmlos, sie werden häufig als „trivial" wahrgenommen. In den allermeisten Fällen wird der Fehler als solcher kaum zu großem Ärger oder Anschuldigungen führen. In der Medizin kann aber leider jeder noch so kleine und „triviale" Fehler schwerwiegende Folgen haben. In vielen Fällen sind die Umstände, die dazu führen, dass ein Fehler mit schwerwiegenden Folgen behaftet ist, dem Verursacher des Fehlers nicht anzulasten.

9.1.4 Grundlagen der Arzthaftung

Die Grundlage für eine Arzthaftung beruht auf den **Regelungen zum Behandlungsvertrag**, wie sie im **Patientenrechtegesetz** von Februar 2013 formuliert sind. In diesem Gesetz wurden die Grundsätze, die über Jahre hinweg von der Rechtsprechung entwickelt wurden, in einem gesetzlichen Rahmen zusammengefasst.

Der ärztliche Behandlungsvertrag ist kein Werkvertrag. Anders als etwa der Handwerker, der für die Korrektheit des bestellten Produktes haftet, haftet der Arzt nie für ein bestimmtes Behandlungsergebnis. Die Haftung bezieht sich bei Ärzten immer auf seine „Dienstleistung", indem er dem Patienten die berufsübliche Sorgfalt schuldet. Maßstab ist dabei der gute ärztliche Standard, dessen Einsatz zur Erreichung des Behandlungsziels erforderlich ist.

Wenn Haftungsansprüche gerichtlich durchgesetzt werden sollen, handelt es sich immer um ein Zivilverfahren. Strafrechtliche Aspekte finden dabei grundsätzlich keine Berücksichtigung. Es kommt bei einem solchen Verfahren auch nie zu einer Bestrafung des Arztes oder der Ärztin.

Da es aber im Zusammenhang mit Behandlungsfehlervorwürfen nicht selten auch zu strafrechtlichen Ermittlungsverfahren kommt, ist es wichtig, die prinzipiellen Unterschiede zwischen zivilrechtlicher Haftung einerseits und strafrechtlicher Verantwortung andererseits zu kennen.

Kennzeichnend für das Strafrecht ist, dass es sich beim Täter stets um eine natürliche Person handeln muss. Bei der strafrechtlichen Beurteilung ärztlicher Heilmaßnahmen wird gefragt, ob der Arzt einen mit Strafe bedrohten Tatbestand, z. B. die im Strafgesetzbuch normierte fahrlässige Körperverletzung oder die fahrlässige Tötung rechtswidrig und schuldhaft verwirklicht hat. Ermittelt wird unter Mithilfe der Polizei durch die zuständige Staatsanwaltschaft. Die Ermittlungen der Staatsanwaltschaft erfolgen von Amts wegen oder aufgrund von Strafanzeigen oder Strafanträgen durch geschädigte Patienten oder deren Angehörige.

Neben (sehr selten verhängten) Freiheitsstrafen für Ärzte können im Strafrecht Geldstrafen verhängt werden. Viele Verfahren werden auch unter Auferlegung einer Geldbuße ohne eine Bestrafung eingestellt. Die Mittel aus Geldstrafen werden in der Regel nicht zugunsten des geschädigten Patienten verwendet, sie fallen an den Staat und werden häufig förderungswürdigen Institutionen zugewiesen. Ein geschädigter Patient hat von einem Strafverfahren also selbst keinen „Gewinn", allenfalls eine gewisse Genugtuung.

In einem Strafverfahren sind die Anforderungen an die Kausalität zwischen Behandlungsfehler und Schaden besonders hoch. Der ursächliche Zusammenhang muss mit an Sicherheit grenzender Wahrscheinlichkeit bewiesen werden, weshalb es vergleichsweise selten zu strafrechtlichen Verurteilungen von Ärzten kommt.

In einem Zivilverfahren spielt eine mögliche Bestrafung dagegen keine Rolle, gefragt wird vielmehr allgemein, ob ein vorwerfbarer Behandlungsfehler vorliegt, der zu einem Schaden geführt hat. Da in einer Klinik meist alle an der Behandlung Beteiligten gemeinsam über eine Haftpflichtversicherung versichert sind, wird häufig darauf verzichtet, den individuellen Anteil an der Schadensverursachung zu ermitteln.

Eine **Arzthaftung mit Schadensersatz** erfordert immer drei Bedingungen, die im Folgenden gesondert behandelt werden:
- Es muss ein vorwerfbarer Behandlungsfehler vorliegen.
- Es muss ein materieller oder immaterieller Schaden vorliegen.
- Es muss eine Kausalität (ursächlicher Zusammenhang) zwischen Behandlungsfehler und Schaden bestehen.

Wenn eine der Bedingungen nicht erfüllt ist, entfallen die Grundlagen für die Arzthaftung.

Behandlungsfehler

Die Frage, ob ein **Behandlungsfehler** vorliegt, darf grundsätzlich nicht vom Ergebnis her betrachtet werden, sondern immer nur aus der Sicht ex ante, also nur unter dem Aspekt der Handlungen oder Unterlassungen vor bzw. bei Eintritt des Fehlers.

Bei Weitem nicht jeder therapeutische Misserfolg ist ein Behandlungsfehler. Auftretende Beschwerden oder Funktionsstörungen können auch bekannte Nebenwirkungen oder Komplikationen einer sachgerecht durchgeführten Therapie sein. Oftmals ist es schwierig, die Folgen der Krankheit selbst und die Folgen der Fehlbehandlung zu unterscheiden. Aus dem Krankheitsverlauf kann grundsätzlich nicht rückwirkend auf einen Behandlungsfehler geschlossen werden.

Fallbeispiel

- Bei dem 67-jährigen Patienten wurde bei einer Koloskopie ein großer Polyp im Aszendens festgestellt, der nach Unterspritzung abgetragen wurde.
- zunächst unauffälliger Ablauf
- einen Tag später: starke Zunahme von Beschwerden, im CT Verdacht auf retroperitoneale Perforation
- Notfalloperation mit Hemikolektomie und Ileotransversostomie.
- Im Pathologiebefund des Resektats fand sich keine Perforation.
- rasante Verschlechterung des Allgemeinzustands, Gasbildung in den Bauchdecken, notfallmäßige Verlegung in Universitätsklinik
- einen weiteren Tag später: nekrotisierende Fasziitis, Relaparatomie, Resektion des M. Psoas und Weichteildebridement der Bauchdecke
- Trotz Fehlens eines Toxinnachweises und wegweisender bakteriologischer Befunde besteht kein Zweifel an einer Gasbrandinfektion.
- Nach Übergriff des Gasbrands auf das Bein infauste Prognose, Exitus letalis.
- Es handelte sich zweifellos um einen tragischen Fall mit einem ungewöhnlichen Verlauf, bei dem viele Fragen offenbleiben. Hieraus allein kann aber nicht auf einen Behandlungsfehler geschlossen werden. Nach ausführlichen Besprechung konnte die Gutachterkommission keinen Behandlungsfehler feststellen (2014/0753) [1].

Als Behandlungsfehler ist eine nicht ordnungsgemäße Behandlung durch einen Arzt oder eine Ärztin oder auch einen Angehörigen anderer Heilberufe zu verstehen. Der „klassische" Behandlungsfehler entsteht im Kernbereich des ärztlichen Handelns, in der Therapie. Ein Behandlungsfehler kann aber auch alle anderen Bereiche ärztlicher Tätigkeit betreffen, z. B. die Diagnostik. Daneben gibt es diverse Fehler in den medizinischen Abläufen und in der Organisation. Fehler können ferner durch nachgeordnete oder zuarbeitende Personen entstehen.

Ganz allgemein wird der Behandlungsfehler definiert als ein Verstoß gegen den zu fordernden medizinischen Facharztstandard. Eine verbreitete Definition lautet: „Standard in der Medizin repräsentiert den jeweiligen Stand naturwissenschaftlicher Erkenntnis und ärztlicher Erfahrung, der zur Erreichung des ärztlichen Behandlungsziels erforderlich ist und sich in der Erprobung bewährt hat."

Eine weitere häufig verwendete Formulierung zur Beschreibung von Behandlungsfehlern findet sich in der Frage, ob der Arzt sich gemäß eines „gewissenhaften Facharztes in der konkreten Behandlungssituation" verhalten hat.

Der medizinische Standard wird aus einer Vielzahl von Forschungsergebnissen gewonnen, die in Originalpublikationen, wissenschaftlichen Übersichtsarbeiten und Lehrbüchern und neuerdings in sog. Leitlinien niedergelegt sind und sich zu Lehrmeinungen entwickelt haben. Zunehmend erfolgt dabei eine Orientierung an medizinischen Leitlinien, die auf der Basis der evidenzbasierten Medizin verfasst werden. Solche Leitlinien sind hilfreich, aber es lässt sich aus ihnen nicht in jedem Fall eine Handlungsanweisung im Einzelfall ableiten.

Fallbeispiel

- Bei der 71-jährigen Patienten ergab sich bei der Punktion eines sonografisch dargestellten Tumors im linken Leberlappen ein teilweise thrombosiertes Hämangiom, dass sich bereits ein Jahr zuvor bei einer CT-Untersuchung dargestellt hatte.
- Zur Ausschaltung des Hämangioms wurde eine Embolisation durchgeführt, bei der es zu einer Läsion der Gallenblase kam, die sich zu einer gangränösen Cholezystitis mit ausgeprägten Nekrosen entwickelte.
- Im Plenum der Gutachterkommission wurden drei Behandlungsfehler benannt:
  - Es bestanden erhebliche Zweifel an der Indikation für die Embolisation, denn das Hämangiom bestand mit praktischer Gewissheit schon mehrere Jahre.
  - Die Embolisation über die A. hepatica propria war mit einem unnötig hohen Risiko verbunden, insbesondere bezüglich der hier realisierten Gallenblasennekrose.
  - Die Schmerzangaben nach der Embolisation wurden zu lange als nur psychisch überlagert fehlgedeutet, bis die operative Entfernung der nekrotisierenden Gallenblase durchgeführt wurde (2014/0054) [1].

Organisationsverschulden

Häufig wird von Ärzten entschuldigend angeführt, dass beschränkte Ressourcen im Gesundheitswesen die Wahrscheinlichkeit von Behandlungsfehlern erhöhen. In der Rechtsprechung wird hierauf aber keine Rücksicht genommen. Für die kommenden Jahre ist in deutschen Krankenhäusern ein weiter deutlich zunehmender Ärztemangel abzusehen, vor allem ein Mangel an Fachärzten. Angesichts des häufig unvermeidbaren Stellenabbaus im ärztlichen Dienst wird daher von Krankenhausträgern versucht, ärztliche Aufgaben auf andere Berufsgruppen zu delegieren.

Ein Personalmangel in der Klinik kann aber in keinem Fall als Entlastungsgrund für eine ärztliche Haftung bei Behandlungsfehlern angeführt werden. Ähnliches gilt für die Ausstattung mit medizinischen Gerätschaften. Der Patient kann zwar erwarten, dass der Gerätepark ausreicht, um eine standardmäßige Versorgung ohne Probleme durchzuführen. Er hat aber keinen Anspruch auf die jeweils besten Behandlungsbedingungen und die neuesten Geräte. Nur wenn der Standard unterschritten wird, kann dies zum Vorwurf eines Organisationsverschuldens der Klinik führen. Es ist eine gemeinsame Aufgabe von Krankenhausträger und Chefarzt, dafür zu sorgen, dass eine hinreichende Geräteausstattung vorgehalten wird und dass die Mitarbeiter im ärztlichen Dienst und das Pflegepersonal über die erforderlichen fachlichen Qualifikationen verfügen.

Der Chefarzt hat darauf zu achten, dass Nicht-Fachärzte in ausreichender Weise durch Fachärzte angeleitet oder überwacht werden, um damit den gesetzlich geforderten Facharztstandard zu sichern. Wenn wichtige Bereiche der Klinik ausschließlich mit Nicht-Fachärzten besetzt sind und keine regelmäßige fachärztliche Betreuung erfolgt, kann sich auch hieraus ein **Organisationsverschulden** ergeben.

Zur Organisationsverantwortung von Ärzten und Krankenhausträgern gehört die Einhaltung von Hygienestandards. Wenn durch eine Unterschreitung üblicher Hygienestandards bei einem Patienten eine Infektion auftritt, kann dies, auch wenn keinem Arzt ein persönliches Verschulden anzulasten ist, über das Organisationsverschulden zu berechtigten Haftungsansprüchen führen.

Schaden

Ein Behandlungsfehler selbst führt nicht zu einer Haftung des Arztes, wenn durch den Fehler nicht ein Gesundheitsschaden entstanden ist. Der Arzt haftet nicht für den Fehler, sondern nur für den ursächlich durch Fehler entstandenen **Schaden**. Selbst ein grober Behandlungsfehler, bei dem die Anforderungen an die Kausalität zu einem möglichen Schaden gering sind, führt nicht von sich aus zu einer Haftung.

Die bei einer Haftung auszugleichenden Schäden beziehen sich nicht nur auf gesundheitliche Schäden, sondern auch auf wirtschaftliche Schäden. Auch immaterielle Schäden lassen sich über ein Schmerzensgeld ausgleichen.

Kausalität

Auch bei einem nachgewiesenen Behandlungsfehler und einem eindeutigen medizinischen oder wirtschaftlichen Schaden kommt es nur dann zu einer Haftung des Arztes, wenn eine **ursächliche Beziehung** zwischen Fehler und Schaden besteht. Es reicht nicht, dass der Schaden plausibel durch den Behandlungsfehler entstanden sein könnte. Auch ein enger zeitlicher Zusammenhang ist nicht mit einem kausalen, ursächlichen Zusammenhang zu verwechseln.

Das Patientenrechtegesetz vom 26. Februar 2013 geht ebenfalls von dem Grundsatz aus, dass die Beweislast beim Patienten liegt, dass dieser also einen Behandlungsfehler nachweisen muss.

Um von einem kausalen Zusammenhang ausgehen zu können, muss die Wahrscheinlichkeit sehr hoch sein. Es wird zwar keine mathematisch-naturwissenschaftliche Gewissheit verlangt und auch keine „an Sicherheit grenzende Wahrscheinlichkeit", wie sie im Strafrecht zugrunde gelegt wird, aber doch eine Überzeugung, die „Zweifel zu Schweigen gebietet, ohne sie völlig auszuschließen", also eine „praktische Gewissheit".

Wenn also ein kausaler Zusammenhang zwischen Behandlungsfehler und Schaden nicht mit einer praktischen Gewissheit zu erbringen ist, scheidet eine Haftung des Arztes aus.

Beweiserleichterungen

Weil es dem Patienten häufig nicht zuzumuten ist, eine Kausalität zwischen Behandlungsfehler und eingetretenem Schaden mit praktischer Gewissheit zu belegen, treten bei bestimmten Fällen Beweiserleichterungen ein. Es kann dann zu einer **Umkehr der Beweislast** kommen, und der Arzt muss beweisen, dass eine Kausalität nicht besteht. Ein solcher Beweis wird aber recht selten zu erbringen sein, sodass Haftungsansprüche des Patienten viel leichter durchzusetzen sind.

Eine solche Beweislastumkehr tritt insbesondere bei sog. **groben Behandlungsfehlern** ein.

Das BGB definiert: „Ein Behandlungsfehler ist als grob zu bewerten, wenn der Arzt eindeutig gegen bewährte ärztliche Behandlungsregeln oder gesicherte medizinische Erkenntnisse verstoßen und einen Fehler begangen hat, der aus objektiver Sicht nicht mehr verständlich erscheint, weil er einem Arzt schlechterdings nicht unterlaufen darf."

Die Bewertung „aus objektiver Sicht nicht mehr verständlich" stellt einen unbestimmten Rechtsbegriff dar, der bei der Beurteilung häufig Probleme aufwirft.

Im Patientenrechtegesetz heißt es zum groben Behandlungsfehler wörtlich: „Liegt ein grober Behandlungsfehler vor und ist dieser grundsätzlich geeignet, eine Verletzung des Lebens, des Körpers oder der Gesundheit der tatsächlich eingetretenen Art herbeizuführen, wird vermutet, dass der Behandlungsfehler für diese Verletzung ursächlich war."

Diese Umkehr der Beweislast bei groben Behandlungsfehlern ist ein Ausgleich für die verschlechterte Beweissituation des grundsätzlich beweisbelasteten Patienten. Sie ist nicht zu verwechseln mit einer zusätzlichen Sanktion des Arztes oder der Ärzte bzw. einer Klinikorganisation. Der Schweregrad eines Fehlers darf auch nicht aus der Perspektive des Patienten und der Schwere des für ihn eingetretenen Schadens beurteilt werden.

Aus der Einstufung eines Behandlungsfehlers als „grob" lässt sich nicht eine besondere „Verwerflichkeit" des zugrunde liegenden ärztlichen Verhaltens ableiten. Auch eine besondere Stigmatisierung des Arztes ist hiermit nicht beabsichtigt. Die Veränderung der Beweislast wurde lediglich als Ausgleich dafür entwickelt, dass bei einem groben Fehler die Aufklärung der Ursachenzusammenhänge zwischen Fehler und Schaden häufig erschwert ist und dass es unbillig wäre, wenn der Patient deshalb in Beweisnot geraten würde.

Im Patientenrechtegesetz wird beschrieben, unter welchen sonstigen Bedingungen sich die Beweislast zu Lasten des Arztes verschiebt. Neben Versäumnissen bei der Selbstbestimmungsaufklärung (s. u.) oder fehlenden Dokumentationen (s. u.) werden hier auch die Realisierung eines voll beherrschbaren Risikos und eine mangelnde Befähigung des Behandlers genannt.

Wenn sich durch eine vermeidbare Risikokonstellation eine bestimmte Gefahr realisiert hat und der Patient darlegen kann, dass der Schaden im Klinikbetrieb oder der Arztpraxis entstanden ist, muss sich die Klinik vom Vorwurf einer schuldhaften Pflichtwidrigkeit entlasten. Dies gilt in Fällen, in denen die Realisierung der Gefahr durch Organisationsmaßnahmen oder technische Vorkehrungen hätte ausgeschlossen werden können.

Ein typisches Beispiel für voll beherrschbare Risiken sind Lagerungsschäden. Durch fehlerhafte Lagerung auf dem Operationstisch kann es zu Lähmungen oder anderen Gesundheitsschäden kommen. Auch hier trägt die Klinik die Beweislast und muss belegen, dass alle Vorkehrungen getroffen wurden, um das Risiko solcher Schäden so gering wie möglich zu halten.

Zu einer Beweislastumkehr kann es auch im Rahmen eines sog. Anfängerfehlers kommen. Im Patientenrechtegesetz heißt es hierzu: „War ein Behandelnder für die von ihm vorgenommene Behandlung nicht befähigt, wird vermutet, dass die mangelnde Befähigung für den Eintritt der Verletzung des Lebens, des Körpers oder der Gesundheit ursächlich war."

Mit dieser Formulierung wird der Facharztstandard eingefordert. Eine Abweichung vom Facharztstandard kann vorliegen, wenn es sich um einen Anfänger innerhalb des Fachgebiets handelt (Anfängerfehler) oder um einen Arzt eines fremden Fachgebiets (Übernahmeverschulden).

Der Krankenhausträger und ausbildende Ärzte können das Risiko ausschalten, indem sie der gebotenen Pflicht nachkommen, den Anfänger ausreichend zu überwachen. Wenn belegt werden kann, dass der Anfänger unter Anleitung oder Aufsicht eines erfahrenen Facharztes tätig war, greift die Beweislastumkehr nicht.

Besonderheiten von Diagnosefehlern

Der Begriff Behandlungsfehler bezieht sich auf den gesamten Vorgang der ärztlichen Betreuung, die sich über Anamneseerhebung, Diagnostik, Indikationsstellung, operative Therapie, nicht invasive Therapie bis zur sog. therapeutischen Information erstreckt. In diesem Sinne stellt ist auch ein **Diagnosefehler** einen Behandlungsfehler.

Zu unterscheiden sind dabei
- der Diagnoseirrtum,
- der (einfache) Diagnosefehler,

- der grobe Diagnosefehler und
- der Befunderhebungsfehler.

Der **Diagnoseirrtum** bezieht sich auf einen gedanklichen Irrtum, der auf einer irrtümlichen Bewertung der vorliegenden Befunde beruht. Häufig hat sich beim Arzt ein diagnostisches „Konzept" festgesetzt, das zu einer „Blindheit" bezüglich anders zu deutender Befundkonstellationen führt und dessen subjektive Richtigkeit nicht zu widerlegen ist. Dies setzt aber voraus, dass bei der Durchführung der Diagnostik keine Fehler gemacht wurden, die dem Standard ärztlichen Handelns zuwiderlaufen und die als nicht mehr vertretbar zu bezeichnen sind. Der Maßstab „noch vertretbar" wird dabei in der Regel großzügig bemessen.

Ein **Diagnosefehler** beruht dagegen auf einer mangelnden Beachtung der Sorgfaltspflichten. Dies ist zum Beispiel der Fall, wenn nicht alle erforderlichen diagnostischen Schritte durchgeführt wurden. Gelegentlich kann aber auch ein „Zuviel" an Diagnostik zu Behandlungsfehlern führen. Eine nicht indizierte Übertherapie basiert häufig auf nicht indizierten Untersuchungen.

Wenn die mangelnde Beachtung der Sorgfaltspflicht gesicherten Erkenntnissen der Medizin widerspricht und als schlechterdings nicht mehr verständlich bezeichnet werden kann, dann liegt ein **grober Diagnosefehler** mit der Folge einer Beweislastumkehr vor.

Fallbeispiel B

- Bei der 56-jährigen Patientin mit dekompensierter Leberzirrhose und Aszites wurde eine diuretikaassoziierte Hypokalzämie mit Tetanie behandelt und sie wurde ohne weitere spezifische Untersuchungen entlassen, obwohl eine deutlich erhöhte Leukozytenzahl festgestellt worden war.
- Am folgenden Tag wurde sie mit einer bakteriellen Peritonitis stationär aufgenommen, an deren Folgen sie trotz umfangreicher diagnostischer und therapeutischer Maßnahmen verstarb.
- Gutachterlich wurde ein Behandlungsfehler festgestellt, da bei der Konstellation in der Notaufnahme entsprechend gültiger Leitlinien eine Aszitespunktion zwingend erforderlich gewesen wäre.
- Bei der versäumten Aszitespunktion wäre der Befall mit Escherichia Coli mit großer Wahrscheinlichkeit festgestellt worden. Diese Infektion nicht sofort antibiotisch zu behandeln, hätte einen groben Behandlungsfehler dargestellt. Damit wird der Befunderhebungsfehler zu einem groben Behandlungsfehler mit der Folge einer Beweislastumkehr (2013/1803) [1].

Ein Sonderfall eines Diagnosefehlers ist das Konstrukt des **Befunderhebungsfehlers**, das in der Rechtsprechung seit längerer Zeit zugrunde gelegt wird, jetzt aber erstmals gesetzlich geregelt ist. Über den Befunderhebungsfehler kann ein einfacher Diagnosefehler zu einem groben Behandlungsfehler werden, mit der Folge der Beweislastumkehr. Dies tritt dann ein, wenn es der Behandelnde unterlassen hat, einen medizinisch gebotenen Befund rechtzeitig zu erheben und wenn der Befund mit hinreichender Wahrscheinlichkeit ein Ergebnis erbracht hätte, das Anlass zu weiteren Maßnahmen gegeben hätte, und wenn das Unterlassen solcher Maßnahmen grob fehlerhaft gewesen wäre. Aus der mangelnden Befunderhebung kann sich somit ein grober Behandlungsfehler mit Beweislastumkehr ergeben.

9.1.5 Aufklärungsmängel und fehlende Einwilligung

Ärzte schulden den Patienten eine ordnungsgemäße **Selbstbestimmungsaufklärung**, die die **Risikoaufklärung** einschließt. Eine unterbliebene Aufklärung ist eine Verletzung des Behandlungsvertrags, aber selbst kein Behandlungsfehler.

Nach ständiger Rechtsprechung wird jeder ärztliche Eingriff in die körperliche Unversehrtheit als tatbestandsmäßige Körperverletzung angesehen. Der ärztliche Heileingriff ist daher grundsätzlich nur dann rechtmäßig, wenn der Patient in den Eingriff eingewilligt hat und der Eingriff fachgerecht durchgeführt worden ist. Eine Einwilligung setzt aber voraus, dass der Patient über Bedeutung und Tragweite des Eingriffs aufgeklärt worden ist. Ein Eingriff ohne Einwilligung nach ordnungsgemäßer Aufklärung ist somit rechtswidrig und kann auch ohne einen konkret nachgewiesenen Behandlungsfehler und ohne besondere Beweisanforderungen zu einer Haftung des Arztes führen.

Im Gegensatz zur Risiko- bzw. Selbstbestimmungsaufklärung ist eine unterlassene Sicherungsaufklärung, besser **therapeutische Information** genannt, unter Umständen selbst ein Behandlungsfehler. Die therapeutische Information dient u. a. dazu, den Erfolg einer medizinischen Behandlung bei dem Patienten durch begleitende Maßnahmen/Verhaltensregeln sicherzustellen (z. B. Hinweis auf weitere Untersuchungen und Kontrollen, behandlungsbedingte Fahruntüchtigkeit, Diätvorschläge, Einnahme von Medikamenten) und ist wesentlicher Bestandteil der Behandlungspflicht. Der Arzt muss seinen Patienten im Hinblick auf sein zukünftiges Verhalten aufklären, ihn unterrichten und unterweisen, also alles tun, um ihn vor Schaden zu bewahren. Er muss ihn ggf. auch zur Mitarbeit anhalten. Dazu gehört auch, ihn über die Risiken und Folgen eines frühzeitigen Verlassens des Krankenhauses gegen ärztlichen Rat zu unterrichten.

9.1.6 Dokumentationsmängel

Die Dokumentation der ärztlichen und pflegerischen Tätigkeiten, insbesondere von Anamnese, Diagnose, Therapie und Krankheitsverlauf sowie die getroffenen Maßnahmen und deren Wirkung, ist ein unverzichtbares Instrument für die ordnungsgemäße Versorgung des Patienten. Sie informiert den behandelnden Arzt, die mit- und nachbehandelnden Ärzte, die zuständigen Pflegekräfte und alle sonstigen am Behandlungsprozess Beteiligten über alle behandlungsrelevanten Tatsachen.

Mit Inkrafttreten des Patientenrechtegesetzes sind Pflicht und Umfang der Dokumentation im Bürgerlichen Gesetzbuch (BGB) geregelt worden.

Die **Dokumentationspflicht** ergibt sich aus dem Berufsrecht der Ärzte und verschiedenen spezialgesetzlichen Regelungen. Der Dokumentation kommt darüber hinaus die wichtige Funktion der Beweissicherung zu. So heißt es im Patientenrechtegesetz: „Hat der Behandelnde eine medizinisch gebotene wesentliche Maßnahme und ihr Ergebnis […] nicht in der Patientenakte aufgezeichnet oder hat er die Patientenakte [...] nicht aufbewahrt, wird vermutet, dass er diese Maßnahme nicht getroffen hat."

So kann aus einer mangelnden Dokumentation sehr schnell ein Behandlungsfehler abgeleitet werden, unter Umständen sogar ein schwerer Behandlungsfehler.

9.1.7 Vorgehen bei Behandlungsfehlervorwürfen

Sobald bekannt wird, dass ein Patient, seine Angehörigen oder ein Anwalt ein Verfahren wegen eines möglichen Behandlungsfehlers einleiten möchten, sind verschiedene Maßnahmen zu ergreifen.

Die **Behandlungsunterlagen** sollten auf Vollständigkeit und übersichtliche Sortierung überprüft werden. In dieser Dokumentation sollen der vollständige Geschehensablauf und möglicherweise eingeleitete Erstmaßnahmen zu Schadenminimierung sowie der Inhalt der Gespräche mit betroffenen Patienten niedergelegt sein. Selbstbezichtigungen, persönliche Wertungen oder Verschuldensvermutungen gehören nicht in die Akte.

Da mit der Möglichkeit zu rechnen ist, dass Kopien der Behandlungsunterlagen dem Patienten oder dessen Bevollmächtigten ausgehändigt werden müssen, sollte frühzeitig eine Kopie der Akte angefertigt werden.

Die **Haftpflichtversicherung** ist unverzüglich zu informieren, die ihrerseits in vielen Fällen das Verfahren übernimmt. Es empfiehlt sich, eigene Empfehlungen zu der Frage abgeben, ob es sinnvoll erscheint, sich gegenüber dem Vorwurf zu wehren oder ob es sinnvoller wäre, den Vorwurf zu akzeptieren und einen Schadensausgleich anzustreben. Leider richten sich Versicherungen nicht immer nach den Empfehlungen des Arztes. Besonders bei Großschäden werden von Seiten der Versicherungen gelegentlich Verteidigungsanstrengungen übernommen, die aus Sicht des verursachenden Arztes ungerecht und unwürdig sein können.

Wo immer möglich sollte versucht werden, ein **Gespräch** mit dem unzufriedenen Patienten oder seinen Angehörigen zu führen. Eine Gesprächsblockade führt in vielen Fällen zu einer Eskalation und einer Verhärtung der Positionen. Sehr hilfreich kann sein, im Gespräch die Möglichkeit der Anrufung einer bei der Ärztekammer angesiedelten Gutachterkommission für ärztliche Behandlungsfehler zu erwähnen.

Bei den meisten Ärzten führt ein Vorwurf über einen selbst begangenen Behandlungsfehler zu schweren emotionalen Reaktionen. Der Vorwurf eine Fehlbeurteilung und ein daraus abgeleiteter Vorwurf eines Behandlungsfehlers, ob berechtigt oder unberechtigt, muss aber vom Arzt ausgehalten werden, sonst kann es leicht zu irrationalen und selbstschädigenden Reaktionen kommen.

Bei einem Behandlungsfehlervorwurf kann sich der betroffene Arzt emotional mit folgenden Affirmationen schützen:
- Fehler sind menschlich und kommen bei jedem vor, also auch bei mir.
- Ich mache nicht mehr Fehler als andere Ärzte.
- Ich habe aus dem mir unterlaufenen Fehler gelernt und werde ihn nicht wiederholen.
- Ich werde, wenn ich darauf angesprochen werde, offen über den Fehler reden, damit auch andere daraus lernen können.
- Insbesondere werde ich wahrheitsgemäß mit dem Geschädigten über die Vorgänge sprechen.
- Ich unterstütze den Schadensausgleich durch meine Versicherung.
- Mit dieser Haltung bleibe ich eine gute Ärztin bzw. ein guter Arzt.

9.1.8 Quellenangaben

[1] Die in den Fallbeispielen angegebenen Nummern beziehen sich auf das Fallregister der Gutachterkommission für ärztliche Behandlungsfehler bei der Ärztekammer Nordrhein (www.aekno.de).

9.1.9 Literatur zur weiteren Vertiefung

- Bechmann S. Medizinische Kommunikation. Grundlagen der ärztlichen Gesprächsführung. Tübingen: A. Francke; 2014
- Bergmann KO und Wever C. Die Arzthaftung, ein Leitfaden für Ärzte und Juristen. 4. Aufl. Heidelberg: Springer; 2014
- Deutsche Krankenhausgesellschaft e. V. Empfehlungen zur Aufklärung von Krankenhauspatienten über vorgesehene ärztliche Maßnahmen. 7. Aufl. Düsseldorf: Deutsche Krankenhaus Verlagsgesellschaft (DKG); 2015
- Gausmann P. Diagnosefehler vermeiden. Der Chirurg BDC 2010; 7: 385–386

- Gehrlein M. Grundwissen Arzthaftungsrecht. München: C.H. Beck; 2013
- Geiß K und Greiner HP. Arzthaftpflichtrecht. 7. Aufl. München: C.H. Beck; 2014
- Köbberling J. Diagnoseirrtum – Diagnosefehler – Befunderhebungsfehler, Bewertungen und Vermeidungsstrategien. Karlsruhe: Verlag Versicherungswirtschaft (VVW); 2013
- Köbberling J. Behandlungsfehler und Arzthaftung – praktische Hinweise für Ärzte und Patienten. Berlin: De Gruyter; 2016
- Köbberling J, Haffner S. Rechtssicherheit und Rechtspraxis bei der Risikoaufklärung vor Arzneimittelgabe. Med Klin 2006; 101: 516–523
- Schwappach D, Hochreutener MA, von Laue N et al. Täter als Opfer. Konstruktiver Umgang mit Fehlern in Gesundheitsorganisationen. Schriftenreihe Patientensicherheit Schweiz Nr. 3; 2011

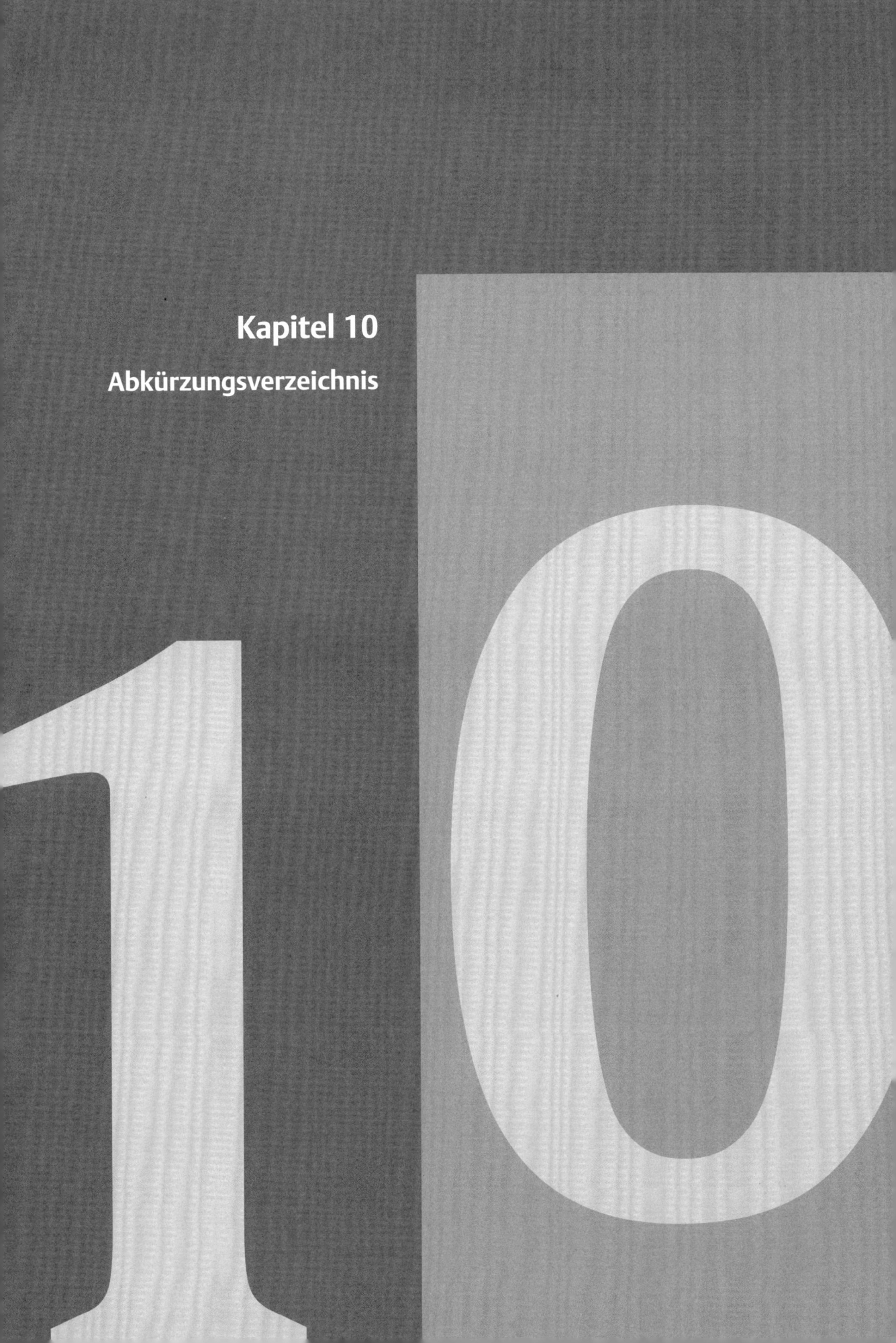

Kapitel 10
Abkürzungsverzeichnis

10 Abkürzungsverzeichnis

AFP α-Fetoprotein

ALT Alanin-Aminotransferase

AMA antimitochondriale Antikörper

ANCA antineutrophile zytoplasmatische Antikörper

ANA antinukleäre Antikörper

AP alkalische Phosphatase

BSG Blutsenkungsgeschwindigkeit

CEA karzinoembryonales Antigen

CMV Zytomegalievirus

CRP C-reaktives Protein

CT Computertomografie

CTx/CTX Chemotherapie

DILI Drug-induced Liver Injury

EBV Epstein-Barr-Virus

EMA Endomysium-Antikörper

EMR endoskopische Mukosaresektion

ESD endoskopische Submukosadissektion

ERC(P) endoskopische retrograde Cholangio(pankreatiko)grafie

EUS endoskopischer Ultraschall

EUS-FNA endoskopischer Ultraschall mit Feinnadelaspiration

FAP familiäre adenomatöse Polyposis

FDG ^{18}F-Fluordesoxyglukose

FODMAP fermentierbare Oligo-, Di-, Monosaccharide und Polyole

GERD gastroösophageale Refluxkrankheit

GFR glomeruläre Filtrationsrate

GIST gastrointestinaler Stromatumor

γ-GT γ-Glutamyltransferase

HAV Hepatitis-A-Virus

HBV Hepatitis-B-Virus

HCV Hepatitis-C-Virus

HDV Hepatitis-D-Virus

HEV Hepatitis-E-Virus

HIV humanes Immundefizienzvirus

HGIN hochgradige intraepitheliale Neoplasie

HLA humanes Leukozytenantigen

HNPCC hereditäres nicht polypöses kolorektales Karzinom

HRS hepatorenales Syndrom

HSV Herpes-simplex-Virus

INR International normalized Ratio

IPMN intraduktale papillär-muzinöse Neoplasie

LDH Laktatdehydrogenase

LGIN niedriggradige intraepitheliale Neoplasie

LTx/LTx Lebertransplantation

MALT Mucosa associated lymphoid Tissue

MRC(P) Magnetresonanz-Cholangio(pankreatiko)grafie

MRT Magnetresonanztomografie

MCN muzinös-zystische Neoplasie

NAFLD Non-alcoholic fatty Liver Disease

NASH nicht alkoholische Steatohepatitis

NEC neuroendokrines Karzinom

NEN neuroendokrine Neoplasie

NET neuroendokriner Tumor

NSAR nicht steroidale Antirheumatika

NZWS Nicht-Zöliakie-Nicht-Weizenallergie-Weizensensitivität

ÖGD Ösophago-Gastro-Duodenoskopie

PBC primär biliäre Cholangitis

PCR Polymerase-Kettenreaktion

PET Positronen-Emissions-Tomografie

POEM perorale endoskopische Myotomie

PPI Protonenpumpeninhibitoren

PSC primär sklerosierende Cholangitis

RTx/RTX Radiotherapie

SIRS Systemic inflammatory Response Syndrome

SIRT selektive interne Radiotherapie

SSRI Serotonin-Wiederaufnahme-Hemmer

SPECT Single Photon Emission Computed Tomography

SPN solid-pseudopapilläre Neoplasie

SCN serös-zystische Neoplasie

TACE transarterielle Chemoembolisation

TAE transarterielle Embolisation

TIPS transjugulärer intrahepatischer portosystemischer Shunt

TSH thyreoideastimulierendes Hormon

UDCA Ursodeoxycholsäure

WHO Weltgesundheitsorganisation

Sachverzeichnis

A

A. mesenterica superior 512
ABCB4-Defizienz 795
Abdomen-CT 53
abdominelle Beschwerden 165
abdominelle Distension 224
Ablationsverfahren 946
Abwasserhygiene 438
13C-Acetat-Atemtest 129
Achalasie 262
Achlorhydrie 436
Acylureidopenicillin 458
Add-on-Behandlung 245
Adenokarzinom 295
– Dünndarm 545
– Ösophagus 248
Adenom 542
Adenom-Karzinom-Sequenz 572
Adenomdetektionsrate 91
Adipositasprävalenz 919
adjuvante Therapie 351
ADVOS 988
Aganglionose 414–417
AIDS-definierende Erkrankungen 905
Aktivkohle 748
akute Cholezystitis 796
akute Diarrhö 138
akute Gastritis 306, 317
akute HBV-Infektion 607
akute Hepatitis 605
akute kolonische Pseudo-obstruktion 418
akute Pankreatitis 63, 834, 844
– Abflussstörung 841
– Amylaseerhöhung 838
– enterale Ernährung 842
– Lipaseerhöhung 838
– Nekrosebildung 840
– Organversagen 836
– Papillotomie 843
– SIRS 836
akute Schwangerschaftsfettleber 788
akute Varizenblutung 767
akuter mesenterialer Arterienverschluss 510
akuter mesenterialer Venenverschluss 517
akutes Abdomen 176
akutes Leberversagen 606, 742
Alarmsymptome 172
Albendazol 488–489, 495
Albumindialyse 749
Albumindialyseverfahren 986
Aldosteronantagonist 232
Alginat 241
Alkoholabusus 834
Alkoholanamnese 699
alkoholische Fettleber 696
alkoholische Hepatitis 696
alkoholische Lebererkrankung 696
alkoholische Steatohepatitis 696
Alkoholstoffwechsel 698
Alpha-Diversität 141

Alpha-Glucosidase-Inhibitoren 527
alveoläre Echinokokkose 640
5-Aminolävulinsäure 977
Ammoniak 135
Ammoniakentgiftung 783
Amöbeninfektion 667
Amöbenleberabszess 479
Amöbiasis 477
amotile Speiseröhre 266
Amphotericin 662
Amphotericin B 662
Amplifikation 140
– 16s-rRNA-Gene 141
– DNA 155
Amplifikation , virale Nukleinsäuren 432
Ampullektomie 821
Amsterdam-Kriterien 569
Amylase-Trypsin-Inhibitoren 369
ANA 714
Analabszess 589–590
– Definition 590
– Klassifikation 590
– Operation 592
Analfissur 210, 587
Analfistel 589–591, 593
– anovaginal 593
– Definition 590
– Klassifikation 590
– Morbus Crohn 592
– rektovaginal 593
Analfistel und -abszess
– Beschwerden 590
– Inzidenz 590
– Sekretverhalt 592
– Symptome 590
Analhygiene 596
Analkarzinom 497, 598
Analtampon 230
Anamnese
– Arzt-Patienten-Beziehung 25
– Compliance 25
Anastomosenstenosen 257
Angio-Computertomografie 210
Angiodysplasie 85, 505–506, 946
Angiodysplasien 506–510
– chronische Niereninsuffizienz 506
Angiografiekatheter 1011
Angioplastie 730
anorektale Erkrankung 589
anorektale Myektomie 418
Anoskop 98
Anti-HCV-Test 620
Anti-HEV-IgG 624
Anti-HEV-IgM-Antikörper 625
Anti-SLA/LP-Antikörper 715
Antibiotika 452, 501
Antibiotikatherapie 429, 438
Antiemetika 432, 505
Antigennachweis 427
antimitochondriale Antikörper 726
antinukleäre Antikörper 726
Antireflux-Operation 241
antiretrovirale Therapie 903

α1-Antitrypsin 686
– Ablagerungen 687
– Substitutionstherapie 688
α1-Antitrypsinclearance 195
α1-Antitrypsinmangel 688
α1-Antitrypsinspiegel 161
Aortenaneurysma 79, 180
APC-Gen 557
Aphagie 185, 298
Appendizitis 40, 178
Argon-Plasma-Koagulation 509, 937, 946
Artefaktanfälligkeit 68
arterielle Blutgasanalyse 779
Arzthaftung 1030
5-ASA-Therapie 400
Ascaris lumbricoides 489
Ascaris suum 489
ASMA 714
Aspergillose 660
Aspiration 65
Asterixis 785
Astrozytendysfunktion 783
Aszites 232–234, 829, 1006
Aszitespumpe 233
Aszitespunktion 233
ATP7B 670
attenuierte adenomatöse Polyposis coli 557
attenuierte familiäre adenomatöse Polyposis (AFAP) 572
Autoantikörper 714
autoimmun sklerosierende Cholangitis 724
Autoimmundiabetes 917
autoimmune Hepatitis 712
Autoimmungastritis 313, 324
Autoimmunhepatitis 625, 743
Autoimmunpankreatitis 859
– Azathioprin 861
– Glukokortikosteroide 861
– Typ 1 859
– Typ 2 859
Azathioprin 389, 718
Azetylsalizylsäure 317, 354
Azinuszellkarzinom 874
Azithromycin 472, 501

B

B-Bild-sonografische Darstellung 38
B-II-Magen 107–108
B-II-Papillotom 962
B-Zell-Lymphom 549
Bacillus cereus 503
Backwash-Ileitis 392
Bakteraszites 830
bakterielle Ösophagitis 291
Ballaststoffhypothese 533
Ballonaufweitung 943
Ballondilatation 943, 959
Ballonenteroskopie 507
Bandwürmer 484
Barrett-Adenokarzinom 253

Barrett-Metaplasie 83
Barrett-Neoplasie 937
Barrett-Ösophagus 248, 937
Basalinsulin 918
Bauchaortenaneurysma 523
Bauchwandprozesse 166
Bauhin-Klappe 93
BCLC-Klassifikation 804
BD-IPMN 868
Becherzellen 248
Beckenbodendyssynergie 223
Beckenbodentraining 230
Befunderhebungsfehler 1034
Behandlungsfehler 1031
benigne Dünndarmtumoren 542
benigne rekurrente intrahepatische Cholestase 164
benigner Tumor 320
Benzimidazole 638
Beratungsgespräch 154
Beta-Diversität 143
Betastrahler 1016
Betazellmasse 914
Bevacizumab 509
Bezlotoxumab 456
biliopankreatisches System 102
Bilirubin 160
Bilirubinkonzentration 739
binäres Toxin 453
Biologikum 390
Biopsieentnahme 283
BISAP-Score 836
Bismuth-Corlette-Klassifikation 810
Blähungen 224
Blasenbilharziose 649
Blue-Rubber-bleb-Nävus-Syndrom 507
Blut im Stuhl 207
Bluteosinophilie 319
Blutungskomplikationen 122
BMPR1A-Gen 565
Bolusimpaktion 187
Bolusobstruktion 281–282
Bolustracking 76
Bougierung 943
braune Pigmentsteine 795
Brechzentrum 200
Brunner-Hamartome 544
Budd-Chiari-Syndrom 730, 741, 763, 1006
Budding 932
Budesonid 389, 525, 529
Buried-Bumper-Syndrom 958
Burkitt-Lymphom 552
Bürstenzytologie 722
Buscopan 67, 69

C

C 282Y-Homozygotie 679
CA 19-9 812
CAGE-Test 699
Calcineurininhibitor 998
Calprotectin 398

Sachverzeichnis

Cambridge-Klassifikation 853
Campylobacter 423, 439
– Enteritis 439
Candida albicans 287, 660
Candida-Ösophagitis 266
Candidiasis 660
Candidose 289
Cannabinoide 202
CAP-Untersuchung 708
Capecitabin 600, 816
CapeOx 1004
Carbapenem 458, 831, 843
Carbapenemase 460
Carnett-Test 177
Carney-Stratakis-Syndrom 346
Carney-Trias 346
CCA 809
CD4-Zellen 903
CDC-Klassifikation 905
Ceftriaxon 444, 448, 451, 472
Celecoxib 358
Cephalosporin 458, 830, 940
Cervarix 498
CFTR-Gen 880
CFTR-Mutation 156–157
Cheiroarthropathie 916
Chemoembolisat-Kontrastmittel-Gemisch 1014
Chemotherapie 199
– adjuvant 1000
– neoadjuvant 1000
Chicago-Klassifikation 146, 189, 269
Child-Pugh-Score 134
Child-Pugh-Turcotte-Score 752
Child-Turcotte-Pugh-Kriterien 992
Chlorin 977
Cholangiogramm 719
Cholangiokarzinom 102, 719, 809
Cholangioskopie 102, 814, 964
cholangiozelluläres Karzinom 657
Cholangitiden 108
Choledocholithiasis 63, 162, 795, 834
Cholelithiasis 166, 173
Cholera 435
Cholesterinsteine 795
Cholesterinübersättigung 795
Cholezystektomie 794
Cholezystitis 178
Cholezystolithiasis 795
Chromoendoskopie 108, 119
Chromogranin A 894
chronisch aktive Gastritis 306
chronisch entzündliche Darmerkrankung 392, 529
chronische HBV-Infektion 609
chronische intestinale Pseudoobstruktion 418
chronische mesenteriale Ischämie 523
chronische Pankreatitis 835, 844
– Mutationen 846
chronischen Pankreatitis 1025
Ciguatera-Fischvergiftung 503
Ciprofloxacin 444, 448, 451, 469, 472, 501
Cirrhose cardique 741
Cisplatin 334, 816

Classification of Diverticular Disease (CDD) 532
Clearance 132
Clonorchis 657
Clonorchis sinensis 657
Clostridium difficile 452
Clostridium perfrigens 503
Clostridium-difficile-Infektion 452
– Symptomatik 453
Clouse plot 143
CMV-Hepatitis 629
CMV-Syndrom 629
Colestyramin 214
Colistin 461
Colitis cystica profunda 525
Colitis ulcerosa 42, 66, 388, 392
– Eisenmangelanämie 396
– Exposom 393
– extraintestinale Manifestation 395
– Genom 393
– Immunom 393
– Mikrobiom 393
– PSC 397
– Schwangerschaft 404
Compound-Heterozygotie 674
Compounding 413
computerassistierte Detektion 68
Computertomografie 212, 255
Coombs-Test 674
Corpus cavernosum recti 581
Couvoisier-Zeichen 812
Cowden-Syndrom 555, 566
Coxib 358
CREST-Syndrom 187
Crigler-Najjar-Syndrom 162
Crohn-Stenose 959
Cronkhite-Canada-Syndrom 555, 566
CROSS-Protokoll 1001
CT-Angiografie 76
CT-Enterografie 547
CT-gesteuerte Leberbiopsie 124
CT-Kolonografie 68
Cystic Fibrosis Transmembrane Conductance Regulator (CFTR) 880
Cysticerci 484

D

D-Laktat-Azidose 411
DAA 621
DAEC 433–434
Danis-Stent 940
Darminsuffizienz 409
Darmkrebsfrüherkennung 136
Darmversagen 409
Darmwandschicht 319
dCCA 810
DEB-TACE 1012
Defibrotide 733
Dehydratation 443
Desmoidtumor 558
Desoxyribonukleinsäure 155
Deutsche Gesellschaft für Ultraschall in der Medizin 31

Diabetes mellitus
– chronische Pankreatitis 919
– Hämochromatose 919
– Leberzirrhose 919
– Pankreaskarzinom 919
– Schlaganfall 915
– Tumorerkrankungen 914
– zystische Fibrose 919
diabetische Neuropathie 279
Diagnosefehler 1033
Diagnoseirrtum 1033
diagnostische Laparoskopie 117
Diaphanoskopie 954
Diarrhö 214, 423, 434, 529
– Clostridium difficile 452
– exsudativ 214
– osmotisch 214
– sekretorisch 214
Dickdarmspiegelung 91
diffuses großzelliges B-Zell-Lymphom 340, 550
diffusionsgewichtete Bildgebung 57
diffusionsgewichtete MRT 66
DILI 691, 716, 742
DILI-Leitlinien 694
Diphterie 291
Diphyllobothriasis 484
direkt antivirale Medikamente 621
Divertikel des mittleren Ösophagus 257–260
Divertikelblutung 211, 540
Divertikulitis 532
– Schmerztherapie 541
Divertikulose 41, 532
DNA-Mismatch-Reparatur 569
DNA-Mismatch-Reparatursystem 567
DNA-Sequenzierung 156
Docetaxel 335
Doppelballon-Enteroskopie 84
Doppelkontrasttechnik 65
Dormia-Körbchen 964
Doxycyclin 665
DPP4-Inhibitor 918
Dreiphasen-CT 863
Drucktopografie 143
Drug-induced Liver Injury 691
Drüsenkörperzysten 321
Dubin-Johnson-Syndrom 162
Ductus Wirsungianus 850
Dunbar-Syndrom 525
Dünndarmdistension 67
Dünndarmileus 39
Dünndarmmanometrie 420
Duodenaladenom 321, 558
duodenale NET 323
Duodenoskop 104, 106–107
Durchfallerkrankung 442, 466
Durchfallerreger 452
Durchleuchtungsgerät 65
DXA-Osteodensitometrie 721
Dysbiose 140
Dysenterie 472
Dysphagie 184, 257–262, 269, 279, 281–282, 287, 294, 298
– oropharyngeale 186
– ösophageale 186

E

E. dispar 478
E. histolytica sensu stricto 478
E. moshkowskii 478
Ebstein-Barr-Virus 627
ECF-Protokoll 332
Echinocandin 662
Echoendoskop 48
ECOG-Skala 28
EGFR 576
EHEC 433–435
Eigenanamnese 26
Eisenspeicherkrankheit 917
Eisenüberladungserkrankung 679
Eklampsie 788
Elastase-1-Messung 131
Elastografie 31, 708
elektrohydraulische Lithotripsie 964
Eliminationsdiät 285
Embolus 510
EMR 923
– Blutung 923
– inkomplette Resektion 923
– Perforation 923
En-bloc-Pankreatoduodenektomie 817
En-bloc-Resektion 926
Enddarm 99
Enddarmerkrankung 98
Enddarmspiegelung 98
Endometriumkarzinom 568
Endomikroskopie 113
Endomysium 364
Endoskopie 80, 282–283, 294
endoskopische Diagnostik 205
endoskopische Mukosaresektion 923
endoskopische Papillotomie 961
endoskopische retrograde Cholangiografie 967
endoskopische retrograde Cholangiopankreatikografie 102
endoskopische Sphinkterotomie 961
endoskopische Submukosadissektion 925
endoskopische Therapie 261, 286
endoskopische Varizentherapie 939
endoskopische Vollwandresektionstechnik 933
endoskopischer Ultraschall 32
Endosonografie 44, 970
Endothelschädigung 769
endovaskuläre Intervention 516
Endozystektomie 639
Entamoeba histolytica 477, 666
enterische Ganglionitis 415
enterisches Nervensystem 414
Enteritis-Salmonellen 423
enterohepatischer Kreislauf 134
Enteroklyse 547
Enteropathie-assoziiertes T-Zell-Lymphom 549
Enteropathogene 500
Entzündungsreaktionen 702
Enzym-Immunoassay 431, 454

Sachverzeichnis

eosinophile Gastritis 316
eosinophile Gastroenteritis 319
eosinophile Ösophagitis 187
eosinophile Ösophagitis 281
Eosinophilenzahl 281
Eosinophilie 694
Epclusa 621
EPEC 433–434
Epigenetik 158
epiphrenische Divertikel 257, 261
Eradikationsbehandlung 313
Erbrechen 198
ERCP 962, 964, 1024
Ernährungssonde 950
Erregertypisierung 437
Erythema ab igne 850
Erythema nodosum 466
Escherichia coli 433
ESD 925
Essigsäure 108
ETEC 433–434, 499
EUS-FNP 970
EUS-gesteuerte Cholangiodrainage 970
EUS-gesteuerte endoskopische Mukosaresektion 970
EUS-gesteuerte Pankreasdrainage 970
EUS-gezielte Varizensklerosierung 970
Explosionsgefahr 101
Exsudat 283
extraintestinale Manifestationen 383
extrakorporale Stoßwellen-lithotripsie 964
extraorale Halitosis 235

F

Facharztstandard 1031
fäkaler Mikrobiota-Transfer 140
familiäre adenomatöse Polyposis 321, 557, 572, 819
Familienanamnese 26
Fasziolose 654
FCSEMS 1025
FDG-PET/CT 60
^{18}FDG-PET/CT 893
Feinnadelpunktion 44
Ferritin 679
Fettleber 703
fiberoptische Sonde 113
Fibrom 542
fibromuskulären Dysplasie 79
Fibroscan 699, 715, 755, 764
Fidaxomicin 456
Fissurektomie 587
Fistelöffnung 592
Fistulografie 592
FLAG-Kriterien 870
flexible Endoskopie 100
Flimmerfrequenzanalyse 785
FLOT 1002
FLOT-Regime 332
Fluorchinolone 438, 458
^{18}F-Fluordesoxyglukose (FDG) 60
Fluorescein 116

5-Fluorouracil 600
Flüssigkeitstherapie 515, 522
FODMAP 369, 380
fokal noduläre Hyperplasie 823
fokale Leberläsionen 33
fokale Minderverfettungen 32
FOLFIRI 335, 576, 1004
FOLFOX 576, 1002
FOLFOX6 1004
follikuläres Lymphom 552
Foscarnet 633
freie Luft 52
Frühgeburtlichkeit 794
Fruktose-H$_2$-Atemtest 127
Fruktoseintoleranz 376
Fruktosemalabsorption 376
Fruktoseresorption 128
FTRD-System 934
funktionelle Dyspepsie 301, 308
funktionelles Sodbrennen 149
Funktionsszintigrafie 72
Fusion 31

G

Gadolinium 57
^{68}Ga-DOTA-NOC-PET/CT 893
^{68}Ga-Dota-TATE 61
^{68}Ga-DOTA-TATE-PET/CT 893
^{68}Ga-Dota-TOC 61
^{68}Ga-DOTA-TOC-PET/CT 893
Gallengangsobstruktion 848
Gallengangsphinkter 962
Gallengangsstrikturen 719
Gallengangstenose 63
Gallenkolik 796
Gallensteine 794, 835
Gallenwege 102
Gallenwegsatresie 76
Gammakamera 72
Ganciclovir 633
Ganglienektopien 415
Gardasil 498
Gärungsprozess 268
Gastric Mapping 342
Gastrinom 890
Gastroenteritis 431
gastrointestinale Blutung 87
gastroösophageale Refluxkrankheit 241
gastroösophagealer Reflux 147, 248
Gefäßeingriff 516
Gefäßerweiterungen 505
Gefitinib 527
Gemcitabin 816
Gemcitabin mono 1003
Gemtuzumab-Ozogamicin 734
Gendiagnostik
– Expressivität 158
– Penetranz 157
Gendiagnostikgesetz 153, 155, 158
gendiagnostische Analyse 155
genetische Beratung 154
Gentest 155
16S-rRNA-Gen 140
Geophagie 494
GERD 241

Geruchsquelle 235
Gesundheitszustand 25
Gewebstransglutaminase 364
Giardiasis 473
Gilbert-Syndrom 162
GIST 344
Gliaödem 782
GLOBE-Score 729
Globusgefühl 184
GLP1-Agonist 918
GLP2-Agonist 409
Glucagonom 890
Glukose-Galaktose-Malabsorption 380
Glukose-H$_2$-Atemtest 127
GLUT 1 60
GLUT 5 376
Gluten 361
Glutenbelastung 370
glutenfreie Diät 361
glutensensitive Enteropathie 83
glykämische Kontrolle 914
Glykogenosen 688
Glykogenspeicherkrankheiten 688
Graft-versus-Host-Erkrankung 743, 998
Graser-Divertikel 532
großer Leberegel 654
Guillain-Barré-Syndrom 439
Gummibandligatur 581, 584–585, 939
Gynäkomastie 29

H

H$_2$-Atemtest 374
H$_2$-Konzentrationsmessgerät 127
H$_2$-Non-Producer 127
H$_2$-Produktion 126
H.-pylori-assoziierte Dyspepsie 308
H.-pylori-Eradikation 327, 342
H.-pylori-Gastritis 354
– Tripeltherapie 312
– Vierfachtherapie 312
H2-Rezeptorantagonisten 318
Hagelsturmmuster 643
Halitophobie 235–236, 238
Halitosis 235–238
Hämangiome 505–509, 542
Hamartom 542
hamartomatöse Polypen 554
Hämatemesis 203–204
Hämatochezie 207, 210–212
hämatopoetische Stammzell-transplantation (HSCT) 733
Hämochromatose 679
Hämodialyse 985
hämodynamische Stabilisierung 204
hämodynamische Stabilität 211
Hämoglobinkonzentration 204
Hämojuvelin 679
hämolytisch-urämisches Syndrom 433, 470
Hämorrhoidalarterienligatur 584
Hämorrhoidalleiden 581
Hämorrhoidalprolaps 586

Hämorrhoiden 98–99, 210
Hämospray 939
HAP-Score 836
^{13}C-Harnstoff-Atemtest 129
Harvoni 621
Hautemphysem 957
Hautzeichen 29
HAV-IgM-Antikörper 606
HbA$_{1c}$-Wert 916
HBV-Impfung 613, 618
β-HCA 827
HCC 704
– Lebertransplantation 808
– Resektion 808
HCV 618
HDV-Viruslast 616
Heißschlingen-Abtragung 983
Helicobacter pylori 305
Helicobacter-pylori-Infektion 129, 340
HELLP-Syndrom 750, 788
Heparinisierung 732
hepatisch-venöser Druckgradient 762
hepatische Enzephalopathie 744, 754, 782, 1006
Hepatitis A 605
– Impfung 606
Hepatitis B 607, 803, 911
– Leberhistologie 611
Hepatitis C 911
Hepatitis D 614
Hepatitis E 623
– Guillain-Barre-Syndrom 625
– neuralgische Schulter-amyotrophie 625
Hepatitis-A-Virus (HAV) 605
Hepatitis-C-Virus 618
Hepatitis-D-Virus 614
Hepatitis-E-Virus 623
hepatobiliäre Funktionsszintigrafie 72
Hepatoblastom 561
Hepatomegalie 690, 738
hepatopulmonales Syndrom 776
hepatorenales Syndrom 763, 773
hepatozelluläres Karzinom 34, 614, 685, 696, 803
Hepatozytenschädigung 744
Hepcidin 679, 681–682, 684
hereditäre familiäre Pankreatitis 835
hereditäre Fruktoseintoleranz 127, 376, 380
hereditäres nicht polypöses kolorektales Karzinom 567
Herpes-simplex-Virus 290, 627
HEV-RNA 624
– positive Blutprodukte 624
Heyde-Syndrom 506
HFE-Gentest 679
hiläres cholangiozelluläres Karzinom 976
HISORT-Kriterien 860
Histologie 282–283
HIV-Infektion 903
HNPCC 567
hochaktive antiretrovirale Therapie 481

Sachverzeichnis

hochauflösende Manometrie 262, 272
hochdringliche Lebertransplantation 994
Hochdurchsatz-Sequenzierverfahren 139
hochfrequenter Wechselstrom 1018
hochgradige intraepitheliale Neoplasie 250
HPV 496
– Impfung 496
– Infektion 598
– Kopf- und Halstumoren 496
HRS Typ I 774
HRS Typ II 774
HSV-Hepatitis 747
Hufeisenfistel 592
humane Papillomaviren (HPV) 596
humanes Herpesvirus 6 627
humanes Immundefizienzvirus 627
humanes Pegivirus 627
HVPG 757, 763
Hybridisierungssonde 156
5-Hydroxytryptamin-3-Rezeptorantagonist 202
Hypalbuminämie 134
Hyperbilirubinämie 160, 986
Hyperemesis gravidarum 788
Hyperkoagulabilität 769
Hyperkoagulopathie 517
hyperkontraktiler Ösophagus 275
hypermotile Speiseröhre 266
Hyperperfusion 824
Hyperphagie 410
hypersensitiver Ösophagus 149
Hypoganglionose 414–416
Hy's law 694

I

iCCA 810
idiopathische akute Pankreatitis 835
Idiosynkrasie 692
Ikterus 160, 606
Ileokoloskopie 387
Ileozoekalregion 39
Ileozökalbereich 383
Ileus 52, 800, 839, 890–891
Imatinib 344, 349, 351–353
Immunchemotherapie 343
immunchromatografischer Test 137
Immundefekt 481
immunochemischer Test 136
Immuntherapie 326, 1000
immunvermittelt 281
Impedanz-pH-Metrie 153, 244
Impedanzmessung 150
Impfmetastasen 958
Imprinting 158
Indigokarmin 108
Indocyaningrün-Test (ICG-Test) 132
Infektionsschutzgesetz 473
infektiöse Diarrhö 435, 437, 470

infektiöse Enterokolitis 423
infektiöse Gastroenteritis 423
infektiöse Mononukleose 627
infizierte Pankreasnekrose 842
inflammatorische Diarrhö 425
inflammatorisches Immunrekonstitutionssyndrom 466
INR-Wert 134
Insulinom 890
Insulinresistenz 702
Insulintherapie 884
Interferon α-2a 617
interkurrierende Lebererkrankung 787
intestinale Askariasis 490
intestinale Barriere 385
intestinale neuronale Dysplasie 415
intraarterielle vasoaktive Substanz 522
intraduktale papillär-muzinöse Neoplasie (IPMN) 865, 868
intrahepatische Schwangerschaftscholestase 788
intravenöse Steroidtherapie 401
intravenöses Kontrastmittel 77
intrinsischer Faktor 313
Intussuszeption, 594
IPMN
– gastrischer Typ 872
– intestinaler Typ 872
– onkozytischer Typ 872
– pankreobiliärer Typ 872
– Verlaufsbeobachtung 873

J

Jackhammer-Ösophagus 276
Jorge-Wexner Score 228
juveniles Polyposis-Syndrom 564
juxtapapilläre Divertikel 106

K

Kaffeesatzerbrechen 203–204
Kaltschlingen-Abtragung 983
Kapselendoskopie 87, 507, 544, 548, 551
Kapselkolonoskopie 88
Karnofsky-Index 29
karzinoembryonales Antigen 574
Karzinoidsyndrom 891
Kasabach-Merritt-Syndrom 823
Katamaya-Fieber 646
Katheterinfekt 411
Kausch-Whipple-Resektion 864
Kayser-Fleischer-Kornealring 29, 671
Ki-67 888
Kinderkoloskop 104, 107
Kinyoun-Färbung 483
Kisseneffekt 924
KIT 345
Klippel-Trénaunay-Weber-Syndrom 507
Koagulation 931
Koagulopathie 742
Kochsalzrestriktion 233

Kohlenhydratintoleranz 379
Kohlenhydratmalabsorption 126
Kohlenhydratmalassimilation 379
Koinfektion 614
kollagene Kolitis 529
Kollateralkreisläufe 29
Kolonkarzinom 549
kolorektales Karzinom 567, 571
Koloskopie 68, 91, 208–209, 213, 530
kombinierte Radiochemotherapie 598
Kommunikation 25
Kompressionssyndrome 524
Kondylome 596
kongenitale Laktasedefizienz 380
kongenitales Megakolon 414
Kontinenzstörung 593
Kontrastmittel 53, 102, 105
Kontrastmittelphase 55
Kontrastmittelsonografie 31
kontrastverstärkter Ultraschall 35
Konversionstherapie 577
Korkenzieher-Ösophagus 271
Körperkomposition 707
körperliche Untersuchung 27
Kortikoidgabe 103
Kortikosteroide 281, 285, 293, 320
Krankheitsdiagnostik 155
KRK 571
Kryptenarchitekturstörung 399
Kryptosporidien 481
Kupferchelator 670
Kupferstoffwechselstörung 670
Kurz-Clip-Applikation 931
Kurzdarmsyndrom 409

L

L-Ornithin-L-Aspartat 786
Lagerungsschäden 1033
β-Laktam-Antibiotikum 668
β-Laktamase 460
Laktasedefizienz 372
Laktose-H$_2$-Atemtest 127
Laktoseintoleranz 372
– angeboren 373
– erworben 373
Laktosemalabsorption 372
Laktulose 786
Laktulose-H$_2$-Atemtest 127
Lambliasis 473
Lamblienausscheider 477
Längsfurchen 283
langstreckige Stenosen 283
Laparoskopie 176
laparoskopische Inspektion 120
Laser-Lithotripsie 964
Lasertherapie 946
laterale Sphinkterotomie 589
Laugen 253–255, 257
Laurén-Klassifikation 329
Lavage 93
Laxanzien 218
Lebensmittelvergiftung 503
Leberabszess 666
Leberbiopsie 118, 684, 702
Leberersatzverfahren 987

Leberfibrose 696
Leberfunktion 132
Leberfunktionstest 132
Leberhämangiom 822
Leberhistologie 121
Leberparenchymerkrankung 34
Leberraumforderung 33, 121
leberspezifisches Kontrastmittel 823
Leberstanzzylinder 123
Lebersyntheseparameter 132
Lebertransplantation 162, 772, 776, 782, 989
Lebertumoren 33
Lebervenenverschlussdruckmessung 757, 765
Leberversagen 985
Leberzelladenom 826
Leberzirrhose 32, 117–120, 232–234, 685, 688, 696, 739, 750, 762, 803, 829, 939, 989, 1006
– makronodulär 757
– mikronodulär 757
Leiomyom 542
Leipzig-Score 673
Leishmanien-Kulturen 652
Leptospira interrogans 663
Leptospirose 663
Leriche-Syndrom 79
Ligaturring 941
Linaclotid 223
Linksseitenkolitis 394
Lipasesekretion 850
Lipom 542
liposomales Amphotericin B 650
Liraglutid 711
Lithotripsie 964
Liver-Maximum-Capacity-Test (LiMAx-Test) 133
lokale Ablation 828
Loperamid 214, 502
Low-FODMAP-Diät 378, 407
Lugolsche Lösung 108
Lumen-apposing metal stent (LAMS) 1019
Lungenembolie 740
[177]Lutetium-DOTA-TATE 898
Lymphangiektasie 464
Lymphknotenbefall 298
Lymphknotendissektion 893
Lymphknotenstaging 45
Lymphomremission 344
lymphozytäre Gastritis 316
lymphozytäre Kolitis 529
lymphozytäre Ösophagitis 293
Lymphozytose 293
Lynch-Syndrom 567, 572

M

Maffucci-Syndrom 507
Magenadenome 321
Magenfundusblutung 940
Magenfunktionsszintigrafie 72
Magenkarzinom 326
Magenschleimhautbiopsie 357
Magenwandschädigung 254

Sachverzeichnis

Magnetresonanz-Cholangio-
  pankreatikografie (MRCP) 63
Mahlzeiteninsulin 918
Mailand-Kriterien 808
Majorpapille 106
Makrolide 438
makrozytäre Anämie 314
Malabsorption 192
Malabsorptionssyndrom 363
Malassimilation 192
Malassimilationssyndrome 192
Maldigestion 192
Malignom 208
Mallory-Weiss-Läsion 206
MALT 339
MANEC 888
Mangelerscheinungen 193
Manometrie 260
Mantelzelllymphom 552
MARS 987
Mastdarm 100–101
Maviret 621
Maximum-Intensitäts-Projektion 64, 77, 79
Mayo-Score 394
MD-IPMN 868
Mebendazol 489, 495
mechanische Lithotripsie 964
mechanischer Ileus 181
Meckel-Divertikel-Szintigrafie 72
Mediastinalerkrankung 189
medikamentöse Hepatopathie 793
Mehrlingsschwangerschaft 789
Mehrstufen-Dilatationsballon 960
Mehrzeilen-CT 53
Mehrzeilengerät 69
Meläna 203
MELD-Score 134, 752
Menghini-Punktion 123
Meningitis 664
Mesalazinschaum 400
mesenteriale Ischämie 178
Mesenterialvenenthrombose 518
metallischer Fremdkörper 58
Metallstent 857
Meteorismus 224
Metformin 917
Methacetin 135
Methotrexat 390
Methylenblau 108
Metoclopramid 202
24-h-pH-Metrie 147
– kabelloses Verfahren 148
– sondenabhängiges Verfahren 148
Metronidazol 456, 476, 480
mFOLFIRINOX 1003
Mikroagglutinationstest 664
Mikroangiopathie 434
Mikrobiom 139
Mikrobiota 139, 384
Mikronährstoffmangel 194
Mikrosatelliteninstabilität 567
mikroskopische Begutachtung 139
mikroskopische Kolitis 529
Mikrosphären 1016
Miltefosin 653
Milzarterienaneurysma 78
Milzbiopsie 118

Milzvenenthrombose 852
MINEN 888
Minilaparoskopie 117, 120, 716
minimale Hemmkonzentration 139
Minorpapille 106
Mitomycin C 600
Model for End Stage Liver Disease 991
monogen 157–158
monoklonale Antikörper 336
Montreal-Klassifikation 385
Morbus Crohn 66, 86, 383, 397
Morbus Hirschsprung 414–415
Morbus Osler-Weber-Rendu 506, 543
Morbus Weil 663
Morbus Whipple 462
Morbus Wilson 670
Morphium 842
Motilitätshemmer 501
Motilitätsstörung 188, 418
MR-Angiografie 78
MR-Enterografie 66
MR-Enteroklysma 66
MR-Kolonografie 68
MRCP 715
– Sekretin 63
MRGN 458
MRT-Bildgebung 57
MSCT 331
mTHPC 977
Muir-Torre-Syndrom 568
mukokutane Pigmentation 554
Mukosaeinrisse 100–101, 945
Mukosaschädigung 317
Mukoviszidose 880
– chronische Pankreatitis 882
– Diabetes mellitus 882
– exokrine Pankreasinsuffizienz 882
– Hepatomegalie 882
– Mekoniumileus 882
– Obstruktionssyndrom 882
multiple endokrine Neoplasie 889
Multiplex-PCR-Assay 139
multiresistente gramnegative Stäbchenbakterien 458
Mundgeruch 235
MUTYH-assoziierte Polyposis 572
muzinös-zystische Neoplasie 865, 868
Mycophenolat 998
myeloblastisches Syndrom 879
Myelodysplasie 631
myeloproliferative Erkrankung 730
Mykobakeriose 912
Mykose 662
Myopathie 279

N

N-Acetylcystein 748
Nachblutung 931
Nadelelektrode 1018
Nadelmesser-Papillotom 962
NAFL 703
NAFLD 702, 803

– Activity Score 709
– Fibrose Score 708
nahrungsabhängiger Durchfall 193
Nahrungsmittelhygiene 429
NASH 703
Nekrosektomie 843, 973
nekrotisierende Pankreatitis 1019
neoadjuvante Therapie 332
neodjuvante Therapie 352
neoplastische Barrettschleimhaut 979
nephrogene systemische Fibrose 58
NERD 241
NET
– atrophische Gastritis 889
– Erythema necrolyticum migrans 895
– Lebertransplantation 900
– Magen 323
– Papille 819
– Somatostatinanaloga 898
– Telotristatethyl 898
– Tumorscreening 902
neuroendokrine Neoplasie 888
neuroendokriner Tumor 320, 888
neuroendokrines Karzinom 888
Neurokinin-1-Rezeptorantagonist 202
Neurokinine 200
neutrophile Granulozyten 829
nicht alkoholische Fettlebererkrankung 701–702
nicht dispersive isotopenselektive Infrarotspektroskopie 129
nicht erosive Refluxerkrankung 149, 241
nicht inflammatorische Diarrhö 424
nicht okklusive mesenteriale Ischämie 520
nicht selektive β-Blocker 766
nicht steroidale Antirheumatika 317, 354
nicht typhoidale Salmonellen 442
Nicht-Zöliakie-Nicht-Weizenaller-
  gie-Weizensensitivität 369
niedriggradige intraepitheliale Neoplasie 17
Nierenarterien 79
Nierenversagen 58
Nikotinabusus 835
Nitroimidazolpräparat 476
Nitrosalbe 589
Nivolumab 336
noduläre lymphoide Hyperplasie 542
NOMI 520
Nonstandard Exception 996
Norovirus 423
Norovirusinfektion 430
Notfall-Lithotripsie 964
Noxen 198
NSAR 800
Nukleinsäureextraktion 140
Nukleosid-Analoga 612
Nukleotid-Analoga 613, 617
NZWS 369

O

O-Antigen 436
Oberbauchbeschwerden 301
obere gastrointestinale Blutung 204
Obeticholsäure 725
Obstipation 218
[13]C-Octanoat-Atemtest 129
Octreotid 509
Odynophagie 184
ÖGD 80, 209, 212
okkultes Blut 136
OLGA-Klassifikation 307
Oozyste 482
Opisthorchis 657
– felineus 657
– viverrini 657
orale Candidamykose 903
orale Halitosis 235
Organisationsverschulden 1032
orozökaler Transit 126
osmotische Diarrhö 193
osmotische Lücke 195
Ösophago-Gastro-Duodenoskopie 80, 253
Ösophagospasmus 269
Ösophagusbreischluck 65, 257–259
Ösophagusdivertikel 257–258, 260–262
Ösophaguserkrankung 281
Ösophagusfunktionsszintigrafie 72
Ösophaguskapsel 88
Ösophaguskarzinom 248, 253, 295
Ösophagusmanometrie 143
Ösophagusmotilität 278
Ösophagusresektion 257
Ösophagusstenose 184, 256, 943, 948
Ösophagusstents 256
Ösophagusstriktur 256
Ösophagusvarizen 204, 762
OTSC 178
Ovarektomie 570
Over-the-Scope-Clip 94, 206, 935
Overtube 83
Oxaliplatin 575, 816
Ösophagektomie 298

P

Paclitaxel 335
PAIR 639
palliative Chemotherapie 300
PAMORA 223
Pan-Chromoendoskopie 108
Pankolitis 394
Pankreas divisum 106
Pankreas-Hautzeichen 839
Pankreasabszess 842
Pankreasenzym 855, 884
Pankreasinsuffizienz 224
Pankreaskarzinom 861
Pankreaskopfresektion 858, 877
Pankreaslinksresektion 877
Pankreaslymphom 874
Pankreasmetastasen 874

1044

Sachverzeichnis

Pankreasneoplasie 868
Pankreaspseudozyste 975
Pankreassphinkter 962
Pankreatektomie 865
pankreaticocibale Asynchronität 193
Pankreatikoduodenektomie 107, 549
Pankreatin 879
pankreatische intraepitheliale Neoplasie 865
pankreatische Nekrose 1019
Pankreatitis 102–103, 107–108, 963
Pankreatitisprophylaxe 108
pankreatobiliäre Askariasis 490
Pankreatoblastom 874
Papilla Vateri 818, 961
Papillektomie 821
Papillenadenom 819
Papillenkarzinom 819
Papillensondierung 102
Papillotom 105–106
Papillotomie 1027
Paracetamol-Intoxikation 743
paralytischer Ileus 181
parasitäre Ösophagitis 292
Paratyphus 449
Paravasat 55, 77
Parazentese 830
parenterale Substitution 409
Parietalzellen 313
Paromomycin 480
partielle Duodenopankreatektomie 821
Parvovirus B19 627
PAS-positive SPC-Zellen 464
Passagebehinderung 180
Passagestörung 65
Pathovare 433–434
Patientenrechtegesetz 1030
pAVK 523
pCCA 810
PCR 155–156
PDGF-Rezeptor-α 345
PDT 975–976
PEG 950
– Direktpunktionstechnik 951
– Fadendurchzugsmethode 951
– mit jejunalem Schenkel 951
PEG-Set 952
Peitschenwurm 493
PEJ 951
Pembrolizumab 336
Peptidrezeptor-basierte Radiotherapie (PRRT) 896
peptisches Ulkus 354
Perforation 69, 92, 945, 961
Perforationen, Darmwand 108
Perianalthrombose 586
– Exzision 586–587
Pericarditis constrictiva 740
Peridivertikulitis 41
perihepatische Lymphadenopathie 32
peripankreatische Nekrose 1019
periphere arterielle Verschlusskrankheit 514
Peritonitis 167, 961

perkutane endoskopische Gastrostomie 950
perkutane endoskopische Jejunostomie 951
perkutane Leberbiopsie 123
perkutane transhepatische Cholangiodrainage 967
persönliche Vorgeschichte 25
PET/MR 60
Peutz-Jeghers-Syndrom 553, 566
Pfeiffersches Drüsenfieber 627
Pfortaderstromgebiet 752
Pfortaderthrombose 758, 763, 768
Phlebektasien 509
photodynamische Therapie 975
Photosensitizer 975
Piecemeal-Technik 924
Pigtail-Katheter 1024
Pilzösophagitis 287
PiZZ-Phänotyp 688
Plaqueruptur 510
Plasmapherese 988
Plastikstent 856, 1025
Plattenepithelkarzinom 295
Platzangst 58
Plexus-coeliacus-Blockade 975
Plexus-coeliacus-Neurolyse 970
Pneumatosis cystoides coli 526
Pneumatosis cystoides intestinalis 526
Pneumocystis-jirovecii-Pneumonie 911
Pneumonitis 65
Pneumoperitoneum 957
Point-of-Care-Gerät 137
polygen 157
polymere Gewebekleber 939
Polypektomie 92, 567, 979
Polypenfalle 981
Polypenresektion 69
Polyposis-Syndrom 86, 320, 546
Porfimer 977
portal hypertensive Gastropathie 765
portale Hypertension 750, 762, 1006
portopulmonale Hypertonie 776
Positronen-Emissions-Tomografie 60
Post-ERCP-Pankreatitis 1025
Post-Kala-Azar-Hautleishmaniose 652
Post-SIRT-Szintigrafie 1016
Postablationssyndrom 1018
postinfektiöses Reizdarmsyndrom 439
postoperativer Ileus 180
Postpolypektomiesyndrom 936, 984
Postprocessing 68
PPI 281, 285–286, 293, 295
Prä-HAART-Ära 911
prädiktive Diagnostik 155
Präeklampsie 788
präemptive Therapie 676
präsinusoidaler Druck 752
Praziquantel 488, 650, 657
Pre-Cut-Papillotom 962
Prednisolon 389, 717

primär biliäre Cholangitis 725
primär sklerosierende Cholangitis 102, 719
primärer Laktasemangel 128
primärer Wandverschluss 934
Primariuslokalisation 888
Probeschluck 65
Proglottiden 486
Proktitis 208, 394
Proktokolektomie 403, 563
Proktoskop 98–99
Prometheus 988
PROPATRIA-Studie 843
Proteinaseinhibitormangel 686
prothrombotische Risikofaktoren 731
Protonenpumpeninhibitor 192, 241
Protonenpumpeninhibitoren 206
Protoscolices 641
Prucalopid 223
Pruritus 725
PSC 719, 811
Pseudodivertikulose 257–262
Pseudohalitosis 235–238
pseudomembranöse Kolitis 455
Pseudopolyp 399
PTCD 967
pulmonal-arterieller Druck 778
pulmonale Askariasis 490
Pulsoxymetrie 779
Punktionsnadelsystem 48
Push-Endoskop 83

R

R0-Resektion 349
Racecadotril 502
Rachenanästhesie 81
Radiochemotherapie 334
Radiofrequenzablation 937, 1017
Ramucirumab 336
RDS
– Diarrhötyp 406
– Obstipationstyp 406
Real Time Viewer 89
Rechtsherzinsuffizienz 739
Rechtsherzkatheter 776
Refeeding-Syndrom 411
Refluxanamnese 249
Refluxepisoden 150
Refluxerkrankung 188
Refluxkrankheit 190
Refluxösophagitis 243
refraktäre Aspergillose 663
refraktäre Zöliakie 362
Regeneratknoten 750
Regorafenib 344, 351
Regurgitation 199
Rehydratation 501
Rehydratationslösung 469
Rehydrationstherapie 438
Rehydrierungstherapie 428
Reisediarrhö 499
Reizdarmsyndrom 171, 405
Rekanalisation 770
Rektoskop 100
Rektumprolaps 525, 594

Rektumprolapssyndrom 525
Remissionserhaltung 389
Remissionsinduktion 389
Rendezvous-Manöver 967, 974
Renin-Angiotensin-Aldosteron-System 232, 410
Rescue-Antiemese 202
Resektion 826
Resistenztestung 139
Resistogramm 138
Retentionsösophagitis 266
reversible Festphasen-Immobilisierung 141
revidierte Bethesda-Kriterien 569
Rezidivblutungsrate 207
rezidivierende akute Pankreatitis 834
Rezidivstenosen 944
RFA
– Punktion 1018
– Thermoablation 1018
Ribavirin 625
Rifaximin 501, 786
Rom-IV-Kriterien 227
Röntgenaufnahme 52
röntgendichte Fremdkörper 52
Rotaviren 430
Rotavirus 423
– Diagnostik 428
– Impfung 429
– Infektion 423
Rotor-Syndrom 162
Rumination 199

S

S2k-Leitlinie Gastrointestinale Blutung 210, 213
S. enteritidis 442
S. typhimurium 442
Saccharose-Isomaltase-Mangel 380
SAF-Score 709
Salmonella paratyphi 449
Salmonella typhi 445
Salmonellose 441–442
Sanban-Virus 627
Sauerstoffpartialdruck 778
Säuren 253–254
SCENIC-Leitlinie 108
Scharlach 291
Scherwellenelastografie 755
Schilddrüsenkarzinom 558
Schistosoma japonicum 646
Schistosomiasis 645
– hepatosplenische 646
– intestinale 646
– urogenitale 646
Schleimhautödem 283
Schlingenabtragung 980
Schmerzensgeld 1032
Schmerzlokalisation 174
Schneidbiopsie 123
Schockgeschehen 521
Schwangerschaft bei vorbestehender Lebererkrankung 787
schwangerschaftsspezifische Lebererkrankung 787

Sachverzeichnis

schwarze Pigmentsteine 795
Schwefelverbindungen 235–236, 238
Schwellenwert 136
schweres akutes respiratorisches Syndrom 627
Scombrotoxin-Fischvergiftung 503
Screeningkoloskopie 95
Screeningprogramm 580
Secca-Verfahren 231
Sedoanalgesie 103
Sekretin-CCK-Test 853
Sekretionshemmer 501
sekundär sklerosierende Cholangitis 722
sekundärer Laktasemangel 128
Sekundärperforation 931
Selbstbestimmungsaufklärung 1034
selbstexpandierender Metallstent 300, 947, 1019
selbstexpandierender Plastikstent 947
Seldinger-Technik 967
selektive interne Radiotherapie 1015
SEMS 947
SEN-Virus 627
SEPS 947
serös-zystische Neoplasie 865, 868
Serotypen 436
serratierter Karzinogeneseweg 572
SGLT 2-Inhibitor 918
Shigatoxin 433, 470
Shigella dysenteriae 470
Shigellose 470
Shuntanlage 783
Shwachman-Bodian-Diamond-Syndrom 878
Sicca-Symptomatik 725
Sigmadivertikulitis 535
Sigmoidoskopie 209
Silikondrainage 1022
Simultaninfektion 614
Single-Ballon-Enteroskopie 84
Single-Pass-Albumin-Dialyse 988
sinusoidales Obstruktionssyndrom 733
SIRT 1015
Six-Food-Eliminationsdiät 320
Skelettmalformation 879
Sklerosierung 99–100, 581, 584
Slow-Transit-Obstipation 414–415, 417–418
SMAD4-Gen 565
Small-Duct-PSC 720
Sodbrennen 190, 249
Sofosbuvir 626
solid-pseudopapilläre Neoplasie 865, 868, 874
Solid-State-Katheter 145
Somatostatinrezeptor 60
Somatostatinrezeptor-PET 62
Sonografie 31, 38, 708
– Abdominalgefäße 37
– Amyloidose 42
– bakterielle Kolitiden 42
– Cholezystolithiasis 35
– Colitis ulcerosa 42
– Divertikulose 42
– Milz 36
– Morbus Crohn 39, 41–43
– Pankreasdiagnostik 35
– pseudomembranöse Kolitis 42
– Strahlenenteritis 42
– Urogenitaltrakt 36
– zystische Fibrose 42
3D-Sonografie 31
sonografisch gesteuerte Leberbiopsie 124
Soorösophagitis 907
Sorafenib 807
SOS 733
Sozialanamnese 26
Spasmolyse 957
SPECT 72
Sphinkterapparat 229
Sphinkterdefekt 227
Spiegelbildung 52
Spiral-Enteroskopie 84
Spironolacton 234
Splanchnikusdurchblutung 520
Splanchnikusthrombose 769
Spongiose 293
spontan bakterielle Peritonitis 829
Sporozoit 482
Spulwurm 489
stabile Isotope 129
Stadium fastigii 446, 449
Stadium incrementi 446, 449
Staging 573
Standard Exception 991
Standardgastroskop 81
Staphylococcus aureus 503
starre Rektoskopie 100
Stase 769
stationäre Flüssigkeit 63
Steatohepatitis 703
Steatorrhö 850
STEC 433
Steinextraktion 800
Stenosentherapie 94
Stentimplantation 1011
Stickstoffmonoxid 763
STK11-Gen 554
stochastische Strahlenschäden 54, 77
Stoffwechselentgleisung 917
Strafrecht 1030
Strahlenexposition 61
strahlungsinduzierter Leberschaden 1016
Stresssituation 171
Stridor 949
Strikturen 283
Stufenbiopsien 530
Stuhl-PCR 428
Stuhlentleerungsstörung 219
Stuhlfrequenz 214
Stuhlinkontinenz 227
Stuhlkultur 138, 427, 437, 443, 454, 471
Stuhlmenge 214
Stuhlmikroskopie 427, 491, 495
Stuhlregulierung 585
Stuhluntersuchungen 501
subtotale Kolektomie 223
Sulindac 563

Summenschluckbilder 73
Sunitinib 344, 351
Superinfektion 614
Surrogatmarker 60
Swansea-Kriterien 791
Sydney-System 307
Syphilis 291
systemische Steroidtherapie 400
systemische Toxizität 355
szintigrafische Blutungsquellensuche 72

T

TACE 1012
– Doxorubicin 1014
– Gelatinepartikel 1014
Taeniasis 484
Tamoxifen 563
Teerstuhl 203–205
Teleangiektasien 506
Terlipressin 767, 775
3-Tesla-MRT 64
Tetrazykline 438
TH2-Immunantwort 319
Thalidomid 509
therapeutische Antikoagulation 771
therapeutische Information 1034
Thiopurine 390
Thoraxschmerz 269
Thrombophlebitis 586
Thromboplastinzeit 134
TIPS 232, 234–235, 767, 941, 1006
TIPS-Anlage 773
TNF-Antikörper 390
TNF-α-Antikörper 402
TNM-Klassifikation 326
TNM-Tumorklassifikation 295
topische Toxizität 355
Toxin A 453
Toxin B 453
toxische Hepatitis 638, 644
toxisches Megakolon 395
Tracermethodologie 129
Tracerprinzip 72
Trachealisierung 283
Tramadol 842
transabdominelle Sonografie 32
transarterielle Chemoembolisation 1012
transarterielle Embolisation 828
transduodenale endoskopische Nekrosektomie 844
Transferrinsättigung 679
transiente Elastografie 700, 721
Transitstörung 219
transjuguläre Leberbiopsie 124
transjugulärer intrahepatischer portosystemischer Shunt 773
transjugulärer intrahepatischer Shunt 768
transmurales Fenster 1022
Transplantationsgesetz 990
Transplantationskonferenz 990
transrektaler endoskopischer Ultraschall 45
Trastuzumab 334

Tremor 785
Trichuris trichiura 493
Triclabendazol 654
Triggerereignisse 173
Trokar 119–120
Tropheryma whipplei 462
Trophozoiten 474
Trypanosoma cruzii 292
Trypsinogenmutation 847
TT-Virus 627
TTV-like-Minivirus 627
Tuberkulose 291
Tumorsuppressorgen 557
Tumorsyndrome 862
Turner-Syndrom 507
Typ-C-Gastritis 315
Typhus abdominalis 445
Typisierungsassay 620

U

Übelkeit 198
Übergewicht 190
UDCA 723
UDP-Glucuronyltransferase 160
Ulcus simplex recti 594
Ulkusblutung 206, 354
Ulkusperforation 354
Ultraschallkontrastmittel 124
Ultraschallmethoden 31
Umkehr der Beweislast 1033
untere gastrointestinale Blutung 210
Ursodeoxycholsäure 723, 725, 793, 884
Ustekinumab 389

V

V. cava inferior 1006
Vakuumbiopsie 123
Valganciclovir 633
Vancomycin 456
Varizella-Zoster-Virus 290, 627
Varizenblutung 205, 1006
Vaskulitis 79
Vasodilatator 781
Vasopressin 767
Vedolizumab 389
VEGF 576
venöser Washout 804
Verbrennung 59
Verdachtsdiagnose 28
verdickte Darmwand 455
Vestibularapparat 200
Vibrio cholerae 435
Videoendoskopie 44
Videokapsel-Endoskopiesytem 87
VIPom 890
Virchow-Trias 769
Virulenzfaktoren 433
Viruseradikation 618
Virushepatitis 607
Virusösophagitis 289
viszeralchirurgischer Eingriff 516
viszerale Leishmaniose 650
Vitamin-B_{12}-Mangelanämie 324
Vollantikoagulation 519

Sachverzeichnis

Von-Willebrand-Erkrankung 506
Vosevi 622
VTEC 433

W

Wandschichtung 39
Warzen 497
wasserperfundierte Katheter 145
Watch and Wait 634
Weizen-Lektin-Agglutinine 369
Wilkie-Syndrom 525
Wurmlast 494

Y

Y. enterocolitica 467
Y. pseudotuberculosis. 467
Yersiniose 466
Yonban-Virus 627

Z

Z-Linie 82
Zahnreinigung 238
Zeltdachphänomen 957
Zenker-Divertikel 189, 257–262
Zepatier 621
Zerkariendermatitis 646
Zervixkarzinom 597
Zestoden 484
Zinksalze 670
Zirrhoseentstehung 751
Zöliakie 42, 361
Zoonose 439, 634
Zungenreinigung 237–238
zyklisches Adenosinmonophosphat 881
Zylinderepithelmetaplasie 248
Zystenruptur 636
Zystenstadieneinteilung 635
zystische Echinokokkose 634
zystische Fibrose 157
zystischer neuroendokriner Tumor 868
Zystizerkose 486
Zytochrom P4502E1 698
Zytomegalievirus 290, 627, 903